软组织肿瘤病理学

PATHOLOGY OF SOFT TISSUE TUMORS

第2版

主　编　王　坚　朱雄增

U0391842

人民卫生出版社

图书在版编目（CIP）数据

软组织肿瘤病理学/王坚,朱雄增主编. —2 版.
—北京:人民卫生出版社,2017
ISBN 978-7-117-24784-9

Ⅰ.①软… Ⅱ.①王…②朱… Ⅲ.①软组织肿瘤-
病理学 Ⅳ.①R738.6

中国版本图书馆 CIP 数据核字(2017)第 165676 号

人卫智网	www.ipmph.com	医学教育、学术、考试、健康,
		购书智慧智能综合服务平台
人卫官网	www.pmph.com	人卫官方资讯发布平台

版权所有,侵权必究!

软组织肿瘤病理学
第 2 版

主　　编:王　坚　朱雄增
出版发行:人民卫生出版社(中继线 010-59780011)
地　　址:北京市朝阳区潘家园南里 19 号
邮　　编:100021
E - mail: pmph @ pmph. com
购书热线:010-59787592　010-59787584　010-65264830
印　　刷:人卫印务（北京）有限公司
经　　销:新华书店
开　　本:889×1194　1/16　印张:92
字　　数:3904 千字
版　　次:2008 年 2 月第 1 版　2017 年 8 月第 2 版
　　　　　2021 年 12 月第 2 版第 4 次印刷(总第 5 次印刷)
标准书号:ISBN 978-7-117-24784-9/R·24785
定　　价:690.00 元
打击盗版举报电话:010-59787491　E-mail:WQ @ pmph. com
（凡属印装质量问题请与本社市场营销中心联系退换）

顾　问　张仁元　复旦大学附属肿瘤医院
　　　　师英强　复旦大学附属肿瘤医院

编　者（以姓氏笔画为序）
　　　　马童丽丽　香港大学，香港中文大学
　　　　王　坚　复旦大学附属肿瘤医院
　　　　朱雄增　复旦大学附属肿瘤医院
　　　　刘绮颖　复旦大学附属肿瘤医院
　　　　李　锋　首都医科大学朝阳区中心医院
　　　　张小健　复旦大学附属肿瘤医院
　　　　陈治宇　复旦大学附属肿瘤医院
　　　　罗志国　复旦大学附属肿瘤医院
　　　　喻　林　复旦大学附属肿瘤医院

第2版前言

《软组织肿瘤病理学》第 1 版于 2008 年出版,距今已近 10 年。在过去的几年时间里,一些软组织肿瘤病理权威性著作也相继出版,包括 2013 年出版的《WHO 软组织和骨肿瘤分类》第 4 版,以及同年出版的《Enzinger and Weiss's Soft Tissue Tumors》第 6 版。令人欣喜的是,国内一些单位或机构近几年也在积极组织优秀中青年病理医师将一些英文版病理书籍翻译成中文版本,以方便更多的病理医师学习和参考。此外,国内的软组织肿瘤病理专家也相继出版了一些专著,对基层病理医生帮助很大,如范钦和教授主编的《软组织病理学》,以及韩安家教授和赖日权教授主编的《软组织肿瘤病理学诊断图谱》和《软组织肿瘤病理学》。

我们编著的《软组织肿瘤病理学》第 1 版在国内反映良好,很多读者希望第 2 版也能早日出版。实际上,在第 1 版出版的同时我们已经着手第 2 版准备工作。经过了近 10 年的工作,积累了大量的病例,成为修订第 2 版的基础。在此,我们感谢全国的各级单位向我们提供了很多精彩的病例。一些非常热心的医生在阅读第 1 版的过程中也发现了一些小错误,并且非常详细地提供给我们,对我们的修订工作给予了很大的帮助。

希望《软组织肿瘤病理学》第 2 版能继续对临床医疗和病理诊断工作提供帮助,成为较为实用的参考工具。

王坚　朱雄增
2017 年 3 月

第1版前言

软组织肿瘤的病理诊断是外科病理领域中的难点之一,软组织肿瘤比较少见,对大多数病理医师而言在常规工作中很少遇到,另一方面,很多在基层工作的病理医师对软组织肿瘤复杂的组织学形态不太熟悉,加上一些不同类型的软组织肿瘤在组织学上存在较大的重叠性,又有很多假肉瘤性病变和中间性肿瘤的存在,使不少病理医师在软组织肿瘤的病理诊断上常感到困难。近年来的细胞和分子遗传学研究表明,在大多数的软组织肿瘤中存在克隆性的细胞和分子遗传学异常,表现为染色体的数目和结构异常以及相应基因的突变、扩增或因染色体异位及产生融合性基因。这些遗传学异常的发现,不仅可以从分子遗传学水平去探讨软组织肿瘤的发生机制,还可开拓软组织肿瘤新的诊断方法,即分子遗传学指标,以及探索软组织肿瘤的分子靶向治疗,包括治疗靶基因、受体拮抗和阻断等。有鉴于此,我们从2000年开始着手撰写这本《软组织肿瘤病理学》,以自己的工作经验和近几年来在分子遗传学上所取得的一些研究成果为基础,结合国内外的最新进展编写而成。全书共分二十章,简明扼要地阐述了各种软组织肿瘤的定义、临床表现、病理学、免疫学、遗传学、鉴别诊断、治疗和预后,并附有大量的图片。

尽管我们在撰写过程中力求精辟完美,但限于经验和时间的限制,以及知识的不断更新,本书虽经数次修改,仍感到有很多疏漏之处,希望读者能给予指正,以便在今后的再版之中有所改进。

本书也曾得到我国著名的软组织肿瘤病理学家张仁元教授和软组织肿瘤外科专家师英强教授的亲切关怀,在此一并表示衷心的感谢。

编　者
2007 年 11 月

目　　录

第一章　总论 …………………………………………………………… 1

第一节　软组织肿瘤的定义 …………………………………………… 1

第二节　软组织肿瘤的命名和分类 …………………………………… 2

　　一、WHO 分类 ……………………………………………………… 2

　　二、软组织肿瘤的生物学分类 …………………………………… 7

第三节　软组织肿瘤的流行病学 ……………………………………… 10

　　一、发病率 ………………………………………………………… 10

　　二、病因 …………………………………………………………… 10

第四节　软组织肿瘤的影像学检查 …………………………………… 13

　　一、X 线平片 ……………………………………………………… 13

　　二、超声检查 ……………………………………………………… 13

　　三、CT 检查 ……………………………………………………… 13

　　四、MRI 检查 ……………………………………………………… 13

　　五、核医学检查 …………………………………………………… 13

第五节　软组织肿瘤的常规病理学检查 ……………………………… 13

　　一、标本类型 ……………………………………………………… 14

　　二、检验步骤 ……………………………………………………… 14

　　三、病理报告 ……………………………………………………… 15

第六节　软组织肿瘤的辅助性检查 …………………………………… 17

　　一、特殊染色 ……………………………………………………… 17

　　二、电镜观察 ……………………………………………………… 19

　　三、免疫组化 ……………………………………………………… 23

　　四、分子检测 ……………………………………………………… 23

第七节　软组织肿瘤的分期和分级 …………………………………… 23

　　一、软组织肿瘤的分期 …………………………………………… 23

　　二、软组织肿瘤的分级 …………………………………………… 25

第八节　软组织肿瘤的外科治疗 ……………………………………… 26

第九节　软组织肿瘤的放射治疗 ……………………………………… 30

　　一、放疗的主要方式 ……………………………………………… 30

　　二、放疗的主要类型 ……………………………………………… 30

　　三、放疗技术 ……………………………………………………… 31

　　四、特殊软组织肿瘤的放疗 ……………………………………… 31

第十节　软组织肿瘤的内科治疗 ……………………………………… 32

一、化疗的模式 …………………………………………………………………………… 32

二、常用化疗药物 ………………………………………………………………………… 32

三、常用化疗方案及具体剂量 …………………………………………………………… 34

第十一节　软组织肿瘤的靶向治疗 …………………………………………………………… 34

一、非胃肠道间质瘤靶向治疗 …………………………………………………………… 34

二、胃肠道间质瘤靶向治疗 ……………………………………………………………… 37

第二章　软组织肿瘤的免疫组织化学 ……………………………………………………… 47

第一节　概述 …………………………………………………………………………………… 47

第二节　常用的传统性标记物 ………………………………………………………………… 54

一、肌细胞标记物 ………………………………………………………………………… 54

二、肌纤维母细胞标记物 ………………………………………………………………… 62

三、内皮细胞标记物 ……………………………………………………………………… 62

四、周围神经、脂肪组织和神经内分泌标记物 ………………………………………… 70

五、上皮性标记物 ………………………………………………………………………… 78

六、间皮标记物 …………………………………………………………………………… 79

七、色素细胞标记物 ……………………………………………………………………… 86

八、PEC 标记物 …………………………………………………………………………… 87

九、组织细胞和树突细胞标记物 ………………………………………………………… 87

十、胃肠道间质瘤标记物 ………………………………………………………………… 87

十一、其他传统性标记物 ………………………………………………………………… 89

十二、新的诊断性标记物 ………………………………………………………………… 94

第三节　软组织肿瘤的免疫组化鉴别诊断 …………………………………………………… 99

第三章　软组织肿瘤的细胞和分子遗传学 ……………………………………………… 113

第一节　细胞和分子遗传学检测技术 ……………………………………………………… 113

一、细胞遗传学分析 ……………………………………………………………………… 113

二、荧光原位杂交 ………………………………………………………………………… 116

三、光谱染色体组型分析 ………………………………………………………………… 119

四、比较基因组杂交 ……………………………………………………………………… 119

五、DNA 印迹 ……………………………………………………………………………… 119

六、聚合酶链反应 ………………………………………………………………………… 119

七、DNA 测序 ……………………………………………………………………………… 120

八、PCR 单链构象多态性技术 …………………………………………………………… 120

九、免疫组化检测 ………………………………………………………………………… 120

十、其他检测技术 ………………………………………………………………………… 121

第二节　软组织肿瘤中的细胞和分子遗传学异常 ………………………………………… 121

一、肿瘤相对特异性异常 ………………………………………………………………… 121

二、多个异常和复杂性异常 ……………………………………………………………… 131

第四章　软组织肿瘤的诊断思路 ………………………………………………………… 136

第一节　概述 ………………………………………………………………………………… 136

一、假恶性病变 …………………………………………………………………………… 136

二、假良性病变 …………………………………………………………………………… 141

三、非间叶源性病变 ……………………………………………………………………… 145

第二节　临床特点 …………………………………………………………………………… 148

一、年龄 …………………………………………………………………………………… 148

二、性别 …………………………………………………………………………………… 148

三、部位 …………………………………………………………………………………… 148

四、生长速度 ……………………………………………………………………………… 149

第三节　瘤细胞形态 …………………………………………………………………………… 149
　　一、梭形细胞肿瘤 ………………………………………………………………………… 150
　　二、上皮样肿瘤 …………………………………………………………………………… 150
　　三、透明细胞肿瘤 ………………………………………………………………………… 151
　　四、双相性、混杂性、多向分化和复合性肿瘤 …………………………………………… 152
　　五、小圆细胞肿瘤 ………………………………………………………………………… 152
　　六、多形性肉瘤 …………………………………………………………………………… 153
　　七、含有退变、畸形或多形性细胞的肿瘤 ……………………………………………… 154
　　八、含有色素或具有色素细胞分化的肿瘤 ……………………………………………… 155
　　九、含有各种类型多核性巨细胞的肿瘤 ………………………………………………… 155
　　十、含有脂肪成分的非脂肪源性肿瘤 …………………………………………………… 158

第四节　瘤细胞排列方式 ……………………………………………………………………… 159
　　一、条束状排列 …………………………………………………………………………… 159
　　二、席纹状排列 …………………………………………………………………………… 159
　　三、栅栏状排列 …………………………………………………………………………… 160
　　四、波浪状、漩涡状或同心圆状排列 …………………………………………………… 161
　　五、血管外皮瘤样结构 …………………………………………………………………… 161
　　六、小叶状、分叶状或结节状 …………………………………………………………… 161
　　七、腺泡状或器官样排列 ………………………………………………………………… 161
　　八、丛状或簇状排列 ……………………………………………………………………… 164
　　九、巢状排列 ……………………………………………………………………………… 164
　　十、片状排列 ……………………………………………………………………………… 164
　　十一、菊形团结构 ………………………………………………………………………… 164

第五节　间质改变 ……………………………………………………………………………… 166
　　一、间质伴有黏液样变 …………………………………………………………………… 166
　　二、间质伴有胶原化 ……………………………………………………………………… 166
　　三、间质伴有钙化、软骨化和骨化 ……………………………………………………… 169
　　四、间质伴有明显炎症细胞浸润 ………………………………………………………… 170

第五章　软组织肿瘤的穿刺活检 ……………………………………………………………… 175
第一节　细针穿刺活检 ………………………………………………………………………… 175
　　一、细针穿刺活检标本 …………………………………………………………………… 175
　　二、内镜超声引导的细针穿刺活检 ……………………………………………………… 176
第二节　空芯针穿刺活检 ……………………………………………………………………… 177
　　一、脂肪肿瘤 ……………………………………………………………………………… 180
　　二、纤维性肿瘤 …………………………………………………………………………… 180
　　三、纤维组织细胞性肿瘤 ………………………………………………………………… 186
　　四、平滑肌肿瘤 …………………………………………………………………………… 186
　　五、横纹肌肉瘤 …………………………………………………………………………… 186
　　六、血管肿瘤 ……………………………………………………………………………… 190
　　七、软组织软骨-骨肿瘤 ………………………………………………………………… 195
　　八、胃肠道间质瘤 ………………………………………………………………………… 195
　　九、神经鞘膜肿瘤、神经外胚层肿瘤和副神经节瘤 …………………………………… 195
　　十、分化尚不确定的肿瘤 ………………………………………………………………… 198
　　十一、恶性间皮瘤 ………………………………………………………………………… 205
　　十二、非软组织源性肿瘤 ………………………………………………………………… 205

第六章　纤维母细胞性和肌纤维母细胞性肿瘤 ·· 210

第一节　组织学和胚胎学 ·· 210

一、细胞 ·· 211

二、纤维 ·· 212

三、基质 ·· 212

第二节　良性肿瘤和瘤样病变 ·· 213

一、结节性筋膜炎 ·· 213

二、结节性筋膜炎的特殊亚型 ·· 226

三、缺血性筋膜炎 ·· 228

四、阴茎肌内膜瘤 ·· 228

五、增生性筋膜炎和增生性肌炎 ·· 230

六、骨化性肌炎和指趾纤维骨性假瘤 ·· 236

七、膀胱低级别肌纤维母细胞性增生 ·· 241

八、术后梭形细胞结节 ·· 245

九、炎性纤维性息肉和非典型性纤维性息肉 ·· 246

十、特发性腹膜后纤维化 ·· 249

十一、反应性结节状纤维性假瘤 ·· 252

十二、瘢痕疙瘩 ·· 252

十三、弹力纤维瘤 ·· 254

十四、软纤维瘤 ·· 256

十五、皮肤硬化性纤维瘤 ·· 258

十六、皮肤多形性纤维瘤 ·· 260

十七、口腔纤维瘤和巨细胞纤维瘤 ·· 261

十八、腱鞘纤维瘤 ·· 261

十九、促结缔组织增生性纤维母细胞瘤 ·· 263

二十、项型纤维瘤 ·· 265

二十一、Gardner 纤维瘤 ·· 267

二十二、淋巴结内栅栏状肌纤维母细胞瘤 ·· 269

二十三、乳腺型肌纤维母细胞瘤 ·· 271

二十四、血管肌纤维母细胞瘤 ·· 274

二十五、富于细胞性血管纤维瘤 ·· 278

二十六、软组织血管纤维瘤 ··· 280

二十七、浅表宫颈阴道肌纤维母细胞瘤 ·· 283

第三节　中间性肿瘤 ·· 285

一、掌和跖纤维瘤病 ·· 286

二、阴茎纤维瘤病 ·· 289

三、关节垫 ·· 290

四、侵袭性纤维瘤病 ·· 290

五、隆凸性皮肤纤维肉瘤 ·· 299

六、孤立性纤维性肿瘤 ·· 318

七、炎性肌纤维母细胞性肿瘤 ·· 330

八、低度恶性肌纤维母细胞性肉瘤 ·· 337

九、黏液炎性纤维母细胞性肉瘤 ·· 340

十、浅表性 CD34 阳性纤维母细胞性肿瘤 ·· 345

第四节　恶性肿瘤 ·· 347

一、成年型纤维肉瘤 ·· 347

二、放疗后纤维肉瘤 ……………………………………………………………………… 350

三、烧伤瘢痕性纤维肉瘤 …………………………………………………………………… 350

四、黏液纤维肉瘤 …………………………………………………………………………… 350

五、低度恶性纤维黏液样肉瘤 ……………………………………………………………… 357

六、硬化性上皮样纤维肉瘤 ………………………………………………………………… 363

第七章　婴幼儿纤维母细胞和肌纤维母细胞性肿瘤 ……………………………………… 387

第一节　良性肿瘤和瘤样病变 ……………………………………………………………… 387

一、颅骨筋膜炎 ……………………………………………………………………………… 387

二、婴儿纤维性错构瘤 ……………………………………………………………………… 389

三、纤维性脐息肉 …………………………………………………………………………… 391

四、青春期前外阴纤维瘤 …………………………………………………………………… 391

五、脑回样纤维性增生/Proteus 综合征 …………………………………………………… 393

六、鼻咽血管纤维瘤 ………………………………………………………………………… 395

七、钙化性纤维性肿瘤 ……………………………………………………………………… 396

八、钙化性腱膜纤维瘤 ……………………………………………………………………… 398

九、颈纤维瘤病 ……………………………………………………………………………… 401

十、幼年性玻璃样变纤维瘤病 ……………………………………………………………… 401

十一、牙龈纤维瘤病 ………………………………………………………………………… 404

十二、包涵体性纤维瘤病 …………………………………………………………………… 405

第二节　中间性肿瘤 ………………………………………………………………………… 407

一、婴儿纤维瘤病 …………………………………………………………………………… 407

二、脂肪纤维瘤病 …………………………………………………………………………… 408

三、炎性肌纤维母细胞瘤 …………………………………………………………………… 411

四、巨细胞纤维母细胞瘤 …………………………………………………………………… 411

五、婴儿型/先天性纤维肉瘤 ……………………………………………………………… 414

第八章　纤维组织细胞性肿瘤 …………………………………………………………… 425

第一节　良性肿瘤 …………………………………………………………………………… 425

一、良性纤维组织细胞瘤 …………………………………………………………………… 425

二、富于细胞性纤维组织细胞瘤 …………………………………………………………… 435

三、深部"良性"纤维组织细胞瘤 ………………………………………………………… 438

四、非典型性纤维组织细胞瘤 ……………………………………………………………… 439

五、上皮样纤维组织细胞瘤 ………………………………………………………………… 441

六、纤维组织细胞瘤的少见亚型 …………………………………………………………… 442

七、转移性皮肤纤维组织细胞瘤 …………………………………………………………… 447

八、Neurothekeoma ………………………………………………………………………… 449

第二节　中间性肿瘤 ………………………………………………………………………… 452

一、丛状纤维组织细胞瘤 …………………………………………………………………… 452

二、软组织巨细胞瘤 ………………………………………………………………………… 455

第九章　脂肪肿瘤 ………………………………………………………………………… 463

第一节　组织学和胚胎学 …………………………………………………………………… 463

第二节　脂肪肿瘤的分类 …………………………………………………………………… 467

第三节　良性肿瘤 …………………………………………………………………………… 468

一、脂肪瘤 …………………………………………………………………………………… 468

二、肌内和肌间脂肪瘤 ……………………………………………………………………… 471

三、肌脂肪瘤 ………………………………………………………………………………… 471

四、软骨样脂肪瘤 …………………………………………………………………………… 474

五、脂肪母细胞瘤和脂肪母细胞瘤病 ……………………………………………………………… 477

六、脂肪瘤病 …………………………………………………………………………………………… 481

七、皮肤浅表性脂肪瘤样痣 …………………………………………………………………………… 483

八、血管脂肪瘤 ………………………………………………………………………………………… 483

九、神经脂肪瘤病 ……………………………………………………………………………………… 486

十、梭形细胞脂肪瘤 …………………………………………………………………………………… 486

十一、多形性脂肪瘤 …………………………………………………………………………………… 490

十二、树突状纤维黏液脂肪瘤 ………………………………………………………………………… 492

十三、纤维硬化性脂肪瘤 ……………………………………………………………………………… 494

十四、髓脂肪瘤 ………………………………………………………………………………………… 495

十五、冬眠瘤 …………………………………………………………………………………………… 495

第四节　中间性肿瘤 …………………………………………………………………………………… 500

一、非典型性脂肪瘤样肿瘤/高分化脂肪肉瘤 ……………………………………………………… 500

二、非典型性梭形细胞脂肪瘤样肿瘤 ………………………………………………………………… 510

三、脂肪平滑肌肉瘤 …………………………………………………………………………………… 513

第五节　恶性肿瘤 ……………………………………………………………………………………… 516

一、去分化脂肪肉瘤 …………………………………………………………………………………… 516

二、黏液样脂肪肉瘤 …………………………………………………………………………………… 521

三、多形性脂肪肉瘤 …………………………………………………………………………………… 533

第十章　平滑肌肿瘤 …………………………………………………………………………………… 549

第一节　组织学和胚胎学 ……………………………………………………………………………… 549

第二节　平滑肌肿瘤的分类 …………………………………………………………………………… 549

第三节　良性平滑肌肿瘤 ……………………………………………………………………………… 550

一、平滑肌错构瘤 ……………………………………………………………………………………… 550

二、睾丸平滑肌增生 …………………………………………………………………………………… 553

三、皮肤平滑肌瘤 ……………………………………………………………………………………… 555

四、深部软组织平滑肌瘤 ……………………………………………………………………………… 558

五、腹膜播散性平滑肌瘤病 …………………………………………………………………………… 561

六、静脉内平滑肌瘤病 ………………………………………………………………………………… 562

七、淋巴结内血管肌瘤样错构瘤 ……………………………………………………………………… 564

八、器官相关性平滑肌瘤 ……………………………………………………………………………… 564

九、良性转移性平滑肌瘤 ……………………………………………………………………………… 566

第四节　平滑肌肉瘤 …………………………………………………………………………………… 574

一、深部软组织平滑肌肉瘤 …………………………………………………………………………… 574

二、胃肠道平滑肌肉瘤 ………………………………………………………………………………… 585

三、子宫平滑肌肉瘤 …………………………………………………………………………………… 585

四、浅表性平滑肌肉瘤 ………………………………………………………………………………… 590

五、外生殖区平滑肌肉瘤 ……………………………………………………………………………… 592

六、黏液样平滑肌肉瘤 ………………………………………………………………………………… 592

七、起自血管的平滑肌肉瘤 …………………………………………………………………………… 596

八、EBV 相关平滑肌肉瘤 ……………………………………………………………………………… 596

第十一章　胃肠道间质瘤 ……………………………………………………………………………… 603

第一节　GIST 的定义 …………………………………………………………………………………… 603

第二节　GIST 的发生和病因 …………………………………………………………………………… 603

第三节　GIST 的流行病学 ……………………………………………………………………………… 605

一、发病率 ……………………………………………………………………………………………… 605

二、性别与年龄 ……………………………………………………………………… 605

三、部位 …………………………………………………………………………………… 605

第四节　GIST 的临床表现 …………………………………………………………… 605

一、症状和体征 …………………………………………………………………………… 605

二、内镜检查 ……………………………………………………………………………… 605

三、影像学检查 …………………………………………………………………………… 605

第五节　GIST 的病理学 ……………………………………………………………… 607

一、大体形态 ……………………………………………………………………………… 607

二、组织形态 ……………………………………………………………………………… 607

第六节　GIST 的免疫组化 …………………………………………………………… 619

一、必做标记 ……………………………………………………………………………… 619

二、其他标记 ……………………………………………………………………………… 619

第七节　分子检测 ……………………………………………………………………… 622

一、c-kit 基因和 GIST 中的 c-kit 基因突变 ……………………………………… 622

二、PDGFRA 基因和 GIST 中的 PDGFRA 基因突变 …………………………… 624

第八节　GIST 的诊断思路 …………………………………………………………… 626

一、联合使用 CD117 和 DOG1 ……………………………………………………… 626

二、GIST 的鉴别诊断 ………………………………………………………………… 626

第九节　GIST 的预后和危险度评估 ……………………………………………… 633

第十节　GIST 的治疗 ………………………………………………………………… 635

一、手术治疗 ……………………………………………………………………………… 635

二、靶向治疗 ……………………………………………………………………………… 636

三、随访 …………………………………………………………………………………… 637

第十一节　野生型 GIST ……………………………………………………………… 638

一、SDH 缺陷型 GIST ………………………………………………………………… 639

二、BRAF 突变型 GIST ………………………………………………………………… 639

三、NF1 相关性 GIST …………………………………………………………………… 641

四、K-RAS 突变 ………………………………………………………………………… 641

五、四重野生型和其他类型 …………………………………………………………… 641

第十二节　小 GIST 和微小 GIST …………………………………………………… 641

第十三节　GIST 的病理报告 ………………………………………………………… 643

第十二章　横纹肌肿瘤 ………………………………………………………………… 648

第一节　组织学和胚胎学 …………………………………………………………… 648

第二节　横纹肌瘤 ……………………………………………………………………… 649

一、心脏横纹肌瘤 ………………………………………………………………………… 649

二、心脏外横纹肌瘤 …………………………………………………………………… 650

第三节　横纹肌肉瘤总论 …………………………………………………………… 658

一、横纹肌肉瘤的定义和分类 ………………………………………………………… 658

二、横纹肌肉瘤的临床特点 …………………………………………………………… 659

三、横纹肌肉瘤的 IRSG 分组和 TNM 分期 ……………………………………… 660

四、横纹肌肉瘤的预后 ………………………………………………………………… 661

第四节　横纹肌肉瘤的组织学亚型 ………………………………………………… 662

一、胚胎性横纹肌肉瘤 ………………………………………………………………… 662

二、葡萄簇样横纹肌肉瘤 ……………………………………………………………… 674

三、腺泡状横纹肌肉瘤 ………………………………………………………………… 677

四、间变性横纹肌肉瘤 ………………………………………………………………… 687

五、多形性横纹肌肉瘤 689
六、梭形细胞横纹肌肉瘤 694
七、硬化性横纹肌肉瘤 699
八、上皮样横纹肌肉瘤 707

第五节　含有横纹肌分化的肿瘤 711
一、婴儿横纹肌纤维肉瘤 711
二、皮肤横纹肌瘤样间叶性错构瘤 713
三、神经肌肉迷芽瘤(良性蝾螈瘤) 713
四、恶性外胚层间叶瘤 715
五、恶性蝾螈瘤 716
六、其他肿瘤 717

第十三章　血管肿瘤 725
第一节　组织学和胚胎学 725
第二节　血管肿瘤的分类 726
第三节　血管瘤与综合征 727
一、Maffucci 综合征 728
二、Klippel-Trénaunay-Weber 综合征 728
三、Kasabach-Merritt 综合征 728
四、POEMS 综合征 728
五、蓝色橡皮疱样痣综合征(BRBNS) 728
六、von Hippel-Lindau 综合征 728
七、Sturge-Weber 综合征 729
八、Osler-Weber-Rendu 综合征 729
第四节　错构瘤 729
一、色素血管性斑痣性错构瘤病 729
二、小汗腺血管瘤样错构瘤 729
第五节　反应性血管增生性病变 729
一、血管内乳头状血管内皮增生 729
二、反应性血管内皮增生 731
三、肾小球样血管瘤 732
四、杆菌性血管瘤病 734
五、淋巴结窦血管转化 736
六、大肠旺炽性血管增生 737
第六节　血管扩张性病变 737
一、火焰痣 737
二、蜘蛛痣 737
三、静脉湖 737
四、匍行性血管瘤 737
五、遗传性出血性血管扩张症 737
六、血管角皮瘤 738
第七节　良性肿瘤 738
一、毛细血管瘤 738
二、婴儿富于细胞性血管瘤 739
三、先天性血管瘤 740
四、化脓性肉芽肿 740
五、簇状血管瘤 742

六、樱桃血管瘤 ··· 742

七、疣状血管瘤 ··· 745

八、获得性弹性组织变性血管瘤 ·· 745

九、上皮样血管瘤 ··· 745

十、皮肤上皮样血管瘤样结节 ··· 750

十一、鞋钉样血管瘤 ··· 752

十二、海绵状血管瘤 ··· 754

十三、深部血管瘤 ··· 755

十四、静脉型血管瘤 ··· 758

十五、微静脉型血管瘤 ··· 759

十六、共质体性血管瘤 ··· 759

十七、动静脉性血管瘤 ··· 761

十八、血管瘤病 ··· 761

十九、梭形细胞血管瘤 ··· 762

二十、吻合状血管瘤 ··· 765

二十一、窦岸细胞血管瘤 ··· 766

二十二、硬化性血管瘤样结节性转化 ··· 768

二十三、血管母细胞瘤 ··· 771

二十四、淋巴管瘤 ··· 773

二十五、淋巴管瘤病 ··· 777

第八节　中间性血管肿瘤 ··· 779

一、放疗相关性非典型性血管病变 ··· 779

二、卡波西型血管内皮瘤 ··· 781

三、网状血管内皮瘤 ··· 788

四、乳头状淋巴管内血管内皮瘤 ·· 791

五、复合性血管内皮瘤 ··· 791

六、多态性血管内皮瘤 ··· 795

七、巨细胞血管母细胞瘤 ··· 795

八、假肌源性血管内皮瘤/上皮样肉瘤样血管内皮瘤 ···················· 798

九、卡波西肉瘤 ··· 804

第九节　恶性肿瘤 ··· 809

一、上皮样血管内皮瘤 ··· 809

二、血管肉瘤 ··· 819

三、上皮样血管肉瘤 ··· 855

第十四章　血管周细胞肿瘤 ··· 872

第一节　概述 ··· 872

第二节　血管球瘤 ··· 873

第三节　非典型性和恶性血管球瘤 ·· 878

第四节　血管平滑肌瘤 ··· 882

第五节　鼻腔鼻窦血管外皮瘤样肿瘤 ··· 885

第六节　肌纤维瘤和肌纤维瘤病 ·· 887

第七节　肌周皮细胞瘤 ··· 891

第十五章　具有血管周上皮样细胞分化的肿瘤 ·· 899

第一节　概述 ··· 899

一、血管周上皮样细胞 ··· 899

二、具血管周上皮样细胞分化的肿瘤 ··· 899

三、PEComa 的定义和应用 ……………………………………………………………… 900

四、PEComa 的免疫组化 …………………………………………………………………… 900

五、PEComa 的分子遗传学 ………………………………………………………………… 900

第二节　血管平滑肌脂肪瘤 ………………………………………………………………… 900

一、肾血管平滑肌脂肪瘤 …………………………………………………………………… 900

二、肾外血管平滑肌脂肪瘤 ………………………………………………………………… 909

第三节　淋巴管肌瘤和淋巴管肌瘤病 ……………………………………………………… 914

第四节　肺透明细胞糖瘤 …………………………………………………………………… 920

第五节　非特指性 PEComa ………………………………………………………………… 923

一、胰腺 PEComa …………………………………………………………………………… 923

二、肝镰状韧带/圆韧带透明细胞肌黑色素性肿瘤(CCMMT) …………………………… 924

三、女性生殖系统 PEComa ………………………………………………………………… 924

四、胃肠道 PEComa ………………………………………………………………………… 927

五、腹盆腔和腹膜后 PEComa ……………………………………………………………… 929

六、泌尿道 PEComa ………………………………………………………………………… 933

七、皮肤 PEComa …………………………………………………………………………… 934

八、其他部位的 PEComa …………………………………………………………………… 934

第六节　恶性 PEComa ……………………………………………………………………… 938

一、提示恶性 PEComa 的组织学参数 ……………………………………………………… 938

二、恶性 PEComa 的鉴别诊断 ……………………………………………………………… 939

三、恶性 PEComa 的分子遗传学 …………………………………………………………… 939

四、PEComa 的治疗 ………………………………………………………………………… 940

第十六章　滑膜腱鞘肿瘤 …………………………………………………………………… 945

第一节　滑膜的解剖学和组织学 …………………………………………………………… 945

第二节　腱鞘巨细胞瘤 ……………………………………………………………………… 946

一、局限型腱鞘巨细胞瘤 …………………………………………………………………… 946

二、弥漫型腱鞘巨细胞瘤 …………………………………………………………………… 951

第三节　恶性腱鞘巨细胞瘤 ………………………………………………………………… 956

第四节　其他肿瘤和瘤样病变 ……………………………………………………………… 958

一、色素沉着性滑膜炎 ……………………………………………………………………… 958

二、滑膜血管瘤 ……………………………………………………………………………… 958

三、腱鞘和关节脂肪瘤 ……………………………………………………………………… 958

四、滑膜软骨瘤病 …………………………………………………………………………… 959

五、腱鞘纤维瘤 ……………………………………………………………………………… 959

第十七章　间皮肿瘤 ………………………………………………………………………… 961

第一节　组织学和胚胎学 …………………………………………………………………… 961

第二节　间皮肿瘤的分类 …………………………………………………………………… 961

第三节　间皮增生 …………………………………………………………………………… 962

一、上皮型增生 ……………………………………………………………………………… 962

二、梭形细胞增生 …………………………………………………………………………… 966

第四节　良性间皮肿瘤 ……………………………………………………………………… 968

一、多囊性间皮瘤 …………………………………………………………………………… 968

二、腺瘤样瘤 ………………………………………………………………………………… 971

第五节　惰性或低度恶性潜能的间皮肿瘤 ………………………………………………… 975

一、高分化乳头状间皮瘤 …………………………………………………………………… 975

二、原位间皮瘤 ……………………………………………………………………………… 979

　第六节　恶性间皮瘤 ……………………………………………………………………………… 982
　　一、弥漫性恶性间皮瘤 ………………………………………………………………………… 982
　　二、局限性恶性间皮瘤 ……………………………………………………………………… 1010

第十八章　周围神经肿瘤 ……………………………………………………………………… 1017
　第一节　组织学和胚胎学 ……………………………………………………………………… 1017
　　一、神经系统 …………………………………………………………………………………… 1017
　　二、神经组织 …………………………………………………………………………………… 1017
　　三、神经纤维 …………………………………………………………………………………… 1017
　　四、神经 ………………………………………………………………………………………… 1018
　　五、神经末梢 …………………………………………………………………………………… 1018
　第二节　周围神经肿瘤的分类 ………………………………………………………………… 1019
　第三节　良性增生性病变和肿瘤 ……………………………………………………………… 1020
　　一、创伤性神经瘤 ……………………………………………………………………………… 1020
　　二、Morton 神经瘤 …………………………………………………………………………… 1021
　　三、环层神经瘤 ………………………………………………………………………………… 1021
　　四、孤立性局限性神经瘤 ……………………………………………………………………… 1021
　　五、上皮鞘神经瘤 ……………………………………………………………………………… 1023
　　六、黏膜神经瘤、黏膜神经瘤病和 MEN IIB 肠道节细胞神经瘤病 …………………………… 1024
　　七、神经肌肉迷芽瘤 …………………………………………………………………………… 1024
　　八、神经囊肿 …………………………………………………………………………………… 1027
　　九、神经鞘瘤 …………………………………………………………………………………… 1027
　　十、神经纤维瘤和神经纤维瘤病 ……………………………………………………………… 1056
　　十一、真皮神经鞘黏液瘤 ……………………………………………………………………… 1071
　　十二、神经束膜瘤 ……………………………………………………………………………… 1074
　　十三、混杂性神经鞘膜肿瘤 …………………………………………………………………… 1079
　　十四、脂肪母细胞性神经鞘膜瘤 ……………………………………………………………… 1083
　　十五、黏膜施万细胞错构瘤 …………………………………………………………………… 1085
　　十六、颗粒细胞瘤 ……………………………………………………………………………… 1085
　　十七、先天性/牙龈颗粒细胞瘤 ……………………………………………………………… 1091
　第四节　局部侵袭性肿瘤 ……………………………………………………………………… 1091
　第五节　恶性肿瘤 ……………………………………………………………………………… 1093
　　一、恶性周围神经鞘膜瘤 ……………………………………………………………………… 1093
　　二、恶性颗粒细胞瘤 …………………………………………………………………………… 1108

第十九章　神经外胚层肿瘤 …………………………………………………………………… 1125
　第一节　神经母细胞瘤 ………………………………………………………………………… 1125
　第二节　节细胞神经母细胞瘤 ………………………………………………………………… 1131
　第三节　节细胞神经瘤 ………………………………………………………………………… 1134
　第四节　骨外尤因肉瘤 ………………………………………………………………………… 1139
　第五节　小圆细胞未分化肉瘤 ………………………………………………………………… 1148
　　一、CIC-DUX4 肉瘤 ………………………………………………………………………… 1149
　　二、BCOR-CCNB3 肉瘤 ……………………………………………………………………… 1149
　第六节　嗅神经母细胞瘤 ……………………………………………………………………… 1150
　第七节　婴儿色素性神经外胚层瘤 …………………………………………………………… 1153

第二十章　副神经节瘤 ………………………………………………………………………… 1162
　第一节　副神经节和副神经节瘤 ……………………………………………………………… 1162
　　一、副神经节 …………………………………………………………………………………… 1162

二、副神经节瘤 ……………………………………………………………………………… 1163
第二节　嗜铬细胞瘤 ………………………………………………………………………… 1164
第三节　肾上腺外副神经节瘤 ……………………………………………………………… 1167
一、颈动脉体副神经节瘤 …………………………………………………………………… 1168
二、颈静脉球鼓室副神经节瘤 ……………………………………………………………… 1173
三、迷走神经副神经节瘤 …………………………………………………………………… 1175
四、喉部副神经节瘤 ………………………………………………………………………… 1177
五、位于头颈部其他部位的副神经节瘤 …………………………………………………… 1177
六、主动脉肺动脉副神经节瘤 ……………………………………………………………… 1177
七、肾上腺外交感神经副神经节瘤 ………………………………………………………… 1180
八、节细胞性副神经节瘤 …………………………………………………………………… 1187
九、马尾副神经节瘤 ………………………………………………………………………… 1190
第四节　恶性副神经节瘤 …………………………………………………………………… 1191

第二十一章　软组织软骨和骨肿瘤 …………………………………………………………… 1202
第一节　概述 ………………………………………………………………………………… 1202
第二节　骨外软骨肿瘤 ……………………………………………………………………… 1202
一、婴儿鼻软骨间叶样错构瘤 ……………………………………………………………… 1202
二、软组织软骨瘤 …………………………………………………………………………… 1205
三、骨外黏液样软骨肉瘤 …………………………………………………………………… 1206
四、骨外间叶性软骨肉瘤 …………………………………………………………………… 1210
五、骨外高分化软骨肉瘤 …………………………………………………………………… 1214
第三节　骨外骨肉瘤 ………………………………………………………………………… 1215

第二十二章　杂类瘤样病变和分化尚不确定的软组织肿瘤 ………………………………… 1223
第一节　概述 ………………………………………………………………………………… 1223
第二节　良性肿瘤 …………………………………………………………………………… 1224
一、瘤样钙盐沉着症 ………………………………………………………………………… 1224
二、砂砾性假痛风 …………………………………………………………………………… 1227
三、淀粉样瘤 ………………………………………………………………………………… 1229
四、指趾纤维黏液瘤 ………………………………………………………………………… 1230
五、心脏黏液瘤 ……………………………………………………………………………… 1234
六、肌内黏液瘤 ……………………………………………………………………………… 1234
七、关节旁黏液瘤 …………………………………………………………………………… 1238
八、浅表性血管黏液瘤 ……………………………………………………………………… 1238
九、深部"侵袭性"血管黏液瘤 …………………………………………………………… 1241
十、胃丛状血管黏液样肌纤维母细胞性肿瘤 ……………………………………………… 1245
十一、肺微囊性纤维黏液瘤 ………………………………………………………………… 1248
十二、异位错构瘤样胸腺瘤 ………………………………………………………………… 1248
十三、软组织骨化性纤维黏液样肿瘤 ……………………………………………………… 1252
十四、软组织混合瘤/肌上皮瘤 …………………………………………………………… 1257
十五、外胚层间叶性软骨黏液样肿瘤 ……………………………………………………… 1263
十六、磷酸盐尿性间叶性肿瘤 ……………………………………………………………… 1267
十七、真皮透明细胞间叶性肿瘤 …………………………………………………………… 1270
十八、副神经节瘤样真皮色素细胞肿瘤 …………………………………………………… 1270
第三节　中间性肿瘤 ………………………………………………………………………… 1271
一、软组织多形性玻璃样变血管扩张性肿瘤 ……………………………………………… 1271
二、含铁血黄素沉着性纤维脂肪瘤样肿瘤 ………………………………………………… 1275

　　　三、非典型性纤维黄色瘤 ……………………………………………………………………… 1276

　　　四、血管瘤样纤维组织细胞瘤 ………………………………………………………………… 1279

　　第四节　生物学行为尚不明了的肿瘤 ……………………………………………………………… 1286

　　　一、婴儿原始黏液样间叶性肿瘤 ……………………………………………………………… 1286

　　　二、胃母细胞瘤 ………………………………………………………………………………… 1288

　　第五节　恶性肿瘤 …………………………………………………………………………………… 1289

　　　一、伴有 *EWSR1* 易位的肺原发性黏液样肉瘤 ……………………………………………… 1289

　　　二、双表型鼻窦鼻腔肉瘤 ……………………………………………………………………… 1289

第二十三章　软组织恶性肿瘤杂类 …………………………………………………………………… 1302

　　第一节　滑膜肉瘤 …………………………………………………………………………………… 1302

　　第二节　腺泡状软组织肉瘤 ………………………………………………………………………… 1323

　　第三节　上皮样肉瘤 ………………………………………………………………………………… 1332

　　第四节　肾外恶性横纹肌样瘤 ……………………………………………………………………… 1345

　　第五节　促结缔组织增生性小圆细胞肿瘤 ………………………………………………………… 1349

　　第六节　软组织透明细胞肉瘤 ……………………………………………………………………… 1356

　　第七节　胃肠道透明细胞肉瘤样肿瘤 ……………………………………………………………… 1366

第二十四章　未分化或未分类软组织肉瘤 …………………………………………………………… 1380

　　第一节　软组织未分化肉瘤 ………………………………………………………………………… 1380

　　第二节　肝脏未分化胚胎性肉瘤 …………………………………………………………………… 1387

　　第三节　动脉内膜肉瘤 ……………………………………………………………………………… 1391

第二十五章　其他类型肿瘤和瘤样病变 ……………………………………………………………… 1397

　　第一节　软组织淋巴造血组织肿瘤 ………………………………………………………………… 1397

　　　一、软组织恶性淋巴瘤 ………………………………………………………………………… 1398

　　　二、粒细胞和肥大细胞肿瘤 …………………………………………………………………… 1402

　　　三、组织细胞和树突细胞肿瘤 ………………………………………………………………… 1405

　　　四、瘤样病变 …………………………………………………………………………………… 1423

　　第二节　异位脑膜瘤、异位室管膜瘤和异位胶质 ………………………………………………… 1430

　　第三节　其他肿瘤 …………………………………………………………………………………… 1431

中英文索引 …………………………………………………………………………………………… 1440

网络增值服务

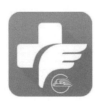

人卫临床助手

中国临床决策辅助系统

Chinese Clinical Decision Assistant System

扫描二维码，
免费下载

第一章

总　论

导读

软组织肿瘤的定义
软组织肿瘤的命名和分类
　WHO 分类
　软组织肿瘤的生物学分类
软组织肿瘤的流行病学
　发病率
　病因
软组织肿瘤的影像学检查
　X 线平片
　超声检查
　CT 检查
　MRI 检查
　核医学检查

软组织肿瘤的常规病理学检查
　标本类型
　检验步骤
　病理报告
软组织肿瘤的辅助性检查
　特殊染色
　电镜观察
　免疫组化
　分子检测
软组织肿瘤的分期和分级
　软组织肿瘤的分期
　软组织肿瘤的分级
软组织肿瘤的外科治疗

软组织肿瘤的放射治疗
　放疗的主要方式
　放疗的主要类型
　放疗技术
　特殊软组织肿瘤的放疗
软组织肿瘤的内科治疗
　化疗的模式
　常用化疗药物
　常用化疗方案及具体剂量
软组织肿瘤的靶向治疗
　非胃肠道间质瘤靶向治疗
　胃肠道间质瘤靶向治疗

第一节　软组织肿瘤的定义

软组织是指除骨骼、淋巴造血组织和神经胶质以外的所有非上皮性组织，包括纤维组织、脂肪组织、平滑肌组织、横纹肌组织、脉管组织和周围神经组织[1]。内脏器官因含有支持组织，故也可发生与周围软组织相似的间叶性肿瘤。以往将起源于软组织的肿瘤定义为软组织肿瘤，如脂肪肉瘤起源于脂肪组织，横纹肌肉瘤起源于横纹肌组织等，但这样的定义并不贴切，其一是因为肿瘤并不直接起自于已经完全分化成熟的组织，其二是有一些软组织肿瘤可以发生于人体无对应正常组织的部位，如横纹肌肉瘤可发生于宫颈、阴道和膀胱等处，其三是有一些软组织肿瘤在人体内找不到相对应的正常组织，如滑膜肉瘤和腺泡状软组织肉瘤等。目前认为，包括软组织肿瘤在内的所有肿瘤均起自于多潜能性前驱细胞（multipotential precursor cell），或称干细胞（stem cell）[2]。干细胞向不同的方向分化形成各种不同类型的成熟细胞。软组织干细胞的组织起源尚不清楚，有证据表面可能来自于骨髓内的干细胞，如骨骼肌细胞和部分内皮细胞的始祖细胞即由骨髓内干细胞所再生，另一方面，骨也可发生与周围软组织完全相同的肿瘤类型。

从胚胎学上来说，软组织主要由胚胎时期的中胚层衍化而来，少部分来自神经外胚层。骨骼和淋巴造血组织虽也起自于中胚层，但因其结构的特殊性，一般不作软组织而论，但骨肿瘤和淋巴造血组织肿瘤偶可发生于软组织内，并且在临床上和组织学上均与软组织肿瘤有一定的相似性，容易被误诊为软组织肿瘤。原属于软组织范畴的间皮肿瘤和副神经节瘤，WHO 分类系列丛书分别将其划入肺、胸膜、胸腺和心脏肿瘤分册及内分泌器官肿瘤分册中，但由于这两类肿瘤在临床表现、组织学形态、免疫学表型和生物学行为等方面均与软组织肿瘤十分相似，常被视为软组织肿瘤。2002 年 WHO 分类曾将周围神经肿瘤划入神经系统肿瘤分册，因周围神经肿瘤在传统上一直被视为软组织肿瘤，2013 年版 WHO 软组织肿瘤分类又将周围神经肿瘤划回软组织肿瘤。新分类还收纳了原归属于消化系统肿瘤的胃肠道间质瘤。实际上，本书第一版已将间皮肿瘤、副神经节瘤、周围神经肿瘤和胃肠道间质瘤视为软组织肿瘤，均独立成章加以叙述。

第二节 软组织肿瘤的 命名和分类
一、WHO 分类

第一版 WHO 软组织肿瘤组织学分类(1969 年版)主要依据光学显微镜下肿瘤的细胞学和组织学形态对软组织肿瘤进行分类(图 1-1),采用了"组织发生(histogenesis)"这一概念,强调肿瘤的组织起源[3]。

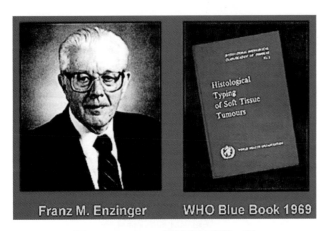

图 1-1 Enzinger 和其主编的第一版 WHO 软组织肿瘤组织学分类

第二版 WHO 软组织肿瘤组织学分类(1994 年版)仍依据肿瘤的细胞学和组织学形态(图 1-2),但同时参考了免疫组织化学、分子生物学以及其他有助于诊断的辅助技术(如特殊染色和电镜检测)。对肿瘤的命名不再采用组织发生这一难以判定的概念,而是根据瘤细胞最相似的相应正常细胞而定,强调瘤细胞的分化方向(cell line of differentiation)[4]。

良性肿瘤在很大程度上相似于其相应的正常组织,如脂肪瘤中的瘤细胞相似于正常的脂肪细胞,有时甚至难以区别。恶性肿瘤根据其瘤细胞分化程度的不同,与其相对应正常组织的相似程度各异,如脂肪瘤样脂肪肉瘤中的瘤细胞相似于正常的脂肪细胞,而多形性脂肪肉瘤中的瘤细胞在形态上与正常的脂肪细胞却相差甚远。

根据瘤细胞的分化方向,软组织肿瘤可分为脂肪细胞肿瘤、纤维母细胞和肌纤维母细胞性肿瘤、纤维组织细胞性肿瘤、平滑肌肿瘤、血管周细胞肿瘤、骨骼肌肿瘤、脉管肿瘤和软骨-骨肿瘤。瘤细胞分化方向尚不确定的肿瘤则根据其生物学行为分别归入到良性、中间性和恶性杂类肿瘤中,其中的一些肿瘤仍沿用习惯名称,如滑膜肉瘤和腺泡状软组织肉瘤等。另一些肿瘤根据其临床病理学特征采用描述性的诊断名称,如软组织骨化性纤维黏液样肿瘤等,这些肿瘤在人体中均无相对应的正常细胞。除根据瘤细胞的分化方向或临床病理学特征来命名外,有一小部分软组织肿瘤仍以人名来命名,如卡波西肉瘤(Kaposi sarcoma)、尤因肉瘤(Ewing sarcoma)、Dabska 瘤(淋巴管内乳头状血管内皮瘤)和加德纳纤维瘤(Gardner fibroma)等,在实际工作中可直接采用英文人名来诊断。

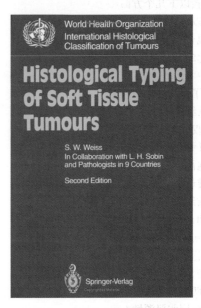

图 1-2 WHO 1994 年版软组织肿瘤组织学分类

第三版 WHO 软组织肿瘤分类(2002 年版)对所有肿瘤均采用了病理学和遗传学分类来代替原来的组织学分类,并将软组织肿瘤和骨肿瘤合并为一册(图 1-3)[5]。在 2002 年版的分类中,所有肿瘤及其变型均严格地按疾病来描述诊断标准、病理学特点和相关的遗传学改变,包括了新的国际肿瘤学疾病分类(International Classification of Diseases for Oncology,ICD-O)编码、发病率、年龄和性别分布、部位、临床症状和体征、病理学、遗传学和预后因素。在 ICD-O 编码中,XXXX/0 代表良性肿瘤,XXXX/1 代表未特别指定、交界性或生物学行为不确定的肿瘤,XXXX/2 代表原位癌或高级别上皮内瘤变(软组织肿瘤中无此类病变),XXXX/3 代表恶性肿瘤。

第四版 WHO 软组织和骨肿瘤分类(2013 年版)(图 1-4,表 1-1)在 2002 年版的基础上进行了修订[6],并增减了部分肿

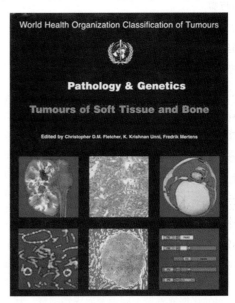

图 1-3 WHO 2002 年版软组织和骨肿瘤 病理学和遗传学分类

瘤,大致包括以下几个方面:①脂肪细胞肿瘤中删除了混合型脂肪肉瘤,以往认为的由高分化脂肪肉瘤和多形性脂肪肉瘤所组成的混合型脂肪肉瘤现被认为是一种"具有同源性脂肪母细胞分化的去分化脂肪肉瘤";②纤维母细胞和肌纤维母细胞性肿瘤中将肌纤维瘤和肌纤维瘤病归入到血管周皮细胞肿瘤中;剔除了巨细胞血管纤维瘤(归属于孤立性纤维性肿瘤,视为一种巨细胞亚型);剔除了血管外皮瘤(不再作为一个独立的病种,仅代表了瘤细胞的一种特殊排列结构);增加了隆凸性皮肤纤维肉瘤和巨细胞纤维母细胞瘤(原属于所谓的纤维组织细胞性肿瘤);在炎性肌纤维母细胞瘤中提及了上皮样炎性肌纤维母细胞性肉瘤亚型,但未作较为详尽的阐述;③在所谓的纤维组织细胞性肿瘤中,以多形性未分化肉瘤取代了恶性纤维组织细胞瘤,并另设一类未分化/未能分类肿瘤;④平滑肌肿瘤中剔除了生殖道平滑肌瘤,将血管平滑肌瘤归入血管周皮细胞瘤;⑤横纹肌肉瘤中增加了硬化性横纹肌肉瘤这一新的亚型,因该型横纹肌肉瘤与梭形细胞横纹肌肉瘤关系较为密切,两者合并为一类;⑥在血管肿瘤中增加了一种新的中间性肿瘤,即假肌源性血管内皮瘤,以往所报道的上皮样肉瘤样血管内皮瘤作为同义词;⑦增加了胃肠道间质瘤,并介绍了琥珀酸脱氢酶缺陷型 GIST 这一少见的野生型 GIST;⑧增加了周围神经鞘膜肿瘤,并在良性肿瘤中增加了混杂性神经鞘膜肿瘤,神经鞘瘤中增加了微囊性/网状神经鞘瘤这一新亚型;⑨在分化尚不确定的一组肿瘤中,增加了指趾纤维黏液瘤(浅表性肢端纤维黏液瘤)、非典型性纤维黄色瘤(原属于所谓的纤维组织细胞性肿瘤)和磷酸盐尿性间叶性肿瘤;⑩增加了一组未分化/未能分类肿瘤,根据肿瘤的形态包括了多形性未分化肉瘤和不能具体分类的梭形细胞未分化肉瘤、小圆细胞未分化肉瘤和上皮样未分化肉瘤;⑪一些肿瘤增加了 ICD-O 编码或对其原有 ICD-O 编码进行了相应的调整,如结节性筋膜炎、增生性筋膜炎和增生性肌炎增加了 ICD-O 编码(8828/0),黏液炎性纤维母细胞性肉瘤的 ICD-O 编码原为 8811/3,因该肿瘤在生物学行为上呈中间性,ICD-O 编码改为 8811/1 等[7]。

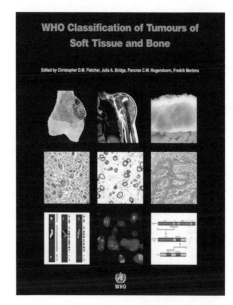

图 1-4 2013 年版软组织和骨肿瘤 WHO 分类

表 1-1 软组织肿瘤 WHO 分类(2013)

名 称	ICD-O 编码	名 称	ICD-O 编码
脂肪细胞肿瘤		黏液样脂肪肉瘤	8852/3
良性		多形性脂肪肉瘤	8854/3
脂肪瘤	8850/0	脂肪肉瘤,非特指性	8850/3
脂肪瘤病	8850/0	**纤维母细胞性/肌纤维母细胞性肿瘤**	
神经脂肪瘤病	8850/0	**良性**	
脂肪母细胞瘤/脂肪母细胞瘤病	8881/0	结节性筋膜炎	8828/0
血管脂肪瘤	8861/0	增生性筋膜炎	8828/0
肌脂肪瘤	8890/0	增生性肌炎	8828/0
软骨样脂肪瘤	8862/0	骨化性肌炎	
肾外血管平滑肌脂肪瘤*	8860/0	指趾纤维骨性假瘤	
肾上腺外髓脂肪瘤	8870/0	缺血性筋膜炎	
梭形细胞/多形性脂肪瘤	8857/0	弹力纤维瘤	8820/0
冬眠瘤	8880/0	婴儿纤维性错构瘤	
中间性(局部侵袭型)		颈纤维瘤病	
非典型性脂肪瘤样肿瘤/	8851/1	幼年性玻璃样变纤维瘤病	
高分化脂肪肉瘤	8851/3	包涵体性纤维瘤病	
恶性		腱鞘纤维瘤	8813/0
去分化脂肪肉瘤	8858/3	促结缔组织增生性纤维母细胞瘤	8810/0

续表

名　称	ICD-O 编码	名　称	ICD-O 编码
乳腺型肌纤维母细胞瘤	8825/0	**恶性**	
钙化性腱膜纤维瘤	8816/0	平滑肌肉瘤（除外皮肤）	8890/3
血管肌纤维母细胞瘤	8826/0	**血管周皮细胞（血管周）肿瘤**	
富于细胞性血管纤维瘤	9160/0	血管球瘤（和亚型）	8711/0
项型纤维瘤	8810/0	血管球瘤病	8711/1
Gardner 纤维瘤	8810/0	恶性血管球瘤	8711/3
钙化性纤维性肿瘤	8817/0	肌周细胞瘤	8824/0
中间性（局部侵袭型）		肌纤维瘤	8824/0
浅表纤维瘤病（掌/跖纤维瘤病）	8813/1	肌纤维瘤病	8824/1
韧带样瘤型纤维瘤病	8813/1	血管平滑肌瘤	8894/0
脂肪纤维瘤病	8851/1	**骨骼肌肿瘤**	
巨细胞纤维母细胞瘤	8834/1	**良性**	
中间性（偶有转移型）		横纹肌瘤	8900/0
隆凸性皮肤纤维肉瘤	8832/1	成年型	8904/0
纤维肉瘤型隆凸性皮肤纤维肉瘤	8832/3	胎儿型	8903/0
色素性隆凸性皮肤纤维肉瘤	8833/1	生殖道型	8905/0
孤立性纤维性肿瘤	8815/1	**恶性**	
恶性孤立性纤维性肿瘤	8815/3	胚胎性横纹肌肉瘤（包括葡萄簇样和间变性）	8910/3
炎性肌纤维母细胞瘤	8825/1	腺泡状横纹肌肉瘤（包括实体型和间变性）	8920/3
低度恶性肌纤维母细胞性肉瘤	8825/3		
黏液炎性纤维母细胞性肉瘤/非典型性黏液炎性纤维母细胞性肿瘤	8811/1	多形性横纹肌肉瘤	8901/3
婴儿型纤维肉瘤	8814/3	梭形细胞/硬化性横纹肌肉瘤	8912/3
恶性		**脉管肿瘤**	
成年型纤维肉瘤	8810/3	**良性**	
黏液纤维肉瘤	8811/3	血管瘤	
低度恶性纤维黏液样肉瘤	8840/3	滑膜	9120/0
硬化性上皮样纤维肉瘤	8840/3	静脉型	9122/0
所谓的纤维组织细胞性肿瘤		动静脉型/畸形	9123/0
良性		肌内型	9132/0
腱鞘巨细胞瘤		上皮样血管瘤	9125/0
局限型	9252/0	血管瘤病	
弥漫型	9252/1	淋巴管瘤	9170/0
恶性	9252/3	**中间性（局部侵袭型）**	
深部纤维组织细胞瘤	8831/0	卡波西型血管内皮瘤	9130/1
中间性（偶有转移型）		**中间性（偶有转移型）**	
丛状纤维组织细胞瘤	8835/1	网状血管内皮瘤	9136/1
软组织巨细胞瘤	9251/1	乳头状淋巴管内血管内皮瘤	9135/1
平滑肌肿瘤		复合型血管内皮瘤	9136/1
良性		假肌源性（上皮样肉瘤样）血管内皮瘤	9136/1
深部平滑肌瘤	8890/0	卡波西肉瘤	9140/3

续表

名　称	ICD-O 编码	名　称	ICD-O 编码
恶性		软组织多形性玻璃样变血管扩张性肿瘤	8802/1
上皮样血管内皮瘤	9133/3	异位错构瘤样胸腺瘤	8587/0
软组织血管肉瘤	9140/3	**中间性(局部侵袭性)**	
软骨-骨肿瘤		含铁血黄素沉着性纤维脂肪瘤样肿瘤	8811/1
软组织软骨瘤	9220/0	**中间性(偶有转移型)**	
间叶性软骨肉瘤	9240/3	非典型性纤维黄色瘤	8830/1
骨外骨肉瘤	9180/3	血管瘤样纤维组织细胞瘤	8836/1
胃肠道间质瘤**		骨化性纤维黏液样肿瘤	8842/0
良性胃肠道间质瘤	8936/0	恶性骨化性纤维黏液样肿瘤	8842/3
恶性潜能未定的胃肠道间质瘤	8936/1	混合瘤,非特指性	8940/0
恶性胃肠道间质瘤	8936/3	恶性混合瘤	8940/3
神经鞘膜肿瘤		肌上皮瘤	8982/0
良性		肌上皮癌	8982/3
神经鞘瘤(包括亚型)	9560/0	良性磷酸盐尿性间叶性肿瘤	8990/0
色素性神经鞘瘤	9560/1	恶性磷酸盐尿性间叶性肿瘤	8990/3
神经纤维瘤(包括亚型)	9540/0	**恶性**	
丛状神经纤维瘤	9550/0	滑膜肉瘤,非特指性	9040/3
神经束膜瘤	9571/0	梭形细胞型滑膜肉瘤	9041/3
恶性神经束膜瘤	9571/3	双相型滑膜肉瘤	9043/3
颗粒细胞瘤	9580/0	上皮样肉瘤	8804/3
真皮神经鞘黏液瘤	9562/0	腺泡状软组织肉瘤	9581/3
孤立性局限性神经瘤	9571/0	软组织透明细胞肉瘤	9044/3
异位脑膜瘤	9530/0	骨外黏液样软骨肉瘤	9231/3
鼻部胶质异位		骨外尤因肉瘤	9364/3
良性蝾螈瘤		促结缔组织增生性小圆细胞肿瘤	8806/3
混杂性神经鞘膜肿瘤	9563/0	恶性肾外横纹肌样瘤	8963/3
恶性		具有血管周上皮样细胞分化的肿瘤	
恶性周围神经鞘膜瘤	9540/3	(PEComa)	
上皮样恶性周围神经鞘膜瘤	9542/3	良性 PEComa,非特指性	8714/0
恶性蝾螈瘤	9561/3	恶性 PEComa,非特指性	8714/3
恶性颗粒细胞瘤	9580/3	(动脉)内膜肉瘤	9137/3
外胚层间叶瘤	8921/3	**未分化/未能分类肉瘤**	
分化尚不确定的肿瘤		梭形细胞未分化肉瘤	8801/3
良性		多形性未分化肉瘤	8802/3
指趾纤维黏液瘤	8811/0	小圆细胞未分化肉瘤	8803/3
肌内黏液瘤(包括富于细胞性亚型)	8840/0	上皮样未分化肉瘤	8804/3
关节旁黏液瘤	8840/0	未分化肉瘤,非特指性	8805/3
深部("侵袭性")血管黏液瘤	8841/0		

　* 血管平滑肌脂肪瘤现属于 PEComa 家族;** 尽管 WHO 将 GIST 分为良性、恶性潜能未定和恶性,但在实际工作我们并不建议将 GIST 作出定性诊断,而是应该在病理报告中列出肿瘤大小、核分裂计数和肿瘤有无破裂等与评估危险度相关的重要参数

除了 2013 年 WHO 分类中新增加的指趾纤维黏液瘤、硬化性横纹肌肉瘤、假肌源性血管内皮瘤(上皮样肉瘤样血管内皮瘤)、混杂性神经鞘膜肿瘤、含铁血黄素性纤维脂肪瘤样肿瘤和磷酸盐尿性间叶性肿瘤外,还有一些新病种或新亚型[8-47],其中一些病种因部位特殊或报道病例数有限等原因尚未被 WHO 分类所收录,但值得大家关注(表 1-2)。

表 1-2　软组织肿瘤新类型或新亚型

硬化性脂肪瘤(sclerotic lipoma)

外阴脂肪母细胞瘤样肿瘤(lipoblastoma-like tumor of the vulva)

非典型性梭形细胞脂肪瘤样肿瘤(atypical spindle cell lipomatous tumor)

纤维母细胞性结缔组织痣(fibroblastic connective tissue nevus)

阴茎肌内膜瘤(penile myointimoma)

青春期前女童外阴纤维瘤(prepubertal vulvar fibroma)

纤维性脐息肉(fibrous umbilical polyp)

软组织血管纤维瘤(soft tissue angiofibroma)

脂质化(踝型)纤维组织细胞瘤(lipidized/ankle-type fibrous histiocytoma)

斑块样 CD34 阳性真皮纤维瘤(plaque-like CD34-positive dermal fibroma)

浅表性 CD34 阳性纤维母细胞性肿瘤(superficial CD34-positive fibroblastic tumor)

胃丛状纤维黏液瘤(plexiform fibromyxoma)

硬化性隆凸性皮肤纤维肉瘤(sclerosing dermatofibrosarcoma protuberans)

栅栏状和含有较多 Verocay 小体的 DFSP(palisading and Verocay-body prominent DFSP)

伴有大量脑膜上皮样漩涡的隆凸性皮肤纤维肉瘤(DFSP with prominent meningothelial-like whorls)

去分化孤立性纤维性肿瘤(dedifferentiated SFT)

上皮样炎性肌纤维母细胞性肉瘤(epithelioid inflammatory myofibroblastic sarcoma)

上皮样黏液纤维肉瘤(epithelioid myxofibrosarcoma)

多形性皮肤肉瘤(pleomorphic dermal sarcoma)

结肠旺炽性血管增生(florid vascular proliferation of the colon)

获得性弹性组织变性血管瘤(acquired elastotic hemangioma)

皮肤上皮样血管瘤样结节(cutaneous epithelioid angiomatous nodule)

硬化性血管瘤样结节性转化(sclerosing angiomatoid nodular transformation)

外周型血管母细胞瘤(peripheral hemangioblastoma)

吻合状血管瘤(anastomosing hemangioma)

巨细胞血管母细胞瘤(giant cell angioblastoma)

上皮样横纹肌肉瘤(epithelioid rhabdomyosarcoma)

黏膜施万细胞"错构瘤"(mucosal Schwann cell 'hamartoma')

脂肪母细胞性神经鞘肿瘤(lipoblastic nerve sheath tumor)

先天性和儿童丛状富于细胞性神经鞘瘤(congenital and childhood cellular schwannoma)

脂肪纤维瘤病样神经肿瘤(lipofibromatosis-like neural tumors)

副神经节瘤样皮肤色素细胞肿瘤(paraganglioma-like dermal melanocytic tumor)

皮肤透明细胞间叶性肿瘤(dermal clear cell mesenchymal neoplasm)

肺血管母细胞瘤样透明细胞间质肿瘤(hemangioblastoma-like clear cell stromal tumor of the lung)

胃母细胞瘤(gastroblastoma)

婴儿原始黏液样间叶性肿瘤(primitive myxoid mesenchymal tumor of infancy)

肺微囊性纤维黏液瘤(pulmonary microcystic fibromyxoma)

伴有 EWSR1-CREB1 融合基因的肺原发性黏液样肉瘤(primary pulmonary myxoid sarcoma with EWSR1-CREB1 fusion)

外阴肌上皮瘤样肿瘤(myoepithelioma-like tumors of the vulvar region)

具有滑膜肉瘤和骨外黏液样软骨肉瘤双相分化的肉瘤(combined synovial sarcoma and extraskeletal myxoid chondrosarcoma)

子宫复合性胚胎性横纹肌肉瘤和原始神经外胚层瘤(composite uterine neoplasm with embryonal rhabdomyosarcoma and primitive neuroectodermal tumor)

鼻腔鼻窦双表型肉瘤(biphenotypic sinonasal sarcoma,BSNS)

具有 *NTRK1* 基因重排和肌周皮样/血管外皮瘤样结构的梭形细胞肉瘤(myo/haemangiopericytic sarcoma with recurrent NTRK1 gene fusions)

SMARCA4 缺陷型胸腔肉瘤(SMARCA4-deficient thoracic sarcoma)

二、软组织肿瘤的生物学分类

软组织肿瘤的种类繁多,有超过100多种的病理学类型,如加上各种亚型,总数超过300种,但根据肿瘤生物学行为的不同,可分为良性、中间性(也称交界性)和恶性肿瘤三大类。

良性病变包括良性肿瘤和瘤样病变,经局部切除后一般不会发生局部复发。少数良性肿瘤或瘤样病变所发生的局部复发多因切除不净(如浸润性脂肪瘤)所致,对局部不会造成破坏性,经完整切除后仍可获得治愈。极少数在组织学上看似良性的肿瘤可发生远处转移,但并无可靠的组织学指标来预测转移,如皮肤富于细胞性纤维组织细胞瘤和子宫平滑肌瘤可转移至肺(图1-5)。

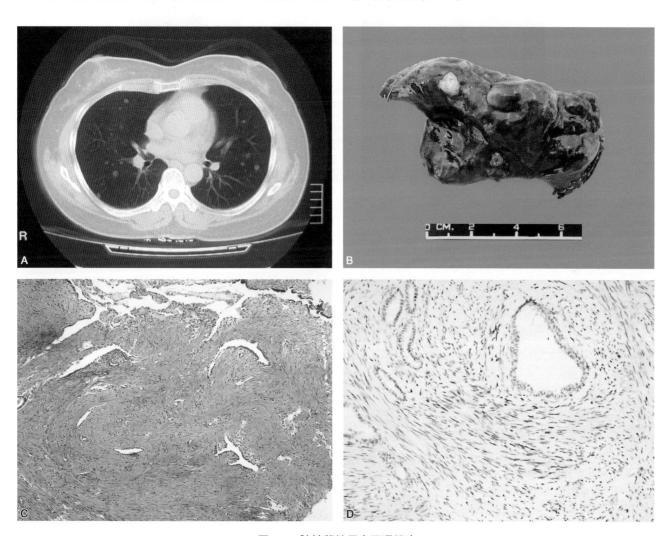

图1-5 肺转移性子宫平滑肌瘤
A. CT示双肺多个转移性小结节;B. 楔形切除标本示多个灰白色小结节;C. 组织学检查显示为平滑肌瘤;
D. ER标记呈弥漫强阳性

中间性肿瘤包括局部侵袭型和偶有转移型两种亚型:①局部侵袭型(locally aggressive)是指肿瘤可在局部呈侵袭性和破坏性生长,并易发生局部复发,但不具备发生转移的潜能,临床上常需作局部扩大切除以控制局部复发,这一类肿瘤以侵袭性纤维瘤病(图1-6)和高分化脂肪肉瘤为代表(表1-3);②偶有转移型(rarely metastasizing)是指肿瘤除在局部呈侵袭性生长外,还具备发生转移的能力,多转移至区域淋巴结和肺,但转移率多小于2%,并且无可靠的组织学指标来预测转移,如隆凸性皮肤纤维肉瘤(图1-7)和血管瘤样纤维组织细胞瘤等[48](表1-4)。

恶性是指肿瘤除可在局部形成侵袭性和破坏性生长并易发生局部复发外,还可发生远处转移(图1-8)。根据组织学类型和分级,远处转移率从20%至100%不等。一些低度恶性肿瘤的远处转移率尽管比较低(2%~10%),但当这些肿瘤发生复发时,可向高度恶性的肉瘤转化,远处转移率也随之提高,如黏液纤维肉瘤可向高度恶性的多形性未分化肉瘤转化。恶性肿瘤可以转移灶为首发症状,如发生于头颈部的腺泡状横纹肌肉瘤可以颈部淋巴结转移灶为首发症状,腺泡状软组织肉瘤可以肺部多发转移灶为首发症状。恶性肿瘤发生转移的时间也长短不一,可在早期发生转移,如腺泡状横纹肌肉瘤和滑膜肉瘤等,也可发生于多年之后,如低度恶性纤维黏液样肉瘤等。

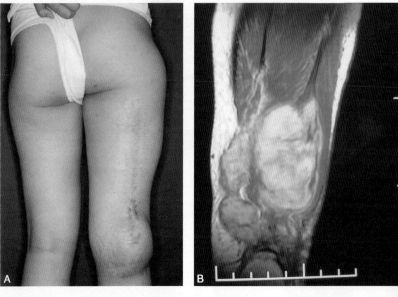

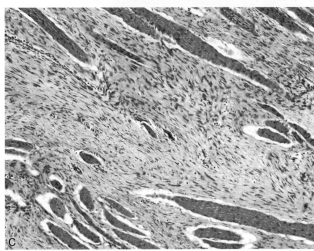
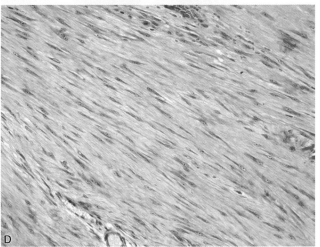

图 1-6   侵袭性纤维瘤病

A. 右下肢复发性纤维瘤病；B. MR 示大腿下方深部软组织内不规则形肿块；C. 肿瘤在肌肉组织间浸润性生长；D. 条束状增生的纤维母细胞和肌纤维母细胞

表 1-3   以局部侵袭性生长为主的软组织肿瘤

浅表性纤维瘤病(掌跖纤维瘤病)	卡波西型血管内皮瘤
韧带样瘤型纤维瘤病(腹壁、腹壁外、肠系膜和盆腔)	非典型性脂肪瘤样肿瘤/高分化脂肪肉瘤
脂肪纤维瘤病	含铁血黄素沉着性纤维脂肪瘤样肿瘤
巨细胞纤维母细胞瘤	侵袭性血管黏液瘤

表 1-4   偶可发生区域或远处转移的软组织肿瘤

隆凸性皮肤纤维肉瘤	Dabska 瘤
孤立性纤维性肿瘤	复合性血管内皮瘤
炎性肌纤维母细胞瘤	假肌源性血管内皮瘤(上皮样肉瘤样血管内皮瘤)
黏液炎性纤维母细胞性肉瘤	卡波西肉瘤
低度恶性肌纤维母细胞性肉瘤	弥漫性腱鞘巨细胞瘤
黏液炎性纤维母细胞性肉瘤	非典型性纤维黄色瘤
浅表性 CD34 阳性纤维母细胞性肿瘤	血管瘤样纤维组织细胞瘤
婴儿型纤维肉瘤	骨化性纤维黏液样肿瘤
丛状纤维组织细胞瘤	软组织混合瘤/肌上皮瘤
软组织巨细胞瘤	磷酸盐尿性间叶性肿瘤
网状血管内皮瘤	

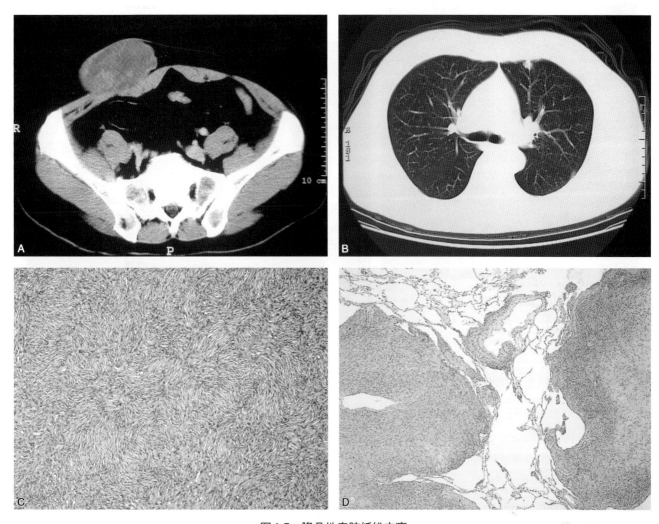

图 1-7 隆凸性皮肤纤维肉瘤

A. 腹壁 CT 示右下腹壁隆起型肿块；B. 胸部 CT 示左肺近胸膜处转移灶；C. 右下腹壁隆凸性皮肤纤维肉瘤镜下形态；D. 肺部转移灶镜下形态

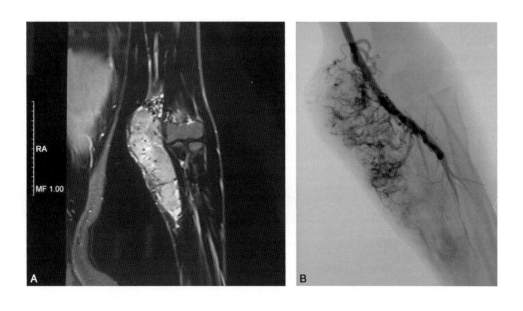

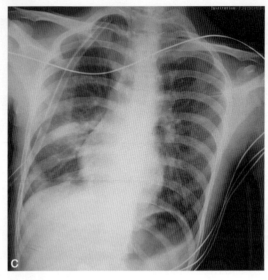
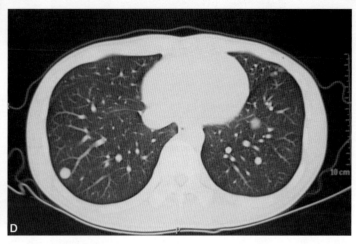

图1-8　软组织恶性肿瘤

A. 肘部MR示肘部尺侧腺泡状软组织肉瘤;B. 血管造影示肿瘤富于血供;C. 胸部平片示双肺多发性转移;D. 胸部CT示双肺多发性转移

第三节　软组织肿瘤的流行病学

一、发病率

软组织良性肿瘤是一种常见肿瘤,年发病率约为300/10万,由于很多良性肿瘤(如脂肪瘤、纤维性肿瘤、纤维组织细胞瘤和血管瘤)患者不求医或不寻求进一步治疗,故真正的发病率比统计数还要高。相比之下,软组织肉瘤是一种少见肿瘤,在所有恶性肿瘤中的比例不到1%。软组织肉瘤的年发病率约为5/10万[49],但在世界各地存在一定的差异(0.8~4/10万),美国为3.3/10万,上海约为2.4/10万。根据美国癌症协会的统计,美国2008年的软组织肉瘤为10 390例,比2000年增加28%,死亡3680例,比2000年下降16%[50]。中国缺乏确切的统计,但按人口推算年增4万~5万新病例。近年来,国内软组织肉瘤的发病率似有上升的趋势,一方面是真正的发病率增加,另一方面定期体检加上快速发展的影像学等辅助检查手段发现了越来越多的病例,病理新技术以及病理医师在软组织肿瘤的诊断水平上不断提高也是因素之一。

复旦大学附属肿瘤医院病理科对2008—2016年间诊断的10 471例软组织肉瘤的组织学类型及分布进行了统计(表1-5,图1-9)。胃肠道间质瘤(GIST)、隆凸性皮肤纤维肉瘤(DFSP)和纤维瘤病的病例居于前三甲,其中的大多数病例为会诊病例。受本院临床的变故,一些位于腹腔和腹膜后软组织肉瘤(尤其是脂肪肉瘤)的手术标本剧减。在软组织肉瘤的病理诊断中,滑膜肉瘤居于首位,也是归结于病理科大量的会诊病例。

二、病　因

与其他类型的恶性肿瘤相比,软组织肿瘤的病因不明,除了有限的几种肿瘤可能与遗传因素、环境因素、放射辐射、病毒感染、免疫抑制和免疫缺陷等相关外,大多数的软组织肿瘤为新(发)生(arise de novo),并无明确的诱因[51]。另有一些软组织肉瘤与一些综合征相关。

表1-5　复旦大学附属肿瘤医院2008—2016年间10 471例软组织肿瘤的统计

组织学类型	病例数	百分比
胃肠道间质瘤	1974	18.9%
隆凸性皮肤纤维肉瘤	932	8.9%
纤维瘤病	842	8%
滑膜肉瘤	782	7.5%
平滑肌肉瘤(不包括子宫)	757	7.2%
横纹肌肉瘤	750	7.2%
脂肪肉瘤	736	7%
多形性未分化肉瘤	488	4.7%
黏液纤维肉瘤	414	4%
孤立性纤维性肿瘤	400	3.8%
骨外尤因肉瘤	376	3.6%
血管肉瘤	282	2.7%
恶性间皮瘤	276	2.6%
上皮样肉瘤(包括经典型和近端型)	259	2.5%
腺泡状软组织肉瘤	242	2.3%
副神经节瘤/嗜铬细胞瘤	216	2.1%
恶性周围神经鞘膜瘤	176	1.7%
软组织透明细胞肉瘤	166	1.6%
神经母细胞瘤	136	1.3%
低度恶性纤维黏液样肉瘤	85	0.8%
嗅神经母细胞瘤	65	0.6%
促结缔组织增生性小圆细胞瘤	60	0.57%
炎性肌纤维母细胞瘤	57	0.54%

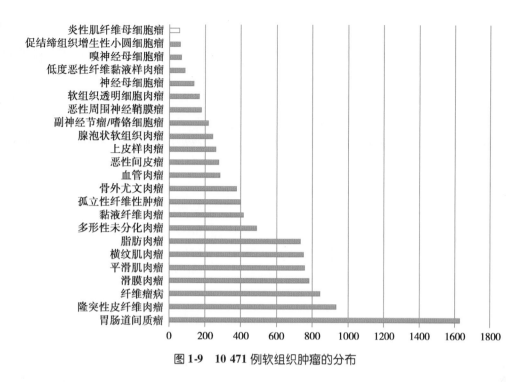

图1-9 10 471 例软组织肿瘤的分布

1. 外伤 外伤与软组织肿瘤之间并无明显的因果关系，但外伤常促使患者注意到外伤处业已存在的肿瘤而就医。仅有少数报道证实在手术、烫伤或化学灼伤形成的瘢痕组织附近组织中发生软组织肿瘤[52]。

2. 化学致瘤物质 石棉可引起胸膜恶性间皮瘤[53]；氯乙烯、无机砷、胶质二氧化钍和雄性代谢激素可引发肝血管肉瘤[54]；苯氧乙酸、氯苯酚和二噁英等除莠剂可诱发软组织肉瘤[55]；战争产生的榴弹散片、医疗用金属植入体或塑料植入体也可诱发软组织肉瘤[56]，特别是血管肉瘤和多形性未分化肉瘤[57]。

3. 电离辐射 癌和恶性淋巴瘤等患者在接受放射治疗5~10年后，可在放射野内发生软组织肉瘤，也称放疗后肉瘤（postradiation sarcoma）[58]，组织学上多为高度恶性的肉瘤，以多形性未分化肉瘤、纤维肉瘤和骨肉瘤最为多见，少数情况下可为平滑肌肉瘤、恶性周围神经鞘膜瘤和血管肉瘤等。例如少数乳腺癌患者在接受放射治疗后若干年，其上肢和胸壁可发生血管肉瘤[59]，发生于膀胱的上皮样血管肉瘤曾有前列腺癌或宫颈癌放疗病史[60]，鼻咽癌或鼻腔NK/T细胞淋巴瘤在放疗后若干年后可发生平滑肌肉瘤或多形性未分化肉瘤等[61]。引起继发性肉瘤的放射剂量多在5000cGy以上。

4. 致瘤病毒 人类疱疹病毒8（human herpesvirus 8，HHV8）在卡波西肉瘤、EBV（Epstein-Barr virus）在部分平滑肌肉瘤的发生中起了重要的作用[62,63]，这两种肉瘤多发生于有免疫缺陷（如AIDS病）或免疫抑制（如心肾移植）的患者中[64]。

5. 免疫因素 肾移植患者长期应用免疫制剂如环孢素等可诱发软组织肉瘤。局部免疫监视功能缺陷或丧失也可导致肿瘤的发生，如卡波西肉瘤。又如乳腺癌根治术后可患慢性淋巴水肿，在水肿的肢体上可发生淋巴管肉瘤（Stewart-Treves综合征）[65]。

6. 遗传因素 一些软组织肿瘤具有家族性或遗传性，如I型神经纤维瘤病，也称冯瑞克林豪森斯病（von Reckling-hausens's disease），是一种常染色体显性遗传性疾病，由NF1基因的功能丢失突变和缺失所致，发生率为1/3000，约半数患者具有家族史[66]。恶性周围神经鞘膜瘤的发生与NF1基因的失活以及CDKN2A或P53基因的突变相关[67]。II型神经纤维瘤病相对I型来说比较少见，发生率为1/40 000，也属于一种常染色体显性遗传性疾病，50%的病例显示NF2基因突变[68]。

7. 综合征 一些软组织肿瘤还与某些综合征相关[69]，如FAP/Gardner综合征[70]、Bannayan-Zonana综合征[71]、Cowden综合征[72]、Proteus综合征[73]和Li-Faumeni综合征[74]等（表1-6）。如盆腔和肠系膜纤维瘤病常发生于Gardner综合征患者，除纤维瘤病外，还包括肠道瘤样息肉病、骨瘤、脂肪瘤和表皮囊肿；Li-Faumeni综合征是一种少见的常染色体显性遗传性疾病，由TP53基因突变引起，近半数患者在30岁时可发生恶性肿瘤，其中的30%为软组织肉瘤和骨肉瘤；视网膜母细胞瘤基因（RB1）的突变也可导致软组织肉瘤的发生。

表1-6 软组织肿瘤与综合征

综合征	遗传方式	染色体位点	涉及基因	肿瘤类型
Bannayan-Riley-Ruvalcaba	常染色体显性	10q23	PTEN	脂肪瘤,血管瘤
Beckwith-Wiedemann	散发/常染色体显性	11p15	CDKA1C,IGF2 H19,LIT1	胚胎性横纹肌肉瘤 黏液瘤,纤维瘤,错构瘤
Blue rubber bleb nevus	常染色体显性	?	?	海绵状血管瘤
Carney complex type Ⅰ	常染色体显性	17q23-24	PRKAR1A	心脏和其他部位黏液瘤, 皮肤和黏膜色素病变
type Ⅱ		2q16	—	色素性神经鞘瘤
Carney-Stratakis	—	—	SDHB/SDHC/SDHD	GIST,副节瘤
Costello	散发	12p12.1	HRAS	横纹肌肉瘤
Cowden	常染色体显性	10q23	PTEN	硬化性纤维瘤
Familial GIST	常染色体显性	4q12	KIT,PDGFRA	多发性 GIST
Familial paraganglioma	常染色体显性			
type 1		11q23	SDHD	
type 2		11q13	?	
type 3		1q21	SDHC	
type 4		1p36	SDHB	
Familial rhabdoid predisposition	常染色体显性	22q11.33	SMARCB1/INI1	恶性横纹肌样瘤
Familial schwanomatosis	常染色体显性	22q12.2	NF2	多发性神经鞘瘤
		22q11.33	SMARCB1	
FAP/Gardner	常染色体显性	5q21	APC	胃肠道息肉病,Gardner 纤维瘤,侵袭性纤维瘤病
Glomus tumors	常染色体显性	1p22.1	Glomulin GLMN	血管球瘤
Gorlin-Goltz nevoid basal cell carcinoma	常染色体显性	Xp11.23	PTCH	胎儿型横纹肌瘤,横纹肌肉瘤
Leiomyomatosis/renal cancer	常染色体显性	—	FH	子宫平滑肌肉瘤
Leiomyomatosis-Alport	—	Xq22.3	COL4A6	多发性,弥漫性平滑肌瘤
Li-Faumeni	常染色体显性	17p13.1	TP53	横纹肌肉瘤,多形性未分化肉瘤
			CHEK2	多形性脂肪肉瘤
脂肪瘤,家族多发性	常染色体显性	12q14	HMGA2	脂肪瘤
脂肪瘤病,对称性	散发	—	—	脂肪瘤,头颈部脂肪瘤病
Mafucci	散发	2q34	IDH1	多发性内生性软骨瘤
		15q26.1	IDH2	梭形细胞血管瘤
Mazabraud	散发	20q13.32	GNAS1	肌内黏液瘤,纤维结构不良
肌纤维瘤病	常染色体隐性	—	—	肌纤维瘤
Ⅰ型神经纤维瘤病	常染色体显性	17q11.2	NF1	神经纤维瘤,MPNST,GIST
Ⅱ型神经纤维瘤病	常染色体显性	22q11.2	NF2	双侧听神经鞘瘤
Nijmegen breakage	常染色体隐性	8q21.3	NBS1	肛周横纹肌肉瘤

续表

综合征	遗传方式	染色体位点	涉及基因	肿瘤类型
Noonan	—	12q24	*PTPN11*	横纹肌肉瘤,淋巴管瘤
POEMS				肾小球样血管瘤
Proteus	散发	—	—	脑回样纤维增生,脂肪瘤,血管瘤
视网膜母细胞瘤	常染色体显性	13q14	*RB1*	横纹肌肉瘤,平滑肌肉瘤
Rhabdoid predisposition	常染色体显性	22q11	*SMARCB1*	恶性横纹肌样瘤
Rubinstein-Taybi	常染色体显性	16p13	*CREBBP*	横纹肌肉瘤,神经母细胞瘤
Tuberous sclerosis	常染色体显性			
type 1		9q34	*TSC1*	淋巴管肌瘤,血管平滑肌脂肪瘤,心脏横纹肌瘤
type 2		16p13	*TSC2*	甲下纤维瘤
von Hippel-Lindau	常染色体显性	3p25	*VHL*	血管母细胞瘤
Werner	常染色体隐性	8p11-12	*WRN*	横纹肌肉瘤,多形性未分化肉瘤,平滑肌肉瘤

第四节　软组织肿瘤的影像学检查

一、X线平片

X线平片对软组织肉瘤的定性和定位诊断敏感性和特异性都不高,但如肿瘤内出现钙化、骨化或以成熟的脂肪组织为主时,X线有特征性表现,才显示出有一定的诊断价值。此外,X线平片可清晰显示肿瘤邻近骨骼的改变,可帮助确定肿瘤与邻近骨和关节的关系。

二、超声检查

超声检查常用于:①浅表软组织肿瘤,对血管瘤、脂肪瘤和神经源性肿瘤等有较高的诊断价值;②用于手术前、手术后易于发生淋巴结转移的软组织肉瘤;③用于了解腹盆腔和腹膜后肿瘤的范围即其与周围组织的关系;④引导穿刺活检,准确性与CT引导相当。

三、CT检查

具有理想的定位效果和较好的定性诊断能力,增强扫描可明确显示肿块的大小、边界及其与周边各相邻组织的关系。对于细小钙化、骨化及骨质破坏的显示优于MRI。对腹盆腔和腹膜后软组织肉瘤的检查,CT增强扫描也显示出更多的优越性,但其对软组织的分辨力仍不及MRI。对早期发现软组织肉瘤肺转移,胸部CT检查可作为首选。

对位于肢体深部以及腹盆腔和腹膜后的软组织肉瘤,可根据临床实际情况,采用CT引导下空芯针穿刺活检。

四、MRI检查

具有较CT更好的软组织分辨率,具备多平面扫描、多序列检查的特点,可以从各种不同角度和方向准确显示肿瘤的部位及其与周围结构的关系,还可通过增强扫描或血管造影检查以明确病变血供及其与邻近血管神经干的关系。

MRI是目前四肢和躯干、脊柱等部位软组织肉瘤诊断与鉴别诊断、分期、手术治疗方案制订和术后随访的首选影像学检查方法。

五、核医学检查

全身骨骼放射性核素显像(PET-CT)是早期发现软组织肉瘤骨转移的首选检查手段,但由于假阳性率较高,不能作为诊断依据,可进行疾病分期、预后判断和疗效观察等。不同组织来源和不同性质的软组织肿瘤对 ^{18}F-脱氧葡萄糖(^{18}F-FDG)的摄取有一定的差异,目前无法单纯通过最大标准化摄取值确定软组织肿瘤的组织来源、良恶性和恶性程度分级。由于PET-CT显示软组织肉瘤的大小、范围及其与周围组织或结构的关系等局部细节不如CT和MRI,因此,不作为软组织肿瘤的术前常规检查手段。目前PET-CT主要用于判断软组织肉瘤的手术后残留、复发和远处转移,对于转移性软组织肉瘤可帮助寻找原发灶。

第五节　软组织肿瘤的常规病理学检查

对软组织肿瘤进行组织病理学检查,不仅是软组织肿瘤获得确诊的重要方法,也是进行术后病理分期(pTNM)的重要依据,对指导临床治疗和判断预后具有十分重要的价值。

由于软组织肿瘤种类繁多,一些肿瘤还包括多种形态学亚型,不同类型的肿瘤在组织学上可有较大的重叠,加上又有很多类似恶性肿瘤的假肉瘤性病变的存在,故不主张对软组织肿瘤进行术中冷冻切片诊断。对一些可能需要采取重大手术(如截肢术等)的病例,应尽可能在术前通过各种活检方法获得确诊,结合影像学检查确定手术方式和手术范围。某些肿瘤也不适合在术中做冷冻切片以了解切缘情况,如侵袭性纤维瘤病和高分化脂肪肉瘤等。

一、标本类型

(一) 细针穿刺活检标本

细针穿刺活检标本(fine needle aspiration,FNA)指用带针芯的细针(21~23号)穿刺、吸取的肿瘤组织。

(二) 空芯针活检标本

空芯针活检标本(core-needle biopsy,CNB)是采用套管类活检针采集约1mm×10mm的细长组织条,适用于深部软组织肿瘤。

(三) 切取活检标本

切取活检标本(incisional biopsy)是采用手术方法切取的小块肿瘤组织。切取活检适用于肿瘤体积较大或位置较深的部位,如位于躯干或四肢等部位的巨大肿瘤。切取活检的目的在于获取肿瘤组织并得到明确的病理诊断,以便选择下一步治疗方案。

(四) 切除活检或摘除标本

切除活检或摘除标本(excisional biopsy or enucleation)是采用手术方法切除整个肿瘤组织,常附带少量正常的周边组织。切除活检或摘除适用于位置浅表、体积较小的肿瘤,对多数良性肿瘤而言,多能达到诊断和治疗的双重目的,对恶性肿瘤则根据肿瘤的病理类型决定下一步的治疗方案,如局部补充扩大切除等。

(五) 咬取活检标本

咬取活检标本(bite biopsy)是采用咬检钳咬取的少量肿瘤实质。咬取活检适用于外露有破溃的浅表肿瘤。

(六) 手术切除标本

手术切除标本(excisional specimen)是经外科手术切除的标本,包括病灶内切除(intralesional resection)、边缘性切除(marginal resection)、局部扩大切除(wide local excision)、间室切除(compartmentectomy)、根治性切除(radical excision)和截肢(amputation)等多种标本类型。

外科医生在将切除标本送至病理科前应对标本的各个切缘进行定位,可采用缝线,如上切缘一根线,内切缘两根线等,并需在离体后30分钟内将标本予以固定。需要说明的是,对体积较大的标本,在固定标本前应将标本分层剖开,以保证标本充分固定,并注意不要将标本的一部分暴露在空气中。

二、检验步骤

(一) 标本拍照

拍摄标本在新鲜状态下和经福尔马林固定后的大体形态,标本旁应放置标尺。有条件的单位在标本固定前,应切取少量的新鲜组织以备作电镜观察、细胞和分子遗传学检测之用。

(二) 肉眼检查

对所有的小标本应用染料标识。对手术切除标本应用染料标识出各个切缘(图1-10),并测量肿瘤距各个切缘的距离。观察肿瘤的外观形状,包括形状、色泽、有无包膜和周界情况,测量肿瘤的大小(长径×横径×纵径)并记录。将标本连续性切开,视送检标本具体情况或平行于标本长轴或垂直于标本长轴切开,约1cm厚度。观察切面情况,包括色泽(灰白色、灰黄色、灰褐色、暗红色、棕色、黑色等)、质地(质软、质韧、质硬、鱼肉样、胶冻样、黏液样、脂肪样等),有无出血、坏死、囊性变、钙化和骨化,若有坏死,应估算坏死的范围在整个肿瘤中所占的百分比(无、≤50%、>50%)。

1. 包膜　良性肿瘤如脂肪瘤、神经鞘瘤和孤立性纤维性肿瘤等多有完整的包膜,但有部分良性肿瘤可呈浸润性生长,如肌内/肌间脂肪瘤和肌内黏液瘤等。中间性肿瘤多无包膜,常向邻近的组织如脂肪和肌肉内浸润性生长,如侵袭性纤维瘤病和隆凸性皮肤纤维肉瘤等。恶性肿瘤也多无包膜,或被覆一层纤维性假包膜,如脂肪肉瘤和腺泡状软组织肉瘤等。

2. 大小　一般来讲,良性肿瘤体积多较小,周界清晰或有包膜围绕,多不伴有出血、坏死或囊性变,恶性肿瘤体积多偏大,周界不清,呈浸润性或破坏性生长,切面常见出血、坏死或囊性变,但两者均有例外情况,应具体分析。例如滑膜肉瘤可在1cm以下,临床上容易被误诊为良性病变;肌内脂肪瘤可累及一侧肢体,腹腔内妇科型平滑肌瘤可达10cm以上。

3. 质地　组织类型不同的肿瘤质地不一。良性肿瘤中,质地柔软者有脂肪瘤、血管瘤和肌内黏液瘤等,质地坚韧者有真皮纤维瘤、胶原性纤维瘤、孤立性纤维性肿瘤和平滑肌瘤等。恶性肿瘤的质地一般比良性者柔软,常呈鱼肉状;肿瘤内富于胶原纤维者,质地则较坚实,如硬化性上皮样纤维肉瘤和促结缔组织增生性小圆细胞肿瘤等;有些肿瘤伴有钙化或骨化,如骨化性肌炎、钙化性腱膜纤维瘤、钙化性纤维性肿瘤、骨化性纤维黏液样肿瘤和钙化性滑膜肉瘤等;有些肿瘤伴有明显的黏液样变性,如黏液纤维肉瘤、黏液样脂肪肉瘤和侵袭性血管黏液瘤等。

4. 颜色　组织类型不同的肿瘤颜色不一。多数肿瘤呈灰白色,如纤维瘤、肌纤维母细胞瘤、侵袭性纤维瘤病、纤维组织细胞瘤、平滑肌肿瘤、胃肠道间质瘤、横纹肌肉瘤和恶性周围神经鞘膜瘤等;呈黄色者如脂肪瘤、黄色瘤、纤维黄色瘤、幼年性黄色肉芽肿和脂肪瘤样脂肪肉瘤;呈红色或褐色者如各型血管瘤、血管肉瘤、腺泡状软组织肉瘤等;呈多色彩者如血管

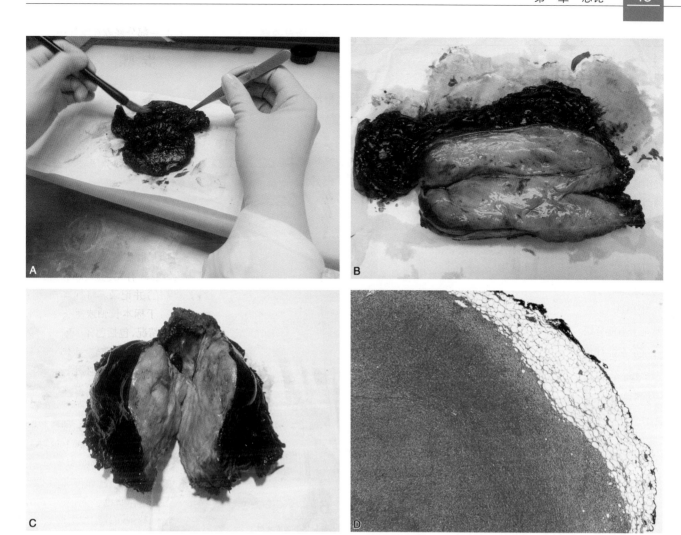

图1-10 软组织肿瘤肉眼检查
A ~ C. 对肿瘤切缘和基底部进行涂色;D. 涂色基底部切缘镜下形态

平滑肌脂肪瘤。

5. 切面 因肿瘤而异。呈漩涡状者如纤维瘤和平滑肌瘤;呈蜂窝状而有腔隙者如血管和淋巴管肿瘤;大多数肉瘤呈粉红色或灰白色,俗称鱼肉状,常伴有出血、坏死或囊性变。

(三) 标本取材

应包括以下几个方面:①垂直切取各切缘组织;②有条件从事细胞遗传学检测的单位,从处于无菌状态的新鲜肿瘤标本中切取具有代表性的一小部分组织进行细胞培养,应注意取实质部分,尽量避开出血、坏死、纤维结缔组织或脂肪组织,取材时应注意无菌操作。如本院不能从事细胞和分子遗传学的检测,可从新鲜标本中切取一小部分实性肿瘤组织(注意避开出血、坏死或纤维化区域),放入盛有符合生理条件缓冲液(如Hank's平衡液)的密封容器内,室温下24小时之内用特快专递等方式送往邻近的遗传学检测中心,注意不要冷冻标本;③有条件从事分子检测的单位,取小部分新鲜的肿瘤组织放入冻存管内置于液氮罐内的分层架子盒中或超低温冷柜中,并作好记录,以备日后作分子遗传学检测;④有条件从事电镜检测的单位,取体积为1mm^{3}的新鲜肿瘤组织若干块,进

行电镜检测;⑤固定后的标本按照常规取材,应尽量多取能够代表肿瘤的组织块(包括坏死灶),建议至少取肿瘤的一个切面,以保证阅片全面,并有足够组织块供免疫组织化学标记或特殊染色,或满足外送会诊的需要。标准做法是沿着肿瘤的长轴每隔1cm取一个组织块,如肿瘤最大径为10cm,则取10块。对于质地不同的肿瘤(如同时有纤维样、黏液样、胶冻样、脂肪样、出血和坏死等),应尽可能分别取具有代表性区域,以及一些交界性区域。

三、病理报告

软组织肿瘤病理报告应包括标本类型、肿瘤解剖部位(如头颈部、胸壁、腹壁、背部、腹股沟、会阴和外生殖区、腹膜后、胸腔内、四肢和四肢带、手、腕、足和踝等)、肿瘤组织学类型(参照WHO分类)、分级(参照FNCLCC分级系统)、ICD-O编码、肿瘤大小[长径(cm)×横径(cm)×纵径(cm)]、累及深度(如真皮、皮下、筋膜、筋膜下、肌肉内、腹腔内、胸腔内和腹膜后)、切缘情况(注明最近一侧切缘距肿瘤的距离)、坏死在肿瘤中的百分比、是否有血管侵犯和辅助检查的结果(如免疫组化和分子遗传学检测等)[75](表1-7,表1-8)。

表 1-7　软组织肿瘤病理报告内容

标本类型:_____

　　活检标本:FNA、EUS-FNA、CNB、切取活检、切除活检

　　切除标本:病灶内切除、边缘性切除、局部扩大切除、间室切除、根治性切除、截肢

肿瘤解剖部位:_____

肿瘤深度:_____

　　真皮、皮下、筋膜、筋膜下、肌肉内、腹腔、盆腔、腹膜后、纵隔、头颈部或其他_____

组织学类型:_____(WHO 分类)

ICD-O 编码:_____

肿瘤大小:_____(长径×横径×纵径 cm)

组织学分级(FNCLCC):

　　□ G1

　　□ G2

　　□ G3

　　□ 不能分级

　　□ 不能评价

核分裂象:_____/10HPF(* GIST:_____/50HPF,5mm^2)

坏死:

　　□ 无

　　□ 有　　肉眼:　　□ ≤50%　　□ >50%

　　　　　　镜下:　　约占_____%

脉管、神经侵犯情况:

　　□ 无

　　□ 有

切缘情况:

　　□ 未累及(视各标本具体情况,如上、下、内、外侧切缘,基底切缘和另送切缘等)

　　　　注明肿瘤离最近一侧切缘距离_____cm

　　□ 少于2cm,注明哪一侧并测量_____cm

　　□ 累及,注明哪一侧_____cm

辅助性检查结果:

　　免疫组化

　　分子遗传学

　　　　FISH

　　　　RT-PCR

　　　　测序(Sanger 或 NGS)

　　　　其他_____

　　特殊染色

pTNM 分期:_____

术前治疗情况

　　□ 外院手术

　　□ 术前化疗

　　□ 术前放疗

　　□ 情况不明

表1-8 复旦大学附属肿瘤医院软组织肿瘤病理报告示范

标本类型:局部扩大切除

肿瘤解剖部位:右足底

肿瘤深度:筋膜下

组织学类型:梭形细胞滑膜肉瘤(WHO分类)

　　其他组织学形态:局部伴有钙化

ICD-O编码:9044/3

肿瘤大小:3cm×2.5cm×1.2cm(长径×横径×纵径)

组织学分级(FNCLCC):G3

核分裂象:　4　/10HPF

坏死:有(镜下,约10%)

脉管侵犯:有

神经侵犯:无

切缘情况:

　　上切缘(距离肿瘤2cm)未见肿瘤累及;

　　下切缘(距离肿瘤2cm)未见肿瘤累及;

　　内切缘(距离肿瘤1.5cm)未见肿瘤累及;

　　外切缘(距离肿瘤1.5cm)未见肿瘤累及;

　　基底切缘(距离肿瘤0.5cm)未见肿瘤累及

免疫组化(IHC16-12345):

　　AE1/AE3(少量+),EMA(少量+),bcl-2(+),CD99(+),calponin(部分+),Ki-67(30%+)

分子遗传学:

　　FISH(MP16-12345):采用断裂-分离探针检测,结果显示SS18基因相关易位阳性

　　RT-PCR(MP16-12346):采用石蜡组织检测,结果显示SSX1-SS18融合基因

第六节　软组织肿瘤的辅助性检查

一、特 殊 染 色

软组织肿瘤内常含有一些特殊的物质,如网状纤维、胶原纤维、神经纤维、黏液、糖原、脂滴和分泌颗粒等,可以通过特殊染色显示出来,观察其量和分布方式有助于诊断和鉴别诊断。

(一)弹力纤维染色

包括Verhoeff铁苏木素染色、Weigert间苯二酚品红染色和Gomori醛复红染色等,弹力纤维被染成深棕色,可用来显示皮肤组织中弹力纤维的变化(如增生、卷曲、变性和崩解)、观察心血管疾病中弹力纤维的变化(如异常增多、弹力板变性、增厚、崩解、断裂或发生灶性破坏等)。在软组织肿瘤中,主要用来证实弹力纤维瘤(图1-11A)。

(二)网状纤维染色

常用方法为氢氧化银氨液浸染法,用来鉴别癌和肉瘤,前者网状纤维围绕在癌细胞巢的周围,巢内癌细胞周围无网状纤维分布,后者则围绕在瘤细胞之间。网状纤维染色还可区别血管内皮和血管外皮细胞肿瘤,前者瘤细胞位于网状纤维包绕的管腔内,后者网状纤维分布于血管周围的瘤细胞之间。此外,网状纤维染色还多用来显示一些特殊的排列结构(腺泡状、器官样、巢团状、血管外皮瘤样和管腔样),这些结构可分别出现在腺泡状软组织肉瘤、副神经节瘤、腺泡状横纹肌肉瘤、滑膜肉瘤、透明细胞肉瘤、血管外皮瘤、具有血管周上皮样细胞分化的肿瘤和上皮样血管肉瘤等肿瘤内(图1-11B)。

(三)过碘酸雪夫染色

如肿瘤内含有糖原和中性黏液,过碘酸雪夫(Periodic-acid-Schiff,PAS)染色可呈阳性,前者能被淀粉酶消化。软组织肿瘤中能显示PAS阳性的肿瘤包括横纹肌瘤、横纹肌肉瘤、上皮样恶性间皮瘤、透明细胞肉瘤、腺泡状软组织肉瘤、骨外尤因肉瘤和具有血管周上皮样细胞分化的肿瘤等。在腺泡状软组织肉瘤的瘤细胞内可见到具有特征性的PAS阳性、耐淀粉酶消化的菱形或针状结晶物;在卡波西肉瘤和肝胚胎性肉瘤中,于细胞内外均可见到PAS阳性并耐淀粉酶消化的嗜伊红小体;恶性横纹肌样瘤中的胞质内玻璃样内含物或包涵体,PAS染色也可呈阳性;在血管球瘤中,PAS还可清晰显示胞膜结构(图1-11C)。

(四)黏液染色

软组织肿瘤的间质内一般含有两种黏液基质,一种含透明质酸,存在于大多数的黏液性肿瘤内,阿辛蓝染色(alcian blue,AB)呈阳性,如事先用透明质酸酶消化则呈阴性。另一

种含硫酸软骨素,存在于黏液样软骨肉瘤中,AB 染色呈阳性,耐透明质酸酶消化。阿辛蓝染色对于识别黏液纤维肉瘤中的多空泡状假脂肪母细胞有所帮助,有助于与黏液样脂肪肉瘤的鉴别诊断。除 AB 染色外,黏液染色还包括黏液卡红。

(五) 苦味酸-酸性品红染色

最早用来区分胶原纤维和肌纤维,苦味酸-酸性品红染色(Van Gieson,VG)染色显示胶原纤维呈鲜红色(图 1-11D),肌纤维、细胞质和红细胞呈黄色,细胞核呈蓝褐色或棕蓝色。

(六) Mallory 三色染色

利用酸性品红、苯胺蓝和橘黄 G 三种染料进行两步三重染色,胶原纤维、网状纤维呈深蓝色,黏液、软骨和淀粉样物质呈淡蓝色,肌纤维呈鲜艳的红色或粉红色,胞核呈蓝黑色。

(七) Masson 改良三色染色

主要用于鉴别胶原纤维和肌纤维,尤适用于平滑肌肿瘤的诊断。平滑肌纤维染成红色(图 1-11E),而胶原纤维呈蓝色,细胞核呈蓝褐色。

(八) Mallory 磷钨酸苏木素染色

简称 PTAH 染色(phosphotungstic acid-hematoxylin),能显示骨骼肌细胞中的横纹(图 1-11F),用于辅助诊断横纹肌瘤、横纹肌肉瘤和一些含有横纹肌母细胞分化的肿瘤。

(九) Masson Fontana 银染

可用来区别含铁血黄素和黑色素颗粒。

(十) 刚果红和甲基紫染色

可显示组织和脏器中的淀粉样变性以及淀粉样瘤中的淀粉样物质。

(十一) Gimsa 染色

显示肥大细胞质内颗粒。一些软组织肿瘤的间质内常可见散在的肥大细胞,如滑膜肉瘤和肢端纤维黏液瘤等(图 1-11G)。

(十二) 嗜铬细胞染色

可用来显示嗜铬细胞瘤胞质内棕黄色的颗粒。

(十三) 油红 O、苏丹 III 或苏丹黑染色

用来显示细胞内的脂质,但常需要在冷冻切片上进行(图 1-11H)。

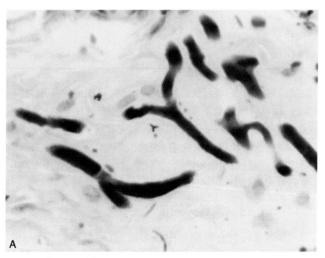

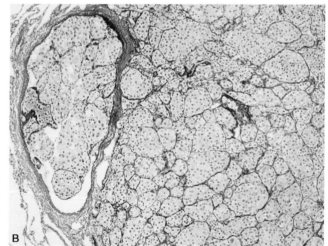

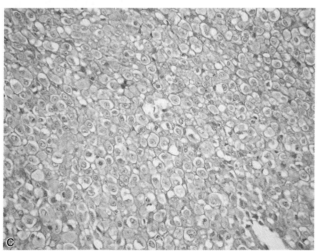

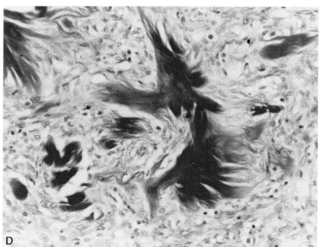

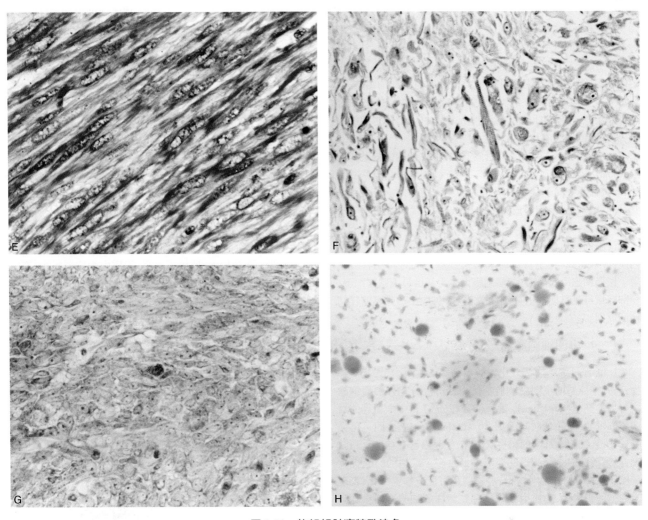

图1-11 软组织肿瘤特殊染色

A. 弹力纤维瘤弹力纤维染色；B. 腺泡状软组织肉瘤网状纤维染色，示腺泡状结构，并显示血管内瘤栓；C. 恶性血管球瘤 PAS 染色，示清晰胞界；D. 孤立性纤维性肿瘤内的石棉样胶原纤维 VG 染色；E. 平滑肌肉瘤 Masson 改良三色染色；F. 横纹肌肉瘤 PTAH 染色，可见胞质内横纹；G. 滑膜肉瘤中的肥大细胞 Gimsa 染色；H. 黏液样脂肪肉瘤油红 O 染色

二、电镜观察

电子显微镜能观察到细胞的超微结构，不仅能观察到细胞质内的细胞器和分泌颗粒，还能观察到细胞膜表面特殊结构和细胞间的连接结构，在20世纪70、80年代，电镜检测曾对软组织肿瘤的诊断和鉴别诊断有一定的辅助价值，但近年来其应用已非常有限。软组织肿瘤的电镜观察主要包括梭形细胞肿瘤、小圆细胞肿瘤、多形性肉瘤、血管肿瘤和色素性肿瘤[76-78]。

（一）梭形细胞肿瘤

1. 含有肌纤维母细胞成分的病变 包括一组良性（如结节性筋膜炎、骨化性肌炎和各种类型的肌纤维母细胞瘤）、中间性（如掌跖纤维瘤病、侵袭性纤维瘤病）和恶性病变（如肌纤维母细胞性肉瘤）。电镜下，肌纤维母细胞兼具纤维母细胞和平滑肌细胞的特点，但与这两种细胞均有所不同。肌纤维母细胞的外形不规则，常呈星形，有很多细长的胞质突起，胞质内含有许多与细胞长轴平行排列的微丝束（应力纤维），其

间散布一些致密体。近胞质边缘可见质膜附着斑和微饮小泡，质膜附着斑与细胞内微丝束相延续，并与细胞外的纤维连接蛋白（fibronectin）相连，形成跨膜的纤维连接复合体（fibronexus）（图1-12A）。

2. 纤维肉瘤 主要由细长的梭形细胞组成，核形不规则，可有核沟，核仁不明显，胞质内含有丰富的粗面内质网，常呈扩张状，少数细胞的胞质内可见直径为60nm的中间丝，并于局部区域可见致密体，提示肌纤维母细胞性分化。细胞之间的间质内含有数量不等的胶原纤维。

3. 平滑肌肉瘤 在分化较好的肿瘤中，胞质内可见平行排列、伴有致密斑的肌动蛋白微丝、附着斑及吞饮囊泡（图1-12B），细胞周围可见完整或不完整的基底膜。

4. 胃肠道间质瘤 瘤细胞可具有平滑肌分化的特征，包括胞质内平行排列的肌动蛋白微丝（可伴有或不伴有致密斑）、吞饮囊泡和细胞周围不连续的基底膜，或具有某些神经分化的特征，包括细胞的质膜呈指状突起，内含微管和致密颗粒。当具有突触囊泡分化时，也称胃肠道自主神经瘤（图1-12C）。另一些肿瘤中，瘤细胞无明确的分化方向。

5. 恶性周围神经鞘膜瘤　瘤细胞的核不对称,一端钝圆,另一端尖细,瘤细胞常有分支状的胞质突起,内含微管和神经丝,细胞间可见中间连接或连接样结构。在分化较好的肿瘤中,细胞及其胞质突起的周围多有基底膜围绕,有时卷曲的胞质突起在细胞的周围可形成类似轴突系膜样的结构,这些形态特征均提示施万细胞分化。一小部分肿瘤中,还可显示神经束膜细胞或纤维母细胞性分化。在分化较差的肿瘤中,大多数的瘤细胞均为未分化的细胞。

6. 滑膜肉瘤　双相型滑膜肉瘤中,上皮细胞的核呈卵圆形,核周边染色质浓聚,胞质丰富,含有线粒体和高尔基复合体,核旁偶见中间丝、核糖体、滑面和粗面内质网。上皮细胞常呈簇状分布或围绕形成腺样结构,近腺腔面可见微绒毛或绒毛样伪足,腔内可见电子致密的黏液物质,腺体样结构周围多有清晰的基底板围绕。梭形细胞类似纤维母细胞,但粗面内质网不发达。在上皮细胞和梭形细胞之间常可见移行现象。梭形细胞滑膜肉瘤中,瘤细胞大多为纤维母细胞样细胞,局部区域可见早期的上皮细胞分化,特别是在一些裂隙样结构的周围。

(二) 小圆细胞肿瘤

1. 神经母细胞瘤　分化差的瘤细胞的胞质少,细胞器稀少,与其他原始的小圆细胞肿瘤难以区分。分化好的瘤细胞内可见神经丝(8~12nm)、微管(24~26nm)和多少不等的致密核心颗粒(儿茶酚胺)(直径50~200nm),细胞之间可见突触样连接,细胞有纤细的树突状突起,突起内含有神经丝和微管,光镜下的 Homer-Wright 菊形团即由多个细胞的突起缠绕形成。除神经母细胞外,部分肿瘤内还可见节细胞分化,表现为细胞体积增大,胞质内线粒体和核糖体等细胞器增多。此外,还可见与神经母细胞和节细胞相混杂的施万细胞,其数量多少不等。

2. 骨外尤因肉瘤　在经典的尤因肉瘤中,瘤细胞呈规则的多边形,排列紧密,细胞之间偶见紧密连接或不完整的桥粒。尤因肉瘤的超微结构有两个特点,其一是在胞质内可见大量保存完好的糖原(图 1-12D),但在一些病例中也看不到糖原或量很少,在这种情况下,并不能除外尤因肉瘤的诊断;其二是瘤细胞缺乏明确的分化方向,胞质内的细胞器数量较少,仅见少量的线粒体和溶酶体,偶见中间丝,而细胞核大,居中,圆形或软圆形,染色质分布均匀,可见1~2个核仁。非典型性尤因肉瘤的细胞相对不规则,大小也不一致,胞质内的细胞器相对增多,而糖原不明显,但可见神经内分泌分化迹象,细胞之间可见桥粒,如作免疫组化标记,桥粒蛋白(desmo-plakin)呈阳性。外周原始神经外胚层瘤中,除细胞外形不规则外,可见明显的神经内分泌分化,包括神经内分泌颗粒、神经微管和突触样连接结构,细胞具有树突状的突起。骨外尤因肉瘤、非典型性尤因肉瘤和外周原始神经外胚层瘤构成一个瘤谱,即从瘤谱一端的无神经内分泌分化至瘤谱另一端的神经内分泌分化。

3. 促结缔组织增生性小圆细胞瘤　瘤细胞排列紧密,大小和形状基本一致,但细胞的外形不规则,细胞之间有较多的连接结构如桥粒或不规则分布的紧密连接等,细胞也具有大量的树突状突起,并围绕类似原始神经外胚层瘤中 Homer-

Wright 菊形团的轴心,偶可见伪足,胞质内含有大量的细胞器,包括线粒体、游离的核糖体、大量的粗面内质网和少量的糖原,特征性结构为核旁漩涡状排列的微丝,常将核推向周边,如作免疫组化 desmin 标记,可显示特征性的核旁点状染色。

4. 恶性横纹肌样瘤　核旁可见漩涡状排列的中间丝,直径为 10nm,此外,胞质内含有中等量扩张的粗面内质网、少量的线粒体、脂滴和游离的核糖体。

5. 横纹肌肉瘤　胞核不规则,染色质分布均匀,胞质内可见象征横纹肌母细胞分化的一些形态或结构,如附着致密体的肌小节样结构、粗(15nm,肌球蛋白)和细(7nm,肌动蛋白)的肌微丝及 Z 带物质(图 1-12E)。

6. 差分化黏液样(圆细胞性)脂肪肉瘤　瘤细胞呈圆形、多边形或胖梭形,排列紧密,细胞之间并无特异的连接结构,胞质较少而胞核较大,即核质比高,胞质内细胞器稀少,有时可见糖原、中间丝或散在的内质网,向脂肪分化时,可见多个无膜包裹的脂滴(图 1-12F、G)。瘤细胞多聚集在毛细血管的周围,似周皮细胞样,细胞之间的间质内可见无定形的黏液样基质(黏多糖)。部分病例内可见相对较为成熟的脂肪母细胞,在形态上与圆形瘤细胞有逐渐移行的现象。脂肪母细胞的核变小,胞质内细胞器增加,并可见大量的脂滴,具有诊断价值。

7. 间叶性软骨肉瘤　在分化较为原始的区域内,瘤细胞呈圆形、卵圆形或多边形,核大,可见明显的核仁,胞质少,细胞器也不发达。

8. 小细胞性骨肉瘤　瘤细胞大小不一致,核形也不规则,可见核沟,胞质少,核质比高,胞质内含有大量的核糖体、线粒体和高尔基复合体,可见糖原、扩张的池状结构或粗面内质网,细胞之间缺乏连接结构,细胞间的基质内含有胶原纤维和絮状的基质蛋白,有时可见散在的电子致密颗粒、钙盐或针状的羟磷灰石结晶。

9. 近端型上皮样肉瘤　胞质内可见聚集的中间丝,常位于核旁呈漩涡状,另一些瘤细胞则显示上皮性分化,包括张力丝样结构或桥粒样结构。

10. 副神经节瘤　瘤细胞呈圆形或多边形,类似主细胞,细胞排列紧密,细胞之间可见连接结构,胞质内的核糖体和线粒体多少不等,特征性形态为胞质内含有致密核心的颗粒(dense-core granules)(图 1-12H),直径为 100~200nm。支持细胞呈细长的梭形,一般较难见到。

(三) 多形性肉瘤

1. 多形性未分化肉瘤(恶性纤维组织细胞瘤)　肿瘤内的大多数瘤细胞具纤维母细胞性分化,少数为变异的纤维母细胞,此外可见多少不等的肌纤维母细胞性分化或肌样分化(myoid differentiation),免疫组化标记可表达 desmin,部分瘤细胞具组织细胞样形态,如胞质内可见明显的高尔基体、大量的初级和次级溶酶体、含铁血黄素沉着、脂滴和胞质形成丝状伪足等,但不见真正的组织细胞性分化。肿瘤内偶可见破骨细胞样多核巨细胞。

2. 多形性脂肪肉瘤　在多形性肉瘤的背景内可见畸形的脂肪母细胞,但因数量少及散在性分布,加上电镜所取的组织体积又小,故在大多数情况下,很难找到这些具有诊断意义的脂肪母细胞。

3. 多形性平滑肌肉瘤　电镜检测能提示瘤细胞具平滑肌细胞分化，有助于与其他类型的多形性肉瘤的鉴别诊断。

4. 多形性横纹肌肉瘤　过去多形性横纹肌肉瘤多被诊断为恶性纤维组织细胞瘤，但随着近年来对恶纤组的重新认识，特别是免疫组化标记的广泛应用，多形性横纹肌肉瘤的诊断似有回复趋势，但真正的多形性横纹肌肉瘤仍十分罕见，其超微结构与胚胎性或腺泡状横纹肌肉瘤相似，包括粗和细的肌丝及 Z 带等。

5. 恶性颗粒细胞瘤　除可见象征施万细胞分化的结构或形态外，最显著的特征是胞质内含有大量的自噬空泡（autophagic vacuoles）（图 1-12I），周围的间质细胞内还含有大的船形胞质结晶（large boat-shaped cytoplasmic crystals），称为成角小体（angulate bodies）。

6. 腺泡状软组织肉瘤　胞质内含有特征性的菱形结晶，可呈游离状或有膜包绕。

（四）色素性肿瘤

含有黑色素的软组织肿瘤多起自于神经嵴，包括婴幼儿色素性神经外胚层瘤、软组织透明细胞肉瘤（图 1-12J）、色素性神经鞘瘤和神经纤维瘤、色素性恶性周围神经鞘膜瘤和色素性副神经节瘤等。另一些软组织肿瘤内也可含有数量不等的色素，如色素性非典型性纤维黄色瘤、色素性隆凸性皮肤纤维肉瘤和肝镰状韧带/圆韧带透明细胞肌黑色素性肿瘤等。这些肿瘤在电镜下的共同特点是胞质内可见多少不等的黑素体（melanosome）。

（五）血管肿瘤

在分化较好的血管肉瘤中，瘤细胞多具有内皮细胞的形态特点，包括可见部分基底膜，细胞间的紧密连接，胞质内细丝和管状结构等。在上皮样血管内皮瘤中，除上述的一些形态特征外，有时于胞质内可见 Weibel-Palade 小体，或可见内含红细胞的原始血管腔。

（六）恶性间皮瘤

瘤细胞的游离面可见大量细长的微绒毛（图 1-12K、L）。

（七）朗格汉斯细胞组织细胞增生症

胞质内含有特征性的 Birbeck 颗粒，200～400nm 长，33nm 宽（图 1-12M、N）。

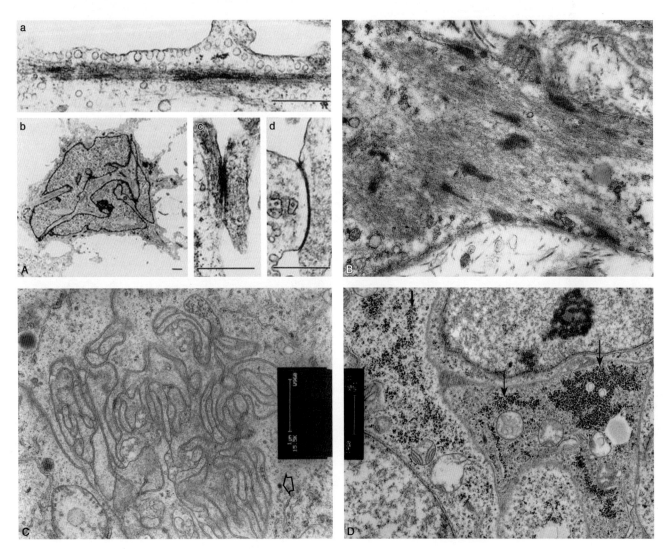

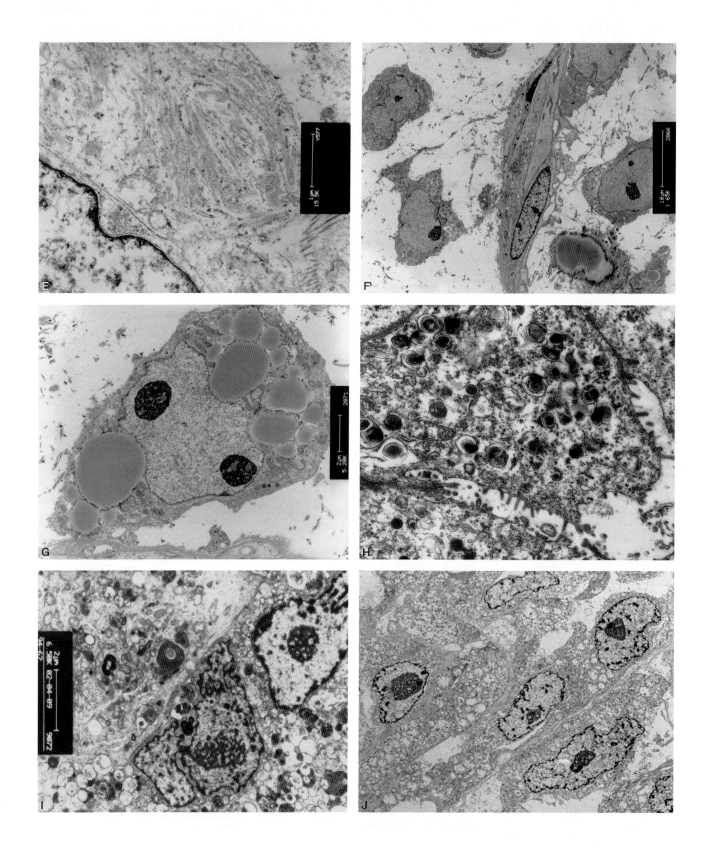

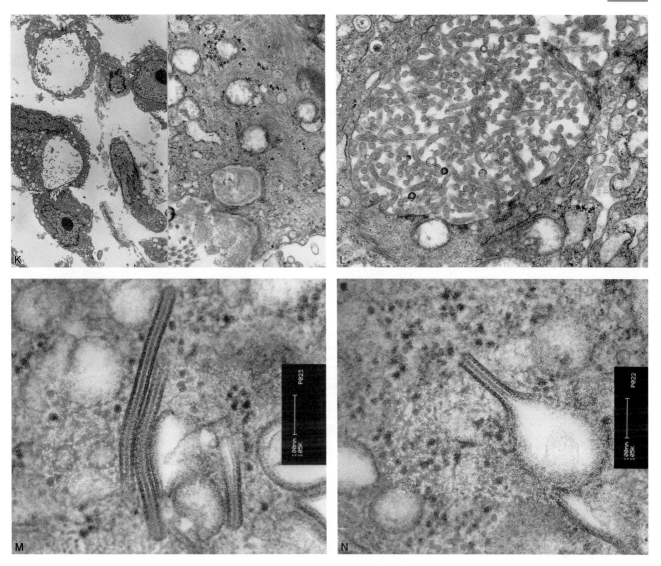

图 1-12　软组织肿瘤的电镜观察

A. 肌纤维母细胞中的纤维连接复合体；B. 平滑肌肉瘤胞质内与胞膜平行排列的肌丝和致密斑；C. 胃肠道间质瘤突触囊泡结构和致密颗粒；D. 尤因肉瘤胞质内大量糖原颗粒；E. 睾丸旁梭形细胞横纹肌肉瘤胞质内 myosin 和 actin filaments，并可见散在的糖原颗粒；F、G. 黏液样脂肪肉瘤胞质内脂肪空泡；H. 嗜铬细胞瘤胞质内大量枭眼样颗粒；I. 恶性颗粒细胞瘤胞质内大量自噬菌空泡；J. 软组织透明细胞肉瘤清晰的核仁；K、L. 恶性间皮瘤微绒毛；M、N. 朗格汉斯细胞组织细胞增生症中的 Birbeck 颗粒

三、免疫组化

免疫组织化学在软组织肿瘤的诊断和鉴别诊断中起着非常重要的作用[79-82]，但要强调的是，免疫组织化学只是一种辅助性手段，有着其自身的局限性，并不能代替传统的组织学检查，后者才是病理学诊断的基础。有关软组织肿瘤的免疫组织化学请参见本书第二章。

四、分子检测

新近的研究表明，大多数软组织肿瘤中存在克隆性的细胞和分子遗传学异常，表现为染色体的数目和结构异常以及相应基因的突变、扩增或因染色体易位及产生融合性基因，在软组织肿瘤的诊断和鉴别诊断以及预后判断和相应的靶向治

疗上有着重要的参考价值[83]，相关内容请参见本书第三章。

第七节　软组织肿瘤的分期和分级

一、软组织肿瘤的分期

国际抗癌联盟（Union Internationale Contre le Cancer，UICC）建立了一套国际上能普遍接受的分期标准，即 TNM（Tumor-Node-Metastasis）分期，其目的是：①帮助临床医师制订治疗计划；②在一定程度上提供预后指标；③协助评价治疗效果；④便于肿瘤学家之间相互交流[84]。

美国癌症联合会（American Joint Committee on Cancer，AJCC）与 UICC 在软组织肿瘤的分期上意见基本一致[85]。

分期系统必须对所有不同部位的肿瘤都适用,且在手术后获得病理报告予以补充。为此,设立了两种分期方法:临床分期(治疗前临床分期),又称 TNM 分期;病理分期(手术后病理分期),又称 pTNM 分期。pTNM 分期是在治疗前获得的证据再加上手术和病理学检查获得新的证据予以补充和更正

而成的分期。pT 能更准确地确定原发性肿瘤的范围,浸润深度和局部播散情况;pN 能更准确地确定切除的淋巴结有无转移以及淋巴结转移的数目和范围;pM 可在显微镜下确定有无远处转移。

软组织肉瘤的 pTNM 分期(表 1-9),分期的分组(表 1-10)。

表 1-9   软组织肉瘤的 pTNM 分期

T:原发性肿瘤	N1 区域淋巴结有肿瘤转移
Tx 原发性肿瘤不能评估	M:远处转移
T0 无原发性肿瘤证据	MX 远处转移灶不能评估
T1 肿瘤≤5cm	M0 无远处转移
T1a 浅表性肿瘤(位于浅筋膜上方,未累及筋膜)	M1 有远处转移(根据转移部位可用下列字母表示:pul =
T1b 深部肿瘤(累及或位于浅筋膜下方;体腔)	肺,oss = 骨,hep = 肝,bra = 脑,lym = 淋巴结,pleu = 胸
T2 肿瘤最大径>5cm	膜,per = 腹膜,ski = 皮肤,oth = 其他)
T2a 浅表性肿瘤	G:组织病理学分级 *
T2b 深部肿瘤	Gx 分化程度不能确定
N:区域淋巴结	G1
Nx 区域淋巴结不能评估	G2
N0 区域淋巴结无肿瘤转移	G3

* 组织病理学分级是术后的病理分级

表 1-10   软组织肉瘤分期的分组

分期	原发性肿瘤	区域淋巴结	远处转移分级	分级
Stage I A	T1a	N0	M0	G1 或 Gx
	T1b	N0	M0	G1 或 Gx
Stage I B	T2a	N0	M0	G1 或 Gx
	T2b	N0	M0	G1 或 Gx
Stage II A	T1a	N0	M0	G2 或 G3
	T1b	N0	M0	G2 或 G3
Stage II B	T2a	N0	M0	G2
	T2b	N0	M0	G2
Stage III	T2a 或 T2b	N0	M0	G3
	任何 T	N1	M0	任何 G
Stage IV	任何 T	任何 N	M1	任何 G

1980 年 Enneking 等提出了外科分期系统[86,87],因简单、容易记忆而受到临床的欢迎。Enneking 系统是根据肿瘤所在的解剖部位(间室)、组织学分级(G1 和 G2)以及分期制定的(表 1-11,表 1-12)。

表 1-11   肌肉骨骼肿瘤协会按解剖部位的分期

间室内(T1)	间室外(T2)
关节内	向关节周围软组织扩展
浅筋膜与深筋膜之间	向深筋膜扩展
骨旁	向骨内或筋膜外扩展
筋膜内	向筋膜外扩展

表 1-12   肌肉骨骼肿瘤协会的分期和分级

分期	分级	部位	转移
I A	G1	T1	M0
I B	G1	T2	M0
II A	G2	T1	M0
II B	G2	T2	M0
III A	G1 或 G2	T1	M1
III B	G1 或 G2	T2	M1

二、软组织肿瘤的分级

软组织肿瘤的组织学分级对诊断、治疗和预后估计非常重要。术前曾行辅助性放化疗或靶向治疗者，不适合再作分级。

关于软组织肿瘤的分级有几点说明：①上皮性恶性肿瘤（包括鳞状细胞癌和腺癌）根据肿瘤的分化程度，常被分为高分化、中分化和低分化，或Ⅰ级、Ⅱ级和Ⅲ级。与上皮性恶性肿瘤不同的是，大多数的软组织肿瘤其组织学类型业已代表了其分级，如高分化脂肪肉瘤、隆凸性皮肤纤维肉瘤、婴幼儿纤维肉瘤等为Ⅰ级，多形性未分化肉瘤（恶性纤维组织细胞瘤）、骨外尤因肉瘤、横纹肌肉瘤、促结缔组织增生性小圆细胞肿瘤、恶性肾外横纹肌样瘤和骨外间叶性软骨肉瘤等为Ⅲ级，从事软组织肿瘤诊治的临床医生应熟悉常见的软组织肿瘤类型及其所对应的病理分级；②一些软组织肉瘤根据组织学参数较难准确判断其生物学行为，如血管肉瘤等（表1-13）。不同病例之间的预后可存在较大的差异，可能存在着一些非组织学因素（包括遗传学）涉及肿瘤的预后；③一些临床特点在很大程度上决定了软组织肉瘤的生物学行为，尤其是生长部位（浅表或深部，近端或远端，内脏或周围软组织等）、生长方式（局限或浸润，单发或多发）和肿瘤的大小等。如发生于浅表、体积较小的多形性未分化肉瘤其预后远远好于发生于深部、体积较大者；发生于浅表、体积较小的平滑肌肉瘤经完整性切除以后常可获得治愈，而发生于深部的平滑肌肉瘤（特别是腹膜后）则容易发生局部复发和远处转移；同样，发生于浅表的非典型性脂肪瘤样肿瘤经切除后常可获得治愈，但发生于腹膜后的高分化脂肪肉瘤则容易发生复发，并可发生去分化，难以根治；局限性恶性间皮瘤预后明显好于弥漫性恶性间皮瘤。

表1-13　组织学分级价值不大或非常有限的软组织肉瘤

上皮样肉瘤	骨外黏液样软骨肉瘤
腺泡状软组织肉瘤	去分化脂肪肉瘤
恶性周围神经鞘膜瘤	部分滑膜肉瘤
恶性颗粒细胞瘤	血管肉瘤
软组织透明细胞肉瘤	

目前采用比较多的是美国国家癌症研究所（National Cancer Institute，NCI）的分级系统和法国癌症中心联合会（Fédération Nationale des Centres de Lutte Contre le Cancer，FNCLCC）的评分及分级系统[87-90]（表1-14～表1-16）。

表1-14　NCI分级系统[*]

组织学参数	分级
高分化脂肪肉瘤	Ⅰ
黏液样脂肪肉瘤	Ⅰ
圆细胞脂肪肉瘤[1]	Ⅱ，Ⅲ
多形性脂肪肉瘤	Ⅲ
隆凸性皮肤纤维肉瘤	Ⅰ
成年型纤维肉瘤	Ⅱ，Ⅲ

续表

组织学参数	分级
恶性纤维组织细胞瘤（多形性未分化肉瘤）	Ⅱ，Ⅲ
恶性颗粒细胞瘤	Ⅱ，Ⅲ
平滑肌肉瘤[2]	Ⅰ，Ⅱ，Ⅲ
恶性孤立性纤维性肿瘤[3]	Ⅰ，Ⅱ，Ⅲ
横纹肌肉瘤（所有类型）[4]	Ⅲ
软骨肉瘤	Ⅰ，Ⅱ，Ⅲ
黏液样软骨肉瘤	Ⅰ，Ⅱ
间叶性软骨肉瘤	Ⅲ
骨外骨肉瘤	Ⅲ
骨外尤因肉瘤	Ⅲ
滑膜肉瘤	Ⅲ
上皮样肉瘤	Ⅱ，Ⅲ
透明细胞肉瘤	Ⅱ，Ⅲ
浅表性恶性周围神经鞘膜瘤	Ⅱ
上皮样恶性周围神经鞘膜瘤	Ⅱ，Ⅲ
恶性蝾螈瘤	Ⅲ
血管肉瘤	Ⅱ，Ⅲ
腺泡状软组织肉瘤	Ⅲ
卡波西肉瘤[5]	Ⅱ，Ⅲ

1. 现已统称为黏液样脂肪肉瘤；2. 平滑肌肉瘤根据肿瘤的分化程度分为Ⅰ、Ⅱ、Ⅲ级；3. 横纹肌肉瘤中也有分化较好的类型，如葡萄族样横纹肌肉瘤和部分梭形细胞横纹肌肉瘤；4. 原为恶性血管外皮瘤；5. WHO已将卡波西肉瘤定义为中间性罕有转移型

表1-15　软组织肉瘤FNCLCC组织学分级系统

组织学参数	标准
肿瘤分化	
评分1	非常类似成人正常间叶组织，或与良性肿瘤较难区分的肉瘤（如脂肪瘤样脂肪肉瘤和平滑肌肉瘤Ⅰ级）
评分2	能够作出组织学分型的软组织肉瘤（如黏液样脂肪肉瘤和黏液纤维肉瘤）
评分3	胚胎性或未分化肉瘤，类型不明确的肉瘤
核分裂计数	
评分1	0-9/10 高倍视野
评分2	10-19/10 高倍视野
评分3	≥20/10 高倍视野
肿瘤性坏死	
评分1	无
评分2	≤50%
评分3	>50%
组织学分级	
Ⅰ级	总评分为2,3
Ⅱ级	总评分为4,5
Ⅲ级	总评分为6,7,8

表 1-16　根据 FNCLCC 分级系统的组织学分化评分

组织学类型	肿瘤分化评分	组织学类型	肿瘤分化评分
高分化脂肪肉瘤	1	差分化/多形性平滑肌肉瘤	3
高分化平滑肌肉瘤	1	差分化/上皮样血管肉瘤	3
低度恶性周围神经鞘膜瘤	1	差分化纤维肉瘤	3
高分化纤维肉瘤	1	差分化恶性周围神经鞘膜瘤	3
黏液样脂肪肉瘤	2	恶性蝾螈瘤	3
经典型平滑肌肉瘤	2	滑膜肉瘤	3
经典型恶性周围神经鞘膜瘤	2	骨外骨肉瘤	3
经典型纤维肉瘤	2	骨外尤因肉瘤	3
黏液纤维肉瘤 Ⅱ 级	2	间叶性软骨肉瘤	3
黏液样软骨肉瘤	2	软组织透明细胞肉瘤	3
经典型血管肉瘤	2	上皮样肉瘤	3
高级别(圆细胞)黏液样脂肪肉瘤	3	腺泡状软组织肉瘤	3
多形性脂肪肉瘤	3	恶性横纹肌样瘤	3
去分化脂肪肉瘤	3	未分化(梭形细胞和多形性)肉瘤	3
横纹肌肉瘤	3		

第八节　软组织肿瘤的外科治疗

软组织肉瘤由于其特殊的生物学特性,单纯外科手术已不能适应当代临床需求。近代治疗观点对软组织肉瘤的治疗提出更高要求,应通过各科专家会诊和讨论(多学科综合诊治原则),发挥各学科和整体的优势,为病人提供系统、全面和合理的治疗方案,尽量减少治疗上的失误。软组织肉瘤的多学科综合诊治流程见图 1-13[91]。

临床实践中更应注意术前对软组织肉瘤的评估,而这种评估则基于病史、体征、影像学检查及临床经验。Heslin 等[92]提出高危病人的概念,这在手术前应用极有价值,即:①高级别肉瘤;②肿瘤直径大于 5cm;③肿瘤侵及筋膜深处。凡属以上几点者,均应采取综合治疗。

NCCN(美国国家综合癌症网络)对软组织肉瘤的治疗提出以下原则:①获得满意的肿瘤切缘,通常安全外科边界是指 MRI 显示软组织肉瘤边缘或反应区外 1cm 处,手术是在保证安全外科边界基础上追求完整性切除肿瘤。肿瘤再切除也应有足够、完整的切缘;②保留最大功能及最低的致残率;③如果外科不能保证彻底根治,则考虑术前化疗或放疗;④病理标本应送软组织病理学专家进行细胞和分子遗传学检测。

软组织肿瘤的手术方式无格式化,应注意:①术前尽可能明确病理诊断,可通过活检取得。活检主要采取空芯针穿刺活检、切开活检和切除活检。空芯针穿刺活检明确诊断后,可对手术者制订完整的手术方案提供帮助;切开活检创伤较大,只适用于空芯针穿刺活检无法明确诊断的患者;切除活检仅用于初步诊断为良性肿瘤,且可以一次性完整切除的患者。术中冷冻切片病理诊断的准确率与病理医生软组织肿瘤诊断的水平密切相关,仅推荐有经验的单位开展。②通过 MRI 等影像学检查了解肿瘤与周边组织的关系后再制订手术方案。③坚持无瘤操作原则,对术前曾行穿刺活检者将活检道与肿瘤作为一个整体同时切除;④软组织肉瘤手术不推荐常规清扫区域淋巴结,但对于容易发生淋巴结转移的软组织肉瘤类型,如软组织透明细胞肉瘤、上皮样肉瘤和腺泡状横纹肌肉瘤等,应常规检查淋巴结,影像学检查怀疑有淋巴结转移者,应同时行淋巴结清扫术。术后病理若证实区域淋巴结转移且侵及包膜外者,需术后放疗;⑤综合性治疗原则,对于体积较大、较深或侵犯邻近大血管、神经、关节和骨骼等重要组织的肿瘤,预计一期手术难以达到根治切除,而对化疗和放疗相对敏感的肿瘤,需要术前放化疗和介入治疗等手段使肿瘤体积缩小、坏死和形成明显的假包膜,从而为手术获得安全外科边界创造条件;⑥一些位于腹盆腔和腹膜后的肿瘤难以处理,常在术后不久即复发,此类情况下,不宜急于手术,无休止的手术只会缩短复发的时间,造成无法再治疗的局面。对此类病例,可暂缓手术,定期复查,距末次手术半年以上再考虑。软组织肉瘤的综合治疗流程见图 1-14。

Enneking 根据手术切缘情况,描述了包膜内切除、边缘性切除、广泛性切除和根治性切除四种手术类型,现代肿瘤外科还注重修复重建和新技术的应用。

1. 包膜内切除(intracapsular excisions)　在肿瘤的包膜内进行,切除的往往是破碎的肿瘤组织,局部复发率为 100%。此类手术一般不予采用。

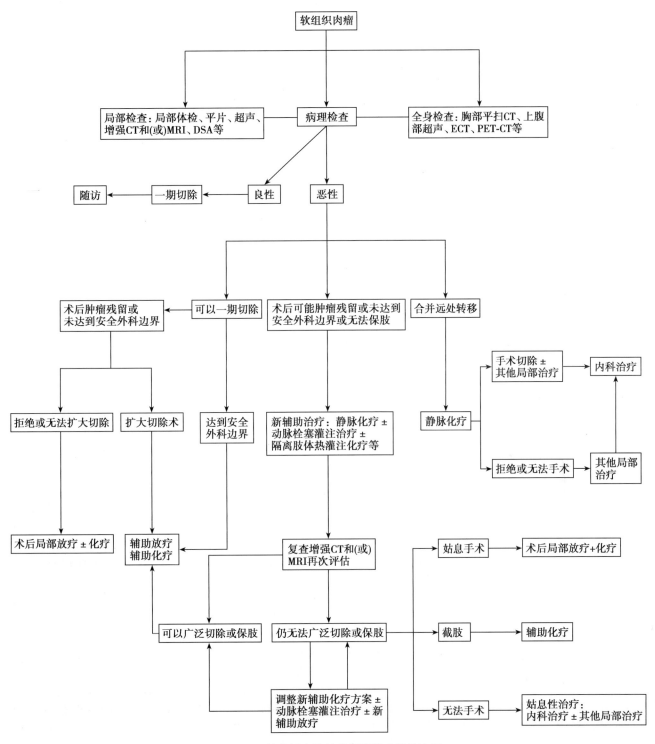

图 1-13　软组织肉瘤的多学科综合诊治流程

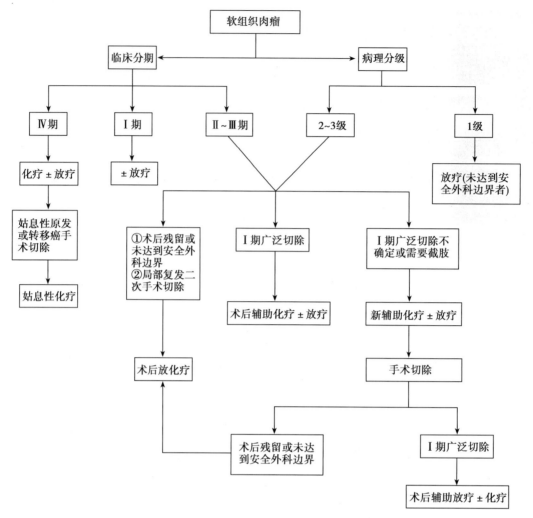

图1-14　软组织肉瘤的综合治疗流程图

2. 边缘性切除(marginal excisions)　切除包括肿瘤周围反应性区域(假包膜),局部复发率为60%~80%,此类手术多适用于腹膜后和头颈部肿瘤。

3. 广泛性切除(wide excisions)　被视为肉瘤的最基本及最标准的手术之一,近80%的肢体肉瘤需接受此类手术,并与放疗和化疗联合使用。其基本原则是手术时,应在"正常组织内"进行,包括手术前曾取活检区域以及皮下出血部位,肿瘤及假包膜及周围一定范围的正常组织一并切除。肿瘤外科手术的原则应保证手术野不能使肿瘤暴露出,假如外科手术见到肿瘤暴露,则增加了手术后局部复发的危险性。标准手术切除应距离肿瘤3~5cm的切缘切除。肿瘤巨大或界限不明,更应超越5cm切除界限。此类手术的局部复发率为30%。复旦大学附属肿瘤医院根据临床研究发现,多数广泛切除病例的复发并不是长、宽切缘的不足,而是肿瘤基底切除不充分所致。因此除强调肉瘤广泛切除的平面3~5cm范围外,更应注意肿瘤基底部的切除范围,即应达到三维广泛切除的要求,只有这样才是减少局部复发的重要保证[93]。

4. 根治性切除术(radical excisions)　包括间室切除(compartment excision),此手术的关键要切除肿瘤所在间室的全部肌肉,从肌肉的起止点,连同肿瘤行整块切除(图1-15)[94]。同时应保证重要血管、神经予以保留。如果位于筋

膜外或肌肉间隙平面内,则必须切除累及的肌肉与筋膜的整块。此切除范围在理论上认为不再残留微小肉瘤。除非肿瘤侵犯相邻的间室,如出现此情况则需考虑多肌群的切除。手术切除方式也应采用自外向内进行。腹壁肉瘤切除包括近1/4区域的腹壁。骶骨、耻骨、肋骨处的肿瘤,要暴露出足够的正常组织,以便切除。腹膜后肉瘤需切除肿瘤及腹后壁肌肉邻近受累的脏器。如能实施正确的根治性间室切除,肢体肉瘤的疗效并不低于截肢。

根治性间室切除适用于横纹肌肉瘤,因为此肿瘤可沿肌肉束纵向扩展10cm以上,因此需采用根治性起止点肌肉的间室切除。另外还可适用于高分级、浸润性肉瘤。虽然国外推崇间室切除,但累及多束肌群的肉瘤,如均行起止点肌肉切除,势必造成日后肢体功能障碍。因此我们近年来对标准间室切除仅用于横纹肌肉瘤,而对其他类型肉瘤多采用缩小的间室切除,即将一束肌肉起止点保留,而围绕肿瘤外周的广泛切除及肌肉间室长径大部分切除,短径的全部切除。这样既保留了功能又达到了三维切除的目的。对累及多束肌群者,采用三维及周边肌群的广泛切除,术后应用放、化疗,疗效并不低于根治性间室切除。因此三维广泛切除系保证肉瘤疗效的重要术式之一。

根治性截肢(radical amputation)只有在不适合做保肢手

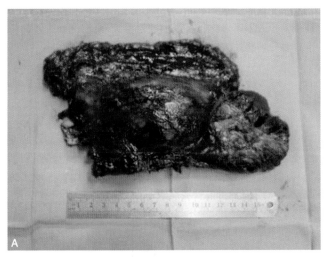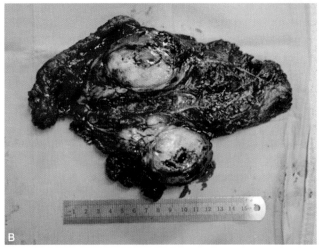

图 1-15　软组织肉瘤的肌肉间室切除
A. 肌肉间室切除后标本；B. 标本剖面

术时才考虑,根据肿瘤所在的部位采取不同的手术,包括半盆腔切除(hemipelvectomy)、髋关节解脱术(hip disarticulation)、膝上和膝下截肢(above-knee or below-knee amputation)、肘上和肘下(above-elbow or below-elbow amputation)、肩关节解脱(shoulder disarticulation)和 1/4 解脱术(forequarter amputation)。

20 世纪 70 年代后,肢体肉瘤保肢手术(limb-sparing surgery or function-preserving limb conservation)已渐为推崇及接受。合理完善的综合治疗,已使截肢率明显下降,生存率逐年上升。20 世纪 70 年代前,复旦大学附属肿瘤医院肢体肉瘤的截肢率为 47%,目前截肢率下降至 10% 以下。近代截肢指征只有在各种综合措施无法实行的情况下才考虑截肢[95]。因此对于肉瘤的综合治疗应于术前即开始考虑应用。如手术前化疗,肢体动脉插管化疗,局部介入化疗,动脉热灌注药物,术前放疗等,均应根据不同治疗模式予以考虑制订。新辅助化疗的应用,可使肿瘤缩小,反应区范围变小,有助于手术实施。经过动脉热灌注化疗药,使肿瘤坏死率达 90% 以上的病例屡见不鲜。此类治疗在保肢手术中占有重要地位。外科医生在治疗肉瘤前要充分评估各种治疗措施的利弊,合理综合应用,达到最佳疗效。

5. 修复重建术　由于广泛切除及根治术的应用,局部创面修复也渐被重视。如植皮术、带血管蒂肌皮瓣修复术、游离肌皮瓣血管吻合术,可在许多部位应用。血管吻合术、人造血管替代吻合术、神经吻合术、人工假肢等,均在保存肢体及功能修复中起到重要作用。肿瘤侵犯骨骼的病例,可应用异体骨移植、金属假体植入术等。但应用修复术时,要保证创面局部无肿瘤残留,避免为修复而局部肿瘤切除不够彻底。原则是在无瘤基础上再行修复重建,避免将两者关系颠倒。

随着保存肢体工作的开展,肉瘤术后修复重建的报道也日渐增多。间室切除理论提出后,由于切除的范围相对广泛,常需修复重建。但在修复重建中,要根据临床实践情况决定。例如,大动、静脉随同肿瘤切除的机会较多,而实际需重建的机会并不太多。近年来综合治疗的广泛应用,使累及血管的肉瘤得以控制治疗。因此在行人造血管置换时,也要考虑是

否有其他治疗措施同样达到治疗目的。修复重建的适应证包括:间室切除或广泛切除后造成重要的循环、支撑和动力性功能障碍,自体能力无法替代的。

6. 肢体功能性切除及新技术的应用　软组织肉瘤常累及血管、神经及骨骼。以往此类病例均系截肢适应证。近 20 年国内外开始应用各种手段治疗类似病例,保肢成功的病例不断增加,促使医师对保肢手术与治疗充满信心。加之许多新技术的应用,成为保肢的重要手段。尤其是高剂量率[192]铱(Ir)后装近距离内照射(Brachytherapy)在国内外许多单位应用。其优点在于术中外科及放射科医师共同合作,设计治疗计划。术后早期应用,针对肿瘤床残存肿瘤区,照射剂量呈圆周型递减,避免正常皮肤无法耐受高剂量。也避免手术后瘢痕形成导致放射不敏感的不足。

功能性肢体肿瘤切除主要系最大限度切除肿瘤,同时保留肢体功能。主要是手术中保存必要的功能性肌肉、血管、神经及骨。手术的操作要求较高,因术中稍有不慎,将损伤重要血管、神经,会导致手术失败。特别是在解剖剥离血管时要掌握有关技巧。

肢体及躯干的肉瘤切除后,由于血管、神经周围可能会残留肿瘤,因此内照射置管术需此时完成。首先确定置管的范围,包括上、下及外围。按照巴黎系统布局法在肿瘤床置施源管,用特制套管穿刺针,经皮肤穿刺,经由瘤床血管、神经表面,再从对侧皮肤穿出。将专用施源管从套管经此途径引出,即贯通整个瘤床横径面。管距 1～1.5cm,置管要求平直,间距一致,辅之皮肤外固定。肢体应采用横行或斜行置管,防止管腔移动,以达到治疗最佳效果。术后 5 天后给予照射。总剂量 20～25Gy,每日 2 次,8～10 次完成照射后拔除施源管,完成功能性保肢手术和内照射的全过程。

7. 复发性肉瘤的再治疗　软组织肉瘤局部治疗失败的原因常系不正确的外科及放疗所致,目前仍是影响局部控制率及整体生存率的重要方面。据观察,再复发肿瘤的细胞分裂数要较原发肿瘤高 30%～43%。肿瘤发生部位不同,其复发的倾向也不同。肢体肉瘤复发危险率为 31%,躯干 40%,腹膜后 47%。局部切除及广泛切除的失败率分别高达 95%

及 60%。复旦大学附属肿瘤医院报道 96 例复发性肉瘤,其中65 例(67.7%)在首次手术时仅行局部摘除术。经本院再次手术后,局部再次复发者 23 例(23.9%),中位复发时间为 11个月(1～51 个月)。为避免肉瘤的术后复发,某些肉瘤被误认为良性肿瘤切除后,需在近期内再行补充广泛切除。其手术范围包括原手术区的皮肤切口、瘢痕区、反应区及引流管区域。无论从广度及深度均应超越原手术区的切缘。应强调任何切除的肿瘤均应行病理检查,避免外科医师肉眼主观臆断。一般原则补充广泛切除在术后 3 个月内完成。超过 3 个月后则给予补充放、化疗或观察日后是否复发。

第九节　软组织肿瘤的放射治疗

放疗的效果已得到了医学界的认可[96,97]。但需引起注意的是,放疗本身也可导致肉瘤的发生。

高度恶性软组织肉瘤:包括肿瘤床外 7～10cm,有时需要包括整个肌肉的起止点,照射 40～50Gy;第一次缩野到肿瘤床外 5cm,加量至 55.8～59.4Gy;最后包括肿瘤床外 2cm 加量至 64.8～70.2Gy。手术瘢痕区易出现肿瘤种植,缩野时须包括在内。

在欧美,二期以上的高度恶性软组织肉瘤术后,多行术后放疗和多药的全身化疗,以提高局部控制率、减少远处转移。

放疗期间的急性反应,对症处理,放疗结束可恢复。放疗的后期损伤一旦出现,处理很困难,关键在于预防。

一、放疗的主要方式

(一) 单纯放疗

软组织肉瘤单纯放疗适用于:①肿瘤较小、有手术禁忌证或病人拒绝手术者;②多次手术后复发,不宜再手术者;③姑息治疗,肿瘤巨大有压迫症状或出血者。姑息性放疗可使肿瘤缩小,减轻症状,提高患者生存质量。放疗范围包括临床体检和影像可见肿瘤,不行预防照射。在周围正常组织耐受范围内,尽量使肿瘤量提高到 60～70Gy/30～35 次/6～7 周或快速照射 36～39Gy/12～13 次/2.5 周。

(二) 同步放化疗

主要针对身体状况良好、无严重脏器疾患的中青年患者,局部控制率高于单纯放疗,尤其适用于恶性程度高和肿瘤体积较大的软组织肉瘤患者。同步放化疗中采用的化疗增敏药物主要有阿霉素、异环磷酰胺和顺铂等。视患者具体情况,使用单药或联合用药,如 AI 方案、AD 方案和 MAID 方案等。

(三) 序贯放化疗

是指在放疗前、后使用化疗,其局部肿瘤控制率不及同步放化疗,但优于单纯化疗或放疗,血液学和胃肠道不良反应相对同步放化疗较轻,适用于无法耐受同步放化疗的患者。

(四) 立体定向放疗

立体定向治疗(stereotactic body radiation therapy,SBRT)主要包括 γ 刀、X 刀、射波刀、TOMO 刀以及属于高 LET 射线的质子和重粒子放射。目前 SBRT 用于脊髓侵犯、神经根受压等治疗效果优于普通直线加速器治疗,治疗进展缓慢的孤立性远处转移灶的软组织肉瘤有较好的近期疗效。

二、放疗的主要类型

(一) 术后放疗

Ⅰ类推荐。术后辅助放疗可以杀灭手术后残存的肿瘤细胞,减少局部复发甚至远处转移的概率。主要适应证:①高级别软组织肉瘤;②肿瘤最大径>5cm;③手术切缘阳性或未达到安全外科边界,肿瘤侵犯周围血管、神经;④肿瘤位置浅表、体积小、病理低级别、手术已达到安全外科边界者,术后辅助放疗不推荐。

(二) 术前放疗

2A 类推荐。即新辅助放疗(neoadjuvant radiotherapy),主要适用于软组织肉瘤体积较大、较深在,与血管神经关系密切,局部切除困难或预期无法达到安全外科边界者,术前放疗联合或序贯化疗、介入治疗等可能缩小肿瘤体积,提高 R0 切除或保肢治疗的概率。软组织肉瘤患者就诊时,约 50% 有潜伏的微转移灶。目前认为微转移灶的早期治疗可提高局控率,甚至提高生存率。一些生长迅速、放射敏感的肉瘤,术前放疗可使肿瘤缩小 30%～90%。

多数报道将同期化疗所用的 ADM 作为放射增敏剂,其他增敏剂还有 IdUrd[1000～1600mg/(m^2·d),静脉注射,应用 5 天],丙亚胺[Razoxane 150mg/(m^2·d)口服,放疗前 5 天开始至放疗结束]和异环磷酰胺(IFO 每个周期 10.2g/m^2,1～3 周期)。目前临床软组织肉瘤术前放射剂量:肿瘤量 50～55Gy/5～6 周,休息 2～4 周后手术。

(三) 术中放疗

软组织肉瘤术中放疗(intraoperative radiation therapy,IORT)指手术切除大体肿瘤后,将瘤床周围正常组织推开,直视下将限光筒对准瘤床及肿瘤残留区,用加速器产生的电子线(6～12MeV)一次性照射 15～20Gy。主要用于腹膜后、盆腔软组织肉瘤。因解剖位置关系,其术后大部分镜下残留,复发率达 70%～90%。IORT 结合术后外放疗(45～50Gy),可减少胃、肠、肝、肾和脊髓等放射敏感组织的损伤,提高肿瘤区剂量,增加局控率。开展 IORT 需要外科、放疗及手术室的密切配合。日本、欧美研究较多,上海市六医院也开展并治疗了数百例患者。

(四) 姑息性放疗

主要适应证:①对于经术前抗肿瘤治疗仍无法手术切除或手术可能严重影响肢体功能、无法保肢或拒绝截肢的局部晚期软组织肉瘤患者;②针对局部晚期无法手术切除肿瘤导致的各种并发症,如疼痛、急性脊髓压迫症和肢体功能障碍等。主要目的:①较长时间控制局部肿瘤生长;②尽量延缓或减轻局部严重症状,提高生活质量;③联合或序贯化疗、介入等其他治疗方法,达到延长患者总生存时间的目的。

三、放疗技术

目前放疗多采用直线加速器产生的高能 X 射线（6～15MV）及电子线（6～12MeV）。^{60}Co 及深部 X 射线已较少使用。

为保证放射治疗的精确性和重复性，需要采用真空气垫或面罩固定体位。

1. 常规二维放疗　根据手术记录、体检、X 片、手术前后 CT/MRI、PET/CT 等，在常规模拟机下确定治疗范围。此方法靶区精度较差，周围正常组织损伤较大。若手术中在瘤床周围置银夹标记，模拟定位时精度可提高。

2. 三维适形放射治疗（3-D conformal RT）　肿瘤未切除、复发或残留（术中最好置银夹标记），最好采用三维适形放疗。体位固定后，作定位 CT/MRI。将图像传输到治疗计划系统（TPS），逐层勾画出肿瘤体积（GTV）及周围需要保护的重要器官/组织（OIR：脊髓、肺、肝、肾、脑或眼球等）。将 MRI/CT 图像融合能更精确地勾画出软组织肉瘤 GTV。GTV 外放 1～1.5cm 定义为 CTV（临床肿瘤体积，包括 GTV 周围可能受侵的亚临床病灶和淋巴引流区）。考虑体内器官移动、治疗摆位误差等因素，CTV 外放 1.0cm 定义为 PTV（计划治疗体积）。注意，以上外放范围据软组织肉瘤生物学行为、生长部位、外科介入情况不同需调整。然后，医生确定 95% 或 99% 体积的 GTV、PTV 放疗剂量及周围重要器官的耐受剂量。物理师通过 TPS 设计出治疗计划：包括射线能量、入射角度、剂量权重等参数。医生根据 TPS 计算出的等剂量曲线和 DVH（剂量-体积直方图）进行评价、优选治疗方案。

3. 调强放射治疗（IMRT）　调强放疗是在三维适形放疗基础上的进一步优化。通过逆向治疗计划，使高剂量区与不规则的治疗靶区一致，且剂量分布均匀；同时更好地保护周围正常组织。这使得肿瘤剂量可进一步增加，提高肿瘤局部控制率，减少正常组织放射损伤。

4. 近距离放射治疗（brachytherapy）　近距离放疗包括术中置管、组织间插植和粒子植入术。主要适用于恶性程度较高的软组织肉瘤肿瘤床区追加剂量、切缘阳性或放疗后复发病例。术中置管技术指手术切除可见肿瘤，在瘤床周围置银夹标记，以便于在 TPS 上确定治疗区，优化治疗计划。将多根施源管间距 1cm 平行置于瘤床，包瘤床外 2～5cm 区域。术后 6～7 天开始放疗，以利于伤口愈合，减少并发症。一般用 ^{192}Ir 作为放射源。

5. 低剂量率（LDR）近距离放疗　单用剂量为 45～50Gy，0.5Gy/h，参考点为放射源外 0.5cm；结合外照射（45～50Gy），近距离放疗量 15～20Gy。目前多用高剂量率（HDR）治疗。单用剂量为 36Gy/10 次，参考点为源外 0.8cm，2 次/天，间隔大于 6 小时；作为追加剂量，每 3 天用 16～18Gy/5 次。放疗结束拔管。

6. 粒子植入术　是将放射性同位素，如 ^{125}I 粒子，在大体肿瘤切除后，术中用专用枪将粒子均匀植入瘤床区。控制其剂量分布的 TPS 正在完善中。其长期疗效及副作用有待观察。

7. 热疗加放疗：晚期软组织肉瘤多瘤体较大，所含乏氧细胞较多，放射敏感性差。射频或微波加热治疗可提高肿瘤乏氧细胞放射敏感性，使细胞周期阻滞在 G_2+M 期，与外放疗结合，可增加肿瘤细胞杀灭。对一些瘤体较大，生长较快的软组织肉瘤可试用。

8. 重粒子治疗　重粒子包括快中子、质子、质子、负 π 介子、碳、氩等。它们具有高 LET 射线（>100keV/μ）的特征。

快中子不带电荷，较低 LET 射线（临床常用高能 X 射线、γ 射线等）具有生物学治疗优势，氧增强比（OER 值）约为 1.5～1.6，易于杀灭肿瘤中的乏氧细胞。

9. 质子治疗　质子 LET 值<100keV/μ，RBE≈1.0。质子无快中子的生物学优势，但剂量曲线物理特性好，具有 Bragg 峰。通过扩展 Bragg 峰（SOBP），可使不规则的肿瘤区得到均匀的高剂量照射，而周围正常组织得到保护。美国 MGH 应用质子调强（IMPT）治疗椎旁软组织肉瘤，所有患者肿瘤量可提高到 85.1～92.9CGE，且剂量分布均匀。而邻近的心、肺、肾、脊髓受量明显低于光子调强治疗（IMRT）。

负 π 介子兼有快中子的生物学优势和质子的物理剂量分布优点，是一种较好的放射源。目前我国只有山东淄博开展了质子治疗，上海国际肿瘤中心重粒子治疗正在筹建中。

四、特殊软组织肿瘤的放疗

胚胎性横纹肌肉瘤、分化差生长快的滑膜肉瘤、脂肪肉瘤、纤维肉瘤等，因其侵袭强，照射野范围应适当扩大，如有可能最好包括被侵犯肌肉的整个长度（肌肉的起止点）。当肿瘤接近淋巴区（两者相距小于 10cm），照射范围应包括邻近的淋巴区。

腹膜后软组织肉瘤疗效较差，肉眼全切的病例局部复发率高达 77%。其原因：①早期不易发现，确诊时多侵犯较广；②血管、神经较多，手术不易切除干净；③腹膜后肿瘤周围正常组织（如小肠、肾等）放射耐受量低，外放射剂量无法提高。术中放疗（IORT）可在肿瘤切除后，推开周围正常组织，直视下准确照射肿瘤区，适用于大体肿瘤切除后有残留、肿瘤累及大血管等患者。与外放射和化疗结合，术中放疗 20～25Gy，休息 4～6 周，然后行外放射（40～50Gy），可提高腹膜后软组织肉瘤局控率。调强放疗（IMRT）也是腹膜后肿瘤较好的放疗选择，通过逆向治疗计划，使肿瘤区得到高剂量且剂量均匀，同时周围正常组织不超过其耐受量。重粒子治疗是一种新的放疗手段，理论上是腹膜后软组织肉瘤最佳选择，美国 MGH 开展的质子调强（IMPT）和 Greinor 报道 π 介子治疗腹膜后肉瘤的经验已显示其优越性。

由于解剖位置关系限制了手术切除范围，头颈部软组织肉瘤手术切缘多较近、阳性或肿瘤残留，故多需行术后放疗。美国 UCLA 资料显示，手术加放疗局部控制率为 90%，而单纯手术为 52%。血管肉瘤预后较差，局控率为 24%～40%。

纤维瘤病的放疗包括肿瘤床及瘤床外 3～5cm 边界，预防性照射 50Gy/5 周（1.8～2.0Gy/次）；无法切除者，可包括肿瘤区缩野加量至 55～60Gy/6 周。因本肿瘤放疗后退缩缓慢（有 5 年才退缩者），对于腹、盆腔巨大肿瘤，周围正常组织耐受性差，可采用分段放疗：先照射 40Gy/4 周，休息 3 个月。这期间肿瘤多会退缩，正常组织也得到了修复。然后针对残留肿瘤加量 20～25Gy。上海肿瘤医院资料显示：16 例纤维瘤病（5

例切缘阳性)术后放疗,局部复发率为0;29例无法切除者,单纯放疗,16例在1～4年内肿瘤完全消失,其余13例随访时间短,但均有不同程度的退缩。

(张小健)

第十节 软组织肿瘤的内科治疗

化疗与手术、放疗是软组织肉瘤治疗的三大主要方法,如何合理掌握化疗时机、选择化疗药物、药物剂量一直备受争议。软组织肉瘤包括50多种亚型,各亚型遗传特征、临床行为、侵袭性、转移方式、主要发生年龄和对化疗的敏感性均不同。除胃肠道间质瘤(GIST)、尤因肉瘤、横纹肌肉瘤和隆凸性皮肤纤维肉瘤等外,治疗基本相同。对于局限期的肿瘤,标准的局部治疗包括手术切除加或不加放疗。化疗用于已发生转移者及局部晚期者。辅助化疗的作用仍有争议,在少数针对肢体肉瘤的试验中显示具有延长生存的作用。在局部晚期肿瘤患者中,化疗目的在于争取手术,应选用疗效最高的方案。在已发生转移的患者中,化疗目的为缓解症状、改善生活质量和延长生存期,化疗应选用毒性小的方案。

一、化疗的模式

主要包括:新辅助化疗、辅助化疗、姑息性化疗。

(一)新辅助化疗

新辅助化疗又称诱导化疗,是指在手术前给予的化疗,给药途径包括静脉给药或局部动脉给药。

1. 新辅助静脉化疗的优点

(1)杀灭血液循环中存在的微小转移灶,降低手术时肿瘤细胞活力,减少术后远处转移的概率。

(2)尽早使用化疗产生耐药性的机会更少,比术后化疗的获益更多。

(3)通过测定肿瘤细胞坏死率了解其对化疗的敏感性,为术后化疗方案的选择提供依据。

(4)治疗巨大肿瘤或复发性肿瘤,缩小肿瘤体积,使需要截肢的患者可以接受保肢术,或者使原先只能做边缘性切除的患者转变为适合做扩大性切除,使术后的放疗野缩小,减少术后并发症。

2. 新辅助局部动脉化疗的作用

(1)可以使药物直接作用于肿瘤部位,比静脉给药提高肿瘤局部血药浓度4～6倍。

(2)老年患者无法耐受静脉化疗可以在较小的药物剂量下达到较高的局部血药浓度,扩大了新辅助化疗的适应证,减少了静脉化疗的全身不良反应。

(3)可以促使软组织肉瘤组织坏死,体积缩小,肿瘤血管闭塞以及形成假包膜,减少肿瘤与周围组织粘连,使之分界清楚更利于完整切除,减少术中转移、术后复发的机会,有利于减少术中出血。

(4)术前缩小肿瘤,减轻局部肿痛,改善症状,有利于患者配合围手术期治疗。

(5)动脉灌注化疗时药物经肿瘤区域后最终回流至静脉系统,仍具有静脉化疗全身治疗的作用,消灭微小转移灶,减

少早期远处转移。

3. 新辅助化疗对于软组织肉瘤患者的获益存在争议,特别是否影响软组织肉瘤患者的总生存期。

一项EORTC开展了相关的随机研究[98],该研究把复发率高、病理分级差并有不规范手术切除史,需要进一步外科治疗的134例患者随机分为新辅助化疗组和对照组,化疗组术前进行3周期阿霉素+异环磷酰胺方案化疗,结果显示化疗组5年生存率56%,对照组52%,两者无统计学差异。另外一项研究对48例软组织肉瘤患者(特征是高分级、直径大于8cm)行3周期MAID方案术前新辅助化疗,以及术前放疗剂量44Gy,并对手术切缘阳性的病例给予术后放疗剂量16Gy,术前放化疗患者的临床研究结果进行历史对照,5年局部控制率分别是92%和86%($P=0.1155$)、无远处转移率分别是75%和44%($P=0.0016$)、无病生存率分别是70%和42%($P=0.0002$)、OS分别是87%和58%($P=0.0003$),术前放化疗患者远处转移率明显降低,PFS和OS均显著延长[99]。

新辅助化疗针对的是高危软组织肉瘤患者,所以尚无中、低危软组织肉瘤患者新辅助化疗的临床依据。总的来说,新辅助化疗适用于病理高级别、生长速度快、化疗相对敏感、肿瘤体积较大、位置较深、侵及周围组织和邻近关节的软组织肉瘤患者[100]。

(二)辅助化疗

辅助化疗在很多实体瘤中有肯定的效果,比如非小细胞肺癌、乳腺癌、大肠癌等。一项Meta分析结果对软组织肉瘤术后辅助化疗的作用存有争议。对于横纹肌肉瘤、原始神经外胚层肿瘤和尤因肉瘤等化疗敏感性肉瘤,术后辅助化疗对减少局部复发及远处转移方面的作用已经得到肯定。近年来,Meta分析结果和多项临床研究报道,ADM单药或与IFO联合(ADM±IFO)方案辅助化疗对高危患者降低局部复发、减少远处转移及延长DFS和OS均有益。一般建议术后辅助化疗情况包括:病理高级别者、肿瘤局部复发再次手术者、肿瘤切除不规范或有肿瘤残留者、肿瘤累及周围血管和神经者、肿瘤包膜不完整或突破间室者、多个原发病灶者。方案选择多采用ADM单药或与IFO联合(ADM±IFO)[101-104]。

(三)姑息性化疗

姑息性化疗主要是针对晚期、局部复发后无法手术切除的软组织肉瘤患者。晚期软组织肉瘤的治疗是以化疗为主的综合治疗,晚期软组织肉瘤患者预后极差,难以治愈,中位生存期1年左右。单药(ADM、EPI、IFO、DTIC)或以蒽环类为基础的联合方案(ADM/EPI+IFO/DTIC)广泛地用于治疗晚期软组织肉瘤。其他药物如:GEM、TXT、PLD、TMZ都可用于治疗晚期软组织肉瘤。对ADM和IFO治疗均失败的软组织肉瘤患者,目前并无标准二线化疗方案推荐,笔者采用GVP(GEM/VCR/DDP)联合方案二线治疗晚期软组织肉瘤,26例中RR为23.1%,PFS和OS分别为4.8个月、15个月,获得了较好的疗效[105]。

二、常用化疗药物

如上所述,常用的化疗药物包括有ADM、EPI、PLD、IFO、

DTIC、GEM、TMZ等。其他药物如PTX、TXT、NVB、MTX、VLB被推荐用于治疗血管肉瘤和纤维瘤病。2015年美国NCCN指南推荐治疗常见软组织肉瘤的化疗方案：AD（ADM+DTIC）、AIM（ADM+IFO+Mesna）、MAID（IFO+Mesna+ADM+DTIC）、GT（GEM+TXT）、GD（GEM+DTIC）、IE（IFO+EPI），值得临床上借鉴使用。而横纹肌肉瘤常用方案为VCR+ADM+CTX，VCR+ACTD+CTX；尤因肉瘤方案多采用VAC/IE交替（VCR+ADM+CTX/IFO+VP16）。

（一）阿霉素（Adriamycin/Doxrubicin，ADM/DOX）

ADM是软组织肉瘤的一线标准化疗药物，辅助化疗以ADM为基础的方案使高危软组织肉瘤获益延长DFS和OS。20世纪70年代，美国西南肿瘤研究组（SWOG）首先发现ADM在软组织肉瘤化疗中，剂量-反应关系呈正相关，ADM三种不同剂量组 $45mg/m^2$、$60mg/m^2$、$75mg/m^2$ 的RR分别是18%、20%、37%[106]。但随着ADM剂量的增加，其心脏毒性也随之增加。Bramwell等[107]分析2281例病人的数据后认为，以ADM为主的联合化疗有效率高于单药化疗，但其毒性反应也随之增加。从此确立ADM以 $75mg/m^2$ 为标准剂量，开展多中心合作研究。Maurel等[108]探索了标准剂量ADM与密集剂量ADM序贯IFO一线治疗进展期软组织肉瘤的研究。研究结果两组RR分别是23.4%和24.1%，PFS分别为26周和24周，OS数据无统计学差异。因此，$ADM 75mg/m^2$ 单药化疗依然被公认为是进展期软组织肉瘤的一线标准化疗方案。

（二）异环磷酰胺（Ifosfamide，IFO）

IFO是治疗软组织肉瘤最重要的药物，单药有效率大约20%左右[109]。一项Ⅲ期临床研究显示，单药 $ADM 75mg/m^2$、IFO组 $9g/m^2$ civ 3天或 $3g/m^2$ 1~3天治疗晚期或转移性软组织肉瘤，结果显示在RR、PFS和OS方面均无统计学差异，单药阿霉素仍是晚期肉瘤的治疗选择[110]。ADM和IFO一般推荐联合使用于治疗局部晚期、化疗后肿瘤缩小使无法手术切除转为可进行手术的患者，姑息治疗为了减轻症状、提高患者生活质量的晚期患者。但不推荐高龄、心脏及肝肾功能不全、全身一般状况较差的患者使用。

（三）其他药物

1. 表柔比星（Epirubicin，EPI）是ADM的衍生物，化疗不良反应尤其是心脏毒性和血液学毒性均小于ADM，但EPI治疗软组织肉瘤的疗效并不优于ADM。但对ADM治疗失败或因心脏基础疾病不适合使用ADM及ADM已接近最大累积剂量的软组织肉瘤患者，EPI也是可以选择的替代药物。

2. 脂质体阿霉素（peylated liposomal doxorubicin，PLD）是一种隐匿型脂质体包裹的盐酸ADM制剂，在磷脂层表面结合有亲水性羟甲基聚乙二醇（MEPG）片段，可以减少网状内皮系统单核-巨噬细胞的识别与吞噬，延长循环时间。隐匿型脂质体平均直径仅85nm，有利于PLD在肿瘤血管处通过内皮细胞的缺损或缝隙，进入组织间隙，聚集在血管附近的肿瘤组织中，使肿瘤组织内药物浓度更高。PLD与传统蒽环类药物相比，显著降低了心脏毒性，ADM和EPI达到最高累积剂量分别是 $550mg/m^2$ 和 $900~1000mg/m^2$，而PLD不存在最高累积剂量的限制，累积剂量达1500mg的患者心脏毒性并未增加，对使用蒽环类药物有效的患者可以获得更长的治疗时间，其他不良反应如脱发、骨髓抑制、恶心和呕吐发生率显著下降。

EORTC进行了一项Ⅱ期研究[111]比较PLD与ADM疗效，PLD $50mg/m^2$ 和ADM $75mg/m^2$ 治疗晚期软组织肉瘤的RR分别为10%和9%，OS分别为320天和246天；结果表明PLD与ADM疗效相当，在骨髓抑制、中性粒细胞发热、心脏毒性方面PLD较轻。PLD与IFO联合治疗的一项Ⅰ期[112]研究结果，推荐PLD $30mg/m^2$，d1与IFO $3g/m^2$，d1~3，每3周重复的临床治疗方案。一项Ⅱ期多中心临床研究将PLD $45mg/m^2$ d1联合PTX $150mg/m^2$ d1每28天为一周期一线治疗42例局部晚期（31%）或远处转移（69%）的软组织肉瘤患者，共化疗6个周期，RR16%，包括2% CR、14% PR。中位随访期41.5个月，mTTP 5.7个月，mOS 13.2个月，3~4级中性粒细胞减少17%，提示PLD联合PTX一线治疗进展期软组织肉瘤安全且患者顺应性好，疗效适度[113]。

3. 达卡巴嗪（Dacarbazine，DTIC） 达卡巴嗪又名氮烯咪胺，是治疗恶性黑色素瘤最重要的药物，也是临床治疗软组织肉瘤的主要化疗药物之一。美国东部肿瘤协作组的研究表明，DTIC单药RR 17%~18%，mOS 8~8.4个月，联合ADM RR提高到30%，但CR和OS并没有进一步提高。MAID方案临床应用已有所减少。

4. 吉西他滨（gemcitabine，GEM） 多项临床研究探索了GEM一、二线治疗软组织肉瘤的疗效。Dieo等[114]应用GEM联合长春瑞滨（NVB）治疗进展期的软组织肉瘤，临床获益率达25%，主要不良反应为血液学毒性。GEM联合多西他塞（TXT）治疗平滑肌肉瘤，有效率为53%，中位疾病进展时间为5.6个月，6个月无疾病进展生存率为34%，2年总生存率为47%[115]。纽约MSK癌症中心应用GEM联合TXT治疗转移性软组织肉瘤，有效率为16%，中位总生存期为17.9个月，在治疗反应率、生存期、药物毒性方面均较单独应用GEM组高[116]。

5. 紫杉醇（paclitaxel，PTX） 对血管肉瘤有较好的效果。美国纽约斯隆凯特琳纪念癌症中心Ⅱ期研究发现，紫杉醇治疗血管肉瘤RR 89%，而其他类型软组织肉瘤的RR仅为12.5%[117,118]。目前认为，除ADM外，PTX对除头面部以外的血管肉瘤有效率也较高，可作为其一线用药，对其他类型软组织肉瘤则不适合。PTX对AIDS-KS一线治疗疗效为59%，已获准作为AIDS-KS的二线用药。

EORTC进行的一项Ⅱ期随机研究[119]中，将TXT与ADM进行局部晚期或转移性软组织肉瘤一、二线化疗的对照研究，ADM组有效率为30%，而TXT组未观察到治疗有效的病例，因此认为TXT对软组织肉瘤无活性，不推荐进一步使用。但是TXT联合GEM治疗平滑肌肉瘤，有效率为53%[119]。TXT联合GEM治疗晚期肉瘤与单药GEM相比，PFS和OS均有优势，值得临床上使用[120]。

6. 其他化疗药物 包括替莫唑胺，长春瑞滨，培美曲塞，拓扑替康，临床上都做过较多的治疗探索，疗效均不肯定。国外，曲贝替定被批准用于治疗不适合或蒽环类药物和异环磷酰胺治疗失败的晚期软组织肉瘤患者，主要对脂肪肉瘤和平滑肌肉瘤有效,尤其是对黏液型和圆细胞型脂肪肉瘤有特殊的敏感性,值得国内期待。

三、常用化疗方案及具体剂量

（一）AD 方案

ADM 60mg/m²,IV d1

DTIC 750mg/m²,IV d1

或:

ADM 60mg/m²,CIV 96h

DTIC 750mg/m²,CIV 96h

21 天为一周期

（二）AIM 方案

ADM 30mg/m²,IV d1~2

IFO 3750mg/m²,IV d1~2

Mesna 750mg/m²用 IFO 前,用 IFO 后4h、8h,IV d1~2

或:

ADM 75mg/m²,IV d1

IFO 2mg/m²,IV d1~5

Mesna 0.4g/m²,IFO 静滴开始0、4、8h,IV,d1~5

21 天为一周期

（三）MAID 方案

ADM 60mg/m² CIV 72h

IFO 7500mg/m² CIV 72h

DTIC 900mg/m² CIV 72h

Mesna 2500mg/m²/d CIV 84~96h

21 天为一周期

（四）IFO+EPI 方案

EPI 60mg/m²,IV d1~2

IFO 1.8g/m²,IV d1~5

Mesna 360mg/m²用 IFO 前,用 IFO 后4h、8h,IV d1~5

水化补液每天1500ml~2000ml,G-CSF 300 μg,sc d8~15

21 天为一周期

（五）Gemcitabine+Docetaxel 方案

Gemzar 900mg/m²,IV d1,8

TXT 100mg/m²,IV d8

G-CSF 300 μg,sc d9~15

21 天为一周期

（罗志国）

第十一节　软组织肿瘤的靶向治疗

软组织肿瘤是一类异质性很强的肿瘤总称,占所有成人肿瘤的1%左右,有超过50种的组织学亚型。因其发生部位、病理亚型以及发病机制诸多不同,故对于转移性软组织肿瘤没有一种药物能够对所有的亚型都能起到显著的抗肿瘤作用,故而造成临床治疗这类患者陷入困境。近20年来,在软组织肿瘤靶向治疗中,最大的进步当属伊马替尼治疗胃肠道间质瘤,可以说是一种革命性变化,不仅可以延长转移性 GIST 患者生存期3~4倍,而且能够延长局限性 GIST 术后高危复发风险患者的复发时间。但是对于大部分软组织肿瘤而言,靶向治疗难以起到很大的突破,近年来,在转移性软组织肿瘤临床研究中,抗血管生成药物取得了一些进展,但因软组织肿瘤发病率较低,还需在今后的临床实践中,对其进行更加深入且细致的研究,才能获得更大的突破。

一、非胃肠道间质瘤靶向治疗

（一）帕唑帕尼（pazopanib）

帕唑帕尼一种口服的小分子多靶点酪氨酸激酶抑制剂(tyrosine kinase inhibitor,TKI),主要靶向于血管内皮生长因子受体(VEGFR-1、VEGFR-2、VEGFR-3)、血小板衍化生长因子受体(PDGFR)、纤维母细胞生长因子受体(FGFR-1 和 FGFR-3)和 c-kit 基因等。2009 年10月19日,该药首先被美国 FDA 批准用于晚期肾癌的治疗,基于在晚期 STS 患者中进行的Ⅲ期随机对照 PALETTE 临床研究结果,也于2012 年4月26日被 FDA 批准治疗既往化疗失败的晚期 STS 患者。

在 EORTC 发起的一项Ⅱ期临床试验 62043 研究中[121],142 名一线全身化疗失败或者不耐受的转移性 STS 患者纳入到该研究,按照不同的亚型分为4组,分别为脂肪肉瘤、平滑肌肉瘤、滑膜肉瘤和其他类型 STS,每日给予帕唑帕尼800mg 治疗。研究结果显示在脂肪肉瘤亚组,12 周无进展率(Progression-free rate,PFR)为26%,而在平滑肌肉瘤、滑膜肉瘤和其他类型 STS 中分别为44%(18/41 患者),49%(18/37 患者)和39%(18/41 患者),该研究首要终点是12 周的 PFR 在40% 以上。因此,对于脂肪肉瘤亚型,判断帕唑帕尼是无效的,故在后续Ⅲ期 PALETTE 研究中,未再纳入此亚型 STS 患者。除12 周 PFR 之外,其他近期疗效评价指标如客观缓解率(Objective response rate,ORR)也有较好效果,共有9 例患者获得 PR,主要是平滑肌肉瘤和滑膜肉瘤。无进展生存期(Progression free survival,PFS)在4组分别为80 天、91 天、161 天和91 天,总生存期分别为197 天、354 天、310 天和299 天。因此,该Ⅱ期临床研究结果显示出抗血管生成口服 TKI 药物对晚期软组织肉瘤有明显抗肿瘤活性,特别是平滑肌肉瘤和滑膜肉瘤亚型,因此在之后Ⅲ期临床研究中继续对此药物进行了客观评价。

PALETTE 研究即是秉承 EORTC 62043 研究基础的Ⅲ期 RCT 研究[122],在该研究中,基本排除了可能对帕唑帕尼无效的 STS,包括脂肪肉瘤、胚胎性横纹肌肉瘤、骨肉瘤、尤因肉瘤/外周原始神经外胚层肿瘤、GIST、隆凸性皮肤纤维肉瘤、炎性肌纤维母细胞瘤、恶性间皮瘤和子宫中胚层混合瘤。符合入组条件的患者随机分配至帕唑帕尼治疗组或安慰剂对照组。来自于全球13 个国家、72 个中心的372 位患者参加了此项临床研究,其中93% 的患者之前接受过全身化疗,56% 的患者接受了超过2 线以上的化疗,研究结果显示在帕唑帕尼组,接受治疗的中位时间为16.4 周,而在安慰剂组为8.1 周,帕唑帕尼组 ORR 为6%,而安慰剂组为0,疾病稳定(Stable disease,SD)的患者则分别为67% 和38%;治疗组中位 PFS 为

4.6个月，对照组则为1.6个月（HR＝0.31，P<0.0001），中位OS分别为12.5个月和10.7个月（HR＝0.85，P＝0.25）。作为第一个采用口服TKI的Ⅲ期RCT研究，PALETTE研究显示了口服抗血管生成药物在非脂肪肉瘤的软组织肿瘤中的抗肿瘤活性，特别是在该研究中，入组患者都是反复经历全身治疗失败的，相对而言，这类患者自身预后非常差。和安慰剂对照相比，帕唑帕尼延长了3个月的PFS，尤其对常见的软组织肿瘤类型如平滑肌肉瘤、滑膜肉瘤等的疗效较好，尽管目前帕唑帕尼治疗软组织肿瘤的确切机制并不非常明确，但也说明此类抗血管生成治疗对异质性非常强的软组织肿瘤抗肿瘤活性较强[122]。在对前述Ⅱ期研究和PALETTE研究中PFS超过2年的患者（3.5%）进行分析，发现体力状况好、原发肿瘤分级为低/中度以及基线时血红蛋白水平正常的患者具有长期生存优势[12]。

在Ⅱ期EORTC62043研究中，患者对帕唑帕尼总体耐受良好，常见毒性包括白细胞减少、贫血和转氨酶升高，其他还包括药物相关的高血压、乏力、色素减退和恶心，最常见的3/4度不良反应主要为高胆红素血症、高血压和乏力[121]。而在PALETTE研究中观察到最常见和药物相关的3/4度毒性包括乏力、高血压、腹泻、食欲减退和短暂的转氨酶升高，在帕唑帕尼组观察到了16例患者出现左室射血分数下降，但是只有3例患者有症状。和安慰剂组相比，试验组深静脉血栓发生的概率更高，分别为2%和5%；在试验组，8例患者（3%）还发生了气胸，推测其原因可能是和肺部病灶的坏死有关[12]。

在临床应用中，考虑到帕唑帕尼可能导致严重的肝功能损害，因此在治疗的前9周，应该密切监测患者的肝功能情况。此外，帕唑帕尼在胃内的溶解依赖于pH，胃内pH升高可导致其生物利用度下降，因此，在临床治疗中，应避免同时应用可引起胃内pH升高的药物，如质子泵抑制剂和H2受体拮抗剂等，如临床不可避免使用，可考虑采用短效抗酸药来替代应用上述类型药物，但仍应和帕唑帕尼的应用相隔几小时。

（二）舒尼替尼（sunitinib）

是一种多靶点TKI，治疗靶点包括两方面：一是抗肿瘤血管生成，主要通过抑制血管内皮生长因子受体（VEGFR）1、2、3以及血小板源生长因子受体PDGFR-b；二是抑制肿瘤增殖作用，主要通过抑制PDGFR-a、干细胞生长因子受体（c-kit）和胎肝酪氨酸激酶（FLT3），神经胶质细胞系来源的亲神经因子受体（RET）以及集落刺激因子（CSF)-1来实现[124]。因其通过两方面的抗肿瘤效应，舒尼替尼已经被批准应用于转移性肾癌以及伊马替尼治疗失败后转移性胃肠道间质瘤的二线治疗[125,126]，常用用法为50mg，每天连续服用4周，休息2周，而在GIST患者中每日连续服用37.5mg，不停服的治疗方法也被证明能达到和服4周、休2周的相似疗效。在非GIST的软组织肿瘤中，舒尼替尼的抗肿瘤活性也得到了初步的研究结果。

一项采用Simon二阶段法设计的Ⅱ期临床研究对舒尼替尼在非GIST软组织肿瘤的近期疗效进行了评价[127]，入选的肿瘤类型包括平滑肌肉瘤、滑膜肉瘤、血管外皮细胞瘤、血管肉瘤等，此外单独设立一组入选脊索瘤的患者。药物的服用方法采取连续每日37.5mg给药。研究结果显示在第一阶段

研究中，初次评价无客观缓解的患者，但在治疗第16周和24周评价皆为11%的ORR；在研究第二阶段，初次评价为4%的ORR，在第16周为19%，第24周为14%。同时在独立的脊索瘤患者亚组中，16周ORR为44%，第24周为22%。接受舒尼替尼治疗超过16周的11例患者中，1例为获得PR的促结缔组织小圆细胞恶性肿瘤，共治疗56周后进展，其他10例患者均为SD疗效，接受治疗最长的1例患者为脊柱脊索瘤，接受治疗的时间超过70周。而在治疗后第一个月采用的功能影像PET-CT评价患者中，获得部分缓解（partial response，PR）及SD的患者分别为48%和52%。

1例获得PR的非脊索瘤患者为促结缔组织小圆细胞肿瘤，此肿瘤的遗传学特征为出现EWS-WT1融合基因，可导致PDGFR-a和PDGFR-b的激活[128]，在此研究之前，无临床证据显示TKI对此肿瘤有效，而该研究发现舒尼替尼的初步疗效，是否能肯定舒尼替尼在此种类型的肿瘤中治疗意义仍不明确。而在脊索瘤中已经发现PDGFR激活的证据，并且有其他TKI对此类肿瘤有效的依据[129]。在本研究中，44%的脊索瘤患者获得至少16周的疾病稳定，此外，还观察到了肿瘤密度经过舒尼替尼治疗后降低，而此现象在肾癌以及肝细胞癌的抗血管生成治疗中观察到，因此，说明舒尼替尼的抗血管生成治疗对脊索瘤患者也可能是有效的治疗。舒尼替尼治疗的常见不良反应包括乏力（50%）、腹泻（42%）、TSH升高（31%）、恶心（27%）、手足综合征（21%）和黏膜炎（21%），其他还包括高血压、转氨酶升高和高胆红素血症等。从毒性角度而言，和舒尼替尼在其他实体肿瘤治疗中观察到的毒性是类似的，没有发现有特殊的药物相关毒性[127]。

除此以外，舒尼替尼对其他少见软组织恶性肿瘤，例如在腺泡状软组织肿瘤（alveolar soft part sarcoma，ASPS）中也进行了试验性研究。意大利一项非常小规模的研究共对9例ASPS患者给予了舒尼替尼37.5mg每日一次治疗[130]，9例患者中的8例为四肢原发，1例为腹膜后。转移部位主要包括肺、肝脏和骨。其中5例患者获得了PR的疗效，3例患者SD，只有1例患者疾病进展（progressive disease，PD），中位PFS时间为17个月。治疗的毒性包括乏力、甲状腺功能减退、高血压等。同时对这些患者肿瘤样本进行分析，发现PDGFR-β是舒尼替尼抗肿瘤作用的主要靶点，且证实在ASPS肿瘤细胞中存在PDGFR-β/VEGFR2和RET/VEGFR-2轴的共同表达以及物理联系，说明抗血管生成治疗对晚期ASPS患者可能是一种有效的靶向治疗方法[131]。

（三）索拉非尼（sorafenib）

索拉非尼是另外一种既具有抗血管生成，又具有抗增殖作用的多激酶靶向药物[132]，它可以靶向作用于肿瘤细胞和血管内皮细胞上的丝氨酸/苏氨酸激酶及受体酪氨酸激酶，包括和细胞增殖相关的RAF激酶、干细胞因子受体（KIT）、FLT3和RET和肿瘤血管生成相关的血管内皮生长因子受体VEG-FR-2，VEGFR-3和PDGFR-β。

和舒尼替尼类似的抗血管生成作用，使得对其在一些所谓"富血供"或者"高度血管化"的软组织肿瘤，包括血管肉瘤、平滑肌肉瘤、恶性周围神经鞘膜瘤（MPNST）和滑膜肉瘤等中治疗进行了探索[132]。一项在美国开展的多中心Ⅱ期临床

研究共纳入了 147 例晚期软组织肉瘤患者,经过 400mg 索拉非尼治疗后,122 例患者进行疗效评价,总体疗效为 1 例患者 CR,5 例 PR,62 例患者为 SD,其中 37 例患者为血管肉瘤,1 例 CR,4 例 PR,ORR 为 14%,PFS 为 3.8 个月,OS 为 14.9 个月;4 例上皮样血管内皮瘤病中有 3 例患者获得了 SD 疗效;37 例平滑肌肉瘤中,只有 1 例患者 PR,18 例患者 SD,PFS 为 3.2 个月,OS 为 22.4 个月;而在恶性周围神经鞘膜瘤患者中,没有获得 PR。此外,在这项研究中,发现 1 例 MPNST 患者,索拉非尼治疗后有肿瘤退缩且出现明显的囊性变,但未达到 RECIST 缓解的标准,推测其作用机制可能和体外试验证实索拉非尼通过作用于 B-RAF 方式来抑制 MAPK 信号通路、阻止 MPNST 细胞在 G1 期有关。但是也发现有些血管肉瘤患者在因为疾病进展或者毒性停用索拉非尼之后,出现肿瘤激惹现象,这种现象可能和 VEGF 抑制后反馈性水平升高相关。

从美国 II 期临床研究结果看起来,索拉非尼对血管肉瘤似乎有一定疗效,基于此研究的初步疗效,法国肉瘤协作组采用最优 Simon 二阶段法设计了一项只纳入血管肉瘤的 II 期试验[133],共纳入了 41 例患者,其中 26 例为表浅血管肉瘤(A 组),15 例为内脏原发血管肉瘤(B 组),研究终点设定为 9 个月的 PFS 率。结果显示,在 23 例可评价的表浅血管肉瘤患者中,4 个月的 ORR 为 14.4%,9 个月的 ORR 为 0;15 例内脏血管肉瘤患者中,未观察到客观缓解。A 组患者的中位 PFS 为 1.8 个月,B 组为 3.8 个月,中位 OS 分别为 12 个月和 9 个月;在既往未行化疗患者中 PFS 为 2.0 个月,而既往行化疗患者为 1.9 个月,中位 OS 分别为 9.7 个月和 9 个月。在对患者的亚组分析发现,既往接受过一线或者二线化疗的患者和初治患者相比,复治患者更能从索拉非尼治疗中获益;浅表血管肉瘤和内脏肉瘤患者使用索拉非尼的疗效相似。该研究所进行的分子生物标记物的拓展性分析,也没有发现 VEGFA 的 SNP 表型以及 KDR 的突变和索拉非尼的疗效有相关性。

尽管多中心前瞻性临床研究未能证实索拉非尼在转移性软组织肉瘤中治疗疗效,特别是在一些"富血供"肿瘤,包括血管肉瘤和上皮样血管内皮瘤,以及依赖于 Raf 信号通路的 MPNST,但是仍有一些回顾性研究发现索拉非尼对软组织肿瘤的临床获益。例如在奥地利的一项回顾性研究中[134],共收集了 33 例常规化疗无效的软组织肉瘤患者,76% 的患者曾接受 2 线以上的化疗,52% 曾接受放疗,一半以上患者为平滑肌肉瘤,其他包括少见的软组织肿瘤。在 18 例平滑肌肉瘤中,中位接受索拉非尼治疗至失败的时间为 92 天,而其他类型的软组织肿瘤为 45 天,总体上,有 1/3 的患者从索拉非尼治疗中获益:4 例患者获得 PR,6 例患者疾病稳定。因此此回顾性分析也显示对于曾反复接受放化疗的患者,特别是平滑肌肉瘤,在临床上也可以考虑试用索拉非尼治疗。

(四) 西地尼布(cediranib,AZD2171)

也是一种抗血管生成的口服 TKI,主要靶向于肿瘤血管生成,靶点包括 VEGFR-1、VEGFR-2、VEGFR-3,主要针对 VEGFR-2,其他的靶点还包括 PDGFR-α,PDGFR-β,c-kit 等,和其他兼有抗肿瘤血管生成和抗增殖作用的口服 TKI 而言,西地尼布对 VEGFR-2 的选择性更强,在 VEGF 受体中,VEGFR-2 是主要介导肿瘤血管生成效应[135]。

在一项 II 期临床研究中,采用功能影像学方法评价西地尼布在晚期难治性胃肠道间质瘤和软组织肿瘤(主要是腺泡状软组织肉瘤)的抗肿瘤活性[136],该研究共纳入 34 例患者,其中 GIST 为 24 例,10 例为软组织肉瘤(6 例腺泡状软组织肉瘤),给予 45mg/d 西地尼布治疗,首要研究终点为难治性 GIST 患者采用[18]FDG-PET 在基线、治疗后第 8 天和治疗后 4 周的标准摄取值最大值(SUVmax)变化,次要研究终点包括在第 8 天和 4 周时 GIST 患者 PET-CT 评价标准评价的疗效,以及每 12 周按照 RECIST 1.0 标准评价的 GIST 和 STS 患者的疗效。研究结果显示在 24 例可评价疗效的难治性 GIST 中,在治疗后第 8 天有 3 例患者获得 PET 评价的部分代谢缓解(partial metabolic response,PMR),第 29 天为 4 例,但是这些患者都没有获得 RECIST 评价的 PR;此外,有 67% 和 50% 的 GIST 患者在 D8 和 D29 获得了 PET 评价的疾病代谢稳定(Stable Metabolic Disease,SMD)。在 10 例 ASPS 患者中,有 4 例患者获得了 RECIST 评价的 PR,SD 的患者为 3 例,因此对于 ASPS 这种在年轻人好发,且生物学相对惰性的软组织肿瘤而言,西地尼布显示出明确的抗肿瘤活性,因此,在后续临床探索中开展了只针对 ASPS 患者的 II 期临床研究以证实该药物的确切疗效。

在 2013 年发表的一项 II 期临床试验[137],该研究共招募了 46 例晚期、无法进行手术切除的 ASPS 患者,给予西地尼布 30mg,每天一次治疗,28 天为 1 周期,共 43 例患者可评价疗效。其中 15 例(35%)患者获得了 PR 的疗效,26 例患者疾病稳定,6 个月时的疾病控制率为 84%。和药物相关的常见不良反应为高血压、腹泻、转氨酶升高、蛋白尿、甲状腺功能减退等。和血管生成相关的基因如 ANGPT2、FLT1、FOLH1、ESM-1 和 KDR,经过西地尼布治疗后,其表达在肿瘤活检组织中表达下降,而 CCL2、CD163、EMILIN2 和 TEK 基因则显示出中度、但是持续性表达增加。因此,鉴于西地尼布在转移性 ASPS 患者中因其较为显著的抗肿瘤活性,一项 II 期临床研究正在 ASPS 患者开展进行舒尼替尼和西地尼布中头对头的比较,该研究目前在进行中,等待研究结果公布。

(五) 贝伐珠单抗

除口服抗血管生成的 TKI 类药物在晚期 STS 患者中得到了较为深入且广泛的研究,第一个得到 FDA 批准的抗血管生成的单克隆抗体-贝伐珠单抗,也有不少临床研究试图拓展其在 STS 患者中的治疗地位。贝伐珠单抗是一种人源化单克隆抗体,其中 93% 为人源,而 7% 来自于鼠源。其主要靶点是针对于 VEGF-A,因 VEGF-A-VEGFR2 构成的促血管生成信号通路在肿瘤的血管生成中发挥着重要作用,通过阻断 VEGF-A 和受体结合进而阻断肿瘤血管生成。

早在 2005 年北美两家中心开展的一项 Simon 二阶段设计的 II 期临床研究[138],旨在评价转移性 STS 患者阿霉素联合贝伐珠单抗的疗效,阿霉素采用 75mg/m²,在累积剂量达到 300mg/m² 之后,加用右丙亚胺治疗至 600mg/m²,贝伐珠单抗应用剂量为 15mg/m²,该方案每 3 周重复,试验首要研究终点为 ORR。在试验第一阶段共入组 17 例患者,如果获得 PR 以上疗效的患者超过 3 个,则进入第二阶段,如果在三个或以下则试验终止。在第一阶段 17 例患者,获得 PR 患者为 2 例,皆为子宫平滑肌肉瘤,总体 ORR 为 12%,获得 SD 的患者为 11例(65%),至中位治疗失败的时间为 4 个月,中位 TTP 为 8 个月,TTF 和 TTP 的差距较大的原因可能在于较多患者因为治疗相关毒性不能耐受继续试验性联合治疗。联合治疗的毒性类似于单药阿霉素,主要包括消化道反应、脱发、中性粒细胞降低等,而贝伐珠单抗导致的不良反应如高血压、蛋白尿、出血等不易观察到,但在该研究中还观察到联合方案心脏毒性明显增加,超过 1/3 的患者出现 2 度 LVEF 下降。因该项临床研究两药联合的疗效甚至不如单药阿霉素的疗效,且心脏毒性有增加的趋势,故是一项失败的临床研究,后续未再对该联合方案进行进一步研究。

鉴于和蒽环类药物联合的疗效和毒性皆不甚如人意,后续的临床研究方向集中在血管肉瘤或者上皮样血管内皮瘤这类血管内皮起源的软组织肿瘤,采用单药或者联合对血管肉瘤治疗有效的细胞毒性药物如紫杉醇。一项 II 期临床研究首先开始了单药贝伐珠单抗的探索[139],该研究共纳入了 32 例转移性或者局部晚期的血管肉瘤或者表皮样血管内皮瘤患者,给予贝伐珠单抗 15mg/kg,每 3 周治疗 1 次。在 30 例可评价疗效的患者中,4 例(17%)患者(2 例血管肉瘤和 2 例表皮样血管内皮瘤)获得了 PR,50% 的患者疾病稳定且平均至疾病进展的时间为 26 周。鉴于单药的疗效较为满意,另一项研究则对单药紫杉醇联合贝伐珠单抗进行了探索,这是一项非对照、开放性 II 期试验[140],分为 2 组,一组(A 组)为单药紫杉醇 90mg/m² d1、8、15,4 周重复,共 6 周期;另一组(B 组)为在化疗的基础上联合贝伐珠单抗 10mg/kg,每 2 周重复,直至疾病进展或不可耐受的毒性,如果 6 周期化疗结束后,疾病仍未进展,可给予贝伐珠单抗 15mg/kg,3 周重复维持治疗直至 PD或不可耐受。该研究首要研究终点为 6 个月 PFS 率,共入组患者数量为 A 组 26 人,B 组 24 人,最常见的原发部位为乳腺(每组 12 人)以及皮肤(每组 3 人);两个研究亚组都达到了试验要求,6 个月时每组未进展的患者均为 14 个,3 个月时客观缓解率在 A 组 58%,在 B 组 28%,两组的 PFS 均为 6.6个月,OS 分别为 A 组 19.5 个月,B 组 15.9 个月,浅表血管肉瘤患者生存优于内脏血管肉瘤患者,PFS 分别为 8.0 个月和 3.6 个月。尽管研究达到了预先设定的终点,但是研究者认为研究数据仍然不能支持紫杉醇联合贝伐珠单抗作为晚期血管肉瘤的标准治疗。

二、胃肠道间质瘤靶向治疗

胃肠道间质瘤(GIST)是一种可能起源于胃肠道起搏细胞-卡哈尔间质细胞(intestinal cells of Cajal,ICCs)的胃肠道非上皮源性、非肌源性、非神经源性的恶性肿瘤。临床上可以表现为全消化道累及,但以胃、小肠 GIST 最多见,其他少见原发部位包括结直肠、食管,发生于消化道之外的 GIST 称之为胃肠道外 GIST,占所有 GIST 的 5% 左右[141],原发于腹腔、肠系膜或腹膜后,以及其他脏器。由于对其发病机制及来源不明,过去一直将此种类型的肿瘤误以为"平滑肌肿瘤"和其他类型的软组织肿瘤,如平滑肌肉瘤、平滑肌瘤和平滑肌母细胞瘤等[142]。直到近 30 年以来,随着免疫组化技术及分子生物学的发展,逐渐认识到 GIST 是一类在免疫组化上肿瘤细胞表达CD117 同时伴有 C-KIT 或 PDGFRA 基因发生功能获得性突变

的恶性间叶源性肿瘤。甲磺酸伊马替尼在治疗晚期 GIST 中获得的革命性突破成为分子靶向治疗的典范。

(一)晚期胃肠道间质瘤的一线治疗

GIST 发生的主要分子生物学机制为 C-KIT 基因或 PDG-FRA(血小板源性生长因子受体)基因突变所致,上述基因突变后导致受体型酪氨酸激酶不依赖于配体的持续性激活,进而使得下游信号传导通路持续活化,细胞发生恶性转化,生长不受机体的调控从而发生恶性 GIST。在 85% ~ 90% 的 GIST中通过分子生物学检测可以发现 C-KIT 或 PDGFRA 基因突变,有 10% ~ 15% 的 GIST 为野生型基因型。甲磺酸伊马替尼(imatinib)是一个选择性酪氨酸激酶小分子抑制剂,其作用靶点主要包括 c-Abl、Bcr-Abl、PDGFR 以及 c-kit。其治疗 GIST主要机制包括:一是特异阻断酪氨酸激酶的活化;二是显著降低配体依赖性生长。伊马替尼通过直接作用于 c-kit 和 PDG-FR 靶点,竞争性抑制酪氨酸激酶活化,在晚期 GIST 治疗中取得了良好的效果。

早在 2001 年,芬兰肿瘤学家 Joensuu 等首次在 1 例转移性 GIST 患者尝试应用伊马替尼治疗[143],结果在药物治疗 1月后,获得了 PET 评价的代谢学完全缓解,MRI 影像提示肿瘤缩小了 52%,肝转移灶的活检从病理学上显示了肿瘤细胞的广泛纤维化、黏液样变性。而此疗效是在既往的药物治疗中闻所未闻,因此,首例患者令人惊讶的疗效开创了 GIST 治疗的新纪元。

2002 年首次报告了由 Dana Farber 癌症中心 Demetri 等开展的一项北美开放、随机对照多中心 II 期临床研究 B2222 试验[144],该研究比较伊马替尼 400mg/天和 600mg/天治疗转移性 GIST 患者的疗效,结果显示 400mg/天和 600mg/天不同剂量水平之间伊马替尼疗效无明显差别,由此该研究确定了伊马替尼 400mg/天的标准治疗剂量,并且伊马替尼治疗的疾病控制率达 83.7%,中位总体生存时间达到 57 个月[145];长期随访结果表明:患者 9 年总体生存率为 35%[146]。基于此临床研究结果,伊马替尼能到了美国 FDA 的批准应用于转移性GIST 的一线治疗。

伊马替尼应用于临床已经有将 10 余年之久,临床效果毋庸置疑非常显著,但是在临床实践和研究过程中,对于如何优化药物的剂量和应用、分子标志物预测治疗疗效一直是探索和研究的目标。在伊马替尼一线治疗的研究进程中,对以下问题进行了相关的临床研究进行探索和回应:①患者的初始治疗是给予标准剂量 400mg/d 还是高剂量 800mg/d? ②采用何种分子标志物预测临床近期和远期疗效? ③药物治疗是否可以中断?

前述 B2222 研究主要是比较 400mg 和 600mg 剂量水平的疗效差异,但是采用低剂量 400mg 还是更高的剂量 800mg 伊马替尼治疗,其安全性和疗效如何是两项大规模 III 期临床研究的主要目标。在北美和欧洲分别进行了 Intergroup S0033 和EORTC 62005 两项研究[147,148],主要评价每日 1 次 400mg 和每日 2 次 400mg 格列卫治疗晚期 GIST 的有效性和安全性的区别。两组研究的结果都显示在高剂量的 800mg 组,有效率和总生存期没有明显的增加,在欧洲的临床研究中,800mg 组无进展生存时间有改善[149],也得到了随后对此两项临床试验

的荟萃分析所证实。荟萃分析发现，患者接受 800mg 伊马替尼治疗和 400mg 相比，无进展生存时间从 19 个月延长至 23 个月，但是总生存期差别不大，原因可能在于患者 400mg 无效后交叉至 800mg 治疗有关。在两项研究中，允许采用 400mg 治疗失败的患者交叉到 800mg 高剂量组，大约为 30% 左右 400mg 失败的患者给予 800mg 治疗后能够获得疾病的控制，疾病得到控制的时间在 2.7～5 个月，生存期大约为 1 年半[148,149]。治疗相关的毒性在接受高剂量治疗后可能加重，因此选择接受高剂量治疗的患者宜慎重。两项研究结果说明对于患者的初始治疗 400mg/d 即可，如果病情进展可以通过增加剂量使一部分患者再次获益。但在中国 GIST 患者中，伊马替尼 400mg/d 治疗失败后，考虑到人种的差异，是否能耐受 800mg/d 剂量水平，北京肿瘤医院李健等的研究显示增加伊马替尼剂量至 600mg/d 后获得与上述两项研究类似的结果[150]，但中国患者对伊马替尼 800mg/d 耐受性差。因此，NCCN 和 ESMO 制订的指南推荐伊马替尼 400mg/d 治疗失败后可增加剂量至 800mg/d；而《中国胃肠间质瘤诊断治疗专家共识(2011 年版)》推荐伊马替尼 400mg/d 治疗失败后应优先增加剂量至 600mg/d。

在分子标志物疗效预测的研究中发现，C-KIT 基因的突变类型能够预示伊马替尼治疗的疗效和患者的生存，早在 2003 年，Heinrich 等在一项 Ⅱ 期临床研究中已经发现 C-KIT 基因的突变状态和伊马替尼的敏感性有关[151]。C-KIT 基因 11 号外显子突变迄今已知是最常见的基因突变类型，将近 2/3 的患者表现为 11 号外显子突变，其次是 9 号外显子突变，18% 的患者可有此基因型，C-KIT 基因 13 号、17 号外显子和 PDGFRA 基因 12 和 18 号外显子突变的发生较少见，分别占 1.6%、1.6%、0.8% 和 3.6%。在 11 号外显子突变的患者，对 400mg 伊马替尼的缓解率可高达 83.5%，而 9 号外显子突变的患者只有 47.8% 对伊马替尼敏感，在生存期上同样也表现出了具有 11 号外显子突变状态的患者生存要优于 9 号外显子突变的患者及野生型(无基因突变型)患者。但是对于 9 号外显子突变的患者，如果给予高剂量即 800mg 伊马替尼治疗，患者能够从中获益，一项研究的亚组分析表明[152]，9 号外显子突变患者能够从 400mg 剂量增加至 800mg 剂量治疗中获益，无进展生存时间从 6 个月延长至 19 个月，有效率从 17% 增加到 67%。因此，晚期 GIST 患者在进行伊马替尼治疗之前进行 C-KIT 基因或 PDGFRA 基因突变状态的检测，有助于选择最佳的剂量进行治疗，对于提高治疗成功的机会及预测患者的疗效将有很大的作用。

靶向治疗不同于传统细胞毒性药物治疗可能在于靶向药物更多扮演的是一种细胞静止剂，即使获得完全缓解的患者也需要长期治疗，一旦停药仍然会发生疾病进展。法国协作组的一项 BFR14 研究拟从药物治疗周期上判断得到伊马替尼控制的晚期 GIST 患者，中断药物治疗对患者的疾病是否有影响。在该研究中，将伊马替尼治疗后 1 年、3 年和 5 年这三个不同时间点疾病获得控制的患者，重新进行随机化，一组患者不接受伊马替尼治疗，给予观察随访，另外一组患者连续接受治疗。研究结果发现，在 1 年时间点停药后 19 个月的时间内，中断治疗组有 81% 的患者发生疾病进展，中断治疗组疾病发生进展的时间随机后只有 6 个月，而连续治疗组的患者在

18 个月[153]；而在 3 年时停药重新随机化的患者为 50 例，经过中位时间为 35 个月的随访显示在连续治疗组 2 年的 PFS 率为 80%，而在中断组为 16%(P<0.001)[154]。在因为中断治疗而致进展的患者，重新开始伊马替尼治疗仍然可以得到疾病缓解。因此该研究说明在伊马替尼治疗获得临床疗效之后，不应中断伊马替尼治疗，而应该维持其治疗。有的临床研究还发现，即使患者疾病出现进展，继续给予伊马替尼治疗仍然能够延缓疾病的进展，延长患者的生存时间。

(二) 伊马替尼耐药后的治疗

1. 一线治疗晚期 GIST 患者的中位无进展时间在 20～24 个月之间，而 C-KIT 基因 9 号外显子突变或者野生型患者，无进展生存时间则可能更短。部分无效的患者在服用伊马替尼治疗后的 3～6 个月即出现疾病进展，称为伊马替尼原发性耐药[155]。对于伊马替尼治疗无效的患者，现有的二线标准治疗是另一种多靶点酪氨酸激酶抑制剂-舒尼替尼。苹果酸舒尼替尼(SU011248,SUTENT ®)，对于血小板衍生生长因子受体(PDGFRA 和 PDGFRB)、血管内皮生长因子受体(VEGFR1、VEGFR2 和 VEGFR3)、干细胞因子受体(c-kit)、Fms 样酪氨酸激酶-3(FLT3)、1 型集落刺激因子受体(CSF-1R)和神经胶质细胞系衍生的神经营养因子受体(RET)是一种强效抑制剂。体外试验结果表明舒尼替尼能抑制表达失调的靶向受体酪氨酸激酶(PDGFR、RET 或 KIT)的肿瘤细胞生长，体内试验结果表明其能抑制 PDGFR B 和 VEGFR2 依赖的肿瘤新生血管形成[126]。

在伊马替尼治疗失败或不能耐受的患者中进行了一项 Ⅲ 期随机、双盲、安慰剂对照的多中心研究[126]，两组患者分别采用舒尼替尼和安慰剂治疗，在舒尼替尼治疗组，获得缓解的患者为 7%，疾病稳定的患者为 58%，在安慰剂组缓解率为 0%，稳定率为 48%，至肿瘤进展时间在舒尼替尼治疗组为 27.3 周，而安慰剂组为 6.4 周，同样在总生存期上舒尼替尼也明显优于安慰剂，因此舒尼替尼作为晚期 GIST 患者的二线治疗很快得到了药监部门的批准应用于临床治疗。和舒尼替尼治疗相关的常见不良反应包括乏力、腹泻、高血压、皮肤变黄、手足综合征、骨髓抑制、恶心和呕吐等，其他还包括心脏射血分数下降、甲状腺功能减退等。多为轻度，可耐受且可通过减低剂量、中断治疗或常规医疗处理控制的。较为严重的不良反应主要为消化道出血、心功能受损等[156]。在治疗的过程中，应该严密监测患者的不良反应，及时给予患者积极的对症处理以及进行药物剂量的调整。

和伊马替尼一线治疗相似的是，C-KIT 基因的突变状态也能预测舒尼替尼治疗的效果。如果原发病灶的基因型为 9 号外显子突变或者是野生型的患者[157]，对舒尼替尼二线治疗的效果较好，无进展生存时间可以维持在 19 个月左右，而对于 11 号外显子突变的患者，无进展生存时间则只有 5.1 个月。而如耐药病灶出现的继发性突变，则以 13、14 号外显子突变的患者优于 17、18 号外显子突变的患者，无进展生存时间分别为 7.8 个月和 2.3 个月。

2. 如果患者对伊马替尼和舒尼替尼皆发生耐药，后续的药物如何选择？

(1) Nilotinib 是新一代酪氨酸激酶抑制剂，目前用于治

疗对伊马替尼耐药的慢性粒细胞性白血病（CML），同时该药还可能有其他多种治疗潜能。Nilotinib是由伊马替尼的分子结构改进而来的，对 BCR-ABL 激酶活性有更强的选择性，对酪氨酸激酶的抑制作用较伊马替尼强 30 倍，因此，Nilotinib 可抑制对伊马替尼耐药的 BCR-ABL 突变型的激酶活性，此外，Nilotinib 还能抑制 KIT 和 PDGFR 激酶活性[158]。一项日本的Ⅱ期研究显示[159]，在 35 例对伊马替尼和舒尼替尼都发生耐药的 GIST 患者，24 周的疾病控制率为 29%，中位 PFS 时间为113 天，中位生存期为 310 天。

（2）索拉非尼是一种多激酶抑制剂，其靶向作用于肿瘤细胞及肿瘤血管上的丝氨酸/苏氨酸激酶及受体酪氨酸激酶，这些激酶包括 RAF 激酶、VEGFR-2、VEGFR-3、血小板源性生长因子受体 β（PDGFR-β）、KIT、FLT-3 和 RET。索拉非尼具有双重抗肿瘤效应[160]，一方面，它可以通过抑制 RAF/MEK/ERK 信号传导通路，直接抑制肿瘤生长；另一方面，它又可通过抑制 VEGFR 和 PDGFR 而阻断肿瘤新生血管的形成，间接抑制肿瘤细胞生长[161]。欧洲和美国的一项回顾性Ⅱ期临床研究显示[162]，对伊马替尼、舒尼替尼和尼洛替尼均耐药的124 例 GIST 患者，采用索拉非尼 400mg 每日两次治疗，12 例（10%）患者获得肿瘤缓解，70 例（57%）患者疾病稳定，中位PFS 为 6.4 个月，中位 OS 为 13.5 个月。因此对于这类患者，既能抑制 c-kit 靶点抗增殖还能起到抗肿瘤血管生成的索拉非尼似乎显示出更好的疗效。

（3）索拉非尼的临床疗效推动了其姐妹药物瑞格非尼在转移性 GIST 患者三线治疗的临床研究，瑞格非尼和索拉非尼的作用机制较为类似，除了索拉非尼前述的主要靶点之外，它还能抑制肿瘤微环境相关的靶点，包括 PDGFR 及 FGFR[163]。Ⅱ期临床研究显示瑞格非尼单药对于常规治疗失败的三线治疗 GIST 患者，可以得到 10 个月的 PFS，基于此研究结果，开展了一项名为 GRID 的全球多中心Ⅲ期随机对照研究[164]，结果显示在瑞格非尼治疗组中位 PFS 为 4.8 个月，而在安慰剂组为 0.9 个月（HR=0.27，P<0.0001），3 个月和 6 个月的 PFS 率分别为 60% 和 38%，而研究者评估的中位 PFS 分别为 7.4 个月和 1.7 个月（HR=0.22，P<0.0001）。在 COX 比例风险回归模型进行的亚组分析中，发现无论是 11 号外显子突变还是9 号外显子突变，其获益基本上是类似的，HR 分别为 0.21 和0.24。在近期疗效中，没有获得 CR 的患者，PR 患者在瑞格非尼组和对照组分别为 4.5% 和 1.5%，更具有临床意义的疾病控制率在两组分别为 52.6% 和 9.1%。和瑞格非尼相关的常见毒性为手足皮肤反应，瑞格非尼组 56% 的患者发生，其他还包括高血压（49%）、腹泻（40%）、乏力（39%）、口腔炎（38%）和脱发（24%）等。此项研究显示在转移性 GIST 患者的末线治疗中，瑞格非尼显示出良好的抗肿瘤活性，基于此结果，FDA 批准瑞格非尼应用于临床治疗伊马替尼和舒尼替尼失败的转移性 GIST。

（三）术后辅助治疗

对局限性的病灶进行完整手术切除之后，具有高危因素、特别是肿瘤较大的胃肠道间质瘤患者应进行术后辅助治疗，业已进行的临床试验初步结果显示术后伊马替尼辅助治疗能够降低手术后复发机会，延长无病生存时间。这类患者给予

伊马替尼治疗的目的是通过药物的作用以延迟或者预防已完全切除的肿瘤复发，从而延长患者的生存。

辅助治疗的证据主要来自于两项Ⅲ期随机对照临床研究，第一项研究是美国外科医师协会（ACOSOG）Z9001 临床试验[165]，该研究共入组 713 例局限性并接受根治性切除术、肿瘤直径≥3cm 且 C-KIT 阳性的 GIST 患者，比较伊马替尼400mg 治疗 1 年与安慰剂的疗效和安全性。患者随机进入治疗组（359 例）和对照组（354 例），分别为 1 年的伊马替尼治疗或安慰剂对照，对照组一旦发生进展则开始伊马替尼治疗，中位随访时间 19.7 月。该研究结果显示，和对照组相比，给予伊马替尼辅助治疗能显著提高 1 年 RFS（HR=0.35，P<0.01），两组 OS 相似，可能与随访时间较短和研究设计上允许交叉换组有关。进一步分析显示，在肿瘤直径>6cm 的患者中，治疗组的 RFS 优势更明显。在 2010 年 ASCO 年会中公布了 Z9001 的后续随访结果[166]，显示 2 年 RFS 在伊马替尼组和对照组分别为 91% 和 65%（P<0.01），2014 年发表的随访 74个月结果显示[167]，伊马替尼组和对照组相比更具有 RFS 优势（HR=0.6，P<0.01），因此说明 1 年伊马替尼治疗的效应可以延续至术后 2 年甚至更长时间。但在 Z9001 研究中，即使在长达 6 年的随访中，也未观察到 OS 的获益[167]。

另一项大型Ⅲ期 RCT 研究为来自德国与北欧国家的 SS-GXⅧ/AIO 研究。该研究旨在进一步比较伊马替尼辅助治疗3 年和治疗 1 年的疗效，该研究入选的患者和 Z9001 研究不同的是，只有确定为高危复发风险的患者才能入选。结果显示 3 年伊马替尼治疗和 1 年相比，具有更高的 RFS 率，分别为86.6% 和 60.1%；而且改善了患者的 5 年 OS 率，5 年 OS 率分别为 92.0% 和 81.7%（P=0.02）。因此基于此研究，推荐术后具有高危复发风险的患者至少给予 3 年伊马替尼辅助治疗。但在此研究中，疾病特异性生存（disease-specific survival，DSS）在 2 组间的差别无统计学显著意义，分别为 95.1% 和88.5%（P=0.09），还需要延长随访时间以确定辅助治疗是否有真正意义的 DSS 获益。

尽管有两项Ⅲ期 RCT 研究结果明确告诉我们，术后应该给予伊马替尼进行辅助治疗，但是也只是部分回答了辅助治疗的相关问题，依然还有一些悬而未决的问题等待临床研究证实[168]，一是具有哪些临床特征或者分子特征的患者应该接受辅助治疗；二是确切的临床获益到底体现在何处，DFS 还是OS 获益？三是最佳的治疗时限是多长？

毫无疑问，确定哪类患者进行术后辅助治疗是一个谨慎的选择过程，一般而言，具有高危因素的患者，例如肿瘤>10cm 或核分裂象>10/50HPF、肿瘤>5cm 且核分裂象>5/50HPF，推荐进行术后辅助治疗，Z9001 研究结果显示，对于肿瘤大小超过 6cm 的患者，术后辅助伊马替尼治疗获益较为明显，而在该研究入选条件中肿瘤≥3cm 即可，按照新的结合肿瘤大型、核分裂象以及原发部位的风险分级，发现有 50% 的患者为低危复发风险患者，因此在对照组中有 70% 的患者仅凭手术即可治愈[167]。参与辨别的因素除了患者肿瘤的大小和核分裂象之外，肿瘤的发生部位也是一个重要的参考因素，应该区别对待胃原发和小肠原发的患者，原发于胃的胃肠道间质瘤预后要好于原发于小肠的患者，例如原发于胃的肿瘤在5~10cm，但是核分裂象≤5/50HPF，这类患者的复发风险较

低（≤5%），而原发于小肠的患者，如果肿瘤<5cm，但是核分裂象较高，超过5/50HPF，则此类患者应该建议接受伊马替尼的辅助治疗[169]。实际上，对于判别哪类患者进行术后辅助治疗至关重要，目前尚没有一个统一的标准。承上所言，高度复发风险的患者推荐进行术后辅助治疗，部分中度风险的患者结合具体情况也可考虑进行辅助治疗。

除临床特征以外，在转移性GIST患者，C-KIT和PDGFRA基因突变类型可以指导伊马替尼治疗，但是在辅助治疗中GIST患者的基因型是否可以指导治疗呢？Z9001研究发现，11号外显子任何类型突变均可获益，但是11号外显子的插入或点突变、9号外显子突变、PDGFRA突变和野生型患者则获益不明显[167]。SSGXⅧ/AIO研究结果显示11号外显子突变的患者更能从长时间伊马替尼辅助治疗中获益[170]。尽管有这些临床证据可以佐证依据基因型可以协作是否给予伊马替尼辅助治疗，但是亚组分析的结果是否作为选择治疗的依据，此外有些亚组患者的数量非常少，亚组结果是否具有可信性，值得进一步进行验证。例如对于C-KIT基因9号外显子突变的术后患者，没有依据证明800mg/d辅助治疗的剂量水平对这些患者能够带来长期的生存受益，而对PDGFRA基因18号外显子非D842V突变的患者，有相当部分的胃间质瘤患者属于此基因型，也无法说明其对辅助治疗和C-KIT突变的患者具有相似的敏感性。因此结合患者的基因型以及术后复发风险分级，是下一步对于高危或者中危患者精确选择的研究方向。

在Z9001和SSGXⅧ/AIO研究中，伊马替尼辅助治疗组都能得到RFS获益，但是OS获益并不显著[165,170]。EORTC 62024研究是接受R0或R1切除的中-高危GIST患者接受术后立即伊马替尼辅助治疗对比术后观察的Ⅲ期RCT研究[171]，908名患者随机分配到术后接受2年伊马替尼辅助治疗或者术后观察组，即复发或转移后再接受伊马替尼治疗，伊马替尼治疗组患者和观察组相比，3年和5年的RFS分别为84% vs 66%和69% vs 63%，但是研究特别定义的5年伊马替尼无失败生存时间（Imatinib failure-free survival，IFFS）则分别为87%和84%（HR=0.79，P=0.21），5年的OS分别为100%和99%。因此该研究结果部分说明手术后不立即给予伊马替尼辅助治疗，而是等待复发后治疗总生存影响不明显。因此，从这些Ⅲ期研究的长期生存结果给我们带来了思考，究竟伊马替尼辅助治疗是阻止了复发还是推迟复发，而无论是伊马替尼辅助治疗还是复发转移后给予一线治疗似乎对总生存影响不大，这些都值得在今后的临床研究中进一步阐明。

从治疗时间方面来讲，伊马替尼辅助治疗的时限目前仍不清楚，根据Z9001和SSGXⅧ/AIO研究结果[165,170]，目前证据仅显示1年和3年伊马替尼治疗对降低无复发生存有益，对高危复发风险患者，建议至少3年伊马替尼辅助治疗，而在Z9001和SSGXⅧ/AIO研究中，都可以观察到停药后3年内复发率再次升高的趋势，因此说明即使长达3年辅助治疗的患者，在停药后仍面临着高复发的风险，因此对这类患者是否需要延长辅助治疗时间仍存争议，一项多中心Ⅱ期临床试验-PERSIST研究评价高危复发风险患者给予5年伊马替尼辅助治疗可能在得到长期随访结果时能部分回答此问题。

（陈治宇）

参 考 文 献

1. Weiss SW, Goodblum JR. Enzinger and Weiss's Soft Tissue Tumors. 5th ed. St Lousi：Mosby CV，2008.

2. Miettinen M. Diagnostic soft tissue pathology. Churchill Livingstone，2003.

3. Enzinger FM，Lattes R，Torloni R. Hisotlogical tying of soft tissue tumors，No. 3. World Heath Organization，Geneva，1969.

4. Weiss SW. Histological Typing of Soft Tissue Tumors. 2nd ed. New York，NY：Spinger-Verlag，1994.

5. Fletcher CDM，Unni KK，Mertens F. World Health Organization Classification of Tumours. Pathology and Genetics of Tumours of Soft Tissue and Bone. Lyon：IARCP Press，2002.

6. Fletcher CDM，Bridge JA，Hogendoorn PCW，Mertens F. World Health Organization Classification of Soft Tissue and Bone Tumours. Lyon：IARCP Press，2013.

7. 王坚，朱雄增. 2013版WHO软组织肿瘤新分类解读. 中华病理学杂志，2013，42：363-365.

8. 喻林，王坚. 软组织肿瘤的新类型和新亚型. 中华病理学杂志，2013，42：628-633.

9. Zelger BG，Zelger B，Steiner H，Rütten A. Sclerotic lipoma：lipomas simulating sclerotic fibroma. Histopathology，1997，31：174-181.

10. Lae ME，Pereira PF，Keeney GL，et al. Lipoblastoma-like tumour of the vulva：report of three cases of a distinctive mesenchymal neoplasm of adipocytic differentiation. Histopathology，2002，40：505-609.

11. de Feraudy S，Flethcher CDM. Fibroblastic connective tissue nevus：a rare cutaneous lesion analyzed in a series of 25 cases. Am J Surg Pathol，Am J Surg Pathol，2012，36：1509-1515.

12. Fetsch JF，Brinsko RW，Davis CJ Jr，et al. A distinctive myointimal proliferation（'myointimoma'）involving the corpus spongiosum of the glans penis：a clinicopathologic and immunohistochemical analysis of 10 cases. Am J Surg Pathol，2000，24：1524-1530.

13. Iwasa Y，Fletcher CDM. Distinctive prepubertal vulval fibroma：a hitherto unrecognized mesenchymal tumor of prepubertal girls：analysis of 11 cases. Am J Surg Pathol，2004，28：1601-1608.

14. Vargas SO. Fibrous umbilical polyps：a distinct fasciitis-like proliferation of early childhood with a marked male predominance. Am J Surg Pathol，2001，25：1438-1442.

15. Mariño-Enríquez A，Fletcher CD. Angiofibroma of soft tissue：clinicopathologic characterization of a distinctive benign fibrovascular neoplasm in a series of 37 cases. Am J Surg Pathol，2012，36：500-508.

16. Iwata J，Fletcher CD. Lipidized fibrous histiocytoma：clinicopathologic analysis of 22 cases. Am J Dermatopathol，2000，22：126-134.

17. Kutzner H，Mentzel T，Palmedo G，et al. Plaque-like CD34-

positive dermal fibroma ("medallion-like dermal dendrocyte hamartoma"): clinicopathologic, immunohistochemical, and molecular analysis of 5 cases emphasizing its distinction from superficial, plaque-like dermatofibrosarcoma protuberans. Am J Surg Pathol, 2010, 34:190-201.

18. Carter JM, Weiss SW, Linos K, et al. Superficial CD34-positive fibroblastic tumor: report of 18 cases of a distinctive low-grade mesenchymal neoplasm of intermediate (borderline) malignancy. Mod Pathol, 2014, 27:294-302.

19. Takahashi Y, Shimizu S, Shiva T, et al. Plexiform angiomyxoid myofibroblastic tumor of the stomach. Am J Surg Pathol, 2007, 31:724-728.

20. Sabater-Marco V, Pérez-Vallés A, Berzal-Cantalejo F, et al. Sclerosing dermatofibrosarcoma protuberans (DFSP): an unusual variant with focus on the histopathologic differential diagnosis. Int J Dermatol, 2006, 45:59-62.

21. Llatjós R, Fernández-Figueras MT, Díaz-Cascajo C, et al. Palisading and verocay body-prominent dermatofibrosarcoma protuberans: a report of three cases. Histopathology, 2000, 37:452-455.

22. Wang J, Yang W. Pigmented dermatofibrosarcoma protuberans with prominent meningothelial-like whorls. J Cutan Pathol, 2008, 35 (Suppl. 1):65-69.

23. Mosquera JM, Fletcher CD. Expanding the spectrum of malignant progression in solitary fibrous tumors: a study of 8 cases with a discrete anaplastic component—is this dedifferentiated SFT? Am J Surg Pathol, 2009, 33:1314-1321.

24. Mariño-Enríquez A, Wang WL, Roy A, et al. Epithelioid inflammatory myofibroblastic sarcoma: an aggressive intra-abdominal variant of inflammatory myofibroblastic tumor with nuclear membrane or perinuclear ALK. Am J Surg Pathol, 2011, 35:135-144.

25. Nascimento AF, Bertoni F, Fletcher CDM. Epithelioid variant of myxofibrosarcoma: expanding the clinicomorphologic spectrum of myxofibrosarcoma in a series of 17 Cases. Am J Surg Pathol, 2007, 31:99-105.

26. Miller K, Goodlad JR, Brenn T. Pleomorphic Dermal Sarcoma. Adverse histologic features predict aggressive behavior and allow distinction from atypical fibroxanthoma. Am J Surg Pathol, 2012, 36:1317-1326.

27. Bavikatty NR, Goldblum JR, Abdul-Karim FW, et al. Florid vascular proliferation of the colon related to intussusception and mucosal prolapse: potential diagnostic confusion with angiosarcoma. Mod Pathol, 2001, 14:1114-1118.

28. Requena L, Kutzner H, Mentzel T. Acquired elastotic hemangioma: A clinicopathologic variant of hemangioma. J Am Acad Dermatol, 2002, 47:371-376.

29. Brenn T, Fletcher CD. Cutaneous epithelioid angiomatous nodule: a distinct lesion in the morphologic spectrum of epithelioid vascular tumors. Am J Dermatopathol, 2004, 26:14-21.

30. Martel M, Cheuk W, Lombardi L, et al. Sclerosing angiomatoid nodular transformation (SANT): report of 25 cases of a distinctive benign splenic lesion. Am J Surg Pathol, 2004, 28:1268-1279.

31. Doyle LA, Fletcher CD. Peripheral hemangioblastoma: clinicopathologic characterization in a series of 22 cases. Am J Surg Pathol, 2014, 38:119-127.

32. Montgomery E, Epstein JI. Anastomosing hemangioma of the genitourinary tract. A lesion mimicking angiosarcoma. Am J Surg Pathol, 2009, 33:1364-1369.

33. Yu L, Lao IW, Wang J. Giant cell angioblastoma of bone: four new cases provide further evidence of its distinct clinical and histopathological characteristics. Virchows Arch, 2015, 467:95-103.

34. Jo VY, Mariño-Enríquez A, Fletcher CD. Epithelioid rhabdomyosarcoma: clinicopathologic analysis of 16 cases of a morphologically distinct variant of rhabdomyosarcoma. Am J Surg Pathol, 2011, 35:1523-1530.

35. Liegl B, Bennett MW, Fletcher CDM, Microcystic/reticular schwannoma: a distinct variant with predilection for visceral locations. Am J Surg Pathol, 2008, 32:1080-1087.

36. Gibson JA, Hornick JL. Mucosal Schwann cell "hamartoma": clinicopathologic study of 26 neural colorectal polyps distinct from neurofibromas and mucosal neuromas. Am J Surg Pathol, 2009, 33:781-787.

37. Plaza JA, Wakely Jr PE, Suster S. Lipoblastic nerve sheath tumors: report of a distinctive variant of neural soft tissue neoplasm with adipocytic differentiation. Am J Surg Pathol, 2006, 30:337-344.

38. Woodruff JM, Scheithauer BW, Kurtkaya-Yapicier O, et al. Congenital and childhood plexiform (multinodular) cellular schwannoma: a troublesome mimic of malignant peripheral nerve sheath tumor. Am J Surg Pathol, 2003, 27:1321-1429.

39. Deyrup AT, Althof P, Zhou M, et al. Paraganglioma-like dermal melanocytic tumor: a unique entity distinct from cellular blue nevus, clear cell sarcoma, and cutaneous melanoma. Am J Surg Pathol, 2004, 28:1579-1586.

40. Lazar AJ, Fletcher CD. Distinctive dermal clear cell mesenchymal neoplasm: clinicopathologic analysis of five cases. Am J Dermatopathol, 2004, 26:273-279.

41. Miettinen M, Dow N, Lasota J, Sobin LH. A distinctive novel epitheliomesenchymal biphasic tumor of the stomach in young adults ("gastroblastoma"): a series of 3 cases. Am J Surg Pathol, 2009, 33:1370-1377.

42. Alaggio R, Ninfo V, Rosolen A, et al. Primitive myxoid mesenchymal tumor of infancy. A clinicopathologic report of 6 cases. Am J Surg Pathol, 2006, 30:388-394.

43. Shilo K, Miettinen M, Travis WD, et al. Pulmonary microcystic fibromyxoma: Report of 3 cases. Am J Surg Pathol, 2006, 30:1432-1435.

44. Thway K, Nicholson A, Lawson K, et al. Primary pulmonary myxoid sarcoma with EWSR1-CREB1 fusion: a new tumor en-

tity. Am J Surg Pathol,2011,35:1722-1732.

45. Vergara-Lluri ME,Stohr BA,Puligandla B,et al. A novel sarcoma with dual differentiation:clinicopathologic and molecular characterization of a combined synovial sarcoma and extraskeletal myxoid chondrosarcoma. Am J Surg Pathol,2012,36:1093-1098.

46. Cate F,Bridge JA,Crispens MA,et al. Composite uterine neoplasm with embryonal rhabdomyosarcoma and primitive neuroectodermal tumor components:rhabdomyosarcoma with divergent differentiation, variant of primitive neuroectodermal tumor,or unique entity? Hum Pathol,2013,44:656-663.

47. Lewis JT,Oliveira AM,Nascimento AG,et al. Low-grade sinonasal sarcoma with neural and myogenic features:a clinicopathologic analysis of 28 cases. Am J Surg Pathol,2012;36:517-525.

48. Mangham DC,Kindblom LG. Rarely metastasizing soft tissue tumours. Histopathology,2014,64(1):88-100.

49. Greenlee RT,Hill-Harmon MB,Murray T,et al. Cancer statistics,2001. CA Cancer J Clin,2001,51:15-36.

50. Jemal A,Siegel R,Ward E,et al. Cancer statistics,2008. CA Cancer J Clin,2008,58:71-96.

51. Olsson H. A review of the epidermiology of soft tissue sarcoma. Acta Orthop Scand (suppl 285),1999,70:8-19.

52. Kowal-Vern A,Criswell BK. Burn scar neoplasms:a literature review and statistical analysis. Burns 2005,31:403-413.

53. Pass HI,Lott D,Lonardo F,et al. Asbestos exposure,pleural mesothelioma,and serum osteopontin levels. N Engl J Med,2005,353:1564-1573.

54. Falk H,Thomas LB,Popper H,et al. Hepatic angiosarcoma associated with androgenic-anabolic steroids. Lancet,1979,2:1120-1123.

55. Eriksson M,Hardell L,Adami HO. Exposure to dioxins as a risk factor for soft tissue sarcoma:a population-based case-control study. J Natl Cancer Inst,1990,82:486-490.

56. Kirkpatrick CJ,Alves A,Kohler H,et al. Biomaterial-induced sarcoma. A novel model to study preneoplastic change. Am J Pathol,2000,156:1455-1467.

57. Jennings TA,Peterson L,Axiotis CA,et al. Angiosarcoma associated with foreign body material. A report of three cases. Cancer,1988,62:2436-2444.

58. Laskin WB,Silverman TA,Enzinger FM. Postradiation soft tissue sarcomas. An analysis of 53 cases. Cancer, 1988, 62:2230-2240.

59. Kirova YM,Vilcoq JR,Asselain B,et al. Radiation-induced sarcomas after radiotherapy for breast carcinoma:a large-scale single-institution review. Cancer,2005,104:856-863.

60. Matoso A,Epstein JI. Epithelioid Angiosarcoma of thebladder:a series of 9 cases. Am J Surg Pathol,2015,39:1377-1382.

61. Xi M,Liu MZ,Wang HX,et al. Radiation-induced sarcoma in patients with nasopharyngeal carcinoma:a single-institution study. Cancer,2010,116:5479-5486.

62. Weiss RA,Whitby D,Talbot S,et al. Human herpesvirus type 8 and Kaposi's sarcoma. J Natl Cancer Inst Monogr,1998,23:51-54.

63. McClain KL,Leach CT,Jenson HB,et al. Association of Epstein-Barr virus with leiomyosarcomas in children with AIDS. N Engl J Med,1995,332:12-18.

64. Rogatsch H,Bonatti H,Menet A,et al. Epstein-Barr virus-associated multicentric leiomyosarcoma in an adult patient after heart transplantation:case report and review of the literature. Am J Surg Pathol,2000,24:614-621.

65. Schreiber H,Barry FM,Russell WC,et al. Stewart-Treves syndrome. A lethal complication of postmastectomy lymphedema and regional immune deficiency. Arch Surg, 1979, 114:82-85.

66. Pinson S,Wolkenstein P. [Neurofibromatosis type 1 or Von Recklinghausen's disease] Rev Med Interne,2005,26:196-215. Review. French.

67. Birindelli S,Perrone F,Oggionni M,et al. Rb and TP53 pathway alterations in sporadic and NF1-related malignant peripheral nerve sheath tumors. Lab Invest,2001,81:833-844.

68. Arai E,Ikeuchi T,Nakamura Y. Characterization of the translocation breakpoint on chromosome 22q12.2 in a patient with neurofibromatosis type 2 (NF2). Hum Mol Genet,1994,3:937-939.

69. Coffin CM,Davis JL,Borinstein SC. Syndrome-associated soft tissue tumours. Histopathology,2014;64:68-87.

70. Wehrli BM,Weiss SW,Yandow S,Coffin CM. Gardner-associated fibromas (GAF) in young patients:a distinct fibrous lesion that identifies unsuspected Gardner syndrome and risk for fibromatosis. Am J Surg Pathol,2001,25:645-651.

71. Moretti-Ferreira D,Koiffmann CP,Souza DH,et al. Macrocephaly,multiple lipomas,and hemangiomata (Bannayan-Zonana syndrome):genetic heterogeneity or autosomal dominant locus with at least two different allelic forms? Am J Med Genet,1989,34:548-551.

72. Adlard JW. Cowden syndrome:a rare,but recognizable cancer predisposition disorder. Clin Oncol (R Coll Radiol),2005,17:393.

73. Cohen MM Jr. Proteus syndrome:an update. Am J Med Genet C Semin Med Genet,2005,137:38-52.

74. Hisada M,Garber JE,Fung CY,et al. Multiple primary cancers in families with Li-Fraumeni syndrome. J Natl Cancer Inst,1998,90:606-611.

75. Fletcher CDM,et al. Recommendations for the reporting of soft tissue sarcomas. Association of directors of anatomic and surgical pathology. Hum Pathol,1999,30:3-7.

76. Kindblom LG,Widéhn S,Meis-Kindblom JM. The role of electron microscopy in the diagnosis of pleomorphic sarcomas of soft tissue. Seminars in Diagnostic Pathology,2003,1:72-81.

77. Suo Z,Nesland JM. Electron microsopy in diagnosis of spindle cell tumors. Seminars in Diagnostic Pathology,2003,1:5-12.

78. Peydró-Olaya, Llombart-Bosch A, Carda-Batalla C, et al. Electron microscopy and other ancilliary techniques in the diagnosis of small round cell tumors. Seminars in Diagnostic Pathology, 2003, 1: 25-45.

79. Coindre JM. Immunohistochemistry in the diagnosis of soft tissue tumours. Histopathology, 2003, 43: 1-16.

80. Fisher C. Immunohistochemistry in diagnosis of soft tissue tumours. Histopathology, 2011, 58: 1001-1012.

81. Hornick JL. Novel uses of immunohistochemistry in the diagnosis and classification of soft tissue tumors. Mod Pathol, 2014, 27 Suppl 1: S47-63.

82. 韩安家, 闫晓初, 王坚. 软组织肿瘤病理诊断免疫组化指标选择专家共识(2015). 临床与实验病理学杂志, 2015, 31: 1201-1204.

83. Bridge JA, Sandberg AA. Cytogenetic and molecular genetic techniques as adjunctive approaches in the diagnosis of bone and soft tissue tumors. Skeletal Radiol, 2000, 29: 249-258.

84. Sobin SH, Wittekind C. UICC TNM Classification of Malignant Tumours. 6th ed. Wiley: New York, 2002.

85. Green FL, Page DL, Fleming ID, et al. AJCC Cancer Staing Manual. 6thed. Springer: New York, 2002.

86. Enneking WF, Spanier SS, Goodman MA. A system for the surgical staging of musculoskeletal sarcoma. Clin Orthop, 1980, 153: 106-120.

87. Enneking WF, Dunham W, Gebhardt MC, et al. A system for the functional evaluation of reconstructive procedures after surgical treatment of tumors of the musculoskeletal system. Clin Orthop, 1993, 286: 241-246.

88. Costa J, Wesley RA, Glatstein E, Rosenberg SA. The grading of soft tissue sarcomas. Results of a clinicohistopathologic correlation in a series of 163 cases. Cancer, 1984, 53: 530-541.

89. Coindre JM, Trojani M, Contesso G, et al. Reproducibility of a histopathologic grading system for adult soft tissue sarcoma. Cancer, 1986, 61: 817-823.

90. Guillou L, Coindre JM, Bonichon F, et al. Comparative study of the National Cancer Institue and French Federation of Cancer Centers sarcoma group grading system in a population of 410 adult patients with soft tissue sarcomas. J Clin Oncol, 1997, 15: 350-362.

91. 中国抗癌协会肉瘤专业委员会中国临床肿瘤学会. 软组织肉瘤诊治中国专家共识(2015 年版). 中华肿瘤杂志, 2015, 38: 310-320.

92. Heslin MJ, Woodruff J, Brennan MF. Prognostic significance of a positive microscopic margin in high-risk extremity soft tissue sarcoma: implications for management. J Clin Oncol, 1996, 14: 473-478.

93. 师英强, 宗祥云, 王坚, 等. 251 例软组织肉瘤临床分析. 中华外科杂志, 2003, 41: 116-118.

94. 沈镇宙, 师英强, 主编. 肿瘤外科手术学(第二版). 南京: 凤凰出版传媒集团江苏科学技术出版社, 2008.

95. Clark MA, Thomas JM. Amputation for soft-tissue sarcoma. LancetOncol, 2003, 4: 335-342.

96. O' Sullivan B, Ward I, Catton C. Recent advances in radiotherapy for soft-tissue sarcoma. Curr Oncol Rep, 2003, 5: 274-281.

97. Strander H, Turesson I, Cavallin-Stahl E. A systematic overview of radiation therapy effects in soft tissue sarcomas. Acta Oncol, 2003, 42(5-6): 516-531.

98. Gortzak E, Azzarelli A, Buesa J. et al. A randomised phase II study on neo-adjuvant chemotherapy for ' high-risk ' adult soft-tissue sarcoma. Eur J Cancer, 2001, 37: 1096-1103.

99. DeLaney TF, Spiro IJ, Suit HD, Gebhardt MC. et al. Neoadjuvant chemotherapy and radiotherapy for large extremity soft-tissue sarcomas. Int J Radiat Oncol Biol Phys, 2003, 56: 1117-1127.

100. Maruzzo M1, Rastrelli M, Lumachi F. et al. Adjuvant and neoadjuvant chemotherapy for soft tissue sarcomas. Curr Med Chem, 2013, 20: 613-620.

101. Tierney JF(Sarcoma Meta-Analysis Collaboration). Adjuvant chemotherapy for localized unresectable soft tissue sarcoma of adults: meta-analysis of individualized data. Lancet, 1997, 350: 1647-1654.

102. Pervaiz N1, Colterjohn N, Farrokhyar F, et al. A systematic meta-analysis of randomized controlled trials of adjuvant chemotherapy for localized resectable soft-tissue sarcoma. Cancer, 2008, 113: 573-581.

103. Blay JY, Le Cesne A. Adjuvant chemotherapy in localized soft tissue sarcomas: still not proven. Oncologist, 2009, 14: 1013-1020.

104. Schuetze SM, Patel S. Should patients with high-risk soft tissue sarcoma receive adjuvant chemotherapy? Oncologist, 2009, 14: 1003-1012.

105. Luo Z, Zhang X, Peng W. et al. Aphase II study of gemcitabine, vincristine, and cisplatin (gvp) as second-line treatment for patients with advanced soft tissue sarcoma. Medicine, 2015, 94(43): e1777.

106. O' Bryan RM, Baker LH, Gottlieb JE, et al. Dose response evaluation of adriamycin in human neoplasia. Cancer, 1977, 39: 1940-1948.

107. Bramwell VH, Anderson D, Charette ML, et al. Doxorubi-cin-based chemotherapy for the palliative treatment of adult patients with locally advanced or metastatic soft tissue sarcoma. Cochrane Database of Systems Reviews, 2003, 3: Article ID CD003293.

108. Maurel J, López-Pousa A, de Las Peñas R. et al. Efficacy of sequential high-dose doxorubicin and ifosfamide compared with standard-dose doxorubicin in patients with advanced soft tissue sarcoma: an open-label randomized phase II study of the Spanish group for research on sarcomas. J Clin Oncol, 2009, 27(11): 1893-1898.

109. Sleijfer S1, Ouali M, van Glabbeke M. et al. Prognostic and predictive factors for outcome to first-line ifosfamide-contai-

ning chemotherapy for adult patients with advanced soft tissue sarcomas:an exploratory,retrospective analysis on large series from the European Organization for Research and Treatment of Cancer-Soft Tissue and Bone Sarcoma Group (EORTC-STBSG). Eur J Cancer,2010,46:72-83.

110. Lorigan P1,Verweij J,Papai Z. et al. Phase Ⅲ trial of two investigational schedules of ifosfamide compared with standard-dose doxorubicin in advanced or metastatic soft tissue sarcoma:a European Organisation for Research and Treatment of Cancer Soft Tissue and Bone Sarcoma Group Study. J Clin Oncol,2007,25:3144-3150.

111. Judson I,Radord JA,Harris M,et al. Randomised phase Ⅱ trial of pegylated liposomal doxorubicin (DOXIL/CAELYX) versus doxorubicin in the treatment of advanced or metastatic soft tissue sarcoma:a study by the EORTC Soft Tissue and Bone Sarcoma Group. Eur J Cancer, 2001, 37: 870-877.

112. Nielsen OS1,Reichardt P,Christensen TB. et al. Phase 1 European Organisation for Research and Treatment of Cancer study determining safety of pegylated liposomal doxorubicin (Caelyx) in combination with ifosfamide in previously untreated adult patients with advanced or metastatic soft tissue sarcomas. Eur J Cancer. 2006,42(14):2303-9.

113. Bafaloukos D,Papadimitriou C,Linardou H,et al. Combination of pegylated liposomal doxorubicin (PLD) and paclitaxel in patients with advanced soft tissue sarcoma:a phase Ⅱ study of the Hellenic Cooperative Oncology Group. British Journal of Cancer,2004,91:1639-1644.

114. Dileo P,Morgan JA,Zahrieh D,et al. Gemcitabine and vinorelbine combination chemotherapy for patients with advanced soft tissue sarcomas:Results of a phase Ⅱ trial. Cancer,2007,109:1863-1869.

115. Bramwell V,Blackstein M,Belanger K,et al. A Phase Ⅱ Study of docetaxel in chemotherapy-naïve patients with recurrent or metastatic adult soft tissue sarcoma. Sarcoma, 1998,2:29-33.

116. Maki RG,Wathen JK,Patel SR,et al. Randomized phase Ⅱ study of gemcitabine and docetaxel compared with gemcitabine alone in patients with metastatic soft tissue sarcomas: Results of sarcoma alliance for research through collaboration study 002 [corrected]. J of Clin Oncol,2007,25:2755-2763.

117. Spira AI,Ettinger DS. The use of chemotherapy of soft tissue sarcomas. Oncologist,2002,7:348-359.

118. Balcerzak SP,Benedetti J,Weiss GR,et al. Phase Ⅱ trial of paclitaxel in patients with advanced soft tissue sarcoma:A Southwest Oncology Group study. Cancer, 1995, 76:2248-2252.

119. Verweij J,Lee SM,Ruka W,et al. Randomized Phase Ⅱ study of docetaxel versus Doxorubicin in First-and Second-Line Chemotherapy for Locally Advanced or Metastatic Soft Tissue Sarcomas in Adults:A Study of the European Organization for Research and Treatment of Cancer Soft Tissue and Bone Sarcoma Group. J Clin Oncol,2000,18:2081-2086.

120. Maki RG,Wathen JK,Patel SR. et al. Randomized phase Ⅱ study of gemcitabine and docetaxel compared with gemcitabine alone in patients with metastatic soft tissue sarcomas: results of sarcoma alliance for research through collaboration study 002. Clin Oncol,2007,25:2755-2763.

121. Sleijfer S,Ray-Coquard I,Papai Z,et al. Pazopanib, a multikinase angiogenesis inhibitor,in patients with relapsed or refractory advanced soft tissue sarcoma:a phase Ⅱ study from the European organisation for research and treatment of cancer-soft tissue and bone sarcoma group (EORTC study 62043). J Clin Oncol,2009,27:3126-3132.

122. van der Graaf WT,Blay JY,Chawla SP,et al. Pazopanib for metastatic soft-tissue sarcoma (PALETTE):a randomised, double-blind,placebo-controlled phase 3 trial. Lancet,2012, 379:1879-1886.

123. Kasper B,Sleijfer S,Litiere S,et al. Long-term responders and survivors on pazopanib for advanced soft tissue sarcomas:subanalysis of two European Organisation for Research and Treatment of Cancer (EORTC) clinical trials 62043 and 62072. Ann Oncol,2014,25:719-724.

124. Chow LQ,Eckhardt SG. Sunitinib:from rational design to clinical efficacy. J Clin Oncol,2007,25:884-896.

125. Motzer RJ,Hutson TE,Tomczak P,et al. Sunitinib versus interferon alfa in metastatic renal-cell carcinoma. N Engl J Med,2007,356:115-124.

126. Demetri GD,van Oosterom AT,Garrett CR,et al. Efficacy and safety of sunitinib in patients with advanced gastrointestinal stromal tumour after failure of imatinib:a randomised controlled trial. Lancet,2006,368:1329-38.

127. George S,Merriam P,Maki RG,et al. Multicenter phase Ⅱ trial of sunitinib in the treatment of nongastrointestinal stromal tumor sarcomas. J Clin Oncol,2009,27:3154-60.

128. Tuveson DA,Fletcher JA. Signal transduction pathways in sarcoma as targets for therapeutic intervention. Curr Opin Oncol,2001,13:249-255.

129. Tamborini E,Miselli F,Negri T,et al. Molecular and biochemical analyses of platelet-derived growth factor receptor (PDGFR) B,PDGFRA,and KIT receptors in chordomas. Clin Cancer Res,2006,12:6920-6928.

130. Stacchiotti S,Negri T,Zaffaroni N,et al. Sunitinib in advanced alveolar soft part sarcoma:evidence of a direct antitumor effect. Ann Oncol,2001,22:1682-1690.

131. Stacchiotti S,Tamborini E,Marrari A,et al. Response to sunitinib malate in advanced alveolar soft part sarcoma. Clin Cancer Res,2009,15:1096-1104.

132. Maki RG,D'Adamo DR,Keohan ML,et al. Phase Ⅱ study of sorafenib in patients with metastatic or recurrent sarcomas. J Clin Oncol,2009,27:3133-3140.

133. Ray-Coquard I, Italiano A, Bompas E, et al. Sorafenib for patients with advanced angiosarcoma: a phase Ⅱ Trial from the French Sarcoma Group (GSF/GETO). Oncologist, 2012, 17: 260-266.

134. Bramswig K, Ploner F, Martel A, et al. Sorafenib in advanced, heavily pretreated patients with soft tissue sarcomas. Anticancer Drugs, 2014, 25: 848-853.

135. Wedge SR, Kendrew J, Hennequin LF, et al. AZD2171: a highly potent, orally bioavailable, vascular endothelial growth factor receptor-2 tyrosine kinase inhibitor for the treatment of cancer. Cancer Res, 2005, 65: 4389-4400.

136. Judson I, Scurr M, Gardner K, et a. Phase Ⅱ study of cediranib in patients with advanced gastrointestinal stromal tumors or soft-tissue sarcoma. Clin Cancer Res, 2014, 20: 3603-3612.

137. Kummar S, Allen D, Monks A, et al. Cediranib for metastatic alveolar soft part sarcoma. J Clin Oncol, 2013, 31: 2296-2302.

138. D'Adamo DR, Anderson SE, Albritton K, et al. Phase II study of doxorubicin and bevacizumab for patients with metastatic soft-tissue sarcomas. J Clin Oncol, 2005, 23: 7135-7142.

139. Agulnik M, Yarber JL, Okuno SH, et al. An open-label, multicenter, phase Ⅱ study of bevacizumab for the treatment of angiosarcoma and epithelioid hemangioendotheliomas. Ann Oncol, 2013, 24: 257-263.

140. Ray-Coquard IL, Domont J, Tresch-Bruneel E, et al. Paclitaxel Given Once Per Week With or Without Bevacizumab in Patients With Advanced Angiosarcoma: A Randomized Phase Ⅱ Trial. J Clin Oncol, 2015, 33: 2797-2802.

141. Fletcher CD, Berman JJ, Corless C, et al. Diagnosis of gastrointestinal stromal tumors: A consensus approach. Hum Pathol, 2002, 33: 459-465.

142. Miettinen M, Sarlomo-Rikala M, Lasota J. Gastrointestinal stromal tumors: recent advances in understanding of their biology. Hum Pathol, 1999, 30: 1213-1220.

143. Joensuu H, Roberts PJ, Sarlomo-Rikala M, et al. Effect of the tyrosine kinase inhibitor STI571 in a patient with a metastatic gastrointestinal stromal tumor. N Engl J Med, 2001, 344: 1052-1056.

144. Demetri GD, von Mehren M, Blanke CD, et al. Efficacy and safety of imatinib mesylate in advanced gastrointestinal stromal tumors. N Engl J Med, 2002, 347: 472-480.

145. Blanke CD, Demetri GD, von Mehren M, et al. Long-term results from a randomized phase Ⅱ trial of standard-versus higher-dose imatinib mesylate for patients with unresectable or metastatic gastrointestinal stromal tumors expressing KIT. J Clin Oncol, 2008, 26: 620-625.

146. von Mehren M, Heinrich MC JH, et al. Follow-up results after 9 years (yrs) of the ongoing, phase Ⅱ B2222 trial of imatinib mesylate (IM) in patients (pts) with metastatic or unresectable KIT+ gastrointestinal stromal tumors (GIST). J Clin Oncol, 2011, 29: 10016.

147. Verweij J, Casali PG, Zalcberg J, et al. Progression-free survival in gastrointestinal stromal tumours with high-dose imatinib: randomised trial. Lancet, 2004, 364: 1127-1134.

148. Blanke CD, Rankin C, Demetri GD, et al. Phase Ⅲ randomized, intergroup trial assessing imatinib mesylate at two dose levels in patients with unresectable or metastatic gastrointestinal stromal tumors expressing the kit receptor tyrosine kinase: S0033. J Clin Oncol, 2008, 26: 626-632.

149. Zalcberg JR, Verweij J, Casali PG, et al. Outcome of patients with advanced gastro-intestinal stromal tumours crossing over to a daily imatinib dose of 800 mg after progression on 400 mg. Eur J Cancer, 2005, 41: 1751-1757.

150. Li J, Gong JF, Gao J, et al: Efficacy of imatinib dose escalation in Chinese gastrointestinal stromal tumor patients. World J Gastroenterol, 2012, 18: 698-703.

151. Heinrich MC, Corless CL, Demetri GD, et al. Kinase mutations and imatinib response in patients with metastatic gastrointestinal stromal tumor. J Clin Oncol, 2003, 21: 4342-4349.

152. Heinrich MC, Owzar K, Corless CL, et al. Correlation of kinase genotype and clinical outcome in the North American Intergroup Phase Ⅲ Trial of imatinib mesylate for treatment of advanced gastrointestinal stromal tumor: CALGB 150105 Study by Cancer and Leukemia Group B and Southwest Oncology Group. J Clin Oncol, 2008, 26: 5360-5367.

153. Blay JY, Le Cesne A, Ray-Coquard I, et al. Prospective multicentric randomized phase Ⅲ study of imatinib in patients with advanced gastrointestinal stromal tumors comparing interruption versus continuation of treatment beyond 1 year: the French Sarcoma Group. J Clin Oncol, 2007, 25: 1107-1113.

154. Le Cesne A, Ray-Coquard I, Bui BN, et al. Discontinuation of imatinib in patients with advanced gastrointestinal stromal tumours after 3 years of treatment: an open-label multicentre randomised phase 3 trial. Lancet Oncol, 2010, 11: 942-949.

155. Antonescu CR, Besmer P, Guo T, et al. Acquired resistance to imatinib in gastrointestinal stromal tumor occurs through secondary gene mutation. Clin Cancer Res, 2005, 11: 4182-4190.

156. Chu TF, Rupnick MA, Kerkela R, et al. Cardiotoxicity associated with tyrosine kinase inhibitor sunitinib. Lancet, 2007, 370: 2011-2019.

157. Heinrich MC, Maki RG, Corless CL, et al. Primary and secondary kinase genotypes correlate with the biological and clinical activity of sunitinib in imatinib-resistant gastrointestinal stromal tumor. J Clin Oncol, 2008, 26: 5352-5359.

158. Demetri GD, Casali PG, Blay JY, et al. A phase I study of single-agent nilotinib or in combination with imatinib in patients with imatinib-resistant gastrointestinal stromal tumors.

Clin Cancer Res,2009,15:5910-5916.

159. Sawaki A,Nishida T,Doi T,et al. Phase 2 study of nilotinib as third-line therapy for patients with gastrointestinal stromal tumor. Cancer,2011,117:4633-4641.

160. Guo T,Agaram NP,Wong GC,et al. Sorafenib inhibits the imatinib-resistant KITT670I gatekeeper mutation in gastrointestinal stromal tumor. Clin Cancer Res, 2007, 13: 4874-4881.

161. Heinrich MC,Carden,R,Griffith,D,et al. In vitro activity of sorafenib against imatinib-and sunitinib-resistant kinase mutations associated with drug-resistant GI stromal tumors. J Clin Oncol,2009,27:10500.

162. Montemurro M,Gelderblom H,Bitz U,et al. Sorafenib as third-or fourth-line treatment of advanced gastrointestinal stromal tumour and pretreatment including both imatinib and sunitinib, and nilotinib:A retrospective analysis. Eur J Cancer,2013,49:1027-1031.

163. Wilhelm SM,Dumas J,Adnane L,et al. Regorafenib (BAY 73-4506):a new oral multikinase inhibitor of angiogenic, stromal and oncogenic receptor tyrosine kinases with potent preclinical antitumor activity. Int J Cancer,2011,129:245-255.

164. Demetri GD,Reichardt P,Kang YK,et al. Efficacy and safety of regorafenib for advanced gastrointestinal stromal tumours after failure of imatinib and sunitinib (GRID):an international, multicentre, randomised, placebo-controlled, phase 3 trial. Lancet,2013,381:295-302.

165. Dematteo RP,Ballman KV,Antonescu CR,et al. Adjuvant imatinib mesylate after resection of localised,primary gastrointestinal stromal tumour:a randomised,double-blind,place-bo-controlled trial. Lancet,2009,373:1097-1104.

166. Corless CL BB,Antonescu C,et al. Relation of tumor pathologic and molecular features to outcome after surgical resection of localized primary gastrointestinal stromal tumor (GIST):Results of the intergroup phase III trial ACOSOG Z9001. J Clin Oncol,2010,28:10006.

167. Corless CL, Ballman KV, Antonescu CR, et al. Pathologic and molecular features correlate with long-term outcome after adjuvant therapy of resected primary GI stromal tumor: the ACOSOG Z9001 trial. J Clin Oncol,2014,32:1563-1570.

168. Balachandran VP,DeMatteo RP. Adjuvant imatinib for GIST:the pie is shrinking. Ann Surg Oncol,2014,21:3365-3366.

169. Miettinen M,Lasota J. Gastrointestinal stromal tumors:pathology and prognosis at different sites. Semin Diagn Pathol, 2006,23:70-83.

170. Joensuu H,Eriksson M,Sundby Hall K,et al. One vs three years of adjuvant imatinib for operable gastrointestinal stromal tumor:a randomized trial. JAMA, 2012, 307:1265-1272.

171. Casali PG,Le Cesne A,Poveda Velasco A,et al. Time to definitive failure to the first tyrosine kinase inhibitor in localized gi stromal tumors treated with imatinib as an adjuvant:a European organisation for research and treatment of cancer soft tissue and bone sarcoma group intergroup randomized trial in collaboration with the Australasian Gastro-Intestinal Trials Group,UNICANCER,French Sarcoma Group,Italian Sarcoma Group,and Spanish Group for Research on Sarcomas. J Clin Oncol,2015,33:4276-4283.

第二章
软组织肿瘤的免疫组织化学

导读

概述
常用传统性标记物
　　肌细胞标记物
　　肌纤维母细胞标记物
　　内皮细胞标记物
　　周围神经、脂肪组织和神经内分泌
　　　标记物
　　上皮性标记物

间皮标记物
色素细胞标记物
PEC 标记物
组织细胞和树突细胞标记物
胃肠道间质瘤标记物
其他传统性标记物
新的诊断性标记物
软组织肿瘤的免疫组化鉴别诊断

常见小圆细胞肿瘤的免疫组化鉴别
　诊断
常见梭形细胞肿瘤的免疫组化鉴别
　诊断
常见上皮样肿瘤的免疫组化鉴别诊断
常见多形性肿瘤的免疫组化鉴别诊断
恶性间皮瘤与肺腺癌及卵巢浆液性
　癌的免疫组化鉴别诊断

第一节　概　　述

　　免疫组织化学不仅在软组织肿瘤的诊断和鉴别诊断中起着非常重要的作用,而且在指导靶向治疗或预测肿瘤的生物学行为等方面也有着广阔的应用前景[1,2],但要强调的是,免疫组织化学只是一种辅助性手段,有着其自身的局限性,并不能代替传统的组织学检查,后者才是病理学诊断的基础。

　　选择免疫组化指标时应注意以下几个问题:①熟悉常用抗体的反应谱和适用条件,首选敏感性和特异性较高的抗体类型,特别是公认的抗体型号,并合理配伍,力争采用尽可能少的抗体以取得最好的检测结果[3,4];②免疫组化检测过程需注重质量控制,不管是人工还是机器尽可能做到标准化,使得染色切片背景清晰,标记定位准确;③推荐设置阳性对照,尤其是一些与靶向治疗密切相关的标记物,如 CD117、DOG1 和 ALK 等,以确保免疫组化标记的结果可信;④对标记结果要注意辨证分析,因有相当一部分抗体在一些不同类型的肿瘤之间存在交叉反应或有异常表达,如 S-100 蛋白在滑膜肉瘤中也可有高达 38% 的阳性率,不能仅根据 S-100 蛋白标记将一个梭形细胞肉瘤诊断为恶性周围神经鞘膜瘤;标记上皮细胞的角蛋白,也可在假肉瘤样肌纤维母细胞性增生、腺泡状横纹肌肉瘤和骨外尤因肉瘤等一些不具上皮样分化的软组织肿瘤中表达,腺泡状横纹肌肉瘤和血管球瘤等还可表达 Syn 等神经内分泌标记,骨外尤因肉瘤也可表达 CD117;TLE1 是滑膜肉瘤的标记物,但在其他肿瘤中也可梭形细胞肿瘤中也可有阳性表达,不可仅凭 TLE1 阳性而诊断为滑膜肉瘤,必须结合其他标记如 EMA、AE1/AE3、bcl-2 和 CD99 等;⑤免疫组化标记也有陷阱,如巨噬细胞或组织细胞也可表达 CD31 而不可误认为是血管源性;上皮样肉瘤可弱阳性表达 ERG 和 Fli1,不可将其误诊为血管性肿瘤等;⑥一些软组织肿瘤存在多向性分化如血管瘤样纤维组织细胞瘤和促结缔组织增生性小圆细胞肿瘤等;双相性分化如滑膜肉瘤、恶性间皮瘤和 PEComa 等;⑦部分免疫组化抗体在细胞内不同的着色定位其意义完全不同,如 CD99 弥漫性胞膜阳性对骨外尤因肉瘤、desmin 核旁"逗点状"染色对促结缔组织增生性小圆细胞肿瘤、AE1/AE3 和 CAM5.2 核旁球团状染色对恶性肾外横纹肌样瘤、ALK 核膜染色对上皮样炎性肌纤维母细胞肉瘤以及 β-catenin 细胞核阳性对侵袭性纤维瘤病等具有重要的诊断价值。另 MyoD1 在横纹肌肉瘤中为核染色,但在腺泡状软组织肉瘤中为胞质颗粒状染色;⑧随着免疫组织化学的广泛开展,发现一些原认为特异性比较高的抗体并不特异,例如 CD34 可在多种软组织肿瘤中表达,但这并不意味这些抗体失去了应用价值,在结合临床和组织学形态的情况下,仍然具有重要的诊断价值;⑨及时了解免疫组化的新进展,知晓一些新的抗体类型,根据其适用范围和实际情况加以选择性使用,如 SMARCB1(INI1)、MUC4、STAT6、SOX10、SDHB、SATB2、smoothelin、CAMTA1、H3K27me3、BAP1、DUX4、CCNB3 和 Brachyury 等[5],弃用或淘汰一些特异性不高的抗体,如 myosin、myoglobin、F8、α1-AT、α1-ACT 和 MBP 等;⑩免疫组化标记结果需要结合其他辅助性检查,特别是近年来开展越来越广泛的分子病理学检测。

对从事软组织肿瘤诊治的临床医生而言,了解一些常用的免疫组化标记物对理解软组织肿瘤的病理报告、熟悉各种软组织肿瘤类型以及制订相应的治疗措施等方面也有一定的帮助。

软组织肿瘤中常用免疫组化标记物(表 2-1),其中使用频率最高的标记物包括 AE1/AE3、EMA、CD34、α-SMA、desmin、CD99、CD31、S-100 蛋白和 Ki-67[6]。因波形蛋白 vimentin 广泛表达于间叶性肿瘤,对特定诊断价值不大。此外部分上皮性肿瘤(如肉瘤样癌)也可表达 vimentin,该抗体也不能有效区分上皮源性肿瘤和间叶源性肿瘤。

表 2-1　常用软组织肿瘤免疫组化标记物

标记细胞或肿瘤类型	推荐采用的标记物
上皮性标记	AE1/AE3,CAM5.2,EMA
肌细胞标记	
平滑肌	α-SMA,h-caldesmon,desmin,calponin,smoothelin
骨骼肌	desmin,myogenin,MyoD1
肌纤维母细胞标记	α-SMA,MSA,desmin,calponin,ALK(ALK1/5A4/D5F3)
内皮细胞标记	
血管内皮	CD31,CD34,ERG,(Fli-1)
淋巴管内皮	CD34,D2-40,VEGFR-3
血管周细胞标记	CD34,α-SMA,Ⅳ型胶原
周围神经标记	
施万细胞	S-100 蛋白,SOX10,GFAP
神经束膜细胞	EMA,GLUT-1,claudin-1
神经外胚层标记	CD99,Fli-1,ERG,NKX2.2,Syn
神经内分泌标记	CgA,Syn,NSE,CD56
间皮细胞标记	
阳性组	calretinin,CK5/6,D2-40,WT1,(HBME-1)
阴性组	CEA,BerEP4,MOC-31,PAX8,ER,PR
色素细胞标记	S-100 蛋白,SOX10,HMB45,PNL2,Melan A,MiTF
PEC 标记	HMB45,PNL2,α-SMA,desmin,TFE3,cathepsin K
组织细胞标记	CD68(KP-1 和 PGM1),CD163
朗格汉斯细胞	CD1a,S-100 蛋白,langerin
树突细胞	CD21,CD23,CD35,clusterin
细胞增殖标记	Ki67(MIB1)

新近文献上陆续报道了一些新的抗体(表 2-2),大致可分为三类:①谱系相关转录因子(lineage-restricted transcription factors),包括 myogenin、MyoD1、ERG、Fli1、SOX10、SATB2、Brachyury、PAX7、CAMTA1、NKX2.2、DUX4 和 CCNB3 等;②分子改变相关蛋白(protein correlates of molecular alterations),包括 β-catenin、MDM2/CDK4、SMARCB1(INI1)、H3K27me3、SDHB、TFE3、ALK、STAT6 和 BAP1 等;③由基因表达谱(gene expression profiling)所发现,包括 DOG1、MUC4、GRIA2 和

TLE1 等。其中的一些抗体早已在临床病理工作中应用,如 myogenin、MyoD1 和 ALK 等。需注意的是,一些抗体特异性欠佳,如 Fli1 和 TLE1 等,要注意分析。

软组织肿瘤肿瘤繁多,申请免疫组化标记时常无从下手,本章列出部分软组织肿瘤的推荐标记物(表 2-3),供参考[7]。

本书列出软组织肿瘤的免疫组化抗体适用的肿瘤类型及表达部位(表 2-4)。

表 2-2 软组织肿瘤新抗体

抗体种类	标记的肿瘤类型
谱系相关转录因子	
Myogenin/MyoD1	横纹肌肉瘤
PAX7	横纹肌肉瘤
ERG	血管肿瘤
Fli1	血管肿瘤,尤因肉瘤
SOX10	周围神经鞘膜肿瘤,肌上皮瘤,颗粒细胞瘤,透明细胞肉瘤
SATB2	成骨性肿瘤,结直肠癌
Brachyury	脊索瘤
NKX2. 2	尤因肉瘤
CAMTA1	上皮样血管内皮瘤
CCNB3 和 BCOR	BCOR-CCNB3 肉瘤
DUX4	CIC-DUX4 肉瘤
分子改变相关蛋白	
β-catenin	侵袭性纤维瘤病,部分孤立性纤维性肿瘤,鼻咽血管纤维瘤,栅栏状肌纤维母细胞瘤,鼻窦型血管外皮瘤
MDM2/CDK4	高分化脂肪肉瘤,去分化脂肪肉瘤,动脉内膜肉瘤,骨旁骨肉瘤,髓内高分化骨肉瘤
SDHB	SDH 缺陷型 GIST,SDH 缺陷型副神经节瘤
TFE3	TFE3 易位相关肿瘤,包括腺泡状软组织肉瘤、部分 PEComa、少数上皮样血管内皮瘤
ALK	炎性肌纤维母细胞瘤,上皮样炎性肌纤维母细胞肉瘤,上皮样纤维组织细胞瘤
STAT6	孤立性纤维性肿瘤(包括脑膜血管外皮瘤)
WT1	促结缔组织增生性小圆细胞肿瘤,CIC-DUX4 肉瘤
SMARCB1(INI1)(表达缺失)	恶性横纹肌样瘤,上皮样肉瘤(包括近端型),部分肌上皮癌,上皮样恶性周围神经鞘膜瘤,少数神经鞘瘤病,部分滑膜肉瘤、胃肠道间质瘤和骨外黏液样软骨肉瘤,肾髓质癌
BAP1(表达缺失)	恶性间皮瘤
H3K27me3(表达缺失)	恶性周围神经鞘膜瘤
基因表达谱发现	
DOG1	GIST,少数腹膜后妇科型平滑肌瘤
MUC4	低度恶性纤维黏液样肉瘤/硬化性上皮样纤维肉瘤,双相型滑膜肉瘤中腺样成分
GRIA2	孤立性纤维性肿瘤,隆凸性皮肤纤维肉瘤
TLE1	滑膜肉瘤
NY-ESO-1	黏液样(圆细胞)脂肪肉瘤,滑膜肉瘤

表 2-3　部分软组织肿瘤的推荐标记物

肿瘤类型	推荐标记物
结节性筋膜炎	α-SMA,calponin,CD10,KP-1
乳腺型肌纤维母细胞瘤	desmin,CD34,α-SMA,h-CALD(-)
血管肌纤维母细胞瘤	desmin,ER,PR,α-SMA
侵袭性血管黏液瘤	desmin,ER,PR
孤立性纤维性肿瘤	CD34,STAT6,bcl-2,CD99,β-catenin(~40%)
掌/跖纤维瘤病	α-SMA,MSA,β-catenin(~50%)
侵袭性纤维瘤病	β-catenin,α-SMA,desmin,ER,PR
炎性肌纤维母细胞瘤	α-SMA,desmin,ALK(ALK1/D5F3)(50%~60%)
上皮样炎性肌纤维母细胞肉瘤	ALK(ALK1/D5F3),desmin,CD30,α-SMA
低度恶性肌纤维母细胞肉瘤	α-SMA,MSA,calponin,desmin,h-CALD(-),myogenin(-)
低度恶性纤维黏液样肉瘤	MUC4
硬化性上皮样纤维肉瘤	MUC4,EMA(局灶)
梭形细胞/多形性脂肪瘤	CD34
高分化脂肪肉瘤	MDM2,CDK4,p16
非典型性梭形细胞脂肪瘤样肿瘤	S-100 蛋白,CD34
黏液样脂肪肉瘤	S-100 蛋白,CD34(显示丛状血管网)
多形性脂肪肉瘤	S-100 蛋白
腱鞘巨细胞瘤	clusterin,CD68,CD163,CD45,desmin
丛状纤维组织细胞瘤	KP1,α-SMA
Neurothekeoma	CD10,MiTF,CD63(NKI-C3),KP1
平滑肌瘤/平滑肌肉瘤	α-SMA,desmin,h-CALD
血管球瘤/肌周皮细胞瘤	α-SMA,h-CALD,Ⅳ型胶原,CD34
横纹肌肉瘤	desmin,myogenin,MyoD1
幼年性血管瘤	GLUT1,CD31,CD34,ERG
卡波西肉瘤	CD34,D2-40,HHV8(LNA-1)
中间型血管内皮瘤/血管肉瘤	CD31,CD34,ERG
上皮样血管内皮瘤	CD31,CD34,ERG,CAMTA1,TFE3,AE1/AE3
假肌源性血管内皮瘤	AE1/AE3,CD31,ERG,CD34(-),SMARCB1/INI1(+)
胃肠道间质瘤	CD117,DOG1,CD34,Ki-67,SDHB/A(SDH 突变型缺失)
富于细胞性/胃肠道神经鞘瘤	S-100 蛋白,SOX10,GFAP
混杂性神经鞘瘤/神经束膜瘤	S-100 蛋白,SOX10,EMA,claudin-1,GLUT1,CD34
神经纤维瘤	S-100 蛋白,SOX10
副神经节瘤	CgA,Syn,NSE,S-100 蛋白,CD34(显示血窦网),SDHB
神经束膜瘤	EMA,GLUT-1,claudin-1,CD34(60%)
颗粒细胞瘤	S-100 蛋白,SOX10,NSE,KP1
恶性周围神经鞘膜瘤	S-100(常为灶性表达或为阴性),SOX10,H3K27me3(失表达)

肿瘤类型	推荐标记物
血管瘤样纤维组织细胞瘤	EMA，desmin，CD99，KP-1
骨化性纤维黏液样肿瘤	S-100 蛋白，desmin
软组织肌上皮瘤/混合瘤	AE1/AE3，S-100 蛋白，calponin，GFAP，α-SMA，P63，SMARCB1（缺失，部分病例）
腺泡状软组织肉瘤	TFE3，MyoD1（胞质颗粒状着色），CD34（显示血窦网）
滑膜肉瘤	EMA，AE1/AE3，bcl-2，CD99，calponin，（TLE1）
上皮样肉瘤	AE1/AE3，EMA，CD34（～70%），vimentin，ERG（弱+），SMARCB1/INI1（缺失）
恶性肾外横纹肌样瘤	AE1/AE3，EMA，vimentin，SMARCB1（缺失），ERG（-）
促结缔组织增生性小圆细胞肿瘤	AE1/AE3，desmin，vimentin，Syn，WT1，α-SMA（间质+）
骨外尤因肉瘤	CD99，Fli1，Syn，ERG，NKX2.2
软组织透明细胞肉瘤	S-100 蛋白，SOX10，HMB45，PNL2，Melan-A，MiTF
骨外黏液样软骨肉瘤	S-100 蛋白（～20%），ERG，CD117（～30%），Syn，NSE，SMARCB1（缺失，尤其是具横纹肌样形态）
脊索瘤	AE1/AE3，CAM5.2，EMA，S-100 蛋白，Brachyury
PEComa	HMB45，PNL2，Melan-A，α-SMA，desmin，TFE3，cathepsin K

表 2-4　软组织肿瘤的免疫组化抗体

抗体类型	适用的肿瘤类型	备　注
ALK	炎性肌纤维母细胞瘤	胞质染色
（ALK1/5A4/D5F3）	上皮样炎性肌纤维母细胞肉瘤	核膜或核旁胞质染色
	上皮样纤维组织细胞瘤	
α-inhibin	外周型血管母细胞瘤，颗粒细胞瘤	
β-catenin	侵袭性纤维瘤病，Gardner 纤维瘤，鼻咽血管纤维瘤，部分孤立性纤维性肿瘤，鼻窦型血管外皮瘤，栅栏状肌纤维母细胞瘤	核染色
bcl-2	孤立性纤维性肿瘤，滑膜肉瘤，周围神经肿瘤	不特异，常联合其他标记使用
brachyury	脊索瘤，良性脊索细胞肿瘤	核染色
h-CALD	平滑肌肿瘤，血管球瘤，PEComa，部分 GIST	常与 SMA、desmin 配伍使用
calponin	平滑肌肿瘤，肌上皮肿瘤，肌纤维母细胞肿瘤，滑膜肉瘤	常联合其他标记使用
calretinin	间皮肿瘤，颗粒细胞瘤	胸膜滑膜肉瘤也可表达
	神经鞘瘤	神经纤维瘤表达率低
CAMTA1	上皮样血管内皮瘤	核染色
CCNB3 和 BOCR	BCOR-CCNB3 肉瘤	核染色
CD163	组织细胞肿瘤，包括幼年性黄色肉芽肿等	好于 CD68
CD21/CD23/CD35	滤泡树突细胞肉瘤	指状树突细胞肉瘤不表达
CD31	血管肿瘤	组织细胞可有阳性表达
CD34	孤立性纤维性肿瘤，隆凸性皮肤纤维肉瘤，梭形细胞/多形性脂肪瘤，上皮样肉瘤，浅表性 CD34 阳性纤维母细胞肿瘤等	弥漫强阳性有诊断价值灶性弱阳性常为非特异性

续表

抗体类型	适用的肿瘤类型	备　　注
CD56	副神经节瘤,横纹肌肉瘤等	常缺乏特异性
CD68	组织细胞肿瘤	常缺乏特异性,劣于 CD163
CD99	骨外尤因肉瘤	弥漫膜阳性
	骨外尤因样肉瘤	部分或灶性阳性,可为阴性
	滑膜肉瘤	与上皮性标记和 bcl-2 配伍
	孤立性纤维性肿瘤	与 bcl-2、CD34 和 STAT6 配伍
CD117	GIST	在 PEComa、副节瘤、肛管恶性黑色素瘤和精原细胞瘤等也有表达
CDK4	非典型性脂肪瘤样肿瘤/高分化脂肪肉瘤	核染色,常与 MDM2 联用
	去分化脂肪肉瘤	常需结合 FISH 检测
claudin-1	神经束膜瘤	常与 EMA 和 GLUT1 联用
CgA	副神经节瘤,神经母细胞瘤,嗅神经母细胞瘤	常与 Syn 联用
clusterin	滤泡树突细胞肉瘤,腱鞘巨细胞瘤	
D2-40	淋巴管肿瘤,间皮肿瘤	多种类型肿瘤可表达
desmin	平滑肌肿瘤,横纹肌肿瘤,肌纤维母细胞肿瘤	
	血管瘤样纤维组织细胞瘤	树突状染色
	促结缔组织增生性小圆细胞肿瘤	核旁点状染色
DOG1	GIST	上皮样 GIST 可呈膜阳性
DUX4	CIC-DUX4 肉瘤	核染色
EMA	滑膜肉瘤,上皮样肉瘤,神经束膜瘤等	敏感性较 AE1/AE3 高
	异位脑膜瘤,肌上皮肿瘤	特异性略差
ERG	血管肿瘤	核染色,好于 Fli-1
	上皮样肉瘤	可弱阳性表达
	软骨肿瘤	
	涉及 ERG 基因易位的肿瘤(如部分尤因肉瘤)	
ER/PR	妇科型平滑肌瘤,血管肌纤维母细胞瘤,深部侵袭性血管黏液瘤,富于细胞血管纤维瘤,乳腺型肌纤维母细胞瘤,转移性子宫平滑肌瘤	
Fli-1	血管肿瘤,骨外尤因肉瘤	常与其他标记联合使用
FactorXⅢ	纤维组织细胞瘤中的树突细胞	不常用
GFAP	富于细胞性神经鞘瘤,胃肠道神经鞘瘤,神经鞘黏液瘤,微囊型/网状神经鞘瘤,肌上皮瘤,软组织/盆腔室管膜瘤	
GLUT1	婴儿血管瘤,神经束膜瘤,混杂型神经鞘瘤/神经束膜瘤	先天性血管瘤和卡波西型血管内皮瘤不表达
H3K27me3	恶性周围神经鞘膜瘤	失表达
HBME-1	恶性黑色素瘤	厚膜染色有一定意义
HHV8(LANA)	卡波西肉瘤	核染色
HMB45	PEComa,透明细胞肉瘤,色素性神经鞘瘤	常与其他色素细胞标记联用
		胃肠道透明细胞肉瘤样肿瘤不表达

抗体类型	适用的肿瘤类型	备　注
INI-1/SMARCB1	恶性肾外横纹肌样瘤,上皮样肉瘤,神经鞘瘤病,部分上皮样 MPNST,部分肌上皮癌和骨外黏液样软骨肉瘤	瘤细胞核缺失性表达,周围非肿瘤细胞核表达
keratin	滑膜肉瘤,上皮样肉瘤,恶性间皮瘤,肌上皮瘤和促结缔组织增生性小圆形细胞肿瘤等	常用 AE1/AE3 横纹肌肉瘤和骨外尤因肉瘤等偶可表达,可被误诊
MDM2	非典型性脂肪瘤样肿瘤/高分化脂肪肉瘤 去分化脂肪肉瘤,动脉内膜肉瘤	核染色,常与 CDK4 联用 常需结合 FISH 检测
Melan-A	PEComa,软组织透明细胞肉瘤,色素性神经鞘瘤	常与其他色素细胞标记联用 胃肠道透明细胞肉瘤样肿瘤不表达
MiTF	PEComa,透明细胞肉瘤,色素性神经鞘瘤富于细胞性 Neurothekeoma,颗粒细胞瘤	核染色,常与其他色素细胞标记联用
MOC-31	腺癌	用于恶性间皮瘤的鉴别诊断
MUC4	低度恶性纤维黏液样肉瘤,硬化性上皮样肉瘤 双相型滑膜肉瘤中的腺样成分 部分骨化性纤维黏液样肿瘤	
MSA	平滑肌肿瘤,肌纤维母细胞肿瘤,横纹肌肿瘤	特异性不高,较少使用
MyoD1	横纹肌肉瘤,腺泡状软组织肉瘤(ASPS)	横纹肌肉瘤核染色 ASPS 呈胞质颗粒状染色
Myogenin	横纹肌肉瘤,伴有横纹肌母细胞分化的肿瘤	核染色
NB84	神经母细胞瘤	不常用
NF	神经母细胞瘤,节细胞神经瘤,嗅神经母细胞瘤	
NSE	神经母细胞瘤,副神经节瘤,周围血管网状细胞瘤	敏感性高,特异性差
PGP9.5	周围神经肿瘤,节细胞神经母细胞瘤	
Rb1	梭形细胞脂肪瘤,富于细胞性血管纤维瘤,乳腺型肌纤维母细胞瘤,浅表性肢端纤维黏液瘤	核缺失性表达
S-100 蛋白	透明细胞肉瘤,颗粒细胞瘤,周围神经肿瘤,肌上皮瘤,Rosai-Dorfman 病,朗格汉斯细胞组织细胞增生症,骨化性纤维黏液样肿瘤,周围血管网状细胞瘤,差分化黏液样脂肪肉瘤,副神经节瘤,胃肠道透明细胞肉瘤样肿瘤等	核和(或)胞质染色,常与 SOX10 联用,副神经节瘤中支持细胞阳性
SATB2	骨外骨肉瘤	核染色,结直肠癌也可表达
SDHB/SDHA	琥珀酸脱氢酶缺陷型 GIST 和副神经节瘤	
SMA	平滑肌肿瘤,肌纤维母细胞肿瘤,肌上皮肿瘤,肌周皮细胞肿瘤,部分横纹肌肉瘤,部分 GIST 血管平滑肌脂肪瘤和 PEComa 等	应用比较广泛
SOX10	周围神经鞘膜肿瘤,肌上皮肿瘤,颗粒细胞瘤	核染色,较 S-100 蛋白特异
STAT6	孤立性纤维性肿瘤	与 CD34、bcl-2 和 CD99 联用
Syn	副神经节瘤,神经母细胞瘤,嗅神经母细胞瘤,骨外黏液样软骨肉瘤	骨外尤因肉瘤常为灶性阳性,腺泡状横纹肌肉瘤和胃血管球瘤偶可有阳性表达,易被误诊

续表

抗体类型	适用的肿瘤类型	备　　注
TFE3	腺泡状软组织肉瘤,颗粒细胞瘤,部分 PEComa,部分上皮样血管内皮瘤	核染色
TLE1	滑膜肉瘤	核染色,不特异,不建议使用
vimentin	各种类型的肿瘤	不特异,不建议使用
vWF(F8)	血管肿瘤	常与 CD31 和 ERG 联合使用
WT1	恶性间皮瘤,肾母细胞瘤,CIC-DUX4 肉瘤	核染色
	促结缔组织增生性小圆细胞肿瘤(DSRCT)	DSRCT 采用针对羧基端抗体

第二节　常用的传统性标记物

一、肌细胞标记物

(一)结蛋白

结蛋白(desmin)是一种分子量为 50～55kD 的中间丝蛋白,直径为 10nm,广泛分布于骨骼肌、平滑肌和心肌。在骨骼肌中,结蛋白位于肌原纤维之间的 Z 区,在平滑肌中,结蛋白位于质膜下致密斑和胞质内细丝的致密体中。结蛋白常用的抗体型号为 D33。

所有的横纹肌瘤(包括心脏和心脏外)和横纹肌肉瘤均表达结蛋白(图 2-1A～D)[8,9]。结蛋白还能标记一些含有横纹肌母细胞分化的肿瘤,如皮肤横纹肌瘤样间叶性错构瘤、神经肌肉错构瘤、婴儿横纹肌纤维肉瘤、恶性外胚层间叶瘤、恶性蝾螈瘤、癌肉瘤、恶性中胚叶混合瘤、畸胎瘤、肾母细胞瘤、去分化脂肪肉瘤和少数经伊马替尼靶向治疗后的胃肠道间质瘤等[10-13]。

平滑肌肿瘤中,结蛋白在平滑肌瘤和平滑肌肉瘤的表达率分别为 100% 和 50%～70%[14,15]。在胃肠道肿瘤中,结蛋白有助于将胃肠道平滑肌肿瘤与胃肠道间质瘤(GIST)区分开来,后者表达 CD117、DOG1 和 CD34,一般不表达结蛋白(<5%),或仅为灶性表达[16]。

除在横纹肌肿瘤和平滑肌肿瘤中表达外,结蛋白还可在含有肌纤维母细胞成分的病变中表达,如纤维上皮性息肉、侵袭性纤维瘤病、乳腺型肌纤维母细胞瘤、炎性肌纤维母细胞瘤/上皮样炎性肌纤维母细胞性肉瘤、血管肌纤维母细胞瘤、侵袭性血管黏液瘤(图 2-1E,F)、低度恶性肌纤维母细胞性肉瘤和多形性未分化肉瘤等[17-24]。

血管球瘤、血管周皮细胞瘤、少数孤立性纤维性肿瘤和腺泡状软组织肉瘤也可表达结蛋白[25-27]。

一些分化尚不明确或具有多向性分化的肿瘤,如血管瘤样纤维组织细胞瘤、软组织骨化性纤维黏液样肿瘤和促结缔组织增生性小圆细胞肿瘤也可表达结蛋白[28-30],其中在血管瘤样纤维组织细胞瘤中 desmin 呈树突状染色(图 2-1G,H),在促结缔组织增生性小圆细胞肿瘤中 desmin 阳性信号定位于核旁,呈特征性的点状染色,具有诊断价值(图 2-1I,J)。

腱鞘巨细胞瘤(图 2-1K,L)、骨外尤因肉瘤和少数皮肤肌上皮瘤也可表达结蛋白[31-33]。

反应性的间皮细胞(图 2-1M,N)和部分恶性间皮瘤也可表达结蛋白[34,35],有时会被误诊为横纹肌肉瘤,需引起注意。

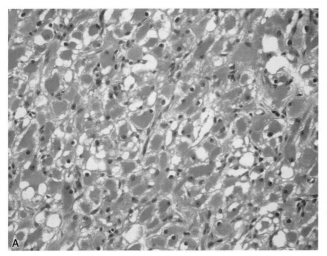

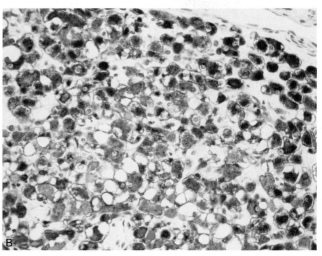

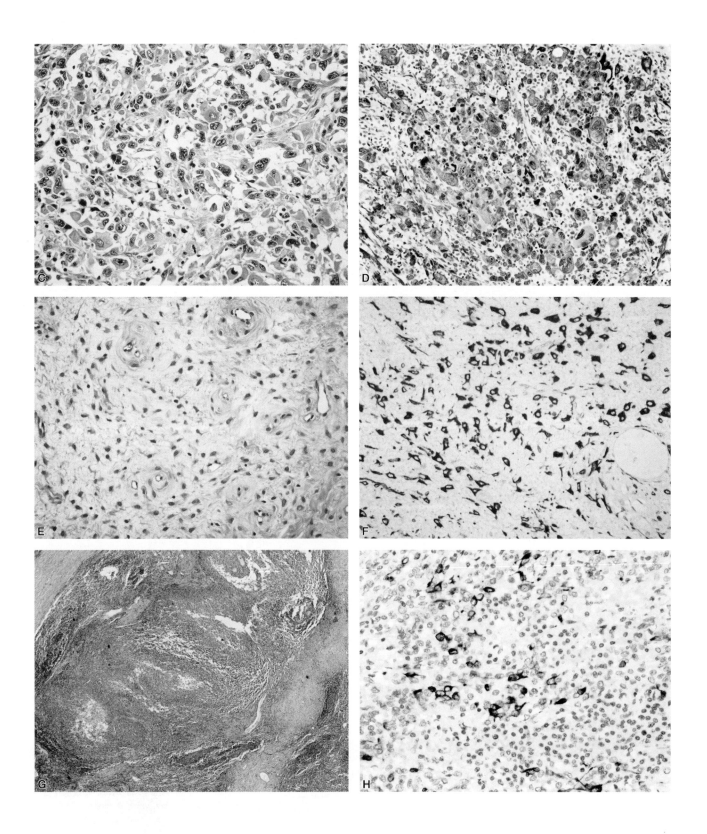

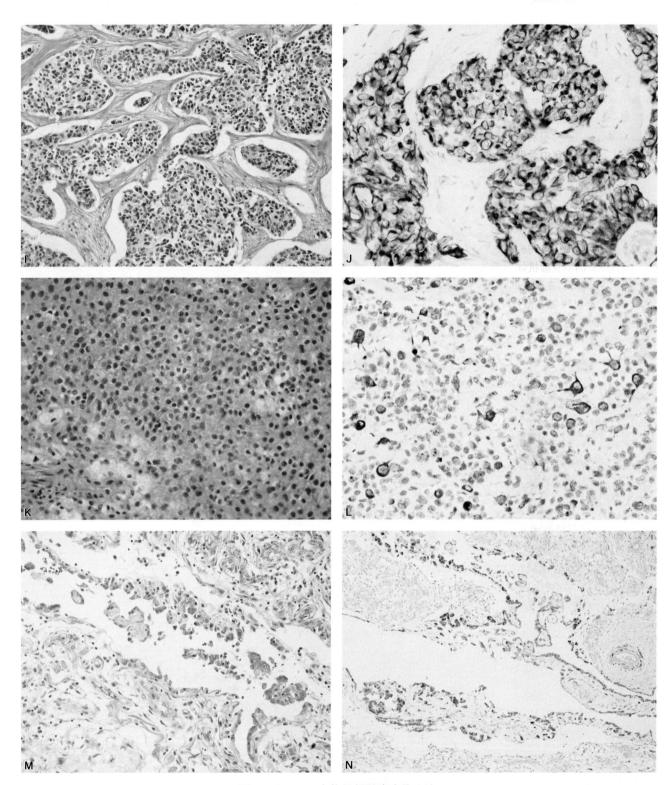

图 2-1 Desmin 在软组织肿瘤中的表达

A、B. 成年型横纹肌瘤；C、D. 多形性横纹肌肉瘤；E、F. 侵袭性血管黏液瘤；G、H. 血管瘤样纤维组织细胞瘤，示树突状染色；
I、J. 促结缔组织增生性小圆细胞肿瘤，示核旁点状染色；K、L. 腱鞘巨细胞瘤，示树突状染色；M、N. 增生的间皮细胞

（二）MyoD 家族

MyoD(myogenic determination)家族由一组相关的碱性螺旋-环-螺旋(helix-loop-helix)DNA 结合核蛋白组成,成员包括 MyoD1/myf-3、Myogenin/myf-4、myf-5 和 myf-6(MRF4,herculin)。这些基因起转录因子的功能,能诱导肌生成[36]。常用的抗体为 MyoD1 和 Myogenin 两种。

MyoD1 的单克隆抗体为 Myf-3(5.8A),是一个分子量为 45kD 的核磷酸蛋白,识别 MyoD1 蛋白的 180～189 氨基酸片段。该抗体标记发育中骨骼肌组织中的成肌细胞核,而多数成熟骨骼肌呈阴性,阳性反应定位在胞核,MyoD1 在硬化性横纹肌肉瘤中有较高的表达率(图 2-2A,B),在腺泡状软组织肉瘤有假阳性表达,定位于胞质,呈颗粒状(图 2-2C,D)[37,38]。在一些小圆细胞性肿瘤中,MyoD1 可呈非特异性的胞质染色,可被误判为阳性而误诊为横纹肌肉瘤。

Myogenin 的单克隆抗体为 myf-4(F5D),是一种属于肌发育的基本调节蛋白,在肌发育的早期表达,该抗体识别位于肌生成蛋白 138～158 氨基酸片段的抗原决定簇,标记大多数的横纹肌肉瘤和含有横纹肌成分的肿瘤(如肾母细胞瘤和外胚层间叶瘤),阳性反应定位在胞核上[39-41]。在横纹肌肉瘤中,

Myogenin 在腺泡状横纹肌肉瘤中的表达要强于胚胎性横纹肌肉瘤,并且阳性信号集中分布在位于腺泡壁纤维性间隔和血管周围的瘤细胞,故能更好地显示腺泡状结构(图 2-2E,F)[42]。在成熟骨骼肌、骨外尤因肉瘤、神经母细胞瘤和促结缔组织增生性小圆细胞肿瘤中呈阴性[43]。

Myogenin 比 desmin 特异,是目前横纹肌肉瘤的一个比较理想的标记物,可标记多种类型的横纹肌肉瘤(图 2-2G,H),但部分梭形细胞/硬化性横纹肌肉瘤仅灶性表达或不表达 Myogenin,可被忽视。Myogenin 常与 MyoD1 联合使用。但需注意的是,良性横纹肌瘤和再生的骨骼肌也可表达 Myogenin 和 MyoD1,不可误诊为横纹肌肉瘤。此外,Myogenin 在女性下生殖道纤维上皮性息肉中可有灶性表达[44],也不要将其误诊为横纹肌肉瘤,特别是葡萄簇样横纹肌肉瘤。

（三）肌特异性肌动蛋白

肌特异性肌动蛋白(muscle specific actin,MSA)是一种直径为 6nm、具有收缩力的微丝蛋白,在哺乳动物中有六种同种型(isoform),在肌组织中有四种,包括 α-心肌、α-骨骼肌、α-平滑肌和 γ-平滑肌,以及另外两种同种型,β 和 γ 胞质型肌动蛋白,后两种除肌组织外,还可见于非肌肉性的组织中。

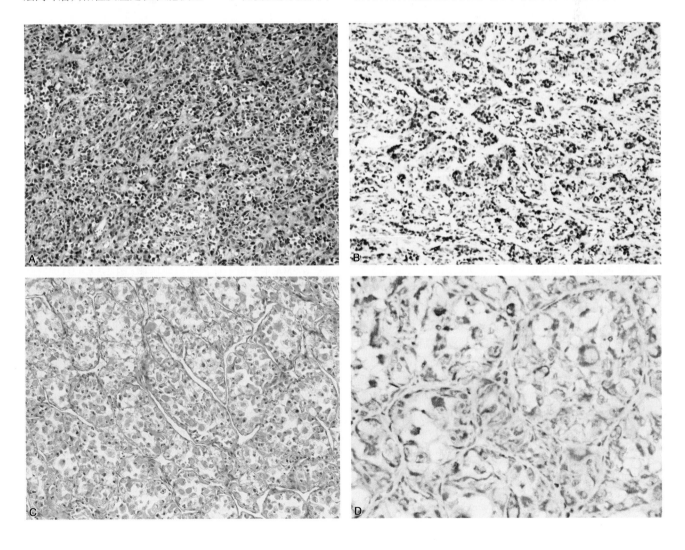

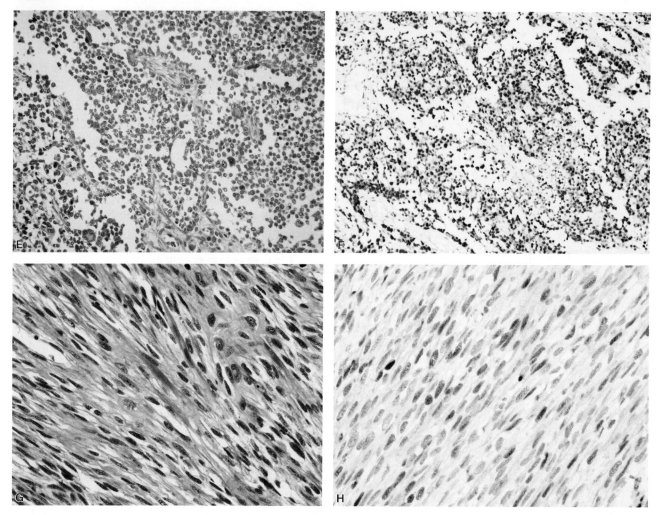

图 2-2   MyoD1 和 Myogenin 在横纹肌肉瘤中的表达

A、B. 硬化性横纹肌肉瘤 MyoD1 标记；C、D. 腺泡状软组织肉瘤 MyoD1 标记；E、F. 腺泡状横纹肌肉瘤 Myogenin 标记；G、H. 梭形细胞横纹肌肉瘤 Myogenin 标记

MSA 常用的单克隆抗体为 HHF35，该抗体识别来自骨骼肌和心肌的 α-actin 和来自平滑肌的 α-actin 和 γ-actin，不识别 β-actin 或非平滑肌的 γ-actin。HHF35 主要标记平滑肌细胞、血管周皮细胞、骨骼肌细胞和肌上皮细胞，因此主要应用于平滑肌瘤、平滑肌肉瘤、血管球瘤和肌上皮瘤[45,46]。横纹肌肉瘤也可表达 HHF35[47]，但对横纹肌肉瘤的诊断，常需结合其他一些标记物，如 desmin 和 Myogenin 等。HHF35 还可标记肌纤维母细胞，可应用于一些含有肌纤维母细胞的病变，如结节性筋膜炎、膀胱假肉瘤样肌纤维母细胞性增生、肌纤维瘤/肌纤维瘤病、侵袭性纤维瘤病、侵袭性血管黏液瘤、血管肌纤维母细胞瘤、淋巴结内栅栏状肌纤维母细胞瘤、炎性肌纤维母细胞瘤、低度恶性肌纤维母细胞性肉瘤和多形性未分化肉瘤。腺泡状软组织肉瘤有时也可表达 HHF35。鼻腔鼻窦具有神经和肌源性分化的低度恶性肉瘤可同时表达 S-100 蛋白和 MSA。

（四）α-平滑肌肌动蛋白

α-平滑肌肌动蛋白（α-smooth muscle actin, α-SMA）是一种平滑肌肌动蛋白，分子量为 42kD，单克隆抗体为 1A4，标记胃肠道、泌尿生殖道和血管壁的平滑肌细胞，皮肤竖毛肌，乳腺和唾液腺的肌上皮，也可标记肌纤维母细胞和血管周皮细胞。α-SMA 只能识别平滑肌肌动蛋白，不能识别骨骼肌和心肌的 α-肌动蛋白。

α-SMA 主要用于标记平滑肌肿瘤（图 2-3A～D）[14]、血管球瘤（图 2-3E, F）[48]、鼻窦球周皮细胞肿瘤（鼻窦血管外皮瘤样肿瘤）、含有肌纤维母细胞的病变[49]、肌上皮瘤和肌上皮癌[33]，横纹肌肉瘤多不表达 α-SMA，但部分梭形细胞/硬化性横纹肌肉瘤和上皮样横纹肌肉瘤可表达 α-SMA，可被误诊为平滑肌肉瘤。部分胃肠道间质瘤可灶性或弱阳性表达 α-SMA[16]。一些癌和肉瘤（如促结缔组织增生性小圆细胞肿瘤）的增生性间质中因含有肌纤维母细胞性成分，故也可表达 α-SMA 和（或）MSA（图 2-3G, H）[50]。具有血管周上皮样分化的肿瘤（PEComa）可同时表达 α-SMA 和色素细胞标记 HMB45 等。

（五）高分子量钙调结合蛋白

钙调结合蛋白（caldesmon）是一种与钙调蛋白（calmodulin）、原肌球蛋白（tropomyosin）和肌动蛋白（actin）结合的蛋白，在平滑肌收缩的调节中起着重要的作用。有两种同种型，

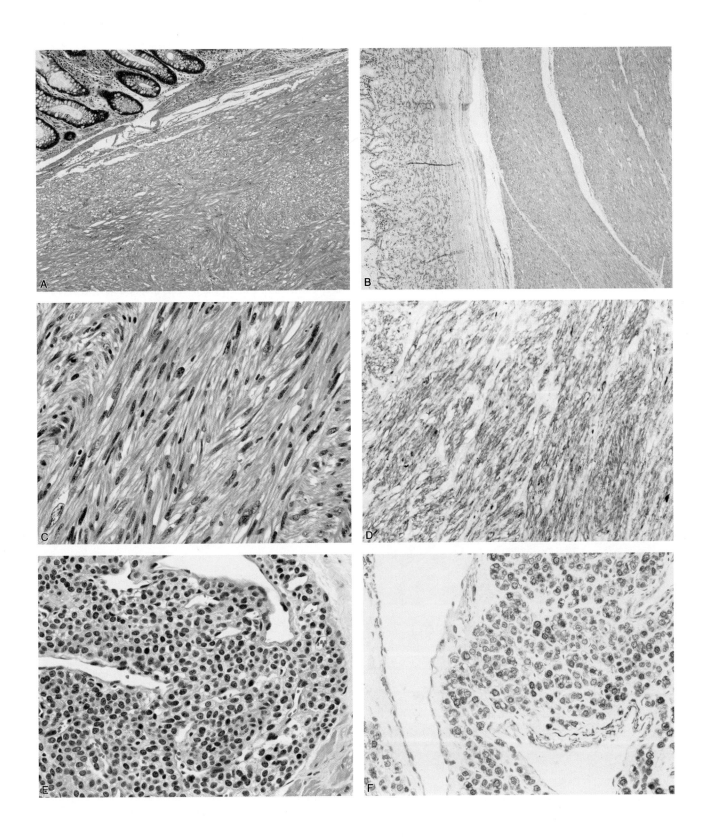

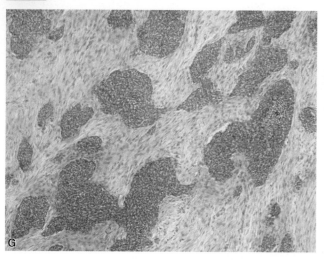
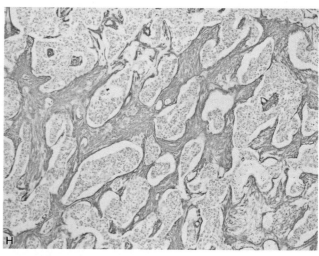

图 2-3　α-SMA 在软组织肿瘤中的表达
A、B. 胃平滑肌瘤；C、D. 平滑肌肉瘤；E、F. 血管球瘤；G、H. 促结缔组织增生性小圆细胞肿瘤（DSRCT）中的间质

低分子量（70～80kD）的 l-caldesmin 和高分子量（120～150kD）的 h-caldesmon。l-caldesmin 可见于多种细胞，而 h-caldesmon 主要见于血管和脏器的平滑肌细胞，以及肌上皮细胞。

　　h-caldesmon 的单克隆抗体为 h-CALD，是平滑肌瘤（包括

血管平滑肌瘤）、平滑肌肉瘤和血管球瘤较好的标记物（图 2-4）[51-53]，但在发生于周围软组织的差分化平滑肌肉瘤中，h-caldesmon 的表达率较低[54]。h-caldesmon 在肌纤维母细胞中多不表达，故可用于平滑肌肿瘤与肌纤维母细胞性肿瘤的鉴

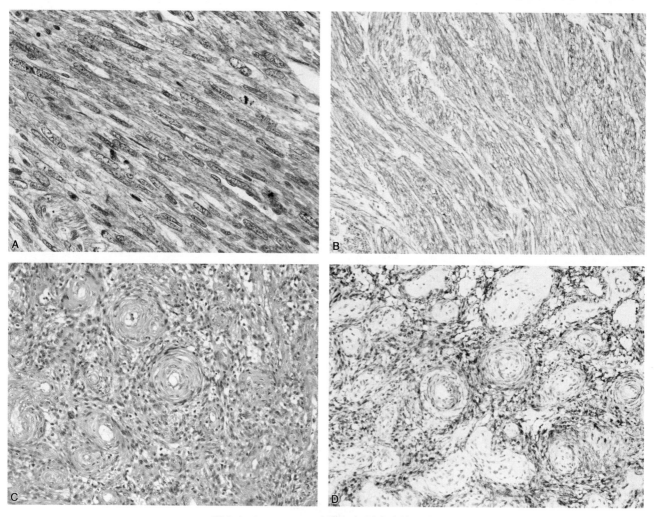

图 2-4　h-caldesmon 在软组织肿瘤中的表达
A、B. 平滑肌肉瘤；C、D. 肌周皮细胞瘤

别诊断。尽管非肿瘤性的肌上皮细胞也表达 h-caldesmon,但含有肌上皮细胞的肿瘤如混合瘤、软骨样汗管瘤、肌上皮瘤和肌上皮癌却不表达。发生于皮肤的纤维组织细胞瘤和非典型性纤维黄色瘤也不表达 h-caldesmon[55,56],故也可用于与皮肤平滑肌瘤和平滑肌肉瘤的鉴别诊断。部分胃肠道间质瘤也表达 h-caldesmon,提示瘤细胞具平滑肌分化[57]。此外,h-caldesmon 和 CD10、GEM 和 transgelin 联用,可有效区分子宫内膜间质肿瘤和平滑肌肿瘤[58,59]。PEComa 可表达 h-caldesmon,特别是以梭形细胞为主的肿瘤。

(六)钙调宁蛋白

钙调宁蛋白(calponin)是一种分子量为 34kD 的肌特异性蛋白,通过抑制肌动蛋白激活的平滑肌肌球蛋白的腺苷三磷酸酶(ATPase),而参与平滑肌收缩的调节。calponin 见于正常腮腺之腺泡旁和导管旁的肌上皮细胞中,也是肌上皮细胞肿瘤的敏感标记物[33],在多形性腺瘤中的表达率为 98%[60],在肌上皮癌中的表达率为 75%[61]。异位错构瘤样胸腺瘤中的梭形细胞也可表达 calponin,提示为肌上皮性病变[62]。在软组织肿瘤中,平滑肌瘤和平滑肌肉瘤中表达 calponin[63,56],含有肌纤维母细胞的病变(包括结节性筋膜炎和肌纤维母细胞肉瘤)也可表达 calponin[64]。此外,85% 的血管瘤样纤维组织细胞瘤[65]、80% 的神经鞘黏液瘤[66]、70% 的孤立性纤维性肿瘤、40% 的恶性周围神经鞘膜瘤和 40% 的隆凸性皮肤纤维肉瘤也可表达 calponin。滑膜肉瘤也可表达 calponin(图 2-5),并且可作为滑膜肉瘤的标记物之一,Fisher 等人认为 calponin 阴性往往不提示滑膜肉瘤的诊断[67]。

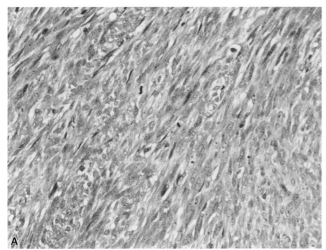
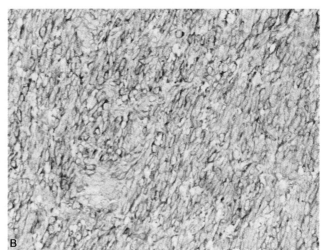

图 2-5 滑膜肉瘤
A. 组织学;B. calponin 标记

(七)平滑肌蛋白

平滑肌蛋白(smoothelin)是一种分子量为 59kD 的细胞骨架平滑肌特异性蛋白,特异性地表达于终末分化的平滑肌细胞。与其他平滑肌蛋白标志物如 calponin、desmin、actins 和 h-CALD 不同的是,smoothelin 很少表达于增殖的平滑肌细胞中。Smoothelin 主要在胃肠道平滑肌瘤中表达(图 2-6)[68]。Smoothelin 还可用于帮助判断膀胱癌肌层浸润情况[69]。

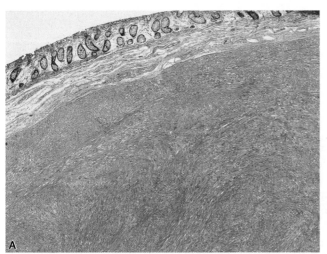
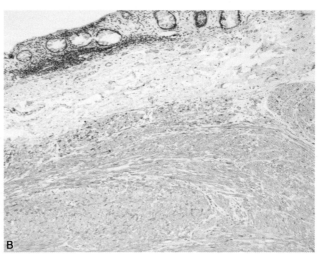

图 2-6 肠壁平滑肌瘤
A. 组织学;B. smoothelin 标记

二、肌纤维母细胞标记物

肌纤维母细胞是一种变异的纤维母细胞，其镜下形态和超微结构介于纤维母细胞和平滑肌细胞之间。在生理性情况下，肌纤维母细胞可能是作为纤维母细胞的一种功能性细胞，而在伤口愈合后，通过自身凋亡而消失[70]。

肌纤维母细胞在光镜下呈梭形、卵圆形或星状，核卵圆形或一端尖细，染色质稀疏或呈空泡状，可见小核仁。与纤维母细胞相比，肌纤维母细胞的胞质呈淡嗜伊红色，但与平滑肌细胞的原纤维状深嗜伊红色的胞质又有所不同。但在实际工作中，在光镜下要明确区分纤维母细胞和肌纤维母细胞有一定的难度，往往需要通过免疫组化和电镜证实。

肌纤维母细胞表达中间丝（intermediate filaments），有以下四种免疫表型[70]，除 β-actin 和 γ-actin 外，还表达 vimentin（V 型）、vimentin 和 desmin（VD 型）、vimentin 和 α-SMA（VA型）、vimentin、α-SMA 和 desmin（VAD 型）。以 VA 型最常见，其次为 VD 型和 VAD 型，V 型通常是纤维母细胞，而不是肌纤维母细胞的特点。此外，炎性肌纤维母细胞瘤中的肌纤维母细胞还表达 ALK，一些反应性的肌纤维母细胞还可表达 AE1/AE3，如胃十二指肠溃疡浆膜下的肌纤维母细胞。

软组织肿瘤中，含有肌纤维母细胞的病变主要集中于纤维组织增生性病变，这一大组病变包括了良性、中间和恶性。

良性者如结节性筋膜炎（图 2-7A,B）、增生性筋膜炎/肌炎、骨化性肌炎、指趾纤维骨性假瘤、膀胱假肉瘤样肌纤维母细胞增生、婴儿纤维性错构瘤、肌纤维瘤/肌纤维瘤病、成人肌纤维瘤、乳腺型肌纤维母细胞瘤（图 2-7C,D）、淋巴结内栅栏状肌纤维母细胞瘤和血管肌纤维母细胞瘤等，中间性者如各种类型的纤维瘤病、孤立性纤维性肿瘤、炎性肌纤维母细胞瘤（包括上皮样炎性肌纤维母细胞肉瘤）（图 2-7E,F）、婴儿型/先天性纤维肉瘤和低度恶性肌纤维母细胞性肉瘤（图 2-7G,H），恶性者如纤维肉瘤和多形性未分化肉瘤等[71]。

三、内皮细胞标记物

（一）血管内皮标记物

建议联合采用 CD31、ERG 和 CD34。

1. CD31　也称血小板内皮细胞黏附分子-1（platelet endothelial cell adhesion molecule-1，PECAM-1），是一种跨膜糖蛋白，由 738 个氨基酸组成，分子量为 83kD，由位于 17q23 上的基因所编码，单克隆抗体包括 JC/70A、1A10、9G11 和 P2B1，以 JC/70A 使用最为广泛。

CD31 识别内皮细胞中分子量为 100kD 和血小板中分子量为 130kD 的糖蛋白，可标记内皮细胞和造血细胞，后者包括循环中的和存在于组织中的血小板、巨核细胞、窦组织细胞、

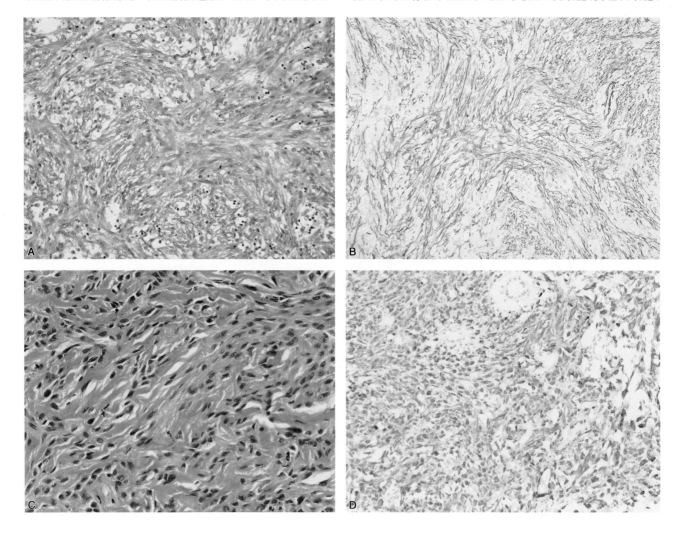

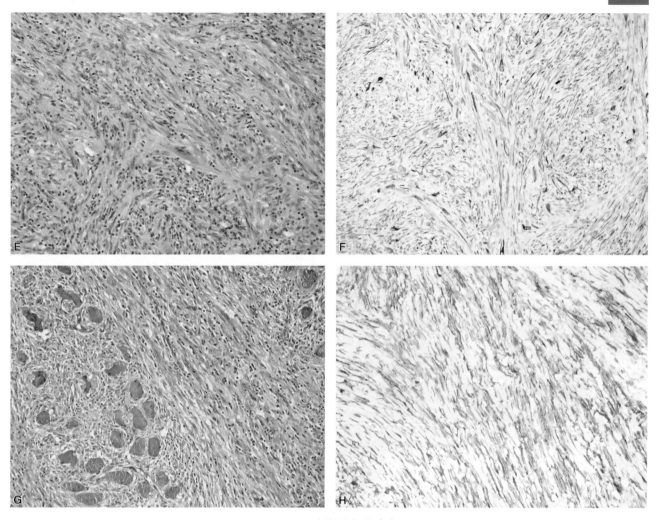

图 2-7　肌纤维母细胞病变

A、B. 结节性筋膜炎 α-SMA；C、D. 乳腺型肌纤维母细胞瘤 desmin；E、F. 炎性肌纤维母细胞瘤 desmin；G、H. 低度恶性肌纤维母细胞性肉瘤 α-SMA

组织单核细胞、浆细胞、原粒细胞和 B 淋巴细胞。肝、淋巴结和脾脏的窦内皮细胞也表达 CD31，阳性反应定位于胞膜。

在软组织肿瘤中，CD31 主要用来标记血管肿瘤，在良性血管瘤、中间性血管内皮瘤（包括卡波西型血管内皮瘤、乳头状淋巴管内血管内皮瘤和假肌源性血管内皮瘤）和 90% 以上的血管肉瘤中均有表达[72-74]（图 2-8）。一般不诊断 CD31 阴性的血管肉瘤。CD31 在卡波西肉瘤中也有表达，但在梭形细胞中多为阴性[75]。

此外，在淋巴管瘤、放疗相关性非典型性血管病变和脾脏硬化性血管瘤样结节性转化均可表达 CD31。组织细胞也可表达 CD31，多呈颗粒状染色，有时可被误认为内皮细胞[76]。在淋巴造血系统肿瘤中，部分浆细胞瘤、小淋巴细胞淋巴瘤和淋巴母细胞淋巴瘤也可表达 CD31[77,78]。

2. ERG　ERG 是 ETS 相关基因（ETS-related gene）的简称，与 Fli-1 相似，是 ETS 转录因子家族的成员之一，ERG 蛋白由 486 个氨基酸组成，分子量为 55kD，由位于 21q22.3 上的基因编码，涉及血管生成和内皮凋亡[79]。ERG 的抗体型号包括鼠单抗 CPDR ERG-MAb 和兔单抗 EPR3864、EPR3863。ERG 在前列腺癌的发生中也起了重要的作用。

ERG 主要在血管内皮中表达，可用于标记各种类型的血管肿瘤（图 2-9A，B），并具有较高的特异性[80]。但值得注意的是，ERG 也可在非血管源性的肿瘤中表达，包括母细胞性髓外髓系肿瘤以及具有 ERG 基因易位的前列腺癌（40% ~ 50%）、骨外尤因肉瘤（10%）和黏液样脂肪肉瘤（<1%）。ERG 在上皮样肉瘤中可呈弱阳性表达（图 2-9C，D）[81,82]。恶性横纹肌样瘤一般不表达 ERG，故联合采用 ERG 和 SALL4 可帮助鉴别上皮样肉瘤和恶性横纹肌样瘤[83]。此外，ERG 在软骨性肿瘤中也可有阳性表达[84]。

3. CD34　是一种重糖基化的跨膜糖蛋白，存在于造血前细胞的表面，也称人类造血祖细胞抗原（human hematopoietic progenitor cell antigen），由 385 个氨基酸组成，分子量为 41kD，由位于 1q32 上的基因编码，常用的抗体为 QBend10 和 My10。

除造血干细胞外，在内皮细胞、胃肠道卡哈尔细胞（Cajal cell）、皮肤附件周围和血管周围的树突状细胞、神经内衣的树突状间质细胞（dendritic interstitial cells）中也有表达[85]。

在淋巴造血系统肿瘤中，CD34 是急性淋巴母细胞性（T 或 B 细胞性）白血病、急性粒细胞性白血病和粒细胞肉瘤的标记物[86]。在软组织肿瘤中，CD34 是血管和淋巴管内皮的标记物，90% 以上的血管良性肿瘤和 100% 的卡波西肉瘤 CD34 阳性[87-89]（图 2-9A，B），但在上皮样血管内皮瘤和血管肉瘤中

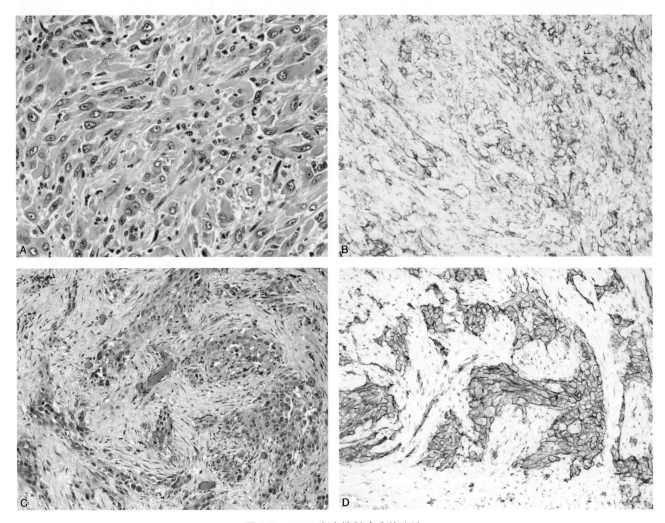

图 2-8   CD31 在血管肿瘤中的表达
A、B. 假肌源性血管内皮瘤;C、D. 上皮样血管肉瘤

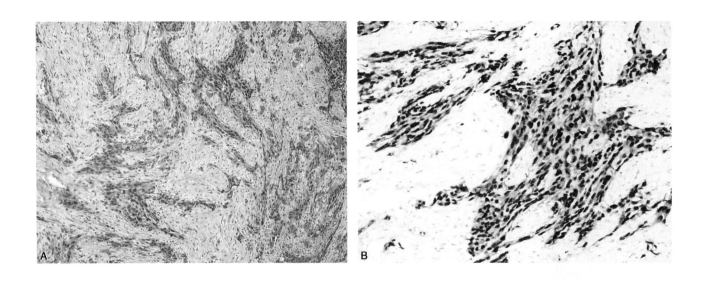

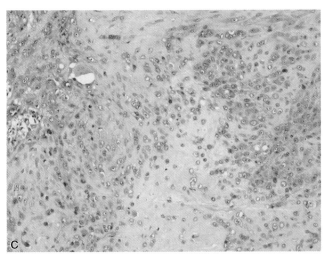

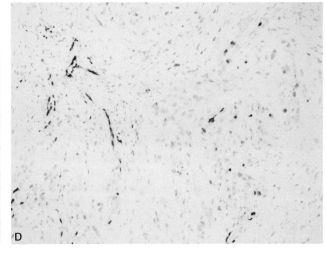

图2-9 ERG 在软组织肿瘤中的表达

A、B. 血管肉瘤 ERG;C、D. 近端型上皮样肉瘤,内皮细胞强阳性,瘤细胞弱阳性

的表达不一,阳性率为50%～60%。与其他中间型血管内皮瘤不同的是,假肌源性血管内皮瘤不表达 CD34。CD34 常与 CD31、ERG 联合使用。

除血管肿瘤外,CD34 在很多非内皮细胞性肿瘤也有表达,这些肿瘤包括口腔硬化性纤维瘤、指趾纤维黏液瘤(浅表肢端纤维黏液瘤)、婴儿纤维性错构瘤、隆凸性皮肤纤维肉瘤、巨细胞纤维母细胞瘤、孤立性纤维性肿瘤(包括巨细胞型和脂肪瘤样型)、胃肠道间质瘤、梭形细胞脂肪瘤/多形性脂肪瘤、树突状纤维黏液脂肪瘤、肌周皮细胞瘤、上皮样肉瘤、异位错构瘤样胸腺瘤和浅表性 CD34 阳性纤维母细胞性肿瘤等(图2-9C～J)[90-92](表2-5),其中一些肿瘤的发生可能与树突状间质细胞有关[90-92]。CD34 在浅表肢端纤维黏液瘤、黏液纤维肉瘤和部分纤维组织细胞瘤(周边染色)中也可有程度不等的表达。CD34 在周围神经肿瘤的表达不一,神经纤维瘤、混杂性神经鞘瘤/神经束膜瘤可表达 CD34,神经鞘瘤和恶性周围神经鞘膜瘤一般不表达 CD34。在神经纤维瘤向恶性周围神经鞘膜瘤的转化过程中,CD34 阳性细胞逐渐减少直至消失。梭形细

胞型滑膜肉瘤极少表达 CD34[93]。20%～30%的平滑肌肉瘤,特别是腹膜后平滑肌肉瘤和子宫平滑肌肉瘤可程度不等地表达 CD34(图2-10)。

4. Fli-1 Fli-1(friend leukemia integration 1 transcription factor)也称 ERGB 转录因子,是 ETS 转录因子家族的成员之一,编码转录调节蛋白。Fli-1 蛋白由452个氨基酸组成,分子量为51kD,由位于11q24上的 Fli-1 基因编码。目前使用较多的 Fli-1 抗体型号为 G1-46-222(单抗),可用于经福尔马林固定的组织。

在正常人组织中,Fli-1 在淋巴管内皮、血管内皮、T 细胞和巨噬细胞中表达,也可在乳腺、前列腺、直肠和鳞状上皮中有阳性表达。

Fli-1 可用于标记多种良性、中间性和恶性血管肿瘤[94],信号定位于胞核。此外,Fli-1 还用于标记骨外尤因肉瘤[95]。需注意的是,Fli-1 特异性并不如原先认为的高,在 Merkel 细胞癌、淋巴母细胞性淋巴瘤、恶性黑色素瘤、滑膜肉瘤、上皮样肉瘤(弱阳性)和肺腺癌等肿瘤中也可有阳性表达[96]。

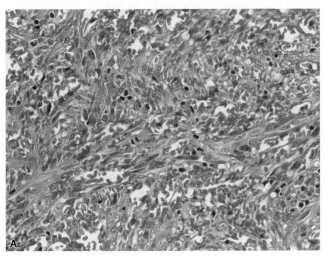

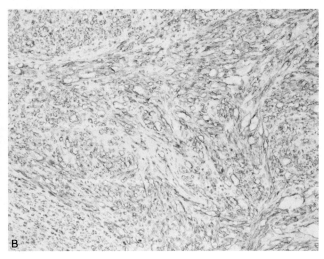

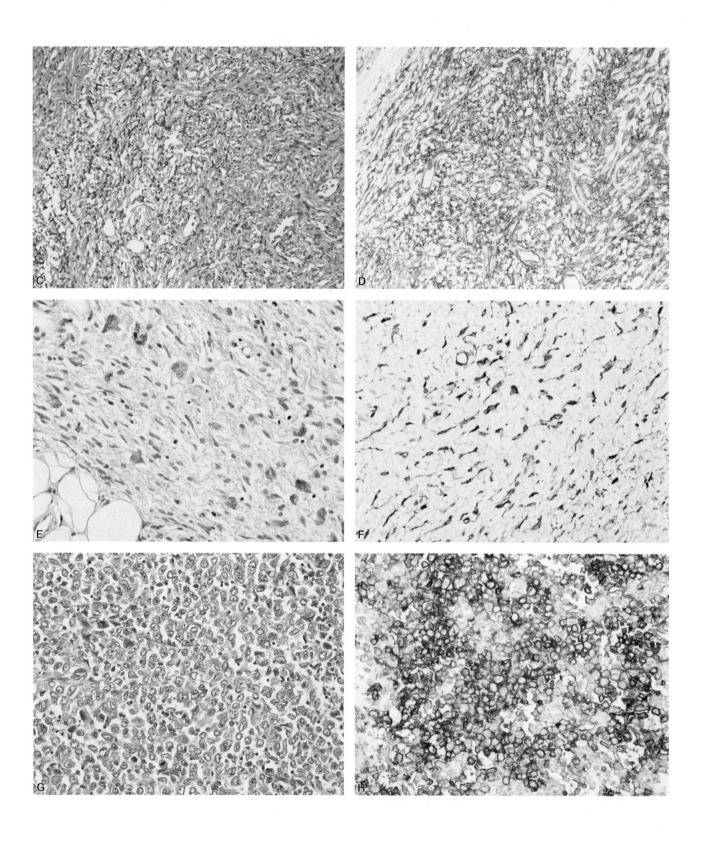

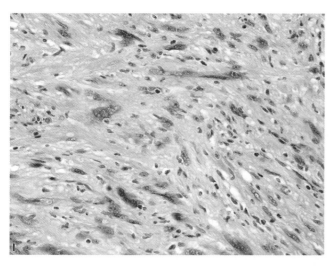
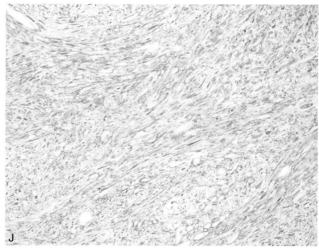

图 2-10 CD34 在软组织肿瘤中的表达

A、B. 卡波西肉瘤；C、D. 孤立性纤维性肿瘤；E、F. 巨细胞纤维母细胞瘤；G、H. 近端型上皮样肉瘤；I、J. 浅表性 CD34 阳性纤维母细胞性肿瘤

表 2-5 表达 CD34 的软组织肿瘤

口腔硬化性纤维瘤	胃肠道间质瘤
指趾纤维黏液瘤（浅表肢端纤维黏液瘤）	血管瘤/血管内皮瘤（包括卡波西肉瘤，但假肌源性血管内皮瘤 CD34⁻）/血管肉瘤
婴儿纤维性错构瘤	
富于细胞性血管纤维瘤	肌周皮细胞瘤
乳腺型肌纤维母细胞瘤	神经纤维瘤
宫颈阴道浅表性肌纤维母细胞瘤	混杂性神经鞘瘤/神经束膜瘤
深部纤维组织细胞瘤（多为部分性表达）	恶性周围神经鞘膜瘤
孤立性纤维性肿瘤（包括巨细胞型、脂肪瘤样或成脂型）	上皮样肉瘤（包括近端型）
浅表性 CD34 阳性纤维母细胞性肿瘤	含铁血黄素沉着性纤维组织细胞性脂肪瘤样肿瘤
隆凸性皮肤纤维肉瘤	软组织多形性玻璃样变血管扩张性肿瘤
巨细胞纤维母细胞瘤	黏液炎性纤维母细胞性肉瘤
梭形细胞脂肪瘤/多形性脂肪瘤/树突状纤维黏液脂肪瘤	异位错构瘤样胸腺瘤
梭形细胞脂肪肉瘤	

5. GLUT1 是一种红细胞型葡萄糖转运蛋白，主要在幼年性血管瘤中表达[97]，而其他类型的血管性肿瘤，特别是不消退型先天性血管瘤（noninvoluting congenital hemangiomas，NICH）、血管畸形和卡波西型血管内皮瘤中均为阴性（图 2-11A），故可用于婴幼儿血管性肿瘤的诊断和鉴别诊断。神经束膜细胞表达 GLUT1，故与 EMA 配伍，GLUT1 可用于标记神经束膜瘤（图 2-11B）。此外，GLUT1 在间皮肿瘤、滑膜肉瘤、上皮样肉瘤和多种癌中也可有阳性表达。

6. CAMTA1 和 TFE3 在近 90% 的上皮样血管内皮瘤中存在 WWTR1-CAMTA1 融合性基因[98]。新近报道显示，CAMTA1 在上皮样血管内皮瘤中有较高的阳性率（86%～100%），CAMTA1 是一种转录因子，阳性信号定位于细胞核上[99,100]。CAMTA1 在上皮样血管瘤和上皮样血管瘤样结节中不表达，在上皮样血管肉瘤中的表达很低（4%），故可作为上皮样血管内皮瘤的标记物。需注意的是，有一小部分表达 TFE3 的上皮样血管内皮瘤不表达 CAMTA1（图 2-12），该型上皮样血管内皮瘤存在 YAP1-TFE3 融合性基因，镜下显示有明显的血管形成[101]。

7. 其他内皮标记 包括第八因子相关抗原（Factor Ⅷ-related antigen，FⅧ-RAg）、血管内皮生长因子受体 2（VEGFR-2）、claudin-5、血栓调节蛋白（thrombomodulin，CD141）、FK-BP12、LMO2 和 PAL-E，以及荆豆凝集素（Ulex europaeus 1 lectin，UEA-1）和 BNH9 等，在日常工作中较少使用。

（二）淋巴管内皮标记物

1. CD34 见前述。

2. Podopanin Podopanin 是一种存在于肾小球足突细胞的膜蛋白，其单克隆抗体 D2-40 识别分子量为 40kD 与 O 相连的唾液糖蛋白的 M2A 抗原，M2A 存在于胚胎睾丸和位于睾丸生殖细胞肿瘤的表面，不存在于成人中。

D2-40 可用来标记原发性肿瘤（如癌和恶性黑色素瘤）中的淋巴管。淋巴管瘤、Dabska 瘤、鞋钉样血管瘤、卡波西型血管内皮瘤、卡波西肉瘤和部分血管肉瘤表达 D2-40[102,103]（图 2-13A，B）。

D2-40 可用于标记间皮，在上皮型的恶性间皮瘤中有较高的特异性，可作为恶性间皮瘤的标记物（图 2-13C，D）[104,105]。

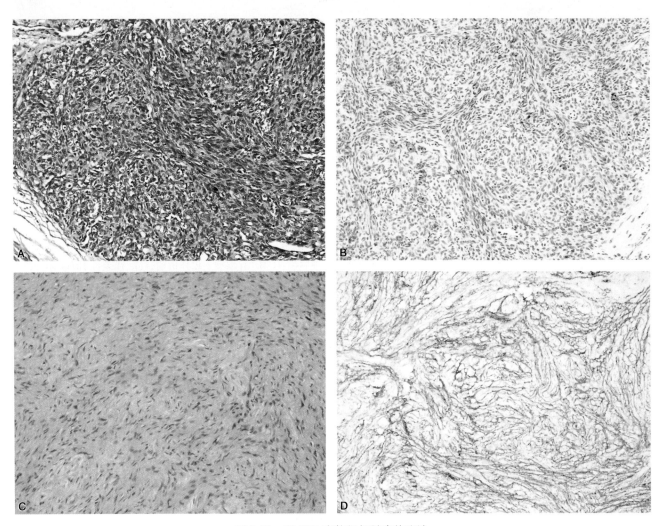

图 2-11 GLUT1 在软组织肿瘤的表达

A、B. 卡波西型血管内皮瘤中 GLUT1 为阴性表达;C、D. 神经束膜瘤表达 GLUT1

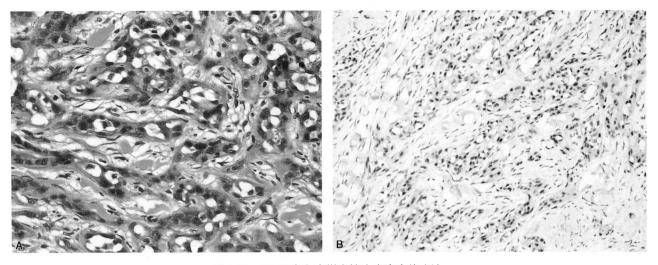

图 2-12 TFE3 在上皮样血管内皮瘤中的表达

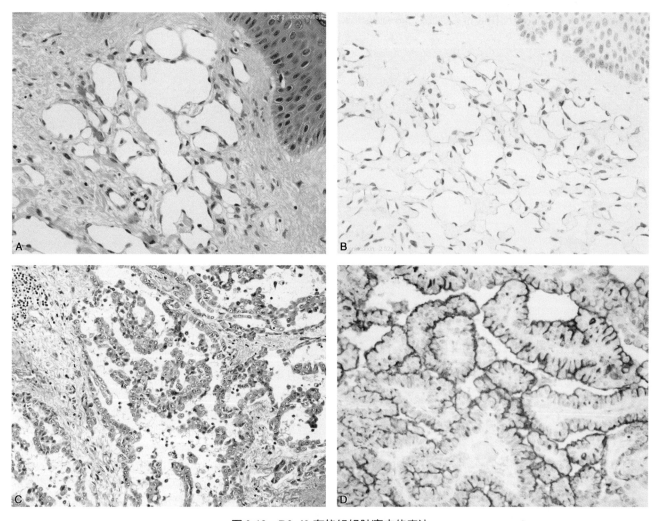

图 2-13　D2-40 在软组织肿瘤中的表达
A、B. 乳腺非典型性血管病变(淋巴管型);C、D. 上皮样恶性间皮瘤

D2-40 在非脉管性和非间皮性肿瘤中也可有阳性表达,如精原细胞瘤、肾上腺皮质肿瘤、皮肤附件肿瘤、神经鞘瘤和上皮样恶性周围神经鞘膜瘤等[106]。

3. VEGFR-3　血管内皮生长因子属于血小板衍化生长因子家族,血管内皮生长因子受体 3(vascular endothelial growth factor receptor 3, VEGFR-3)也称 Flt4(FMS-like tyrosine kinase 4),是一种 46kD 二聚体糖基化的肝素结合细胞因子,一种酪氨酸激酶Ⅲ型受体的亚群,其编码基因位于 5q35.3。使用较多的抗体型号为鼠单抗 9D9F9。与其他 VEGFR 家族不同的是,VEGFR-3 不与 VEGF、PIGF 或 VEGF-B 连接,它的配体为VEGF-C 和 VEGF-D[107]。

VEGFR-3 主要标记淋巴管内皮,在淋巴管瘤、卡波西型血管内皮瘤、Dabska 瘤、网状血管内皮瘤和卡波西肉瘤(100%)中呈阳性[108-111]。除淋巴管内皮分化的肿瘤外,VEGFR-3 在血管肉瘤中也有表达(80%),但在具上皮样形态的血管肿瘤如上皮样血管内皮瘤中的表达率较低,约为 40% ~ 50%。VEGFR-3 在非内皮性肿瘤如肺非小细胞性肺癌、头颈部鳞状细胞癌和结直肠癌中也有表达[112,113]。

4. Prox1　是一种核转录因子,在胚胎性淋巴管形成以及

中枢神经系统、心脏、肝脏、胰腺和晶状体的发育过程中起到重要的作用。Prox1 蛋白由 737 个氨基酸组成,分子量为83kD,由位于 1q41 上的基因编码。Prox1 的抗体型号包括3A2 和 5G10。

Prox1 在成年人淋巴管内皮中有阳性表达,信号定位于胞核。Prox1 在淋巴管瘤、梭形细胞血管瘤、静脉性血管瘤、网状血管内皮瘤、卡波西型血管内皮瘤和卡波西肉瘤中有较高的表达率[114]。在多数皮肤血管肉瘤中也有阳性表达,但在深部软组织血管肉瘤和发生于实质脏器的血管肉瘤中表达率相对较低,在上皮样血管内皮瘤中的阳性率为 50% 左右。Prox1 在幼年性或成年型毛细血管瘤中不表达,多数海绵状血管瘤也为阴性。

除血管肿瘤外,Prox1 在滑膜肉瘤(19%)、尤因肉瘤(25%)和副神经节瘤(33%)中也可有阳性表达。

5. LYVE-1　LYVE-1(lymphatic vessel endothelial hyaluronan 1)是 HA(细胞外糖胺多糖透明质酸)的主要受体,结构上与 CD44 和其他 HA 结合蛋白相关。LYVE-1 是Ⅰ型膜蛋白,分子量为 60kD,位于 11p15 上的基因编码。

LYVE-1 在淋巴管内皮、肝脾血窦内皮和巨噬细胞中表达,在血管内皮中不表达[115]。有报道显示,LYVE-1 在早期和

晚期卡波西肉瘤中的梭形细胞中均可有阳性表达[116]。

6. HHV8 相关核抗原   HHV8 相关核抗原(latent nuclear antigen-1,LNA-1)主要用于标记卡波西肉瘤[117],因采用的抗体不同,阳性率从 90% ~100%(图 2-14)。

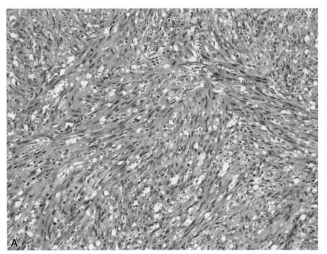

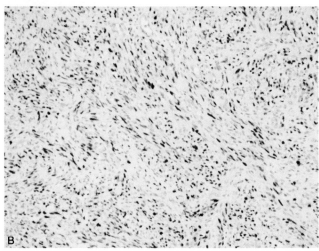

图 2-14   卡波西肉瘤 HHV8 LNA-1 标记

四、周围神经、脂肪组织和 神经内分泌标记物

(一) S-100 蛋白

S-100 蛋白是一种分子量为 20 ~25kD 的可溶性酸性钙结合蛋白,能溶于 100% 的硫酸铵而得名。S-100 蛋白有 2 个亚型,即 S-100A 和 S-100B,常用的是反映 S-100B 分布的多克隆抗体。

S-100 蛋白标记星形胶质细胞、少突胶质细胞、施万细胞、卫星细胞、黑色素细胞、脂肪细胞、软骨细胞、表皮朗格汉斯细胞、淋巴结树突状细胞、乳腺和腮腺等器官的肌上皮细胞以及副神经节中的支持细胞[126],阳性定位于核和胞质。

在软组织肿瘤,S-100 蛋白标记阳性往往提示瘤细胞具施万细胞分化或黑色素细胞分化[118-120]。周围神经肿瘤中,S-100 蛋白在神经鞘瘤、颗粒细胞瘤、恶性颗粒细胞瘤中和节细胞神经瘤施万细胞间质中的表达呈弥漫强阳性[121-123](图 2-15A,B)。与良性肿瘤相比,恶性周围神经鞘膜瘤的 S-100 蛋白阳性率偏低(40% ~80%),且通常为灶性和弱阳性(图 2-15C,D)[124]。S-100 蛋白在富于细胞性神经鞘瘤和胃肠道型神经鞘瘤中呈弥漫强阳性[125,126](图 2-15E,F),此点有助于与恶性周围神经鞘膜瘤的鉴别诊断。S-100 蛋白在神经纤维瘤中的表达不一,因神经纤维瘤中除施万细胞外,还含有神经束膜细胞和纤维母细胞,S-100 蛋白标记在神经纤维瘤中的触觉样小体(Tactile-like corpuscle)、Meissner 样小体和具上皮样形态的瘤细胞(上皮样神经纤维瘤)中呈强阳性(图 2-15G,H)[127]。S-100 蛋白在软组织透明细胞肉瘤中也呈强阳性(图 2-15I,J)[128]。神经鞘黏液瘤也可表达 S-100 蛋白[129]。S-100 蛋白也是恶性黑色素瘤的标记物,常与 HMB45、PNL2 和 Melan-A(MART-1)联合使用。

副神经节瘤和嗅神经母细胞瘤中的支持细胞表达 S-100 蛋白(图 2-16A,B),生物学行为上呈恶性的副神经节瘤 S-100 蛋白阳性的细胞明显减少或缺如[130]。

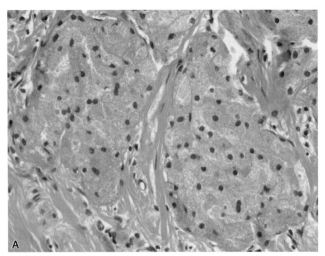

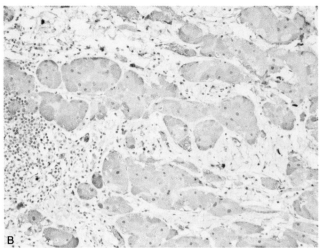

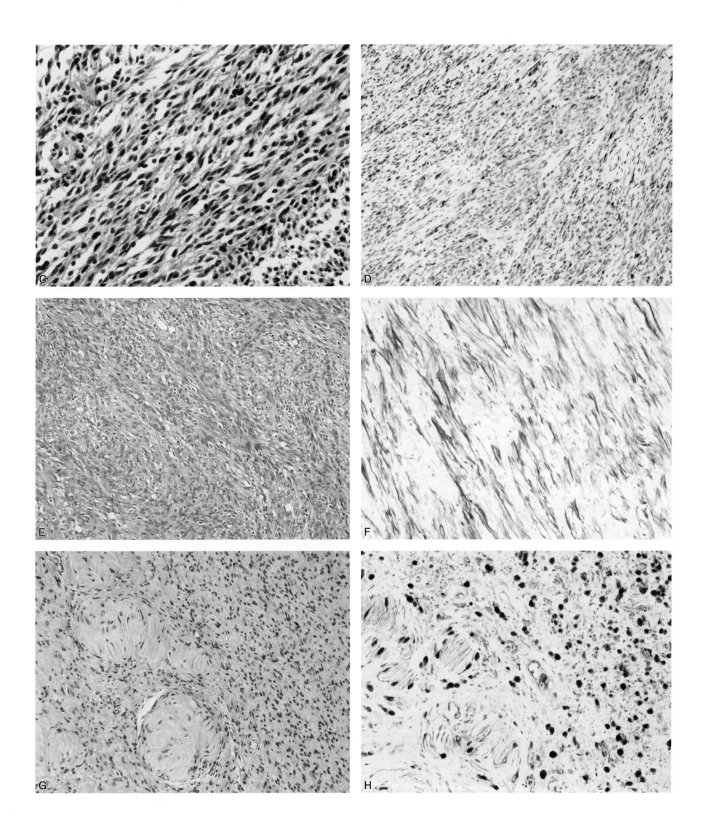

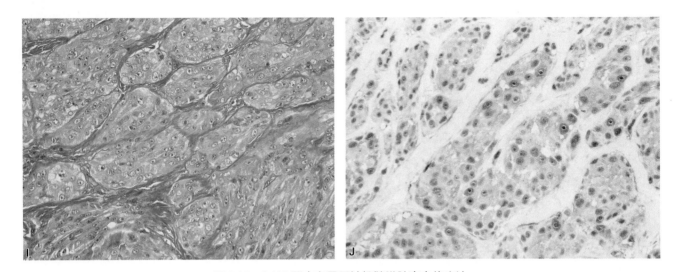

图 2-15   S-100 蛋白在周围神经鞘膜肿瘤中的表达
A、B. 颗粒细胞瘤；C、D. 恶性周围神经鞘膜瘤；E、F. 富于细胞性神经鞘瘤；G、H. 神经纤维瘤；I、J. 软组织透明细胞肉瘤

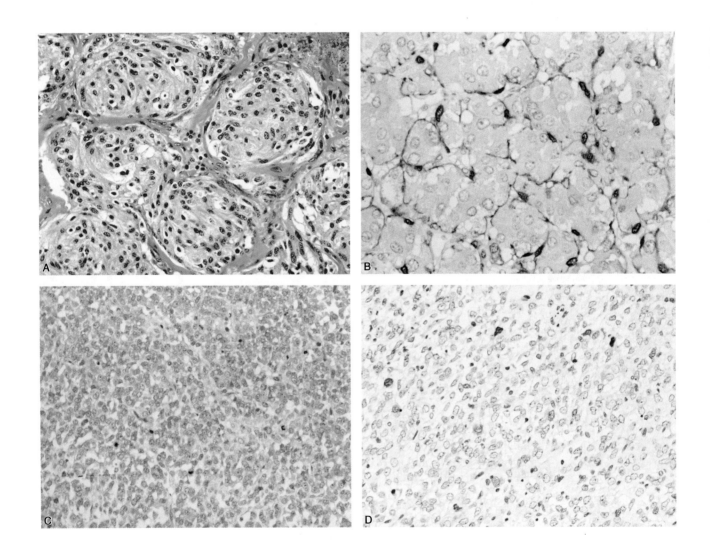

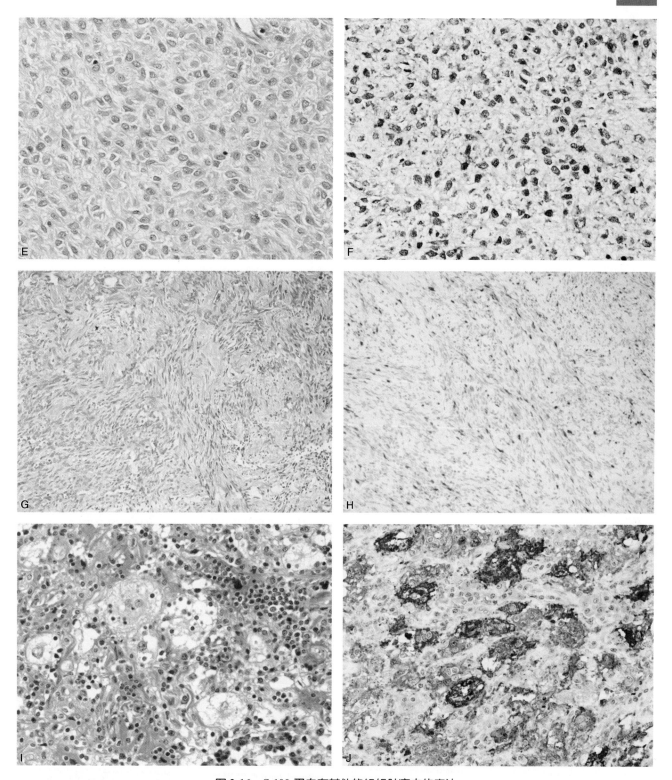

图 2-16 S-100 蛋白在其他软组织肿瘤中的表达

A. 副神经节瘤；B. S-100 蛋白示器官样结构周围的支持细胞；C、D. 差分化（圆细胞）脂肪肉瘤；E、F. 软组织骨化性纤维黏液样肿瘤；G、H. 肿瘤内的树突状细胞可表达 S-100 蛋白，可被误诊为 MPNST；I、J. 软组织 Rosai-Dorfman 病

　　除周围神经和黑色素性肿瘤外，S-100 蛋白在冬眠瘤、软骨样脂肪瘤、差分化黏液样脂肪肉瘤（圆细胞脂肪肉瘤）、多形性脂肪肉瘤、间叶性软骨肉瘤（肿瘤内的软骨小岛）和软组织骨化性纤维黏液样肿瘤（50% ~ 70%）（图 2-16C ~ F）[131,132]，在骨外黏液样软骨肉瘤（30%）、胃肠道间质瘤（10% ~ 15%）、脊索瘤、副脊索瘤、外周原始神经外胚层瘤、滑膜肉瘤（20% ~ 38%）[133]、平滑肌肉瘤和横纹肌肉瘤中也有不同程度的表达，其中 S-100 蛋白在滑膜肉瘤中的表达易被误诊为恶性周围神经鞘膜瘤（图 2-16G，H）。需要注意的是，肿瘤内的树突状细胞可表达 S-100 蛋白，切不可将其视为"瘤细胞部分表达 S-

100 蛋白"而诊断为周围神经源性肿瘤。

S-100 蛋白也是肌上皮瘤、朗格汉斯细胞组织细胞增生症、交指树突状细胞肉瘤、Rosai-Dorfman 病和外周型血管母细胞瘤的标记物(图 2-16I,J)[134]。

值得指出的是,S-100 蛋白在软组织肿瘤中的应用比较有限,但在常规工作中多被习惯性采用,成为必查项目。为避免盲目性使用该标记,应熟悉一些 S-100 蛋白标记具有诊断性价值的软组织肿瘤类型(表 2-6)。

表 2-6　表达 S-100 蛋白的软组织肿瘤

神经鞘瘤
经典型神经鞘瘤
上皮样神经鞘瘤
富于细胞性神经鞘瘤
胃肠道型神经鞘瘤
神经纤维瘤
混杂性神经鞘瘤/神经束膜瘤
神经鞘黏液瘤
颗粒细胞瘤/恶性颗粒细胞瘤
软组织透明细胞肉瘤
胃肠道透明细胞肉瘤样肿瘤(胃肠道神经外胚层瘤)
上皮样恶性周围神经鞘膜瘤
黏液样脂肪肉瘤
多形性脂肪肉瘤
骨外黏液样软骨肉瘤(30%)
软组织骨化性纤维黏液样肿瘤
软组织肌上皮瘤/肌上皮癌/混合瘤
脊索瘤
软组织软骨性肿瘤
副神经节瘤(支持细胞)
部分嗅神经母细胞瘤(支持细胞)
软组织 Rosai-Dorfman 病
朗格汉斯细胞组织细胞增生症
交指树突细胞肉瘤
外周型血管母细胞瘤

(二) SOX10

SOX10(Sry-related HMg-Box gene 10)是一种核转录因子,在黑色素细胞和施万细胞的特异性分化和成熟过程中起了重要的作用。

SOX10 抗体可用于标记神经嵴起源的多种类型肿瘤,包括间叶源性、上皮性和恶性黑色素瘤,以及正常组织中的施万细胞、黑色素细胞、涎腺、支气管和乳腺中的肌上皮细胞[135]。

SOX10 在神经鞘瘤和神经纤维瘤中呈弥漫性表达(图 2-17A)[136],并在约 49% 的恶性周围神经鞘膜瘤中有阳性表达,优于 S-100 蛋白(图 2-17B),但阳性强度多少不等。在副神经节瘤中,SOX10 也可用于标记支持细胞。SOX10 还可表达于软组织肌上皮瘤中(图 2-17C)[137]。SOX10 与 S-100 蛋白配伍,可用于标记周围神经鞘膜肿瘤、软组织颗粒细胞瘤、软组织肌上皮瘤、副神经节瘤、软组织透明细胞肉瘤和胃肠道透明

细胞肉瘤样肿瘤(图 2-17D)等肿瘤。

(三) 胶质纤维酸性蛋白

胶质纤维酸性蛋白(glial fibrillary acidic protein, GFAP)是星形胶质的中间微丝蛋白,分子量为 50 ~ 52kD。GFAP 存在于胶质细胞中,是胶质细胞的高度特异性标记物,标记星形胶胞、室管膜细胞和发育中的少肢胶质细胞,而不见于成熟的少肢胶质细胞。周围神经系统见于施万细胞、肠神经节细胞和感觉器神经节卫星细胞。

GFAP 在周围软组织肿瘤中的应用价值有限,除可用于证实异位胶质瘤外,偶可用于神经鞘瘤,阳性率约为 30% ~ 50%,特别在富于细胞性神经鞘瘤、胃肠道型神经鞘瘤、微囊型/网状神经鞘瘤和真皮神经鞘黏液瘤中,GFAP 呈弥漫强阳性表达,而恶性周围神经鞘膜瘤多为阴性或仅为灶性弱阳性表达[138],对良恶性的鉴别诊断具有重要的参考价值。软组织肌上皮瘤/混合瘤常表达 GFAP[139]。

(四) 蛋白基因产物 9.5

蛋白基因产物 9.5(protein gene product, PGP9.5)是一种泛肽羧基末端水解酶,其基因定位于 4p14,跨距 10kb,含有 9 个外显子。PGP9.5 是一种分子量为 27kD 的水溶解性蛋白,单克隆抗体为 10A1,标记中枢神经元、周围神经纤维和神经内分泌细胞。PGP9.5 主要用作神经和神经内分泌分化的标记物,但常与 CgA 和 Syn 联用,与 NSE 相比,PGP9.5 的背景染色较少。

PGP9.5 在神经鞘瘤(包括富于细胞型和胃肠道型)、副神经节瘤、恶性周围神经鞘膜瘤(特别是上皮样亚型)和富于细胞型 Neurothekeoma 中有表达[140]。PGP9.5 也是黑色素瘤的标记物。滑膜肉瘤和平滑肌肉瘤也可表达 PGP9.5。节细胞神经瘤和节细胞神经母细胞瘤中的节细胞可表达 PGP9.5(图 2-18)。

(五) 神经元特异性烯醇化酶

神经元特异性烯醇化酶(neuron-specific enolase, NSE)是一种烯醇化酶 γ-γ 二聚体的糖酵解同工酶,主要标记于神经元和神经内分泌细胞及其肿瘤性病变。NSE 多克隆抗体的特异性很低,单克隆抗体的特异性虽高,背景染色淡,但敏感性不高。

NSE 是神经母细胞瘤的重要标记物之一(图 2-19A,B)[141-143]。此外,NSE 在副神经节瘤、神经内分泌癌、恶性黑色素瘤(特别是促结缔组织增生性黑色素瘤)、神经母细胞瘤、尤因肉瘤、外周型血管母细胞瘤(图 2-19C,D)和 2% 的非神经性肿瘤(如多形性腺瘤、肾癌、肺癌和前列腺癌等)中也有表达,其中与 PGP9.5 相似,NSE 也可用于标记节细胞神经瘤和节细胞神经母细胞瘤中的节细胞。

(六) 神经微丝蛋白

神经微丝蛋白(neurofilaments, NF)是一种存在于大多数神经元细胞的中间微丝蛋白,由三个不同分子量(68kD、160kD、200kD)的亚单位组成,每一个亚单位均由不同的基因所编码。NF 见于神经元、轴突纤维和周围神经。

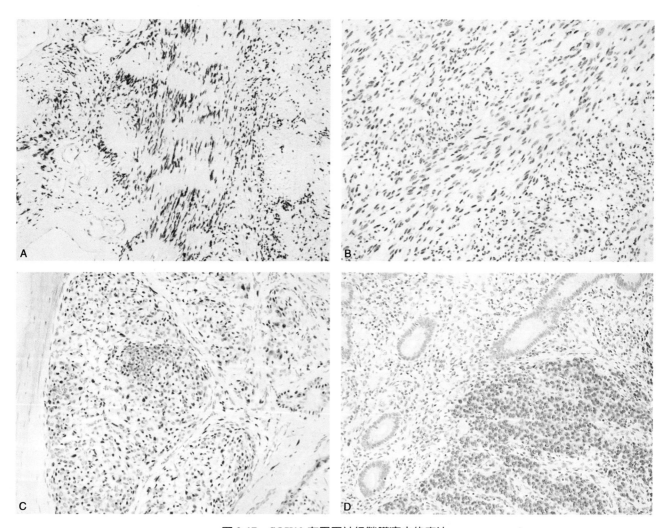

图 2-17　SOX10 在周围神经鞘膜瘤中的表达
A. 神经鞘瘤；B. 恶性周围神经鞘膜瘤；C. 肌上皮瘤；D. 胃肠道透明细胞肉瘤样肿瘤

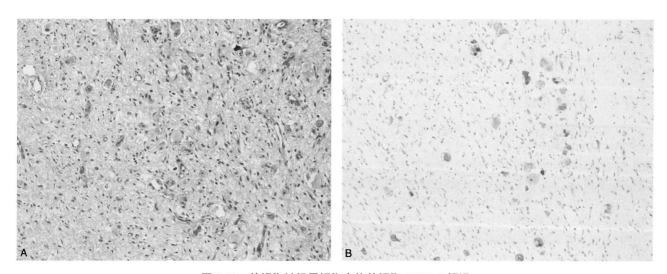

图 2-18　节细胞神经母细胞中的节细胞 PGP9.5 标记

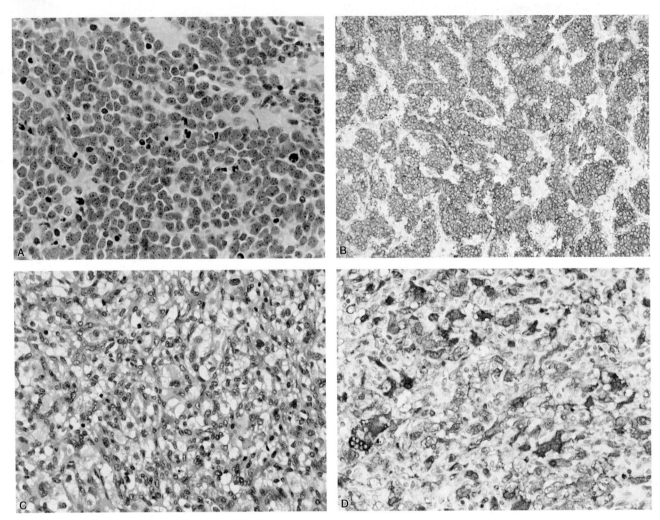

图 2-19　NSE 在软组织肿瘤中的表达
A、B. 神经母细胞瘤；C、D. 肾血管母细胞瘤

在颅内肿瘤,NF 主要用于标记脑神经母细胞瘤、节细胞神经瘤和松果体瘤。在颅外肿瘤,NF 主要用于标记神经母细胞瘤、节细胞神经瘤、节细胞神经母细胞瘤、嗅神经母细胞瘤、嗜铬细胞瘤、副神经节瘤、皮肤麦克尔细胞癌、类癌和小细胞癌等向神经元分化的成分[144,145]。外周原始神经外胚层瘤也可表达 NF。

(七) 钙(视)网膜蛋白

钙(视)网膜蛋白(calretinin)是一种分子量为 29kD 的钙结合蛋白,是 EF-手蛋白大家族中的一员。calretinin 基因最初是从鸡视网膜的 cDNA 克隆中分离出来,在中枢神经组织和周围神经组织中有大量的表达,尤其是视网膜和感觉神经元。calretinin 的功能不明,但在皮肤汗腺、间皮细胞、睾丸的 Leydig 和 Sertoli 细胞、睾丸网的上皮细胞、子宫内膜和卵巢的间质细胞(包括卵巢的性索间质肿瘤)中有高表达。

calretinin 是间皮瘤的阳性标记物之一。软组织肿瘤中,calretinin 在神经鞘瘤中的表达率高达 96%,而在神经纤维瘤中的表达率仅为 7%,可用于两者的鉴别诊断[146]。此外,大多数的滑膜肉瘤和颗粒细胞瘤也可表达 calretinin[147,148]。

(八) 嗜铬蛋白 A

嗜铬蛋白 A(chromogranin A,CgA)是一种分子量为 68kD 的可溶性酸性蛋白,最初是从牛肾上腺髓质细胞的嗜铬颗粒中分离出来,标记肾上腺髓质、副神经节、甲状旁腺主细胞、垂体前叶细胞、胰岛细胞、甲状腺 C 细胞及胃肠道和肺的神经内分泌细胞。除 CgA 外,后又发现分子量分别为 120kD 和 84kD 的 CgB 和 CgC。

CgA 在副神经节瘤(图 2-20)、肾上腺髓质嗜铬细胞瘤、胃肠道和呼吸道的神经内分泌癌、甲状腺髓样癌、甲状旁腺肿瘤和垂体肿瘤中呈阳性。CgA 在神经母细胞瘤、部分骨外尤因肉瘤和腺样恶性周围神经鞘膜瘤中也有程度不等的阳性表达[149]。

(九) 突触素

突触素(synaptophysin,Syn)是一种分子量为 38kD 的跨膜酸性糖蛋白,标记神经节、轴突、副神经节和神经内分泌细胞[150]。

Syn 在神经母细胞瘤、节细胞神经瘤(节细胞和基质内的

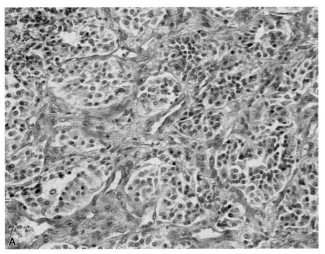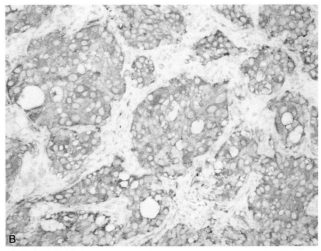

图 2-20　CgA 在副神经节瘤中的表达

轴突）和副神经节瘤中呈阳性,在髓母细胞瘤、"中央型原始神经外胚层瘤" 和多数的嗅神经母细胞瘤中也有表达。与 CgA 相似,Syn 在骨外尤因肉瘤中的表达不一,常为灶性表达（图 2-21A,B）。Syn 在骨外黏液样软骨肉瘤中也呈阳性,提示瘤细胞具神经或神经内分泌分化（图 2-21C,D）[151]。Syn 还可在横纹肌肉瘤（特别是腺泡状横纹肌肉瘤）、胃血管球瘤和恶性黑色素瘤等多种类型的肿瘤中有非特异性表达[152,153],可引起误诊。

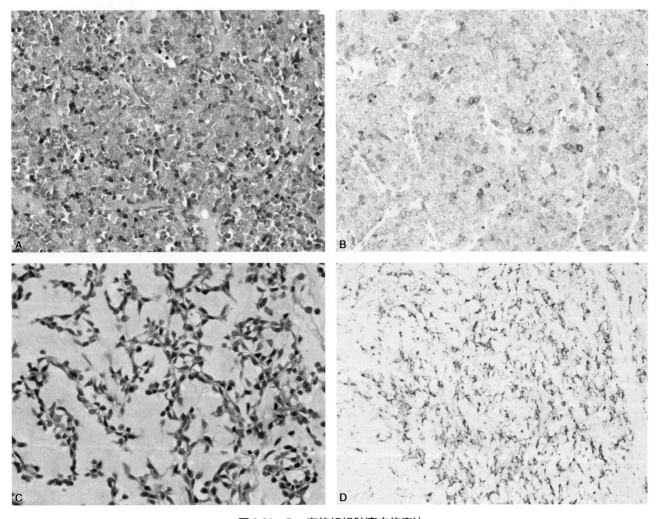

图 2-21　Syn 在软组织肿瘤中的表达
A、B. 骨外尤因肉瘤；C、D. 骨外黏液样软骨肉瘤

（十）其他标记物

包括α-丝联蛋白（α-internexin）、外周蛋白（peripherin）、α-抑制素（α-inhibin）和 S100a6 等。

1. α-internexin 是一种 NF 相关的分子量为 66kD 的中间丝蛋白，也称 NF66，存在于神经细胞。α-internexin 在部分神经母细胞瘤中有表达[154]，并可在副神经节瘤中有阳性表达。

2. peripherin 是一个分子量为 57kD 的中间丝亚单位，最初在周围神经的感觉神经元中发现，peripherin 在骨外黏液样软骨肉瘤中有表达，提示瘤细胞具神经和分化[155]。

3. α-inhibin 在颗粒细胞瘤和外周型血管母细胞瘤中呈阳性[156]。

4. S100a6 在神经鞘黏液瘤中呈阳性[157]。

（十一）神经束膜细胞标记物

EMA、claudin-1 和 GLUT-1 可用于标记神经束膜细胞（图 2-22）。

1. claudin-1 是一种与细胞紧密连接相关的蛋白，由 CLDN1 基因编码，属于 claudin 中的一员，在软组织神经束膜瘤、混杂性神经鞘瘤和神经束膜瘤中呈阳性表达[158]。

2. GLUT-1 可作为神经束膜细胞及其相关性肿瘤的敏感性标记物，但 GLUT-1 并不特异。Ahrens 等[159]的报道显示，GLUT-1 在等多种类型的良性和恶性间叶性肿瘤均可有阳性表达，故在分析时应加以注意。

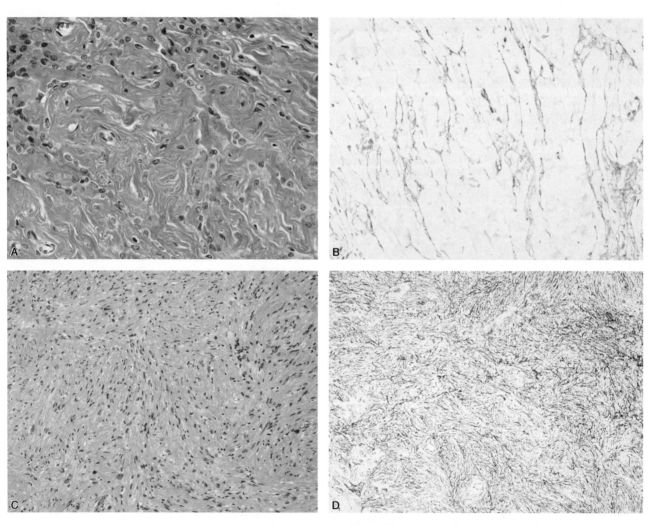

图 2-22　神经束膜瘤标记物
A. 硬化性神经束膜瘤；B. EMA 标记；C. 混杂性神经鞘瘤/神经束膜瘤；D. GLUT-1 标记

五、上皮性标记物

（一）上皮膜抗原

上皮膜抗原（epithelial membrane antigen，EMA）是广泛采用的上皮性标记物之一，EMA 存在于各种上皮细胞类型。在腺上皮和分泌性上皮中，多分布于腔面；在非上皮细胞中，

EMA 存在于神经束膜细胞、脑膜细胞和浆细胞。常用的单克隆抗体为 E29。

在软组织肿瘤中，EMA 主要用于标记神经束膜瘤、恶性神经束膜瘤和异位脑膜瘤[160]，以及一些具有上皮样分化的肿瘤，后者如滑膜肉瘤、上皮样肉瘤、上皮样血管内皮瘤、上皮样血管肉瘤、上皮样恶性周围神经鞘膜瘤和软组织肌上皮瘤/肌上皮癌等。在滑膜肉瘤（尤其是梭形细胞型）中，EMA 阳性率高于 AE1/AE3(图 2-23A,B)。在间皮肿瘤中,EMA 阳性分布于胞膜,为厚膜表达(图 2-23C,D)[161],而腺癌主要分布于胞质,故有一定的鉴别诊断价值。EMA 也可在一些具有多向分化的肿瘤中表达,如促结缔组织增生性小圆细胞肿瘤和血管瘤样纤维组织细胞瘤等。

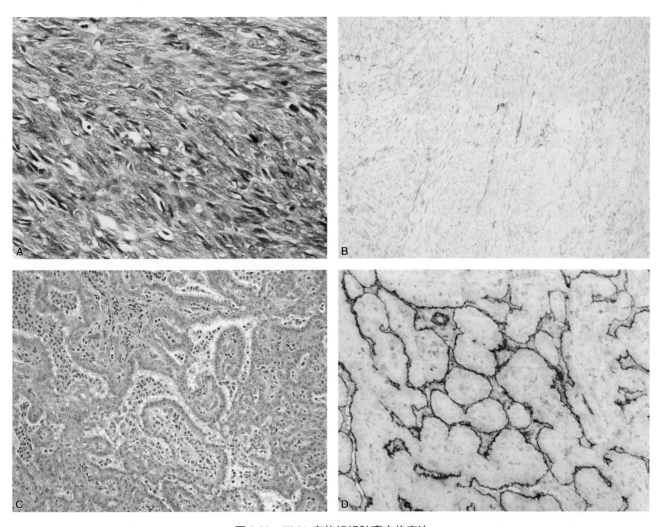

图 2-23　EMA 在软组织肿瘤中的表达
A. 梭形细胞滑膜肉瘤;B. EMA 常呈灶性阳性;C. 上皮样恶性间皮瘤;D. EMA 为厚膜染色

(二)　细胞角蛋白

细胞角蛋白(cytokeratin,CK)有低分子量角蛋白(CK8,CK18,CK19)和高分子量角蛋白(CK1,CK5,CK10,CK14)两种。CK 是上皮性肿瘤的标记物,主要用于上皮性肿瘤和非上皮性肿瘤的鉴别诊断。

在软组织肿瘤中,具上皮分化的滑膜肉瘤和上皮样肉瘤表达 CK[162,163],具多样分化的促结缔组织增生性小圆细胞瘤也可表达 CK[164](图 2-24A,B)。恶性间皮瘤表达 CK。异位错构瘤样胸腺瘤和软组织肌上皮瘤/肌上皮癌表达 CK。一些具有上皮样形态的软组织肿瘤,如上皮样血管内皮瘤、上皮样血管肉瘤、上皮样横纹肌肉瘤和上皮样恶性周围神经鞘膜瘤等也可表达 CK。假肌源性血管内皮瘤(上皮样肉瘤样血管内皮瘤)表达 AE1/AE3,但不表达广谱 CK(MNF116)。CK 标记有时可定位于核旁或呈点状染色,此种情形见于小细胞癌、皮肤麦克尔细胞癌和肾外横纹肌样瘤(图 2-24C,D)[165]。

CK 的异常表达还可见于少数骨外尤因肉瘤(图 2-24E,F)[166]、炎性肌纤维母细胞瘤[167]、膀胱假肉瘤样肌纤维母细胞增生(图 2-24G,H)[168]、平滑肌肉瘤[169]、横纹肌肉瘤(图 2-24I,J)[170]、多形性未分化肉瘤[171]、恶性周围神经鞘膜瘤[172]、恶性黑色素瘤和肾母细胞瘤等多种肿瘤。

本文列出各种细胞角蛋白及其所标记的细胞和肿瘤类型(表 2-7)。常用的 AE1 和 AE3 分别覆盖 keratins 9-17 和 keratins 1-8,但不覆盖 keratin 18,故常需与 CAM5.2(keratin 8 和 18)联用。

六、间皮标记物

间皮瘤和腺癌的鉴别诊断是外科病理中的难点之一,自 Wang 等[173]于 1979 年第一次采用癌胚抗原(CEA)用来鉴别间皮瘤和肺腺癌以来,已有数十种抗体问世,但因各自采用的抗体型号不同,即便是采用同一种类型的抗体,文献上的报道也有较大的差异。

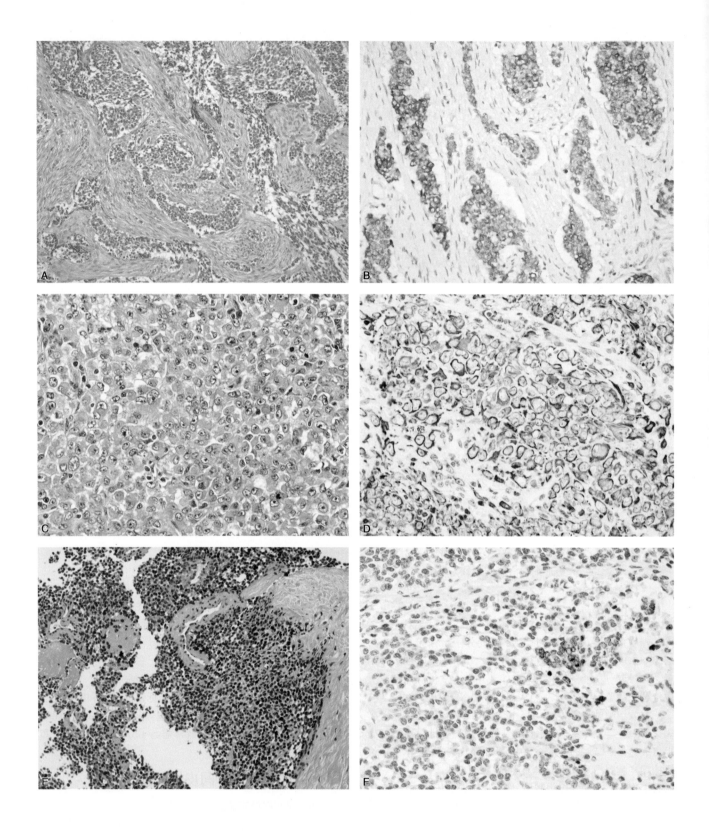

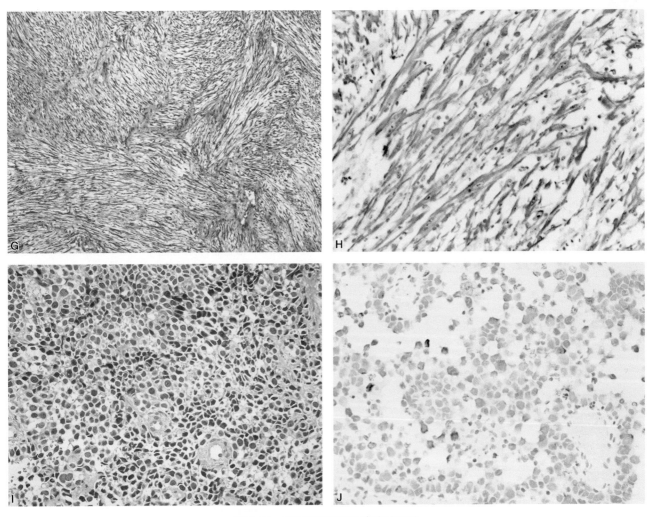

图 2-24 CK 在软组织肿瘤中的表达

A、B. 促结缔组织增生性小圆细胞肿瘤;C、D. 恶性横纹肌样瘤;E、F. 骨外尤因肉瘤;G、H. 膀胱假肉瘤样肌纤维母细胞增生;
I、J. 胚胎性横纹肌肉瘤

表 2-7 各种细胞角蛋白及其所标记的细胞和肿瘤类型

细胞角蛋白	标记细胞类型	标记肿瘤类型
CK5	鳞状上皮(绝大多数腺上皮不表达)	鳞状细胞癌(鳞状细胞癌和腺癌的鉴别诊断)
	导管上皮基底细胞、肌上皮	涎腺、乳腺和前列腺上皮肿瘤良恶性
	间皮	间皮肿瘤
CK5/6	皮肤基底细胞和棘层细胞	鳞状细胞癌
	部分前列腺基底细胞	与34βE12、P63 和 P504S 联用于前列腺癌的诊断
	间皮	间皮肿瘤
CK7	单层上皮(包括间皮)	乳腺、呼吸道、肝胆、上消化道、泌尿和卵巢腺癌
	肠上皮、前列腺上皮不表达	结肠癌、肝癌和前列腺腺癌不表达
	表皮鳞状上皮不表达	Paget 病、汗腺癌
	血管内皮	淋巴管瘤、上皮样血管内皮瘤
	双相性分化肿瘤中的上皮样细胞	双相型滑膜肉瘤
		梭形细胞滑膜肉瘤(灶性表达)

细胞角蛋白	标记细胞类型	标记肿瘤类型
		MPNST 和 EWS/pPNET 不表达
		30% 上皮样肉瘤,灶性表达
		10% ~ 20% 脊索瘤,灶性表达
CK8/18	所有器官单层上皮(腺上皮位于腔面)	多数非鳞状细胞癌(肺鳞癌可表达)
	间皮,间皮下梭形细胞	大多数皮肤高分化鳞癌不表达
	肝细胞,肾小管	皮肤和内脏差分化鳞癌表达不等
	顶层尿路上皮	尿路上皮癌
	血管平滑肌	平滑肌肉瘤
	皮肤 Merkel 细胞	Merkel 细胞癌,转移性癌
		恶性间皮瘤,上皮样型
		滑膜肉瘤
		上皮样肉瘤
		脊索瘤
		部分血管肉瘤
		上皮样血管内皮瘤(CK18$^+$,CK8$^-$)
		促结缔组织增生性小圆细胞瘤
		骨外尤因肉瘤
CK10	皮肤复层鳞状上皮	皮肤鳞状细胞癌
CK13	口腔、食管、宫颈、阴道鳞状上皮	分化较好的鳞状细胞癌
	尿路上皮	分化较好的尿路上皮癌
CK14	腺体和鳞状上皮的基底细胞	鳞状细胞癌中的多数细胞
	肌上皮	导管癌和腺癌表达不等
	某些皮肤附件上皮	双相型滑膜肉瘤中的上皮
	某些鳞状上皮的上层细胞	50% 的上皮样肉瘤,多呈灶性
CK19	各种单层上皮(包括腺上皮)	腺癌
	肝细胞不表达 CK19	肝细胞肝癌和转移性腺癌的鉴别
		滑膜肉瘤
CK20	下消化道上皮、尿路上皮和	结直肠癌、尿路上皮癌
	Merkel 细胞	Merkel 细胞癌
		卵巢黏液性肿瘤
		胃癌也可有表达
		双相型滑膜肉瘤,灶性表达
		梭形细胞滑膜肉瘤和上皮样肉瘤不表达
高分子量 CK	鳞状上皮	鳞状细胞癌
(34βE12)	导管上皮	
	前列腺基底细胞	

续表

细胞角蛋白	标记细胞类型	标记肿瘤类型
广谱 CK	多种类型上皮	多种类型上皮性肿瘤
（AE1/AE3）		多种具上皮样分化的软组织肉瘤
		恶性间皮瘤
		假肌源性血管内皮瘤
		部分平滑肌肉瘤等
	肌纤维母细胞	部分肌纤维母细胞性病变

在间皮瘤和肺腺癌的鉴别诊断中,可以采用两组抗体,一组为所谓"间皮瘤阳性标记物",主要包括 calretinin、D2-40、CK5/6 和 WT1 四种[174],另一组为所谓"间皮瘤阴性标记物",主要包括 CEA、MOC-31、Ber-EP4 和 PAX8 等[175,176]。原被广泛认为是间皮瘤标记的凝血调节素、HBME-1 和间皮素等抗体因在肺腺癌中也有较高的表达率,现已不作为一线抗体。

（一）阳性标记物

1. 钙（视）网膜素（calretinin）　是一种分子量为 29kD 的

钙结合蛋白,最初在中枢和周围神经系统的神经元中发现,随后发现也存在于一些非神经性的细胞中,如脂肪细胞、肾曲细小管、支持和间质细胞(Sertoli 和 Leydig 细胞)、汗腺和间皮细胞。建议采用人重组多克隆抗体(Swant, Bellinosa, Switzerland),该抗体在间皮瘤的阳性表达率 75% ～ 100%,5% ～ 15% 的腺癌包括肺、直肠和卵巢癌也有阳性表达,阳性信号分布于胞质和胞核。

calretinin 是目前应用广泛的间皮瘤"阳性标记物"(图 2-25A),也是首选标记物,如 calretinin 阴性往往提示瘤细胞不

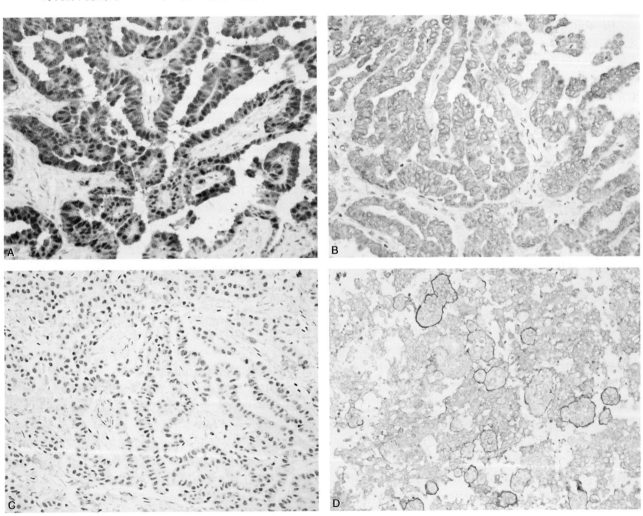

图 2-25　恶性间皮瘤的阳性标记物
A. calretinin 标记；B. CK5/6 标记；C. WT1 标记；D. D2-40 标记

具间皮细胞分化。但值得注意的是,calretinin 在肉瘤样间皮瘤和促结缔组织增生性间皮瘤中的阳性率不到 30%。

2. CK5/6　CK5 和 CK6 分别对应于分子量为 58kD 和 56kD 的角蛋白,单克隆抗体为 D5/16B4。

Blobel 等最先发现 CK5/6 的表达在上皮型间皮瘤和肺腺癌中有差异,在间皮瘤中的表达率为 100%(图 2-25B),在腺癌中的表达率仅为 2%。在肉瘤样间皮瘤中,CK5/6 多为阴性。

3. WT1 蛋白　是一种 Wilm's 瘤抑制基因 WT1 的表达产物,WT1 位于 11p13,在间皮及其肿瘤的发生上起了重要的作用。

WT1 抗体在间皮瘤中的阳性率为 93%,阳性信号定位于胞核(图 2-25C),腺癌不表达。除间皮瘤外,WT1 阳性也可见于 Wilms 瘤和促结缔组织增生性小圆细胞肿瘤。因 WT1 还可在苗勒氏上皮来源的盆腔或卵巢浆液性癌中表达,故在腹盆腔间皮瘤和腹腔/卵巢浆液性癌的鉴别诊断上价值不大。

4. D2-40　D2-40 是一种单克隆抗体,能识别分子量为 40kD 的唾液腺糖蛋白,后者分布于生殖细胞肿瘤和胎儿睾丸生殖母细胞。新近研究发现,这种黏液性的糖蛋白是 podopanin。

D2-40 在间皮瘤中的表达率为 72% ~ 96%,定位于胞膜,尤其是腺体和乳头的游离面。D2-40 主要在上皮型的恶性间皮瘤中表达(图 2-25D),在肉瘤样间皮瘤中的阳性率为 0 ~ 30%。D2-40 在胸膜间皮瘤肉瘤样和肺肉瘤样癌的鉴别诊断中有一定的价值[177]。

5. HBME-1　由间皮细胞株 SPC111 制备而成的单克隆抗体,该抗体与间皮细胞膜上的抗原蛋白反应,定位于胞膜,为"厚膜"表达特征。

在间皮瘤中的表达率为 85%,肉瘤样间皮瘤为阴性,因在肺腺癌中的表达率高达 68%,但为灶性分布,在卵巢浆液性癌中也有表达,故目前已不作为一种鉴别间皮瘤和肺腺癌的标记物使用。HBME-1 在乳头状甲状腺癌中为强阳性表达,可作为甲状腺微灶癌的标记物。

(二) 阴性标记物

1. 癌胚抗原(CEA)　主要存在于胎儿消化道上皮组织,也广泛存在于上皮性肿瘤,尤其是胃肠道肿瘤,在肺腺癌的表达率超过 80%(图 2-26A,B),阳性定位于胞质,在间皮瘤中的表达率为 1% ~ 10%。CEA 不能有效地将间皮瘤与卵巢和腹膜的浆液性癌区分开来,因后两者 CEA 的表达率低于 50%。

2. MOC-31　是一种分子量为 38kD 的细胞膜糖蛋白,对鉴别间皮瘤和腺癌有帮助。MOC-31 在肺腺癌中的表达率为 60% ~ 100%,阳性定位于胞质和胞核,在间皮瘤中的表达率为 5% ~ 8%,可作为间皮瘤的"阴性标记物"使用[175]。

3. B72.3　也称肿瘤相关性糖蛋白,是用转移到肝的富含膜成分的乳腺癌作为抗原制备的,标记各种起源的大部分腺癌,在肺腺癌的表达率达 80% ~ 95%,也其他类型的腺癌和恶性上皮样血管肿瘤中也有表达,在间皮瘤中的表达率<5%。

4. BG-8　是一种识别 Lewis' 血型组的单克隆抗体,是用肺癌细胞系 SK-LU-3 产生的抗体,BG-8 在肺腺癌中的表达率

达 89% ~ 100%,在间皮瘤中的表达率为 9%。

5. TTF-1　中文名为甲状腺转录因子(thyroid transcription factor-1),是一种分子量为 38kD 的核蛋白,属同源域转录因子 Nkx2 家族中的一员。TTF-1 在甲状腺滤泡上皮和肺的 II 型上皮、Clara 细胞及肿瘤性组织中均有表达,在肺腺癌中的表达率达 75%,在肺小细胞癌中的表达率达 80% ~ 90%,在非肺腺癌、非甲状腺性肿瘤和间皮瘤中不表达。TTF-1 有助于确定肺腺癌,但肺癌中约 1/4 的病例为阴性。

6. Ber-EP4　能识别存在于多数上皮细胞(特别是腺上皮和某些基底细胞)中的位于两个非共价性糖蛋白(34 ~ 49kD)上的抗原决定簇。在肺腺癌中的表达率 100%(图 2-26B),在间皮瘤中的表达率为 18%。双相性滑膜肉瘤也可表达 Ber-EP4,阳性定位主要位于腺样结构。

7. Leu-M1(CD15)　原是髓单核细胞的标记物,霍奇金淋巴瘤也表达此抗原,在肺腺癌的表达率达 72%,为胞质染色,在间皮瘤中多不表达,但与其他阴性标记物相比,敏感性较低。

8. CA19-9　是一种分子量为 210kD 的细胞表面糖蛋白,标记乳腺、肾、唾液腺、汗腺和前列腺的导管上皮,肝胆管上皮及导管上皮,大多数胃肠道癌、胰腺癌和卵巢癌。在肺腺癌的表达率为 48%,间皮瘤不表达。

9. EMA　在所有的肺腺癌和 93% 的间皮瘤中表达,腺癌的阳性定位为胞质,间皮瘤中的阳性定位为胞膜,在间皮瘤和肺腺癌的鉴别诊断中有一定的价值。

10. 配对盒基因 8　由 PAX8 基因(paired box gene 8)编码,是 PAX 转录因子家族成员之一,在甲状腺、苗勒管、肾/上泌尿道胚胎发育过程中起着重要的作用。

良性肿瘤中,PAX8 在甲状腺滤泡性肿瘤和嗜酸细胞瘤中有弥漫强阳性表达;恶性肿瘤中,PAX8 在 90% 以上的甲状腺肿瘤、肾细胞癌和卵巢浆液性腺癌和子宫内膜腺癌中有阳性表达。PAX8 在肺原发性腺癌中也为阴性。腹腔恶性间皮瘤中不表达 PAX8,可用于腹腔恶性间皮瘤和卵巢浆液性腺癌的鉴别诊断(图 2-26C,D)[176]。在分化良好的乳头状间皮瘤(WD-PM)和多囊性间皮瘤中,PAX8 可有阳性表达(图 2-26E,F)。

(三) 其他标记物

1. IMP3 和 GLUT1　胰岛素样生长因子 2 信使 RNA 结合蛋白(insulin-like growth factor 2 messenger RNA binding protein 3,IMP3)和 GLUT1 在恶性间皮瘤中的敏感性分别为 94% 和 85%,特异性分别为 78% 和 100%。联合使用 IMP3 和 GLUT1 有助于区分恶性间皮瘤和良性间皮增生[177]。

2. BAP1 和 EZH2　BRCA1 相关蛋白 1(BRCA1-associated protein 1,BAP1)在恶性间皮瘤中表达丢失(53% ~ 66%)[178,179],EZH2(enhancer of zeste 2 polycomb repressive complex 2 sub-unit)在恶性间皮瘤中高表达(66%)。联合应用 BAP1 和 EZH2 免疫组化标记,并结合 FISH 检测 p16 有助于区分恶性间皮瘤和良性间皮增生[179,180]。

盆腔和妇科浆液性腺癌极少出现 BAP1 丢失表达,故也应用于与腹腔间皮瘤的鉴别诊断[181]。肉瘤样癌 BAP1 表达不缺失,但一定比例的肉瘤样间皮瘤可有 BAP1 表达缺失,故对一个发生于胸膜(或腹膜)表达上皮性标记的肉瘤样梭形细

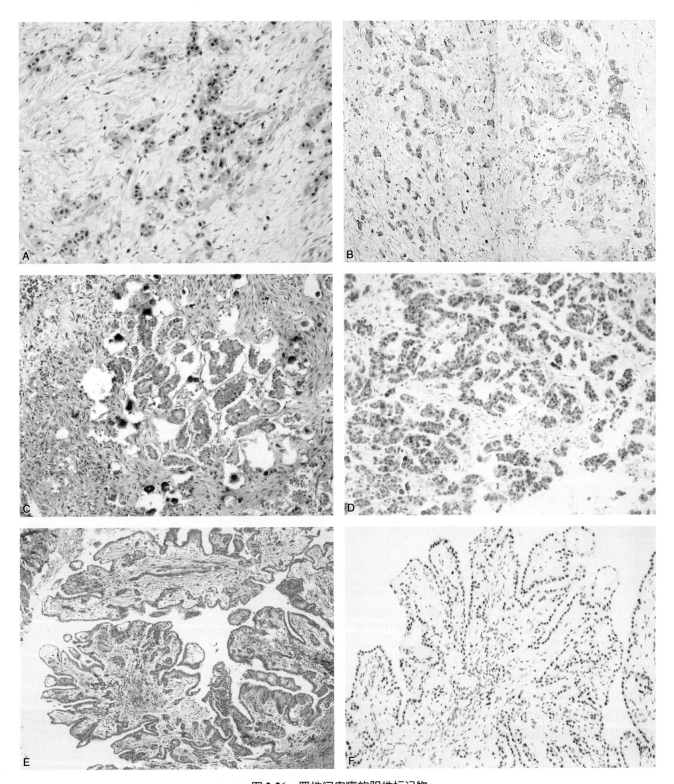

图 2-26　恶性间皮瘤的阴性标记物
A. 肺腺癌;B. 标记 CEA(左),标记 Ber-EP4(右);C、D. 腹腔浆液性乳头状腺癌标记 PAX8;E、F. WDPM 标记 PAX8

胞肿瘤如 BAP1 表达缺失则提示肉瘤样间皮瘤的诊断[182]。

七、色素细胞标记物

（一）黑素体

黑素体(melanosome)的单克隆抗体为 HMB45,为 Pmel 17 基因的产物 gp100,能特异性识别色素细胞和黑色素瘤细胞中

的蛋白。该抗体标记交界痣、蓝痣、部分胎儿和新生儿的色素细胞、恶性黑色素瘤、软组织透明细胞肉瘤(图2-27)和伴有血管周上皮样细胞分化的肿瘤(PEComa)[183]。PEComa 包括肺和肺外"糖瘤"、肝镰状韧带/圆韧带透明细胞肌黑色素性细胞肿瘤、肾和肾外血管平滑肌脂肪瘤、淋巴管平滑肌瘤/淋巴管平滑肌瘤病这一组病变。HMB45 在皮内痣、成人正常的色素细胞和非色素性细胞中不表达。

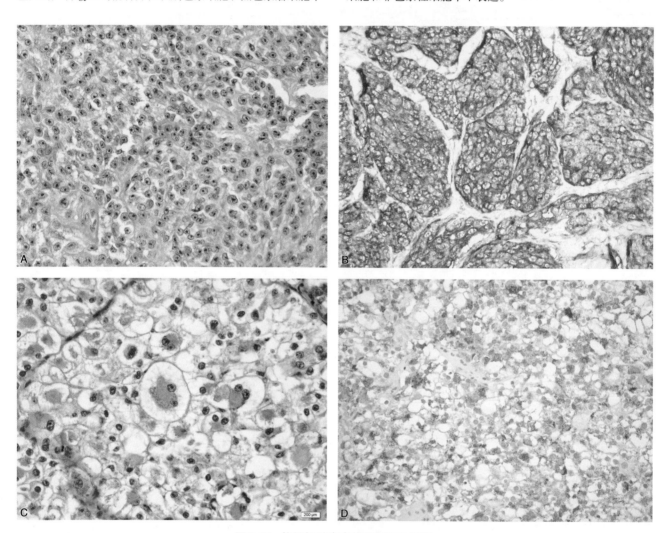

图 2-27 软组织肿瘤中的 HMB45 标记
A. 软组织透明细胞肉瘤;B. HMB45;C. PEComa;D. HMB45

（二）黑素 A

黑素 A(melan-A)是 T 细胞 1 识别的黑色素瘤抗原(melanoma antigen recognized by T cells 1,MART-1)基因的产物,是一种由 118 个氨基酸组成的分子量为 20~22kD 的跨膜蛋白,单克隆抗体为 A103,主要用来标记具有上皮样形态的恶性黑色素瘤、透明细胞肉瘤和血管周上皮样细胞肿瘤(PEComa)[184],在色素细胞和痣中也有表达,但在梭形细胞黑色素瘤和促结缔组织增生性黑色素瘤中的表达率较低。除色素性或血管周上皮样细胞肿瘤外,在部分血管平滑肌瘤、肾上腺皮质、卵巢颗粒细胞和卵泡膜细胞及睾丸间质细胞中也有表达。

（三）酪氨酸酶

酪氨酸酶(tyrosinase)的单克隆抗体为 T311(Novacastra),是一种涉及初期阶段黑素体合成的酶,特异性和敏感性与 HMB45 和 Melan-A 相仿,在恶性黑色素瘤、透明细胞肉瘤、上皮样色素痣和色素性神经纤维瘤中有表达[185]。

（四）小眼转录因子

小眼基因定位于 3p,小眼转录因子(microphthalmia transcription factor,MiTF)是一种与 DNA 结合的蛋白,是一种色素细胞基因(如酪氨酸酶)的转录调节子,在黑素体形成和酪氨酸酶表达中起着重要的作用,主要用于标记恶性黑色素瘤、软

组织透明细胞肉瘤、色素性神经鞘瘤和 PEComa[186]。MiTF 在血管平滑肌脂肪瘤中的表达率为 20% ~70%，MiTF 阳性信号定位于细胞核上。富于细胞性 Neurothekeoma 可程度不等地表达 MiTF[187]。

（五）　S-100 蛋白

除标记施万细胞外，S-100 蛋白也是黑色素细胞的标记物，常和 HMB45、PNL2、Melan-A、酪氨酸激酶和 MiTF 等一起使用。

（六）　CD63

CD63 是一种分子量为 30 ~60kD 的溶菌酶性糖蛋白，单克隆抗体为 NK1C3，主要标记恶性黑色素瘤[188]，在甲状腺癌中也有阳性表达。

（七）　PNL2

PNL2 是一种新的色素细胞和血管周上皮样细胞（PEC）的标记抗体[189,190]，可作为 HMB45 的配伍性标记物。

八、PEC 标记物

PEC 具有色素细胞和肌源性双向分化，故可表达 HMB45、PNL2、Melan-A、MiTF、α-SMA、h-CALD 和 desmin，还可表达 cathepsin K。一部分具有 TFE3 重排的病例还可表达 TFE3，部分病例还可表达 PR，特别是梭形细胞型。

九、组织细胞和树突细胞标记物

（一）　CD68

是一种分子量为 110kD 的溶酶体蛋白，单克隆抗体有 KP-1 和 PG-M1 两种，KP-1 标记单核细胞、巨噬细胞和骨髓细胞，PG-M1 只标记单核细胞和巨噬细胞，不标记骨髓细胞，常用的抗体为 KP-1。

CD68 主要标记组织细胞（单核细胞）性病变，如幼年性黄色肉芽肿、黄色瘤、纤维黄色瘤和组织细胞性淋巴瘤[191]，部分肿瘤内的反应性组织细胞和破骨样多核巨细胞、结节病或结核内的上皮样组织细胞也表达 CD68，但 CD68 并不是组织细胞特异性的标记物[192]，软组织颗粒细胞瘤、黑色素性肿瘤和部分癌也可表达 CD68[193]。

（二）　溶菌酶

溶菌酶（lysozyme/muramidase）是一种分子量为 14.5kD 的碱性蛋白，能够溶解细菌胞壁，在粒细胞和单核/组织细胞内高度表达。软组织肿瘤中，在幼年性黄色肉芽肿和多中心性网状组织细胞瘤中呈阳性。此外，朗格汉斯细胞组织细胞增生症、髓外粒细胞肉瘤和部分组织细胞性淋巴瘤也表达该抗体。纤维组织细胞瘤和所谓的恶性纤维组织细胞瘤中的组织细胞、杜顿巨细胞或破骨样多核巨细胞也呈阳性，但肿瘤细胞为阴性。

（三）　α1-抗胰蛋白酶和 α1-抗糜蛋白酶

α1-抗胰蛋白酶和 α1-抗糜蛋白酶（α1-antitrypsin and α1-antichymotrypsin，α1-AT 和 α1-ACT）是分子量分别为 51kD 和 68kD 的糖蛋白，α1-AT 主要由肝脏合成，而 α1-ACT 则由单核巨噬细胞系统合成。以往认为这两种抗体是纤维组织细胞瘤和所谓的恶性纤维组织细胞瘤的标记物[194]。α1-ACT 可在多种类型的肿瘤组织中表达[195]，包括发生于肝脏的胚胎性肉瘤（未分化肉瘤）。

（四）　Factor ⅩⅢa

是一种酶蛋白，参与血液凝集晚期阶段中纤维素凝血块的形成，该抗体主要识别淋巴结和真皮内的树突状细胞（dendritic cells）。软组织肿瘤中，幼年性黄色肉芽肿呈阳性，提示病变内的细胞具组织单核细胞分化，在纤维组织细胞瘤中的一些非肿瘤性的细胞呈阳性，因隆凸性皮肤纤维肉瘤（DFSP）中无类似的细胞，故可作为 DFSP 和纤维组织细胞瘤的鉴别诊断标记物之一使用[196]。在多形性未分化肉瘤（恶性纤维组织细胞瘤）中也含有大量的 Factor ⅩⅢa 阳性的组织细胞，其他类型的梭形细胞肉瘤如平滑肌肉瘤也有，因此，Factor ⅩⅢa 并不确定肿瘤的具体类型。

（五）　CD163 和 CD4

CD163 是一种比 CD68 更特异的组织细胞性标记物，肉芽肿中的上皮样细胞和破骨样多核巨细胞不表达，CD163 在幼年性黄色肉芽肿[197]、Rosai-Dorfman 病、组织细胞肉瘤[198]、朗格汉斯细胞组织细胞增生症、脾窦岸细胞血管瘤、良性纤维组织细胞瘤、非典型纤维组织细胞瘤和非典型纤维黄色瘤等肿瘤中有阳性表达，在淋巴瘤、癌和一些间叶性肿瘤中不表达[199]。

CD4 也可标记具有组织细胞分化的肿瘤，如组织细胞肉瘤等。

（六）　S-100 蛋白

可用来标记朗格汉斯细胞组织细胞增生症和交指树突状细胞肉瘤。

（七）　CD1a 和 Langerin

常与 S-100 蛋白联合使用，作为朗格汉斯细胞组织细胞增生症的标记物（图 2-28）。

（八）　CD21、CD23、CD35 和 clusterin

CD21、CD23、CD35 和 clusterin 是滤泡树突状细胞的标记物，可联合用来标记滤泡树突细胞肉瘤（图 2-29）。

（九）　肌成束蛋白

肌成束蛋白（fascin）是一种分子量为 55 ~58kD 的肌动蛋白结合蛋白，存在于树突状细胞（图 2-30）。新近研究显示，CD30 阳性的皮肤淋巴增生性病变，如淋巴瘤样丘疹病和间变性大细胞性淋巴瘤也可表达 fascin，故要注意分析。

十、胃肠道间质瘤标记物

（一）　CD117

CD117 是 C-KIT 基因的产物，是一种分子量为 145 ~160kD

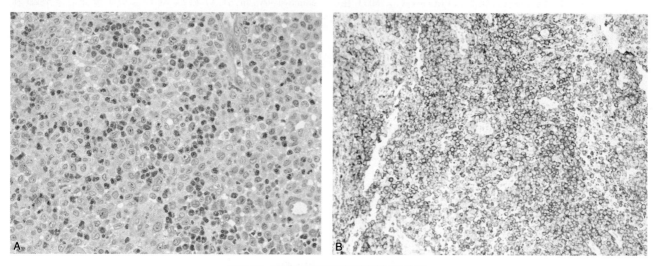

图 2-28   朗格汉斯细胞组织细胞增生症
A. 组织学;B. CD1a 标记

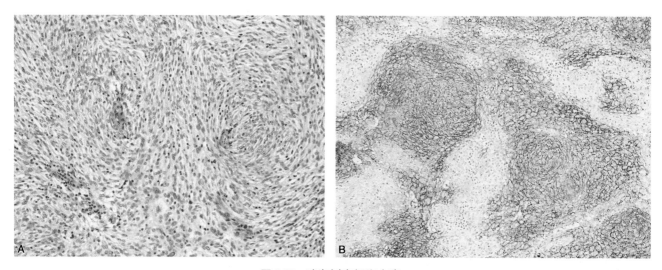

图 2-29   滤泡树突细胞肉瘤
A. 组织学;B. CD21 标记

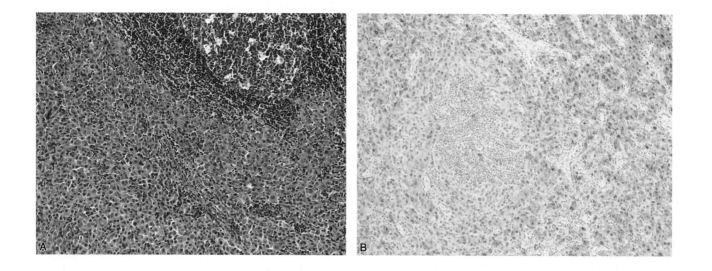

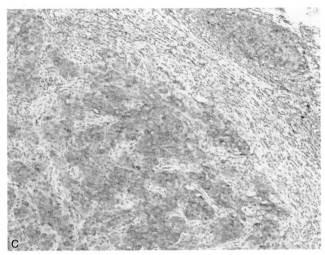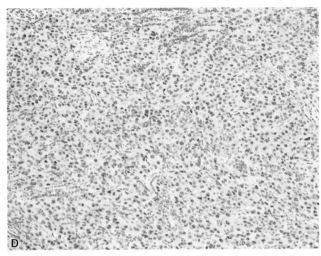

图 2-30　交指树突细胞肉瘤
A. 组织学；B. S-100 蛋白标记；C. fascin 标记；D. SOX10 标记

的跨膜蛋白，属于Ⅲ型酪氨酸激酶受体，结构上与血小板衍化生长因子关系密切。*C-KIT* 基因定位于 4q11-12。CD117 标记造血干细胞、组织肥大细胞、皮肤基底细胞、黑色素细胞、乳腺上皮细胞、生殖细胞和胃肠道 Cajal 间质细胞[200]。目前使用的 c-kit 抗体为多克隆抗体，有两种，一种为 A4502（DAKO，Carpinteria，CA），另一种为 C-19（Santa Cruz Biotechnology，Santa Cruz，CA）。

CD117 的表达主要见于胃肠道间质瘤，主要为胞质染色（图 2-31A），可为核旁点状染色。一些上皮样 GIST 特别是分子检测显示有 *PDGFRA* 基因突变者，CD117 标记可为弱阳性或为阴性（KIT-negative GIST）。软组织肿瘤 CD117 大多为阴性，但 50% 的血管肉瘤、少数骨外尤因肉瘤、恶性周围神经鞘膜瘤、滑膜肉瘤、平滑肌肉瘤、黏液样软骨肉瘤、血管平滑肌脂肪瘤和副神经节瘤等也可表达 CD117。

非软组织肿瘤中，表达 CD117 的病变包括肥大细胞疾病、皮肤浆细胞病和精原细胞瘤，以及部分腺样囊性癌、卵巢癌、内膜癌、肺小细胞癌、胸腺癌、子宫癌肉瘤、肾细胞癌（包括嫌色细胞癌）、肾嗜酸细胞瘤和肛管直肠恶性黑色素瘤等[201]。

（二）DOG1

DOG1（discovered on GIST 1）由 *FLJ10261* 基因编码[202]。DOG1 不仅在 CD117 阳性的 GIST 中有表达，在部分 CD117 阴性的病例中也有阳性表达。上皮样 GIST 可为胞膜表达（图 2-31B）。多组大系列报道显示，采用 K9 抗体，DOG1 在 GIST 中的表达率可达 94% ~ 98%，并与 CD117 有着较高的一致性[203-205]。需要注意的是，腹膜后妇科型平滑肌瘤、盆腔平滑肌瘤病、少数子宫平滑肌肉瘤、梭形细胞（促结缔组织增生性）恶性黑色素瘤和神经鞘瘤也可表达 DOG1[206,207]，可导致误诊。新近报道显示，软骨母细胞瘤和低度恶性纤维黏液样肉瘤也可表达 DOG1[208,209]。

（三）CD34

CD34 常和 CD117 和 DOG1 配伍使用，在 GIST 中的诊断及与其他类型肿瘤的鉴别诊断中仍具有重要的价值（图 2-31C），但不可在 CD117 和 DOG1 均为阴性的情况下，单凭 CD34 阳性而诊断为 GIST。例如，胃肠道炎性纤维性息肉表达 CD34，但不表达 CD117 和 DOG1，基因突变检测显示可显示有 *PDGFRA* 基因突变，可被误诊为 GIST。发生于腹膜后的平滑肌肉瘤也可部分表达 CD34。

（四）琥珀酸脱氢酶 B/A

用于识别 SDH 缺陷型 GIST，此型占全部胃 GIST 的 7.5%。琥珀酸脱氢酶是一种异四聚体酶复合体，由 SDHA、SDHB、SDHC 和 SGHD 4 个亚单位蛋白组成，位于线粒体内膜上，由染色体 DNA 编码。SDH 复合体参与三羧循环，以亚单位 SDHA 作为催化单位使琥珀酸转变为延胡索酸。亚单位 SDHB 是一种铁硫蛋白，参与作为辅酶 Q 氧化的电子传递链。亚单位 SDHC 和 D 是膜锚定亚单位。SDH 缺陷型 GIST 还存在胰岛素样生长因子 1（IGF1）信号的活化。SDH 缺陷型 GIST 表达 CD117 和 DOG1，大多数表达 CD34，但 SDHB 表达缺失（图 2-31D）[210]，基因突变显示无 KIT/PDGFRA 突变。约半数 SDH 缺陷型 GIST 为 SDH 亚单位基因突变，常为胚系突变，其中 30% 为 *SDHA* 突变，SDHA 标记缺失提示 *SDHA* 突变，20% 为 *SDHB*、*SDHC* 或 *SDHD* 突变，肿瘤细胞按照肿瘤抑制基因突变模式为双等位基因失活另一半可能为 SDH 复合体的表观基因沉默，这些肿瘤中有广泛的基因组甲基化，大多为高甲基化。SDH 丢失引起琥珀酸积累，通过过度表达 HIF 蛋白活化假乏氧信号。

（五）其他标记物

蛋白激酶 C θ 常和 DOG1 联合使用，特别是 CD117 为阴性表达者。不建议使用 PDGFRA。在 CD117 和 DOG1 均为阴性的情况下，不可根据 PDGFRA 标记诊断为 GIST。

十一、其他传统性标记物

（一）CD99

CD99 是 *MIC2* 基因编码的转膜糖蛋白 p30/32MIC2，是一

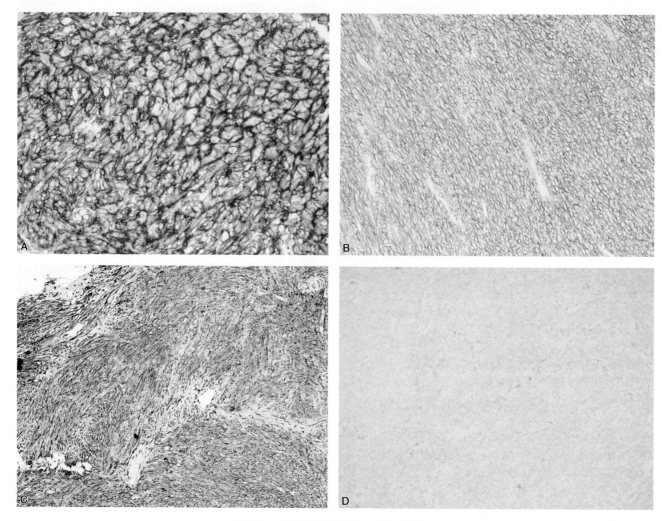

图 2-31　胃肠道间质瘤的免疫组化标记
A. CD117 标记；B. DOG1 标记；C. CD34 标记；D. SDHB 标记

种分子量为 30 ~ 32kD 的跨膜糖蛋白，起初是在 T 淋巴母细胞中发现的，确切的功能尚不清楚，但似与细胞黏附和细胞增殖的调控有关。CD99 的单克隆抗体包括 E12、HBA71 和 O13。几乎在所有的组织内均有 MIC2 基因和 CD99 的表达，但表达的水平有很大的差异，大多为低水平。正常组织中，胸腺皮质的胸腺细胞和哈氏小体、颗粒细胞和支持细胞、内皮细胞、胰腺胰岛细胞、垂体前叶、室管膜和某些上皮（泌尿上皮、鳞状上皮和柱状上皮）等表达 CD99。

　　肿瘤性病变中，CD99 主要用来标记骨外尤因肉瘤[211]和淋巴母细胞性淋巴瘤，此外，在滑膜肉瘤、孤立性纤维性肿瘤、骨外间叶性软骨肉瘤[212]、部分横纹肌肉瘤、血管瘤样纤维组织细胞瘤和促结缔组织增生性小圆细胞性肿瘤等肿瘤中也可有表达。CD99 在骨外尤因肉瘤中呈弥漫强阳性膜表达（图 2-32）。

　　神经母细胞瘤不表达 CD99，可与骨外尤因肉瘤相鉴别，恶性周围神经鞘膜瘤和纤维肉瘤一般也不表达 CD99，此点在与滑膜肉瘤的鉴别上也有一定的价值。

（二）Fli-1 蛋白

　　在近 90% 的骨外尤因肉瘤/外周原始神经外胚层瘤中存

在特异性的染色体易位 t(11;22)(q24;q12)，导致位于 22q12 上的 EWS 基因与位于 11q24 上的 Fli-1 基因融合。Fli-1 蛋白是 Fli-1 基因的产物，为一种核蛋白，正常情况下，在内皮细胞和 T 细胞中有表达。在骨外尤因肉瘤/外周原始神经外胚层瘤中，Fli-1 的阳性率可达 70% ~ 90%（图 2-33）[213]，内皮细胞肿瘤也可表达，可作为内皮细胞的标记物，还作为淋巴母细胞性淋巴瘤的标记物，但总的来说，Fli-1 标记并不特异。

（三）WT1 蛋白

　　在促结缔组织增生性小圆细胞肿瘤（DSRCT）中存在特异性的染色体易位 t(11;22)(p13;q24)，导致位于 22q 上 EWSR1 基因与位于 11p 上的 WT1 基因融合，产生 EWSR1-WT1 融合性基因。WT1 蛋白是 WT1 基因的产物，也是一种核蛋白，目前使用的抗体为 C19，针对 WT1 基因的羧基端，主要用来标记促结缔组织增生性小圆细胞肿瘤[214]，定位于胞核（图 2-34）。横纹肌肉瘤也可表达 WT1，但定位于胞质。新近报道显示，WT1 也可应用于婴儿纤维肉瘤和婴儿纤维瘤病[215]，可用于与一些良性纤维性病变（如结节性筋膜炎）的鉴别诊断。

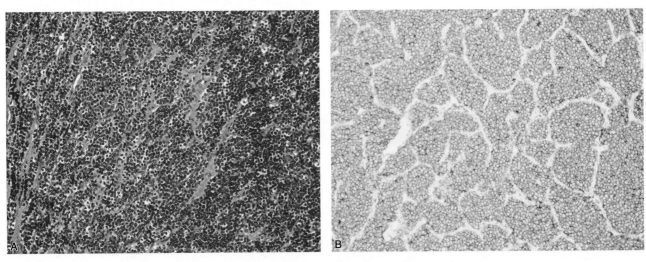

图 2-32 骨外尤因肉瘤 CD99 标记

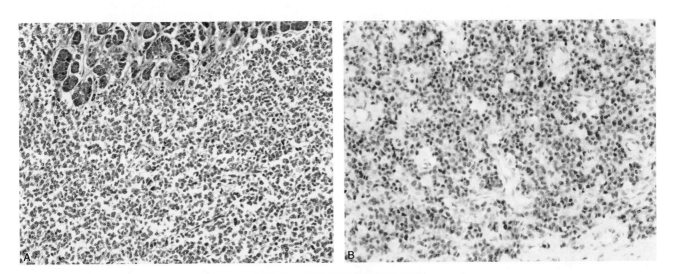

图 2-33 骨外尤因肉瘤 Fli-1 标记

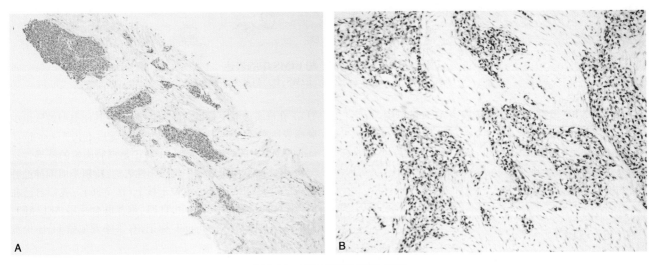

图 2-34 DSRCT 的 WT1 标记

（四）ALK

在间变性大细胞淋巴瘤中存在染色体易位 t(2;5)，形成 *NPM-ALK*。间变性淋巴瘤激酶（anaplastic lymphoma kinase，ALK）是一种跨膜酪氨酸激酶，在正常组织中仅限于中枢神经系统。具有 ALK 重排的肿瘤包括：①淋巴造血系统，包括 ALK 阳性间变性大细胞淋巴瘤、ALK 阳性弥漫大 B 细胞淋巴瘤和系统性组织细胞增生；②上皮性肿瘤，包括肺腺癌、肾细胞癌和其他类型的癌（少见）；③间叶源性，包括炎性肌纤维母细胞瘤（IMT）（图 2-35A，B）、上皮样炎性肌纤维母细胞性肉瘤（EIMS）、上皮样纤维组织细胞瘤和胃肠道平滑肌瘤等[216,217]，其中在 ALK 标记上皮样炎性肌纤维母细胞性肉瘤（EIMS）中常显示为核膜或核旁染色，由 *RANBP2-ALK* 融合所致（图 2-35C，D）。ALK 的抗体包括 ALK1、5A4 和 D5F3。本文列出具有 ALK 重排或表达 ALK 的肿瘤（表 2-8）。

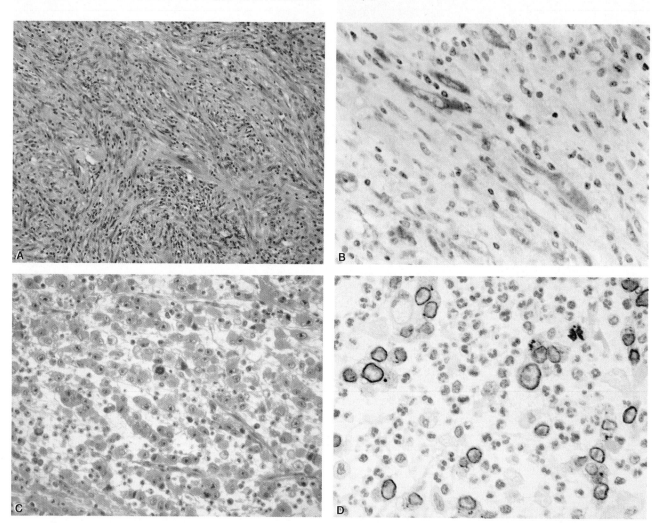

图 2-35　ALK 在 IMT 和 EIMS 中的表达

A. IMT；B. ALK 标记；C. EIMS；D. ALK 标记

表 2-8　具有 ALK 重排或表达 ALK 的肿瘤

炎性肌纤维母细胞瘤/上皮样炎性肌纤维母细胞肉瘤
上皮样纤维组织细胞瘤
腺泡状横纹肌肉瘤
胃肠道平滑肌瘤

（五）TLE1

TLE1 蛋白是一种转录辅抑制物，抑制 Wnt 信号和其他细胞结局信号，并且在抑制分化中起了一定的作用。Terry 等[218]将 TLE1 蛋白应用于滑膜肉瘤中的检测中，结果显示 TLE1 在滑膜肉瘤中有很高的表达率，而在其他类型的软组织肿瘤表达率低，提示具有诊断价值。但随后不久 Kosemehmetoglu 等人[219]的报道显示，TLE1 并不是滑膜肉瘤的特异性标记物，在多种软组织肿瘤中均可阳性表达，特别是周围神经肿瘤。TLE1 的阳性信号也定位于核上（图 2-36）。我们自己在滑膜肉瘤的诊断中并不采用 TLE1，推荐联合采用 AE1/AE3、EMA、bcl-2、CD99 和 calponin 标记，有条件者加做 FISH 检测 *SS18* 基因相关易位。

（六）bcl-2

是 *bcl-2* 基因的产物，分子量为 25kD，对细胞凋亡具有拮

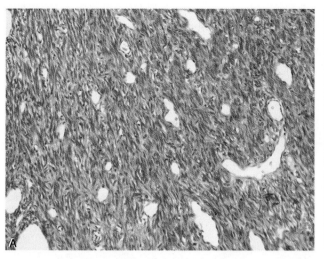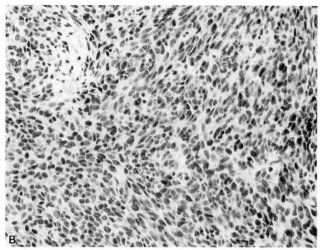

图 2-36 梭形细胞滑膜肉瘤 TLE1 标记

抗作用。原用于滤泡性淋巴瘤的诊断,研究发现,bcl-2 在多种梭形细胞软组织肿瘤有表达,这些肿瘤包括卡波西肉瘤、胃肠道间质瘤、孤立性纤维性肿瘤、梭形细胞脂肪瘤、树突状纤维黏液脂肪瘤、梭形细胞滑膜肉瘤和分化较好的恶性周围神经鞘膜瘤等,常与其他抗体联用,仍具有一定的辅助诊断价值,如梭形细胞脂肪瘤采用 CD34 和 bcl-2,孤立性纤维性肿瘤采用 CD34、bcl-2、CD99 和 STAT6,梭形细胞滑膜肉瘤采用 bcl-2 和 CD99。

(七) 雌激素和雄激素受体

雌激素和孕激素受体(estrogen and progesterone receptor, ER and PR)是一类激素依赖基因的核转录调节蛋白,其中 ER 有两种同工体,即 ERα 和 ERβ。ER 和 PR 主要在女性一些对激素敏感的乳腺小叶和导管、内膜腺体、内膜内的间质细胞和子宫肌层中表达。

软组织肿瘤中,发生于子宫的平滑肌瘤/肉瘤、腹膜后的深部平滑肌瘤、侵袭性纤维瘤病、好发于女性外阴的血管肌纤维母细胞瘤、富于细胞性血管纤维瘤和侵袭性血管黏液瘤可表达 ER 和 PR。转移性肺平滑肌瘤表达 ER 和 PR(图 2-37)。

此外隆凸性皮肤纤维肉瘤、分化良好的脂肪肉瘤、黏液样脂肪肉瘤、黏液纤维肉瘤(黏液样恶性纤维组织细胞瘤)、良性和恶性血管周细胞瘤等肿瘤也可表达 ER 和 PR[220-228]。少数结节性筋膜炎可弱阳性表达 ER[229]。发生于四肢和躯体的平滑肌肉瘤一般不表达 ER 和 PR。

(八) Ⅳ型胶原

Ⅳ型胶原(collagen Ⅳ)位于上皮基底膜和血管周基底膜。软组织肿瘤中,血管球瘤、神经鞘瘤的细胞突起、神经束膜瘤、分化良好的平滑肌和横纹肌肿瘤的细胞周边呈阳性表达[230]。

(九) 层连蛋白(laminin)

层连蛋白(laminin)与Ⅳ型胶原相似,血管球瘤、神经鞘瘤、分化良好的平滑肌和横纹肌肿瘤的细胞周边呈阳性表达[231]。

(十) CD10

与 α-SMA、MSA、desmin、h-CALD 和 α-inhibin 联用,可用

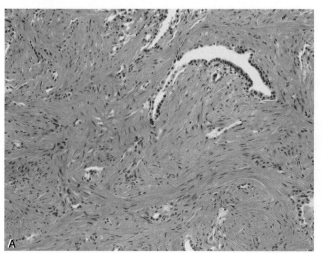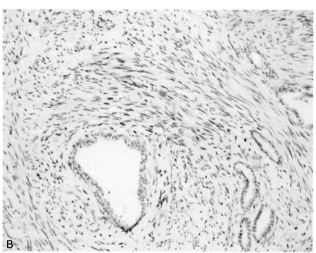

图 2-37 肺转移性平滑肌瘤 ER 标记

于子宫间质肉瘤与平滑肌肿瘤的鉴别诊断[232]。子宫间质肉瘤多弥漫强阳性表达 CD10,而平滑肌肿瘤多为灶性。异位错构瘤样胸腺瘤(鳃原基混合瘤)中的梭形细胞、富于细胞性 Neurothekeoma 和部分肌上皮肿瘤/肌上皮癌可表达 CD10。非

典型纤维黄色瘤可表达 CD10,澳洲学者的报道显示有较高的特异性[233],但 CD10 在多种类型的梭形细胞肿瘤中均可有阳性表达,并不特异。CD10 在结节性筋膜炎也常呈强阳性表达(图 2-38),可与 α-SMA 和 calponin 配伍使用。

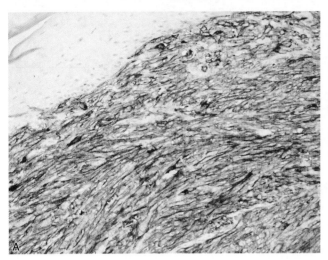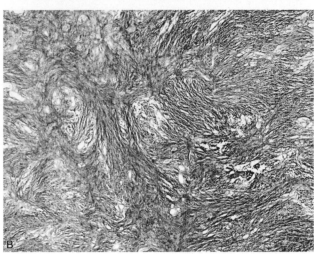

图 2-38   CD10 在软组织肿瘤中的应用
A. 非典型性纤维黄色瘤;B. 结节性筋膜炎

十二、新的诊断性标记物

软组织肿瘤的免疫组织化学在近几年中也有一定的进展,文献上陆续报道了一些新的抗体类型,可根据适用范围和实际情况选择性使用,如 SMARCB1(INI1)、MUC4、NY-ESO-1、ERG、CAMTA1、STAT6、GRIA2、SOX10、SATB2、NKX2.2、BAP1、H3K27me3、DUX4、CCNB3 和 Brachyury 等(表 2-9)。其中的一些新抗体,如 CAMTA1、SDHB/A、SOX10 和 BAP1 等在前述中已有提及。

表 2-9   新近报道的软组织肿瘤标记物

标记物名称	适用范围
SMARCB1(INI1)	恶性横纹肌样瘤,上皮样肉瘤,上皮样恶性周围神经鞘膜瘤(50%),骨外黏液样软骨肉瘤,部分肌上皮癌,(肾髓质癌)
MUC4	低度恶性纤维黏液样肉瘤,硬化性上皮样纤维肉瘤,双相型滑膜肉瘤(腺样成分)
CAMTA1	上皮样血管内皮瘤
NY-ESO-1	黏液样脂肪瘤
STAT6	孤立性纤维性肿瘤
MDM2/CDK4	非典型性脂肪瘤样肿瘤/高分化脂肪肉瘤,去分化脂肪肉瘤,动脉内膜肉瘤,(骨旁骨肉瘤,髓内高分化骨肉瘤)
GRIA2	孤立性纤维性肿瘤,隆凸性皮肤纤维肉瘤,少数肌上皮瘤
SOX10	神经鞘肿瘤,恶性周围神经鞘膜瘤(30%~50%),软组织透明细胞肉瘤,肌上皮瘤
SDHB/A	SDH 缺陷型胃肠道间质瘤,副神经节瘤(30%)
SATB2	骨肉瘤,含有骨肉瘤成分的恶性肿瘤(如去分化脂肪肉瘤),(下消化道癌)
NKX2.2	骨外尤因肉瘤
BAP1	恶性间皮瘤(表达丢失)
DUX4	CIC-DUX4 肉瘤
CCNB3 和 BCOR	BCOR-CCNB3 肉瘤
Brachyury	良性脊索细胞肿瘤,脊索瘤
SATB$_2$	骨外骨肉瘤
H3K27me3	恶性周围神经鞘膜瘤(51% 失表达)

（一） SMARCB1（INI1）

INI1 蛋白是 *hSNF5/INI-1/SMARCB1/BAF47* 基因的产物，后者位于 22q11.2。22 号染色体单倍体丢失或因基因杂合性丢失所导致的 *INI1* 缺失，在非典型性畸胎样/横纹肌样瘤和肾外横纹肌样瘤的发生过程中起了重要的作用。INI1 蛋白是一种肿瘤抑制素，存在于所有的正常组织。在非典型性畸胎样/横纹肌样瘤、肾外横纹肌样瘤（图 2-39）、上皮样肉瘤、上皮样恶性周围神经鞘膜瘤（50%）、骨外黏液样软骨肉瘤（15%）、神经鞘瘤病（少数）、一部分肌上皮瘤（20%）和外阴肌上皮瘤样肿瘤中失表达，但在其他类型的软组织肿瘤中均有阳性表达，故 INI1 对非典型性畸胎样/横纹肌样瘤、肾外横纹肌样瘤和上皮样肉瘤的诊断有一定的辅助价值[234]。此外，INI1 在肾髓质癌和一些具有横纹肌样形态的胃肠胰癌中表达缺失（表 2-10）。

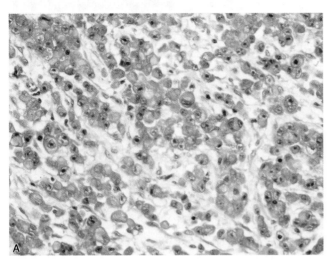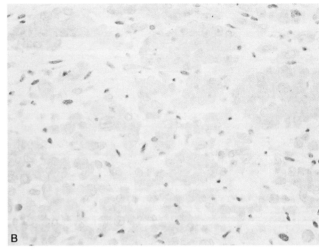

图 2-39　恶性横纹肌样瘤 INI1 表达缺失

表 2-10　INI1 表达缺失性肿瘤*

肿瘤类型	INI1 失表达率
外阴肌上皮瘤样肿瘤	100%
恶性横纹肌样瘤	98%
上皮样肉瘤	90%
上皮样恶性周围神经鞘膜瘤	50%
肌上皮癌	40%（儿童）
	10%（成人）
骨外黏液样软骨肉瘤	17%
神经鞘瘤病	
肾髓质癌	100%
部分滑膜肉瘤和胃肠道间质瘤	

（二） TFE3

在腺泡状软组织肉瘤中存在特异性的染色体易位 dert（X；17）（p11；q25），导致位于 Xp11 上的 *TFE3* 基因与位于 17q25 上的 *ASPL* 基因融合，产生 *TFE3-ASPL* 融合性基因。根据 TFE3 转录因子羧基端合成的 TFE3 抗体在腺泡状软组织肉瘤中的表达具有很高的敏感性和特异性，染色定位于核上（图 2-40A，B），与 CD147 联用可用于腺泡状软组织肉瘤的诊断和鉴别诊断[235]。

除腺泡状软组织肉瘤外，一小部分 PEComa（图 2-40C，D）和上皮样血管内皮瘤也可表达 TFE3[236,237]，并可有 TFE3 基因相关易位（表 2-11）。颗粒细胞瘤也可表达 TFE3[238]。

表 2-11　TFE3 易位相关或表达 TFE3 的肿瘤

腺泡状软组织肉瘤
部分血管周上皮样细胞肿瘤（PEComa）
部分上皮样血管内皮瘤
软组织颗粒细胞瘤
TFE3⁺肾细胞癌

（三） CTNNB1（β-catenin）改变肿瘤

β-catenin 是一种涉及细胞内信号传递（Wnt 和 E-cadherin 旁路）中 *CTNNB1* 基因的产物。在 85%～90% 的侵袭性纤维瘤病中存在 *CTNNB1* 基因突变，患者可伴有 Gardner 综合征（家族性腺瘤样息肉病、*APC* 种系突变引起的肠系膜纤维瘤病）。β-catenin 主要在纤维瘤病中表达，并有助于腹腔内肠系膜纤维瘤病与胃肠道间质瘤的鉴别诊断[239]。β-catenin 的阳性信号定位于核上（图 2-41），阴性并不能排除纤维瘤病的诊断。除纤维瘤病外，β-catenin 在 Gardner 纤维瘤、孤立性纤维性肿瘤、鼻咽血管纤维瘤、鼻窦型血管外皮瘤和淋巴结内栅栏状肌纤维母细胞瘤中也可有阳性表达[240-243]。β-catenin 核阳性表达还可见于胰腺和卵巢实性假乳头状肿瘤、卵巢微囊性间质肿瘤、肺硬化性血管瘤和肝脏钙化性巢状间质上皮肿瘤等肿瘤，统称 *CTNNB1*（β-catenin）突变肿瘤［*CTNNB1*（β-Catenin）-altered neoplasia］[244]（表 2-12）。

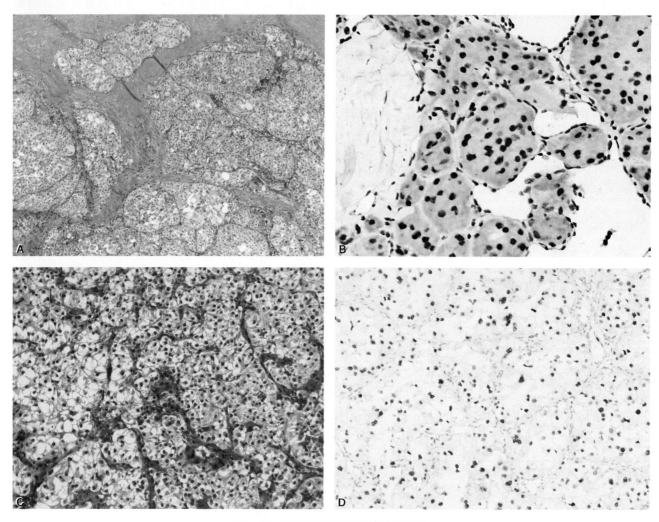

图 2-40   TFE3 在软组织肿瘤中的表达
A. 腺泡状软组织肉瘤 HE；B. TFE3 标记；C. PEComa；D. TFE3 标记

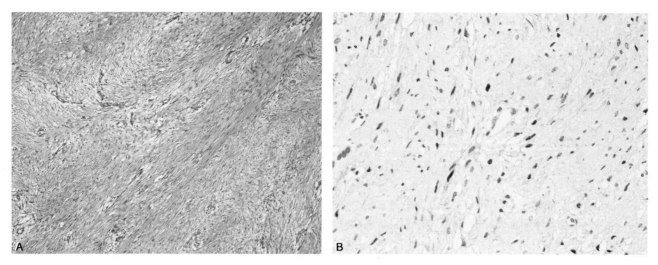

图 2-41   侵袭性纤维瘤病 β-catenin 标记

表2-12　表达和(或)有 β-catenin 突变的肿瘤

Gardner 纤维瘤

深部纤维瘤病

鼻咽血管纤维瘤

鼻腔鼻窦型血管外皮瘤

淋巴结内栅栏状肌纤维母细胞瘤

部分孤立性纤维性肿瘤

胰腺和卵巢实性假乳头状肿瘤

卵巢微囊性间质肿瘤

肺硬化性血管瘤肝脏钙化性巢状间质上皮肿瘤

（四）MUC4

MUC4 是一种存在于多数上皮细胞的高分子量跨膜或膜黏蛋白，具有保护和调节功能。在软组织肿瘤中，低度恶性纤维黏液样肉瘤表达 MUC4（图 2-42A，B），具有较高的特异性[244]。与低度恶性纤维黏液样肉瘤在形态上有一定重叠形态的侵袭性纤维瘤病、孤立性纤维性肿瘤和富于细胞性黏液瘤不表达[245]，故可用于鉴别诊断。此外，在 MUC4 还可用于标记硬化性上皮样纤维肉瘤（70%）以及兼具低度恶性纤维黏液样肉瘤和硬化性上皮样纤维肉瘤形态的杂合性肿瘤[246]。此外，双相型滑膜肉瘤中的腺样成分也可表达 MUC4（图 2-42C，D）。

（五）STAT6

在孤立性纤维性肿瘤中存在神经生长因子诱导基因 A 结合蛋白 2（nerve growth factor induced gene A binding protein 2，NAB2）和信号转导和转录激活因子 6（signal transducer and activator of transcription 6，STAT6）融合基因。新的免疫组化标记物 STAT6 在孤立性纤维性肿瘤和脑膜血管外皮瘤中的表达具有高灵敏度和特异性（图 2-43）[247-249]，与 CD34、bcl-2 和 CD99 联用有助于 SFT 的诊断及与其相似病变的鉴别诊断[250]。STAT6 与 ALDH1 联用有助于发生前列腺的 SFT 与恶性潜能未定的前列腺特异性间质肿瘤（prostatic stromal tumors of unknown malignant potential，STUMP）相鉴别[251]。

（六）MDM2 和 CDK4

非典型性脂肪瘤样肿瘤/高分化脂肪肉瘤和去分化脂肪肉瘤中存在特征性的巨染色体和环状染色体，12q13-15 扩增

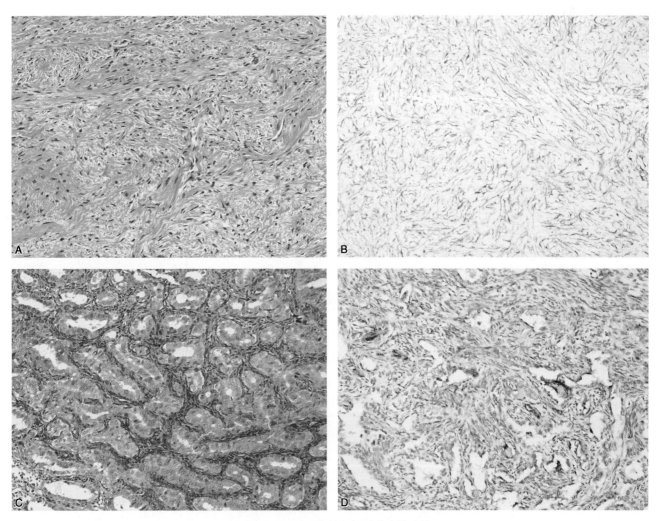

图 2-42　MUC4 在软组织肿瘤中的表达
A、B. 低度恶性纤维黏液样肉瘤 MUC4 标记；C、D. 双相型滑膜肉瘤中的腺体表达 MUC4

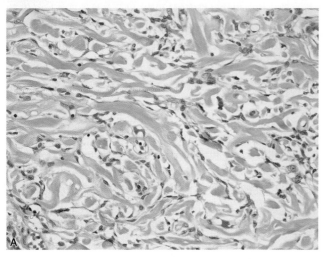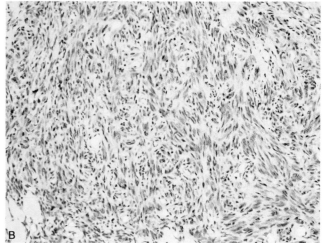

图 2-43　孤立性纤维性肿瘤 STAT6 标记

可导致 MDM2 与 CDK4 过表达,采用 MDM2 和 CDK4 抗体可用于标记非典型性脂肪瘤样肿瘤/高分化脂肪肉瘤和去分化脂肪肉瘤(图 2-44)[252],可帮助非典型性脂肪瘤样肿瘤/高分化脂肪肉瘤与巨大脂肪瘤、多形性脂肪瘤以及去分化脂肪肉瘤与其他类型多形性肉瘤的鉴别诊断,但 MDM2 与 CDK4 标记不十分特异,联合 p16 标记更敏感[253],但采用 FISH 检测 MDM2 基因扩增更为可靠。此外,MDM2 和 CDK4 抗体还可用于标记动脉内膜肉瘤、低级别的中央高分化骨肉瘤和骨旁骨肉瘤[254](表 2-13)。需注意的是,少数子宫内膜间质肉瘤也可有 MDM2 扩增,可引起误诊[255]。

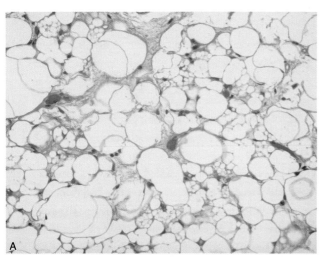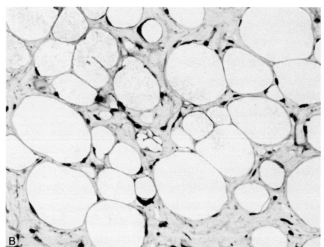

图 2-44　脂肪瘤样脂肪肉瘤 CDK4 标记

表 2-13　MDM2 扩增性肿瘤

非典型性脂肪瘤样肿瘤/高分化脂肪肉瘤
去分化脂肪肉瘤
动脉内膜肉瘤
髓内高分化骨肉瘤
皮质旁骨肉瘤

(七) NY-ESO-1

NY-ESO-1 是一种癌睾丸抗原(immunogenic cancer testis antigen),由位于 Xq28 上的 *CTAG1B* 基因编码。在正常组织中,NY-ESO-1 表达于睾丸的生殖细胞,主要定位于胞质,偶可为核染色。NY-ESO-1 在多种恶性肿瘤中有表达,包括恶性黑色素瘤、癌和肉瘤(包括滑膜肉瘤、黏液样脂肪肉瘤等)。NY-ESO-1 在黏液样脂肪肉瘤(包括圆细胞脂肪肉瘤)中的阳性率达 95%[256],但在一些易与黏液样脂肪肉瘤相混淆的黏液样软组织肿瘤中(心脏外黏液瘤、黏液纤维肉瘤、低度恶性纤维黏液样肉瘤、高分化脂肪肉瘤和骨外黏液样软骨肉瘤)均为阴性[257]。

(八) NKX2.2

NKX2.2 是转录因子 NK2 家族的成员之一,在中枢神经系统和胃肠道/胰腺内分泌细胞的发生和分化过程中起了重要的作用。基因谱分析发现,*NKX2.2* 是尤因肉瘤 *EWSR1-FLI1* 的一个重要的靶基因,是尤因肉瘤的发生所必需的,可能是通过其抑制性功能[258]。与神经母细胞瘤相比,NKX2.2

在尤因肉瘤中明显上调。NKX2.2 在尤因肉瘤中的敏感性达 80%~93%,特异性达 84%~89%[259]。NKX2.2 在嗅神经母细胞瘤、骨外黏液样软骨肉瘤、骨外间叶性软骨肉瘤、小细胞癌和 Merkel 细胞癌中也有阳性表达。NKX2.2 与 CD99 联用,可用于尤因肉瘤的诊断和鉴别诊断,其敏感性可达 98%[260]。

（九）SATB2

是一种核基蛋白,在成骨细胞胚系发育中起关键性作用。SATB2 是骨和软组织成骨细胞分化敏感特异性标志物,可用于标记骨肉瘤、良性成骨性肿瘤和去分化软骨肉瘤或去分化脂肪肉瘤中伴有异源性骨肉瘤分化的去分化成分,并可标记结直肠癌[261]。

（十）GRIA2

基因表达谱发现,GRIA2 是 SFT 的上调基因,可用于标记孤立性纤维性肿瘤(80%),在隆凸性皮肤纤维肉瘤(75%)和一部分肌上皮瘤(44%)中也有阳性表达[262]。

（十一）PAX

PAX5 是一种转录因子,主要在 B 细胞性淋巴瘤中表达。少量的神经内分泌癌、尿路上皮肿瘤、Merkel 细胞癌、胶质母细胞瘤和神经母细胞瘤的细胞株中也可有阳性表达。新近报道显示,PAX5 在腺泡状横纹肌肉瘤中有较高的阳性率(66.7%)[263],在胚胎性横纹肌肉瘤中不表达,故可帮助区分胚胎性和腺泡状横纹肌肉瘤。需要注意的是,PAX5 在 Wilms 瘤和 B 淋巴母细胞性淋巴瘤中的阳性率可达 100%。

此外,PAX7 也可用于标记横纹肌肉瘤,在胚胎性、腺泡状、多形性和梭形细胞横纹肌肉瘤中的阳性率分别为 83%、19%、71% 和 75%[264]。除尤因肉瘤外(PAX7 阳性率 100%),PAX7 在绝大多数的其他小圆细胞肿瘤中不表达。

（十二）Brachyury

是 T box 家族的转录因子,在新生中胚层、尾芽和脊索中表达,是肿瘤细胞内诱导上皮-间充质细胞转化导致转移的重要步骤。Brachyury 可用于标记良性脊索细胞肿瘤和脊索瘤[265],为核染色。在血管母细胞瘤、睾丸生殖细胞瘤和小细胞癌中也可有阳性表达[266,267],其中血管母细胞瘤为胞质染色,可用于血管母细胞瘤与其他类似性肿瘤(如转移性肾透

明细胞癌)的鉴别诊断。软骨肉瘤、肌上皮瘤和转移性癌均不表达。

（十三）clusterin

除滤泡树突细胞瘤肉瘤外,腱鞘巨细胞瘤中的滑膜样大单核细胞可表达 clusterin,可作为腱鞘巨细胞瘤的标志物[268,269]。

（十四）H3K27me3

新近研究发现,在恶性周围神经鞘膜瘤(MPNST)中存在核心蛋白复合体 2(polycomb repressive complex 2,PRC2)的失活,导致组蛋白 H3K27me3 的缺失。H3K27me3 在恶性周围神经鞘膜瘤中失表达(51%),其中在散发性、NF1 相关和放疗相关 MPNST 中的失表达率分别为 49%、70% 和 100%[270]。在低度恶性、中度恶性和高度恶性 MPNST 中的失表达率分别为 29%、59% 和 83%。在上皮样 MPNST 中无失表达。除少数不能具体分类的放疗相关肉瘤外,H3K27me3 在其他非 MPNST 梭形细胞肿瘤均无失表达,提示 H3K27me3 可作为 MPNST 的辅助诊断标记物。

（十五）DUX4

未分化小圆细胞肉瘤中有一种肉瘤以形成 CIC-DUX4 融合基因为特征,除可采用 FISH 检测 CIC 基因相关易位(CIC 断裂-分离探针)或采用双探针直接检测 CIC-DUX4 融合基因外,还可采用 DUX4 抗体进行免疫组化标记,目前检测结果显示相对较为敏感和特异[271]。

（十六）BCOR 和 CCNB3

未分化小圆细胞肉瘤中以 BCOR-CCNB3 融合基因为特征,除可采用 FISH 或 RT-PCR 检测外,还可采用 CCNB3 或 BCOR 抗体进行免疫组化标记,帮助诊断这一相对少见的小圆细胞肉瘤[272,273]。

第三节　软组织肿瘤的免疫组化鉴别诊断

主要包括小圆细胞性肿瘤、梭形细胞肿瘤、上皮样肿瘤和多形性肿瘤的鉴别诊断,以及恶性间皮瘤与肺腺癌、浆液性癌的鉴别诊断(表 2-14~表 2-18)。

表 2-14　常见小圆细胞肿瘤的免疫组化鉴别诊断

肿瘤类型	AE1/AE3	S-100	LCA	desmin	CD99	CD34	SMA	Syn	KP-1	INI-1
小细胞神经内分泌癌	+	−	−	−	−	−	−	+++	−	+
恶性黑色素瘤	+	+++	−	−	−	−	−	−	−	+
恶性淋巴瘤	−	−	+++	−	−/+	−	−	−	−	+
骨外尤因肉瘤	−/+	−	−	罕见	+++	−	−	局灶+	−	+
神经母细胞瘤	−	−	−	−	−	−	−	+++	−	+

续表

肿瘤类型	AE1/AE3	S-100	LCA	desmin	CD99	CD34	SMA	Syn	KP-1	INI-1
间叶性软骨肉瘤	-	软骨小岛+	-	-	+	-	-	+/-	-	+
富于细胞性 EMC	-	-/+	-	-	-	-	-	+/-	-	-/+
横纹肌肉瘤	-	-	-	+++	-	-	-/+	-/+	-	+
差分化滑膜肉瘤	+	-	-	-	+	-	-	-	-	-/+
圆细胞脂肪肉瘤	-	+	-	-	-	-	-	-	-	+
恶性横纹肌样瘤	+	-	-	-	-	-	-	-	-	-
DSRCT	+	-	-	+	+/-	-	-	+	-	+
近端型上皮样肉瘤	+	-	-	-	-	+	-	-	-	-
血管球瘤	-	-	-	-	-	-	+++	-/+	-	+
弥漫性腱鞘巨细胞瘤	-	-	-	+/-	-	-	-	-	+	-

DSRCT,促结缔组织增生性小圆细胞肿瘤;EMC,骨外黏液样软骨肉瘤

表 2-15　常见梭形细胞肿瘤的免疫组化鉴别诊断

肿瘤类型	AE1/AE3	S-100	desmin	myogenin	SMA	h-CALD	CD34	STAT6	β-catenin	MUC4	ALK
乳腺型肌纤维母细胞瘤	-	-	+	-	-	-	+	-	-	-	-
孤立性纤维性肿瘤	-	-	-	-	-	-	+	+	+/-	-	-
炎性肌纤维母细胞瘤	-	-	+/-	-	+	-	-	-	-	-	+
侵袭性纤维瘤病	-	-	+/-	-	+	-	-	-	+	-	-
低度恶性纤维黏液样肉瘤	-	-	-	-	-	-	-	-	-	+	-
低度恶性肌纤维母细胞肉瘤	-	-	-/+	-	+	-	-	-	-	-	-
隆凸性皮肤纤维肉瘤	-	-	-	-	-	-	+	-	-	-	-
纤维肉瘤	-	-	-	-	灶性	-	-	-	-	-	-
富于细胞性神经鞘瘤	-	+++	-	-	-	-	+/-	-	-	-	-
恶性周围神经鞘膜瘤	-	+/-	-	-	-	+/-	-	-	-	-	-/+
梭形细胞滑膜肉瘤	+	0~30%	-	-	-/+	-	-	-	-	-	-
平滑肌肉瘤	-	-	+/-	-	+	+	-	-	-	-	-
梭形细胞横纹肌肉瘤	-	-	+	+	+/-	-	-	-	-	-	-
上皮样肉瘤	+	-	-	-	-	-	+	-	-	-	-
梭形细胞恶性黑色素瘤	-	+	-	-	-	-	-	-	-	-	-
梭形细胞癌/肉瘤样癌	+	-	-	-	-	-	-	-	-	-	-

表 2-16　常见上皮样肿瘤的免疫组化鉴别诊断

肿瘤类型	AE1/AE3	S-100	desmin	MyoD1	SMA	INI1	CD34	MUC4	ALK	TFE3	HMB45	CD31
上皮样炎性肌纤维细胞肉瘤	−	−	+	+	−	+	−	−	+	−	−	−
硬化性上皮样纤维肉瘤	−	−	−	−	−	+	−	+	−	−	−	−
上皮样黏液纤维肉瘤	−	−	−	−/+	−	+	−/+	+	−	−	−	−
上皮样血管肿瘤*	−/+	−	−	−	−	+	+	−	−	−	−	+
上皮样恶性周围神经鞘膜瘤	+	+	−	−	−	50%	−	−	−	−	−	−
上皮样多形性脂肪肉瘤	−	+	−	−	−	+	−	−	−	−	−	−
上皮样平滑肌肉瘤	−/+	−	+/−	−	+	+	−	−	−	−	−	−
上皮样横纹肌肉瘤	−/+	−	+	+	−	+	−	−	−	−	−	−
腺泡状软组织肉瘤	−	−	−	胞质+	−	+	−	−	−	+	−	−
血管周上皮样细胞肿瘤	−	−	+/−	−	+/−	+	−	−	−	−/+	+	−
双相型滑膜肉瘤	+	−/+	−	−	−	+	+	−	−	−	−	−
上皮样肉瘤（包括近端型）	+	−	−	−	−	−	+	−	−	−	−	−
恶性肾外横纹肌样瘤	+	−	−	−	−	−	−	−	−	−	−	−
肌上皮癌	+	+	−	−	+/−	+/−	−	−	−	−	−	−
恶性黑色素瘤	−	+	−	−	−	+	−	−	−	−	+	−
转移性癌	+	−	−	−	−	+	−	−	−	−	−	−

* 包括上皮样血管瘤、上皮样血管内皮瘤和上皮样血管肉瘤，少数上皮样血管内皮瘤 TFE3（+），假肌源性血管内皮瘤（上皮样肉瘤样血管内皮瘤）CD34（−）

表 2-17　常见多形性肿瘤的免疫组化鉴别诊断

肿 瘤 类 型	S-100/SOX10	SMA	desmin	myogenin	HMB45
多形性未分化肉瘤	−	−/+	−	−	−
多形性脂肪肉瘤	+	−	−	−	−
多形性横纹肌肉瘤	−	−	+	+/−	−
多形性平滑肌肉瘤	−	+	−/+	−	−
多形性恶性周围神经鞘膜瘤	+/−	−	−	−	−
肉瘤样癌	+	−	−	−	−
恶性黑色素瘤	+	−	−	−	+

表2-18　恶性间皮瘤与肺腺癌及卵巢浆液性癌的免疫组化鉴别诊断

标记物	间皮瘤	肺腺癌	卵巢浆液性癌
calretinin	+	−	−
CK5/6	+	−/+	−/+
WT1	+	−	+
D2-40	+	−	−
CEA	−	+	−/+
MOC-31	−	+	+
B72.3	−	+	+
BG8	−	+	+/−
Ber-EP4	−	+	+
PAX8	−	−	+

参 考 文 献

1. Coindre JM. Immunohistochemistry in the diagnosis of soft tissue tumours. Histopathology,2003,43:1-16.

2. Fisher C. Immunohistochemistry in diagnosis of soft tissue tumours. Histopathology,2011,58:1001-1012.

3. 米振龙,张钰,张荣,等. 软组织肿瘤免疫组化诊断中常用抗体的特殊性及注意事项. 临床与实验病理学杂志,2000, 1:64-65.

4. 林建韶,谭郁彬. 软组织肿瘤诊断中免疫组织化学标记物的选择. 中华病理学杂志,1997,26:56-57.

5. Hornick JL. Novel uses of immunohistochemistry in the diagnosis and classification of soft tissue tumors. Mod Pathol,2014, 27,Suppl 1:S47-63.

6. Miettinen M. Immunohistochemistry of soft tissue tumours-review with emphasis on 10 markers. Histopathology,2014,64: 101-118.

7. 韩安家,闫晓初,王坚. 软组织肿瘤病理诊断免疫组化指标选择专家共识(2015). 临床与实验病理学杂志,2015,31: 1201-1204.

8. Leader M,Collins M,Patel J,et al. Desmin:its value as a marker of muscle derived tumours using a commercial antibody. Virchows Arch A Pathol Anat Histopathol, 1987, 411: 345-349.

9. Skalli O,Gabbiani G,Babai F,et al. Intermediate filament proteins and actin isoforms as markers for soft tissue umor differentiation and origin. II. Rhabdomyosarcomas. Am J Pathol, 1988,130:515-531.

10. Truong LD,Rangdaeng S,Cagle P,et al. The diagnostic utility of desmin. A study of 584 cases and review of the literature. Am J Clin Pathol,1990,93:305-314.

11. Dewit L,Albus-Lutter CE,de Jong AS,Voute PA. Malignant schwannoma with a rhabdomyoblastic component,a so-called triton tumor. A clinicopathologic study. Cancer, 1986, 58: 1350-1356.

12. Shimada S,Ishizawa T,Ishizawa K,et al. Dedifferentiated liposarcoma with rhabdomyoblastic differentiation. Virchows Arch,2005,447:1-7.

13. Folpe AL,Patterson K,Gown AM. Antibodies to desmin identify the blastemal component of nephroblastoma. Mod Pathol, 1997,10:895-900.

14. Schurch W,Skalli O,Seemayer TA,Gabbiani G. Intermediate filament proteins and actin isoforms as markers for soft tissue tumor differentiation and origin. I. Smooth muscle tumors. Am J Pathol,1987,128:91-103.

15. Remmelink M,Salmon I,Goldschmidt D,et al. Quantitative measurements of desmin and vimentin immunostains and cell density in leiomyomas and leiomyosarcomas. Anal Cell Pathol,1996,12:25-44.

16. Miettinen M,Sobin LH,Lasota J. Gastrointestinal stromal tumors of the stomach:a clinicopathologic,immunohistochemical,and molecular genetic study of 1765 cases with long-term follow-up. Am J Surg Pathol,2005,29:52-68.

17. Hartmann CA,Sperling M,Stein H. So-called fibroepithelial polyps of the vagina exhibiting an unusual but uniform antigen profile characterized by expression of desmin and steroid hormone receptors but no muscle-specific actin or macrophage markers. Am J Clin Pathol,1990,93:604-608.

18. Burke AP,Sobin LH,Shekitka KM,et al. Intra-abdominal fibromatosis. A pathologic analysis of 130 tumors with comparison of clinical subgroups. Am J Surg Pathol, 1990, 14: 335-341.

19. Lee AH,Sworn MJ,Theaker JM,et al. Myofibroblastoma of breast:an immunohistochemical study. Histopathology. 1993, 22:75-78.

20. Fletcher CD,Tsang WY,Fisher C,et al. Angiomyofibroblastoma of the vulva. A benign neoplasm distinct from aggressiveangiomyxoma of the vulva. Am J Surg Pathol,1992,16:373-382.

21. Steeper TA,Rosai J. Aggressive angiomyxoma of the female pelvis and perineum. Report of nine cases of a distinctive type of gynecologic soft-tissue neoplasm. Am J Surg Pathol,1983, 7:463-475.

22. Pettinato G,Manivel JC,De Rosa N,Dehner LP. Inflammatory myofibroblastic tumor(plasma cell granuloma). Clinicopathologic study of 20 cases with immunohistochemical and ultrastructural observations. Am J Clin Pathol,1990,94:538-546.

23. Montgomery E,Goldblum JR,Fisher C. Myofibrosarcoma:a clinicopathologic study. Am J Surg Pathol,2001,25:219-228.

24. Montgomery E,Fisher C. Myofibroblastic differentiation in malignant fibrous histiocytoma(pleomorphic myofibrosarcoma): a clinicopathological study. Histopathology, 2001, 38: 499-509.

25. Brooks JJ,Miettinen M,Virtanen I. Desmin immunoreactivity

in glomus tumors. Am J Clin Pathol,1987,87:292.

26. Schurch W, Skalli O, Lagace R, et al. Intermediate filament proteins and actin isoforms as markers for soft-tissue tumor differentiation and origin. Ⅲ. Hemangiopericytomas and glomus tumors. Am J Pathol,1990,136:771-786.

27. Matsuno Y, Mukai K, Itabashi M, et al. Alveolar soft part sarcoma. A clinicopathologic and immunohistochemical study of 12 cases. Acta Pathol Jpn,1990,40:199-205.

28. Fletcher CD. Angiomatoid "malignant fibrous histiocytoma": an immunohistochemical study indicative of myoid differentiation. Hum Pathol,1991,22:563-568.

29. Enzinger FM, Weiss SW, Liang CY. Ossifying fibromyxoid tumor of soft parts. A clinicopathological analysis of 59 cases. Am J Surg Pathol,1989,13:817-827.

30. Ordonez NG. Desmoplastic small round cell tumor:Ⅱ:an ultrastructural and immunohistochemical study with emphasis on new immunohistochemical markers. Am J Surg Pathol,1998, 22:1314-1327.

31. Folpe AL, Weiss SW, Fletcher CD, et al. Tenosynovial giant cell tumors:evidence for a desmin-positive dendritic cell subpopulation. Mod Pathol,1998,11:939-944.

32. Parham DM, Dias P, Kelly DR, et al. Desmin positivity in primitive neuroectodermal tumors of childhood. Am J Surg Pathol,1992,16:483-492.

33. Hornick JL, Fletcher CD. Cutaneous myoepithelioma:a clinicopathologic and immunohistochemical study of 14 cases. Hum Pathol,2004,35:14-24.

34. Hurlimann J. Desmin and neural marker expression in mesothelial cells and mesotheliomas. Hum Pathol,1994,25:753-757.

35. Kupryjanczyk J, Karpinska G. Desmin expression in reactive mesothelium:a potential aid in evaluation of gynecologic specimens. Int J Gynecol Pathol,1998,17:123-128.

36. Rudnicki MA, Jaenisch R. The MyoD family of transcription factors and skeletal myogenesis. Bioessays, 1995, 17: 203-209.

37. Rosai J, Dias P, Parham DM, et al. MyoD1 protein expression in alveolar soft part sarcoma as confirmatory evidence of its skeletal muscle nature. Am J Surg Pathol,1991,15:974-981.

38. Montgomery EA, Meis Gomez JA, Amin MB, et al. Immunohistochemical profile of myogenin and MyoD1 does not support skeletal muscle lineage in alveolar soft part sarcoma. Arch Pathol Lab Med,1999,123:503-507.

39. Kumar S, Perlman E, Harris CA, et al. Myogenin is a specific marker for rhabdomyosarcoma:an immunohistochemical study in paraffin-embedded tissues. Mod Pathol,2000,13:988-993.

40. Cessna MH, Zhou H, Perkins SL, et al. Are myogenin and myoD1 expression specific for rhabdomyosarcoma? A study of 150 cases, with emphasis on spindle cell mimics. Am J Surg Pathol,2001,25:1150-1157.

41. Folpe AL. MyoD1 and myogenin expression in human neoplasia:a review and update. Adv Anat Pathol,2002,9:198-203.

42. Dias P, Chen B, Dilday B, et al. Strong immunostaining for myogenin in rhabdomyosarcoma is significantly associated with tumors of the alveolar subclass. Am J Pathol,2000,156:399-408.

43. Wang NP, Marx J, McNutt MA, et al. Expression of myogenic regulatory proteins (myogenin and MyoD1) in small blue round cell tumors of childhood. Am J Pathol,1995,147:1799-1810.

44. McCluggage WG, Longacre TA, Fisher C. Myogenin expression in vulvovaginal spindle cell lesions:analysis of a series of cases with an emphasis on diagnostic pitfalls. Histopathology, 2013,63:545-550.

45. Tsukada T, Tippens D, Gordon D, et al. HHF35, a muscle-actin-specific monoclonal antibody. Ⅰ. Immunocytochemical and biochemical characterization. Am J Pathol,1987,126:51-60.

46. TsuKDaa T, McNutt MA, Ross R, et al. HHF35, a muscle actin-specific monoclonal antibody. Ⅱ. Reactivity in normal, reactive, and neoplastic human tissues. Am J Pathol,1987,127:389-402.

47. Ceball Schmidt RA, Cone R, Haas JE, Gown AM. Diagnosis of rhabdomyosarcomas with HHF35, a monoclonal antibody directed against muscle actins. Am J Pathol,1988,131:19-28.

48. Dervan PA, Tobbia IN, Casey M, et al. Glomus tumor:an immunohistochemical profile of 11 cases. Histopathology,1989, 14:483-491.

49. Watanabe K, Baba K, Saito A, et al. Pseudosarcomatous myofibroblastic tumor and myosarcoma of the urogenital tract. Arch Pathol Lab Med,2001,125:1070-1073.

50. Lazard D, Sastre X, Frid MG, et al. Expression of smooth muscle-specific proteins in myoepithelium and stromal myofibroblasts of normal and malignant human breast tissue. Proc Natl Acad Sci USA,1993,90:999-1003.

51. Watanabe K, Kusakabe T, Hoshi N, et al. h-Caldesmon in leiomyosarcoma and tumors with smooth muscle cell-like differentiation:its specific expression in the smooth muscle cell tumor. Hum Pathol,1999,30:392-396.

52. Ceballos KM, Nielsen GP, Selig MK, et al. Is anti-h-caldesmon useful for distinguishing smooth muscle and myofibroblastic tumors? An immunohistochemical study. Am J Clin Pathol, 2000,114:746-753.

53. Watanabe K, Tajino T, Sekiguchi M, Suzuki T. h-Caldesmon as a specific marker for smooth muscle tumors. Comparison with other smooth muscle markers in bone tumors. Am J Clin Pathol,2000,113(5):663-668.

54. Hisaoka M, Wei-Qi S, Jian W, et al. Specific but variable expression of h-caldesmon in leiomyosarcomas:an immunohistochemical reassessment of a novel myogenic marker. Appl Im-

munohistochem Mol Morphol, 2001, 9: 302-308.

55. D'Addario SF, Morgan M, Talley L, Smoller BR. h-Caldesmon as a specific marker of smooth muscle cell differentiation in some soft tissue tumors of the skin. J Cutan Pathol, 2002, 29: 426-429.

56. Sakamoto A, Oda Y, Yamamoto H, et al. Calponin and h-caldesmon expression in atypical fibroxanthoma and superficial leiomyosarcoma. Virchows Arch, 2002, 440: 404-409.

57. Miettinen MM, Sarlomo-Rikala M, Kovatich AJ, Lasota J. Calponin and h-caldesmon in soft tissue tumors: consistent h-caldesmon immunoreactivity in gastrointestinal stromal tumors indicates traits of smooth muscle differentiation. Mod Pathol, 1999, 12: 756-762.

58. Nucci MR, O'Connell JT, Huettner PC, et al. h-Caldesmon expression effectively distinguishes endometrial stromal tumors from uterine smooth muscle tumors. Am J Surg Pathol, 2001, 25: 455-463.

59. Hwang H, Matsuo K, Duncan K, et al. Immunohistochemical panel to differentiate endometrial stromal sarcoma, uterine leiomyosarcoma and leiomyoma: something old and something new. Journal of Clinical Pathology, 2015, 68: 710-717.

60. Savera AT, Gown AM, Zarbo RJ. Immunolocalization of three novel smooth muscle-specific proteins in salivary gland pleomorphic adenoma: assessment of the morphogenetic role of myoepithelium. Mod Pathol, 1997, 10: 1093-1100.

61. Savera AT, Sloman A, Huvos AG, Klimstra DS. Myoepithelial carcinoma of the salivary glands: a clinicopathologic study of 25 patients. Am J Surg Pathol, 2000, 24: 761-774.

62. Fetsch JF, Laskin WB, Michal M, et al. Ectopic hamartomatous thymoma: a clinicopathologic and immunohistochemical analysis of 21 cases with data supporting reclassification as a branchial anlage mixed tumor. Am J Surg Pathol, 2004, 28: 1360-1370.

63. Meyer T, Brinck U. Expression of myogenic marker proteins in human leiomyosarcoma. APMIS, 1997, 105: 793-800.

64. Watanabe K, Ogura G, Tajino T, Hoshi N, Suzuki T. Myofibrosarcoma of the bone: a clinicopathologic study. Am J Surg Pathol, 2001, 25: 1501-1507.

65. Fanburg-Smith JC, Miettinen M. Angiomatoid "malignant" fibrous histiocytoma: a clinicopathologic study of 158 cases and further exploration of the myoid phenotype. Hum Pathol, 1999, 30: 1336-1343.

66. Laskin WB, Fetsch JF, Miettinen M. The "neurothekeoma": immunohistochemical analysis distinguishes the true nerve sheath myxoma from its mimics. Hum Pathol, 2000, 31: 1230-1241.

67. Fisher C, Montgomery E, Healy V. Calponin and h-caldesmon expression in synovial sarcoma; the use of calponin in diagnosis. Histopathology, 2003, 42: 588-593.

68. Coco DP, Hirsch MS, Hornick JL. Smoothelin is a specific marker for smooth muscle neoplasms of the gastrointestinal tract. Am J Surg Pathol, 2009, 33: 1795-1801.

69. Bovio IM, Al-Quran SZ, Rosser CJ, Algood CB, et al. Smoothelin immunohistochemistry is a useful adjunct for assessing muscularis propria invasion in bladder carcinoma. Histopathology, 2010, 56: 951-956.

70. Schurch W, Seemayer TA, Gabbiani G. The myofibroblast: a quarter century after its discovery. Am J Surg Pathol, 1998, 22: 141-147.

71. Schurch W. The myofibroblast in neoplasia. Curr Top Pathol, 1999, 93: 135-148.

72. Miettinen M, Lindenmayer AE, Chaubal A. Endothelial cell markers CD31, CD34, and BNH9 antibody to H-and Y-antigens—evaluation of their specificity and sensitivity in the diagnosis of vascular tumors and comparison with von Willebrand factor. Mod Pathol, 1994, 7: 82-90.

73. Schmidt D, von Hochstetter AR. The use of CD31 and collagen IV as vascular markers. A study of 56 vascular lesions. Pathol Res Pract, 1995, 191: 410-414.

74. DeYoung BR, Swanson PE, Argenyi ZB, et al. CD31 immunoreactivity in mesenchymal neoplasms of the skin and subcutis: report of 145 cases and review of putative immunohistologic markers of endothelial differentiation. J Cutan Pathol, 1995, 22: 215-222.

75. Russell Jones R, Orchard G, Zelger B, Wilson Jones E. Immunostaining for CD31 and CD34 in Kaposi sarcoma. J Clin Pathol, 1995, 48: 1011-1016.

76. McKenney JK, Weiss SW, Folpe AL. CD31 expression in intratumoral macrophages: a potential diagnostic pitfall. Am J Surg Pathol, 2001, 25: 1167-1173.

77. Govender D, Harilal P, Dada M, Chetty R. CD31 (JC70) expression in plasma cells: an immunohistochemical analysis of reactive and neoplastic plasma cells. J Clin Pathol, 1997, 50: 490-493.

78. Nicholson SA, McDermott MB, DeYoung BR, Swanson PE. CD31 immunoreactivity in small round cell tumors. Appl Immunohistochem Mol Morphol, 2000, 8: 19-24.

79. Birdsey GM, Dryden NH, Amsellem V, et al. Transcription factor Erg regulates angiogenesis and endothelial apoptosis through VE-cadherin. Blood, 2008, 111: 3498-3506.

80. Miettinen M, Wang ZF, Paetau A, et al. ERG transcription factor as an immunohistochemical marker for vascular endothelial tumors and prostatic carcinoma. Am J Surg Pathol, 2011, 35: 432-441.

81. Miettinen M, Wang Z, Sarlomo-Rikala M, et al. ERG expression in epithelioid sarcoma: a diagnostic pitfall. Am J Surg Pathol, 2013; 37: 1580-1585.

82. Stockman DL, Hornick JL, Deavers MT, et al. ERG and FLI1 protein expression in epithelioid sarcoma. Mod Pathol, 2014; 27: 496-501.

83. Kohashi K, Yamada Y, Hotokebuchi Y, et al. ERG and SALL4 expressions in SMARCB1/INI1-deficient tumors: a useful tool for distinguishing epithelioid sarcoma from malignant rhabdoid tumor. Hum Pathol, 2015, 46: 225-230.

84. Shon W, Folpe AL, Fritchie KJ. ERG expression in chondrogenic bone and soft tissue tumours. J Clin Pathol, 2015; 68: 125-129.

85. Nickoloff BJ. The human progenitor cell antigen (CD34) is localized on endothelial cells, dermal dendritic cells, and perifollicular cells in formalin-fixed normal skin, and on proliferating endothelial cells and stromal spindle-shaped cells in Kaposi's sarcoma. Arch Dermatol, 1991, 127: 523-529.

86. Soslow RA, Bhargava V, Warnke RA. MIC2, TdT, bcl-2, and CD34 expression in paraffin-embedded high-grade lymphoma/acute lymphoblastic leukemia distinguishes between distinct clinicopathologic entities. Hum Pathol, 1997, 28: 1158-1165.

87. Cohen PR, Rapini RP, Farhood AE. Expression of the human hematopoietic progenitor cell antigen CD34 in vascular and spindle cell tumors. J Cutan Pathol, 1993, 20: 15-20.

88. Ramani P, Bradley NJ, Fletcher CDM. QBEND/10, a new monoclonal antibody to endothelium: Assessment of its diagnostic utility in paraffin sections. Histopathology, 1990, 17: 237-242.

89. Traweek ST, Kandalaft PL, Mehta P, et al. The human hematopoietic progenitor cell antigen (CD34) in vascular neoplasia. Am J Clin Pathol, 1991, 96: 25-31.

90. Alawi F, Freedman PD. Sporadic sclerotic fibroma of the oral soft tissues. Am J Dermatopathol, 2004, 26: 182-187.

91. McNiff JM, Subtil A, Cowper SE, et al. Cellular digital fibromas: distinctive CD34-positive lesions that may mimic dermatofibrosarcoma protuberans. J Cutan Pathol, 2005, 32: 413-418.

92. Weiss SW, Nickoloff BJ. CD34 is expressed by a distinctive cell population in peripheral nerve, nerve sheath tumors, and related lesions. Am J Surg Pathol, 1993, 17: 1039-1045.

93. Cote JF, de Saint-Maur PP, Coindre JM, et al. Unusual strong CD34 positivity in a thoracic monophasic fibrous synovial sarcoma. Histopathology, 2004, 45: 539-540.

94. Folpe AL, Chand EM, Goldblum JR, et al. Expression of FLi-1, a nuclear transcription factor, distinguishes vascular neoplasms from potential mimics. Am J Surg Pathol, 2001, 25: 1061-1066.

95. Folpe AL, Hill CE, Parham DM, et al. Immunohistochemical detection of FLI-1 protein expression: a study of 132 round cell tumors with emphasis on CD99-positive mimics of Ewing's sarcoma/primitive neuroectodermal tumor. Am J Surg Pathol, 2000, 24: 1657-1662.

96. Rossi S, Orvieto E, Furlanetto A, et al. Utility of the immunohistochemical detection of FLI-1 expression in round cell and vascular neoplasm using a monoclonal antibody. Mod Pathol,

2004, 17: 547-52.

97. North PE, Waner M, Mizeracki A, Mihm MC Jr. GLUT1: a newly discovered immunohistochemical marker for juvenile hemangiomas. Hum Pathol, 2000, 31: 11-22.

98. Errani C, Zhang L, Sung YS, et al. A novel WWTR1-CAMTA1 gene fusion is a consistent abnormality in epithelioid hemangioendothelioma of different anatomic sites. Genes Chromosomes Cancer, 2011; 50: 644-653.

99. Doyle LA, Flethcer CD, Hornick JL. Nuclear expression of CAMTA1 distinguishes epithelioid hemangioendothelioma from histologic mimics. Am J Surg Pathol, 2016, 40: 94-102.

100. Shibuya R, Matsuyama A, Shiba E, et al. CAMTA1 is a useful immunohistochemical marker for diagnosing epithelioid hemangioendothelioma. Histopathology, 2015, 67 (6): 827-35.

101. Antonescu CR, Loarer FL, Mosquera JM, et al. Novel YAP1-TFE3 fusion defines a distinct subset of epithelioid hemangioendothelioma. Genes Chromosomes Cancer, 2013, 52: 775-784.

102. Kahn HJ, Bailey D, Marks A. Monoclonal antibody D2-40, a new marker of lymphatic endothelium, reacts with Kaposi's sarcoma and a subset of angiosarcomas. Mod Pathol, 2002, 15: 434-440.

103. Fukunaga M. Expression of D2-40 in lymphatic endothelium of normal tissues and in vascular tumours. Histopathology, 2005, 46: 396-402.

104. Ordonez NG. D2-40 and podoplanin are highly specific and sensitive immunohistochemical markers of epithelioid malignant mesothelioma. Hum Pathol, 2005, 36: 372-380.

105. Chu AY, Litzky LA, Pasha TL, Acs G, Zhang PJ. Utility of D2-40, a novel mesothelial marker, in the diagnosis of malignant mesothelioma. Mod Pathol, 2005, 18: 105-110.

106. Kalof AN, Cooper K. D2-40 immunohistochemistry—so far! Adv Anat Pathol, 2009, 16: 62-64.

107. Partanen TA, Arola J, Saaristo A, et al. VEGF-C and VEGF-D expression in neuroendocrine cells and their receptor, VEGFR-3, in fenestrated blood vessels in human tissues. FASEB J, 2000, 14: 2087-2096.

108. Jussila L, Valtola R, Partanen TA, et al. Lymphatic endothelium and Kaposi's sarcoma spindle cells detected by antibodies against the vascular endothelial growth factor receptor-3. Cancer Res, 1998, 58: 1599-604.

109. Lymboussaki A, Partanen TA, Olofsson B, et al. Expression of the vascular endothelial growth factor C receptor VEGFR-3 in lymphatic endothelium of the skin and in vascular tumors. Am J Pathol, 1998, 153: 395-403.

110. Weninger W, Partanen TA, Breiteneder-Geleff S, et al. Expression of vascular endothelial growth factor receptor-3 and podoplanin suggests a lymphatic endothelial cell origin of Kaposi's sarcoma tumor cells. Lab Invest, 1999, 79: 243-

251.

111. Folpe AL, Veikkola T, Valtola R, et al. Vascular endothelial growth factor receptor-3 (VEGFR-3): a marker of vascular tumors with presumed lymphatic differentiation, including Kaposi's sarcoma, kaposiform and Dabska-type hemangioendotheliomas, and a subset of angiosarcomas. Mod Pathol, 2000, 13:180-185.

112. Arinaga M, Noguchi T, Takeno S, et al. Clinical significance of vascular endothelial growth factor C and vascular endothelial growth factor receptor 3 in patients with nonsmall cell lung carcinoma. Cancer, 2003, 97:457-464.

113. Neuchrist C, Erovic BM, Handisurya A, et al. Vascular endothelial growth factor C and vascular endothelial growth factor receptor 3 expression in squamous cell carcinomas of the head and neck. Head Neck, 2003, 25:464-474.

114. Miettinen M, Wang ZF. Prox1 transcription factor as a marker for vascular tumors—evaluation of 314 vascular endothelial and 1086 nonvascular tumors. Am J Surg Pathol, 2012, 36:351-359.

115. Nguyen VA, Kutzner H, Fürhapter C, et al. Infantile hemangioma is a proliferation of LYVE-1-negative blood endothelial cells without lymphatic competence. Mod Pathol, 2006, 19:291-298.

116. Pyakurel P, Pak F, Mwakigonja AR, et al. Lymphatic and vascular origin of Kaposi's sarcoma spindle cells during tumor development. Int J Cancer, 2006, 119:1262-1267.

117. Cheuk W, Wong KO, Wong CS, et al. Immunostaining for human herpesvirus 8 latent nuclear antigen-1 helps distinguish Kaposi sarcoma from its mimickers. Am J Clin Pathol, 2004, 121(3):335-342.

118. Nakajima T, Watanabe S, Sato Y, et al. An immunoperoxidase study of S-100 protein distribution in normal and neoplastic tissues. Am J Surg Pathol, 1982, 6:715-727.

119. Stefansson K, Wollmann R, Jerkovic M. S-100 protein in soft-tissue tumors derived from Schwann cells and melanocytes. Am J Pathol, 1982, 106:261-268.

120. Swanson PE, Scheithauer BW, Wick MR. Peripheral nerve sheath neoplasms. Clinicopathologic and immunochemical observations. Pathol Annu, 1995, 30 Pt 2:1-82.

121. Mukai M. Immunohistochemical localization of S-100 protein and peripheral nerve myelin proteins (P2 protein, P0 protein) in granular cell tumors. Am J Pathol, 1983, 112:139-146.

122. Daimaru Y, Hashimoto H, Enjoji M. Malignant peripheral nerve-sheath tumors (malignant schwannomas). An immunohistochemical study of 29 cases. Am J Surg Pathol, 1985, 9:434-444.

123. Fanburg-Smith JC, Meis-Kindblom JM, Fante R, Kindblom LG. Malignant granular cell tumor of soft tissue: diagnostic criteria and clinicopathologic correlation. Am J Surg Pathol,

1998, 22:779-794.

124. Wick MR, Swanson PE, Scheithauer BW, et al. Malignant peripheral nerve sheath tumors: an immunohistochemical study of 62 cases. Am J Clin Pathol, 1987, 87:425-433.

125. Woodruff JM, Susin M, Godwin TA, et al. Cellular schwannoma. A variety of schwannoma sometimes mistaken for a malignant tumor. Am J Surg Pathol, 1981, 5:733-744.

126. Daimaru Y, Hideki K, Hashimoto H, et al. Benign schwannoma of the gastrointestinal tract: a clinicopathologic and immunohistochemical study. Hum Pathol, 1988, 19:257-264.

127. Watabe K, Kumanishi T, Ikuta F, Oyake Y. Tactile-like corpuscles in neurofibromas: immunohistochemical demonstration of S-100 protein. Acta Neuropathol (Berl), 1983, 61:173-177.

128. Kindblom LG, Lodding P, Angervall L. Clear-cell sarcoma of tendons and aponeuroses. An immunohistochemical and electron microscopic analysis indicating neural crest origin. Virchows Arch A Pathol Anat Histopathol, 1983, 401:109-128.

129. Husain S, Silvers DN, Halperin AJ, McNutt NS. Histologic spectrum of neurothekeoma and the value of immunoperoxidase staining for S-100 protein in distinguishing it from melanoma. Am J Dermatopathol, 1994, 16:496-503.

130. Achilles E, Padberg BC, Holl K, et al. Immunocytochemistry of paragangliomas-value of staining for S-100 protein and glial fibrillary acid protein in diagnosis and prognosis. Histopathology, 1991, 18:453-458.

131. del Tos A, Wadden C, Fletcher CDM. S-100 protein staining in liposarcoma. Its diagnostic utility in the high-grade myxoid (round-cell) variant. Appl Immunohistochem, 1996, 4:95-101.

132. Enzinger FM, Weiss SW, Liang CY. Ossifying fibromyxoid tumor of soft parts. A clinicopathological analysis of 59 cases. Am J Surg Pathol, 1989, 13:817-827.

133. Guillou L, Wadden C, Kraus MD, et al. S-100 protein reactivity in synovial sarcomas: a potentially frequent diagnostic pitfall. Immunohistochemical analysis of 100 cases. Appl Immunohistochem, 1996, 4:167-175.

134. Kahn HJ, Marks A, Thom H, Baumal R. Role of antibody to S100 protein in diagnostic pathology. Am J Clin Pathol, 1983, 79,:341-347.

135. Nonaka D, Chiriboga L, Rubin BP. Sox10: a pan-schwannian and melanocytic marker. Am J Surg Pathol, 2008, 32:1291-1298.

136. Karamchandani JR, Nielsen TO, van de Rijn M, West RB. Sox10 and S100 in the diagnosis of soft-tissue neoplasms. Appl Immunohistochem Mol Morphol, 2012, 20:445-450.

137. Miettinen M, McCue PA, Sarlomo-Rikala M, et al. Sox10-a marker for not only schwannian and melanocytic neoplasms but also myoepithelial cell tumors of soft tissue: a systematic analysis of 5134 tumors. Am J Surg Pathol, 2015, 39:826-

835.

138. Gray MH, Rosenberg AE, Dickersin GR, Bhan AK. Glial fibrillary acidic protein and keratin expression by benign and malignant nerve sheath tumors. Hum Pathol,1989,20:1089-1096.

139. Takai Y, Dardick I, Mackay A, et al. Diagnostic criteria for neoplastic myoepithelial cells in pleomorphic adenomas and myoepitheliomas. Immunocytochemical detection of muscle-specific actin, cytokeratin 14, vimentin, and glial fibrillary acidic protein. Oral Surg Oral Med Oral Pathol Oral Radiol Endod,1995,79:330-341.

140. Wang AR, May D, Bourne P, Scott G. PGP9.5: a marker for cellular neurothekeoma. Am J Surg Pathol,1999,23:1401-1407.

141. Dhillon AP, Rode J, Leathem A. Neurone specific enolase: an aid to the diagnosis of melanoma and neuroblastoma. Histopathology,1982,6:81-92.

142. Odelstad L, Pahlman S, Lackgren G, et al. Neuron specific enolase: a marker for differential diagnosis of neuroblastoma and Wilms' tumor. J Pediatr Surg,1982,17:381-385.

143. Tsokos M, Linnoila RI, Chandra RS, Triche TJ. Neuron-specific enolase in the diagnosis of neuroblastoma and other small, round-cell tumors in children. Hum Pathol,1984,15:575-584.

144. Narisawa Y, Hashimoto K, Kohda H. Immunohistochemical demonstration of the expression of neurofilament proteins in Merkel cells. Acta Derm Venereol,1994,74:441-443.

145. Miettinen M. Synaptophysin and neurofilament proteins as markers for neuroendocrine tumors. Arch Pathol Lab Med,1987,111:813-818.

146. Fine SW, McClain SA, Li M. Immunohistochemical staining for calretinin is useful for differentiating schwannomas from neurofibromas. Am J Clin Pathol,2004,122:552-559.

147. Fine SW, Li M. Expression of calretinin and the alpha-subunit of inhibin in granular cell tumors. Am J Clin Pathol,2003,119:259-264.

148. Miettinen M, Limon J, Niezabitowski A, Lasota J. Calretinin and other mesothelioma markers in synovial sarcoma: analysis of antigenic similarities and differences with malignant mesothelioma. Am J Surg Pathol,2001,25:610-617.

149. O'Conner DT, Mahata SK, Taupenot L, et al. Chromogranin A in human disease. Adv Exp Med Biol,2000,482:377-388.

150. Gould VE. Synaptophysin-A new and promising Pan-neuroendocrine marker. Arch Pathol Lab Med,1987,111:791-794.

151. Goh YW, Spagnolo DV, Platten M, et al. Extraskeletal myxoid chondrosarcoma: a light microscopic, immunohistochemical, ultrastructural and immuno-ultrastructural study indicating neuroendocrine differentiation. Histopathology,2001,

39:514-524.

152. Bahrami A, Gown AM, Baird GS, et al. Aberrant expression of epithelial and neuroendocrine markers in alveolar rhabdomyosarcoma: a potentially serious diagnostic pitfall. Mod Pathol,2008,21:795-806.

153. Romano RC, Carter JM, Folpe AL. Aberrant intermediate filament and synaptophysin expression is a frequent event in malignant melanoma: an immunohistochemical study of 73 cases. Mod Pathol,2015,28:1033-1042.

154. Foley J, Witte D, Chiu FC, Parysek LM. Expression of the neural intermediate filament proteins peripherin and neurofilament-66/alpha-internexin in neuroblastoma. Lab Invest,1994,71:193-199.

155. Cummings TJ, Shea CR, Reed JA, et al. Expression of the intermediate filament peripherin in extraskeletal myxoid chondrosarcoma. J Cutan Pathol,2000,27:141-146.

156. Murakata LA, Ishak KG. Expression of inhibin-alpha by granular cell tumors of the gallbladder and extrahepatic bile ducts. Am J Surg Pathol,2001,25:1200-1203.

157. Fullen DR, Lowe L, Su LD. Antibody to S100a6 protein is a sensitive immunohistochemical marker for neurothekeoma. J Cutan Pathol,2003,30:118-122.

158. Folpe AL, Billings SD, McKenney JK, et al. Expression of claudin-1, a recently described tight junction-associated protein, distinguishes soft tissue perineurioma from potential mimics. Am J Surg Pathol,2002,26:1620-1626.

159. Ahrens WA, Ridenour RV 3rd, Caron BL, et al. GLUT-1 expression in mesenchymal tumors: an immunohistochemical study of 247 soft tissue and bone neoplasms. Hum Pathol,2008,39:1519-1526.

160. Ariza A, Bilbao JM, Rosai J. Immunohistochemical detection of epithelial membrane antigen in normal perineurial cells and perineurioma. Am J Surg Pathol,1988,12:678-683.

161. Leong AS, Parkinson R, Milios J. "Thick" cell membranes revealed by immunocytochemical staining: a clue to the diagnosis of mesothelioma. Diagn Cytopathol,1990,6:9-13.

162. Miettinen M, Limon J, Niezabitowski A, Lasota J. Patterns of keratin polypeptides in 110 biphasic, monophasic, and poorly differentiated synovial sarcomas. Virchows Arch,2000,437:275-283.

163. Evans HL, Baer SC. Epithelioid sarcoma: a clincopathologic and prognostic study of 26 cases. Semin Diang Pathol,1993,10:286-291.

164. Ordonez NG. Desmoplastic small round cell tumor: II: an ultrastructural and immunohistochemical study with emphasis on new immunohistochemical markers. Am J Surg Pathol,1998,22:1314-1327.

165. Parham DM, Weeks DA, Beckwith JB. The clinicopathologic spectrum of putative extrarenal rhabdoid tumors: an analysis of 42 cases studied with immmunohistochemistry and elec-

tron microscopy. Am J Surg Pathol,1994,18:1010-1029.

166. Collini P,Sampietro G,Bertulli R,et al. Cytokeratin immunoreactivity in 41 cases of ES/PNET confirmed by molecular diagnostic studies. Am J Surg Pathol,2001,25:273-274.

167. Coffin CM,Watterson J,Priest JR,Dehner LP. Extrapulmonary inflammatory myofibroblastic tumor（inflammatory pseudotumor）. A clinicopathologic and immunohistochemical study of 84 cases. Am J Surg Pathol,1995,19:859-872.

168. Koirala TR,Hayashi K,Ohara N,et al. Inflammatory pseudotumor of the urinary bladder with an aberrant expression of cytokeratin. Pathol Int,1994,44:73-79.

169. Brown DC,Theaker JM,Banks PM,et al. Cytokeratin expression in smooth muscle and smooth muscle tumours. Histopathology,1987,11:477-486.

170. Coindre JM,de Mascarel A,Trojani M,et al. Immunohistochemical study of rhabdomyosarcoma. Unexpected staining with S100 protein and cytokeratin. J Pathol,1988,155:127-132.

171. Rosenberg AE,O'Connell JX,Dickersin GR,Bhan AK. Expression of epithelial markers in malignant fibrous histiocytoma of the musculoskeletal system:an immunohistochemical and electron microscopic study. Hum Pathol,1993,24:284-293.

172. Gray MH,Rosenberg AE,Dickersin GR,Bhan AK. Glial fibrillary acidic protein and keratin expression by benign and malignant nerve sheath tumors. Hum Pathol,1989,20:1089-1096.

173. Wang NS,Huang SN,Gold P. Absence of carcinoembryonic antigen-like material in mesothelioma:an immunohistochemical differentiation from other lung cancers. Cancer,1979,44:937-943.

174. Ordonez NG. Immunohistochemical diagnosis of epithelioid mesotheliomas:a critical review of old markers,new markers. Hum Pathol,2002,33:953-67.

175. Ordonez NG. Value of the MOC-31 monoclonal antibody in differentiating epithelial pleural mesothelioma from lung adenocarcinoma. Hum Pathol,1998,29:166-169.

176. Laury AR,Hornick JL,Perets R,et al. PAX8 reliably distinguishes ovarian serous tumors from malignant mesothelioma. Am J Surg Pathol,2010,34:627-635.

177. Minato H,Kurose N,Fukushima M,et al. Comparative immunohistochemical analysis of IMP3,GLUT1,EMA,CD146,and desmin for distinguishing malignant mesothelioma from reactive mesothelial cells. Am J Clin Pathol,2014,141（1）:85-93.

178. Cigognetti M,Lonardi S,Fisogni S,et al. BAP1（BRCA1-associated protein 1）is a highly specific marker for differentiating mesothelioma from reactive mesothelial proliferations. Mod Pathol,2015,28（8）:1043-1057.

179. Shinozaki-Ushiku A,Ushiku T,Morita S,et al. Diagnostic

utility of BAP1 and EZH2 expression in malignant mesothelioma. Histopathology,2017,70（5）:722-733.

180. Churg A,Sheffield BS,Galateau-Salle F. New markers for separating benign from malignant mesothelial proliferations:are we there yet? Arch Pathol Lab Med,2016,140（4）:318-321.

181. Andrici J,Jung J,Sheen A,et al. Loss of BAP1 expression is very rare in peritoneal and gynecologic serous adenocarcinomas and can be useful in the differential diagnosis with abdominal mesothelioma. Hum Pathol,2016,51:9-15.

182. Hwang HC,Pyott S,Rodriguez S,et al. BAP1 Immunohistochemistry and p16 FISH in the diagnosis of sarcomatous and desmoplastic mesotheliomas. Am J Surg Pathol,2016,40（5）:714-718.

183. Bacchi CE,Bonetti F,Pea M,et al. HMB-45:a review. Appl Immunohistochem,1996,4:73-485.

184. Fetsch PA,Fetsch JF,Marincola FM,et al. Comparison of melanoma antigen recognized by T cells（MART-1）to HMB-45:additional evidence to support a common lineage for angiomyolipoma,lymphangiomyomatosis,and clear cell sugar tumor. Mod Pathol,1998,11:699-703.

185. Jungbluth AA,Iversen K,Coplan K,et al. T311-an anti-tyrosinase monoclonal antibody for the detection of melanocytic lesions in paraffin embedded tissues. Pathol Res Pract,2000,196:235-242.

186. Zavala-Pompa A,Folpe AL,Jimenez RE,et al. Immunohistochemical study of microphthalmia transcription factor and tyrosinase in angiomyolipoma of the kidney,renal cell carcinoma,and renal and retroperitoneal sarcomas:comparative evaluation with traditional diagnostic markers. Am J Surg Pathol,2001,25:65-70.

187. Page RN,King R,Mihm MC Jr,Googe PB. Microphthalmia transcription factor and NKI/C3 expression in cellular neurothekeoma. Mod Pathol,2004,17:230-234.

188. Barrio MM,Bravo AI,Portela P,et al. A new epitope on human melanoma-associated antigen CD63/ME491 expressed by both primary and metastatic melanoma. Hybridoma,1998,17:355-364.

189. Rochaix P,Lacroix-Triki M,Lamant L,et al. PNL2,a new monoclonal antibody directed against a fixative-resistant melanocyte antigen. Mod Pathol. 2003,16:481-490.

190. Bursam KJ,Kucukgol D,Sato E,et al. Immunohistochemical analysis of novel monoclonal antibody PNL2 and comparison with other melanocytic differentiation markers. Am J Surg Pathol,2005,29:400-406.

191. Weiss SW. CD68:a review. Appl Immunohistochem,1994,2:2-8.

192. McHugh M,Miettinen M. CD68:its limited specificity for histiocytic tumors. Appl Immunohistochem,1994,2:186-190.

193. Tsang WY, Chan J. KP1 (CD68) staining for granular cell neoplasms: Is KP1 a marker for lysosomes rather than the histiocytic lineage? Histopathlogy, 1992, 21: 84-86.

194. Soini Y, Miettinen M. Alpha-1-antitrypsin and lysozyme. Their limited significance in fibrohistiocytic tumors. Am J Clin Pathol, 1989, 91: 515-521.

195. Soini Y, Miettinen M. Widespread immunoreactivity for alpha-1-antichymotrypsin in different types of tumors. Am J Clin Pathol, 1988, 90: 131-136.

196. Abenoza P, Lillemoe T. CD34 and factor XIIIa in the differential diagnosis of dermatofibroma and dermatofibrosarcoma protuberans. Am J Dermatopathol, 1993, 15: 429-434.

197. Sandell RF, Carter JM, Folpe AL. Solitary (juvenile) xanthogranuloma: a comprehensive immunohistochemical study emphasizing recently developed markers of histiocytic lineage. Hum Pathol, 2015, 46: 1390-1397.

198. Vos JA, Abbondanzo SL, Barekman CL, et al. Histiocytic sarcoma: a study of five cases including the histiocyte marker CD163. Mod Pathol, 2005, 18: 693-704.

199. Nguyen TT, Schwartz EJ, West RB, et al. Expression of CD163 (hemoglobin scavenger receptor) in normal tissues, lymphomas, carcinomas, and sarcomas is largely restricted to the monocyte/macrophage lineage. Am J Surg Pathol, 2005, 29: 617-624.

200. Kindblum LG, Remotti HE, Aldenborg E, et al. Gastrointestinal pacemaker tumor (GIPACT): gastrointestinal stromal tumors show phenotypic characteristics of the intestinal cells of Cajal. Am J Pathol, 1998, 152: 1259-1269.

201. Miettinen M, Lasota J. KIT (CD117): a review on expression in normal and neoplastic tissues, and mutations and their clinicopathologic correlation. Appl Immunohistochem Mol Morphol, 2005, 13: 205-220.

202. West RB, Corless CL, Chen X, et al. The novel marker, DOG1, is expressed ubiquitously in gastrointestinal stromal tumors irrespective of KIT or PDGFRA mutation status. Am J Pathol, 2004, 165: 107-113.

203. Espinosa I, Lee CH, Kim MK, et al. A novel monoclonal antibody against DOG1 is a sensitive and specific marker for gastrointestinal stromal tumors. Am J Surg Pathol, 2008, 32: 210-218.

204. Miettinen M, Wang ZF, Lasota J. DOG1 antibody in the differential diagnosis of gastrointestinal stromal tumors: a study of 1840 cases. Am J Surg Pathol, 2009, 33: 1401-1408.

205. Liegl B, Hornick JL, Corless CL, Fletcher CD. Monoclonal antibody DOG1.1 shows higher sensitivity than KIT in the diagnosis of gastrointestinal stromal tumors, including unusual subtypes. Am J Surg Pathol, 2009, 33: 437-446.

206. Hemminger J, Iwenofu OH. Discovered on gastrointestinal stromal tumours (DOG1) expression in non-gastrointestinal stromal tumour (GIST) neoplasms. Histopathology, 2012, 61: 170-177.

207. Sah SP, McCluggage WG. DOG1 immunoreactivity in uterine leiomyosarcomas. J Clin Pathol, 2013, 66: 40-43.

208. Akpalo H, Lange C, Zustin J. Discovered on gastrointestinal stromal tumour 1 (DOG1): a useful immunohistochemical marker for diagnosing chondroblastoma. Histopathology, 2012, 60: 1099-106.

209. Thway K, Ng W, Benson C, et al. DOG1 expression in low-grade fibromyxoid sarcoma: a study of 11 cases, with molecular characterization. Int J Surg Pathol, 2015, 23: 454-460.

210. Dubova M, Sedivcova M, Michal M, et al. Utility of immunohistochemical investigation of SDHB and molecular genetic analysis of SDH genes in the differential diagnosis of mesenchymal tumors of GIT. Histol Histopathol, 2015; 30: 223-232.

211. Ambros JM, Ambros PF, Strehl J, et al. MIC2 is a specific marker for Ewing's sarcoma and peripheral neuroectodermal tumors: evidence for a common histogenesis of Ewing's sarcoma and peripheral primitive neuroectodermal tumors from MIC2 expression and common chromosome aberration. Cancer, 1991, 67: 1886-1893.

212. Granter SR, Renshaw AA, Fletcher CD, et al. CD99 reactivity in mesenchymal chondrosarcoma. Hum Pathol, 1996, 27: 1273-1276.

213. Folpe AL, Hill CE, Parham DM, O'Shea PA, Weiss SW. Immunohistochemical detection of FLI-1 protein expression: a study of 132 round cell tumors with emphasis on CD99-positive mimics of Ewing's sarcoma/primitive neuroectodermal tumor. Am J Surg Pathol, 2000, 24: 1657-1662.

214. Barnoud R, Sabourin JC, Pasquier D, et al. Immunohistochemical expression of WT1 by desmoplastic small round cell tumor: a comparative study with other small round cell tumors. Am J Surg Pathol, 2000, 24: 830-836.

215. Magro G, Salvatorelli L, Vecchio GM, et al. Cytoplasmic expression of Wilms tumor transcription factor-1 (WT1): a useful immunomarker for young-type fibromatoses and infantile fibrosarcoma. Acta Histochem, 2014, 116: 1134-1140.

216. Mariño-Enríquez A, Wang WL, Roy A, et al. Epithelioid inflammatory myofibroblastic sarcoma: An aggressive intra-abdominal variant of inflammatory myofibroblastic tumor with nuclear membrane or perinuclear ALK. Am J Surg Pathol, 2011, 35: 135-144.

217. Doyle LA, Mariño-Enriquez A, Fletcher CD, Hornick JL. ALK rearrangement and overexpression in epithelioid fibrous histiocytoma. Mod Pathol, 2015, 28: 904-912.

218. Terry J, Saito T, Subramanian S,. TLE1 as a diagnostic immunohistochemical marker for synovial sarcoma emerging from gene expression profiling studies. Am J Surg Pathol, 2007, 31: 240-246.

219. Kosemehmetoglu K, Vrana JA, Folpe AL. TLE1 expression is

not specific for synovial sarcoma: a whole section study of 163 soft tissue and bone neoplasms. Mod Pathol, 2009, 22: 872-878.

220. Chaudhuri PK, Walker MJ, Beattie CW, et al. Presence of steroid receptors in human soft tissue sarcomas of diverse histological origin. Cancer Res, 1980, 40: 861-865.

221. Weiss SW, Langloss JM, Shmookler BM, et al. Estrogen receptor protein in bone and soft tissue tumors. Lab Invest, 1986, 54: 689-694.

222. Billings SD, Folpe AL, Weiss SW. Do leiomyomas of deep soft tissue exist? An analysis of highly differentiatedsmooth muscle tumors of deep soft tissue supporting two distinct subtypes. Am J Surg Pathol, 2001, 25: 1134-1142.

223. McCluggage WG, Patterson A, Maxwell P. Aggressive angiomyxoma of pelvic parts exhibits oestrogen and progesterone receptor positivity. nJ Clin Pathol, 2000, 53: 603-605.

224. Laskin WB, Fetsch JF, Tavassoli FA. Angiomyofibroblastoma of the female genital tract: analysis of 17 cases including a lipomatous variant. Hum Pathol, 1997, 28: 1046-1055.

225. Kelley TW, Borden EC, Goldblum JR. Estrogen and progesterone receptor expression in uterine and extrauterine leiomyosarcomas: an immunohistochemical study. Appl Immunohistochem Mol Morphol, 2004, 12: 338-341.

226. Paal E, Miettinen M. Retroperitoneal leiomyomas: a clinicopathologic and immunohistochemical study of 56 cases with a comparison to retroperitoneal leiomyosarcomas. Am J Surg Pathol, 2001, 25: 1355-1363.

227. Li XQ, Hisaoka M, Hashimoto H. Expression of estrogen receptors alpha and beta in soft tissue sarcomas: Immunohistochemical and molecular analysis. Pathol Int, 2003, 53: 671-679.

228. Deyrup AT, Tretiakova M, Khramtsov A, Montag AG. Estrogen receptor beta expression in vascular neoplasia: an analysis of 53 benign and malignant cases. Mod Pathol, 2004, 17: 1372-1377.

229. Kayaselcuk F, Demirhan B, Kayaselcuk U, et al. Vimentin, smooth muscle actin, desmin, S-100 protein, p53, and estrogen receptor expression in elastofibroma and nodular fasciitis. Ann Diagn Pathol, 2002, 6: 94-99.

230. Miettinen M, Paal E, Lasota J, Sobin LH. Gastrointestinal glomus tumors: a clinicopathologic, immunohistochemical, and molecular genetic study of 32 cases. Am J Surg Pathol, 2002, 26: 301-311.

231. Nigar E, Dervan PA. Quantitative assessment of basement membranes in soft tissue tumours. Computerized image analysis of laminin and type Ⅳ collagen. J Pathol, 1998, 185: 184-187.

232. Chu PG, Arber DA, Weiss LM, et al. Utility of CD10 in distinguishing between endometrial stromal sarcoma and uterine smooth muscle tumors: an immunohistochemical comparison

of 34 cases. Mod Pathol, 2001, 14: 465-471.

233. Mirza B, Weedon D. Atypical fibroxanthoma: A clinicopathological study of 89 cases. Australas J Dermatol, 2005, 46: 235-238.

234. Hoot AC, Russo P, Judkins AR, Perlman EJ, Biegel JA. Immunohistochemical analysis of hSNF5/INI1 distinguishes renal and extra-renal malignant rhabdoid tumors from other pediatric soft tissue tumors. Am J Surg Pathol, 2004, 28: 1485-1491.

235. Tsuji K, Ishikawa Y, Imamura T. Technique for differentiating alveolar soft part sarcoma from other tumors in paraffin-embedded tissue: comparison of immunohistochemistry for TFE3 and CD147 and of reverse transcription polymerase chain reaction for ASPSCR1-TFE3 fusion transcript. Hum Pathol, 2012, 43: 356-363.

236. Rao Q, Shen Q, Xia QY, et al. PSF/SFPQ Is a Very Common Gene Fusion Partner in TFE3 Rearrangement-associated Perivascular Epithelioid Cell Tumors (PEComas) and Melanotic Xp11 Translocation Renal Cancers: Clinicopathologic, Immunohistochemical, and Molecular Characteristics Suggesting Classification as a Distinct Entity. Am J Surg Pathol, 2015, 39: 1181-1196.

237. Antonescu CR, Le Loarer F, Mosquera JM, et al. Novel YAP1-TFE3 fusion defines a distinct subset of epithelioid hemangioendothelioma. Genes Chromosomes Cancer, 2013, 52: 775-784.

238. Chamberlain BK, McClain CM, Gonzalez RS, et al. Alveolar soft part sarcoma and granular cell tumor: an immunohistochemical comparison study. Hum Pathol, 2014, 45: 1039-1044.

239. Saito T, Oda Y, Tanaka K, Matsuda S, et al. beta-catenin nuclear expression correlates with cyclin D1 overexpression in sporadic desmoid tumours. J Pathol, 2001, 195: 222-228.

240. Coffin CM, Hornick JL, Zhou H, Fletcher CD. Gardner fibroma: a clinicopathologic and immunohistochemical analysis of 45 patients with 57 fibromas. Am J Surg Pathol, 2007, 31: 410-416.

241. Rakheja D, Molberg KH, Roberts CA, Jaiswal VR. Immunohistochemical expression of beta-catenin in solitary fibrous tumors. Arch Pathol Lab Med, 2005, 129: 776-779.

242. Laskin WB, Lasota JP, Fetsch JF, et al. Intranodal palisaded myofibroblastoma: another mesenchymal neoplasm with CTNNB1 (β-catenin gene) mutations: clinicopathologic, immunohistochemical, and molecular genetic study of 18 cases. Am J Surg Pathol, 2015, 39: 197-205.

243. Agaimy A, Haller F. CTNNB1 (β-Catenin)-altered neoplasia: a review focusing on soft tissue neoplasms and parenchymal lesions of uncertain histogenesis. Adv Anat Pathol, 2016, 23: 1-12.

244. Doyle LA, Möller E, Dal Cin P, et al. MUC4 is a highly sen-

sitive and specific marker for low-grade fibromyxoid sarcoma. Am J Surg Pathol,2011,35:733-741.

245. Yamashita H,Endo K,Takeda C,et al. Intramuscular myxoma of the buttock mimicking low-grade fibromyxoid sarcoma:diagnostic usefulness of MUC4 expression. Skeletal Radiol,2013,42:1475-1479.

246. Doyle LA,Wang WL,Dal Cin P,et al. MUC4 is a sensitive and extremely useful marker for sclerosing epithelioid fibrosarcoma:association with FUS gene rearrangement. Am J Surg Pathol,2012,36:1444-1451.

247. Yoshida A,Tsuta K,Ohno M,Yoshida M,et al. STAT6 immunohistochemistry is helpful in the diagnosis of solitary fibrous tumors. Am J Surg Pathol,2014,38:552-559.

248. Koelsche C,Schweizer L,Renner M,et al. Nuclear relocation of STAT6 reliably predicts NAB2-STAT6 fusion for the diagnosis of solitary fibrous tumour. Histopathology,2014,65:613-622.

249. 张夏玲,程海霞,包芸,等. STAT6 免疫组织化学染色在孤立性纤维瘤/脑膜血管外皮瘤诊断中的应用价值探讨. 中华病理学杂志,2016,45:97-101.

250. Doyle LA,Vivero M,Fletcher CD,Mertens F,Hornick JL. Nuclear expression of STAT6 distinguishes solitary fibrous tumor from histologic mimics. Mod Pathol,2014,27:390-395.

251. Guner G,Bishop JA,Bezerra SM,et al. The utility of STAT6 and ALDH1 expression in the differential diagnosis of solitary fibrous tumor versus prostate-specific stromal neoplasms. Hum Pathol,2016,54:184-188.

252. Binh MB,Sastre-Garau X,Guillou L,et al. MDM2 and CDK4 immunostainings are useful adjuncts in diagnosing well-differentiated and dedifferentiated liposarcoma subtypes:a comparative analysis of 559 soft tissue neoplasms with genetic data. Am J Surg Pathol,2005,29:1340-1347.

253. Thway K,Flora R,Shah C,Olmos D,Fisher C. Diagnostic utility of p16,CDK4,and MDM2 as an immunohistochemical panel in distinguishing well-differentiated and dedifferentiated liposarcomas from other adipocytic tumors. Am J Surg Pathol,2012,36:462-469.

254. Yoshida A,Ushiku T,Motoi T,et al. Immunohistochemical analysis of MDM2 and CDK4 distinguishes low-grade osteosarcoma from benign mimics. Mod Pathol,2010,23:1279-1288.

255. Schoolmeester JK,Sciallis AP,Greipp PT,et al. Analysis of MDM2 amplification in 43 endometrial stromal tumors:a potential diagnostic pitfall. Int J Gynecol Pathol,2015,34(6):576-583.

256. Hemminger JA,Ewart Toland A,Scharschmidt TJ,et al. The cancer-testis antigen NY-ESO-1 is highly expressed in myxoid and round cell subset of liposarcomas. Mod Pathol,2013,26:282-288.

257. Hemminger JA,Iwenofu OH. NY-ESO-1 is a sensitive and specific immunohistochemical marker for myxoid and round cell liposarcomas among related mesenchymal myxoid neoplasms. Mod Pathol,2013,26:1204-1210.

258. Smith R,Owen LA,Trem DJ,et al. Expression profiling of EWS/FLI identifies NKX2.2 as a critical target gene in Ewing's sarcoma. Cancer Cell,2006,9:405-416. Erratum in:Cancer Cell,2007,11:97.

259. Yoshida A,Sekine S,Tsuta K,et al. NKX2.2 is a useful immunohistochemical marker for Ewing sarcoma. Am J Surg Pathol,2012,36:993-999.

260. Shibuya R,Matsuyama A,Nakamoto M,et al. The combination of CD99 and NKX2.2,a transcriptional target of EWSR1-FLI1,is highly specific for the diagnosis of Ewing sarcoma. Virchows Arch,2014,465:599-605.

261. Ordóñez NG. SATB2 is a novel marker of osteoblastic differentiation and colorectal adenocarcinoma. Adv Anat Pathol,2014,21:63-67.

262. Vivero M,Doyle LA,Fletcher CD,Mertens F,Hornick JL. GRIA2 is a novel diagnostic marker for solitary fibrous tumour identified through gene expression profiling. Histopathology,2014,65:71-80.

263. Sullivan LM,Atkins KA,LeGallo RD. PAX identifies alveolar rhabdomyosarcoma. Am J Surg Pathol,2009,33:775-780.

264. Charville GW,Varma S,Forgó E,et al. PAX7 expression in rhabdomyosarcoma,related soft tissue tumors,and small round blue cell neoplasms. Am J Surg Pathol,2016,40(10):1305-1315.

265. Tirabosco R,Mangham DC,Rosenberg AE,et al. Brachyury expression in extra-axial skeletal and soft tissue chordomas:a marker that distinguishes chordoma from mixed tumor/myoepithelioma/parachordoma in soft tissue. Am J Surg Pathol,2008,32:572-580.

266. Barresi V,Vitarelli E,Branca G,et al. Expression of brachyury in hemangioblastoma:potential use in differential diagnosis. Am J Surg Pathol,2012,36:1052-1057.

267. Miettinen M,Wang Z,Lasota J,et al. Nuclear Brachyury expression is consistent in chordoma,common in germ cell tumors and small cell carcinomas,and rare in other carcinomas and sarcomas:an immunohistochemical study of 5229 cases. Am J Surg Pathol,2015,39:1305-1312.

268. Boland JM,Folpe AL,Hornick JL,Grogg KL. Clusterin is expressed in normal synoviocytes and in tenosynovial giant cell tumors of localized and diffuse types:diagnostic and histogenetic implications. Am J Surg Pathol,2009,33:1225-1229.

269. 汤莉,周隽,蒋智铭,等. Clusterin 对腱鞘巨细胞瘤病理诊断和组织发生的意义. 中华病理学杂志,2012,41:161-164.

270. Schaefer IM,Fletcher CD,Hornick JL. Loss of H3K27 trime-

thylation distinguishes malignant peripheral nerve sheath tumors from histologic mimics. Mod Pathol, 2016, 29(1):4-13.

271. Siegele B, Roberts J, Black JO, et al. DUX4 immunohisto-chemistry is a highly sensitive and specific marker for CIC-DUX4 fusion-positive round cell tumor. Am J Surg Pathol, 2017, 41(3):423-429.

272. Shibayama T, Okamoto T, Nakashima Y, et al. Screening of BCOR-CCNB3 sarcoma using immunohistochemistry for CC-NB3: A clinicopathological report of three pediatric cases. Pathol Int, 2015, 65(8):410-414.

273. Kao YC, Sung YS, Zhang L, et al. BCOR overexpression is a highly sensitive marker in round cell sarcomas with bcor genetic abnormalities. Am J Surg Pathol, 2016, 40(12):1670-1678.

第三章

软组织肿瘤的细胞和分子遗传学

导读

细胞和分子遗传学检测技术	DNA 印迹	其他检测技术
细胞遗传学分析	聚合酶链反应	软组织肿瘤中的细胞和分子遗传学异常
荧光原位杂交	DNA 测序	肿瘤相对特异性异常
光谱染色体组型分析	PCR 单链构象多态性技术	多个异常和复杂性异常
比较基因组杂交	免疫组化检测	

1866 年,法国医师 Broca 报道一个家系中连续 4 个世代的 24 名女性成员中有 10 名患乳腺癌[1]。1960 年,Nowell 和 Hungerford 发现慢性粒细胞性白血病患者周围血中存在特征性的费城染色体(Philadelphia chromosome)[2]。1973 年,Rowley 发现该染色体由 t(9;22)(q34;q11)所产生[3]。这些早期的研究表明癌症与遗传相关。近二十多年来,随着分子生物学技术的建立并应用于癌症研究,相继发现和证实人类染色体中的各种癌基因和抑癌基因,从分子水平上揭示了肿瘤与遗传的关系及其致癌机制。因而,肿瘤的本质是一种遗传病。

机体内的正常细胞通过细胞内遗传物质的一系列改变而转变为肿瘤细胞,发生改变的细胞可以是生殖细胞或体细胞,可以是遗传性或获得性,最常见的是体细胞获得性改变。机体在各种化学、物理、生物和医源性致瘤因子的作用下,正常细胞受到环境、饮食、辐射和病毒等因素影响,引起细胞基因的点突变、扩增、缺失、易位和重组、DNA 甲基化改变、染色体数目(多倍体、异倍体、丢失)和结构(重排、易位、倒位、缺失等)改变,从而使 mRNA 转录水平和(或)转录结构异常,产生过量肿瘤相关蛋白或结构异常的癌蛋白,导致细胞分裂和分化失控,通过多阶段、多步骤转变为肿瘤细胞,形成新生物。

检测肿瘤的细胞和分子遗传学异常不仅在肿瘤的分类和诊断上,而且在肿瘤的早期发现、肿瘤的治疗和预测不同肿瘤的临床生物学行为中都有重要价值。

第一节　细胞和分子遗传学检测技术

一、细胞遗传学分析

细胞遗传学分析(cytogenetic analysis)是通过获取新鲜的肿瘤组织,经短期培养后用秋水仙碱处理,使细胞停留在有丝分裂中期,收集细胞,制片后经 10% Giemsa 染色显带,进行 G 带分析(图 3-1)。目前多数遗传学实验室采用 Giemsa-trypsin-Wright(GTW)染色显带。

细胞遗传学用于分析染色体核型(karyotype),可发现肿瘤细胞中染色体数目和结构异常,包括单体、三体、异倍体、环状染色体、缺失、重排、易位、倒位、重复和插入等(图 3-2,图 3-3)。一些常用的细胞遗传学术语(表 3-1):①del(12)(q24)代表 12 染色体长臂 24 区带缺失;②der(X)和 der(18)代表 X 和 18 号染色体之间非平衡性易位所产生的衍生性染色体;③dir ins(10;12)(q22;q13q14)代表 12 号染色体的 q13～q14 区在 10 号染色体的 q22 处同向性插入;④+8 代表 8 号染色体多出一个拷贝,即 8 号染色体呈三倍体,+8q 代表 8 号染色体长臂多出一个片段;⑤t(12;16)(q13;p11)代表在 12 号染色体长臂 1 区 3 带和 16 号染色体短臂 1 区 1 带之间有一平衡性易位。详细命名情况请参照 2005 年出版的国际人类细胞遗传学命名(International System for Human Cytogenetic Nomenclature)[4]一书。

细胞遗传学分析的缺点是必须用新鲜标本进行组织培养,不能用冷冻和石蜡包埋组织,有些肿瘤细胞在组织培养中可被大量反应性细胞(如纤维母细胞)所掩盖而无法检出异常染色体。

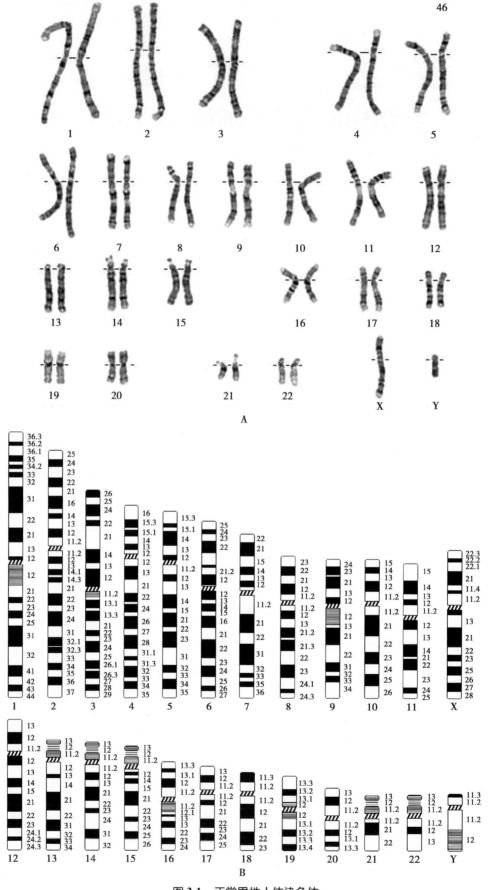

图3-1   正常男性人体染色体

A. 22 对常染色体,1 对性染色体 XY;B. 染色体区带示意图

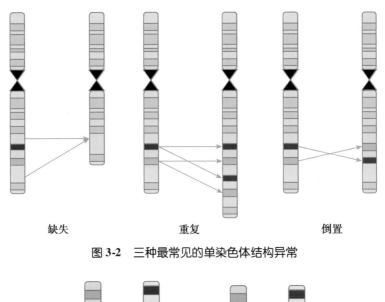

缺失　　　　　　重复　　　　　　倒置

图 3-2　三种最常见的单染色体结构异常

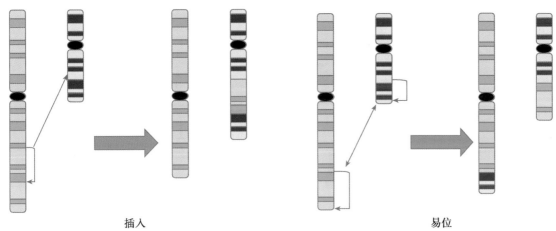

插入　　　　　　　　　　　　　　易位

图 3-3　两种最常见的双染色体结构异常

表 3-1　细胞遗传学中的一些术语

英文缩写	英文全称	中文	英文缩写	英文全称	中文
Add	additional material	额外物质(来源不明)		*inv ins*	倒置性插入
Cen	centromere	着丝粒	inv	inversion	倒置
Deld	eletion	缺失	mar	marker chromosome	标记染色体(来源不明)
Der	derivative chromosome	衍生染色体	p	short arm	染色体短臂
Dic	dicentric chromosome	双着丝粒染色体	q	long arm	染色体长臂
Dmin	double minute choromosome	双微体	r	ring chromosome	环状染色体
Dup	duplication	重复	t	translocation	易位
	dir dup	同方向重复	+	an additional chromosome	获得一个染色体(如+8)
	inv dup	倒置性重复		or chromosomal segment	或片段(如8q+)
Hsr	homogeneously staining zone	均质染色区	−	missing a chromosome	丢失一个染色体(如−22)
i	isochromosome	等臂染色体			
ins	insertion	插入		or chromosomal segment	或片段(如22q−)
	dir ins	同方向插入			

二、荧光原位杂交

荧光原位杂交(fluorescence in situ hybridization,FISH)由Pinkel 等[5]于 1986 年首次提出,是应用荧光素标记的 DNA 特定探针与组织切片或细胞涂片上的肿瘤组织杂交,以 DA-PI(diamidino-2-phenylindole)衬染其他染色体或间期核,在荧光显微镜下能显示与之相应的染色体某个区段或整体染色体(图 3-4)。此法可用于新鲜组织,也可用于固定组织的石蜡包埋切片,只需要很少的肿瘤细胞,而印片和细胞穿刺涂片标本尤为适宜。FISH 方法可用于有丝分裂中期细胞(metaphase)和间期细胞(interphase),能有效地检测染色体数目和结构异常,尤其适用于证实染色体易位、缺失和基因扩增。缺点是应用的探针太大,不能识别大多数点突变。

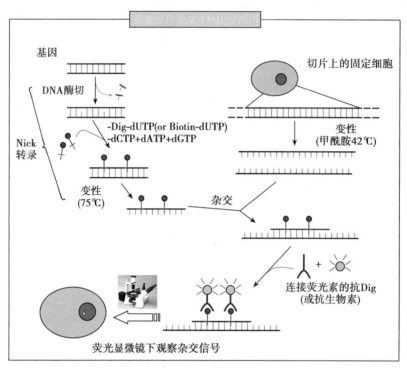

图 3-4 FISH 原理模式图

FISH 通常采用三种探针:①位点特异性探针(locus specific probes),根据某一基因的片段设计探针,使之与染色体的某一特定区域杂交,从而判断基因位于哪一个染色体上;②着丝粒重复探针(centromeric specific probes or repetitive sequence),依据染色体着丝粒重复序列制备探针,由于每一个染色体可标上不同的颜色,故可判断所检测样本中的染色体数目是否正常;③全染色体探针(whole chromosome probes,WCP),采用多个小探针标记同一个染色体的不同序列,产生光谱染色体组型(spectral karyotype),根据颜色来判断染色体是否有异常。

在软组织肿瘤中,采用 FISH 检测主要有三个方面:①应用着丝粒探针检测肿瘤中染色体的获得和丢失,如在侵袭性纤维瘤病中存在 +8。②应用断裂-分离探针(break-apart probe)或融合探针(fusion probe)检测染色体易位。以黏液样软骨肉瘤为例,断裂-分离探针根据 EWSR1 基因断裂点两侧的端粒带和着丝粒设计探针,标上荧光素,杂交后显示不同颜色(如红色和绿色),在正常情况下,EWSR1 基因不会发生断裂,即两种颜色的探针不会分离,信号叠加显示为黄色(红+绿),但在黏液样软骨肉瘤中,因 9 号染色体与 22 号染色体发生易位,导致位于 9 号染色体上的 NR4A3 基因与位于 22 号染色体上的 EWSR1 基因融合,EWSR1 断裂,两侧的红绿信号分离。荧光显微镜下显示为两个分离的绿色和红色信号(图 3-5)[7]。需要注意的是,多种类型的软组织肉瘤可共有同一种基因易位。以位于 22q12 上的 EWSR1 基因为例,除黏液样软骨肉瘤外,骨外尤因肉瘤、软组织透明细胞肉瘤、促结缔组织增生性小圆细胞肿瘤、黏液样脂肪肉瘤和血管瘤样纤维组织细胞瘤中也存在 EWSR1 基因与位于其他染色体上的其他类型的基因融合的现象(参见后述),此时需结合临床表现、组织学形态和免疫表型加以鉴别。下文列出常用的断裂-分离探针(表 3-2,图 3-6)。以滑膜肉瘤为例,融合探针根据 t(X;18)所涉及的 SSX 和 SS18(SYT)两个基因设计相应的探针,探针覆盖 X p11.2 和 18 q11.2,荧光显微镜下可见两个融合性杂交信号(der X 和 der 18)(图 3-7)。采用融合探针的 FISH 在常规工作中较少应用,因在一些软组织肉瘤(如骨外尤因肉瘤)中存在多种不同的融合亚型,故有时需要设计多个融合基因探针组,费用较高。融合探针的优点在于,除少数肿瘤具有相同的融合性基因外(如血管瘤样纤维组织细胞瘤和软组织透明细胞肉瘤),避免了断裂-分离探针在多种肿瘤中的重叠性。③检测肿瘤的基因扩增,如高分化脂肪肉瘤中的 CDK4 和 MDM2。

发色性原位杂交(chromogenic in situ hybridization,CISH)是 FISH 的一种替代性检测方法,采用免疫组化标记的方法确

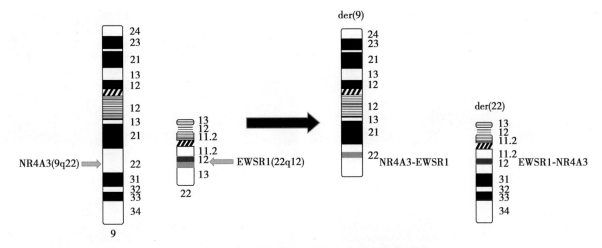

图 3-5　*EWSR1* 分离探针与骨外黏液样软骨肉瘤

表 3-2　软组织肉瘤 FISH 检测常用的探针

探针	位点	肿瘤类型
EWSR1	22q12	骨外尤因肉瘤
		促结缔组织增生性小圆细胞肿瘤(99%)
		软组织透明细胞肉瘤(>90%)
		胃肠道透明细胞肉瘤样肿瘤
		骨外黏液样软骨肉瘤(75%)
		血管瘤样纤维组织细胞瘤(75%)
		黏液样脂肪肉瘤(5%)
		具有 EWSR1 易位的肺原发性黏液样肉瘤
SS18(SYT)	18q11	滑膜肉瘤
FOXO1(FKHR)	13q14	腺泡状横纹肌肉瘤
DDIT3(CHOP)	12q13	黏液样脂肪肉瘤
PDGFB	22q13	隆凸性皮肤纤维肉瘤,巨细胞纤维母细胞瘤
FUS	16p11	低度恶性纤维黏液样肉瘤
		黏液样脂肪肉瘤
		血管瘤样纤维组织细胞瘤(8%)
ETV6	12p13	先天性纤维肉瘤
ALK	2p13	炎性肌纤维母细胞瘤
		上皮样炎性肌纤维母细胞肉瘤
		上皮样纤维组织细胞瘤
MDM2	12q15	非典型性脂肪瘤样肿瘤/高分化脂肪肉瘤
		去分化脂肪肉瘤,动脉内膜肉瘤
		骨旁骨肉瘤,髓内高分化骨肉瘤
USP6	17p13.2	结节性筋膜炎
NR4A3	9q22	骨外黏液样软骨肉瘤
TFE3	Xp11	腺泡状软组织肉瘤
		PEComa
		上皮样血管内皮瘤

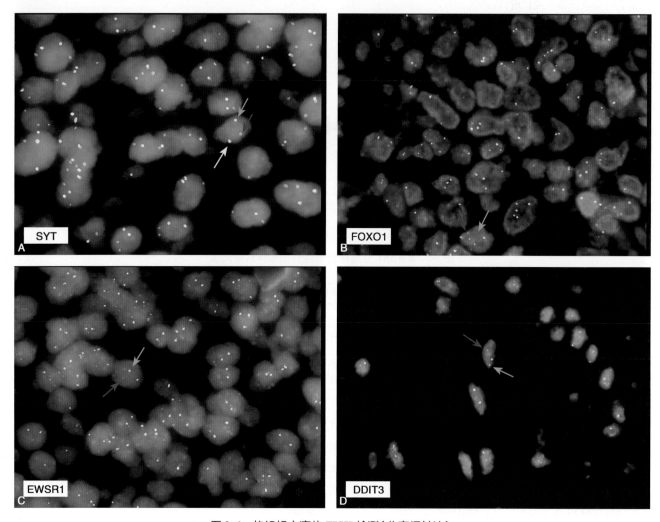

图 3-6   软组织肉瘤的 FISH 检测(分离探针法)
A. 滑膜肉瘤中的 *SYT*(*SSX18*);B. 腺泡状横纹肌肉瘤中的 *FOXO1*;C. 骨外尤因肉瘤等肿瘤中的 *EWSR1*;D. 黏液样脂肪肉瘤中的 *DDIT3*

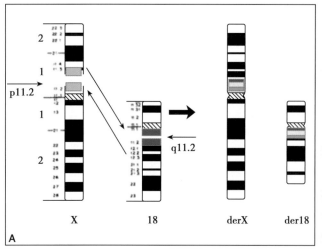
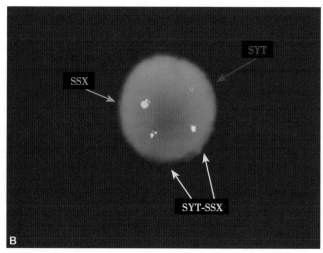

图 3-7   滑膜肉瘤的 FISH 检测(融合探针)
A. 染色体易位示意图;B. 融合探针显示两个融合信号

定是否有染色体易位或扩增,特别是检测乳腺癌中的 Her2 扩增(图 3-8)[8]。因费用低、不需要荧光显微镜,镜下能辨认组织,便于病理医师观察,且检测率与 FISH 接近,故具有较大的应用前景。

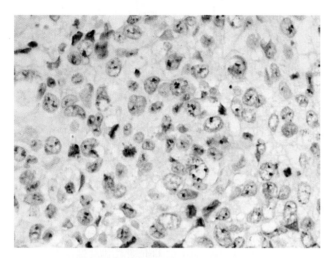

图 3-8　CISH 检测乳腺癌 Her-2 扩增

多色彩 FISH(multicolor-FISH),也称多重 FISH(multiplex-FISH),简称 M-FISH,是指应用 5 种荧光染料,使 22 条常染色体和 2 条性染色体附有不同的颜色,从而能检测出在数目或结构上具有简单或复杂异常的染色体[9]。M-FISH 的缺点是不能检测涉及同一染色体臂的插入或倒置等异常。

组合比率荧光原位杂交(combined binary ratio FISH,CO-BRA-FISH)通过比率标记 24 条人染色体,涂染探针只用 4 种荧光染料,3 种荧光染料标记 12 条染色体涂染探针,另一种荧光染料标记另外 12 条探针,并通过专门滤镜获得图像[10]。

三、光谱染色体组型分析

光谱染色体组型分析(spectral karyotyping,SKY)是一种波谱影像分析方法,其物理原理略,检测时采用包含 24 种染色体的综合探针,在分裂中期相以不同颜色标记每一个染色体,并通过抑制杂交来实现染色体的特异标记[11]。在 ASI 软件下,根据每一条染色体的单一光谱信息特征来对结果进行分析和鉴定。SKY 技术有助于识别一些来源不明的标记染色体、异位染色体和环状染色体的构成以及复杂或细微的染色体重组。缺点是探针制备、机器和软件昂贵,实验操作步骤比较多,且需要三天左右的时间,国外除一些大的遗传学中心以外,一般的医学院校也难以开展。

四、比较基因组杂交

比较基因组杂交(comparative genomic hybridization,CGH)分别提取肿瘤细胞和正常淋巴细胞中的 DNA,用不同荧光染料染色后与正常人中期染色体进行杂交,根据两种探针荧光信号的强度差异确定肿瘤细胞所有染色体整个基因组上是否存在整条染色体或染色体某些区段的增加或减少[12]。肿瘤组 DNA 用生物素脱氧核苷酸标记,正常对照组 DNA 用地高辛脱氧核苷酸标记,与中期染色体杂交后,肿瘤组用荧光素异硫氰酸盐-卵白素(avidin-FITC)检测,显示绿色荧光,对照组

用抗地高辛-罗丹明(anti-digoxigenin rhodamine)检测,显示红色荧光。因两组 DNA 在染色体位点上的结合量取决于杂交序列的多少,故可依据红、绿两种荧光强度的比值来分析肿瘤组染色体 DNA 的获得、丢失或基因扩增。此法适用于新鲜组织、冷冻组织或石蜡包埋组织。CGH 的缺点是分别率低,不能检测出染色体较小区段的改变。

五、DNA 印迹

DNA 印迹(southern blot)将从肿瘤细胞中提取的 DNA 用限制性核酸内切酶消化,凝胶电泳分出 DNA 片段,再使其变性,形成单链 DNA 片段,然后吸印在硝酸纤维素滤膜上,与已知 DNA 或 cDNA 探针杂交,检测是否存在被探针杂交的 DNA 片段,从而确定有无染色体易位和基因扩增。此法缺点是需要较多的新鲜肿瘤组织,且在内含子太大(>20kb)时不适用,在软组织肿瘤领域应用较少,往往与其他分子检测技术联合使用[13]。

六、聚合酶链反应

聚合酶链反应(polymerase chain reaction,PCR)是以肿瘤组织内提取的 DNA 为模板,在耐热 TaqDNA 多聚酶的作用下,以混合的核酸(dNTPs-A,C,G,T)为底物,在引物的引导下,扩增靶基因或靶 DNA 片段。

逆转录聚合酶链反应(reverse transcription-PCR,RT-PCR)是提取肿瘤组织中的 mRNA,在逆转录酶的作用下,合成 cD-NA,再以此为模板进行聚合酶链反应。肿瘤中存在的异常 mRNA,可用此法用特定的引物,扩增染色体易位断裂两端的 cDNA 而获得染色体易位的条带。此法敏感、快速,少量肿瘤细胞即可被检测。不仅可用于新鲜组织,也可用于甲醛固定、石蜡包埋的组织块(图 3-9)。RT-PCR 配合基因测序常用于判断软组织肉瘤中具体的融合类型,可与 FISH 联合使用,以帮助更准确地判断[14]。

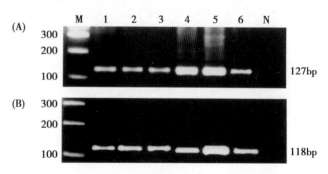

图 3-9　RT-PCR 检测隆凸性皮肤纤维肉瘤中的 *COL1A1-PDGFB* 融合性基因

长距离 PCR(long-distance PCR)是一种扩增大片段 DNA 的 PCR 技术,能够扩增长度达数千碱基对的基因组突变。

多重 PCR(multiplex PCR)是一种同时扩增数个靶基因片段的 PCR 技术。在软组织肿瘤中,应用针对数种染色体易位的多组引物的多重 PCR 常用来确定易位的具体类型。

嵌套式 PCR(nested PCR)是一种改良的 PCR,第一次 PCR 应用外围的引物对,第二次 PCR 以第一次 PCR 的产物作模板,在内引物对的引导下,再进行第二次 PCR。嵌套式 PCR

适用于低拷贝模板的扩增。此法的缺点是,容易产生交叉性污染,有时很难处理。

实时 PCR(real-time PCR)属于一种定量 PCR,在 PCR 中引入了一种荧光化学物质(如 SYBR Green I 荧光染料),随着 PCR 反应的进行,PCR 反应产物不断累计,荧光信号强度也等比例增加。每经过一个循环,收集一个荧光强度信号,通过荧光强度变化监测产物量的变化得到一条荧光扩增曲线图,从而实现对起始模板进行定量和定性的分析。实时 PCR 正得到广泛的应用。

七、DNA 测序

DNA 测序(DNA sequencing)检测肿瘤 DNA 的核苷酸序列,与正常 DNA 序列比较,以确定突变的类型、突变位置或基因融合点(图 3-10)。

八、PCR 单链构象多态性技术

短小单链 DNA(<200bp)分子中碱基序列不同而形成不同的构象,在凝胶电泳上出现不同的迁移率,当肿瘤 DNA 中存在点突变可用 PCR 单链构象多态性技术(single strand conformational polymorphism,SSCP)检出,缺点是不能确定突变的准确位点,还需通过 DNA 测序来确定。

九、免疫组化检测

根据软组织肿瘤中染色体易位所形成的融合基因和基因

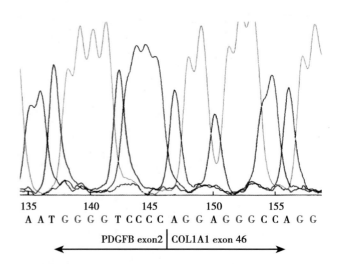

图 3-10　隆凸性皮肤纤维肉瘤 *COL1A1-PDGFB* 融合性基因测序

表达谱而研制的抗体有着潜在的应用前景。目前可采用的抗体类型包括骨外尤因肉瘤中的 Fli1、炎性肌纤维母细胞瘤中的 ALK、促结缔组织增生性小圆细胞性肿瘤(DSRCT)中的 WT1、腺泡状软组织肉瘤中的 TFE3 和滑膜肉瘤中的 TLE1(图 3-11)。这些抗体的应用诊断在相应肿瘤的诊断和鉴别诊断中有一定的价值,但部分抗体的特异性受到质疑。

常用研究方法的用途比较(表 3-3)。

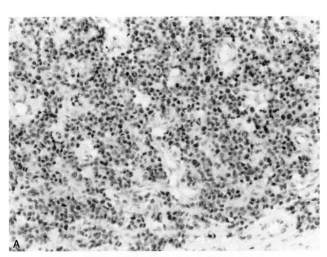
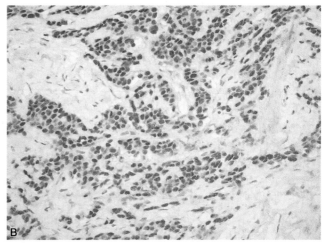

图 3-11　软组织肿瘤融合性基因的免疫组化检测
A. 骨外尤因肉瘤中的 Fli1 标记;B. DSRCT 中的 WT1 标记

表 3-3　常用遗传学研究方法的用途比较

检测方法	染色体数目	基因扩增	染色体易位	基因点突变	基因表达
细胞遗传学	+	+	+	−	−
FISH	+	+	+	−	−
CGH	+	+	−	−	−
DNA 印迹	−	+	+	−	−
RT-PCR	−	−	+	+/−	+/−
DNA 测序	−	−	−	+	−
PCR-SSCP	−	−	−	+	−
IHC	−	−	−	−	+

十、其他检测技术

（一）限制性片段长度多态性技术（restriction fragment length polymorphism，RFLP）

可用于检测肿瘤细胞单条染色体中一个等位基因缺失的杂合性缺失（loss of heterozygosity）。

（二）微卫星不稳定性分析（microsatellite instability，MI）

用于检测基因组内 1~4bp 串联重复的微卫星 DNA，这种简单重复序列的增加或丢失，尤其在 DNA 错配修复系统缺损的肿瘤基因组中可检测到大量 MI。

（三）端粒重复扩增法（telomeric repeat amplification protocal，TRAP）

用于检测肿瘤细胞中端粒酶活性表达增强，此外还可用原位杂交法检测端粒酶活性。

（四）基因表达连续分析（serial analysis of gene expression，SAGE）和 mRNA 差异显示（mRNA differential display）

用于检测肿瘤细胞基因表达谱与正常细胞之间的差异或同一类型肿瘤不同细胞株（如高转移和低转移肝癌细胞）基因表达谱的差异。

（五）生物芯片技术（biochip）

一种高通量、快速检测样本中靶分子数量改变的技术。DNA 微阵列（DNA microarray）可用于大量（数千个）不同靶 DNA 的分析。组织微阵列（tissue microarray）可将大量微小组织排列在载体上进行形态观察、基因或蛋白的检测。

（六）蛋白组学技术（proteinomics）

一种实时、高通量检测样本中表达有差异的蛋白质或多肽片段，从而推知肿瘤基因改变而使编码的蛋白过度表达或基因突变而产生的肿瘤抗原。

（七）显微切割技术（microdissection）

应用手工操作或仪器（如激光）操作捕获同质的肿瘤细胞群或单个肿瘤细胞（如霍奇金淋巴瘤中 R-S 细胞）进行上述的各种检测，其最大优点是获得纯细胞群作研究，可排除间质和其他成分的干扰。

（八）二代测序（next-generation sequencing）

传统的 Sanger 测序已经不能完全满足研究的需要，二代测序（NGS）应运而生。通过 NGS，已在小圆细胞未分化肉瘤中发现了 *BCOR-CCNB3* 融合基因[15]，确定为一种尤因样肉瘤新类型。NGS 有助于发现更多软组织肿瘤类型中的基因异常，对软组织肉瘤的分子诊断和潜在的靶向治疗具有重要的价值[16-19]。

二代测序主要包括 Ion Torrent 和 Illumina 两种技术平台（表 3-4）。

表 3-4　二代测序平台基本原理

	Ion Torrent	Illumina
文库构建原理	多重 PCR 方法	基因组打断或转座酶切后
	对目标区域进行扩增	探针杂交方法对目标区域进行捕获
测序原理	半导体检测碱基结合芯片	碱基标记不同荧光，照相机识别
	微孔中 pH 的变化	荧光基团颜色
测序准确性	相对不足	高

第二节　软组织肿瘤中的细胞和分子遗传学异常

一、肿瘤相对特异性异常

近 20 多年来，特别是在九十年代中后期，国内外学者在软组织肿瘤的细胞和分子遗传学研究中取得了突破性的进展。越来越多的研究结果表明，在大多数的软组织肿瘤常存在染色体易位及产生融合性基因等（图 3-12，表 3-5）。

这些染色体易位和融合性基因的发现，具有以下几个方面的意义：①从分子遗传学水平去探讨软组织肿瘤的发生机制，例如易位可引起基因断裂，从而损伤基因功能；易位可使原本处于非激活状态的原癌基因与转录活跃的区域（或调节性序列）相并列，继而导致癌基因的过度表达（如生长因子）；易位还使两个原本处于不同染色体上的基因发生融合，编码异常的蛋白，导致肿瘤的发生等；②根据这些特异性的染色体易位和融合性基因开拓软组织肿瘤的分子遗传学诊断指标，应用于临床病理的诊断和鉴别诊断；③从分子水平预测软组织肉瘤的生物学行为；④探索软组织肿瘤的分子靶向治疗，包括治疗靶基因、受体或酶的拮抗和阻断等，例如采用酪氨酸激酶受体阻滞剂伊马替尼或苏尼替尼治疗胃肠道间质瘤和难以手术的隆凸性皮肤纤维肉瘤，采用 ALK 抑制剂克唑替尼治疗炎性肌纤维母细胞瘤和上皮样炎性肌纤维母细胞肉瘤等，采用西罗莫斯治疗不能手术的恶性 PEComa 等，更多类型软组织肉瘤的靶向治疗（如脂肪肉瘤、尤因肉瘤和横纹肌肉瘤等）让人充满期待[20]。

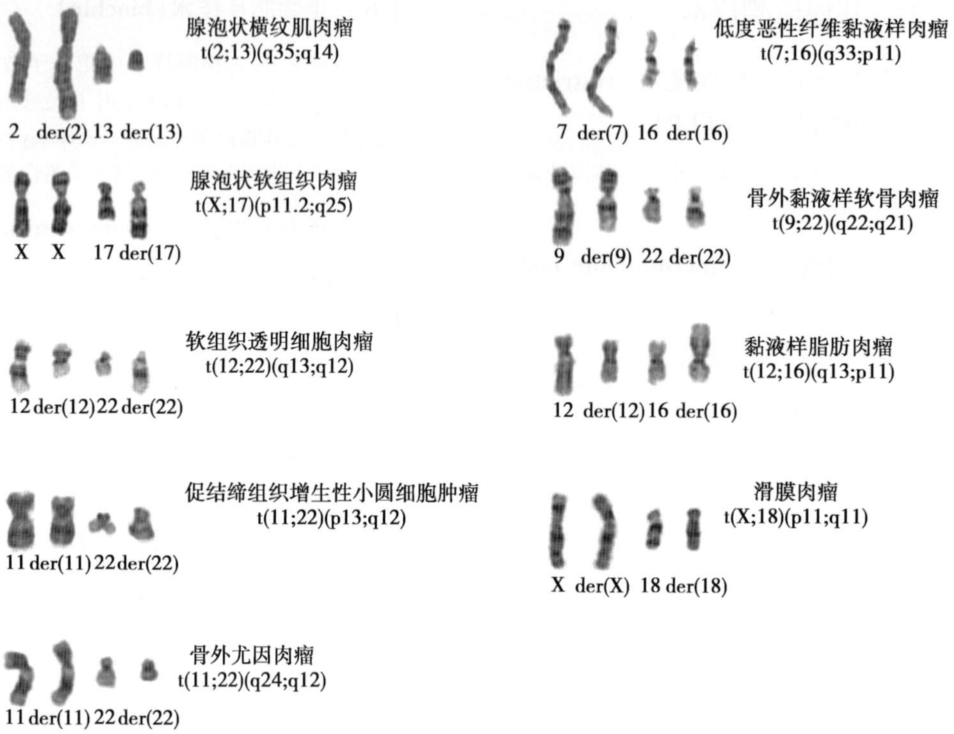

腺泡状横纹肌肉瘤
t(2;13)(q35;q14)

2　der(2) 13 der(13)

低度恶性纤维黏液样肉瘤
t(7;16)(q33;p11)

7　der(7) 16 der(16)

腺泡状软组织肉瘤
t(X;17)(p11.2;q25)

X　X　17 der(17)

骨外黏液样软骨肉瘤
t(9;22)(q22;q21)

9　der(9) 22 der(22)

软组织透明细胞肉瘤
t(12;22)(q13;q12)

12 der(12)22 der(22)

黏液样脂肪肉瘤
t(12;16)(q13;p11)

12 der(12)16 der(16)

促结缔组织增生性小圆细胞肿瘤
t(11;22)(p13;q12)

11 der(11) 22der(22)

滑膜肉瘤
t(X;18)(p11;q11)

X　der(X) 18 der(18)

骨外尤因肉瘤
t(11;22)(q24;q12)

11 der(11) 22 der(22)

图 3-12　软组织肉瘤中几种常见的染色体易位

表 3-5　软组织肿瘤中的细胞和分子遗传学异常

肿瘤类型	染色体异常	涉及的基因	发生率
骨外尤因肉瘤	t(11;22)(q24;q12)	EWSR1-FLI1	95%
	t(21;22)(q22;q12)	EWSR1-ERG	5%
	t(7;22)(p22;q12)	EWSR1-ETV1	<1%
	t(17;22)(q21;q12)	EWSR1-EIAF	
	t(16;21)(p11;q22)	FUS-ERG	
	t(2;16)(q36;p11)	FUS-FEV	
小圆细胞未分化肉瘤	inv(22)(q12q12)	EWSR1-PATZ1	
	t(2;22)(q31;q12)	EWSR1-SP3	
	t(20;22)(q13;q12)	EWSR1-NFATC2	
	t(4;22)(q31;12)	EWSR1-SMARCA5	
	t(6;22)(p21;q12)	EWSR1-POU5F1	
CIC-DUX4 肉瘤	t(4;19)(q35;q13)	CIC-DUX4	
	t(10;19)(q26.3;q13)	CIC-DUX4	
	t(X;19)(q13;q13.3)	CIC-FOXO4	
BCOR-CCNB3 肉瘤	inv(X)(p11.4p11.22)	BCOR-CCNB3	
软组织透明细胞肉瘤	t(12;22)(q13;q12)	EWSR1-ATF1	>90%
	t(2;22)(q33;q12)	EWSR1-CREB1	
胃肠道透明细胞肉瘤样肿瘤	t(2;22)(q33;q12)	EWSR1-CREB1	
血管瘤样纤维组织细胞瘤	t(2;22)(q33;q12)	EWSR1-CREB1	

续表

肿瘤类型	染色体异常	涉及的基因	发生率
	t(12;22)(q13;q12)	*EWSR1-ATF1*	
	t(12;16)(q13;p11)	*FUS-ATF1*	
骨外黏液样软骨肉瘤	t(9;22)(q22;q12)	*EWSR1-NR4A3*	75%
	t(9;17)(q22;q11)	*TAF15-NR4A3*	25%
	t(9;15)(q22;q21)	*TCF12-NR4A3*	
	t(9;3)(q22;q11-12)	*TFG-NR4A3*	
促结缔组织增生性小圆细胞肿瘤	t(11;22)(p13;q12)	*EWSR1-WT1*	>99%
肌上皮瘤	t(1;22)(q23;q12)	*EWSR1-PBX1*	
	t(12;22)(q13;q12)	*EWSR1-ATF1*	
	t(6;22)(p21;q12)	*EWSR1-POU5F1*	
	t(19;22)(q13;q12)	*EWSR1-ZNF444*	
肺原发性黏液样肉瘤	t(2;22)(q33;q12)	*EWSR1-CREB1*	
滑膜肉瘤	t(X;18)(p11.2;q11.2)	*SS18-SSX1*	65%
		SS18-SSX2	35%
		SS18-SSX4	<1%
	t(X;20)(p11.2;q13.3)	*SYTL1-SSX1*	
腺泡状横纹肌肉瘤	t(2;13)(q35;q14)	*PAX3-FOXO1*	72%
	t(1;13)(p36;q14)	*PAX7-FOXO1*	9%
	t(X;2)(q13;q35)	*PAX3-AFX*	
	t(2;2)(q35;p23)	*PAX3-NCOA1*	
梭形细胞横纹肌肉瘤	t(6;8)(p21;q13)	*SRF-NCOA2*	
	t(8;11)(q13;p15)	*TEAD1-NCOA2*	
黏液样脂肪肉瘤	t(12;16)(q13;p11)	*FUS-DDIT3*	>95%
	t(12;22)(q13;q12)	*EWSR1-DDIT3*	<5%
隆凸性皮肤纤维肉瘤/	t(17;22)(q21;q13)	*COL1A1-PDGFB*	>99%
巨细胞纤维母细胞瘤	r(17;22)(q21;q13)		
先天性纤维肉瘤	t(12;15)(p13;q25)	*ETV6-NTRK3*	>99%
低度恶性纤维黏液样肉瘤	t(7;16)(q33;p11)	*FUS-CREB3L2*	>99%
	t(11;16)(p11-13;p11)	*FUS-CREB3L1*	
腺泡状软组织肉瘤	der(17)t(X;17)(p11;q25)	*ASPL-TFE3*	>99%
PEComa	16p 缺失或丢失	*TSC2*	
	t(X;1)(p11;p34)	*SFPQ-TFE3*	
上皮样血管内皮瘤	t(1;3)(p36.3;q25)	*WWTR1-CAMTA1*	
	t(X;11)(p11;q22)	*YAP1-TFE3*	
假肌源性血管内皮瘤	t(7;19)(q22;q13)	*SERPINE1-FOSB*	
炎性肌纤维母细胞瘤	t(1;2)(q22;p23)	*TPM3-ALK*	

续表

肿瘤类型	染色体异常	涉及的基因	发生率
	t(2;19)(p23;p13.1)	*TPM4-ALK*	
	t(2;17)(p22;q23)	*CLTC-ALK*	
	t(2;2)(p23;q13)	*RANBP2-ALK*	
	t(2;2)(p23;q35)	*ATIC-ALK*	
	t(2;11)(p23;p15)	*CARS-ALK*	
	t(2;4)(p23;q21)	*SEC31L1-ALK*	
	inv(2)(p23;q35)	*ATIC-ALK*	
	inv(2)(p23;q13)	*RANBP2-ALK*	
结节性筋膜炎	t(17;22)(p13;q13.1)	*MYH9-USP6*	
孤立性纤维性肿瘤	inv(12)(q13q13)	*NAB2-STAT6*	
软组织血管纤维瘤	t(5;8)(p15;q13)	*AHRR-NCOA2*	
	t(7;8;14)(q11;q13;q31)	*GTF2I-NCOA2*	
腱鞘纤维瘤	t(2;11)(q31;q12)	?	
促结缔组织增生性纤维母细胞瘤	t(2;11)(q31;q12)	*FOSL1* 基因表达失调	
侵袭性纤维瘤病	+8,+20	*APC* 基因失活性突变	
		散发性病例中 ~85% *CTNNB1* 突变	
黏液炎性纤维母细胞性肉瘤/ 软组织多形性相关扩张性玻璃样肿瘤 含铁血黄色素沉着性纤维组织细胞瘤样肿瘤	t(1;10)(p22;q24)	*TGFBR3-MGEA5*	
侵袭性血管黏液瘤	t(8;12)(p12;q15)	*HMGA2*	
	t(11;12)(q23;q15)	*HMGA2*	
	t(12;21)(q15;q21.1)	*HMGA2*	
脂肪瘤	t(3;12)(q27;q14-q15)	*HMGA2-LPP*	
	t(12;13)(q13-q15;q12-q14)	*HMGIC-LHPF*	
	6p23-21 重排	*HMGA1*	
	12q14-15 重排	*HMGA2*	
脂肪母细胞瘤	8q11-13 重排	*PLAG1*	
	8q12;8q24.1 重排	*HAS2-PLAG1*	
	t(7;8)(q22;q12)	*COL1A2-PLAG1*	
冬眠瘤	11q13-21 重排	*MEN1*,*APC* 纯合性或杂合性丢失	
软骨样脂肪瘤	t(11;16)(q13;p12-13)	*C11orf95-MKL2*	
非典型性脂肪瘤样肿瘤/高分化脂肪肉瘤/去分化脂肪肉瘤/动脉内膜肉瘤	12q14-15 扩增	*MDM2/CDK4* 扩增	

续表

肿瘤类型	染色体异常	涉及的基因	发生率
肌周皮细胞瘤	t(7;12)(p23;q23)	*ACTB-GLI*	
腱鞘巨细胞瘤	t(1;2)(p13;q37)	*CSF1-COL6A3*,*CSF1* 过表达	
骨化性纤维黏液样肿瘤	t(6;12)(p21;q24)	*EP400-PHF1*	
子宫平滑肌瘤	t(12;14)(q15;q24)	*HMGA2-RAD51L1*	
	t(12;14)(q15;q11)	*HMGA2-HEI10*	
	t(12;8)(q15;q22-23)	*HMGA2-COX6C*	
	t(12;3)(q13-15;q27-28)	*HMGA2-LPP*	
	t(12;13)(q15;q12)	*HMGA2-LHFP*	
	12q15 重排	*HMGA2-RTVLH*	
	12q15 重排	*HMGA2-ALDH2*	

（一）*EWSR1* 基因和相关基因

软组织肿瘤中第一个确定具有特征性染色体易位并产生融合性基因的肿瘤是尤因肉瘤[21]。在尤因肉瘤中存在 t(11;22)(q24;q12)，产生 *EWSR1-FLI1* 融合基因。随后，在外周原始神经外胚层瘤和发生于儿童胸肺部的 Askin 瘤中也存在相同的遗传学异常，提示这三种病变在遗传学上具有相同的基础性异常，现已将这三种肿瘤统称为骨外尤因肉瘤。研究显示 90%～95% 的骨外尤因肉瘤存在 t(11;22)(q24;q12)，导致位于 11q24 上 *FLI-1* 基因与位于 22q12 上的 *EWSR1* 基因融合，产生 *EWSR1*(5'端,7 号外显子)-*FLI-1*(3' 端,6 号外显子 Ⅰ型或 5 号外显子Ⅱ型)融合性基因(图 3-13)。5%～10% 的病例存在 t(21;22)(q22;q12)，产生 *EWSR1-ERG*。EWSR1 是一种广泛表达的功能性 RNA 结合蛋白，与 TLS、TATA 结合蛋白相关的因子和 TAF2N 组成一个新的蛋白家族。*EWSR1* 基因的功能尚有待阐明。*FLI-1* 基因是 *ETS* 原癌基因家族的一员，含有 DNA 结合域。正常情况下，FLI-1 在造血细胞中表达。在器官模型中，FLI-1 参与早期造血、血管和神经外胚层的发育。*EWSR1-FLI-1* 使 *EWSR1* 的 N 末端反式激活域(trans-activation domain)与 *FLI-1* 的 C 末端 DNA 结合域(DNA binding domain)融合，融合蛋白起着转录促进子的作用，或者抑制靶基因，如 *EWSR1-FLI1* 负调节 TGF-β Ⅱ型受体(TGFBR2)，后者为一潜在的肿瘤抑制基因。TGFBR2 受到抑制，可使癌细胞能够逃逸程序性死亡。此外，编码 CDKN2A 的 *INK4a* 位点失活，可稳定 EWS-FLI-1 蛋白活性，*CDKN2A* 突变还可能与肿瘤的预后差相关。除 t(11;22)(q24;q12)外,5% 的 EWS/pPNET 病例还存在 t(21;22)(q22;q12)，并分别产生 *EWSR1-ERG* 融合性基因,<1% 的病例存在 t(7;22)(p22;q12)、t(17;22)(q21;q12)、t(2;22)(q33;q12) 和 22q12 重排，并产生 *EWSR1-ETV1*、*EWSR1-ETV4*、*EWSR1-FEV* 和 *EWSR1-ZSG* 融合性基因。

除 *EWSR1* 外，在骨外尤因肉瘤中还发现 t(16;21)(p11;q22)，产生 *FUS-ERG* 基因融合，采用 *EWSR1* 探针的 FISH 检测不出，可引起漏诊[22]。*FUS-ERG* 在急性髓系白血病中也有报道。在前列腺癌中，*ETS* 家族(*ERG*、*ETV1* 和 *ETV4*)常与 *TMPRSS2* 融合，在前列腺癌的发生中起了重要的作用。

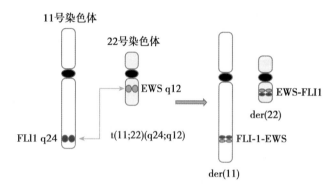

图 3-13 骨外尤因肉瘤中 t(11;22)(q24;q12)的模式图

除骨外尤因肉瘤外，其他类型的软组织肿瘤如软组织透明细胞肉瘤、胃肠道透明细胞肉瘤样肿瘤、骨外黏液样软骨肉瘤、促结缔组织增生性小圆细胞性肿瘤、血管瘤样纤维组织细胞瘤、黏液样脂肪肉瘤、肺原发性黏液样肉瘤、软组织肌上皮瘤、一部分低度恶性纤维黏液样肿瘤和硬化性上皮样肉瘤等肿瘤中也存在 *EWSR1* 基因相关易位(图 3-14)[23]。故对一个具体病例的诊断，除 FISH 检测外，还需要结合临床、镜下形态和免疫表型。

促结缔组织增生性小圆细胞肿瘤中 90% 以上的病例含有特异性的 t(11;22)(p13;q12)，使位于 22q12 上的 *EWSR1* 基因(5' 末端，断裂点多位于 7 号外显子，少数位于 8、9 和 10 号外显子)与位于 11p13 上的 *WT1*(3' 末端，断裂点位于 7 号外显子，少数位于 8 号外显子)基因融合，融合性基因中含有 *EWSR1* 基因的最初 7 个外显子(编码潜在的转录调节区)和 *WT1* 基因的 8、9、10 号外显子(编码 DNA 结合域的最后三个锌指)。EWSR1-WT1 的融合体包含 WT1 DNA 结合区域的三个锌指结构和 EWSR1 的氨基端，可以发挥其转录调节作用。但是，与野生 WT1 蛋白起转录抑制作用相反，EWSR1-WT1 融合蛋白可诱导内源性血小板衍化生长因子 A(platelet-derived growth factor-A,PDGFA)的产生，后者的促进子含有 WT1 的结合位点。PDGFA 是一种纤维母细胞的生长因子，据此可理解 DSRCT 中为何含有大量增生的纤维结缔组织。此外，EWSR1-WT1 融合蛋白还转录活化胰岛素样生长因子 Ⅰ(insulin-like

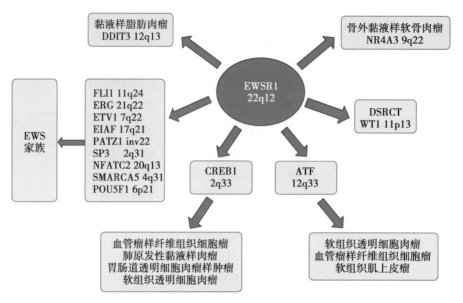

图 3-14　*EWSR1* 基因和相关性肿瘤

DSRCT,促结缔组织增生性小圆细胞肿瘤;EWS,尤因肉瘤

growth factor Ⅰ)基因增强子,与肿瘤的发生关系密切。

75% 以上的软组织透明细胞肉瘤具有 t(12;22)(q13;q12),使位于 22q12 上的 *EWSR1* 基因(5'端)与位于 12q13 上的 *ATF1* 基因(3'端)融合,产生 *EWSR1-ATF1* 融合性基因,导致 *EWS* 基因 N 末端的 325 个氨基酸与 *ATF1* 基因 C 末端的 206 个氨基酸融合,后者含有激活转录因子 1(activating transcription factor 1,ATF1)。*ATF1* 基因是 bZIP 转录因子的亚群,后者还包括 cAMP-应答-成分-结合蛋白(cAMP-response-element-binding protein,CREB)和 cAMP-应答-成分-调节子(cAMP-response-element-modulator,CREM)的激活形式。EWSR1-ATF1 起着潜在的转录激活 cAMP 诱导促进子的作用,可能促使细胞转化。除 t(12;22)外,还可有 t(2;22)(q33;q12),产生 *EWSR1-CREB1* 融合性基因。多数病例还有其他的染色体异常,包括+8、+7 和 22 号染色体结构和数量上的异常。血管瘤样纤维组织细胞瘤显示与透明细胞肉瘤相似的细胞和遗传学异常,除 t(12;22)和 t(2;22)外,另有 t(12;16)(q13;p11),产生 *FUS-ATF1* 融合性基因。

75% 以上的骨外黏液样软骨肉瘤病例具有 t(9;22)(q22-31;q11-12),65% 可检测到 *EWSR1-NR4A3* 融合性基因。少数病例具有 t(9;17)(q22;q11),并产生 *TAF15-NR4A3* 融合性基因。

少数黏液样脂肪肉瘤具有 t(12;22)(q13;q12),产生 *DDIT3-EWSR1* 融合性基因。肺原发性黏液样肉瘤显示有 *EWSR1-CREB1* 融合性基因。

(二) *FUS* 基因和相关基因

90% 以上的黏液样脂肪肉瘤具有 t(12;16)(q13;p11),使位于 16p11 上的 FUS 基因(也称 *TLS* 基因)与位于 12q13 上的 *DDIT3* 基因(也称 *CHOP* 基因)发生融合,产生 *FUS-DDIT3* 融合性基因[24],主要有以下三种融合类型,即 *DDIT3* 基因的 2 号外显子分别与 *FUS* 基因的 5、7 和 8 号外显子发生融合,分别产生 *DDIT3-FUS/7*(Ⅰ型,20%)、*DDIT3-FUS/5*(Ⅱ型,67%)和 *DDIT3-FUS/8*(Ⅲ型,10%)融合性基因(图 3-15)。

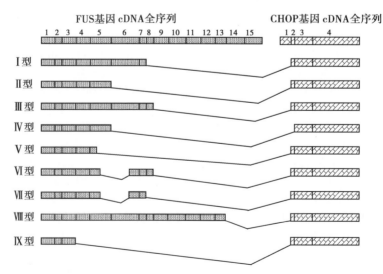

图 3-15　黏液样脂肪肉瘤中的 *FUS-DDIT3* 融合亚型

DDIT3 全称为 DNA 损伤诱导转录体 3(DNA damage-inducible transcript 3),是亮氨酸拉链转录因子家族的成员之一,调节脂肪细胞的分化和生长抑制。DDIT3 蛋白的亮氨酸拉链结构中有潜在的 DNA 结合功能区,但本身不能有效地激活转录,t(12;16)和 t(12;22)使 FUS 或 EWSR1 蛋白具有转录因子作用的氨基端与 DDIT3 蛋白的亮氨酸拉链区融合,使后者能够有效地激活下游靶基因转录,抑制脂肪细胞的分化。

除黏液样脂肪肉瘤外,血管瘤样纤维组织细胞瘤、低度恶性纤维黏液样肉瘤[25]和少数骨外尤因肉瘤中也有涉及 FUS 基因和其他基因的融合现象(图 3-16)。

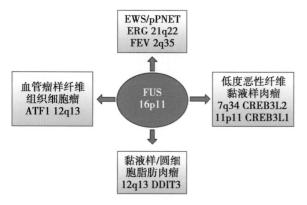

图 3-16 FUS 基因和相关性肿瘤

(三) SS18 基因和 SSX 基因

1986 年,Turc-Carel 等[26]运用细胞遗传学方法,发现滑膜肉瘤中存在特异性的染色体易位,即 t(X;18)(p11;q11)。随后的研究显示,超过 90% 的滑膜肉瘤均含有 t(X;18)(p11;q11)。Clark 等[27]对 t(X;18)(p11;q11)的断裂点进行克隆分析,发现 t(X;18)(p11;q11)导致位于 18 号染色体上的 SS18(又称 SYT 或 SSXT)基因与位于 X 染色体的 SSX 基因融合(图 3-17A)。SS18 基因在胚胎和成人组织中均有表达,而 SSX 基因的表达主要限于睾丸和甲状腺。SS18 基因编码分子量为 55kD(含 418 个氨基酸)的蛋白质,在 Xp11 的断裂点含有 5 种 SSX 基因,即 SSX1、SSX2、SSX3、SSX4 和 SSX5,它们属

于一个高度相关的基因家族,其核苷酸序列同源性为 88% ~ 95%,氨基酸序列同源性为 77% ~ 91%。序列分析显示,SSX2 编码区由 6 个外显子组成,编码 188 个氨基酸的蛋白质。与 SS18 基因融合的主要是 SSX1(Xp11.23)和 SSX2(Xp11.21),SSX4 较少见。

分析 SS18 与 SSX1、SSX2 的序列发现,SS18 编码的蛋白质含有一个富于谷氨酰胺、脯氨酸、甘氨酸和酪氨酸的区域(QP-GY 域),提示其有转录激活功能。SSX1 和 SSX2 基因的 5' 部分编码的区域与 Krüppel 相关盒(Krüppel-associated box,KRAB)的氨基酸序列 40% 相同,而 KRAB 是见于锌-指转录因子的转录抑制区,可抑制转录活性(图 3-17B)。SS18 与 SSX1/2 的融合,是由失去 3' 端的 SS18 替代 SSX1/2 的 5' 端部分,其编码的融合蛋白的氨基端为 SS18 编码的 396 个氨基酸,羧基端为残存的 SSX1/2 编码的 78 个氨基酸。因此,融合基因编码的产物是由 SS18 的转录激活区替代了 SSX1 或 SSX2 的转录抑制区,起到转录激活因子的作用,参与转录,导致靶基因的转录和表达失控。

RT-PCR 检测 SS18-SSX 可作为滑膜肉瘤的分子遗传学诊断手段,在滑膜肉瘤的梭形细胞成分和上皮成分中均能检测出[28,29]。RT-PCR 为 SS18-SSX1 型者,瘤细胞具有很高的增殖活性,预后相对较差,而 SS18-SSX2 型多见于单相纤维型,且预后相对较好(图 3-18)。目前,在临床病理工作中,常采用 FISH 断裂-分离探针法检测滑膜肉瘤中的 SS18[30,31]。

(四) PAX 和 FKHR 基因

大约 80% 的腺泡状横纹肌肉瘤具有 t(2;13)(q35;q14)或 t(1;13)(p36;q14),导致位于 2q35 上的 PAX3 或位于 1p36 上的 PAX7 基因与位于 13q14 上的 FOXO1A(FKHR)基因融合[32]。PAX3 和 PAX7 是 PAX(paired box,PB)转录因子家族的成员,在结构上和序列上有着很高的相似性。PAX3 蛋白含有一个 N 末端 DNA 结合域和 C 末端反式激活域,N 末端由 PB 和同源框(homeobox,HD)两个保守的结构单元组成。PAX3 基因的断裂点位于 C 末端的反式激活域,使 DNA 结合域与反式激活域分离(图 3-19)。FKHR(forkhead related),也称 FOXO1 或 ALV 基因,是 FOX 基因的亚群之一,是编码转录因子的成员之一,含有一个高度保守的 DNA 结合区,与"叉

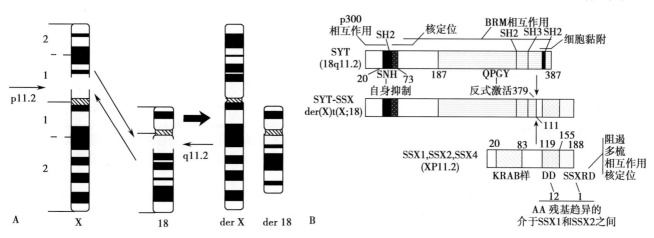

图 3-17 滑膜肉瘤

A. 滑膜肉瘤中的染色体易位;B. SS18-SSX 融合性基因结构模式图

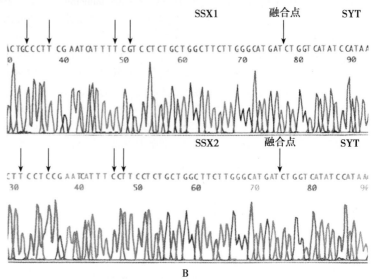

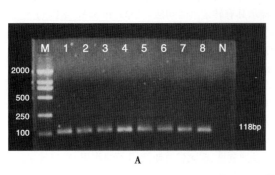

图 3-18　滑膜肉瘤中 *SS18-SSX* 融合性基因
A. RT-PCR 检测；B. 测序结果

头"（forkhead）基因相关。*FKHR* 基因在调节细胞凋亡的胰岛素信号通路上发挥作用。*PAX3-FOXO1A* 或 *PAX7-FOXO1A* 使 *PAX3/7* 的 N 末端 DNA 结合域与 *FOXO1A* 的 C 末端反式激活域发生融合，所编码的 PAX3-FOXO1A 或 PAX7-FOXO1A 融合蛋白，激活下游转录靶，改变细胞增殖、抑制细胞凋亡和骨骼肌分化，诱导 NIH3T3 转化，与横纹肌肿瘤的形成有关。

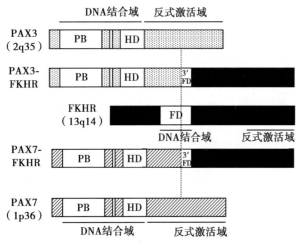

图 3-19　腺泡状横纹肌肉瘤中的 *PAX3-FKHR* 融合基因结构模式图

（五）蛋白酪氨酸激酶

蛋白酪氨酸激酶（protein tyrosine kinase，PTK）在细胞的信号传导中起着重要的调节作用。PTK 的结构或功能改变可导致隐性的癌基因激活，引起细胞恶变。

定位于 4q11-q12 的 *KIT* 原癌基因编码干细胞的 PTK 受体。*KIT* 基因属于一种原癌基因，与 H-Z4 猫科（Hardy-Zuckerman 4-feline）肉瘤病毒中的逆转录癌基因 *v-kit* 具有同源性（kit 取自于英文 kitten 的简写）。KIT 与血小板源生长因子受体 β（platelet-derived growth factor receptor β，PDGFRB）、集落刺激因子-1 受体（colony-stimulating factor-1，CSF1R）和 FMS 相关性酪氨酸激酶 3（FLT3）同属于Ⅲ型受体酪氨酸激酶家族（type Ⅲ receptor tyrosine kinase family）。

KIT 基因位于 4q12，含 21 个外显子，编码分子量为 145kD 的跨膜糖蛋白（跨膜Ⅲ型生长因子受体），含 976 个氨基酸残基。跨膜Ⅲ型生长因子受体在结构上具有特征性（图 3-20），由细胞外和细胞内的结构域组成，两者之间由疏水跨膜域（transmembrane domain，TM）相连接，后者由 10 号外显子编码。细胞外的结构域是配体结合域（extracellular/ligand-binding domain），由 5 个免疫球蛋白（Ig）样环组成，由第 2 ~ 9 号外显子所编码，第 1 外显子编码起始密码子和信号肽。细胞内的结构域包括邻近胞膜的膜旁结构域（juxtamembrane domain，JM）和两个分离的酪氨酸激酶结构域（TK1 和 TK2）组成。JM 是 KIT 的一个螺旋结构域，由第 11 号外显子编码，是调节 KIT 激酶活性的抑制性区域。JM 的构象完整性受到破坏时会损伤 JMD 对激酶活性的负向调节功能。TK1 是 ATP 结合区域，TK2 是磷酸转移区域，两者由第 13 ~ 21 号外显子编码，其中 14 和 15 外显子编码 TK1 和 TK2 之间的插入区段（kinase insert，KI）。

正常情况下，两个 KIT 受体分子与配体干细胞因子（stem cell factor，SCM）形成二聚体，KIT 蛋白构型发生改变，JM 的抑制性功能被解除，KIT 激酶激活，KIT 蛋白从自动抑制状态转为激活状态。激酶激活后，酪氨酸残基磷酸化，磷酸化残基作为其他底物的结合位点，底物被磷酸化，激活一系列底物，导致信号转导，诱导相应的细胞功能，包括增殖、分化、趋化性、黏附和凋亡等。

在胃肠道间质瘤中发现 60% ~ 70% 的肿瘤有 KIT 的功能获得性突变（gain-of-function mutation）[33]，根据突变的部位，大致可分为两大类：第一类涉及调节性结构域，包括 EC 和 JM，第二类涉及激酶结构域，即 TK1 和 TK2。突变的类型包括：缺失（deletion，del）、插入（insertions，ins）、缺失-插入（del-

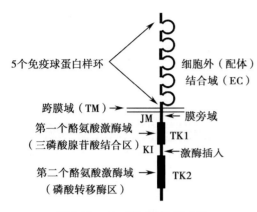

图 3-20 *KIT* 基因结构模式图

ins)、点突变(point mutation,pm)、重复(duplications,dup)和倒置(inversions,inv),其中插入和倒置在 GIST 中很少发生。在散发性(非家族性)的 GIST 中,*KIT* 突变主要集中于 *JM*(11 号外显子),少数病例发生于 *EC*(9 号外显子)、*TK1*(13 号外显子)和 *TK2*(17 号外显子)(图 3-21)。

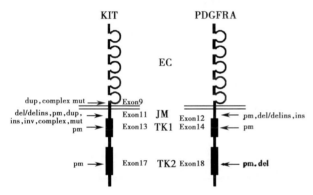

图 3-21 GIST 中的 *KIT* 基因和 *PDGFR* 基因突变结构模式图

dup,重复;mut,突变;del,缺失,delins,缺失插入;pm,点突变;ins,插入;inv,倒置

GIST 中 *KIT* 基因的突变主要集中于 11 号外显子(*JM*)和 17 号外显子(*TK2*),少数位于 2、8、9 号(细胞外区域)或 13、14 号外显子(*TK1*)。在转移性胃肠道间质瘤应用抑制 *KIT* 活性的药物-STI571(伊马替尼,格列卫),能延长一部分患者的生存期。但是,对这种药物的反应还取决于突变的类型:STI571 在 11 号外显子突变的 GIST 中效果最好,9 号外显子突变的效果居中,野生型序列的效果最差,17 号外显子突变的效果最差,对 STI-571 耐药的 GIST 多由二次突变引起,主要发生于 17 号外显子。

除 *KIT* 基因突变外,少数 GIST 具有 *PDGFRA* 基因突变,导致产生激活的血小板衍生生长因子[34]。*PDGFRA* 基因位于 4q11-12,约 65kb,与 *KIT* 基因邻近,并与 *KIT* 基因有很高的同源性,同属Ⅲ型酪氨酸激酶家族。PDGFRA 的 cDNA 全长共 6552bp,含 23 个外显子,编码分子量为 122676D 的跨膜糖蛋白,在结构和功能上与 KIT 均具有相似性。PDGFRA 的 1 号外显子编码 5'端非翻译区,起始密码位于 2 号外显子。1 号外显子与 2 号外显子之间为长达 23kb 的内含子序列。3~10

号外显子编码细胞外 5 个免疫球蛋白样结构域,10 号外显子编码疏水的跨膜结构域。12 号外显子编码 JM。13~15 号外显子和 17~21 号外显子分别编码细胞内酪氨酸激酶结构域的 TK1 和 TK2。第 16 外显子编码 KI(插入区段)。终止密码位于第 23 外显子,其后为 3kb 的 3'末端非编码序列。

PDGFRA-JM(12 号外显子)突变相对少见,约占 *PDGRRA* 突变的 6%~9%。突变的类型包括点突变、缺失、缺失-插入和插入,其中最常见者为 1821>A,倒置蛋白水平发生 Val561Asp。突变涉及编码子 560 的邻近区域或就在该编码子 3'端的旁边区域。

PDGFRA-TK1(14 号外显子)突变最初报道于 1 例 *KIT* 阴性的 GIST 病例,后又有两例报道。在 200 例 *KIT* 9、11、13、17 号外显子突变阴性和 *PDGFRA*12 号和 18 号外显子突变阴性的 GIST 病例中,有 11 例显示 *PDGFRA*14 号外显子突变,多为 2125C>A 和 2125C>G,导致 Asn659Lys,少数为 2123A>T,导致 Asn659Tyr。14 号外显子突变主要发生于胃 GIST,特别是上皮型,常显示为低度恶性或预后相对较好。

PDGFRA-TK2(18 号外显子)突变是 *PDGFRA* 突变最常见的突变热点,约占 *PDGFRA* 突变的 90%。70% 的 18 号外显子突变是错义突变 2664A>T,导致 Asp842Val。除错义突变外,也有缺失/缺失-插入突变。*PDGFRA*18 号外显子突变主要发生于胃上皮型 GIST。

在实际工作中,常需经 DNA 测序检测两种基因的突变类型(图 3-22)。

隆凸性皮肤纤维肉瘤(DFSP)和巨细胞纤维母细胞瘤中的 r(17;22)(q22;q13)和 t(17;22)(q22;q13)导致位于 17q22 上的 *COL1A1* 基因(Ⅰ型胶原基因,type Ⅰ gene)与位于 22q13 上的 *PDGFB* 基因(血小板衍化生长因子受体 β 链,plate-derived growth factor β chain)融合(图 3-23),引起后者的扩增,产生大量的 COL1A1-PDGFB 融合蛋白,而瘤细胞表面本身即含有 PDGF 受体,故自身产生的 PDGFB,反过来作用于自身,也称为自分泌性生长刺激(autocrine growth stimulation),导致瘤细胞的持续性增殖和转化[35,36]。*COL1A1-PDGFB* 可通过 RT-PCR 或 FISH 检测[37,38]。采用格列卫在部分多次复发不能再次手术或已发生远处转移的 DFSP 患者中已取得一定的疗效[39,40]。

(六) 间变性淋巴瘤激酶和神经营养性酪氨酸激酶受体 3

间变性淋巴瘤激酶(anaplastic lymphoma kinase,ALK)和神经营养性酪氨酸激酶受体(neurotrophic tyrosine kinase receptor 3,NTRK3)是人类已知 58 种跨膜 PTK 受体中的两种。*ALK* 基因起初是在间变性大细胞性淋巴瘤中发现的。间变性大细胞性淋巴瘤的主要遗传学异常为 t(2;5)(p23;q35),导致位于 2p23 上的 *ALK* 基因与位于 5q34 上的 *NPM* 基因融合。*ALK* 基因编码一种跨膜受体 PTK,NPM 编码分子量为 38kD 的核磷酸蛋白。ALK-NPM 可激活多种通路,包括 Shc、IRS-1 和 phospholipase C-γ 等。

发生于软组织的炎性肌纤维母细胞瘤在遗传学上与间变性大细胞性淋巴瘤相似,但仅涉及 2p23 中 ALK 受体酪氨酸激酶活化。在炎性肌纤维母细胞瘤中,*ALK* 分别与 *TPM3*、

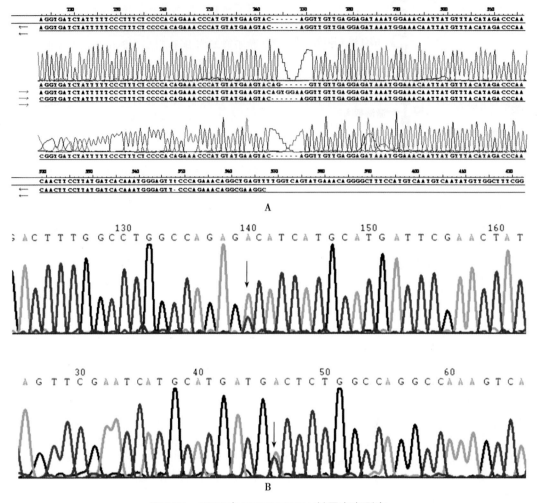

图 3-22   GIST 中 *KIT/PDGFRA* 基因突变测序

A. *KIT* 基因第 11 外显子检出 6 个碱基纯合性缺失：c 1669-1674 del TGGAAG；B. *PDGFRA* 基因第 12 外显子突变

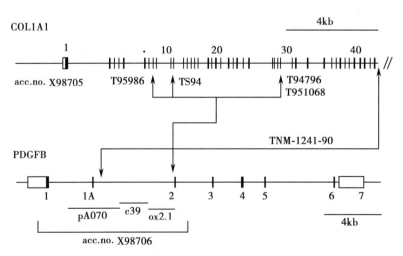

图 3-23   隆凸性皮肤纤维肉瘤中的 COL1A1-PDGFB 融合性基因

TPM4、*CLTC*、*RANBP2* 和 *CARS* 基因融合。采用针对有 ALK 重排的 ALK 抑制剂克唑替尼（Crizotinib）在部分病例特别是上皮样炎性肌纤维母细胞性肉瘤中有较好的疗效[41,42]。新近研究发现,在上皮样纤维组织细胞瘤中也存在 ALK 基因重排[43]。

先天性纤维肉瘤的遗传学表现为 t（12；15）（p13；q25）,导致位于 12p13 的 *ETV6* 基因与位于 15q25 上的 *NTRK3*（或 *TRKC*）融合,可通过 RT-PCR 或 FISH 检测[44,45]。除先天性纤维肉瘤外,先天性中胚肾瘤、乳腺分泌性癌和急性髓细胞白血病中也可检查到 *ETV6-NTRK3* 融合性基因。

（七）*TFE3* 基因

腺泡状软组织肉瘤中存在 t（X；17）（p11.2；q25）,导致位于 Xp11.2 上的 *TFE3* 基因与位于 17q25 上的 *ASPL* 基因融合[46]。*ASPL* 基因,又称 *ASPSCR1*（alveolar soft part sarcoma chromosome region,candidate 1）基因。*ASPL* 基因编码蛋白的功能不详。*TEE3* 基因是转录因子螺旋-环-螺旋家族（helix-loop-helix）中的一员。在乳头状肾癌中存在 t（X；1）（p11；q21）、t（X；1）（p11.2；p34）和 t（X；17）（p11；q25）,位于 p11 上的 *TFE3* 基因分别与 *PRCC*、*SFPQ* 和 *RCC17* 融合。随后的研究显示,*RCC17* 基因即为 *ASPL* 基因。腺泡状软组织肉瘤中的 *ASPL-TFE3* 融合蛋白可以起到一个异常转录因子的作用。ASPL-TFE3 融合蛋白对腺泡状软组织肉瘤有较高的特异性和敏感性。

新近报道显示,在一部分血管周上皮样细胞肿瘤（PEComa）[47]、上皮样血管内皮瘤[48]和肾细胞癌[46]中也存在 *TFE3* 基因相关易位,可能属于同一类 *TFE3* 相关性肿瘤。

（八）*13q/Rb* 家族

位于 13q14 上的 *RB1* 在乳腺型肌纤维母细胞瘤、富于细胞血管纤维瘤和梭形细胞脂肪瘤中均有单等位或双等位性丢失,导致 Rb 表达缺失,提示前三者之间关系密切,但在孤立性纤维性肿瘤则无此异常,提示这三种肿瘤与孤立性纤维性肿瘤无相关性[49]。

二、多个异常和复杂性异常

软组织肿瘤中的第二大类细胞遗传学异常包括多个异常和复杂性异常,尽管没有肿瘤特异性的染色体易位和融合性基因,但一些重复性很高的异常也有一定的诊断价值,如侵袭性纤维瘤病中经常可看到 +8 和 +20（图 3-24）,胚胎性横纹肌肉瘤表现为 +2q、+7、+8、+12 和 +13,GIST 表现为 −14 和 −22。

（一）*RAS* 基因家族（RAS gene family）

RAS 基因家族（RAS gene family）是一组 GTP 结合蛋白类,主要有 *H-ras*、*K-ras* 和 *N-ras* 三种,分别来自 Harvey、Kirsten 肉瘤病毒和人神经母细胞瘤细胞株。在软组织肿瘤中,功能获得性 *RAS* 突变见于胚胎性横纹肌肉瘤、多形性未分化肉瘤（恶性纤维组织细胞瘤）、脂肪肉瘤、平滑肌肉瘤、胃肠道间质瘤以及部分肝血管肉瘤等[50]。

（二）*MYC* 基因

在正常人体细胞中起着缩短细胞周期、促进细胞增殖、抑

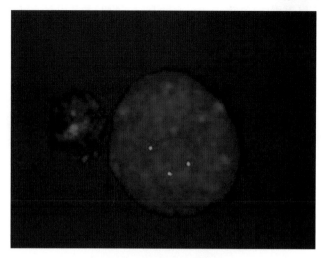

图 3-24　侵袭性纤维瘤病 +8

制细胞分化和凋亡的作用。25%~30% 的神经母细胞瘤显示 N-MYC 基因扩增[51],特别是在具有一致性染色区和双微染色体的病例中。N-MYC 基因扩增多见于临床高分期患儿,提示预后不佳[52]。在保乳术后采用放疗引起的血管肉瘤及发生于长期肢体水肿基础上的血管肉瘤显示有 *MYC* 基因扩增[53]。

（三）12q13-15 区域及其基因

12q13-15 区域含有 *HMGIC*（high mobiliy group protein isoforms I-C）、*CHOP*、*ATF1*、*GLI*、*MDM2*、*CDK4*、*SAS*、*RAP1B*、*LRP1* 和 *IFNG* 等基因[54],详见 http://www.ncbi.nlm.nih.gov/。12q13-15 的改变存在于各种良性和恶性的软组织肿瘤中,其中 12q13-15 区域的重排见于一些良性软组织肿瘤中,如脂肪瘤、子宫平滑肌瘤和肺软骨瘤样错构瘤,以及一些低度恶性的肿瘤。高分化脂肪肉瘤和去分化脂肪肉瘤中存在 *MDM2* 和 *CDK4* 基因扩增（图 3-25）,可与巨大脂肪瘤和其他类型的肉瘤相鉴别[55]。动脉内膜肉瘤中也有 *MDM2* 基因扩增[56]。

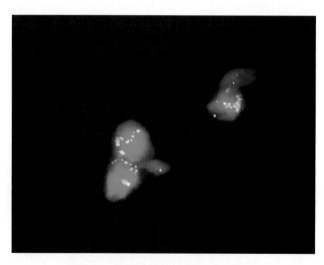

图 3-25　脂肪肉瘤中 *MDM2* 基因扩增

（四）Ⅰ型和Ⅱ型神经纤维瘤病基因

Ⅰ型神经纤维瘤病是一种常染色体显性异常性疾病,由

NF1 基因(*neurofibromatosis type Ⅰ gene*,*NF1*)异常引起。*NF1* 基因位于 17q12,含有 60 个外显子,跨距至少 335kb。*NF1* 编码神经纤维瘤蛋白(neurofibromin)。该蛋白的功能尚不清楚,但与 GTP 酶激活蛋白具有很高的同源性,参与 *RAS* 基因的通路,起着负调节 *RAS* 基因产物 P21 的作用。在 Ⅰ 型神经纤维瘤病及与之相关的恶性肿瘤中发现有 *NF1* 基因失活性突变或杂合性丢失[57]。

Ⅱ 型神经纤维瘤病是一种常染色体显性异常性疾病,由 *NF2* 基因(*neurofibromatosis type Ⅱ gene*,*NF2*)异常引起。*NF2* 基因位于 22q12.2,由 17 个外显子组成,跨距 110kb。*NF2* 编码一种称为 merlin 或神经鞘瘤蛋白(schwannomin)的细胞角蛋白相关的蛋白,参与细胞增殖的调节,在整合多个细胞信号通路上起着一定的作用。*NF2* 基因的失活性突变见于 34% ~ 66% 的 Ⅱ 型神经纤维瘤病患者[58]。

(五) *TSC* 基因

结节性硬化综合征(TSC)是一种常染色体显性遗传病,由 *TSC1*(9q34)或 *TSC2*(16q13.3)基因突变引起。肾肝血管平滑肌脂肪瘤(AML)和肺淋巴管肌瘤常伴发 TSC,而发生于其他部位的血管周上皮样细胞肿瘤(PEComa)伴发 TSC 的情形较少见。TSC1 和 TSC2 是两个肿瘤抑制因子,TSC 的发生是由于肿瘤抑制因子发生了经典的"二次打击论",即在一个基因突变的基础上,其等位基因也以相同或不同的机制发生了突变,导致了 TSC1 或 TSC2 的完全缺失。*TSC* 基因在调节 Rheb/mTOR/p70S6K 途径上发挥重要作用。当 Rheb 结合 GTP 时,与 mTOR 相互作用形成复合物 mTORC1,活化的 mTORC1 磷酸化 S6K 和 4E-BP1,促进核糖体聚合和蛋白质合成。TSC1 和 TSC2 蛋白可形成稳定的复合体,可将 Rheb-GTP 转变为 Rheb-GDP,从而抑制 mTORC1,减缓细胞生长。*TSC* 基因的完全缺失导致了 mTORC1 活化的失调节,因此导致了包括 PEComa 在内的肿瘤的发生。Kenerson 等[59]新近证实在 AML 中磷酸化的 p70S6K(mTOR 活性的标记物)高表达,磷酸化的蛋白激酶 B(AKT)的低表达与 TSC1 或 TSC2 功能破坏相一致,在肾外的 PEComas 中也有相似的发现。一些生长因子例如营养成分水平的生长因子可以绕过 *TSC* 基因,通过一种独立于 Rheb 的途径作用于 mTORC1 上,导致细胞生长的失调节。因此在一些不合并 TSC 的 PEComa 中,用免疫组化的方法检测到 p70S6K 的高表达,证明 mTOR 通路的活性也增高。

目前的研究显示,活化的 mTORC1 在 TSC 相关或不相关的 PEComa 都有重要的作用,兴许 mTORC1 抑制剂如雷帕霉素(Rapamycin)会在 PEComa 的治疗中起到积极的效果。在动物 TSC 模型中进行的临床前期阶段的研究中 Rapamycin 已取得显著的治疗效果。相同的治疗方案在肾 AML 中也取得积极的效果。新近,Wagner[60]采用口服的 mTOR 抑制剂 Sirolimus 治疗了 3 例恶性 PEComa,影像学检测显示肿瘤对 Sirolimus 有反应,提示 Sirolimus 可作为 PEComa 的靶向治疗药物。Italiano 等[61]人报道的病例也有相似的疗效,但仍有待于积累更多的临床病例试验。

(六) *β-catenin*(*CTNNB1*)基因突变肿瘤

β-catenin(*CTNNB1*)是 Wnt 信号通路上的重要调节因子,在组织内稳态和细胞增殖、分化及功能上起了重要的作用。间叶性肿瘤中,*β-catenin* 除了在侵袭性纤维瘤病中有突变外[62],在青少年鼻咽血管纤维瘤、淋巴结内栅栏状肌纤维母细胞瘤和鼻窦型血管外皮瘤/球周皮细胞瘤中也有突变[63-65]。在其他类型肿瘤中,*β-catenin* 突变可见于胰腺和卵巢的实性假乳头状肿瘤、卵巢微囊性间质肿瘤、肺硬化性血管瘤和肝钙化性巢状间质上皮肿瘤[66,67]。

(七) *SMARCB1*(*INI1*)缺陷性肿瘤

SMARCB1(*INI1/BAF47/SNF5*)位于 22q11.2,是 BAF(hSWI/SNF)复合物的核心成员,这个复合物家族重构染色质结构,让转录因子接近 DNA,直接活化或抑制基因表达,在细胞增殖、细胞分化、细胞抗病毒及抑制肿瘤转化中起了重要的作用。*SMARCB1* 发生改变可影响多个通路,包括 p16/INK4A,p14/ARF,and p21(CIP1/WAF1)。具有 *SMARCB1*(*INI1*)缺陷的间叶性肿瘤可见于恶性横纹肌样瘤、上皮样肉瘤、上皮样恶性周围神经鞘膜瘤、骨外黏液样软骨肉瘤、部分肌上皮癌、少数神经鞘瘤病(10% ~ 50%)和外阴 *SMARCB1*(*INI1*)缺陷性肿瘤[68-71]。少数滑膜肉瘤可有 *SMARCB1* 表达的减少或完全缺失。在非软组织源性肿瘤中,*SMARCB1*(*INI1*)失表达可见于发生于中枢神经系统的非典型性畸胎瘤样/横纹肌样肿瘤、脑室筛状神经上皮肿瘤、具有横纹肌样形态的胃肠胰癌、鼻窦鼻腔部基底样癌和肾髓质癌等肿瘤[72]。卵巢高钙血症小细胞癌无 *SMARCB1* 表达缺失,但有 *SMARCA4*(*BRG1*)突变和失表达[73,74]。

参 考 文 献

1. Steel M, Thompson A, Clayton J. Genetic aspects of breast cancer. Br Med Bull,1991,47:504-518.

2. Nowell PC, Hungerford DA. A minute chromosome in human chronic granlutocytic leukemia. Science, 1960, 132:1947-1500.

3. Rowley JD. Letter:A new consistent chromosomal abnormality in chronic myelogenous leukaemia identified by quinacrine fluorescence and Giemsa staining. Nature,1973,243:290-293.

4. Shaffer LG, Tommerup N, ed. ISCN(2005 An International System for Human Cytogenetics Nomenclature). Basel:S. Karger,2005.

5. Pinkel D, Straume T, Gray JW. Cytogenetic analysis using quantitative, high-sensitivity, fluorescence hybridization. Proc Natl Acad Sci,1986,83:2934-2938.

6. Summersgill B, Clark J, Shipley J. Fluorescence and chromogenic in situ hybridization to detect genetic aberrations in formalin-fixed paraffin embedded material, including tissue microarrays. Nat Protoc,2008,3:220-234.

7. Wang WL, Mayordomo E, Czerniak BA, et al. Fluorescence in situ hybridization is a useful ancillary diagnostic tool for extraskeletal myxoid chondrosarcoma. Modern Pathology, 2008, 21,1303-1310.

8. Dandachi N, Dietze O, Hauser-Kronberger C. Chromogenic in situ hybridization:a novel approach to a practical and sensitive

method for the detection of HER2 oncogene in archival human breast carcinoma. Lab Invest,2002,82:1007-1014.

9. Nishio J,Iwasaki H,Nabeshima K,et al. Establishment of a new human pleomorphic malignant fibrous histiocytoma cell line, FU-MFH-2：molecular cytogenetic characterization by multicolor fluorescence in situ hybridization and comparative genomic hybridization. J Exp Clin Cancer Res,2010,29:153.

10. Speicher MR,Carter NP. The new cytogenetics：blurring the boundaries with molecular biology. Nat Rev Genet,2005,6:782-792.

11. Sjögren H,Meis-Kindblom JM,Orndal C,et al. Studies on the molecular pathogenesis of extraskeletal myxoid chondrosarcoma-cytogenetic,molecular genetic,and cDNA microarray analyses. Am J Pathol,2003,162:781-792.

12. Nishio J,Iwasaki H,Ishiguro M,et al. Establishment of a new human malignant fibrous histiocytoma cell line,FU-MFH-1：cytogenetic characterization by comparative genomic hybridization and fluorescence in situ hybridization. Cancer Genet Cytogenet,2003,144:44-51.

13. Jin L,Majerus J,Oliveira A,Inwards CY,et al. Detection of fusion gene transcripts in fresh-frozen and formalin-fixed paraffin-embedded tissue sections of soft-tissue sarcomas after laser capture microdissection and RT-PCR. Diagn Mol Pathol,2003,12:224-230.

14. Thway K,Gonzalez D,Wren D,Dainton M,et al. Angiomatoid fibrous histiocytoma：comparison of fluorescence in situ hybridization and reverse transcription polymerase chain reaction as adjunct diagnostic modalities. Ann Diagn Pathol,2015,19:137-142.

15. Pierron G,Tirode F,Lucchesi C,et al. A new subtype of bone sarcoma defined by *BCOR-CCNB3* gene fusion. Nat Genet,2012,44:461-466.

16. Mertens F,Tayebwa J. Evolving techniques for gene fusion detection in soft tissue tumours. Histopathology,2014,64:151-162.

17. Jour G,Scarborough JD,Jones RL,et al. Molecular profiling of soft tissue sarcomas using next-generation sequencing：a pilot study toward precision therapeutics. Hum Pathol,2014,45:1563-1571.

18. Agaram NP,Zhang L,LeLoarer F,Silk T,et al. Targeted exome sequencing profiles genetic alterations in leiomyosarcoma. Genes Chromosomes Cancer,2016,55:124-130.

19. Vlenterie M,Hillebrandt-Roeffen MH,et al. Next generation sequencing in synovial sarcoma reveals novel gene mutations. Oncotarget,2015,6:34680-34690.

20. 王坚. 对我国软组织肿瘤病理发展的探讨. 中华病理学杂志,2005,34:129-132.

21. Aurias A,Rimbaut C,Buffe D,Zucker JM,Mazabraud A. Translocation involving chromosome22 in Ewing's sarcoma. A cytogenetic study of four fresh tumors. Cancer Genet Cytogenet,1984,12:21-25.

22. Chen S,Deniz K,Sung YS,et al. Ewing sarcoma with ERG gene rearrangements：A molecular study focusing on the prevalence of FUS-ERG and common pitfalls in detecting EWSR1-ERG fusions by FISH. Genes Chromosomes Cancer,2016,55（4）:340-9.

23. Romeo S,Dei Tos AP. Soft tissue tumors associated with EWSR1 translocation. Virchows Arch,2010,456:219-234.

24. Narendra S,Valente A,Tull J,Zhang S. DDIT3 gene breakapart as a molecular marker for diagnosis of myxoid liposarcoma--assay validation and clinical experience. Diagn Mol Pathol,2011,20:218-224.

25. Panagopoulos I,Storlazzi CT,Fletcher CD,et al. The chimeric FUS/CREB3l2 gene is specific for low-grade fibromyxoid sarcoma. Genes Chromosomes Cancer,2004,40:218-228.

26. Turc-Carel C,Dal Cin P,Limon J,Li F,Sandberg AA. Translocation X;18 in synovial sarcoma. Cancer Genet Cytogenet,1986,23:93.

27. Clark J,Rocques PJ,Crew AJ,et al. Identification of novel genes,SYT and SSX,involved in the t(X;18)(p11.2;q11.2) translocation found in human synovial sarcoma. Nat Genet,1994,7:502-508.

28. Guillou L,Coindre J,Gallagher G,et al. Detection of the synovial sarcoma translocation t(X;18)（SYT;SSX）in paraffin-embedded tissues using reverse transcriptase-polymerase chain reaction：a reliable and powerful diagnostic tool for pathologists. A molecular analysis of 221 mesenchymal tumors fixed in different fixatives. Hum Pathol,2001,32:105-112.

29. Wei Y,Wang J,Zhu X,Shi D,et al. Detection of SYT-SSX fusion transcripts in paraffin-embedded tissues of synovial sarcoma by reverse transcription-polymerase chain reaction. Chin Med J（Engl）,2002,115:1043-1047.

30. Surace C,Panagopoulos I,Pålsson E,et al. A novel FISH assay for SS18-SSX fusion type in synovial sarcoma. Lab Invest,2004,84:1185-1192.

31. Kato K,Tanaka M,Toyoda Y,et al. A novel fluorescence in situ hybridization assay for synovial sarcoma. Pathol Res Pract,2013,209:309-313.

32. Sorensen PH,Lynch JC,Qualman SJ,et al. PAX3-FKHR and PAX7-FKHR gene fusions are prognostic indicators in alveolar rhabdomyosarcoma：a report from the children's oncology group. J Clin Oncol,2002,20:2672-2679.

33. Lasota J,Miettinen M. KIT and PDGFRA mutations in gastrointestinal stromal tumors（GISTs）. Semin Diagn Pathol,2006,23:91-102.

34. Lasota J,Miettinen M. Clinical significance of oncogenic KIT andimutations in gastrointestinal stromal tumours. Histopathology,2008,53:245-266.

35. Simon MP,Pedeutour F,Sirvent N,et al. Deregulation of the platelet-derived growth factor B-chain gene via fusion with collagen gene COL1A1 in dermatofibrosarcoma protuberans and giant-cell fibroblastoma. Nat Genet,1997,15:95-98.

36. O'Brien KP, Seroussi E, Dal Cin P, et al. Various regions within the alpha-helical domain of the COL1A1 gene are fused to the second exon of the PDGFB gene in dermatofibrosarcomas and giant-cell fibroblastomas. Genes Chromosomes Cancer, 1998, 23:187-193.

37. Wang J, Hisaoka M, Shimajiri S, et al. Detection of COL1A1-PDGFB fusion transcripts in dermatofibrosarcoma protuberans by reverse transcription-polymerase chain reaction using archival formalin-fixed, paraffin-embedded tissues. Diagn Mol Pathol, 1999, 8:113-119.

38. Karanian M, Pérot G, Coindre JM, et al. Fluorescence in situ hybridization analysis is a helpful test for the diagnosis of dermatofibrosarcoma protuberans. Mod Pathol, 2015, 28:230-237.

39. Wang C, Luo Z, Chen J, et al. Target therapy of unresectable or metastatic dermatofibrosarcoma protuberans with imatinib mesylate:an analysis on 22 Chinese patients. Medicine (Baltimore), 2015, 94:e773.

40. Stacchiotti S, Pantaleo MA, Negri T, et al. Efficacy and Biological Activity of Imatinib in Metastatic Dermatofibrosarcoma Protuberans (DFSP). Clin Cancer Res. Clin Cancer Res, 2016, 22(4):837-46.

41. Butrynski JE, D'Adamo DR, Hornick JL, et al. Crizotinib in ALK-rearranged inflammatory myofibroblastic tumor. N Engl J Med, 2010, 363:1727-1733.

42. Kimbara S, Takeda K, Fukushima H, et al. A case report of epithelioid inflammatory myofibroblastic sarcoma with RAN-BP2-ALK fusion gene treated with the ALK inhibitor, crizotinib. Jpn J Clin Oncol, 2014, 44:868-871.

43. Doyle LA, Mariño-Enriquez A, Fletcher CD, Hornick JL. ALK rearrangement and overexpression in epithelioid fibrous histiocytoma. Mod Pathol, 2015, 28:904-912.

44. Sheng WQ, Hisaoka M, Okamoto S, et al. Congenital-infantile fibrosarcoma. A clinicopathologic study of 10 cases and molecular detection of the ETV6-NTRK3 fusion transcripts using paraffin-embedded tissues. Am J Clin Pathol, 2001, 115:348-355.

45. Adem C, Gisselsson D, Dal Cin P, Nascimento AG. ETV6 rearrangements in patients with infantile fibrosarcomas and congenital mesoblastic nephromas by fluorescence in situ hybridization. Mod Pathol, 2001, 14:1246-1251.

46. Hodge JC, Pearce KE, Wang X, et al. Molecular cytogenetic analysis for TFE3 rearrangement in Xp11.2 renal cell carcinoma and alveolar soft part sarcoma:validation and clinical experience with 75 cases. Mod Pathol, 2014, 27:113-127.

47. Rao Q, Shen Q, Xia QY, et al. PSF/SFPQ is a very common gene fusion partner in TFE3 rearrangement-associatedal perivascular epithelioid cell tumors (PEComas) and melanotic Xp11 translocation renal cancers:clinicopathologic, immunohistochemical, and molecular characteristics suggesting classification as a distinct entity. Am J Surg Pathol, 2015, 39:1181-1196.

48. Puls F, Niblett A, Clarke J, et al. YAP1-TFE3 epithelioid hemangioendothelioma:a case without vasoformation and a new transcript variant. Virchows Arch, 2015, 466:473-478.

49. Fritchie KJ, Carver P, Sun Y, et al. Solitary fibrous tumor:is there a molecular relationship with cellular angiofibroma, spindle cell lipoma, and mammary-type myofibroblastoma? Am J Clin Pathol, 2012, 137:963-970.

50. Sakamoto A, Oda Y, Adachi T, et al. H-ras oncogene mutation in dedifferentiated liposarcoma. Polymerase chain reaction-restriction fragment length polymorphism analysis. Am J Clin Pathol, 2001, 115:235-242.

51. Brodeur GM, Seeger RC, Schwab M, et al. Amplification of N-myc in untreated human neuroblastomas correlates with advanced disease stage. Science, 1984, 224:1121-1124.

52. Seeger RC, Brodeur GM, Sather H, et al. Association of multiple copies of the N-myc oncogene with rapid progression of neuroblastomas. N Engl J Med, 1985, 313:1111-1116.

53. Mentzel T, Schildhaus HU, Palmedo G, et al. Postradiation cutaneous angiosarcoma after treatment of breast carcinoma is characterized by MYC amplification in contrast to atypical vascular lesions after radiotherapy and control cases:clinicopathological, immunohistochemical and molecular analysis of 66 cases. Mod Pathol, 2012, 25:75-85.

54. Berner JM, Meza-Zepeda LA, Kools PF, et al. HMGIC, the gene for an architectural transcription factor, is amplified and rearranged in a subset of human sarcomas. Oncogene, 1997, 14:2935-2941.

55. Dei Tos AP, Doglioni C, Piccinin S, et al. Coordinated expression and amplification of the MDM2, CDK4, and HMGI-C genes in atypical lipomatous tumours. J Pathol, 2000, 190:531-536.

56. Bode-Lesniewska B, Zhao J, Speel EJ, et al. Gains of 12q13-14 and overexpression ofMDM2 are frequent findings in intimal sarcomas of the pulmonary artery. Virchows Arch, 2001, 438:57-65.

57. Colman SD, Williams CA, Wallace MR. Benign neurofibromas in type 1 neurofibromatosis (NF1) show somatic deletions of the NF1 gene. Nat Genet, 1995, 11:90-92.

58. Zucman-Rossi J, Legoix P, Der Sarkissian H, et al. NF2 gene in neurofibromatosis type 2 patients. Hum Mol Genet, 1998, 7:2095-2101.

59. Kenerson H, Fol pe AL, Takayama TK, et al. Activation of the mTOR pathway in sporadic angiomyolipomas and other epithelioid cell neoplasms. Hum Pathol, 2007, 38:1361-1371.

60. Wagner AJ, Malinowska-kolodziej I, Morgan JA, et al. Clinical activity of mTOR inhibition with sirolimus in malignant perivascular epithelioid cell tumors:targeting the pathogenic activation of mTORC1 in tumors. J Clin Oncol, 2010, 28:835-840.

61. Italiano A, Delcambre C, Hostein I, et al. Treatment with the

mTOR inhibitor temsirolimus in patients with malignant PE-Coma. Annals of Oncology,2010,21:1135-1137.

62. Huss S,Nehles J,Binot E,et al. β-catenin (CTNNB1) mutations and clinicopathological features of mesenteric desmoid-type fibromatosis. Histopathology. 2013;62:294-304.

63. Abraham SC,Montgomery EA,Giardiello FM,et al. Frequent beta-catenin mutations in juvenile nasopharyngeal angiofibromas. Am J Pathol,2001,158:1073-1078.

64. Laskin WB,Lasota JP,Fetsch JF,et al. Intranodal palisaded myofibroblastoma:another mesenchymal neoplasm with *CT-NNB1* (β-catenin gene) mutations:clinicopathologic,immunohistochemical,and molecular genetic study of 18 cases. Am J Surg Pathol,2015,39:197-205.

65. Lasota J,Felisiak-Golabek A,Aly FZ,et al. Nuclear expression and gain-of-function β-catenin mutation in glomangiopericytoma (sinonasal-type hemangiopericytoma):insight into pathogenesis and a diagnostic marker. Mod Pathol,2015,28:715-720.

66. Bi R,Bai QM,Yang F,et al. Microcystic stromal tumour of the ovary:frequent mutations of β-catenin (*CTNNB1*) in six cases. Histopathology,2015,67(6):872-879.

67. Agaimy A,Haller F. *CTNNB1* (β-Catenin)-altered neoplasia:a review focusing on soft tissue neoplasms and parenchymal lesions of uncertain histogenesis. Adv Anat Pathol,2016,23:1-12.

68. Hollmann TJ,Hornick JL. INI1-deficient tumors:diagnostic features and molecular genetics. Am J Surg Pathol,2011,35(10):e47-63.

69. Margol AS,Judkins AR. Pathology and diagnosis of SMARCB1-deficient tumors. Cancer Genet,2014,207:358-364.

70. Carter JM,O'Hara C,Dundas G,et al. Epithelioid malignant peripheral nerve sheath tumor arising in a schwannoma,in a patient with "neuroblastoma-like" schwannomatosis and a novel germline SMARCB1 mutation. Am J Surg Pathol,2012,36:154-160.

71. Folpe AL,Schoolmeester JK,McCluggage WG,et al. SMARCB1-deficient vulvar neoplasms:a clinicopathologic,immunohistochemical,and molecular genetic study of 14 cases. Am J Surg Pathol,2015,39:836-849.

72. Agaimy A. The expanding family of SMARCB1 (INI1)-deficient neoplasia:implications of phenotypic,biological,and molecular heterogeneity. Adv Anat Pathol,2014,21:394-410.

73. Jelinic P,Mueller JJ,Olvera N,et al. Recurrent SMARCA4 mutations in small cell carcinoma of the ovary. Nat Genet,2014,46:424-426.

74. 王磊,谭聪,涂小予,等. 卵巢高钙血症型小细胞癌的临床病理特征及 SMARCA4 失表达的诊断意义. 中华病理学杂志,2015,44:859-863.

第四章

软组织肿瘤的诊断思路

导读

概述	双相性、混杂性、多向分化和复合性	波浪状、漩涡状或同心圆状排列
假恶性病变	肿瘤	血管外皮瘤样结构
假良性病变	小圆细胞肿瘤	小叶状、分叶状或结节状
非间叶源性病变	多形性肉瘤	腺泡状或器官样排列
临床特点	含有退变、畸形或多形性细胞的肿瘤	丛状或簇状排列
年龄	含有色素或具有色素细胞分化的	巢状排列
性别	肿瘤	片状排列
部位	含有各种类型多核性巨细胞的肿瘤	菊形团结构
生长速度	含有脂肪成分的非脂肪源性肿瘤	间质改变
瘤细胞形态	瘤细胞排列方式	间质伴有黏液样变
梭形细胞肿瘤	条束状排列	间质伴有胶原化
上皮样肿瘤	席纹状排列	间质伴有钙化、软骨化和骨化
透明细胞肿瘤	栅栏状排列	间质伴有明显炎症细胞浸润

第一节　概　述

在作软组织肿瘤的病理诊断时，建议采取下列步骤：①首先确定病变是肿瘤性还是反应性、增生性或假恶性病变[1-5]；②确定为肿瘤后，再区分是良性、中间性或恶性。在实际工作中将良性肿瘤误诊为恶性肿瘤者较为常见，另一方面，将恶性肿瘤反过来误诊为良性病变者也不少见；③如肿瘤为恶性，在诊断为软组织肉瘤之前，还需要除外一些在形态上类似软组织肉瘤的其他类型恶性肿瘤，包括肉瘤样癌、恶性黑色素瘤和淋巴造血系统肿瘤等；④结合临床特点、影像学表现、组织学形态、免疫组化和分子检测等最终确定肿瘤的具体类型[6]。

一、假恶性病变

（一）假肉瘤样纤维性病变

代表性病变为结节性筋膜炎，部分病例可因病变生长迅速，瘤细胞丰富，核分裂象易见（图4-1A），并可在局部"浸润性生长"（肌内型）（图4-1B），以及间质黏液样变性等，可被误

诊为肉瘤性病变，包括低度恶性肌纤维母细胞肉瘤和黏液纤维肉瘤等，故又有假肉瘤性筋膜炎（pseudosarcomatous fasciitis）之称[7]。其他可被误诊为肉瘤的假肉瘤性病变（表4-1）包括结节性筋膜炎的亚型（颅骨筋膜炎、血管内筋膜炎和缺血性筋膜炎）、增生性筋膜炎/肌炎、骨化性肌炎、指/趾纤维骨性假瘤、异位肠系膜骨化、膀胱低级别肌纤维母细胞性增生、术后梭形细胞结节、反应性结节性假瘤和非典型性纤维性息肉等（图4-1C,D）[8-10]。

表4-1　假肉瘤样纤维性病变

结节性筋膜炎/颅骨筋膜炎/血管内筋膜炎
缺血性筋膜炎
增生性筋膜炎/增生性肌炎
骨化性肌炎
指趾纤维骨性假瘤
异位肠系膜骨化
膀胱低级别肌纤维母细胞性增生
术后梭形细胞结节
反应性结节性假瘤
非典型性纤维性息肉

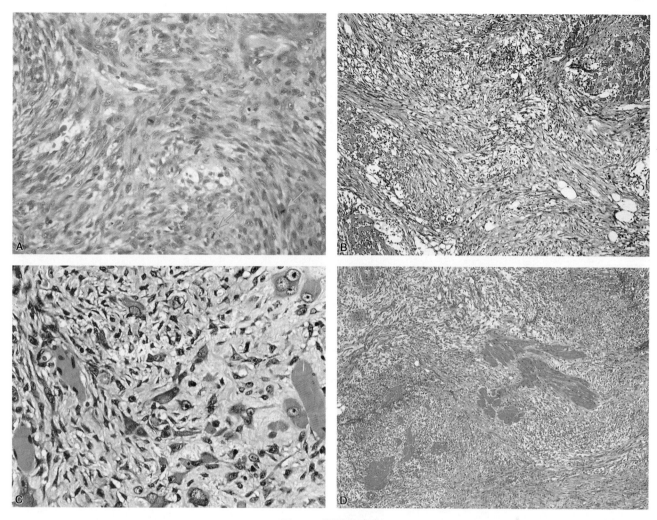

图 4-1　假恶性病变

A. 结节性筋膜炎,可见核分裂象;B. 肌内结节性筋膜炎,示梭形肌纤维母细胞在骨骼肌纤维间穿插性生长;C. 增生性筋膜炎;D. 膀胱低级别肌纤维母细胞性增生,示梭形肌纤维母细胞在膀胱壁平滑肌肌纤维间穿插性生长

（二）易被误诊为恶性的良性肿瘤

1. 生长方式或排列结构类似恶性（表 4-2）

（1）一些发生于皮肤的良性肿瘤也可显示清晰的席纹状结构,如良性纤维组织细胞瘤（包括深部型）和混杂性神经鞘瘤/神经束膜瘤（图 4-2A～D）[11-14],可被误诊为隆凸性皮肤纤维肉瘤。

（2）血管内乳头状内皮增生（Masson 假血管肉瘤）可因血管腔隙呈交通状而被误诊为高分化血管肉瘤（图 4-2E,F）[15],特别是一些发生于血管腔外的病例[16]。

（3）脂肪母细胞瘤可含有不同分化阶段的脂肪母细胞、纤细的分支状或鸡爪样血管以及黏液样间质而类似黏液样脂肪肉瘤（图 4-2G）,特别是一些临床和病理上与黏液样脂肪肉瘤有一点重叠的病例[17,18],鉴别困难时需要借助于分子检测（FISH 检测 *PLAG1* 基因重排和 *DDIT3* 基因易位）。

（4）肌内脂肪瘤、弥漫性腱鞘巨细胞瘤和血管瘤病等肿瘤可因瘤细胞呈弥漫浸润性生长而被误诊为恶性肿瘤（图 4-2H）。

（5）上皮样乳腺型肌纤维母细胞瘤中的瘤细胞可呈小巢状、条索样或列兵样排列,可被误诊为上皮性肿瘤（图 4-2I）,如浸润性小叶癌等[19],尤其是在做冷冻切片检查时。

（6）皮下环形肉芽肿可因多结节性生长伴有坏死而被误诊为上皮样肉瘤（图 4-2J）[20]。

表 4-2　生长方式或排列结构类似恶性肿瘤

纤维组织细胞瘤
血管内乳头状内皮增生
脂肪母细胞瘤
棕色脂肪瘤
脂肪瘤样血管平滑肌脂肪瘤/肌瘤样血管平滑肌脂肪瘤
弥漫型腱鞘巨细胞瘤
血管瘤病
淋巴管瘤病
肌内脂肪瘤
胎儿型横纹肌瘤
上皮样乳腺型肌纤维母细胞瘤
皮下环形肉芽肿

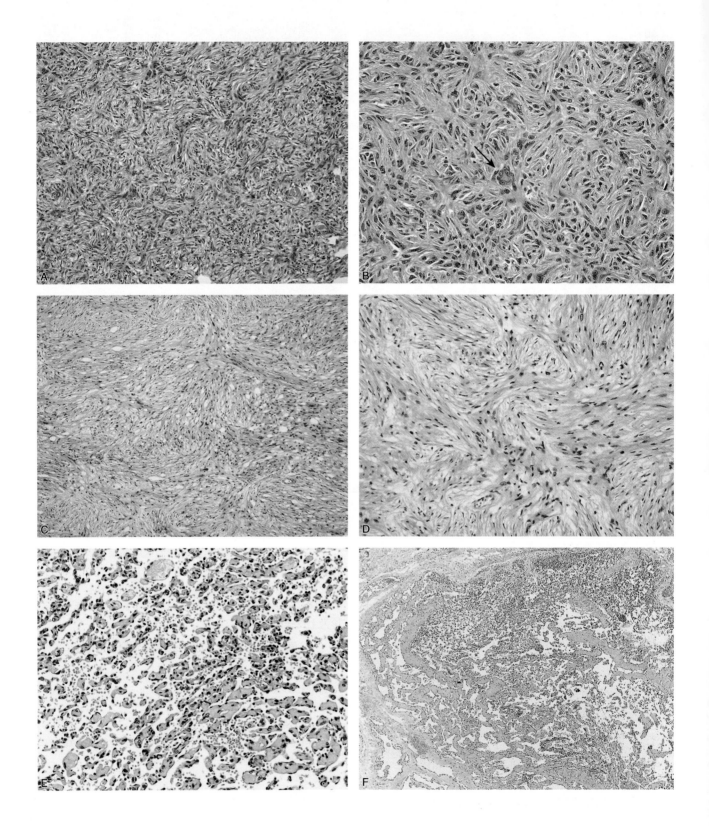

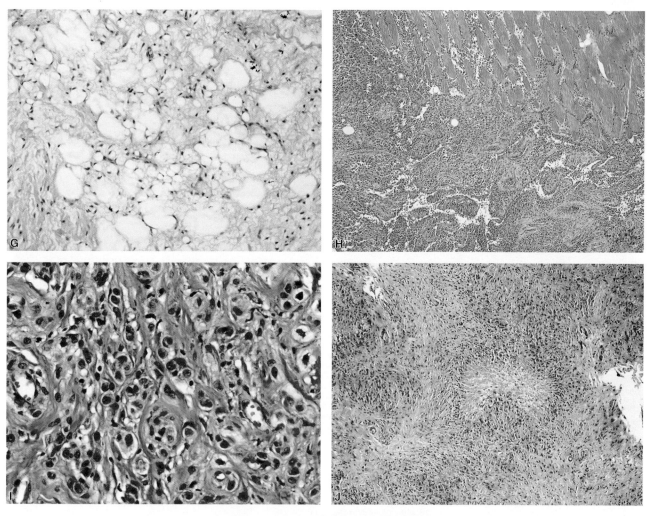

图 4-2 生长方式类似恶性的良性肿瘤

A. 纤维组织细胞瘤显示席纹状结构,易被误诊为隆凸性皮肤纤维肉瘤;B. 与隆凸性皮肤纤维肉瘤不同,纤维组织细胞瘤内常可见含铁血黄素性吞噬细胞;C、D. 混杂型神经鞘瘤/神经束膜瘤中的席纹状排列;E. 血管内乳头状内皮细胞增生,呈迷路状;F. 病变位于大的扩张性血管内;G. 脂肪母细胞瘤中的分支状血管和脂肪母细胞,类似黏液样脂肪肉瘤;H. 弥漫性腱鞘巨细胞瘤累及骨骼肌;I. 上皮样乳腺型肌纤维母细胞瘤可被误诊为浸润性小叶癌;J. 皮下环状型肉芽肿可被误诊为上皮样肉瘤

2. 富于细胞性软组织肿瘤 一些软组织肿瘤细胞较为丰富,可被误诊为低度恶性或恶性肿瘤(表4-3),包括富于细胞性血管脂肪瘤、富于细胞性纤维组织细胞瘤、富于细胞性血管瘤、富于细胞性平滑肌瘤、富于细胞性神经鞘瘤、先天性和儿童丛状富于细胞性神经鞘瘤、富于细胞性神经纤维瘤、富于细胞性 Neurothekeoma 和富于细胞性黏液瘤等[21-26](图4-3)。

表4-3 富于细胞性软组织肿瘤

富于细胞性血管脂肪瘤
富于细胞性孤立性纤维性肿瘤
富于细胞性纤维组织细胞瘤
富于细胞性毛细血管瘤
富于细胞性平滑肌瘤
富于细胞性神经鞘瘤
先天性和儿童丛状富于细胞性神经鞘瘤
富于细胞性神经纤维瘤
富于细胞性 Neurothekeoma
富于细胞性血管纤维瘤

3. 多形性、不典型性或奇异性软组织肿瘤 一些软组织肿瘤内含有核大深染的畸形细胞、退变细胞或多核样细胞,可被误诊为恶性肿瘤(表4-4),如多形性脂肪瘤、非典型性血管平滑肌脂肪瘤、增生性肌炎、增生性筋膜炎、缺血性筋膜炎、非典型性纤维性息肉、浅表性 CD34 阳性纤维母细胞性肿瘤、非典型性纤维组织细胞瘤、富于细胞性 Neurothekeoma、奇异性平滑肌瘤、奇异性血管球瘤、奇异性血管瘤、退变性神经鞘瘤、非典型性神经纤维瘤和软组织多形性玻璃样变血管扩张性肿瘤等(图4-4)[27-32]。

表4-4 多形性、不典型性或奇异性软组织肿瘤

多形性脂肪瘤
非典型性血管平滑肌脂肪瘤
非典型性纤维组织细胞瘤
非典型性纤维性息肉
浅表性 CD34[+]纤维母细胞性肿瘤
奇异性平滑肌瘤
奇异性血管球瘤
奇异性血管瘤
陈旧性或退变性神经鞘瘤
非典型性神经纤维瘤
软组织多形性玻璃样变血管扩张性肿瘤

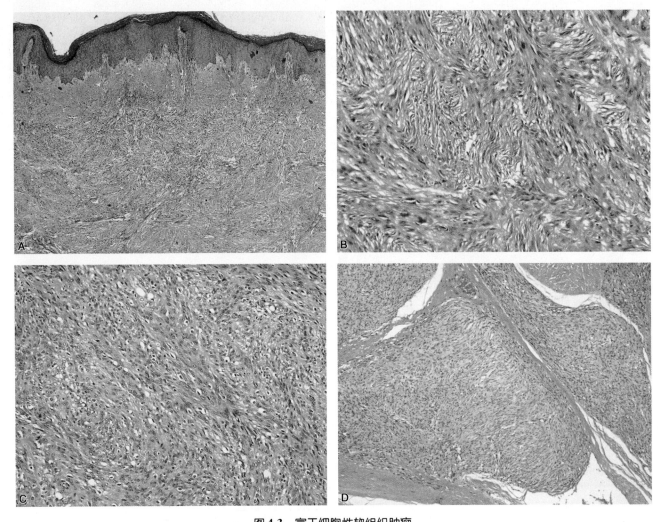

图4-3　富于细胞性软组织肿瘤

　　A. 富于细胞性纤维组织细胞瘤；B. 主要由条束状或交织状排列的梭形纤维母细胞和肌纤维母细胞组成；C. 富于细胞性神经鞘瘤；D. 先天性和儿童丛状富于细胞性神经鞘瘤

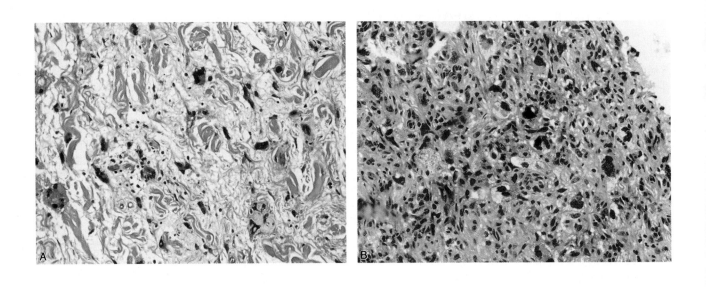

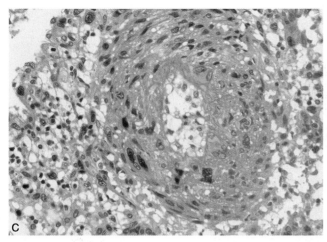

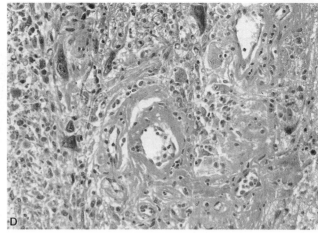

图 4-4　多形性、不典型性或奇异性软组织肿瘤
A. 多形性脂肪瘤；B. 非典型性纤维组织细胞瘤；C. 奇异性血管瘤；D. 软组织多形性玻璃样变血管扩张性肿瘤

4. 核分裂象易见　一些肿瘤有时也可因见到多少不等的核分裂象而被误诊为恶性肿瘤，如结节性筋膜炎、肉芽肿型血管瘤、纤维组织细胞瘤、腱鞘巨细胞瘤和核分裂活跃性平滑肌瘤等（图 4-5）。

5. 转移性良性肿瘤　包括转移性纤维组织细胞瘤、转移性弥漫性腱鞘巨细胞瘤和转移性（子宫）平滑肌瘤（图 4-6）等[33-35]。

6. 其他各种情形

（1）纤维组织细胞瘤内可因含有大量的含铁血黄素沉着而被误诊为恶性黑色素瘤（图 4-7A）[36]。

（2）软骨样脂肪瘤和棕色脂肪瘤等良性肿瘤也可因含有多泡状脂肪母细胞而被误诊为脂肪肉瘤（图 4-7B，C）[37]。

（3）脂肪瘤样血管平滑肌脂肪瘤有时可因脂肪成分非常丰富、厚壁血管及其周围的 PEC 细胞不明显而被误诊为脂肪瘤样脂肪肉瘤（图 4-7D，E）[38]；脂肪成分和厚壁血管不明显的肌瘤样型血管平滑肌脂肪瘤可被误诊为肌源性肿瘤；发生于肾和肝的上皮样血管平滑肌脂肪瘤还可被误诊为肾细胞癌和肝细胞癌（图 4-7F）[39]，特别是在做冷冻切片检查时。

（4）发生于食管和贲门的平滑肌瘤可因肿瘤间质内较多的 CD117 阳性卡哈尔间质细胞而被误诊为胃肠道间质瘤（图

4-7G，H）[40]。

二、假良性病变

（一）中间性肿瘤

一些中间性的软组织肿瘤可因各种原因被误诊为良性病变。以侵袭性纤维瘤病为例，手术切除后的病理诊断并不难，但在空芯针穿刺活检标本中，因瘤细胞可无明显的异型性，核分裂象罕见，也可不见浸润性生长，易被误诊为良性纤维组织增生（图 4-8A，B）。侵袭性纤维瘤病还可因瘤细胞呈波浪状排列而易被误诊为周围神经肿瘤，特别是神经纤维瘤（图 4-8C，D）。

（二）低度恶性肉瘤

低度恶性的软组织肉瘤可因瘤细胞异型性不明显而被误诊。以低度恶性纤维黏液样肉瘤为例，肿瘤生长可较缓慢，镜下瘤细胞主要由核深染的卵圆形细胞或短梭形细胞组成，常被误诊为良性纤维性肿瘤[41]，但部分病例可发生局部复发，甚至远处转移（图 4-9）。

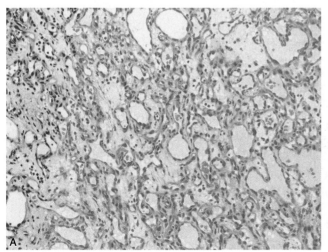

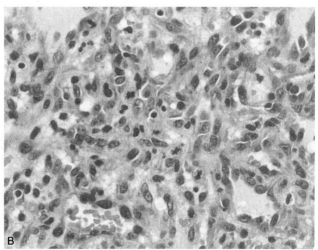

图 4-5　良性软组织肿瘤中的核分裂象
A. 肉芽肿型血管瘤；B. 可见多个核分裂象

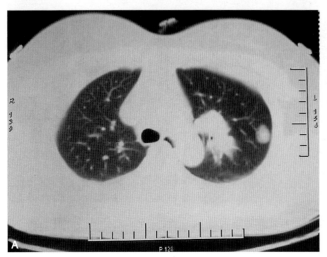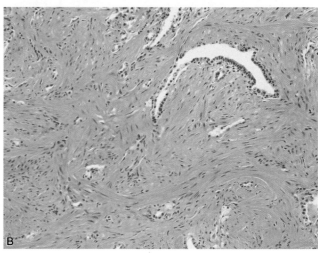

图4-6   转移性平滑肌瘤

A. 胸部CT；B. 肺内转移性平滑肌瘤

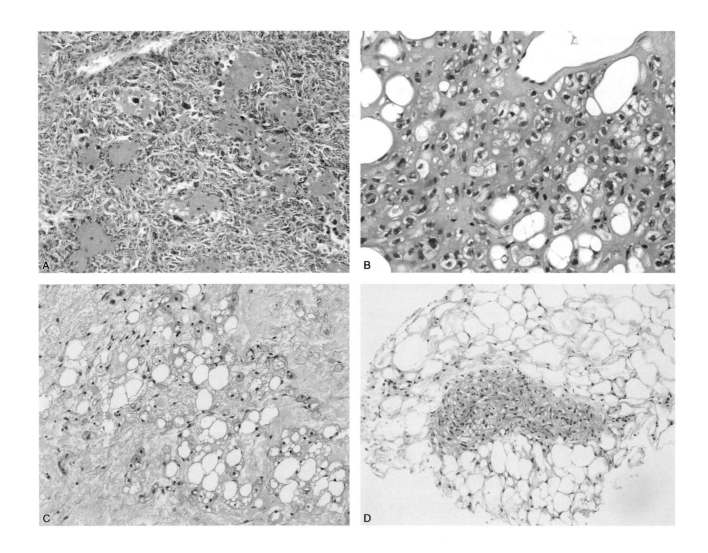

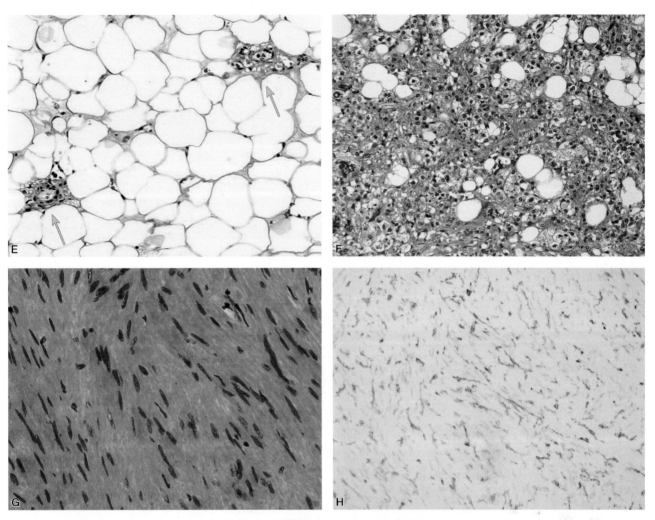

图 4-7 其他容易被误诊为恶性的情形

A. 纤维组织细胞瘤含有大量的含铁血黄素时可被误诊为恶性黑色素瘤；B、C. 软骨样脂肪瘤和棕色脂肪瘤均可含有多泡状脂肪母细胞，可被误诊为脂肪肉瘤；D. 脂肪瘤样血管平滑肌脂肪瘤可被误诊为脂肪瘤样脂肪肉瘤；E. 小血管周围可见少量胞质透亮的 PEC，对诊断具有提示性作用；F. 发生于肾和肝的上皮样血管平滑肌脂肪瘤可被分别误诊为肾细胞癌或肝细胞癌；G. 食管平滑肌瘤可被误诊为胃肠道间质瘤；H. 示 CD117 阳性的卡哈尔细胞，瘤细胞阴性

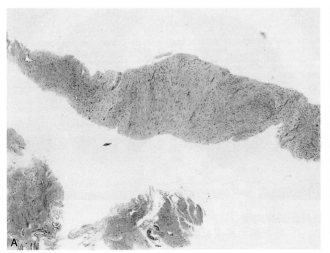

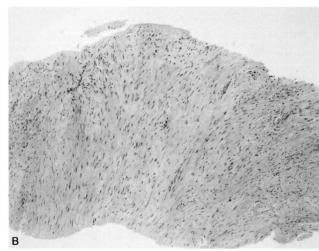

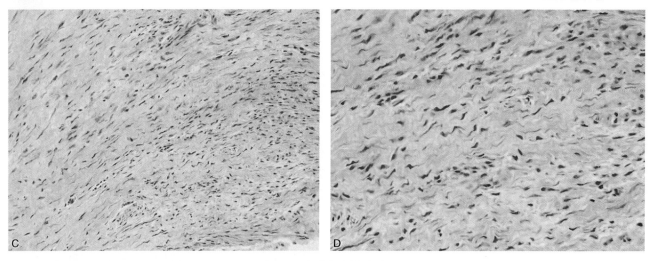

图 4-8 侵袭性纤维瘤病

A、B. 空芯针穿刺活检标本,易被误诊为良性纤维组织增生;C、D. 纤细的梭形瘤细胞可呈"波浪状排列",易被误诊为神经源性肿瘤

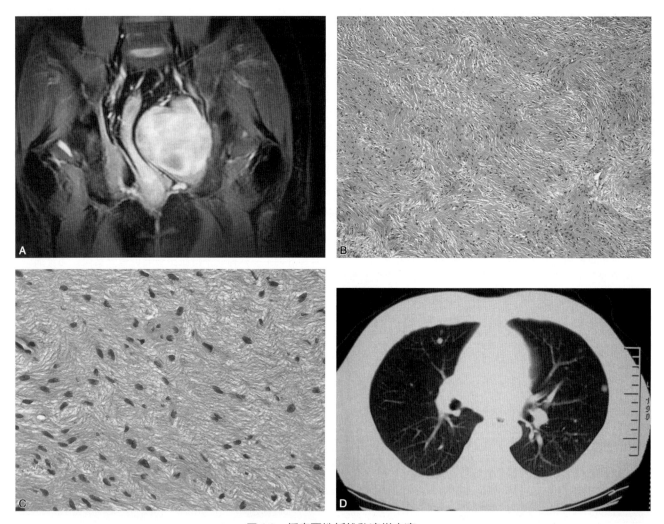

图 4-9 低度恶性纤维黏液样肉瘤

A. 盆腔肿块;B. 低倍镜下显示纤维和黏液样区域呈交替性分布;C. 瘤细胞由核深染的卵圆形细胞或短梭形细胞组成;
D. 20 年后发生双肺转移

（三）高度恶性肉瘤

一些高度恶性的软组织肉瘤也可被误诊为良性或低度恶性的肿瘤。如以梭形细胞为主的纤维瘤样型上皮样肉瘤可被误诊为纤维性或纤维组织细胞性肿瘤(图4-10)，高度恶性的多形性未分化肉瘤可被误诊为增生性筋膜炎或缺血性筋膜炎等。

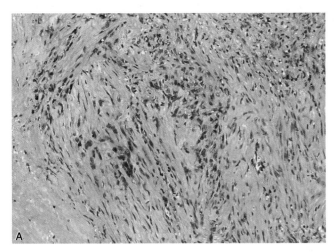
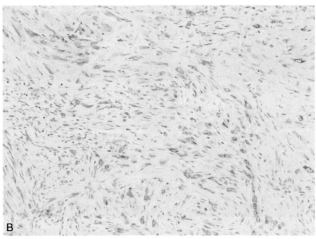

图4-10　纤维瘤样型上皮样肉瘤
A. 梭形或短梭形的瘤细胞穿插于纤维组织间,易被误诊为纤维性或纤维组织细胞性肿瘤;B. AE1/AE3 标记

三、非间叶源性病变

（一）肉瘤样癌

发生于皮肤、黏膜和实质脏器(包括甲状腺、肺、乳腺、胰腺、胃肠道、肾脏和膀胱等部位)的肉瘤样癌(包括梭形细胞癌、巨细胞癌和化生性癌等)可被误诊为软组织肉瘤(图4-11A,B),尤其是肿瘤内无残留的上皮性肿瘤成分(上皮内瘤变、原位癌或浸润性癌)以及免疫组化标记(广谱 CK、高分子量 CK、P63 和 P40 等标记)未能显示有明确的上皮性分化时。此外,发生于胸膜的假间皮瘤样癌也易被误诊为恶性间皮瘤[42]。发生于各种实质脏器的癌转移至软组织时,如果形态较为特殊时也可被误诊为软组织肿瘤(图4-11C~F)。另一方面,软组织肉瘤也可被误诊为上皮性肿瘤[43]。

（二）恶性黑色素瘤

恶性黑色素瘤的镜下形态因病例而异,当肿瘤含有明确的色素时诊断较为容易,无色素时则容易被误诊。如肿瘤显示较为明显的上皮样和梭形细胞形态,瘤细胞有明显的异型性和多形性,核分裂象易见,常需考虑是否有恶性黑色素瘤的可能性。如肿瘤完全由形态相对一致的梭形细胞组成时,可被误诊为梭形细胞肉瘤,包括纤维瘤、梭形细胞滑膜肉瘤或恶性周围神经鞘膜瘤(图4-12A,B)。如肿瘤由明显异型的梭形细胞、多边形细胞和大圆形细胞组成时,则可被误诊为多形性未分化肉瘤(图4-12C,D)。恶性黑色素瘤还可伴有异源性分化,包括肌样分化。

（三）淋巴造血系统肿瘤

容易与软组织肉瘤相混淆的主要是累及软组织或皮肤的粒细胞肉瘤、弥漫大 B 细胞性淋巴瘤、间变性大细胞淋巴瘤和淋巴母细胞性淋巴瘤等类型(图4-13A~C)。此外,发生于肝脾的炎性假瘤样树突细胞肿瘤可被误诊为炎性肌纤维母细胞瘤(图4-13D),结外树突细胞肉瘤可被误诊为其他类型的梭形细胞肉瘤。

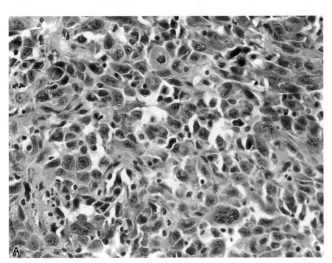
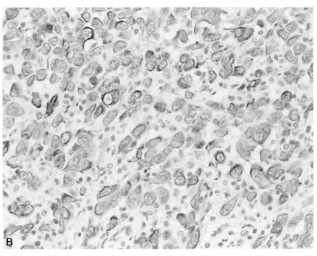

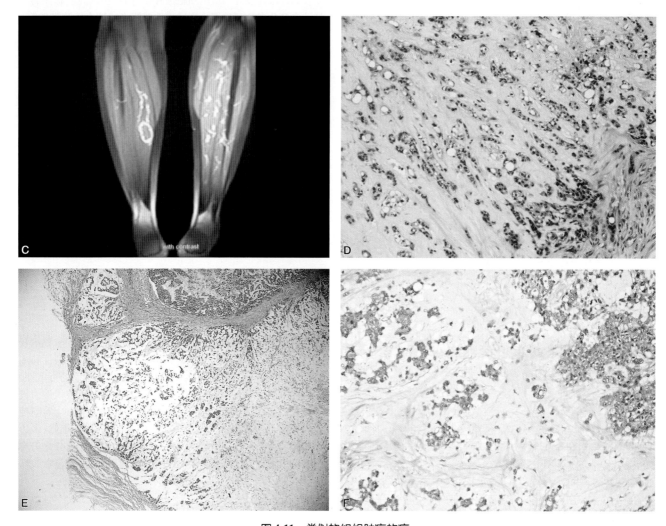

图 4-11 类似软组织肿瘤的癌

A. 多形性癌(肉瘤样癌);B. AE1/AE3 标记;C. 小腿肿瘤 CT;D. 镜下形态类似肌上皮肿瘤;E. 3 年前乳腺肿瘤;F. 乳腺产基质性癌(化生性癌的一种特殊类型)

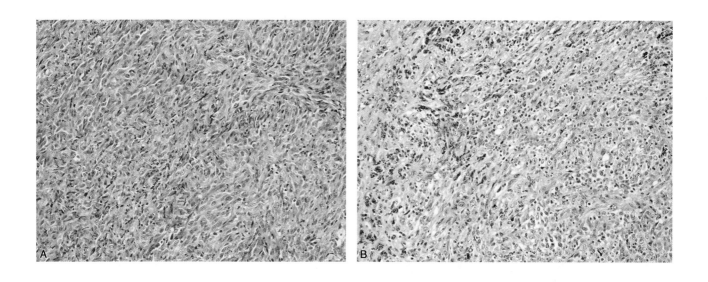

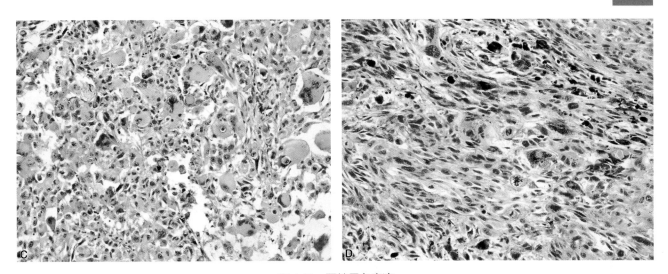

图 4-12　恶性黑色素瘤
A. 梭形细胞恶性黑色素瘤；B. 局部区域可见色素沉着；C. 多形性恶性黑色素瘤；D. 部分区域可见色素沉着

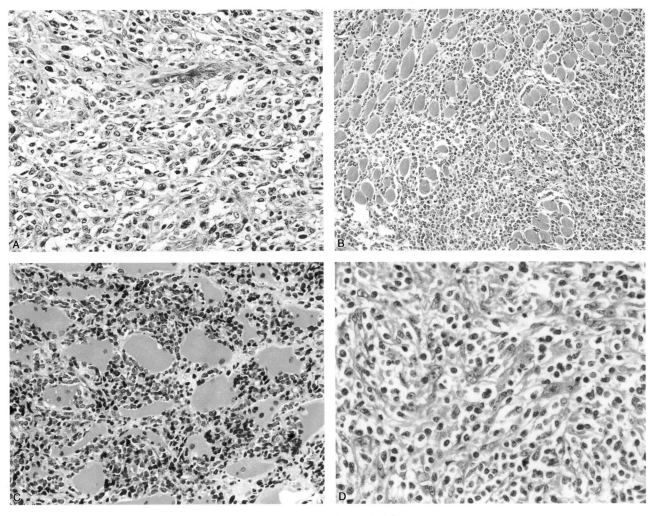

图 4-13　淋巴造血系统肿瘤
A. 大腿根部弥漫大 B 细胞性淋巴瘤被误诊为滑膜肉瘤；B. 1 岁幼女左眼眶粒细胞肉瘤可被误诊为小圆细胞肉瘤；C. 肩背部 T 淋巴母细胞淋巴瘤；D. 肝炎性假瘤样树突细胞肿瘤

第二节　临床特点

一、年　　龄

软组织肿瘤可发生于任何年龄段，但不同类型的软组织肿瘤，无论是良性还是恶性，均有其好发年龄，且有较大差别，对软组织肿瘤的诊断有一定的提示意义。

（一）好发于婴幼儿和儿童的软组织肿瘤

包括颅骨筋膜炎、婴幼儿纤维性错构瘤、颈纤维瘤病、幼年性玻璃样变纤维瘤病、指趾纤维瘤病、婴儿肌纤维瘤/肌纤维瘤病、婴儿纤维瘤病、脂肪纤维瘤病、炎性肌纤维母细胞、巨细胞纤维母细胞瘤、婴幼儿原始黏液样间叶性肿瘤、婴儿型/先天性纤维肉瘤、幼年性黄色肉芽肿、脂肪母细胞瘤、心脏横纹肌瘤、胎儿型横纹肌瘤、胚胎性横纹肌肉瘤（包括葡萄簇样横纹肌肉瘤）、婴幼儿横纹肌纤维肉瘤、先天性血管瘤、婴幼儿型毛细血管瘤、囊性淋巴管瘤、卡波西型血管内皮瘤、乳头状淋巴管内血管内皮瘤、丛状富于细胞性神经鞘瘤、脂肪纤维瘤病样神经肿瘤、神经母细胞瘤、骨外尤因肉瘤、CIC 肉瘤、BCOR 肉瘤、外胚层间叶瘤和肾外恶性横纹肌样瘤等[44]。

（二）好发于青少年的软组织肿瘤

包括骨化性肌炎、Gardner 纤维瘤、鼻咽血管纤维瘤、钙化性纤维性肿瘤、钙化性腱膜纤维瘤、腹壁外侵袭性纤维瘤病、丛状纤维组织细胞瘤、血管瘤样纤维组织细胞瘤、梭形细胞/硬化性横纹肌肉瘤、腺泡状横纹肌肉瘤、假肌源性血管内皮瘤、滑膜肉瘤、腺泡状软组织肉瘤、上皮样肉瘤、骨外尤因肉瘤、CIC 肉瘤、BCOR 肉瘤、促结缔组织增生性小圆细胞瘤和肝脏未分化肉瘤（胚胎性肉瘤）等。

（三）好发于中老年的软组织肿瘤

包括脂肪瘤、梭形细胞/多形性脂肪瘤、脂肪肉瘤、缺血性筋膜炎、增生性肌炎、弹力纤维瘤、黏液纤维肉瘤、多形性未分化肉瘤、脂肪肉瘤、老年性血管瘤、卡波西肉瘤、头皮血管肉瘤、腹膜后平滑肌肉瘤和多形性横纹肌肉瘤等。

（四）同种异质性肿瘤

同一种软组织肉瘤由于亚型不同，其发病年龄也可有显著的差异，如婴儿型/先天性纤维肉瘤多发生于 5 岁以下的婴幼儿，而成年型纤维肉瘤多发生于 30~60 岁之间的成年人；胚胎性横纹肌肉瘤和葡萄簇样横纹肌肉瘤好发于儿童，腺泡状横纹肌肉瘤好发于青少年，而多形性横纹肌肉瘤好发于中老年，其分子遗传学均有所不同。

二、性　　别

软组织肿瘤的发生与性别也有一定的关系，软组织肉瘤多发生于男性，其中一些肿瘤主要发生于青年男性，如促结缔组织增生性小圆细胞肿瘤和假肌源性血管内皮瘤等，另一些软组织肿瘤则好发于女性，如腹壁韧带样瘤、侵袭性血管黏液瘤、血管肌纤维母细胞瘤和富于细胞性血管纤维瘤多见于青年妇女，淋巴管平滑肌瘤和淋巴管平滑肌瘤病多见于育龄期妇女，腹膜后平滑肌瘤均发生于绝经期前后的中年妇女，腹膜后平滑肌肉瘤多见于中年女性，弹力纤维瘤多见于老年女性，而淋巴管肉瘤几乎均见于中老年女性。

三、部　　位

软组织肿瘤可发生于全身任何部位，但总的来说，大多数肿瘤发生于四肢、躯干和体腔，部分肿瘤发生于头颈部、外生殖区、泌尿生殖道和消化道。不同类型的肿瘤，无论是良性还是恶性，也都有其好发部位。

（一）好发于皮肤和皮下的软组织肿瘤

包括脂肪瘤、血管脂肪瘤、非典型性脂肪瘤样肿瘤、结节性筋膜炎、幼年性玻璃样变纤维瘤病、项型纤维瘤、Gardner 纤维瘤、掌跖纤维瘤病、指趾纤维瘤病、脂肪纤维瘤病、浅表性 CD34 阳性纤维母细胞性肿瘤、黏液炎性纤维母细胞性肉瘤、黏液纤维肉瘤、真皮肌纤维瘤、皮肤纤维组织细胞瘤、隆凸性皮肤纤维肉瘤、巨细胞纤维母细胞瘤、丛状纤维组织细胞瘤、Neurothekeoma、血管瘤、上皮样血管瘤样结节、网状血管内皮瘤、假肌源性血管内皮瘤、卡波西肉瘤、放疗相关性非典型性血管病变、头皮血管肉瘤、竖毛肌平滑肌瘤、血管平滑肌瘤、真皮平滑肌瘤、皮肤神经肌肉错构瘤、浅表性血管黏液瘤、真皮神经鞘黏液瘤、混杂性神经鞘瘤/神经束膜瘤、脂肪纤维瘤病样神经肿瘤和上皮样肉瘤等[45-48]（表 4-5）。

（二）好发于肢端的软组织肿瘤

包括足底脑回样纤维组织增生、腱鞘纤维瘤、腱鞘巨细胞瘤、掌跖纤维瘤病、指趾纤维黏液瘤、指趾纤维骨性假瘤、钙化性腱膜纤维瘤、血管球瘤、神经脂肪瘤病、脂肪纤维瘤病、假肌源性血管内皮瘤、黏液炎性纤维母细胞性肉瘤、含铁血黄素性纤维脂肪瘤样肿瘤、硬化性神经束膜瘤、真皮神经鞘黏液瘤、上皮样肉瘤、滑膜肉瘤、软组织透明细胞肉瘤和卡波西肉瘤等（表 4-6）。

（三）好发于泌尿生殖道的软组织肿瘤

包括纤维上皮性息肉（软纤维瘤）、腺瘤样瘤、生殖道型横纹肌瘤、青春期前外阴纤维瘤、侵袭性血管黏液瘤、血管肌纤维母细胞瘤、富于细胞性血管纤维瘤、宫颈阴道浅表肌纤维母细胞瘤、假肉瘤样肌纤维母细胞性增生（膀胱）、外周型血管母细胞瘤、血管脂肪平滑肌瘤、恶性潜能未定的前列腺间质肿瘤/前列腺间质肉瘤、平滑肌瘤/平滑肌肉瘤、颗粒细胞瘤、胚胎性横纹肌肉瘤/葡萄簇样横纹肌肉瘤和恶性横纹肌样瘤等[49-53]。

（四）好发于腹腔和腹膜后的软组织肿瘤

好发于腹腔内者包括胃肠道外间质瘤、腹腔内纤维瘤病、炎性肌纤维母细胞瘤、妇科型平滑肌瘤、PEComa 瘤、恶性间皮瘤和促结缔组织增生性小圆细胞肿瘤等，少数好发于周围软组织的肉瘤如滑膜肉瘤和骨外尤因肉瘤等偶可发生于胃肠道或腹腔内。

好发于腹膜后者包括髓脂肪瘤、血管平滑肌脂肪瘤、高分化脂肪肉瘤、去分化脂肪肉瘤、嗜铬细胞瘤/副神经节瘤和肾脏恶性横纹肌样瘤等[54]。

表4-5 好发于皮肤和皮下的软组织肿瘤

脂肪瘤

血管脂肪瘤

梭形细胞/多形性脂肪瘤

非典型性脂肪瘤样肿瘤

结节性筋膜炎

指趾纤维骨性假瘤

幼年性玻璃样变纤维瘤病

项型纤维瘤/Gardner 纤维瘤

指趾纤维黏液瘤

浅表性纤维瘤病（掌/跖纤维瘤病、包涵体性纤维瘤病）

脂肪纤维瘤病

黏液炎性纤维母细胞性肉瘤

黏液纤维肉瘤

皮肤纤维组织细胞瘤及其各种亚型

真皮肌纤维瘤

肌纤维瘤

非典型性纤维组织细胞瘤

隆凸性皮肤纤维肉瘤/巨细胞纤维母细胞瘤

浅表性 CD34 阳性纤维母细胞性肿瘤

丛状纤维组织细胞瘤

Neurothekeoma

非典型性纤维黄色瘤

多形性皮肤肉瘤

血管瘤

鞋钉样血管瘤

获得性簇状血管瘤

淋巴管瘤（局限型、获得性进行性）

上皮样血管瘤/上皮样血管瘤样结节

放疗相关性非典型性血管病变

鞋钉样血管内皮瘤（网状血管内皮瘤、乳头状淋巴管内血管内皮瘤）

假肌源性血管内皮瘤

卡波西肉瘤

血管肉瘤

竖毛肌平滑肌瘤

真皮平滑肌肉瘤

血管平滑肌瘤

浅表性平滑肌肉瘤

丛状神经鞘瘤

皮肤神经纤维瘤

颗粒细胞瘤

神经束膜瘤/硬化性神经束膜瘤

混杂性神经束膜瘤/神经鞘瘤

真皮神经鞘黏液瘤

脂肪纤维瘤病样神经肿瘤

浅表性血管黏液瘤

血管瘤样纤维组织细胞瘤

含铁血黄素沉着性纤维脂肪瘤样肿瘤

上皮样肉瘤

表4-6 好发于肢端的软组织肿瘤

腱鞘纤维瘤

腱鞘巨细胞瘤

包涵体性纤维瘤病（指趾纤维瘤病）

掌跖纤维瘤病

指趾纤维骨性假瘤

钙化性腱膜纤维瘤

指趾纤维黏液瘤

足底脑回样纤维组织增生

黏液炎性纤维母细胞性肉瘤

神经脂肪瘤病

脂肪纤维瘤病

血管球瘤

复合性血管内皮瘤

假肌源性血管内皮瘤

卡波西肉瘤

黏液炎性纤维母细胞性肉瘤

软组织多形性玻璃样变血管扩张性肿瘤

含铁血黄素性纤维脂肪瘤样肿瘤

硬化性神经束膜瘤

真皮神经鞘黏液瘤

滑膜肉瘤

上皮样肉瘤

软组织透明细胞肉瘤

软组织软骨瘤

四、生长速度

一般来讲，良性肿瘤生长缓慢，恶性肿瘤生长迅速，但在软组织肿瘤中，一些良性病变可生长迅速，如结节性筋膜炎，而一些软组织肉瘤则可以缓慢性生长，如隆凸性皮肤纤维肉瘤的病史可长达二十年，腺泡状软组织肉瘤的病史也可长达十数年。对一些良性肿瘤，在近期内生长突然加速并且明显增大，则要注意是否有肉瘤变的可能性，如 I 型神经纤维瘤病中的神经纤维瘤可发生肉瘤变，进展为恶性周围神经鞘膜瘤。

第三节 瘤细胞形态

软组织肿瘤从细胞形态上主要有小圆细胞、梭形细胞和多形性三种类型，有一些肿瘤则由上皮样细胞所组成或具有上皮样形态，有些肿瘤除梭形细胞外还含有上皮样的区域，即双相性，如滑膜肉瘤、恶性间皮瘤、肌上皮瘤和腺样恶性周围神经鞘膜瘤等。一些肿瘤内含有退变的细胞，可被误诊为恶性肿瘤，如非典型性纤维性息肉、非典型性纤维组织细胞瘤和软组织多形性血管扩张性玻璃样变肿瘤等。另一些肿瘤内可见多核性巨细胞，如腱鞘巨细胞瘤、软组织巨细胞瘤和软组织透明细胞肉瘤等。熟悉肿瘤的这些形态特征有助于诊断和鉴别诊断[55]。

一、梭形细胞肿瘤

（一）良性肿瘤

包括结节性筋膜炎、骨化性肌炎、肌纤维瘤、富于细胞性纤维组织细胞瘤、梭形细胞脂肪瘤、平滑肌瘤、指趾纤维骨性假瘤、婴儿纤维性错构瘤、腱鞘纤维瘤、促结缔组织增生性纤维母细胞瘤、乳腺型肌纤维母细胞瘤、血管肌纤维母细胞瘤、富于细胞性血管纤维瘤、胎儿型横纹肌瘤、梭形细胞血管瘤、胃肠道型神经鞘瘤、富于细胞性神经鞘瘤、神经纤维瘤、软组织神经束膜瘤、指趾纤维黏液瘤和异位错构瘤样胸腺瘤等。

（二）中间性肿瘤

包括各种类型的纤维瘤病、隆凸性皮肤纤维肉瘤、巨细胞纤维母细胞瘤、孤立性纤维性肿瘤、炎性肌纤维母细胞瘤、低度恶性肌纤维母细胞性肉瘤、婴儿型/先天性纤维肉瘤、假肌源性（上皮样肉瘤样）血管内皮瘤、卡波西肉瘤、含铁血黄素沉着性纤维脂肪瘤样肿瘤、非典型性纤维黄色瘤、骨化性纤维黏液样肿瘤和肌上皮瘤等[56]。

（三）恶性肿瘤

包括成年型纤维肉瘤、去分化脂肪肉瘤、低度恶性纤维黏液样肉瘤、平滑肌肉瘤、胚胎性横纹肌肉瘤、梭形细胞横纹肌肉瘤、部分血管肉瘤（梭形细胞为主）、胃肠道间质瘤、恶性周围神经鞘膜瘤、恶性骨化性纤维黏液样肿瘤、肌上皮癌、恶性磷酸盐尿性间叶性肿瘤、梭形细胞型滑膜肉瘤、部分软组织透明细胞肉瘤（梭形细胞为主）、梭形细胞未分化肉瘤和肉瘤样间皮瘤等。

二、上皮样肿瘤

除少数良性肿瘤可呈上皮样外（如上皮样血管瘤、上皮样平滑肌瘤和上皮样神经鞘瘤等），多数上皮样软组织肿瘤为恶性肿瘤，包括上皮样炎性肌纤维母细胞性肉瘤、上皮样黏液纤维肉瘤、硬化性上皮样纤维肉瘤、上皮样血管肉瘤、上皮样胃肠道间质瘤、上皮样多形性脂肪肉瘤、上皮样平滑肌肉瘤、上皮样横纹肌肉瘤、上皮样恶性周围神经鞘膜瘤和上皮样肉瘤等[57-59]（图 4-14，表 4-7）。

表 4-7 上皮样或具上皮样形态的软组织肿瘤

上皮样炎性肌纤维母细胞性肉瘤
上皮样黏液纤维肉瘤
硬化性上皮样纤维肉瘤
富于细胞性 neurothekeoma
皮肤上皮样血管瘤样结节/上皮样血管瘤/上皮样血管内皮瘤/上皮样血管肉瘤
上皮样肉瘤（包括经典型和近端型）
上皮样神经鞘瘤/上皮样恶性周围神经鞘膜瘤
上皮样胃肠道间质瘤
上皮样纤维组织细胞瘤
上皮样多形性脂肪肉瘤
上皮样平滑肌瘤/上皮样平滑肌肉瘤
上皮样横纹肌肉瘤
上皮样血管球瘤
副神经节瘤
肌上皮瘤
软组织脊索瘤
腺泡状软组织肉瘤
双相型滑膜肉瘤
恶性肾外横纹肌样瘤
PEComa（包括上皮样血管平滑肌脂肪瘤）

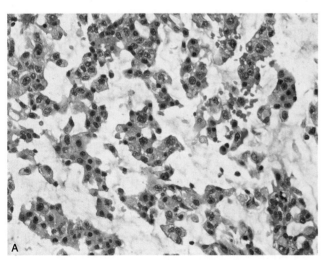

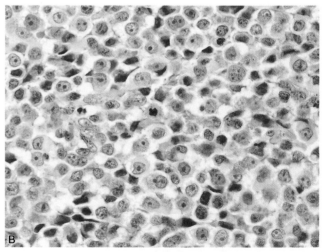

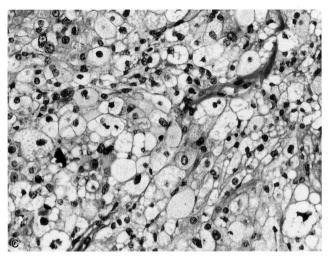

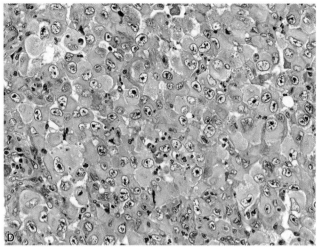

图 4-14 上皮样软组织肿瘤

A. 上皮样黏液纤维肉瘤;B. 上皮样横纹肌肉瘤;C. 上皮样多形性脂肪肉瘤;D. 上皮样血管肉瘤

三、透明细胞肿瘤

当胞质内含有较多的糖原、黏液或脂滴时,瘤细胞可呈透亮状。软组织透明细胞肿瘤以发生于肺部的透明细胞糖瘤为代表(图 4-15A),其他肿瘤包括透明细胞真皮纤维瘤、透明细胞非典型性纤维黄色瘤、皮肤透明细胞间叶性肿瘤、肌上皮瘤、透明细胞型腺泡状横纹肌肉瘤、腺泡状软组织肉瘤、软组织透明细胞肉瘤和透明细胞恶性间皮瘤等(图 4-15C ~ D)[60-66](表 4-8)。

表 4-8 透明细胞软组织肿瘤

PEComa(包括肺透明细胞糖瘤、上皮样血管平滑肌脂肪瘤和 PEComa-NOS)	透明细胞型腺泡状横纹肌肉瘤
	上皮样胃肠道间质瘤(部分)
外周型血管母细胞瘤	上皮样平滑肌肉瘤(部分)
肺血管网状细胞瘤样透明细胞间质肿瘤	软组织透明细胞肉瘤
透明细胞肌上皮瘤	双相型滑膜肉瘤(部分病例上皮样区域可呈透明细胞样)
透明细胞真皮纤维瘤	腺泡状软组织肉瘤(部分)
硬化性上皮样纤维肉瘤	骨外尤因肉瘤(部分)
透明细胞非典型性纤维黄色瘤	恶性间皮瘤
心脏横纹肌瘤	

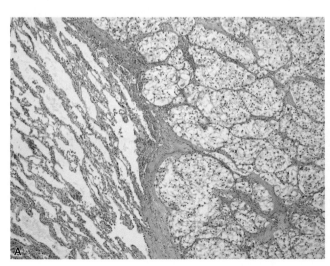

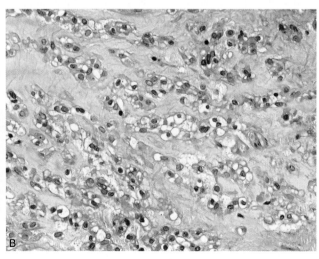

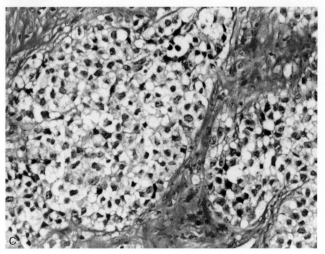
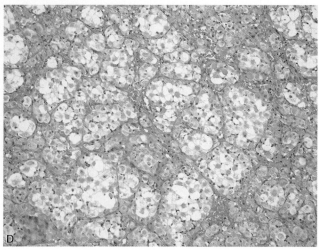

图 4-15　透明细胞软组织肿瘤

A. 肺透明细胞糖瘤（肺 PEComa）；B. 软组织肌上皮瘤；C. 透明细胞型腺泡状横纹肌肉瘤；D. 透明细胞型腺泡状软组织肉瘤

四、双相性、混杂性、多向分化和复合性肿瘤

具有上皮和间叶双相性分化的软组织肿瘤以双相型滑膜肉瘤为代表，其他的肿瘤类型包括双相型恶性间皮瘤、腺样恶性周围神经鞘膜瘤、异位错构瘤样胸腺瘤和软组织混合瘤等。

具有双相间叶性分化的软组织肿瘤以去分化脂肪肉瘤为代表，其他的肿瘤类型包括骨外间叶性软骨肉瘤、恶性蝾螈瘤、外胚层间叶瘤、具有滑膜肉瘤和骨外黏液样软骨肉瘤双相分化的肉瘤、子宫复合性胚胎性横纹肌肉瘤和外周原始神经外胚层瘤、PEComa、婴幼儿色素性神经外胚层肿瘤[67,68]。少数肿瘤中的瘤细胞成分单一，但免疫组化标记可显示双相性分化，如脂肪纤维瘤病样神经肿瘤（同时表达 CD34 和 S-100 蛋白）和双表型鼻腔鼻窦肿瘤（同时表达 S-100 蛋白和 SMA）等[69]。

混杂性肿瘤包括混杂性神经鞘瘤/神经纤维瘤、混杂性神经鞘瘤/神经束膜瘤、混杂性颗粒细胞瘤/神经束膜瘤和混杂性神经束膜瘤/富于细胞性 Neurothekeoma 等[70-73]，两种成分之间可有明确的界限，也可相互混杂而较难分辨。

具有多向性分化的肿瘤包括血管瘤样纤维组织细胞瘤和促结缔组织增生性小圆细胞肿瘤，复合性肿瘤包括复合性血管内皮瘤等（表 4-9）。

五、小圆细胞肿瘤

软组织小圆细胞肿瘤的代表类型为骨外尤因肉瘤、小蓝圆细胞肉瘤（small blue round cell tumor，SBRCT）或未分化小圆细胞肉瘤（undifferentiated round cell sarcoma，URCS），其他肿瘤包括神经母细胞瘤、嗅神经母细胞瘤、分化原始的横纹肌肉瘤、间叶性软骨肉瘤和小细胞性骨肉瘤等[74-77]（图 4-16，表 4-10）。

表 4-9　双相性、混杂性、多向分化和复合性肿瘤

具上皮和间叶双相性分化
双相性滑膜肉瘤
双相性恶性间皮瘤
腺样恶性周围神经鞘膜瘤
异位错构瘤样胸腺瘤
软组织混合瘤
十二指肠节细胞性副神经节瘤
具双相间叶性分化
去分化脂肪肉瘤
间叶性软骨肉瘤
恶性蝾螈瘤
外胚层间叶瘤
具有滑膜肉瘤和骨外黏液样软骨肉瘤双相分化的肉瘤
子宫复合性胚胎性横纹肌肉瘤和外周原始神经外胚层瘤
PEComa
婴幼儿色素性神经外胚层肿瘤
脂肪纤维瘤病样神经肿瘤
双表型鼻窦鼻腔肿瘤
混杂性肿瘤
混杂性神经鞘瘤/神经纤维瘤
混杂性神经鞘瘤/神经束膜瘤
混杂性颗粒细胞瘤/神经束膜瘤
混杂性神经束膜瘤/富于细胞性 Neurothekeoma
多向分化的肿瘤
血管瘤样纤维组织细胞瘤
促结缔组织增生性小圆细胞肿瘤
复合性肿瘤
复合性血管内皮瘤

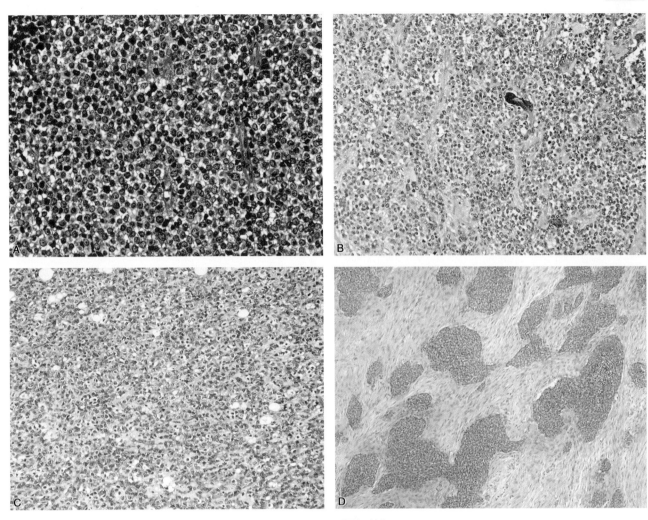

图 4-16　小圆细胞肉瘤
A. 骨外尤因肉瘤;B. 实体型腺泡状横纹肌肉瘤;C. 圆细胞脂肪肉瘤;D. 促结缔组织增生性小圆细胞肿瘤

表 4-10　软组织小圆细胞肿瘤

骨外尤因肉瘤
小蓝圆细胞未分化肉瘤
　　CIC-DUX4 肉瘤
　　BCOR-CCNB3 肉瘤
神经母细胞瘤
嗅神经母细胞瘤
婴幼儿色素性神经外胚层瘤
胚胎性横纹肌肉瘤
腺泡状横纹肌肉瘤
上皮样横纹肌肉瘤
差分化黏液样(圆细胞)脂肪肉瘤
恶性肾外横纹肌样瘤
促结缔组织增生性小圆细胞肿瘤
血管球瘤(包括非典型性和恶性血管球瘤)
副神经节瘤
弥漫性腱鞘巨细胞瘤
骨外间叶性软骨肉瘤
富于细胞性骨外黏液样软骨肉瘤
骨外小细胞性骨肉瘤
差分化小细胞性滑膜肉瘤

六、多形性肉瘤

多形性肉瘤以多形性未分化肉瘤(旧称恶性纤维组织细胞瘤)为代表,此外其他一些软组织肉瘤也可呈多形性形态[78-82],如不仔细观察,可被误诊为多形性未分化肉瘤(图 4-17,表 4-11)。需注意的是,一些非间叶源性的恶性肿瘤也可呈多形性形态,如肉瘤样癌和恶性黑色素瘤等,可被误诊为多形性肉瘤。

表 4-11　多形性肉瘤

多形性未分化肉瘤

多形性脂肪肉瘤

多形性横纹肌肉瘤

多形性平滑肌肉瘤

多形性恶性周围神经鞘膜瘤

多形性皮肤肉瘤

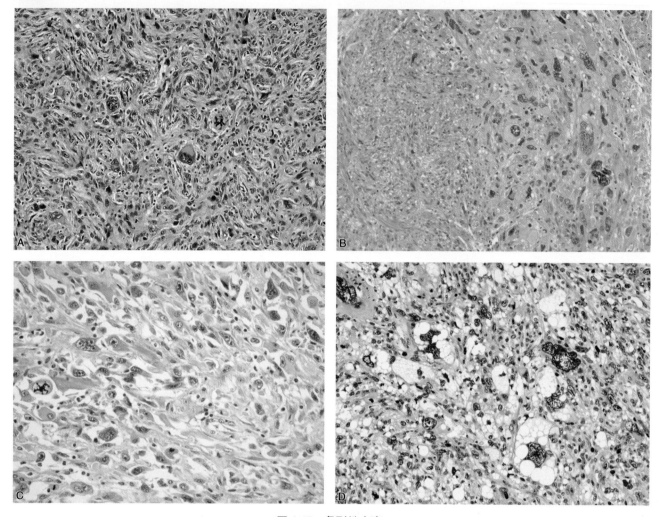

图 4-17　多形性肉瘤

A. 多形性未分化肉瘤；B. 多形性平滑肌肉瘤；C. 多形性横纹肌肉瘤；D. 多形性脂肪肉瘤

七、含有退变、畸形或多形性细胞的肿瘤

含有退变或畸形细胞的肿瘤以子宫奇异性平滑肌瘤为代表，一些良性软组织肿瘤内也可含有退变或畸形细胞，或含有核仁明显的大多边形细胞，可被误诊为恶性肿瘤，包括退变性神经鞘瘤、非典型性纤维性息肉、多形性纤维瘤和非典型性纤维组织细胞瘤等。一些中间性肿瘤内也可含有核大、核仁明显的大圆形或多边形畸形细胞，如软组织多形性血管扩张性玻璃样变肿瘤、黏液炎性纤维母细胞性肉瘤、浅表性 CD34 阳性纤维母细胞性肿瘤和血管瘤样纤维组织细胞瘤等，恶性肿瘤中部分肿瘤内可见核大深染畸形的间变性大细胞，如间变性横纹肌肉瘤等[83]（图 4-18，表 4-12）。

表 4-12　含有退变或畸形细胞的软组织肿瘤

良性肿瘤	奇异性平滑肌瘤
增生性筋膜炎/增生性肌炎	奇异性血管瘤
缺血性筋膜炎	奇异性血管球瘤
假肉瘤样肌纤维母细胞增生	中间性肿瘤
多形性纤维瘤	软组织多形性玻璃样变血管扩张性肿瘤
退变性神经鞘瘤	黏液炎性纤维母细胞性肉瘤
非典型性神经纤维瘤	浅表性 CD34 阳性纤维母细胞性肿瘤
非典型性纤维性息肉	血管瘤样纤维组织细胞瘤
多形性纤维瘤	恶性肿瘤
非典型性纤维组织细胞瘤	间变性横纹肌肉瘤
多形性脂肪瘤	间变性神经母细胞瘤

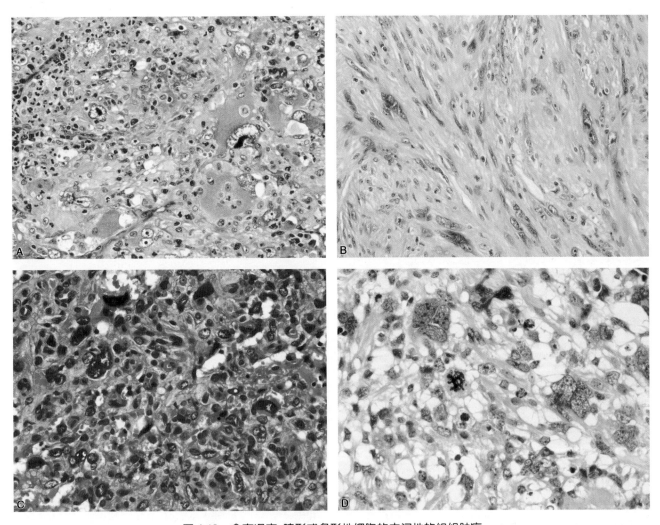

图 4-18 含有退变、畸形或多形性细胞的中间性软组织肿瘤

A. 黏液炎性纤维母细胞性肉瘤；B. 浅表性 CD34 阳性纤维母细胞性肿瘤；C. 血管瘤样纤维组织细胞瘤；D. 间变性横纹肌肉瘤

八、含有色素或具有色素细胞分化的肿瘤

含有色素的肿瘤常以色素性（pigmented 或 melanotic）来命名，包括色素性隆凸性皮肤纤维肉瘤、色素性神经鞘瘤、色素性神经纤维瘤、色素性恶性周围神经鞘膜瘤和婴幼儿色素性神经外胚层肿瘤等。具有色素细胞分化的软组织肿瘤以软组织透明细胞肉瘤（以往称为软组织恶性黑色素瘤）为代表，另一个肿瘤为 PEComa 家族（包括血管平滑肌脂肪瘤、透明细胞糖瘤、淋巴管肌瘤病和非特指性 PEComa），后者还可具有肌样分化（图 4-19，表 4-13）。

九、含有各种类型多核性巨细胞的肿瘤

（一）破骨样巨细胞

代表性肿瘤为腱鞘巨细胞瘤和软组织巨细胞瘤，其他肿瘤包括结节性筋膜炎、丛状纤维组织细胞瘤、富于细胞性 Neurothekeoma、富于破骨样巨细胞的平滑肌肉瘤、巨细胞血管网状细胞瘤、磷酸盐尿性间叶性肿瘤、上皮样肉瘤（少数）、朗格罕斯细胞组织细胞增生症和富含破骨样巨细胞的多形性未分化肉瘤等（图 4-20A ～ D，表 4-14）。

表 4-13 含有色素或具有色素细胞分化的软组织肿瘤

软组织透明细胞肉瘤	色素性隆凸性皮肤纤维肉瘤
皮肤副节瘤样色素细胞肿瘤	婴幼儿色素性神经外胚层肿瘤
色素性神经鞘瘤/色素性恶性周围神经鞘膜瘤	PEComa
色素性神经纤维瘤	色素性副神经节瘤

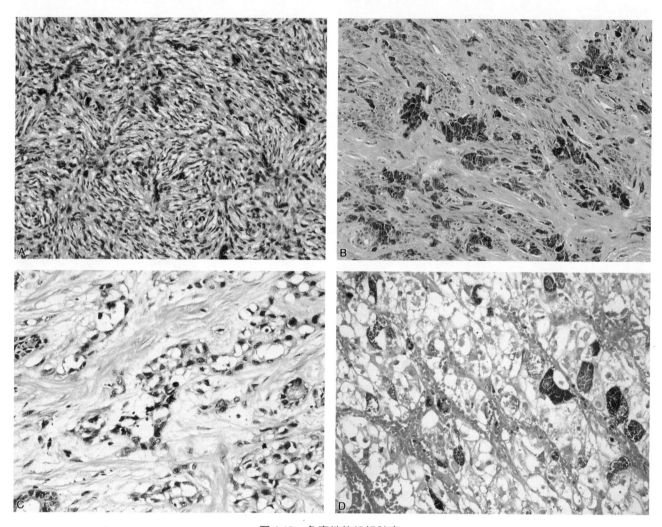

图 4-19 色素性软组织肿瘤
A. 色素性隆凸性皮肤纤维肉瘤；B. 色素性神经鞘瘤；C. 婴幼儿色素性神经外胚层肿瘤；D. PEComa

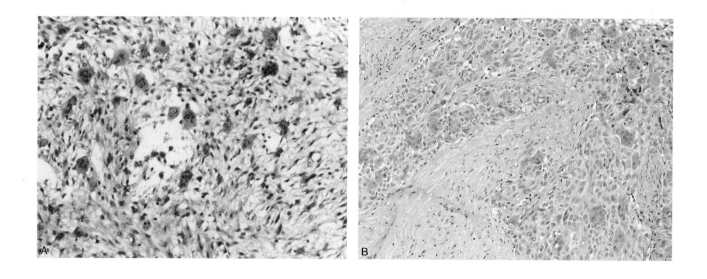

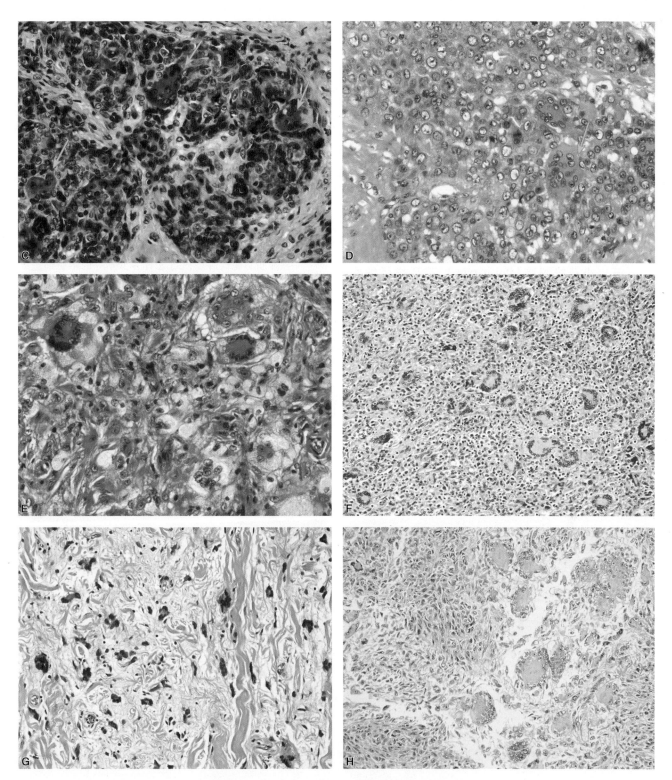

图 4-20　含有各种类型多核性巨细胞的软组织肿瘤

A. 结节性筋膜炎；B. 丛状纤维组织细胞瘤；C. 巨细胞血管母细胞瘤；D. 上皮样肉瘤；E. 纤维黄色瘤；F. 幼年性黄色肉芽肿；G. 多形性脂肪瘤；H. 软组织透明细胞肉瘤

表 4-14　含有各种类型多核性巨细胞的软组织肿瘤

含有破骨样多核巨细胞的肿瘤 　结节性筋膜炎 　腱鞘巨细胞瘤 　丛状纤维组织细胞瘤 　软组织巨细胞瘤 　朗格汉斯细胞组织细胞增生症 　磷酸盐尿性间叶性肿瘤 　巨细胞型多形性未分化肉瘤(巨细胞型恶性纤维组织细胞 　瘤) 　巨细胞血管母细胞瘤 　胃肠道透明细胞肉瘤样肿瘤 　富于破骨样巨细胞的平滑肌肉瘤 　上皮样肉瘤	含有杜顿巨细胞的肿瘤 　纤维组织细胞瘤 　幼年性黄色肉芽肿 　黄色瘤 含有小花样或花环样巨细胞的肿瘤 　多形性脂肪瘤 　高分化脂肪肉瘤 　黏液纤维肉瘤 　腺泡状横纹肌肉瘤 　巨细胞纤维母细胞瘤 　软组织透明细胞肉瘤 　血管平滑肌脂肪瘤/PEComa

(二) 杜顿巨细胞

代表性肿瘤为纤维组织细胞瘤(纤维黄色瘤)、幼年性黄色肉芽肿和黄色瘤(图 4-20E,F)。

(三) 小花样细胞(floret-type)、花环样巨细胞(wreath-like)或核深染多核巨细胞

代表性肿瘤包括多形性脂肪瘤、血管平滑肌脂肪瘤、巨细胞纤维母细胞瘤、巨细胞型孤立性纤维性肿瘤、浅表性纤维瘤

病(少数)、腺泡状横纹肌肉瘤和软组织透明细胞肉瘤等(图 4-20G,H)。

十、含有脂肪成分的非脂肪源性肿瘤

一些非脂肪源性肿瘤内可含有多少不等的脂肪细胞成分,包括血管平滑肌脂肪瘤、肌脂肪瘤、乳腺型肌纤维母细胞瘤、含铁血黄素沉着性纤维组织细胞瘤样肿瘤、脂肪瘤样孤立性纤维性肿瘤、脂肪瘤样血管肌纤维母细胞瘤和异位错构瘤样胸腺瘤等(图 4-21)。

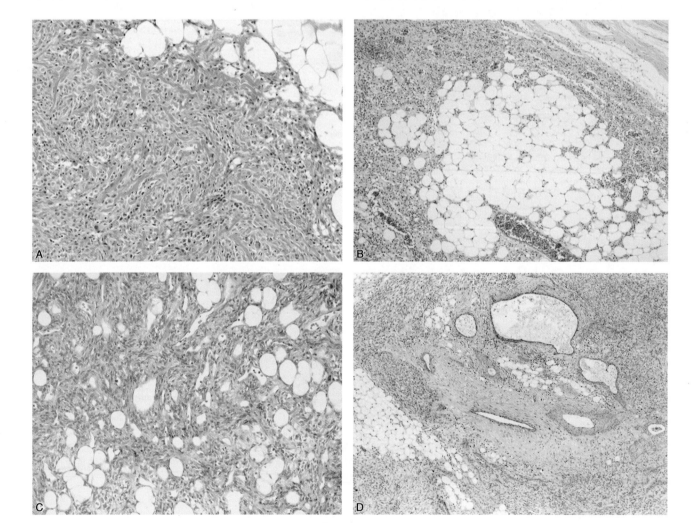

图 4-21　含有脂肪成分的软组织肿瘤
A. 乳腺型肌纤维母细胞瘤;B. 脂肪瘤样血管肌纤维母细胞瘤;C. 脂肪瘤样孤立性纤维性肿瘤;D. 异位错构瘤样胸腺瘤

第四节 瘤细胞排列方式

软组织肿瘤中瘤细胞的排列方式也多种多样,其中梭形细胞肿瘤最常见的是条束状或鱼骨样,小圆细胞肿瘤最常见的是分叶状、片状或弥漫状,此外还有其他一些特殊的排列结构,包括腺泡状、器官样、结节状、丛状、簇状、栅栏状、席纹状、血管外皮瘤样、菊形团、漩涡状等。熟悉软组织肿瘤的这些相对特征性的排列结构,有助于诊断和鉴别诊断。

一、条束状排列

条束状排列最常见,多见于梭形细胞肿瘤,并可见于各种良性、中间性和恶性肿瘤,包括结节性筋膜炎、假肉瘤样肌纤维母细胞性增生、真皮肌纤维瘤、各种类型纤维瘤病、纤维肉瘤、乳腺型肌纤维母细胞瘤、富于细胞性血管纤维瘤、炎性肌纤维母细胞瘤、孤立性纤维性肿瘤、纤维肉瘤型隆凸性皮肤纤维肉瘤、平滑肌瘤、平滑肌肉瘤、肌纤维瘤/肌纤维瘤病、梭形细胞横纹肌肉瘤、梭形细胞血管瘤、假肌源性血管内皮瘤、胃肠道间质瘤、富于细胞性神经鞘瘤和梭形细胞滑膜肉瘤等(表4-15)。

二、席纹状排列

代表性肿瘤为隆凸性皮肤纤维肉瘤,其他可显示有席纹状排列的肿瘤还包括席纹状胶原瘤、良性纤维组织细胞瘤、胃肠道间质瘤、盆腔纤维瘤病、孤立性纤维性肿瘤、低度恶性纤维黏液样肉瘤、软组织神经束膜瘤和混杂性神经鞘瘤/神经束膜瘤、多形性未分化肉瘤和滤泡树突细胞肉瘤等(图4-22,表4-16)。

表4-15 条束状排列的梭形细胞肿瘤

结节性筋膜炎	肌纤维瘤/肌纤维瘤病
假肉瘤样肌纤维母细胞性增生	梭形细胞横纹肌肉瘤
婴幼儿纤维性错构瘤	婴幼儿横纹肌纤维肉瘤
真皮肌纤维瘤	梭形细胞血管瘤
钙化性腱膜纤维瘤	假肌源性血管内皮瘤(上皮样肉瘤样血管内皮瘤)
乳腺型肌纤维母细胞瘤	血管肉瘤(梭形细胞为主型)
淋巴结内栅栏状肌纤维母细胞瘤	胃肠道间质瘤
富于细胞性血管纤维瘤	胃肠道型神经鞘瘤/富于细胞性神经鞘瘤
浅表性和深部纤维瘤病	富于细胞性神经纤维瘤
脂肪纤维瘤病	恶性周围神经鞘膜瘤
炎性肌纤维母细胞瘤	非典型性纤维黄色瘤(梭形细胞为主型)
孤立性纤维性肿瘤	磷酸盐尿性间叶性肿瘤
低度恶性肌纤维母细胞性肉瘤	梭形细胞滑膜肉瘤
纤维肉瘤型隆凸性皮肤纤维肉瘤	软组织透明细胞肉瘤(梭形细胞)
纤维肉瘤	肉瘤样间皮瘤
富于细胞性纤维组织细胞瘤	梭形细胞型 PEComa
平滑肌瘤	梭形细胞未分化肉瘤
平滑肌肉瘤	

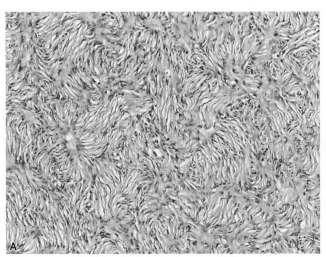

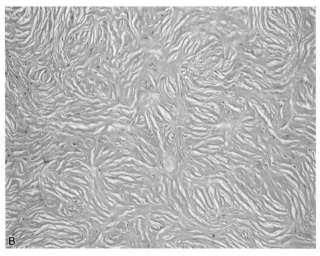

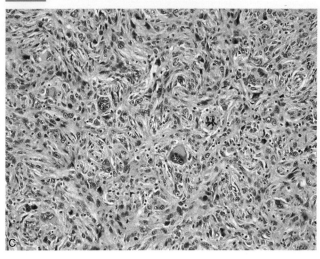
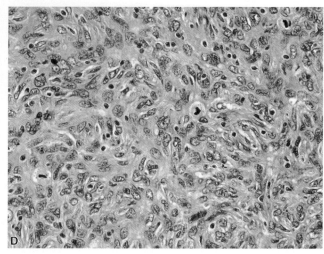

图 4-22   席纹状排列

A. 隆凸性皮肤纤维肉瘤;B. 席纹状胶原瘤;C. 多形性未分化肉瘤;D. 滤泡树突细胞肉瘤

表 4-16   席纹状或交织状排列的梭形细胞肿瘤

隆凸性皮肤纤维肉瘤	软组织神经束膜瘤
纤维组织细胞瘤	混杂性神经鞘瘤/神经束膜瘤
席纹状胶原瘤	混杂性神经鞘膜瘤/神经束膜瘤
孤立性纤维性肿瘤	梭形细胞未分化肉瘤
盆腔纤维瘤病	滤泡树突细胞肉瘤
低度恶性纤维黏液样肉瘤	

三、栅栏状排列

除神经鞘瘤和恶性周围神经鞘膜瘤(少数病例)外,栅栏状排列还可见于其他一些非神经源性肿瘤,包括梭形细胞脂肪瘤、淋巴结内栅栏状肌纤维母细胞瘤、栅栏状隆凸性皮肤纤维肉瘤、平滑肌瘤和平滑肌肉瘤(少数病例)、胃肠道间质瘤(少数病例)和梭形细胞滑膜肉瘤(少数病例)等(图 4-23,表 4-17)。

表 4-17   栅栏状排列的梭形细胞肿瘤

梭形细胞脂肪瘤	平滑肌瘤
神经鞘瘤	平滑肌肉瘤
恶性周围神经鞘膜瘤	胃肠道间质瘤
淋巴结内栅栏状肌纤维母细胞瘤	梭形细胞滑膜肉瘤
栅栏状隆凸性皮肤纤维肉瘤	

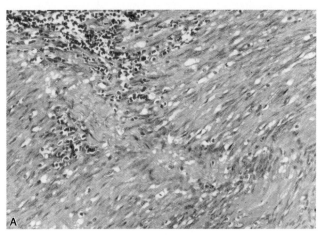
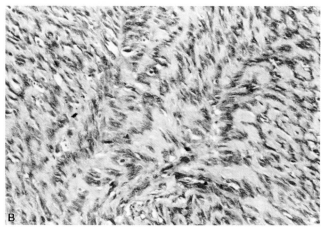

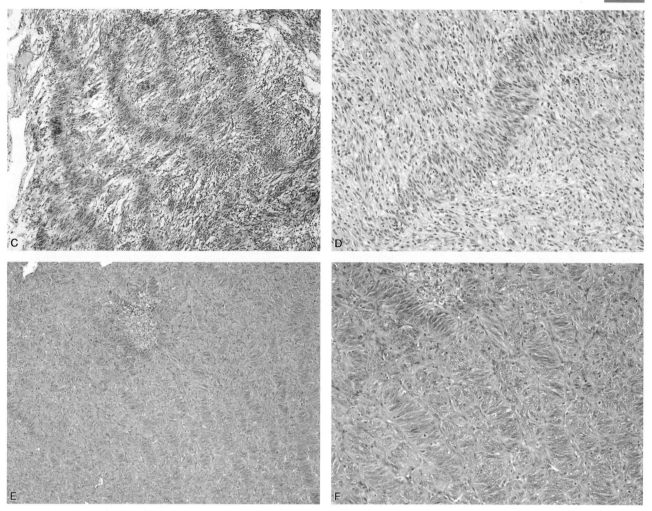

图 4-23　栅栏状排列

A. 淋巴结内栅栏状肌纤维母细胞瘤；B. 平滑肌肉瘤；C. 胃肠道间质瘤；D. 恶性周围神经鞘膜瘤；E、F. 梭形细胞滑膜肉瘤

四、波浪状、漩涡状或同心圆状排列

波浪状排列不仅见于周围神经鞘膜肿瘤，也可见于非神经源性，特别是在纤维瘤病中常可见到席纹状排列，易被误诊为神经纤维瘤。

含有漩涡状排列结构的肿瘤包括伴有脑膜上皮样结构的去分化脂肪肉瘤、伴有脑膜上皮样结构的隆凸性皮肤纤维肉瘤、低度恶性纤维黏液样肉瘤、黏液型 Neurothekeoma、神经内神经束膜瘤、恶性周围神经鞘膜瘤、结外滤泡树突细胞肉瘤和异位脑膜瘤等（图 4-24A，B）。

含有同心圆状排列的肿瘤包括炎性纤维性息肉、血管肌纤维母细胞瘤、血管平滑肌瘤、肌周皮细胞肿瘤、神经内神经束膜瘤和巨细胞血管网状细胞瘤等（图 4-24C，D）。

五、血管外皮瘤样结构

血管外皮瘤样结构（hemangiopericytoma-like pattern）可见于孤立性纤维性肿瘤、滑膜肉瘤、骨外间叶性软骨肉瘤、深部纤维组织细胞瘤、肌纤维瘤/肌纤维瘤病、肌周皮细胞瘤、多形性未分化肉瘤和多种类型的梭形细胞肉瘤（如平滑肌肉瘤和恶性周围神经鞘膜瘤等）（图 4-25）。

六、小叶状、分叶状或结节状

包括先天性血管瘤、叶状毛细血管瘤、脂肪母细胞瘤、黏液样脂肪肉瘤、骨外黏液样软骨肉瘤、真皮神经鞘黏液瘤、浅表性血管黏液瘤、黏液纤维肉瘤、软组织巨细胞瘤、软组织肌上皮瘤、上皮样神经鞘瘤、上皮样恶性周围神经鞘膜瘤、上皮样黏液纤维肉瘤、肺上皮样血管内皮瘤、骨化性纤维黏液样肿瘤和软组织室管膜瘤等（图 4-26）。

七、腺泡状或器官样排列

显示腺泡状排列的肿瘤包括腺泡状横纹肌肉瘤和腺泡状软组织肉瘤等，显示器官样排列的肿瘤包括副神经节瘤、PE-Coma 和胃肠道间质瘤等（图 4-27）。

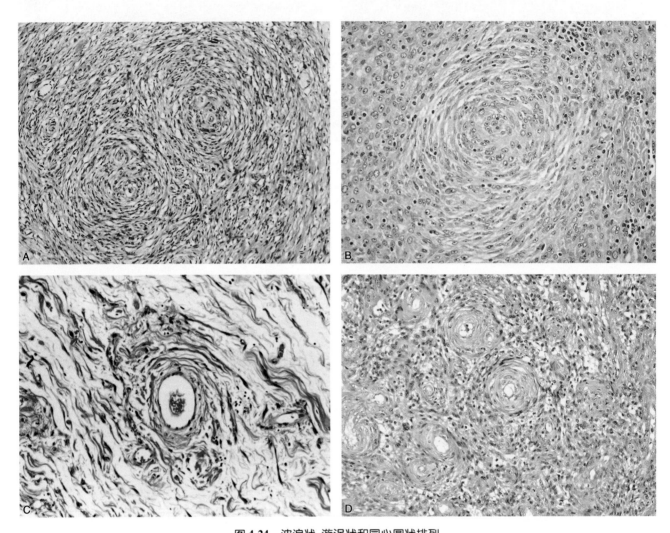

图 4-24   波浪状、漩涡状和同心圆状排列

A. 伴有脑膜上皮样结构去分化脂肪肉瘤中的漩涡状排列；B. 结外树突细胞肉瘤中的漩涡状排列；C. 血管肌纤维母细胞瘤中的同心圆状排列；D. 肌周皮细胞肿瘤中的同心圆状排列

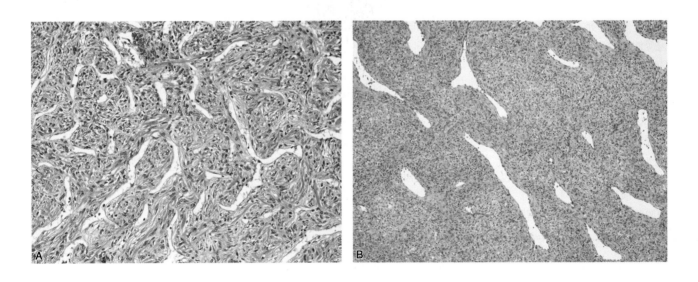

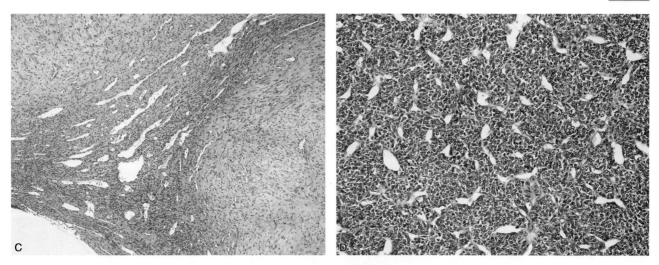

图 4-25 血管外皮瘤样排列结构
A. 孤立性纤维性肿瘤；B. 纤维组织细胞瘤；C. 肌纤维瘤；D. 滑膜肉瘤

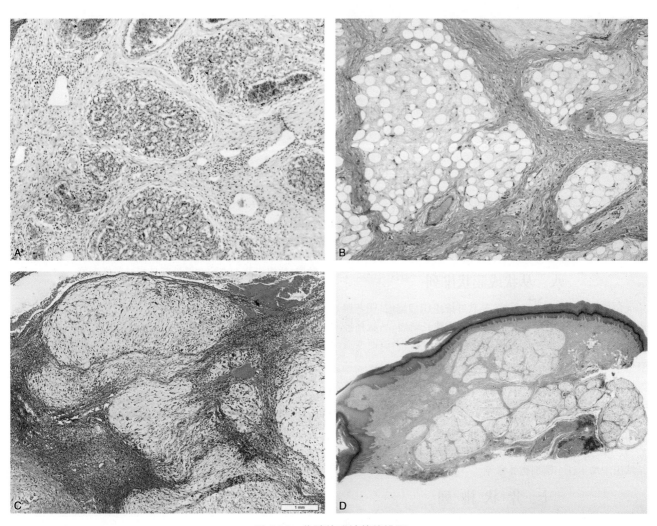

图 4-26 分叶状或结节状排列
A. 叶状毛细血管瘤；B. 脂肪母细胞瘤；C. 黏液纤维肉瘤；D. 真皮神经鞘黏液瘤

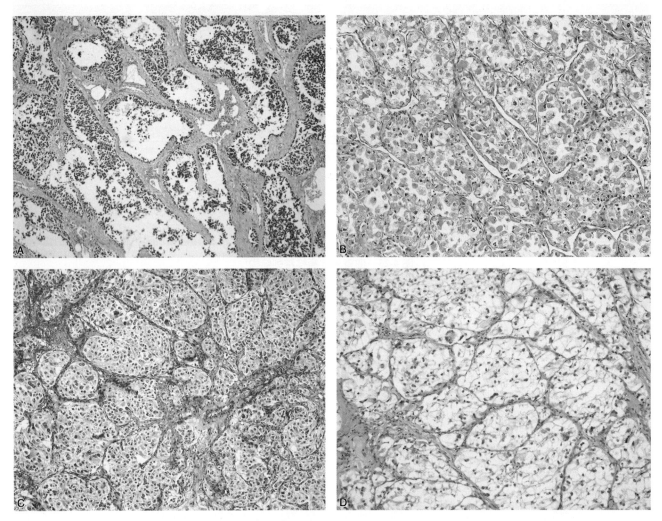

图4-27   腺泡状或器官样排列
A. 腺泡状横纹肌肉瘤;B. 腺泡状软组织肉瘤;C. 副神经节瘤;D. PEComa

八、丛状或簇状排列

包括丛状梭形细胞脂肪瘤、丛状纤维组织细胞瘤、阴茎肌内膜瘤、富于细胞性 Neurothekeoma、丛状神经鞘瘤、丛状神经纤维瘤、胃丛状纤维黏液瘤、获得性簇状血管瘤、卡波西型血管内皮瘤和巨细胞血管母细胞瘤等(图4-28)。

九、巢 状 排 列

包括实体型腺泡状横纹肌肉瘤、Neurothekeoma、PEComa、胃肠道透明细胞肉瘤样肿瘤、嗅神经母细胞瘤、软组织肌上皮瘤、软组织透明细胞肉瘤、婴幼儿色素性神经外胚层肿瘤和促结缔组织增生性小圆细胞肿瘤等。

十、片 状 排 列

包括骨外尤因肉瘤、上皮样多形性脂肪肉瘤、上皮样纤维组织细胞瘤、网状组织细胞瘤、上皮样黏液纤维肉瘤、上皮样血管瘤样结节、上皮样血管肉瘤、血管球瘤、弥漫性腱鞘巨细胞瘤、成年型横纹肌瘤、上皮样横纹肌肉瘤、颗粒细胞瘤、上皮样胃肠道间质瘤、近端型上皮样肉瘤、胃肠道透明细胞肉瘤样

肿瘤、软组织肌上皮瘤和恶性肾外横纹肌样瘤等。

十一、菊形团结构

(一) Homer-Wright 菊形团

由瘤细胞呈放射状围绕神经毡形成(图 4-29A),主要见于神经母细胞瘤和骨外尤因肉瘤,也可见于发生于中枢神经系统的髓母细胞瘤和松果体母细胞瘤。Homer-Wright 菊形团含有大量的纤丝样物质,中心不含有空的管腔,故属于一种假菊形团。

(二) Flexner-Wintersteiner 菊形团

由瘤细胞呈放射状围绕空的管腔形成,主要见于视网膜母细胞瘤(图 4-29B)。

(三) 假菊形团

由瘤细胞呈放射状围绕小的薄壁血管组成(图 4-29C),可见于包括骨外尤因肉瘤和嗅神经母细胞等多种小圆细胞肿瘤内。

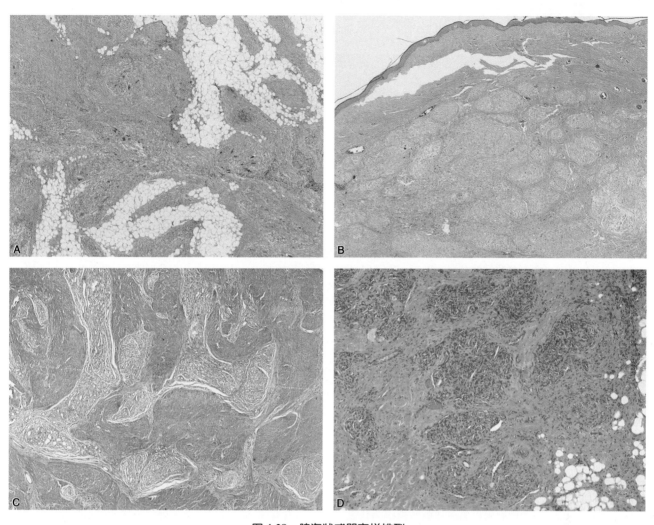

图 4-28 腺泡状或器官样排列
A. 丛状纤维组织细胞瘤;B. Neurothekeoma;C. 胃丛状纤维黏液瘤;D. 簇状血管瘤

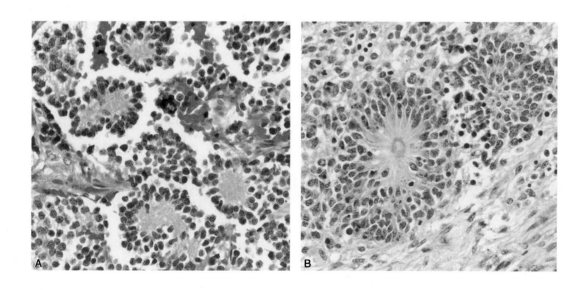

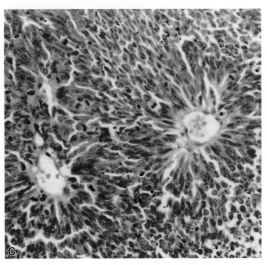
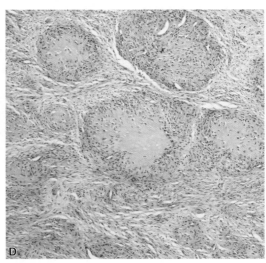

图 4-29 菊形团结构

A. 中心为纤丝样物质的 Homer-Wright；B. 中心为管腔样结构的 Flexner-Wintersteiner 菊形团；C. 中心为血管的假菊形团；D. 中心为放射状胶原纤维的巨菊形团

（四）巨菊形团

由放射状的胶原纤维组成，周围为卵圆形，可见于低度恶性纤维黏液样肉瘤和神经母细胞瘤样神经鞘瘤（图 4-29D）。

第五节 间质改变

一、间质伴有黏液样变

一些软组织肿瘤的间质可呈广泛或弥漫的黏液样，其中良性肿瘤以黏液瘤为代表，局部侵袭性肿瘤以深部（侵袭性）血管黏液瘤为代表，恶性肿瘤则以黏液样脂肪肉瘤为代表。另有一些肿瘤间质可发生程度不等的黏液样变性，可称为黏液样亚型，如黏液样隆凸性皮肤纤维肉瘤和黏液样平滑肌肉瘤等[84-86]（图 4-30，表 4-18）。

二、间质伴有胶原化

含有胶原纤维束的肿瘤包括梭形细胞脂肪瘤、席纹状胶原瘤、促结缔组织增生性纤维母细胞瘤、乳腺型肌纤维母细胞瘤、血管肌纤维母细胞瘤、孤立性纤维性肿瘤、低度恶性肌纤维母细胞性肉瘤、低度恶性纤维黏液样肉瘤、硬化性隆凸性皮肤纤维肉瘤、神经纤维瘤、滑膜肉瘤（少数）、促结缔组织增生性间皮瘤和促结缔组织增生性小圆细胞肿瘤等。

以粗大胶原为特征的肿瘤包括项型纤维瘤和 Gardner 纤维瘤。

含有瘢痕疙瘩样胶原纤维的肿瘤包括瘢痕疙瘩、结节性筋膜炎、瘢痕疙瘩样真皮纤维瘤和侵袭性纤维瘤病。

含有石棉样胶原小结的肿瘤包括孤立性纤维性肿瘤和淋巴结内栅栏状肌纤维母细胞瘤。

含有 Skeloid 胶原小结的肿瘤为好发于小肠的胃肠道间质瘤。

间质呈弥漫性玻璃样变的肿瘤包括幼年性玻璃样变纤维瘤病和腱鞘巨细胞瘤。

含有大量硬化性间质的肿瘤包括硬化性上皮样纤维肉瘤、硬化性脂肪肉瘤、硬化性横纹肌肉瘤、硬化性神经束膜瘤和硬化性 PEComa 等（图 4-31）。

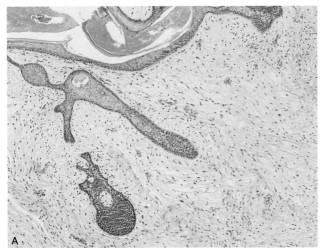
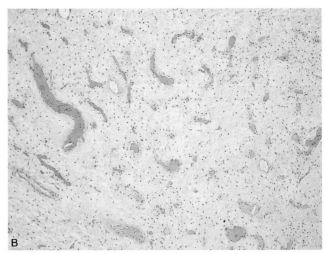

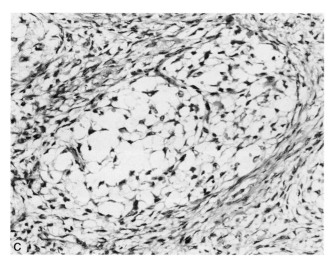
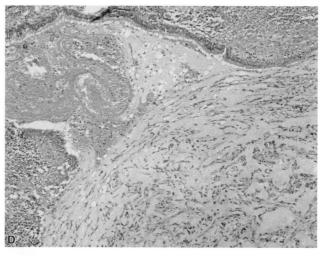

图 4-30 黏液样软组织肿瘤

A. 浅表性血管黏液瘤；B. 侵袭性血管黏液瘤；C. 婴儿原始黏液样间叶性肿瘤；D. 肺原发性黏液样肉瘤

表 4-18 黏液样软组织肿瘤

良性黏液样肿瘤	局部侵袭性黏液样肿瘤	黏液样肉瘤
结节性筋膜炎	侵袭性血管黏液瘤	黏液样脂肪肉瘤
黏液样神经纤维瘤	关节旁黏液瘤	黏液纤维肉瘤
黏液脂肪瘤	黏液样炎性肌纤维母细胞瘤	黏液样平滑肌肉瘤
脂肪母细胞瘤	黏液样隆突性皮纤维肉瘤	胚胎性横纹肌肉瘤
树突状纤维黏液脂肪瘤	低度恶性纤维黏液样肉瘤	葡萄簇样横纹肌肉瘤
浅表性肢端纤维黏液瘤	黏液炎性纤维母细胞性肉瘤	黏液样恶性周围神经鞘膜瘤
浅表性血管黏液瘤	血管瘤样纤维组织细胞瘤（少数）	骨外黏液样软骨肉瘤
肌内黏液瘤	混合瘤/肌上皮瘤	黏液样滑膜肉瘤
富于细胞性黏液瘤	婴儿原始黏液样间叶性肿瘤	黏液样胃肠道间质瘤
血管肌纤维母细胞瘤		肺原发性黏液样肉瘤
腱鞘巨细胞瘤（少数）		上皮样炎性肌纤维母细胞肉瘤
胎儿型横纹肌瘤		
上皮样神经鞘瘤		
微囊性/网状神经鞘瘤		
真皮神经鞘黏液瘤		
黏液样 Neurothekeoma		
胃丛状血管黏液肌纤维母细胞瘤		
软组织骨化性纤维黏液样肿瘤		
肺微囊性纤维黏液瘤		
软组织室管膜瘤		

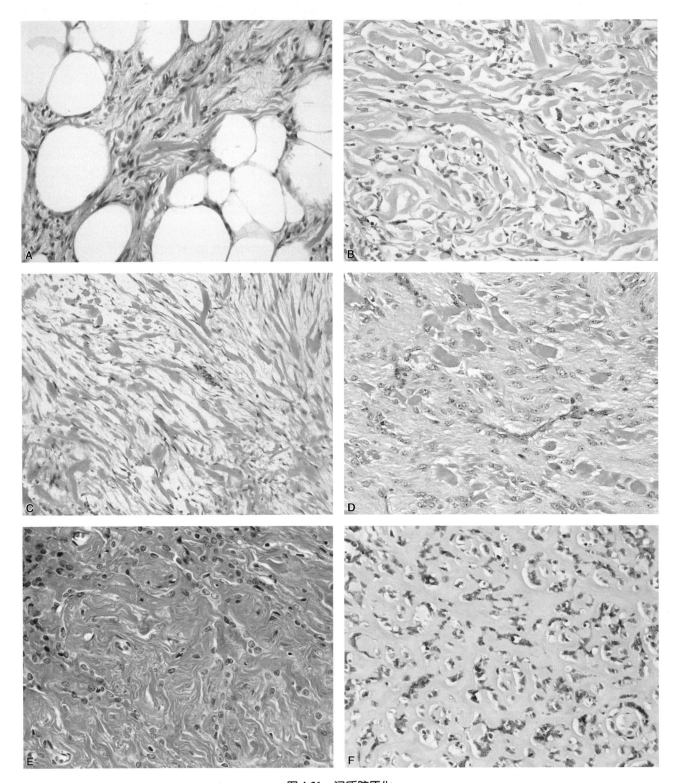

图 4-31　间质胶原化

A. 梭形细胞脂肪瘤中的胶原纤维束；B. 孤立性纤维性肿瘤中的胶原纤维束；C. 腹腔纤维瘤病中的瘢痕疙瘩样胶原纤维；D. 小肠间质瘤中的 Skeloid 胶原小结；E. 硬化性神经束膜瘤；F. 硬化性横纹肌肉瘤

三、间质伴有钙化、软骨化和骨化

伴有钙化的肿瘤包括钙化性纤维性肿瘤、钙化性腱膜纤维瘤、色素性砂砾性神经鞘瘤、平滑肌瘤、胃肠道间质瘤、瘤样钙盐沉着症和滑膜肉瘤等。

软骨样、伴有软骨化生或含有软骨样基质的肿瘤包括脂肪瘤伴软骨化生、软骨样脂肪瘤、高分化脂肪肉瘤(伴软骨化生,少数)、去分化脂肪肉瘤(去分化成分呈软骨肉瘤样)、项部纤维软骨性假瘤、胚胎性横纹肌肉瘤(伴软骨化生,少数)、恶性周围神经鞘膜瘤、混合瘤、骨外间叶性软骨肉瘤和假通风等。

伴有骨样化生或骨样组织的肿瘤包括骨化性筋膜炎、增生性肌炎、骨化性肌炎、指趾纤维骨性假瘤、去分化脂肪肉瘤、软组织巨细胞瘤、肌纤维瘤、血管瘤(少见)、软组织骨化性纤维黏液样肿瘤、滑膜肉瘤和骨外骨肉瘤等。

另假痛风可见大量的结晶样物质沉着,磷酸盐尿性间叶性肿瘤可见污浊的钙化样物质沉着(图4-32)。

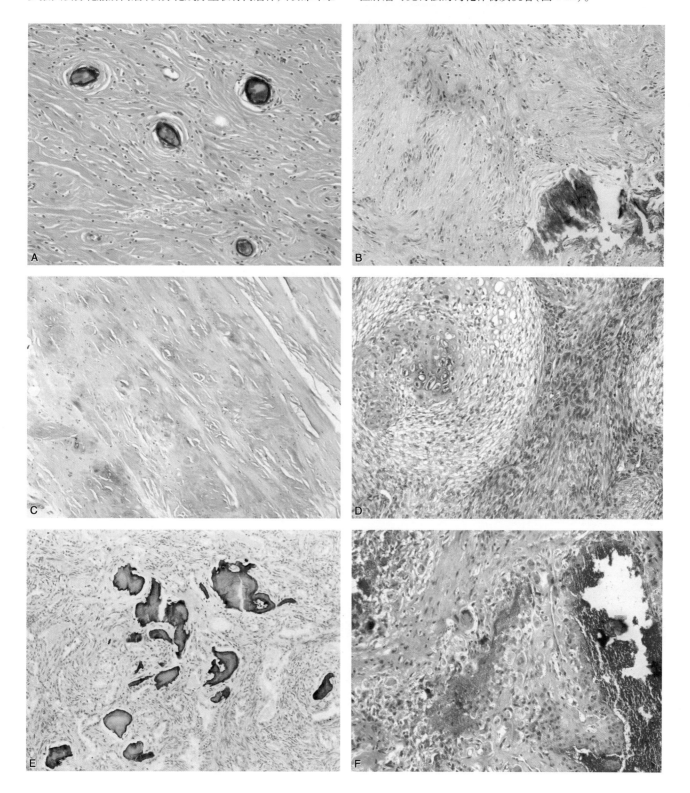

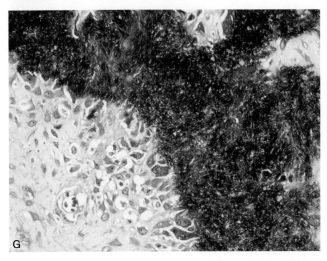
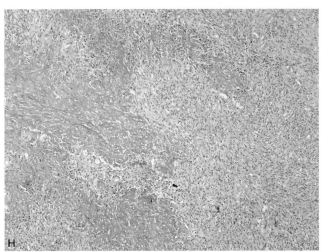

图 4-32　软组织肿瘤中的钙化、软骨化和骨化

A. 钙化性纤维性肿瘤中的钙化小体；B. 胃肠道间质瘤中的钙化；C. 项部纤维软骨性假瘤；D. 恶性周围神经鞘膜中的软骨化生；E. 滑膜肉瘤中的骨化；F. 瘤样钙盐沉着；G. 假痛风中的结晶样物质；H. 磷酸盐尿性间叶性肿瘤中的污浊的钙化样物质

四、间质伴有明显炎症细胞浸润

炎症细胞包括急性炎症细胞和慢性炎症细胞，后者包括淋巴细胞、浆细胞、嗜酸性粒细胞和肥大细胞。包括软组织肿瘤在内的各种类型肿瘤都可含有多少不等的炎症细胞浸润，但部分软组织肿瘤以富含炎症细胞为特征，对诊断有一定的提示性作用。

（一）富含淋巴细胞和浆细胞的软组织肿瘤

以炎性肌纤维母细胞肿瘤为代表，由束状排列的梭形肌纤维母细胞和大量淋巴细胞和浆细胞组成（图 4-33A），部分病例内可含有嗜酸性粒细胞和中心粒细胞。此外，好发于肝脏的炎性假瘤样树突细胞肉瘤也已含有大量的淋巴细胞浆细胞，并可含有嗜酸性粒细胞。少数钙化性纤维性肿瘤可含有较多的淋巴细胞浆细胞浸润。

（二）富含淋巴细胞的软组织肿瘤

以炎症性脂肪肉瘤和炎症性平滑肌肉瘤为代表，肿瘤内

常含有淋巴细胞聚集灶，可有生发中心形成（图 4-33B）。此外，滤泡树突细胞肉瘤内常可见到混杂的淋巴细胞，与瘤细胞形成双相细胞性形态。婴儿型纤维肉瘤、网状血管内皮瘤、乳头状淋巴管内血管内皮瘤和部分胃肠道间质瘤也可含有较多的淋巴细胞。

（三）含有淋巴细胞套结构的软组织肿瘤

以胃肠道型神经鞘瘤、富于细胞性神经鞘瘤和血管瘤样纤维组织细胞瘤（图 4-33C）为代表，在肿瘤的周边常可见由淋巴细胞聚集所形成的袖套样结构，其中血管瘤样纤维组织细胞瘤可有生发中心形成，类似残留的淋巴结。

（四）富含中心粒细胞的软组织肿瘤

以富含大量炎症细胞的多形性未分化肉瘤、上皮样炎性肌纤维母细胞肉瘤（图 4-33D）和部分差分化肉瘤为代表，肿瘤内常含有大量的中心粒细胞。此外，假肌源性血管内皮瘤间质内常含有散在的中心粒细胞。肉芽肿型血管瘤（化脓性肉芽肿）也常含有大量的中心粒细胞。

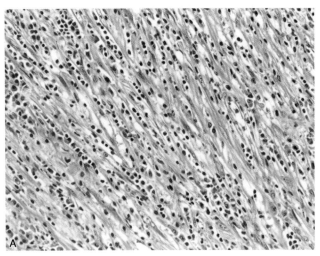
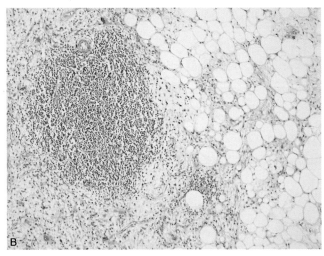

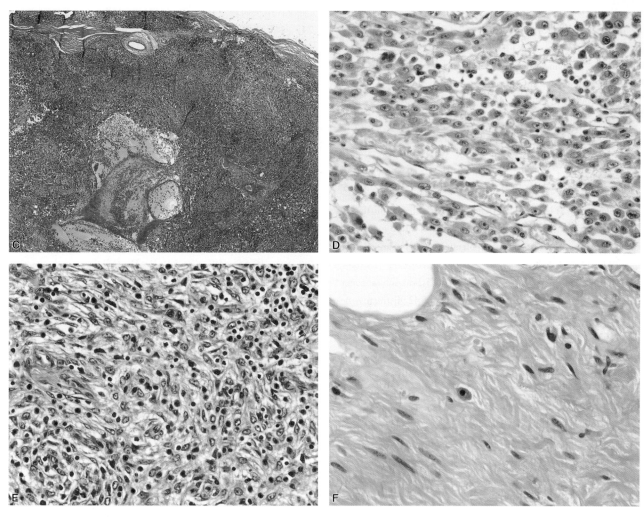

图 4-33 富含炎症细胞的软组织肿瘤

A. 富含淋巴细胞浆细胞的炎性肌纤维母细胞瘤；B. 富含淋巴细胞的炎症性脂肪肉瘤；C. 周边含有淋巴细胞套的血管瘤样纤维组织细胞瘤；D. 富含中心粒细胞的上皮样炎性肌纤维母细胞肉瘤；E. 含有较多嗜酸性粒细胞的炎性纤维性息肉；F. 含有散在肥大细胞的梭形细胞脂肪瘤

（五）富含嗜酸性粒细胞的软组织肿瘤

以好发于胃肠道的炎性纤维性息肉为代表（图 4-33E），上皮样血管瘤也可含有嗜酸性粒细胞浸润。

（六）富含浆细胞的软组织肿瘤

以腹膜后纤维化（IgG4 相关性硬化性疾病）为代表。

（七）富含混合性炎症细胞的软组织肿瘤

以好发于肢端的黏液炎性纤维母细胞肉瘤为代表。

（八）含有肥大细胞的软组织肿瘤

以梭形细胞／多形性脂肪瘤为代表（图 4-33F），其他肿瘤包括指趾纤维黏液瘤、乳腺型肌纤维母细胞瘤、孤立性纤维性肿瘤、血管肌纤维母细胞瘤、富于细胞性血管纤维瘤和滑膜肉瘤等。

参 考 文 献

1. 朱雄增，张仁元，王坚. 软组织和骨的假恶性病变（Ⅰ）：反应性病变. 临床与实验病理学杂志,1997,13:65-66.

2. 朱雄增，张仁元，王坚. 软组织和骨的假恶性病变（Ⅱ）：良性肿瘤和瘤样病变. 临床与实验病理学杂志,1997,13:162-164.

3. Forcucci JA,Bruner ET,Smith MT. Benign soft tissue lesions that may mimic malignancy. Semin Diagn Pathol,2016,33:50-59.

4. Rosenberg AE. Pseudosarcomas of soft tissue. Arch Pathol Lab Med,2008,132:579-586.

5. Forcucci JA,Bruner ET,Smith MT. Benign soft tissue lesions that may mimic malignancy. Semin Diagn Pathol,2016,33:50-59.

6. 王坚. 软组织肿瘤的病理诊断要点. 中国实用外科杂志,2013,33:106-108.

7. Bernstein KE,Lattes R. Nodular（pseudosarcomatous）fasciitis,a nonrecurrent lesion:clinicopathologic study of 134 cases. Cancer,1982,49:1668-1678.

8. Rooser B,Herrlin K,Rydholm A,Akerman M. Pseudomalignant

myositis ossificans：clinical，radiologic，and cytologic diagnosis in 5 cases. Acta Orthop Scand，1989，60：457-460.

9. Spjut HJ，Dorfman HD. Florid reactive periostitis of the tubular bones of the hands and feet：a benign lesion which may simulate osteosarcoma. Am J Surg Pathol，1981，5：423-433.

10. Patel RM，Weiss SW，Folpe AL. Heterotopic mesenteric ossification：a distinctive pseudosarcoma commonly associated with intestinal obstruction. Am J Surg Pathol，2006，30：119-122.

11. Meister P，Höhne N，Konrad E，Eder M. Fibrous histiocytoma：an analysis of the storiform pattern. Virchows Arch A Pathol Anat Histol，1979，383：31-41.

12. Gleason BC，Fletcher CD. Deep "benign" fibrous histiocytoma：clinicopathologic analysis of 69 cases of a rare tumor indicating occasional metastatic potential. Am J Surg Pathol，2008，32：354-362.

13. Hornick JL，Bundock EA，Fletcher CD. Hybrid schwannoma/perineurioma：clinicopathologic analysis of 42 distinctive benign nerve sheath tumors. Am J Surg Pathol，2009，33：1554-1561.

14. Yang X，Zeng Y，Wang J. Hybrid schwannoma/perineurioma：report of 10 Chinese cases supporting a distinctive entity. Int J Surg Pathol，2013，21：22-28.

15. Pegado PF，Ordi QC，Roche S，et al. Intravascular papillary endothelial hyperplasia（Masson tumor）mimicking a sarcoma and developing from an arteriovenous hemodialysis fistula. Skeletal Radiol，2015，44：859-862.

16. Pins MR，Rosenthal DI，Springfield DS，Rosenberg AE. Florid extravascular papillary endothelial hyperplasia（Masson's pseudoangiosarcoma）presenting as a soft-tissue sarcoma. Arch Pathol Lab Med，1993，117：259-263.

17. de Saint Aubain Somerhausen N，Coindre JM，Debiec-Rychter M，Delplace J，Sciot R. Lipoblastoma in adolescents and young adults：report of six cases with FISH analysis. Histopathology，2008，52：294-298.

18. Iaggio R，Coffin CM，Weiss SW，et al. Liposarcomas in young patients：a study of 82 cases occurring in patients younger than 22 years of age. Am J Surg Pathol，2009，33：645-658.

19. Arafah MA，Ginter PS，D'Alfonso TM，Hoda SA. Epithelioid mammary myofibroblastoma mimicking invasive lobular carcinoma. Int J Surg Pathol，2015，23：284-288.

20. Grogg KL，Nascimento AG. Subcutaneous granuloma annulare in childhood：clinicopathologic features in 34 cases. Pediatrics，2001，107：E42.

21. Sheng W，Lu L，Wang J. Cellular angiolipoma：a clinicopathological and immunohistochemical study of 12 cases. Am J Dermatopathol，2013，35：220-225.

22. Calonje E，Mentzel T，Fletcher CD. Cellular benign fibrous histiocytoma. Clinicopathologic analysis of 74 cases of a distinctive variant of cutaneous fibrous histiocytoma with frequent recurrence. Am J Surg Pathol，1994，18：668-676.

23. 钟艳平，王坚. 富于细胞性纤维组织细胞瘤的临床病理分析. 中华病理学杂志，2013，42：153-157.

24. 向华，王群，王坚，朱雄增. 富于细胞性神经鞘瘤的临床病理学观察. 中华病理学杂志，2005，34：234-235.

25. Hornick JL，Fletcher CD. Cellular neurothekeoma：detailed characterization in a series of 133 cases. Am J Surg Pathol，2007，31：329-340.

26. Woodruff JM，Scheithauer BW，Kurtkaya-Yapicier O，et al. Congenital and childhood plexiform（multinodular）cellular schwannoma：a troublesome mimic of malignant peripheral nerve sheath tumor. Am J Surg Pathol，2003，27：1321-1329.

27. Kaddu S，McMenamin ME，Fletcher CD. Atypical fibrous histiocytoma of the skin：clinicopathologic analysis of 59 cases with evidence of infrequent metastasis. Am J Surg Pathol，2002，26：35-46.

28. Song JS，Song DE，Kim KR，Ro JY. Cellular pseudosarcomatous fibroepithelial stromal polyp of the vagina during pregnancy：a lesion that is overdiagnosed as a malignant tumor. Korean J Pathol，2012，46：494-498.

29. Carter JM，Weiss SW，Linos K，DiCaudo DJ，Folpe AL. Superficial CD34-positive fibroblastic tumor：report of 18 cases of a distinctive low-grade mesenchymal neoplasm of intermediate（borderline）malignancy. Mod Pathol，2014，27：294-302.

30. 翁微微，杨静，王坚. 非典型性纤维组织细胞瘤24例临床病理学分析. 中华病理学杂志，2013，42：316-320.

31. Goh SG，Dayrit JF，Calonje E. Symplastic hemangioma：report of two cases. J Cutan Pathol，2006，33：735-740.

32. 徐松，喻林，王坚. 共质体性血管瘤一例. 中华病理学杂志，2013，42：554-555.

33. Doyle LA，Fletcher CD. Metastasizing "benign" cutaneous fibrous histiocytoma：a clinicopathologic analysis of 16 cases. Am J Surg Pathol，2013，37：484-495.

34. Cassier PA，Gelderblom H，Stacchiotti S，et al. Efficacy of imatinib mesylate for the treatment of locally advanced and/or metastatic tenosynovial giant cell tumor/pigmented villonodular synovitis. Cancer，2012，118：1649-1655.

35. Miller J，Shoni M，Siegert C，et al. Benign metastasizing leiomyomas to the lungs：an institutional case series and a review of the recent literature. Ann Thorac Surg，2016，101：253-258.

36. Calonje E，Fletcher CD. Aneurysmal benign fibrous histiocytoma：clinicopathological analysis of 40 cases of a tumour frequently misdiagnosed as a vascular neoplasm. Histopathology，1995，26：323-331.

37. Meis JM，Enzinger FM. Chondroid lipoma. A unique tumor simulating liposarcoma and myxoid chondrosarcoma. Am J Surg Pathol，1993，17：1103-1112.

38. Shimada S，Harada H，Ishizawa K，Hirose T. Retroperitoneal lipomatous angiomyolipoma associated with amyloid deposition masquerading as well-differentiated liposarcoma. Pathol Int，2006，56：638-641.

39. Svec A，Velenská Z. Renal epithelioid angiomyolipoma--a close mimic of renal cell carcinoma. Report of a case and re-

view of the literature. Pathol Res Pract, 2005, 200(11-12): 851-856.

40. Deshpande A, Nelson D, Corless CL, et al. Leiomyoma of the gastrointestinal tract with interstitial cells of Cajal: a mimic of gastrointestinal stromal tumor. Am J Surg Pathol, 2014, 38: 72-77.

41. Menon S, Krivanek M, Cohen R. Low-grade fibromyxoid sarcoma, a deceptively benign tumor in a 5-year-old child. Pediatr Surg Int, 2012, 28: 211-213.

42. Shah IA, Salvatore JR, Kummet T, et al. Pseudomesotheliomatous carcinoma involving pleura and peritoneum: A clinicopathologic and immunohistochemical study of three cases. Ann Diagn Pathol, 1999, 3: 148-159.

43. Diaz-Beveridge R, Melian M, Zac C, et al. Primary mesenteric undifferentiated pleomorphic sarcoma masquerading as a colon carcinoma: a case report and review of the literature. Case Rep Oncol Med. 2015; 2015: 532656.

44. Harms D. Soft tissue malignancies in childhood and adolescence. Pathology and clinical relevance based on data from the kiel pediatric tumor registry. Handchir Mikrochir Plast Chir, 2004, 36: 268-274. [Article in German].

45. Wood L, Fountaine TJ, Rosamilia L, Helm KF, Clarke LE. Cutaneous CD34 + spindle cell neoplasms: Histopathologic features distinguish spindle cell lipoma, solitary fibrous tumor, and dermatofibrosarcoma protuberans. Am J Dermatopathol, 2010, 32: 764-768.

46. Lewin MR, Montgomery EA, Barrett TL. New or unusual dermatopathology tumors: a review. J Cutan Pathol, 2011, 38: 689-696.

47. Rodríguez-Peralto JL, Riveiro-Falkenbach E, Carrillo R. Benign cutaneous neural tumors. Semin Diagn Pathol, 2013, 30: 45-57.

48. Costigan DC, Doyle LA. Advances in the clinicopathologic and molecular classification of cutaneous mesenchymal neoplasms. Histopathology, 2016, 68(6): 776-795.

49. Nielsen GP, Young RH. Mesenchymal tumors and tumor-like lesions of the female genital tract: a selective review with emphasis on recently described entities. Int J Gynecol Pathol, 2001, 20: 105-127.

50. Tavora F, Kryvenko ON, Epstein JI. Mesenchymal tumours of the bladder and prostate: an update. Pathology, 2013, 45: 104-115.

51. Gaudin PB, Rosai J, Epstein JI. Sarcomas and related proliferative lesions of specialized prostatic stroma: a clinicopathologic study of 22 cases. Am J Surg Pathol, 1998, 22: 148-162.

52. Herawi M, Epstein JI. Specialized stromal tumors of the prostate: a clinicopathologic study of 50 cases. Am J Surg Pathol, 2006, 30: 694-704.

53. Murer LM, Talmon GA. Stromal tumor of uncertain malignant potential of the prostate. Arch Pathol Lab Med, 2014, 138: 1542-1545.

54. 王坚. 腹膜后肿瘤病理学类型、组织学特征与预后. 中国实用外科杂志, 2008, 28: 249-252.

55. 王坚, 范钦和. 软组织肿瘤病理诊断中的问题和挑战. 中华病理学杂志, 2016, 45: 6-9.

56. 赖日权, 王蔚. 婴幼儿和儿童软组织中间型肿瘤的病理诊断. 临床与实验病理学杂志, 2014, 11: 1282-1286.

57. 喻林, 刘丹, 刘绮颖, 等. 上皮样黏液纤维肉瘤十例临床病理分析. 中华病理学杂志, 2016, 45: 10-15.

58. Yu L, Lao IW, Wang J. Epithelioid rhabdomyosarcoma: a clinicopathological study of seven additional cases supporting a distinctive variant with aggressive biological behaviour. Pathology, 2015, 47: 667-672.

59. 陈建华, 王坚. 具有上皮样形态的软组织肿瘤. 中华病理学杂志, 2014, 43: 43: 708-713.

60. Zelger BW, Steiner H, Kutzner H. Clear cell dermatofibroma. Case report of an unusual fibrohistiocytic lesion. Am J Surg Pathol, 1996, 20: 483-491.

61. Tardío JC, Pinedo F, Aramburu JA, et al. Clear cell atypical fibroxanthoma: clinicopathological study of 6 cases and review of the literature with special emphasis on the differential diagnosis. Am J Dermatopathol, 2016, 38(8): 586-592.

62. Auerbach A, Cassarino DS. Clear Cell Tumors of Soft Tissue. Surg Pathol Clin, 2011, 4: 783-798.

63. Cheng N, Skupsky H, Cassarino DS. Clear cell proliferations of the skin. Adv Anat Pathol, 2015, 22: 181-193.

64. Chan JK, Ng HK, Wan KY, et al. Clear cell rhabdomyosarcoma of the nasal cavity and paranasal sinuses. Histopathology, 1989, 14: 391-399.

65. Silva EG, Tornos C, Ordóñez NG, Morris M. Uterine leiomyosarcoma with clear cell areas. Int J Gynecol Pathol, 1995, 14: 174-178.

66. Dessy E, Falleni M, Braidotti P, et al. Unusual clear cell variant of epithelioid mesothelioma. Arch Pathol Lab Med, 2001, 125: 1588-1590.

67. Vergara-Lluri ME, Stohr BA, Puligandla B, et al. A novel sarcoma with dual differentiation: clinicopathologic and molecular characterization of a combined synovial sarcoma and extraskeletal myxoid chondrosarcoma. Am J Surg Pathol, 2012, 36: 1093-1098.

68. Cate F, Bridge JA, Crispens MA, et al. Composite uterine neoplasm with embryonal rhabdomyosarcoma and primitive neuroectodermal tumor components: rhabdomyosarcoma with divergent differentiation, variant of primitive neuroectodermal tumor, or unique entity? Hum Pathol, 2013; 44: 656-663.

69. Lewis JT, Oliveira AM, Nascimento AG, et al. Low-grade sinonasal sarcoma with neural and myogenic features: a clinicopathologic analysis of 28 cases. Am J Surg Pathol, 2012; 36: 517-525.

70. Zamecnik M. Hybrid neurofibroma/schwannoma versus schwannoma with Antoni B areas. Histopathology, 2000, 36: 473-474.

71. Hornick JL, Bundock EA, Fletcher CD. Hybrid schwannoma/perineurioma: clinicopathologic analysis of 42 distinctive benign nerve sheath tumors. Am J Surg Pathol, 2009, 33: 1554-1561.

72. Yang X, Zeng Y, Wang J. Hybrid schwannoma/perineurioma: report of 10 Chinese cases supporting a distinctive entity. Int J Surg Pathol, 2013, 21: 22-28.

73. Linos K, Stuart L, Goncharuk V, Edgar M. Benign cutaneous biphasic hybrid tumor of perineurioma and cellular neurothekeoma: A case report expanding the clinical and histopathologic features of a recently described entity. Am J Dermatopathol, 2015, 37: 319-322.

74. Machado I, Cruz J, Lavernia J, Rubio L, et al. Superficial EWSR1-negative undifferentiated small round cell sarcoma with CIC/DUX4 gene fusion: a new variant of Ewing-like tumors with locoregional lymph node metastasis. Virchows Arch, 2013, 463: 837-842.

75. Choi EY, Gardner JM, Lucas DR, McHugh JB, Patel RM. Ewing sarcoma. Semin Diagn Pathol, 2014, 31: 39-47.

76. Puls F, Niblett A, Marland G, et al. BCOR-CCNB3 (Ewing-like) sarcoma: a clinicopathologic analysis of 10 cases, in comparison with conventional Ewing sarcoma. Am J Surg Pathol, 2014, 38: 1307-1318.

77. Sugita S, Arai Y, Tonooka A, et al. A novel CIC-FOXO4 gene fusion in undifferentiated small round cell sarcoma: a genetically distinct variant of Ewing-like sarcoma. Am J Surg Pathol, 2014, 38: 1571-1576.

78. Fletcher CD. Pleomorphic malignant fibrous histiocytoma: fact or fiction? A critical reappraisal based on 159 tumors diagnosed as pleomorphic sarcoma. Am J Surg Pathol, 1992, 16: 213-228.

79. Gaffney EF, Dervan PA, Fletcher CD. Pleomorphic rhabdomyosarcoma in adulthood. Analysis of 11 cases with definition of diagnostic criteria. Am J Surg Pathol, 1993, 17: 601-609.

80. Oda Y, Miyajima K, Kawaguchi K, et al. Pleomorphic leiomyosarcoma: clinicopathologic and immunohistochemical study with special emphasis on its distinction from ordinary leiomyosarcoma and malignant fibrous histiocytoma. Am J Surg Pathol, 2001, 25: 1030-1038.

81. Hornick JL, Bosenberg MW, Mentzel T, et al. Pleomorphic liposarcoma: clinicopathologic analysis of 57 cases. Am J Surg Pathol, 2004, 28: 1257-1267.

82. Wang L, Ren W, Zhou X, Sheng W, Wang J. Pleomorphic liposarcoma: a clinicopathological, immunohistochemical and molecular cytogenetic study of 32 additional cases. Pathol Int, 2013, 63: 523-531.

83. Kodet R, Newton WA Jr, Hamoudi AB, et al. Childhood rhabdomyosarcoma with anaplastic (pleomorphic) features. A report of the Intergroup Rhabdomyosarcoma Study. Am J Surg Pathol, 1993, 17: 443-453.

84. 郭立新. 软组织黏液样肿瘤一些少见和新类型的病理诊断. 临床与实验病理学杂志, 2001, 17: 524-528.

85. 丁华野, 皋岚湘, 刘光. 外阴富于血管和(或)黏液的软组织肿瘤的病理诊断. 临床与实验病理学杂志, 2001, 17: 264-267.

86. 范钦和. 黏液样软组织肿瘤和瘤样病变. 中华病理学杂志, 2003, 32: 463-468.

第五章

软组织肿瘤的穿刺活检

导读

细针穿刺活检
空芯针穿刺活检

第一节　细针穿刺活检

一、细针穿刺活检标本

细针穿刺活检标本（fine needle aspiration，FNA）指用带针芯的细针（21～23号）穿刺、吸取的肿瘤组织。FNA简便、快速，可在影像学设备（如B超和CT）引导下操作。FNA在甲状腺、乳腺等部位以及判断淋巴结是否有转移性癌等情形中应用比较多，而在软组织肿瘤的应用中相对较少，除少数类型或具有特异性分化的肿瘤可作出相对较为明确的诊断外（图5-1A，B），大多数病例仅能作出描述性或倾向性诊断（图5-1C，D）。由于一般的病理医师对软组织肿瘤复杂的组织学形态不太熟悉，因此不主张对软组织肿瘤采用细针穿刺活检[1]，除非是在一些有软组织肿瘤细胞学诊断经验的单位。

对于软组织肿瘤的细针穿刺活检，解剖和外科病理主任协会（association of directors of anatomic and surgical pathology，ADASP）提出了以下一些原则[2]，可供参考：①细针穿刺活检的主要目的是证实有无恶性肿瘤的存在，可能的情况下，再进一步确定是否为间叶性肿瘤，或除外转移性癌、恶性黑色素瘤和淋巴瘤等情形；②细针活检常常不能取到具有代表性的肿瘤性组织，或所取到的组织量过少而不足以用于诊断，因此在可能的情况下，病理医师应该要求重取，或者建议临床采用切取活检（或空芯针穿刺活检）；③由于受取材局限性的影响，基于细针活检的组织而对肿瘤进行分级常会导致低估，除非是一个明显高度恶性的肿瘤，因此对肿瘤作一个准确的分级常常是不合适的；④尽管临床作细针穿刺活检比较方便，特别是在诊断是否为肿瘤复发时，但ADASP认为，由于软组织肿瘤罕见，组织学形态多样化，细针穿刺活检很容易产生误诊；⑤对术前已经做过治疗的病例再行细针穿刺，常会给病理诊

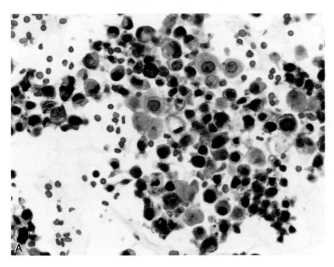

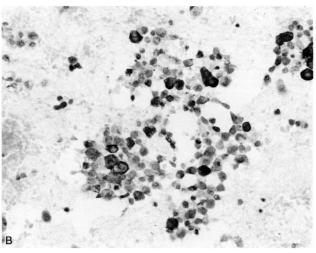

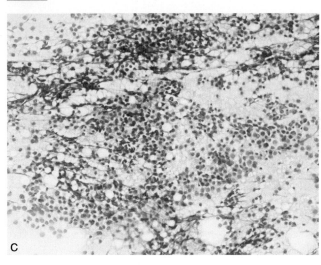
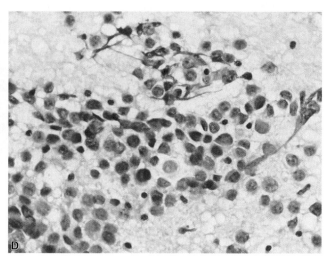

图 5-1　软组织肿瘤 FNA

A. 横纹肌肉瘤,可见横纹肌母细胞分化;B. desmin 标记;C、D. 小圆细胞性肉瘤,较难进一步确定具体类型

断或判断预后带来困难,或者已失去应有的意义。

二、内镜超声引导的细针穿刺活检

近年来,内镜超声引导的细针穿刺活检(endoscopic ultra-sonic guided fine needle aspiration, EUS-FNA)对消化道黏膜下肿瘤的术前诊断具有一定的价值[3],特别是针对胃肠道间质瘤,EUS-FNA 的组织通常较少,如处置合理也可尝试免疫组化标记甚至分子检测(图 5-2)。

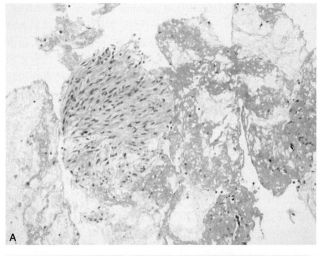
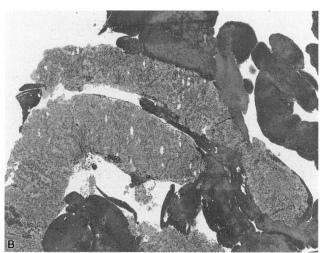
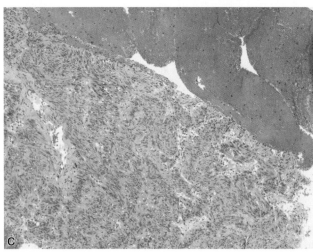
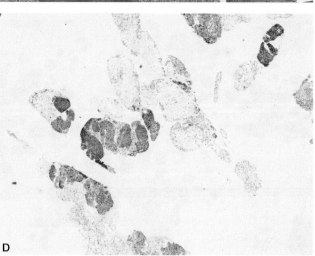

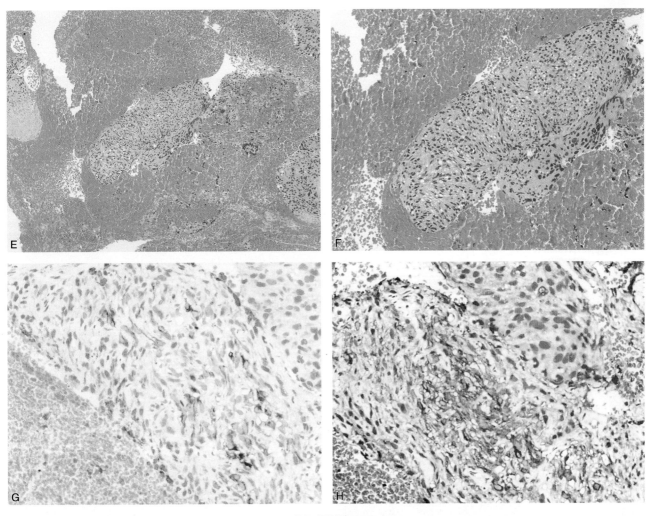

图 5-2　软组织肿瘤 EUS-FNA

A. 胃肠道间质瘤,肿瘤组织较少;B、C. 胃肠道间质瘤,肿瘤组织较多;D. CD117 标记;E、F. 平滑肌肉瘤;G. desmin 标记;H. h-CALD 标记

第二节　空芯针穿刺活检

空芯针活检标本(core-needle biopsy,CNB)是采用套管类活检针采集约 1mm×10mm 的细长组织条(图 5-3),适用于深部软组织肿瘤[4]。CNB 采集的组织量虽比采用 FNA 者多,但对病理诊断来说仍有相当大的难度,特别是在未取到肿瘤性组织时。经与开放式活检对照性研究显示,90% 的病例通过空芯针活检能确定组织学类型及分级。在超声或 CT 引导下施行 CNB 已在临床上得到了比较广泛的应用,特别是一些难以手术切除的病例,常需通过 CNB 确定肿瘤的具体类型,以决定下一步治疗措施。部分术前评估难以完整性切除的肿瘤经 CNB 明确诊断以后,可在术前辅以新辅助治疗或靶向治疗,根据治疗的情况决定是否予以进一步手术切除等。经皮芯针穿刺活检导致穿刺针道肿瘤播散(needle tract seeding)的危险性仅为 0.37%[5],对腹腔内 GIST 进行穿刺活检也无导致肿瘤破裂等的客观证据,且穿刺活检后再行靶向治疗,并不会增加 GIST 的复发率[6]。此外,临床医生必需了解到,不是所有的软组织肿瘤都适合 CNB,部分肿瘤可通过术前的影像学

检查帮助判断,如血管性肿瘤和脂肪肿瘤等。

病理医生在从事软组织肿瘤的芯针穿刺活检诊断时,应注意以下几点:①首先必须详细了解具体病例的临床和影像学表现,不能局限于镜下 HE 形态,如一些侵袭性生长的肿瘤在镜下可呈良性形态,但在临床上已呈浸润性生长。②在诊断为间叶性肿瘤之前,还需注意排除其他类型肿瘤的可能性,包括癌、恶性淋巴瘤和恶性黑色素瘤等。③对 CNB 标本尽可能出具诊断较为明确的病理报告(包括组织学分级)。④不能作出明确的诊断时,可初步作出良性、低度恶性或高度恶性的诊断。⑤合理采用免疫组化和分子检测,因 CNB 组织较少,如开展免疫组化标记,应遵循由少至多逐步进行的原则,一般先选择 4~5 个左右具有代表性的标记(如 AE1/AE3、CD34、SMA、desmin 和 S-100 蛋白),有了大致的方向以后还可以再加做,反对一开始即像撒网一样无目的性地开出十几个甚至更多的标记。对怀疑为胃肠道间质瘤者,建议先连切 10~15 张不等的白片,首先选择 CD117 和 DOG1 标记,如为阳性,则还有较多剩余的白片可用于加做分子检测。⑥除非是没有取到肿瘤性组织,否则尽可能避免让患者重新穿刺活检。⑦在 CNB 病理报告中可视具体情况适当增加备注,如:穿刺活检组

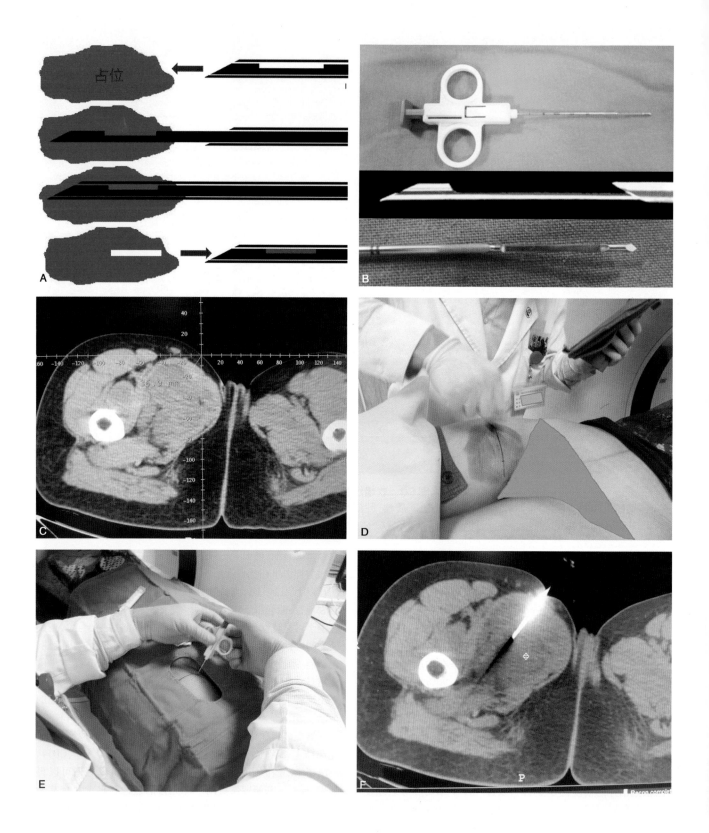

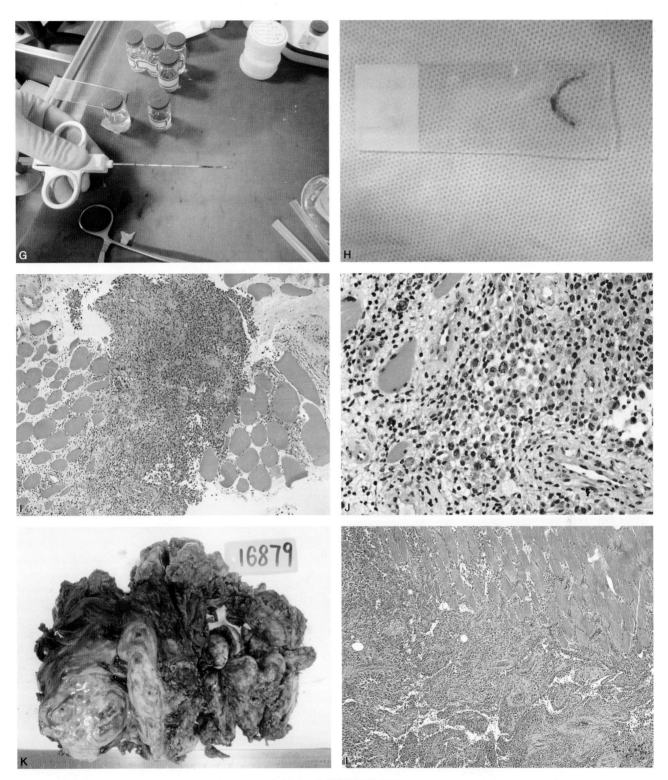

图 5-3　软组织肿瘤 CNB

A. 套管活检针；B. 针芯头部凹槽；C. CT 定位；D. 麻醉；E. 穿刺；F. CT 显示活检针在肿瘤内；G. 凹槽内的肿瘤组织；H. 从凹槽内取出的条状肿瘤组织；I. 组织学显示成片小圆细胞；J. 高倍境显示部分细胞内有色素颗粒，CNB 诊断为弥漫性腱鞘巨细胞瘤；K. 术后大体标本；L. 组织学支持术前 CNB 诊断

织提示为肌内黏液瘤,但因受活检标本限制,其他低度恶性的黏液性肿瘤如低度恶性纤维黏液样肉瘤不能完全排除,建议将肿瘤完整切除后再作进一步明确诊断等。

一、脂 肪 肿 瘤

(一) 非典型性脂肪样肿瘤/高分化脂肪肉瘤(ALT/WDLPS)

不建议行穿刺活检,临床应根据术前影像学检查综合评估(图5-4A)。遇到深部软组织脂肪肿瘤 CNB 标本或浅表皮下体积较大的脂肪肿瘤时,如在脂肪细胞之间的纤维间隔内见到核深染的不典型性间质细胞时需要考虑 ALT/WDLPS 的可能性(图5-4B~D),但部分 ALT/WDLPS 镜下形态与脂肪瘤较难区分,需要借助 FISH 检测 *MDM2* 基因扩增情况,免疫组化标记 MDM2 和 CDK4 不是十分可靠。

(二) 去分化脂肪肉瘤

由于穿刺活检的局限性和肿瘤的异质性,穿刺组织仅代

表了肿瘤的一部分,并不代表肿瘤的整体,穿刺组织可能为低级别,但术后标本完全可以为高级别。例如位于大腿部的去分化脂肪肉瘤,如仅在肿瘤的实质性区域进行穿刺活检,则病理医生难以根据穿刺取到的梭形细胞肿瘤组织作出去分化脂肪肉瘤的明确诊断,临床医生需要综合临床和影像学来综合判断(图5-5)。

二、纤维性肿瘤

(一) 良性病变

发生于皮肤和皮下的良性纤维性病变(如结节性筋膜炎等)较少行穿刺活检,但增生性肌炎有时可因患者为老年人,病变位于深部肌肉内,临床怀疑为恶性肿瘤而行穿刺活检,病理上也可被误诊为肉瘤(图5-6)。此外,好发于青少年的骨化性肌炎也多发生于深部软组织内,如不结合临床和影像学,也可被误诊为恶性肿瘤(图5-7),尤其是发生于一些不典型病例时,如老年患者[7]。

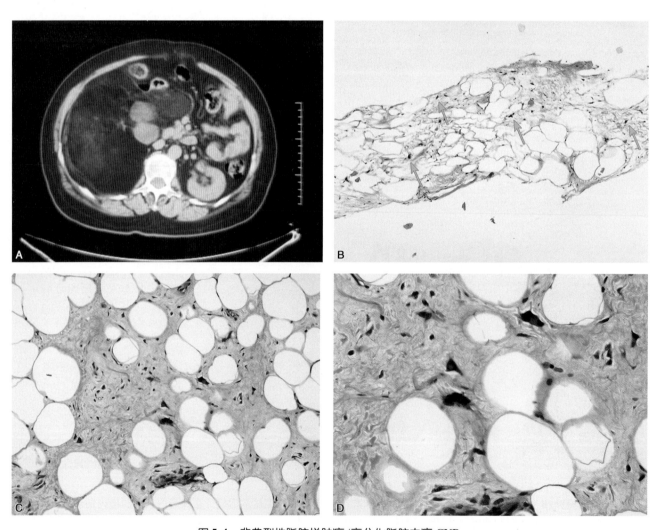

图5-4　非典型性脂肪样肿瘤/高分化脂肪肉瘤 CNB
A. 影像学显示腹腔巨大占位(脂肪密度);B~D. 脂肪细胞之间纤维间隔内可见核深染的不典型性间质细胞

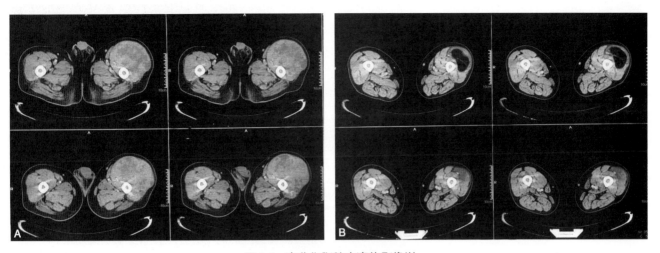

图 5-5　去分化脂肪肉瘤的影像学

A. 该层面肿瘤呈实质性,不含脂肪组织,CNB 易被诊断为包括多形性未分化肉瘤在内的非脂肪源性肿瘤;B. 该层面肿瘤含有脂肪成分,可提示去分化脂肪肉瘤的诊断

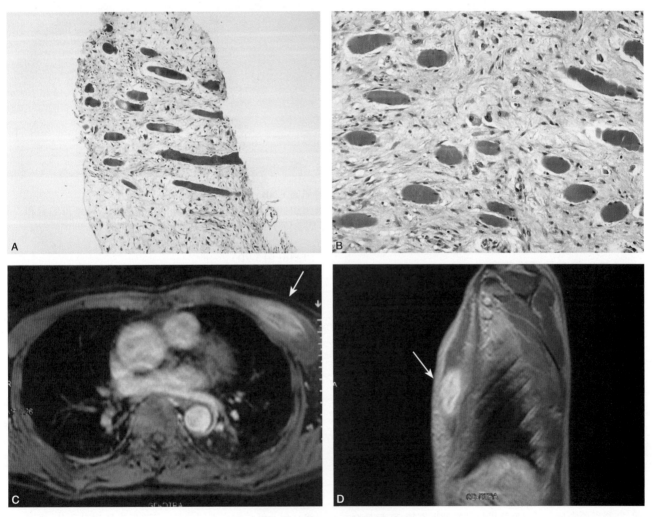

图 5-6　增生性肌炎 CNB

A. 低倍镜示病变位于肌间;B. 由梭形细胞和星形细胞组成,可见节细胞样细胞,间质疏松、黏液样;C、D. CT 示胸壁扁平肌内占位

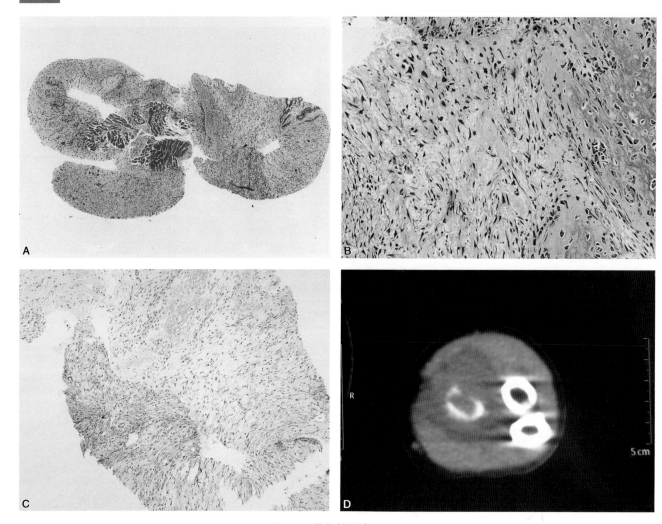

图 5-7　骨化性肌炎 CNB
A. 长条状组织,低倍镜下可见化生性骨,病变旁可见少量肌肉组织;B. 示编织样骨和增生的梭形至星状纤维母细胞和肌纤维母细胞;C. 增生的肌纤维母细胞表达 α-SMA;D. CT 示病变位于大腿肌肉内,周边可见骨壳

(二) 侵袭性纤维瘤病

发生于胸膜、腋下、臀部和肢体深部的纤维瘤病有时因难以手术,临床常行穿刺活检。送检标本镜下可见条束状排列的梭形细胞(图 5-8A,B),细胞密度不高,异型性也不明显,易被误诊为纤维组织增生等良性病变[8]。此外,纤维瘤病中的梭形细胞还可呈"波浪状"排列(图 5-8C,D),易被误诊为神经源性肿瘤,特别是神经纤维瘤。影像学上,纤维瘤病常在局部呈浸润性生长(图 5-8E,F)。对纤维瘤病疑似病例,可加做免疫组化(α-SMA 和 β-catenin)及 β-catenin 基因突变检测[9]。

(三) 孤立性纤维性肿瘤

位于胸膜、体腔和前列腺等部位的孤立性纤维性肿瘤可因多种原因行穿刺活检(图 5-9A)[10,11]。与手术切除标本相似,穿刺活检常显示孤立性纤维性肿瘤的形态特点,包括交替性分布的细胞稀疏区和细胞致密区(图 5-9B),肿瘤由增生的梭形纤维母细胞样细胞和混杂的胶原纤维条束组成(图 5-9C),免疫组化标记显示瘤细胞表达 CD34、bcl-2、CD99 和

STAT6(图 5-9D)。

(四) 炎性肌纤维母细胞瘤

CNB 多应用于不能手术的病例、复发性病例或位于实质脏器(如肝脏和膀胱等)[12]。镜下形态主要显示为条束状排列的梭形纤维母细胞和肌纤维母细胞,间质内伴有大量的淋巴浆细胞浸润(图 5-10A ~ C),免疫组化标记显示瘤细胞表达 α-SMA、desmin 和 ALK 标记(图 5-10D),FISH 检测显示 ALK 基因易位。对临床考虑采用靶向治疗的病例,必须加做 ALK 标记和 FISH 检测。

(五) 低度恶性纤维黏液样肉瘤

偶尔可有穿刺活检标本,特别是位于深部软组织(包括体腔)者。镜下容易与其他纤维性肿瘤(特别是纤维瘤病相混淆),但与纤维瘤病不同的是,瘤细胞排列相对杂乱,核深染,常呈卵圆形或短梭形,免疫组化标记显示 MUC4 阳性(图 5-11),基因检测无 β-catenin 基因突变,但有 FUS 基因相关易位。

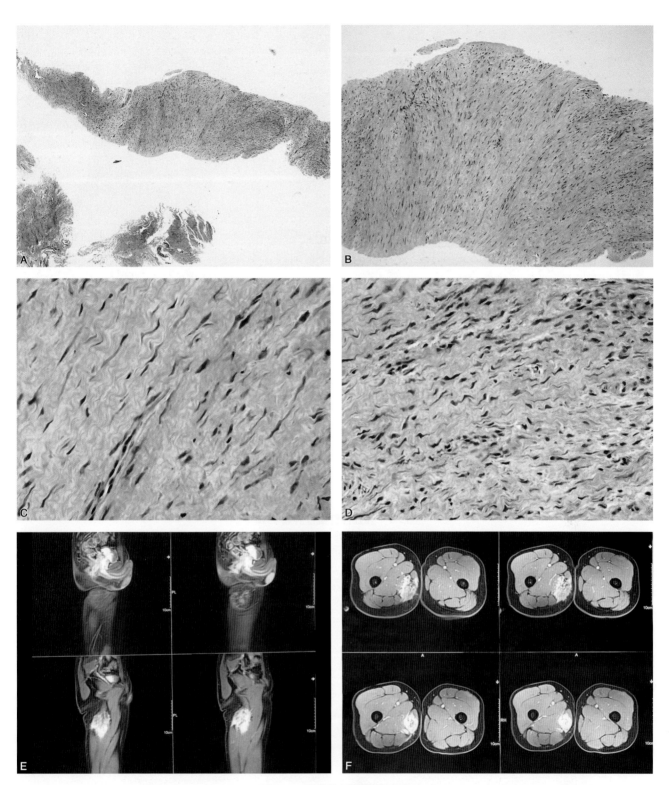

图 5-8　侵袭性纤维瘤病 CNB

A、B. 条束状增生的纤维母细胞和肌纤维母细胞；C、D. 梭形细胞也可呈波浪状排列；E、F. CT 显示右大腿内侧占位，境界不清

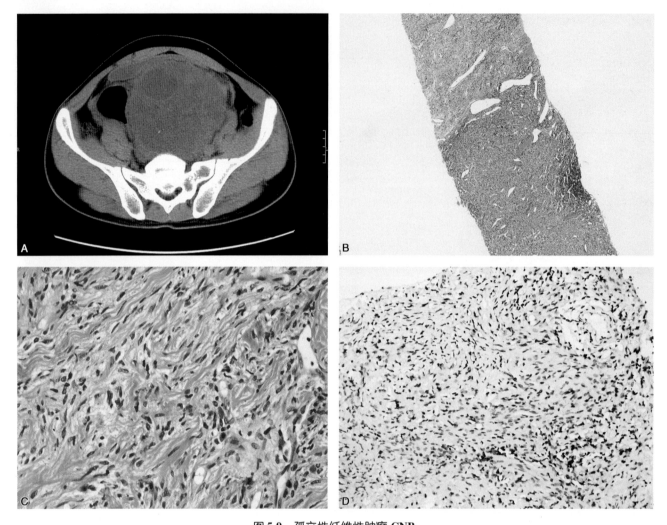

图 5-9   孤立性纤维性肿瘤 CNB

A. CT 显示盆腔内巨大占位；B. 低倍镜下细胞稀疏区和致密区相邻；C. 示增生的梭形细胞和混杂的绳索样胶原纤维；
D. 瘤细表达 STAT6

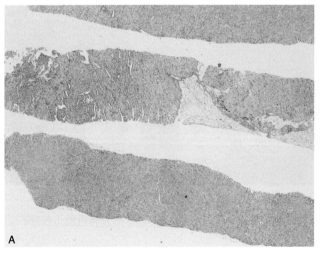
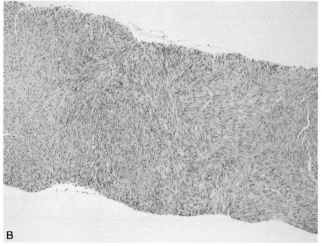

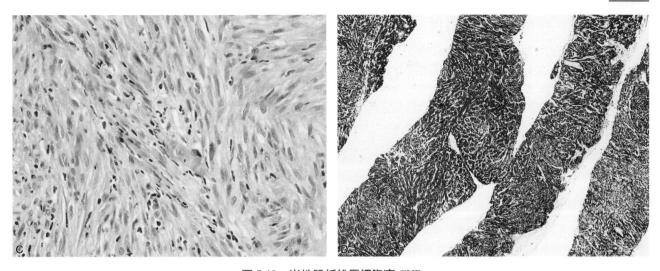

图 5-10　炎性肌纤维母细胞瘤 CNB

A. 肺 IMT 穿刺活检；B、C. 肿瘤由条束状排列的梭形纤维母细胞/肌纤维母细胞和炎症细胞组成；D. 瘤细胞弥漫性表达 ALK 标记（D5F3）

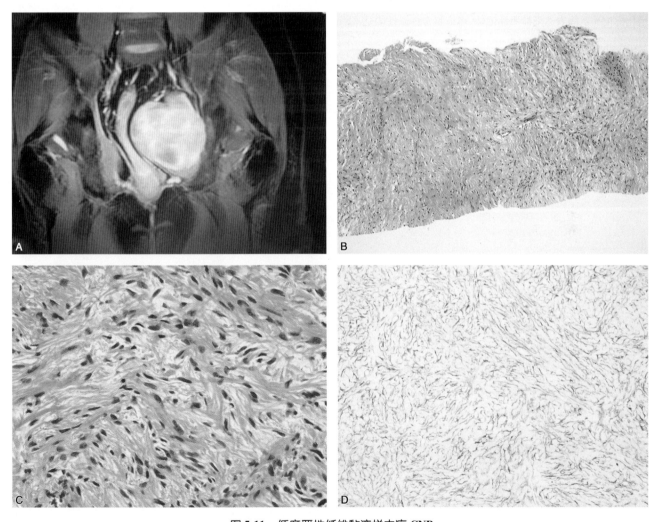

图 5-11　低度恶性纤维黏液样肉瘤 CNB

A. 盆腔占位；B. 低倍镜下显示为纤维性病变；C. 瘤细胞的核深染，呈卵圆形或短梭形；D. 瘤细胞弥漫性表达 MUC4

三、纤维组织细胞性肿瘤

发生于关节附近或非典型性部位(如腹膜后)的弥漫性腱鞘巨细胞瘤穿刺活检标本容易被误诊为其他类型的软组织肉瘤[13],包括滑膜肉瘤等。有时在穿刺标本内并无破骨样巨细胞可提示诊断,但如能观察到在片状分布的圆形或多边形细胞内有色素颗粒(图5-3J),加做组织细胞标记,可帮助诊断。

四、平滑肌肿瘤

(一)平滑肌瘤

好发于中青年妇女腹盆腔的平滑肌瘤常与激素刺激有关,也称为妇科型平滑肌瘤(或子宫外子宫平滑肌瘤)。部分病例既往曾有子宫平滑肌瘤手术时,尤其是腹腔镜手术。肿瘤复发以后可在腹腔内或盆腔内形成多灶性病变,类似种植性结节,临床上可被误诊为转移性癌,病理上可被误诊为播散性平滑肌瘤病。CNB标本显示为增生的平滑肌组织,无明显的异型性(图5-12A,B),部分病例中可见少量核分裂象,免疫组化标记显示除表达平滑肌标记外,瘤细胞常弥漫性表达ER

和PR(图5-12C,D)。

(二)平滑肌肉瘤

好发于腹膜后(图5-13A),患者也多为中青年或中老年妇女,部分病例就诊时已有肺或肝转移(图5-13B)[14]。部分发生于盆腔的肿瘤也可尝试经阴道穿刺活检[15]。腹膜后平滑肌肉瘤易被误诊为胃肠道间质瘤,除镜下形态有所不同之外,免疫组化标记有助于两者的鉴别诊断。

五、横纹肌肉瘤

(一)胚胎性横纹肌肉瘤

CNB多适用于四肢、躯干(包括肛周会阴部)、泌尿生殖道(特别是前列腺)、头颈(包括眼眶)和转移性肿瘤(包括乳腺)[16-18]。病理诊断的难易视肿瘤的分化程度而异,如肿瘤由分化较为原始的小圆细胞组成时,诊断较难,需加做免疫组化证实(图5-14A~D),部分病例可有程度不等的挤压伤(图5-14E,F);如肿瘤内可见多少不等的横纹肌母细胞时,诊断较为容易,免疫组化标记只是进一步证实(图5-14G~J)。

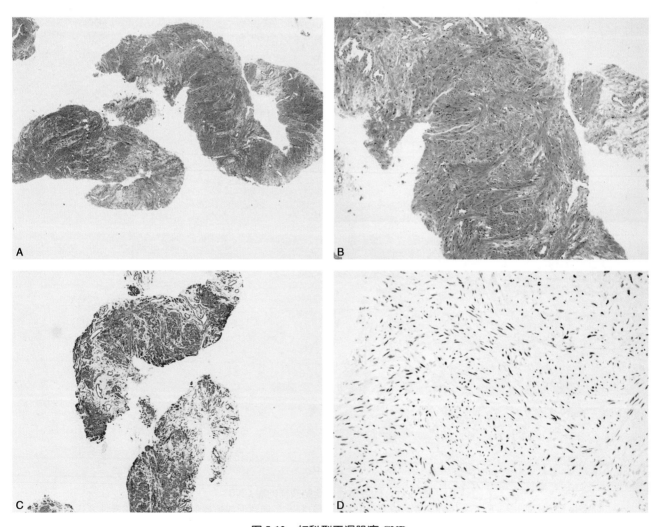

图5-12　妇科型平滑肌瘤 CNB
A、B. 由分化良好的平滑肌组成;C. 瘤细胞表达 α-SMA;D. 瘤细胞表达 ER

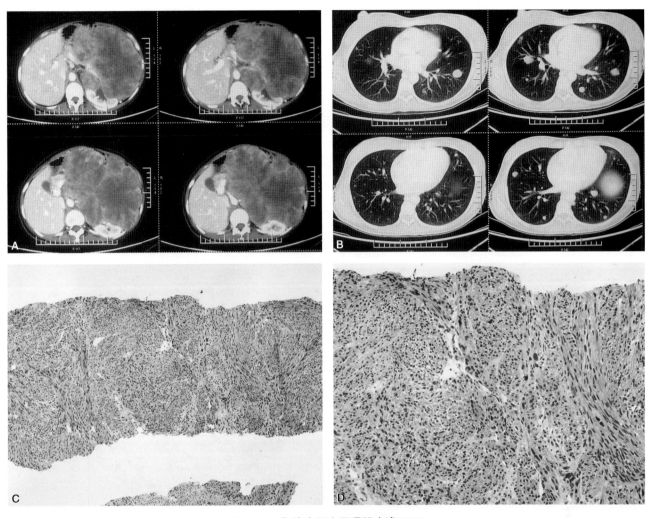

图 5-13 腹腔内巨大平滑肌肉瘤 CNB
A. 30 岁女性左上腹巨大占位;B. 双肺转移;C、D. 穿刺示平滑肌肉瘤

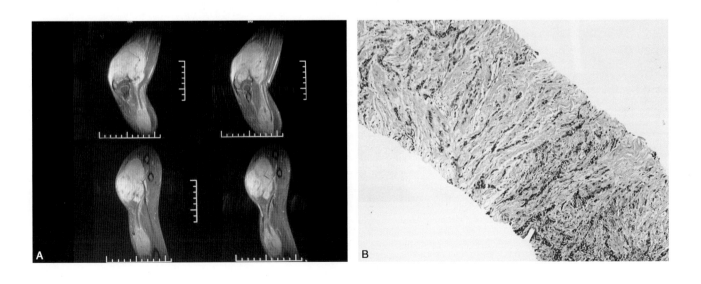

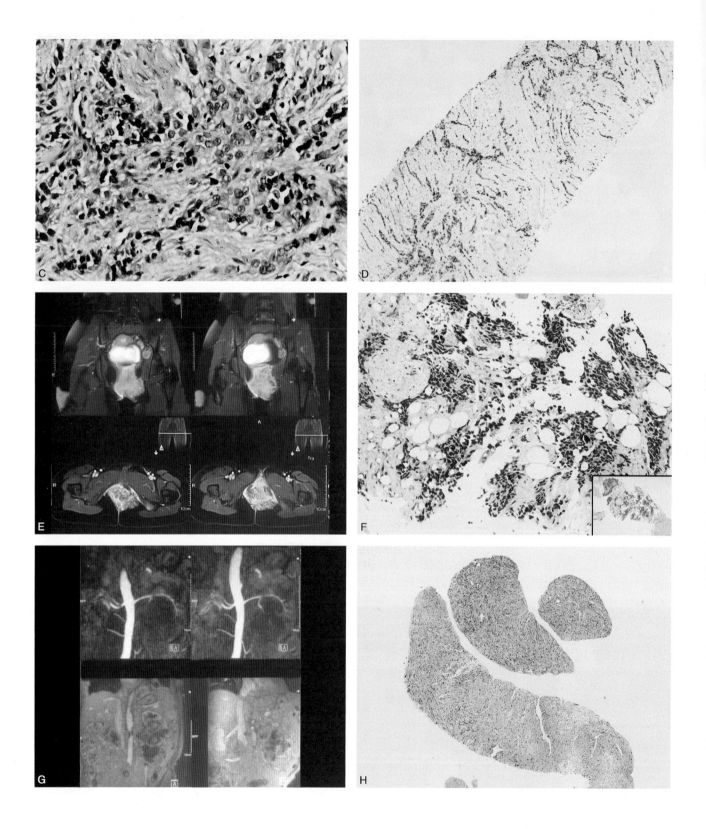

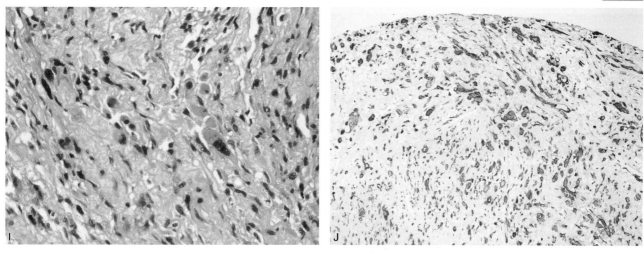

图 5-14　胚胎性横纹肌肉瘤 CNB

A. 肘部巨大肿块;B、C. CNB 显示为分化较为原始的小圆细胞恶性肿瘤;D. myogenin 标记;E. 会阴部占位;F. CNB 显示为小圆细胞恶性肿瘤,伴有挤压伤;G. 腹腔内巨大肿块;H、I. CNB 显示为梭形细胞为主的肿瘤,可见横纹肌母细胞;J. desmin 标记

(二) 腺泡状横纹肌肉瘤

CNB 多适用于四肢、躯干(包括肛周会阴部)和转移性肿瘤(包括乳腺)。CNB 标本在镜下可显示有典型的腺泡状结构(图 5-15A ~ D),也可为实体型(图 5-15E ~ G),后者有时诊断较为困难,可被误诊为其他类型的肿瘤。此外,虽可被诊断为横纹肌肉瘤,但有时腺泡状横纹肌肉瘤的穿刺标本在镜下与胚胎性横纹肌肉瘤较难区分,特别是位于头颈部者(包括鼻腔),可加做 ALK 标记(图 5-15H),以及加做 FISH 检测 *FOXO1A* 基因易位确定具体亚型。

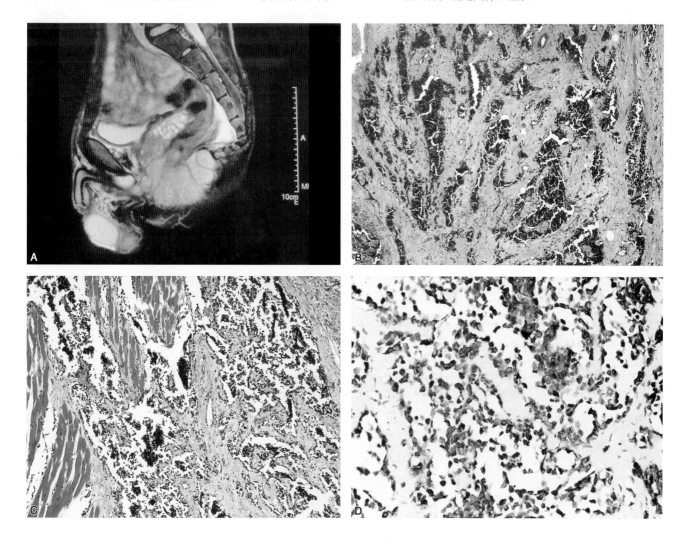

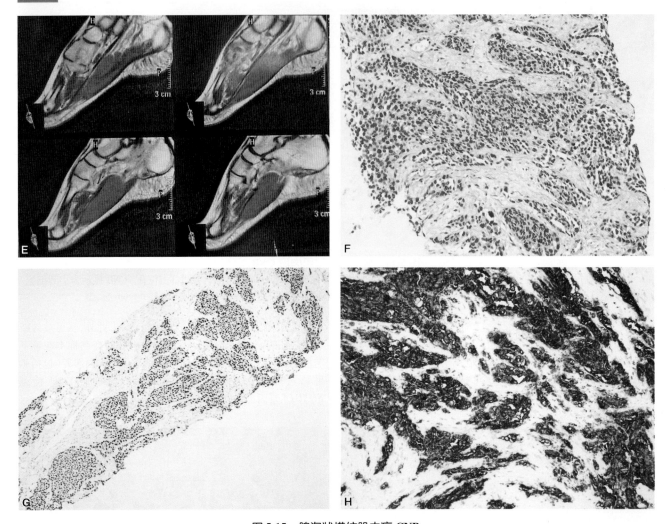

图 5-15   腺泡状横纹肌肉瘤 CNB
A. 会阴旁占位;B、C. 可见腺泡状结构;D. desmin 标记;E. 足底占位;F. 实体型;G. myogenin 标记;H. ALK 标记(D5F3)

(三) 其他类型横纹肌肉瘤

其他类型横纹肌肉瘤的 CNB 较少见,包括硬化性横纹肌肉瘤(图 5-16)和多形性横纹肌肉瘤等。

六、血管肿瘤

(一) 良性血管肿瘤

不建议 CNB。

(二) 中间性血管内皮瘤

偶有少数病例行 CNB,包括发生于深部软组织或骨的卡波西型血管内皮瘤(图 5-17)和卡波西肉瘤等(图 5-18)[19,20]。

(三) 上皮样血管内皮瘤

发生于肺、肝和骨的上皮样血管内皮瘤常呈多灶性,如熟悉其镜下形态特征(条索样排列的上皮样细胞,含有红细胞的水泡细胞等)(图 5-19),被误诊的概率相对较小[21],但发生于一些特殊部位的上皮样血管内皮瘤容易被误诊,如发生于前臂等肢体部位者可与上皮样肉瘤相混淆(反之亦然),发生于胸膜者可被误诊为低分化腺癌或恶性间皮瘤(图 5-20),发生于阴茎者容易被误诊为转移性腺癌等。

(四) 血管肉瘤

主要发生于老年人头皮,一般仅做活检,不做 CNB。血管肉瘤 CNB 多适用于实质脏器(特别是乳腺、肝、肺和骨等器官)或深部软组织病变,镜下形态因分化程度不同而异,肿瘤分化较差但有明确的肿瘤性血管形成时诊断相对较容易,分化较好者在病理诊断上有一定的难度(图 5-21),可被诊断不足或将一些良性病变过诊断为血管肉瘤[22,23],需要结合临床和影像学。所谓的"交通状或吻合状血管腔隙"也可出现于良性病变中,如吻合状血管瘤和乳头状血管内皮增生(Masson 假血管肉瘤)[24]。

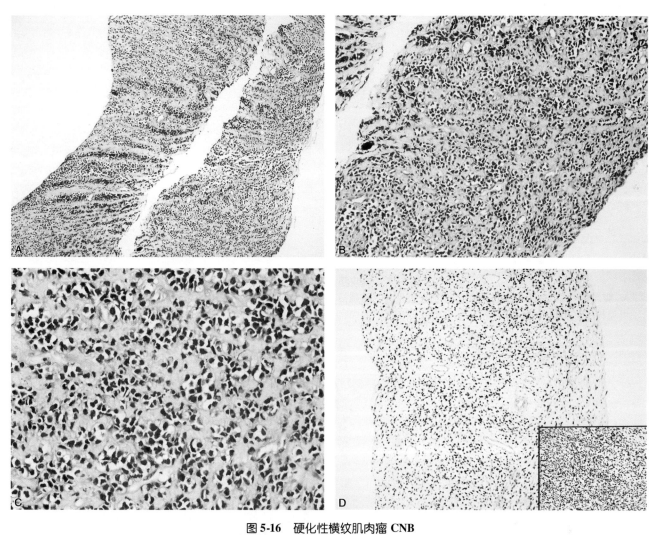

图 5-16　硬化性横纹肌肉瘤 CNB
A ~ C. 瘤细胞呈小腺泡状排列,间质胶原化;D. 瘤细胞弥漫性表达 MyoD1

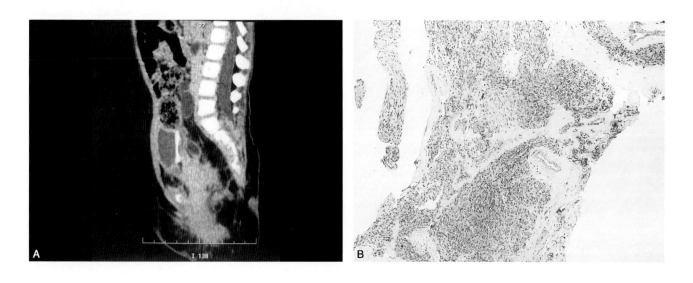

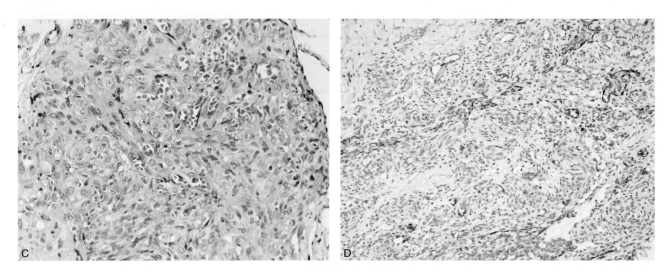

图 5-17　卡波西型血管内皮瘤 CNB

A. 腹腔内占位,患儿临床上有卡-麦综合征表现;B. 穿刺活检标本曾被误诊为婴儿血管瘤;C. 除毛细血管型血管外,还可见梭形细胞成分;D. GLUT1 标记为阴性

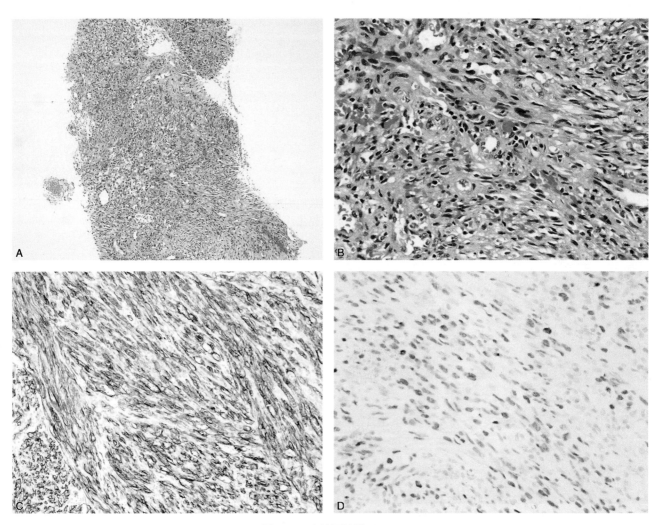

图 5-18　卡波西肉瘤 CNB

A. 青年男性肾移植患者颈部占位穿刺活检;B. 镜下形态符合卡波西肉瘤;C. CD34 标记;D. HHV8 标记

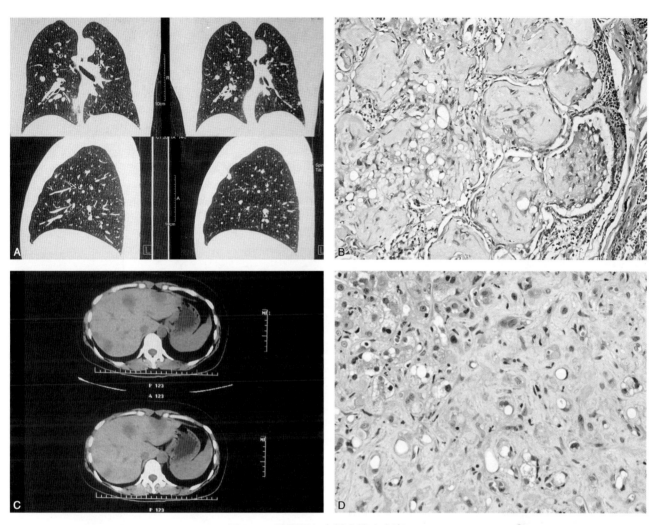

图 5-19　肺和肝上皮样血管内皮瘤 CNB

A. 双肺多发性结节；B. 肺上皮样血管内皮瘤常在肺泡腔内呈结节状生长；C. 肝多发性结节，易位误诊为转移性癌；
D. 肝上皮样血管内皮瘤，可见水泡细胞

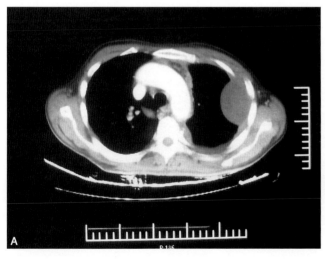
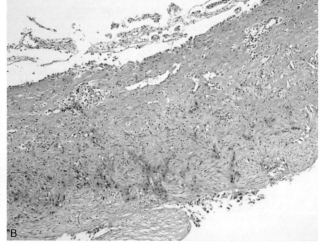

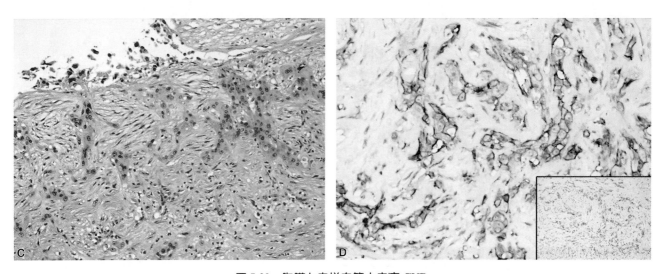

图 5-20　胸膜上皮样血管内皮瘤 CNB
A. CT 显示胸膜病变;B、C. 条索状排列的上皮样细胞;D. CD31 标记(插图为 AE1/AE3)

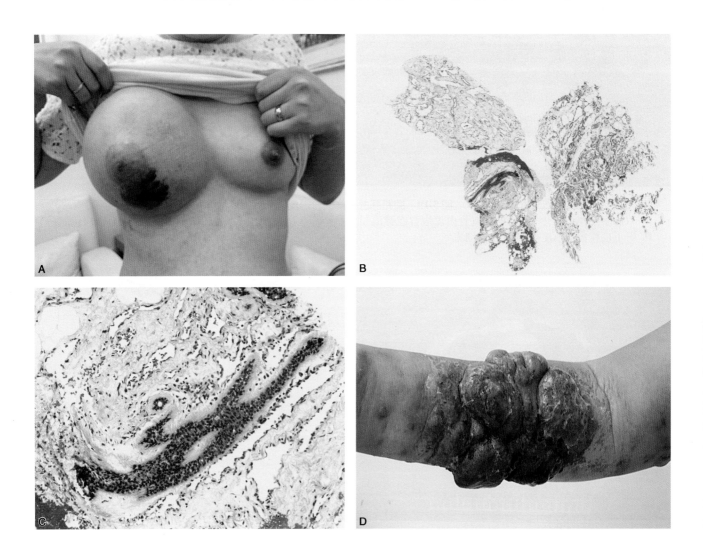

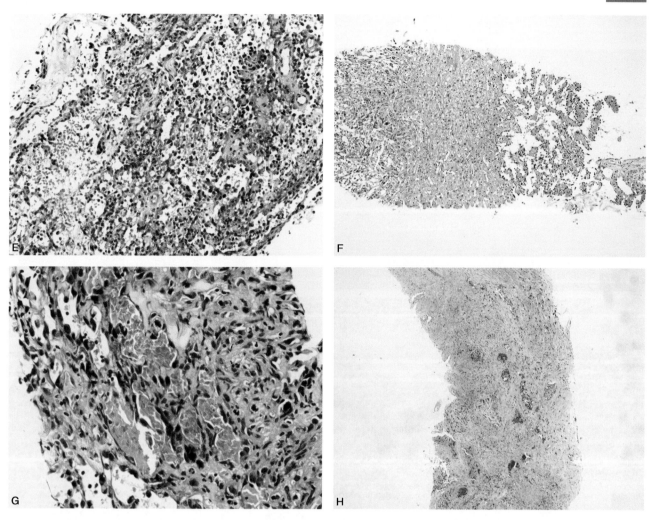

图 5-21　血管肉瘤 CNB
A. 患者乳房弥漫性增大,并累及表皮呈紫红色斑块状;B、C. 穿刺活检示不规则形血管在乳腺实质内穿插、浸润性生长;
D、E. 发生于肢体慢性淋巴水肿上的血管肉瘤(Stewart-Traves 综合征);F. 肝血管肉瘤;G. 肺血管肉瘤;H. 阴茎血管
肉瘤

七、软组织软骨-骨肿瘤

　　较为少见,包括骨外黏液样软骨肉瘤、骨外间叶性软骨肉瘤和骨外骨肉瘤等。骨外黏液样软骨肉瘤有时可与软组织混合瘤、肌上皮瘤或副脊索瘤相混淆,骨外间叶性软骨肉瘤的诊断依赖于穿刺活检组织内可见软骨小岛,骨外骨肉瘤则需要见到肯定的肿瘤性骨样组织或瘤骨形成。富于细胞性骨外黏液样软骨肉瘤、骨外间叶性软骨肉瘤和骨外小细胞性骨肉瘤因取材关系,均可被误诊为骨外尤因肉瘤(图 5-22)[25]。

八、胃肠道间质瘤

　　发生于腹腔或直肠等部位难以手术切除的胃肠道间质瘤,以及发生肝脏转移的胃肠道间质瘤,临床上常行 CNB。对于这些病例,病理医生如在镜下观察首先考虑为胃肠道间质瘤时,建议让技术室连切 10~15 张白片,先只做 CD117 和 DOG1 两个标记(图 5-23),如为阳性,则还可有较多的剩余白片备做分子检测[26];如为阴性,提示为非 GIST,临床上除手术外也无有效的治疗手段,此时仍可加做其他标记帮助确定具体类型。因 CNB 组织较为有限,不建议一开始"为了鉴别诊断需要"即开具 8~10 个非 GIST 性标记,尤其是当活检组织较少时。

九、神经鞘膜肿瘤、神经外胚层肿瘤和副神经节瘤

(一)良性周围神经鞘膜肿瘤

　　包括神经鞘瘤、神经纤维瘤、神经束膜瘤和颗粒细胞瘤等,较少行 CNB[27],除非是一些体积较大、位置较深以及难以手术切除的病例(图 5-24)。富于细胞性神经鞘瘤中偶可见少量核分裂象,但不可误诊为 MPNST。免疫组化标记显示,瘤细胞弥漫性表达 S-100 蛋白、SOX10 和 GFAP,而 MPNST 除了由神经纤维瘤病恶变而来,一般不会弥漫性表达 S-100 蛋白。

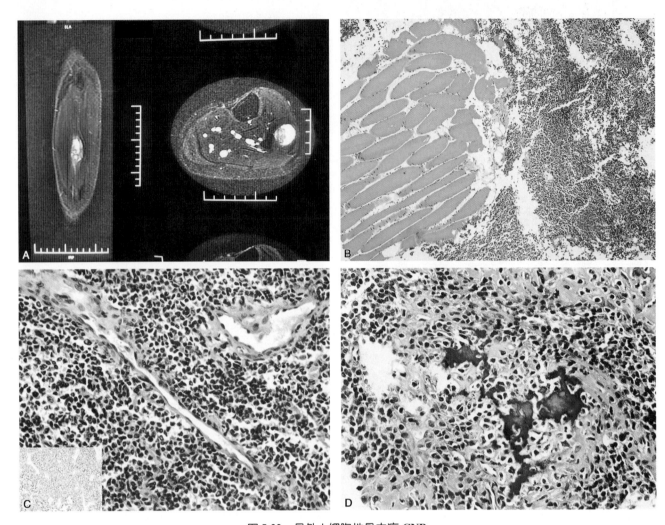

图 5-22　骨外小细胞性骨肉瘤 CNB

A. 影像学显示下肢肌内肿块；B. 肿瘤由形态一致的小圆细胞组成；C. 瘤细胞表达 CD99（插图），可被误诊为骨外尤因肉瘤；D. 肿瘤内可见肿瘤性骨样组织形成

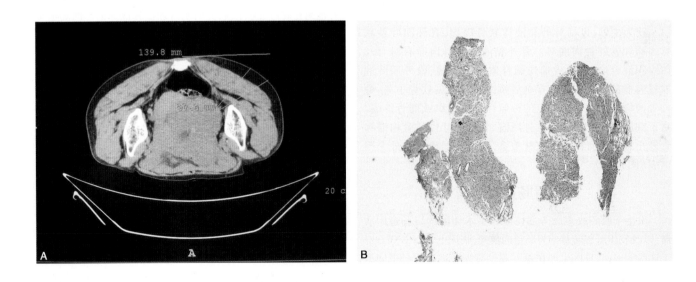

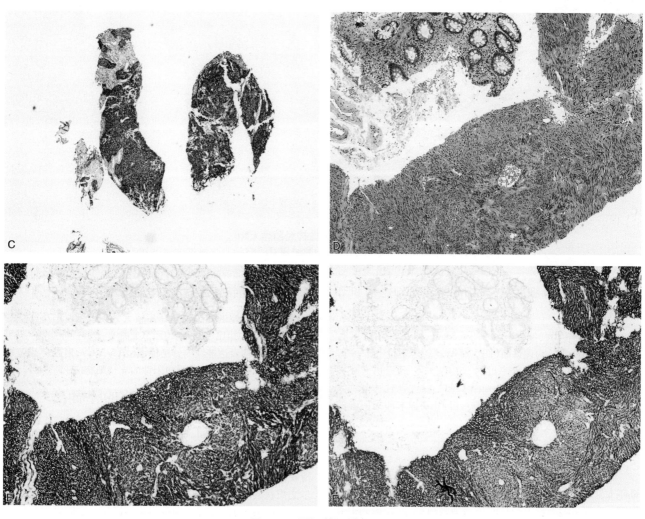

图 5-23 胃肠道间质瘤 CNB

A. 不能手术切除的腹盆腔内 GIST；B. CNB 标本；C. CD117；D. 直肠 GIST；E. CD117；F. DOG1

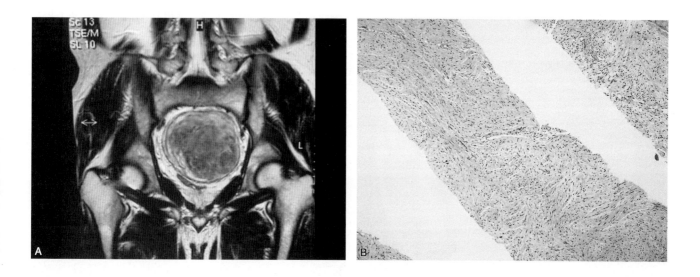

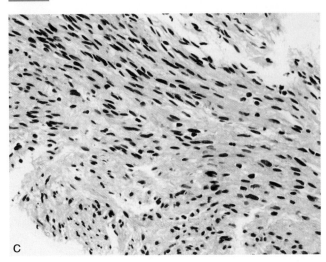

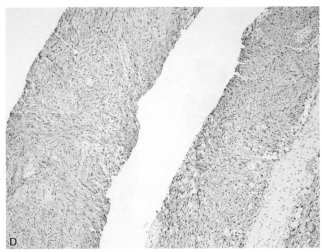

图5-24　富于细胞性神经鞘瘤 CNB
A. 盆腔占位；B、C. 主要由形态温和的梭形细胞组成；D. 瘤细胞弥漫性表达 S-100 蛋白

（二）神经母细胞瘤、节细胞神经母细胞瘤和节细胞神经瘤

可因肿瘤巨大、位置较深（图5-25A），临床在治疗前行 CNB 以获得明确的病理诊断（图5-25B）。超声定位下 CNB 对神经母细胞瘤的诊断正确率可达 96.4%[28]。新近也有在视频辅助下行 CNB 者（video-assisted CNB）[29]。有时肿瘤巨大临床上怀疑为恶性肿瘤（图5-25C），但 CNB 标本却无明确的恶性证据（图5-25D）。

（三）骨外尤因肉瘤

临床上针对骨外尤因肉瘤的 CNB 较多（图5-26A，B），除成年人外，也适合于儿童和青少年患者[30]，送检穿刺活检标本镜下主要由形态较为一致的小圆细胞组成，部分病例中瘤细胞的边缘可呈透亮状（图5-26C，D），PAS 染色阳性。免疫组化标记显示瘤细胞弥漫性表达 CD99（图5-25E），定位于胞膜上，FISH 检测显示 *EWSR1* 基因易位（图5-25F）。因有可能涉及术前新辅助化疗，对尤文 CNB 病例建议加做分子检测予以证实。

（四）嗜铬细胞瘤和副神经节瘤

嗜铬细胞瘤的瘤细胞体积多较大，胞质嗜碱性，呈片状分布（图5-27A），相比之下，副神经节瘤常显示器官样结构（图5-27B）。两者均表达神经内分泌标记（图5-27C），但副神经节瘤中常可见瘤巢周边 S-100 蛋白阳性的支持细胞（图5-27D）。

十、分化尚不确定的肿瘤

（一）滑膜肉瘤

CNB 多适用于不能手术者（图5-28A）[30,31]。梭形细胞型滑膜肉瘤最为常见，镜下主要由形态一致的梭形细胞组成，可呈交织状或漩涡状排列（图5-27B，C），部分病例可见血管外皮瘤样结构（图5-28D）。免疫组化标记显示不同病例程度不等地表达上皮性标记（AE1/AE3 和 EMA）（图5-28E），恒定性表达 bcl-2 和 CD99，FISH 检测显示 *SS18* 基因相关易位（图5-28F）。因有可能涉及术前新辅助化疗，对滑膜肉瘤 CNB 病例建议加做分子检测予以证实。双相型滑膜肉瘤在诊断上相对较为容易。

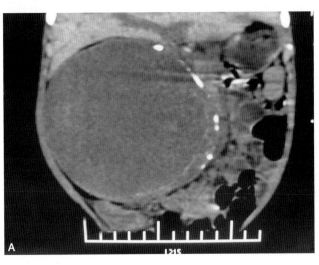

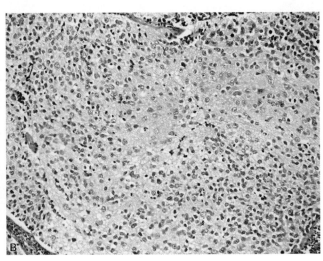

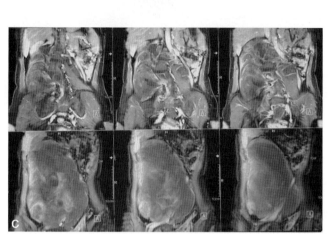
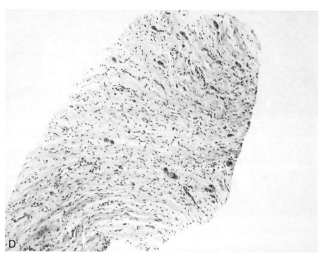

图 5-25　神经外胚层肿瘤 CNB
A、B. 神经母细胞瘤；C、D. 节细胞神经瘤

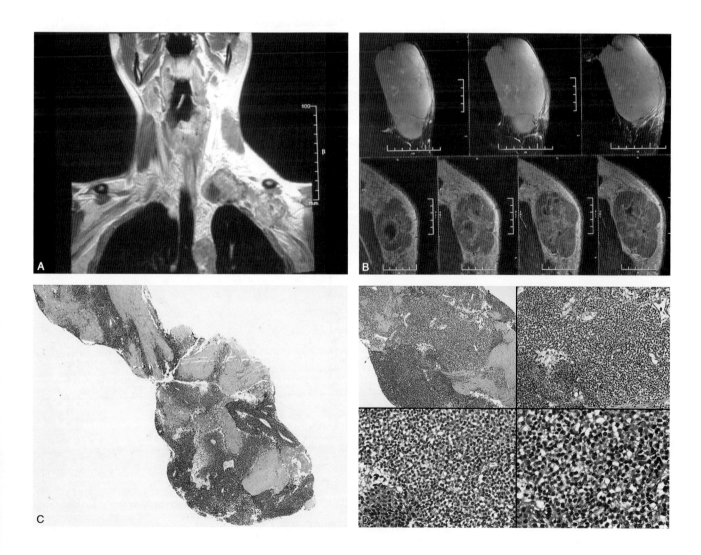

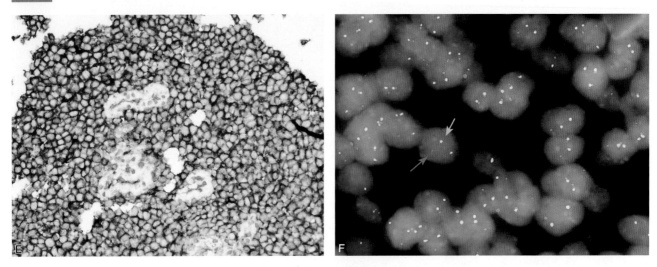

图 5-26 骨外尤因肉瘤 CNB

A. 肿瘤累及臂丛神经；B. 左上臂巨大肿块；C、D. 肿瘤由形态一致的小圆组成，部分胞质呈透亮状；E. 瘤细胞弥漫性表达 CD99；F. FISH 检测显示 *EWSR1* 信号分离（断裂探针法）

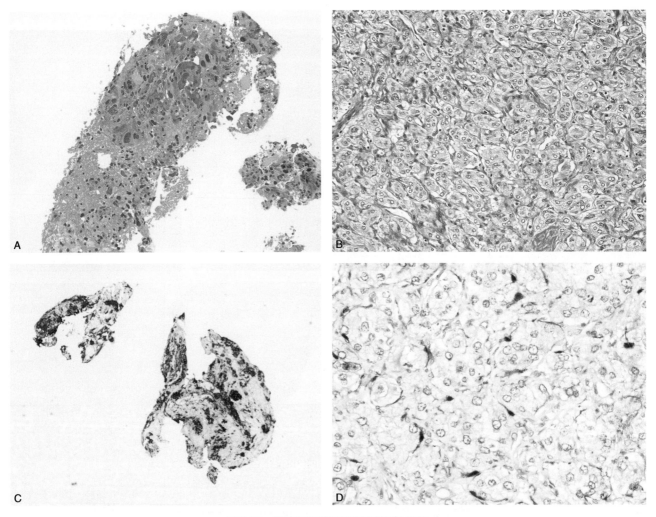

图 5-27 嗜铬细胞瘤和副神经节瘤 CNB

A. 嗜铬细胞瘤；B. 副神经节瘤；C. 嗜铬细胞瘤中的瘤细胞表达 Syn；D. 副神经节瘤中的支持细胞表达 S-100 蛋白

（二）腺泡状软组织肉瘤

肿瘤起病常较为隐匿，成年人好发于大腿和臀部（图5-29A，B），儿童好发于头颈部。就诊时不少患者已有发生肺转移，有时也会对肺部转移灶进行穿刺活检[32]。肿瘤由多边形细胞组成，胞质嗜伊红色，显示特征性的腺泡状排列结构（图5-29C）。儿童病例可为实体型。免疫组化标记显示，瘤细胞表达 TFE3（核染色，图5-29D），常表达 MyoD1（胞质颗粒状染色），部分病例还可表达 desmin。FISH 检测可显示 TFE3 基因相关易位，但不是诊断所必需。

（三）促结缔组织增生性小圆细胞肿瘤

多发生于青年男性腹盆腔，常呈多灶性，不少患者就诊时已无法手术（图5-30A），常行 CNB[33]。镜下显示在纤维性间质内可见不规则巢状分布的小圆细胞巢，免疫组化标记显示瘤细胞表达 AE1/AE3、desmin（核旁点状染色）、WT1（核染色）和 CD57（图5-29D），FISH 检测显示 EWSR1 基因相关易位，进一步行 RT-PCR 检测可显示 EWSR1-WT1 融合基因。

（四）恶性肾外横纹肌样瘤

多发生于婴幼儿和儿童，好发中轴附近（包括脊柱旁、骶

尾部、臀部和大腿根部）、四肢和头颈部[34]，肿瘤生长迅速，不少病例就诊时已有巨大肿块，难以手术切除（图5-31A）。镜下瘤细胞排列相对松散（失黏附性），由形态一致的圆形细胞组成，核常偏位，染色质呈空泡状，核仁大而明显，形成特征性的横纹肌样形态（图5-31B），免疫组化标记显示瘤细胞常表达上皮性标记，多呈核旁球状染色，INI1 标记缺失（图5-31C，D）。

（五）具有血管周上皮样细胞分化的肿瘤（PE-Coma）

PEComa 家族包括肺透明细胞糖瘤、肝肾血管平滑肌脂肪瘤、淋巴管肌瘤和非特指性 PEComa，文献上有相应的 CNB 报道[35,36]。发生于肝肾的上皮样血管平滑肌脂肪瘤可被误诊为上皮性肿瘤（肝细胞肝癌或透明细胞肾细胞癌）。发生于肾脏的脂肪瘤样血管平滑肌脂肪瘤 CNB 标本可被误诊为脂肪组织或高分化脂肪肉瘤（图5-32A～D）。部分发生于腹盆腔的 PEComa 体积可巨大，难以手术（图5-32E）。穿刺组织镜下显示为片状或巢状分布的多边形上皮样细胞，胞质可透亮，肿瘤富于血管（图5-32F），可显示恶性特征（包括核异型、可见核分裂象和坏死等）（图5-32G），免疫组化标记显示瘤细胞主要表达色素细胞标记（图5-32H），并可程度不等表达肌源性标记（desmin 和 α-SMA）。

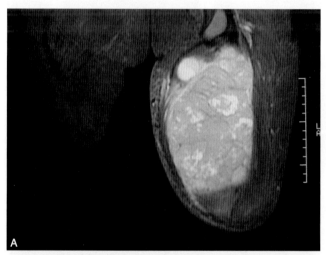

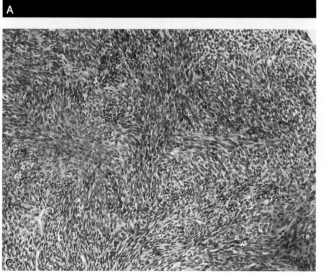

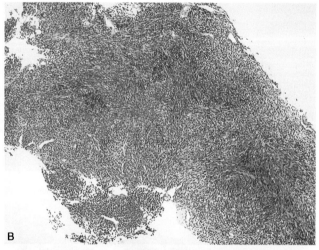

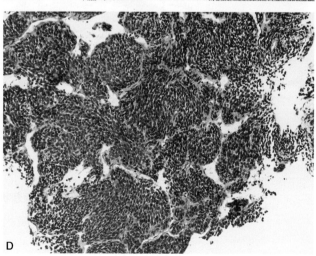

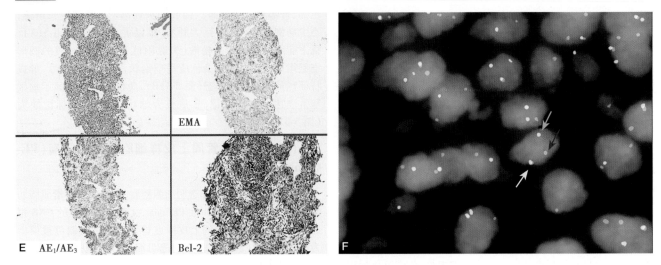

图 5-28　滑膜肉瘤 CNB

A. 19 岁女性左大腿巨大肿块；B、C. 镜下显示为梭形细胞肉瘤，呈交织状排列；D. 部分区域可见血管外皮瘤样结构；
E. 免疫组化可显示肿瘤具有上皮样分化；F. FISH 检测显示 *SS18* 基因相关易位（断裂探针法）

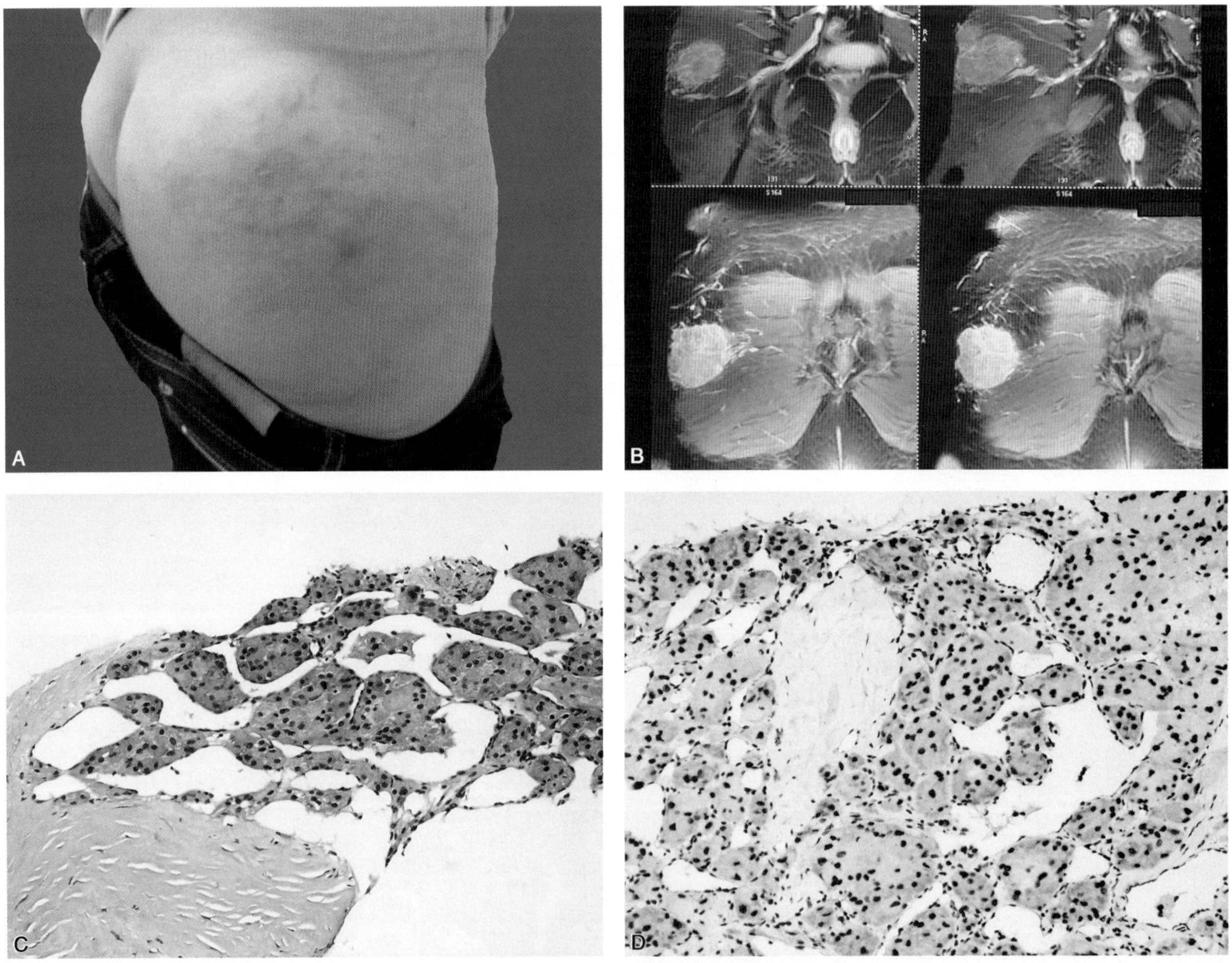

图 5-29　腺泡状软组织肉瘤 CNB

A. 26 岁女性右臀部肿胀；B. MRI 显示臀部占位，富于血供；C. 镜下显示腺泡状结构；D. 瘤细胞表达 MyoD1

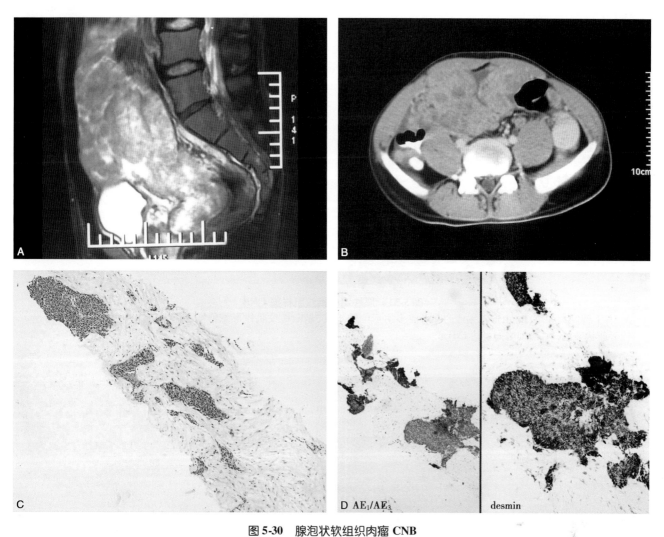

图 5-30 腺泡状软组织肉瘤 CNB

A、B. 28 岁男性，MRI 和 CT 显示腹盆腔巨大肿块；C. CNB 标本显示长条状纤维组织内小圆细胞巢；D. 瘤细胞表达 AE1/AE3 和 desmin，后者呈核旁点状染色

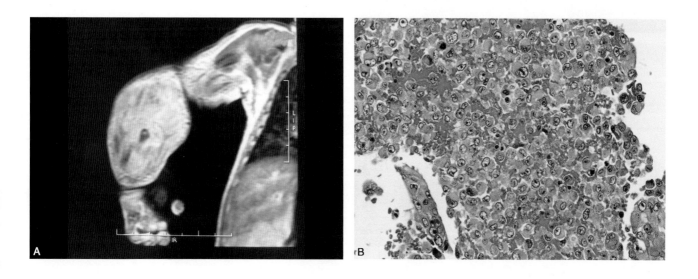

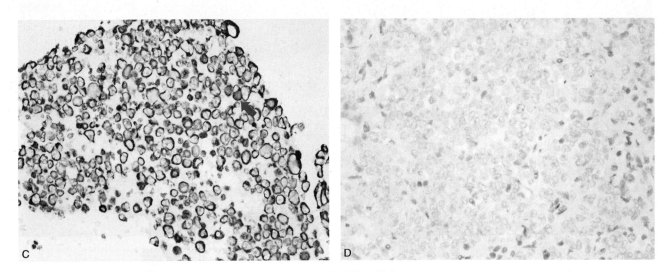

图 5-31 恶性肾外横纹肌样瘤 CNB

A. 右上臂巨大肿块;B. 由形态一致的圆形或多边形细胞组成,显示横纹肌样形态特征;C. 瘤细胞表达 AE1/AE3,可呈核旁球状染色;D. 瘤细胞失表达 INI1

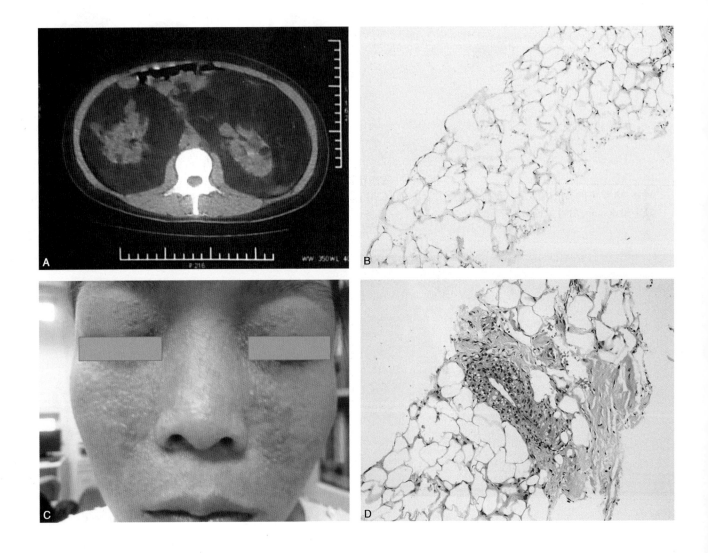

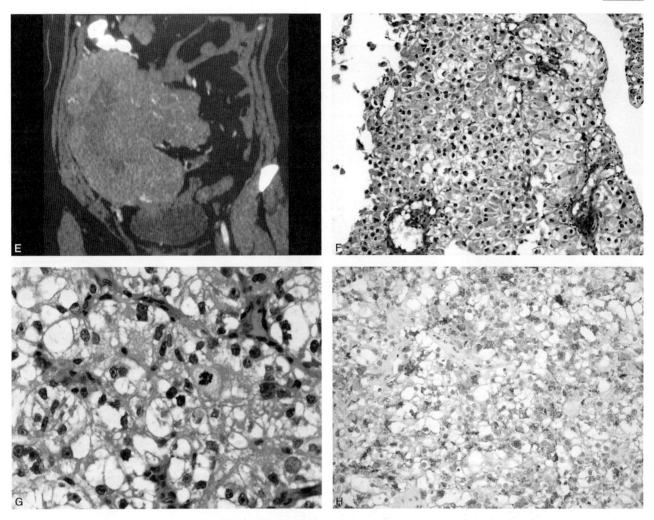

图 5-32　脂肪瘤样 AML 和 PEComaCNB

A. 影像学显示腹腔内充满大量脂肪组织;B. 外院 CNB,报告为脂肪组织;C. 追查患者有结节性硬化综合征(TSC)表现;
D. 我院重新穿刺,可见小血管及其周围胞质透亮的上皮样细胞,表达 HMB45;E. 腹腔内巨大占位;F. 由多边形上皮样
细胞组成;G. 可见核分裂象;H. 瘤细胞表达 HMB45

（六）未分化肉瘤

　　发生于躯干和四肢的多形性未分化肉瘤（以为成为恶性纤维组织细胞瘤）常行 CNB[37],其中一些病例也是因为手术困难、不能手术或肿瘤复发(图 5-33A,B)。镜下由多异型性明显的梭形细胞和多形性细胞组成,核分裂象易见,并可见病理性核分裂(图 5-33C,D)。腹膜后或肢体 CNB 标本显示为多形性未分化肉瘤形态时,建议加做 FISH 检测 *MDM2* 基因扩增,以确定是否有去分化脂肪肉瘤的可能性[38,39]。

十一、恶性间皮瘤

　　胸膜或腹膜弥漫性恶性间皮瘤难以手术切除,临床上常行 CNB[40]或腔镜活检。组织学上恶性间皮瘤分为上皮样型(图 5-34)、双相型和肉瘤型(包括促结缔组织增生性)。如活检取材适当,上皮样间皮瘤的诊断相对容易,诊断的主要依据是肿瘤显示浸润性生长,但由于受活检取材的限制,部分病例根据镜下形态较难定性,或建议重取活检,或尝试免疫组化标记 GLUT1 和 BAP1,并联合 FISH 检测 *p16*,以与良性间皮增生相鉴别[41]。双相型较为少见,需注意是否有滑膜肉瘤的可能性。肉瘤样型间皮瘤诊断困难,在排除其他具有上皮样分化的恶性肿瘤(特别是肉瘤样癌)之后再考虑。与上皮样间皮瘤不同的是,肉瘤样间皮瘤主要表达 AE1/AE3,calretinin 可为阴性或仅为灶性阳性。

十二、非软组织源性肿瘤

（一）恶性淋巴瘤

　　腹腔也是恶性淋巴瘤的好发部位,CNB 标本有时可与软组织小圆细胞肉瘤相混淆,除影像学(图 5-35A)以及镜下形态有所不同外(图 5-35B,C),免疫组化标记可帮助明确诊断(图 5-35D)。

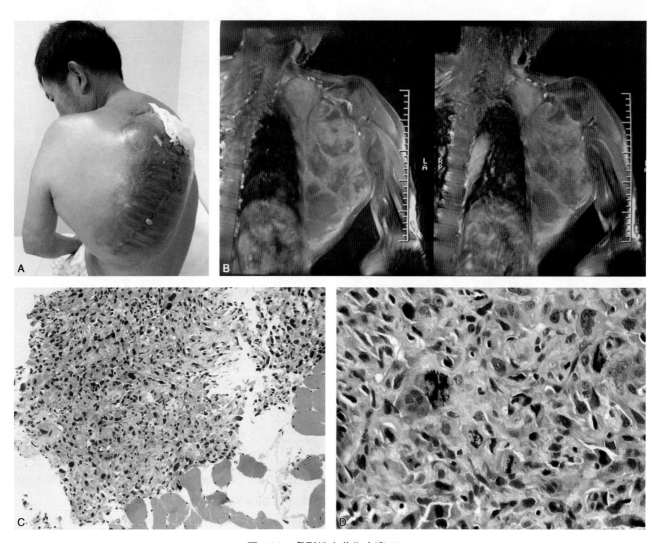

图 5-33 多形性未分化肉瘤 CNB

A、B. 右肩背部巨大肿块；C. 由异型性明显的多边形瘤细胞组成；D. 可见病理性核分裂象

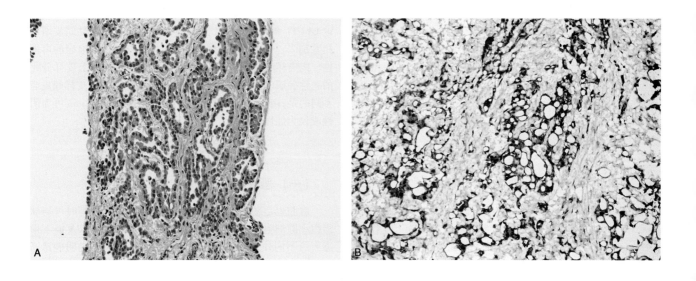

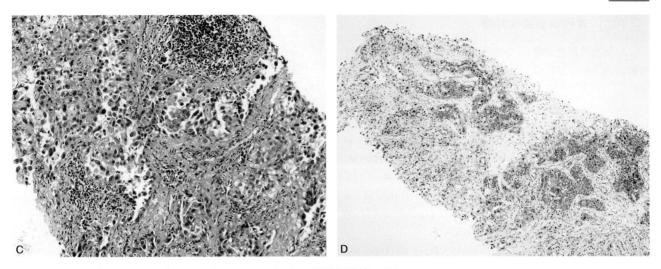

图 5-34　恶性间皮瘤 CNB
A. 胸膜间皮瘤；B. calretinin 标记；C. 腹膜间皮瘤；D. calretinin 标记

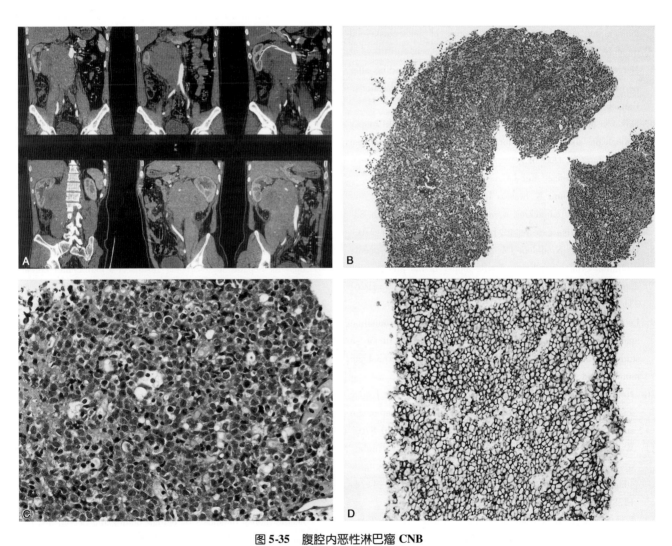

图 5-35　腹腔内恶性淋巴瘤 CNB
A. 腹腔内融合性肿块；B、C. 由成片的中到大圆形细胞组成，有时可见组织细胞吞噬现象；D. 瘤细胞表达 CD20

（二）其他类型恶性肿瘤

包括恶性黑色素瘤、低分化癌和神经内分泌肿瘤等，有时可被误诊为软组织肉瘤。

参 考 文 献

1. Barth RJ Jr, Merino MJ, Solomon D, et al. A prospective study of the value of core needle biopsy and fine needle aspiration in the diagnosis of soft tissue masses. Surgery, 1992, 112: 536-543.

2. Fletcher CDM, et al. Recommendations for the reporting of soft tissue sarcomas. Association of directors of anatomic and surgical pathology. Hum Pathol, 1999, 30: 3-7.

3. Watson RR, Binmoeller KF, Hamerski CM, et al. Yield and performance characteristics of endoscopic ultrasound-guided fine needle aspiration for diagnosing upper GI tract stromal tumors. Dig Dis Sci, 2011, 56: 1757-1762.

4. Altuntas AO, Slavin J, Smith PJ, et al. Accuracy of computed tomography guided core needle biopsy of musculoskeletal tumours. ANZ J Surg, 2005, 75: 187-191.

5. Berger-Richardson D, Swallow CJ. Needle tract seeding after percutaneous biopsy of sarcoma: Risk/benefit considerations. Cancer, 2017, 123(4): 560-567.

6. Eriksson M, Reichardt P, Sundby Hall K, et al. Needle biopsy through the abdominal wall for the diagnosis of gastrointestinal stromal tumour -Does it increase the risk for tumour cell seeding and recurrence? Eur J Cancer, 2016, 59: 128-133.

7. Nishio J, Nabeshima K, Iwasaki H, Naito M. Non-traumatic myositis ossificans mimicking a malignant neoplasm in an 83-year-old woman: a case report. J Med Case Rep, 2010, 4: 270.

8. Dalén BP, Meis-Kindblom JM, Sumathi VP, et al. Fine-needle aspiration cytology and core needle biopsy in the preoperative diagnosis of desmoid tumors. Acta Orthop, 2006, 77(6): 926-931.

9. Le Guellec S, Soubeyran I, Rochaix P, et al. CTNNB1 mutation analysis is a useful tool for the diagnosis of desmoid tumors: a study of 260 desmoid tumors and 191 potential morphologic mimics. Mod Pathol, 2012, 25(12): 1551-1558.

10. Herawi M, Epstein JI. Solitary fibrous tumor on needle biopsy and transurethral resection of the prostate: a clinicopathologic study of 13 cases. Am J Surg Pathol, 2007, 31(6): 870-876.

11. Weynand B(1), Noël H, Goncette L, et al. Solitary fibrous tumor of the pleura: a report of five cases diagnosed by transthoracic cutting needle biopsy. Chest, 1997, 112(5): 1424-1428.

12. Lightfoot M, Li R, Alsyouf M, Nicolay L, Chamberlin D. Transurethral needle biopsy: a novel technique for pathologic diagnosis of bladder tumors in children. J Pediatr Urol, 2014, 10(6): 1280-1282.

13. Kallas KM, Vaughan L, Haghighi P, Resnick D. Pigmented villonodular synovitis of the hip presenting as a retroperitoneal mass. Skeletal Radiol, 2001, 30(8): 469-474.

14. Bhalla A, Sandhu F, Sieber S. Primary adrenal leiomyosarcoma: a case report and review of the literature. Conn Med, 2014, 78(7): 403-407.

15. Park JJ, Kim CK, Park BK. Ultrasound-guided transvaginal core biopsy of pelvic masses: feasibility, safety, and short-term follow-up. AJR Am J Roentgenol, 2016, 206(4): 877-882.

16. Willman JH, White K, Coffin CM. Pediatric core needle biopsy: strengths and limitations in evaluation of masses. Pediatr Dev Pathol, 2001, 4(1): 46-52.

17. Chowdhury T, Barnacle A, Haque S, et al. Ultrasound-guided core needle biopsy for the diagnosis of rhabdomyosarcoma in childhood. Pediatr Blood Cancer, 2009, 53(3): 356-360.

18. Jung SP, Lee Y, Han KM, et al. Breast metastasis from rhabdomyosarcoma of the anus in an adolescent female. J Breast Cancer, 2013, 16(3): 345-348.

19. Shen W, Cui J, Chen J, et al. Treating kaposiform hemangioendothelioma with Kasabach-Merritt phenomenon by intralesional injection of absolute ethanol. J Craniofac Surg, 2014, 25(6): 2188-2191.

20. Thanos L, Mylona S, Kalioras V, Pomoni M, Batakis N. Osseous Kaposi sarcoma in an HIV-positive patient. Skeletal Radiol, 2004, 33(4): 241-243.

21. Jurczyk M, Zhu B, Laskin W, Lin X. Pitfalls in the diagnosis of hepatic epithelioid hemangioendothelioma by FNA and needle core biopsy. Diagn Cytopathol, 2014, 42(6): 516-520.

22. Ginter PS, McIntire PJ, Shin SJ. Vascular tumours of the breast: a comprehensive review with focus on diagnostic challenges encountered in the core biopsy setting. Pathology, 2017, 49(2): 197-214.

23. Kang TW, Lee MW, Choi D, et al. Safety of Percutaneous biopsy for hepatic angiosarcoma: results of a multicenter korean survey. J Vasc Interv Radiol, 2016, 27(6): 846-851.

24. O'Neill AC, Craig JW, Silverman SG, Alencar RO. Anastomosing hemangiomas: locations of occurrence, imaging features, and diagnosis with percutaneous biopsy. Abdom Radiol(NY), 2016, 41(7): 1325-1332.

25. El Demellawy D, Denardi F, Alowami S. Cellular variant of extraskeletal myxoid chondrosarcoma with Ewing's sarcoma-like areas: a diagnostic pitfall in core needle biopsy. Pol J Pathol, 2010, 61(1): 37-41.

26. dela Fuente SG, Arnoletti JP. Beyond cytology: why and when does the oncologist require core tissue? Gastrointest Endosc Clin N Am, 2014, 24(1): 9-17.

27. Resnick JM, Fanning CV, Caraway NP, et al. Percutaneous needle biopsy diagnosis of benign neurogenic neoplasms. Diagn Cytopathol, 1997, 16(1): 17-25.

28. Zhao L, Mu J, Du P, et al. Ultrasound-guided core needle biopsy in the diagnosis of neuroblastic tumors in children: a retrospective study on 83 cases. Pediatr Surg Int, 2017, 33(3): 347-353.

29. Avanzini S, Faticato MG, Sementa AR, et al. Video-assisted needle core biopsy in children affected by neuroblastoma: a novel combined technique. Eur J Pediatr Surg, 2017, 27(2): 166-170. .

30. Sung KS, Seo SW, Shon MS. The diagnostic value of needle biopsy for musculoskeletal lesions. Int Orthop, 2009, 33(6): 1701-1706.

31. Omura MC, Motamedi K, UyBico S, et al. Revisiting CT-guided percutaneous core needle biopsy of musculoskeletal lesions: contributors to biopsy success. AJR Am J Roentgenol, 2011, 197(2): 457-461.

32. Logrono R, Wojtowycz MM, Wunderlich DW, et al. Fine needle aspiration cytology and core biopsy in the diagnosis of alveolar soft part sarcoma presenting with lung metastases. A case report. Acta Cytol, 1999, 43(3): 464-470.

33. Baz W, El-Soueidi R, Nakhl F, et al. Desmoplastic small round-cell tumor: an adult with previous exposure to agent orange. Jpn J Clin Oncol, 2010, 40(6): 593-595.

34. Ginat DT, Cipriani NA, Purakal A, et al. Disseminated malignant rhabdoid tumor of the head and neck. Head Neck Pathol, 2016 Sep 8. [Epub ahead of print] PubMed PMID: 27632188.

35. Edelweiss M, Gupta N, Resetkova E. Preoperative diagnosis of clear cell "sugar" tumor of the lung by computed tomography-guided fine-needle biopsy and core-needle biopsy. Ann Diagn Pathol, 2007, 11(6): 421-426.

36. Agaimy A, Vassos N, Croner RS, et al. Hepatic angiomyolipoma: a series of six cases with emphasis on pathological-radiological correlations and unusual variants diagnosed by core needle biopsy. Int J Clin Exp Pathol, 2012, 5(6): 512-521.

37. Colletti SM, Tranesh GA, Whetsell CR, et al. High diagnostic accuracy of core needle biopsy of soft tissue tumors: An institutional experience. Diagn Cytopathol, 2016, 44(4): 291-298.

38. Coindre JM, Mariani O, Chibon F, et al. Most malignant fibrous histiocytomas developed in the retroperitoneum are dedifferentiated liposarcomas: a review of 25 cases initially diagnosed as malignant fibrous histiocytoma. Mod Pathol, 2003, 16(3): 256-262.

39. Le Guellec S, Chibon F, Ouali M, Perot G, Decouvelaere AV, Robin YM, Larousserie F, Terrier P, Coindre JM, Neuville A. Are peripheral purely undifferentiated pleomorphic sarcomas with MDM2 amplification dedifferentiated liposarcomas? Am J Surg Patho, 2014, 38(3): 293-304.

40. Heilo A, Stenwig AE, Solheim OP. Malignant pleural mesothelioma: US-guided histologic core-needle biopsy. Radiology, 1999, 211(3): 657-659.

41. Sheffield BS(1), Hwang HC, Lee AF, et al. BAP1 immunohistochemistry and p16 FISH to separate benign from malignant mesothelial proliferations. Am J Surg Pathol, 2015, 39(7): 977-982.

纤维母细胞性和肌纤维母细胞性肿瘤

导读

组织学和胚胎学
　细胞
　纤维
　基质
良性肿瘤和瘤样病变
　结节性筋膜炎
　结节性筋膜炎的特殊亚型
　缺血性筋膜炎
　阴茎肌内膜瘤
　增生性筋膜炎和增生性肌炎
　骨化性肌炎和指趾纤维骨性假瘤
　膀胱低级别肌纤维母细胞性增生
　术后梭形细胞结节
　炎性纤维性息肉和非典型性纤维性
　　息肉
　特发性腹膜后纤维化
　反应性结节状纤维性假瘤

瘢痕疙瘩
弹力纤维瘤
软纤维瘤
皮肤硬化性纤维瘤
皮肤多形性纤维瘤
口腔纤维瘤和巨细胞纤维瘤
腱鞘纤维瘤
促结缔组织增生性纤维母细胞瘤
项型纤维瘤
Gardner 纤维瘤
淋巴结内栅栏状肌纤维母细胞瘤
乳腺型肌纤维母细胞瘤
血管肌纤维母细胞瘤
富于细胞性血管纤维瘤
软组织血管纤维瘤
浅表宫颈阴道肌纤维母细胞瘤
中间性肿瘤

掌和跖纤维瘤病
阴茎纤维瘤病
关节垫
侵袭性纤维瘤病
隆凸性皮肤纤维肉瘤
孤立性纤维性肿瘤
炎性肌纤维母细胞性肿瘤
低度恶性肌纤维母细胞性肉瘤
黏液炎性纤维母细胞性肉瘤
浅表性 CD34 阳性纤维母细胞性肿瘤
恶性肿瘤
成年型纤维肉瘤
放疗后纤维肉瘤
烧伤瘢痕性纤维肉瘤
黏液纤维肉瘤
低度恶性纤维黏液样肉瘤
硬化性上皮样纤维肉瘤

第一节　组织学和胚胎学

人体的结缔组织由细胞和大量的细胞外基质组成。细胞散在分布于基质内,数量少,种类多,但功能各异。细胞可分为两种类型,一种为恒定存在的固定细胞,主要有纤维母细胞、脂肪细胞和未分化间充质细胞;另一种为非恒定存在的游走细胞,主要有巨噬细胞、浆细胞、肥大细胞和各种粒细胞。细胞外基质包括无定形的基质、纤维和不断循环更新的组织液。结缔组织由胚胎时期中胚层散在分布的间充质衍化而来,后者由间充质细胞和无定形的基质组成。

通常所说的结缔组织也称固有结缔组织,主要包括疏松结缔组织、致密结缔组织、脂肪组织和网状组织四种类型,广义的结缔组织还包括血液、淋巴、软骨和骨。

疏松结缔组织又称蜂窝组织,在人体内广泛分布于器官、组织和细胞之间,其特点是细胞种类多,纤维纤细、数量少,排列疏松,具有连接、支持、营养、防御、保护和修复等功能。

致密结缔组织的成分与疏松结缔组织相似,但细胞种类少(以纤维母细胞和纤维细胞为主),纤维粗大、数量多,排列致密,主要的功能为支持和连接。根据纤维的性质和排列方式,又可分为规则致密结缔组织(肌腱和腱膜)、不规则致密结缔组织(真皮、硬脑膜、巩膜和器官被膜)和弹性组织(项韧带、黄韧带和弹性动脉的中膜)三种类型。

脂肪组织由大量的脂肪细胞聚集而成,并由疏松结缔组织分隔成脂肪小叶。根据脂肪细胞的种类和功能又分为白色脂肪组织和棕色脂肪组织两大类。

网状组织由网状细胞、网状纤维和基质组成,主要分布于淋巴造血组织和器官内,形成微细网架和微环境。

一、细　胞

（一）间充质细胞（mesenchymal cell）

人体的结缔组织内仍保留少量未分化的间充质细胞，常分布于小血管的周围。细胞呈星状，细胞间以胞质突起相互连接成细胞网。在 HE 染色的切片中难以与纤维母细胞区别。在胚胎时期，间充质细胞能分化成纤维母细胞、脂肪细胞、内皮细胞、软骨细胞和平滑肌细胞等多种结缔组织细胞。这种具有多向潜能分化的细胞是很多软组织肿瘤的起始细胞。

（二）纤维母细胞（fibroblast）

主要分布于疏松结缔组织中。在铺片内或在培养皿的表面，纤维母细胞呈多突起的扁平星状，在组织切片内呈梭形或星状。胞质丰富、淡染，弱嗜碱性，核较大，卵圆形，染色质细致，可见 1~2 个小核仁。电镜下，细胞表面有短而粗的胞质突起，胞质内含有丰富的粗面内质网、游离性多核糖体和发育完好的高尔基复合体，此外还可见溶酶体和一些微丝、微管和中间丝。纤维母细胞能合成和分泌胶原蛋白、弹性蛋白、蛋白多糖和糖蛋白，构成疏松结缔组织中的胶原纤维、网状纤维和弹力纤维三种主要的纤维和基质。纤维母细胞处于静止期时称纤维细胞，细胞呈细长的梭形，体积较小，核也细长。电镜下胞质内的粗面内质网和高尔基复合体明显减少或不发达，其他的细胞器发育也较差，提示合成蛋白质的功能不活跃。在个体受到损伤的情况下，纤维细胞可通过分裂增殖而转化成具有合成功能的纤维母细胞，形成新的纤维和基质，参与组织的修复。

纤维母细胞的增生和分化受到几种纤维母细胞生长因子及其受体的调控，如血小板源生长因子（platelet derived growth factor，PDGF）、结缔组织生长因子（connective tissue growth factor，CTGF）和白细胞介素 1 等，能刺激纤维母细胞的趋化性运动，基础纤维母细胞生长因子（basic fibroblast growth factor，bFGF）在血管形成过程中能刺激纤维母细胞的增生，转化生长因子 β（transforming growth factor β，TGF-β）能刺激纤维母细胞产生基质蛋白[1]。纤维母细胞主要表达 vimentin。

纤维母细胞还有两种特殊的类型，一种是表达 CD34 的树突状纤维母细胞，主要分布于人体皮肤附件、血管周围以及全身结缔组织的间隔内，孤立性纤维性肿瘤和隆凸性皮肤纤维肉瘤可能起始于该细胞。另一种是肌纤维母细胞（myofibroblast），常出现于肉芽组织内。

肌纤维母细胞是一种在形态上或更准确地说在超微结构和（或）免疫表型上介于纤维母细胞和平滑肌细胞之间的梭形间质细胞，其起始细胞不明，可能起自于神经上皮干细胞，或由组织内的纤维母细胞衍化而来，PDGF、bFGF 和 TGF-β 可能在衍化的过程中起了一定的转化作用，部分肌纤维母细胞可由血管周细胞或平滑肌细胞转化，或者是源自于一些特殊类型的细胞，如肝窦旁的星状细胞、肾小球的系膜细胞、肺间质收缩细胞、胃肠道的 Cajal 间质细胞、胰腺腺泡旁的星状细胞、大脑的星状细胞和乳腺间质内的肌纤维母细胞等[1]。肌纤维母细胞最初是由 Gabbiani 等在修复性病变如伤口的肉芽组织中发现的[2]，后在迪皮特朗挛缩（Dupuytren's 挛缩，掌纤维瘤病）中也有过描述。尽管在过去的 30 年中，对肌纤维母细胞曾作了大量的研究，但对其形态和功能仍不十分明了。在生理性情况下，肌纤维母细胞可能是作为纤维母细胞的一种功能性细胞，参与组织发生、重建和修复，而在伤口愈合后，通过自身凋亡而消失[3]。

肌纤维母细胞在光镜下呈梭形、卵圆形或星状，核卵圆形或一端尖细，染色质稀疏或呈空泡状，可见小核仁。与纤维母细胞相比，肌纤维母细胞的胞质呈原纤维状和嗜伊红色，但与平滑肌细胞的原纤维状深嗜伊红色的胞质又有所不同。如要了解肌纤维母细胞的形态特征，不妨观察结节性筋膜炎。有时在光镜下要明确区分纤维母细胞和肌纤维母细胞有一定的难度，如在侵袭性纤维瘤病中就很难区分哪些是纤维母细胞，哪些是肌纤维母细胞。

电镜下，肌纤维母细胞兼具纤维母细胞和平滑肌细胞的特点，但与两种细胞均有所不同。细胞核有核沟，细胞外形不规则，常呈星状，有很多长的胞质突起，由中间连接（黏着小带）和缝隙连接相连，胞质内含有很多与细胞长轴平行排列的肌动蛋白微丝束（应力纤维）[4]，其间散布一些致密体。靠近胞质边缘可见质膜附着斑和微饮小泡。质膜附着斑与细胞内微丝束相延续，并与细胞外纤维连接蛋白相连，形成一种跨膜复合体-纤维连接复合体（或称纤维融合膜）（fibronexus）[5]。此外，胞质内还有发育完好的粗面内质网、高尔基复合体、胶原分泌颗粒和由高尔基复合体所衍化的囊泡结构。肌纤维母细胞被不连续的基板包绕，细胞之间通过黏附连接和缝隙连接相连。肌纤维母细胞的三个重要的超微结构分别是：肌动蛋白微丝束、纤维连接复合体、中间连接和缝隙连接。培养的肌纤维细胞中的纤维连接复合体可通过免疫荧光来显示，将来有可能通过共焦激光标记显微镜和多种标记技术在石蜡切片上来显示肌纤维母细胞中的纤维连接复合体，从而来帮助识别肌纤维母细胞。

肌纤维母细胞表达中间微丝，除 β-actin 和 γ-actin 外，还表达 vimentin（V 型），vimentin 和 α-SMA（VA 型），vimentin 和 desmin（VD 型），vimentin、α-SMA 和 desmin（VAD 型），以及 vimenitn、α-SMA 和 myosin，伴 desmin 或不伴 desmin［VA（D）M 型][6]。以 VA 型最常见，其次为 VD 型和 VAD 型，V 型通常是纤维母细胞，而不是肌纤维母细胞的特点。肌纤维母细胞不表达骨骼肌和心肌 α-actin。此外，肌纤维母细胞还可表达 calponin，但不表达 h-CALD。肌纤维母细胞有时还可表达 CK，如胃十二指肠溃疡浆膜下的肌纤维母细胞[7]。

在正常人体中，肌纤维母细胞分布于牙周韧带、睾丸输精管周围、肠系膜、卵巢外膜层、肺泡间隔、脾、骨髓和淋巴结、肾小球系膜、子宫内膜下、肝窦和毛细血管周围等处。病理情况下，肌纤维母细胞可见于：①机体对创伤的修复性病变，如伤口愈合中的肉芽组织、烧伤后的瘢痕挛缩、缺血性挛缩、肺、肝和肾的间质性纤维化、肝硬化、白内障和（动脉）粥样化等；②在一些肿瘤的间质内：乳腺浸润性导管癌伴皮肤或乳头回缩、肺的瘢痕癌、环状缩窄性肠癌、硬化性脂肪肉瘤、促结缔组织增生性小圆细胞瘤、结节硬化性霍奇金淋巴瘤和促结缔组织增生的恶性黑色素瘤、髓母细胞瘤和间皮瘤等；③纤维母细胞和肌纤维母细胞性病变：这一大组病变包括了良性、低度恶性及恶性病变。良性者如结节性筋膜炎、增生性筋膜炎/肌炎、骨化性肌炎、指趾纤维骨性假瘤、器官相关性肌纤维母细胞增生、婴幼儿纤维性错构瘤、包涵体性纤维瘤病、肌纤维瘤病、成人肌纤维瘤、乳腺型肌纤维母细胞瘤、淋巴结内栅栏状肌纤维母细胞瘤和外阴血管肌纤维母细胞瘤等;低度恶性者如各种类型的浅表性纤维瘤病、炎性肌纤维母细胞瘤、婴幼儿型纤维肉瘤和低度恶性肌纤维母细胞性肉瘤;恶性者如纤维肉瘤和多形性未分化肉瘤等[7]。

(三) 巨噬细胞(macrophage)

是体内广泛存在的一种具有吞噬功能和抗原提呈的免疫细胞,由血液内单核细胞通过变形运动穿出血管壁后分化而来。细胞形态多样,并随功能状态而改变。细胞具有趋化性定向运动,并有活跃的分泌功能,常伸出较长的伪足,吞噬并清除体内异物和衰老凋亡的细胞。在疏松结缔组织内固定下来的巨噬细胞又称组织细胞。组织细胞表达 CD68(KP-1、PGM1)、CD163、lysozyme、CD4 和 Mac387 等抗体。

(四) 浆细胞(plasma cell)

正常情况下,人体结缔组织内的浆细胞较少,主要存在于易受病原微生物入侵的部位,如呼吸道、消化道和生殖道等处。慢性炎症时,浆细胞明显增多。

(五) 肥大细胞(mast cell)

常成群分布于小血管周围,在身体与外界接触的部位,如皮肤、呼吸道和消化道的结缔组织内较多。细胞较大,圆形或卵圆形,核小而圆,胞质内充满粗大异染的分泌颗粒(内含肝素、组胺和嗜酸性粒细胞趋化因子),嗜碱性,Giemsa 染色和 CD117 标记能显示肥大细胞。

(六) 脂肪细胞(fat cell)

单个或成群分布,细胞体积大,胞质内充满脂滴,常将核挤至细胞边缘成新月状。在 HE 染色的切片中,因脂滴已被溶解,故脂肪细胞多呈空泡状。冷冻切片中,可用油红 O、苏丹Ⅲ或苏丹黑来显示细胞内的脂滴。

(七) 白细胞(leukocyte)

血液内的白细胞包括中心粒细胞、嗜酸性粒细胞和淋巴细胞在趋化因子的吸引下,可通过变形运动穿出血管壁而进入到结缔组织内,参与免疫防御功能。

二、纤　　维

(一) 胶原纤维(collagenous fiber)

在三种纤维中数量最多,由Ⅰ型和Ⅲ型胶原蛋白组成。纤维母细胞分泌的胶原蛋白在细胞外聚合成胶原原纤维,再经黏合质黏结成胶原纤维。胶原纤维在 HE 染色的切片中呈淡嗜伊红色。胶原纤维韧性大、抗拉力强。胶原纤维 VG 染色呈红色,Masson 三色呈蓝色。胶原纤维主要有以下五种类型:Ⅰ型胶原纤维,由两个 α1 链和 1 个 α2 链组成,缠绕成螺旋状结构,主要分布于真皮、筋膜、腱膜、角膜、韧带、骨和牙本质;Ⅱ型胶原纤维,由软骨母细胞合成,主要分布于软骨细胞外基质、脊索、牙髓核和胚胎性角膜;Ⅲ型胶原纤维主要分布于疏松结缔组织,包括真皮、血管壁、各种腺体和实质脏器;Ⅳ型胶原纤维是基底板的主要成分;Ⅴ型胶原纤维主要分布于血管壁和平滑肌。其他类型的胶原纤维比较少见。

在淋巴结内栅栏状肌纤维母细胞瘤和孤立性纤维性肿瘤中出现的石棉样纤维是由异常粗大的胶原纤维(Ⅰ型和Ⅲ型)融合而成,这种胶原纤维具有典型的周期性纹理,直径可达 1000nm。

(二) 弹力纤维(elastic fiber)

由均质的弹性蛋白和微原纤维组成,其中弹性蛋白是弹力纤维的主要成分,以弹力纤维原的形式由纤维母细胞所合成和分泌,含有大量的甘氨酸、丙氨酸、缬氨酸和赖氨酸,但羟脯氨酸较少。弹力纤维耐胰蛋白酶消化,但可被弹力酶水解。弹力纤维在 HE 染色的切片中呈淡嗜伊红色,具有较强的折光性,不易与胶原纤维区分。弹力纤维具有弹性,与胶原纤维交织分布,使组织兼有弹性和韧性。弹力纤维染色,如 Verhoeff、Weigert 和 Gomori 可将弹力纤维染成紫色或棕褐色。

(三) 网状纤维(reticular fiber)

主要由Ⅲ型胶原蛋白组成,纤维纤细、分支多,主要分布于网状组织,也分布于结缔组织与其他组织交界处,如基膜、毛细血管和肾小管周围。因网状纤维表面被覆蛋白多糖和糖蛋白,可被银染成棕黑色,故又称嗜银纤维。在部分软组织肿瘤中,可作网状纤维染色来显示特殊的排列结构,如副神经节瘤、腺泡状软组织肉瘤、腺泡状横纹肌肉瘤、血管外皮瘤、具有血管周上皮样细胞分化的肿瘤(PEComa)、滑膜肉瘤和上皮样血管肉瘤等。

三、基　　质

(一) 蛋白多糖(proteinpolysaccharides)

又称黏多糖,是基质的主要成分,是由蛋白质和大量糖胺多糖(氨基己糖多糖)结合的一种大分子复合物。糖胺多糖包括硫酸化和非硫酸化两种,前一种有硫酸软骨素和硫酸角质素等,后一种为透明质酸。透明质酸是一种曲折盘绕的长链大分子,通过连接蛋白与其他糖胺多糖结合,形成蛋白多糖聚合体。大量的蛋白多糖聚合体形成有许多微小孔隙的分子筛。小于孔隙的营养物、代谢产物、激素和气体分子等可以通过,而大于孔隙的大分子物质、细菌和肿瘤细胞等不能通过,从而使基质具有防御屏障功能。溶血性链球菌和癌细胞等能分泌透明质酸酶,分解基质中的透明质酸,破坏基质的屏障,导致炎症蔓延和癌细胞扩散。

软组织肿瘤的基质内一般含有两种黏液基质,一种含透明质酸,存在于大多数的黏液性肿瘤内,AB 染色呈阳性反应,如事先用透明质酸酶消化,则呈阴性。另一种含硫酸软骨素,存在于黏液性软骨肉瘤中,AB 染色呈阳性,耐透明质酸酶消化。

(二) 糖蛋白(glycoprotein)

有纤维连接蛋白、层连蛋白和软骨黏蛋白等,其中纤维连接蛋白是基质中最主要的粘连性糖蛋白。

（三）组织液（tissue fluid）

在毛细血管动脉端，溶解有电解质、单糖、气体分子等小分子的水通过毛细血管壁，渗入基质内，称为组织液。在毛细血管静脉端，组织液的大部分回到血液内，小部分进入毛细淋巴管形成淋巴液，最后也回流入血。

第二节 良性肿瘤和瘤样病变

一、结节性筋膜炎

结节性筋膜炎（nodular fasciitis，NF）是一种自限性的良性纤维母细胞和肌纤维母细胞性肿瘤，绝大多数病例发生于皮下浅筋膜[9-14]，部分病例可位于深部肌肉组织内（intramuscular NF）[15]，少数病例可发生于一些特殊部位，如神经内（intraneural NF）[16]和关节内（intraarticular NF）[17]。组织学上由形态较为一致的梭形或胖梭形纤维母细胞和肌纤维母细胞所组成，呈不规则的短条束状或交织状排列，间质疏松，部分区域可呈黏液样或水肿样，有时可见微囊性腔隙，生长方式类似培养组织。除少数病例有外伤史外，大多数病例并无明确的病因。虽然在其命名中有"炎"字，但结节性筋膜并非炎症，而是一种增生性病变。新近研究发现，在结节性筋膜炎中存在 *MYH9-USP6* 融合性基因，提示结节性筋膜炎可能属于一种瞬时性或一过性瘤变（transient neoplasia）[18]，将其定义为良性的自限性纤维性肿瘤可能更为合适。

结节性筋膜炎有时可因细胞丰富，可见较多的核分裂象，短期内生长迅速以及在局部累及邻近组织（如骨骼肌）等原因而被误诊为各种类型的软组织肉瘤，如低度恶性肌纤维母细胞肿瘤、黏液纤维肉瘤、低度恶性纤维黏液样肉瘤、高分化平滑肌肉瘤（包括黏液样平滑肌肉瘤）、纤维肉瘤、侵袭性纤维瘤病和恶性纤维组织细胞瘤（现已改称多形性未分化肉瘤）等，故又有假肉瘤性筋膜炎（pseudosarcomatous fasciitis）之称[9,12]。

【ICD-O 编码】

8828/0

【临床表现】

可发生于任何年龄段，但多发生于青壮年，其中半数以上患者在 20～50 岁之间[10-14,19]，10 岁以下儿童和婴幼儿以及 60 岁以上老年人均较为少见[20,21]。男女均可发病，成年患者无明显的性别差异，但儿童患者多见于男性。

好发于上肢，其次可见于躯干和头颈部，部分病例发生于下肢。其中发生于上肢者主要位于前臂屈侧，其次为上臂，少数病例位于肘部、腋下和手部（图 6-1）[22]；发生于头颈部者主要位于颈部、枕部、项部和锁骨上[23]，其次为眼睑、眶下、面颊部、颞部和腮腺区[24,25]，少数位于头皮、前额、口腔和外耳道等部位[26,27]，儿童病例多发生于头颈部；发生于躯干者主要发生于胸壁和背部，以及腰部、腹壁、腹股沟和外阴等处[28]，少数病例发生于乳腺（位于皮下）[29]；发生于下肢者主要位于大腿[30]，少数病例位于臀部、膝部和小腿，偶可发生于足（＜5%）[31]。除周围软组织外，少数病例还可发生于神经内、关节内、淋巴结包膜和膀胱等处[16,17,32]，易被误诊。

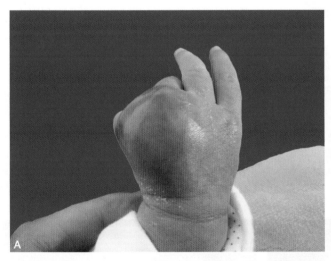
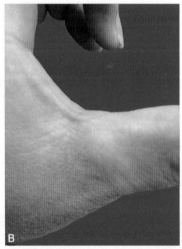

图 6-1 结节性筋膜炎
A. 新生儿右手背部；B. 成人左手虎口

临床上通常表现为肢体或躯干皮下生长迅速的结节或肿块，近半数病例伴有酸胀、触痛或轻微疼痛感。发生于周围神经时可有放射性疼痛，并伴有手指麻木和感觉功能减退等神经病的表现。术前病程通常为 2 周～1 个月，部分患者可为 2～3 月，少数患者的术前病程可达 6 个月，极少数病例的病史可长达 1 年或以上[33]。发生于关节内者病史相对较长，平均为 6 个月[17]。

2008 年～2016 年间，复旦大学附属肿瘤医院病理科共诊断 354 例结节性筋膜炎，其中男性 204 例，女性 150 例，男：女为 1.4：1，年龄范围为 29 天新生儿～77 岁[19,20]，平均年龄和中位年龄均为 36 岁，其中年龄在 20～50 岁之间占 72%，10 岁以下和 60 岁以上者仅占 3% 和 5%（图 6-2）。

354 例中，100 例（28%）位于上肢，特别是前臂，93 例位于躯干（26%），80 例位于头颈部（23%），40 例位于下肢（11%），特别是大腿，9 例位于乳腺（皮下）（2.5%），9 例位于腹股沟（2.5%），8 例位于外阴或会阴部（2.3%），6 例（1.7%）位于锁骨上，5 例（1.4%）位于臀部，4 例（1.1%）位于腋下（图 6-3）。

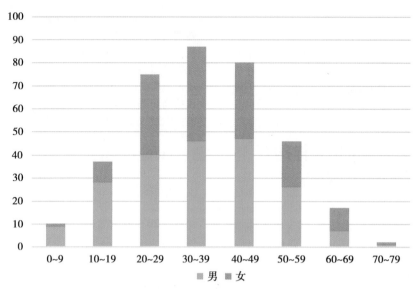

图 6-2　354 例结节性筋膜炎的年龄和性别分布

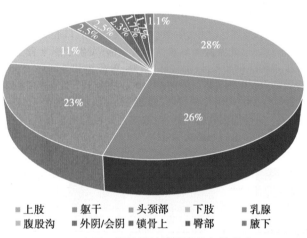

■上肢　■躯干　■头颈部　■下肢　■乳腺
■腹股沟　■外阴/会阴　■锁骨上　■臀部　■腋下

图 6-3　354 例结节性筋膜炎的部位分布

【影像学】

1. 超声　表现为皮下低回声或弱回声的肿块,直径多在 3cm 以下,与深筋膜关系密切(图 6-4A,B)[19,34],肿块的周边可有点状血流信号。伴有黏液样变的病例,肿块内可含有小片状无回声区。

2. CT　典型病例表现为基于筋膜的非特异性软组织肿块,周界相对清楚,少数病例位于深部的肌肉内,周界可不清。1 例位于肋骨骨膜旁,显示有局部侵蚀性改变。平扫显示肿块密度均匀,与邻近的肌肉相近,略低于肌肉或与肌肉等密度(图 6-4C,D);增强动脉扫描期可呈轻度或中度强化,强化均匀。伴有囊性变或黏液样变性的病例,在肿块的周边可有强化带(图 6-4E ~ H)[35]。

3. MRI　T₁WI 呈稍低或等信号,信号均匀,T₁W 抑脂 SE 显示为高信号;T₂WI 信号混杂,以不均匀的中至高信号为主(图 6-4I ~ K)[36]。

4. PET-CT　表现为高代谢性结节,可被误认为是转移性肿瘤(图 6-4L)[37]。

【大体形态】

取决于病变内所含黏液和纤维组织的多少及细胞的丰富程度,黏液成分较多时质地柔软,胶冻样,似黏液瘤,胶原纤维成分较多时质地坚韧,灰白色,似纤维瘤病,有时病变的中央可伴有囊性变。多数病变周界清晰,但无包膜,呈圆形或类圆形(图 6-5),位于深筋膜或肌肉内者周界常不清晰,其边缘常呈蟹足样伸入邻近脂肪组织或肌肉组织内。结节直径多为

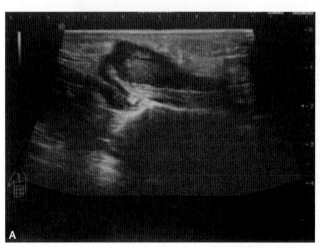

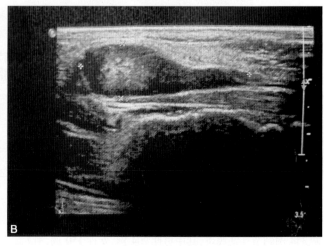

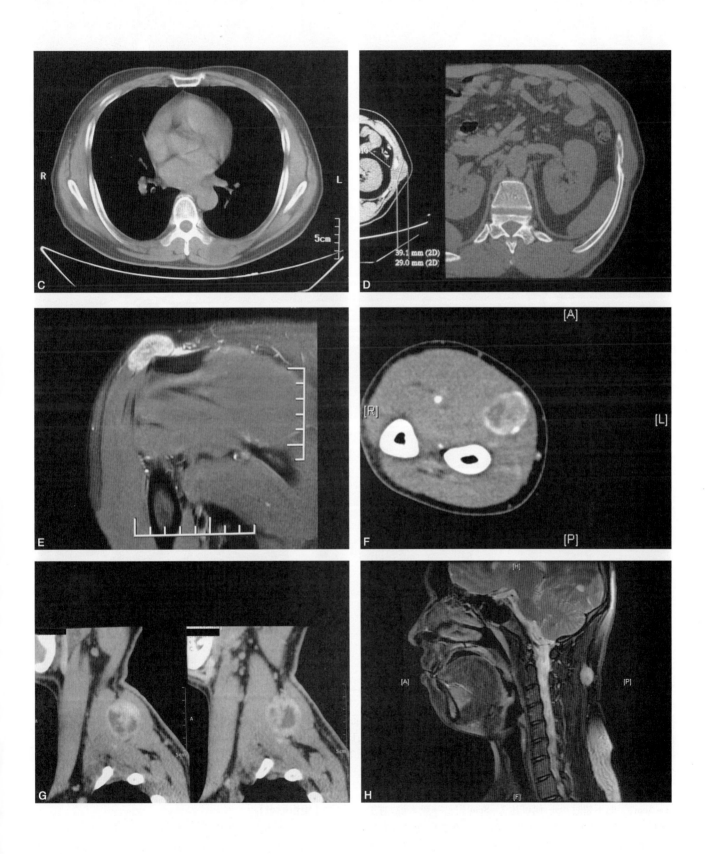

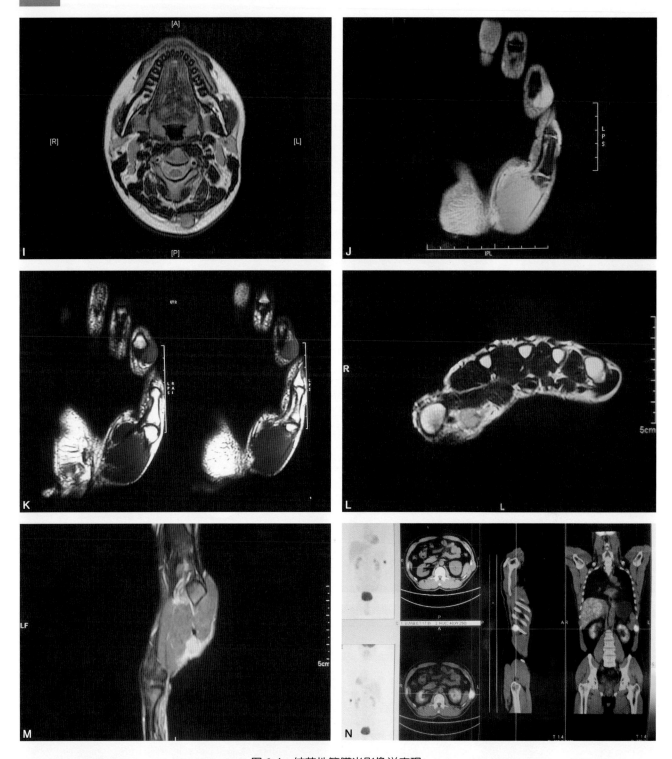

图6-4 结节性筋膜炎影像学表现

A、B. 超声显示皮下低回声；C、D. CT显示肌内低密度肿块；E. MRI显示不均匀的高信号；F、G. CT显示肌内病变周边有强化带；H、I. MRI示后枕部皮下境界相对清楚的结节；J、K. MRI示手指旁肿块，L、M. 示大鱼际皮下肿块，N. PET-CT示胸壁肌内骨膜旁肿块

2~3cm，一般不超过4cm，偶可达7~8cm[38]。一般来说，对于体积偏大者，在诊断为结节性筋膜炎之前，要考虑到是否有其他病变的可能性。此外，结节性筋膜炎多为单个结节，如为多结节性病变在诊断时也需格外谨慎。

【组织形态】

按生长部位可分为皮下型（向浅表生长累及真皮）、筋膜型（沿筋膜或皮下脂肪小叶间隔横向延伸）和肌内型（向深部生长至肌肉组织内）三种（图6-6A~C），以筋膜型最为常见。

完全位于真皮内者极为少见,文献上的报道不足 20 例[39,40]。

低倍镜下可呈结节状,周界相对清楚,但无包膜,周边多为致密的胶原纤维组织,部分病例中增生的梭形纤维母细胞和肌纤维母细胞可向邻近的脂肪组织或肌肉组织穿插性生长,可误认为是浸润性(图 6-6D,E)。

结节性筋膜炎主要由增生的肌纤维母细胞所组成,呈不规则的短条束状或交织状排列(图 6-6F～H),国外文献也有描述为 S 型或 C 型者,间质多疏松或呈黏液样,显示特征性的羽毛状或培养组织样生长方式。纤维母细胞和肌纤维母细胞在形态上基本一致,多呈梭形或胖梭形,在黏液样区域内可呈星状(图 6-6I),其胞质淡染或呈淡嗜伊红色,核染色质细致,可见小核仁,并可见核分裂象(图 6-6J),但不见病理性核分裂。在大多数病例内,肌纤维母细胞的排列比较疏松,间质可呈黏液样或纤维黏液样,富含黏多糖,AB 染色呈阳性,可被透明质酸酶消化。部分病例中可见微囊性腔隙,似网眼状或破渔网状(图 6-6K,L)。间质内常见外渗的红细胞(图 6-6M),有时可见散在的淋巴细胞(图 6-6N),但通常不见浆细胞。病变内偶见少量聚集的泡沫样组织细胞(图 6-6O),或微小出血灶,而含铁血黄素沉着较为罕见,也无吞噬脂质的杜顿巨细胞。部分病例内,细胞丰富,呈致密的交织状或条束状排列,

有时也可呈席纹状,类似纤维组织细胞瘤或纤维肉瘤(图 6-6P)。5%～10% 的病例中可见散在分布的小多核巨细胞,胞质呈嗜伊红色(图 6-6Q)。与骨巨细胞瘤中的破骨样巨细胞相比,结节性筋膜炎中多核巨细胞的体积相对较小,核数目相

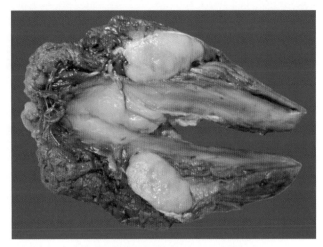

图 6-5　结节性筋膜炎大体形态
肌内结节性筋膜炎,切面呈灰白色

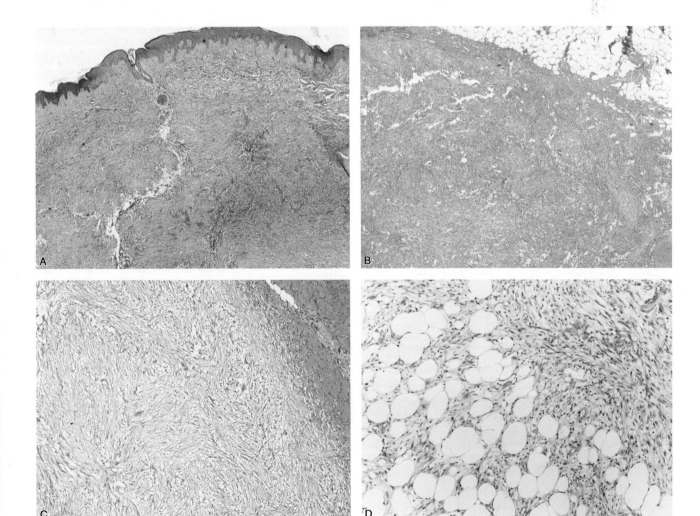

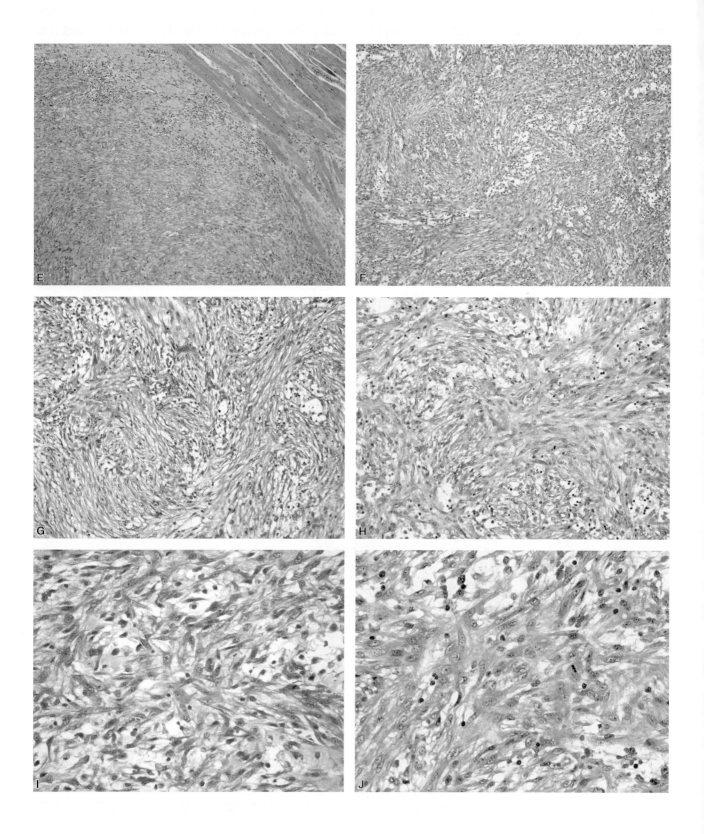

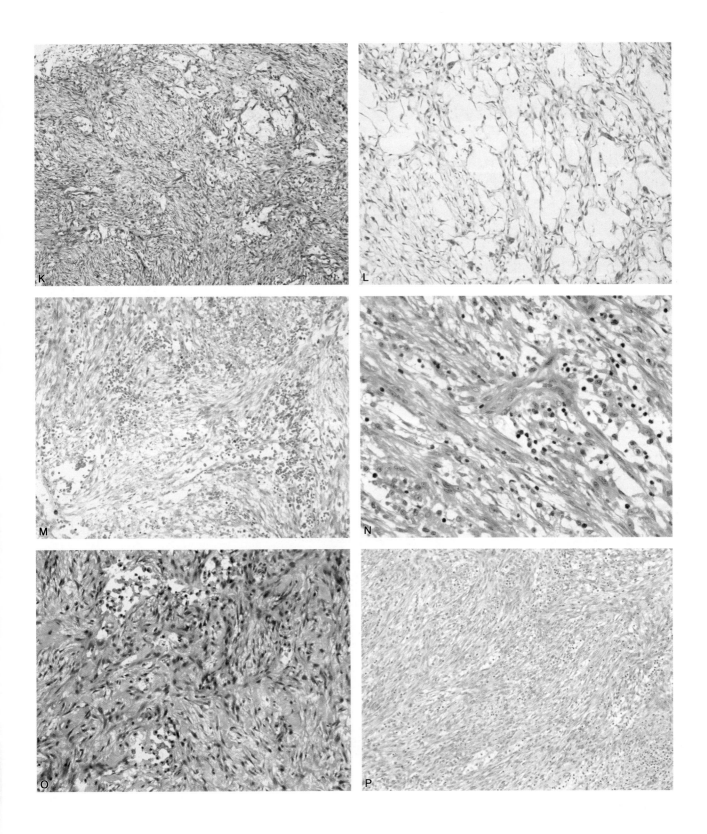

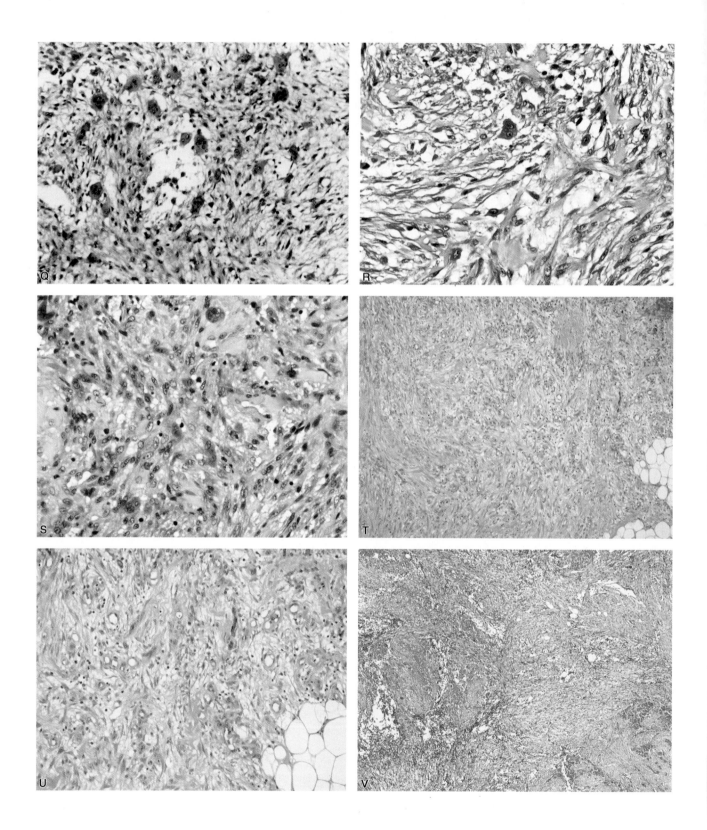

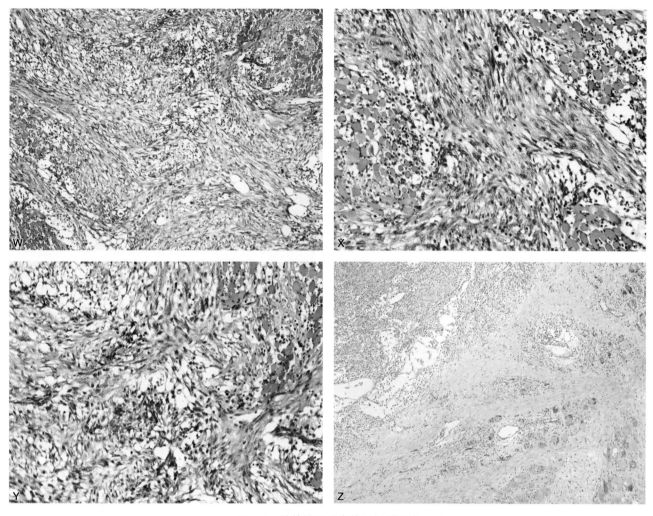

图 6-6　结节性筋膜炎的组织学形态

A. 真皮内 NF；B. 筋膜型 NF；C. 肌内 NF；D. 累及邻近脂肪组织；E. 累及邻近肌肉组织；F ~ H. 交织状排列的纤维母/肌纤维母细胞，背景疏松裂隙样，含有少量炎症细胞；I. 胖梭形至星状纤维母/肌纤维母细胞，类似培养组织；J. 可见核分裂象；K、L. 示微囊性腔隙，类似破渔网；M. 间质内外渗的红细胞；N. 间质内少量炎症细胞；O. 微囊性腔隙内少量泡沫样组织细胞；P. 富于细胞性 NF；Q. 病变内散在的小破骨样巨细胞；R、S. 少量的小破骨样巨细胞，可仅含 2 ~ 3 个核，易被忽视；T、U. 病变边缘增生的小血管，类似肉芽组织；V ~ Y. 肌内 NF，纤维母/肌纤维母细胞在肌纤维间穿插性生长，易被误诊为恶性肿瘤；Z. 邻近横纹肌萎缩，可见肌巨细胞

对较少，有时仅含 2 ~ 3 个核[19]。多核巨细胞的数量因病例而异，数量较少以及体积较小时不易被识别（图 6-6R，S），但组织细胞标记（如 CD68）常可清晰显示。结节性筋膜炎的边缘常可见增生的薄壁毛细血管，类似肉芽组织（图 6-6T，U）。部分病例中，增生的肌纤维母细胞可延伸至邻近组织内，其中位于皮下者可向脂肪组织内延伸，紧邻肌肉者可向肌肉内或在肌纤维间穿插性生长，易被误认为是浸润性生长而将其误诊为恶性肿瘤（图 6-6V ~ Y）。病变与肌肉的交界处常可见萎缩的横纹肌及其肌巨细胞（图 6-6Z）。

Bernstein 和 Lattes[12] 曾将结节性筋膜炎分为所谓的"经典型"、"反应型"（修复型或肉芽肿型）、"富于细胞型""化生型"和"增生型"五种亚型，Shimuzu 等[13] 则将结节性筋膜炎分成"黏液型"（图 6-7A，B）、"富于细胞型"和"纤维型"三种亚型，另还有描述为囊性型的。熟悉这些所谓的形态学亚型对识别结节性筋膜炎有一定的帮助，但上述的一些亚型有时可同时出现在同一病例中，即同一病例内可出现多种生长方式（图 6-7C ~ E），故多数学者认为将结节性筋膜炎再分成若干亚型并无实际意义[40]。一般来说，结节性筋膜炎的镜下形态与病程关系密切，早期病变或病程较短者多呈黏液样，随后为细胞偏丰富的增生期，晚期病变或病程较长者，病变内的纤维母细胞和肌纤维母细胞数量减少而胶原增多（图 6-7F），明显时可呈瘢痕疙瘩样（图 6-7G，H），少数病例的间质内还可伴有灶性的钙化或骨化（骨化性筋膜炎），与骨化性肌炎或异位骨化相似。

除经典部位外，少数结节性筋膜炎可发生于一些特殊部位，包括腮腺、乳腺、外阴、淋巴结、关节内、神经内和胎盘等（图 6-8），可被误诊，尤其是在作术中快速冷冻切片诊断时，可导致不必要的过度治疗，需引起注意。

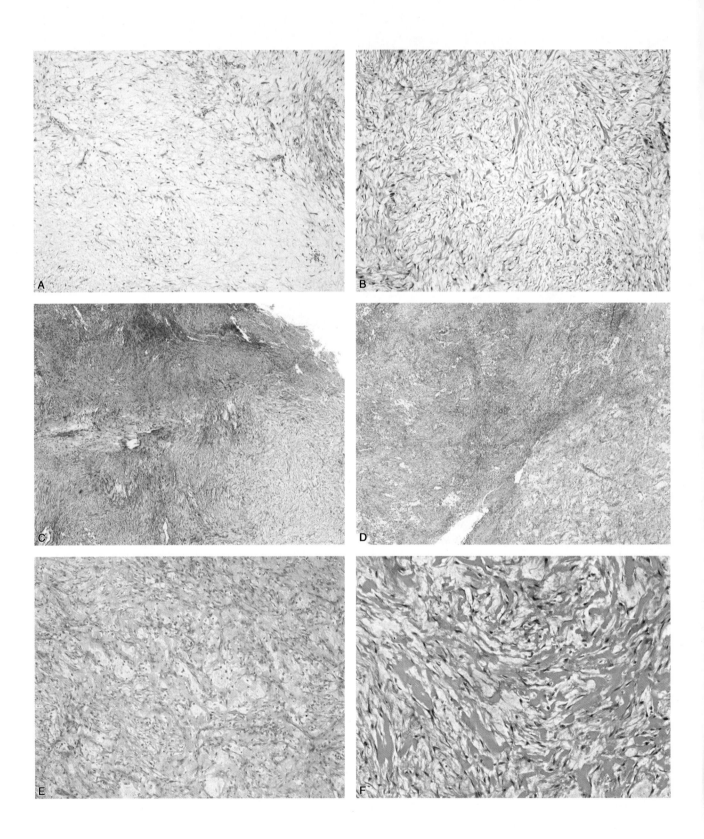

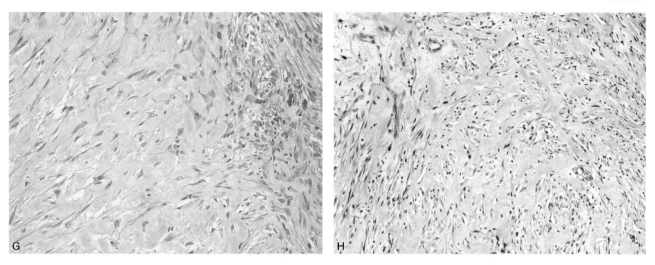

图 6-7　结节性筋膜炎的组织学形态

A. 间质呈黏液样；B. 黏液样基质和胶原纤维；C、D. 同一病例显示交替的富于细胞区域和疏松黏液样区域；E. 疏松的纤维黏液样区域；F. 黏液样间质和粗大的胶原纤维；G. 瘢痕疙瘩样胶原纤维；H. Masson 三色示纤维母/肌纤维母细胞间的胶原纤维

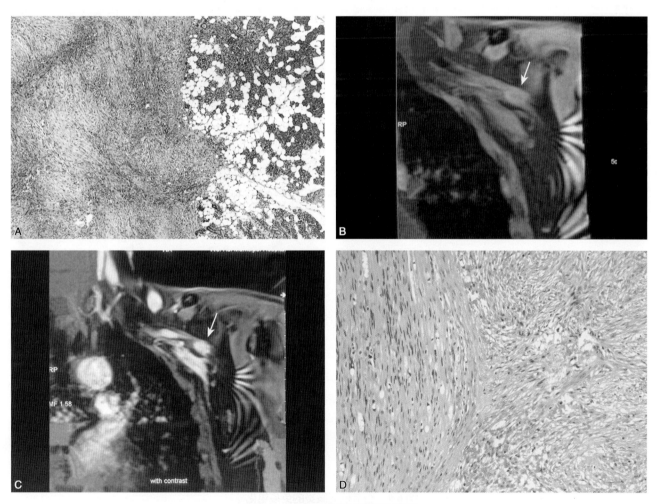

图 6-8　特殊部位的结节性筋膜炎

A. 腮腺区 NF；B、C. MRI 示臂丛神经外侧支神经内卵圆形结节；D. 神经内 NF

【免疫组化】

　　结节性筋膜炎中的梭形细胞常弥漫性表达 α-SMA(图 6-9A,B)[41]，还可表达 calponin 和 CD10(图 6-9C,D)，而 desmin 多为阴性，不表达 AE1/AE3、CD34、S-100 蛋白、ALK、h-CALD[42]、β-catenin[43] 和 WT1[44]，少量散在的组织细胞和多核巨细胞表达 CD68(KP-1 或 PGM1)(图 6-9E,F)。

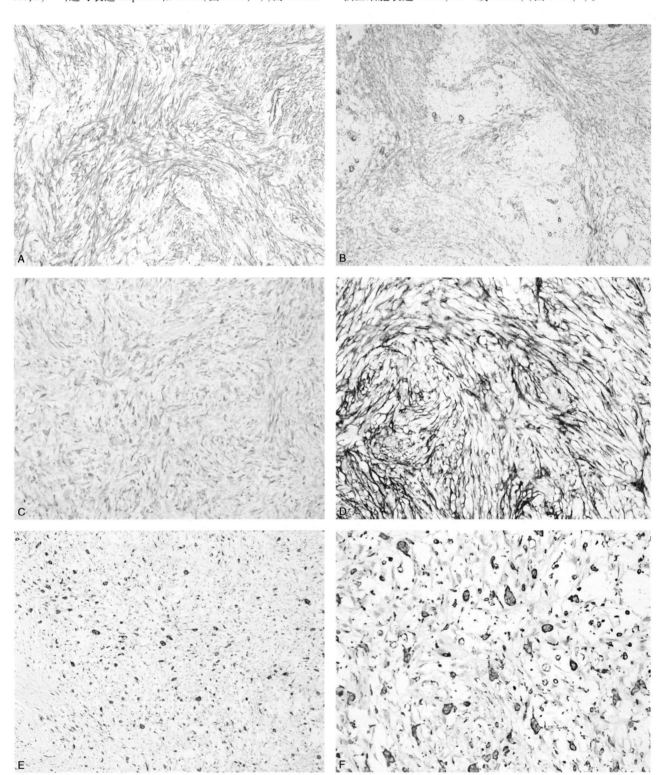

图 6-9　结节性筋膜炎的免疫组化

A. 筋膜型 α-SMA 标记;B. 肌内型 α-SMA 标记;C. calponin 标记;D. CD10 标记;E、F. KP-1 显示病变内的组织细胞和小多核巨细胞

【超微结构】

梭形细胞具纤维母细胞和肌纤维母细胞性分化特征,表现为细胞细长,胞质内含有大量的扩张性粗面内质网,部分细胞内可见细丝、致密体、微饮小泡和细胞连接结构[45]。

【细胞遗传学】

新近 Erickson-Johnson 等人的[18]报道显示,在结节性筋膜炎中存在 MYH9-USP6 融合性基因,MYH9 位于 22q12.3-q13,USP6(ubiquitin-specific peptidase 6,泛素特异性蛋白酶6)位于17p13,USP6 仅在正常细胞中有限性地表达。除结节性筋膜炎外,USP6 重排还可见于动脉瘤样骨囊肿和骨化性肌炎[46],但不见于一些易与结节性筋膜炎相混淆的肿瘤性病变,如侵袭性纤维瘤病、纤维肉瘤和黏液纤维肉瘤,具有较高的敏感性和特异性,故采用 FISH 检测 USP6 有助于结节性筋膜炎的诊断和鉴别诊断(图 6-10)[47-49]。

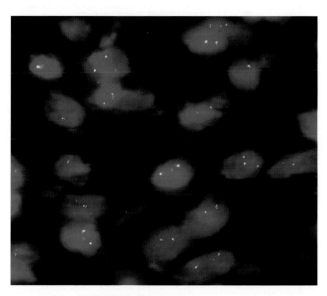

图 6-10 FISH 检测结节性筋膜炎中的 USP6 基因易位
采用分离探针显示红绿信号分离

【鉴别诊断】

一般来说,对体积偏大、多发性和复发性的病变,在诊断为结节性筋膜炎之前需要考虑是否有其他肿瘤性病变的可能性,即所谓结节性筋膜炎的三个不诊断。

1. 低度恶性肌纤维母细胞肿瘤 值得注意的是,近年来有将结节性筋膜炎误诊为肌纤维母细胞瘤或低度恶性肌纤维母细胞肿瘤(肉瘤)的趋势。低度恶性肌纤维母细胞性肉瘤的体积较大,瘤细胞常向邻近的骨骼肌浸润性生长,生长方式与侵袭性纤维瘤病相似,但瘤细胞至少显示有轻度的异型性,术后易复发。FISH 检测显示无 USP6 基因相关易位。

2. 黏液纤维肉瘤 I级黏液纤维肉瘤有时与结节性筋膜炎鉴别较困难,特别是当肿瘤的体积较小时,此时应仔细寻找一些提示黏液纤维肉瘤的形态,如弧线状血管、含有黏液的假脂母细胞以及散在的核深染多形性细胞或多核细胞等。免疫组织化学标记显示,黏液纤维肉瘤中的梭形细胞一般不表达 α-SMA,或仅为灶性、弱阳性表达,而结节性筋膜炎的梭形细胞常弥漫性表达 α-SMA,FISH 检测显示有 USP6 基因相关易位。

3. 低度恶性纤维黏液样肉瘤 结节性筋膜炎可因间质伴有黏液样变性或呈纤维黏液样而被误诊为低度恶性纤维黏液

样肉瘤,但结节性筋膜炎中的间质疏松,可呈微囊腔隙样,间质内常见红细胞外渗和淋巴细胞浸润,免疫组化标记肌纤维母细胞多弥漫阳性表达 α-SMA,CD68 标记可显示较多的组织细胞或多核性巨细胞,而低度恶性纤维黏液样肉瘤中的瘤细胞成分单一,无结节性筋膜炎中的微囊样结构,瘤细胞表达 MUC4,而α-SMA 多为阴性。此外,两者的分子遗传学也有所不同,FISH检测相应的 USP6 或 FUS 基因相关易位可帮助鉴别诊断。

4. 侵袭性纤维瘤病 也是一种由增生的纤维母细胞和肌纤维母细胞所组成的肿瘤,不同之处在于,纤维瘤病中的梭形细胞多呈平行的长条束状排列,并向邻近的脂肪组织或肌肉组织内浸润性生长。免疫组化标记显示,侵袭性纤维瘤病中的瘤细胞常灶性表达 actins,并可表达 β-catenin[43],分子检测常可显示 β-catenin 基因突变。侵袭性纤维瘤病属于中间性肿瘤,切除不净容易发生局部复发。

5. 平滑肌肉瘤 富于细胞的结节性筋膜炎有时可见较多的核分裂象,并可呈致密的条束状排列,加上梭形细胞弥漫性表达 α-SMA,此时可被误诊为平滑肌肉瘤。另一方面,伴有广泛黏液样变性的结节性筋膜炎也可被误诊为黏液样平滑肌肉瘤。但仔细观察,结节性筋膜炎中的梭形细胞并不具有平滑肌细胞的分化特征(如核两端平钝、雪茄样、胞质丰富、嗜伊红染,可见纵行肌丝等),结节性筋膜炎中的肌纤维母细胞虽可表达 α-SMA 和 calponin,但不表达 desmin 和 h-CALD。

6. 纤维组织细胞瘤 多发生于真皮内,相比之下,完全发生于真皮内的结节性筋膜炎极为少见。纤维组织细胞瘤内的细胞组成较结节性筋膜炎复杂,除短梭形的原始间叶性细胞或梭形纤维母细胞外,还可见圆形或卵圆形组织细胞样细胞、含铁血黄素性吞噬细胞、泡沫样组织细胞和杜顿巨细胞等成分,肿瘤的周边常可见穿插的胶原纤维。瘤细胞通常不表达 α-SMA 标记,或仅为部分阳性,后者多见于富于细胞性纤维组织细胞瘤。临床上,部分病例如切除不净可发生局部复发,特别是位于头颈部者。

7. 增生性筋膜炎/增生性肌炎 除梭形和星状纤维母细胞外,还可见体积较大、含有明显核仁的多边形或大圆形节细胞样细胞,以及形态上这两种细胞之间的不规则形或胖梭形细胞。

8. 腱鞘纤维瘤 部分区域可类似结节性筋膜炎,但肿瘤周界清晰,肿瘤的周边可见狭长的裂隙样血管,肿瘤内常含有形态上有移行的富于细胞性区域和细胞稀疏的胶原化区域。免疫组化标记显示,梭形或星状瘤细胞常部分表达或弱阳性表达 actins。新近报道显示,一部分发生于手足的富于细胞性腱鞘纤维瘤具有 USP6 基因易位,而经典型的腱鞘纤维瘤则无USP6 基因易位,提示这些富于细胞性腱鞘纤维瘤可能是发生于手足的结节性筋膜炎[50]。

9. 纤维肉瘤 肿瘤体积大,位置深。瘤细胞核染色质粗、深染,有明显的异型性,核分裂象多见,并可见病理性核分裂,瘤细胞排列紧密,常呈鱼骨样或人字形。

10. 多形性未分化肉瘤(恶性纤维组织细胞瘤) 多发生于 50 岁以上的中老年人,好发于深部软组织,肿瘤体积较大,直径常超过 5cm,瘤细胞具有明显的多形性和异型性,并可见病理性核分裂,多数病例内可见凝固性坏死。

11. 恶性肿瘤所产生的纤维组织增生 如少数乳头状甲状腺癌可含有类似结节性筋膜炎的间质(图 6-11)[51,52],可被误诊为结节性筋膜炎。新近有报道指出,如间质内的纤维母细胞/肌纤维母细胞表达 β-catenin,分子检测显示有 β-catenin 基因突变,则宜诊断为伴有韧带样型纤维瘤病的乳头状甲状腺癌[53]。

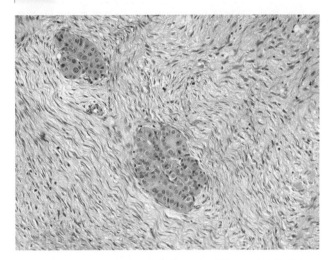

图6-11　乳头状甲状腺癌中的间质可类似结节性筋膜炎

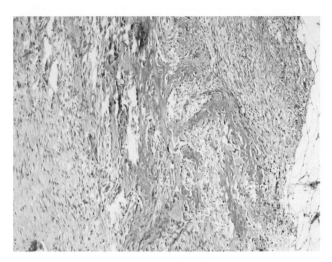

图6-12　结节性筋膜炎伴有骨化生

12. 其他　包括皮肤黏液瘤和周围神经鞘膜肿瘤等。

【治疗】

局部完整切除。

【预后】

结节性筋膜炎是一种良性自限性病变,经局部完整切除后多可治愈,文献上有自行消退的报道[54-56]。极少数病例发生局部复发(<2%),多发生于术后不久,常为切除不彻底所致。对复发的结节性筋膜炎在诊断时应格外谨慎,需注意是否有将其他类型的软组织肿瘤误诊为结节性筋膜炎的可能性。Guo等[57]新近报道了1例恶性结节性筋膜炎,发生多次复发并最终转移,分子遗传学检测显示有PPPR6-USP6融合基因扩增。是否真的存在恶性的结节性筋膜炎有待于更多的报道。

二、结节性筋膜炎的特殊亚型

(一) 颅骨筋膜炎

颅骨筋膜炎(cranial fasciitis)是一种好发于婴幼儿颅骨的纤维母细胞和肌纤维母细胞性增生,形态上和免疫表型上均与结节性筋膜炎类似,可被视为发生于婴幼儿颅骨的结节性筋膜炎,具体内容参见本书第七章。

(二) 骨化性筋膜炎

骨化性筋膜炎(ossifying fasciitis)是一种类似结节性筋膜炎的纤维母细胞和肌纤维母细胞性增生,同时伴有化生性骨形成[58]。如起自于骨膜,称为骨旁筋膜炎(parosteal fasciitis)(图6-7N),其中发生于指趾者又称为指趾纤维骨性假瘤(fibrousseous pseudotumor of the digits)或手足短状骨旺盛性反应性骨膜炎(florid reactive periostitis of the tubular bones of hands and feet),详见后述。

【组织形态】

多数病例显示结节性筋膜炎和骨化性肌炎的两种形态(图6-12),但本病界界多不清,且缺乏骨化性肌炎中明显的分带现象。

(三) 血管内筋膜炎

血管内筋膜炎(intravascular fasciitis)是一种发生于血管内(多为中小静脉)的结节性筋膜炎,由Patchefsky和Enzinger于1981年首先报道[59]。比较少见,截至2012年,文献上约报道了30多例[60,61]。

【临床表现】

多发生于30岁以内的儿童和青少年(约占74%),30岁以上的成年人也可发生(约占26%),中位年龄为28岁,年龄范围为6个月~66岁。两性均可发生,但以男性略多见,男:女为1.4∶1。

好发于头颈部和上肢(各占35%),其次为躯干(20%)和下肢(10%)。头颈部中以口腔最多见,其次为眼部、面部、头皮和颈部。

临床上表现为黏膜或皮下缓慢性生长的无痛性肿块。术前病程从2~3周至数月或数年不等。

【大体形态】

多呈单个结节,圆形或卵圆形,大小为0.6~5cm,平均直径小于2cm,少数病例也可呈多结节状、丛状或蛇行状。后者实为同一血管内病变的表现,其血管多为小静脉。

【组织形态】

多数病例累及血管的内膜、中层、外膜以及血管旁的软组织,部分病例向血管内生长,病变周围常可见裂隙样结构与血管隔开(图6-13A~D),特殊染色可显示血管结构(图6-13E、F)。镜下形态与结节性筋膜炎相似,由增生的梭形纤维母细胞和肌纤维母细胞组成,呈短交织状、席纹状或不规则性排列,间质可伴有黏液样变性或胶原化,部分病例中可见多核巨细胞。另在一些病例中于主要病变的附近可见多个微小结节或卫星病灶,类似丛状或多结节状生长。

【治疗和预后】

本病系良性病变,切除后不复发,也不转移。

(四) 以"筋膜炎"命名的其他病变

以下两种"筋膜炎"虽在名称中冠有筋膜炎,但本质上与结节性筋膜炎及其亚型完全不同,不可混淆。

1. 嗜酸性筋膜炎(eosinophilic fasciitis)　也称Shulman综合征,是一种弥漫性筋膜炎症,属于自体免疫性胶原血管性病变[62],包括硬皮病(scleroderma)。主要发生于中年人,表现为四肢(腿部或上肢)疼痛性肿胀,但不形成孤立性的肿块。因筋膜纤维化,患者可有肢体运动受限。皮肤有时可呈橘皮样外观。实验室检查显示外周血嗜酸性粒细胞增多,高丙球

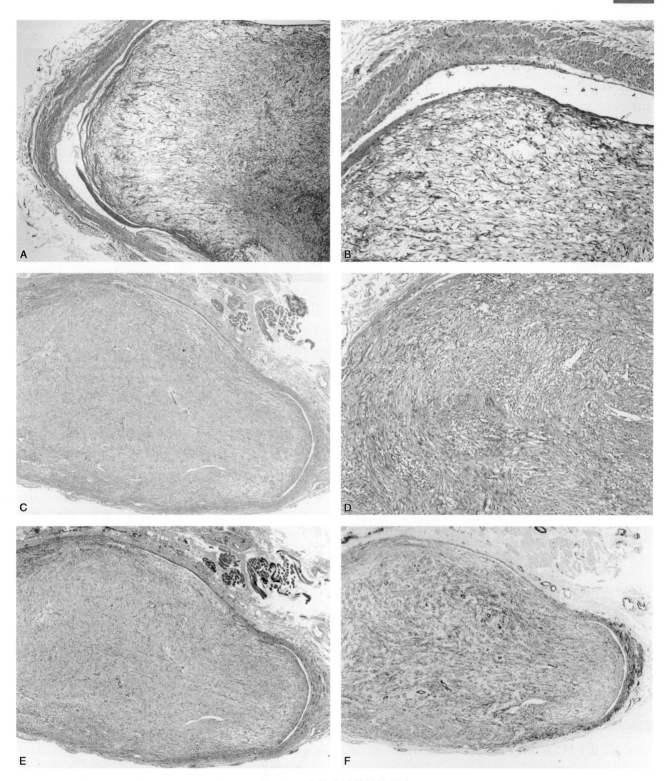

图 6-13　血管内结节性筋膜炎

A~D. 病变位于血管腔内,由增生的纤维母细胞和肌纤维母细胞组成,间质可伴有黏液样变性;E. Masson 三色染色;
F. α-SMA标记

蛋白血症,血沉加快。镜下形态取决于病程。典型病例表现为筋膜增厚,水肿,纤维素沉着,常有宽带状的毛细血管增生,伴有淋巴细胞、浆细胞、组织细胞和嗜酸性粒细胞反应。晚期病变可呈明显的纤维化。对于本病,采用激素治疗有效。在部分病例中,可能因激素治疗的关系,筋膜组织内嗜酸性粒细胞浸润可不明显。

2. 坏死性筋膜炎(necrotizing fasciitis)　是一种累及皮下、筋膜或深部软组织的细菌性感染[63],特别是链球菌和金黄色葡萄球菌,临床进展快,可发生感染性休克而危及生命,病死率约为 30%。从婴幼儿到老年人均可发生,多见于男性。

易患因素包括营养不良、糖尿病、医源性免疫抑制和创伤等。可发生于躯体多个部位,但最常见于腹壁和下肢。临床上,患部肿胀,外观可呈紫色。大体上,皮下组织、筋膜和骨骼肌水肿、暗红,常呈坏死样。镜下显示为皮下脂肪、筋膜和肌肉组织坏死,伴有大量的中心粒细胞浸润。Gram 等特殊染色可显示病变内含有大量的球菌。

三、缺血性筋膜炎

缺血性筋膜炎(ischemic fasciitis, IF)是一种好发于老年人躯体骨突起部位的假肉瘤性纤维母细胞增生,由 Perosio 和 Weiss[64] 以及 Montgomery 等[65] 于 1992 年报道,也称非典型褥疮性纤维组织增生(atypical decubital fibroplasia, ADF),与褥疮相似,多因局部软组织长期受压和循环受损引起。本病国外报道较多[64-66],而国内报道相对较少[67-69]。

【临床表现】

典型的病例发生于行动不便、长期卧床或长期坐于轮椅的老年人,发病高峰年龄在 70 ~ 90 岁之间,平均为 78 岁,以男性略多见。多数患者伴有糖尿病、严重的骨关节炎、痛风、帕金森病、肺纤维化(慢性阻塞性肺疾病)和肝功能衰竭等,部分病例可合并有骨旁奇异性骨软骨瘤样增生。值得注意的是,本病也可发生于无行动不便的患者中,少数病例还可发生于中青年[66]。

病变主要发生于躯体骨突起明显的部位,如臀部、股骨大转子旁、肩背部(图 6-14)、骶尾部和侧胸壁等处。

临床上多表现为近期内皮下迅速增大的无痛性肿块,术前病程常在 3 周 ~ 6 个月。因肿块位置深,周界不清,且体积通常较大,加上老年患者,临床上易将其误诊为软组织肉瘤。

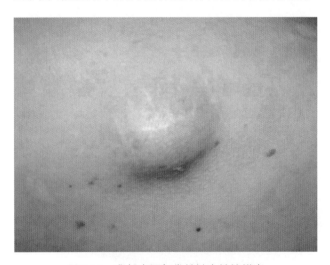

图 6-14　背部皮下复发性缺血性筋膜炎

【影像学检测】

这方面的资料尚不多见[70,71],MRI 可显示为 T_1W 与肌肉等密度,T_2 加权显示为异质性高强度信号,病变的中心有低强度的信号,不强化(坏死性区域),病变的周围可有多少不等的水肿样信号区。

【大体形态】

病变位于深部皮下组织内,周界不清,呈多结节状,部分病例可累及深部的骨骼肌或肌腱,或累及浅表皮肤真皮层,直径为 1.0 ~ 10cm(中位直径 3.2 ~ 4.7cm),切面呈灰白或灰黄色,局部区域呈黏液水肿样(图 6-15),可伴有出血和坏死。

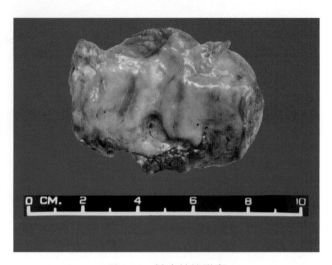

图 6-15　缺血性筋膜炎
切面呈纤维黏液样,夹杂脂肪组织

【组织形态】

低倍镜下大致显示区带性现象,区带的中央由成片或宽带状的液化性/纤维素性坏死区组成,呈网状、均质嗜伊红色,有时可见残留的脂肪影细胞;坏死区周围为增生性的纤维母细胞和薄壁小血管所形成的肉芽组织样区域(图 6-16A ~ D),增生的纤维母细胞形态各异,因核有退变而有一定的异型性,核深染、无结构,模糊不清(烟熏样),另可见胞质呈嗜碱性、核仁明显的多边形大细胞,类似增生性筋膜炎中的节细胞样细胞(图 6-16E、F)。核分裂象少见,偶见非典型性核分裂。间质疏松,常伴有不同程度的黏液样变性(图 6-16G,H)。增生的血管多为扩张的薄壁小血管,其内皮细胞多肿胀(图 6-16I),血管周围常围绕增生的胖梭形纤维母细胞,似与血管内皮细胞有过渡(图 6-16J)。部分区域内,血管壁伴有不同程度的玻璃样变性或可见纤维素性沉着。

【免疫组化】

纤维母细胞表达 vimentin,弱阳性或灶性表达 α-SMA,部分表达 CD34。

【鉴别诊断】

因对本病不熟悉,超过 1/3 的病例被误诊为恶性肿瘤,如黏液样脂肪肉瘤、黏液纤维肉瘤和上皮样肉瘤等,应引起重视。需要与本病鉴别的良性病变包括增生性筋膜炎和褥疮性溃疡,熟悉本病的临床特点后,多可作出正确的诊断。另一方面,一些软组织肉瘤的部分区域可有出血、坏死和退变,可貌似缺血性筋膜炎而被误诊,故在确诊为缺血性筋膜炎之前,还需要排除真性肉瘤的可能性。

【治疗】

将病变完整切除,并在术后注意定期复查和随访。

【预后】

本病系一种假肉瘤性纤维母细胞和纤维母细胞增生性病变,部分病例局切后会复发或持续性生长,主要是由于术后局部组织继续受压而引起的反复性退变和修复所致,而非真正的肿瘤性复发。

四、阴茎肌内膜瘤

阴茎肌内膜瘤(penile myointimoma)是一种起自于阴茎海

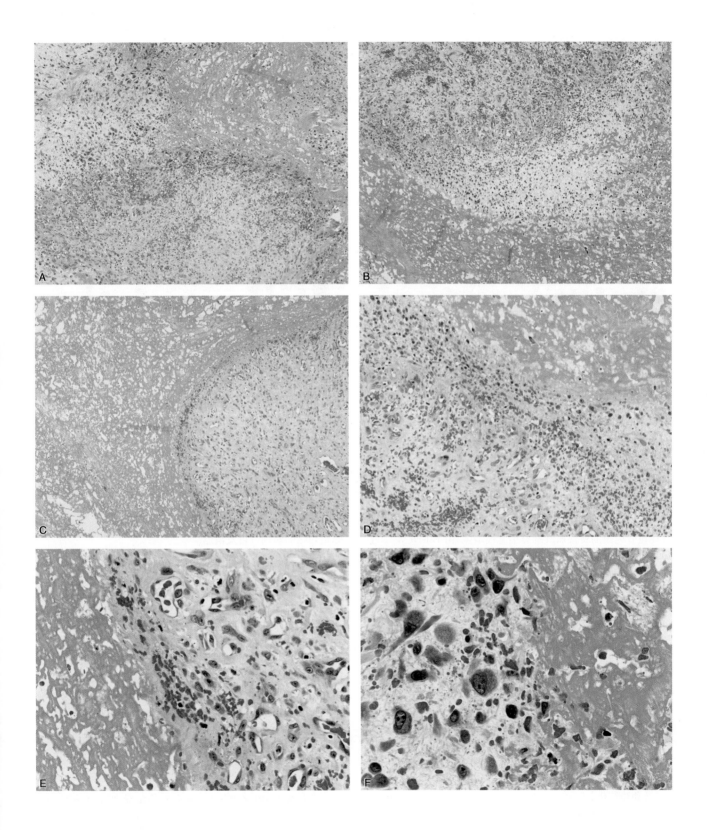

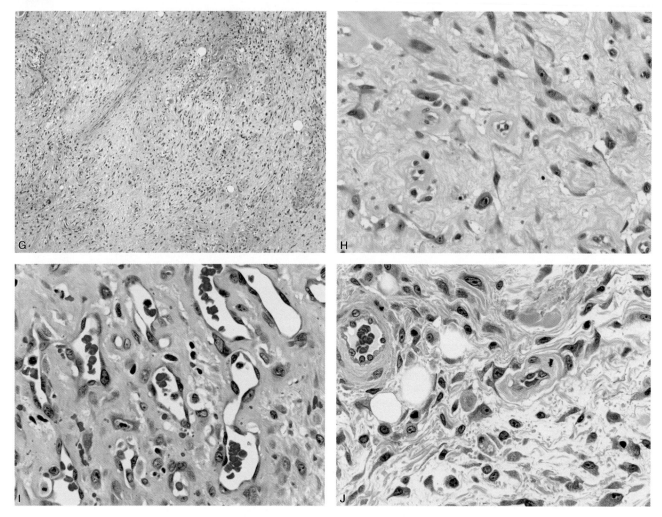

图6-16　缺血性筋膜炎的组织学形态
A～D. 示纤维素性坏死区和肉芽肿样区域；E、F. 示多边形节细胞样细胞；G、H. 间质黏液样变性；I. 内皮细胞肿胀；J. 血管及其周围增生的胖梭形纤维母细胞

绵体血管内膜的良性肌纤维母细胞性增生，由Fetsch等[72]于2000年首先报道，比较少见，迄今为止仅有5篇英文文献报道，病例数尚不足20例[73-76]。

【临床表现】

患者多为成年人，平均年龄和中位年龄为30岁左右，也可发生于儿童和青少年[74]，年龄范围为2～61岁。

表现为阴茎海绵体的小结节，生长较快，病程通常较短，4天至6个月。

【大体形态】

结节直径为0.4～1.9cm。

【组织形态】

低倍镜下病变呈丛状分布，由多个位于血管壁内的增生性小结节组成，累及血管内膜，高倍镜下小结节由增生的梭形或星状肌纤维母细胞组成，部分梭形细胞的胞质呈嗜伊红色，类似肌纤维瘤中的肌纤维母细胞性条束，间质呈纤维黏液样。

【免疫组化】

增生的肌纤维母细胞性结节表达α-SMA和calponin，不表达CD34、S-100蛋白和desmin。

【治疗和预后】

属良性病变，保守性治疗，必要时行局部切除。部分未经完整切除的病例可自发消退。

五、增生性筋膜炎和增生性肌炎

增生性肌炎（proliferative myositis，PM）和增生性筋膜炎（proliferative fasciitis，PF）是一类发生于筋膜、皮下或肌肉内的结节状纤维母细胞和肌纤维母细胞性增生，以病变内含有体积较大、有明显核仁的节细胞样纤维母细胞为特征。增生性肌炎和增生性筋膜炎分别由Kern[77]以及Chung和Enzinger[78]于1960年和1975年首先报道，属同一类型病变，前者发生于肌肉，后者发生于筋膜。与结节性筋膜炎相似，增生性肌炎和增生性筋膜炎也容易被误诊为软组织肉瘤，同属于假肉瘤性病变，但发病率远低于结节性筋膜炎，仅占后者的6%。

【ICD-O编码】

8828/0

【临床表现】

主要发生于中老年人，发病高峰年龄在50～70岁[78,79]，范围为30～70岁，中位年龄为53岁，少数病例（7%）也可发生于儿童[80,81]。两性均可发生，以男性略多见。

增生性筋膜炎好发于四肢皮下，以上臂最为多见，其次为大腿，躯干也可发生，头颈部较少见。增生性肌炎主要累及躯干肩胛带的扁平肌,特别是胸大肌、背阔肌和前锯肌,部分病例可位于上臂,少数病例位于大腿。

临床上均表现为生长迅速的单个结节,病程多在 2 个月以内,通常无症状,部分病例可有疼痛或触痛感。少数病例有外伤史。极少数病例可发生于真皮内,包括耳后和手指[82,83],偶可有异时性多发病灶[84]。

复旦大学附属肿瘤医院于 2008—2016 年间共诊断 50 例增生性筋膜炎和增生性肌炎,其中男性 27 例,女性 23 例,平均年龄和中位年龄分别为 59 岁和 61 岁,主要发生于四肢和躯干,部分病例发生于头颈部(图 6-17,图 6-18)。

【影像学】

迄今为止,有关增生性筋膜炎和增生性肌炎的影像学报道尚十分有限[85],我们的资料显示肿块境界欠清楚,密度或信号强度高于邻近的肌肉组织(图 6-19)。

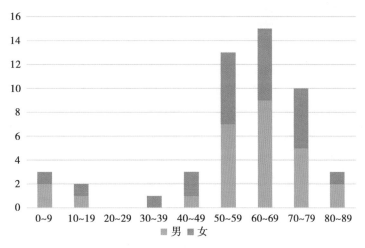

图 6-17　50 例增生性筋膜炎和增生性肌炎的年龄分布

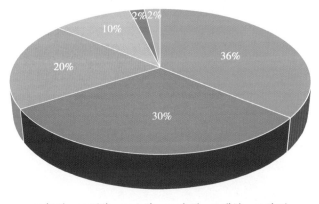

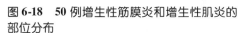

图 6-18　50 例增生性筋膜炎和增生性肌炎的部位分布

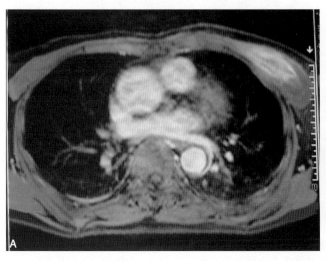 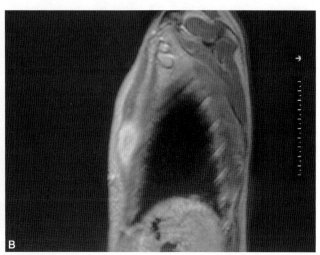

图 6-19　增生性肌炎的影像学
A. CT 横断面示胸壁内增生性肌炎;B. 矢状位

【大体形态】

增生性筋膜炎在脂肪小叶的纤维性间隔中呈扁圆形或伸展状,灰白色,质地较硬,周界不清,无包膜,直径多在5cm以下,平均为2.5cm。

增生性肌炎在肌束间呈灰白色梁束状或瘢痕状,或仅表现为肌肉内的束状结构,或呈楔状,其尖端插入肌肉间,底部位于筋膜上,直径为1~6cm。

【组织形态】

增生性筋膜炎主要累及皮下浅筋膜(图6-20A,B),由大量增生的梭形纤维母细胞/肌纤维母细胞、多边形或大圆形节细胞样细胞以及形态上介于两者之间的不规则形过渡细胞组成,间质含有多少不等的黏液样物质和胶原纤维。纤维母细

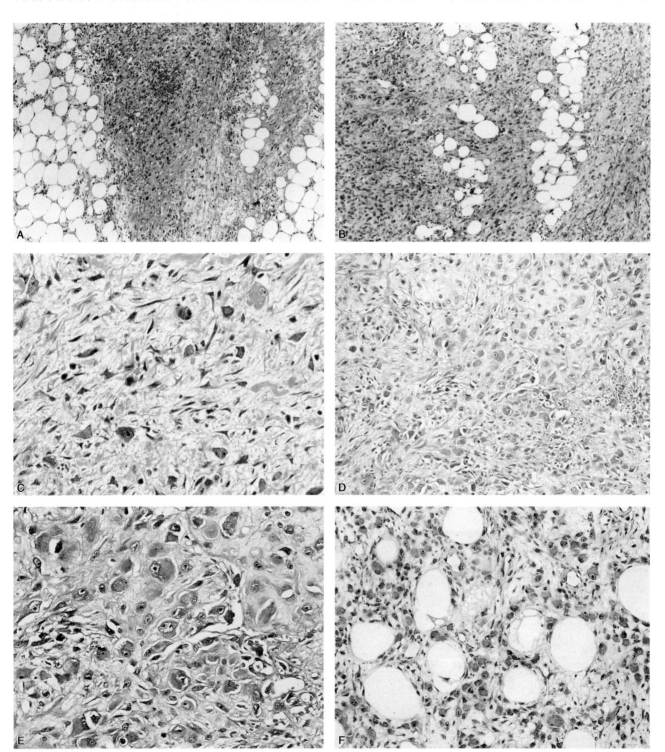

图6-20　增生性筋膜炎的组织学形态

A、B. 病变位于皮下浅筋膜;C. 病变内含有梭形、不规则形、星状和大多边形节细胞样细胞;D、E. 大量的节细胞样细胞;
F. 节细胞样细胞分布于脂肪细胞之间

胞和肌纤维母细胞多呈梭形和胖梭形,也可呈星状或不规则形(图6-20C),核膜厚,染色质呈空泡状,可见核仁,核分裂象多少不等,但无病理性核分裂。节细胞样细胞体积较大,胞质丰富,双染性至嗜碱性,核大,圆形或卵圆形,常偏向胞质一侧,核膜厚,可见1~2个深蓝色或紫色包涵体样的大核仁,枭眼样(图6-20D,E),散在或成群分布于纤维母细胞或脂肪细胞之间(图6-20F)。

增生性肌炎中,病变穿插于横纹肌纤维之间,常在横切面上形成"棋盘"样(checkerboard)结构(图6-21A),对横纹肌纤维本身并不累及,但可扩大肌间隙(图6-21B)。与增生性筋膜炎相似,也是由大量增生的纤维母细胞/肌纤维母细胞、节细胞样细胞和介于上两者之间的过渡形细胞组成(图6-21 C~I),并可见核分裂象。少数病例内可见骨化生(图6-21J),类似骨化性肌炎。

儿童增生性筋膜炎(pediatric PF)在形态上与发生于成年者稍有不同,在于:①周界相对较清晰;②细胞偏丰富;③核分裂象较多;④不含有纤细的纤维母细胞,而主要由多边形的节细胞样细胞组成(图6-22);⑤病灶周边无肉芽组织样区域,但

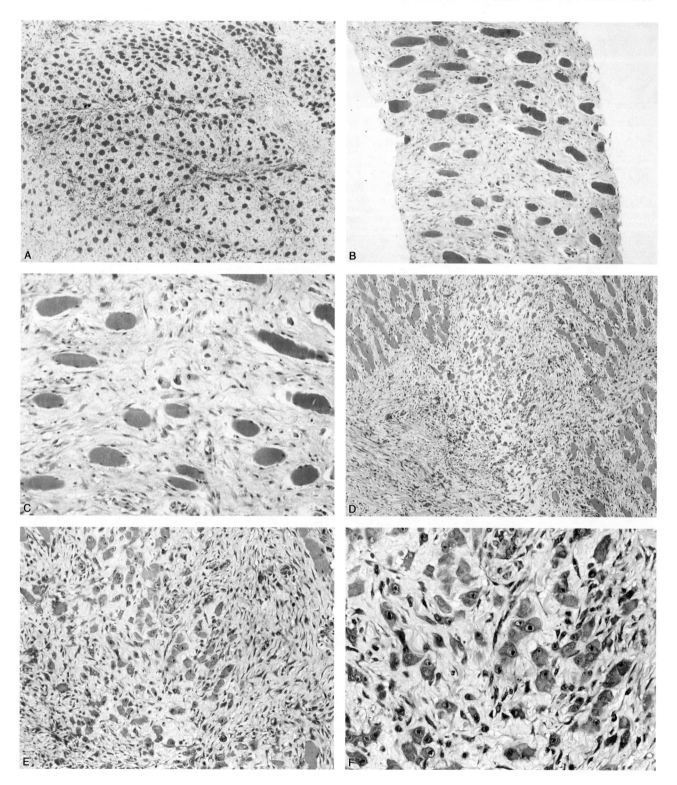

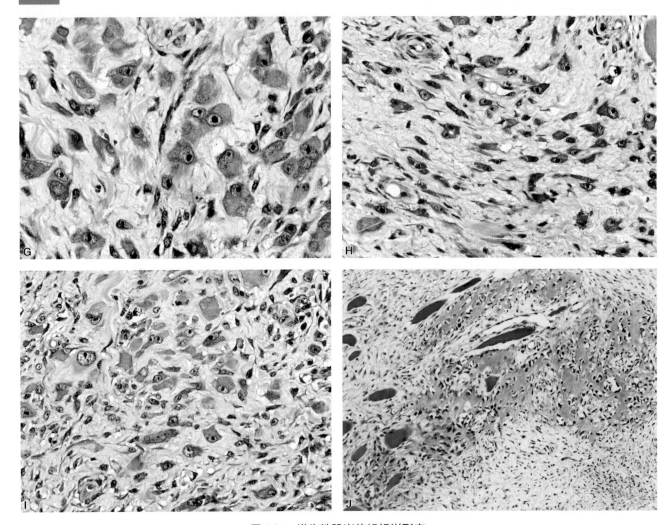

图 6-21　增生性肌炎的组织学形态

A. 低倍镜下显示棋盘样结构；B. 空芯针穿刺活检，增生的纤维母细胞穿插于横纹肌纤维之间；C~I. 示肌纤维间增生的纤维母细胞/肌纤维母细胞、节细胞样细胞以及介于上两者之间的过渡形细胞；J. 示骨化生

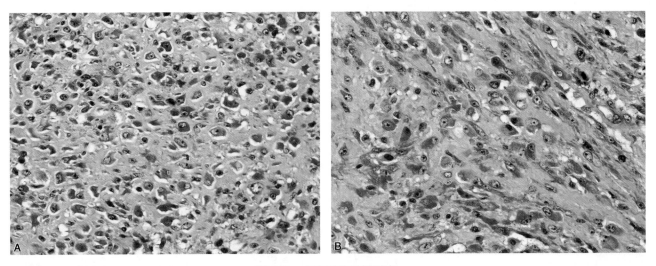

图 6-22　儿童增生性筋膜炎
主要由成片多边形或圆形节细胞样细胞组成

可见灶性的急性炎症细胞浸润和坏死；⑥基质黏液样变不明显[80,81]。上述的一些形态特点使发生于儿童的增生性筋膜炎和增生性肌炎容易被误诊为软组织肉瘤，如胚胎性横纹肌肉瘤等。

【免疫组化】

梭形细胞主要表达 vimentin，程度不等表达 α-SMA 和 MSA，偶可表达 KP-1，一般不表达 desmin。节细胞样细胞主要表达 vimentin（图 6-23），可弱阳性表达 actins[86]，但不表达

desmin 和 myogenin。

【超微结构】

梭形细胞具纤维母细胞和肌纤维母细胞性分化，节细胞样细胞的胞质内含有大量扩张的粗面内质网[87]。

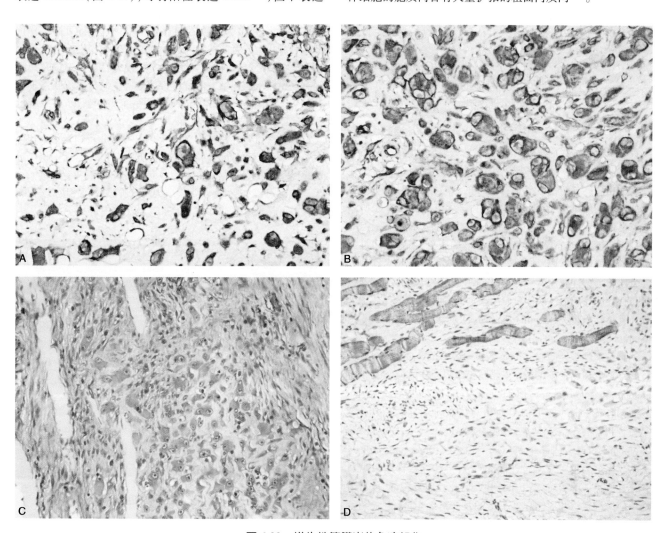

图 6-23　增生性筋膜炎的免疫组化
A、B. 梭形细胞和节细胞样细胞主要表达 vimentin；C. α-SMA 标记；D. desmin 标记

【细胞遗传学】

迄今为止尚比较有限，Dembinski[88] 报道的 1 例增生性筋膜炎显示 2 号染色体呈三倍体，Ohjimi 等[89] 报道的 1 例增生性肌炎显示 2 号染色体呈三倍体，McComb 等[90] 报道的另 1 例发生于腹直肌的增生性肌炎显示 t(6;14)(q23;q32)，尚有待于积累更多的病例。

【鉴别诊断】

1. 胚胎性横纹肌肉瘤　增生性筋膜炎和增生性肌炎生长迅速，直径多在 3cm 以下，病变内节细胞样大细胞的胞质呈嗜碱性，不见横纹，虽可表达 actins，但不表达 desmin 和 myogenin。

2. 节细胞神经瘤和节细胞神经母细胞瘤　增生性筋膜炎和增生性肌炎中无 S-100 阴性的施万细胞性间质，嗜碱性的节细胞样大细胞内不见尼氏小体，免疫组化标记显示主要表达 vimentin 和 actins，不表达 NSE、PGP9.5 和 NF。

3. 结节性筋膜炎　主要由形态较为一致的梭形至胖梭形星状纤维母细胞和肌纤维母细胞组成，无体积偏大的节细胞样大细胞。

4. 含有节细胞样大细胞的软组织肉瘤　一些软组织肉瘤中也可含有核仁明显的节细胞大细胞，如好发于肢端的黏液炎性纤维母细胞性肉瘤等，部分区域可类似增生性筋膜炎，应注意加以鉴别。

5. 局灶性肌炎（focal myositis）　一种骨骼肌的非特异性纤维炎症性病变[91]，可在局部形成瘤样肿块，容易被误诊为肿瘤性病变或炎症性病变。好发于成年人，平均年龄和中位年龄分别为 41 岁和 36 岁，年龄范围为 7～94 岁。患者多无外伤史。病变大小为 1～20cm，平均直径和中位直径分别为 3cm 和 3.9cm。多发生于下肢肌肉内，包括股外侧肌、内收肌、腹股沟肌和腓肠肌，其次可位于躯干和头颈部，包括颏肌和胸锁乳突肌，以及上肢肌肉。镜下见退变不等的骨骼肌（肌病性

改变)、纤维化和慢性炎症细胞浸润灶。

6. 其他类型肿瘤　包括组织细胞性病变和转移性癌等。

【治疗】

将病变完整切除。

【预后】

本病系良性病变,切除后不复发,少数病例可自行消退[92]。

六、骨化性肌炎和指趾纤维骨性假瘤

骨化性肌炎(myositis ossificans,MO)由 Ackerman 于 1958 年首先报道[92],是一种局限性、自限性的修复性病变,好发于青少年四肢或躯干的深部软组织内(特别是肌肉内),常发生在受外伤后不久。镜下显示特征性的区带结构,由位于中心部的增生性纤维组织和位于周边由骨组织形成的骨壳所组成。早期病变内,由于增生的纤维母细胞比较幼稚,有一定的异型性,且细胞丰富,并可见较多的核分裂象,细胞之间可见早期的骨样被形成,加上病变生长迅速,故容易被误诊为骨外骨肉瘤等恶性肿瘤,尤其是在作术中快速冷冻切片诊断时。与骨化性肌炎相似的病变可发生于筋膜、肌腱或皮下,分别被称为骨化性筋膜炎(fasciitis ossificans)或骨化性脂膜炎(panniculitis ossificans)。

指趾纤维骨性假瘤(fibroosseous pseudotumor of the digits,FOPD)是一种好发于手指皮下脂肪组织内的异位骨形成(heterotopic bone formation),由 Mallory[94] 于 1933 年首先描述,Spjut 和 Dorfman[95] 于 1981 年加以总结报道,并将其命名为手足短管状骨的旺炽性反应性骨膜炎(florid reactive periostitis of the tubular bones of hands and feet),1986 年 Dupree 和 Enzinger 又将其命名为指趾纤维骨性假瘤[96]。指趾纤维骨性假瘤与骨化性肌炎关系密切,镜下形态也与骨化性肌炎相似,也是由增生的纤维组织和成熟程度不等的骨样组织组成,但常无骨化性肌炎中规则的区带分布现象,指趾纤维骨性假瘤中的骨样组织随机分布于纤维组织内。与骨化性肌炎相似,指趾纤维骨性假瘤也易被误诊为骨外骨肉瘤。指趾纤维骨性假瘤曾被称为骨旁筋膜炎、骨化性骨膜炎和骨化性脂膜炎等。随着对本病的不断认识和熟悉,国内近年来的报道也日趋增多[97]。

【临床表现】

骨化性肌炎的患者年龄范围较广,从 14 个月至 95 岁,但多发生于 20 ~ 30 岁间的青少年[98],尤其是爱好体育运动者,近半数年龄在 30 岁以下,男性多见。

80% 的病例发生于四肢的肌肉内,特别是下肢的股四头肌、臀部肌肉和上肢的屈肌,躯干和头颈部也可发生。一般来说,发生于肌肉内者多位于下肢,发生于浅表者多位于上肢,且多见于女性。

临床上表现为生长迅速的肿块,可有疼痛感,60% ~ 70% 的病例有外伤史。实验室检查显示,血清钙、磷多在正常范围,有时血沉、白细胞计数和碱性磷酸酶可轻微升高,但术后多恢复正常。

除四肢和躯干外,少数病例可发生于腹腔内肠系膜或大网膜,也称为异位肠系膜骨化(heterotopic mesenteric ossification,HMO)或腹腔内骨化性肌炎[99,100]。比较少见,迄今为止,文献上的报道不足 40 例[101-104]。主要发生于中老年人,并明显多见于男性。临床上多因肠梗阻症状就诊,大多数患者有腹腔手术史或外伤史,且多为术后 2 ~ 3 周的时间内发生肠梗阻。异位肠系膜骨化也有可能是腹腔内一些假瘤性病变最终发生骨化而致,这些病变包括硬化性肠系膜炎、硬化性腹膜炎以及胃肠道和肠系膜反应性结节状纤维性假瘤等。但与异位肠系膜骨化稍有不同的是,硬化性肠系膜炎并无好发年龄段,且患者也无腹腔手术史或外伤史。

指趾纤维骨性假瘤的发病年龄较广,从儿童到老年人均可发生,但好发于中青年,平均年龄为 30 ~ 40 岁[105,106],中位年龄为 40 岁,年龄范围为 10 ~ 64 岁。女性略多见,约占 60%。

患者可有痛感,外观常表现为局部肿胀或有肿块形成(图 6-24),可伴有疼痛或肿痛。近 40% 的患者有外伤史。

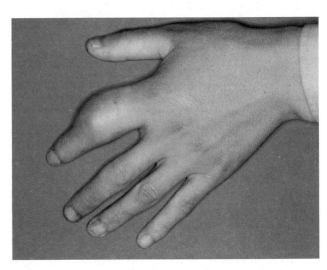

图 6-24　左示指旁软组织肿胀

【影像学】

骨化性肌炎的早期病变仅显示为软组织内密度轻度升高,钙化不明显,或呈不规则絮状、点状、面纱样钙化(图 6-25A)[107]。大约在外伤后 4 ~ 6 周时显示出比较明显的区带性钙化现象,即肿块周界清晰,周边为环状的钙化,中心为透亮区,尤在 CT 和 MRI 片中较为明显[108]。Dorfman[109] 根据骨化性肌炎与骨的关系,将骨化性肌炎分为软组织骨化性肌炎和骨旁骨化性肌炎两种,前者完全位于软组织内,与骨无关联,后者位于骨旁,可伴有骨膜表面多层洋葱皮样的新骨形成,但骨化性肌炎与骨膜之间有一透亮带相隔,少数骨化性肌炎病例可附着于骨表面,但在光镜下常有一层纤维组织带与骨皮质相隔。

指趾纤维骨性假瘤的 X 线显示病变位于手指特别是近节指骨旁的软组织内(图 6-25B),呈梭形,有时呈分层状。除手指外,足趾有时也可发生。

【大体形态】

肿块周界清晰,直径 2 ~ 12cm,多为 3 ~ 6cm。切面呈灰白色,中心部质软,周边呈灰黄色、粗颗粒状,切时有砂砾感(图 6-26),有明显骨化时标本需作脱钙处理。

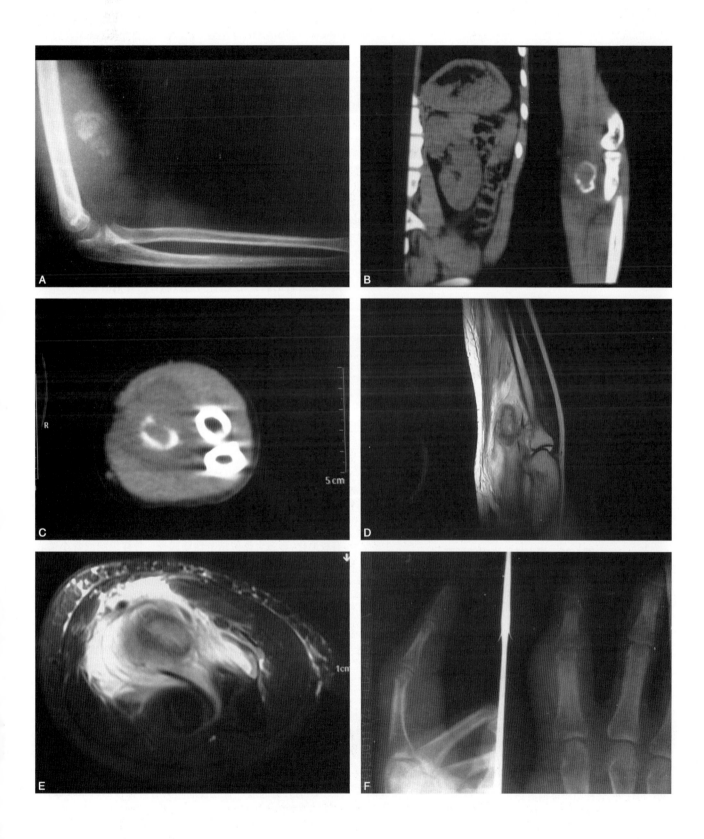

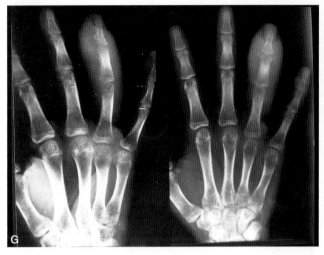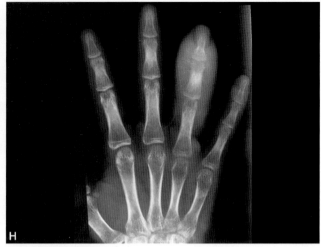

图 6-25 骨化性肌炎和指趾纤维骨性假瘤的影像学
A. 骨化性肌炎平片,示病变位于肌肉内;B、C. 骨化性肌炎 CT,示环状钙化;D、E. 骨化性肌炎 MRI;F ~ H. 指趾纤维骨性假瘤平片

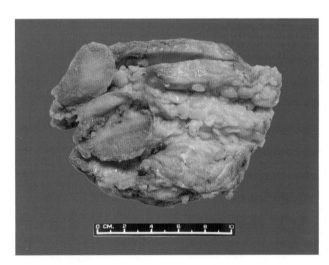

图 6-26 骨化性肌炎大体形态

【组织形态】

早期的骨化性肌炎中区带结构不明显,主要由增生的短梭形或胖梭形纤维母细胞组成,核深染,可有轻至中度的异型性,细胞丰富,可见较多的核分裂象,纤维母细胞之间可见早期的骨样组织形成。区带结构在外伤后第 4 周最为明显,从中心到周边由增生的纤维组织逐渐过渡到成熟的骨小梁(图6-27A,B)。中心部由疏松排列的梭形至胖梭形纤维母细胞组成,可见核分裂象(图 6-27C,D),有时还可见具有明显核仁的节细胞样细胞,间质内可伴有出血,形态上类似结节性筋膜炎或增生性筋膜炎。病变往周边逐渐过渡时,细胞密度增加,呈周界不清的小梁状,由纤维母细胞、骨母细胞和多少不等的骨样组织混合组成(图 6-27E ~ G),其间为扩张的薄壁血管腔隙。再往外,骨样组织逐渐成熟,并进展成编织骨直至成熟的板层骨,形成骨壳(图6-27H,I)。骨壳的外层规则、清晰,与邻近的横纹肌组织分界清楚,两者之间为疏松、黏液样或受挤压的纤维组织,肌肉组织常显示萎缩性改变(图6-27J)。骨壳的内层不规则,与病变的中心部在形态上有过渡。有时病变

内可见灶性的软骨化生,并可通过软骨内骨化演变成骨小梁。化生性软骨多出现于位置较深的病例,尤其是位于骨旁的骨化性肌炎。

异位肠系膜骨化的镜下形态与骨化性肌炎相似,主要由活跃增生的肌纤维母细胞组成,间质内伴有出血、胶原化和慢性炎症细胞浸润,类似结节性筋膜炎,可见脂肪坏死。病变内可见大量的骨和骨样组织(图6-28),常呈花边样,部分病例内可见类似骨化性肌炎的区带现象:中心为筋膜炎样区域,毗邻为软骨样区域,外围为编织骨形成的骨壳样结构。有时在部分病例中可见残留的缝线,伴有异物巨细胞反应,提示患者有手术史。

指趾纤维骨性假瘤位于皮下软组织内,常呈不规则的结节性生长。镜下形态与骨化性肌炎相似,也是由杂乱增生的纤维母细胞和成熟程度不等的骨样组织所组成(图6-29)。增生的纤维母细胞可见核分裂象,间质疏松或呈黏液样,也可伴有胶原化,形态上类似结节性筋膜炎。骨样组织或骨小梁表面由较为一致的骨母细胞围绕,在骨组织的周围有时还可见围绕的软骨组织。与骨化性肌炎不同的是,多数指趾纤维骨性假瘤缺乏明显的区带性结构,骨样组织常随机性分布于纤维组织内。有时病变内可见多核性巨细胞,部分病例内还可见淋巴细胞和浆细胞。另有部分病例也可显示类似骨化性肌炎中的区带性分布,即病变的周边为成熟的编织状骨,病变的中央则为不成熟的编织状骨。

【免疫组化】

与结节性筋膜炎相似,骨化性肌炎中的纤维母细胞和肌纤维母细胞表达 α-SMA(图6-30),不表达 desmin 和 h-CALD。

【超微结构】

梭形细胞具纤维母细胞和肌纤维母细胞特征[110]。

【鉴别诊断】

1. 骨外骨肉瘤 骨化性肌炎具有特征性的区带现象,中央为不成熟的纤维母细胞,周边为含有骨母细胞的骨小梁。骨肉瘤的瘤细胞核深染,具有明显的多形性,瘤细胞生长方式紊乱,可见花边状的肿瘤性骨样组织,多居于肿瘤的中心部位,而不成熟的梭形细胞则位于肿瘤的周边,也称反向性区带分布。

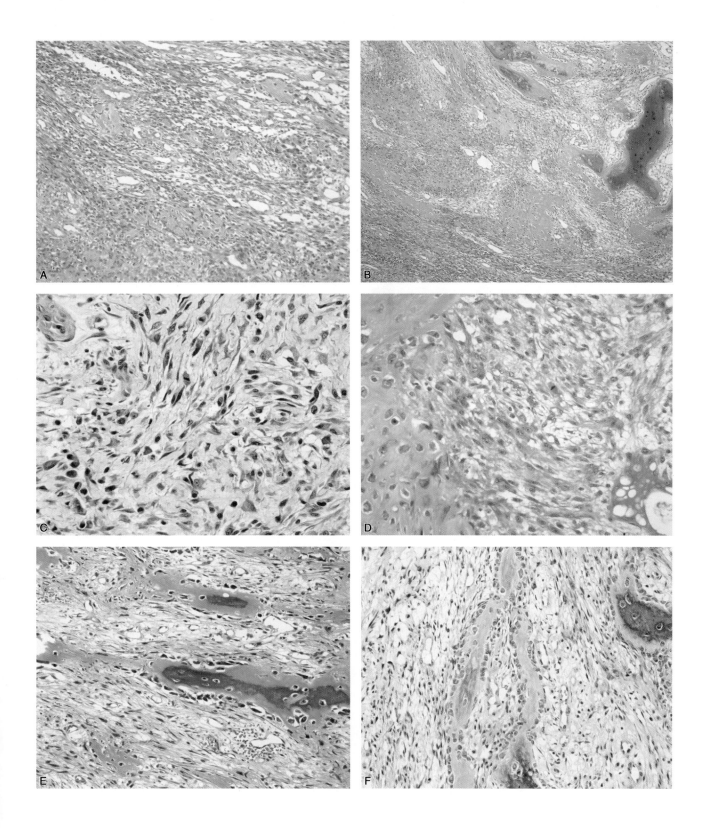

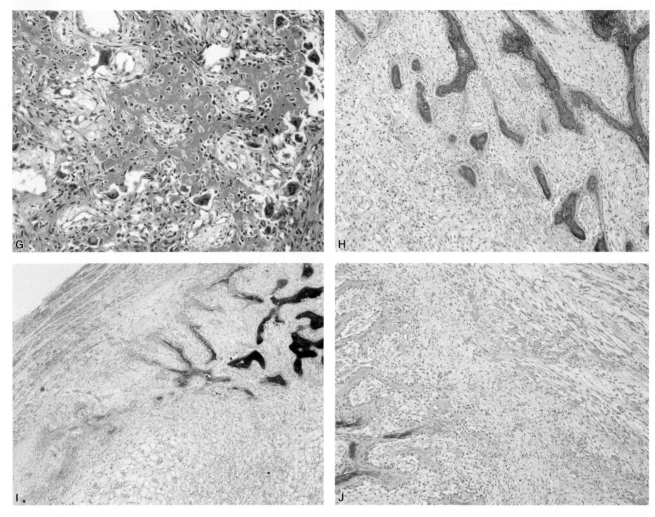

图 6-27　骨化性肌炎的组织学

A. 幼稚的骨样组织；B. 逐渐过渡到成熟的骨小梁；C. 中心部由增生的梭形至星状纤维母细胞和肌纤维细胞组成；D. 可见核分裂象；E. 示混杂的纤维组织和骨小梁；F. 骨小梁周围有骨母细胞围绕；G. 骨小梁周围可见破骨样细胞；H、I. 周边形成骨壳；J. 周边的肌肉组织

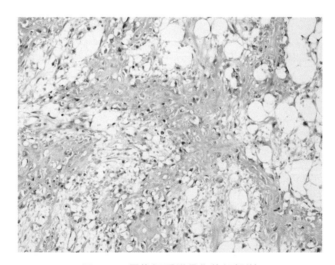

图 6-28　异位肠系膜骨化的组织学

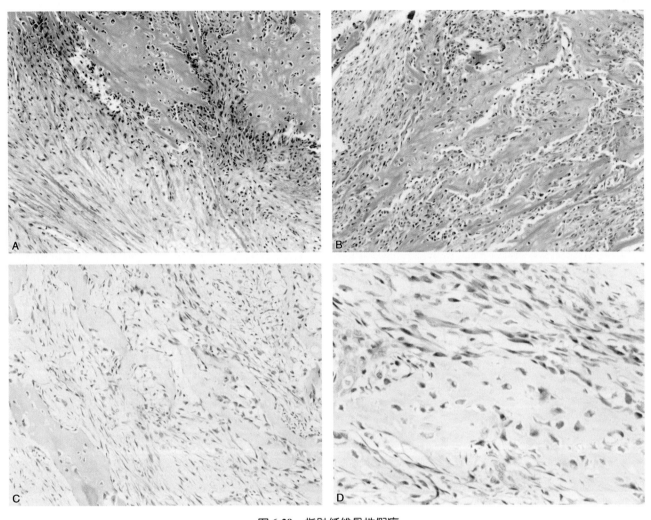

图 6-29　指趾纤维骨性假瘤
示杂乱增生的纤维母细胞和成熟程度不等的骨样组织

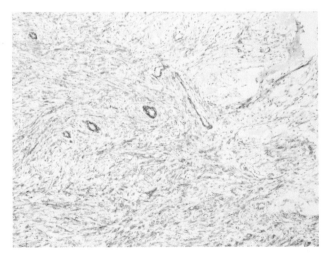

图 6-30　骨化性肌炎
病变内的肌纤维母细胞表达 α-SMA 标记

2. 奇异性皮质旁骨软骨增生(bizarre parosteal osteochon-dromatous proliferation,BPOP)　也称 Nora's 病,由比例不等的

分化成熟的软骨、纤维和骨组成,其中软骨细胞可显示不典型性,软骨可骨化,经脱钙后在 HE 切片中显示为特征性的蓝骨[111,112]。

3. 其他良恶性病变　如骨膜骨肉瘤、骨旁骨肉瘤、钙化性腱膜纤维瘤、软组织骨母细胞瘤、结节性筋膜炎、增生性肌炎、外伤后骨膜炎和骨折后骨痂过渡形成等。

【治疗】
局部完整切除。

【预后】
良性病变,极少复发,但如手术切除不净,则可继续生长。

七、膀胱低级别肌纤维母细胞性增生

膀胱低级别肌纤维母细胞性增生(low-grade myofibroblas-tic proliferations of the urinary bladder,LGMP)是一种好发于膀胱的肌纤维母细胞性增生[113],最早由 Roth 于 1980 年首先报道[114],曾用名包括假肉瘤样肌纤维母细胞性增生(pseudosar-comatous myofibroblastic proliferation,PMP)[115,116]、炎性假瘤(inflammatory pseudotumor)[117]、假肉瘤样纤维黏液样肿瘤(pseudosarcomatous fibromyxoid tumor)[118]、非典型性肌纤维母

细胞性肿瘤(atypical myofibroblastic tumor)[119]、非典型性纤维黏液样肿瘤(atypical fibromyxoid tumor)[120]、浆细胞肉芽肿(plasma cell granuloma)[121]和器官相关性肌纤维母细胞性增生等。本病也属于一种假肉瘤性病变,可被误诊为葡萄簇样横纹肌肉瘤、黏液样平滑肌肉瘤、梭形细胞肉瘤和肉瘤样癌(梭形细胞癌)等各种恶性肿瘤。

对低级别肌纤维母细胞性增生属于反应性或肿瘤性仍存有争议,约50%~60%的病例中可检测出 ALK 基因重排,故多数学者倾向为肿瘤性病变,Montgomery 等认为属于炎性肌纤维母细胞瘤[122],Harik 等[123]也认为肿瘤性,但镜下形态和生物学行为与炎性肌纤维母细胞瘤(inflammatory myofibroblastic tumor,IMT)还是有所不同,应区分 PMP 和 IMT。PMP 和 IMT 可能属于同一个瘤谱。

本病在生物学行为上呈惰性,局部复发率低(2%~7%),一般不发生远处无转移,也极少恶变,提示为低级别病变[113]。

【临床表现】

患者多为20~40岁间的青年人,年龄范围为2~73岁,平均年龄为30岁,男性多见,男:女为1.33:1。

好发于膀胱,前列腺、尿道、输尿管和阴道等处也可发生。当病变位于膀胱时,临床上常表现为无痛性血尿,且量较多,可致患者血色素明显降低。少数患者表现为排尿困难或反复性膀胱炎。部分病例有外伤史。约20%的病例有器械检查史。

【影像学】

超声、膀胱镜或膀胱造影可显示为息肉样病变(图6-31)。MRI 检查显示 T_1 为低信号,T_2 为不均质性高信号。

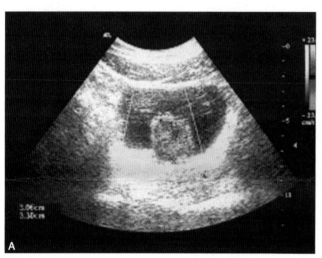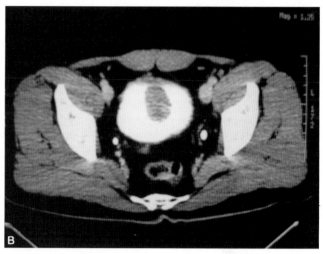

图6-31　膀胱低级别肌纤维母细胞性增生的影像学检查
A. 超声示膀胱内息肉样病变;B. 膀胱造影显示冲盈缺损

【大体形态】

多数病变呈外生性生长,位于膀胱腔内,呈结节状或息肉样,可带蒂,部分病例位于黏膜下,可延伸至膀胱壁深层。中位直径为4cm,范围为1~12cm。切面呈灰白色或灰褐色,质地取决于病变内所含黏液量的多少,质软或质韧。

【组织形态】

病变通常位于黏膜下(图6-32A),部分病例也可位于膀胱壁内。病变由增生的梭形细胞组成,间质疏松、水肿或黏液样。梭形细胞细长,胞质呈淡嗜红色,胞核空泡状,可见核仁(图6-32B),细胞之间的胶原纤维稀少。梭形细胞排列紊乱(图6-32C,D),也可呈条束状排列,特别是在病变深部细胞偏丰富的区域内(图6-32E,F)。间质常呈黏液样,可见红细胞外渗,类似结节性筋膜炎(图6-32G,H)。大多数病例内,梭形细胞无异型性,可见核分裂象(图6-32I),但多<1~2/10HPF,少数病例内,核因退变而使染色质模糊不清,或可见核仁较为明显的节细胞样细胞(图6-32J)。梭形细胞可浸润膀胱壁内的平滑肌(图6-32K),少数情况下(5%)累及膀胱壁外或前列腺周围组织。病变内的血管与肉芽肿中的血管相似,有时血管腔内可见中心粒细胞,间质内也可见散在的炎症细胞浸润(图6-32L),包括中心粒细胞和嗜酸性粒细胞,有时可伴有炎性液化性坏死。

【免疫组化】

梭形细胞不同程度表达 actins(图6-33A)、desmin 和 calponin[124],多数病例(73%~89%)表达 AE1/AE3(图6-33B),常为弥漫强阳性,部分病例(20%~89%)可表达 ALK(图6-33C)[125],其中采用 D5F3 抗体呈弥漫强阳性(图6-33D)[126]。瘤细胞不表达 myogenin、h-CALD、S-100 蛋白、CK5/6 和34bE12。

【超微结构】

梭形细胞具纤维母细胞和肌纤维母细胞性分化。

【分子遗传学】

FISH 检测显示,67%~72%的病例有 ALK 基因重排。

【鉴别诊断】

1. 膀胱 IMT　与 PMP 构成一瘤谱(LGMP)。PMP 以胞质嗜伊红色的细长梭形细胞、黏液样基质和散在的以中心粒细胞和(或)嗜酸性粒细胞为主的炎症细胞浸润为特征,除 actins 和 ALK 外,常表达 AE1/AE3,而 IMT 则以大量的淋巴细胞浆细胞浸润和相对致密条束状排列的肌纤维母细胞为特征[127],多数病例间质黏液样变并不明显。

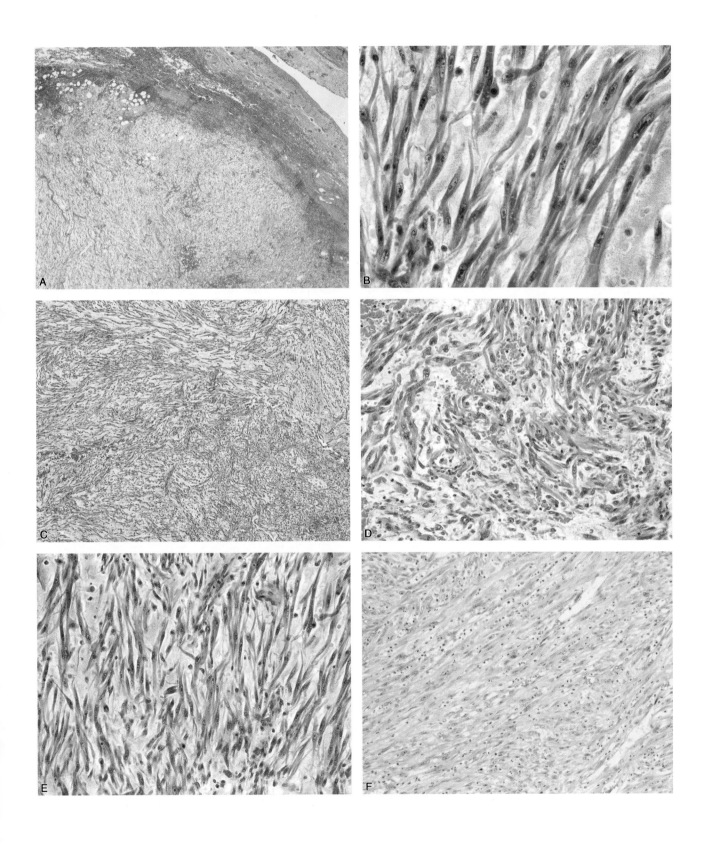

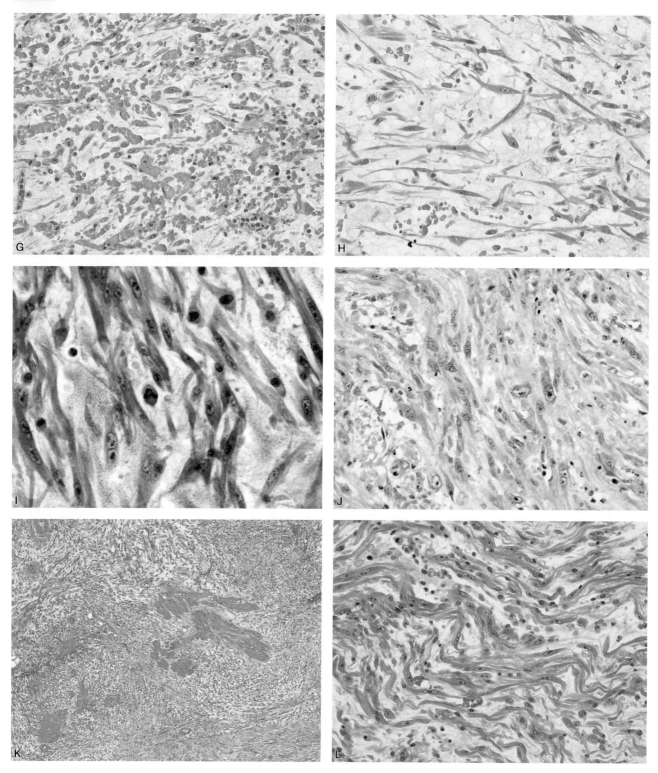

图 6-32　膀胱低级别肌纤维母细胞性增生的组织学形态

A. 病变位于膀胱黏膜下；B. 瘤细胞呈细长的梭形,胞质嗜伊红色,核染色质呈空泡状,可见核仁；C、D. 瘤细胞排列紊乱；E、F. 条束状排列的梭形细胞；G、H. 间质疏松黏液样,可见红细胞外渗,类似结节性结膜炎；I. 可见核分裂象；J. 部分细胞呈节细胞样形态；K. 病变累及膀胱壁平滑肌；L. 间质内可见散在的炎症细胞浸润

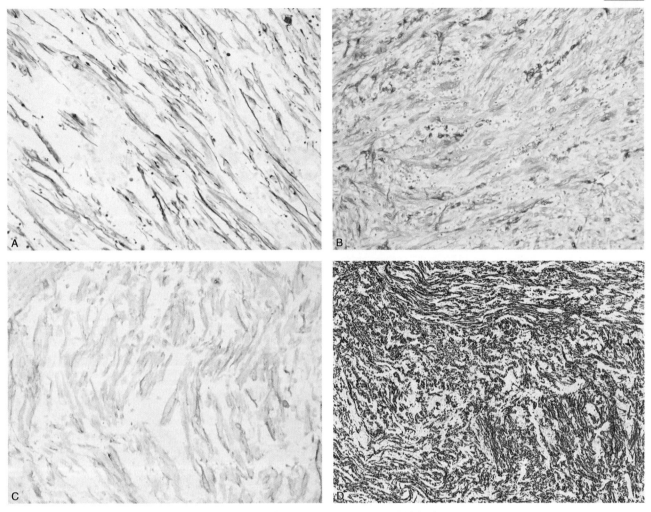

图 6-33　膀胱低级别肌纤维母细胞性增生的免疫组化
A. AE1/AE3 标记；B. α-SMA 标记；C. ALK1 标记；D. ALK（D5F3）标记

2. 术后梭形细胞结节　与 PMP 在镜下形态和免疫表型上有重叠，文献上一些以"膀胱术后梭形细胞结节"报道的病例实际上就是 PMP。

3. 肉瘤样癌（梭形细胞癌）　除表达上皮性标记外，约 36% ~ 50% 的病例可表达 P63、CK5/6 和高分子 CK（34βE12），而在假肉瘤样肌纤维母细胞性增生中多为阴性，故如上皮性标记 CK5/6、34βE12 和 P63 阳性时，则要考虑为肉瘤样癌。另一方面，低级别肌纤维母细胞性增生常表达 ALK，也有助于鉴别诊断。

4. 黏液样平滑肌肉瘤　平滑肌肉瘤一般不表达上皮性标记，或仅为灶性阳性，此外平滑肌肉瘤可表达 h-CALD，但不表达 ALK。

5. 葡萄簇样或梭形细胞横纹肌肉瘤　葡萄簇样横纹肌肉瘤于黏膜下可见生发层，分化较好时可见横纹肌母细胞。梭形细胞横纹肌肉瘤中的瘤细胞排列紧密，间质较少有黏液样变性，有时可见带状横纹肌母细胞。两种类型的横纹肌肉瘤除 desmin 外还表达 myogenin 和 MyoD1。需注意的是，ALK 在横纹肌肉瘤中也可有阳性表达，主要是腺泡状横纹肌肉瘤，在胚胎性横纹肌肉瘤中的表达率相对较低。

【治疗】

采用手术切除。

【预后】

大多数病例呈良性经过，切除后一般不复发，少数病例可自发性消退[128]。部分病例可发生局部复发，其中文献上诊断为 PMP 者为 2%，诊断为 IMT 者为 7%。迄今为止，尚无远处转移的报道。建议临床在术后加强随访。

八、术后梭形细胞结节

术后梭形细胞结节（postoperative spindle cell nodule，PSCN）是一种纤维母细胞和肌纤维母细胞性的增生，多发生于成年人，两性均可发生，通常发生于泌尿生殖道手术如膀胱癌、前列腺癌、宫颈癌、子宫内膜癌或阴道癌术后不久（图 6-34A）（5 周 ~ 3 个月），病变分别位于膀胱、前列腺、宫颈、内膜、阴道和外阴[129-132]，少数病例可发生于头皮、颊黏膜、上臂、甲状腺和乳腺等处[133-136]，多发生于外伤或手术后，其中发生于膀胱等部位的 PSCN 与假肉瘤样肌纤维母细胞性增生（PMP）有重叠[129]。镜下主要由增生的纤维母细胞和肌纤维母细胞组成（图 6-34B ~ F），可见核分裂象，间质内可见外渗的红细胞和多少不等的炎症细胞浸润。免疫组化标记显示梭形细胞可程度不等表达 actins。本病易被误诊为梭形细胞肉瘤、梭形细胞癌或肉瘤样癌。

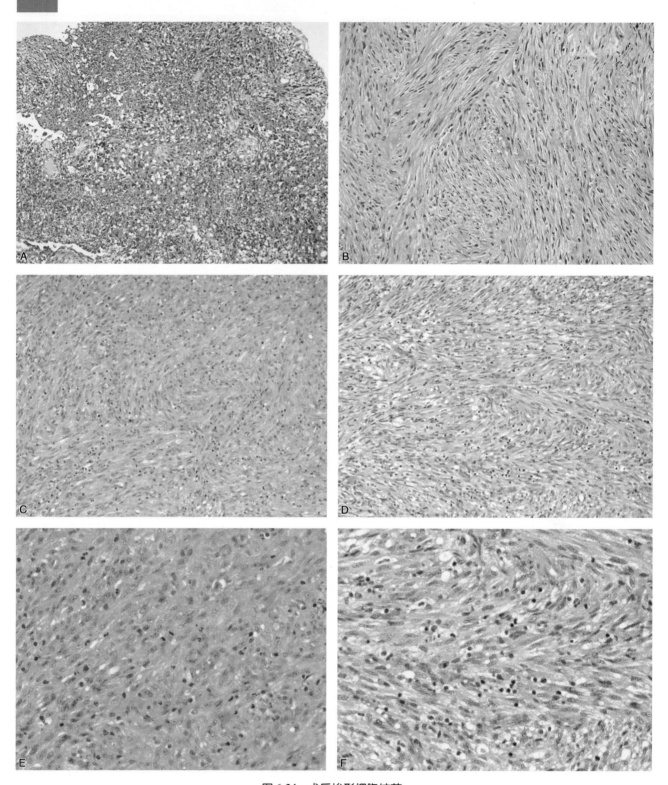

图 6-34 术后梭形细胞结节

A. 阴道癌术后梭形细胞结节;B~D. 交织条束状增生的梭形细胞,间质内常见炎症细胞浸润;E. 可见核分裂象;F. 高倍镜图像

九、炎性纤维性息肉和非典型性纤维性息肉

炎性纤维性息肉(inflammatory fibroid polyp,IFP)的病因不明,多发生于成年人,平均年龄为 57 岁,女性多见。病变多位于胃窦部(70%)[137,138],其次为回肠(23%),乙状结肠和直肠占 4%,偶可位于空肠、十二指肠、贲门、胃体、胆囊、食管、阑尾和肛管等处[139,140]。临床症状取决于发病部位及病变大小,主要表现为腹痛、上腹不适和消化道溃疡出血,部分病例可无明显症状,常为胃镜检查时发现。少数小肠病例可有肠

梗阻、肠套叠等梗阻症状。IFP 多为单发性,偶可多发。少数病例可合并胃癌或胃肠道间质瘤。内镜下常表现为小的息肉状突起(图 6-35),可伴有溃疡形成,有时可带蒂形似肿瘤,直径 1~5cm,偶可达 20cm。镜下病变主要位于黏膜下层(图 6-36A),可累及黏膜。胃 IFP 由短梭形至梭形间质细胞组成,呈交织的短条束状排列,部分区域可见席纹状结构,病变内含有薄壁小血管,梭形细胞常围绕血管形成洋葱皮样结构(图 6-36B~F),间质内可见多少不等的嗜酸性粒细胞浸润;小肠 IFP 主要由短梭形和星状细胞组成,间质疏松,可见较多的嗜酸性粒细胞浸润(图 6-36G),部分病例间质可呈黏液样(图 6-36H)。少数 IFP 病例可有多核的间质细胞(图 6-36I,J)。免疫组化标记显示,梭形细胞表达 vimentin、CD34(图 6-37A)、PDGFRA 和 fascin,多数病例可表达 α-SMA(88%),部分病例可表达 calponin(25%),灶性表达 CD35,不表达 CD117 和 h-CALD。炎性纤维性息肉中的梭形间质细胞可能起自于树突状细胞[141]。分子检测显示 IFP 可有 PDGFRA 基因突变(12、18 号外显子)[142,143],其中胃 IFP 主要为 18 号外显子突变(第 842 密码子点突变 GAC>GTC,导致 p. D842V),小肠 IFP 主要为 12 号外显子突变(第 566-571 密码子缺失,并插入 AGA,导致 p. 566-571delSPDGHEinsR)(图 6-37C,D)。鉴于 IFP 表达

CD34,且可有 PDGFRA 基因突变,可被误诊为胃肠道间质瘤,从而导致不必要的过度性治疗,应引起注意。

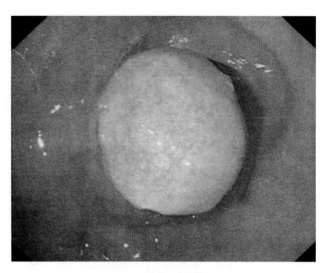

图 6-35 炎性纤维性息肉
内镜下病变呈息肉状

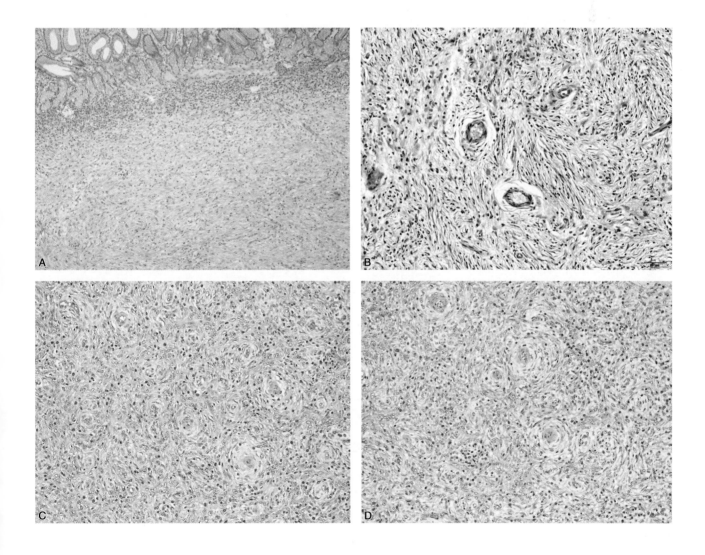

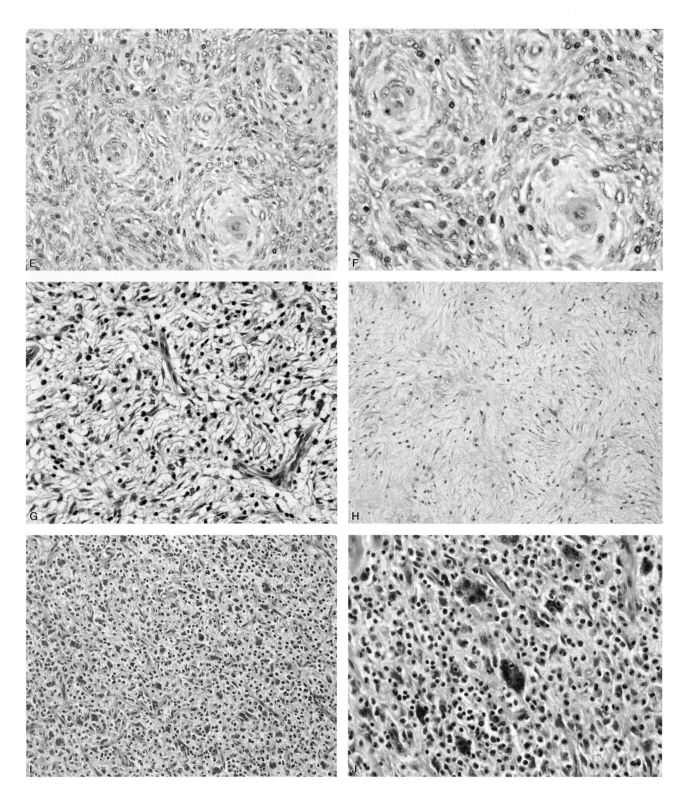

图 6-36　炎性纤维性息肉的组织学形态

A. 示病变位于黏膜下；B. 梭形间质细胞呈短条束状排列；C～F. 梭形细胞常围绕血管形成洋葱皮样结构；G. 间质内可见较多的嗜酸性粒细胞；H. 间质可呈黏液样；I、J. 少数病例内可见多核状细胞

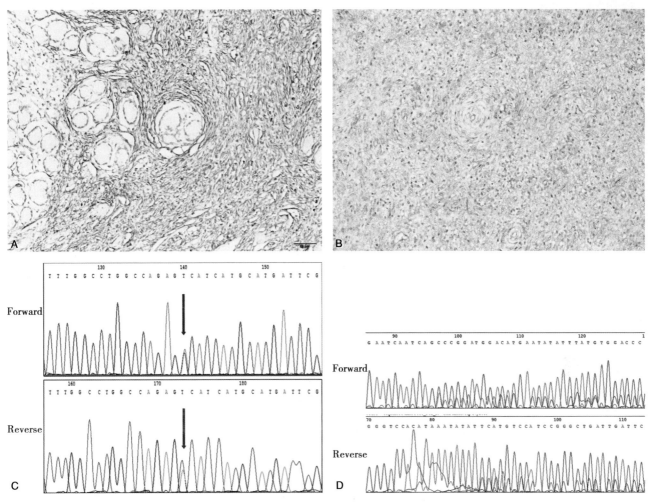

图 6-37 炎性纤维性息肉的免疫组化和分子检测

A、B. CD34 标记；C. 胃 IFP 的 PDGFRA18 号外显子第 842 密码子点突变（GAC>GTC），导致 p. D842V；D. 小肠 IFP 的 PDGFRA12 号外显子突变，566-571 密码子缺失，并插入 AGA，导致 p. 566-571delSPDGHEinsR

非典型性纤维性息肉（atypical fibrous polyp，AFP），也称假肉瘤性纤维母细胞性增生（pseudosarcomatous fibroblastic proliferation），多发生于上呼吸道（包括鼻腔）、咽、喉、食管、胃、小肠、胆囊、外阴、宫颈、内膜和肛周等处[144-151]，位于黏膜或皮肤，呈息肉状，体积通常较小，可伴有溃疡形成。镜下主要由增生的胖梭形纤维母细胞样细胞组成，并可见核有异型的间质性细胞、奇异细胞和 R-S 样细胞（图 6-38），但核分裂象罕见。本病容易被误诊为肉瘤样癌或多形性未分化肉瘤等恶性肿瘤，需引起注意。

十、特发性腹膜后纤维化

特发性腹膜后纤维化（idiopathic retroperitoneal fibrosis，IRF），或称特发性瘤样纤维炎性病变（idiopathic tumefactive fibroinflammatory disease，ITFID）及 IgG4 相关性硬化性疾病（IgG4-related sclerosing disease，IgG4-RSD），由 Ormond[152] 于 1948 年首先描述，也称奥孟德病（Ormond's disease）、硬化性纤维化（sclerosing fibrosis）和硬化性后腹膜炎（sclerosing retroperitonitis），是一种好发于中老年男性腹膜后的纤维组织增生，常伴有慢性炎症细胞浸润，病因不明，可能与感染、外伤、

恶性肿瘤、动脉粥样硬化或服用某些药物如二甲麦角新碱和溴隐亭有关[153]。与本病相关的一组疾病包括自身免疫性胰腺炎、涎腺和泪腺米库利奇病（Mikulicz disease）、颌下腺 Kuttner's 瘤、间质性肺炎、腹膜后纤维化、间质性肾炎、硬化性胆管炎、淋巴浆细胞性主动脉炎/炎性动脉瘤、硬脑膜炎、自身免疫性垂体炎、硬化性纵隔炎、硬化性前列腺炎、Reidel 甲状腺炎以及眼眶、肺和乳腺等组织（或器官）炎性假瘤等[154]，属于一种系统性疾病，以血清 IgG4 水平升高、受累组织 IgG4 阳性浆细胞浸润和纤维化为特征[155,156]。

【临床表现】

好发于中老年，男性多见，男：女为 3∶1，偶可发生于青少年和儿童。表现为肋肋部和背部绞痛，术中见病变呈斑块样或肿块样在血管之间生长，可包裹腹主动脉，当病变牵拉、推移、压迫或包裹输尿管时，可产生尿路梗阻，导致肾功能衰竭，剖腹探查的目的主要是切取少量代表性的病变组织以供诊断的需要。除腹膜后外，部分病例也可发生于纵隔，可产生上腔静脉阻塞综合征。在 IgG4 相关性硬化性疾病中，血清球蛋白、IgG、IgG4 和 IgE 可升高，但血沉多正常。

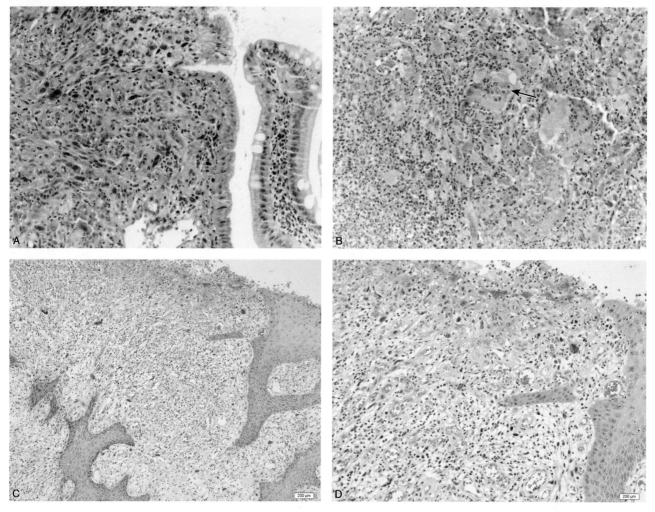

图6-38 非典型性纤维性息肉

A. 小肠非典型性纤维性息肉,可见核深染的畸形间质细胞;B. R-S样细胞(箭头);C. 阴道非典型性纤维性息肉;D. 示核大深染的畸形细胞

以下临床表现高度提示 IgG4-RSD:①对称性泪腺、腮腺或颌下腺肿大;②自身免疫性胰腺炎;③炎性假瘤;④腹膜后纤维化;⑤疑诊 Castleman 病。实验室检查高度提示 IgG4RSD:①血清 IgG4 升高(>135mg/dl);②活检:IgG4⁺浆细胞/IgG⁺浆细胞>40%)。

我国 2011 年制定的 IgG4-RSD 综合诊断标准为:①临床检查:1 个或多个器官特征性的弥漫性或局限性肿大或肿块形成;②血液学检查:血清 IgG4 升高(>1.35g/L);③组织学检查显示:大量淋巴细胞和浆细胞浸润,伴纤维化;组织中浸润的 IgG4 阳性浆细胞与 IgG 阳性浆细胞的比值>40%。满足①、②和③可确诊,但需排除 Castleman 病、韦格纳肉芽肿病、结节病、癌症和恶性淋巴瘤等;满足①和③为可能;满足①和②为可疑。如以单一脏器表现为主,不能满足综合诊断标准时可根据脏器特异性诊断标准进行诊断,包括 IgG4 相关性胰腺炎、IgG4 相关性 Mikulicz 病和 IgG4 相关性肾病。

IgG4 水平检测在诊断中的价值:血清 IgG4 水平与疾病严重程度有关,因为多个组织或器官受累时血清 IgG4 水平明显高于单个组织或器官受累,此外血清 IgG4 水平还可用于观察治疗效果和评估疾病复发。

【大体形态】

肿块位于输尿管旁或腹主动脉旁,呈周界不清的斑块样或结节状,灰白色,质地坚韧。

【组织形态】

由增生的纤维组织组成,可见梭形或胖梭形的纤维母细胞和肌纤维母细胞,但细胞成分相对稀疏,而细胞之间的胶原纤维较为丰富,间质内常伴有慢性炎症细胞浸润(图6-39),以淋巴细胞浆细胞为主,少数为嗜酸性粒细胞,淋巴细胞可形成生发中心。

【免疫组化】

纤维母细胞和肌纤维母细胞表达 vimentin 和 actins,IgG4 阳性浆细胞/IgG 阳性浆细胞>40%(图6-40)。

【鉴别诊断】

应注意与一些特异性感染性疾病和间质伴有纤维化的肿瘤相鉴别,后者包括肉瘤样间皮瘤(包括促结缔组织增生性间皮瘤)、硬化性淋巴瘤、硬化性脂肪肉瘤、炎性肌纤维母细胞瘤、侵袭性纤维瘤病和瘢痕样癌等,常需要结合临床、实验室和影像学检查。

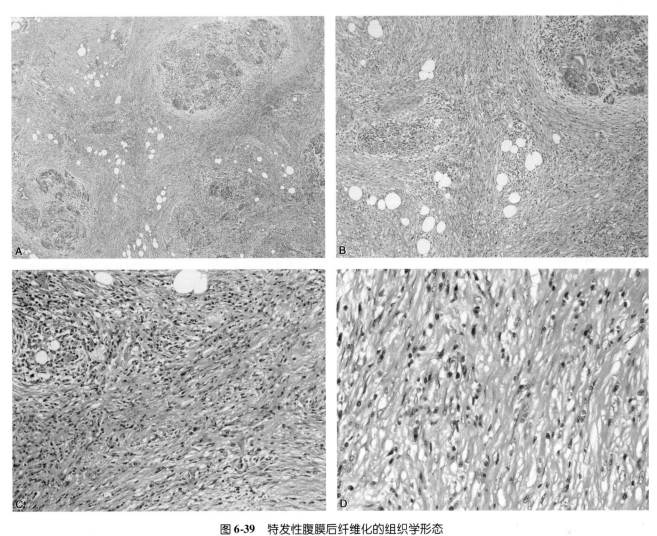

图 6-39　特发性腹膜后纤维化的组织学形态
A、B. 胰腺腺叶之间大量增生的纤维组织；C、D. 增生的纤维母细胞和肌纤维母细胞,间质内常伴有淋巴细胞浆细胞浸润

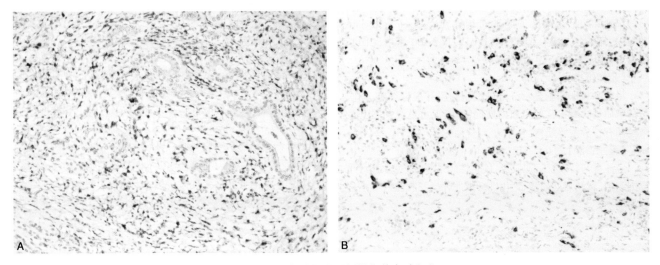

图 6-40　特发性腹膜后纤维化的免疫组化
IgG4 标记

【治疗】

服用激素(糖皮质激素)可改善病情。90%以上的患者应用激素后可出现临床症状缓解、血清 IgG4 水平降低及影像学改善。除激素外,其他免疫抑制剂也可用于维持治疗。

十一、反应性结节状纤维性假瘤

反应性结节状纤维性假瘤(reactive nodular fibrous pseudo-tumor,RNFP)是一种发生于胃肠道和肠系膜的结节状纤维母细胞和肌纤维母细胞性增生,由 Yantiss 等[157]于 2003 年首先报道,迄今为止,文献上的病例报道尚不多见[158-163]。因患者多有腹腔手术史,RNFPT 可能属于一种术后的纤维炎性反应。

【临床表现】

患者多为成年人,平均年龄为 47 岁,年龄范围为 1～72 岁。男性多见。部分患者有腹腔手术史,如因胆囊炎或阑尾炎而做过胆囊或阑尾切除,或因小肠溃疡做过部分小肠切除,或因小肠胃泌素瘤和胰腺内分泌肿瘤而分别做过腹腔手术。另一些患者则表现为胰腺炎、慢性肠梗阻、急腹症或腹部肿块。

【大体形态】

多数病例表现为周界清晰的单个结节状肿块,部分病例可为多结节性。肿块主要位于肠壁浆膜下,可延伸至肠壁肌层内至黏膜下,也可位于小肠或结肠系膜内或胰腺周围的软组织内。结节直径为 1～9cm,切面多呈灰白色纤维样,也可呈灰黄色。

【组织形态】

主要由稀疏的星状和梭形纤维母细胞、肌纤维母细胞和大量的胶原性间质组成,纤维母细胞和肌纤维母细胞多排列杂乱而且无方向性,也可呈短条束状排列,类似结节性筋膜炎,间质可伴有玻璃样变性,可见瘢痕疙瘩样的粗大胶原纤维,也可伴有黏液样变性或呈纤维黏液样。间质内常可见散在的慢性炎症细胞浸润,在病变的周边有时还可见淋巴细胞聚集灶。

【免疫组化】

星状和梭形纤维母/肌纤维母细胞表达 vimentin、α-SMA 和 MSA,不表达 CD34、ALK1、AE1/AE3 和 S-100 蛋白,CD117 表达不一。

【超微结构】

星状和梭形细胞显示纤维母细胞和肌纤维母细胞分化,包括胞质内含有丰富的粗面内质网,胞膜下可见纵向排列的微丝和吞饮囊泡等结构。

【鉴别诊断】

应注意与特发性后腹膜炎、硬化性肠系膜炎、炎性肌纤维母细胞瘤、胃肠道间质瘤、钙化性纤维性肿瘤和腹腔纤维瘤病等相鉴别。

【治疗】

将肿块完整切除。

【预后】

属良性病变,迄今为止,尚无病例发生复发或转移。

十二、瘢痕疙瘩

瘢痕疙瘩(keloid)是一种皮肤瘢痕组织的结节状过度增生[164],以排列紊乱的宽大均质、嗜伊红色的胶原纤维和少量的纤维母细胞为特征。患者可能具有一种先天性体质,当其皮肤受损,如各种手术切口、妇女穿耳、免疫接种、痤疮、刺伤、灼伤、鞭打和昆虫叮咬等,极易形成瘢痕疙瘩。瘢痕疙瘩最早由古埃及人所描述,1806 年 Jean-Louis Alibert 将其确定为独立的病种,称之为 cancroïde,后取消 can 变成 croïde 以免与 cancer 相混淆。此单词源自于希腊语 χηλή,chele,意指"蹄",此处指"蟹钳"。

【临床表现】

多发生于 15～45 岁间的青少年,女性多见,有色人种特别是黑人多见,婴幼儿和老年人均极为罕见。

可见于全身各处,但以背部、肩部、头面部、耳垂、胸前正中和腹部多见(图 6-41)。可为孤立性,也可为多灶性。

通常无症状,少数患者有瘙痒、轻微疼痛或触痛感。瘢痕疙瘩患者可伴有其他的皮肤疾病,特别是粉刺,以及一些结缔组织疾病,包括 Ehlers-Danlos 综合征、硬皮病和 Rubinstein-Taybi 综合征等。文献上还有瘢痕疙瘩合并掌跖纤维瘤病的报道[165]。

【大体形态】

病变处皮肤增厚隆起,呈圆形、卵圆形或不规则形,隆起处皮肤菲薄、光滑而有光泽,呈红色,边缘呈蟹足样或蚯蚓状向周围伸展。切面呈灰白色,质地坚韧而有弹性。

【组织形态】

病变位于真皮内,由大量排列紊乱或纵横交错的致密粗大的胶原纤维(早期Ⅲ型、晚期Ⅰ型)组成(图 6-42),胶原纤维伴有玻璃样变性而呈深嗜伊红色,胶原纤维之间为稀疏的纤维母细胞,基质内多富含黏多糖。

【免疫组化】

瘢痕疙瘩中的胶原纤维性区域强阳性表达 MMP-2,胶原纤维间的纤维母细胞表达 MMP-2、TIMP-2(tissue inhibitor of met-alloproteinases)和 MT1-MMP(membrane type 1 MMP)[166]。

【分子病理】

有报道显示,tenascin-CmRNA 在瘢痕疙瘩表皮和真皮中有高表达[167]。

【鉴别诊断】

1. 肥大性瘢痕　少或无玻璃样变性的胶原纤维。病变内纤维母细胞数量相对较多,而基质内黏多糖成分相对较少。

2. 胶原瘤　无皮肤外伤史,病变多位于躯干和四肢的远端,表现为多灶性散在的小结节。

3. 局限性席纹状胶原瘤　由席纹状排列的伴有玻璃样变性的粗大胶原条束组成,偶见畸形的多核巨细胞。

4. 痕疙瘩样真皮纤维瘤　是一种纤维组织细胞瘤的少见类型,除瘢痕样区域外,肿瘤内多可见经典的纤维组织细胞瘤成分。

【治疗】

手术切除加皮质激素局部注射和术后放疗可能有助于降低复发率,其他治疗方法如激光和冷冻也可能有一定的疗效[168-173]。有瘢痕体质者应注意避免受外伤。

【预后】

本病易复发,复发率在 40%～100%。

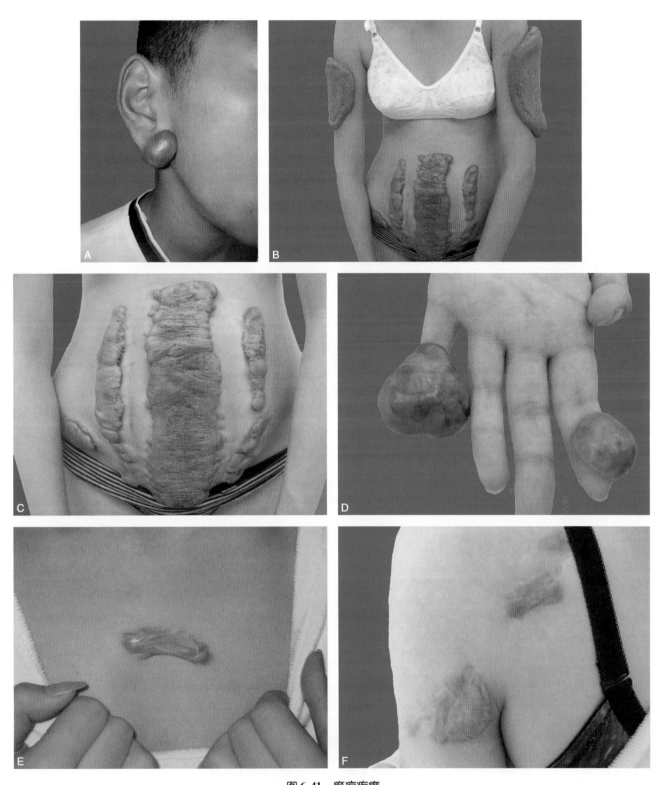

图 6-41　瘢痕疙瘩
A. 右耳垂瘢痕疙瘩；B～D. 腹壁、双侧上臂和手指瘢痕疙瘩；E、F. 胸壁和上臂瘢痕疙瘩

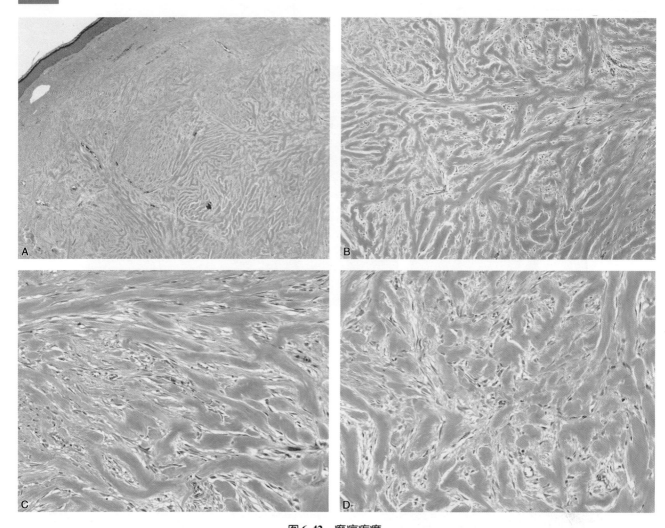

图 6-42 瘢痕疙瘩
A. 位于真皮内;B ~ D. 由粗大的胶原纤维组成,胶原纤维间可见少量纤维母细胞

十三、弹力纤维瘤

弹力纤维瘤(elastofibroma)由 Järvi 和 Saxén 等于 1961 年首先报道[174],是一种境界不清的弹力纤维瘤样病变,好发于老年人的肩胛下角之间,由粗而不规则的弹力纤维束组成,基质呈无定形嗜伊红色,内含胶原纤维和少量的纤维母细胞。病因不明,患者多为常年重体力劳动者,可能与慢性损伤或局部长期受到摩擦有关。另在部分病例中可检测到遗传学异常,提示可能为一种克隆性的纤维性增生。

【ICD-O 编码】

8820/0

【临床表现】

患者多为 50 ~ 70 岁间的中老年,女性多见,冲绳岛患者中约 1/3 有家族史[175]。在 55 岁以上的尸体解剖中,11.2% 的男性和 24.4% 的女性可发现有弹力纤维瘤或类似弹力纤维瘤的病变[176,177]。

弹力纤维瘤好发于背部肩胛骨下角之间,位于背阔肌和菱形肌的深部,固定于胸筋膜、肋骨骨膜或肋间韧带,肩胛外的部位如胸壁、坐骨结节、股骨大转子、尺骨鹰嘴、三角肌、手和足也可发生[172-181],少数病例还可发生于大网膜以及胃和直肠等实质脏器[182,183]。

临床上多表现为深部缓慢性生长的无痛性肿块,也可表现为局部僵硬感(25%),或有疼痛感(10%)。大多数病例为孤立性病变,但约 25% 的病例可为双侧性[181,184],少数病例还可为多发性[185]。

【影像学】

CT 和 MRI 显示晶状体样无包膜的软组织肿块,密度与肌肉相似,内含条纹状的脂肪组织(图 6-43)[186]。FDG-PET/CT 示有轻至中度的 FDG 摄取。双侧性病变常可在术前就能根据影像学作出明确的诊断。对 60 岁以上人群进行 CT 检查发现,约 2% 有弹力纤维瘤。

【大体形态】

呈扁圆形,周界不清,质地坚韧,直径 2 ~ 15cm,切面呈灰白色或夹杂点黄色,略呈纤维脂肪样(图 6-44),局部区域可有囊性变。

【组织形态】

由退化程度不等的弹力纤维组成,弹力纤维在 HE 染色下呈淡红色,粗纤维状、串珠状、锯齿状、小花瓣状、颗粒状和圈绒状(图 6-45)。基质呈无定形嗜伊红色,内含交织状排列的胶原纤维和少量的纤维母细胞。病变内含有多少不等、散在分布或呈岛屿状分布的成熟脂肪组织,间质内含有薄壁血管。

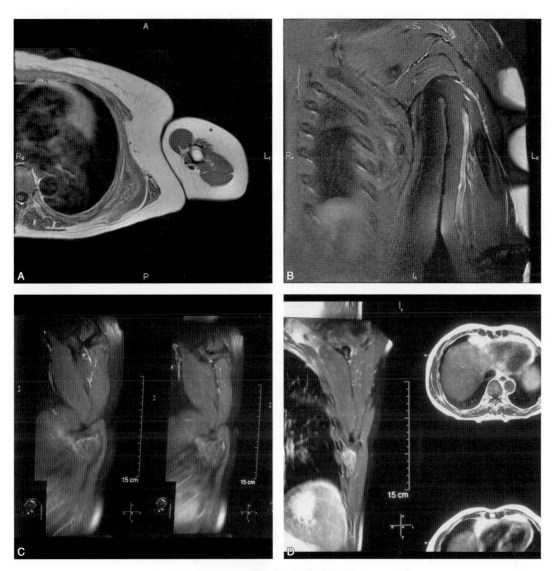

图 6-43 弹力纤维瘤的影像学
背部肩胛骨下角软组织肿块,内含条纹状脂肪组织

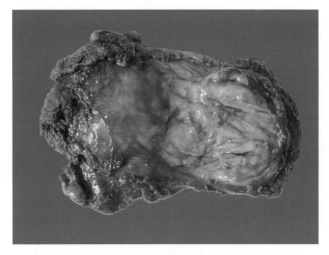

图 6-44 弹力纤维瘤的大体形态
切面呈纤维脂肪样

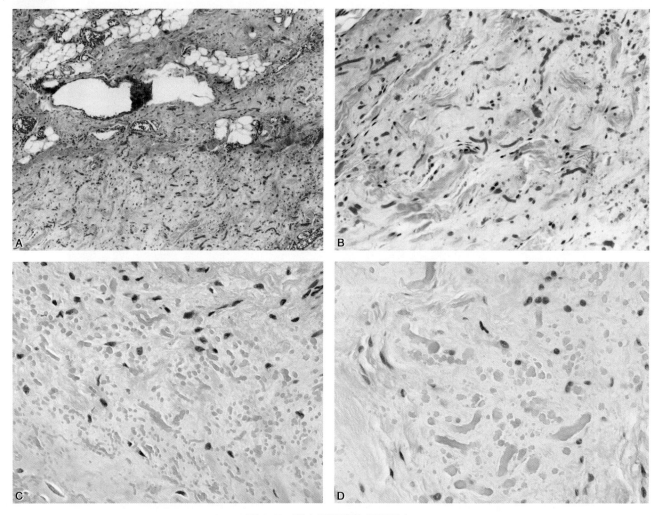

图 6-45　弹力纤维瘤的组织形态
A. 低倍镜下显示病变由纤维、脂肪和弹力纤维组成;B ~ D. 各种形状的弹力纤维

【特殊染色】

弹力纤维染色(Verhoeff,Weigert,Gomori)呈深紫色的细长条状、杆状或分支状,并可见纤细的中央索(图 6-46),边缘似虫噬状。

【免疫组化】

弹力纤维表达弹力素(elastin)和弹力原(tropoelastin),梭形细胞可表达 CD34,但不表达 α-SMA 或 desmin。

【超微结构】

在胶原性的间质内可见电子致密的长条状或球状团块,轴心可见类似成熟弹力组织的电子透亮样物质,周围围绕颗粒状或原纤维状类似不成熟弹力素或前弹力素的电子致密物质[187]。间质内的梭形细胞具纤维母细胞和肌纤维母细胞形态。

【细胞遗传学】

有限的研究显示非克隆性和克隆性异常,涉及 1 号染色体短臂,8 号和 12 号染色体易位等[188,189],CGH 检测显示 Xq增[190],以及 1p、13q、19p 和 22q 增加,人雄激素受体分析(HUMARA)发现非随机的 X 相关雄激素受体失活[191],MLPA检测显示 CASR(3q21)、GSTP1(11q13)和 BRCA2(13q12)缺失,APC(5q21)和 PAH(12q23)获得等[192]。尚有待于积累更多的病例。

【鉴别诊断】

1. 弹力纤维脂肪瘤(elastofibrolipoma)　绝大多数病例发生于纵隔内[193],周界清晰,有纤维性包膜,镜下以脂肪成分为主。

2. 纤维脂肪瘤　HE 染色较淡时,弹力纤维不易识别,如怀疑弹力纤维瘤,可加做弹力纤维染色证实。

【治疗】

局部切除即可治愈。

【预后】

弹力纤维瘤属良性病变,切除后一般不复发,偶有自发性消退的报道。

十四、软 纤 维 瘤

软纤维瘤(fibroma molle)也称纤维上皮性息肉(fibroepithelial polyp)、中胚层间质息肉(mesodermal stromal polyp)、皮赘(skin tag)、软垂疣(acrochordon)或假葡萄簇肉瘤(pseudosarcoma botryoides)[194-199],严格意义上讲,不是纤维瘤,而是一种纤维组织的反应性或增生性病变。

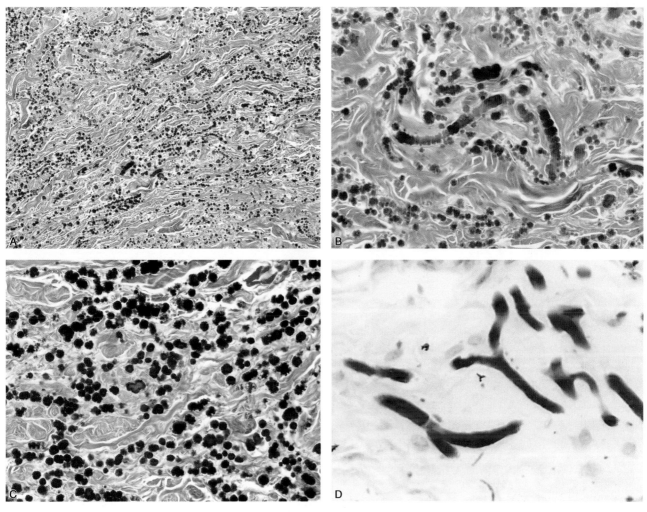

图6-46 弹力纤维瘤
弹力纤维染色

【临床表现】

多发生于40岁左右的成年人,青少年也可发生,女性多见。

全身体表各处均可发生,但好发于外阴部(包括大阴唇和阴阜)(图6-47)、阴道、会阴部或肛旁,多起自有毛发的皮肤,部分病例也可发生于阴道、宫颈、尿道和膀胱,单发或多发。

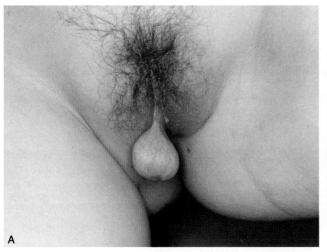
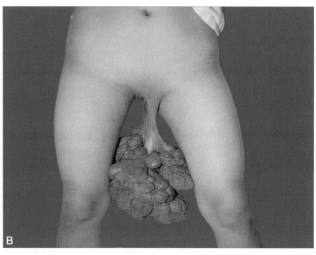

图6-47 外阴软纤维瘤

【大体形态】

肿块呈卵圆形或息肉状,质地柔软,直径通常为 1.0 ～ 2.0cm,偶可达 10cm 及以上,体积较大者,因在局部长期受到摩擦而易发生感染。位于体表者多有蒂与表皮相连,并常自体表下垂,被覆皮肤多皱缩。

【组织形态】

病变呈息肉状,有时为分叶状,由被覆的鳞状上皮和其下的纤维血管性间质组成(图 6-48A),可伴有多少不等的脂肪组织。被覆的鳞状上皮可呈乳头状瘤样增生,或伴有过度角化,或菲薄。纤维血管性间质多疏松或呈水肿样,可见数量不等的中等大小的厚壁血管。大多数病例内的间质细胞稀少,少数病例内含有丰富的梭形纤维母细胞,并可见核深染的畸形细胞和少量分叶状核或多核性巨细胞(图 6-48B ～ C),可见核分裂象,甚至是病理性,也称为富于细胞性假肉瘤样间质性息肉(cellular pseudosarcomatous stromal polyp)(图 6-48D)[199],易被误诊为肉瘤,需引起注意。

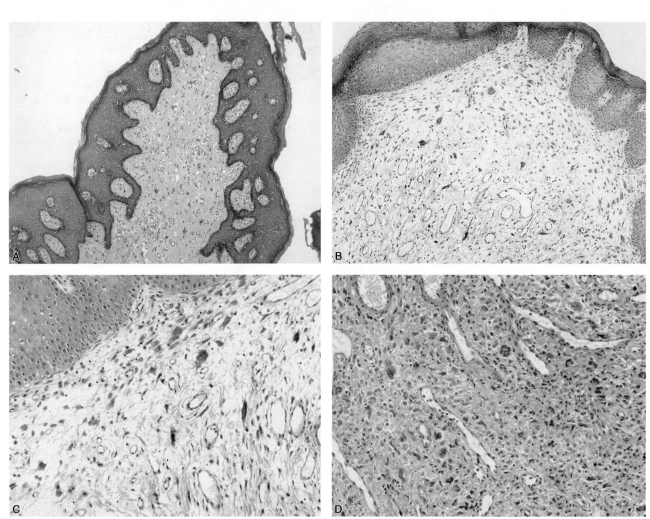

图 6-48   软纤维瘤的组织学形态
A. 由被覆鳞状上皮和纤维血管性间质组成;B. 间质内可见核深染的分叶状核或多核性巨细胞;C、D. 高倍镜显示多核性巨细胞

【免疫组化】

发生于女性下生殖道的中胚层间质息肉可程度不等地表达 desmin(图 6-49),部分病例还可灶性表达 myogenin,并可表达 ER 和 PR。

【鉴别诊断】

富于细胞性假肉瘤样间质性息肉主要与横纹肌肉瘤相鉴别,后者多呈浸润性生长,瘤细胞显示有程度不等的多形性和异型性,多数病例内可见横纹肌母细胞,核分裂象易见。

【治疗和预后】

局部切除后可获治愈。

十五、皮肤硬化性纤维瘤

硬化性纤维瘤(sclerotic fibroma)也称限局性席纹状胶原瘤(circumscribed storiform collagenoma)或胶合板纤维瘤(plywood fibroma),是一种发生于皮肤的良性纤维性病变[200-203]。

【临床表现】

硬化性纤维瘤好发于成年人,两性均可发生。临床上表现为皮肤的单发性结节,少数病例可为多发性(Cowden 病,多发性错构瘤综合征)。多发生于肢体和头颈部,也可位于躯干。

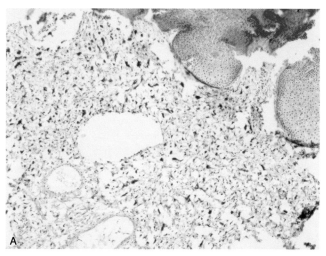

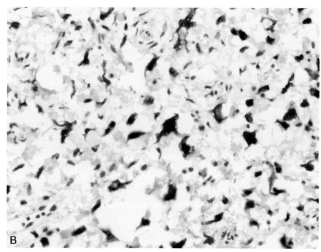

图6-49　软纤维瘤的免疫组化
间质细胞可表达 desmin 标记,可被误诊为肌源性肿瘤

【大体形态】

结节直径通常小于1cm。

【组织形态】

镜下显示病变位于真皮内,周界相对较清楚,主要由席纹状排列的胶原纤维束组成,而纤维母细胞稀少(图6-50A ~

D),呈星状或梭形,偶于局部可呈多核状或显示有多形性(图6-50E,F)。

【免疫组化】

纤维母细胞常程度不等地表达 CD34、F ⅩⅢ a 和 CD99[204]。

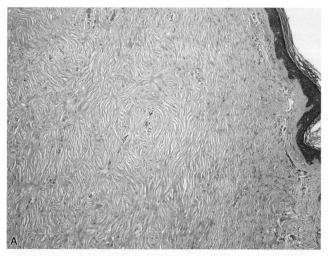

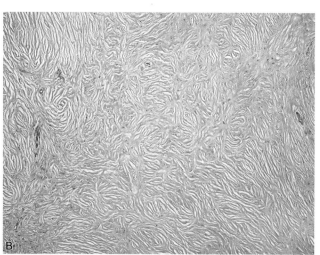

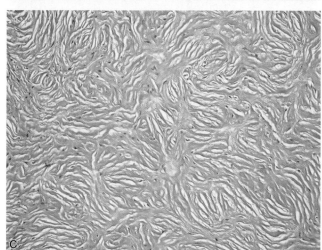

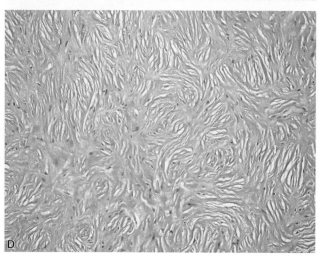

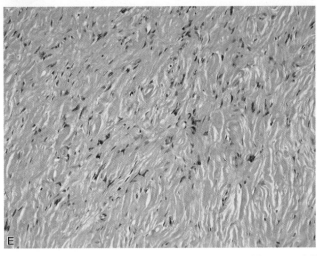
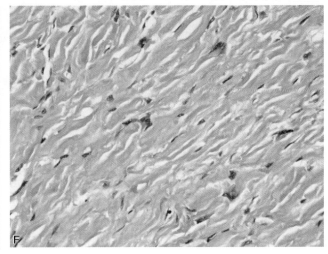

图 6-50 皮肤硬化性纤维瘤
A. 病变位于真皮内；B~D. 胶原纤维束呈席纹状排列；E、F. 少数病例显示多形性

【鉴别诊断】

鉴别诊断包括硬化性真皮纤维瘤、孤立性纤维性肿瘤、硬化性神经束膜瘤和硬化性隆凸性皮肤纤维肉瘤等，其中与硬化性隆凸性皮肤纤维肉瘤的主要鉴别点在于，后者常呈浸润性生长，FISH 检测显示有 *PDGFB* 基因相关易位。

十六、皮肤多形性纤维瘤

皮肤多形性纤维瘤（pleomorphic fibroma）由 Kamino[205] 等于 1989 年首先报道，是一种发生于皮肤的良性纤维组织肿瘤，由大量紊乱排列的胶原纤维和散在分布的梭形至星状纤维母细胞组成，以含有多形性和多核状间叶性细胞为特征，但核分裂象罕见。

【临床表现】

好发于成年人，年龄范围 33~67 岁，平均 52 岁，女性略多见。主要发生于四肢的皮肤，躯干和头颈部也可发生[206]。外观上呈高圆顶状突起的丘疹或息肉状，生长缓慢，无症状，术前病程常达数年。临床上常被诊断为痣、纤维瘤、纤维角质瘤、神经纤维瘤、血管瘤和息肉等。

【大体形态】

呈圆顶状或息肉状，周界清晰，被覆菲薄表皮，直径 0.4~1.6cm，平均 0.9cm，切面呈灰白色，质地坚硬。

【组织形态】

病变分别于真皮乳突层和网状层，边界清楚，可呈半圆形或息肉状。主要由大量排列紊乱的粗胶原纤维条束组成，特征性形态表现为在胶原条束之间可见散在分布的核大深染的梭形细胞及不规则形细胞，以及核呈分叶状的多核巨细胞（图 6-51），但核分裂象罕见。部分区域内，胶原纤维疏松排列，其间的基质伴有黏液样变性，AB 染色阳性。

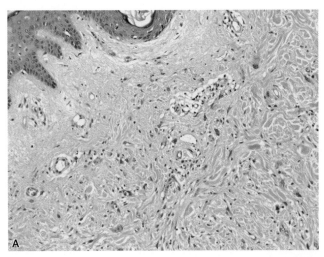
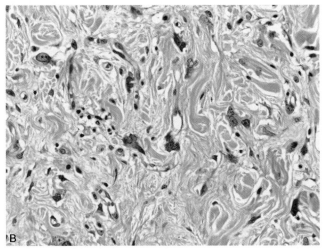

图 6-51 皮肤多形性纤维瘤的组织学形态
A. 病变位于真皮内；B. 可见核大深染的梭形细胞、不规则形细胞和分叶状多核巨细胞

【免疫组化】

梭形细胞表达 vimentin、CD34 和 CD99，灶性或弱阳性表达 actins，不表达 S-100 蛋白。

【超微结构】

光镜下核深染的不规则形细胞为变异的纤维母细胞/肌纤维母细胞。

【鉴别诊断】

1. 伴有怪异细胞的真皮纤维瘤　多呈低圆顶状。表皮多有增生,细胞偏丰富,病变内尚含有泡沫样组织细胞及含铁血黄素等。多数病例灶性区域显示经典的纤维组织细胞瘤成分,瘤细胞不表达 CD34[207]。

2. 巨细胞纤维母细胞瘤　好发于 10 岁以下儿童的躯干或肢体皮下。病变周界不清,多呈浸润性生长,具较高的局部复发率。肿瘤由轻至中度异型的梭形细胞组成,特征性形态为呈不规则分布的裂隙样或血窦样假血管性腔隙,腔隙内衬核深染的多核巨细胞。

3. 退变性神经鞘瘤和非典型性神经纤维瘤　瘤细胞表达 S-100 蛋白和 SOX10 等神经性标记物。

4. 非典型性纤维黄色瘤　好发于老年人头颈部等日光照射部位,镜下瘤细胞丰富,有明显的异型性,可见较多的核分裂象,包括病理性核分裂象。

【治疗】

局部完整切除。

【预后】

本病系良性肿瘤,部分病例如切除不彻底可复发,但不转移。

十七、口腔纤维瘤和巨细胞纤维瘤

口腔纤维瘤和巨细胞纤维瘤(fibroma/giant cell fibroma of oral cavity)是一种发生于口腔内的纤维性病变,在口腔病理中相对常见[208-210]。

可发生于任何年龄段,但好发于中年人,男性稍多见。多发生于颊黏膜,也可发生于下唇、牙龈或舌。

大体上可呈无蒂的息肉状,镜下为致密的纤维性组织,其内可见少量的纤维母细胞,部分病例中可见多核性巨细胞。

十八、腱鞘纤维瘤

腱鞘纤维瘤(fibroma of tendon sheath,FTS)是一种附着于手、手指、足和踝等部位腱鞘或肌腱的致密性纤维性结节,由 Chung 和 Enzinger 于 1979 年首先描述[211],同义词为腱鞘滑膜纤维瘤(tenosynovial fibroma)。Satti 等[212]认为腱鞘纤维瘤是一种腱鞘巨细胞瘤的玻璃样变亚型,但这种关系并不确定。

【ICD-O 编码】

8810/0

【临床表现】

好发于 20~50 间的成年人,平均年龄为 32 岁,男性多见,男：女约 2：1。均发生于肢体,特别是肢端,上肢比下肢多见[213-215]。位于上肢者多见于手指(特别是拇指、示指和中指)、手和腕部(约占 82%),而前臂、肘和上臂很少发生;位于下肢者多见于足、踝和膝,少数发生于小腿,而趾、大腿和髋部很少发生。位于手指者以右侧多见。偶可位于躯干,如胸壁、背部和锁骨上等处。少数病例位于关节内。

临床上表现为局部缓慢性生长的无痛性小结节,病程可长达数年。约 1/3 的病例伴有轻微疼痛和触痛感,或引起患指活动受限。10% 的病例有外伤史。临床上常被诊断为腱鞘囊肿、腱鞘巨细胞瘤或肿块。术前病程平均为 6 个月。

【影像学】

MRI 显示为梭形、圆形或椭圆形的分叶状结节,多数病例中可见结节与腱鞘相连,因病变内含有较多的胶原纤维,故 T_1WI 的信号等同于或低于邻近的肌肉组织,T_2WI 呈不均质稍高信号。当病变内细胞丰富或黏液样基质较为明显时,病变内的信号强度增加,增强扫描显示病变强化不一。

【大体形态】

约 2/3 的病例中,肿块与肌腱或腱鞘相连。病变周界清晰,分叶状或结节状,体积较小,直径多为 1~2cm,一般在 3cm 以下。切面呈灰白色,有时可见裂隙,质地坚韧,有弹性,橡皮样。

【组织形态】

低倍镜下病变周界清晰(图 6-52A,B),分叶状,每个小叶由狭窄、裂隙状的腔隙所分隔开,部分病例中可见残留的肌腱或腱鞘结构。小叶由稀疏散在的纤维母细胞、狭长的裂隙样血管和大量致密的深嗜伊红色胶原纤维组成(图 6-52C~E)。有时间质可伴有黏液样变性,此区内的纤维母细胞多呈短梭形或星状,形态上类似“黏液型”的结节性筋膜炎(图 6-52F)。部分病例中,局部区域细胞偏丰富,瘤细胞可略呈席纹状排列,或呈条束状排列,形态上类似纤维组织细胞瘤(图 6-52G)。富于细胞区与富于胶原的稀疏细胞区在形态上有移行(图 6-52H)。少数病例中可出现多形性及多核巨细胞,也称多形性腱鞘纤维瘤(pleomorphic fibroma of tendon sheath)[216]。

【免疫组化】

梭形或星状细胞表达 vimentin,弱阳性或灶性表达 α-SMA 或 MSA(图 6-53),部分细胞尚表达 CD68 或 HAM56[217]。

【超微结构】

瘤细胞具纤维母细胞/肌纤维母细胞性分化[218]。

【细胞遗传学】

Dal Cin 等[219]报道的 1 例显示 t(2;11)(q31-32;q12),与促结缔组织增生性纤维母细胞瘤相似。

【鉴别诊断】

1. 结节性筋膜炎　好发于前臂,很少发生于肢端,多累及皮下或浅筋膜,与肌腱或腱鞘并不相连。镜下不呈分叶状结构,病变内的血管多为增生性的小血管,且多位于边缘,类似肉芽肿,而裂隙样的血管则很少看到。另一方面,病变内的细胞相对丰富,排列杂乱,可见核分裂象,间质内可见红细胞渗出和慢性炎症细胞浸润。新近报道显示,一部分发生于手足的富于细胞性腱鞘纤维瘤具有 USP6 基因易位,而经典型的腱鞘纤维瘤则无 USP6 基因易位,提示这些富于细胞性腱鞘纤维瘤可能是发生于手足的结节性筋膜炎[50]。

2. 腱鞘巨细胞瘤　镜下主要由圆形组织细胞样细胞组成,多数病例内可见散在的破骨样巨细胞,并常见黄色瘤细胞和淋巴细胞等成分。

3. 掌跖纤维瘤病　病变周界不清,无小叶状结构或狭窄、裂隙样的血管腔隙,镜下由略呈平行排列的成束增生的纤维母细胞/肌纤维母细胞组成。

4. 胶原性纤维瘤　瘤内细胞密度比较均匀,纤维母细胞呈梭形或星状,细胞之间含有大量杂乱分布的胶原纤维,瘤内含有少量薄壁小血管。新近报道显示,胶原性纤维瘤弥漫性表达 FOSL1(核染色)[220],而腱鞘纤维瘤不表达,有助于两者的鉴别诊断。

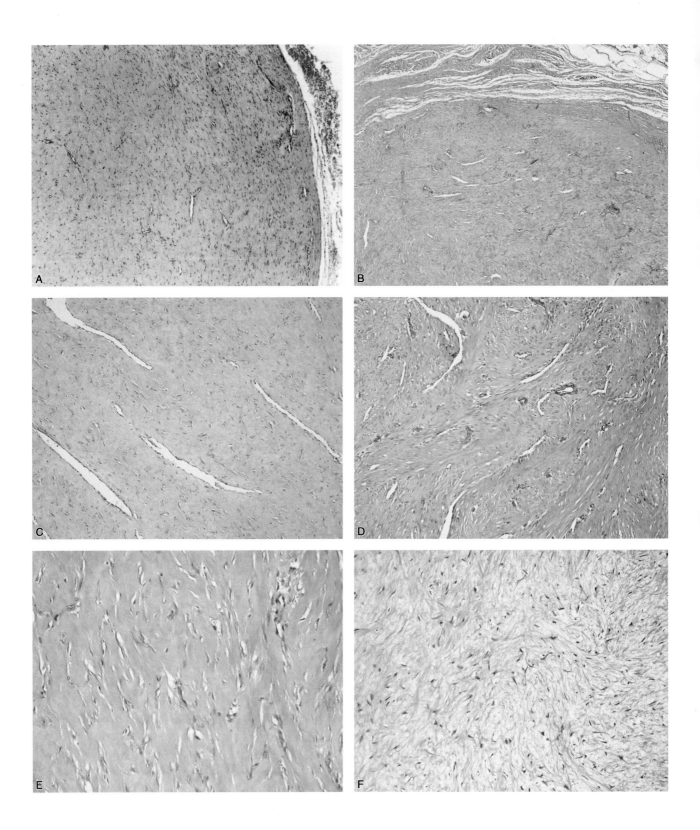

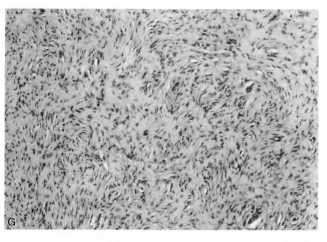
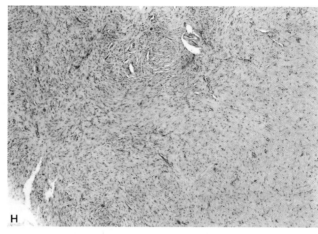

图6-52　腱鞘纤维瘤的组织形态

A、B. 肿瘤周界清晰；C、D. 示稀疏的纤维母细胞、胶原纤维和狭长的裂隙样血管；E. 间质胶原化；F. 间质呈黏液样；
G. 细胞丰富区可类似纤维组织细胞瘤；H. 富于细胞和稀疏细胞区之间可有移行

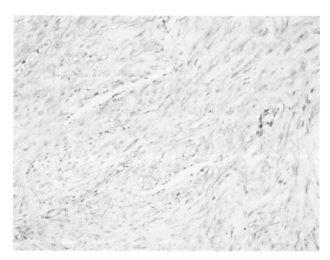

图6-53　腱鞘纤维瘤的免疫组化
α-SMA 标记

【治疗】

局部完整切除。

【预后】

本病系良性肿瘤，但约1/4的病例局部切除后复发，可再行局部切除。

十九、促结缔组织增生性纤维母细胞瘤

促结缔组织增生性纤维母细胞瘤（desmoplastic fibroblastoma，DFB）是一种由大量胶原纤维和少量散在的梭形或星状纤维母细胞组成的良性肿瘤，由 Evans[221] 于 1995 年首先报道，也称胶原性纤维瘤（collagenous fibroma）[222]。

【ICD-O 编码】

8810/0

【临床表现】

患者多为 40~60 岁间的成年人，年龄范围为 25~83 岁，平均 53 岁，男性多见，女性患者仅占 25%。临床上表现为局部缓慢性生长的无痛性肿块，以上臂、肩部、背部和前臂最多见，其次可见于下肢、足、手和头颈部[223-230]。多为孤立性病变，半数以上发生在皮下，部分可位于肌肉内。

【影像学】

CT 示肿块周界清晰，密度欠均匀，以低密度改变为主（图6-54），可夹杂有少许等密度区，增强扫描肿瘤无强化，表现与增强前一致。MRI 上肿块信号欠均匀，以等信号改变为主，周界清晰或部分清晰，周边肌肉组织的推移情况显示更为明确。肿瘤在 T_1WI 为等低信号，T_2WI 为等高信号，增强后强化不明显[231]。

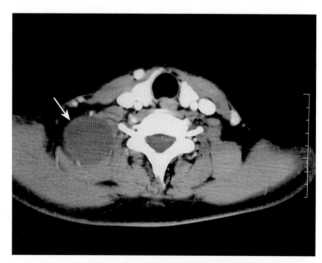

图6-54　促结缔组织增生性纤维母细胞瘤的影像学
CT 显示境界清楚的低密度肿块

【大体表现】

肿块呈结节状或类圆形（图6-55A），周界清晰，无包膜或部分被覆一层纤维性假包膜，平均直径为 4.5cm，范围为 1.0~20cm，切面呈白色或灰白色，质地坚韧或有弹性（图6-55B）。

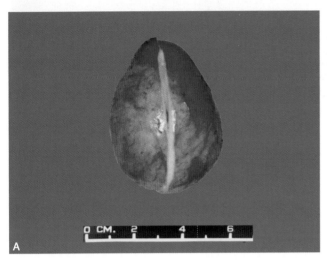

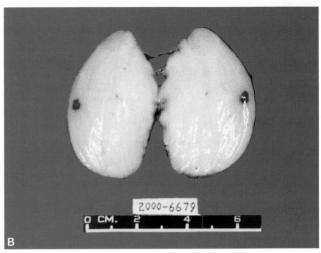

图 6-55　促结缔组织增生性纤维母细胞瘤的大体形态
肿瘤境界清楚,切面呈灰白色

【组织形态】

周界多较清晰。肿瘤的实质主要由稀疏的梭形或星状纤维母细胞和大量致密的胶原纤维组成(图 6-56),胶原纤维排列紊乱,不呈束状。纤维母细胞核染色质均匀、细致或呈空泡状,可见细小的核仁,核分裂象罕见。局部区域内,间质也可呈纤维黏液样,可含有少量薄壁小血管。

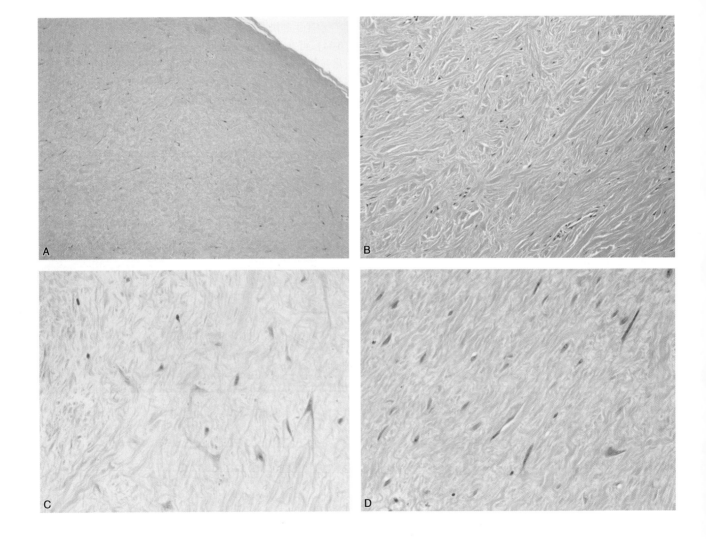

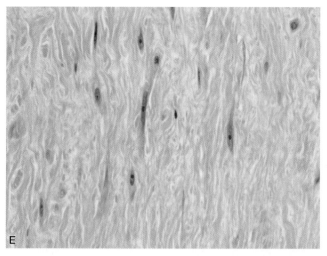
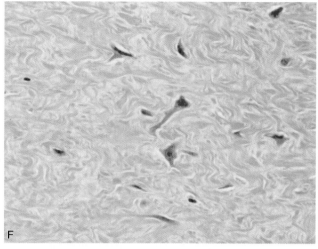

图 6-56　促结缔组织增生性纤维母细胞瘤的组织学形态
A. 肿瘤境界清楚,细胞密度低;B. 肿瘤内含有大量致密的胶原纤维;C ~ F. 梭形至星状纤维母细胞

【免疫组化】

梭形和星状细胞表达 vimentin,灶性或弱阳性表达 actins,并表达 FOSL1[220]。

【超微结构】

梭形和星状细胞具纤维母细胞和肌纤维母细胞性分化。

【细胞遗传学】

近年来的报道病例均显示 11q12 异常,多数显示为 t(2;11)(q31-32;q12),与腱鞘纤维瘤相似,少数病例显示为 t(11;20)(q12;q13)[232-235]。Nishio 等[234]报道 1 例显示+8,并于新近又报道了 1 例显示 t(9;11)(p24;q13-14)[236]。Macchia 等人的研究发现胶原性纤维瘤中的 11q12 重排涉及 FOSL1 基因[237]。FOSL1 基因在肺癌、肠癌、乳腺癌、前列腺癌和头颈部肿瘤中有激活,但在其他软组织肿瘤中尚未发现有该基因的重排,采用 FISH 检测 FOSL1 基因可能有助于胶原性纤维瘤的诊断。

【鉴别诊断】

1. 侵袭性纤维瘤病　由长条束状增生的纤维母细胞和肌纤维母细胞组成,常浸润至邻近的组织(脂肪和肌肉)内,瘤细胞表达 β-catenin,分子检测显示 β-catenin 基因突变,切除不净容易发生局部复发。

2. 项型纤维瘤　主要发生于项背部、肩胛之间和脊柱旁。病变周界多不清,主要由粗大胶原条束和少而散在的纤维细胞组成,病变周围可见增生性的小神经束。

3. 腱鞘纤维瘤　多发生在肢体的远端,特别是手、手指和腕部,常与肌腱或腱鞘相连。镜下病变多呈小叶状结构,主要由胶原纤维、散在的梭形纤维母细胞和裂隙样的血管间隙组成。瘤细胞不表达 FOSL1[220]。

4. 结节性筋膜炎　无包膜,可延伸至邻近的脂肪组织或肌肉组织内。镜下主要由增生的肌纤维母细胞组成,可见核分裂象,背景疏松,可呈黏液样或水肿样,间质内常见外渗的红细胞,病变内的梭形细胞弥漫性表达 α-SMA 和 CD10。

5. 神经纤维瘤　瘤细胞呈细梭形或卵圆形,可呈波浪状排列,瘤细胞弥漫性表达 S-100 蛋白和 SOX10。

6. 低度恶性纤维黏液样肉瘤　纤维性和黏液样区域交替性分布,瘤细胞密度相对较高,常呈漩涡状排列,免疫组化标记显示瘤细胞表达 MUC4,FISH 检测可显示 CREB3L2 基因相关易位。

【治疗】

局部完整切除。

【预后】

本病系一种良性肿瘤,局部切除后多可治愈,不复发,也不转移。

二十、项型纤维瘤

项型纤维瘤(nuchal-type fibroma, NTF)由 Balachandran 等[238]于 1995 年首先报道,好发于项部(颈后和枕部),由粗大胶原束和少量散在的纤维母细胞组成。部分病例也可发生于项外,故统称为项型纤维瘤[239]。

【ICD-O 编码】

8810/0

【临床表现】

多发生于 20 ~ 50 岁间的成年人,平均年龄为 40 岁,男性多见。临床上表现为项部(颈后部)浅表皮下肿块,质地较硬,病史常为数年,项外部位如背部、肩部、肩胛间、面部、腰骶部、臀部和四肢等有时也可发生,术前多诊断为纤维瘤或纤维脂肪瘤。近 44% 的患者伴有糖尿病,部分患者伴有 Gardner 综合征[240,241],后者现归属于 Gardner 纤维瘤。

【大体形态】

周界不清,无包膜,直径 1 ~ 8cm,平均 3cm。切面呈白色、灰白色或夹杂点黄色,质韧至坚硬,纤维脂肪组织样(图 6-57)。

【组织形态】

病变位于皮下,由粗大致密的胶原条束和夹杂其间的少量纤维母细胞组成(图 6-58)。在病变的中央,胶原条束多相互交织,并形成不太清晰的小叶样结构。在病变边缘或深部,胶原条束常以短突起伸入邻近的脂肪组织内。多数病变周围还可见到类似创伤性神经瘤的增生性小神经束。位置偏深的病例中还可见到内陷的骨骼肌成分。另于胶原纤维之间偶可见纤细、退变的弹力纤维。

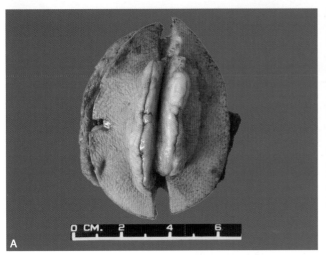
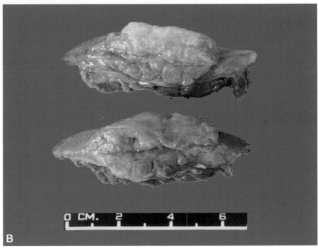

图 6-57 项型纤维瘤的大体形态
A. 肿瘤位于皮下；B. 切面示结节状肿块，灰白色，质韧

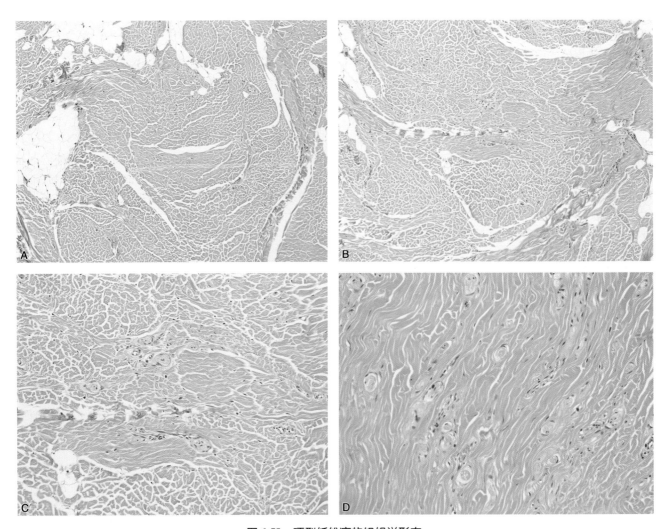

图 6-58 项型纤维瘤的组织学形态
A、B. 低倍镜下略呈分叶状，由粗大致密的胶原条束和少量纤维母细胞组成；C、D. 胶原条束间小神经束

【免疫组化】

纤维母细胞表达 vimentin、CD34 和 CD99[242],并可表达 β-catenin 和 cyclinD1[243],不表达 α-SMA、MSA 和 desmin,增生的小神经束 S-100 蛋白阳性。

【鉴别诊断】

1. 纤维脂肪瘤　项型纤维瘤常被误诊为纤维脂肪瘤,后者周界相对较清晰,多有包膜,镜下以成熟的脂肪组织为主,周边无增生性的小神经束。

2. 侵袭性纤维瘤病　位于躯干者多发生在深部的肌肉组织内,镜下主要由条束状增生的纤维母细胞/肌纤维母细胞组成,常向邻近的肌肉组织内浸润性生长。细胞间可伴有程度不等的胶原化,明显时可呈瘢痕疙瘩样。

3. 弹力纤维瘤　好发于老年女性的肩胛下区,位置深,镜下除胶原纤维和少量纤维母细胞外,病变内含有大量退化程度不等的弹力纤维,可有多种形状,弹力纤维染色能清晰显示。

4. 项部纤维软骨性假瘤(nuchal fibrocartilaginous pseudo-tumor)　是一种项韧带纤维的软骨性化生,属于瘤样病变,由 O'Connell 等[244]于 1997 年首先报道,迄今为止,文献上的报道尚十分有限[245-248]。多发生于成年人,特别是年轻人,中位年龄为 39 岁,少数病例可发生于 10 岁儿童,女性略多见。部分患者可有外伤史。病变好发于后颈根,相当于项韧带与颈深筋膜连接处。临床上表现为无痛性肿块,部分病例可有隐痛或僵硬感。肿块大小为 1～3cm,平均直径为 2.5cm,切面呈纤维样。镜下病变境界不清,主要由纤维软骨性结节组成,软骨细胞常排列成线样,分布于致密的纤维软骨性基质内(图 6-59),周围为胶原纤维组织。免疫组化标记显示梭形细胞具纤维母细胞分化,软骨细胞显示软骨分化特征。术后少数病例可复发,多为切除不净所致。

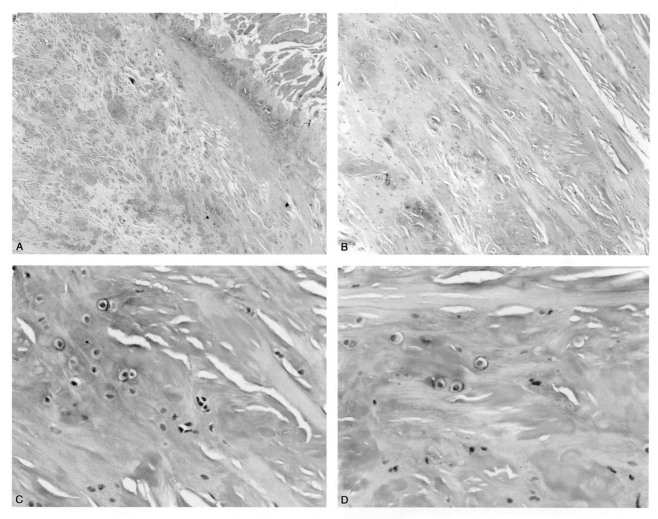

图 6-59　项部纤维软骨性假瘤

A. 低倍镜;B～D. 纤维软骨性基质内可见软骨细胞

5. Gardner 纤维瘤　镜下形态与项型纤维瘤难以区分,主要依靠临床和遗传学。

【治疗和预后】

完整切除后可治愈。

二十一、Gardner 纤维瘤

Gardner 纤维瘤(Gardner fibroma)或 Gardner 相关性纤维瘤(Gardner-associated fibroma,GAF)是一种好发于儿童和青

少年的良性软组织病变,由排列紊乱的粗大胶原纤维和散在的纤维母细胞组成,常向邻近组织浸润性生长,或可见内陷的脂肪、肌肉或神经组织,本病与侵袭性纤维瘤病和家族性腺瘤样息肉病(family adenomatous polyposis,FAP)/Gardner 综合征关系密切[249]。有些病例曾被诊断为韧带样瘤前驱性病变(desmoid precursor lesion)[250]。GAF 最早由 Michal[251] 首先描述,Wehrli 等将其命名为 Gardner 相关性纤维瘤[252]。

【ICD-O 编码】

8810/0

【临床表现】

多发生于婴幼儿和青少年,年龄范围为 2 个月至 36 岁,平均年龄为 5 岁,75% 的病例在 10 岁以下,20 岁及以上者仅

占 5%。两性均可发生,男性略多见。近 70% 的病例有家族性肠息肉病(adenomatous polyposis coli,APC)(图 6-60)。部分病例伴有侵袭性纤维瘤病。

Gardner 纤维瘤主要累及背部、腰部、脊柱旁和腹股沟区,约占 61%,其次为头颈部和四肢,约占 14%,胸壁和腹壁约占 11%[253]。部分病例为多灶性。位于浅表或深部的软组织内,表现为周界不清、斑块状的肿块,多无症状,但也可有疼痛感。术前常被诊断为脂肪瘤。影像学上呈斑块状生长方式[254]。

【大体形态】

肿块周界不清,直径为 0.3~12cm,平均 3.9cm。切面呈灰白色或浅棕色,质地坚韧,斑块样或结节状,可见少量内陷的黄色脂肪组织(图 6-61)。

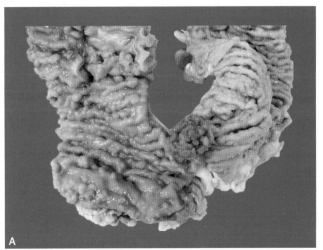

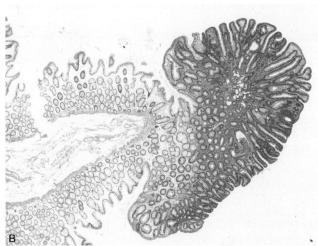

图 6-60 Gardner 综合征
A. 家族性肠息肉病;B. 镜下形态

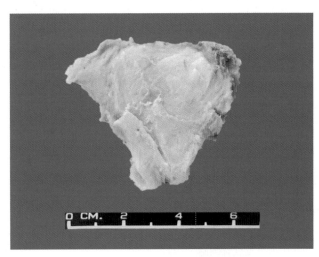

图 6-61 Gardner 纤维瘤的大体形态
切面呈灰白色结节状,质韧

【组织形态】

镜下形态与项型纤维瘤相似,位于皮下,周界不清,由大

量的粗大胶原和少量散在的纤维母细胞组成,肿块的中心部形态较为一致,胶原条束之间有时可见挤压伤样改变,肿块的周边部,胶原条束常延伸至脂肪组织内(图 6-62),可见内陷的肌肉或神经组织,有时可见退变的弹力纤维。

【免疫组化】

梭形细胞表达 vimentin、CD34、cyclinD1 和 C-myc,约 64% 的病例表达 β-catenin(核染色),弥漫或呈灶性阳性,不表达 actins、desmin、ER 和 PR。

【细胞遗传学】

90% 的病例伴有 Gardner 综合征、家族性腺瘤型息肉病和(或)APC 基因突变。

【鉴别诊断】

常为误诊为纤维脂肪瘤或纤维组织瘤样增生等。

【治疗】

局部完整切除。

【预后】

约 50% 的病例发展成侵袭性纤维瘤病,应引起重视,并注意是否伴有 Gardner 综合征和家族性腺瘤型息肉病等疾患,以便及早处理。

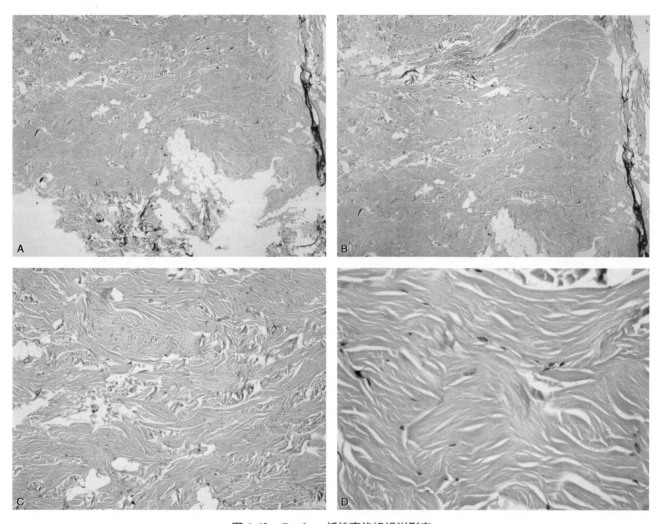

图 6-62 Gardner 纤维瘤的组织学形态
A、B. 肿瘤累及皮下脂肪组织；C、D. 粗大胶原条束和少量散在的纤维母细胞

二十二、淋巴结内栅栏状肌纤维母细胞瘤

淋巴结内栅栏状肌纤维母细胞瘤（intranodal palisaded myofibroblastoma，IPM）是一种好发于腹股沟淋巴结、由栅栏状排列的肌纤维母细胞组成的良性肿瘤，间质内可见石棉样的胶原小结，并常伴有间质性出血。同义词包括淋巴结内伴有石棉样纤维的出血性梭形细胞肿瘤（intranodal hemorrhagic spindle cell tumor with "amianthoid" fibers）和淋巴结伴有肌样分化的孤立性梭形细胞肿瘤（solitary spindle cell tumor with myoid differentiation of the lymph node），分别由 Weiss 等[255]、Suster 等[256] 和 Lee 等[257] 三个独立的研究小组于 1989 年同时报道。追溯早期文献，最早由 Deligdish 等[258] 和 Katz[259] 分别于 1968 年和 1974 年报道，但当时均被报道为发生于淋巴结内的恶性神经鞘瘤或神经鞘瘤。本瘤较为少见，迄今为止文献上的报道约 89 例[260]。

【临床表现】

本病好发于成人，特别是 45～55 岁间的中年人，年龄范围为 19～71 岁，并以男性多见，约 2:1。

绝大多数病例发生在腹股沟区淋巴结[255-260]，少数病例可发生于颌下、颈部、腋下、纵隔和腹膜后淋巴结[263-265]。绝大多数病例为单侧性，偶可为多中心性[266]。多表现为缓慢性生长的无痛性肿块，但当肿瘤增大时可引起不适。临床上常认为是淋巴结肿大。

【大体形态】

灰白色肿块，境界清楚，平均直径为 2～3cm，范围为 0.6～6cm，切面可见灶性出血，周边可有少量淡灰褐色的淋巴组织。

【组织形态】

病变均发生于淋巴结内，淋巴结的被膜完整，边缘可见少量淋巴组织及窦样结构残存，而淋巴结的中心为肿瘤所占据，肿瘤的周边常可见厚的假包膜，多伴有玻璃样变性（图 6-63A）。肿瘤由梭形细胞组成，形态较一致，核呈卵圆形或两端尖细，染色质稀疏，核仁不明显，核分裂象少见（平均 2/50HPF，范围 0～8/50HPF），胞界不清，胞质呈淡嗜伊红色。瘤细胞呈交织的束状、编织状或栅栏状排列（图 6-63B，C），类似神经鞘瘤，有时在瘤细胞之间可见含有红细胞的裂隙（图 6-63D），类似卡波西肉瘤。特征性形态为石棉样纤维（amianthoid fibers）

结节(图6-63E),由异常粗大的胶原纤维构成,大小从 280～600nm,为Ⅰ型和Ⅲ型胶原组成的多个融合纤维,边缘不规则或呈放射状,部分区域内于纤维小结的中心可见充满红细胞的小血管,因管腔切面的关系,形状和口径不一,血管完全闭塞以后,在玻璃样变性的基础上即形成前述的石棉样胶原小结,两者在形态上可见过渡现象,有时石棉样胶原结节的中心可发生钙化(图6-63F),部分病例可见化生性骨形成[267]。间质常伴有出血也是本病一大特点。

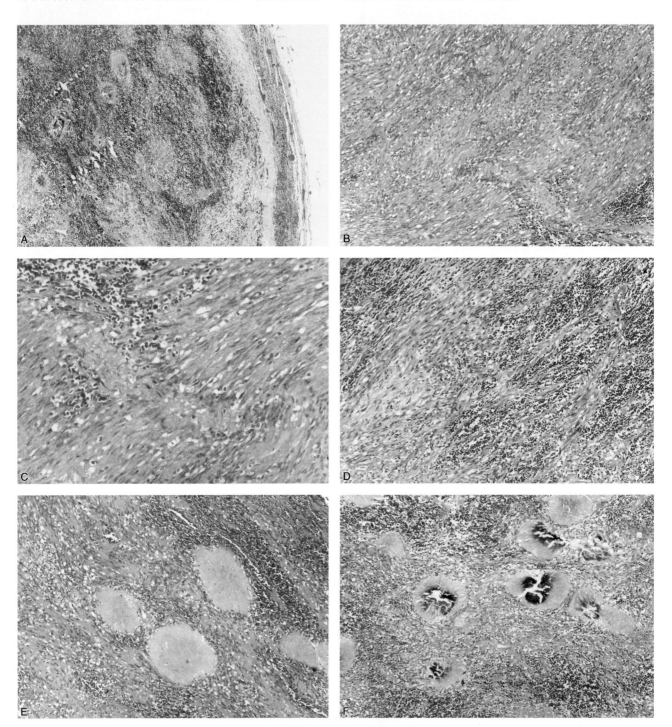

图6-63　淋巴结内栅栏状肌纤维母细胞瘤的组织学形态
A. 肿瘤位于淋巴结内,周围可见厚的纤维性假包膜,其外围为残留的淋巴组织;B、C. 梭形细胞可呈栅栏状排列;D. 间质内可见大量的出血,类似卡波西肉瘤;E. 肿瘤内可见特征性的石棉样胶原小结;F. 石棉样胶原小结的中央伴有钙化

【免疫组化】

梭形细胞表达 vimentin 和 actins,不表达 desmin、S-100 蛋白和 CD34。Kleist 等[268]报道的病例显示,瘤细胞可过度表达 cyclin D1 和 β-catenin。

【超微结构】

瘤细胞具肌纤维母细胞性分化[269,270]。

【分子遗传学】

新近报道显示有 *CTNNB1*（*β-catenin*）基因突变[271]，属于有 β-catenin 异常的肿瘤之一[272]。

【鉴别诊断】

1. 淋巴结内神经鞘瘤　也可伴有间质性出血，但肿瘤内也无石棉样纤维。瘤细胞表达 S-100 蛋白和 SOX10。

2. 转移性卡波西肉瘤　多发生于 AIDS 患者。瘤细胞异型性大，核分裂象多见，且肿瘤多沿淋巴窦分布，肿瘤内不含有石棉样纤维，瘤细胞表达 CD34 和 HHV8。

3. 转移性肿瘤　包括恶性黑色素瘤、恶性周围神经鞘膜瘤和梭形细胞癌等恶性肿瘤，瘤细胞具有明显的异型性，核分裂象易见，结合临床病史和免疫组化标记可作鉴别。

【治疗】

局部完整切除。

【预后】

本病在临床上多呈良性经过，文献上有 2 例病例复发[267]。

二十三、乳腺型肌纤维母细胞瘤

乳腺型肌纤维母细胞瘤（mammary-type myofibroblastoma, MTMF）是一种良性间叶源性肿瘤，由增生的梭形肌纤维母细胞样细胞组成，梭形细胞之间可见胶原纤维，部分病例中可混杂数量不等的脂肪细胞。最初被报道为发生于乳腺的良性梭形细胞肿瘤[273,274]，后由 Wargotz 等[275]于 1987 年以乳腺肌纤维母细胞瘤正式报道。除乳腺外，MTMF 可发生于其他部位，包括腹股沟、外阴、会阴和阴囊等部位。MTMF 属于 13q/Rb 家族成员之一（其他成员包括梭形细胞脂肪瘤和富于细胞性血管纤维瘤），涉及 13q14 缺失或重排，导致 Rb 表达缺失。

【ICD-O 编码】

8825/0

【临床表现】

好发于 40～60 岁之间的成年人，中位年龄为 56 岁，罕见于儿童[276]，年龄范围为 4～96 岁。男性多见，男：女为 1.9：1。

好发于腹股沟、外阴、会阴、阴囊和睾丸旁区域（45%）[277]，部分病例可位于乳腺（10%）、胸壁和腋下（5%）和躯干（12%），似有一种沿着奶线（milk line）分布的趋势。其他部位包括下肢（特别是大腿，其次为小腿、腘窝、足和趾）（13%）、腹腔、腹膜后和实质脏器（9.7%，包括肝脏、精囊腺和前列腺等）、阴道、头颈部、上臂和手背等处（1%～3%）[278-282]。

临床上表现为局部缓慢性生长的无痛性肿块，可为偶然中发现，少数病例可为双侧性。肿块多位于皮下，偶可位于深部软组织内。

【影像学】

乳腺钼靶或 CT 及 MRI 可显示境界清楚的结节状肿块（图 6-64）。

【大体形态】

周界清晰，发生于乳腺者直径为 1～4cm（平均 2.3cm），发生于乳腺外者直径 0.8～22cm（中位 6.6cm），质地坚实，切面呈灰白色或灰褐色。

【组织形态】

由增生的胖梭形细胞或卵圆形细胞组成（图 6-65A，B），胞质嗜伊红色或淡染、半透明状，核多呈空泡状，有时可见核沟。瘤细胞排列成不规则的条束状，细胞之间为胶原纤维束，常呈"Z"字形（zigzag）（图 6-65C，D）。除呈条束状外，瘤细胞偶可显示明显的栅栏状排列结构，类似神经鞘瘤（palisaded/schwannian-like myofibroblastoma）[282]。少数病例（4%）内瘤细胞可呈上皮样（图 6-65E，F）（epithelioid myofibroblastoma）[283]，瘤细胞核偶可显示一定的畸形性，核大、深染或呈多核状。肿瘤内可混杂多少不等的脂肪组织，少数病例内可含有较多的脂肪成分，也称脂肪瘤样肌纤维母细胞瘤（lipomatous myofibroblastoma）[284]。间质内可见肥大细胞，间质内的血管不明显，血管周可有淋巴细胞浸润。部分病例中，间质也可伴有玻璃样变性或黏液水肿样变性（图 6-65G，H）[285,286]。

【免疫组化】

84% 的病例同时表达 desmin 和 CD34（图 6-66），desmin 和 CD34 的阳性率分别为 89% 和 91%，92% 的病例显示 Rb 表达丢失[278]。部分病例可表达 ER 和 PR[287]。37% 和 43% 的病例尚表达 α-SMA 和 EMA，后者多为灶性弱阳性。不同时表达 MDM2 和 CDK4。

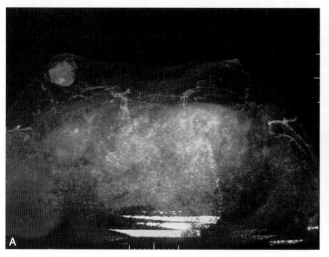

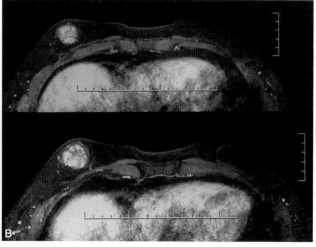

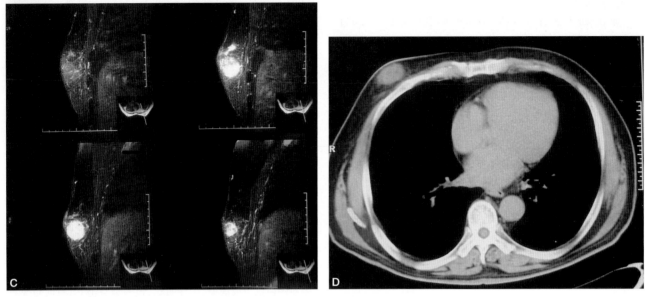

图 6-64   乳腺型肌纤维母细胞瘤的影像学

A ~ C. MRI；D. CT

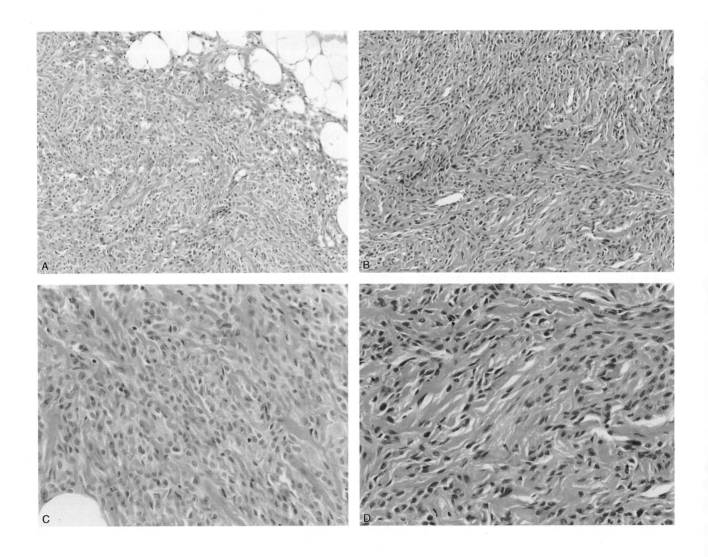

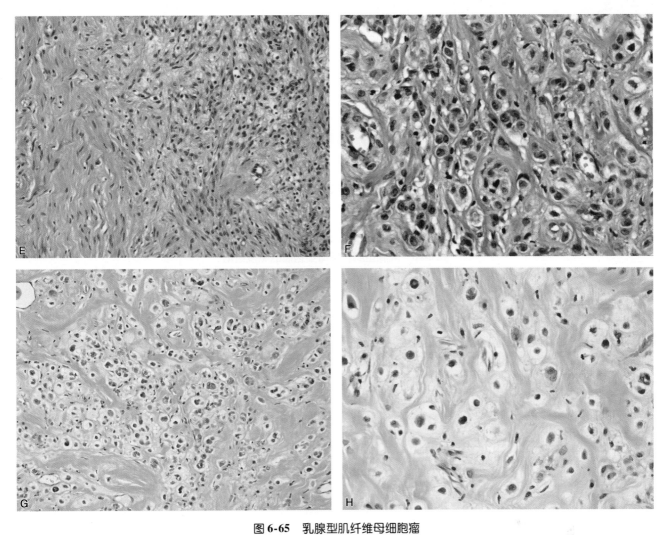

图 6-65　乳腺型肌纤维母细胞瘤
A～D. 示增生的胖梭形细胞和卵圆形细胞以及细胞之间的胶原纤维束；E. 除梭形细胞区域外，部分区域内瘤细胞呈上皮样；F. 上皮样亚型；G、H. 间质伴有黏液样变性

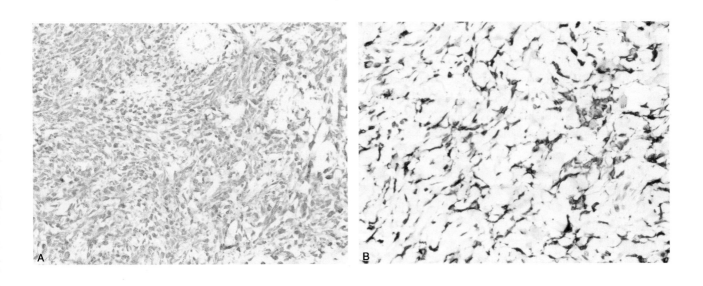

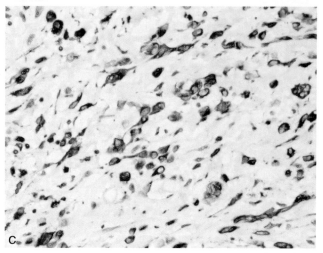
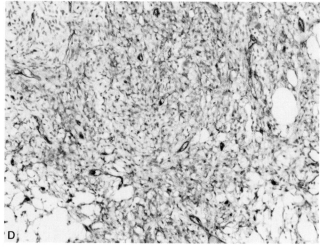

图 6-66　乳腺型肌纤维母细胞瘤的免疫组化

A ~ C. desmin 标记;D. CD34 标记

【细胞遗传学】

Pauwels 等[288]报道的 2 例发生于乳腺的肌纤维母细胞瘤显示部分单倍体 13q,其中 1 例还显示部分单倍体 16q,与梭形细胞脂肪瘤相似。新近 FISH 研究显示,位于 13q14 上的 *RB1* 在乳腺型肌纤维母细胞瘤、富于细胞血管纤维瘤和梭形细胞脂肪瘤中均有单等位或双等位性丢失,而在孤立性纤维性肿瘤则无此异常[289],提示前三者之间关系密切,但与孤立性纤维性肿瘤无相关性。

【鉴别诊断】

1. 梭形细胞脂肪瘤　主要发生于中老年人的项背部,境界清晰,多有包膜,镜下以梭形纤维母细胞样细胞、绳索样胶原纤维和脂肪细胞混杂组成,间质可伴有黏液样变性,间质内可见肥大细胞。梭形细胞以表达 CD34 和 bcl-2 为主,不表达 desmin。

2. 富于细胞性血管纤维瘤　镜下形态和乳腺型肌纤维母细胞瘤相似,但血管较为丰富,而脂肪成分较少,瘤细胞以表达 vimentin 为主,desmin 和 CD34 多为阴性。现认为,乳腺型肌纤维母细胞瘤、梭形细胞脂肪瘤和富于细胞性血管纤维瘤可能同属一个瘤谱(13q/Rb 家族)。

3. 乳腺肌样错构瘤(muscular or myoid hamartoma of the breast)　与肌纤维母细胞瘤在形态上和免疫表型上相似,也是由梭形纤维母细胞和肌纤维母细胞组成,但发生于乳腺实质内,增生的纤维母细胞和肌纤维母细胞在乳腺组织之间穿插性生长[290]。

4. 其他　包括孤立性纤维性肿瘤(包括脂肪瘤样或成脂性亚型)、非典型性脂肪瘤样肿瘤和侵袭性纤维瘤病等。

【治疗】

局部完整切除。

【预后】

良性病变,完整切除后多可治愈。

二十四、血管肌纤维母细胞瘤

血管肌纤维母细胞瘤(angiomyofibroblastoma,AMF)是一种好发于中青年妇女外阴的富于血管的良性肌纤维母细胞性肿瘤,由 Fletcher 等[291]于 1992 年首先描述。

【ICD-O 编码】

8826/0

【临床表现】

多发生于中青年妇女,中位年龄为 46 岁,年龄范围 35 ~ 60 岁。主要发生于外阴,特别是大阴唇,部分病例位于阴道、宫颈和会阴[291-296],患者常自觉有质地柔软的肿块或囊肿,骑自行车时感觉尤为明显。临床上常误诊为前庭大腺囊肿、脂肪瘤或血管瘤等。少数病例也可发生于男性会阴、腹股沟、精索和阴囊等处[297-300],但其中的一些病例可能诊断为富于细胞性血管纤维瘤更为合适,也称为男性生殖道 AMF 样肿瘤(angiomyofibroblastoma-like tumor of the male genital tract)[301]。

【大体形态】

周界清晰,部分病例被覆一层纤维性假包膜,直径 0.5 ~ 14cm,多在 5.0cm 以下。切面呈灰白色或粉红色,质地柔软,部分区域呈黏液样。

【组织形态】

低倍镜下周界清晰,由交替性分布的细胞丰富区和细胞稀疏区所组成(图 6-67A),肿瘤内含有大量扩张的小至中等大薄壁血管。细胞丰富区内,瘤细胞呈胖梭形,细胞稀疏区内,瘤细胞呈纤细的梭形(图 6-67B,C),细胞多无异型性,核分裂象少见或不见,极少数病例中可见较多的核分裂象[302]。瘤细胞之间常有不同程度的胶原化,瘤细胞呈束状排列,并倾向围绕血管生长(图 6-67D ~ G),常可见双核性细胞或多核性细胞(图 6-67H),有时可见核深染、畸形的退变细胞。部分病例中,瘤细胞呈上皮样,核圆形或卵圆形,深染、致密,呈巢状分布于血管周围(图 6-67I),也可围绕血管生长(图 6-67J)。少数病例中含有脂肪成分(图 6-67K,L)(lipomatous AMF)[303,304]。间质内含有少量散在的肥大细胞。发生于男性的 AMF 在形态上与发生于女性的 AMF 相似,在形态上可类似富于细胞性血管纤维瘤(图 6-67M ~ P)。

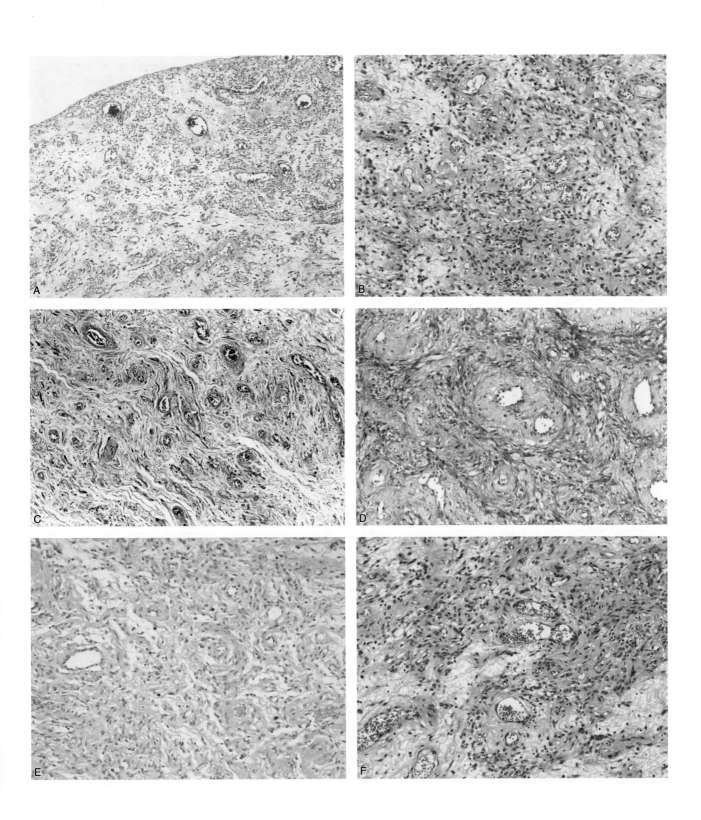

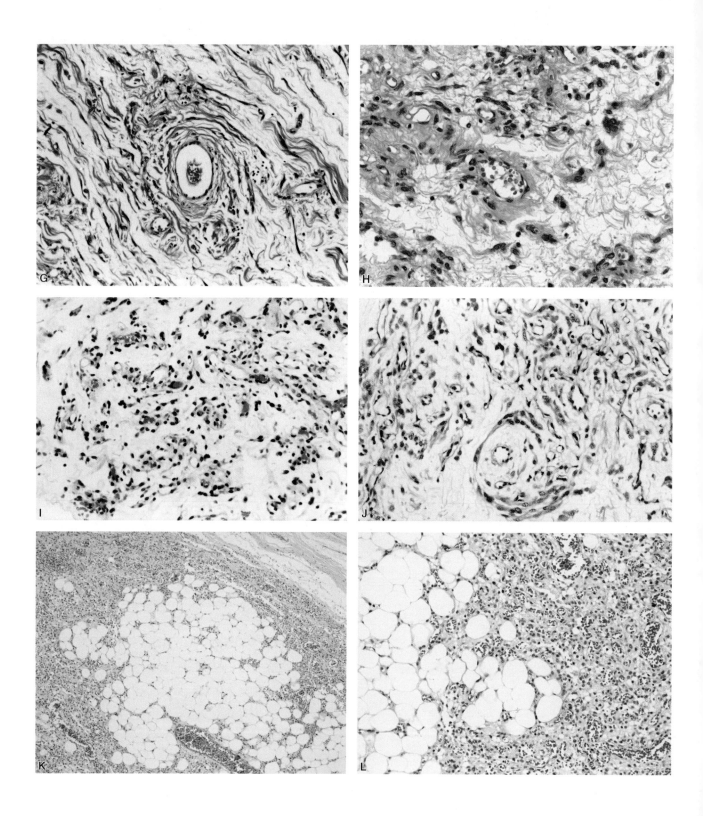

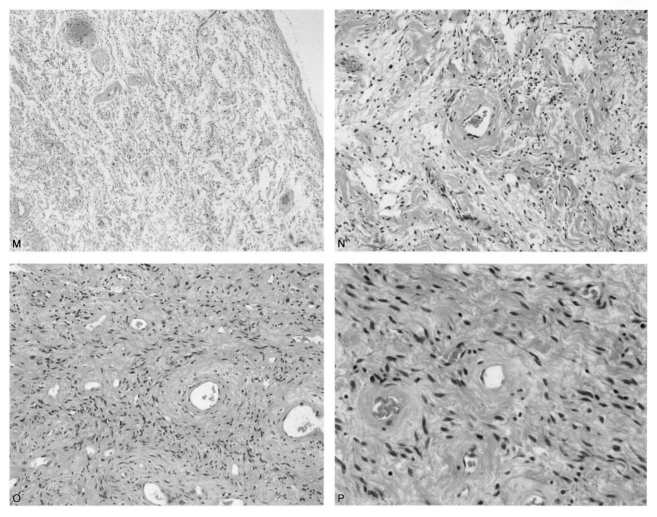

图 6-67 血管肌纤维母细胞瘤的组织学形态

A. 肿瘤周界清楚,富含薄壁中小血管;B、C. 血管周围梭形细胞;D～G. 瘤细胞常围绕血管生长;H. 偶可见多核性细胞;
I、J. 示瘤细胞呈卵圆形;K、L. 部分病例可含有脂肪成分;M～P. AMF 样肿瘤,类似富于细胞性血管纤维瘤

【免疫组化】

瘤细胞表达 desmin(图 6-68A)、vimentin,部分表达 α-SMA(图 6-68B)和 MSA,恒定表达 ER 和 PR(图 6-68C),CD34 多为阴性,不表达 S-100 蛋白和 AE1/AE3。绝经后病例可不表达 desmin。间质内的肥大细胞表达 CD117(图 6-68D)。

【超微结构】

瘤细胞具有纤维母细胞和肌纤维母细胞分化。

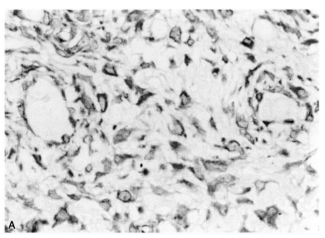

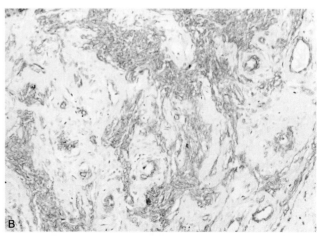

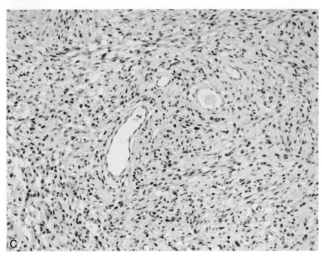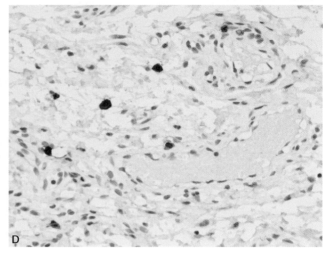

图6-68 血管肌纤维母细胞瘤的免疫组化

A. desmin标记;B. α-SMA标记;C. ER标记;D. CD117标记

【细胞遗传学】

Horiguchi等人[305]的研究显示,*HMGI-C*(high mobility group I-C)基因可能在本瘤的发生过程起了一定的作用。Medeiros等人[306]的研究显示,血管纤维母细胞瘤无*HMGA2*重排。Magro等[307]新近报道了11例发生外阴和阴道的AMF,

其中5例FISH检测显示无*FOXO1*位点(13q14)的单等位基因缺失,与梭形细胞脂肪瘤、乳腺型肌纤维母细胞瘤和富于细胞性血管纤维瘤有所不同。

【鉴别诊断】

本病最主要和侵袭性血管黏液瘤相鉴别[308,309](表6-1)。

表6-1 血管肌纤维母细胞瘤与侵袭性血管黏液瘤的鉴别诊断

	侵袭性血管黏液瘤	血管肌纤维母细胞瘤
部位	位置偏深,如盆腔和会阴	主要位于外阴,部分位于阴道或会阴
大体	周界不清	周界清晰
	直径常>5cm	常<5cm
镜下	浸润性生长	周界清晰或被覆纤维性假包膜
	黏液样变性广泛、明显	富于细胞区和稀疏细胞区呈交替性分布
	瘤细胞多呈星状或短梭形	胖梭形和纤细梭形,或为圆形至卵圆形
	瘤细胞在病变内均匀分布	瘤细胞倾向围绕血管生长
	瘤细胞间胶原稀少或无	含有多少不等的胶原,可伴有玻璃样变性
	可见外渗的红细胞	很少看到外渗的红细胞
	小至中等大的薄壁血管及	丰富小至中等大的薄壁扩张血管,多为毛细
	较多的厚壁小血管或	血管型,部分为小静脉
	伴有管壁的胶原变性	
FISH	33%*HMGA2*重排	*HMGA2*无重排
预后	局部复发率高,低度恶性肿瘤	不复发,良性肿瘤

【治疗和预后】

局部完整切除。本病系一种良性肿瘤,局部切除即可治愈。迄今为止,文献上仅有1例发生高度恶性肉瘤样变[310]。

二十五、富于细胞性血管纤维瘤

富于细胞性血管纤维瘤(cellular angiofibroma,CA)是一种好发于女性外阴和阴道的良性间叶性肿瘤,由形态一致的梭形纤维母细胞和大量的血管所组成,由Nucci等[311]于1997年首先描述。除女性外,部分病例也可发生于男性腹股沟和阴囊。一些发生于男性的血管肌纤维母细胞瘤样肿瘤和侵袭性血管黏液瘤可能就是富于细胞性血管纤维瘤。新近研究表明,富于细胞性血管纤维瘤与梭形细胞脂肪瘤和乳腺型肌纤维母细胞瘤关系密切[312]。截至2016年,文献上约有80例报道[313]。

【ICD-O编码】

9160/0

【临床表现】

患者多为50~70岁间的中老年人[314,315],年龄范围为20~78岁,平均年龄为53.5岁,中位年龄为52岁,其中女性患者的中位年龄和平均年龄分别为46岁和47岁,在男性患者则分别为61.3岁和60岁。

女性患者多发生于外阴、大阴唇和阴道(vulvo-vaginal region),位于阴道内者可带蒂,并自阴道口脱出。男性患者则多发生于腹股沟和阴囊(inguino-scrotal region)[316],可伴有疝气或鞘膜积液。少数病例也可位于会阴、尿道、前列腺、盆腔、肛门、胸壁和腹膜后[317]。

肿瘤多位于真皮内、皮下或黏膜下。多表现为缓慢性的无痛性肿块,少数病例表现为阴道间歇性出血。术前病程为1周~5年,中位为5个月。术前诊断包括前庭大腺囊肿(Bartholin's cyst)、外阴囊肿、中肾管囊肿、疝气、脂肪瘤和平滑肌瘤等。

【大体形态】

肿瘤呈圆形、卵圆形或分叶状,周界清晰,位于外阴者体积多较小,通常在3cm以下,位于腹股沟或阴囊部位者体积多偏大,直径范围为0.6~25cm,总的中位直径为3.6cm,其中女性为2.7cm,男性为6.7cm。切面灰白至棕黄色,质韧或硬,部分病例可见灶性出血。

【组织形态】

周界清晰(图6-69A),或由纤维性假包膜所围绕,若为男性病例可境界不清。镜下肿瘤由形态一致的短梭形细胞组成,细胞无异型性,核呈卵圆形至梭形,核仁不明显,核分裂象少见,胞质稀少,淡嗜伊红色,细胞边界不清。梭形细胞较为丰富(中至高度),部分病例核分裂象可达10/10HPF。梭形细胞呈条束状或不规则状排列(图6-69B~F),细胞之间含有纤

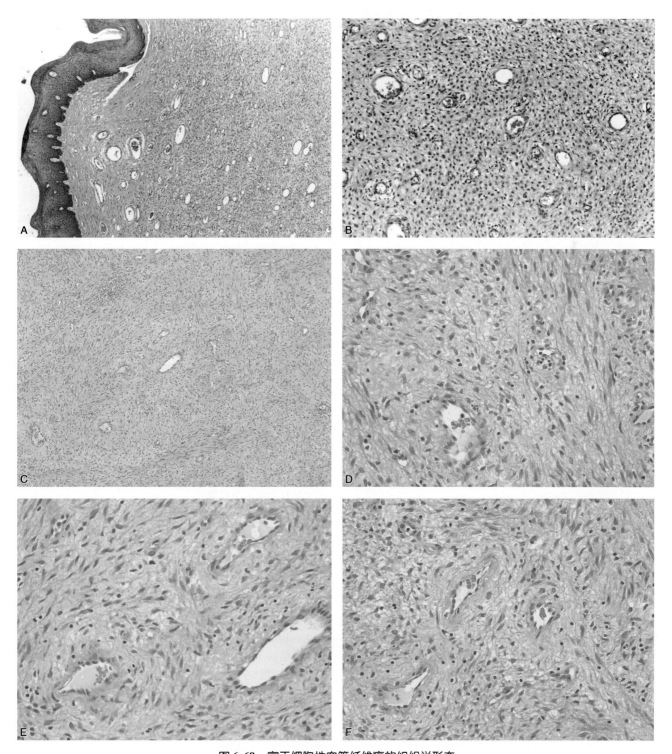

图6-69　富于细胞性血管纤维瘤的组织学形态
A. 病变位于上皮下,富含扩张的中小血管;B~F. 血管之间条束状或不规则状增生的纤维母细胞

细的胶原纤维。肿瘤内含有大量均匀分布的小至中等大血管,在部分病例中,血管壁可伴有玻璃样变性或有薄层纤维与周围梭形细胞分隔。约 1/4 的病例内含有脂肪组织,多位于肿瘤的周边,在肿瘤中所占比例不足 5%。间质内可见肥大细胞以及多少不等的炎症细胞浸润。

新近 Chen 和 Fletcher[318] 报道了 13 例伴有非典型性形态和肉瘤样转化的富于细胞性血管纤维瘤,主要发生于女性病例,且肿瘤多位于外阴。镜下 4 例可见异型性明显的细胞,其中 3 例呈散在性分布,1 例呈结节状分布。9 例显示肉瘤样转化,其中 3 例为散在分布的非典型性脂肪瘤样结节,2 例呈多形性脂肪肉瘤样,另 4 例显示为多形性梭形细胞形态。

【免疫组化】

梭形细胞表达 vimentin,33% ~ 60% 的病例表达 CD34,21% 的病例表达 α-SMA(图 6-70A),8% 的病例表达 desmin,35% ~ 50% 的病例表达 ER 和 PR(图 6-70B),不表达 S-100 蛋白。在伴有非典型性和肉瘤样转化的病例中,异型细胞和肉瘤化转化成分过表达 p16,非典型性脂肪瘤样结节不表达 CDK4 和 MDM2[318]。

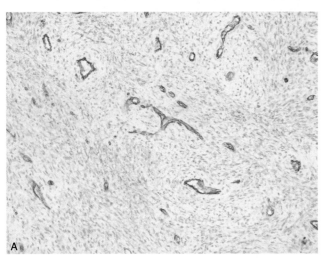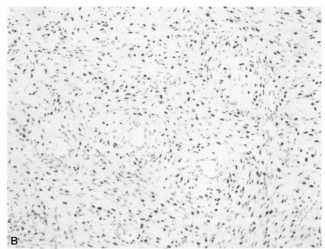

图 6-70 富于细胞性血管纤维瘤的免疫组化
A. 梭形瘤细胞弱阳性表达 α-SMA;B. ER 标记

【细胞遗传学】

2 例显示 13q14 异常,与梭形细胞脂肪瘤相似[319,320]。新近报道显示,富于细胞性纤维瘤、梭形细胞脂肪瘤和乳腺型肌纤维母细胞瘤具有 RB1 基因(位于 13q14)的单等位基因或双等位基因丢失,而孤立性纤维性肿瘤中则无 RB1 基因的丢失,提示孤立性纤维性肿瘤可能与富于细胞性纤维瘤、梭形细胞脂肪瘤和乳腺型肌纤维母细胞瘤三种肿瘤之间无相关性[289]。

【治疗和预后】

局部完整切除。

良性肿瘤,完整切除后多可治愈,迄今为止,仅有极少数病例可发生术后复发[321]。伴有非典型性和肉瘤样转化的病例尚无复发或转移报道,但因病例数有限,尚有待于更多的资料积累。

二十六、软组织血管纤维瘤

软组织血管纤维瘤(angiofibroma of soft tissue)是一种新近报道的良性纤维血管性肿瘤,由 Marino-Enriquez 和 Fletcher[322] 于 2012 年描述,遗传学研究显示 NCOA2 基因重排,可形成 AHRR-NCOA2、NCOA2-AHRR 和 GFT2I-NCOA2 融合基因。

【临床表现】

主要发生于成年人,平均年龄和中位年龄分别为 49 岁和 46 岁,年龄范围为 6 岁至 86 岁。男性多见,男:女为 2:1[323-326]。

多发生于四肢,特别是下肢(约占 60%),上肢约占 16%,少数病例发生于躯干,包括颈部、背部、胸壁、腹壁、乳腺实质和盆腔等处。肿块位置较深,多位于皮下、筋膜下或肌肉内。位于四肢者常邻近关节或纤维腱鞘结构。

复旦大学附属肿瘤医院 2013—2016 年间诊断 17 例软组织血管纤维瘤,患者年龄范围为 8 ~ 68 岁,中位年龄和平均年龄分别为 50 岁和 42 岁,男:女为 1.4:1。主要发生于下肢(65%),包括大腿、膝、腘窝、足和小腿,少数病例发生于腹壁、肩部、髋部、腹膜后和实质脏器。

【影像学】

MRI 常显示为高信号[323]。

【大体形态】

呈灰白色,大多数病例境界较为清楚,偶可有包膜,多为单个结节,少数病例可为多结节状。少数病例累及邻近组织。平均直径和中位直径分别为 4.3cm 和 3.5cm,范围为 1.2 ~ 12cm。

【组织形态】

多数肿瘤于周边可见纤维性包膜(图 6-71A ~ C),肿瘤主要由短梭形至卵圆形的纤维母细胞样细胞和大量分支状的薄壁血管组成,间质可呈疏松的黏液样或纤维黏液样,可伴有玻璃样变性(图 6-71D ~ G)。除分支状的薄壁外,常可见少量扩张的中等大血管,特别是病变的边缘区域(图 6-71H)。间质内的少量纤维母细胞可有核的退行性变,除部分病例外,核分裂象多较罕见(<1/10HPF)。此外,一些病例中可有泡沫样组织细胞聚集、红细胞外渗、含铁血黄素沉着、石棉样纤维、坏死和出血囊性变等形态改变[326]。

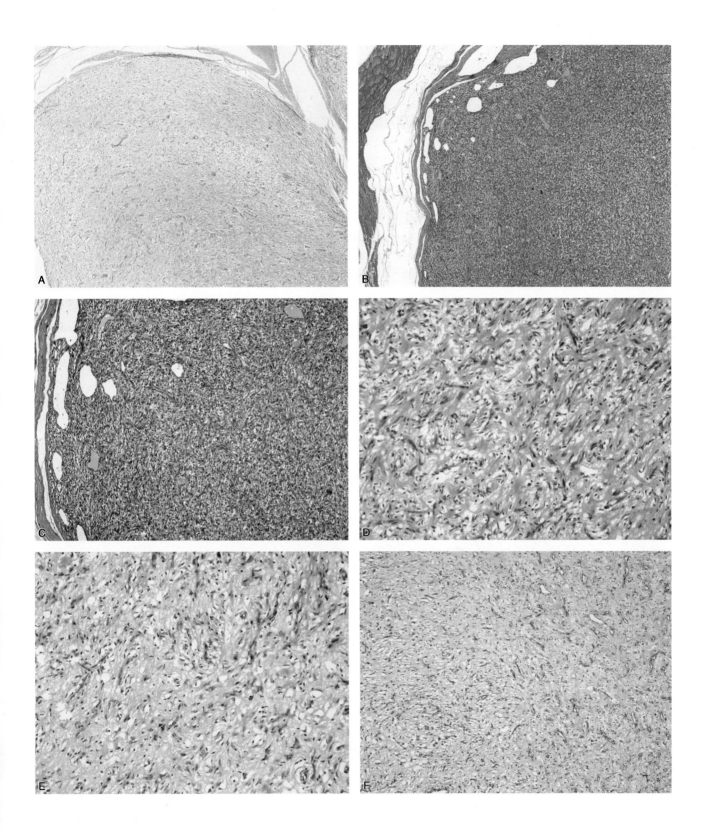

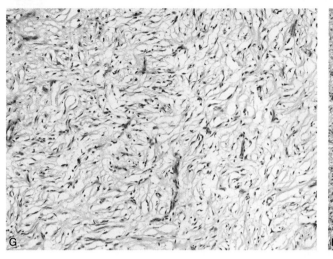
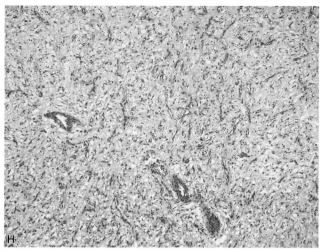

图 6-71　软组织血管纤维瘤的组织学形态

A ~ C. 周界清楚,周边可见纤维性包膜;D ~ G. 大量分支状的薄壁血管和血管间短梭形至卵圆形纤维母细胞样细胞,间质呈黏液样或纤维黏液样;H. 周边偶可见扩张的中等大血管

【免疫组化】

纤维母细胞主要表达 vimentin(图 6-72A),部分病例可表达 EMA,CD31、CD34 和 α-SMA 标记可清晰显示病变内丰富的血管(图 6-72C ~ D)。

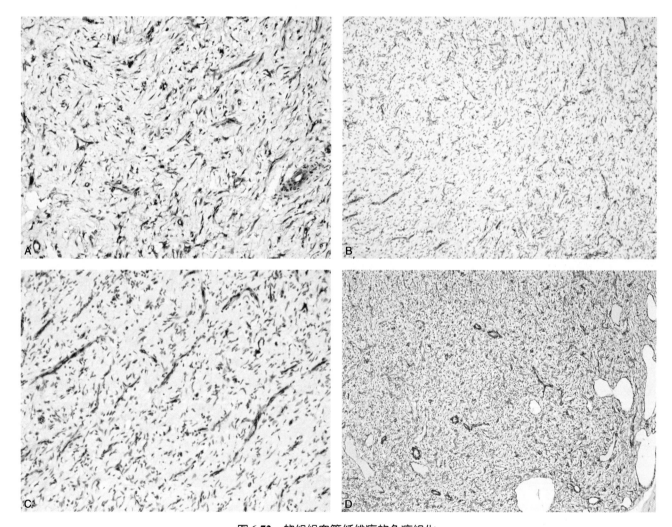

图 6-72　软组织血管纤维瘤的免疫组化

A. vimentin 标记;B、C. CD34 标记,示大量的血管;D. α-SMA 标记

【分子遗传学】

6 例显示 t(5;8)(p15;q12),1 例显示 t(5;8;8)(p15;q13;p11),1 例显示 t(5;8;17)(p15;q13;q21)和 t(4;5)(q24;q31),1 例显示 10q24-26、12q13 和 17p13 获得[327-329]。t(5;8)(p15;q12)可产生 *AHRR-NCOA2* 融合性基因。少数病例产生 *GTF2I-NCOA2* 和 *NCOA2-ETV4* 等融合亚型。*NCOA2* 重排可通过 FISH 或 RT-PCR 检测[330,331]。

【鉴别诊断】

本病可被误诊为纤维黏液样肿瘤、黏液样脂肪肉瘤和血管瘤(如微静脉型血管瘤)等。

【治疗和预后】

多数病例经完整切除后预后良好,少数病例可发生局部复发。

二十七、浅表宫颈阴道肌纤维母细胞瘤

浅表宫颈阴道肌纤维母细胞瘤(superficial cervicovaginal myofibroblastoma,SCVM)是一种发生于女性阴道和宫颈黏膜下基质内的良性间叶性肿瘤,由 Laskin 等[332]于 2001 年首先描述。迄今为止,文献上共有 32 例报道[332-335]。本瘤与乳腺型肌纤维母细胞瘤有一定的重叠,属于同一个瘤谱[336],或本质上就是乳腺型肌纤维母细胞瘤。

【临床表现】

患者年龄范围为 23 ~ 80 岁,平均年龄为 55 岁。

好发于阴道,少数病例发生于宫颈,偶可位于外阴。大多数病例表现为孤立性肿块,少数可为 2 个结节。除肿块外,临床上多无明显的症状,少数病例可有阴道流液或阴道流血病史。肿块从阴道脱出。

术前病程从数月 ~ 20 年。术前临床诊断多为囊肿或息肉(图 6-73),术后病理诊断多为纤维上皮性息肉、血管肌纤维母细胞瘤、血管纤维瘤、纤维血管增生或神经纤维瘤等。

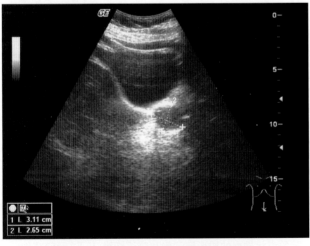

图 6-73　浅表宫颈阴道肌纤维母细胞瘤
B 超显示阴道壁息肉样病变

【大体形态】

肿块呈息肉状或具有息肉状的外观(图 6-74),少数病例似有包膜包绕。直径为 1 ~ 6.5cm,平均直径为 2.7cm,中位直径为 2.0cm,切面有光泽或呈黏冻样,灰白色或粉红色,质地软至中等。

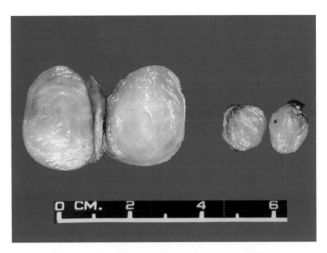

图 6-74　浅表阴道肌纤维母细胞瘤的大体形态

【组织形态】

低倍镜下,肿瘤位于黏膜下,呈周界清晰的圆形或卵圆形,周边并无完整的包膜所围绕,表面被覆的鳞状上皮可受到肿瘤的顶起而呈半圆形或息肉状(图 6-75A)。在大多数病例中,位于浅表区域内的瘤细胞成分比较稀疏,间质呈黏液样或水肿样,而位于中心区域的瘤细胞则相对密集,间质内可见较多的胶原纤维(图 6-75B)。

高倍镜下,瘤细胞由形态基本一致的梭形细胞和星状细胞组成,胞质较少,淡嗜伊红色,核呈卵圆形或梭形,染色质细致,可见小核仁。除个别病例显示轻度的异型性外,多数病例均无明显的异型性,核分裂象也比较少见,平均为 0.6/50HPF(0 ~ 2/50HPF)。部分病例中,除梭形细胞和星状细胞之外,还可见到一些散在的多核细胞,核的形态与单核瘤细胞核的形态相一致。肿瘤内因细胞密度不均,故有多种排列方式。相对来讲,在瘤细胞相对稀疏的区域内,瘤细胞可呈短条束状、网格状、花边状或筛孔状排列(图 6-75C ~ F),或排列紊乱而无一定的方向,此区内的间质多呈黏液样或水肿样;在瘤细胞相对密集的区域内,瘤细胞则多呈条束状或波浪状排列,与胶原纤维的走向一致,少数病例中也可呈席纹状排列。与周边的间叶性组织相比,肿瘤内含有中等量的血管,为薄壁小至中等大的血管。在所有的病例中均能见到肥大细胞,部分病例中还可见到少量散在的淋巴细胞。肿瘤内不见坏死。

【免疫组化】

瘤细胞表达 vimentin 和 desmin(图 6-76),部分表达 CD34、ER 和 PR,灶性表达 α-SMA 和 MSA,不表达 AE1/AE3、EMA、S-100 蛋白和 h-CALD。

【细胞遗传学】

新近报道显示,乳腺型肌纤维母细胞瘤和阴道肌纤维母细胞瘤均显示有 13q14 缺失,提示两者关系密切[336]。

【鉴别诊断】

1. 血管肌纤维母细胞瘤　好发于外阴,其次为会阴和腹股沟,肿瘤多位于皮下,少数病例也可发生于阴道或宫颈,镜下由短梭形或卵圆形的细胞所组成,肿瘤内含有丰富的薄壁

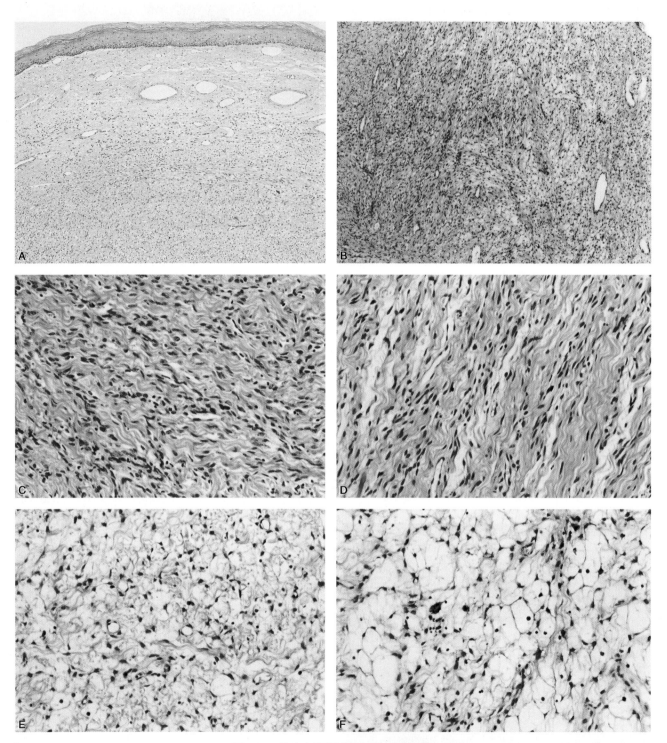

图 6-75　浅表宫颈阴道肌纤维母细胞瘤

A. 病变位于黏膜下；B. 示瘤细胞密集区和稀疏区交界处；C、D. 示条束状排列的梭形瘤细胞和胶原纤维；E、F. 示稀疏细胞区内网格状排列结构

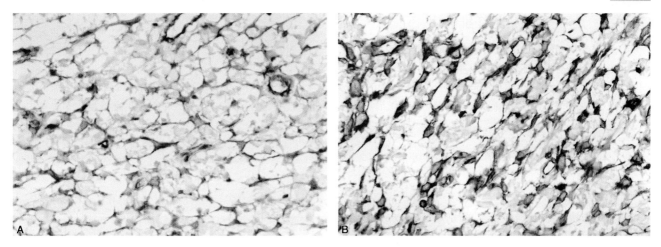

图 6-76　浅表宫颈阴道肌纤维母细胞瘤
A. desmin 标记；B. CD34 标记

血管，小至中等大，瘤细胞往往具有围绕血管排列的倾向，免疫表型上，也表达 desmin、vimentin、ER 和 PR，部分病例还可表达 α-SMA 和 MSA，但 CD34 多为阴性。

2. 富于细胞性血管纤维瘤　好发于外阴和腹股沟，由增生的卵圆形至梭形细胞组成，常呈条束状排列，肿瘤内含有大量小至中等大的血管，部分病例血管壁可伴有玻璃样变性。近半数病例中还可见到散在的脂肪细胞或小巢状的脂肪组织。发生于女性的病例多不表达 desmin。

3. 乳腺型肌纤维母细胞瘤　多发生于有男性乳房发育或接受抗雄激素治疗的男性患者，好发于腹股沟，光镜下主要由梭形肌纤维母细胞和 Z 字样胶原纤维束组成，瘤细胞的排列方式不如 SCVM 多样化，此外部分病例内可含有多少不等的脂肪组织。少数发生于阴道的病例可能与 SCVM 有所重叠。

4. 纤维上皮性息肉　多见于成年人，青少年也可发生，但总的来说，年龄要较 SCVM 的患者轻，后者多见于更年期或绝经期妇女。好发于外阴部、会阴部或肛旁，部分病例也可发生于阴道、宫颈、尿道和膀胱，单发或多发。位于体表者多有蒂与表皮相连，并常自体表下垂。镜下呈息肉状，有时为分叶状，由被覆的鳞状上皮和其下的纤维血管性间质组成，两者之间并无一层间质性隔离带。病变内含有数量不等、中等大小的厚壁血管，少数病例内含有丰富的梭形细胞，并可见核深染的畸形细胞和少量分叶状核或多核性巨细胞。纤维上皮性息肉内的梭形细胞排列杂乱，无一定的排列方式，而 SCVM 则可有网格状、筛孔样及条束状等多种排列结构。纤维上皮性息肉内的梭形细胞主要表达 vimentin，部分可表达 actins，但一般不表达 desmin。

5. 侵袭性血管黏液瘤　好发于 30～40 岁间的中青年妇女，男性也可发生，但多见于 60～70 岁间的老年人。好发于盆腔和会阴部的软组织，其次见于外阴、臀部和腹股沟。男性患者则多位于阴囊、腹股沟、精索和盆腔。大体上呈分叶状，其周界在部分区域相对清晰，在另一些区域则黏附于或浸润至邻近的脂肪、纤维、肌肉或脏器组织。镜下肿瘤周界不清，常浸润至周围组织，主要由形态基本一致的星芒状、卵圆形或短梭形的瘤细胞组成，瘤细胞均匀分布于含有大量黏液的间质内，有时瘤细胞之间可见多少不等的纤细的胶原纤维。肿瘤内含有扩张的薄壁或厚壁血管，口径大小不一，管壁或其周围可伴有透明样变性，间质内常见灶性出血。免疫表型与 SCVM 相似。新近的细胞遗传学研究显示 t(8;12)(p12; q15)，导致 HMGIC 基因(HMGA2)异常表达。生物学行为上，本病的局部复发率达 36%，属于低度恶性肿瘤。

6. 浅表性血管黏液瘤　患者多为成年人，平均年龄为 41 岁，男性多见。好发于躯干、头颈、下肢和生殖区。呈缓慢性生长的息肉样或稍隆起的结节或丘疹，临床上多诊断为囊肿、脂肪瘤、神经纤维瘤、皮赘或脓肿等。本病可成为 Carney 综合征的组成部分。镜下病变位于真皮网状层，常累及皮下，位于面部者可累及深部的肌肉组织。周界不清，呈局灶性的小叶样或多结节性，常弥漫延伸至邻近的组织。小叶或结节由散在的短梭形或星芒状纤维母细胞组成，细胞无异型性，核分裂象罕见，背景为大量的黏液样基质，内含薄壁、狭长的血管，间质内可见少量的炎症细胞浸润，特别是中性粒细胞。25%～30% 的肿瘤内含有上皮性成分，如衬覆鳞状上皮的囊肿、基底细胞样芽或鳞状细胞条索等。

【治疗和预后】
经局部完整切除多可治愈，不发生复发或转移。

第三节　中间性肿瘤

中间性肿瘤包括两种类型：①局部侵袭型，包括掌和跖纤维瘤病、侵袭性纤维瘤病、脂肪纤维瘤病和巨细胞纤维母细胞瘤；②偶有转移型，包括孤立性纤维性肿瘤、炎性肌纤维母细胞瘤、低度恶性肌纤维母细胞性肉瘤、黏液炎性纤维母细胞性肉瘤、婴儿纤维肉瘤、隆凸性皮肤纤维肉瘤和浅表性 CD34 阳性纤维母细胞性肿瘤。巨细胞纤维母细胞瘤和脂肪纤维瘤病好发于儿童，请参见第七章。

纤维瘤病包括浅表性和发生于深部的纤维瘤病。浅表性纤维瘤病包括掌和跖纤维瘤病、关节垫和阴茎纤维瘤病，其中以掌和跖纤维瘤病最为常见。

一、掌和跖纤维瘤病

掌纤维瘤病（palmar fibromatosis）和跖纤维瘤病（plantar fibromatosis）是一种发生于掌、跖筋膜和腱膜的弥漫性纤维组织增生。掌纤维瘤病也称 Dupuytren 病或 Dupuytren 挛缩[337,338]，由法国外科医生 Dupuytren 于 1831 年首先描述，跖纤维瘤病也称 Ledderhose 病[339,340]（Ledderhose 是 19 世纪末期的德国外科医生）。

【ICD-O 编码】

8813/1

【临床表现】

掌纤维瘤病多见于中老年患者，特别是 60 岁以上者。以右侧略多见，可累及双侧（10% ~ 50%），也可同时伴有足跖纤维瘤病（5% ~ 20%），少数情况下合并阴茎纤维瘤病（2% ~ 4%）或关节垫。掌纤维瘤病多发生于男性，男：女为 3 ~ 4:1。掌纤维瘤病通常发生在掌指皱纹尺侧，然后慢慢累及无名指、小指、中指和示指，引起掌指关节屈曲性挛缩，影响手功能（图 6-77A，B）。

跖纤维瘤病患者年龄多在 30 岁以下，少数病例也可发生于儿童和青少年[341]，也以男性多见，但性别比不如掌纤维瘤病明显。一些报道显示青少年患者女性多见，成年人相近。约 1/3 为双侧性，少数病例可伴有掌纤维瘤病，但通常并不是同时发病，相差 5 ~ 10 年。另在 42% 的跖纤维瘤病患者中可合并关节垫。跖纤维瘤病累及足底中心部位，也可蔓延至足背，很少累及足趾，不引起足功能障碍，没有挛缩现象。临床上，在病变处可触及深部组织内有大小不等的结节及弥漫性增厚区，可为双侧性（图 6-77C，D）。

掌跖纤维瘤病与一些疾病有一定的相关性，如约 20% 的糖尿病患者可有掌纤维瘤病[342]。糖尿病所致局部组织缺氧的微血管改变可刺激纤维母细胞的增生。另一相关性疾病为癫痫，可能与使用抗惊厥药物有关[343]，所发生的掌纤维瘤病常呈双侧性和对称性，与糖尿病相关性掌纤维瘤病有所不同。酗酒肝病加上吸烟也被认为是掌纤维瘤病的易患因素[344]，发病率远高于非酗酒者。

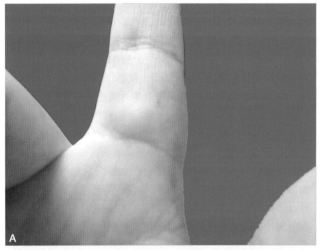
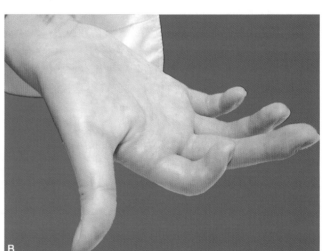
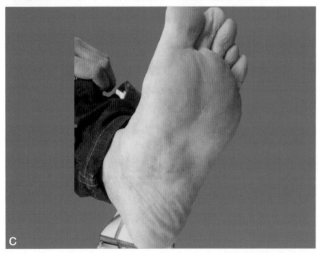
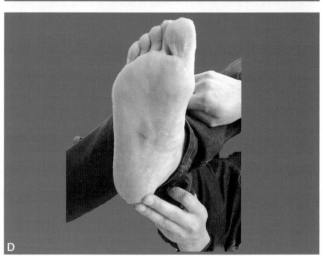

图 6-77　掌跖纤维瘤病
A. 右示指皮下结节；B. 右示指挛缩；C、D. 双足底皮下结节

【影像学】

MRI 在 T_1WI 和 T_2WI 上显示为异质性肿块,信号与邻近的肌肉相同或略高(图6-78)[345]。当病变内含有较多的胶原成分时,在 T_2WI 呈相对低信号,细胞成分较多时,在 T_2WI 呈高信号。因胶原成分多的病变术后的局部复发率低于细胞丰富的病变,故 MRI 对决定最适合手术的时期具有一定的参考意义。

【大体形态】

多为单个结节(图6-79),直径通常<1cm,范围 0.5~2.5cm,有时也可呈周界不清的融合性结节,常附带增厚的腱膜和皮下脂肪组织。切面呈灰白至灰黄色,质地坚硬,瘢痕样。

【组织形态】

由条束状增生的梭形纤维母细胞和肌纤维母细胞以及胶原纤维组成,两者的比例可因病程不同、病例不同或同一病例不同的区域而异(图6-80A~H)。早期病灶,纤维母细胞生长活跃,呈胖梭形,束状排列,浸润筋膜和皮下组织,可有数量不等的核分裂象,随病程的进展,间质内胶原增多,而纤维母细胞成分减少,核尖而细长。少数病例内可见数量不等的破骨样多核巨细胞[346](图6-80I,J)。

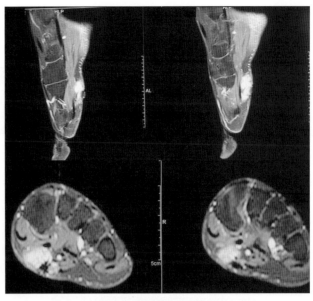

图 6-78　跖纤维瘤病 MRI

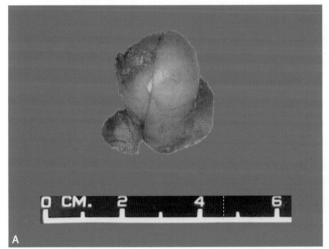

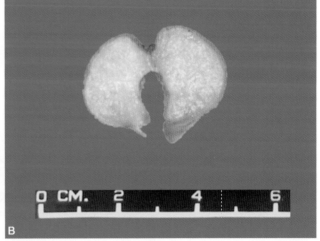

图 6-79　跖纤维瘤病的大体形态

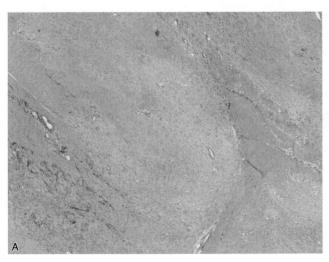

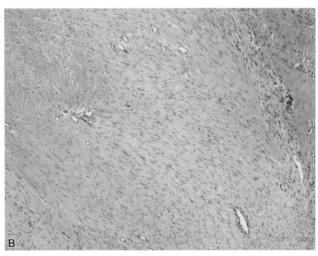

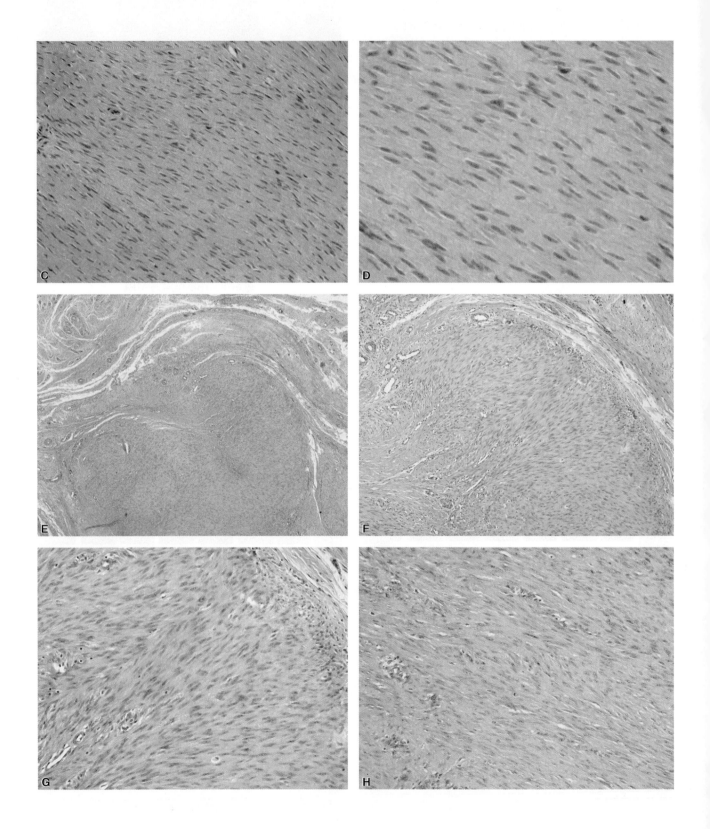

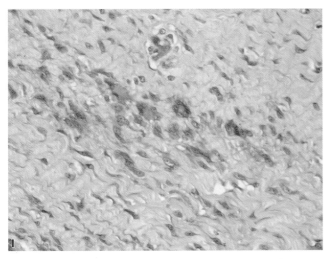
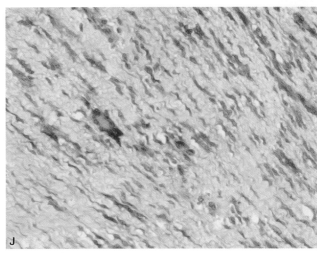

图 6-80　掌跖纤维瘤病的组织学形态
A～D. 掌纤维瘤病;E～H. 跖纤维瘤病;I、J. 偶可见多核性巨细胞

【免疫组化】

梭形细胞表达 vimentin,不同程度表达 actins(图 6-81)。50% 的病例可表达 β-catenin。

图 6-81　掌跖纤维瘤病的免疫组化
α-SMA 标记

【超微结构】

大多数梭形细胞显示纤维母细胞分化,少数细胞具有肌纤维母细胞分化[347]。

【细胞遗传学】

为近双倍体表型,7 号和 8 号染色体呈频发性三倍体,无 CTNNB1(β-catenin)和 APC 基因突变,与发生于深部的纤维瘤病有所不同[348]。Sawyer 等报道 1 例跖纤维瘤病显示 t(2;7)(p13;q13)[349],迄今为止,尚无更多的病例报道。

【鉴别诊断】

1. 纤维肉瘤　很少发生于手掌和足跖。瘤细胞丰富,核深,有异型,可见核分裂象及病理性核分裂,瘤细胞常呈人字形或鱼骨样排列。

2. 梭形细胞型滑膜肉瘤　通常发生于大关节附近,瘤细胞具有异型性,表达 AE1/AE3、EMA、bcl-2 和 CD99。FISH 检测可显示有 SS18 基因相关易位。

【治疗和预后】

本病的治疗以手术为主,特别是在屈曲性挛缩影响手部功能时。次全或全筋膜或腱膜切除术能降低复发率,以带皮筋膜切除术的复发率最低。切除不净易复发。

二、阴茎纤维瘤病

阴茎纤维瘤病(penile fibromatosis)是一种阴茎海绵体的纤维组织增生,因阴茎发生硬化和变形,又称为阴茎海绵体硬结症(plastic induration of penis)。阴茎纤维瘤病也称 Peyronie 病[350,351],最早的描述可追溯至 16 世纪中叶[352]。

【临床表现】

患者多为 45～60 岁间的中老年人,很少发生于青年人,不发生于儿童。

好发于欧美白人,在作前列腺普查的人群中,约 8.9% 可有阴茎纤维瘤病[353],而亚洲人或黑人则很少发生。

病变主要累及阴茎海绵体,以阴茎前端背面及侧面最为常见,可触及斑块或硬结。阴茎勃起时可有疼痛感,并有变形,常向患侧偏曲,引起小便困难和性交疼痛。

【大体表现】

结节周界不清,平均直径多在 2cm,质地坚硬,灰白色,可累及整个海绵体。

【组织形态】

早期病变表现为血管周围的炎症细胞浸润和血管内皮细胞增生,最早累及的部位是阴茎白膜和海绵体之间的疏松结缔组织,然后是纤维组织增生,侵犯海绵体及隔膜,形成斑块和结节。增生的纤维组织呈束状或编织状排列(图 6-82),侵犯肌肉组织,可伴有玻璃样变性。有时病灶内可见钙化和骨化。

【治疗】

外科手术仍然是最有效的治疗方法,特别是有勃起障碍和影响性生活者。

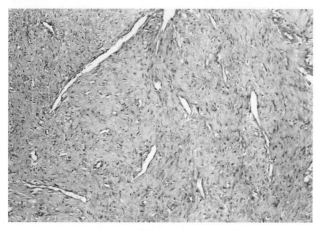

图 6-82　阴茎纤维瘤病的组织学形态
示条束状增生的纤维母细胞和肌纤维母细胞

三、关　节　垫

关节垫(knuckle pad)是一种发生于近节指间关节背侧面的纤维性增厚[354]。多发生于 30~60 岁间的成年人,男性多见。大多数患者无症状,一部分患者可有轻微疼痛。关节垫的镜下形态与掌纤维瘤病相似,但不会引起挛缩。

指厚皮症(pachydermodactyly)是关节垫的一种变型,主要发生于青少年[355]。镜下,被覆的鳞状上皮可有棘细胞增生伴过度角化,真皮内见大量的胶原纤维和增生的纤维母细胞。

与关节垫相关的综合征为 Bart-Pumphrey 综合征,是一种常染色体显示遗传病,包括感音神经性听力丧失、掌跖角皮病、白甲病和关节垫[356]。该综合征与 GJB2 基因的错义突变相关,该基因编码缝隙连接蛋白-连接素 26(connexin 26,Cx26)[357]。

四、侵袭性纤维瘤病

侵袭性纤维瘤病(aggressive fibromatosis)也称韧带样型纤维瘤病(desmoid-type fibromatosis)或韧带样瘤(desmoid tumor)[358,359],是一种发生于筋膜、肌腱膜或深部软组织的由纤维母细胞和肌纤维母细胞过度增生而形成的纤维性肿瘤,常向邻近的肌肉组织或脂肪组织内浸润性生长,有时肿瘤还可侵犯邻近的重要结构或实质脏器,切除不净极易复发,故被临床上视为低度恶性的肿瘤。

【临床表现】

侵袭性纤维瘤病可发生于全身各处,但常见于躯干和四肢。根据肿瘤发生的具体部位,可分为腹壁纤维瘤病、腹壁外纤维瘤病、腹腔内和肠系膜纤维瘤病三大类。

1. 腹壁纤维瘤病(abdominal fibromatosis)　占 30%~40%,好发于生育期妇女,多发生于分娩后数年内,年龄多在 20~40 岁间[360]。肿瘤多起自于腹壁的肌腱膜结构,特别是腹直肌和腹内斜肌及其被覆的腱膜。临床上表现为生长缓慢的无痛性肿块(图 6-83A),体检时可发现腹壁肌层内有实质性肿块,斑块状或条索状,质韧或偏硬,周界不清。

2. 腹壁外纤维瘤病(extraabdominal fibromatosis)　占 50%,可发生于 10 岁以下的儿童[361,362],但以青春期至 40 岁年龄段最为多见,老年人罕见,女性多见。好发部位依次为上肢带(肩和上臂)、胸壁、背部、大腿、前臂和头颈部[363,364](图 6-83B,C)。发生于肩部者,多发生于三角肌、肩部、锁骨上窝和颈后三角,可延伸至腋窝和上臂。发生于胸壁者,可累及胸壁软组织和胸膜。纤维瘤病还可发生于乳腺实质内[365,366],部分病例可为双侧性[367],少数病例可能与硅胶植入相关[368]。发生于下肢者,多发生于臀部肌肉、股四头肌和腘窝肌群(图 6-83D),但极少发生于手和足。发生于头颈部者并不少见,约占腹壁外纤维瘤病的 23%,也是儿童纤维瘤病的好发部位,多发生于颈部软组织[362,369],可累及甲状腺,其次为眼眶、口腔、鼻旁窦、面部和头皮等处,常呈侵袭性生长,可破坏邻近的骨组织或侵蚀颅底,临床上常较难处理。部分病例可表现为多中心性[364]。腹壁外纤维瘤病偶可合并腹壁纤维瘤病[371]。另有部分神经肌肉性错构瘤的病例可继发纤维瘤病[372,373]。

3. 腹腔内和肠系膜纤维瘤病(intra-abdominal and mesenteric fibromatosis)　占 10%~20%,患者的年龄范围为 14~75 岁[374-377],男性略多见。早期无症状,肿块增大时可引起腹痛或触及肿块(图 6-83E),少数病例可表现为下消化道出血或急腹症,部分病例在做其他原因的剖腹手术中或尸解中偶然发现。13% 的患者伴有家族性腺瘤样息肉病或 Gardner 综合征(图 6-83F)[378],少数病例可同时伴有腹壁纤维瘤病。盆腔纤维瘤病好发于 20~35 岁之间的青年人,病变多为髂窝和盆腔底部,体检可触及肿块,临床上常被误诊为卵巢肿块或肠系膜囊肿。肠系膜纤维瘤病多为散发性,多位于小肠系膜,部分可位于回结肠系膜、胃结肠韧带、大网膜或腹膜后,肿块体积多较大。

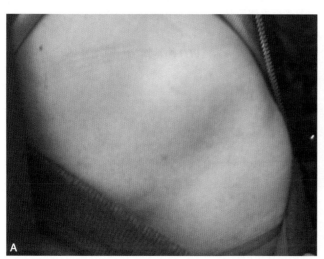

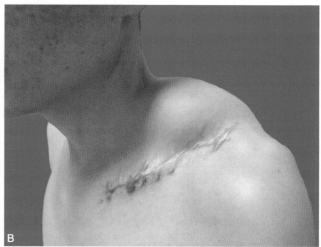

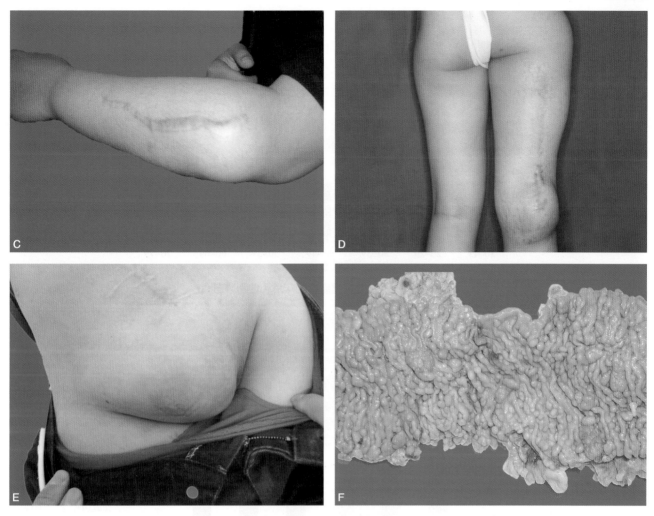

图 6-83　腹壁外纤维瘤病

A. 左下腹壁纤维瘤病；B. 左肩背部复发性纤维瘤病；C. 左前臂复发性纤维瘤病；D. 右下肢复发性纤维瘤病；E. 复发性腹腔内纤维瘤病；F. 家族性腺瘤样息肉病（Gardner 综合征）

　　复旦大学附属肿瘤医院 2008—2016 年间共诊断 842 例侵袭性纤维瘤病，其中，腹壁纤维瘤病有 212 例（25%），腹壁外纤维瘤病有 564 例（67%），腹腔内和肠系膜纤维瘤病有 66 例（8%）。绝大多数的腹壁纤维瘤病发生于女性，男：女为 1:19，高峰年龄段为 20～39 岁。腹壁外纤维瘤病也以女性多见，男：女为 1:2，肠系膜和腹盆腔纤维瘤病总的性别差异不明显，以男性略多见，男：女为 1.1:1，但在 20～29 岁年龄段仍以女性多见（图 6-84～6-86）。腹壁外纤维瘤病好发于躯干之腹壁以外部位（包括肩背部、胸壁、腋下和腰背部），其他部位包括大腿、颈部、上臂、臀部、小腿、腋下、锁骨区和腹股沟，少数病例可发生于胸膜、胸腔、纵隔和足等处，偶可发生于乳腺（图 6-87）。

【影像学】

　　CT 和 MRI 检查常显示为不规则形肿块，常呈浸润性生长，其中 MRI 的 T_1WI 多呈等强度或略高强度信号，T_2WI 呈不均匀略高强度信号，具有术前诊断价值（图 6-88）[379,380]。约在 86% 的病例中，T_2 加权可显示低信号强度的条带（对应于组织学上的胶原纤维带）。

【大体形态】

　　腹壁或腹壁外纤维瘤病的肿块常位于肌肉内或与腱膜相连，灰白色，质地坚韧，边缘不规则（图 6-89A），大小 5～10cm。肠系膜或盆腔纤维瘤病多为单个结节状肿块（图 6-89B～D），少数为多灶性，界清或不清，直径在 3～45cm，平均 14cm。切面灰白色，质韧。

【组织形态】

　　肿瘤周界不清，常浸润至邻近的软组织，如横纹肌组织、脂肪组织或消化道壁平滑肌组织（图 6-90A，B）。由增生的梭形纤维母细胞和肌纤维母细胞以及多少不等的胶原纤维组成（图 6-90C～F）。纤维母细胞和肌纤维母细胞除呈纤细的梭形外，部分区域可呈小多边形或圆形，胞质呈透亮状（图 6-90G，H）。纤维母细胞核染色质稀疏或呈空泡状（图 6-90I），可见 1～2 个小核仁，核分裂象罕见或不见，细胞多呈平行的条束状排列，也可呈波浪状排列（图 6-90J），可被误诊为神经纤维瘤，部分区域也可呈交织状或席纹状（图 6-90K）。病灶周围常见梭形纤维母细胞束向肌肉内穿插、浸润，引起后者的萎缩，并形成多核肌巨细胞。少数病例内间质可出现黏液样变性，与纤维性区域相交替，类似低度恶性纤维黏液样肉瘤（图 6-90L，M）。胶原纤维成分明显时，可呈瘢痕疙瘩样（图 6-90N）。

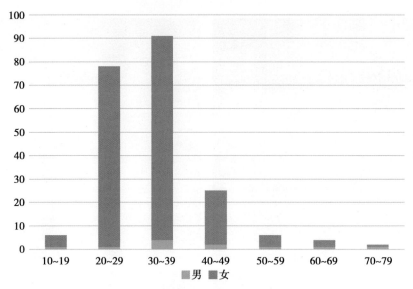

图 6-84 212 例腹壁纤维瘤病的年龄和性别分布图

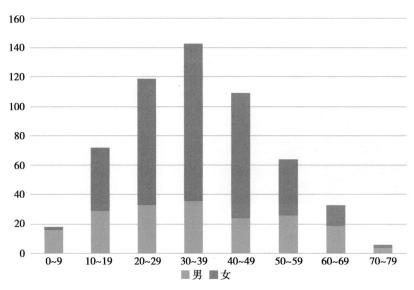

图 6-85 564 例腹壁外纤维瘤病的年龄和性别分布图

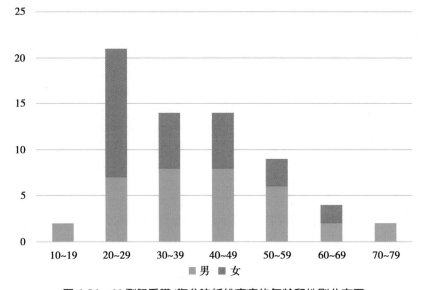

图 6-86 66 例肠系膜/腹盆腔纤维瘤病的年龄和性别分布图

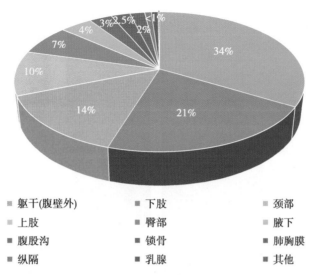

■ 躯干(腹壁外)	■ 下肢	■ 颈部
■ 上肢	■ 臀部	■ 腋下
■ 腹股沟	■ 锁骨	■ 肺胸膜
■ 纵隔	■ 乳腺	■ 其他

图 6-87　腹壁外纤维瘤病部位分布

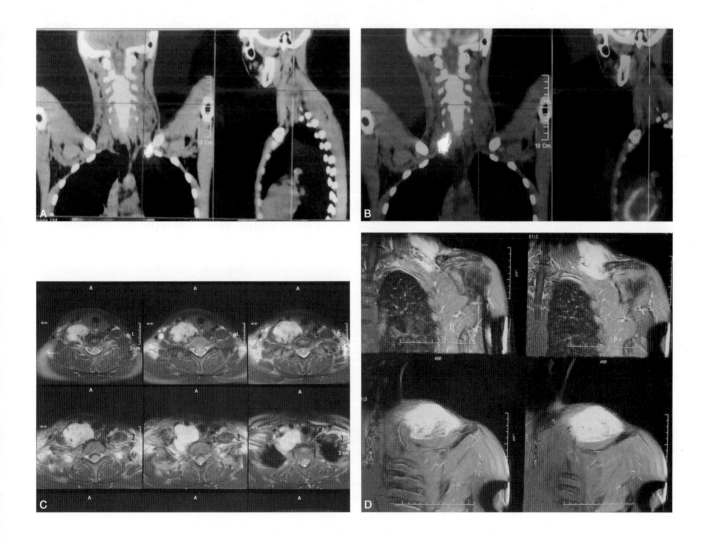

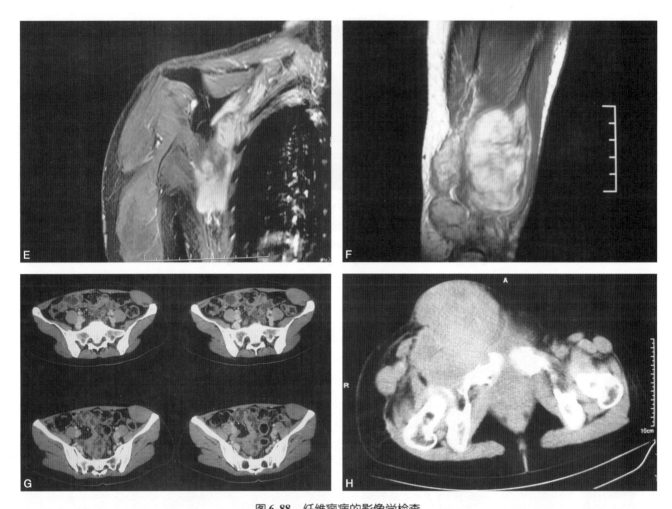

图 6-88 纤维瘤病的影像学检查

A、B. 颈部纤维瘤病；C、D. 肩背部纤维瘤病；E. 胸壁纤维瘤病；F. 下肢纤维瘤病；G. 髂部纤维瘤病；H. 腹腔内纤维瘤病

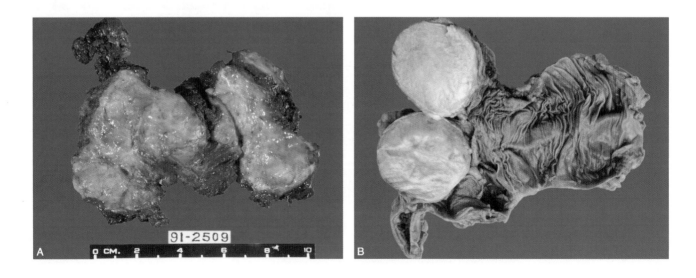

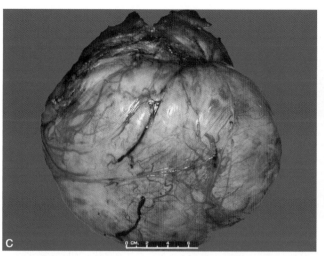
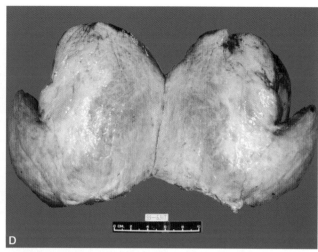

图 6-89　纤维瘤病的大体形态

A. 腹壁纤维瘤病；B. 肠系膜纤维瘤病；C、D. 盆腔纤维瘤病

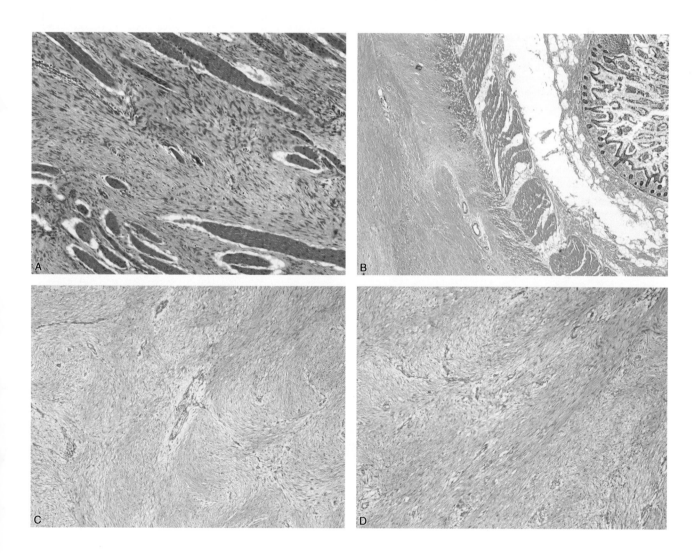

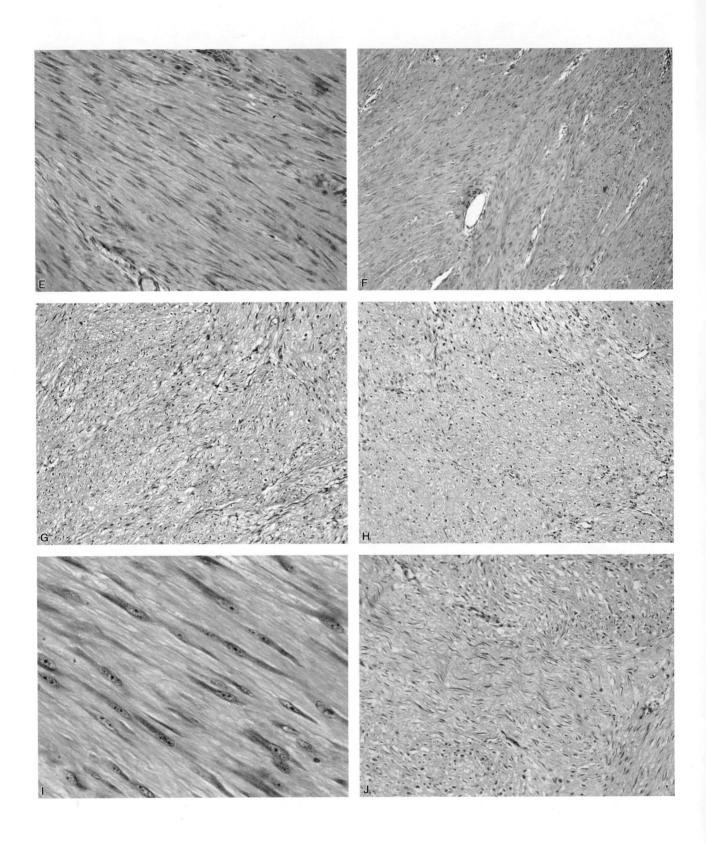

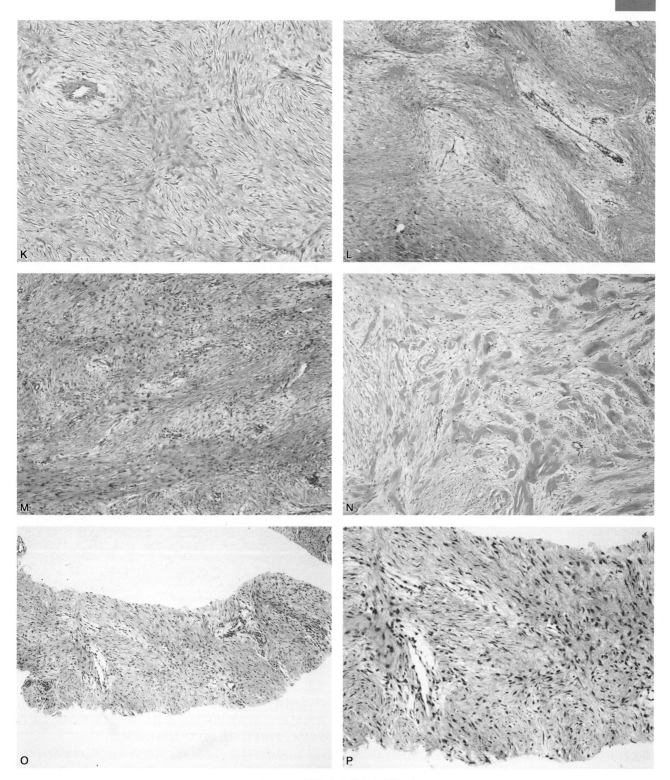

图 6-90　纤维瘤病的组织学形态

A. 腹壁纤维瘤病,浸润邻近肌肉组织;B. 肠系膜纤维瘤病累及肠壁;C～F. 条束状增生的纤维母细胞和肌纤维母细胞;
G. 梭形和小多边形细胞;H. 小多边形细胞,胞质常呈透亮状;I. 高倍镜图像显示纤维母细胞;J. 示波浪状排列,易被误
诊为神经纤维瘤;K. 梭形瘤细胞也可呈交织状排列;L、M. 间质可伴有黏液样变性,可与纤维性区域相交替,易被误诊为
低度恶性纤维黏液样肉瘤;N. 胶原纤维成分明显时,可呈瘢痕疙瘩样;O、P. 穿刺活检标本易被误诊为良性纤维性病变

　　需要提醒注意的是,目前临床开展软组织肿瘤穿刺的情形日趋增多,穿刺的纤维瘤病组织在镜下容易被误诊为纤维组织增生(图 6-90O,P)。软组织肿瘤穿刺常需要结合临床和影像学。对纤维瘤病疑似病例,可加做 *CTNNB1*(*β-catenin* 基因 3 号外显子)突变检测,有助纤维瘤病的诊断,尤适用于穿刺活检标本[381]。

【免疫组化】

瘤细胞不同程度表达 α-SMA、MSA 和 desmin（图 6-91A，B），多为灶性阳性，不表达 CD34 和 S-100 蛋白。Bhattacharya 等[382] 的报道显示，深部纤维瘤病均表达 β-catenin（核染色）（图 6-91C,D），而 67 例其他类型的良性和恶性纤维母细胞/肌纤维母细胞病变均无 β-catenin 的核表达，仅为胞质染色，故 β-catenin 具有鉴别诊断价值。β-catenin 阴性者宜加做 CTNNB1（β-catenin）突变检测[383]。

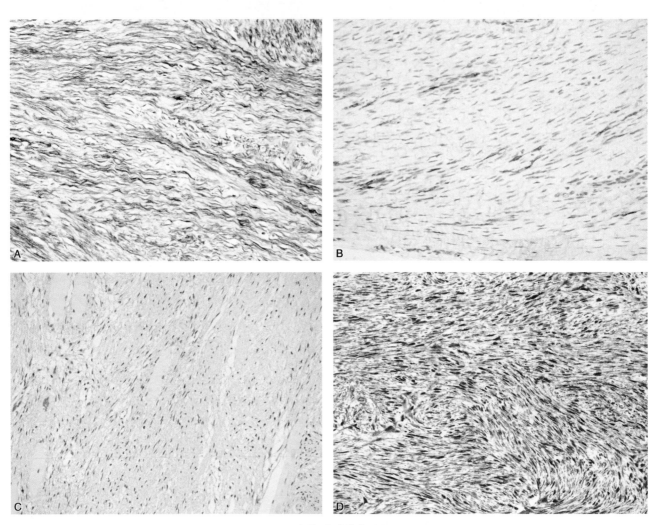

图 6-91　纤维瘤病的免疫组化
A、B. α-SMA 标记；C、D. β-catenin 标记

【超微结构】

多数细胞具纤维母细胞形态，少数具肌纤维母细胞性分化。

【细胞遗传学】

包括+8、+20 和−5p[384-388]，其中+8 在复发肿瘤中略多见，可通过 FISH 在石蜡切片上检测（图 6-92A），位于−5q 上的 APC 基因失活过程多见于伴有家族性腺瘤性息肉病/Gardner 综合征的患者。APC 蛋白与 β-catenin 连接，后者是 Wnt 通道上的一种重要的细胞信号蛋白。APC 蛋白与 β-catenin 连接以后，引发 β-Catenin 的退变，抑制 Wnt 通道上的信号传递[389]。APC 突变后，所产生的蛋白失去降解 β-catenin 的能力，导致 β-catenin 蛋白水平上调，激活下游靶基因（如 cyclinD1、c-myc 和 Cox-2 等）的转录，进而促进纤维母细胞的增殖和分化失控。β-catenin 基因突变检测有助于纤维瘤病的诊断（图 6-92B）。

【鉴别诊断】

1. 结节性筋膜炎　主要由梭形和星状的肌纤维母细胞组成，细胞排列紊乱无方向性，背景疏松，黏液水肿样，可见微囊腔，间质内常见多少不等的慢性炎症细胞浸润和红细胞外渗，有时还可见少量核较小、数量较少的多核巨细胞。免疫组化标记显示，结节性筋膜炎中的肌纤维母细胞常弥漫性表达 α-SMA。FISH 检测显示 USP 基因相关易位。

2. 神经纤维瘤　多发生于真皮内或皮下，瘤细胞纤细、蝌蚪样或逗点样，排列疏松，间质可呈黏液样，瘤细胞表达 S-100 蛋白和 SOX10。

3. 胃肠道间质瘤　发生于腹腔内和肠系膜的纤维瘤病易误诊为 GIST，因 GIST 涉及格列卫的治疗，故需应引起重视。与 GIST 最主要的鉴别点在于，纤维瘤病中的瘤细胞形态较为一致，异型性不如 GIST 明显，细胞密度低于 GIST。高倍镜下，纤维瘤病的瘤细胞再现纤维母细胞和肌纤维母细胞的特点，表现为染色质稀疏，可见小核仁。免疫组化标记显示，纤维瘤病中的瘤细胞表达 β-catenin[390]，而 CD117 为阴性。此外，腹腔内和肠系膜纤维瘤病不表达 DOG1 和 CD34。

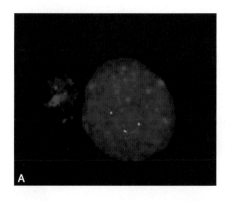
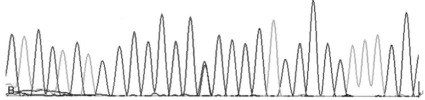

图 6-92　纤维瘤病的分子病理

A. +8；B. *β-catenin* 基因 3 号外显子 45 密码子突变（C>T，导致 p. S45F）

4. 特发性腹膜后纤维化　好发于成人男性，约 1/3 的病例见于服用二甲麦角新碱的患者，组织学上由宽大、玻璃样变的胶原纤维组成，胶原之间伴有淋巴细胞和浆细胞浸润。增生的纤维组织围绕、压迫输尿管、腹主动脉、下腔静脉和其他内脏器官。

5. 低度恶性纤维黏液样肉瘤　侵袭性纤维瘤病可发生黏液样变性，此时可与低度恶性纤维黏液样肉瘤相混淆，但相比后者，纤维瘤病中的梭形细胞常呈细长的梭形，瘤细胞多呈长条束状排列，而后者的瘤细胞多呈卵圆形或短梭形，常呈漩涡状排列，或杂类而无特殊的排列方式，部分病例中可见弧线状血管。免疫组化标记显示，瘤细胞表达 MUC4。FISH 检测显示 *FUS* 基因相关易位。

【治疗】

传统上对纤维瘤病采用外科手术根治性切除。对原发性肿瘤强调首次手术的彻底性，须确保切缘阴性，一般认为切缘至少距肿瘤 2cm。在手术无法保证切缘阴性的情况下，应注意以保障肢体功能为前提[391]。近年来，针对纤维瘤病国外有带瘤观察和监控这一趋势。

放疗对纤维瘤病的治疗效果已得到肯定，主要用于无法手术切除（如肿瘤包绕大的神经、血管或重要脏器）、难以完整性切除、切缘阳性或肿瘤邻近切缘以及多次复发失去再次手术机会的患者。术后辅以放疗，可提高手术的治愈率，降低复发的危险性，尤其是切缘为阳性者，经放疗后可达到切缘阴性的效果。有报道显示，对于不能手术切除者，单纯放疗的局控率可达 78%。放疗的总剂量为 50~60Gy，每次 1.8~2Gy，放疗面要充分，尽可能覆盖整个肿瘤，放疗边缘距肿瘤 5~8cm。

纤维瘤病的药物治疗主要包括非甾体抗炎药（苏林酸或吲哚美辛）、抗雌激素类药（三苯氧胺）和细胞毒性化疗药物（多比柔星+氮烯咪胺，或甲氨蝶呤+长春碱）。苏林酸、吲哚美辛和三苯氧胺等可用于术前，也可以用于术后。细胞毒性化疗主要用于肿瘤巨大无法切除或放疗、非细胞毒性药物治疗失败者，对腹腔内深部纤维瘤病有一定的疗效。其他新靶向治疗药物的疗效尚不确切。

【预后】

临床上切除不净极易复发，其中腹壁纤维瘤病的复发率为 20%~30%，腹壁外纤维瘤病的复发率为 40%~60%。无充分的证据表明纤维瘤病可向高度恶性的纤维肉瘤转化。有报道显示 *CTNNB145F* 突变提示有较高的局部复发危险性[392]。

五、隆凸性皮肤纤维肉瘤

隆凸性皮肤纤维肉瘤（dermatofibrosarcoma protuberans，DFSP）由 Darier 和 Ferrand 于 1924 年首先描述[393]，是一种发生于皮肤的结节状肿瘤，由形态一致的短梭形细胞组成，常呈特征性的席纹状排列，并常浸润至皮下脂肪组织，如切除不净，容易发生局部复发，极少数情况下还可发生远处转移，特别是发生纤维肉瘤变者。DFSP 具有特异性的染色体易位 t（17；22）（q22；q13），并产生 *COL1A1-PDGFB* 融合基因。

【ICD-O 编码】

隆凸性皮肤纤维肉瘤	8832/1
纤维肉瘤型隆凸性皮肤纤维肉瘤	8832/3
色素性隆凸性皮肤纤维肉瘤	8833/1

【临床表现】

多发生于 20~50 岁间的中青年[394,395]，少数病例也可发生于儿童甚至婴幼儿[396]，提示不少病例可能起始于幼儿期，偶可见于老年人。男性略多见，但一些报道显示发生纤维肉瘤变的病例似以女性较为多见。

肿瘤主要发生于皮肤，其中近半数的病例发生于躯干，包括腹壁、胸壁和背部（图 6-93A，B），其次可见于四肢近端，以及头颈部（特别是头皮）（图 6-93C）[397,398]，偶可发生于外阴（图 6-93D）等少见部位[399]，但极少发生于四肢远端[400]。

起病之初表现为皮肤斑块或小的实性结节，常被描述为黄豆大，单个或多个，自皮肤向表面隆起，并呈持续缓慢性生长，病程常达数年之久，长者可达十数年或二十年之久，此后生长加速，并相互融合，形成隆起的不规则性结节。大多数患者在就诊前均有近期肿块明显增大的病史，如为孕期妇女，肿瘤也可于近期快速增大[401]。萎缩性 DFSP 病变则不呈隆起性改变（图 6-93E，F）。另有新近文献报道，少数病例可发生于深部软组织，如胸腔等处[402]。

复旦大学附属肿瘤医院病理科于 2008—2016 年间共诊断 932 例 DFSP，其中男性 552 例（59%），女性 380 例（41%），男女之比约为 1.45∶1。年龄范围为 7~87 岁，平均年龄和中位年龄均为 40 岁，其中 20~50 岁 66 例，占 70%（图 6-94）。

除 3 例原发部位不明外，929 例中近 2/3 的病例发生于躯干，特别是腹壁、胸壁和肩背部，其次为下肢（尤其是大腿）和头颈部（尤其是头皮），分别占 9.6% 和 8.9%，其他少见部位包括腹股沟、乳腺、锁骨区和臀部（2%~3%），少数病例发生于腋下、外阴和会阴（<1%）（图 6-95）。

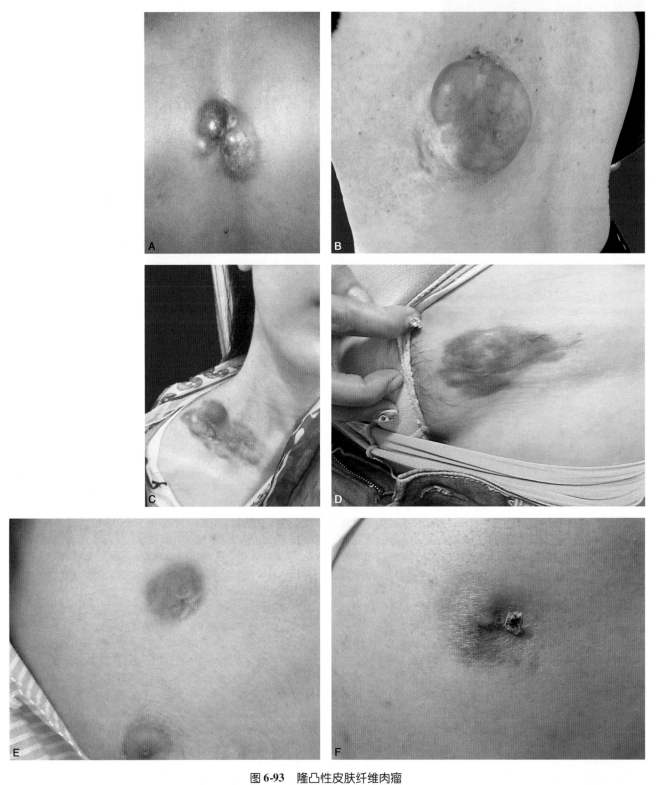

图 6-93　隆凸性皮肤纤维肉瘤
A、B. 背部肿瘤;C. 右锁骨上复发性肿瘤,呈多结节性;D. 左下腹壁近阴阜肿瘤;E. 胸壁萎缩性 DFSP;F. 萎缩性色素性 DFSP

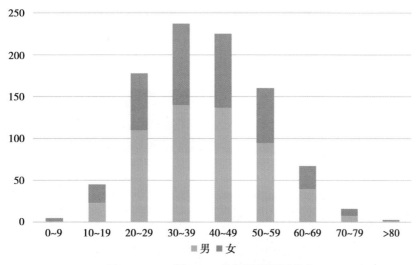

图 6-94　932 例 DFSP 的年龄和性别分布

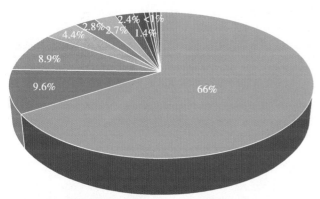

图 6-95　929 例 DFSP 的部位分布

【影像学】

CT 影像上显示为境界相对清楚的结节状肿块[403]（图 6-96A，B），累及皮肤和皮下脂肪组织，偶可累及深部软组织（图 6-96C，D）。肿瘤密度与邻近的肌肉相似，可含有低密度区域。MRI-T_1WI 显示为与肌肉相近的信号强度，T_2WI 上的信号强度略高于脂肪。

【大体形态】

肿瘤位于真皮或皮下，原发性肿瘤多为单结节状肿块，复发性病变可为多灶性（图 6-97A）。质地坚实，灰白色，直径在 0.5～17cm，平均 5cm，部分病例因发生黏液样变性而呈胶冻样或透明状。色素性 DFSP 切面可呈黑色（图 6-97B）。

【组织形态】

1. 经典型 DFSP　肿瘤主要位于真皮层内，由弥漫浸润性生长的短梭形细胞组成（图 6-98A）。肿瘤的浅表部与被覆表皮之间多有一狭窄的无细胞带（Grenz 带），也可紧邻表皮（图 6-98B，C），其深部常浸润至皮下脂肪组织，瘤细胞多沿脂肪小叶间隔浸润，形成特征性的蜂窝状（honeycomb）、蕾丝样（lace-like）（或称花边样）或板层状浸润图像（图 6-98D，E）。肿瘤组织内可见残留的脂肪细胞，类似脂肪母细胞（图 6-98F，G）。位于头颈部或胸壁等部位者因皮下脂肪组织较少肿瘤可浸润至肌肉组织内（图 6-98H）。少数病例也可有相对清楚的边界（图 6-98I）。在浅表部位和周边区域，瘤细胞纤细，多呈不规则的条束状排列，形态上可类似真皮纤维瘤或神经纤维瘤（图 6-98J～M）。在肿瘤的边缘，多无纤维组织细胞瘤中穿插的宽大胶原纤维（图 6-98N）。在肿瘤的中心区域，瘤细胞常呈特征性的席纹状（storiform）排列，席纹状结构在各病例之间有一定的差异（图 6-98O 至 T）。瘤细胞常紧密围绕残留的汗管等皮肤附件组织。瘤细胞核的异型性并不明显，核分裂象在各病例之间多少不等（0～10/10HPF）。除席纹状排列外，极少数病例内可见血管外皮瘤样排列。肿瘤内凝固性坏死不常见。尽管大多数的 DFSP 病例均位于真皮内，但也有部分病例完全位于皮下[404]。

2. 色素性 DFSP（pigmented DFSP）　也称 Bednar 瘤[405]，在 3%～5% 左右的 DFSP 病例内可见多少不等、散在性分布的树突状色素细胞（图 6-99A）。除经典性 DFSP 外，树突状色素细胞还可出现在 DFSP 的一些其他亚型中，如纤维肉瘤型 DFSP[406]、黏液样 DFSP[407]、含巨细胞纤维母细胞瘤样区域的 DFSP 和含有大量脑膜上皮样漩涡的 DFSP 等[408]（图 6-99B～D）。

3. 纤维肉瘤型 DFSP（fibrosarcomatous DFSP）　在 5%～10% 的 DFSP 病例内，部分区域瘤细胞异型性明显，核分裂象增多，并失去席纹状排列结构，而呈细长的条束状或鱼骨样排列，类似纤维肉瘤[409]。纤维肉瘤型 DFSP 可见于原发性肿瘤，也可见于复发性肿瘤。纤维肉瘤样区域在肿瘤内所占的比例不等，在同一肿瘤内，经典性 DFSP 区域和纤维肉瘤区域可分界清楚（图 6-100A～C），也可相互混杂（图 6-100D）。部分病例可完全由纤维肉瘤样区域组成，而无经典的 DFSP 区域（图 6-100E，F）。对于一个浅表性纤维肉瘤应考虑是否为纤维肉瘤型 DFSP[410]。除纤维肉瘤外，少数 DFSP 病例还可转化为多形性未分化肉瘤（图 6-100G，H）[411]。

4. 黏液样 DFSP（myxoid DFSP）　在 3%～5% 的 DFSP 病例内，间质可呈黏液样变性（图 6-101A～D），尤见于复发病例[412]。黏液样区域通常占到肿瘤的 1/2 以上（图 6-101E），当肿瘤完全呈黏液时易被误诊为其他黏液样的软组织肿瘤。有时在经典型 DFSP 中可见灶性的黏液样区域，可能代表了黏液样 DFSP 的早期改变（图 6-101F）。

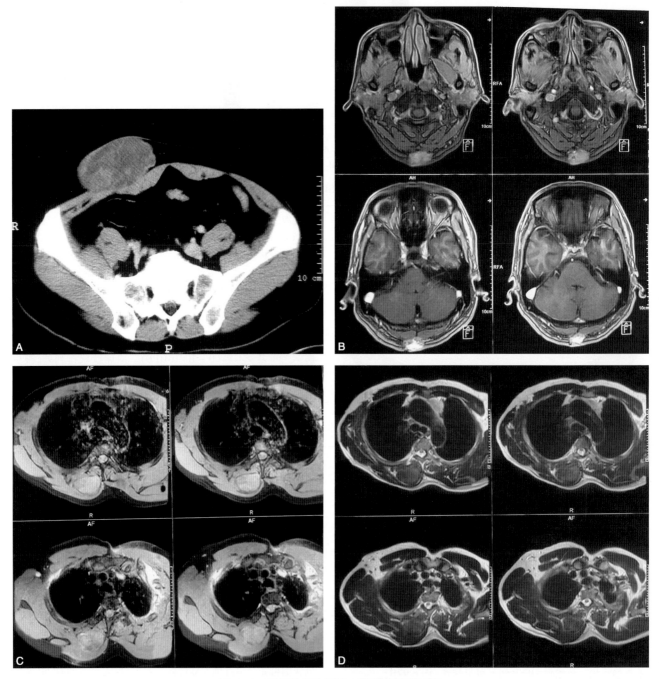

图 6-96　隆凸性皮肤纤维肉瘤的影像学检查

A. 腹壁肿瘤；B. 枕部皮下结节；C、D. 背部肌肉内结节

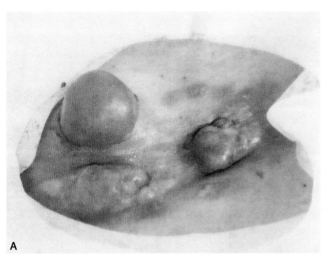
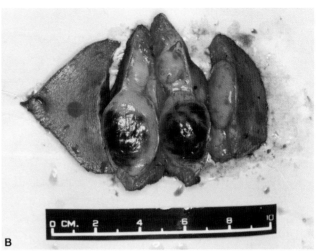

图 6-97 隆凸性皮肤纤维肉瘤的大体形态
A. 复发性肿瘤呈多结节性；B. 色素性隆凸性皮肤纤维肉瘤

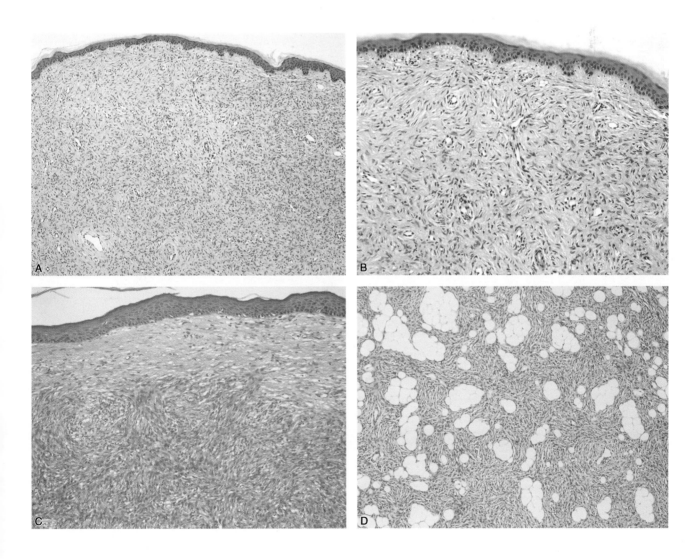

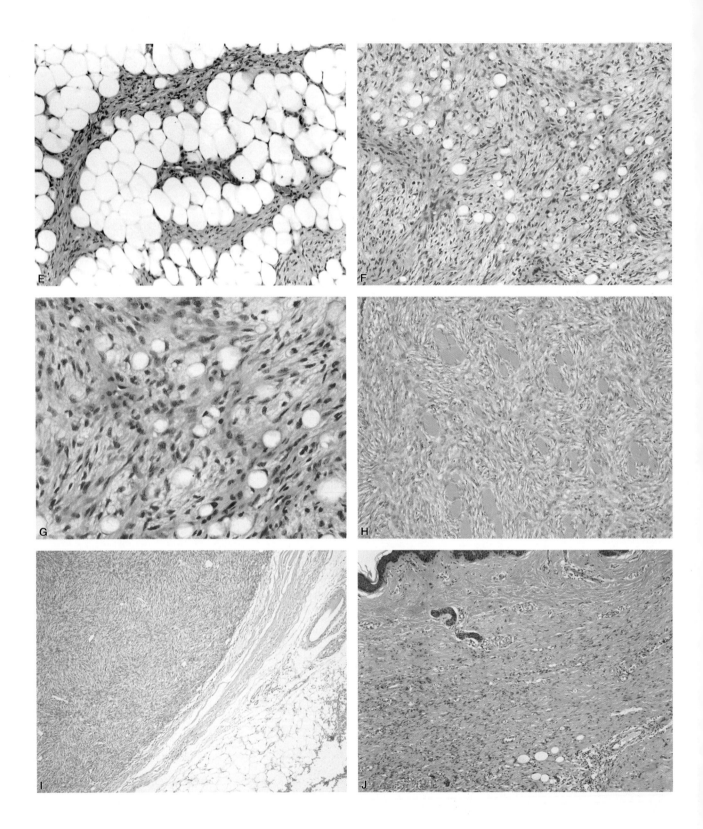

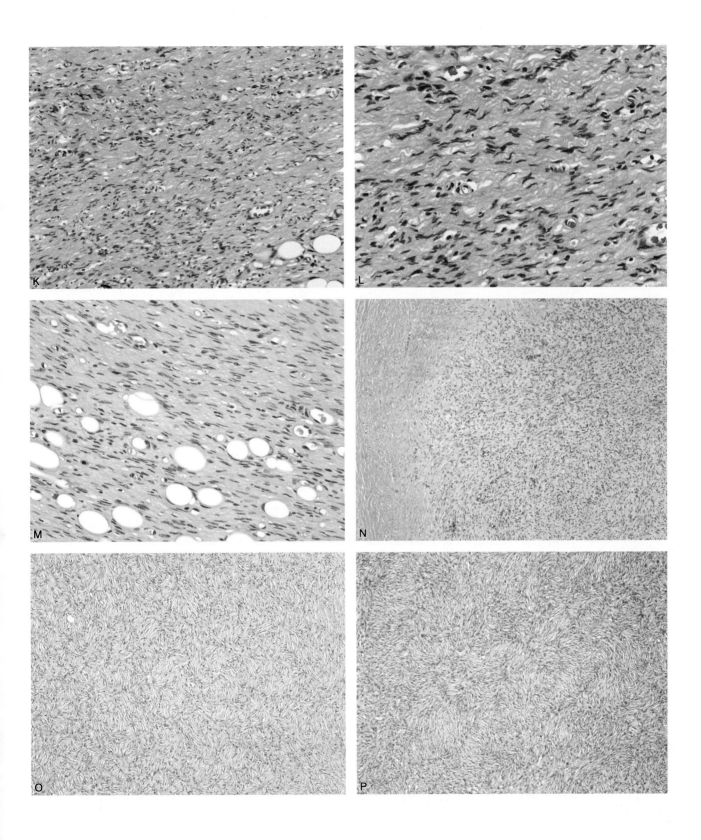

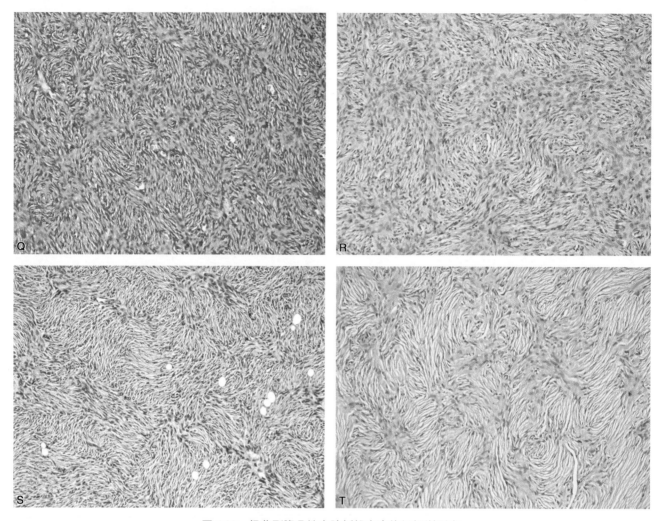

图 6-98   经典型隆凸性皮肤纤维肉瘤的组织学形态

A. 病变位于真皮层内;B、C. 肿瘤与表皮之间可有一层宽窄不等的无细胞带(Grenz 带);D. 瘤细胞浸润至皮下脂肪组织呈蜂窝状;E. 瘤细胞在脂肪细胞之间呈板层状浸润;F、G. 瘤细胞和残留的脂肪细胞,后者可类似脂肪母细胞;H. 位于头皮或胸壁等部位的肿瘤可浸润至骨骼肌;I. 部分病例可有相对清楚的境界;J ~ M. 浅表和周边部位瘤细胞可呈不规则的条束状排列,N. 肿瘤的边缘无穿插的胶原纤维;O ~ T. 不同病例中的席纹状排列结构

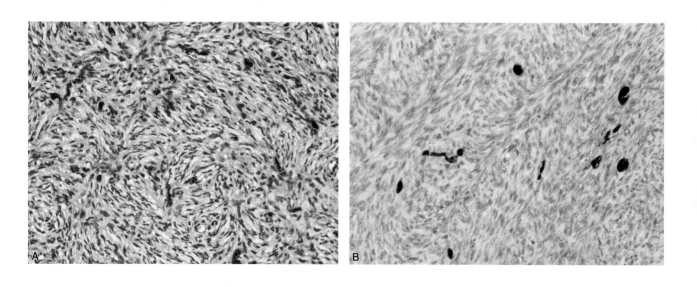

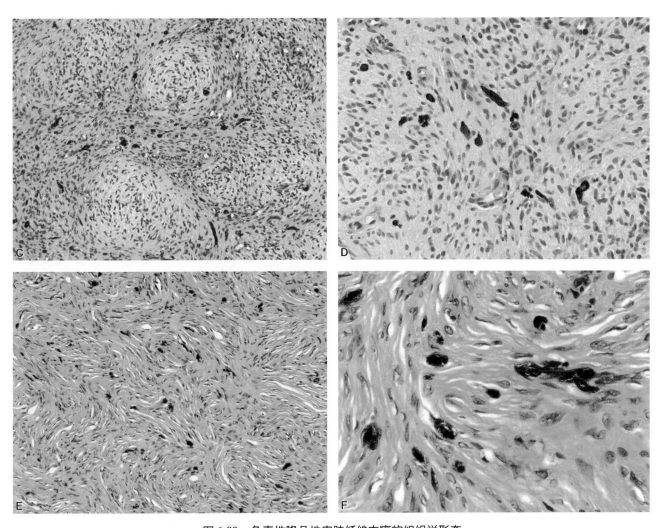

图 6-99 色素性隆凸性皮肤纤维肉瘤的组织学形态
A. 经典型 DFSP 内含有色素性树突状细胞；B. 纤维肉瘤型 DFSP 中含有色素性树突状细胞；C、D. 黏液样 DFSP 内含有色素性树突状细胞；E、F. 硬化性 DFSP 内含有色素性树突状细胞

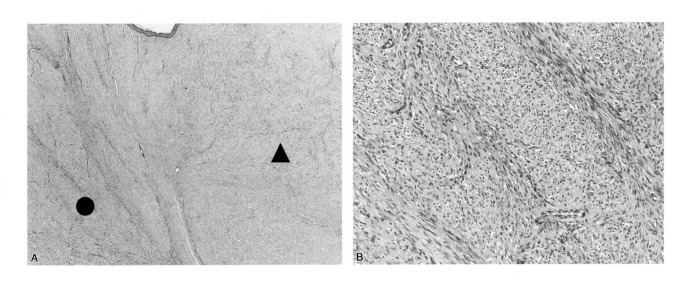

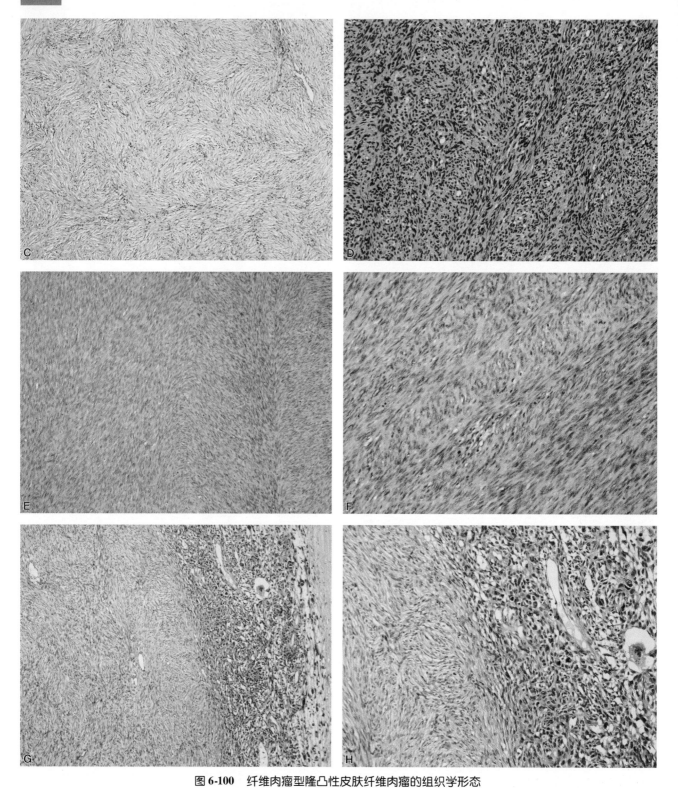

图 6-100　纤维肉瘤型隆凸性皮肤纤维肉瘤的组织学形态
A. 三角形区域为 DFSP 区域,圆形区域为纤维肉瘤变区域;B. 纤维肉瘤区域;C. DFSP 区域;D. 纤维肉瘤区域和 DFSP 区域相混杂;E、F. 完全由纤维肉瘤样区域组成;G、H. 肉瘤样区域呈多形性未分化肉瘤形态

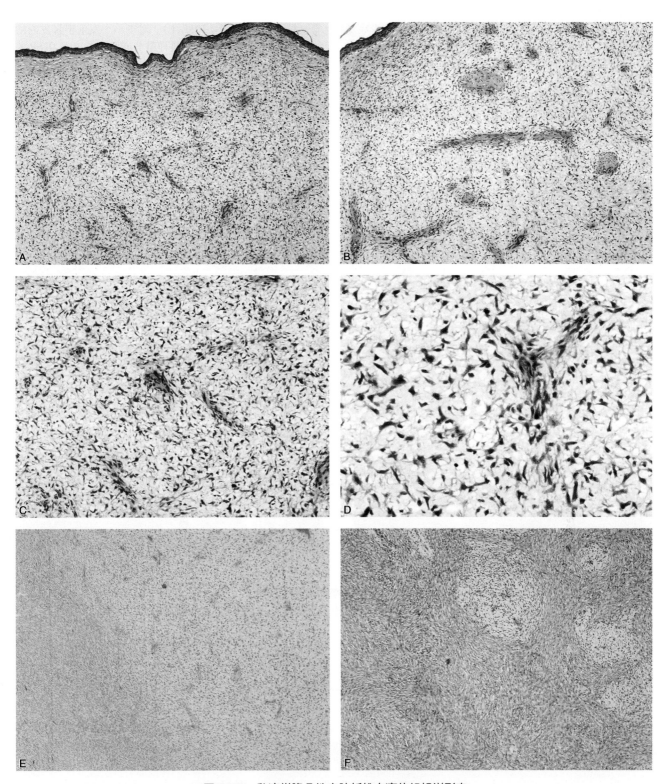

图 6-101　黏液样隆凸性皮肤纤维肉瘤的组织学形态

A ~ D. 黏液样隆凸性皮肤纤维肉瘤;E. 部分区域可见经典型隆凸性皮肤纤维肉瘤区域;F. 经典型隆凸性皮肤纤维肉瘤中可见灶性黏液样区域

5. 杂合瘤(hybrid tumor)   少数 DFSP 病例内可见巨细胞纤维母细胞瘤样区域(DFSP with GCF-like areas)[413],镜下表现为在 DFSP 的背景中或在条束状排列的梭形细胞肿瘤背景中可见多少不等的深染性多核巨细胞(图 6-102)。极少数复发的 DFSP 可完全呈巨细胞纤维母细胞瘤样形态[414]。

6. 伴有肌样/肌纤维母细胞性分化的 DFSP(DFSP with myoid/myofibroblastic differentiation)   在部分原发或复发的 DFSP 或 FS-DFSP 内可见嗜伊红色的肌样结节或条束(图 6-103A 至 D)[415-417]。多数病例中的肌样结节由瘤内增厚的血管壁斜切所形成(图 6-103E,F)。对于一个发生于真皮内的梭形细胞肿瘤,嗜伊红色的肌样结节或肌样条束对 DFSP 或 FS-DFSP 的诊断具有一定的提示性作用。

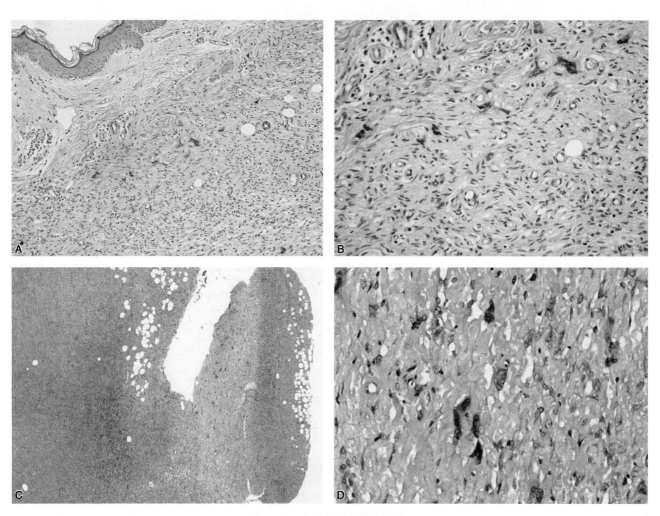

图 6-102   杂合瘤的组织学形态
经典型隆凸性皮肤纤维肉瘤中可见散在分布的多核巨细胞,形态上类似巨细胞纤维母细胞瘤

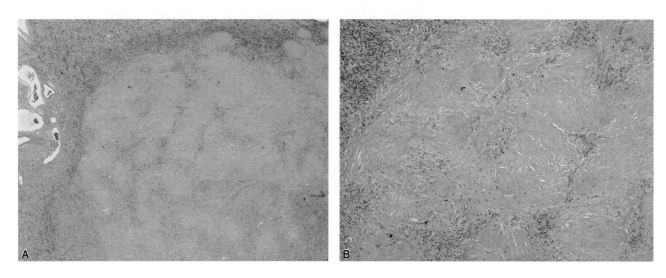

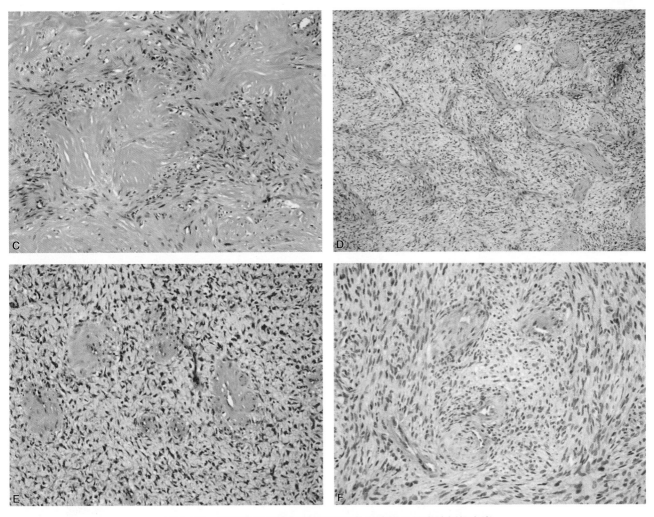

图 6-103　伴有肌样/肌纤维母细胞性分化的隆凸性皮肤纤维肉瘤

A～D. 肿瘤内可见嗜伊红色的肌样结节或肌样条束;E. 黏液样亚型内偶可见肌样结节;F. 纤维肉瘤型亚型中可见肌样结节

7. 颗粒细胞型 DFSP(granular cell DFSP)　少数 DFSP 病例内瘤细胞的胞质呈细颗粒样[418],此型极为罕见。

8. 萎缩型或斑块型 DFSP(atropic or plaque DFSP)　病变不呈经典型 DFSP 的隆凸状外观,可表现为皮肤萎缩、皮肤松垂或呈斑状。镜下,肿瘤主要位于真皮浅层,由类似良性的梭形细胞组成,呈不规则的条束状排列,无明显的席纹状结构(图 6-104)[419]。此型 DFSP 容易被漏诊,或被误诊为良性病变,如真皮纤维瘤或纤维组织增生等,但瘤细胞强阳性表达CD34,FISH 检测显示 COL1A1-PDGFB 融合性基因或有PDGFB 基因易位,有助于诊断和鉴别诊断。

9. 硬化性 DFSP(sclerosing DFSP)　除显示经典型 DFSP形态外,肿瘤内含有大量的硬化性间质(图 6-105)[420,421]。

10. 栅栏状和含有较多 Verocay 小体的 DFSP(palisading and verocay-body prominent DFSP)　除经典的 DFSP 形态外,瘤细胞还可呈栅栏状排列,并可见 Verocay 样小体(图 6-106),类似周围神经肿瘤,但瘤细胞表达 CD34,不表达 S-100蛋白和 SOX10[422,423]。

11. 伴有大量脑膜上皮样漩涡结构的 DFSP(DFSP with prominent meningioepithelial-like whorls)　在极少数 DFSP 内可见类似脑膜上皮样或神经小体样的漩涡结构(图 6-107A,B)[424],这些漩涡状结构与经典的 DFSP 区域之间在形态上有移行(图 6-107C,D),并表达 CD34,但不表达 EMA 和 S-100蛋白。

12. 其他　Tantcheva-Poor 等[425]描述了 1 例先天性DFSP,在临床上和组织学上均类似血管性肿瘤。镜下肿瘤呈浸润性生长,含有毛细血管以及梭形细胞区域和裂隙样血管腔隙,起初被诊断为卡波西型血管内皮瘤,但因肿瘤呈蜂窝状浸润皮下脂肪组织,行 FISH 检测 t(17;22)为阳性,提示为DFSP。Shvartsbeyn 等[426]新近报道了 2 例假囊性 DFSP。

【免疫组化】

瘤细胞弥漫强阳性表达 CD34(图 6-108A)、低亲和性神经生长因子受体(low-affinity nerve growth factor receptor,p75)[427]和 tenascin[428],而 FXⅢa 阴性。纤维肉瘤型 DFSP 和黏液样 DFSP 区域中,CD34 标记明显减弱(图 6-108B～D)[429],可为阴性。除 CD34 外,DFSP 还可表达载脂蛋白 D(apolipoprotein, Apo D)[430],有较高的特异性。伴有肌样分化的肌样结节表达 actins,伴有巨细胞纤维母细胞瘤(GCF)样区域 DFSP 中的多核巨细胞表达 CD34(图 6-108E),萎缩性 DFSP

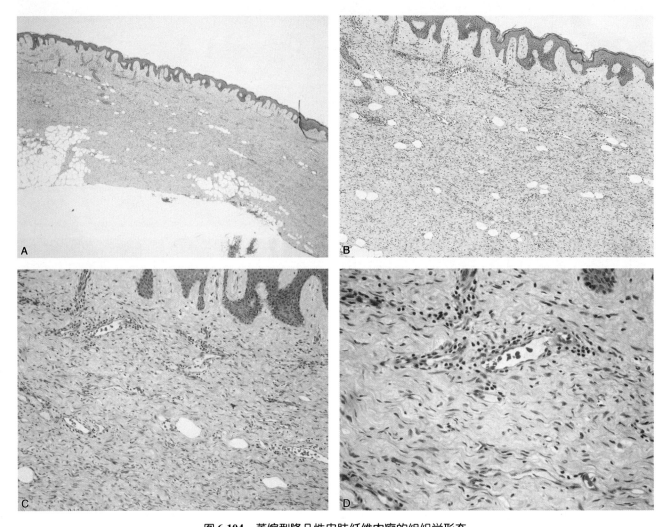

图6-104 萎缩型隆凸性皮肤纤维肉瘤的组织学形态
A. 肿瘤主要位于真皮内,常呈宽带状;B ~ D. 席纹状排列不明显,常呈不规则的条束状排列

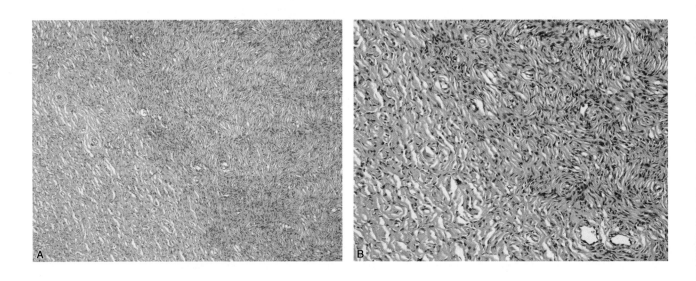

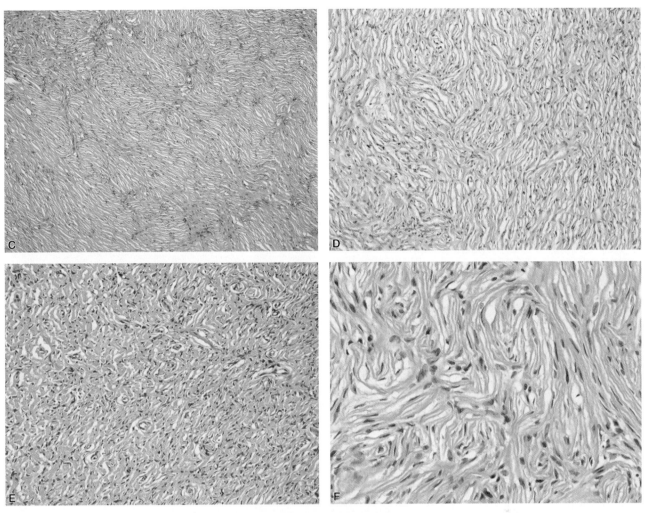

图 6-105 硬化性隆凸性皮肤纤维肉瘤
间质内含有大量的胶原纤维

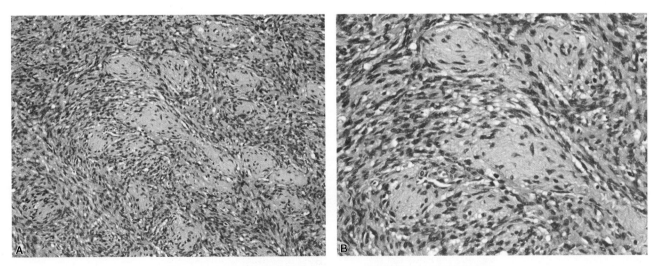

图 6-106 栅栏状和含有较多 Verocay 小体的隆凸性皮肤纤维肉瘤
A、B. 肿瘤内可见 Verocay 样小体样结构

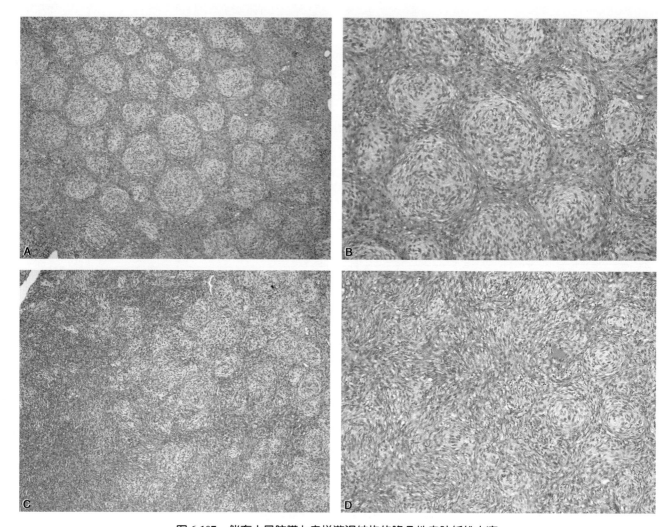

图 6-107　伴有大量脑膜上皮样漩涡结构的隆凸性皮肤纤维肉瘤
A、B. 肿瘤内可见脑膜上皮样漩涡结构；C、D. 漩涡结构与经典的席纹状区域之间有移行

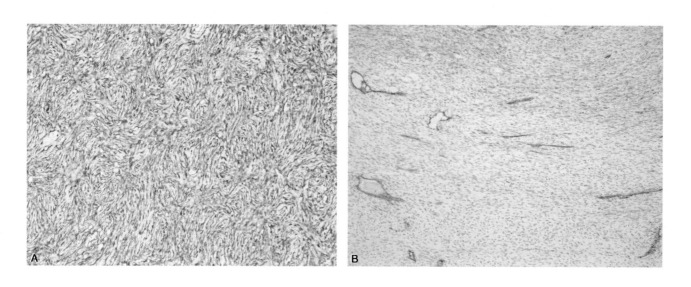

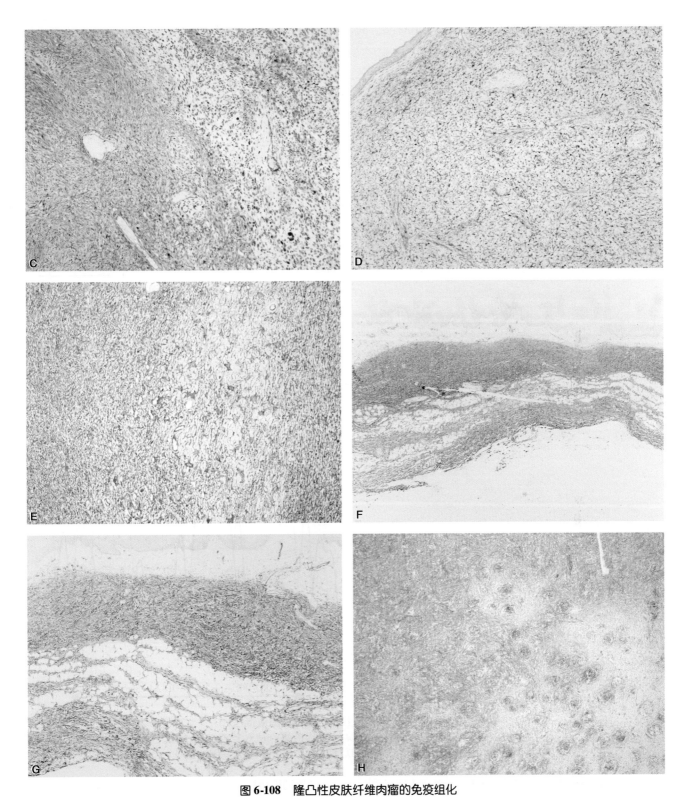

图6-108　隆凸性皮肤纤维肉瘤的免疫组化

A. 经典型；B. 纤维肉瘤型；C. 未分化肉瘤型；D. 黏液样；E. 混杂型；F、G. 萎缩性；H 伴有脑膜上皮样漩涡状结构的隆凸性皮肤纤维肉瘤

也呈弥漫性阳性（图6-108F、G），脑膜上皮样漩涡状结构也表达CD34（图6-108H）。硬化性DFSP中CD34阳性的瘤细胞位于胶原纤维间，类似孤立性纤维性肿瘤。部分DFSP还可表达EMA，主要定位于胞质。新近报道显示，DFSP还可表达GRIA2[431]。

不表达S-100蛋白、desmin、AE1/AE3和actins。

【超微结构】

瘤细胞类似纤维母细胞，一些研究报道提示具有神经束膜分化。

【细胞遗传学】

显示85%的病例含有t(17;22)(q22;q13)及因t(17;22)而形成的超额环状染色体r(17;22)（图6-109A），并产生COL1A1-PDGFB融合性基因（图6-109B）[432,433]，可通过RT-PCR或FISH检测（图6-109C，D）[434,435]。COL1A1全称为I型胶原a1基因（collagen type I a 1gene），位于17q22，PDGFB全称为血小板衍化生长因子B链基因（platelet-derived growth factor B-chain gene）。I型胶原在胶原家族蛋白中是分布最为广泛的一种胶原。PDGF是多种细胞的有丝分裂原，在多种生物系统中起着重要的作用，包括损伤的修复、胚胎的形成、动脉粥样硬化、骨髓纤维化和肿瘤的形成等。细胞内编码PDGF-B链的基因与v-sis癌基因同源，后者可引起Simian肉瘤。PDGFB转录的失调，导致PDGF的大量分泌，在多种肿瘤的发生过程中起了重要的作用。因细胞表面含有PDGF受体，所合成的PDGF反过来作用于细胞自身，故属于一种自分泌生长刺激（autocrine growth stimulation）。DFSP中的COL1A1-PDGFB融合性基因使位于PDGFB 2号外显子上游的一些序列丢失，这些序列在正常情况下起着负调节PDGFB的作用。

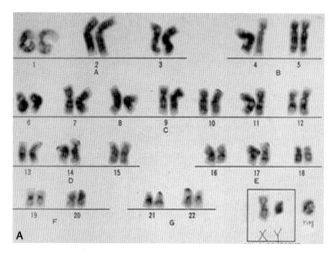

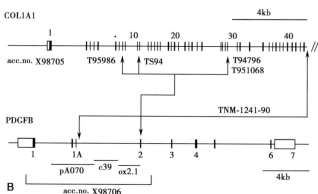

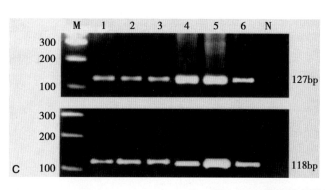

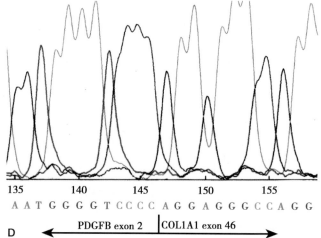

图6-109 隆凸性皮肤纤维肉瘤的细胞遗传性

A. 示环状染色体；B. COL1A1-PDGFB融合基因示意图，COL1A1基因断裂点从6号至43号外显子，PDGFB基因断裂点为2号外显子；C. RT-PCR检测COL1A1-PDGFB融合基因；D. COL1A1-PDGFB融合基因测序

除经典型DFSP外，在色素性DFSP[436]、纤维肉瘤型DFSP[437]和颗粒细胞型DFSP[438]中也能检测到COL1A1-PDGFB融合性基因，提示这些DFSP的形态学亚型与经典型DFSP具有相同的遗传学基础改变。

除t(17;22)外，个别DFSP病例显示t(5;8)，涉及CSPG2基因（5q14.3）和PTK2B基因（8p21.2）[439]。

【鉴别诊断】

1. 良性纤维组织细胞瘤（BFH） 当瘤细胞呈明显的席纹状排列时极易被误诊为DFSP，但如仔细阅片，在BFH中多能见到泡沫样组织细胞、含铁血黄素性吞噬细胞或图顿多核巨细胞等成分。另BFH中显示席纹状结构的区域CD34标记仅为血管阳性，而瘤细胞为阴性。部分BFH也可表达CD34，特别是一些富于细胞的病例,但 CD34 染色多定位于病变的周边或浅表部。有时 BFH 的瘤体位置偏深,其底部可呈楔状伸入皮下脂肪组织,但有别于 DFSP 的蜂窝状浸润。新近有报道显示,CD99 在富于细胞性纤维组织细胞瘤和 DFSP 中的表达方式有所不同,对两者的鉴别诊断有一定的价值[440]。富于细胞性纤维组织细胞瘤常弥漫强阳性表达 CD99,而 DFSP 多为中度和弱阳性表达 CD99。

2. 斑块样 CD34+ 的真皮纤维瘤　病变呈带状分布于真皮上 2/3,由增生的纤维母细胞组成,瘤内血管明显,其中位于病变上部的细胞呈垂直性生长,位于下部的细胞呈水平状生长,分子遗传学检测(RT-PCR 或 FISH)COL1A1-PDGFB 为阴性[441]。相比之下,斑块样 DFSP 境界不清,弥漫分布于真皮层,并可浸润至皮下脂肪组织,瘤细胞多呈水平状生长,瘤内血管并不明显,分子遗传学检测(RT-PCR 或 FISH)COL1A1-PDGFB 为阳性。

3. 弥漫性神经纤维瘤　瘤细胞短小、纤细,无核分裂象,细胞丰富程度不如 DFSP,一般看不到典型的席纹状结构,但却可见到触觉小体或其他提示神经性分化的形态结构。瘤细胞表达 S-100 蛋白和 SOX10。

4. 色素性神经纤维瘤　文献中最初将色素性 DFSP 描述为色素性神经纤维瘤,但两者是完全不同的病变,色素性神经纤维瘤表达 S-100 蛋白和 SOX10,可与色素性 DFSP 鉴别。

5. 浅表性纤维肉瘤　发生于浅表的纤维肉瘤多由 DFSP 发展而来。

6. 软组织神经束膜瘤和混杂性神经鞘瘤/神经束膜瘤瘤细胞也可呈席纹状排列,并可表达 CD34,但瘤细胞常呈漩涡状围绕血管排列,瘤细胞多呈纤细的梭形,特别是 EMA 标记可显示其细长的胞质突起,除 EMA 外,瘤细胞还可表达 GLUT1 和 claudin-1。

7. 黏液样脂肪肉瘤　黏液样 DFSP 中多可见到经典的 DFSP 区域,无单泡状印戒样脂肪母细胞。黏液样脂肪肉瘤中可通过 FISH 检测到 DDIT3 基因易位,而 PDGFB 为阴性。

8. 多形性未分化肉瘤　肿瘤多位于深部软组织内,瘤内虽可见席纹状结构,但瘤细胞具有明显的异型性和多形性,可见瘤巨细胞,核分裂象及病理性核分裂易见。

【治疗】

首选外科手术,采用局部广泛切除术,并确保切缘没有肿瘤残留[442]。对一些早期病变可考虑采取 Moh's 微地图切除术[443]。对一些肿块巨大或多次复发外科难以手术切除以及发生肺转移的病例,可尝试阻断 PDGF 的靶向治疗药物-甲磺酸伊马提尼(格列卫)[444-446],有效率约为 50%,但也存在耐药性。格列卫可用作术前新辅助治疗。靶向治疗后再经手术切除的 DFSP 可表现为细胞密度明显降低,间质伴有胶原化,可有组织细胞吸收反应(图 6-110)。

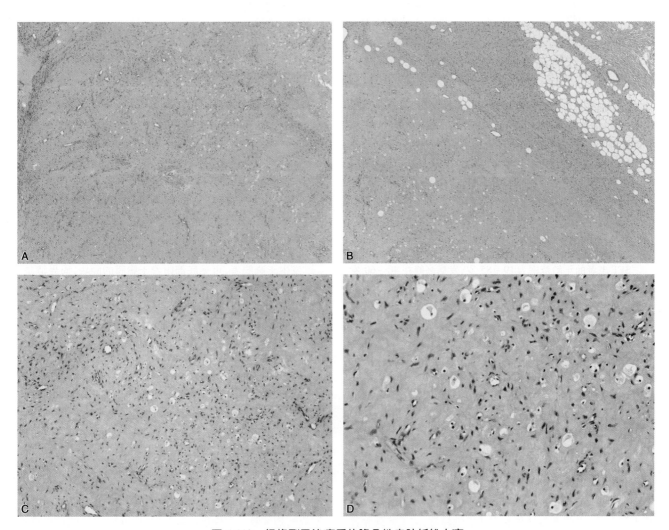

图 6-110　经格列卫治疗后的隆凸性皮肤纤维肉瘤
瘤细胞密度明显降低,间质伴有胶原化,并可有组织细胞吸收反应

【预后】

本病具有较高的局部复发率,切缘情况是决定 DFSP 是否会复发的最为重要的因素。如切除不净或切缘少于 2cm,局部复发率可高达 40%,经局部广泛切除者(切缘>3cm),局部复发率为 18%,经 Moh's 手术者,局部复发率为 6% ~ 7%。

极少数情况下,DFSP 可发生远处转移,多转移至肺(图 6-111),偶可转移至淋巴结。与经典型 DFSP 相比,纤维肉瘤型 DFSP 恶性度增高,表现为复发次数增加,间隔缩短,并可发生远处转移,其余各亚型在预后上无差异[447]。

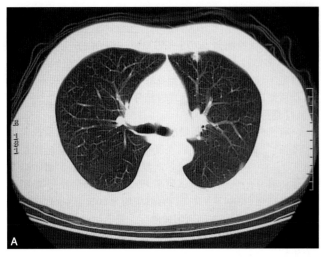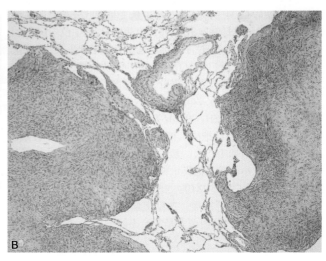

图 6-111　转移性隆凸性皮肤纤维肉瘤
A. 肺转移性结节;B. 肺穿刺活检

六、孤立性纤维性肿瘤

孤立性纤维性肿瘤(solitary fibrous tumor,SFT)是一种好发于胸膜的纤维母细胞性肿瘤,瘤细胞具 CD34+树突状间质细胞分化,遗传学显示 12q 重排,形成 *NAB2-STAT6* 融合基因。除胸膜外,SFT 可发生于躯体多个部位。以往所说的血管外皮瘤(hemangiopericytoma,HPC)不再作为一个独立的病种,HPC 更多地代表了一种瘤细胞的排列结构。

【ICD-O 编码】

孤立性纤维性肿瘤　　　　8815/1
恶性孤立性纤维性肿瘤　　8815/3

【临床表现】

SFT 患者的年龄范围为 19 ~ 85 岁,发病高峰在 40 ~ 60 岁之间,女性略多见。

好发于胸膜,其中 2/3 附着于脏层胸膜,常有蒂与肺相连,1/3 附着于壁层胸膜,常呈广基状。部分病例可发生于胸膜外,以头颈部(包括眼眶和口腔)、上呼吸道、纵隔、盆腔、腹膜后和周围软组织相对常见,其他部位如中枢神经系统、脑膜、脊索、腮腺、甲状腺、肺实质、肝、胃肠道、肾上腺、膀胱、前列腺、精索和睾丸等处也可发生,几乎囊括躯体的所有解剖部位[448-459]。

临床上,发生于胸膜者,多表现为咳嗽、胸痛和呼吸困难,肿块可占据整个胸腔,部分病例为体检时偶然发现;发生于胸膜外者,多表现为局部缓慢性生长的无痛性肿块,部分病例也可为偶然性发现。位于一些特殊部位者可伴有相应的症状,如位于脑膜者可伴有头痛,位于眼眶者可伴有单侧眼球突出,位于脊索者可伴有单侧肢体麻木或感觉异常,位于前列腺者可伴有尿潴留,位于盆腔或腹膜后者可有腹胀或梗阻等症状。

复旦大学附属肿瘤医院 2008 ~ 2016 年间共诊断 400 例 SFT,其中男性 192 例,女性 208 例,男:女为 1:1.1,总的平均年龄和中位年龄分别为 49 岁和 51 岁,年龄范围为 7 ~ 83 岁(图 6-112A)。胸膜 SFT 72 例(18%),女性多见,女:男为 1.5:1,患者的平均年龄和中位年龄分别为 55 岁和 56 岁,年龄和性别分布参见图 6-112B;胸膜外 SFT 328 例(82%),无明显性别差异,患者的平均年龄和中位年龄分别为 42 岁和 49 岁,年龄和性别分布参见图 6-112C。胸膜外 SFT 多分布于头颈部(特别是眼眶)、盆腔、躯干、腹膜后、腹腔、纵隔和四肢,少见部位包括腹股沟、脑膜、脊柱等,偶可发生于前列腺、膀胱、阴囊、外阴和气管等处(图 6-113)。

【影像学】

发生于胸膜者,可见底部附着于胸膜的肿块,周界清楚,偶可见到蒂样结构(图 6-114A,B),有时肿瘤巨大,可占据大半个胸腔(图 6-114C,D)[460];发生于胸膜外者,常表现为周界清楚的圆形或卵圆形肿块(图 6-114E ~ J)。恶性 SFT 常显示有破坏性生长(图 6-114K,L)。

【大体形态】

肿块呈类圆形或卵圆形,周界清晰,位于胸膜者可带蒂(图 6-115A),部分病例被覆纤维性假包膜(图 6-115B),直径 1 ~ 30cm,平均 6 ~ 8cm。切面呈灰白色(图 6-115C,D),质韧而富有弹性,可伴有黏液样变性。恶性者切面可呈鱼肉状,可伴有出血、囊性变和坏死。

【组织形态】

1. 经典型 SFT　肿瘤的周界清晰(图 6-116A),由交替性分布的细胞丰富区和细胞稀疏区组成(图 6-116B)。细胞丰富区内,瘤细胞呈短梭形或卵圆形(图 6-116C),胞质少或不清,核染色质均匀,细胞稀疏区内,瘤细胞呈纤细的梭形。两

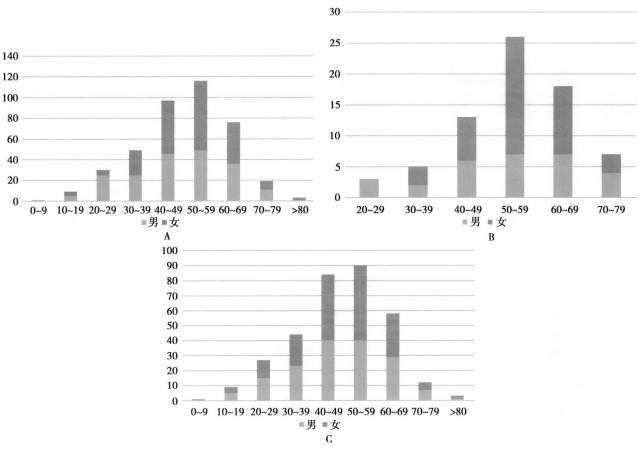

图 6-112　孤立性纤维性肿瘤患者的年龄和性别分布

A. 400 例胸膜和胸膜外 SFT 患者的年龄和性别分布；B. 72 例胸膜 SFT 患者的年龄和性别分布；C. 328 例胸膜外 SFT 患者的年龄和性别分布

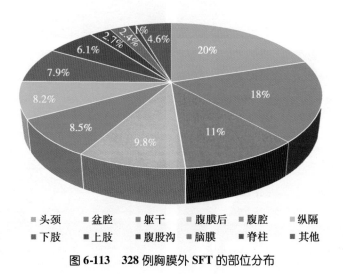

图 6-113　328 例胸膜外 SFT 的部位分布

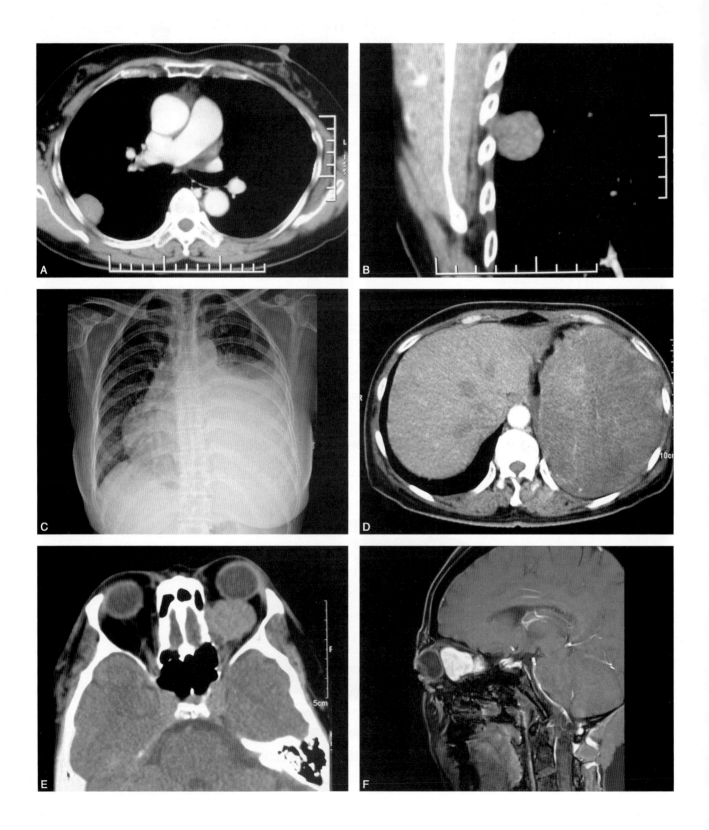

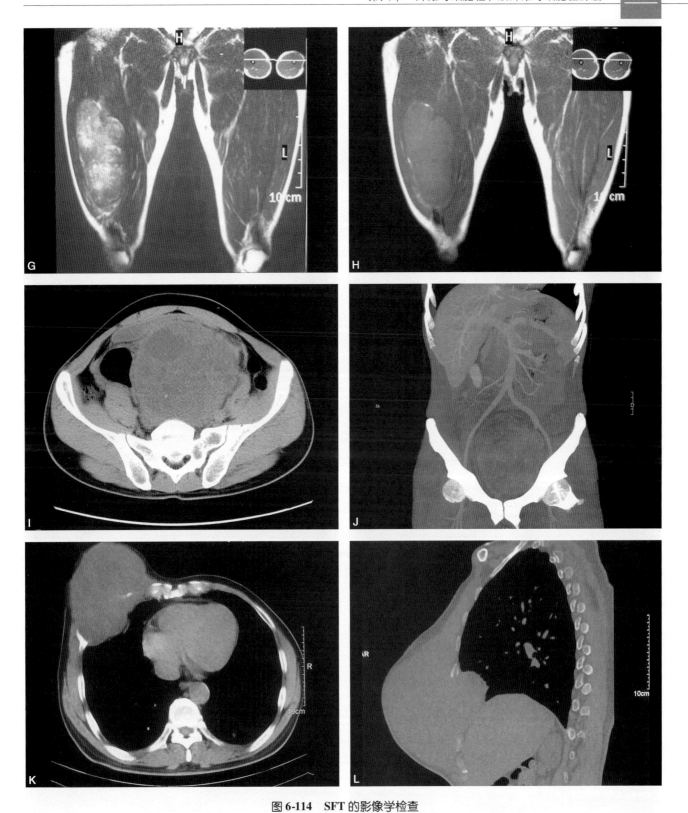

图 6-114　SFT 的影像学检查

A、B. 胸膜 SFT,似有蒂与胸膜相连;C、D. 左侧胸腔巨大占位;E、F. 眼眶 SFT;G、H. 右大腿 SFT;I、J. 盆腔 SFT;K、L. 胸膜恶性 SFT

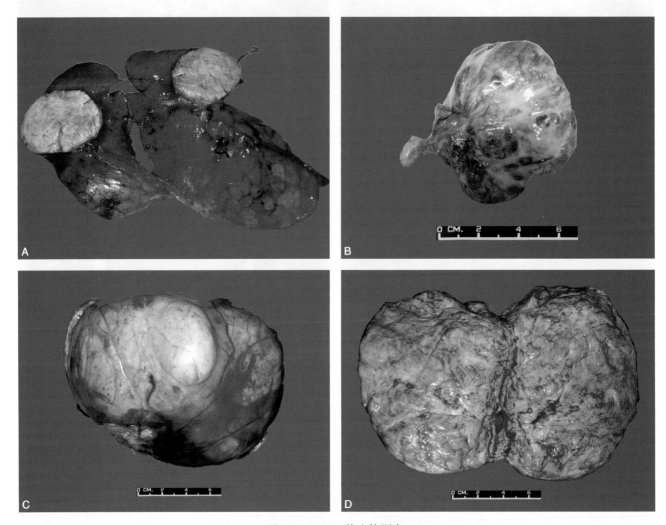

图 6-115　SFT 的大体形态
A、B. 胸膜 SFT,肿瘤带蒂;C、D. 纵隔 SFT

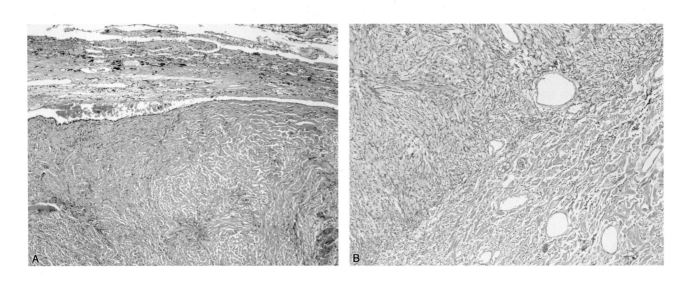

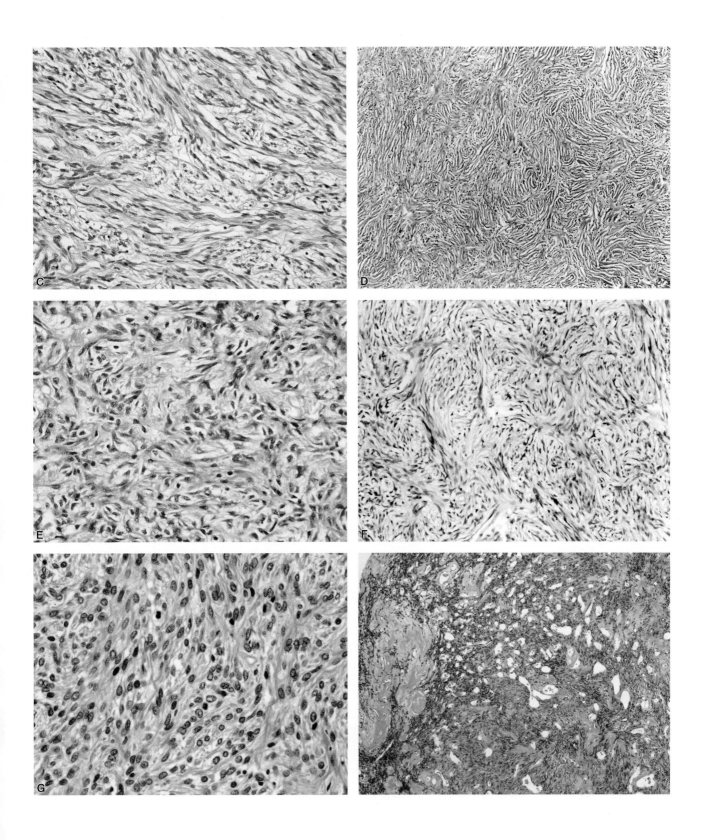

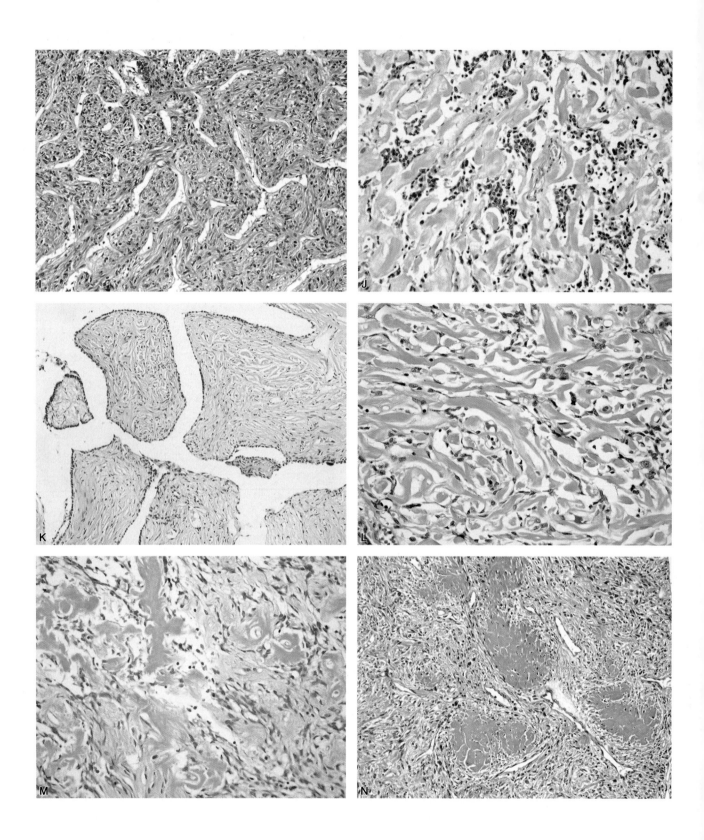

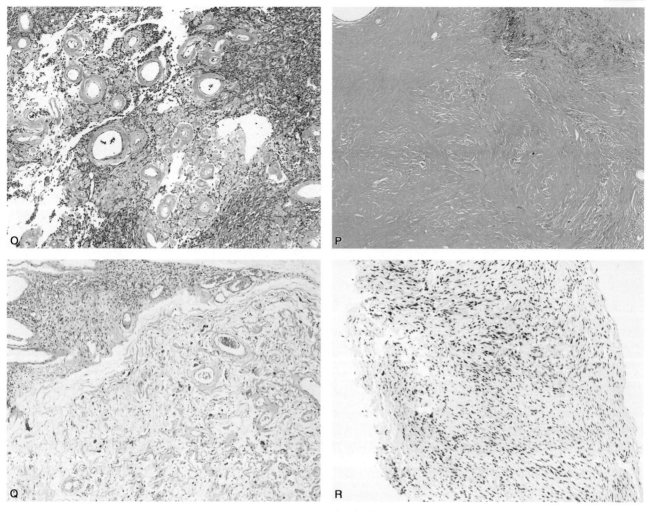

图6-116 SFT的组织学形态

A. 胸膜SFT,周界清楚;B. 示交替性分布的富于细胞区和稀疏细胞区,后者富含胶原纤维;C. 富于细胞区内的梭形瘤细胞和细胞之间绳索样胶原纤维;D. SFT中特征性的无结构性结构;E. 杂乱状排列;F. 交织状或席纹状排列;G. 条束状排列;H、I. 血管外皮瘤样排列;J. 成簇的小卵圆形细胞;K. 分叶状结构;L. 梭形瘤细胞之间宽大的胶原纤维,明显时可呈瘢痕疙瘩样;M、N. 石棉样纤维;O. 血管壁玻璃样变性;P. 间质伴有广泛的玻璃样变性;Q. 间质伴有黏液样变性;R. 空芯针穿刺活检

区内的细胞均无明显异型性,核分裂象也不多见。瘤细胞多呈无结构性或无模式性生长(patternless pattern)(图6-116D),其他较为常见的排列方式有杂乱状、席纹状、条束状、鱼骨样、血管外皮瘤样、栅栏状或波浪状(图6-116E~I),部分病例中还可见到密集成簇的上皮样卵圆形或小圆形细胞(图6-116J)。发生于肺、前列腺、精囊等实质脏器者还可含有原有的上皮性结构,与SFT形成分叶状肿瘤样结构(图6-116K)。另一形态学特征表现为瘤细胞间含有粗细不等、形状不一的胶原纤维(图6-116L),明显时可呈瘢痕疙瘩样,有时可见到边缘呈放射状的石棉样胶原纤维(图6-116M,N)。瘤内血管丰富,血管壁胶原变性较为常见(图6-116O)。间质可伴有明显的玻璃样变性(图6-116P)。少数病例中,间质还可发生黏液样变性(图6-116Q)[461]。SFT有时因肿瘤巨大临床难以手术切除,此时常送穿刺活检标本,在诊断时应多加注意(图6-116R)。

2. 巨细胞型SFT Dei Tos等[462]曾于1995年报道过一种好发于眼睑的巨细胞血管纤维瘤(giant cell angiofibroma,GCA),形态上介于SFT和巨细胞纤维母细胞瘤之间[463,464]。现已知,GCA并不是一个的独立的病理学类型,GCA在本质上属于SFT的巨细胞亚型[465,466]。相对于经典型SFT而言,巨细胞型SFT中常可见一些扩张的假血管样或血窦样腔隙,于腔隙内或其周围可见散在的核深染多核巨细胞(图6-117A~C)。在少数黏液样SFT中也可见到核深染的多核巨细胞(图6-117D)。

3. 脂肪瘤样SFT Nielsen等[467]曾于1995年报道了脂肪瘤样血管外皮瘤(lipomatous hemangiopericytoma),随后不久一些文献上又有了较多的报道[468,469]。与巨细胞血管纤维瘤相似,所谓的脂肪瘤样血管外皮瘤本质上就是一种富含脂肪组织的SFT[470](图6-118),也称为成脂性SFT(fat-forming SFT)[471]。

4. 非典型性和恶性SFT 在10%的病例中,除含有典型SFT区域外,还含有不典型的区域,表现为细胞密度增加,核

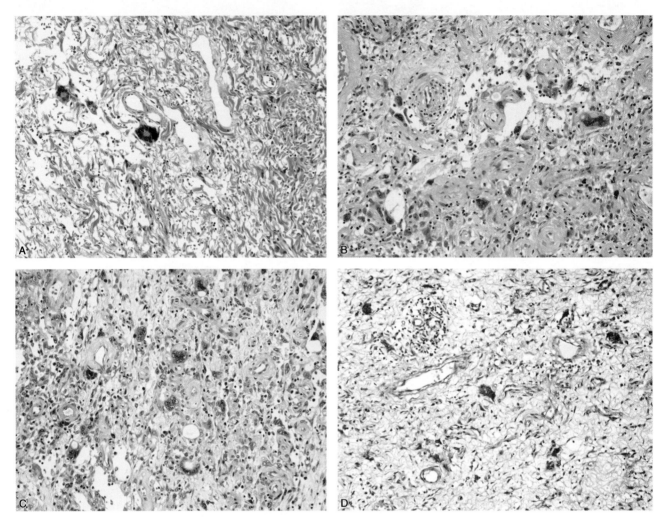

图 6-117 巨细胞型 SFT 的组织学形态
部分 SFT 中于腔隙内或其周围可见散在的核深染多核巨细胞

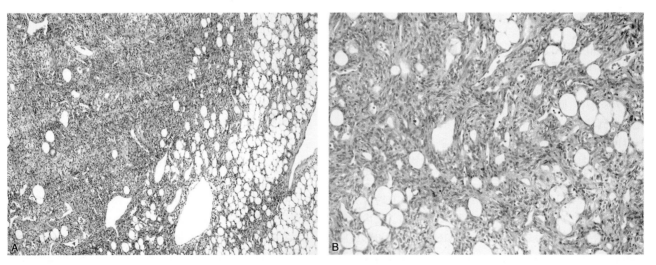

图 6-118 脂肪瘤样 SFT 的组织学形态

异型性明显,核分裂象易见,常>4/10HPF,并能见到出血/坏死,形态上类似纤维肉瘤或多形性未分化肉瘤(图 6-119A～F),此型也称为非典型性和恶性型 SFT(atypical and malignant SFT)[472]。恶性 SFT 的体积相对较大,直径常>10cm。恶性SFT 中也可含有脂肪成分。Mosquera 和 Fletcher 等[473] 于 2009 年报道了 8 例恶性 SFT,除了良性 SFT 区域之外,肿瘤内还含有高度恶性的肉瘤区域,可呈分化较差的上皮细胞样、圆细胞性或梭形细胞肉瘤,称为去分化 SFT(dedifferentiated SFT)(图 6-119G～L)。去分化 SFT 中还可出现骨肉瘤样或横纹肌肉瘤样异源性成分[474]。

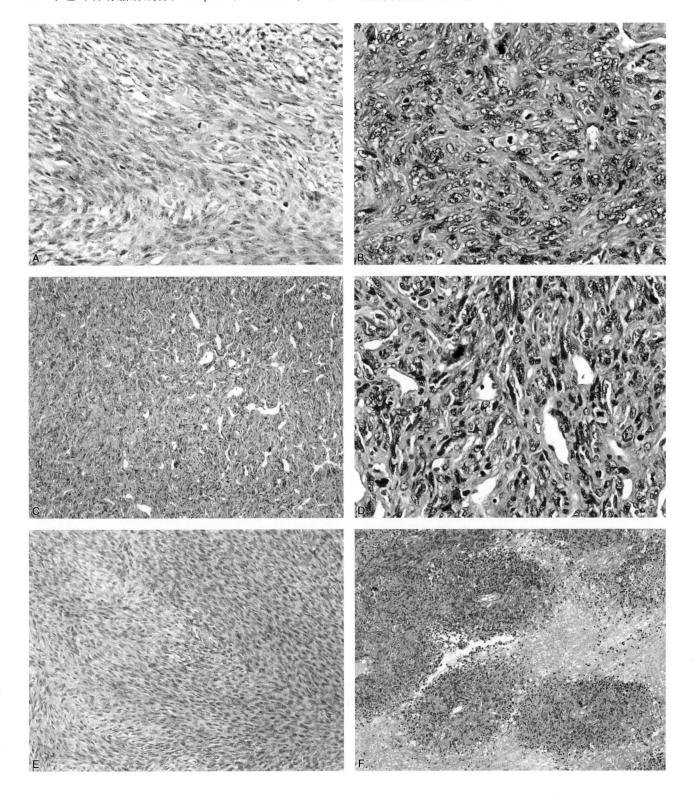

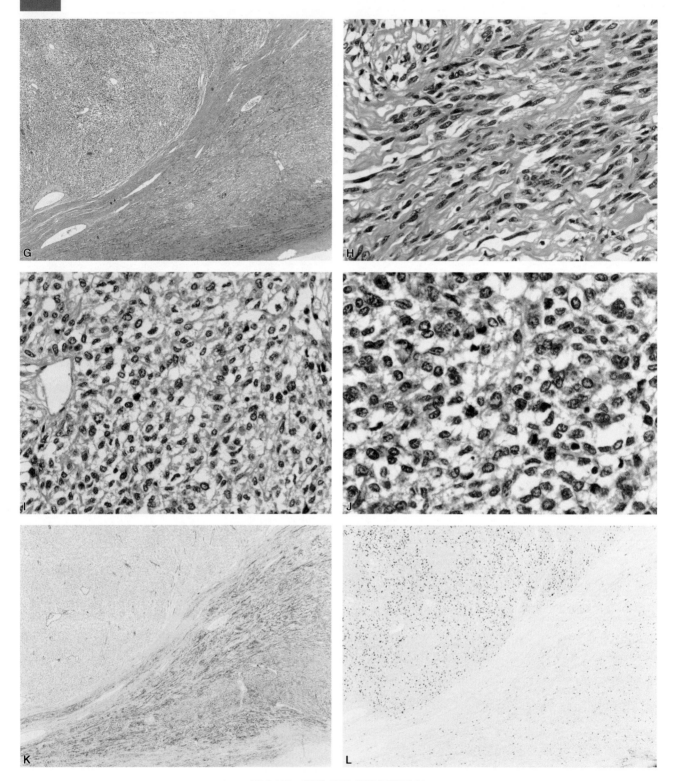

图 6-119　恶性 SFT 的组织学形态

A、B. 细胞密度显著增高,并可见核分裂象;C、D. 示血管外皮瘤样排列(以往所说的恶性血管外皮瘤);E. 呈纤维肉瘤样;F. 示肿瘤性坏死;G. 去分化 SFT;H. 去分化 SFT 中 SFT 区域;I、J. 去分化 SFT 中去分化性区域(小圆细胞肉瘤);K. CD34标记,去分化区域阴性;L. Ki67 标记,去分化区域显著高于 SFT 区域

5. 脑膜血管外皮瘤　脑膜血管外皮瘤与发生于其他部位的 SFT 属于同一瘤谱[475],本质上就是发生于脑膜的 SFT。

6. 婴儿型血管外皮瘤　在临床表现、组织学形态和免疫学表型上与发生于成年人的 SFT 均有所不同,可能与肌周细胞肿瘤(肌纤维瘤)关系更为密切[476]。

【免疫组化】

经典型 SFT 及其亚型中的梭形细胞表达 CD34、bcl-2、CD99 和 STAT6(图 6-120A ~ D)[477-479],灶性或弱阳性表达 actins 和(或)desmin(图 6-120E)。巨细胞型 SFT 中的巨细胞也表达 CD34(图 6-120F)。CD34 在恶性 SFT 中的纤维肉瘤样区域或去分化 SFT 中的去分化区域中可失表达。同样,STAT6 在去分化 SFT 中也可失表达[480]。部分脑膜 SFT 病例 CD34 标记可为阴性。新近基因表达研究发现,SFT 高表达 GRIA2 基因,GRIA2 可作为 SFT 的一种新标记物[431]。除隆凸性皮肤纤维肉瘤和肌上皮瘤等少数肿瘤外,GRIA2 在其他类型的软组织肿瘤中多为阴性。

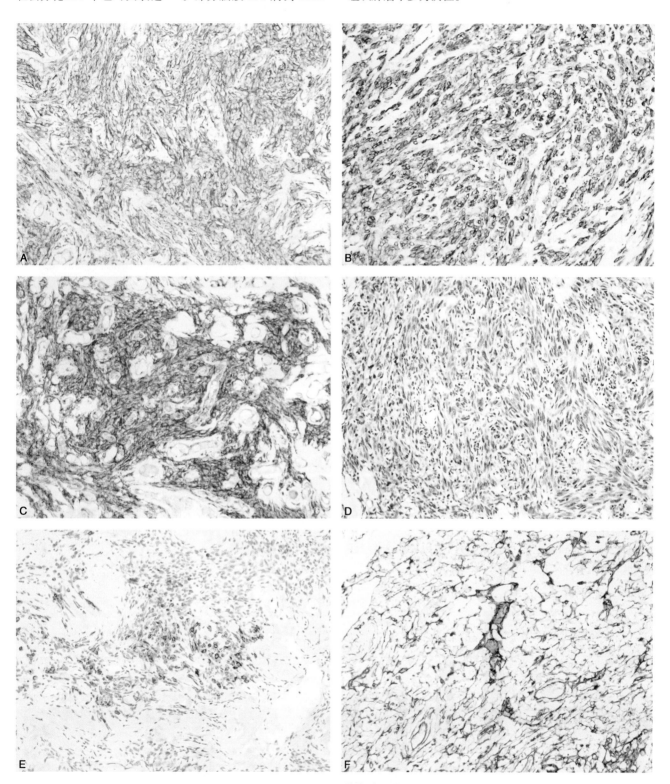

图 6-120　SFT 的免疫组化

A. 经典型 CD34 标记;B. 经典型 bcl-2 标记;C. 经典型 CD99 标记;D. 经典型 STAT6 标记;E. 经典型 desmin 标记;F. 巨细胞型 CD34 标记

【超微结构】

梭形细胞具纤维母细胞、肌纤维母细胞或周皮细胞分化[481]。

【细胞遗传学】

新近研究发现，SFT 中存在 NAB2-STAT6 融合性基因[482,483]。脑膜血管外皮瘤具有相似的遗传学异常[484]，可通过 RT-PCR 或 NGS 检测[485]。因位于 12q 上的 NAB2 和 STAT6 基因相距较近，不适合做 FISH 检测。

【鉴别诊断】

需要与本病鉴别的肿瘤比较多，主要根据肿瘤所在的部位而定，包括梭形细胞脂肪瘤、真皮纤维瘤、隆凸性皮肤纤维肉瘤、巨细胞纤维母细胞瘤、低度恶性纤维肉瘤、低度恶性肌纤维母细胞瘤、多形性未分化肉瘤、上皮样平滑肌瘤、神经鞘瘤、神经纤维瘤、低度恶性周围神经鞘膜瘤、促结缔组织增生性间皮瘤和梭形细胞滑膜肉瘤等。

联合采用 STAT6 和 ALDH1 有助于 SFT 与相似性肿瘤的鉴别诊断[486]，包括在镜下形态和免疫表型与 SFT 有一定重叠的恶性潜能未定的前列腺间质肿瘤（prostatic stromal tumor of uncertain malignant potential, PSTUMP）[487]。

【治疗】

局部完整切除。

【预后】

本病多数呈良性经过，极少数可复发，常为肿瘤切除不全所致。非典型性及恶性 SFT 具有明显的侵袭性行为，局部复发率或远处转移率高，多转移至肺、骨和肝，可在肿瘤生长多年以后发生转移。

七、炎性肌纤维母细胞性肿瘤

炎性肌纤维母细胞性肿瘤（inflammatory myofibroblastic tumor，IMT）是一种好发于儿童和青少年的肌纤维母细胞性肿瘤，间质内常伴有慢性炎症细胞浸润［淋巴细胞浆细胞，和（或）嗜酸性粒细胞］，遗传学显示约 50% 病例有 ALK 基因（2p23）重排。

【ICD-O 编码】

8825/1

【临床表现】

好发于儿童和青少年，平均年龄为 10 岁，中位年龄为 9 岁，极少数病例可发生于 40 岁以上。女性略多见。

多数病例位于肠系膜、大网膜、腹膜后和盆腔[488-492]，其次为肺、纵隔、上呼吸道和头颈部（包括口腔、腮腺和甲状腺），部分病例可位于胃肠道和泌尿生殖道，少数病例位于乳腺、肝脏、肾脏、皮肤、骨和中枢神经系统[493-498]，发生于周围软组织者较为少见[499]。

临床上起病隐匿，症状多与肿瘤所处部位相关：位于肺部者可表现为胸痛和呼吸困难，也可以无任何症状；位于腹腔内者可有腹痛、腹部包块、胃肠道梗阻、消化不良、发热、贫血、血沉加快、高丙球蛋白血症和体重减轻等症状，肿块巨大时可压迫邻近脏器引起压迫性症状。肿块切除以后，上述症状消失，如再次出现相似的症状，提示肿瘤复发。位于下消化道者，行肠镜检查可见息肉样肿块（图 6-121）。

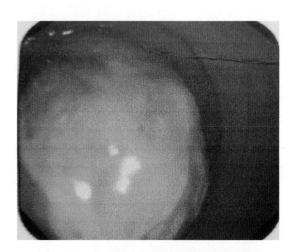

图 6-121　上皮样炎性肌纤维母细胞性肉瘤
肠镜检查显示息肉样肿块

复旦大学附属肿瘤医院 2008～2016 年间符合 IMT 诊断的病例有 57 例，其中男性 34 例，女性 23 例，男：女为 1.5：1，平均年龄和中位年龄分别为 26 岁和 23 岁，年龄范围为 7 个月～74 岁，高峰年龄段为 0～9 岁（图 6-122）。肿瘤主要发生于胃肠道（特别是胃壁内）、肠系膜/大网膜、腹盆腔、肺和纵隔，少数病例发生于泌尿生殖道、上呼吸道和头颈部等处（图 6-123）。

【影像学】

显示为结节状或分叶状肿块（图 6-124），质地不均匀。

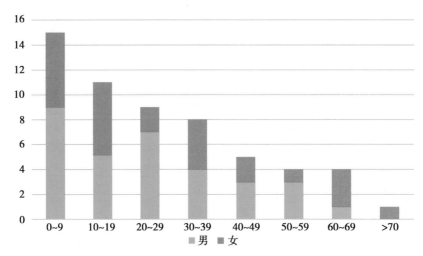

图 6-122　57 例 IMT 患者的年龄和性别分布图

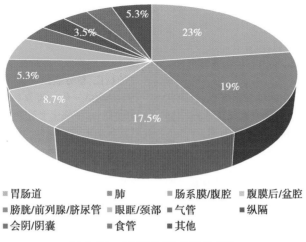

图 6-123 57 例 IMT 的部位分布

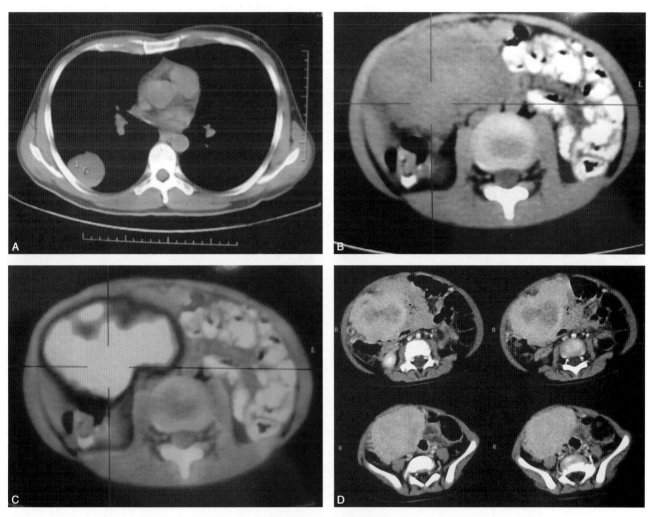

图 6-124 IMT 的影像学

A. 胸部 CT 示右胸近胸膜处结节状病变;B ~ D. 腹腔内肿块

【大体形态】

呈结节状或分叶状,其中位于肠系膜或后腹膜者常呈多结节状,直径范围为 1～20cm,多数病例在 5～10cm 之间。切面呈灰白色或灰黄色,质地坚韧,漩涡状,可伴有黏液样变性、灶性出血和坏死等,少数可伴有钙化。

【组织形态】

由增生的梭形纤维母细胞和肌纤维母细胞组成,呈束状或漩涡状排列(图 6-125A～H),间质内伴有大量的炎性细胞浸润,多为成熟的浆细胞、淋巴细胞和嗜酸性粒细胞,少数为中性粒细胞,有时可见生发中心形成。病变内除梭形细胞外,尚可见类圆形的组织细胞样细胞,部分病例中还可见一些不规则形、多边形或奇异形细胞,核内可见嗜伊红性或嗜碱性包涵体,类似节细胞或 R-S 细胞(图 6-125I)。瘤细胞的异型性依病例而异,核分裂象在不同区域内也可多少不等。部分病例中可见坏死。

IMT 有以下三种基本的组织学图像:①肿瘤内的间质呈黏液水肿样(图 6-125J,K),类似结节性筋膜炎或肉芽肿组织,也称为所谓的结节性筋膜炎样型;②梭形纤维母细胞和肌纤维母细胞密集成束(图 6-125E～G),可见组织细胞样细胞及炎症细胞浸润,类似纤维组织细胞瘤或平滑肌肿瘤,也称为所谓的纤维组织细胞瘤样型;③瘤细胞稀疏,细胞之间伴有不同程度的胶原化(图 6-125L),明显时可呈瘢痕疙瘩样,偶见钙化、砂砾体或骨化,类似纤维瘤病,也称为所谓的纤维瘤病样型。需要指出的是,这些形态仅仅对识别 IMT 有所帮助,而无临床意义,另一方面,这些形态也可同时出现在同一病例中,故在实际工作中,我们不主张将 IMT 分成各种亚型。

除经典的 IMT 外,新近文献上还报道了一种特殊的上皮样亚型[500-502],主要发生于成年人,好发于腹腔、肠系膜和大网膜,镜下主要由大圆形细胞组成,核染色质呈空泡状,可见明显的核仁,核分裂象易见,间质疏松,常可见中心粒细胞浸润(图 6-126A～C),部分病例内也可见梭形细胞成分(图 6-126D)。此型临床上进展快,预后不佳,被称为上皮样炎性肌纤维母细胞性肉瘤(epithelioid inflammatory myofibroblastic sarcoma,EIMS)。EIMS 免疫组化标记显示 ALK 常呈核膜表达,RT-PCR 检测显示有 *RANBP2-ALK* 基因重排[500,501]。少数病例显示有 *RRBP1-ALK* 基因重排[503],免疫组化标记显示 ALK 呈胞质表达,但在核旁有浓聚现象。

【免疫组化】

所有病例均弥漫强阳性表达 vimentin,多数病例表达 α-SMA、MSA 或 desmin(图 6-127A,B),约 50% 的病例表达 ALK[504],范围为 36%～60%。不同 ALK 抗体的表达方式有所不同,ALK1 标记主要表现为胞质轻至中等程度染色,ALK(D5F3)标记则呈弥漫性强阳性(图 6-127,D)[505]。IMT 中不同的 ALK 易位所对应的 ALK 标记定位也有所不同(表 6-2),其中 EIMS 常呈特征性的核膜或核旁染色(图 6-127E,F)。另约 33% 的病例表达 CK,25% 的病例表达 KP-1。TP53 多为阴性,但在一些复发性病例和向恶性转化的病例中可呈阳性。*ALK* 重排阴性 *ROS1* 重排阳性的病例可表达 ROS1。

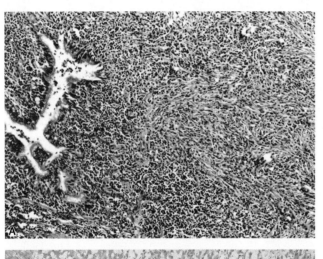

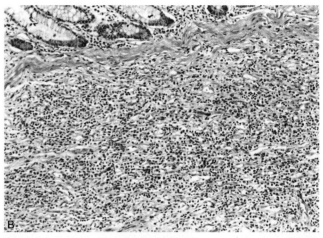

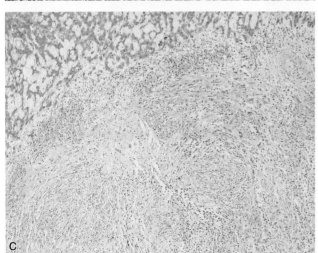

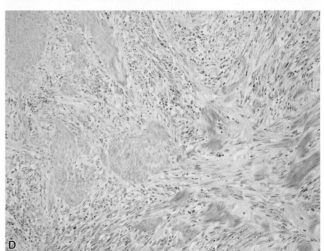

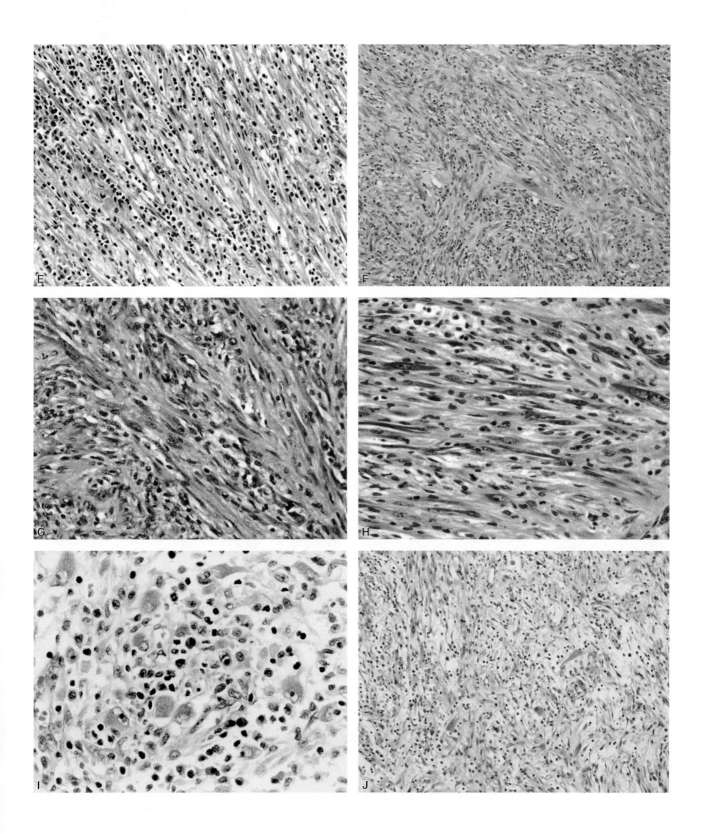

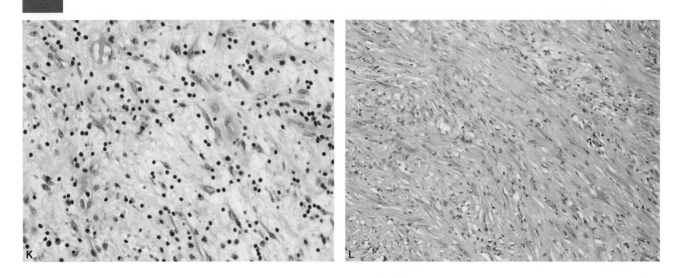

图 6-125　IMT 的组织学形态

A. 肺 IMT；B. 肠系膜 IMT；C. 肝脏 IMT；D. 膀胱 IMT，示浸润膀胱壁平滑肌；E～H. 示条束状增生的肌纤维母细胞，间质内伴有淋巴细胞和浆细胞浸润；I. 除呈梭形细胞形态外，部分瘤细胞可呈组织细胞样或节细胞样；J、K. 间质可呈疏松的黏液样或水肿样；L. 间质伴有胶原化

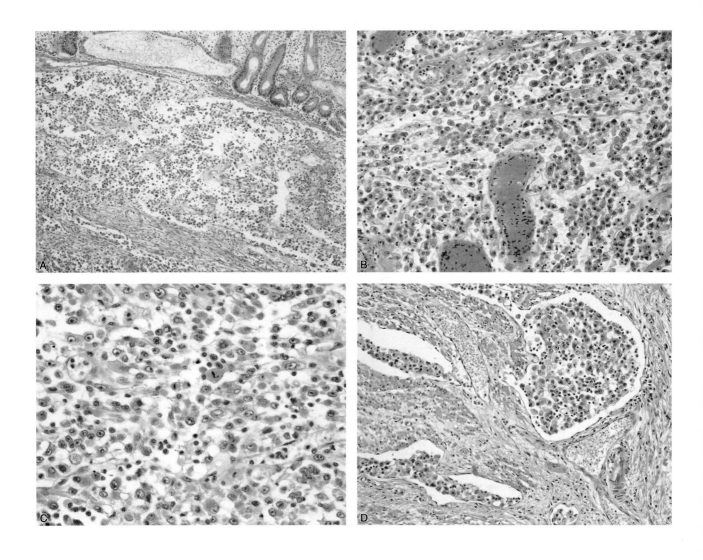

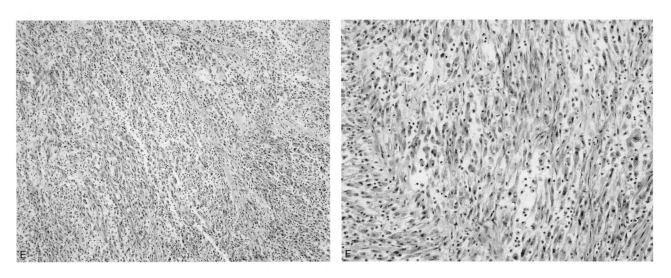

图 6-126　EIMS 的组织学形态

A. 病变位于黏膜下,间质疏松,常含有中心粒细胞;B、C. 瘤细胞由大圆形或多边形细胞组成,核染色质呈空泡状,常见明显的核仁,核分裂象易见;D. 肿瘤侵犯血管;E、F. 部分区域可见梭形细胞成分

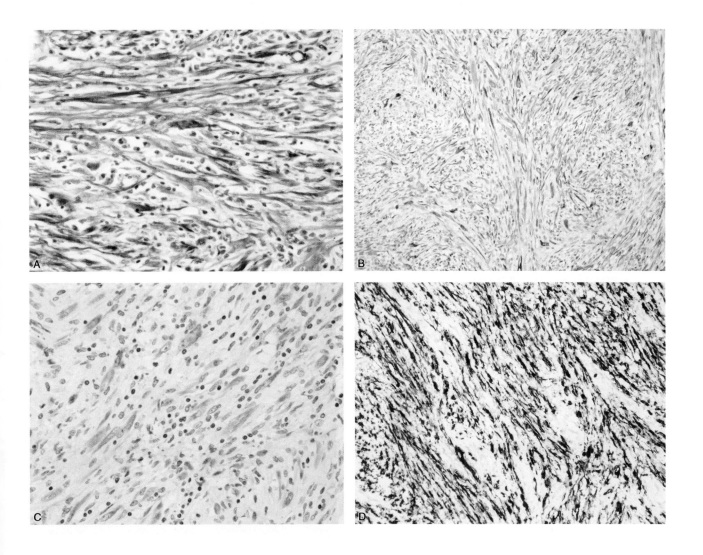

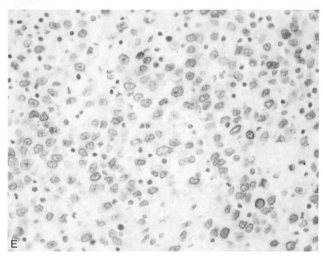
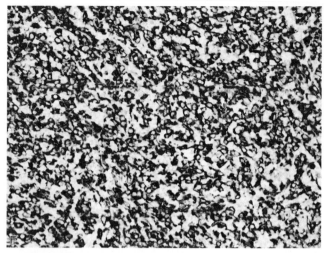

图 6-127   炎性肌纤维母细胞瘤的免疫组化

A. IMT 中的 α-SMA 标记;B. IMT 中的 desmin 标记;C. IMT 中的 ALK1 标记;D. IMT 中的 ALK(D5F3)标记;E. EIMS 中的 ALK 标记,呈核膜染色;F. EIMS 的 ALK(D5F3)标记

**表 6-2   炎性肌纤维母细胞性肿瘤中
ALK 易位和 ALK 标记定位**

与 ALK 融合的基因	染色体定位	ALK 标记定位
TPM3	1q22-23	胞质
TPM4	19p13.1	胞质
CARS	11p15	胞质
ATIC	2q35	胞质
SEC31L1	4q21	胞质
RANBP2	2q13	核膜
CLTC	17q23	胞质,颗粒状

表 6-3   炎性肌纤维母细胞性肿瘤中的融合性基因

染色体易位	融合基因	肿瘤部位
t(1;2)(q21;p23)	TPM3-ALK	腹腔,肺
t(2;19)(p23;p13)	TPM4-ALK	腹腔
t(2;17)(p23;q11)	CLTC-ALK	颈部
t(2;11)(p23;p15)	CARS-ALK	鼻旁窦,盆腔
t(2;2)(p23;q35)	ATIC-ALK	膀胱
	EML4-ALK	肺
t(2;2)(p23;q12)	RANBP2-ALK	肠系膜,腹腔,多见于 EIMS
t(2;4)(p23;q21)	SEC31L1-ALK	腹腔
t(12;15)	ETV6-NTRK3	肺
	ROS1-PDGFRβ	肺

【超微结构】

梭形细胞具纤维母/肌纤维母细胞性分化。

【细胞遗传学】

发生于儿童和青少年的 IMT 常有克隆性的重排,涉及位于 2p23 上的 ALK 受体酪氨酸激酶基因活化[506],但这种重排很少见于年龄在 40 岁以上的 IMT 患者。间变性大细胞性淋巴瘤(anaplastic large cell lymphoma,ALCL)也涉及 2p23,但两者有所不同的是,ALCL 含有 t(2;5)(p23;q35),产生 NPM-ALK 融合基因,而 IMT 仅涉及 2p23 上的 ALK 受体酪氨酸激酶基因活化。ALCL 对 ALK 抗体的表达主要定位于核和(或)胞质,而 IMT 对 ALK 的表达是定位于胞质。新近研究显示,IMT 中可产生 TPM3-ALK、TPM4-ALK、CLTC-ALK、CARS-ALK、ATIC-ALK、EML4-ALK、RANBP2-ALK 和 SEC31L1-ALK 融合性基因[507-510],其中 RANBP2-ALK 主要见于 EIMS(表 6-3)。ALK 基因重排可通过 FISH 检测(图 6-128),但具体的融合性基因则需要加做 RT-PCR。新近报道显示,少数无 ALK 重排的 IMT 可显示 ROS1-PDGFRβ 融合基因和 ETV6-NTRK3 融合基因,少数情况下涉及 RET 基因重排[511-513]。

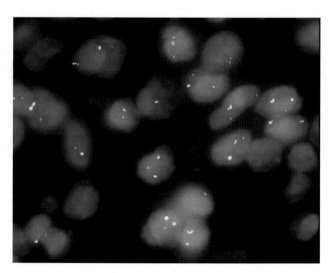

图 6-128   炎性肌纤维母细胞瘤的 FISH 检测
采用 ALK 分离探针,显示红绿信号分离

【鉴别诊断】

1. 伴有大量炎症细胞的多形性未分化肉瘤　多发生于成年人,好发于腹膜后。由畸形的多形性细胞组成,有时瘤细胞可被大量的黄色瘤细胞和炎症细胞所掩盖。

2. 胃肠道炎性纤维性息肉　体积较小,且多位于黏膜浅表,或呈息肉状,或为溃疡性病变。背景疏松、水肿或黏液样,含有较多增生的血管,炎症细胞成分较杂,以嗜酸性粒细胞多见。短梭形细胞常围绕血管呈同心圆状,免疫组化标记表达 CD34 和 PDGFRA,分子检测可显示 *PDGFRA* 基因突变。

3. IgG4 相关性硬化性疾病　硬化性肠系膜炎/后腹膜盆腔炎/纵隔炎　多见于中老年人。病变周界不清,附近常带有正常的组织。主要由增生的纤维组织组成,间质硬化比较明显,可见多少不等的淋巴细胞浆细胞浸润,IgG4+和 IgG+浆细胞的比例明显高于 IMT。

4. 结外滤泡树突状细胞肉瘤　需要强调的是,以往文献上报道的发生于肝脾的炎性假瘤或炎性肌纤维母细胞瘤,其中的一些病例本质上是滤泡树突肉瘤,最重要的鉴别点在于,肝或脾滤泡树突肉瘤中的瘤细胞表达,CD21、CD23、CD35 和 clusterin,而 actin 或 desmin 等为阴性。肝滤泡树突肉瘤 EBER 原位杂交多呈阳性。

5. 平滑肌肉瘤　瘤细胞丰富,异型性明显,核常呈雪茄样,核分裂象多见,并可见病理性核分裂。瘤细胞常呈长的束状排列,间质内一般不含大量的浆细胞和淋巴细胞浸润灶。

6. 位于肠系膜、大网膜或腹膜后的胃肠道外间质瘤　瘤细胞表达 CD117、DOG1 和 CD34,分子检测显示 *KIT/PDGFRA* 基因突变。

7. 结节性筋膜炎　主要发生于浅筋膜,间质内可有少量炎症细胞,但很少见到浆细胞,病变内的肌纤维母细胞主要表达 α-SMA,不表达 desmin 和 ALK,分子检测显示 *USP6* 基因易位,无 *ALK* 基因重排。

8. 霍奇金淋巴瘤　瘤细胞表达 CD15 和 CD30。

【治疗】

局部广泛切除,也可尝试 ALK 抑制剂克唑替尼(Crizotinib)[514]。

【预后】

本病是一种潜在恶性或低度恶性的肿瘤,位于腹腔内者具有局部复发倾向,复发率为 23%～37%,文献报道的几例转移性病例可能属于一种多灶性或多中心性的病变。少数病例经多次复发后可转化为肉瘤[515]。一般来说,瘤细胞有异型,肿瘤内可见核仁明显的节细胞样细胞,瘤细胞表达 P53,DNA 倍体检测为非整倍体,提示肿瘤可能具有较高的侵袭性。但遗憾的是,并无确切的组织学指标来判断肿瘤的生物学行为。少数病例可消退或对激素、非类固醇类抗炎药物有反应[516]。

八、低度恶性肌纤维母细胞性肉瘤

低度恶性肌纤维母细胞性肉瘤(low-grade myofibroblastic sarcoma,LGMFS)是一种梭形细胞肉瘤,瘤细胞显示肌纤维母细胞性分化。

1975 年,Stiller 和 Katenkamp[517] 在分化良好的纤维肉瘤中提

及肌纤维母细胞。1978 年 Vasudev 和 Harris[518] 首次采用肌纤维母细胞肉瘤(sarcoma of myofibroblasts)的名称来报道。在随后的 20 年中,因缺乏明确和统一的诊断标准,肌纤维母细胞肉瘤未被作为一种独立的病种而得到公认[519]。1998 年 Mentzel 等[520] 报道了 18 例低度恶性肌纤维母细胞性肉瘤,其中的 5 例得到电镜观察的支持。2001 年 Montgomery 等[521] 在另一组报道中报道了 15 例,其中 9 例做了电镜检测。这两大组的病例报道使肌纤维母细胞性肉瘤逐渐得到了大家的认可和重视。

【ICD-O 编码】

8825/3

【临床表现】

多发生于 30～70 岁间的成年人,中位年龄为 40～50 岁左右,男性多见,部分病例可发生于儿童[522]。

好发于头颈部,如舌、腭、牙龈、鼻旁窦、喉旁间隙、下颌骨和颅底[522-525],其次见于四肢、胸壁、背部、腋下、腹股沟和腹/盆腔[526],少数病例也可发生于皮肤、腮腺、乳腺、阴囊、外阴、胫骨和指骨等处[527]。多位于深部软组织特别是肌肉组织内,部分病例可位于筋膜旁和皮下组织。

多表现为局部无痛性的肿胀或逐渐增大的肿块,发生于腹/盆腔者,可伴有部分梗阻性症状。不少患者有肿块复发的病史。

【影像学】

肿瘤常呈浸润性或破坏性生长(图 6-129)。

【大体形态】

呈质地坚实的肿块,周界不清,直径为 1.4～17cm,中位直径 4cm,切面呈灰白色,纤维样。

【组织形态】

由成束、淡嗜伊红色的梭形细胞组成,常弥漫浸润至周围的软组织特别是横纹肌和脂肪(图 6-130A,B)。梭形瘤细胞可浸润穿插在单个束之间,形成类似增生性肌炎中的棋盘样结构(图 6-130C～E),也可浸润至脂肪组织内,类似侵袭性纤维瘤病,位于头颈部者,还可浸润或包绕残留的腺体。与增生性肌炎或纤维瘤病相比,LGMFS 的瘤细胞偏丰富,且至少在局部区域核有中度的异型性,瘤细胞间可见多少不等的胶原(图 6-130F～H)。部分病例内,瘤细胞可显示明显的异型性,并可呈交织的条束状或鱼骨样排列,类似中度恶性的纤维肉瘤或平滑肌肉瘤,肿瘤内可见凝固性坏死灶。高倍镜下,瘤细胞的胞质呈淡嗜伊红色,细胞周界不清,核的一端尖而细、波浪状,染色质均匀,或略呈胖梭形,染色质呈空泡状,内含清晰或不甚清晰的小核仁(图 6-130I)。少数病例内可见胞质内玻璃(纤维瘤样)包涵体。核分裂象在各病例之间多少不等,多<5/10HPF。肿瘤内可见数量较多的薄壁小血管。少数病例的间质内可见慢性炎症细胞浸润(图 6-130J),但并不明显,也可呈黏液样或伴有出血。

【免疫组化】

梭形细胞表达 vimentin、actins 和(或)desmin,可为 VA 型(vimentin 和 α-SMA)(图 6-131A),VD 型(vimentin 和 desmin)(图 6-131B),或 VAD 型(vimentin、α-SMA 和 desmin),并可表达 calponin,部分病例尚可表达 fibronectin、CD34 和 β-catenin。所有病例均不表达 h-CALD[528]、S-100 蛋白和上皮性标记。

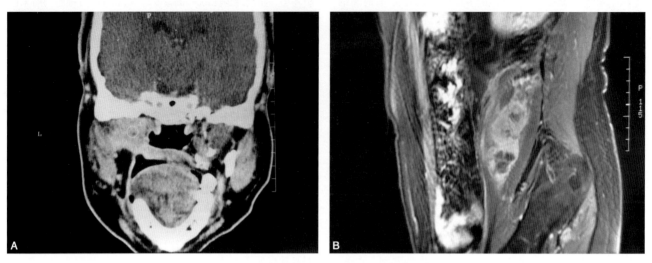

图 6-129   低度恶性肌纤维母细胞性肉瘤影像学检查
A. 右上颌窦 CT;B. 躯干 MRI

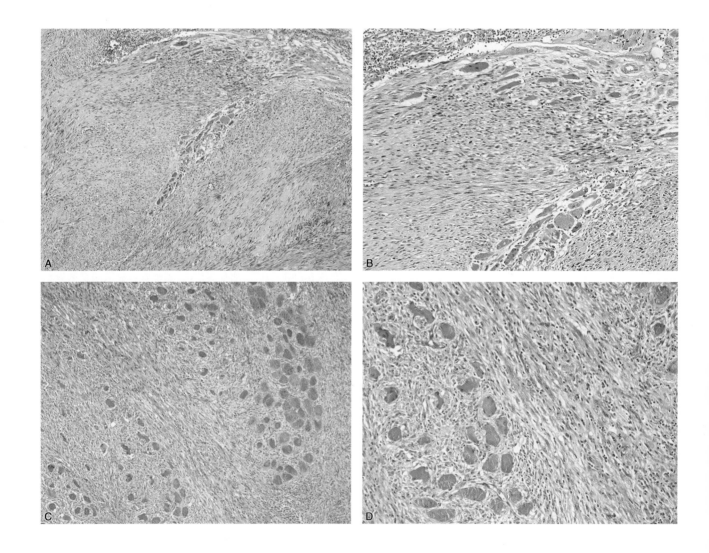

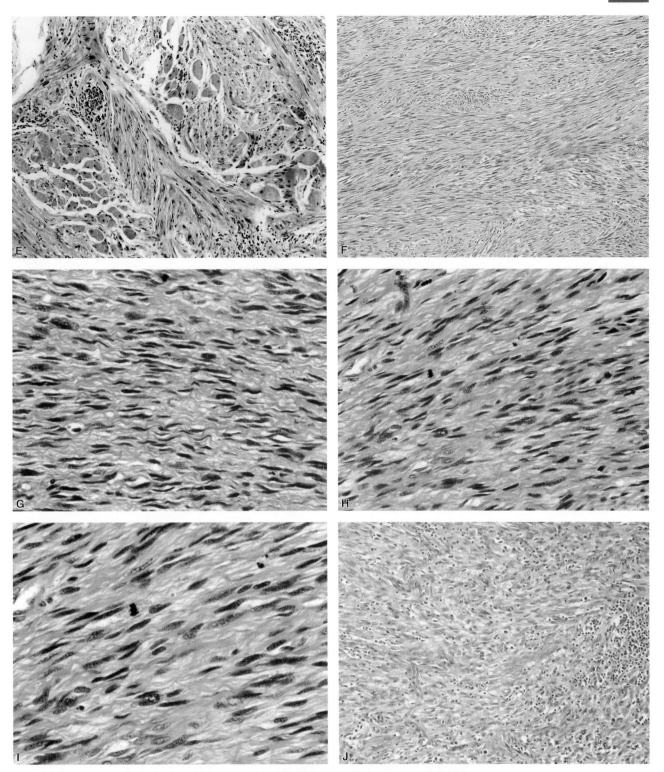

图 6-130 低度恶性肌纤维母细胞性肉瘤的组织学形态

A、B. 梭形瘤细胞呈长条束状排列,并浸润至周围的横纹肌,类似侵袭性纤维瘤病,但细胞密度显著高于纤维瘤病,且瘤细胞显示有异型性;C～E. 瘤细胞穿插于骨骼肌之间,可形成棋盘样结构;F～H. 条束状增生的梭形瘤细胞,细胞之间可有多少不等的胶原纤维;I. 高倍镜图像;J. 部分病例间质内可伴有慢性炎症细胞浸润

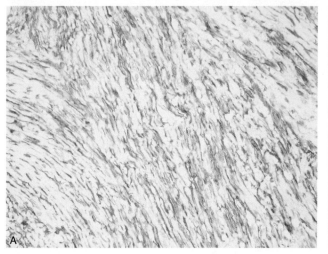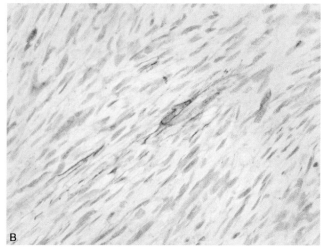

图 6-131　低度恶性肌纤维母细胞性肉瘤的免疫组化
A. 多数病例表达 α-SMA；B. 少数病例灶性表达 desmin

【超微结构】

梭形瘤细胞具肌纤维母细胞性分化，包括细胞核有裂隙，胞质内含有丰富的粗面内质网、质膜下平行排列并可见散在致密小体的肌丝、胞饮囊泡、不连续的外板、细胞之间的纤维连接复合体(fibronexus)以及细胞外胶原丰富等[529]。

【细胞遗传学】

比较有限，已报道的 1 例显示环状染色体，但来源不明，有待于更多病例的积累。

【鉴别诊断】

1. 侵袭性纤维瘤病　虽也是由梭形的纤维母细胞和肌纤维母细胞组成，但瘤细胞常呈长条束状或波浪状排列，一般不呈交织的条束状或鱼骨样排列，虽可见到核分裂象，但核多无异型性，免疫组化标记显示瘤细胞表达 β-catenin，虽部分细胞也可表达 actins 但多为灶性，desmin 常为阴性。

2. 纤维肉瘤　瘤细胞多呈实性的结节状或片状分布，可见交织的条束状或鱼骨样排列，然而很少见到浸润穿插横纹肌所形成的棋盘样结构，瘤细胞的胞质多不呈嗜伊红色，核有明显的异型性，但最为主要的是，免疫组织化学标记除 vimentin 外，多不表达 actins 和 desmin，或仅为灶性、弱阳性表达。

3. 平滑肌肉瘤　肿瘤一般不形成类似纤维瘤病中向横纹肌内穿插浸润性的生长方式，也无类似增生性肌炎中的"棋盘样"结构，瘤细胞胞质丰富，深嗜伊红色，含有纵行肌丝，核居中，核两端平钝或呈雪茄样，部分瘤细胞核的一端可见空泡，常形成凹陷性压迹。除 actins 和 desmin 外，瘤细胞还表达 h-CALD。电镜检测显示明确的平滑肌分化。

4. 梭形细胞横纹肌肉瘤　瘤细胞也可无明显的异型性，如无散在的横纹肌母细胞时与 LGMFS 较难区分，但瘤细胞表达 desmin、myogenin 和 MyoD1。

5. 炎性肌纤维母细胞瘤　除条束状或交织状排列的梭形肌纤维母细胞外，有时可见核仁明显的多边形组织细胞样瘤细胞，此外间质内常含有大量的淋巴细胞和浆细胞浸润。发生于儿童的病例除可表达 actins 和(或)desmin 外，还表达 ALK1。有部分学者提出 LGMFS 和 IMT 代表了一个肿瘤的不同瘤谱[530]。

6. 低度恶性的恶性周围神经鞘瘤　瘤细胞表达 S-100 蛋白和 SOX10 等标记，不表达 actins 和 desmin，电镜检测显示施万细胞分化。

7. 其他类型的梭形细胞肿瘤　包括婴儿纤维肉瘤、肌纤维瘤/肌纤维瘤病、孤立性纤维性肿瘤和低度恶性纤维黏液样肉瘤等。

【治疗】

局部广泛切除，可在术前或术后辅以放疗。

【预后】

局部复发率为 20% 左右，可发生多次复发，少数病例可发生肺转移。患者年龄大、瘤细胞核分裂象>6/10HPF 及肿瘤内可见凝固性坏死者提示预后不佳[531,532]。

九、黏液炎性纤维母细胞性肉瘤

黏液炎性纤维母细胞性肉瘤(myxoinflammatory fibroblastic sarcoma, MIFS)是一种好发于四肢远端的纤维母细胞性肉瘤，由黏液样区域、玻璃样变区域和炎症性区域混杂组成，肿瘤内可见散在分布、含有大核仁的异型大细胞，形态上类似节细胞、R-S 细胞或病毒样细胞，在黏液样区域内有时还可见多泡状脂肪母细胞样细胞。MIFS 由 Meis-Kindblom 等[533]于 1998 年描述，Montgomery 等[534]于同年报道的含有病毒样细胞或 R-S 样细胞的肢端炎性黏液玻璃样肿瘤(inflammatory myxohyaline tumor of distal extremities with virocyte or Reed-Sternberg-like cells)，以及 Michal[535]于同年报道的软组织伴有畸形细胞的炎性黏液性肿瘤(inflammatory myxoid tumor of the soft parts with bizarre giant cells)属于同一种病变。原先认为，本瘤仅发生于肢体的远端，故在肿瘤的命名中曾有肢端(acral)这一前缀，但随后的报道显示，少数病例也可发生于肢体的近端，如肘部、上臂、肩部、大腿和腹股沟[536-539]，以及面部和胸壁等处[540,541]。在新版的 WHO 分类中，增加了非典型性黏液纤维母细胞性肿瘤这一名词(atypical myxoinflammatory fibroblastic tumor)。新近报道显示，MIFS 与含铁血黄素沉着性纤维脂肪瘤样肿瘤(hemosiderotic fibrolipomatous tumor, HFLT)和软组织多形性血管扩张性玻璃样变肿瘤(pleomorphic hyalinizing angiectatic tumor, PHAT)关系密切，一些病例兼具 MIFH/HFLT/PHAT 的形态特点[542-544]，分子检测显示这三种

肿瘤均可显示 *TGFBR2* 和 *MGEA5* 基因重排[545,546]，特别是在一些杂合性病例中[547]，提示这三种肿瘤可能属于一个瘤谱。

【ICD-O 编码】

8811/1

【临床表现】

多发生于成年人，发病高峰年龄为 30 ~ 50 岁，平均年龄和中位年龄为 42 岁和 39 岁，少数病例可发生于儿童和青少年[548]，年龄范围为 4 ~ 91 岁。男女均可发病，无明显差异。

好发于肢体的远端（图 6-132），其中 53% 的病例位于手指和手，16% 位于脚趾和足，14% 位于踝和小腿，10% 位于腕和前臂远端，少数病例位于肘部、膝部和腘窝，极少数病例可发生于上臂、大腿、颈部、头皮、躯干（包括背部和胸壁）、肩部和腹股沟等处，累及整个肢体者少见。通常位于手足或肢体远端的背侧面，表现为缓慢性生长的无痛性肿块或肿胀，偶有疼痛或触痛感，肿块较大或范围较广时可导致受累手、足或肢体活动受限。术前病程长短不等（2 周 ~ 数年，最长者 20 年），通常不到 1 年。部分患者曾有外伤史。临床上常被诊断为腱鞘囊肿、腱鞘滑膜炎和腱鞘巨细胞瘤。

2008 年 ~ 2016 年复旦大学附属肿瘤医院共诊断 44 例 MIFS，其中男性 24 例，女性 20 例，男性稍多见。主要发生于中年人，平均年龄和中位年龄分别为 50 岁和 51 岁，年龄范围为 18 ~ 80 岁（图 6-133）。本组病例中，肿瘤主要发生于小腿、踝和足背，其次为前臂、腕和手指，少数病例可发生于大腿、腹壁和肩背部等非肢端部位（图 6-134）。

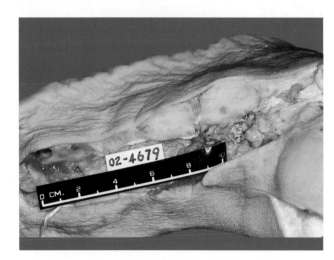

图 6-132　足背黏液炎性纤维母细胞性肉瘤

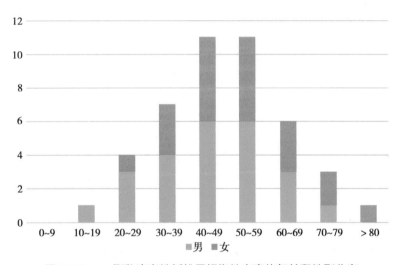

图 6-133　44 例黏液炎性纤维母细胞性肉瘤的年龄和性别分布

■男 ■女

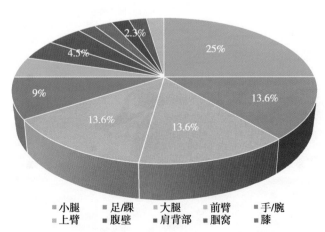

■小腿　■足/踝　■大腿　■前臂　■手/腕
■上臂　■腹壁　■肩背部　■腘窝　■膝

图 6-134　44 例黏液炎性纤维母细胞性肉瘤的部位分布

【影像学】

常显示为肢端背侧面境界不清楚的多结节状肿块，可累及腱鞘。MRI 上 T_1WI 显示为低信号（图 6-135），T_2WI 显示为中至高信号[549]。

【大体形态】

可呈单个分叶状肿块，也可呈境界不清的多结节状，累及滑膜组织时可呈宽叶状。肿瘤多<5cm，平均直径约 3cm，范围为 0.5 ~ 15cm。切面呈灰白色，纤维至黏液样。

【组织形态】

位于皮下，沿着脂肪小叶间的纤维结缔组织间隔或沿着筋膜面生长，常累及关节和腱鞘的滑膜，可浸润至皮肤真皮层，少数病例可累及深部肌肉和骨组织。低倍镜下显示，病变由炎症性区域、玻璃样变区域和黏液样区域混杂组成（图 6-136A）。在大多数病例内，炎症细胞多为淋巴细胞和浆细胞，部分肿瘤内也可见到中性粒细胞和嗜酸性粒细胞，有时可见

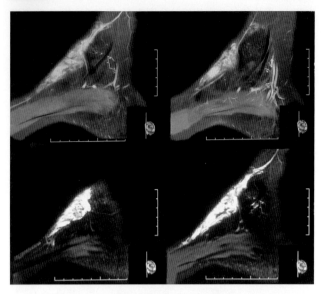

图 6-135　足背黏液炎性纤维母细胞性肉瘤 MRI

生发中心形成。炎症性区域内可见内含大核仁、胞质呈嗜酸性，形态上类似 R-S 细胞或腔隙型细胞、病毒样细胞或节细胞（图 6-136B～E）。炎症性区域内常伴有程度不等的纤维化，并与玻璃样变区域有移行。玻璃样变区域由散在的炎症细

胞、胖梭形细胞和组织细胞样或上皮细胞样的畸形细胞组成（图 6-136F），间质呈玻璃样变性，灶性区域可见含铁血黄素性沉着（图 6-136G），有时病变内还可见到少量散在的图顿型多核巨细胞（图 6-136H）。黏液样区域在肿瘤内所占的比例因病例而异，一些肿瘤可完全由黏液样区域组成，而在另一些肿瘤内，黏液样区域仅为局灶性。黏液样变区域与炎症性区域或玻璃样变区域之间常可见移行（图 6-136I,J）。黏液样区域内有时可见黏液湖形成，其内的细胞及血管均较稀疏，可见多空泡状的假脂肪母细胞（图 6-136K），也可见到含有明显核仁的畸形细胞（图 6-136L）。总的来说，核分裂象在 MIFS 中并不常见，但在部分病例内可见核分裂象，包括病理性核分裂。此外，少数病例内可见凝固性或纤维素样坏死。

少数病例中除经典的 MIFS 区域外，于脂肪组织间还可见到一些轻度异型的梭形细胞，伴有含铁血黄素沉着，形态上类似 HFLT（图 6-136M,N），或者一些病例兼具 MIFS 和 HFLT 的形态特征（杂合瘤），并显示相同的遗传学异常。软组织多形性血管扩张性肿瘤（PHAT）与 HFLT 和 MIFS 之间可能也有相关性，HFLT 可能是 PHAT 的早期病变[550]，一些诊断为 PHAT 的病例可能是含有 PHAT 区域的 MIFS[544]。新近报道提示，MIFS、HFLT 和 PHAT 均涉及 *TGFBR3* 和 *MGEA5* 基因重排，提示这三种肿瘤关系密切[552]。

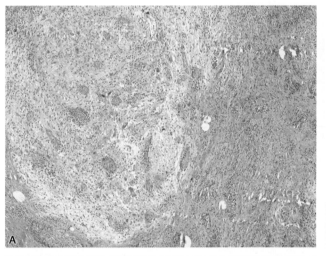

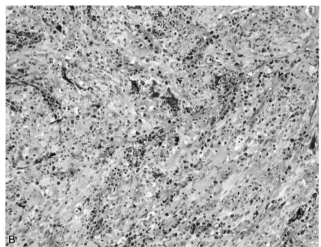

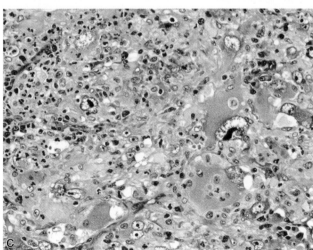

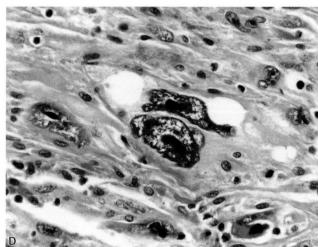

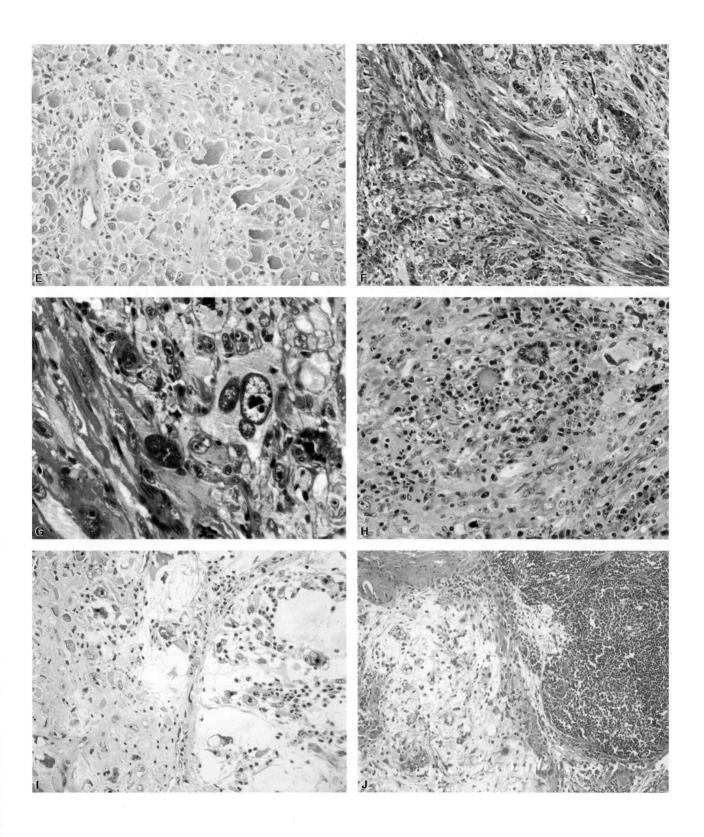

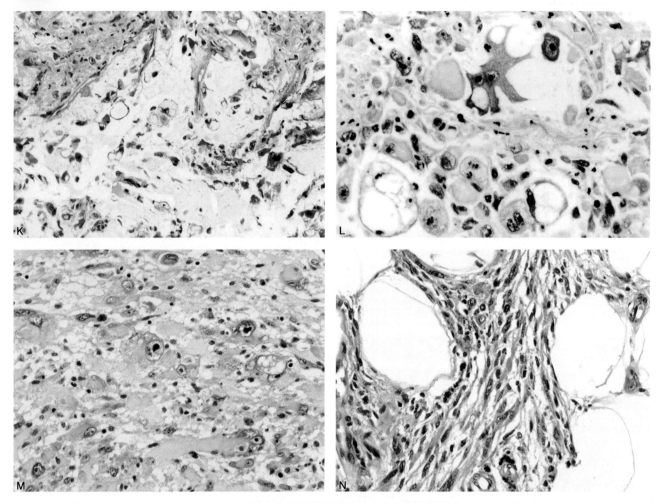

图 6-136　黏液炎性纤维母细胞性肉瘤的组织学形态
A. 低倍镜显示黏液样和纤维样区域，间质内伴有淋巴细胞浸润；B～G. 特征性形态表现为含有大核仁的畸形大细胞，间质内伴有炎症细胞反应；H. 示图顿巨细胞；I. 纤维性区域和黏液样区域交界处；J. 黏液样区域和炎症性区域交界处；K. 黏液样区域内的多泡状假脂母细胞；L. 黏液样区域内的畸形大细胞；M. 部分区域内可见含铁血黄素性吞噬细胞；N. 梭形细胞区域累及脂肪组织，可见含铁血黄素沉着，类似 HFLT

此外，一小部分 MIFS 病例还可显示一些非典型性的形态，包括：①可见相对较为集中的弓形厚壁血管（肉瘤样血管网）；②可见细胞丰富区，由胖梭形细胞至上皮样细胞所组成，呈实性片状、条束状或席纹状排列；③核分裂象易见（>10/50HPF），或可见病理性核分裂等[552]。

【免疫组化】

瘤细胞表达 vimentin（图 6-137），常表达 CD34，部分表达 D2-40、CD68、和 α-SMA，少数病例可弱阳性表达 CK、EMA 和 desmin，淋巴细胞多为 T 细胞，少数为 B 细胞。瘤细胞不表达 CD15、CD30 和 clusterin，巨细胞病毒和 EB 病毒检测均为阴性。

【超微结构】

畸形细胞具有变异纤维母细胞的形态特征，包括胞质内丰富的粗面内质网和核旁排列紧密的中间丝等，在一些多空泡状假脂肪母细胞的胞质内可见假包涵体，为细胞外的黏液物质。

【细胞遗传学】

2001 年啊 Lambert 等首先报道了 t(1;10)(p22;q24)[553]。2008 年 Wettach 等报道了 1 例 HFLT 具有 1 号和 10 号染色体易位[554]。2010 年 Elso 等报道了 1 例混杂性 MFIS/HFLT 显示 der(10)t(1;10)(p22;q24)[542]。Hallor 等报道显示在 MIFS 中存在两种遗传学通路：①t(1;10)，导致 FGF8 过表达；②3 号环状染色体小片段扩增(3p12.1)，涉及 VGLL3 基因和 CHMP2B 基因，以 VGLL3 最为相关[555]。对 t(1;10) 断裂点分析发现，1 号染色体断裂点(1p22)涉及 TGFBR3 基因，10 号染色体断裂点(10q24)涉及或邻近 MGEA5 基因，导致 NPM3 基因转录上调（特别是与 MGEA5 基因相近的 FGF8 基因）。t(1;10) 引起的 TGFBR3 和 MGEA5 之间的重排导致 MGEA5 端粒部分丢失和 TGFBR3 着丝粒部分丢失。TGFBR3 和 MGEA5 基因重排可通过 FISH 检测，对 MFIS 或混杂性 HFLT/MFIS 的诊断有帮助[547]。

【鉴别诊断】

常被误诊为各种良性病变或其他类型的恶性肿瘤，前者包括结节性筋膜炎、增生性筋膜炎和肢端浅表纤维黏液瘤（指趾纤维黏液瘤）等，后者包括黏液纤维肉瘤、炎性肌纤维母细胞瘤、黏液样脂肪肉瘤、霍奇金淋巴瘤、间变性大细胞淋巴瘤和恶性黑色素瘤等。

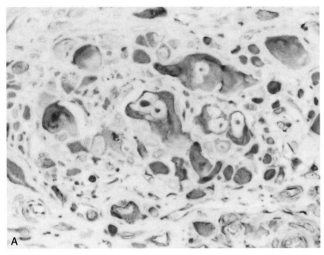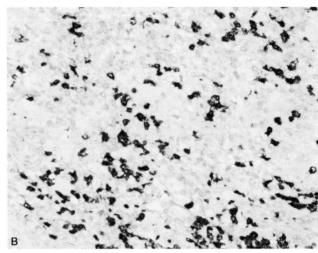

图 6-137　黏液炎性纤维母细胞性肉瘤的免疫组化
A、B. 瘤细胞主要表达 vimentin

1. 腱鞘滑膜炎　主要为炎症性的增生性病变,无异型细胞。

2. 弥漫性腱鞘巨细胞瘤　多发生于膝和髋等大关节,主要由成片的圆形单核样细胞和散在的多核巨细胞组成,可伴有泡沫样组织细胞反应、含铁血黄素沉着和炎症细胞浸润。肿瘤内无核仁明显的似 R-S 或病毒样大细胞,一般也无黏液湖形成,也无假脂母细胞。免疫组化标记有时可见表达 desmin 的树突状细胞。

3. 炎性肌纤维母细胞瘤　好发于肺和腹腔,极少发生于手、足或踝等肢体末端部位。镜下主要由梭形的纤维母细胞和肌纤维母细胞组成,间质内含有大量的淋巴细胞和浆细胞浸润。瘤细胞可不同程度表达 α-SMA、desmin 和 ALK。

4. 黏液纤维肉瘤　肿瘤成分比较单一,由梭形或胖梭形的纤维母细胞样细胞组成,间质呈广泛的黏液样,虽可见黏液湖及多空泡状假脂肪母细胞,但一般见不到混杂的炎性区域及硬化性区域,也不见类似 R-S 或病毒样细胞的畸形大细胞。

5. 结外霍奇金淋巴瘤　肢端黏液炎性纤维母细胞肉瘤中异型的 R-S 样细胞 CD15 和 CD30 标记均为阴性,原发于软组织的霍奇金淋巴瘤极为罕见。

6. 肢端浅表性纤维黏液瘤　肿瘤也好发于手足常累及甲板,肿瘤呈半球形或息肉状,镜下显示病变位于真皮内,由疏松分布的梭形和星状纤维母细胞样细胞和黏液样至黏液纤维样的基质所组成,不见黏液湖或脂肪母细胞样多空泡状细胞,或含有大核仁的节细胞样、R-S 样或病毒样大细胞,间质内很少看到成片的淋巴细胞浸润。

7. 浅表性 CD34 阳性纤维母细胞性肿瘤　是一种新近报道的肿瘤类型,瘤细胞密度明显高于 MFIS,以条束状增生的胖梭形细胞为主,可见多少不等的核大畸形细胞(常见核仁包涵体),罕见核分裂象。间质内可有炎症细胞浸润,但较少伴有黏液样变性。免疫组化标记显示,瘤细胞弥漫性表达 CD34,部分病例可灶性表达 AE1/AE3,Ki67 指数低。目前的遗传学检测显示无 TGFBR3 和 MGEA5 基因重排,但与 MFIS 的关系仍有待于进一步研究。

8. HFLT/PHAT　如同前述,部分 MIFS 病例可含有类似 HFLT 或 PHAT 区域,提示这三种肿瘤关系密切,可能为同一瘤谱。

【治疗】

对原发性肿瘤采取局部广泛切除,并确保切缘阴性,对多次复发并累及肢体或肿块巨大时,可考虑截指或截趾。化疗和放疗的效果不肯定。

【预后】

局部复发率为 22%～67%,首次复发时间为 3 个月～5年。在多次复发的病例中,超过 1/3 的患者作了截肢术。迄今为止,仅有 4 例发生远处转移(包括腹股沟淋巴结、肺、肝和软组织)[556],1 例发生淋巴结转移,但致死率低,故被认为是一种中间型偶有转移性的软组织肿瘤。首次手术是否完整性切除并使切缘阴性是最重要的预后因素,一些显示非典型性组织学形态的病例虽有相对较高的局部复发率(67%),但并无统计学意义。Michal 等[552]新近报道了一组高级别 MIFS,随访 18 例,9 例发生转移,7 例死亡。

十、浅表性 CD34 阳性纤维母细胞性肿瘤

浅表性 CD34 阳性纤维母细胞性肿瘤(supperfical CD34-positive fibroblastic tumor)是一种新近报道的软组织肿瘤,迄今为止,该肿瘤报道尚十分有限,文献上也仅有 30 多例报道[557-560],但随着对本瘤的不断认识和熟悉,相信会有越来越多的病例被报道。

【临床表现】

主要发生于成年人,中位年龄为 35 岁(年龄范围为 20～76 岁)。男性略多见,男:女为 1.2:1。

患者多以缓慢性生长的无痛性肿块就诊。主要发生于下肢(67%),包括大腿、膝、臀部、小腿和足。其他部位包括腹股沟、上臂、颈部、肩部、臀部和外阴。所有病例均位于浅表软组织内,极少或不累及深部肌肉组织。

【大体形态】

肿瘤呈灰黄色或灰白色,平均直径 4cm(范围 1.5～

10cm)。

【组织形态】

周界相对清楚,但可累及真皮和皮下纤维脂肪组织。肿瘤主要由条束状或交织状排列的梭形细胞和胖梭形细胞组成,瘤细胞显示有明显的畸形或多形性(图6-138),部分区域内瘤细胞可呈多边形或上皮样,可见明显的核仁,但核分裂象罕见,一些瘤细胞的核内还可见假包涵体。除瘤细胞外,常可见泡沫样组织细胞,间质内可见炎症细胞浸润。

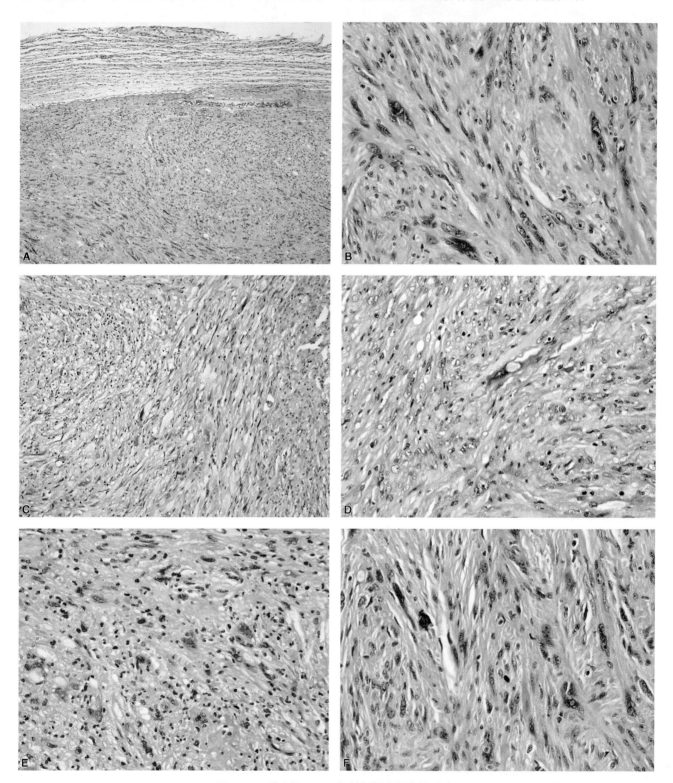

图6-138　浅表性 CD34 阳性纤维母细胞性肿瘤

A. 周界相对清楚;B. 示畸形梭形细胞;C. 梭形细胞间可见少量泡沫样组织细胞;D. 核仁假包涵体;E. 示畸形多边形细胞;F. 偶见核分裂象

【免疫组化】

瘤细胞常弥漫性表达 CD34,部分病例还可表达细胞角蛋白(图 6-139),INI1 表达无缺失,Ki67 指数低。

【鉴别诊断】

多数病例因无法归类而被诊断为其他类型的纤维性或纤维组织细胞性肿瘤,包括非典型性纤维组织细胞瘤、非典型性纤维黄色瘤和低度恶性的恶性纤维组织细胞瘤。

【治疗和预后】

宜将此类肿瘤视为中间性肿瘤处理。除 1 例发生淋巴结转移以外,其余病例未发生复发或转移。

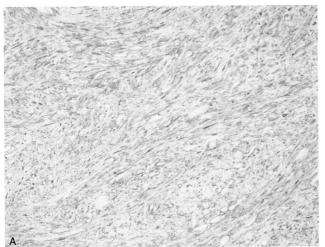
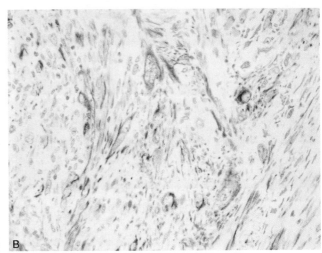

图 6-139　浅表性 CD34 阳性纤维母细胞性肿瘤的免疫组化
A. CD34 标记;B. AE1/AE3 标记

第四节　恶性肿瘤

在 20 世纪 50 ~ 70 年代,纤维肉瘤是日常诊断工作中最常诊断的一种软组织肉瘤,但近年来随着诊断技术的进步,特别是免疫组化的普及以及新近开展的细胞和分子遗传学检测,发现过去所诊断的纤维肉瘤实际上是其他类型的梭形细胞肉瘤,如梭形细胞型滑膜肉瘤、恶性孤立性纤维性肿瘤、多形性未分化肉瘤和恶性周围神经鞘膜瘤等;另一方面,侵袭性纤维瘤病(过去曾称为高分化纤维肉瘤或纤维肉瘤 I 级)也从纤维肉瘤中划分出来,发生于浅表的纤维肉瘤则多由隆凸性皮肤纤维肉瘤转化而来,故真正的纤维肉瘤并不多见,在实际工作中,往往在排除其他类型的梭形细胞肉瘤之后才诊断。值得注意的是,应熟悉纤维肉瘤的一些特殊亚型,如硬化性上皮样纤维肉瘤、黏液纤维肉瘤和低度恶性纤维黏液样肉瘤。

一、成年型纤维肉瘤

成年型纤维肉瘤(adult fibrosarcoma,AFS)是一种由梭形纤维母细胞样细胞组成的恶性肿瘤,瘤细胞呈交织的条束状排列,在经典的病例中,可见鱼骨样或人字形排列结构,瘤细胞间可见多少不等的胶原纤维。AFS 比较少见,在成人软组织肉瘤中所占的比例不到 1%[561]。在实际工作中,AFS 成为一种排除性诊断,即在诊断 AFS 之前,必须除外一些其他类型的梭形细胞恶性肿瘤,如隆凸性皮肤纤维肉瘤、恶性孤立性纤维性肿瘤、肌纤维母细胞性肉瘤、梭形细胞型滑膜肉瘤、恶性周围神经鞘膜瘤、梭形细胞横纹肌肉瘤、去分化脂肪肉瘤、梭形细胞恶性黑色素瘤和梭形细胞癌/肉瘤样癌等。Bahrami 和 Folpe[562] 回顾性复习美国 Mayo Clinic 病理科 1960—2008 年间所诊断的 163 例成年型纤维肉瘤,结果显示仅有 26 例符合成年型纤维肉瘤,其余的 137 例均为其他各种类型的恶性肿瘤,包括多形性未分化肉瘤、滑膜肉瘤、孤立性纤维性肿瘤、黏液纤维肉瘤、恶性周围神经鞘膜瘤、纤维肉瘤型隆凸性皮肤纤维肉瘤、低度恶性纤维黏液样肉瘤、侵袭性纤维瘤病、促结缔组织增生性恶性黑色素瘤、梭形细胞横纹肌肉瘤、平滑肌肉瘤和肉瘤样癌等。

【ICD-O 编码】

8810/3

【临床表现】

好发于 30 ~ 60 岁间的成年人,平均年龄为 50 岁左右,男性多见。

肿瘤好发于四肢,特别是下肢,尤其是大腿,其次为躯干(包括肩部和臀部)和头颈部(包括鼻腔、鼻旁窦和鼻咽),偶可发生于乳腺、甲状腺、肺、肝和中枢神经系统等部位。发生于实质脏器者,需除外化生性癌或梭形细胞/肉瘤样癌。发生于盆腔或腹膜后者需除外去分化脂肪肉瘤。多数肿瘤位于深部软组织内,可能起自于肌内和肌间的纤维组织、筋膜、肌腱和腱鞘,少数肿瘤位于浅表皮下,大多数由隆凸性皮肤纤维肉瘤进展而来,另一部分病例为放疗后纤维肉瘤或烧伤瘢痕性纤维肉瘤。

临床上,多数病例表现为局部缓慢性生长的孤立性肿块。在病程的早期,肿瘤体积较小,约 1/3 的病例可伴有疼痛,此后肿块生长迅速,就诊时往往比较明显而易被触及。术前病程长短不一,短者仅为数周,长者可达 20 年及以上,平均为 3 年左右。

【大体形态】

呈圆形、卵圆形或结节状,直径多在 3 ~ 8cm,可达 20cm 及以上,体积较小者可外被纤维性假包膜。切面呈灰白色(图6-140),质地坚实,或呈灰红色鱼肉状,体积较大者可见出血和坏死灶。

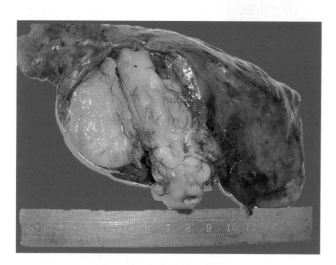

图6-140　纤维肉瘤大体形态

【组织形态】

由形态一致的梭形纤维母细胞样细胞组成,核染色质粗,核分裂象易见,胞质稀少,淡嗜伊红色,细胞周界不清。瘤细胞常呈交织的条束状排列,在经典的病例中,可见鱼骨样或呈人字形排列结构(图6-141A～D),瘤细胞间可见多少不等的胶原纤维(图6-141E,F),苦味酸-酸性品红(VG)染色示胶原纤维呈鲜红色(图6-141G,H)。根据瘤细胞数的多少、分化程度、胶原纤维的数量及核分裂象的多少,大致可分为分化好的纤维肉瘤、中度分化的纤维肉瘤和分化差的纤维肉瘤三级。但同一肿瘤的不同区域,细胞的分化程度有时也不一致,分级时,多按肿瘤分化最差的区域为准。分化好的纤维肉瘤,瘤细胞密度低,核显示轻至中度的异型性,部分肿瘤中可见到类似纤维瘤病样的区域。分化差的纤维肉瘤,总的来说,瘤细胞稠密、肥胖,核染色深,异型性明显,并可呈圆形或卵圆形,往往呈片状或弥漫性生长,而条束状排列不明显。若瘤细胞具有明显的多形性和异型性,并可见较多的瘤巨细胞时,宜诊断为多形性未分化肉瘤。

【免疫组化】

瘤细胞表达vimentin,灶性表达α-SMA和MSA,提示少数瘤细胞具有肌纤维母细胞性分化。部分起自于隆凸性皮肤纤维肉瘤的浅表性纤维肉瘤可表达CD34。

【超微结构】

肿瘤内的大部分瘤细胞为纤维母细胞,一小部分瘤细胞具肌纤维母细胞性分化。

【细胞遗传学】

比较复杂,部分肿瘤存在2q14-22区中一个或多个基因异常,CGH检测显示12q增加[563-565]。

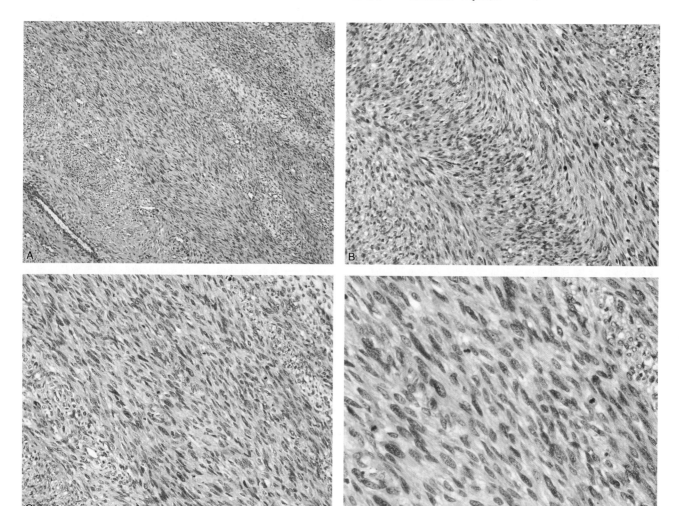

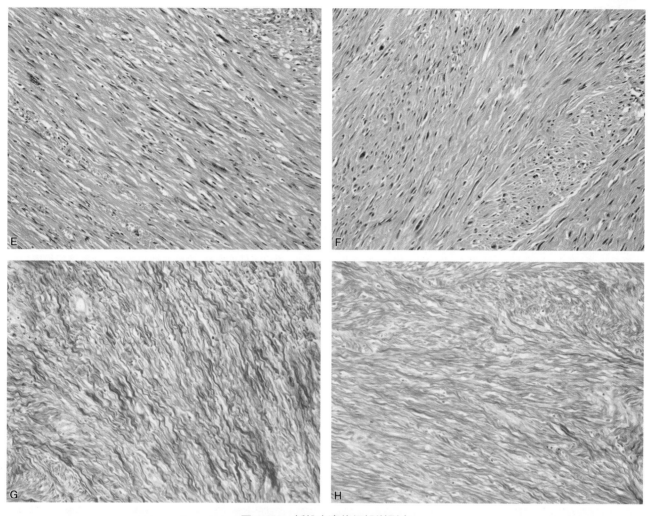

图 6-141　纤维肉瘤的组织学形态

A、B. 示长条束状和鱼骨样排列；C、D. 示核分裂象；E、F. 瘤细胞之间可见多少不等的胶原纤维；G、H. VG 染色示胶原纤维呈鲜红色

【鉴别诊断】

1. 梭形细胞滑膜肉瘤　瘤细胞表达 AE1/AE3、CAM5.2、EMA、bcl-2、CD99 和 calponin，细胞遗传学显示 t(X;18)，RT-PCR 或 FISH 可检测出 SYT-SSX1/2 或 SS18 基因易位。

2. 恶性周围神经鞘膜瘤　肿瘤的发生多与周围神经密切相关，或从良性神经肿瘤直接发展而来，部分患者伴有 I 型神经纤维瘤病。镜下，肿瘤常显示交替性分布的细胞稀疏区和细胞丰富区，在稀疏细胞区内血管周围可见瘤细胞聚集，瘤细胞核常呈逗点状或波浪状。肿瘤内有时可见软骨和横纹肌母细胞等异源性成分。免疫组化标记显示，除 vimentin 外，瘤细胞可表达 S-100 蛋白和 SOX10 等神经标记。

3. 纤维肉瘤型隆凸性皮肤纤维肉瘤　如纤维肉瘤样区域占肿瘤的绝大部分时，与纤维肉瘤难以区分。若为复发性肿瘤，其原发肿瘤具有隆凸性皮肤纤维肉瘤的形态。困难时可试行 CD34 标记和 FISH 检测 PDGFB。

4. 恶性孤立性纤维性肿瘤　肿瘤内常可见经典的孤立性纤维性肿瘤区域，瘤细胞表达 CD34、bcl-2、CD99 和 STAT6。

5. 肌纤维母细胞性肉瘤　形态上有时与纤维肉瘤难以区分，免疫组化标记显示瘤细胞表达 α-SMA 和（或）desmin，

但不表达 h-CALD 和 myogenin。

6. 多形性未分化肉瘤　与 AFS 相比，瘤细胞具有明显的多形性和异型性，除梭形的纤维母细胞样细胞外，肿瘤内常可见多核性瘤巨细胞、组织细胞、黄色瘤细胞和炎症细胞等成分。

7. 侵袭性纤维瘤病　肿瘤周界不清，常向邻近的肌肉或脂肪组织浸润性生长，瘤细胞密度低，无异型性，核仁小或不明显，核分裂象少见，肿瘤内不见凝固性坏死。瘤细胞表达 β-catenin。

8. 梭形细胞横纹肌肉瘤　瘤细胞表达 desmin、myogenin 和 MyoD1。

9. 梭形细胞癌/肉瘤样癌　部分病例中可见多少不等的癌组织，与梭形瘤细胞之间有过渡。困难时可借助免疫组化标记，因梭形细胞/肉瘤样癌表达 AE1/AE3 和 EMA 等上皮性标记。

10. 梭形细胞恶性黑色素瘤　黑色素瘤完全由交织条束状排列的梭形细胞组成，且胞质内黑色素颗粒难以找见时，形态上可与纤维肉瘤相似，但恶性黑色素瘤中的梭形细胞表达 S-100 蛋白、HMB45、PNL2 和 Melan-A 等色素细胞标记。

【治疗】

局部广泛切除，术前或术后可辅以放疗。

【预后】

取决于肿瘤的分化程度，分化良好的纤维肉瘤其局部复发率为12%，中至高度恶性的纤维肉瘤局部复发率为48%～57%，最常见的转移部位为肺，其次为骨。肿瘤为高度恶性，细胞丰富而胶原稀少，核分裂象>20/10HPF及有坏死提示预后不佳。

二、放疗后纤维肉瘤

放疗后纤维肉瘤（postradiation fibrosarcoma）是各种恶性肿瘤和部分良性病变经放射治疗以后所产生的纤维肉瘤[566]。这些恶性肿瘤包括鼻咽癌、乳腺癌、宫颈癌、胚胎性癌、精原细胞癌、霍奇金淋巴瘤和 Wilms 瘤等。良性病变包括垂体腺瘤、牛皮癣和多毛症等。大多数病例的潜伏期（自放疗结束至产生纤维肉瘤）在4～15年间，平均为8～10年，一般来说，如果在放疗后两年之内所产生的纤维肉瘤，不宜视为放疗后纤维肉瘤，尽管文献中也有报道潜伏期短至15个月者。放疗后纤维肉瘤的患者预后不佳，多在2年内死亡。镜下形态与经典的成年型纤维肉瘤相同。

三、烧伤瘢痕性纤维肉瘤

烧伤瘢痕性纤维肉瘤（fibrosarcoma arising in burn scars）比放疗后纤维肉瘤少见，患者在儿童期曾受过大面积烧伤，并形成瘢痕，经30～40多年后发生纤维肉瘤[567]。在诊断因烧伤引起的瘢痕性纤维肉瘤之前，需要除外棱形细胞癌，可加做细胞角蛋白标记。文献中报道的部分病例为隆凸性皮肤纤维肉瘤[568]。

四、黏液纤维肉瘤

黏液纤维肉瘤（myxofibrosarcoma, MFS）是一种纤维母细胞性恶性肿瘤，基质呈程度不等的黏液样，可见清晰的弧线状血管，瘤细胞显示不同程度的异型性。

黏液纤维肉瘤这一名称在20世纪五六十年代就有人提出[569]，但一直未被广泛采纳。中欧学者 Angervall 等[570]于1977年详细报道了30例，并根据瘤细胞的密度、瘤细胞的异型性和核分裂象的多少将其分为Ⅰ、Ⅱ、Ⅲ和Ⅳ四级，其中在Ⅲ级和Ⅳ级黏液纤维肉瘤中，瘤细胞具有明显的异型性，并可见双核或多核的瘤巨细胞，偶可见杜顿巨细胞，提示与恶性纤维黄色瘤（即恶性纤维组织细胞瘤/多形性未分化肉瘤）相关。1996年 Mentzel 等[571]根据黏液性区域在肿瘤内所占的比例、瘤细胞的丰富程度、瘤细胞异型性的大小和核分裂象的多少，提出了低度恶性、中度恶性和高度恶性黏液纤维肉瘤的概念，也可分为Ⅰ级、Ⅱ级和Ⅲ级。

【ICD-O 编码】

8811/3

【临床表现】

多发生于50～70岁间的老年人，20岁以下者极为罕见，男性略多见。

好发于肢体（图6-142），特别是下肢[572,573]，位于躯干、头颈部和腹壁者较为少见，而位于盆腔和腹膜后者大多为去分化性脂肪肉瘤[574]。近2/3的病例位于真皮深层或皮下，1/3病例位于筋膜下和肌肉内。

患者多以缓慢性增大的无痛性肿块就诊。50%～60%的患者有复发病史。

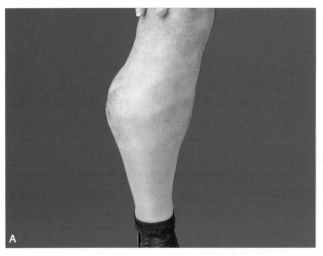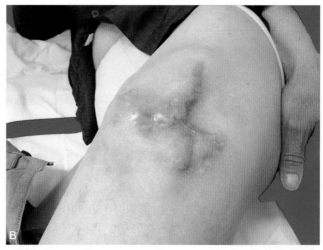

图 6-142　黏液纤维肉瘤的临床表现
A. 右下肢肿块；B. 肿瘤复发

复旦大学附属肿瘤医院2008—2016年间共诊断414例黏液纤维肉瘤，其中男性246例，女性168例，男：女为1.5：1，平均年龄和中位年龄分别为58.8岁和59岁，年龄范围为18～93岁，高峰年龄段为50～70岁（图6-143）。肿瘤主要发生于四肢（特别是大腿）和躯干（图6-144）。

【影像学】

肿瘤常呈分叶状或多结节状，CT呈低密度，T_1WI呈低至中信号，T_2WI呈高信号。复发性肿瘤中，因肿瘤沿筋膜扩展，有时可见从结节状的肿瘤中延伸出逐渐变细的尾巴样征象（tail sign）（图6-145），另复发性肿瘤常可呈浸润状。黏液纤维肉瘤需注意与同样含有大量的黏液样物质的肌内黏液瘤、黏液样脂肪肉瘤等肿瘤相鉴别。

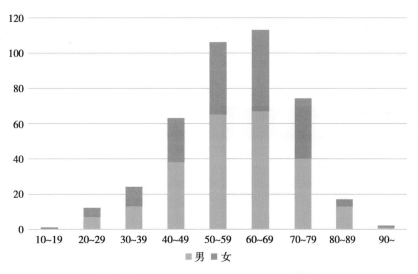

图 6-143　414 例黏液纤维肉瘤的年龄和性别分布

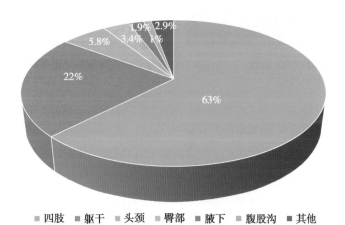

图 6-144　414 例黏液纤维肉瘤的部位分布

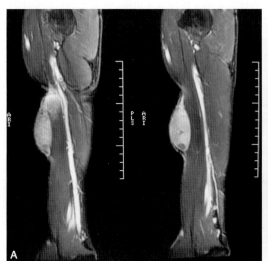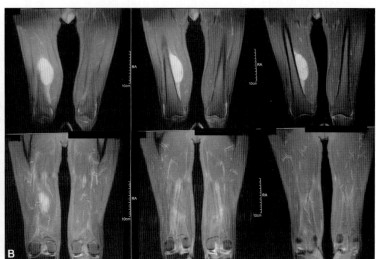

图 6-145　黏液纤维肉瘤的影像学检查

A、B. 下肢黏液纤维肉瘤,示尾巴样征象

【大体形态】

肿瘤多位于皮下组织内,多结节状,并常与表皮平行,切面呈胶冻状。少数位于深部肌肉组织内(图6-146),体积较大,且结节状外形不明显,常向周围组织浸润性生长。中至高度恶性的肿瘤中可见坏死。

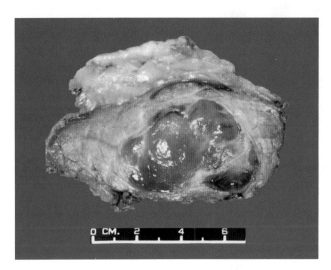

图 6-146　黏液纤维肉瘤的大体形态
肿瘤呈分叶状,切面呈灰褐色

【组织形态】

根据黏液性区域在肿瘤内所占的比例、瘤细胞的丰富程度、瘤细胞异型性的大小和核分裂象的多少,将黏液纤维肉瘤瘤分为低度恶性、中度恶性和高度恶性三种亚型。低倍镜下,三种亚型均呈多结节状生长,结节之间为纤细而不完整的纤维结缔组织间隔,结节内的间质呈黏液样,内含大量的透明质酸(图6-147A)。

低度恶性的黏液纤维肉瘤或Ⅰ级黏液纤维肉瘤中,瘤细胞密度低,主要由梭形细胞或星状细胞组成,细胞排列素乱或呈条束状排列(图6-147B,C),瘤细胞的周界不清,胞质常呈淡嗜伊红色,核深染,有轻度异型,核分裂象不多见,常可见多空泡状的假脂肪母细胞(图6-147D~G),数量多少不等,其胞质内含有酸性黏液,AB-PAS染色阳性,而无脂肪小滴。部分

病例内可见核深染的多核性瘤细胞或畸形瘤细胞(图6-147H)。肿瘤内的血管多呈细长的曲线状或弧线状(图6-147I),少数病例中也可呈丛状或分支状(图6-147H,J),瘤细胞多有沿血管排列的倾向。在部分病例中,肿瘤向邻近的骨骼肌浸润性生长(图6-147K~M)。

肿瘤中度恶性的黏液纤维肉瘤或Ⅱ级黏液纤维肉瘤中,瘤细胞密度增高,且有明显的多形性和异型性,并可见核分裂象,但间质仍呈黏液样(图6-147N~P),无弥漫成片的实质性区域。

高度恶性的黏液纤维肉瘤或Ⅲ黏液纤维肉瘤中,肿瘤的大部分区域呈实质性,由排列致密的梭形细胞和多形性细胞组成,核分裂象易见(包括病理性核分裂),形态上类似经典的纤维肉瘤或多形性未分化肉瘤,但在局部区域,仍可见到低度恶性的黏液纤维肉瘤成分,两者之间可见移行(图6-147Q)。

Nascimentio 等于 2007 年[575]报道了一组上皮样黏液纤维肉瘤(epithelioid myxofibrosarcoma),约占黏液纤维肉瘤的3%。肿瘤呈多结节状生长,由交替分布的细胞稀疏区和细胞密集区组成。细胞稀疏区内,瘤细胞呈单个或小簇状分布于黏液样的背景内,可见弧线状血管;细胞密集区内,瘤细胞多呈片状排列。高倍镜下,除梭形瘤细胞外,还可见上皮样的瘤细胞,表现为瘤细胞呈圆形或多边形,胞质嗜伊红色,核呈圆形,染色质呈空泡状,可见明显的核仁(图 6-147R~X)[576,577]。与经典的黏液纤维肉瘤相似,上皮样的瘤细胞也可显示明显的多形性,并可见病理性核分裂象。此外,也可见到胞质内含有黏液的假脂肪母细胞。

【免疫组化】

多数梭形细胞表达 vimentin,少数表达 MSA 和(或)α-SMA,后者提示具肌纤维母细胞分化。

【超微结构】

肿瘤内的大多数细胞显示纤维母细胞分化。

【细胞遗传学】

迄今为止,文献上有 25 例报道,比较复杂,尚无特异性的异常,大多数病例显示 3 倍体或 4 倍体,但 5 例病例显示环状染色体[578],其中 1 例可能源自于 20q,其他的异常包括 t(2;15)(p23;q21.2)和 del 7q 等[579]。CGH 研究显示 6p 丢失,9q 和 12q 获得等[580]。

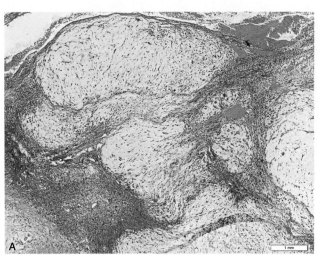

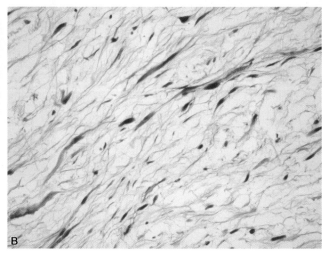

A　　　　　　　　　　　　　B

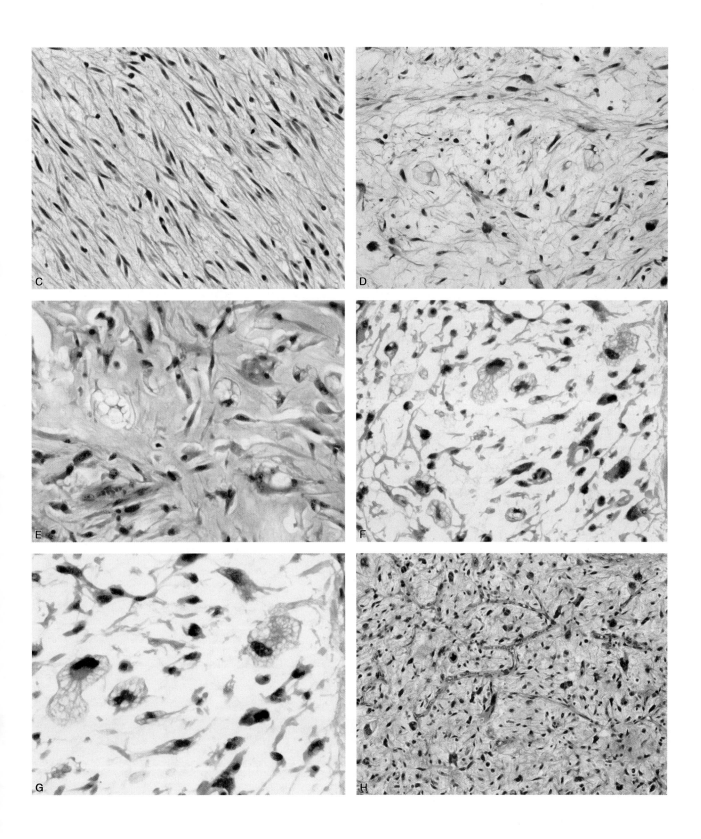

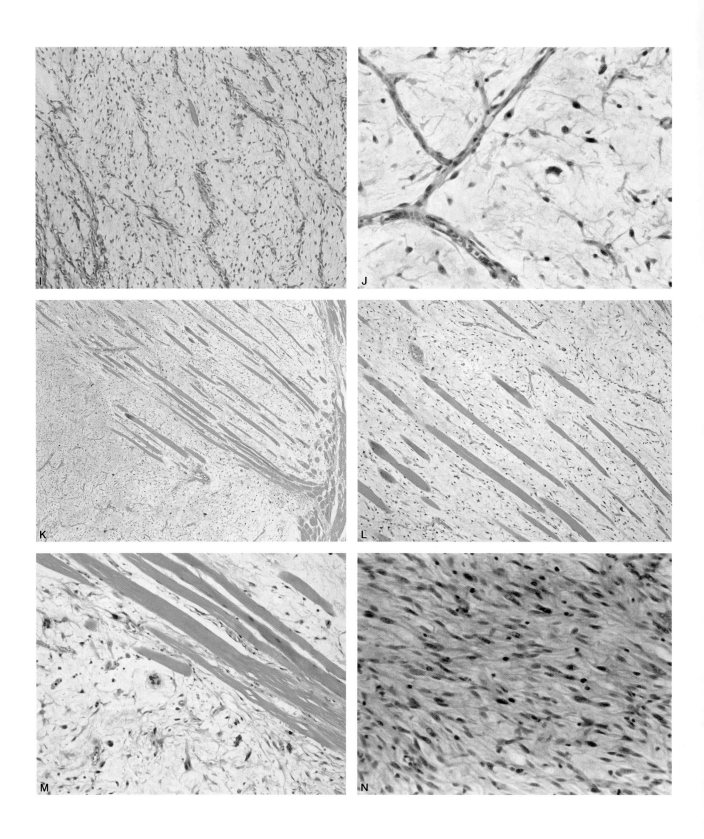

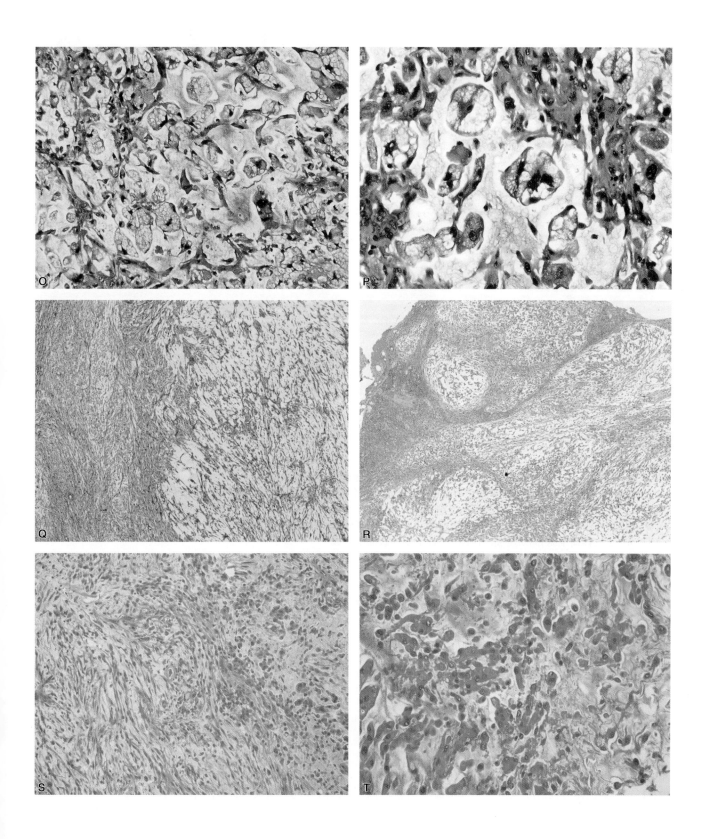

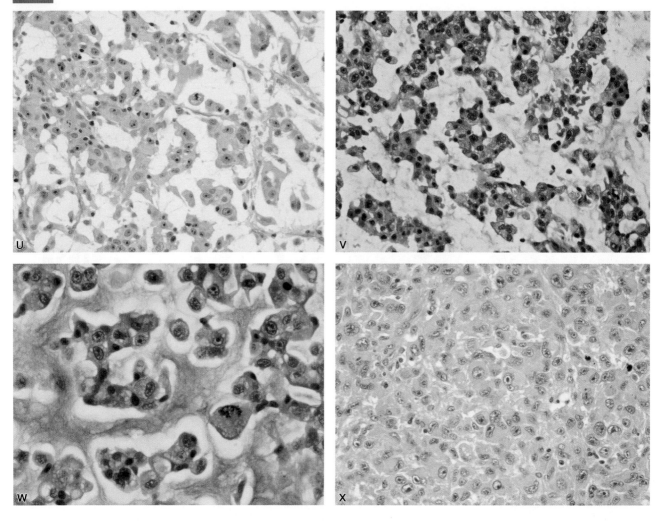

图 6-147　黏液纤维肉瘤的组织学形态

A. 低倍镜下肿瘤呈分叶状；B、C. 轻度异型的梭形细胞，呈条束状排列；D～G. 假脂母细胞；H. 核深染的多核性瘤细胞；I. 示弧线状血管；J. 分支状血管和假脂母细胞；K～M. 示肿瘤浸润横纹肌；N～P. 瘤细胞密度增加，异型性明显；Q. 除黏液样区域外，还可见实性区域；R. 上皮样黏液纤维肉瘤低倍镜下仍显示分叶状结构；S. 部分区域瘤细胞呈上皮样；T～W. 上皮样瘤细胞，间质呈黏液样；X. 实性上皮样瘤细胞区域

【鉴别诊断】

1. **低度恶性纤维黏液样肉瘤**　低度恶性的黏液纤维肉瘤和低度恶性的纤维黏液样肉瘤（Low-grade fibromyxoid sarcoma，LGFMS）不仅在名称上而且在组织学上容易相互混淆，但两者属于完全不同的病变，需要注意鉴别（表 6-4）。主要的鉴别点如下：低度恶性的 MFS 好发于中老年人，而 LGFMS 好发于青年人；MFS 中可见细长的弧线状血管，间质内含有大量的黏液，可见假脂母细胞，无与黏液呈交替性分布的纤维化或胶原化区域，而 LGFMS 中无细长的弧线状血管，无假脂肪母细胞，梭形细胞常呈漩涡状排列，且黏液区和胶原化区呈交替性分布；MFS 中的瘤细胞增殖活性 MIB-1 和 cyclin E LI 明显高于 LGFMS，而 p21 LI 和 p27 LI 明显低于 LGFMS；LGFMS 中有特异的染色体易位，并产生 *FUS-CREB3L2* 融合性基因（参见后述）[581]。

2. **黏液样脂肪肉瘤**　肿块位置深，好发于中年人的大腿和腘窝。肿瘤内含有纤细丛状或分支状的血管网，瘤细胞的多形性和异型性均不明显，可见诊断性的脂肪母细胞，AB-

PAS 染色有助于识别黏液纤维肉瘤中的假脂肪母细胞。细胞遗传学显示，90% 以上的病例含有 t（12；16）（q13；p11），FISH 可检测出 *DDIT3*。我们在会诊中发现，因在黏液纤维肉瘤中可见到数量不等的空泡状细胞，容易被误认为是脂肪母细胞，加上黏液样的背景，故非常容易被误诊为黏液样脂肪肉瘤，需引起注意。此外，因少数黏液纤维肉瘤中也可见到纤细的丛状或分支状血管网，故不能仅仅依据丛状或分支状血管而诊断为黏液样脂肪肉瘤。

【治疗】

局部扩大切除，术后可辅以放疗。

【预后】

大多数病例系低度恶性，局部复发率为 38%～60%，但在 1 年内即发生复发者，预后不佳，转移率为 20%～25%。多次复发者，肿瘤的恶性度可提高[582]。Mutter 等[583] 报道显示，复发常发生于放射野外，提示放射野的不足与局部复发有一定的关系。位置比较深、恶性程度比较高的黏液纤维肉瘤可发生远处转移。上皮样黏液纤维肉瘤的局部复发率可达 70%，转移率可达50%，主要转移至肺和腹膜后，致死率为35.7%，属高度恶性的肉瘤[575,577]。

表6-4　黏液纤维肉瘤与低度恶性纤维黏液样肉瘤的鉴别诊断

	黏液纤维肉瘤	低度恶性纤维黏液样肉瘤
年龄	中老年，平均年龄为60岁	青少年，平均年龄为30岁
深度	多位于皮下	多位于深部肌肉内
间质	广泛黏液性	纤维和黏液交替
异型性和多形性	较明显	无或少
核分裂象	+/-	罕见
假脂肪母细胞	+/-	无
血管网	较明显	+/-
生物学行为	易复发，转移少见	易复发，6%可转移
MUC4	-	+
FUS-CREB3L2	-	+

五、低度恶性纤维黏液样肉瘤

低度恶性纤维黏液样肉瘤（low-grade fibromyxoid sarcoma，LGFMS）是纤维肉瘤的一种特殊亚型，由形态温和的短梭形或卵圆形纤维母细胞样细胞所组成，瘤细胞常呈漩涡状排列，间质呈交替的胶原样和黏液样。遗传学上显示有t(7;16)(q33;p11)形成 *FUS-CREB3L2*，或有 t(11;16)(p11;p11)，形成 *FUS-CREB3L1* 融合基因。LGFMS与硬化性上皮样纤维肉瘤关系密切，可能属于同一瘤谱。

【ICD-O 编码】

8840/3

【临床表现】

LGFMS可发生于任何年龄段，年龄范围为2~78岁，但好发于青年人，平均年龄和中位年龄分别为30岁和34岁[584-588]。发生于儿童者也不少见[589]，文献报道显示，19%~37%的患者年龄在18岁以下。两性均可发生，但以男性略多见。

多数病例位于大腿、躯干（胸部、肩背部和腋下）、臀部和腹股沟，少数病例位于上肢、外阴、肛旁、大网膜、肠系膜、阔韧带、腹膜后、肾脏、头颈部、消化道（包括小肠和大肠）和骨等处[590-592]。肿瘤多位于筋膜下或肌肉内，部分病例也可位于浅表部位，特别是发生于儿童和青少年的病例[589]。

临床上表现为局部缓慢性生长的无痛性肿块，就诊时肿块的体积通常比较大。约15%的患者在数月或数年前曾有过肿块活检史或局部切除史。部分患者的病程可较长，易被误认为是良性病变。

复旦大学附属肿瘤医院2008—2016年间共诊断85例低度恶性纤维黏液样肉瘤，男性40例，女性45例，本组女性稍多见，年龄范围为18个月~75岁，平均年龄和中位年龄分别为37岁和38.5岁（图6-148）。肿瘤主要发生于下肢（特别是大腿、腘窝和膝部），其次为躯干（特别是肩背部和胸壁）、头颈、臀部、腹股沟（图6-149）。

【影像学】

CT显示为不均匀的低密度肿块（Hu 15~50），但无出血或坏死（图6-150）[593,594]，因肿瘤由混合性的纤维性和黏液样成分所组成，纤维性成分在 T_1WI 和 T_2WI 呈低信号，T_1WI 增强后稍有强化，黏液样成分在 T_1WI 呈低信号，T_2WI 呈高信号，故 T_2WI 总体上呈低和高混杂性信号。

【大体形态】

肿瘤的周界相对清晰，直径1~23cm，平均9.5cm，位于深部者体积较多，位于浅表者体积较小。切面呈灰白色或灰黄色，纤维样至黏液样（图6-151）。

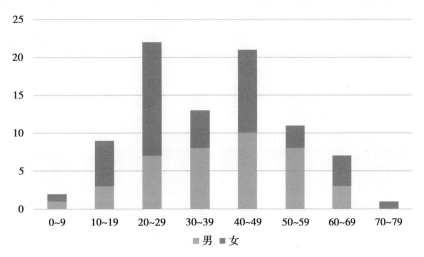

图6-148　85例低度恶性纤维黏液样肉瘤的年龄和性别分布

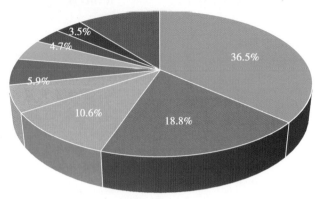

■下肢 ■躯干 ■头颈 ■腹股沟 ■臀部 ■上肢 ■锁骨上 ■髂部 ■其他

图 6-149 低度恶性纤维黏液样肉瘤的部位分布

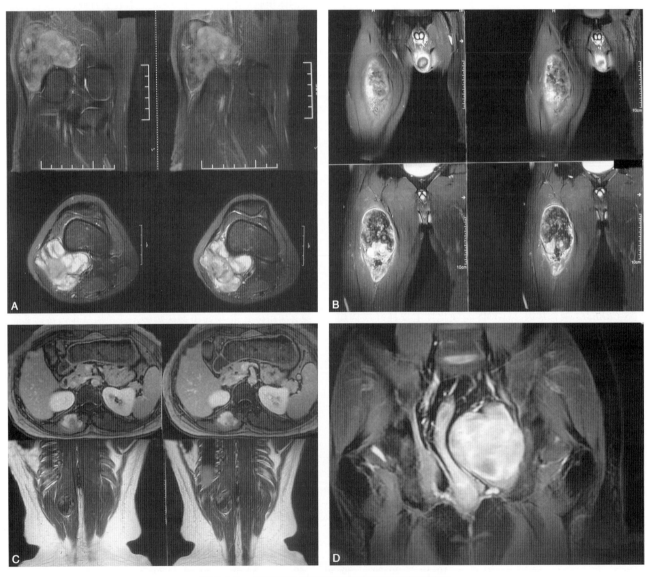

图 6-150 低度恶性纤维黏液样肉瘤的影像学检查
A. 膝上；B. 大腿；C. 背部；D. 盆腔

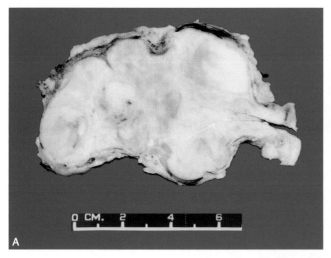
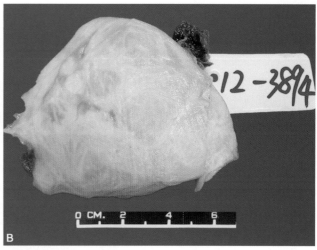

图 6-151　低度恶性纤维黏液样肉瘤的大体形态
A、B. 切面呈纤维样,部分区域呈黏液样

【组织形态】

尽管部分肿瘤在大体上似有清晰的周界,但在镜下却向邻近的组织内(尤其是肌肉)浸润性生长。低倍镜下,肿瘤由交替性分布的胶原样和黏液样区域混合组成(图 6-152A ~ E),以胶原样区域为主,两种区域之间有移行或过渡现象,也可有相对清晰的界线。高倍镜下,瘤细胞在形态上较为一致,呈梭形或短梭形,在黏液样区域内还可呈星状,类似纤维母细胞。核呈圆形或卵圆形,深染(图 6-152F、G),染色质分布均匀,有时可见小的核仁。核的异型性不明显,核分裂象也不易见到。胞质呈淡嗜伊红色,胞界不清,可呈纤细的原纤维状。瘤细胞常呈漩涡状排列,也可呈线形排列或杂乱状分布。瘤内血管相对稀少,多呈拱状、曲线状或弧线状,也可为小动脉大小的血管,血管周可伴有玻璃样变性,在黏液样区域内,有时可见类似黏液样脂肪肉瘤中的分支状毛细血管网。极个别病例可出现血管外皮瘤样结构,可被误诊为孤立性纤维性肿瘤。在肿瘤的局部区域内,瘤细胞可显示一定程度的多形性,并可见到血管周围有瘤细胞聚集现象。在一些复发或转移的病例内,瘤细胞的密度明显增加,并可见核分裂象。40% 的肿瘤内可见散在的类圆形或不规则的巨菊形团[595-598],其中央为胶原纤维,亮嗜伊红色,双折光性,呈放射状排列,周围环绕以圆形或卵圆形细胞,也呈放射状排列,形成单层或多层细胞套(图 6-152H ~ N)。部分病例内瘤细胞可有一定的异型性,另有一些病例中瘤细胞密度明显增加,夹杂在胶原纤维间,类似硬化性上皮样纤维瘤的区域(图 6-152O ~ R)[599],或复发的病例可呈硬化性上皮样纤维肉瘤样。

【免疫组化】

LGFMS 中的瘤细胞表达 MUC4(黏液蛋白 4)(图 6-153),具有较高的特异性和敏感性[600]。要注意的是,部分病例也可表达 DOG1[601]。

【超微结构】

瘤细胞显示纤维母细胞性分化。

【细胞遗传学】

多数病例(75%)显示 t(7;16)(q33;p11),形成 *FUS-CREB3L2*[602],部分病例具有 t(11;16)(p11;p11),形成 *FUS-CREB3L1* 融合基因[603],少数病例形成 *EWSR1-CREB3L1* 融合基因[604]。

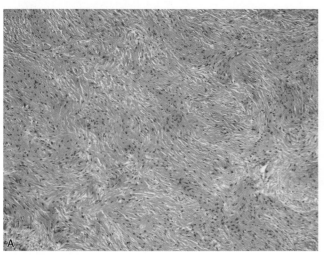

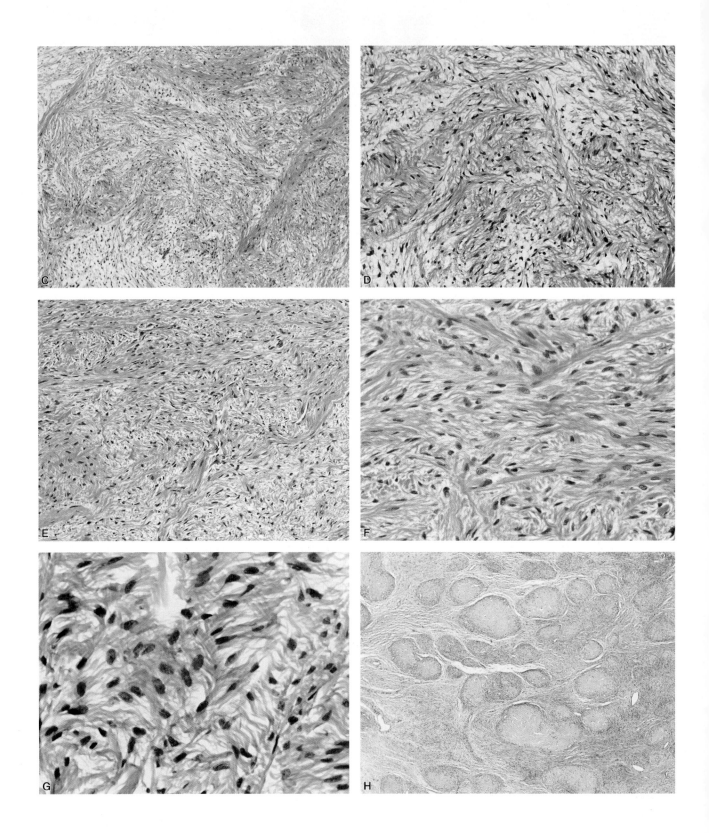

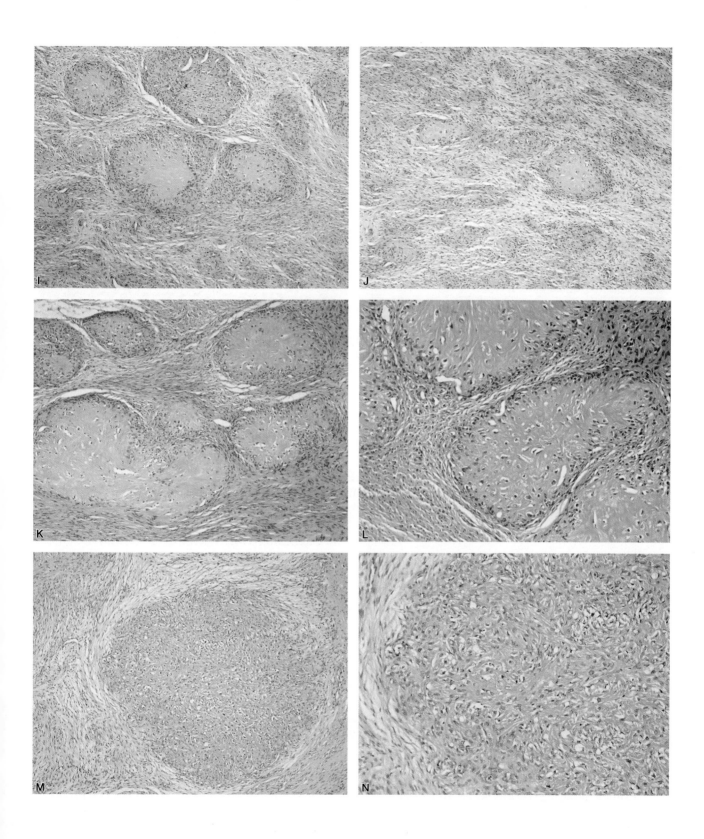

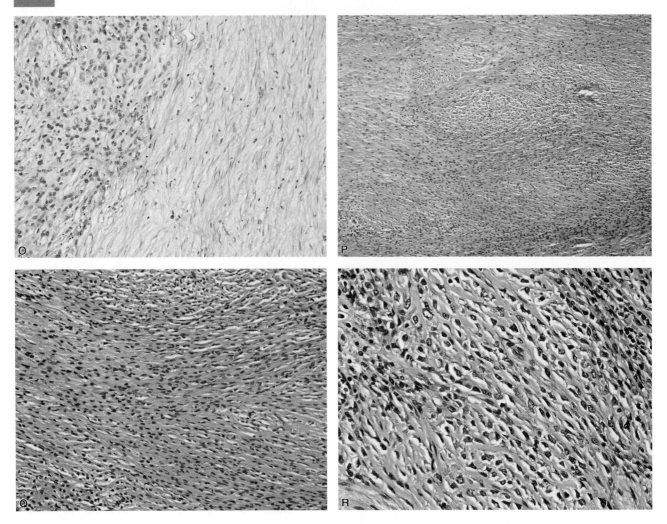

图 6-152　低度恶性纤维黏液样肉瘤的组织学形态

A ~ E. 示纤维和黏液样区域交替性分布；F、G. 瘤细胞高倍镜图像，核染色相对较深，呈卵圆形或胖梭形；H ~ N. 示巨菊形团；
O. 部分区域可类似硬化性上皮样纤维肉瘤；P ~ R. 逐渐向硬化性上皮样纤维肉瘤样过渡

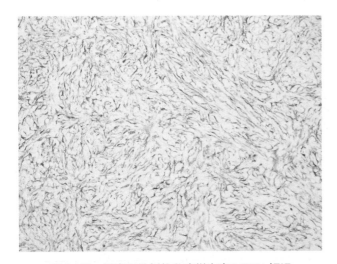

图 6-153　低度恶性纤维黏液样肉瘤 MUC4 标记

【鉴别诊断】

1. 低度恶性的黏液纤维肉瘤　详见上文（表6-4）。

2. 侵袭性纤维瘤病　肿瘤周界不清，常向邻近的肌肉组织或脂肪组织内浸润性生长，瘤细胞多呈纤细的梭形，并常呈长条束状或波浪状排列，瘤细胞之间可有多少不等的胶原纤维，明显时可呈瘢痕疙瘩样，但无 LGFMS 中特征性的胶原和黏液交替性分布现象，也不见巨菊形团结构。纤维瘤病中的瘤细胞除 vimentin 和 actins 外，还可表达 β-catenin，分子检测显示 β-catenin 基因突变。

3. 胶原性纤维瘤　肿瘤周界清晰，可有纤维性假包膜，瘤内细胞密度低，细胞无异型性，间质内含有大量的胶原纤维，局部区域虽也可伴有黏液样变性，但无胶原和黏液交替性分布的现象。胶原性纤维瘤是良性肿瘤，完整切除后不复发或转移。

4. 肌内黏液瘤　可被误诊为低度恶性纤维黏液样肉瘤，特别是一些富于细胞的病例，Yamashita 等[605] 的报道显示 MUC4 标记有助于两者的鉴别诊断，必要时还可借助于 FISH 检测。

5. 硬化性上皮样纤维肉瘤　肿瘤的部分区域内，间质也可伴有黏液样变性，可与 LGFMS 重叠，但与 LGFMS 不同的是，硬化性上皮样纤维肉瘤以间质出现明显的硬化和夹杂其间呈条索状排列的圆形或多边形上皮样瘤细胞为特征。目前的观点认为，LGFMS 和硬化性上皮样纤维肉瘤可能属于同一瘤谱。

【治疗】

局部广泛切除。

【预后】

早先的报道认为本病的局部复发率可高达68%,转移率达41%,病死率达18%,其主要原因在于,最初的一些病例均被视为良性病变处理,导致多数患者未能得到及时有效的治疗。新近的报道显示,LGFMS的局部复发率、转移率和致死率分别为9%、6%和2%,属低度恶性的软组织肉瘤。因肿瘤发生局部复发的间隙时间通常较长(可长达50年),远处转移也可在多年以后才发生(特别是在局部复发以后)(图6-154),故需对患者进行长期的随访。

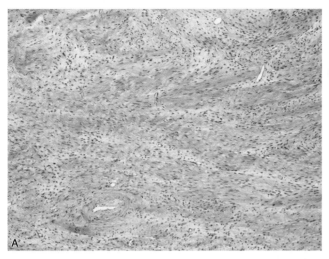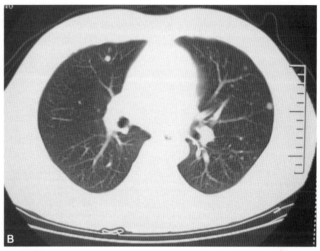

图6-154　低度恶性纤维黏液样肉瘤
A. 盆腔低度恶性纤维黏液样肉瘤;B. 20年后肺部转移

六、硬化性上皮样纤维肉瘤

硬化性上皮样纤维肉瘤(sclerosing epithelioid fibrosarcoma, SEF)是一种纤维肉瘤的特殊亚型,由Meis-Kindblom等[606]于1995年首先报道,镜下以大量玻璃样变(硬化性)的胶原性间质和夹杂其间呈条索状排列的多边形上皮样瘤细胞为特征。目前观点认为,SEF与LGFMS关系密切,两者在形态上有一定的重叠,免疫表型和分子表型相似,可能属于同一瘤谱。

【ICD-O编码】

8840/3

【临床表现】

SEF多发生于成年人,发病高峰为30~60岁,平均年龄为40~45岁,年龄范围为14~87岁。男性略多见。

肿瘤多发生于下肢/下肢带(臀部和大腿根部)的深部软组织内[607-609],其次可发生于躯干(胸壁和背部),部分病例位于上肢/上肢带(肩部和腋窝)和头颈部[610],偶可发生于颅内、脊柱旁、腹腔、盆腔、阴茎根部、骨和实质脏器(包括肾脏、肺、胰腺、胃、肝等)等少见部位[611-617]。

临床上多表现为局部缓慢性增大的肿块,术前病程长短不一,从数月至数年,近1/3病例肿块于近期内明显增大,并伴有疼痛。

【影像学】

CT或MRI检查显示肿瘤中心的大片区域呈低密度或低信号,周边呈中至高密度或高信号。组织学显示,中心区域内的细胞稀少,而胶原成分比较多,周边部的细胞相对密集。

【大体形态】

肿块呈结节状或分叶状,周界相对清晰,无包膜或被覆一层纤维性假包膜,直径为2~22cm,中位直径为7~10cm。切面呈灰白色(图6-155),质地坚韧或有弹性,局部区域可见黏液样区域或伴有囊性变,但出血或坏死均不常见。

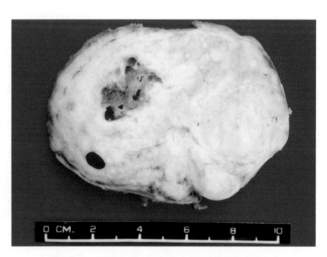

图6-155　硬化性上皮样纤维肉瘤的大体形态

【组织形态】

肿瘤虽在大体上周界相对清晰,但在镜下却向邻近的软组织内浸润性生长。在肿瘤的大部分区域内,瘤细胞数量稀少,而间质内含有大量深嗜伊红色、玻璃样变的胶原纤维。瘤细胞形态基本一致,由小至中等大的圆形、卵圆形或多边形上皮样细胞组成,多呈狭窄或单排状的条索状排列,分布于大量深嗜伊红色的胶原纤维间(图6-156A,B),类似浸润性或转移性小叶癌。在一些瘤细胞稀疏而间质丰富的区域内,瘤细胞呈单个夹杂在硬化性的间质内,类似瘢痕疙瘩或纤维瘤(图 6-156C、D)。在瘤细胞相对密集的区域,瘤细胞可呈梁状、巢状或片状排列。高倍镜下,瘤细胞的胞质空而透亮,或略呈嗜伊红色,核形不规则或成角状,核染色质均匀,可见小核仁,核异型性不明显,核分裂象不易见到(<1/10HPF)(图 6-156E、F)。另在部分肿瘤中可见类似经典纤维肉瘤的成分,表现为瘤细胞密度明显增加,核异型性显著,并可见较多的核分裂象。少数病例中,肿瘤的部分区域还可以与其他类型的硬化性纤维肉瘤如低度恶性纤维黏液样肉瘤/伴有巨菊形团的玻璃样变性梭形细胞肉瘤相重叠,低度恶性纤维黏液样肉瘤内也可含有硬化性上皮样纤维肉瘤区域,也称杂合性肿瘤(hybrid SEF/LGFMS)[598]。新近,Puls 等还报道了一例非纤维化的亚型[618]。

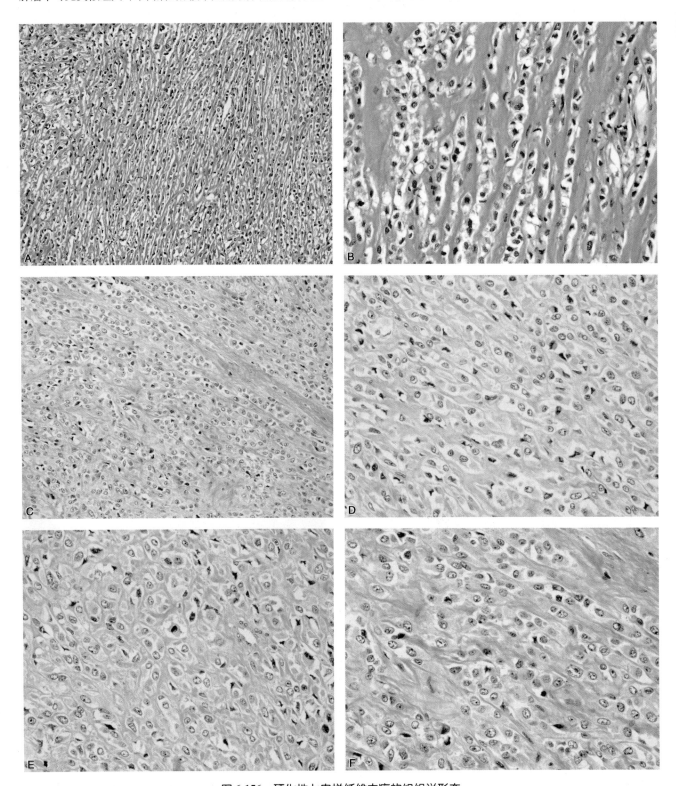

图 6-156　硬化性上皮样纤维肉瘤的组织学形态
A ~ F. 瘤细胞呈狭窄或单排状的条索状排列,分布于大量深嗜伊红色的胶原纤维间

【免疫组化】

与低度恶性纤维黏液样肉瘤相似，MUC4 可作为硬化性上皮样纤维肉瘤的标记物（图 6-157），特别是具有 FUS 基因重排者[619]。少数病例可灶性或弱阳性表达 EMA，但包括 AE1/AE3、CD34、LCA、actins、desmin、CD68、HMB45、CD30 和 S-100 蛋白等在内的抗体均为阴性，提示瘤细胞主要具纤维母细胞性分化，个别病例可显示纤维母细胞和神经束膜细胞双相性分化。P53 标记多为阴性，但 MDM2 有过度表达，后者可能在肿瘤的发生中起了一定的作用。

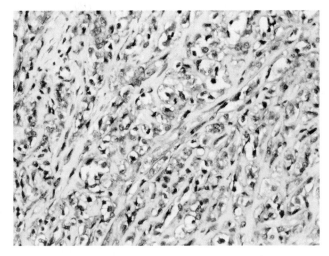

图 6-157　硬化性上皮样纤维肉瘤 MUC4 标记

【细胞遗传学】

Gisselsson 等报道的 1 例研究显示 12q13 和 12q15 扩增（包含 HMGIC 基因），9q13 重排[620]；Donner 报道的 1 例较为复杂，包括 t(X;6)(q13;q15) 和 t(6;13)(p11.2;q13) 等[621]，但对这 1 例的病理诊断存在争议；Ogose 等报道的 1 例显示 der(10)t(10;17)(p11;q11)[622]。Rekhi 等[623]和 Yoon 等[624]应用 FISH 检测显示在硬化性上皮样纤维肉瘤中有 FUS 重排，提示与低度恶性纤维黏液样肉瘤关系密切。Wang 等[625]报道显示，在"纯"的 SEF 中，FUS 重排的阳性检出率相对较低。新近 Prieto-Granada 等[626]报道显示，"纯"的 SEF 主要显示为 EWSR1 基因相关易位，杂合性 SEF/LGFMS 显示为 FUS-CREB3L2。Arbajian 等[627]报道显示，在"纯"SEF 中，EWSR1-CREB3L1 显著多于 FUS 和 CREB3L2 分子表型，提示 SEF 和 LGFMS 还是有一定的差异。

【鉴别诊断】

主要包括一些瘤细胞呈上皮样、间质呈硬化性的肿瘤。

1. 孤立性纤维性肿瘤　肿瘤内含有大量绳索样的胶原纤维，有时瘤细胞也可呈圆形或卵圆形，可与 SEF 混淆，但 SFT 的周界清晰或有包膜围绕，除呈束状排列外，还可见到多种排列方式，包括无结构样结构、席纹状和血管外皮瘤样，而间质内的胶原形状也多种多样，除绳索样胶原纤维外，还可见到石棉样或不规则形的胶原小结，此外瘤细胞内的血管壁常伴有玻璃样变性。免疫组化标记显示，瘤细胞表达 CD34、bcl-2、CD99 和 STAT6，可资鉴别。

2. 玻璃样变性纤维瘤病　多发生于婴儿，以多灶性的皮下结节或肿块为特征，常为常染色体隐性遗传的家族性病变，

镜下由成束或成簇的梭形纤维母细胞和大量、均质嗜伊红色的玻璃样基质组成，有时胞质也可呈透亮状，浸埋于硬化性的间质内，可与 SEF 混淆。

3. 浸润性或转移性癌　临床上多有相应的癌肿病史，癌细胞异型性明显，核分裂象多见，癌细胞强阳性表达上皮性标记，如 AE1/AE3、CK7 和 CK8 等，可资鉴别。

4. 梭形细胞型滑膜肉瘤　虽可在部分肿瘤的间质内可见胶原纤维，但其数量相对较少，远不及 SEF 明显，此外，除 EMA 外，瘤细胞还可表达 AE1/AE3、CK7、CK19、calponin 和 bcl-2 等标记，细胞遗传学分析显示 t(X;18)，应用 RT-PCR 或 FISH 可检测出 SS18-SSX1/2 融合基因或 SS18 基因相关易位。

5. 软组织透明细胞肉瘤　瘤细胞丰富，被粗细不等纤维结缔组织分隔成巢状或粗条束状，瘤细胞胞质淡染或透亮，也可呈嗜伊红色，核大，可见明显的核仁，偶见多核巨细胞，少数病例中还可见胞色素颗粒。瘤细胞表达 S-100 蛋白、HMB45 和 PNL2 等色素细胞标记。

6. 上皮样平滑肌肉瘤　瘤细胞胞质丰富，淡染透明，部分呈深嗜伊红，瘤细胞异型性明显，核分裂象易见。瘤细胞表达 α-SMA、MSA、h-CALD、calponin 和 desmin。

7. 硬化性横纹肌肉瘤　由分化较为原始的小圆细胞、梭形细胞或多边形细胞组成，含有多少不等的嗜伊红色细胞质，核染色质浓染，核形不规则，部分病例中可见含有横纹的蜘蛛网状或带状横纹肌母细胞。瘤细胞呈条束状、列兵样、假腺泡状和假血管腔隙状排列，浸埋于大量嗜伊红色的玻璃样间质内，免疫组化标记显示瘤细胞表达 MyoD1，程度不等地表达 desmin、myogenin 和 α-SMA。

8. 硬化型淋巴瘤　包括霍奇金淋巴瘤和非霍奇金淋巴瘤，硬化性弥漫大 B 细胞淋巴瘤多发生在纵隔内，瘤细胞表达 CD20；霍奇金淋巴瘤晚期病变中，其瘤细胞可被宽大的胶原纤维分割成周界清晰的结节，极易误为上皮样细胞的肿瘤，但病变内除可见典型的 R-S 细胞外，还可见腔隙型细胞（Lacunar cells），表达 CD15、CD30 和 fascin，有助于鉴别。

【治疗】

局部广泛切除，必要时辅以术后放疗。

【预后】

SEF 是一种低至中度恶性的纤维肉瘤，局部复发率为 57%，转移率为 43%~86%，主要转移至肺、骨、心、脑和胸壁，死亡率为 25%~57%。肿瘤体积偏大，肿瘤位置深，并浸润骨膜或骨组织，或肿瘤位于颅内，提示预后较差。

参 考 文 献

1. Powell DW, Mifflin RC, Valentich JD, et al. Myofibroblasts. I. Paracrine cells important in health and disease. Am J Physiol, 1999, 277(1 Pt 1): C1-9.

2. Gabbiani G, Ryan GB, Majne G. Presence of modified fibroblasts in granulation tissue and their possible role in wound contraction. Experientia, 1971, 27: 549-550.

3. Schurch W, Seemayer TA, Gabbiani G. The myofibroblast. A quarter century after its discovery. Am J Surg Pathol, 1998, 22: 141-147.

4. Valentich, JD, Popov V, Saada JI, et al. Phenotypic character-

ization of an intestinal subepithelial myofibroblast cell line. Am J Physiol,1997,272（Cell Physiol. 41）:C1513-C1524.

5. Eyden B. Electron microscopy in the study of myofibroblastic lesions. Semin Diagn Pathol,2003,20:13-24.

6. Mills SE. Histopathology for pathologists. 3rd edition,Lippincott WIllians & Wilkins:Philadelphia,2007,128.

7. Guo L,Kuroda N,Nakayama H,et al. Cytokeratin-positive sub-serosal myofibroblasts in gastroduodenal ulcer;another type of myofibroblasts. Histol Histopathol,2006;21:697-704.

8. Mentzel T,Fletcher CDM. The emerging role of myofibroblasts in soft tissue neoplasia. Am J Clin Pathol,1997,102:2-5.

9. Culberon JD,Enterline HT. Pseudosarcomatous fasciitis:a distinctive clinical-pathologic entity:report of five cases. Ann Surg,1960,151:235-1240.

10. Allen PW. Nodular fasciitis. Pathology,1972,4:9-26.

11. Meister P,Buckmann FW,Konrad E. Nodular fasciitis（analysis of 100 cases and review of the literature）. Pathol Res Pract,1978,162:133-165.

12. Bernstein KE,Lattes R. Nodular（pseudosarcomatous）fasciitis,a non-recurrent lesion:clinicopathologic study of 134 cases. Cancer,1982,49:1668-1678.

13. Shimizu S,Hashimoto H,Enjoji M. Nodular fasciitis:an analysis of 250 patients. Patholgoy,1984,16:161-166.

14. 郑坚,Allen PW. 结节性筋膜炎 201 例临床病理分析. 诊断病理学杂志,2001,8:10-13.

15. Mazura JC,Matrai C,Spigland N,et al. Intramuscular nodular fasciitis of the rectus abdominis muscle in an 11-year-old girl. Skeletal Radiol,2013;42:147-150.

16. Ikeda K,Hagiwara N,Funaki K,et al. Nodular fasciitis of the ulnar nerve at the palm. Scand J Plast Reconstr Surg Hand Surg,2005,39:249-251.

17. Hornick JL,Fletcher CD. Intraarticular nodular fasciitis—a rare lesion:clinicopathologic analysis of a series. Am J Surg Pathol,2006,30:237-241.

18. Erickson-Johnson MR,Chou MM,Evers BR,et al. Nodular fasciitis:a novel model of transient neoplasia induced by MYH9-USP6 gene fusion. Lab Invest,2011,91:1427-1433.

19. Lu L,Lao IW,Liu X,et al. Nodular fasciitis:a retrospective study of 272 cases from China with clinicopathologic and radiologic correlation. Ann Diagn Pathol,2015;19:180-185.

20. Lao IW,Liu X,Lin Y,Wang J. Infantile nodular fasciitis of the hand:A case report and literature review. Human Pathol:Case Reports,2016,5:43-46.

21. Pandian TK,Zeidan MM,Ibrahim KA,et al. Nodular fasciitis in the pediatric population:a single center experience. J Pediatr Surg,2013,48:1486-1489.

22. Kijima H,Okada K,Ito H,et al. Nodular fasciitis of the finger. Skeletal Radiol,2005,34:121-123.

23. Weinreb I,Shaw AJ,Perez-Ordoñez B,Goldblum JR,Rubin BP. Nodular fasciitis of the head and neck region:a clinicopathologic description in a series of 30 cases. J Cutan Pathol,2009,36:1168-1173.

24. Kang SK,Kim HH,Ahn SJ,et al. Intradermal nodular fasciitis of the face. J Dermatol,2002,29:310-314.

25. Gibson TC,Bishop JA,Thompson LD. Parotid gland nodular fasciitis:a clinicopathologic series of 12 cases with a review of 18 cases from the literature. Head Neck Pathol,2015,9(3):334-344.

26. Yoo G,Baek SO,Jung SN,Kwon H,Moon SH,Shon WI. Nodular fasciitis in the forehead. J Craniofac Surg,2010,21:925-926.

27. Thompson LD,Fanburg-Smith JC,Wenig BM. Nodular fasciitis of the external ear region:a clinicopathologic study of 50 cases. Ann Diagn Pathol,2001,5:191-198.

28. O'Connell JX,Young RH,Nielsen GP,et al. Nodular fasciitis of the vulva:a study of six cases and literature review. Int J Gynecol Pathol,1997,16:117-123.

29. Paliogiannis P,Cossu A,Palmieri G,et al. Breast nodular fasciitis:a comprehensive review. Breast Care（Basel）,2016,11(4):270-274.

30. Ascari-Raccagni A,Dubini A,Verdecchia GM. A case of important nodular fasciitis of the leg. J Eur Acad Dermatol Venereol,2003,17:109-111.

31. Khan K,Farahani KD,Roberts EJ,et al. Pedal occurrence of nodular fasciitis:a case report. J Foot Ankle Surg,2012;51:241-245.

32. Das S,Upton JD,Amar AD. Nodular fasciitis of the bladder. J Urol,1988,140:1532-1533.

33. Biedrzycki OJ,Singh N,Faruqi A. Nodular fasciitis of the vulva with an unusually long clinical history:the importance of making this unexpected diagnosis in such an unusual site. Histopathology,2007;51:547-550.

34. Nikolaidis P,Gabriel HA,Lamba AR,Chan NG. Sonographic appearance of nodular fasciitis. J Ultrasound Med,2006;25:281-285.

35. Meyer CA,Kransdorf MJ,Jelinek JS,Moser RP Jr. MR and CT appearance of nodular fasciitis. J Comput Assist Tomogr,1991,15:276-279.

36. Coyle J,White LM,Dickson B,et al. MRI characteristics of nodular fasciitis of the musculoskeletal system. Skeletal Radiol,2013 42:975-982.

37. Kim JY,Park J,Choi YY,Lee S,Paik SS. Nodular fasciitis mimicking soft tissue metastasis on 18F-FDG PET/CT during surveillance. Clin Nucl Med,2015,40:172-174.

38. Nakagawa T,Sugimoto T,Komiyama S,et al. Giant tumor formed by nodular fasciitis of the pharynx:a case report. Auris Nasus Larynx,1994,21:196-199.

39. de Feraudy S,Fletcher CD. Intradermal nodular fasciitis:a

rare lesion analyzed in a series of 24 cases. Am J Surg Pathol,2010,34:1377-1381.

40. Kumar E,Patel NR,Demicco EG,Bovee JV,et al. Cutaneous nodular fasciitis with genetic analysis:a case series. J Cutan Pathol,2016,43(12):1143-1149.

41. Montgomery EA,Meis JM. Nodular fasciitis. Its morphologic spectrum and immunohistochemical profile. Am J Surg Pathol,1991,15:942-948.

42. Ceballos KM,Nielsen GP,Selig MK,O'Connell JX. Is anti-h-CALD useful for distinguishing smooth muscle and myofibroblastic tumors? An immunohistochemical study. Am J Clin Pathol,2000,114:746-753.

43. Carlson JW,Fletcher CD. Immunohistochemistry for beta-catenin in the differential diagnosis of spindle cell lesions:analysis of a series and review of the literature. Histopathology,2007,51(4):509-14.

44. Magro G,Salvatorelli L,Vecchio GM,et al. Cytoplasmic expression of Wilms tumor transcription factor-1（WT1）:a useful immunomarker for young-type fibromatoses and infantile fibrosarcoma. Acta Histochem,2014;116:1134-1140.

45. Wirman JA. Nodular fasciitis,a lesion of myofibroblasts:an ultrastructural study. Cancer,1976,38:2378-2389.

46. Oliveira AM,Chou MM. USP6-induced neoplasms:the biologic spectrum of aneurysmal bone cyst and nodular fasciitis. Hum Pathol,2014,45:1-11.

47. Amary MF,Ye H,Berisha F,Tirabosco R,et al. Detection of USP6 gene rearrangement in nodular fasciitis:an important diagnostic tool. Virchows Arch,2013,463:97-98.

48. 陈军,叶新青,李瑶,等.结节性筋膜炎存在涉及 USP6 基因的染色体易位.中华病理学杂志,2014,43:533-536.

49. Shin C,Low I,Ng D,Oei P,Miles C,Symmans P. USP6 gene rearrangement in nodular fasciitis and histological mimics. Histopathology,2016,69(5):784-791.

50. Carter JM,Wang X,Dong J,Westendorf J,Chou MM,Oliveira AM. USP6 genetic rearrangements in cellular fibroma of tendon sheath. Mod Pathol,2016,29(8):865-869.

51. Chan JK,Carcangiu ML,Rosai J. Papillary carcinoma of thyroid with exuberant nodular fasciitis-like stroma. Report of three cases. Am J Clin Pathol,1991,95:309-314.

52. Ginter PS,Scognamiglio T. Papillary thyroid carcinoma with nodular fasciitis-like stroma:a usual entity with distinctive morphology. Int J Surg Pathol,2015,23(4):305-307.

53. Rebecchini C,Nobile A,Piana S,et al. Papillary thyroid carcinoma with nodular fasciitis-like stroma and β-catenin mutations should be renamed papillary thyroid carcinoma with desmoid-type fibromatosis. Mod Pathol,2017,30(2):236-245.

54. de Carli ML,Sá Fernandes K,dos Santos Pinto D Jr,et al. Nodular fasciitis of the oral cavity with partial spontaneous regression（nodular fasciitis）. Head Neck Pathol,2013,7:69-72.

55. Kang A,Kumar JB,Thomas A,Bourke AG. A spontaneously resolving breast lesion:imaging and cytological findings of nodular fasciitis of the breast with FISH showing USP6 gene rearrangement. BMJ Case Rep,2015,2015.

56. Kang AR,Kumar J,Bourke A,et al. A spontaneously resolving breast lesion:Cytological findings of nodular fasciitis of the breast. Pathology,2016,48 Suppl 1:S131.

57. Guo R,Wang X,Chou MM,et al. PPP6R3-USP6 amplification:Novel oncogenic mechanism in malignant nodular fasciitis. Genes Chromosomes Cancer,2016,55(8):640-649.

58. Dogan AI,Gedikoglu G,Demircin M,Ruacan S. Ossifying fasciitis. Pathol Int,2000,50:153-155.

59. Patchefsky AS,Enzinger FM. Intravascular fasciitis:A report of 17 cases. Am J Surg Pathol,1981,5:29-36.

60. Chi AC,Dunlap WS,Richardson MS,Neville BW. Intravascular fasciitis:report of an intraoral case and review of the literature. Head Neck Pathol,2012;6:140-145.

61. Kuklani R,Robbins JL,Chalk EC,Pringle G. Intravascular fasciitis:report of two intraoral cases and review of the literature. Oral Surg Oral Med Oral Pathol Oral Radiol,2016,121(1):e19-25.

62. Varga J,Kahari VM. Eosinophilia-myalgia syndrome,eosinophilic fasciitis,and related fibrosing disorders. Curr Opin Rheumatol,1997,9:562-570.

63. Sehgal VN,Sehgal N,Sehgal R,et al. Necrotizing fasciitis. J Dermatolog Treat,2006,17:184-186.

64. Perosio PM,Weiss SW. Ischmic fasciitis:a juxta-skeletal fibroblastic proliferation with a predilection for elderly patients. Mod Pathol,1993,6:69-72.

65. Montgomery EA,Meis JM,Mitchell MS,et al. Atypical decubital fibroplasia. A distinctive fibroblastic pseudotumor occurring in debilitated patients. Am J Surg Pathol,1992,16:708-715.

66. Liegl B,Fletcher CD. Ischemic fasciitis:analysis of 44 cases indicating an inconsistent association with immobility or debilitation. Am J Surg Pathol,2008,32:1546-1552.

67. 王坚,朱雄增,张仁元.非典型褥疮性纤维组织增生.临床与实验病理学杂志,2001,17:223-226.

68. 姜英,杨堤,叶大雄.缺血性筋膜炎 1 例报道并文献复习.诊断病理学杂志,2004,11(4):252-254.

69. 赵声春.缺血性筋膜炎 3 例临床病理分析.临床与实验病理学杂志,2011,27(4):423-424.

70. Ilaslan H,Joyce M,Bauer T,Sundaram M. Decubital ischemic fasciitis:clinical,pathologic,and MRI features of pseudosarcoma. AJR Am J Roentgenol,2006;187:1338-1341.

71. Lehmer LM,Moore JB,Ragsdale BD. Ischemic fasciitis:enhanced diagnostic resolution through clinical,histopathologic and radiologic correlation in 17 cases. J Cutan Pathol,2016,

43(9):740-748.

72. Fetsch JF, Brinsko RW, Davis CJ Jr, et al. A distinctive myointimal proliferation ('myointimoma') involving the corpus spongiosum of the glans penis: a clinicopathologic and immunohistochemical analysis of 10 cases. Am J Surg Pathol, 2000, 24:1524-1530.

73. Robbins JB, Kohler S. Penile nodule in a 54-year-old man: a case of myointimoma. J Am Acad Dermatol, 2005, 53:1084-1086.

74. McKenney JK, Collins MH, Carretero AP, et al. Penile myointimoma in children and adolescents: a clinicopathologic study of 5 cases supporting a distinct entity. Am J Surg Pathol, 2007, 31:1622-1626.

75. Vardar E, Gunlusoy B, Arslan M, Kececi S. Myointimoma of the glans penis. Pathol Int, 2007, 57:158-161.

76. Turner BM, Reith JD, Al-Quran SZ. Penile myointimoma. J Cutan Pathol, 2009, 36:817-819.

77. Kern WH. Proliferative myosis: a pseudosarcdomatous reaction to injury: a report of seven cases. Arch Pathol, 1960, 69:209-215.

78. Chung EB, Enzinger FM. Proliferative fasciitis. Cancer, 1975, 36:1450-1458.

79. Enzinger FM, Dulcey F. Proliferative myositis: report of thirty-six cases. Cancer, 1967, 20:2213-2223.

80. Meis JM, Enzinger FM. Proliferative fasciitis and myositis of childhood. Am J Surg Pathol, 1992, 16:364-372.

81. Rosa G, Billings SD. A report of three cases of pediatric proliferative fasciitis. J Cutan Pathol, 2014, 41(9):720-723.

82. Fleming MG, Sharata HH. Intradermal proliferative fasciitis. J Cutan Pathol, 2011, 38:846-847.

83. Satter EK, Dela Rosa KM. Intradermal proliferative fasciitis on the finger. Am J Dermatopathol, 2015, 37(3):246-248.

84. Stanzione B, Cozzolino I, Arpino G, et al. Multiple metachronus proliferative fasciitis occurring in different anatomic regions: a case report and review of the literature. Pathol Res Pract, 2012, 208:126-130.

85. Yiğit H, Turgut AT, Koşar P, et al. Proliferative myositis presenting with a checkerboard-like pattern on CT. Diagn Interv Radiol, 2009, 15(2):139-142.

86. eI Jabbour JN, Bennett MH, Burke MM, et al. Proliferative myositis. An immunohistochemical and ultrastructural study. Am J Surg Pathol, 1991, 15:654-659.

87. Lundgren L, Kindblom LG, Willems L, et al. Proliferative myositis and fasciitis. A light and electron microscopic, cytologic, DNA-cytometric and immunohistochemical study. APMIS, 1992, 100:437-448.

88. Dembinski A, Bridge JA, Neff JR, et al. Trisomy 2 in proliferative fasciitis. Cancer Genet Cytogenet, 1992, 60:27-30.

89. Ohjimi Y, Iwasaki H, Ishiguro M, et al. Trisomy 2 found in proliferative myositis cultured cell. Cancer Genet Cytogenet, 1994, 76:157.

90. McComb EN, Neff JR, Johansson SL, et al. Chromosomal anomalies in a case of proliferative myositis. Cancer Genet Cytogenet, 1997, 98:142-144.

91. Auerbach A, Fanburg-Smith JC, Wang G, Rushing EJ. Focal myositis: a clinicopathologic study of 115 cases of an intramuscular mass-like reactive process. Am J Surg Pathol, 2009; 33:1016-1024.

92. Kato K, Ehara S, Nishida J, Satoh T. Rapid involution of proliferative fasciitis. Skeletal Radiol, 2004; 33:300-302.

93. Ackerman LV. Extra-osseous localized non-neoplastic bone and caritlage formation (so-called myositis ossificans): clinical and pathological confusion with malignant neoplasms. J Bone Joint Surg Am, 1958, 40:279-298.

94. Mallory TB. A group of metaplastic and neoplastic bone and cartilage containing tumors of soft pails. Am J Pathol, 1933, 9:765-776.

95. Spjut HJ, Dorfman HD. Florid reactive periostis of the tubular bones of the hands and feet. A benign leison that may simulate osteosarcoma. Am J Surg Pathol, 1981, 5:423-433.

96. Dupree WB, Enzinger FM. Fibro-osseous pseudotumor of the digits. Cancer, 1986, 58:2103-2109.

97. 刘志,安晓静,石群立,等. 指(趾)纤维骨性假瘤临床病理分析. 临床与实验病理学杂志, 2009, 25:374-378.

98. Kilpatrick SK, Koplyay P, Pope TL, et al. Clinical, radiologic, and pathologic spectrum of myositis ossificans and related lesions: a unifying concept. Advances in Anatomic Patholoy, 1997, 5:277-586.

99. Wilson JD. Montague CJ, Salcuni P, et al. Heterotopic mesenteric ossificans ('intraabdominal myositis ossificans'): report of five cases. Am J Surg Pathol, 1999, 23:1464-1470.

100. Hakim M, McCarthy EF. Heterotopic mesenteric ossification. AJR Am J Roentgenol, 2001, 176:260-261.

101. Compérat E, De Saint-Maur PP, Kharsa G, et al. Heterotopic mesenteric ossification: a rare cause of postoperative occlusion. Gastroenterol Clin Biol, 2004, 28:188-189.

102. Patel RM, Weiss SW, Folpe AL. Heterotopic mesenteric ossification: a distinctive pseudosarcoma commonly associated with intestinal obstruction. Am J Surg Pathol, 2006, 30:119-122.

103. Zamolyi RQ, Souza P, Nascimento AG, Unni KK. Intraabdominal myositis ossificans: a report of 9 new cases. Int J Surg Pathol, 2006, 14:37-41.

104. 陆亚平,杨小兵,黄文斌. 肠系膜异位骨化2例临床病理分析. 临床与实验病理学杂志, 2011, 27:1333-1335.

105. De Silva MV, Reid R. Myositis ossificans and fibroosseous pseudotumor of digits: a clinicopathological review of 64 cases with emphasis on diagnostic pitfalls. Int J Surg Pathol,

2003,11:187-195.

106. Moosavi CA,Al-Nahar LA,Murphey MD,et al. Fibroosseous pseudotumor of the digit:a clinicopathologic study of 43 new cases. Ann Diagn Pathol,2008,12:21-28.

107. Norman A,Dorfman HD. Juxtacortical circumscribed myositis ossificans:evolution and radiographic features. Radiology, 1970,96:301-306.

108. Nuovo MA,Norman A,Chumas J,et al. Myositis ossficans with atypical clincal,radiographic or pathologic findings:a review of 23 cases. Skel Radiol,1992,21:87-101.

109. Dorfman HD,Czerniak B ed. Bone Tumors. Mosby Inc:St Louis,1998,1120-1129.

110. Povysil C,Matejovsky Z. Ultrastructural evidence of myofibroblasts in pseudomalignant myositis ossificans. Virchows Arch A Pathol Anat Histol,1979,381:189-203.

111. Abramovici L,Steiner GC. Bizarre parosteal osteochondromatous proliferation（Nora's lesion）:a retrospective study of 12 cases,2 arising in long bones. Hum Pathol,2002;33: 1205-1210.

112. 蒋智铭,张惠箴,陈洁晴,等. 奇异性骨旁骨软骨瘤性增生4例报道. 诊断病理学杂志,2001;8:205206.

113. Alquati S,Gira FA,Bartoli V,Contini S,Corradi D. Low-grade myofibroblastic proliferations of the urinary bladder. Arch Pathol Lab Med,2013,137:1117-1128.

114. Roth JA. Reactive pseudosarcomatous response in urinary bladder. Urology,1980,16(6):635-637.

115. Albores-Saavedra J,Manivel JC,Essenfeld H,et al. Pseudosarcomatous myofibroblastic proliferations in the urinary bladder of children. Cancer,1990,66:1234-1241.

116. 刘群,张传森,刘风军. 膀胱炎性假瘤—假肉瘤性肌纤维母细胞增生. 临床与实验病理学杂志,2001,17:469-471.

117. Jones EC,Clement PB,Young RH. Inflammatory pseudotumor of the urinary bladder. A clinicopathological,immunohistochemical,ultrastructural,and flow cytometric study of 13 cases. Am J Surg Pathol,1993,17:264-274.

118. Ro JY,Ayala AG,Ordonez NG,et al. Pseudosarcomatous fibromyxoid tumor of the urinary bladder. Am J Clin Pathol, 1986,86:583-590.

119. Goussot JF,Coindre JM,Merlio JP,et al. An adult atypical fibromyxoid tumor of the urinary bladder. Tumori,1989,75: 79-81.

120. Young RH. Tumor-like lesions of the urinary bladder. Mod Pathol,2009,22:2:S37-52.

121. Young RH. Pseudoneoplastic lesions of the urinary bladder and urethra:a selective review with emphasis on recent information. Semin Diagn Pathol,1997,14:133-146.

122. Montgomery EA,Shuseter D,Burkart AL,et al. Inflammatory myofibroblastic tumors of the urinary tract:a clinicopathologic study of 46 cases,including a malignant example inflam-matory fibrosarcoma and a subset associated with high-grade urothelial carcinoma. Am J Surg Pathol,2006,30:1502-1512.

123. Harik LR,Merino C,Coindre JM,et al. Pseudosarcomatous myofibroblastic proliferations of the bladder:a clinicopathologic study of 42 cases. Am J Surg Pathol,2006,30:787-794.

124. Westall DE,Folpe AL,Paner GP,et al. Utility of a comprehensive immunohistochemical panel in the differential diagnosis of spindle cell lesions of the urinary bladder. Am J Surg Pathol,2009,33:99-105.

125. Sukov WR,Cheville JC,Carlson AW,et al. Utility of ALK-1 protein expression and ALK rearrangements in distinguishing inflammatory myofibroblastic tumor from malignant spindle cell lesions of the urinary bladder. Mod Pathol,2007,20: 592-603.

126. Choi E,Williamson SR,Montironi R,et al. Inflammatory myofibroblastic tumour of the urinary bladder:the role of immunoglobulin G4 and the comparison of two immunohistochemical antibodies and fluorescence in-situ hybridization for the detection of anaplastic lymphoma kinase alterations. Histopathology,2015,67(1):20-38.

127. Alderman M,Kunju LP. Inflammatory myofibroblastic tumor of the bladder. Arch Pathol Lab Med,2014,138(10):1272-1277.

128. Mochizuki Y,Kanda S,Nomata K,et al. Spontaneous regression of inflammatory pseudotumor of the urinary bladder. Urol Int,1999,63:255-257.

129. Proppe KH,Scully RE,Rosai J. Postoperative spindle cell nodules of genitourinary tract resembling sarcomas:a report of eight cases. Am J Surg Pathol,1984,8(2):101-108.

130. Clement PB. Postoperative spindle-cell nodule of the endometrium. Arch Pathol Lab Med,1988,112:566-568.

131. Huang WL,Ro JY,Grignon DJ,et al. Postoperative spindle cell nodule of the prostate and bladder. J Urol,1990,143: 824-826.

132. Manson CM,Hirsch PJ,Coyne JD. Post-operative spindle cell nodule of the vulva. Histopathology,1995,26:571-574.

133. Wick MR,Mills SE,Ritter JH,et al. Postoperative/posttraumatic spindle cell nodule of the skin:the dermal analogue of nodular fasciitis. Am J Dermatopathol,1999,21:220-224.

134. Zellers RA,Bicket WJ,Parker MG. Posttraumatic spindle cell nodule of the buccal mucosa. Report of a case. Oral Surg Oral Med Oral Pathol,1992,74:212-215.

135. Kim SW,Oh YL,Choi JY,Lee JI,Chung JH,Kim JS. Postoperative spindle cell nodule after thyroidectomy:A case mimicking recurrence with anaplastic transformation of thyroid cancer. Head Neck,2013,35:E13-17.

136. Garijo MF,Val-Bernal JF,Vega A,Val D. Postoperative

spindle cell nodule of the breast:Pseudosarcomatous myofibroblastic proliferation following endo-surgery. Pathol Int, 2008,58:787-791.

137. Stolte M,Finkenzeller G. Inflammatory fibroid polyp of the stomach. Endoscopy,1990,22:203-207.

138. 孟凡青,钱才友,黄志勇. 胃肠道炎性纤维性息肉. 中国癌症杂志,1999,9:18-20.

139. Assarian GS,Sundareson A. Inflammatory fibroid polyp of the ileum. Hum Pathol,1985,16:311-312.

140. Solito B,Anselmino M,Tognetti A,et al. Rare case of inflammatory fibrous polyp of the esophagus. Dis Esophagus,2002, 15:326-329.

141. Pantanowitz L,Antonioli DA,Pinkus GS,et al. Inflammatory fibroid polyps of the gastrointestinal tract:evidence for a dendritic cell origin. Am J Surg Pathol,2004,28:107-114.

142. Huss S,Wardelmann E,Goltz D,et al. Activating PDGFRA mutations in inflammatory fibroid polyps occur in exons 12, 14 and 18 and are associated with tumour localization. Histopathology,2012,61:59-68.

143. 刘丹,王坚,陈淼,等. 胃肠道炎症性纤维性息肉 37 例临床病理学观察. 中华病理学杂志,2016,45(6):381-386.

144. Aneiros Cachaza J,Lopez Caballero JJ,Alonso Fernandez J, et al. Endocervical polyp with pseudosarcomatous pattern and cytoplasmic inclusions:an electron microscopic study. Am J Clin Pathol,1986,85:633-635.

145. Carter J,Elliott P,Russell P. Bilateral fibroepithelial polypi of labium minus with atypical stromal cells. Pathology,1992, 24:37-39.

146. Miettinen M,Wahlstrom T,Vesterinen E,et al. Vaginal polyps with pseudosarcomatous features. A clinicopathologic study of seven cases. Cancer,1983,51:1148-1151.

147. Nucci MR,Young RH,Fletcher CD. Cellular pseudosarcomatous fibroepithelial stromal polyps of the lower female genital tract:an underrecognized lesion often misdiagnosed as sarcoma. Am J Surg Pathol,2000,24:231-240.

148. Shekitka KM,Helwig EB. Deceptive bizarre stromal cells in polyps and ulcers of the gastrointestinaltract. Cancer,1991, 67:2111-2117.

149. Tai LH,Tavassoli FA. Endometrial polyps with atypical (bizarre) stromal cells. Am J Surg Pathol,2002,26:505-509.

150. Williams BT,Barr RJ,Barrett TL,et al. Cutaneous pseudosarcomatous polyp:a histological and immunohistochemical study. J Cutan Pathol,1996,23:189-193.

151. Young RH. Fibroepithelial polyp of the bladder with atypical stromal cells. Arch Pathol Lab Med,1986,110:241-242.

152. Ormond JK. Idiopathic retroperitoneal fibrosis. JAMA,1960, 174:1561-1568.

153. Dehner LP,Coffin CM. Idiopathic fibrosclerotic disorders and other inflammatory pseudotumors. Smin Diagn Pathol,1998, 15:161-173.

154. Fleder DB,Suster S,Moran CA. Idiopathic fibroinflammatory (fibrosing/sclerosing) lesions of the mediastinum:A study of 30 cases with emphasis on morphologic heterogeneity. Mod Pathol,1999,12:257-264.

155. Cheuk W,Chan JK. IgG4-related sclerosing disease:a critical appraisal of an evolving clinicopathologic entity. Adv Anat Pathol,2010,17:303-332.

156. 陈岗,卓华,陈国璋. IgG4 相关硬化性疾病:一种仍在演变中的综合征. 中华病理学杂志,2010,39:851-868.

157. Yantiss RK,Nielsen GP,Lauwers GY,Rosenberg AE. Reactive nodular fibrous pseudotumor of the gastrointestinal tract and mesentery:a clinicopathologic study of five cases. Am J Surg Pathol,2003,27:532-540.

158. Zardawi IM,Catterall N,Cox SA. Reactive nodular fibrous pseudotumor of the gastrointestinal tract and mesentery. Am J Surg Pathol,2004,28:276-277.

159. Chatelain D,Manaouil D,Levy P,et al. Reactive nodular fibrous pseudotumor of the gastrointestinal tract and mesentery. Am J Surg Pathol,2004,28:416,author reply 417.

160. Daum O,Vanecek T,Sima R,et al. Reactive nodular fibrous pseudotumors of the gastrointestinal tract:report of 8 cases. Int J Surg Pathol,2004,12:365-374.

161. Saglam EA,Usubutun A,Kart C,Ayhan A,Kucukali T. Reactive nodular fibrous pseudotumor involving the pelvic and abdominal cavity:a case report and review of literature. Virchows Arch,2005,447:879-882.

162. 宋林红,张洁,徐钢,董丹丹. 胃肠道及系膜反应性结节性纤维假瘤临床病理分析. 诊断病理学杂志,2007,14:20-23.

163. Yan F,Ma Y,Sun J,Zhu P. Reactive nodular fibrous pseudotumor involving the gastrointestinal tract and mesentery:A case report and review of the literature. Oncol Lett,2015,9(3):1343-1346.

164. Garb J,Stone MJ. Keloids. Review of the literature and a report of 89 cases. Am J Surg,1942,58:315-335.

165. González-Martínez R,Marín-Bertolín S,Amorrortu-Velayos J. Association between keloids and Dupuytren's disease:case report. Br J Plast Surg,1995,48:47-48.

166. Imaizumi R,Akasaka Y,Inomata N,et al. Promoted activation of matrix metalloproteinase (MMP)-2 in keloid fibroblasts and increased expression of MMP-2 in collagen bundle regions:implications for mechanisms of keloid progression. Histopathology,2009,54,722-730.

167. 韩春茂,贺肖洁,马奇. Tenascin-C 在瘢痕疙瘩和增生性瘢痕中的基因表达研究. 中华整形外科杂志,2005,21:40-43.

168. Lee CP. Keloids-their epidemiology and treatment. Int J Dermatol,1982,21:504-505.

169. Berman B,Bieley HC. Adjunct therapies to surgical management of keloids. Dermatol Surg,1996,22:126-130.

170. Lawrence WT. In search of the optimal treatment of keloids:report of a series and a review of the literature. Ann Plast

Surg,1991,27:164-178.

171. Alster TS, Williams CM. Treatment of keloid sternotomy scars with 585 nm flashlamp-pumped pulsed-dye laser. Lancet,1995,345:1198-1200.

172. Klumpar DI, Murray JC, Anscher M. Keloids treated with excision followed by radiation therapy. J Am Acad Dermatol, 1994,31:225.

173. Zouboulis CC, Blume U, Buttner P, et al. Outcomes of cryosurgery in keloids and hypertrophic scars. A prospective consecutive trial of case series. Arch Dermatol,1993,129:1146-1151.

174. Järvi OH, Saven AE. Elastofibroma dorsi. Acta Pathol Microbiol Scand,1961,51:83-84.

175. Nakamura Y, Okamoto K, Tanimura A, et al. Elastofibroma in Okinawa. A clinicopathologic study in 170 cases. Cancer, 1982,50:1794-1805.

176. Järvi OH, Lansimies PH. Subclinical elastofibroma in the scapular region in an autopsy series. Acta Pathol Microbiol Scand [A],1975,83:87-108.

177. Giebel GD, Bierhoff E, Vogel J. Elastofibroma and pre-elastofibroma-a biopsy and autopsy study. Eur J Surg Oncol, 1996,22:93-96.

178. Mirra JM, Straub LR, Jarvi OH. Elastofibroma of the deltoid. A case report. Cancer,1974,33:234-238.

179. Geddy PM, Campbell P, Gouldesbrough DR. Elastofibroma of the forefoot. J Foot Ankle Surg,1994,33:472-474.

180. Kapff PD, Hocken DB, Simpson RH. Elastofibroma of the hand. J Bone Joint Surg Br,1987,69:468-469.

181. Nishida A, Uetani M, Okimoto T, et al. Bilateral elastofibroma of the thighs with concomitant subscapular lesions. Skeletal Radiol,2003,32:116-118.

182. Saint-Paul MC, Musso S, Cardot-Leccia N, et al. Elastofibroma of the stomach. Pathol Res Pract,2003,199:637-639.

183. Tsutsumi A, Kawabata K, Taguchi K, et al. Elastofibroma of the greater omentum. Acta Pathol Jpn,1985,35:233-241.

184. Turna A, Yilmaz MA, Urer N, et al. Bilateral elastofibroma dorsi. Ann Thorac Surg,2002,73:630-632.

185. Shimizu S, Yasui C, Tateno M, et al. Multiple elastofibromas. J Am Acad Dermatol,2004,50:126-129.

186. Kudo S: Elastofibroma dorsi. CT and MR imaging findings. Semin Musculoskelet Radiol,2001,5:103-105.

187. Kindblom LG, Spicer SS. Elastofibroma. A correlated light and electron microscopic study. Virchows Arch A Pathol Anat Histol,1982,396:127-140.

188. Vanni R, Marras S, Faa G. et al. Chromosome instability in elastofibroma. Cancer Genet Cytogenet,1999,111:182-183.

189. McComb EN, Feely MG, Neff JR, et al. Cytogenetic instability, predominantly involving chromosome 1, is characteristic of elastofibroma. Cancer Genet Cytogenet,2001,126:68-72.

190. Nishio JN, Iwasaki H, Ohjimi Y, et al. Gain of Xq detected by comparative genomic hybridization in elastofibroma. Int J

Mol Med,2002,10:277-280.

191. Hisaoka M, Hashimoto H. Elastofibroma:clonal fibrous proliferation with predominant CD34-positive cells. Virchow Arch,2006,448:195-199.

192. Hernandez JL, Rodriguez-Parets JO, Valero JM, et al. High-resolution genome-wide analysis of chromosomal alternations in elastofibroma. Virchows Arch,2010,456:681-687.

193. De Nictolis M, Goteri G, Campanati G, et al. Elastofibrolipoma of the mediastinum. A previously underscribed benign tumor containing abnormal elastic fibers. Am J Surg Pathol, 1995,19:364-367.

194. Groisman GM, Polak-Charcon S. Fibroepithelial polyps of the anus:a histologic, immunohistochemical, and ultrastructural study, including comparison with the normal anal subepithelial layer. Am J Surg Pathol,1998,22:70-76.

195. Mucitelli DR, Charles EZ, Kraus FT. Vulvovaginal polyps. Histologic appearance, ultrastructure, immunocytochemical characteristics, and clinicopathologic correlations. Int J Gynecol Pathol,1990,9:20-40.

196. Banik R, Lubach D. Skin tags:localization and frequencies according to sex and age. Dermatologica, 1987, 174:180-183.

197. O' Quinn AG, Edwards CL, Gallager HS. Pseudosarcoma botryoides of the vagina in pregnancy. Gynecol Oncol,1982,13:237-241.

198. Schiotz HA. Fibroepithelial polyp of the ureter. A case history and discussion. Acta Obstet Gynecol Scand, 1990, 69:267-268.

199. Nucci MR, Young RH, Fletcher CD. Cellular pseudosarcomatous fibroepithelial stromal polyps of the lower female genital tract:an underrecognized lesion often misdiagnosed as sarcoma. Am J Surg Pathol,2000;24:231-240.

200. Rapini RP, Golitz LE. Sclerotic fibromas of the skin. J Am Acad Dermatol,1989,20(2 Pt 1):266-271.

201. Lo WL, Wong CK. Solitary sclerotic fibroma. J Cutan Pathol, 1990,17:269-273.

202. Metcalf JS, Maize JC, LeBoit PE. Circumscribed storiform collagenoma (sclerosing fibroma). Am J Dermatopathol, 1991,13:122-129.

203. Nakashima K, Yamada N, Adachi K, et al. Solitary sclerotic fibroma of the skin:morphological characterization of the 'plywood-like pattern'. J Cutan Pathol,2008,35 Suppl 1:74-79.

204. Hanft VN, Shea CR, McNutt NS, et al. Expression of CD34 in sclerotic ("plywood") fibromas. Am J Dermatopathol, 2000,22:17-21.

205. Kamino H, Lee JY, Berke A. Pleomorphic fibroma of the skin:a benign neoplasm with cytologic atypia. A clinicopathologic study of eight cases. Am J Surg Pathol,1989,13:107-113.

206. Layfield LJ, Fain JS. Pleomorphic fibroma of skin:a case re-

port and immunohistochemical study. Arch Pathol Lab Med, 1991,115:1046-1049.

207. Rudolph P, Schubert C, Zelger BG, Zelger B, Parwaresch R. Differential expression of CD34 and Ki-M1p in pleomorphic fibroma and dermatofibroma with monster cells. Am J Dermatopathol,1999,21:414-419.

208. Houston GD. The giant cell fibroma. A review of 464 cases. Oral Surg Oral Med Oral Pathol,1982,53:582-587.

209. Bakos LH. The giant cell fibroma:a review of 116 cases. Ann Dent,1992,51:32-35.

210. Magnusson BC, Rasmusson LG. The giant cell fibroma. A review of 103 cases with immunohistochemical findings. Acta Odontol Scand,1995,53:293-296.

211. Chung EB, Enzinger FM. Fibroma of tendon sheath. Cancer, 1979,44:1945-1954.

212. Satti MB. Tendon sheath tumours:a pathological study of the relationship between giant cell tumour and fibroma of tendon sheath. Histopathology,1992,20:213-220.

213. Humphreys S, McKee PH, Fletcher CD. Fibroma of tendon sheath:a clinicopathologic study. J Cutan Pathol,1986,13: 331-338.

214. Pulitzer DR, Martin PC, Reed RJ. Fibroma of tendon sheath. A clinicopathologic study of 32 cases. Am J Surg Pathol, 1989,13:472-479.

215. 毛荣军,樊长姝,杨克非,等. 腱鞘纤维瘤 39 例临床病理学分析. 临床与实验病理学杂志,2012,28:533-538.

216. Lamovec J, Bracko M, Voncina D. Pleomorphic fibroma of tendon sheath. Am J Surg Pathol,1991,15:1202-1205.

217. Maluf HM, DeYoung BR, Swanson PE, et al. Fibroma and giant cell tumor of tendon sheath:a comparative histological and immunohistological study. Mod Pathol, 1995, 8: 155-159.

218. Lundgren LG, Kindblom LG. Fibroma of tendon sheath. A light and electron-microscopic study of 6 cases. Acta Pathol Microbiol Immunol Scand [A],1984,92:401-409.

219. Dal Cin P, Sciot R, De Smet L, et al. Translocation 2,11 in a fibroma of tendon sheath. Histopathology, 1998, 32: 433-435.

220. Kato I, Yoshida A, Ikegami M, et al. FOSL1 immunohistochemistry clarifies the distinction between desmoplastic fibroblastoma and fibroma of tendon sheath. Histopathology, 2016,69(6):1012-1020.

221. Evans HL. Desmoplastic fibroblastoma. A report of seven cases. Am J Surg Pathol,1995,19:1077-1081.

222. Nielson GP, O'Connel JX, Dickersin GR, et al. Collagenous fibroma (desmoplastic fibroblastoma):a report of seven cases. Mod Pathol,1996,9:781-785.

223. Hasegawa T, Shimoda T, Hirohashi S, et al. Collagenous fibroma (desmoplastic fibroblastoma). Report of four cases and review of the literature. Arch Pathol Lab Med,1998, 122:455-460.

224. Miettinen M, Fetsch JF. Collagenous fibroma (desmoplastic fibroblastoma):a clinicopathologic analysis of 63 cases of a distinctive soft tissue lesion with stellate-shaped fibroblasts. Hum Pathol,1998,29:676-682.

225. Junkins-Hopkins JM, Johnson WC. Desmoplastic fibroblastoma. J Cutan Pathol,1998,25:450-454.

226. Weisberg NK, DiCaudo DJ, Meland NB. Collagenous fibroma (desmoplastic fibroblastoma). J Am Acad Dermatol,1999, 41(2 Pt 2):292-294.

227. Fukunaga M, Ushigome S. Collagenous fibroma (desmoplastic fibroblastoma): a distinctive fibroblastic soft tissue tumor. Adv Anat Pathol,1999,6:275-280.

228. Ide F, Shimoyama T, Horie N, et al. Collagenous fibroma (desmoplastic fibroblastoma) presenting as a parotid mass. J Oral Pathol Med,1999,28:465-468.

229. 王坚,陆洪芬,施达仁,等. 促结缔组织增生性纤维母细胞瘤的病理形态学特征. 中华病理学杂志,2000,29:331-333.

230. Nishio J, Iwasaki H, Nishijima T, et al. Collagenous fibroma (desmoplastic fibroblastoma) of the finger in a child. Pathol Int,2002,52:322-325.

231. Shuto R, Kiyosue H, Hori Y, et al. CT and MR imaging of desmoplastic fibroblastoma. Eur Radiol, 2002, 12: 2474-2476.

232. Sciot R, Samson I, van den Berghe H, et al. Collagenous fibroma (desmoplastic fibroblastoma):genetic link with fibroma of tendon sheath? Mod Pathol,1999,12:565-568.

233. Bernal K, Nelson M, Neff JR, et al. Translocation (2;11) (q31;q12) is recurrent in collagenous fibroma (desmoplastic fibroblastoma). Cancer Genet Cytogenet,2004,149:161-163.

234. Nishio J, Akiho S, Iwasaki H, Naito M. Translocation t(2; 11) is characteristic of collagenous fibroma (desmoplastic fibroblastoma). Cancer Genet,2011,204:569-571.

235. Nishio J, Iwasaki H, Yano S, Naito M. Collagenous fibroma (desmoplastic fibroblastoma) with trisomy 8 as the sole cytogenetic abnormality. Anticancer Res,2013,33:3259-3262.

236. Nishio J, Iwasaki H, Nagatomo M, Naito M. Fibroma of tendon sheath with 11q rearrangements. Anticancer Res,2014, 34:5159-5162.

237. Macchia G, Trombetta D, Möller E, et al. FOSL1 as a candidate target gene for 11q12 rearrangements in desmoplastic fibroblastoma. Lab Invest,2012,92:735-743.

238. Balachandran K, Allen PW, MacCormac LB. Nuchal fibroma. A clinicopathological study of nine cases. Am J Surg Pathol,1995,19:313-317.

239. Michal M, Fetsch JF, Hes O, et al. Nuchal-type fibroma. A Clinicopathologic study of 52 cases. Cancer, 1999, 85:156-163.

240. Dawes LC, La Hei ER, Tobias V, et al. Nuchal fibroma should be recognized as a new extracolonic manifestation of

Gardner-variant familial adenomatous polyposis. Aust N Z J Surg,2000,70:824-826.

241. Diwan AH,Graves ED,King JA,et al. Nuchal-type fibroma in two related patients with Gardner's syndrome. Am J Surg Pathol,2000,24:1563-1567.

242. Zamecnik M,Michal M. Nuchal-type fibroma is positive for CD34 and CD99. Am J Surg Pathol,2001,25:970.

243. Linos K,Sedivcová M,Cerna K,et al. Extra nuchal-type fibroma associated with elastosis,traumatic neuroma,a rare APC gene missense mutation,and a very rare MUTYH gene polymorphism:a case report and review of the literature. J Cutan Pathol,2011;38:911-918.

244. O'Connell JX,Janzen DL,Hughes TR. Nuchal fibrocartilaginous pseudotumor:a distinctive soft-tissue lesion associated with prior neck injury. Am J Surg Pathol, 1997, 21: 836-840.

245. Laskin WB,Fetsch JF,Miettinen M. Nuchal fibrocartilaginous pseudotumor:a clinicopathologic study of five cases and review of the literature. Mod Pathol,1999,12:663-668.

246. Luévano-Flores E,Aguirre-Madrid A. Nuchal fibrocartilaginous pseudotumor in a 10-year-old girl. Arch Pathol Lab Med,2000,124:1217-1219.

247. Zamecnik M,Michal M. Nuchal fibrocartilaginous pseudotumor:immunohistochemical and ultrastructural study of two cases. Pathol Int,2001,51:723-728.

248. Nicoletti GF,Platania N,Cicero S,Furnari M,Albanese V. Nuchal fibrocartilaginous pseudomotor. Case report and review of the literature. J Neurosurg Sci,2003,47:173-175.

249. Wehrli BM,Weiss SW,Coffin CM. Gardner syndrome. Am J Surg Pathol,2001,25:694-696.

250. Clark SK,Smith TG,Katz DE,et al. Identification and progression of a desmoid precursor lesion in patients with familial adenomatous polyposis. Br J Surg,1998,85:970-973.

251. Michal M. Non-nuchal-type fibroma associated with Gardner's syndrome. A hitherto-unreported mesenchymal tumor different from fibromatosis and nuchal-type fibroma. Pathol Res Pract,2000,196:857-860.

252. Wehrli BM,Weiss SW,Yandow S,et al. Gardner-associated fibromas(GAF)in young patients:a distinct fibrous lesion that identifies unsuspected Gardner syndrome and risk for fibromatosis. Am J Surg Pathol,2001,25:645-651.

253. Coffin CM,Hornick JL,Zhou H,Fletcher CDM. Gardner fibroma:a clinicopathologic and immunohistochemical analysis of 45 patients with 57 fibromas. Am J Surg Pathol,2007,31:410-416.

254. Sargar KM,Sheybani EF,Shenoy A,et al. Pediatric fibroblastic and myofibroblastic tumors:a pictorial review. Radiographics,2016,36(4):1195-1214.

255. Weiss SW,Gnepp DR,Bratthauer GL. Palisaded myofibroblastoma:benign mesenchymal tumor of lymph node. Am J Surg Pathol,1989,13:341-346.

256. Suster S,Rosai J. Intranodal hemorrhagic spindle cell tumor with "amianthoid" fibers:report of six cases of a distinctive mesenchymal neoplasm of the inguinal region that simulates Kaposi's sarcoma. Am J Surg Pathol,1989,13:347-357.

257. Lee JY-Y,Abell E,Shevichik GJ. Solitary spindle cell tumor with myoid differentiation of the lymph node. Arch Pathol Lab Med,1989,113:547-550.

258. Deligdish L,Lowenthal M,Friedlaender E. Malignant neurilemoma(schwannoma)in the lymph nodes. Int Surg,1968,49:226-230.

259. Katz DR. Neurilemmoma with calcosiderotic nodules. Isr J Med Sci,1974,10:1156-1157.

260. Karabulut YY,Kara T,Berkeşoğlu M. Intranodal palisaded myofibroblastoma-a rare case report and literature review. APMIS,2016 124(10):905-910.

261. Hisaoka M,Hashiomoto H,Daimaru Y. Intranodal palisaded myofibroblastoma with so-called amianthoid fibers:a report of two cases with a review of the literature. Pathol Int,1998,48:307-312.

262. 项晶晶,吴能定,徐如君,等. 栅栏状肌纤维母细胞瘤3例报道及文献复习.临床与实验病理学杂志,1999,15:393-395.

263. Fletcher CDM,Stirling RW. Intranodal myofibroblastoma presenting in the submandibular region:evidence of a broader clinical and histologic spectrum. Histopathology,1990,16:287-294.

264. Bhullar JS,Herschman BR,Dubay L. Intranodal palisaded myofibroblastoma:a new entity of axillary tumors. Am Surg,2013,79:E19-21.

265. Bhullar JS,Varshney N,Dubay L. Intranodal palisaded myofibroblastoma:a review of the literature. Int J Surg Pathol,2013,21:337-341.

266. Lioe TF,Allen DC,Bell JC. A case of multicentric intranodal palisaded myofibroblastoma. Histopathology,1994,24:173-175.

267. Creager AJ,Garwacki CP. Recurrent intranodal palisaded myofibroblastom with metaplastic bone formation. Arch Pathol Lab Med,1999,123:433-436.

268. Kleist B,Poetsch M,Schmoll J. Intranodal palisaded myofibroblastoma with overexpression of cyclin D1. Arch Pathol Lab Med,2003,127:1040-1043.

269. Eyden BP,Harris M,Greywoode GI,et al. Intranodal myofibroblastoma:report of a case. Ultrastruct Pathol,1996,20:79-88.

270. Michal M,Chlumska A,Povysilova. Intranodal "amianthoid" intranodal myofibrobalstoma:report of six cases:immunohistochemical and electron microscopical study. Pathol Res Pract,1992,188:199-204.

271. Laskin WB,Lasota JP,Fetsch JF,et al. Intranodal palisaded myofibroblastoma:another mesenchymal neoplasm with CTNNB1(β-catenin gene)mutations:clinicopathologic,immu-

nohistochemical, and molecular genetic study of 18 cases. Am J Surg Pathol,2015;39:197-205.

272. Agaimy A, Haller F. CTNNB1 (β-Catenin)-altered neoplasia:a review focusing on soft tissue neoplasms and parenchymal lesions of uncertain histogenesis. Adv Anat Pathol, 2016,23(1):1-12.

273. Toker C,Tang CK,Whitely JF,Berkheiser SW,Rachman R. Benign spindle cell breast tumor. Cancer, 1981, 48: 1615-1622.

274. Chan KW, Ghadially FN, Alagaratnam TT. Benign spindle cell tumour of breast—a variant of spindled cell lipoma or fibroma of breast? Pathology,1984,16:331-336.

275. Wargotz ES,Weiss SW,Norris HJ. Myofibroblastoma of the breast. Sixteen cases of a distinctive benign mesenchymal tumor. Am J Surg Pathol,1987,11:493-502.

276. Chami R,Ertresvaag K,Azzie G,Thorner PS. Myofibroblastoma:report of a rare entity in the pediatric population. Pediatr Dev Pathol,2012,15:499-506.

277. Howitt BE, Fletcher CD. Mammary-type Myofibroblastoma: clinicopathologic characterization in a series of 143 cases. Am J Surg Pathol,2016,40(3):361-367.

278. McMenamin ME,Fletcher CD. Mammary-type myofibroblastoma of soft tissue:a tumor closely related to spindle cell lipoma. Am J Surg Pathol,2001,25:1022-1029.

279. Mukonoweshuro P,McCormick F,Rachapalli V,et al. Paratesticular mammary-type myofibroblastoma. Histopathology, 2007,50:396-397.

280. Kojima F,Ishida M,Takikita-Suzuki M,et al. Mammary-type myofibroblastoma of seminal vesicle. Histopathology,2012, 60:524-527.

281. Scotti C,Camnasio F,Rizzo N,et al. Mammary-type myofibroblastoma of popliteal fossa. Skeletal Radiol, 2008, 37: 549-553.

282. Magro G,Foschini MP,Eusebi V. Palisaded myofibroblastoma of the breast:a tumor closely mimicking schwannoma: Report of 2 cases. Hum Pathol,2013,44:1941-1946.

283. Alizadeh L,Alkhasawneh A,Reith JD,Al-Quran SZ. Epithelioid myofibroblastoma of the breast:a report of two cases with discussion of diagnostic pitfalls. Breast J,2015,21(6): 669-673.

284. Magro G, Michal M, Vasquez E, Bisceglia M. Lipomatous myofibroblastoma:a potential diagnostic pitfall in the spectrum of the spindle cell lesions of the breast. Virchows Arch, 2000,437:540-544.

285. Magro G. Mammary myofibroblastoma:a tumor with a wide morphologic spectrum. Arch Pathol Lab Med, 2008, 132 (11):1813-1820.

286. Magro G, Salvatorelli L, Spadola S, Angelico G. Mammary myofibroblastoma with extensive myxoedematous stromal changes:a potential diagnostic pitfall. Pathol Res Pract, 2014,210(12):1106-1111.

287. Margo G,Bisceglia M,Michal M. Expression of steroid hormone receptors,their regulated proteins,and bcl-2 protein in myofibroblastoma of the breast. Histopathology, 2000, 36: 515-521.

288. Pauwels P,Sciot R,Croiset F,et al. Myofibroblastoma of the breast:genetic link with spindle cell lipoma. J Pathol,2000, 191:282-285.

289. Fritchie KJ,Carver P,Sun Y,et al. Solitary fibrous tumor:is there a molecular relationship with cellular angiofibroma, spindle cell lipoma, and mammary-type myofibroblastoma? Am J Clin Pathol,2012,137:963-970.

290. Yu L,Yang W,Xu X,et al. Myoid harmatoma of the breast: clinicopathologic analysis of a rare tumor indicating occasional recurrence potential. Breast J,2011,17:322-324.

291. Fletcher CDM,Tsang WYW,Fisher C,et al. Angiomyofibroblastoma of the vulva. A benign neoplasm distinct from aggressive angiomyxoma. Am J Surg Pathol, 1992, 16: 373-382.

292. Fukunaga M,Nomura K,Matsumoto K,et al. Vulval angiomyofibroblastoma. Clinicopathologic analysis of six cases. Am J Clin Pathol,1997,107:45-51.

293. Hisaoka M,Kouho H,Aoki T,et al. Angiomyofibroblastoma of the vulva:a clinicopathologic study of seven cases. Pathol Int,1995,45:487-492.

294. Nielsen GP,Rosenberg AE,Young RH,et al. Angiomyofibroblastoma of the vulva and vagina. Mod Pathol,1996,9:284-291.

295. Laskin WB,Fetsch JF,Tavassoli FA. Angiomyofibroblastoma of the female genital tract:analysis of 17 cases including a lipomatous variant. Hum Pathol,1997,28:1046-1055.

296. Wang J,Sheng W,Tu X,et al. Clinicopathologic analysis of angiomyofibroblastoma of the female genital tract. Chin Med J,2000,113:1036-1039.

297. Siddiqui MT,Kovarik P,Chejfec G. Angiomyofibroblastoma of the spermatic cord. Br J Urol,1997,79:475-476.

298. Ito M,Yamaoka H,Sano K,et al. Angiomyofibroblastoma of the male inguinal region. Arch Pathol Lab Med, 2000, 124: 1679-1681.

299. Hlaing T,Tse G. Angiomyofibroblastoma of the male perineum:an unusual location for a rare lesion. Int J Surg Pathol, 2000,8:79-82.

300. Laskin WB,Fetsch JE,Mostofi FK. Angiomyofibroblastoma-like tumor of the male genital tract:analysis of 11 cases with comparison to female angiomyofibroblastoma and spindle cell lipoma. Am J Surg Pathol,1998,22:6-16.

301. Shintaku M,Naitou M,Nakashima Y. Angiomyofibroblastoma-like tumor (lipomatous variant) of the inguinal region of a male patient. Pathol Int,2002,52:619-622.

302. Takeshima Y,Shinkoh Y,Inai K. Angiomyofibroblastoma of the vulva:a mitotically active variant? Pathol Int,1998,48: 292-296.

303. Luis PP, Quiñonez E, Nogales FF, McCluggage WG. Lipomatous variant of angiomyofibroblastoma involving the vulva: report of 3 cases of an extremely rare neoplasm with discussion of the differential diagnosis. Int J Gynecol Pathol. ,2015,34: 204-207.

304. Nili F, Nicknejad N, Salarvand S, Akhavan S. Lipomatous angiomyofibroblastoma of the vulva: Report of a rare variant. Int J Gynecol Pathol. 2016 Aug 10. [Epub ahead of print] PubMed PMID: 27513081.

305. Horiguchi H, Matsui-Horiguchi M, Fujiwara M, et al. Angiomyofibroblastoma of the vulva: report of a case with immunohistochemical and molecular analysis. Int J Gynecol Pathol, 2003,22: 277-284.

306. Medeiros F, Erickson-Johnson MR, Keeney GL, et al. Frequency and characterization of HMGA2 and HMGA1 rearrangements in mesenchymal tumors of the lower genital tract. Genes Chromosomes Cancer,2007,46: 981-990.

307. Magro G, Righi A, Caltabiano R, Casorzo L, Michal M. Vulvovaginal angiomyofibroblastomas: morphologic, immunohistochemical, and fluorescence in situ hybridization analysis for deletion of 13q14 region. Hum Pathol, 2014; 45: 1647-1655.

308. Bigotti G, Coli A, Gasbarri A, et al. Angiomyofibroblastoma and aggressive angiomyxoma: two benign mesenchymal neoplasms of the female genital tract. An immunohistochemical study. Pathol Res Pract,1999,195: 39-44.

309. Granter SR, Nucci MR, Fletcher CDM. Aggressive anigomyxoma: reappraisal of its relationship to angiomyofibroblastoma in a series of 13 cases. Histopathology,1997,30: 3-10.

310. Nielson GP, Yound RH, Dickersin GR, et al. Angiomyofibroblastoma of the vulva with sarcomatous transformation ("angiomyofibrosarcoma"). Am J Surg Pathol, 1997, 21: 1104-1108.

311. Nucci MR, Granter SR, Fletcher CD. Cellular angiofibroma: a benign neoplasm distinct from angiomyofibroblastoma and spindle cell lipoma. Am J Surg Pathol,1997,21: 636-644.

312. Flucke U, van Krieken JH, Mentzel T. Cellular angiofibroma: analysis of 25 cases emphasizing its relationship to spindle cell lipoma and mammary-type myofibroblastoma. Mod Pathol,2011,24: 82-89.

313. Aydın Ü, Terzi H, Turkay Ü, et al. A giant vulvar mass: a case study of cellular angiofibroma. Case Rep Obstet Gynecol,2016,2016: 2094818.

314. Iwasa Y, Fletcher CD. Cellular angiofibroma: clinicopathologic and immunohistochemical analysis of 51 cases. Am J Surg Pathol,2004,28: 1426-1435.

315. Mandato VD, Santagni S, Cavazza A, et al. Cellular angiofibroma in women: a review of the literature. Diagn Pathol, 2015,19,10: 114.

316. Samaratunga H, Fitzpatrick P. Cellular angiofibroma of the scrotum. Pathology,2008,40: 330-333.

317. Garijo MF, Val-Bernal JF. Extravulvar subcutaneous cellular angiofibroma. J Cutan Pathol,1998,25: 327-332.

318. Chen E, Fletcher CD. Cellular angiofibroma with atypia or sarcomatous transformation: clinicopathologic analysis of 13 cases. Am J Surg Pathol,2010,34: 707-714.

319. Maggiani F, Debiec-Rychter M, Vanbockrijck M, Sciot R. Cellular angiofibroma: another mesenchymal tumor with 13q14 involvement, suggesting a link with spindle cell lipoma and (extra) mammary myofibroblastoma. Histopathology,2007,51: 410-412.

320. Hameed M, Clarke K, Amer HZ, et al. Cellular angiofibroma is genetically similar to spindle cell lipoma: a case report. Cancer Genet Cytogenet,2007,117: 131-134.

321. McCluggage WG, Perenyei M, Irwin ST. Recurrent cellular angiofibroma of the vulva. J Clin Pathol,2002,55: 477-479.

322. Marino-Enriquez A, Fletcher CDM. Angiofibroma of soft tissue: clinicopathologic characterization of a distinctive benign fibrovascular neoplasm in a series of 37 cases. Am J Surg Pathol,2012,36: 500-508.

323. Zhao M, Sun K, Li C, et al. Angiofibroma of soft tissue: clinicopathologic study of 2 cases of a recently characterized benign soft tissue tumor. Int J Clin Exp Pathol,2013,6: 2208-2215.

324. Lee JJ, Bredella MA, Springfield DS, Nielsen GP. Soft tissue angiofibroma: a case report. Skeletal Radiol,2014,43: 403-407.

325. Song JS, Park S, Lee JS, et al. Angiofibroma of soft tissue: a recently described entity. Pathol Int,2014,64: 289-291.

326. Yamada Y, Yamamoto H, Kohashi K, et al. Histological spectrum of angiofibroma of soft tissue: histological and genetic analysis of 13 cases. Histopathology,2016,69(3): 459-469.

327. Edgar MA, Lauer SR, Bridge JA, Rizzo M. Soft tissue angiofibroma: report of 2 cases of a recently described tumor. Hum Pathol,2013,44: 438-441.

328. Arbajian E, Magnusson L, Mertens F, et al. A novel *GTF2I/NCOA2* fusion gene emphasizes the role of *NCOA2* in soft tissue angiofibroma development. Genes Chromosomes Cancer,2013,52: 330-331.

329. Panagopoulos I, Gorunova L, Viset T, Heim S. Gene fusions *AHRR-NCOA2*, *NCOA2-ETV4*, *ETV4-AHRR*, *P4HA2-TBCK*, and *TBCK-P4HA2* resulting from the translocations t(5;8; 17)(p15;q13;q21) and t(4;5)(q24;q31) in a soft tissue angiofibroma. Oncol Rep,2016,36(5): 2455-2462.

330. Sugita S, Aoyama T, Kondo K, et al. Diagnostic utility of *NCOA2* fluorescence in situ hybridization and Stat6 immunohistochemistry staining for soft tissue angiofibroma and morphologically similar fibrovascular tumors. Hum Pathol,2014, 45: 1588-1596.

331. Jeong JW, Kono M, Hasegawa-Murakami Y, et al. Angiofibroma of soft tissue on the cheek: diagnosis confirmed by gene rearrangement in *NCOA2*. Acta Derm Venereol, 2017, 97

（1）：133-134.

332. Laskin WB, Fetsch JF, Tavassoli FA. Superficial cervicovaginal myofibroblastoma: fourteen cases of a distinctive mesenchymal tumor arising from the specialized subepithelial stroma of the lower female genital tract. Hum Pathol, 2001, 32: 715-725.

333. Ganesan R, McCluggange WG, Hirschowitz L, et al. Superficial myofibroblastoma of the lower female genital tract: a report of a seires including tumours with a vulval location. Histopathology, 2005, 46: 137-143.

334. 邰红艺, 杨文涛, 王坚. 浅表宫颈阴道肌纤维母细胞瘤的临床病理学观察. 临床与实验病理学杂志, 2005, 20: 414-418.

335. Wang QF, Wu YY, Wang J. Superficial cervicovaginal myofibroblastoma: report of four cases and literature review. Chin Med J (Engl), 2010, 123: 1093-1096.

336. Magro G, Righi A, Casorzo L, Antonietta T, et al. Mammary and vaginal myofibroblastomas are genetically related lesions: fluorescence in situ hybridization analysis shows deletion of 13q14 region. Hum Pathol, 2012, 43: 1887-1893.

337. Meister P, Gokel JM, Remberger K. Palmar fibromatosis- "Dupuytren's contracture". A comparison of light, electron and immuno-fluorescence microscopic findings. Pathol Res Pract, 1979, 164: 402-412.

338. Ushijima M, Tsuneyoshi M, Enjoji M. Dupuytren type fibromatoses. A clinicopathologic study of 62 cases. Acta Pathol Jpn, 1984, 34: 991-1001.

339. Aviles E, Arlen M, Miller T. Plantar fibromatosis. Surgery, 1971, 69: 117-120.

340. Fancon F, Merklen F. [What is Ledderhose disease?.] Rhumatologie, 1954, 3: 140-142. French.

341. Fetsch JF, Laskin WB, Miettinen M. Palmar-plantar fibromatosis in children and preadolescents: a clinicopathologic study of 56 caess with newly recognized demographics and extended follow-up information. Am J Surg Pathol, 2005, 29: 1095-1105.

342. Burke FD, Proud G, Lawson IJ, et al. An assessment of the effects of exposure to vibration, smoking, alcohol and diabetes on the prevalence of Dupuytren's disease in 97, 537 miners. J Hand Surg Eur Vol, 2007, 32: 400-406.

343. Arafa M, Noble J, ROyle SG, et al. Dupuytren's and epilepsy revisited. J Hand Surg Br, 1992, 17: 221-224.

344. Noble J, Arafa M, Royle SG, et al. The association between alcohol, hepatic pathology and Dupuytren's disease. J Hand Surg Br, 1992, 17: 71-74.

345. Walker EA, Petscavage JM, Brian PL, et al. Imaging features of superficial and deep fibromatoses in the adult population. Sarcoma, 2012, 2012: 215810.

346. Evans HL. Multinucleated giant cells in plantar fibromatosis. Am J Surg Pathol, 2002, 26: 244-248.

347. de Palma L, Santucci A, Gigante A, et al. Plantar fibromatosis: an immunohistochemical and ultrastructural study. Foot Ankle Int, 1999, 20: 253-257.

348. Montgomery E, Lee J-H, Abraham SC, et al. Superficial fibromatosis are genetically distinct from deep fibromatosis. Mod Pathol, 2001, 14: 695-701.

349. Sawyer JR, Smmarino G, Gokeden N, et al. A clonal reciprocal t(2;7)(p13;q13) in plantar fibromatosis. Cancer Genet Cytogenet, 2005, 158: 67-69.

350. Gomahr A, Kunit G, Jungwirth A, et al. International conference on Peyronie's disease: advances in basic and clinical research. J Urol, 1997, 158: 2251-2252.

351. Ralph DJ. What's new in Peyronie's disease. Curr Opin Urol, 1999, 9: 569-571.

352. Androutsos G. [François Gigot deLa Peyronie(1678-1747), benefactor of surgery and supporter of the fusion of medicine and surgery, and the disease that bears his name]. Prog Urol, 2002, 12: 527-533.

353. Mulhall JP, Creech SD, Boorjian SA, et al. Subjective and objective analysis of the prevalence of Peyronie's disease in a population of men presenting for prostate cancer screening. J Urol, 2004, 171(6 Pt 1): 2350-2353.

354. Guberman D, Lichtenstein DA, Vardy DA. Knuckle pads—a forgotten skin condition: report of a case and review of the literature. Cutis, 1996, 57: 241-242.

355. Fathalla BM, Goldsmith DP. Pachydermatodactyly mimics polyarticular juvenile idiopathic arthritis. J Pediatr, 2009, 155: 931-933.

356. Ramer JC, Vasily DB, Ladda RL. Familial leuconychia, knuckle pads, hearing loss, and palmoplantar hyperkeratosis: an additional family with Bart-Pumphrey syndrome. J Med Genet, 1994, 31: 68-71.

357. Richard G, Brown N, Ishida-Yamamoto A, Krol A. Expanding the phenotypic spectrum of Cx26 disorders: Bart-Pumphrey syndrome is caused by a novel missense mutation in GJB2. J Invest Dermatol, 2004, 123: 856-863.

358. Hayry P, Rietamo J, Totterman S, et al. The desmoid tumor. II. Am J Clin Pathol, 1982, 77: 674-680.

359. Hayry P, Rietamo J, Vihko R, et al. The desmoid tumor. III. Am J Clin Pathol, 1982, 77: 681-685.

360. Allen PW. Fibromatoses: a clinicopathologic classification based on 140 cases. Am J Surg Pathol, 1977, 1: 255-270.

361. Meazza C, Bisogno G, Gronchi A, et al. Aggressive fibromatosis in children and adolescents: the Italian experience. Cancer, 2010, 116(1): 233-240.

362. Flucke U, Tops BB, van Diest PJ, Slootweg PJ. Desmoid-type fibromatosis of the head and neck region in the pediatric population: a clinicopathological and genetic study of 7 cases. Histopathology, 2014, 64(6): 769-776.

363. Rietamo J, Hayry P, Nykyri E, et al. The desmoid tumor. I. Am J Clin Pathol, 1982, 77: 665-673.

364. Rock MG, Pritchard DJ, Reiman H, et al. Extra-abdominal

desmoid tumors. J Bone Joint Surg,1984,66A:1369-1374.

365. Hanna WM,Jambrosic J,Fish E. Aggressive fibromatosis of the breast. Arch Pathol Lab Med,1985,109:260-262.

366. Ng WH,Lee JS,Poh WT,Wong CY. Desmoid tumor (fibromatosis) of the breast. A clinician's dilemma—a case report and review. Arch Surg,1997,132:444-446.

367. Taylor TV,Sosa J. Bilateral breast fibromatosis:case report and review of the literature. J Surg Educ,2011,68:320-325.

368. Hammoudeh ZS,Darian VB. Desmoid tumor (fibromatosis) of the breast after augmentation with saline implants. Plast Reconstr Surg,2012,129:753e-4e.

369. Wang CP,Chang YL,Ko JY,et al. Desmoid tumor of the head and neck. Head Neck,2006;28(11):1008-1013.

370. Wagstaff MJ,Raurell A,Perks AG. Multicentric extra-abdominal desmoid tumours. Br J Plast Surg,2004,57:362-365.

371. McDougall A,McGarrity G. Extra-abdominal desmoids tumors. J Bone Joint Surg Br,1979,61-B:373-377.

372. Taher LY,Saleem M,Velagapudi S,Dababo A. Fibromatosis arising in association with neuromuscular hamartoma of the mandible. Head Neck Pathol,2013,7:280-284.

373. Niederhauser BD,Spinner RJ,Jentoft ME,et al. Neuromuscular choristoma:characteristic magnetic resonance imaging findings and association with post-biopsy fibromatosis. Skeletal Radiol,2013,42:567-577.

374. Kim DH,Goldsmith HS,Quan SH,et al. Intraabdominal desmoid tumor. Cancer,1971,27:1041-1045.

375. Burke AP,Sobin LH,Shekitka KM,et al. Intra-abdominal fibromatosis. A pathologic analysis of 130 tumors with comparison of clinical subgroups. Am J Surg Pathol,1990,14:335-341.

376. Bar-Maor JA,Shabshin U. Mesenteric fibromatosis. J Pediatr Surg,1993,28:1618-1619.

377. 侯英勇,王坚,凌治萍,等. 腹腔内纤维瘤病临床病理、免疫组化及超微结构研究. 临床与实验病理学杂志,2002,18:127-131.

378. Rodriguez-Bigas MA,Mahoney MC,Karakousis CP,et al. Desmoid tumors in patients with familial adenomatous polyposis. Cancer,1994,74:1270-1274.

379. Hartman TE,Berquist TH,Fetsch JF. MR imaging of extraabdominal desmoids:differentiation from other neoplasms. AJR Am J Roentgenol,1992,158:581-585.

380. Murphey MD,Ruble CM,Tyszko SM,et al. From the archives of the AFIP:musculoskletal fibromatosis:radiologic-pathologic correlation. Radiographics,2009,29:2143-2173.

381. Le Guellec S,Soubeyran I,Rochaix P,et al. CTNNB1 mutation analysis is a useful tool for the diagnosis of desmoid tumors:a study of 260 desmoid tumors and 191 potential morphologic mimics. Mod Pathol,2012,25:1551-1558.

382. Bhattacharya B,Dilworth HP,Iacobuzio-Donahue C,et al. Nuclear beta-catenin expression distinguishes deep fibromatosis from other benign and malignant fibroblastic and myofibroblastic lesions. Am J Surg Pathol,2005,29:653-659.

383. Huss S,Nehles J,Binot E,Wardelmann E,et al. β-catenin (CTNNB1) mutations and clinicopathological features of mesenteric desmoid-type fibromatosis. Histopathology,2013,62:294-304.

384. Bridge JA,Sreekantaiah C,Mouron B,et al. Clonal chromosomal abnormalities in desmoid tumors. Implications for histopathogenesis. Cancer,1992,69:430-436.

385. Dal Cin P,Sciot R,Aly MS,et al. Some desmoid tumors are characterized by trisomy 8. Genes Chromosomes Cancer,1994,10:131-135.

386. DeWever I,Dal Cin P,Fletcher CDM,et al. Cytogenetic,clinical and morphologic correlations in 78 cases of fibromatosis:a report from the CHAMP study group. Mod Pathol,2000,13:1080-1085.

387. Kouho H,Aoki T,Hisaoka M,et al. Clinicopathological and interphase cytogenetic analysis of desmoid tumours. Histopathology,1997,31:336-341.

388. 杨吉龙,王坚,周晓燕,等. 韧带样型纤维瘤病的临床病理学及遗传学研究. 中华病理学杂志,2006,35:145-150.

389. Alman BA,Li C,Pajerski ME,et al. Increased β-catenin protein and somatic APC mutations in sporadic aggressive fibromatosis (desmoid tumor). Am J Surg Pathol,1997,151:329-334.

390. Montgomery E,Torbenson MS,Kaushal M,et al. β-Catenin immunohistochemistry sparates msenteric fbromatosis from gastrointestinal stromal tumor and sclerosing mesenteritis. Am J Surg Pathol,2002,26:1296-1301.

391. 黄恺,傅红. 韧带样瘤的诊治进展及热点问题. 中国癌肿杂志,2010,20(3):227-231.

392. Colombo C,Miceli R,Lazar AJ,et al. CTNNB1 45F mutation is a molecular prognosticator of increased postoperative primary desmoid tumor recurrence:an independent,multicenter validation study. Cancer,2013,119:3696-3702.

393. Darier J,Ferrand M. Dermatofibromas progressifs et recidivants ou fibrosarcomes de la peau. Ann Dermatol Syph 1924,5:545-562.

394. Taylor HB,Helwig EB. Dermatofibrosarcoma protuberans:a study of 115 cases. Cancer,1962,15:717-725.

395. Bowne WB,Antonescu CR,Leung DHY,et al. Dermatofibrosarcoma protuberans. A clinicopathologic analysis for patients treated and followed at a single institution. Cancer,2000,88:2711-2220.

396. Pappo AS,Rao BN,Cain A,et al. Dermatofibrosarcoma protuberans:the pediatric experience at St. Jude Children's Research Hospital. Pediatr Hematol Oncol,1997,4:563-568.

397. Stojadinovic A,Karpoff HM,Antonescu CR,et al. Dermatofibrosarcoma protuberans of the head and neck. Ann Surg Oncol,2000,7:696-704.

398. Rockley PF,Robinson JK,Magid M,Goldblatt D. Dermatofi-

brosarcoma protuberans of the scalp：a series of cases. J Am Acad Dermatol，1989；21（2 Pt1）：278-283.

399. Edelweiss M，Malpica A. Dermatofibrosarcoma protuberans of the vulva：a clinicopathologic and immunohistochemical study of 13 cases. Am J Surg Pathol，2010，34：393-400.

400. Rabinowitz LG，Luchetti ME，Segura AD，Esterly NB. Acrally occurring dermatofibrosarcoma protuberans in children and adults. J Dermatol Surg Oncol，1994，20：655-659.

401. Parlette E，Smith KJ，Germain M，et al. Accelerated growth of dermatofibrosarcoma protuberans during pregnancy. J Am Acad Dermatol，1999，41：773-778.

402. King L，López-Terrada D，Jakacky J，et al. Primary intrathoracic dermatofibrosarcoma protuberans. Am J Surg Pathol，2012，36：1897-1902.

403. Kransdorf MJ，Meis-Kindblom JM. Dermatofibrosarcoma protuberans：radiologic appearance. AJR，1994，163：391-394.

404. Diaz-Cascajo C，Weyers W，Rey-Lopez A，Borghi S. Deep dermatofibrosarcoma protuberans：a subcutaneous variant. Histopathology，1998，32：552-555.

405. Dupree WB，Langloss JM，Weiss SW. Pigmented dermatofibrosarcoma protuberans（Bedanr tumor）：a pathologic，ultrastructural and immunohistochemical study. Am J Surg Pathol 1985，9：630-639.

406. Bisceglia M，Vairo M，Calonje E，Fletcher CD. Pigmented fibrosarcomatous dermatofibrosarcoma protuberans（Bednar tumor）. 3 case reports，analogy with the "conventional" type and review of the literature. Pathologica，1997，89：264-273.

407. Reimann JD，Fletcher CD. Myxoid dermatofibrosarcoma protuberans：a rare variant analyzed in a series of 23 cases. Am J Surg Pathol，2007，31：1371-1377.

408. Wang J，Yang WT. Pigmented dermatofibrosarcoma protuberans with prominent meningothelial-like whorls. J Cutan Pathol，2008，35（Suppl. 1）：65-69.

409. Mentzel T，Beham A，Katenkamp D，et al. Fibrosarcomatous（"high-grade"）dermatofibrosarcoma protuberans. Clinicopathologic and immunohistochemical study of a series of 41 cases with emphasis on prognostic significance. Am J Surg Pathol，1998，22：576-587.

410. Sheng W，Hashimoto H，Okamoto S，et al. Expression of COL1A1-PDGFB fusion transcripts in superficial adult fibrosarcoma suggests a close relationship to dermatofibrosarcoma protuberans. J Pathol，2001，194：88-94.

411. O'Dowd J，Laidler P. Progression of dermatofibrosarcoma protuberans to malignant fibrous histiocytoma：report of a case with implications for tumor histogenesis. Hum Pathol，1988，19：368-370.

412. 任为民，盛伟琪，王坚. 黏液样隆突性皮纤维肉瘤的临床病理学观察. 中华病理学杂志，2012，41：456-460.

413. Beham A，Fletcher CDM. Dermatofibrosarcoma protuberans with areas resembling giant cell fibroblastoma：report of two cases. Histopathology，1990，17：165-167.

414. Coyne J，Kaftan SM，Craig RDP. Dermatofibrosarcoma protuberans recurring as a giant cell fibroblastoma. Histopathology，1992，21：184-187.

415. Calonje E，Fletcher CDM. Myoid differentiation in dermatofibrosarcoma protuberans and its fibrosarcomatous variant：clinicopathologic analysis of 5 cases. J Cutan Pathol，1996，23：30-36.

416. Morimitsu Y，Hisaoka M，Okamoto S，et al. Dermatofibrosarcoma protuberans and its fibrosarcomatous variant with areas of myoid differentiation：a report of three cases. Histopathology，1998，32：547-551.

417. 王坚，朱雄增，森光洋介，等. 伴有肌样/肌纤维母细胞性分化的隆突性皮纤维肉瘤的临床病理分析. 中华病理学杂志，2001，30：12-15.

418. Banerjee SS，Harris M，Eyden BP，et al. Granular cell variant of dermatofibrosarcoma protuberans. Histopathology，1990，375-377.

419. Davis DA，Sanchez RL. Atrophic and plaquelike dermatofibrosarcoma protuberans. Am J Dermatopathol，1998，20：498-501.

420. Diaz-Cascajo C，Weyers W，Borghi S. Sclerosing dermatofibrosarcoma protuberans. J Cutan Pathol，1998，25：440-444.

421. Sabater-Marco V，Perez-Valles A，Berzal-Cantalejo F，et al. Sclerosing dermatofibrosarcoma protuberans（DFSP）：an unusual variant with focus on the histopathologic differential diagnosis. Int J Dermatol，2006，45：59-62.

422. Llatjos R，Fernandez-Figueras MT，Diaz-Cascajo C，et al. Palisading and verocay body-prominent dermatofibrosarcoma protuberans：a report of three cases. Histopathology，2000，37：452-455.

423. Wei S，Dumas A，Zhang PJ，Cooper K. Palisading and Verocay body-prominent dermatofibrosarcoma protuberans：A case report. Pathol Res Pract，2016，212（2）：145-147.

424. Wang J，Yang W. Pigmented dermatofibrosarcoma protuberans with prominent meningothelial-like whorls. J Cutan Pathol，2008，35 Suppl 1：65-9.

425. Tantcheva-Poor I，Marathovouniotis N，Kutzner H，Mentzel T. Vascular congenital dermatofibrosarcoma protuberans：a new histological variant of dermatofibrosarcoma protuberans. Am J Dermatopathol，2012，34：e46-9 .

426. Shvartsbeyn M，Lazar AJ，Lopez-Terrada D，Meehan SA. Pseudocystic dermatofibrosarcoma protuberans：report of two cases and demonstration of COL1A1-PDGFB rearrangement. J Cutan Pathol，2012，39：356-360.

427. Fanburg-Smith JC，Miettinen M. Low-affinity nerve growth factor receptor（p75）in dermatofibrosarcoma protuberans and other nonneural tumors：a study of 1，150 tumors and fetal and adult normal tissues. Hum Pathol，2001，32：976-983.

428. Kahn HJ，Fekete E，From L. Tenascin differentiates dermatofibroma from dermatofibrosarcoma protuberans：comparison

with CD34 and factorXⅢa. Hum Pathol,2001,32:50-56.

429. Sato N,Kimura K,Tomita Y. Recurrent dermatofibrosarcoma protuberans with myxoid and fibrosarcomatous changes paralleled by loss of CD34 expression. J Dermatol,1995,22:665-672.

430. West RB,Harvell J,Linn SC,et al. Apo D in soft tissue tumors:a novel marker for dermatofibrosarcoma protuberans. Am J Surg Pathol,2004,28:1063-1069.

431. Vivero M,Doyle LA,Fletcher CD,et al. GRIA2 is a novel diagnostic marker for solitary fibrous tumour identified through gene expression profiling. Histopathology,2014,65(1):71-80.

432. Simon MP,Pedeutour F,Sirvent N,et al. Deregulation of the platelet-derived growth factor B-chain gene via fusion with collagen gene COL1A1 in dermatofibrosarcoma protuberans and giant-cell fibroblastoma. Nature Genet,1997,15:95-98.

433. O'Brien KP,Seroussi E,Dal Cin P,et al. Various regions within the alpha-helical domain of the COL1A1 gene are fused to the second exon of the PDGFB gene in dermatofibrosarcomas and giant-cell fibroblastomas. Genes Chromosomes Cancer,1998,23:187-193.

434. Wang J,Hisaoka M,Shimajiri S,et al. Detection of COL1A1-PDGFB fusion transcripts in dermatofibrosarcoma protuberans by RT-PCR using archival formalin-fixed,paraffin-embedded tissues. Diagn Mol Pathol,1999,8:113-119.

435. Salgado R,Llombart B,M Pujol R,et al. Molecular diagnosis of dermatofibrosarcoma protuberans:a comparison between reverse transcriptase-polymerase chain reaction and fluorescence in situ hybridization methodologies. Genes Chromosomes Cancer,2011,50:510-517.

436. 张锦,章如松,魏雪,等. 色素性隆突性皮肤纤维肉瘤七例临床病理分析. 中华病理学杂志,2013,42:810-814.

437. Wang J,Morimitsu Y,Okamoto S,et al. COL1A1-PDGFB fusion transcripts in fibrosarcomatous areas of six dermatofibrosarcoma protuberans. J Mol Diag,2000,2:47-52.

438. Maire G,Pédeutour F,Coindre J-M. COL1A1-PDGFB gene fusion demonstrates a common histogenetic origin for dermatofibrosarcoma protuberans and its granular cell variant. Am J of Surg Pathol,2002,26:932-937.

439. Bianchini L,Maire G,Guillot B,et al. Complex t(5;8) involving the CSPG2 and PTK2B genes in a case of dermatofibrosarcoma protuberans without the COL1A1-PDGFB fusion. Virchows Arch,2008,452:689-696.

440. Kazlouskaya V,Malhotra S,Kabigting FD,et al. CD99 Expression in dermatofibrosarcoma protuberans and dermatofibroma. Am J Dermatopathol,2014;36:392-396.

441. Kutzner H,Mentzel T,Palmedo G,et al. Plaque-like CD34-positive dermal fibroma ("medallion-like dermal dendrocyte hamartoma"):clinicopathologic,immunohistochemical,and molecular analysis of 5 cases emphasizing its distinction from superficial,plaque-like dermatofibrosarcoma protuberans.

Am J Surg Pathol,2010,34:190-201.

442. DuBay D,Cimmino V,Lowe L,et al. Low recurrence rate after surgery for dermatofibrosarcoma protuberans:a multidisciplinary approach from a single institution. Cancer,2004,100:1008-1016.

443. Snow SN,Gordon EM,Larson PO,et al. Dermatofibrosarcoma protuberans:a report on 29 patients treated by Mohs micrographic surgery with long-term follow-up and review of the literature. Cancer,2004,101:28-38.

444. McArthur GA,Demetri GD,van Oosterom A,et al. Molecular and clinical analysis of locally advanced dermatofibrosarcoma protuberans treated with imatinib:Imatinib Target Exploration Consortium Study B2225. J Clin Oncol,2005,23:866-873.

445. Rutkowski P,Van Glabbeke M,Rankin CJ,et al. Imatinib mesylate in advanced dermatofibrosarcoma protuberans:pooled analysis of two phase Ⅱ clinical trials. J Clin Oncol,2010,28:1772-1779.

446. Suzuki D,Kobayashi R,Yasuda K,et al. Congenital dermatofibrosarcoma protuberans in a newborn infant with a massive back tumor:favorable effects of oral imatinib on the control of residual tumor growth. J Pediatr Hematol Oncol,2011,33:e304-306.

447. Llombart B,Serra-Guillén C,Monteagudo C,et al. Dermatofibrosarcoma protuberans:a comprehensive review and update on diagnosis and management. Semin Diagn Pathol,2013,30:13-28.

448. 王坚,朱雄增. 胸膜外孤立性纤维瘤的诊断及鉴别诊断. 临床与实验病理学杂志,2000,16:419-424.

449. Suster S,Nascimento AG,Miettinen M,et al. Solitary fibrous tumors of the soft tissue. A clinicopathologic and immunohistochemical study of 12 cases. Am J Surg Pathol,1995,19:1257-1266.

450. Chan JKC. Solitary fibrous tumor-everywhere,and a diagnosis in vogue. Histopathology,1997,31:568-576.

451. Brunnemann RB,Ordonez NG,Mooney J,et al. Extrapleural solitary fibrous tumor:A clinicopathologic study of 24 cases. Mod Pathol,1999,12:1034-1042.

452. Nielson GP,O'Connell JX,Dickersin GR,et al. Solitary fibrous tumor of soft tissue:a report of 15 cases,including 5 malignant examples with light microscopic,immunohistochemical,and ultrastructural data. Mod Pathol,1997,10:1028-1037.

453. Tihan T,Viglione M,Rosenblum MK,et al. Solitary fibrous tumors in the central nervous system. A clinicopathologic review of 18 cases and comparison to meningeal hemangiopericytomas. Arch Pathol Lab Med,2003,127:432-439.

454. Papi G,Corrado S,Uberti ED,Roti E. Solitary fibrous tumor of the thyroid gland. Thyroid,2007,17:119-126.

455. Rao N,Colby TV,Falconieri G,et al. Intrapulmonary solitary fibrous tumors:clinicopathologic and immunohistochemical

study of 24 cases. Am J Surg Pathol,2013,37:155-166.

456. Lee WA,Lee MK,Jeen YM,et al. Solitary fibrous tumor arising in gastric serosa. Pathol Int,2004,54:436-439.

457. Prevot S,Penna C,Imbert JC,et al. Solitary fibrous tumor of the adrenal gland. Mod Pathol,1996,9:1170-1174.

458. Westra WH,Grenko RT,Epstein J. Solitary fibrous tumor of the lower urogenital tract:A report of five cases involving the seminal vesicles,urinary bladder,and prostate. Hum Pathol,2000,31:63-68.

459. Thway K,Ng W,Noujaim J,et al. The current status of solitary fibrous tumor:diagnostic features,variants,and genetics. Int J Surg Pathol,2016,24(4):281-292.

460. Rosado-de-Christenson ML,Abbott GF,McAdams HP,et al. From the archives of the AFIP:Localized fibrous tumor of the pleura. Radiographics. 2003,23:759-783.

461. de Saint Aubain Somerhausen N,Rubin BP,Fleycher CDM. Myxoid solitary fibrous tumor:A study of seven cases with emphasis on differential diagnosis. Mod Pathol,1999,12:463-471.

462. Dei Tos AP,Seregard S,Calonje E,Chan JK,Fletcher CD. Giant cell angiofibroma. A distinctive orbital tumor in adults. Am J Surg Pathol,1995,19:1286-1293.

463. Ganesan R,Hammond CJ,van der Walt JD. Giant cell angiofibroma of the orbit. Histopathology,1997,30:93-96.

464. 王坚,陆洪芬,盛伟琪,等. 眼眶巨细胞血管纤维瘤. 诊断病理学杂志,2000,7:180-182.

465. Guillou L,Gebhard S,Coindre JM. Orbital and extraorbital giant cell angiofibroma:a giant cell-rich variant of solitary fibrous tumor? Clinicopathologic and immunohistochemical analysis of a series in favor of a unifying concept. Am J Surg Pathol,2000,24:971-979.

466. Furusato E,Valenzuela IA,Fanburg-Smith JC,et al. Orbital solitary fibrous tumor:encompassing terminology for hemangiopericytoma,giant cell angiofibroma,and fibrous histiocytoma of the orbit:reappraisal of 41 cases. Hum Pathol,2011,42:120-128.

467. Nielsen GP,Dickersin GR,Provenzal JM,Rosenberg AE. Lipomatous hemangiopericytoma. A histologic,ultrastructural and immunohistochemical study of a unique variant of hemangiopericytoma. Am J Surg Pathol,1995,19:748-756.

468. Ceballos KM,Munk PL,Masri BA,O'Connell JX. Lipomatous hemangiopericytoma:a morphologically distinct soft tissue tumor. Arch Pathol Lab Med,1999,123:941-945.

469. Folpe AL,Devaney K,Weiss SW. Lipomatous hemangiopericytoma:a rare variant of hemangiopericytoma that may be confused with liposarcoma. Am J Surg Pathol,1999,23:1201-1207.

470. Guillou L,Gebhard S,Coindre JM. Lipomatous hemangiopericytoma:a fat-containing variant of solitary fibrous tumor? Clinicopathologic,immunohistochemical,and ultrastructural analysis of a series in favor of a unifying concept. Hum Pathol,2000,31:1108-1115.

471. Lee JC,Fletcher CD. Malignant fat-forming solitary fibrous tumor(so-called "lipomatous hemangiopericytoma"):clinicopathologic analysis of 14 cases. Am J Surg Pathol,2011,35:1177-1185.

472. Vallat-Decouvelaere AV,Dry SM,Fletcher CDM. Atypical and malignant solitary fibrous tumors in extrathoracic locations. Evidence of their comparability to intra-thoracic tumors. Am J Surg Pathol,1998,22:1501-1511.

473. Mosquera JM,Fletcher CD. Expanding the spectrum of malignant progression in solitary fibrous tumors:a study of 8 cases with a discrete anaplastic component—is this dedifferentiated SFT? Am J Surg Pathol,2009,33:1314-1321.

474. Thway K,Hayes A,Ieremia E,Fisher C. Heterologous osteosarcomatous and rhabdomyosarcomatous elements in dedifferentiated solitary fibrous tumor:further support for the concept of dedifferentiation in solitary fibrous tumor. Ann Diagn Pathol,2013,17:457-463.

475. Schweizer L,Koelsche C,Sahm F,et al. Meningeal hemangiopericytoma and solitary fibrous tumors carry the NAB2-STAT6 fusion and can be diagnosed by nuclear expression of STAT6 protein. Acta Neuropathol,2013,125:651-658.

476. Mentzel T,Calonje E,Nascimento AG,Fletcher CD. Infantile hemangiopericytoma versus infantile myofibromatosis. Study of a series suggesting a continuous spectrum of infantile myofibroblastic lesions. Am J Surg Pathol,1994,18:922-930.

477. Doyle LA,Vivero M,Fletcher CD,et al. Nuclear expression of STAT6 distinguishes solitary fibrous tumor from histologic mimics. Mod Pathol,2014,27:390-395.

478. Yoshida A,Tsuta K,Ohno M,et al. STAT6 immunohistochemistry is helpful in the diagnosis of solitary fibrous tumors. Am J Surg Pathol,2014,38:552-559.

479. Tai HC,Chuang IC,Chen TC,et al. NAB2-STAT6 fusion types account for clinicopathological variations in solitary fibrous tumors. Mod Pathol,2015,28(10):1324-1035.

480. Schneider N,Hallin M,Thway K. STAT6 loss in dedifferentiated solitary fibrous tumor. Int J Surg Pathol,2017,25(1):58-60.

481. Ide F,Obara K,Mishima K,et al. Ultrastructural spectrum of solitary fibrous tumor:a unique perivascular tumor with alternative lines of differentiation. Virchow Arch,2005,446:646-652.

482. Robinson DR,Wu YM,Kalyana-Sundaram S,et al. Identification of recurrent NAB2-STAT6 gene fusions in solitary fibrous tumor by integrative sequencing. Nat Genet,2013,45:180-185.

483. Mohajeri A,Tayebwa J,Collin A,et al. Comprehensive genetic analysis identifies a pathognomonic NAB2/STAT6 fusion gene,nonrandom secondary genomic imbalances,and a characteristic gene expression profile in solitary fibrous tumor. Genes Chromosomes Cancer,2013,52:873-886.

484. Yuzawa S, Nishihara H, Wang L, et al. Analysis of NAB2-STAT6 gene fusion in 17 cases of meningeal solitary fibrous tumor/hemangiopericytoma: review of the literature. Am J Surg Pathol, 2016, 40(8): 1031-1040.

485. Guseva NV, Tanas MR, Stence AA, et al. The NAB2-STAT6 gene fusion in solitary fibrous tumor can be reliably detected by anchored multiplexed PCR for targeted next-generation sequencing. Cancer Genet, 2016, 209(7-8): 303-312.

486. Ouladan S, Trautmann M, Orouji E, et al. Differential diagnosis of solitary fibrous tumors: A study of 454 soft tissue tumors indicating the diagnostic value of nuclear STAT6 relocation and ALDH1 expression combined with in situ proximity ligation assay. Int J Oncol, 2015, 46(6): 2595-2605.

487. Guner G, Bishop JA, Bezerra SM, et al. The utility of STAT6 and ALDH1 expression in the differential diagnosis of solitary fibrous tumor versus prostate-specific stromal neoplasms. Hum Pathol, 2016, 54: 184-188.

488. Pettinato G, Manivel JC, De Rosa N, et al. Inflammatory myofibroblastic tumor (plasma cell granuloma). Clinicopathologic study of 20 cases with immunohistochemical and ultrastructural observations. Am J Clin Pathol, 1990, 94: 538-546.

489. Coffin CM, Watterson J, Priest JR, et al. Extrapulmonary inflammatory myofibroblastic tumor (inflammatory pseudotumor). A clinicopathologic and immunohistochemical study of 84 cases. Am J Surg Pathol, 1995, 19: 872-895.

490. Meis JM, Enzinger FM. Inflammatory fibrosarcoma of the mesentery and retroperitoneum. A tumor closely simulating inflammatory pseudotumor. Am J Surg Pathol, 1991, 15: 1146-1156.

491. Meis-Kindblom JM, Kjellstrom C, Kindblom LG. Inflammatory fibrosarcoma: an update, reappraisal and perspective on its place in the spectrum of inflammatory myofibroblastic tumors. Semin Diagn Pathol, 1998, 15: 133-143.

492. Coffin CM, Dehner LP, Meis-Kindblum JM. Inflammatory myofibroblastic tumor, inflammatory fibrosarcoma, and related lesions: an histologial review with differentiatial diagnostic considerations. Semin Diagn Pathol, 1998, 15: 102-110.

493. Sastre-Garau X, Couturier J, Derre J, et al. Inflammatory myofibroblastic tumour (inflammatory pseudotumour) of the breast. Clinicopathological and genetic analysis of a case with evidence for clonality. J Pathol, 2002, 196: 97-102.

494. Williams SB, Foss RD, Ellis GL. Inflammatory pseudotumors of the major salivary glands. Clinicopathologic and immunohistochemical analysis of six cases. Am J Surg Pathol, 1992, 16: 896-902.

495. Makhlouf HR, Sobin LH. Inflammatory myofibroblastic tumors (inflammatory pseudotumors) of the gastrointestinal tract: how closely are they related to inflammatory fibroid polyps? Hum Pathol, 2002, 33: 307-315.

496. Hurt MA, Santa Cruz DJ. Cutaneous inflammatory pseudotumor. Lesions resembling "inflammatory pseudotumors" or "plasma cell granulomas" of extracutaneous sites. Am J Surg Pathol, 1990, 14: 764-773.

497. Sciot R, Dal Cin P, Fletcher CDM. Inflammatory myofibroblastic tumor of the bone: report of two cases with evidence of clonal chromosomal changes. Am J Surg Pathol, 1997, 21: 1166-1012.

498. Jeon YK, Chang KH, Suh YL, et al. Inflammatory myofibroblastic tumor of the central nervous system: clinicopathologic analysis of 10 cases. J Neuropathol Exp Neurol, 2005, 64: 254-259.

499. Ramachandra S, Hollowhood K, Bisceglia M, et al. Inflammatory pseudotumor of soft tissue: a clinicopathologic and immunohistochemical analysis of 18 cases. Histopathology, 1995, 27: 313-323.

500. Mariño-Enríquez A, Wang WL, Roy A, et al. Epithelioid inflammatory myofibroblastic sarcoma: An aggressive intra-abdominal variant of inflammatory myofibroblastic tumor with nuclear membrane or perinuclear ALK. Am J Surg Pathol, 2011, 35: 135-144.

501. Kimbara S, Takeda K, Fukushima H, et al. A case report of epithelioid inflammatory myofibroblastic sarcoma with RANBP2-ALK fusion gene treated with the ALK inhibitor, crizotinib. Jpn J Clin Oncol, 2014, 44: 868-871.

502. Yu L, Liu J, Lao IW, et al. Epithelioid inflammatory myofibroblastic sarcoma: a clinicopathological, immunohistochemical and molecular cytogenetic analysis of five additional cases and review of the literature. Diagn Pathol, 2016, 11(1): 67.

503. Lee JC, Li CF, Huang HY, et al. ALK oncoproteins in atypical inflammatory myofibroblastic tumours: novel RRBP1-ALK fusions in epithelioid inflammatory myofibroblastic sarcoma. J Pathol, 2017, 241(3): 316-323.

504. Cessna NH, Zhou H, Sanger WG, et al. Expression of ALK1 and p80 in inflammatory myofibroblastic tumor and its mesenchymal mimics: a study of 135 cases. Mod Pathol, 2002, 15: 931-938.

505. Taheri D, Zahavi DJ, Del Carmen Rodriguez M, et al. For staining of ALK protein, the novel D5F3 antibody demonstrates superior overall performance in terms of intensity and extent of staining in comparison to the currently used ALK1 antibody. Virchows Arch, 2016, 469(3): 345-350.

506. Griffin CA, Hawkiins AL, Dvorak C, et al. Recurrent involvement of 2p23 in inflammatory myofibroblastic tumors. Cancer Res, 1999, 59: 2776-2780.

507. Lawrence B, Perez-Atayde A, Hibbard MK, et al. TPM3-ALK and TPM4-ALK oncogenes in inflammatory myofibroblastic tumors. Am J Pathol, 2000, 157: 377-384.

508. Bridge JA, Kanamori M, Ma Z, et al. Fusion of the ALK gene to the clathrin heavy chain gene, CLTC, in inflammatory myofibroblastic tumor. Am J Pathol, 2001, 159: 411-415.

509. Ma Z, Hill DA, Collins MH, et al. Fusion of ALK to the Ran-binding protein 2 (RANBP2) gene in inflammatory myofibroblastic tumor. Genes Chromosomes Cancer, 2003, 37: 98-105.

510. Panagopoulos I, Nilsson T, Domanski HA, et al. Fusion of the SEC31L1 and ALK genes in an inflammatory myofibroblastic tumor. Int J Cancer, 2006, 118: 1181-1186.

511. Antonescu CR, Suurmeijer AJ, Zhang L, et al. Molecular characterization of inflammatory myofibroblastic tumors with frequent ALK and ROS1 gene fusions and rare novel RET rearrangement. Am J Surg Pathol, 2015, 39(7): 957-967.

512. Yamamoto H, Yoshida A, Taguchi K, et al. ALK, ROS1 and NTRK3 gene rearrangements in inflammatory myofibroblastic tumours. Histopathology, 2016, 69(1): 72-83.

513. Alassiri AH, Ali RH, Shen Y, et al. ETV6-NTRK3 is expressed in a subset of alk-negative inflammatory myofibroblastic tumors. Am J Surg Pathol, 2016, 40(8): 1051-1061.

514. Butrynski JE, D'Adamo DR, Hornick JL, et al. Crizotinib in ALK-rearranged inflammatory myofibroblastic tumor. N Engl J Med, 2010, 28, 363: 1727-33.

515. Donner LR, Trompler RA, White RR. Progression of inflammatory myofibroblastic tumor (inflammatory pseudotumor) of soft tissue into sarcoma after several recurrences. Hum Pathol, 1996, 27: 1095-1098.

516. Przkora R, Bolder U, Schwarz S, et al. Regression of nonresectable inflammatory myofibroblastic tumours after treatment with nonsteroidal anti-inflammatory drugs. Eur J Clin Invest, 2004, 34: 320-321.

517. Stiller D, Katenkamp D. Cellular features in desmoid fibromatosis and well-differentiated fibrosarcomas: an electron microscopic study. Virchows Arch A Pathol Anat Histol, 1975, 369: 155-164.

518. Vasudev KS, Harris M. A sarcoma of myofibroblasts: an ultrastructural study. Arch Pathol Lab Med, 1978, 102: 185-188.

519. Fletcher CD. Myofibroblastic tumours: an update. Verh Dtsch Ges Pathol, 1998, 82: 75-82.

520. Mentzel T, Dry S, Katenkamp D, et al. Low-grade myofibroblastic sarcoma: analysis of 18 cases in the spectrum of myofibroblastic tumors. Am J Surg Pathol, 1998, 22: 1228-1238.

521. Montgomery E, Goldblum JR, Fisher C. Myofibrosarcoma: a clinicopathologic study. Am J Surg Pathol, 2001, 25: 219-228.

522. Smith DM, Mahmoud HH, Jenkins JJ 3rd, et al. Myofibrosarcoma of the head and neck in children. Pediatr Pathol Lab Med 1995, 15: 403-418.

523. Demarosi F, Bay A, Moneghini L, Carrassi A. Low-grade myofibroblastic sarcoma of the oral cavity. Oral Surg Oral Med Oral Pathol Oral Radiol Endod, 2009, 108(2): 248-254.

524. Takahama A Jr, Nascimento AG, Brum MC, et al. Low-grade myofibroblastic sarcoma of the parapharyngeal space. Int J Oral Maxillofac Surg, 2006, 35: 965-968.

525. Covello R, Licci S, Pichi B, et al. Low-grade myofibroblastic sarcoma of the larynx. Int J Surg Pathol, 2011, 19(6): 822-826.

526. Agaimy A, Wünsch PH, Schroeder J, et al. Low-grade abdominopelvic sarcoma with myofibroblastic features (low-grade myofibroblastic sarcoma): clinicopathological, immunohistochemical, molecular genetic and ultrastructural study of two cases with literature review. J Clin Pathol, 2008, 61(3): 301-306.

527. Bisceglia M, Magro G. Low-grade myofibroblastic sarcoma of the salivary gland. Am J Surg Pathol, 1999, 23: 1435-1436.

528. Perez-Montiel MD, Plaza JA, Dominguez-Malagon H, Suster S. Differential expression of smooth muscle myosin, smooth muscle actin, h-CALD, and calponin in the diagnosis of myofibroblastic and smooth muscle lesions of skin and soft tissue. Am J Dermatopathol, 2006, 28: 105-111.

529. Watanabe K, Tanaka M, Takashi K, Yamada H, Tajino T. Fibronexus in low-grade myofibrosarcoma: a case report. Ultrastruct Pathol, 2008, 32(3): 97-100.

530. Qiu X, Montgomery E, Sun B. Inflammatory myofibroblastic tumor and low-grade myofibroblastic sarcoma: a comparative study of clinicopathologic features and further observations on the immunohistochemical profile of myofibroblasts. Hum Pathol, 2008, 39(6): 846-856.

531. Chan JY, Gooi Z, Wong EW, et al. Low-grade myofibroblastic sarcoma: A population-based study. Laryngoscope, 2017, 127(1): 116-121.

532. Cai C, Dehner LP, El-Mofty SK. In myofibroblastic sarcomas of the head and neck, mitotic activity and necrosis define grade: a case study and literature review. Virchows Arch, 2013, 463(6): 827-836.

533. Meis-Kindblom JM, Kindblom LG. Acral myxoinflammatory fibroblastic sarcoma: a low-grade tumor of the hands and feet. Am J Surg Pathol, 1998, 22: 911-924.

534. Montgomery EA, Devaney KO, Giordano TJ, et al. Inflammatory myxohyaline tumor of distal extremities with virocyte or Reed-Sternberg-like cells: a distinctive lesion with features simulating inflammatory conditions, Hodgkin's disease, and various sarcomas. Mod Pathol, 1998, 11: 384-391.

535. Michal M. Inflammatory myxoid tumor of the soft parts with bizarre giant cells. Pathol Res Pract, 1998, 194: 529-533.

536. Jurcic V, Zidar A, Montiel MD, et al. Myxoinflammatory fibroblastic sarcoma: a tumor not restricted to acral sites. Ann Diagn Pathol, 2002, 6: 272-280.

537. 向华, 师晓莉, 李巧新, 等. 黏液炎性纤维母细胞性肉瘤的临床病理学观察. 中华病理学杂志, 2011, 40: 94-98.

538. Laskin WB, Fetsch JF, Miettinen M. Myxoinflammatory fibroblastic sarcoma: a clinicopathologic analysis of 104 cases, with emphasis on predictors of outcome. Am J Surg Pathol,

2014,38:1-12.

539. Patne SC, Katiyar R, Gupta SK. Intramuscular myxoinflammatory fibroblastic sarcoma of the thigh. Pathology,2016,48(5):527-529.

540. Gómez Martín C, Ortega MI, Aramburu JA, Fernández-Cañamaque JL. Myxoinflammatory fibroblastic sarcoma of the face. Am J Dermatopathol,2012,34:663-665.

541. Narm KS, Park IK, Bae MK, Kim GJ. Myxoinflammatory fibroblastic sarcoma in the chest wall. Korean J Thorac Cardiovasc Surg,2012,45:65-68.

542. Elco CP, Mariño-Enríquez A, Abraham JA, Dal Cin P, Hornick JL. Hybrid myxoinflammatory fibroblastic sarcoma/hemosiderotic fibrolipomatous tumor:report of a case providing further evidence for a pathogenetic link. Am J Surg Pathol,2010,34:1723-1727.

543. Marušić Z(1),Čengić T, Džombeta T, et al. Hybrid myxoinflammatory fibroblastic sarcoma/hemosiderotic fibrolipomatous tumor of the ankle following repeated trauma. Pathol Int,2014,64(4):195-197.

544. Michal M, Kazakov DV, Hadravsky L, et al. Pleomorphic hyalinizing angiectatic tumor revisited:all tumors manifest typical morphologic features of myxoinflammatory fibroblastic sarcoma,further suggesting 2 morphologic variants of a single entity. Ann Diagn Pathol,2016,20:40-43.

545. Antonescu CR, Zhang L, Nielsen GP, et al. Consistent t(1;10) with rearrangements of TGFBR3 and MGEA5 in both myxoinflammatory fibroblastic sarcoma and hemosiderotic fibrolipomatous tumor. Genes Chromosomes Cancer,2011,50(10):757-764.

546. Ieremia E, Thway K. Myxoinflammatory fibroblastic sarcoma:morphologic and genetic updates. Arch Pathol Lab Med,2014,138(10):1406-1411.

547. Zreik RT, Carter JM, Sukov WR, et al. TGFBR3 and MGEA5 rearrangements are much more common in "hybrid" hemosiderotic fibrolipomatous tumor-myxoinflammatory fibroblastic sarcomas than in classical myxoinflammatory fibroblastic sarcomas:a morphological and fluorescence in situ hybridization study. Hum Pathol,2016,53:14-24.

548. Weiss VL, Antonescu CR, Alaggio R, et al. Myxoinflammatory fibroblastic sarcoma in children and adolescents:clinicopathologic aspects of a rare neoplasm. Pediatr Dev Pathol,2013,16:425-431.

549. Tateishi U, Hasegawa T, Onaya H, et al. Myxoinflammatory fibroblastic sarcoma:MR appearance and pathologic correlation. AJR Am J Roentgenol,2005,184:1749-1753.

550. Folpe AL, Weiss SW. Pleomorphic hyalinizing angiectatic tumor:analysis of 41 cases supporting evolution from a distinctive precursor lesion. Am J Surg Pathol,2004,28:1417-1425.

551. Carter JM, Sukov WR, Montgomery E, et al. TGFBR3 and MGEA5 rearrangements in pleomorphic hyalinizing angiectatic tumors and the spectrum of related neoplasms. Am J Surg Pathol,2014,38:1182-1192.

552. Michal M, Kazakov DV, Hadravsky L, et al. High-grade myxoinflammatory fibroblastic sarcoma:a report of 23 cases. Ann Diagn Pathol,2015,19:157-163.

553. Lambert I, Debiec-Rychter M, Guelinckx P, Hagemeijer A, Sciot R. Acral myxoinflammatory fibroblastic sarcoma with unique clonal chromosomal changes. Virchows Arch,2001;438(5):509-512.

554. Wettach GR, Boyd LJ, Lawce HJ, Magenis RE, Mansoor A. Cytogenetic analysis of a hemosiderotic fibrolipomatous tumor. Cancer Genet Cytogenet,2008,182(2):140-143.

555. Hallor KH, Sciot R, Staaf J, et al. Two genetic pathways, t(1;10) and amplification of 3p11-12, in myxoinflammatory fibroblastic sarcoma, haemosiderotic fibrolipomatous tumour, and morphologically similar lesions. J Pathol,2009,217(5):716-727.

556. Lombardi R, Jovine E, Zanini N, et al. A case of lung metastasis in myxoinflammatory fibroblastic sarcoma:analytical review of one hundred and thirty eight cases. Int Orthop,2013,37:2429-2436.

557. Carter JM, Weiss SW, Linos K, et al. Superficial CD34-positive fibroblastic tumor:report of 18 cases of a distinctive low-grade mesenchymal neoplasm of intermediate (borderline) malignancy. Mod Pathol,2014,27:294-302.

558. Hendry SA, Wong DD, Papadimitriou J, et al. Superficial CD34-positive fibroblastic tumour:report of two new cases. Pathology,2015,47:479-482.

559. Wada N, Ito T, Uchi H, Nakahara T, et al. Superficial CD34-positive fibroblastic tumor:A new case from Japan. J Dermatol,2016,43(8):934-936.

560. Lao IW, Yu L, Wang J. Superficial CD34-positive fibroblastic tumor:a clinicopathological and immunohistochemical study of an additional series. Histopathology,2017,70(3):394-401.

561. Folpe AL. Fibrosarcoma:a review and update. Histopathology,2014,64:12-25.

562. Bahrami A, Folpe AL. Adult-type fibrosarcoma:A reevaluation of 163 putative cases diagnosed at a single institution over a 48-year period. Am J Surg Pathol,2010,34:1504-1513.

563. Dal Cin P, Pauwels P, Sciot R, et al. Multiple chromosome rearrangements in a fibrosarcoma. Cancer Genet Cytogenet,1996,87:176-178.

564. Limon J, Szadowska A, Iliszko M, et al. Recurrent chromosome changes in two adult fibrosarcomas. Genes Chromosomes Cancer,1998,21:119-123.

565. Schmidt H, Taubert H, Wurl P, et al. Gains of 12q are the most frequent genomic imbalances in adult fibrosarcoma and are correlated with a poor outcome. Genes Chromosomes Cancer,2002,34:69-77.

566. Gane NFC, Strickland RL, Bennett MH. Radiation-induced fibrosarcoma. Br J Cancer,1970,24:705-711.

567. Zindanci I, Zemheri E, Kavala M, et al. Fibrosarcoma arising from a burn scar. Eur J Dermatol,2011,21:996-997.

568. Tanaka A, Hatoko M, Tada H, et al. Dermatofibrosarcoma protuberans arising from a burn scar of the axilla. Ann Plast Surg,2004,52:423-425.

569. Ito H. 2 cases of myxofibrosarcoma originating from the maxillary sinus. Jibiinkoka,1965,37:549-553. Japanese.

570. Angervall L, Kindblom LG, Merck C. Myxofibrosarcoma:a study of 30 cases. Acta Pathol Microbiol Scand [A],1977,85:127-140.

571. Mentzel T, Calonje E, Wadden C, et al. Myxofibrosarcoma:clinicopathologic analysis of 75 cases with emphasis on the low-grade variant. Am J Surg Pathol,1996,20:391-405.

572. Merck C, Angervall L, Kindblom LG, Oden A. Myxofibrosarcoma. A malignant soft tissue tumor of fibroblastic-histiocytic origin. A clinicopathologic and prognostic study of 110 cases using multivariate analysis. Acta Pathol Microbiol Immunol Scand Suppl,1983,282:1-40.

573. Huang HY, Lal P, Qin J, et al. Low-grade myxofibrosarcoma:a clinicopathologic analysis of 49 cases treated at a single institution with simultaneous assessment of the efficacy of 3-tier and 4-tier grading system. Hum Pathol,2004,35:612-621.

574. Coindre JM, Mariani O, Chibon F, et al. Most malignant fibrous histiocytomas developed in the retroperitoneum are dedifferentiated liposarcomas:a review of 25 cases initially diagnosed as malignant fibrous histiocytoma. Mod Pathol,2003,16:256-262.

575. Nascimento AF, Bertoni F, Fletcher CDM. Epithelioid variant of myxofibrosarcoma:expanding the clinicomorphologic spectrum of myxofibrosarcoma in a series of 17 Cases. Am J Surg Pathol,2007,31:99-105.

576. 喻林,刘丹,刘绮颖,等. 上皮样黏液纤维肉瘤十例临床病理分析. 中华病理学杂志,2016,45:10-15.

577. Scoccianti G, Ranucci V, Frenos F, et al. Soft tissue myxofibrosarcoma:A clinico-pathological analysis of a series of 75 patients with emphasis on the epithelioid variant. J Surg Oncol,2016,114(1):50-55.

578. Orndal C, Mandahl N, Rydholm A, et al. Supernumerary ring chromosomes in five bone and soft tissue tumors of low or borderline malignancy. Cancer Genet Cytogenet, 1992,60:170-175.

579. Clawson K, Donner LR, Dobin SM. Translocation (2;15)(p23;q21.2) and interstitial deletion of 7q in a case of low-grade myxofibrosarcoma. Cancer Genet Cytogenet, 2001,127:140-142.

580. Simons A, Schepens M, Jeuken J, et al. Frequent loss of 9p21 (p16(INK4A)) and other genomic imbalances in human malignant fibrous histiocytoma. Cancer Genet Cytogenet, 2000,118:89-98.

581. Oda Y, Takahira T, Kawaguchi K, et al. Low-grade fibromyxoid sarcoma versus low-grade myxofibrosarcoma in the extremities and trunk. A comparison of clinicopathological and immunohistochemical features. Histopathology,2004,45:29-38.

582. Fukunaga M, Fukunaga N. Low-grade myxofibrosarcoma:progression in recurrence. Pathol Int,1997,47:161-165.

583. Mutter RW, Singer S, Zhang Z, et al. The enigma of myxofibrosarcoma of the extremity. Cancer,2012,118:518-527.

584. Evans HL. Low-grade fibromyxoid sarcoma. A report of 12 cases. Am J Surg Pathol,1993,17:595-600.

585. Evans HL. Low-grade fibromyxoid sarcoma. A report of two metastasizing neoplasms having a deceptively benign appearance. Am J Clin Pathol,1987,88:615-619.

586. Goodlad JR, Mentzel T, Fletcher CD. Low grade fibromyxoid sarcoma:clinicopathological analysis of eleven new cases in support of a distinct entity. Histopathology, 1995, 26:229-237.

587. 林军,王坚,于乐军,应香岚. 低度恶性纤维黏液样肉瘤的病理学观察. 中华病理学杂志,2009,38:302-306.

588. Evans HL. Low-grade fibromyxoid sarcoma:a clinicopathologic study of 33 cases with long-term follow-up. Am J Surg Pathol,2011,35:1450-1462.

589. Billings SD, Giblen G, Fanburg-Smith JC. Superficial low-grade fibromyxoid sarcoma (Evans tumor):a clinicopathologic analysis of 19 cases with a unque observation in the pediatric population. Am J Surg Pathol,2005,29:204-210.

590. Cowan ML, Thompson LD, Leon ME, Bishop JA. Low-Grade fibromyxoid sarcoma of the head and neck:a clinicopathologic series and review of the literature. Head Neck Pathol, 2016,10(2):161-166.

591. Laurini JA, Zhang L, Goldblum JR, et al. Low-grade fibromyxoid sarcoma of the small intestine:report of 4 cases with molecular cytogenetic confirmation. Am J Surg Pathol,2011,35(7):1069-1073.

592. Mazari PM, Weber KL, Kim S, Zhang PJ. Cytogenetically confirmed low-grade fibromyxoid sarcoma arising from the tibia. Hum Pathol,2016,48:56-59.

593. Koh SH, Choe HS, Lee IJ, et al. Low-grade fibromyxoid sarcoma:ultrasound and magnetic resonance findings in two cases. Skeletal Radiol,2004,34:550-554.

594. Sargar K, Kao SC, Spunt SL, et al. MRI and CT of Low-Grade Fibromyxoid Sarcoma in Children:A Report From Children's Oncology Group Study ARST0332. AJR Am J Roentgenol, 2015,205(2):414-420.

595. Lane KL, Shannon RJ, Weiss SW. Hyalinizing spindle cell tumor with giant rosettes:a distinctive tumor closely resembling low-grade fibromyxoid sarcoma. Am J Surg Pathol, 1997,21:1481-1488.

596. Folpe AL, Lane KL, Paull G, et al. Low-grade fibromyxoid

sarcoma and hyalinizing spindle cell tumor with giant rosettes: a clinicopathologic study of 73 cases supporting their identity and assessing the impact of high-grade areas. Am J Surg Pathol, 2000, 24:1353-1360.

597. Reid R, de Silva MV, Paterson L, et al. Low-grade fibromyxoid sarcoma and hyalinizing spindle cell tumor with giant rosettes share a common t(7;16)(q34;p11) translocation. Am J Surg Pathol, 2003, 27:1229-1236.

598. Rekhi B, Deshmukh M, Jambhekar NA. Low-grade fibromyxoid sarcoma: a clinicopathologic study of 18 cases, including histopathologic relationship with sclerosing epithelioid fibrosarcoma in a subset of cases. Ann Diagn Pathol, 2011, 15: 303-311.

599. Prieto-Granada C, Zhang L, Chen HW, et al. A genetic dichotomy between pure sclerosing epithelioid fibrosarcoma (SEF) and hybrid SEF/low-grade fibromyxoid sarcoma: a pathologic and molecular study of 18 cases. Genes Chromosomes Cancer, 2015, 54(1):28-38.

600. Doyle LA, Möller E, Dal Cin P, et al. MUC4 is a highly sensitive and specific marker for low-grade fibromyxoid sarcoma. Am J Surg Pathol, 2011, 35:733-741.

601. Thway K, Ng W, Benson C, Chapman J, Fisher C. DOG1 expression in low-grade fibromyxoid sarcoma: a study of 11 cases, with molecular characterization. Int J Surg Pathol, 2015, 23(6):454-460.

602. Panagopoulos I, Storlazzi CT, Fletcher CD, et al. The chimeric FUS/CREB3l2 gene is specific for low-grade fibromyxoid sarcoma. Genes Chromosomes Cancer, 2004, 40:218-228.

603. Mertens F, Fletcher DC, Antonescu CR, et al. Cinicopathologic and molecular genetic characterization of low-grade fibromyxoid sarcoma, and cloning of a novel FUS/CREB3L1 fusion gene. Lab Invest, 2005, 85:408-415.

604. Lau PP, Lui PC, Lau GT, Yau DT, Cheung ET, Chan JK. EWSR1-CREB3L1 gene fusion: a novel alternative molecular aberration of low-grade fibromyxoid sarcoma. Am J Surg Pathol, 2013, 37:734-738.

605. Yamashita H, Endo K, Takeda C, et al. Intramuscular myxoma of the buttock mimicking low-grade fibromyxoid sarcoma: diagnostic usefulness of MUC4 expression. Skeletal Radiol, 2013, 42:1475-1479.

606. Meis-Kindblom JM, Kindblom LG, Enzinger FM. Sclerosing epithelioid fibrosarcoma: a variant of fibrosarcoma simulating carcinoma. Am J Surg Pathol, 1995, 19:979-993.

607. Eyden BP, Manson C, Banerjee SS, et al. Sclerosing epithelioid fibrosarcoma: a study of five cases emphasizing diagnostic criteria. Histopathology, 1998, 33:3543-60.

608. Antonescu CR, Rosenblum MK, Pereira P, et al. Sclerosing epithelioid fibrosarcoma: a study of 16 cases and confirmation of a clinicopathologically distinct tumor. Am J Surg Pathol, 2001, 25:699-709.

609. 胡维维, 赖日权, 王坚, 等. 硬化性上皮样纤维肉瘤的临床病理学观察. 中华病理学杂志, 2004, 33:337-341.

610. Folk GS, Williams SB, Foss RB, et al. Oral and maxillofacial sclerosing epithelioid fibrosarcoma: report of five cases. Head Neck Pathol, 2007, 1(1):13-20.

611. Stockman DL, Ali SM, He J, et al. Sclerosing epithelioid fibrosarcoma presenting as intraabdominal sarcomatosis with a novel EWSR1-CREB3L1 gene fusion. Hum Pathol, 2014, 45 (10):2173-2178.

612. Wojcik JB, Bellizzi AM, Dal Cin P, et al. Primary sclerosing epithelioid fibrosarcoma of bone: analysis of a series. Am J Surg Pathol, 2014, 38:1538-1544.

613. Leisibach P, Weder W, Soltermann A, Jungraithmayr W. Primary sclerosing epithelioid fibrosarcoma of the lung in a patient with Lynch syndrome. Lung, 2012, 190(6):691-695.

614. Tomimaru Y, Nagano H, Marubashi S, et al. Sclerosing epithelioid fibrosarcoma of the liver infiltrating the inferior vena cava. World J Gastroenterol, 2009, 15(33):4204-4208.

615. Bai S, Jhala N, Adsay NV, Wei S. Sclerosing epithelioid fibrosarcoma of the pancreas. Ann Diagn Pathol, 2013, 17 (2):214-216.

616. Argani P, Lewin JR, Edmonds P, et al. Primary renal sclerosing epithelioid fibrosarcoma: report of 2 cases with EWSR1-CREB3L1 gene fusion. Am J Surg Pathol, 2015, 39:365-373.

617. Ohlmann CH, Brecht IB, Junker K, et al. Sclerosing epithelioid fibrosarcoma of the kidney: clinicopathologic and molecular study of a rare neoplasm at a novel location. Ann Diagn Pathol, 2015, 19(4):221-225.

618. Puls F, Magnusson L, Niblett A, et al. Non-fibrosing sclerosing epithelioid fibrosarcoma: an unusual variant. Histopathology, 2016, 68:760-763.

619. Doyle LA, Wang WL, Dal Cin P, et al. MUC4 is a sensitive and extremely useful marker for sclerosing epithelioid fibrosarcoma: association with FUS gene rearrangement. Am J Surg Pathol, 2012, 36:1444-1451.

620. Gisselsson D, Andreasson P, Meis-Kindblom JM, et al. Amplification of 12q13 and 12q15 sequences in a sclerosing epithelioid fibrosarcoma. Cancer Genet Cytogenet, 1998, 107: 102-106.

621. Donner LR, Clawson K, Dobin SM. Sclerosing epithelioid fibrosarcoma: a cytogenetic, immunohistochemical, and ultrastructural study of an unusual histological variant. Cancer Genet Cytogenet, 2000, 119:127-131.

622. Ogose A, Kawashima H, Umezu H, et al. Sclerosing epithelioid fibrosarcoma with der(10)t(10;17)(p11;q11). Cancer Genet Cytogenet, 2004, 15:136-140.

623. Rekhi B, Folpe AL, Deshmukh M, et al. Sclerosing epithelioid fibrosarcoma-a report of two cases with cytogenetic analysis of FUS gene rearrangement by FISH technique. Pathol Oncol Res, 2011, 17:145-148.

624. Yoon N, Kwon JW, Seo SW, Ahn G, Choi YL. Sclerosing epi-

thelioid fibrosarcoma:cytogenetic analysis of *FUS* rearrange-ment. Pathol Int,2012,62:65-68.

625. Wang WL,Evans HL,Meis JM,et al. *FUS* rearrangements are rare in 'pure' sclerosing epithelioid fibrosarcoma. Mod Pathol,2012,25:846-853.

626. Prieto-Granada C,Zhang L,Chen HW,et al. A genetic di-chotomy between pure sclerosing epithelioid fibrosarcoma (SEF) and hybrid SEF/low-grade fibromyxoid sarcoma:A pathologic and molecular study of 18 cases. Genes Chromo-somes Cancer,2015,54:28-38.

627. Arbajian E,Puls F,Magnusson L,Thway K,et al. Recurrent *EWSR1-CREB3L1* gene fusions in sclerosing epithelioid fi-brosarcoma. Am J Surg Pathol,2014,38:801-808.

第七章

婴幼儿纤维母细胞和肌纤维母细胞性肿瘤

导读

良性肿瘤和瘤样病变　　　　　钙化性纤维性肿瘤　　　　　中间性肿瘤
　　颅骨筋膜炎　　　　　　　　　钙化性腱膜纤维瘤　　　　　　婴儿纤维瘤病
　　婴儿纤维性错构瘤　　　　　　颈纤维瘤病　　　　　　　　　脂肪纤维瘤病
　　纤维性脐息肉　　　　　　　　幼年性玻璃样变纤维瘤病　　　炎性肌纤维母细胞瘤
　　青春期前外阴纤维瘤　　　　　牙龈纤维瘤病　　　　　　　　巨细胞纤维母细胞瘤
　　脑回样纤维性增生/Proteus 综合征　包涵体性纤维瘤病　　　　婴儿型/先天性纤维肉瘤
　　鼻咽血管纤维瘤

在儿童和青少年软组织肿瘤中，纤维母细胞和肌纤维母细胞性肿瘤是一组重要的病变类型，约占12%。这一组病变包括了良性和中间性肿瘤，在临床表现、组织学和遗传学上有着各自的特点。婴幼儿肌纤维瘤和肌纤维瘤病现被认为属于血管周细胞性肿瘤，参见第十三章。

第一节　良性肿瘤和瘤样病变

一、颅骨筋膜炎

颅骨筋膜炎（cranial fasciitis，CF）是一种好发于婴幼儿颅骨的纤维母细胞和肌纤维母细胞性增生，由 Lauer 和 Enzinger[1] 于1980年首先报道，形态上与结节性筋膜炎相似，属于结节性筋膜炎的一种特殊亚型。文献上约报道了72例[2]。

【临床表现】

多发生于6岁以内的婴幼儿[3]，中位年龄为21个月，可发生于新生儿[4]，偶可发生于成年人[5]。男性多见，男：女为2：1。

临床上多表现为颞部软组织、顶骨、枕骨及前额迅速增大的无痛性肿胀或肿块，患儿并无不适感，常由其父母所发现。一部分病例的发生可能与分娩时所受到的产伤有关。除颅骨外，极少数病例发生于颅内或硬膜外[6,7]，部分病例也可发生于鼻中隔、软腭和腋下等颅外部位[8]。

【影像学】

累及颅骨者，X光平片可显示颅骨溶骨性缺损，可被误诊为嗜酸性肉芽肿（朗格罕斯细胞组织细胞增生症）。CT 显示溶骨性缺损（图7-1），可伴有菲薄的致密或硬化性边缘。肿块可侵蚀颅骨外板，穿透内板浸润脑膜甚至软脑膜者也不少见[9]。MRI 的 T_1WI 表现为与灰质等信号，T_2WI 呈不均质高信号[10]。

【大体形态】

黏液至纤维样结节，直径多为 1~3cm，中位直径为2.5cm，偶可达15cm[11]，但体积较大者（>5cm）需注意是否有婴幼儿纤维瘤病或婴儿肌纤维瘤的可能性。切面呈灰白色或淡红色。

【组织形态】

病变起自头皮的深筋膜，与结节性筋膜炎相似，也是由排列疏松的梭形或星状纤维母细胞和肌纤维母细胞组成，可呈条束状、交织状或席纹状排列，可见核分裂象，可达 5~10/10HPF，间质呈黏液样或纤维黏液样不等，病变内可有残留的骨小梁组织或有骨化生（图7-2）。

【免疫组化】

梭形细胞表达 α-SMA（图7-3）和 calponin，不表达 desmin 和 h-CALD。

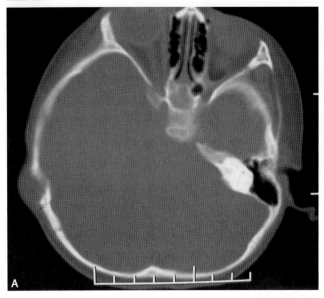
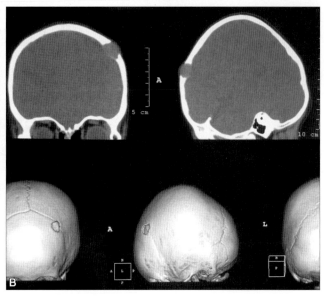

图 7-1　颅骨筋膜炎
A. 平片显示颅骨缺损；B. CT 显示颅骨缺损

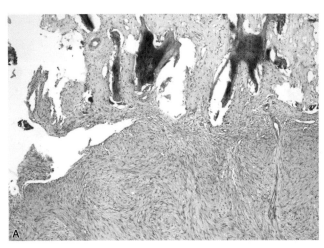
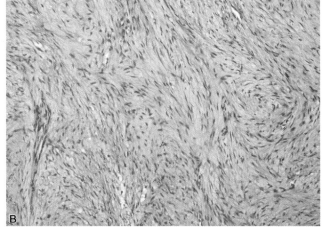

图 7-2　颅骨筋膜炎的组织学形态
条束状增生的纤维母细胞和肌纤维母细胞，可见残留的骨小梁，易被误认为浸润性生长

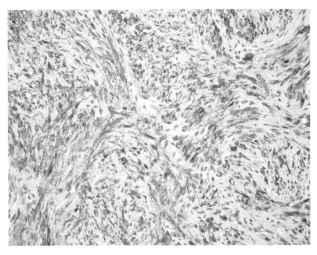

图 7-3　颅骨筋膜炎的免疫组化
肌纤维母细胞弥漫性表达 α-SMA 标记

【鉴别诊断】

1. 婴儿肌纤维瘤　多发生于皮下，也可累及骨。镜下常显示双相性形态，即由增生的嗜伊红色肌样结节或梭形细胞条束和分化相对较为原始的幼稚性区域组成，后者可呈片状分布，常可见血管外皮瘤样排列结构，免疫组化标记显示肌样结节内的梭形细胞表达 α-SMA，而幼稚性区域常为阴性。

2. 婴幼儿纤维瘤病　多由长条束状排列的纤维母细胞和肌纤维母细胞组成，常浸润邻近的骨骼肌，瘤细胞部分或灶性表达 α-SMA，并表达 β-catenin（核染色），可显示有 *CTNNB1*（*β-catenin*）基因突变[12]。

3. 低度恶性肌纤维母细胞性肉瘤　多发生于成年人，好发于头颈部和躯体软组织。镜下生长方式与侵袭性纤维瘤病相似，由长条束状增生的肌纤维母细胞组成，常浸润邻近组织特别是横纹肌，瘤细胞显示有一定的异型性，免疫组化标记显示瘤细胞表达 α-SMA 和（或）desmin,不表达 h-CALD。

4. 黏液瘤　细胞成分稀疏,以大量黏液样基质为主,一般不表达或仅弱阳性表达 α-SMA。

【治疗】

采用外科手术切除,必要时加以颅骨修补。

【预后】

良性病变,切除后一般不复发。

二、婴儿纤维性错构瘤

婴儿纤维性错构瘤(fibrous hamartoma of infancy,FHI)是一种好发于 2 岁以内婴儿的纤维组织增生性病变,由 Reye[13] 于 1956 年首先报道,起初被描述为“真皮下纤维瘤样肿瘤”(subderminal fibromatous tumour),因肿瘤在组织学上显示为一种错构瘤样的结构,故 Enzinger 在 1965 年将其正式命名婴儿纤维性错构瘤[14]。婴儿纤维性错构瘤属少见病种,占所有软组织良性肿瘤的 0.02%。

【临床表现】

多发生于 2 岁以内的婴儿,其中 91% 发生于 1 岁以内,23% 发生于出生时,偶可见于年龄稍大的幼儿和儿童,平均年龄为 10 ~ 15 个月,年龄范围为出生 ~ 14 岁,男婴多见,男:女为 2 ~ 2. 7:1[15-17]。

好发部位为腋窝,其次为上臂、肩部、胸壁、背部和腹股沟,以及前臂、臀部、肛旁和外生殖区[18,19],偶可位于手腕、手指和头皮等处[20,21]。

多表现为真皮深层或皮下生长迅速的孤立性小结节,可被推动,但周界不清,少数病例可表现为多个散在的结节[22]。无家族史,极少数病例伴有结节性硬化或 Williams 综合征[23,24]。

【影像学】

超声检查显示病变周界不清,呈不均质的高回声,其内有低回声蛇形结构,多普勒显示无显著的血管[25]。CT 和 MRI 检查于脂肪组织内可见呈穿插带状或梁状的纤维结缔组织影(图 7-4)。纤维结缔组织在 T_1WI 和 T_2WI 上均呈低信号,而脂肪组织在 T_1WI 和 T_2WI 上均呈特征性的高信号[26,27]。

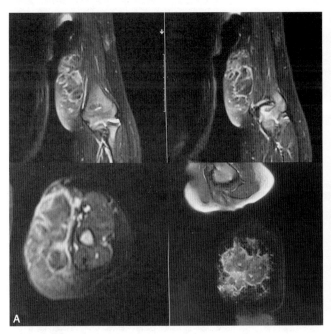
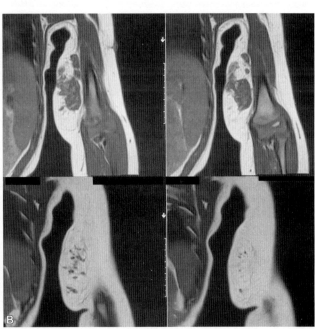

图 7-4　婴儿纤维性错构瘤的 MRI

【大体形态】

周界不清,由质地坚实的纤维样灰白色组织和黄色脂肪组织混杂组成,脂肪组织可占据肿瘤的大部分,也可不明显,平均直径 3 ~ 5cm,范围为 0.4 ~ 17cm。

【组织形态】

病变位于真皮深层或皮下,周界不清,由器官样排列的三种成分混合组成:①致密的纤维组织,由比较成熟的纤维母细胞、肌纤维母细胞和胶原纤维组成,呈纵横交错的束状排列,常呈指状伸入脂肪组织内,类似纤维瘤病;②原始间叶组织,由幼稚的短梭形、小圆形、卵圆形或星状细胞组成,呈疏松的漩涡状、巢状或不规则宽带样排列,细胞之间可有少量黏液样的基质,AB-PAS 染色呈阳性。原始间叶组织常呈岛屿状分布于纤维组织和脂肪组织之间;③成熟脂肪组织,穿插于上述两种成分之间(图 7-5)。部分病例中可见假血管瘤样结构[17]。

【免疫组化】

成熟的纤维组织和幼稚的间叶组织均表达 vimentin,成熟的纤维组织还可程度不等地表达 actins,成熟的纤维组织和幼稚的间叶组织可表达 CD34(图 7-6)[17,28]。

【超微结构】

成熟的纤维组织具有纤维母细胞和肌纤维母细胞分化[29],幼稚间叶组织内的细胞具有纤细的细胞突起,胞质内细胞器稀少,周围的基质呈黏液样。

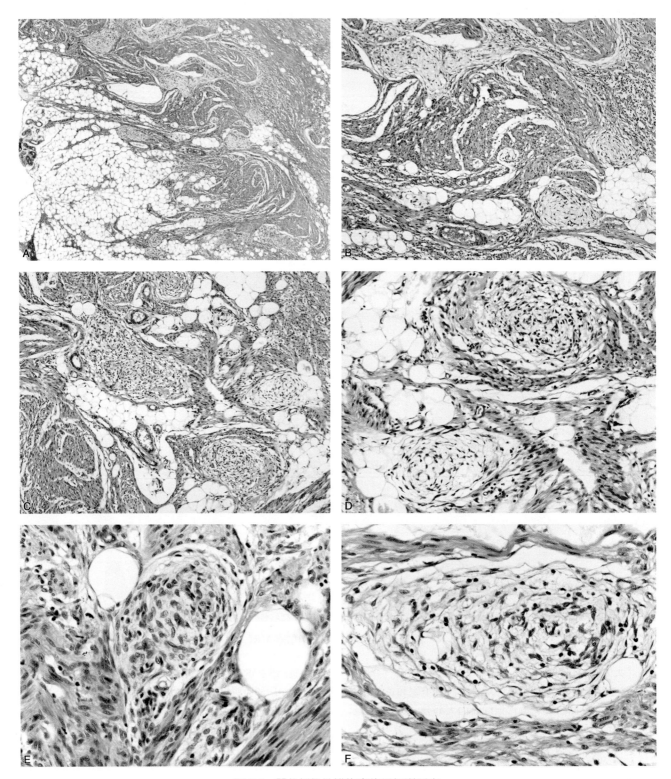

图 7-5   婴儿纤维性错构瘤的组织学形态
A ~ D. 示器官样排列的三种成分；E、F. 高倍镜示原始间叶组织

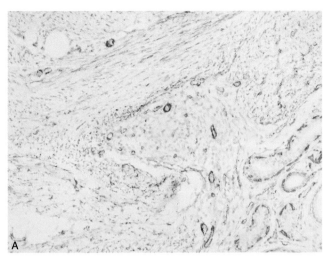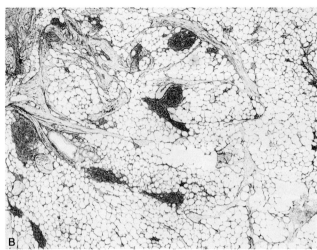

图 7-6　婴儿纤维性错构瘤的免疫组化
A. α-SMA；B. CD34

【细胞遗传学】

Lakshmi narayanan 等报道的 1 例显示 t（2；3）（q31；q21）[30]，Rougemont 等[31] 报道的 1 例显示为（6；12；8）（q25；q24.3；q13），Tassano 等[32] 报道的 1 例显示为涉及 1、2、4 和 7 号染色体的复杂性异常，尚有待于更多病例的积累。

【鉴别诊断】

1. 脂肪纤维瘤病　多发生于肢端，特别是手掌，镜下显示为在脂肪组织内穿插浸润性生长的条束状纤维母细胞和肌纤维母细胞，无淡染的结节状或器官样原始间叶组织。

2. 钙化性腱膜纤维瘤　患者年龄偏大，病变多位于手掌，镜下含有散在的软骨小岛，可伴有钙化。

3. 巨细胞纤维母细胞瘤（幼年性隆凸性皮肤纤维肉瘤）经典病例内常可见多少不等的核深染多核性巨细胞。FISH 检测显示有 PDGFB 基因相关易位。

【治疗】

局部完整切除。

【预后】

本病系良性病变，一般经完整切除后极少复发。局部复发率约 16%，但经再次手术多可获得治愈。

三、纤维性脐息肉

纤维性脐息肉（fibrous umbilical polyp，FUP）由 Vargas[33] 于 2001 年报道，是一种发生于脐部的纤维性病变。

【临床表现】

约半数病例发生于 8 个月以内，平均年龄和中位年龄分别为 9 个月和 8 个月，年龄范围为 3~18 个月。好发于男婴（>90%）。

【大体形态】

病变呈小的息肉样，平均直径 0.6cm（范围 0.4~1.2cm）。

【组织形态】

镜下病变累及真皮或深部组织，由纤维或纤维黏液样的组织组成，可使脐隆起而呈半圆顶状，形态上可类似瘢痕、筋膜炎或纤维瘤病。除纤细或胖梭形的纤维母细胞外，部分病例中的纤维母细胞可呈节细胞样。

【免疫组化】

部分纤维母细胞可表达 actin 和 desmin，不表达 CK、EMA、CD34 和 S-100 蛋白。

四、青春期前外阴纤维瘤

青春期前外阴纤维瘤（prepubertal vulvar fibroma，PVF）是一种好发于青春期前幼女或女童外阴的良性间叶性肿瘤[34]，比较少见。同义词包括儿童不对称性阴唇增大（childhood asymmetric labium majus enlargement）[35] 和青春期前单侧纤维性增生（prepubertal unilateral fibrous hyperplasia）[36]。部分学者认为 PVF 可能是一种在青春期前对激素的反应，属于生理性，虽类似肿瘤但非肿瘤性。

【临床表现】

好发于 4~14 岁间的青春期前女童和幼女，中位年龄为 8 岁，多在 7 岁时发现肿块，罕见于成年人[37,38]。

病变位于大阴唇（图 7-7），大多为单侧性，并以右侧略多见，但有 2 例为双侧性。

临床上表现为逐渐增大的无痛性肿块或肿胀，术前病程为 2 个月至 3 年，常为 3 个月。患者一般无性发育异常或性激素异常。极少数病例可同时伴发异位性乳腺纤维腺瘤[39]。体检时于患处常可触及肿块，但边界不清，可有波动感。术前诊断包括淋巴管瘤、脂肪瘤和前庭大腺囊肿等。

【大体形态】

病变大小为 2~8cm，呈纤维样，含有脂肪组织时则呈纤维脂肪样，多难以见到明确的肿块。

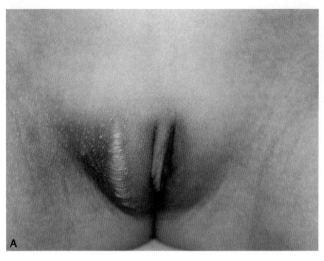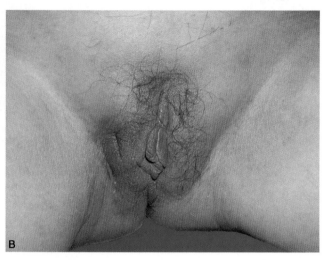

图 7-7　青春期前外阴纤维瘤
A. 主要发生于青春期前女童；B. 偶可发生于成年人

【组织形态】

肿瘤位于真皮内或皮下，境界不清，由稀疏的梭形纤维母细胞样细胞组成，间质内含有数量不等的胶原纤维，部分区域可呈黏液样或水肿样。间质内含有小至中等大的厚壁血管。梭形细胞常向邻近的脂肪组织浸润性生长，或在血管之间和神经周围穿插性生长（图 7-8），形成类似错构瘤样的结构。梭形细胞无异型性，核分裂象罕见。

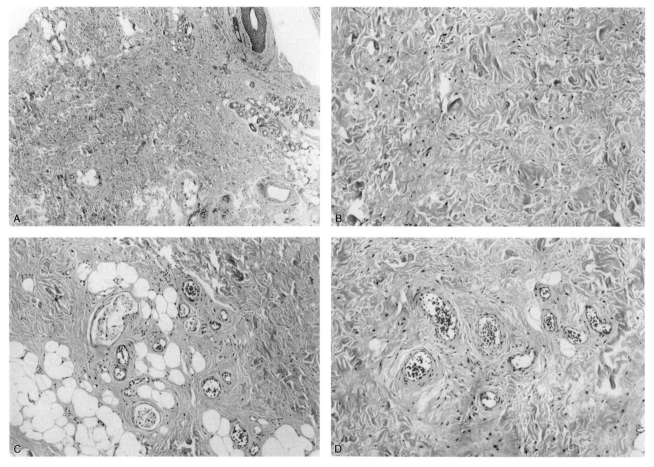

图 7-8　青春期前外阴纤维瘤的组织学形态
A. 病变位于真皮，境界不清，由大量的纤维组织组成；B. 示胶原纤维和稀疏的纤维母细胞；C. 纤维、血管和小神经束，类似错构瘤；D. 纤维组织内的小血管

【免疫组化】

梭形细胞表达 vimentin 和 CD34,不表达 actins、desmin、S-100、ER 和 PR。

【预后】

Iwasa 和 Fletcher[34] 报道的 11 例病例中,9 例有随访记录,3 例分别于术后 4 个月、6 个月和 13 个月复发,其中 1 例 2 次复发,为不完全切除所致。Vargas 等[35] 报道的 14 例病例中,7 例复发(50%)。但 Vargas 等认为,因病变有自发性消退的可能性,故可能并不需要外科干预。另一方面,妇科医生在手术时也较难确定肿块的边缘。

五、脑回样纤维性增生/Proteus 综合征

脑回样纤维性增生(cerebriform fibrous proliferation)也称结缔组织痣(connective tissue nevi),是一种主要累及足底跖面、少数发生在手掌面的纤维组织增生性病变[40,41]。脑回样纤维性增生是 Proteus 综合征的特征性表现之一。Proteus 是一种希腊神话中的海神,能随心所欲变换外形。

Proteus 综合征是一种少见的先天性异常,以多种组织的过度增生为特征,最初由 Cohen 和 Hayden[42] 于 1979 年描述,后由 Wiedeman 等[43] 于 1983 年命名为 Proteus 综合征,以表明其在临床上具有多样性,也称变形综合征。文献上最早的病例要可能要追溯到 Treves 于 1923 年所描述的大象人约瑟夫·凯里·梅里克(Joseph Carey Merrick)[44,45]。Proteus 综合

征在刚出生时并不明显,或仅有轻度的不对称性生长,但在儿童期这种不对称性生长演变迅速,至青少年时则逐渐变缓或保持相对稳定。

【临床表现】

Proteus 综合征包括非对称性面部肥大、巨手(巨指症)或巨足(巨趾症)、指趾侧弯、偏身肥大、色素痣、足底/手掌脑回样纤维性增生、脂肪肿瘤、血管畸形、外生性骨疣、脊柱侧凸、头颅异常、个体生长加速和内脏异常等[47]。

【影像学】

Proteus 的影像学异常表现为:①骨骼异常方面主要包括巨指(趾)症、指趾侧弯、肢体不对称性生长(偏身肥大,长骨肥大症)、脊柱侧凸和外生性骨疣,以及骨肥大、弓形畸形和局部颅骨增厚等;②软组织异常方面包括脂肪组织异常性分布(如分布于颅骨)或不对称性分布、软组织肿块、骨骼肌不对称性生长、足底结缔组织痣、脂肪瘤或局部脂肪组织增生、血管畸形和软组织肥厚等;③内脏异常方面包括脾肿大、巨肾、阴囊积液、肺瘢痕化、肺气肿或囊性病变和肺膨胀不全等;④中枢神经系统异常包括巨脑症、脑白质异常、脑积水、脑海绵状静脉畸形和脊柱脂肪瘤病等[48]。

【大体形态】

病变外观呈特征性的脑回样(图 7-9),常伴有单侧或双侧的巨指(趾)症或长骨肥大症。

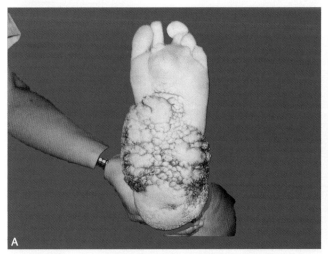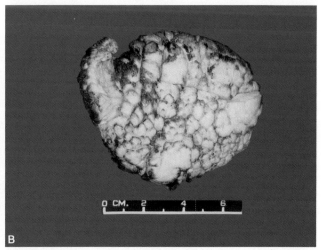

图 7-9　足底脑回样纤维性增生

【组织形态】

组织学上,病变位于真皮及皮下,由大量增生的致密胶原纤维组成,主要为 I 型胶原纤维,被覆表皮常伴有过度的角化(图 7-10)。

【细胞遗传学】

Proteus 综合征的病因不明,但其临床表现提示可能由与生长有关的基因异常所引起。Lindhurst 等人的[46] 研究发现,激活性 AKT1 基因突变(c.49G>A,p. Glu17Lys)与 Proteus 综合征相关。

【鉴别诊断】

本病需与足跖或手掌纤维瘤病相鉴别。

【治疗】

以手术切除为主。

【病例介绍】

典型病例介绍(由新疆友谊医院病理科徐康宁医师提供)[49]。

患者女性,21 岁,哈族。自述出生后即双足皮肤多发性赘生物,质软,活动度差,有轻微压痛,皮温不高,走路时疼痛加剧。赘生物随年龄逐渐增大占据双足整个足底。体检显示左侧颈部皮肤可见不规则的暗红色血管痣,面积约 5cm×4cm 大小。

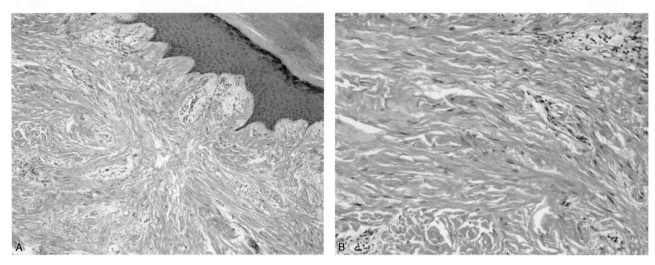

图7-10　足底脑回样纤维性增生
A、B. 由大量增生的致密胶原纤维组成

专科查体:脊柱畸形向左侧明显弯曲,无压痛,活动度差。左侧下肢明显长于右侧。双足畸形,由足底至脚趾整个皮肤呈脑回样隆起,超过正常界面二横指,轻压痛,触及韧,双足脚趾全部被隆起赘生物包裹在其间(图7-11A),双足第一、二足趾明显增长。

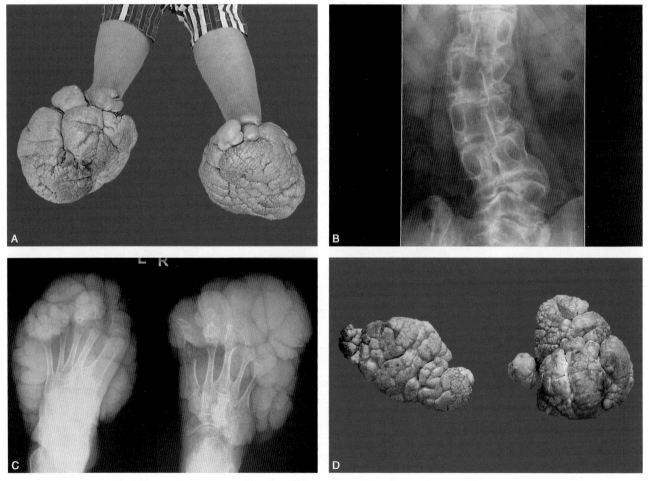

图7-11　足底脑回样纤维性增生
A. 双足底皮肤脑回样隆起;B. 脊柱侧弯;C. 足部X线;D. 足底赘生物切除

X 线:腰椎生理曲度弯直(图 7-11B),序列不齐,正位显示"S"形侧弯畸形,L_{1-5}椎体缘骨质增生,椎旁韧带钙化,各椎间隙狭窄,部分消失,胸部畸形。双足 X 线显示诸骨轻度骨质疏松改变。左侧第一、二足趾的近节趾骨明显较长(图 7-11C),余骨形态尚可。右侧第一趾近节趾骨略长,第三、四趾骨基底部可见融合。

病理检查:肉眼观:切除双足底皮肤赘生物,分别为左侧 25cm×18cm×5cm,右侧 23cm×16cm×5cm,整个赘生物表面呈脑回样改变(图 7-11D),表面结节大者直径 6cm,小者如花生米大小,灰白色,切时质地较韧,切除赘生物内可见包裹肥大的脚趾。

六、鼻咽血管纤维瘤

鼻咽血管纤维瘤(nasopharyngeal angiofibroma,NPA)是一种由大量的血管和细胞成分稀疏的纤维性间质所组成的肿瘤,好发于青少年的鼻咽部,曾被称为幼年性鼻咽血管纤维瘤(juvenile nasopharyngeal angiofibroma,JNPA),但因成年人也可发生,故现通称为鼻咽血管纤维瘤。鼻咽血管纤维瘤比较少见,占鼻咽肿瘤的 1% 不到。

【ICD-O 编码】

9160/0

【临床表现】

患者多为 10 ~ 20 岁之间的青少年[50-53],且绝大多数为男性,部分病例可发生于成年人,少数患者可同时伴有家族性腺瘤性息肉病[53]。

临床症状表现为持续性鼻塞、反复性鼻出血、头痛或鼻窦炎等,晚期病变可引起面部变形、听力减退和颅神经性瘫痪等。

体检通过鼻腔或鼻咽镜在鼻咽顶部可见红色的分叶状或息肉样肿块,基底较宽(图 7-12)。少数病例可为双侧性[54]。本病原发于鼻咽部,但常可侵及鼻腔和上颌窦,并可破坏颅面骨[55]。Yi 等[56]根据病变范围将其分为三种类型:Ⅰ 型,肿瘤局限于鼻腔、鼻旁窦、鼻咽或翼腭窝;Ⅱ 型,肿瘤延伸至颞下窝、颊部或眼眶,可伴有前和(或)中后颅窝但硬脑膜完整;Ⅲ 型,在中颅窝内可见巨大的葫芦状肿瘤。

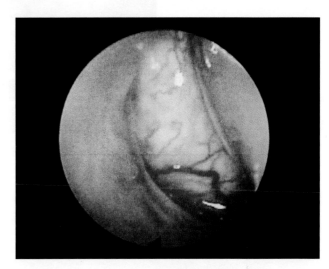

图 7-12 鼻咽血管纤维瘤

【影像学】

MRI 和 CT 在鼻咽部可见周界清晰的软组织肿块,血管造影有助于术前诊断(图 7-13)。

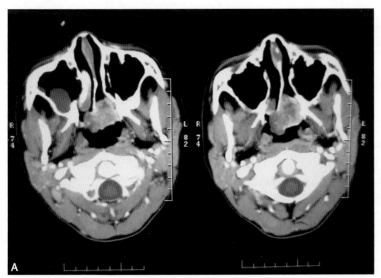
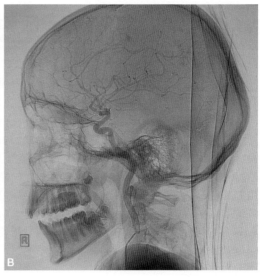

图 7-13 鼻咽血管纤维瘤影像学

A. CT;B. 血管造影

【大体形态】

周界清晰,不规则分叶状,平均直径 3 ~ 5cm,切面呈灰白色,质地坚韧,橡皮样(图 7-14)。

【组织形态】

位于黏膜下,由大量薄壁的血管和细胞稀疏的纤维性间质组成(图 7-15)。纤维性间质内的细胞呈梭形或星形,细胞无异型性,核分裂象罕见。血管的数量和形状不一,呈裂隙样或扩张状,血管壁平滑肌薄或不完整,缺乏弹力纤维。少数病例内可含有脂肪成分,也称脂肪瘤样亚型[57]。

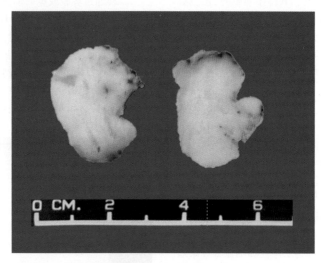

图 7-14　鼻咽血管纤维瘤的大体形态

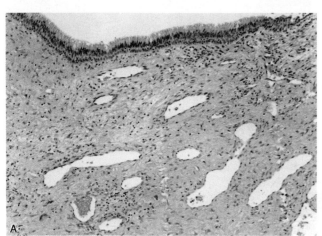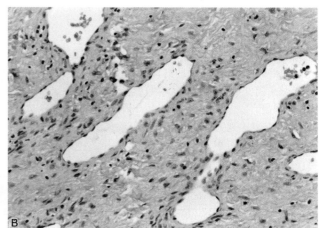

图 7-15　鼻咽血管纤维瘤的组织学形态
A. 病变位于黏膜下;B. 示扩张的薄壁血管和纤维性间质

【免疫组化】

梭形细胞仅表达 vimentin,血管壁细胞表达 vimentin,还表达 α-SMA 和 desmin[58],内皮细胞表达 CD31、CD34 和 FⅧ。梭形细胞和内皮细胞还可表达雄激素受体 AR。此外,梭形细胞还可表达 VEGFR2 和 β-catenin,与家族性腺瘤样息肉病相关的病例还可表达 APC[59]。新近报道显示,肿瘤内 tenascin-C 间质表达与血管密度和肿瘤分期呈相关性,提示 tenascin-C 在肿瘤的发生特别是促血管生长中发挥了一定的作用[60]。

【分子遗传学】

新近报道提示,鼻咽血管纤维瘤可能属于 *CTNNB1* (*β-Catenin*)改变肿瘤[(β-Catenin)-altered Neoplasia][61]。

【超微结构】

梭形细胞为纤维母细胞,少数为肌纤维母细胞,血管壁细胞为平滑肌细胞。

【治疗】

对于早期病变(如Ⅰ型),可采用鼻腔内或跨鼻腔内镜切除术[62],对进展期病变则根据病变范围而采用相应的手术[63],包括联合跨鼻腔和颞下窝、跨颅术,术后可辅以放射治疗[64],但需注意的是,偶有患者可发生放射后肉瘤[65]。

【预后】

本病尽管在组织学上为良性,但可呈浸润性生长,如切除不净,可复发,复发率为 6% ~ 24%。治疗方法取决于肿瘤的范围,可通过术前影像学检查显示。

七、钙化性纤维性肿瘤

钙化性纤维性肿瘤(calcifying fibrous tumor, CFT)由 Rosenthal 等[66]于 1988 年首先报道,曾被称为伴有砂砾体的儿童纤维性肿瘤(childhood fibrous tumor with psammoma bodies)或钙化性纤维性假瘤(calcifying fibrous pseudotumor)[67],是一种好发于儿童和青少年的良性病变,以大量胶原化的纤维组织内伴有钙化或砂砾体形成为形态特征,间质内可见散在的淋巴细胞和浆细胞浸润。曾有作者认为本病可能是炎性假瘤/炎性肌纤维母细胞瘤的晚期表现[68],但多数学者的研究显示,CFT 不表达 actins 和 ALK,与 IMT 之间并无直接的关系。另有学者认为 CFT 可能属于一种 IgG 相关性疾病[69]。

【ICD-O 编码】

8817/0

【临床表现】

主要发生于青少年,成年人也可发生,平均年龄为 34 岁,年龄范围为 4 周~84 岁[70]。女性略多见,男性:女性为1:1.27。

最好发的部位包括胃(图 7-16)、小肠、胸膜、颈部、肠系膜、纵隔和盆腔,其他部位包括大网膜、大腿、肾上腺、背部、肺和心包,以及下颌、脾脏、肝脏、腋下、直肠、腹膜、腹壁、前臂、小腿、睾丸内和结肠,偶可位于食管、脊柱、心脏、腹膜后、乳腺、胆囊、肩胛下、上臂、精索、横结肠、舌、口腔、腹股沟、输卵管和项部[66-82]。

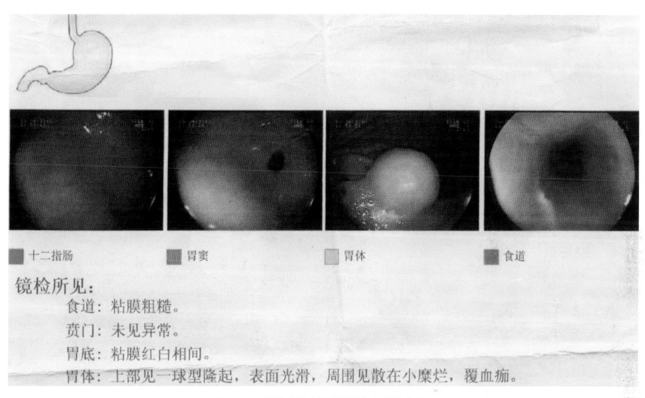

图 7-16　胃体钙化性纤维性肿瘤内镜表现

临床表现无特异性,可表现为食欲缺乏、发热、体重减轻、乏力、胸痛、呼吸困难、局部缓慢性生长的无痛性肿块,部分病例为腹腔手术中偶然发现。多无外伤史,少数病例(5.7%)可为多灶性[83],或具有家族性[84]。

【大体形态】

周界清晰,呈卵圆形或分叶状,平均直径 4.6cm,范围0.1~25cm。切面呈灰白色,质地坚韧,切时可有砂砾感。

【组织形态】

主要由大量胶原化的纤维结缔组织组成,其间夹杂少量梭形的纤维母细胞(图 7-17A)。特征性形态表现为在胶原化的纤维结缔组织间可见散在的营养不良性钙化灶或砂砾体,可为局灶性,也可占据肿瘤的大部分(图 7-17B~D),胶原纤维可呈同心圆样围绕钙化灶。此外,间质内可见多少不等的淋巴细胞和浆细胞浸润灶(图 7-17E),可聚集呈簇,部分病例可见生发中心(图 7-17F)及 Russell 小体。有时病变内尚可见残留或内陷的肌肉、脂肪或神经组织。

【免疫组化】

梭形细胞表达 vimentin 和 FXⅢa,不表达 actins、desmin、S-100、NF、CK、CD34 和 ALK1。

【超微结构】

梭形细胞显示纤维母细胞性分化[85]。

【鉴别诊断】

1. 钙化性腱膜纤维瘤　好发于手指和手掌,多数位于深筋膜或骨旁。主要由成束的梭形细胞组成,病变内含有软骨样小岛,其周围常可见弥漫或漩涡状排列的圆形幼稚性细胞,多数病例中尚可见破骨样多核巨细胞。

2. 钙化性肉芽肿　病变内多有典型的肉芽肿性病变,包括上皮样组织细胞和多核巨细胞。

3. 胃肠道间质瘤(GIST)　发生于胃和小肠等部位的 CFT 偶可被误诊为 GIST。小 GIST(<2cm)或微小 GIST(<1cm)可伴有钙化,但与 CFT 中的钙化小体或砂粒小体有所不同。

【治疗】

局部完整切除。

【预后】

本病系一种良性间叶性肿瘤,切除后多可获得治愈,11%的病例发生局部复发。

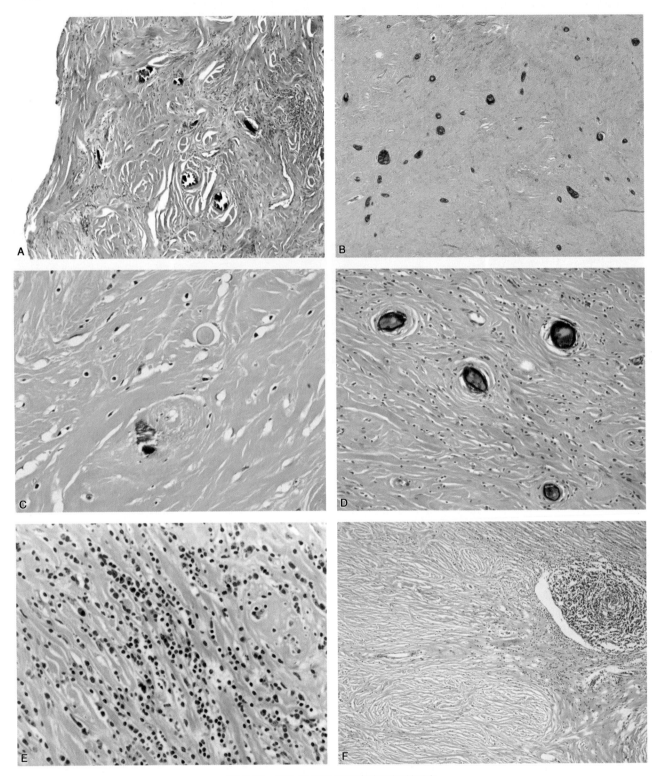

图 7-17　钙化性纤维性肿瘤的组织学形态
A. 病变周界清楚；B. 由纤维组织和散在的钙化灶组成；C. 示早期钙化；D. 示钙化灶及其周围环绕的胶原纤维，E. 间质内可有淋巴细胞浆细胞浸润；F. 部分病例中可见生发中心

八、钙化性腱膜纤维瘤

钙化性腱膜纤维瘤（calcifying aponeurotic fibroma，CAF）由 Keasbey[86] 于 1953 年首先描述，又称为幼年性腱膜纤维瘤（juvenile aponeurotic fibroma，JAF）[87]，是一种好发于儿童和青少年手掌和足底的肿瘤，有局部复发倾向。肿瘤呈弥漫浸润性生长，由成束的纤维母细胞和中等量的胶原纤维组成，灶性区域含有化生性的软骨小岛和（或）伴

有钙化灶的结节,中心为胶原化,周围为略呈放射状或栅栏状排列的圆形细胞。

【ICD-O 编码】

8816/0

【临床表现】

多发生于儿童和青少年,发病高峰为 5~15 岁,中位年龄为 11 岁,部分病例发生于成年人,男性略多见,男∶女为2∶1。

好发于手指、手掌和腕部[88],少数位于踝部和足跖,偶可发生于背部、前臂、大腿、膝部、头皮、颈部和腹壁等处[89,90]。

多数发生于深部筋膜或骨旁,靠近腱鞘或腱膜,少数位于皮下。

多表现为持续性或缓慢性生长的孤立性无痛性肿块,偶可为多发性[91]。

【影像学】

术前 X 线检查多显示软组织肿块阴影(图 7-18),如病变内伴有明显的钙化时,可见絮状的钙化小点,与同样好发于手足的腱鞘巨细胞瘤和腱鞘纤维瘤有所不同[92,93]。MRI T_1WI 显示低至中等信号强度,T_2WI 不均匀低信号强度[94]。

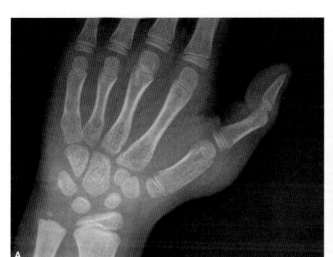
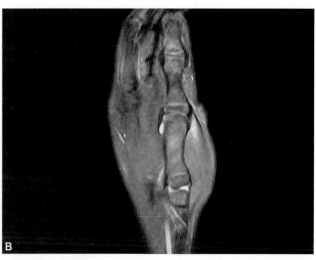

图 7-18 钙化性腱膜纤维瘤的影像学
A. X 线示左拇指软组织肿块阴影;B. MRI

【大体形态】

肿块呈结节状,周界清晰,无包膜,部分病例与邻近组织周界不清,浸润至周围的脂肪或横纹肌组织内,大小为 1~5cm,平均为 2.5cm。切面呈灰白色,质地坚硬或韧,部分病例可见斑点状钙化灶,切时有砂砾感。

【组织形态】

主要由两种成分组成,一种是呈浸润性生长的梭形纤维母细胞,细胞之间可见丰富的胶原纤维,另一种是呈散在结节

状的化生性软骨小岛,中央常伴有程度不等的钙盐沉着(图 7-19A~C)。增生的梭形纤维母细胞多呈平行的束状、弥漫状或漩涡状排列,类似纤维瘤病,穿插于软骨小岛之间(图 7-19D),可浸润至周围的脂肪或横纹肌组织(图 7-18E),或包绕血管和神经。软骨小岛或钙化小灶的周围围绕以放射状或栅栏状排列的幼稚圆形细胞,位于小陷窝内,类似软骨母细胞(图 7-19F),在钙化灶周围有时可见散在的破骨样多核巨细胞(图 7-19G,H)。

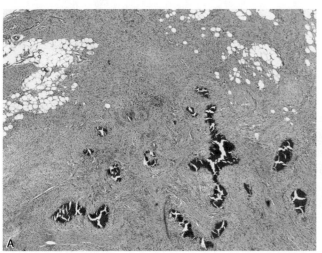
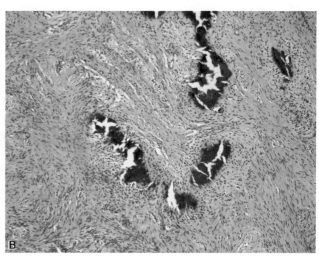

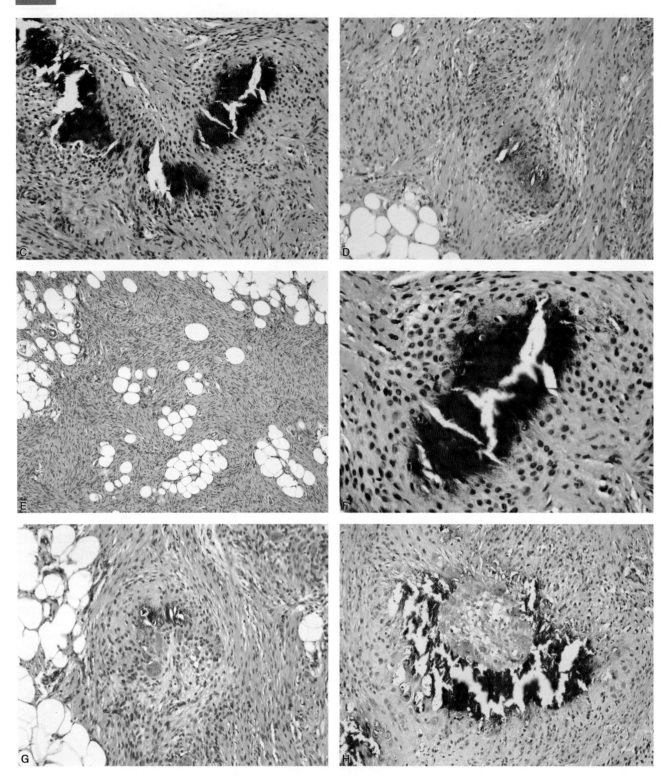

图 7-19　钙化性腱膜纤维瘤的组织学形态
A. 低倍镜下示纤维组织内散在分布的钙化小岛；B、C. 软骨小岛和中央钙化；D、E. 钙化小岛周围条束状增生的纤维母细胞和肌纤维母细胞；F. 高倍镜示钙化性软骨小岛；G、H. 钙化灶周围可见破骨样多核巨细胞

【免疫组化】

梭形细胞表达 vimentin，不同程度表达 actins 和 CD99，软骨小岛表达 S-100 蛋白。

【超微结构】

梭形细胞显示纤维母和肌纤维母细胞分化，软骨小岛区

域的细胞显示软骨细胞分化[95]。

【鉴别诊断】

1. 婴儿型纤维瘤病　发生于头颈、肩胛带、上臂和大腿部的筋膜和肌肉，呈局部浸润性生长。细胞形态介于原始间叶细胞和纤维母细胞之间，也可呈韧带样瘤的形态。富于细

胞性亚型有时含有与钙化性腱膜纤维瘤相似的区域,但病变内无软骨分化的倾向,也无钙盐沉着。

2. 婴儿纤维性错构瘤　多见于 2 岁以下的婴儿,好发于腋下、腹股沟及肢体近端皮下。镜下含有易于识别的纤维母细胞、原始小圆形间叶细胞和成熟脂肪细胞三种成分。

3. 梭形细胞型滑膜肉瘤　病变内多无软骨,瘤细胞至少灶性表达 AE1/AE3 和 EMA,并表达 bcl-2 和 CD99。细胞遗传学显示 90% 以上含有 t(X;18)(p11.2;q11.2),RT-PCR 或 FISH 可检测出 SS18-SSX1/X2 融合性基因或 SS18 基因相关易位。

4. 低度恶性的纤维肉瘤　瘤细胞有异型性,可见核分裂象,而钙化性腱膜纤维瘤核分裂象很少(<2/10HPF)。

5. 软组织软骨瘤　主要发生于中老年人,好发于手、足,软骨周界清晰,多呈分叶状。病变以软骨为主,而纤维母细胞成分稀少。

【治疗】

局部广泛切除。

【预后】

本病具有局部侵袭性,约半数病例术后发生局部复发,通常在 3 年之内,也可在多年以后,多见于年龄在 5 岁以下者,但不转移,也不发生恶变。

九、颈纤维瘤病

颈纤维瘤病(fibromatosis colli)又称先天性斜颈(congenital torticollis,wry neck)[96],是一种发生于新生儿胸锁乳突肌内的周界不清的瘢痕样肿块,由杂乱增生的纤维母细胞组成,并将骨骼肌纤维分离和扭曲变形,引起斜颈等不对称性畸形。

【临床表现】

多发生于新生儿,约占新生儿的 0.4%。40%~50% 的病例伴有不正常分娩,如臀位产和钳产[97]。右侧多见,无性别差异。

常在出生时或出生后几周内发现,表现为胸锁乳突肌内质地坚硬的梭形肿块[98],长约 1~3cm,并在数周内继续长大,以后在 5~6 个月内逐渐消退,但患侧仍留有瘢痕,引起胸锁乳突肌短缩,如不治疗可引起斜颈、颈椎侧凸和脊柱侧弯等畸形。

【大体形态】

病变主要累及胸锁乳突肌的下 1/3 部分,平均直径为 1~2cm,切开时于肌肉内可见灰白色的肿块,质硬,与周围肌肉组织混杂,周界不清,似瘢痕样。

【组织形态】

取决于病变所处的阶段。早期为增生期,由弥漫性增生的胖纤维母细胞/肌纤维母细胞所组成,排列方向杂乱,间质呈黏液样至胶原化不等。增生的纤维母细胞替代横纹肌组织,并使其分离和扭曲、变形,可见混杂的肌巨细胞(图7-20)。晚期细胞数量明显减少,而间质内的胶原纤维大量增加,类似瘢痕组织。

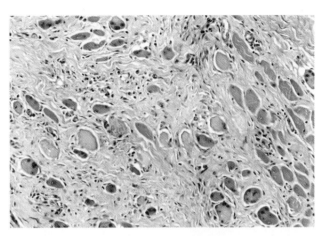

图7-20　颈纤维瘤病的组织学形态
横纹肌间弥漫性增生的纤维组织

【免疫组化】

纤维母细胞/肌纤维母细胞表达 vimentin、α-SMA 和 MSA。

【治疗】

早期病变可采用被动性延伸和理疗等非手术疗法[99,100],70% 的患儿可获治愈,外科手术(割腱术)治疗仅占 10%~15%,多适用于年龄在 1 岁以上的患儿,治疗效果不佳。

十、幼年性玻璃样变纤维瘤病

幼年性玻璃样变纤维瘤病(juvenile hyaline fibromatosis,JHF)是一种非肿瘤性的结缔组织性疾病,由 Murray[101] 于 1873 年首先报道,起初被命名为纤维性软疣(molluscum fibrosum)。1903 年 Whitfield 和 Robinson[102] 报道了 3 例,提议将其命名为多发性纤维瘤(multiple fibromata)。1962 年 Puretic 等[103] 认识到本病是一种间质异常性疾病。1967 年 Drescher 等[104] 采用幼年型纤维瘤病(幼年性多发性玻璃样变纤维瘤病)的名称报道。1972 年 Kitano 等[105] 改用幼年性玻璃样变纤维瘤病这一命名,沿用至今。同义词包括系统性玻璃样变病(systemic hyalinosis)[106] 和 Murray-Puretic-Drescher 综合征[107]。JHF 推测由纤维母细胞异常合成葡糖胺聚糖所致。

JHF 好发于婴儿,以皮下、牙龈、软组织、关节和骨骼内积聚大量的细胞外玻璃样物质为特征,形成肿瘤样结节或肿块。生化研究显示,玻璃样物质内硫酸软骨素、I 型和 VI 型胶原明显增加,III 型胶原减少[108,109]。JHF 病因不明,多为常染色体隐性遗传的家族性病变。JHF 极其罕见,迄今为止,文献上的病例报道不足 70 例。

【临床表现】

起病于婴幼儿(出生至 5 岁),可长至成年期,男性略多见。

以多灶性的皮下结节或肿块为特征,可引起畸形或功能障碍。可分为三种类型:①发生于面部和颈部的珍珠样小丘;②发生于手指、耳和鼻周的小结节和大丘疹,外观呈透明状,质地呈黏冻样;③发生于头皮、前额、躯干(包括背部)和四肢(包括膝部和肘部)皮下的坚实大结节。结节大小不一,1mm~5cm,缓慢性生长,无痛性。结节的数目因病例而异,在同一患者可达上百个。部分病例伴有牙龈弥漫性肥厚、大关节屈曲性挛缩、肌肉发育不良及萎缩。对骨组织行病理学检查显示，也可见浸润性的玻璃样基质。

【影像学检查】

X线检查常显示末节指、趾骨的溶骨性病灶，边缘呈穿凿样。

笔者会诊的病例之一为 38 岁女性，自出生开始起，于头顶部、面部和臂部皮下可见多发性的结节，无痛性，局部

切除后复发数次，追问家族史，其胞姐也患有同样的疾病。会诊的病例之二为 17 岁男性，6～7 岁开始头部、面颊和双侧耳后皮下出现包块，近几年来两侧上唇内侧、指间关节和膝前等多处部位出现结节状肿块，曾行头顶部和枕后肿块切除（图 7-21），其同父异母之弟正常。送检切片原单位诊断意见包括"头皮真皮层纤维组织良性瘤样增生伴变性，双侧耳后纤维组织增生伴胶原变性，硬纤维瘤"。

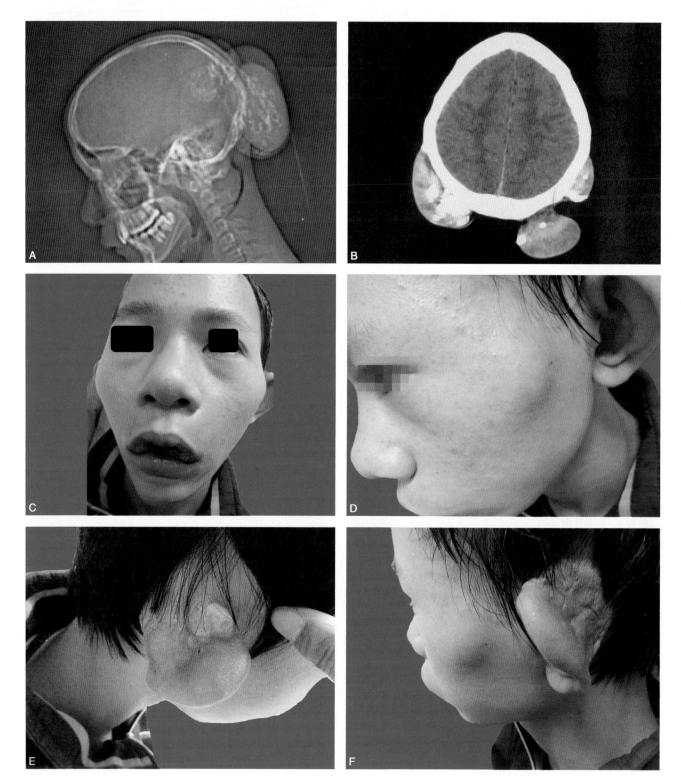

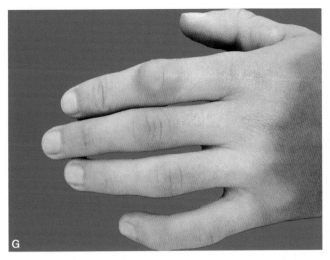

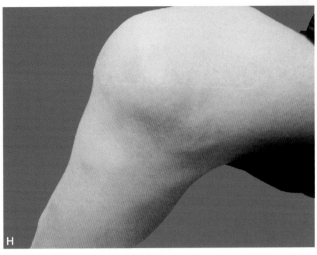

图7-21　幼年性玻璃样变纤维瘤病的临床表现

A、B. 术前头顶部和枕部结节X平片；C、D. 颧部结节；E、F. 双侧耳后结节；G. 手指关节结节；H. 膝部结节

【大体形态】

肿块位于真皮、皮下、牙龈及大关节旁，周界不清，1mm～5cm大，灰白色。

【组织形态】

位于真皮内，由成束或成簇的胖梭形纤维母细胞和大量均质嗜伊红色的玻璃样基质组成（图7-22A）。早期病变细胞较丰富而间质较少（图7-22B，C），晚期病变则细胞稀疏，间质丰富（图7-22D～H）。有时在同一病变内，可见细胞丰富区和玻璃样间质区之间有移行。玻璃样变性的基质PAS和AB-PAS染色阳性，耐淀粉酶消化，甲苯胺蓝和刚果红阴性。

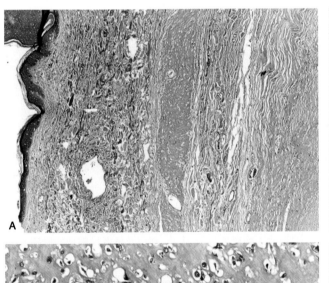

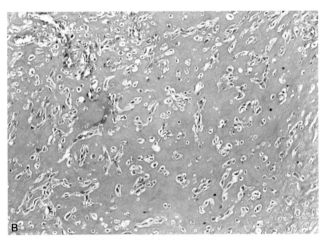

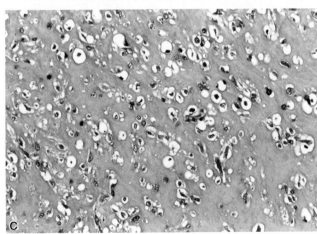

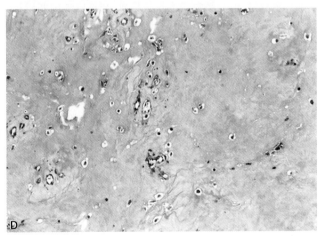

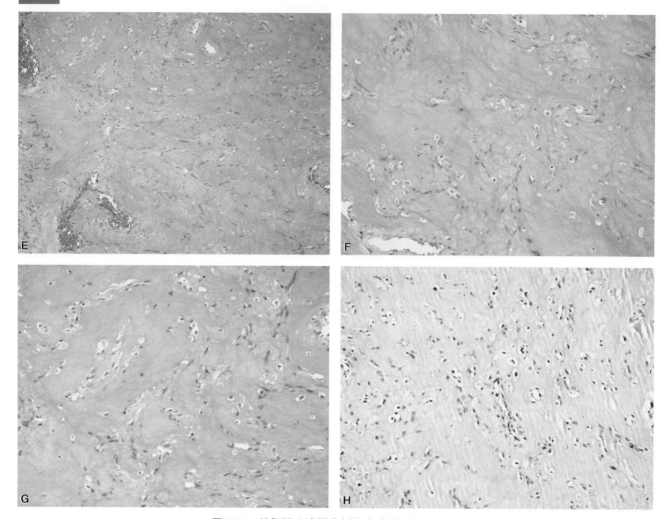

图 7-22 幼年性玻璃样变纤维瘤病的组织学形态
A. 低倍镜下示病变示病变位于真皮内;B ~ H. 示大量均质嗜伊红色的玻璃样基质和空泡状纤维母细胞

【免疫组化】

梭形细胞表达 vimentin,不表达 actins 和 S-100[110];间质内的胶原表达 Ⅰ 型和Ⅲ型胶原,不表达Ⅱ型和Ⅳ型胶原。

【超微结构】

梭形细胞具纤维母细胞分化,细胞内含有很多囊样扩张的膜包被囊泡,内含颗粒状或丝状物质,与细胞外的基质相似,可观察到在细胞内的囊泡与细胞外之间有延续性[111]。

【细胞遗传学】

Rahman 等[112]的研究显示,与本病相关的基因位于4q21,涉及毛细血管形态发生基因 2(capillary morphogenesis gene-2,CMG2)[113]。CMG2 含有炭疽毒素受体域(anthrax toxin receptor 2,ANTXR2)[114],突变后该基因功能丧失,基质的相互作用发生异常,导致玻璃样变物质聚集。

【鉴别诊断】

1. 婴幼儿肌纤维瘤病 好发于 1 岁以内的婴儿,病变周界相对清晰。镜下显示清晰的区带现象,由周边呈交错状排列的肌纤维母细胞束和中央呈血管外皮瘤样排列的原始间质细胞组成。

2. 神经纤维瘤病 很少发生于婴幼儿。组织学上由核深染呈波浪状的梭形细胞和富于胶原纤维的基质组成。梭形细胞表达 S-100。

3. 牙龈纤维瘤病 主要由富于成熟胶原纤维的瘢痕样结缔组织组成。

【治疗】

目前无特殊的治疗方法,主要采取手术治疗。

【预后】

取决于病变的数量、大小、部位及患者局部功能受损的程度,总的来说,具有较高的局部复发率。Woyke 等[115]曾报道了一例,在 19 年中先后切除了 100 多个病灶,并获得了满意的美容效果。

十一、牙龈纤维瘤病

牙龈纤维瘤病 (gingival fibromatosis) 由 Goddard 和 Gross[116]于 1856 年首先报道,是一种少见的纤维组织增生性病变,也称遗传性牙龈纤维瘤病 (hereditary gingival fibromatosis,HGF)[117],或先天性巨牙龈(congenital macrogingivae)。

【临床表现】

主要发生于乳牙和恒牙的萌出时期,表现为牙龈的缓慢性增大或肿胀,界限不清,限局性者仅累及牙龈的一小部分,大多数病例为弥漫性,可累及双侧上下颌牙龈及硬腭,虽较少引起疼痛,但可引起讲话和进食困难。发生于任何年龄。

约 2/5 的病例有家族史,可遗传很多代。10% 的患者伴有多毛症,可同时有智力发育迟缓、生长缓慢和癫痫。牙龈纤维瘤病也是肝大伴软组织化和骨组织异常(Zimmerman-Laband)的体征之一[118],或伴发颌骨肥大症(Ramon 综合征)[119]和 Klippel-Trenaunay-Weber 综合征[120]等。

Takagi 等[121]将牙龈纤维瘤病分为以下六种类型:①孤立性家族性牙龈纤维瘤病;②孤立性特发性牙龈纤维瘤病;③伴多毛症的牙龈纤维瘤病;④伴有多毛症和精神迟缓或癫痫(或两者兼具)的牙龈纤维瘤病;⑤牙龈纤维瘤病伴有精神迟缓或癫痫(或两者兼具);⑥伴有遗传性综合征的牙龈纤维瘤病。

【大体形态】

病变呈致密的瘢痕样,质地坚实,灰白色,取材时较为费力。

【组织形态】

镜下形态无特异性,病变位于黏膜下,由致密的胶原纤维结缔组织组成,细胞稀少,表面的黏膜上皮正常或伴有棘细胞增生,血管周围有时可见少量的慢性炎症细胞浸润。

【超微结构】

显示纤维母细胞分化,细胞外可见大量的胶原纤维。

【细胞遗传学】

1 例涉及 SOS1(son of sevenless-1)基因突变[122],国内 1 例病例涉及 5q13-22(GINGF2)[123]。

【治疗】

局部切除后容易复发,病灶较小时可将个别牙齿拔除,病灶严重时,可将多余的组织切除,必要时拔除牙齿。

十二、包涵体性纤维瘤病

包涵体性纤维瘤病(inclusion body fibromatosis,IBF)是一种发生于婴儿指趾的纤维性肿瘤,由 Jensen 等[124]于 1957 年首先报道,但最初被命名为婴儿指趾神经纤维肉瘤(digital neurofibrosarocma in infancy),Reye[125]在 1965 年将其重新命名为儿童指趾纤维性肿瘤(digital fibrous tumor of childhood)。同义词包括婴儿指趾纤维瘤(infantlie digital fibroma)[126]、婴儿指趾纤维瘤病(infantile digital fibromatosis,IDF)[127]或 Reye 瘤[128]。除指趾外,本病还可发生于舌、上臂和乳腺[129,130],并且可发生于成年人[131],故 WHO 分类纳入了包涵体性纤维瘤病这一命名。

IBF 在组织学上以纤维母细胞/肌纤维母细胞胞质内含有浅红色包涵体为特征,免疫组化标记和免疫电镜观察证实包涵体为肌动蛋白的微丝束[132,133]。

【临床表现】

多发生于 1 岁以内婴儿,近 1/3 的病例在出生时即有,偶可见于儿童或成年人,男女发病率相近[134]。

好发于手指末节和中节指节的侧面或背面以及足趾的伸侧面(图 7-23)。以手指多见,并多位于中指、无名指及小指,而拇指多不受累及,足趾多位于第二趾。

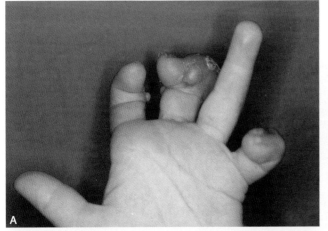
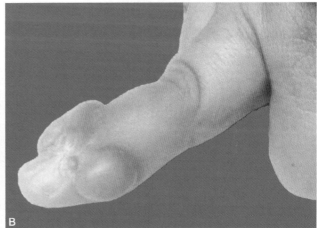
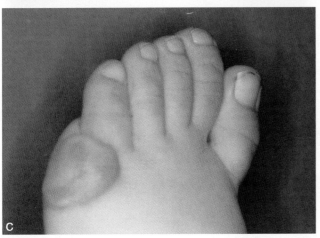
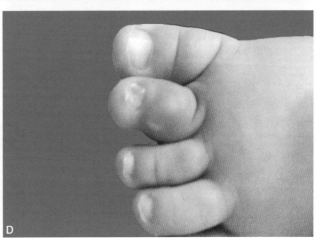

图 7-23　包涵体性纤维瘤病
A、B. 手指侧面或背面结节;C、D. 足趾侧面或背面结节

多为单个结节,有时也可为两个或多个结节,与表皮相连,呈半球形或圆顶状突起,生长缓慢。术前多无明确的诊断。除手指和足趾外,少数病例可发生于上臂和乳腺[135]。

【大体形态】

呈坚实的小结节,半圆形或圆顶状,位于皮下,体积较小,通常不超过2cm。切面呈灰白色。

【组织形态】

病变位于真皮层内,可延伸至皮下组织,由增生的纤维母细胞和肌纤维母细胞组成,细胞之间为致密的胶原纤维(图7-24A)。核分裂象为0～7/20HPF(中位1/20HPF)。特征性形态为纤维母细胞和肌纤维母细胞的胞质内可见小圆形包涵体(图7-24B～F),直径在3～10mm之间,HE染色下呈淡嗜伊红色,似红细胞,但大小不一致,Masson三色呈深红色(图7-24G,H),PTAH染色呈紫色,Gomori三色呈亮红色,Movat染色呈粉红色,Ledrum染色呈红色,铁苏木素染色呈黑色,而PAS、AB-PAS及胶体铁染色均为阴性。

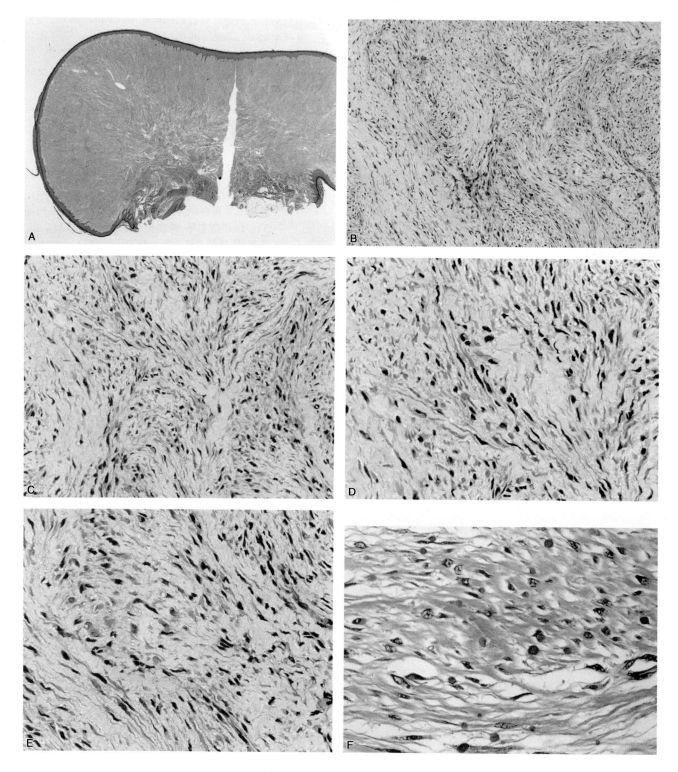

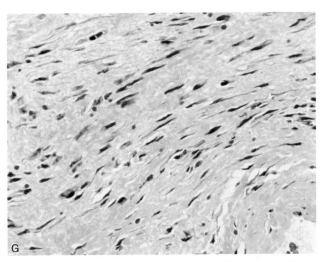
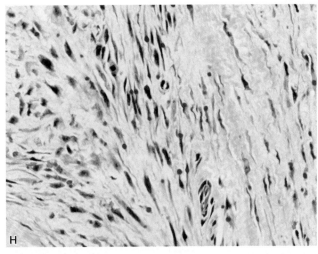

图 7-24　包涵体性纤维瘤病的组织学形态

A. 低倍镜形态；B ~ F. 纤维母细胞和肌纤维母细胞的胞质内可见小圆形红细胞样包涵体；G、H. Masson 三色呈深红色

【免疫组化】

梭形细胞表达 vimentin、α-SMA、calponin 和 desmin，部分病例还可表达 CD99，胞质内包涵体程度不等地表达 α-SMA。抗 calponin1 抗体可显示包涵体[136]。

【超微结构】

梭形细胞具肌纤维母细胞分化，包括发育良好的粗面内质网和胞膜下聚集的肌丝，包涵体游离于胞质内，呈颗粒状或丝状，可见肌动蛋白微丝向包涵体内延伸，或在两者之间可见延续性。

【鉴别诊断】

除包涵体性纤维瘤病外，相似的包涵体还可见于纤维上皮性息肉和乳腺叶状囊肉瘤等病变中[137,138]。

【治疗】

局部完整切除，并保证切缘阴性。有学者提出可采取保守性切除。

【预后】

局部复发率为 61% ~ 75%[139]，多在数周或数月内，但总的预后是好的，不发生转移。文献中有自发性消退的报道[140-142]。

第二节　中间性肿瘤

一、婴儿纤维瘤病

婴儿纤维瘤病（infantile fibromatosis）是一种发生于婴儿的纤维瘤病，有两种组织形态，一种类似于成年型的纤维瘤病，另一种则由成片的未成熟性短梭形细胞组成，分布于胶原性间质内。

【临床表现】

本病发生于 8 岁以内，尤以 1 ~ 2 岁间多见，男性略多见。

好发于头颈部、肩部、上臂和大腿，其中头颈部以舌、下颌部和乳突部多见[143,144]。

起自于骨骼肌或邻近的筋膜，表现为质地坚实、周界不清的肿块，生长迅速。

【影像学】

MRI-T_1WI 显示为等信号或低信号肿块，T_2WI 呈混杂信号，大多数区域显示为高信号[145,146]（图 7-25）。

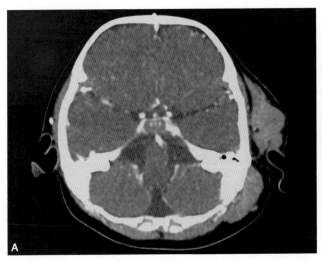
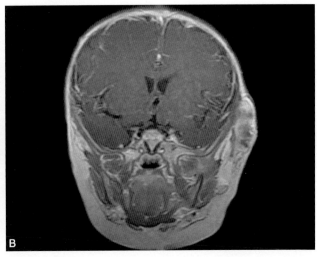

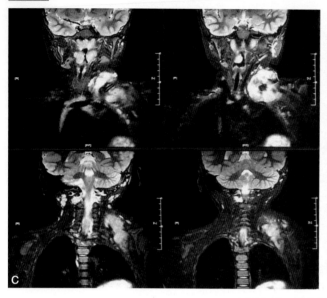
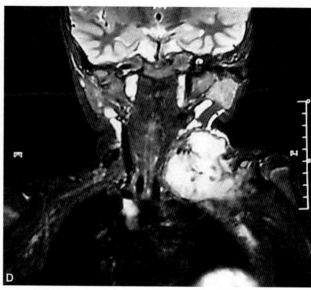

图 7-25　婴儿纤维瘤病的 MRI
A、B. 左颞部肿块；C、D. 颈根部和锁骨上肿块

【大体形态】

周界不清，无包膜，1～10cm。切面灰白色，质地坚实，瘢痕样。

【组织形态】

分弥漫型和韧带瘤样型两种类型。

弥漫型由排列紊乱的小卵圆形细胞或短梭形细胞组成，细胞形态介于原始间叶细胞和纤维母细胞之间（图 7-26A～D），常浸润邻近的脂肪或肌肉组织，间质内含有较多的黏液样物质，并伴有散在的淋巴细胞浸润，多数病例内尚可见残留的肌纤维和脂肪组织，部分区域富于细胞，梭形或胖梭形，偶见核分裂象，也称侵袭性婴幼儿纤维瘤病（aggressive infantile fibromatosis），有时难与婴儿/先天性纤维肉瘤鉴别。

韧带瘤样型由呈束状排列的较成熟梭形纤维母细胞组成，与发生于成年的侵袭性纤维瘤病相似（图 7-26E、F）[147,148]，此型好发于 5 岁以上的儿童。

【鉴别诊断】

包括黏液样脂肪肉瘤、葡萄簇样横纹肌肉瘤、脂肪母细胞瘤和婴儿/先天性纤维肉瘤。

【治疗】

采取局部扩大切除，并保证切缘阴性。

【预后】

本病切除不净容易复发，局部复发率可高达 65%，其中的半数在 1 年以内发生复发，90% 在 3 年以内复发。

二、脂肪纤维瘤病

脂肪纤维瘤病（lipofibromatosis, LPF）是一种发生于儿童的纤维脂肪性肿瘤，由 Fetsch 等[149] 于 2000 年首先描述。

【ICD-O 编码】

8851/1

【临床表现】

主要发生于婴幼儿，年龄范围为 11 天～12 岁[150,151]，中位年龄为 1 岁，男性多见。

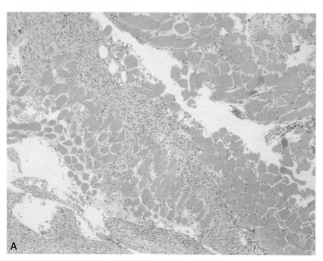
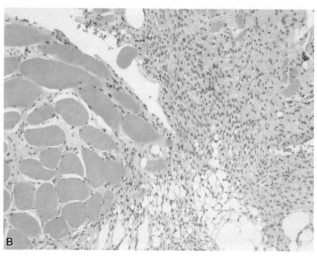

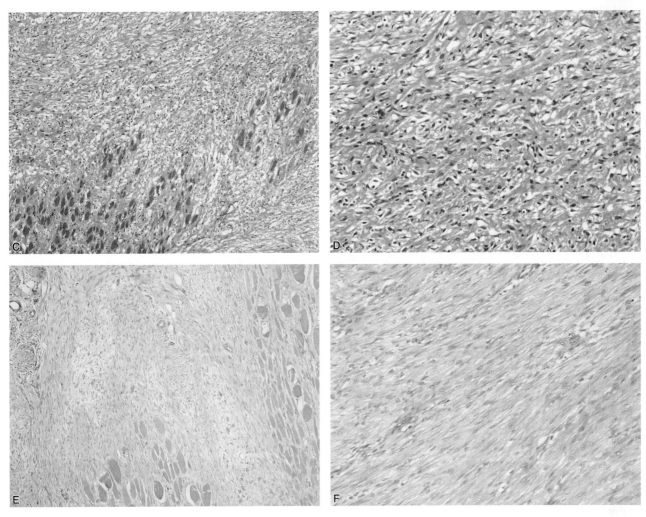

图 7-26　婴儿纤维瘤病的组织学形态

A、B. 由排列紊乱的小卵圆形细胞或短梭形细胞组成,浸润横纹肌;C、D. 细胞之间可有较多的胶原纤维;E、F. 部分病例
与成年型纤维瘤病相似

多见于手(图 7-27)和足,特别是手指,肢体近端如上臂、肩部、大腿和膝部,以及胸壁和腹壁也可发生,少数病例位于头颈部。

表现为局部缓慢性生长的无痛性肿块。

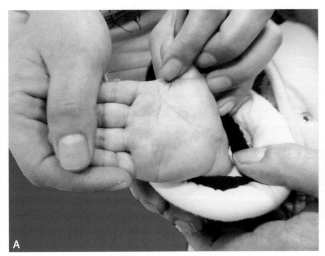
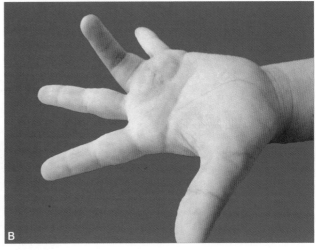

图 7-27　脂肪纤维瘤病

手掌复发性结节

【影像学】

界限不清,由脂肪组织混杂少量的纤维性成分组成[152,153](图7-28)。

【大体形态】

外形不规则,周界不清,部分病例呈分叶状,直径1~7cm,切面呈黄色或灰白色,质地坚韧,常可见脂肪组织。

【组织形态】

病变内含有大量的脂肪组织,常占到50%以上,在脂肪组织之间可见穿插的条束状纤维结缔组织(图7-29)。后者主要累及脂肪小叶的间隔,而使脂肪小叶的结构基本保存,未受破坏,这与韧带瘤样纤维瘤病中的纤维母细胞/肌纤维母细胞向脂肪组织内浸润性生长的形态有所不同。纤维结缔组织内可见少至中等量的胶原纤维,少数病例内可伴有黏液样变性,但看不到类似婴幼儿纤维性错构瘤中的原始间叶性小结节。部分病例内梭形细胞可见核分裂象,但极少超过1/10 HPF。多数病例内,在纤维结缔组织与脂肪组织的交界处可见小灶性的单空泡状细胞积聚。

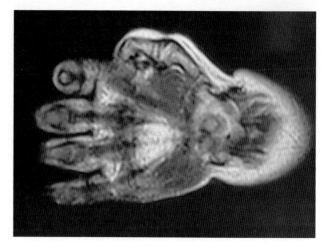

图7-28 脂肪纤维瘤病的影像学

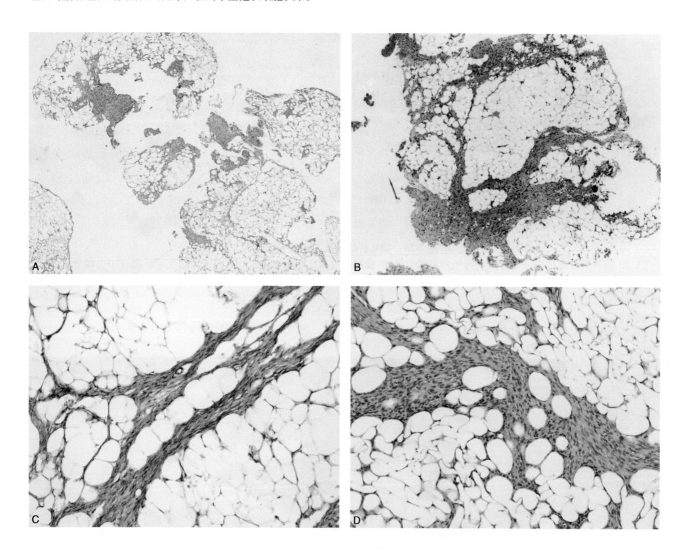

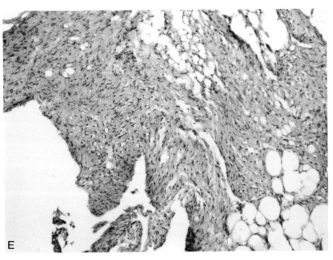
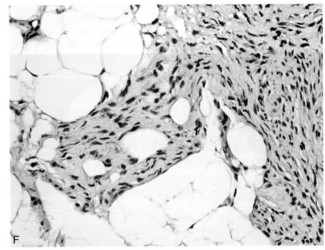

图 7-29　脂肪纤维瘤病的组织学形态
A、B. 低倍镜;C ~ F. 示脂肪组织间穿插浸润性生长的条束状纤维结缔组织

【免疫组化】

梭形细胞表达 vimentin,灶性表达 CD34、bcl-2、S-100、actins 或 CD99。

【细胞遗传学】

仍十分有限,Kenney 等报道的 1 例显示 t(4;9;6)[154]。

【鉴别诊断】

1. 婴幼儿纤维性错构瘤　除在脂肪组织间呈穿插性生长的纤维母和肌纤维母细胞条束外,还可见多少不等、呈器官样分布的原始幼稚组织。

2. 脂肪纤维瘤病样神经肿瘤(lipofibromatosis-like neural tumors,LPF-like NT)　多发生于儿童和青少年,镜下形态类似脂肪纤维瘤病,瘤细胞表达 S-100 和 CD34,但不表达 SOX10 和 HMB45。此外,瘤细胞可表达 NTRK1,FISH 检测多数病例可显示 *NTRK1* 基因易位[155],少数病例涉及 *ROS1* 和 *ALK* 基因重排。

【治疗】

局部广泛切除。

【预后】

肿瘤局部复发率高,但不转移。Fetsch 等报道有随访资料的 25 例中,17 例(72%)复发或病变持续存在,多见于出生时即有病灶存在,以及男性患儿、位于手足部位、局部切除不净和纤维母细胞成分内可见核分裂象等情形。

三、炎性肌纤维母细胞瘤

参见第六章。

四、巨细胞纤维母细胞瘤

巨细胞纤维母细胞瘤(giant cell fibroblastoma,GCF)是一种好发于儿童躯干和四肢浅表皮下的肿瘤,由 Shmookler 和 Enzinger[156]于 1982 年首先描述。肿瘤由轻度异型的梭形细胞和多少不等的核深染性多核巨细胞组成,间质呈黏液样、纤维黏液样或伴有明显的胶原化,常浸润至皮下脂肪组织。因临床表现(除年龄外)和生物学行为均与发生于成年人的隆凸性皮肤纤维肉瘤相似,故又被称为幼年型隆凸性皮肤纤维肉瘤(juvenile form of dermatofibrosarcoma protuberans)[157]。

【ICD-O 编码】

8834/1

【临床表现】

好发于儿童[156-161],偶可发生于成年人,年龄范围为 6 个月 ~ 62 岁,中位年龄为 6 岁。Jha 等[160]对 86 例 AFIP 的 GCF 病例分析显示,10 岁以下占 62%,20 岁以下占 77%,40 岁以上者仅占 12%。男性多见,男:女约2.3:1。

好发于胸壁、腹壁和背部,其次可见于大腿和腹股沟,部分病例可位于头颈部。

多表现为皮下缓慢性增大的无痛性结节(图 7-30)。临床上易被误诊为良性病变。

【大体形态】

结节直径在 0.8 ~ 8.0cm,平均 3.6cm,位于真皮内,可累及皮下。切面呈灰白色,质软或实,部分区域可呈黏液样。

【组织形态】

病变周界不清,位于真皮层内(图 7-31A),部分病例可浸润至皮下脂肪组织内(图 7-31B)。由具有轻至中度异型的梭形细胞组成,瘤细胞多呈疏松的束状或波浪状排列,间质呈黏液样或纤维黏液样(图 7-31C、D),部分区域显示明显的胶原化。本病的特征性形态表现为病变内含有多少不等的核深染性多核性巨细胞,可分布于梭形瘤细胞之间,也可分布于裂隙样间隙内或沿血窦样的假脉管腔隙面分布(图 7-31E ~ L)。多核巨细胞的大小和形状不一,核多位于胞质周边排列,呈花环样,也可呈分叶状,或居中呈重叠状,在形态上和梭形细胞之间可有过渡现象。部分病例的局部区域细胞偏丰富,甚至可见席纹状结构,类似 DFSP。少数复发的病灶内可见到经典型 DFSP 的区域[162-165],也称杂交瘤(hybrid tumor)。

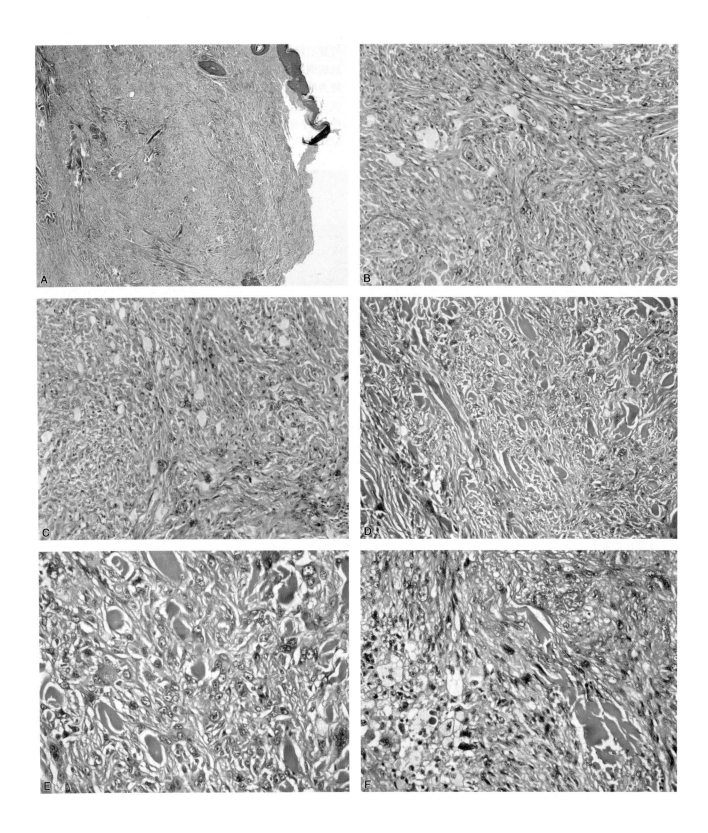

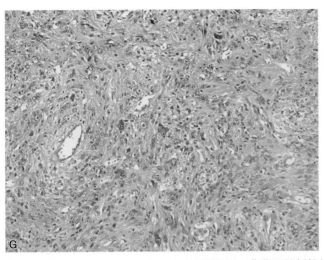
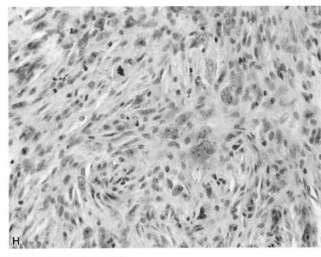

图 8-14 非典型性纤维组织细胞瘤的组织学形态
A. 肿瘤在真皮内;B ~ G. 在纤维组织细胞瘤的背景内可见多少不等、核大深染、核形不规则的多形性细胞、畸形细胞或多核细胞;H. 可见核分裂象

【免疫组化】

部分病例中的梭形瘤细胞可灶性表达 α-SMA,少数病例还可灶性表达 CD34,不表达 FXⅢa 和 CD68。肿瘤内的树突状细胞可表达 FXⅢa 和 S-100。Szablewski 等[40] 报道一例 AtFH,表达 CD30 和 ALK1,进一步 FISH 检测显示有 ALK 基因重排。

【鉴别诊断】

1. 非典型性纤维黄色瘤(AFX) AtFH 与 AFX 的不同之处在于:①AtFH 好发于青年人,而 AFX 好发于老年人;②AtFH 好发于肢体,而 AFX 好发于头颈部(即易受日光暴晒的部位);③AtFH 内可见经典的纤维组织细胞瘤区域,而 AFX 常呈多形性未分化肉瘤/恶性纤维组织细胞瘤样形态,此外在 AFX 内可见明显的日光性弹性组织变性(表 8-4)。

2. 浅表性 CD34 阳性纤维母细胞性肿瘤 多发于真皮

表 8-4 非典型性纤维组织细胞瘤和非典型性纤维黄色瘤的鉴别诊断

	非典型性纤维组织细胞瘤	非典型性纤维黄色瘤
年龄	多见于青年人	多见于老年人
部位	四肢和躯干	头颈部
经典纤维组织细胞瘤区域	有	无,形态上类似 UPS*
日光性弹性组织变性	不明显	明显
免疫组化	FXⅢa(树突状细胞)	LN-2,CD10

UPS,多形性未分化肉瘤

深层与皮下交界处,或位于浅表皮下。形态上与非典型性纤维组织细胞瘤较为相似,可见核深染的畸形细胞,核内有时可见包涵体,核分裂象罕见。免疫组化标记显示,肿瘤弥漫性表达 CD34,可灶性表达 AE1/AE3,INI1 无缺失,Ki67 指数较低(1% ~ 3%)。

【治疗和预后】

AtFH 经完整性切除后,临床上多呈良性经过,预后较好。Kaddu 等[38] 的报道显示,初次手术切除不净者局部复发率可达 14%,极少数病例(9.5%)可发生远处转移。有学者将其视为生物学潜能未定的非典型性纤维组织细胞瘤(atypical fibrous histiocytoma with uncertain biologic potential)。

五、上皮样纤维组织细胞瘤

上皮样纤维组织细胞瘤(epithelioid fibrous histiocytoma),也称上皮样细胞真皮纤维瘤(epithelioid cell dermatofibroma),由 Wilson Jones 等[41] 于 1989 年描述,起初被命名为上皮样细胞组织细胞瘤(epithelioid cell histiocytoma,ECH),Everett 和 Barr 于 1988 年报道的肢端组织细胞样血管瘤属于同一病变类型[42]。

【临床表现】

主要发生于成年人,年龄范围为 23 ~ 65 岁,平均年龄为 42 岁。男性多见,男:女为 1.4:1。

多发生于下肢(59%),其次为上肢(17%)、躯干(12%)和头颈部(8%)[43]。

临床表现为皮肤表面隆起的半圆形小结节,直径为 0.3 ~ 2cm,平均为 0.9 ~ 1cm。

【组织形态】

低倍镜下,肿瘤的周界相对清楚,呈半圆形或息肉样,其长轴与表皮平行。病变位于真皮内,由胞质丰富嗜伊红色的上皮样细胞组成(图 8-15),常呈镶嵌状排列。瘤内富含小血管,部分病例的间质可伴有明显的胶原化或玻璃样变[44]。少数病例可呈神经束膜瘤样漩涡状生长方式[45]。

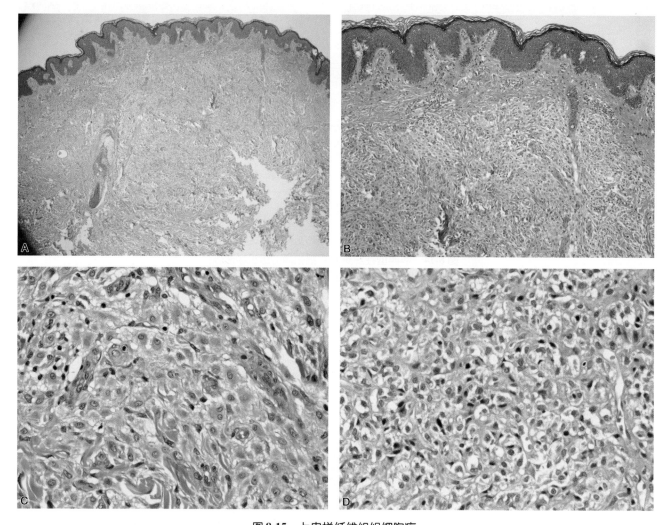

图8-15　上皮样纤维组织细胞瘤
A、B. 肿瘤位于真皮内；C、D. 瘤细胞呈上皮样，胞质嗜伊红色

【免疫组化】

瘤细胞可表达 ALK[46]。

【细胞遗传学】

新近报道显示，上皮样纤维组织细胞瘤涉及 *ALK* 基因重排，可形成 *VCL-ALK* 和 *SQSTM1-ALK* 融合基因[46,47]。

【鉴别诊断】

包括 Spitz 痣/上皮样痣、恶性黑色素瘤和化脓性肉芽肿等。

【预后】

上皮样细胞真皮纤维瘤为良性肿瘤，少数病例可因切除不净而复发。

六、纤维组织细胞瘤的少见亚型

1. 透明细胞真皮纤维瘤（clear cell dermatofibroma） 由 Zelger 等[48]于 1996 年描述。肿瘤的大部分由规则圆形的透明细胞组成（图 8-16），但仍可见到经典型纤维组织细胞瘤中的一些形态特征，如席纹状排列的纤维母细胞样细胞，肿瘤边缘呈犬牙交错状的致密胶原纤维，表皮增生，表皮与肿瘤之间有一狭窄的结缔组织分隔带等[49]。鉴别诊断包括转移性肾细胞癌、透明细胞肉瘤、皮肤透明细胞间叶性肿瘤、黄色肉芽肿和黄色瘤等。

2. 限局性席纹状胶原瘤（circumscribed storiform collagenoma） 也称硬化性纤维瘤（sclerosing fibroma）[50]，严格意义上来讲，属于纤维母细胞性肿瘤。好发于成年人，有时可伴发 Cowden 病（多发性错构瘤综合征）。临床上表现为皮肤的单发性结节，直径通常小于 1cm，镜下主要由呈席纹状排列的胶原纤维束组成，纤维母细胞稀少（图 8-17）。鉴别诊断包括硬化性隆凸性皮肤纤维肉瘤、孤立性纤维性肿瘤和硬化性神经束膜瘤等。

3. 巨细胞胶原瘤（giant cell collagenoma） 是硬化性纤维瘤的一种特殊亚型，由 Rudolph 等[51]于 1998 年描述。主要发生于躯干，部分病例可发生于四肢和头颈部。病变处的表皮菲薄，肿瘤位于真皮层内，由漩涡状或席纹状排列的粗大胶原纤维组成，纤维之间为含有大量黏液的宽裂隙，AB-PAS 染色阳性。本病的特征性形态表现为病变内含有较多散在的多核巨细胞，呈花环样或不规则的星状（图 8-18）。病变内的梭形细胞和多核巨细胞主要表达 vimentin，提示为纤维母细胞性分化。鉴别诊断包括巨细胞纤维母细胞瘤、皮肤多形性纤维瘤和异物多核巨细胞反应等。

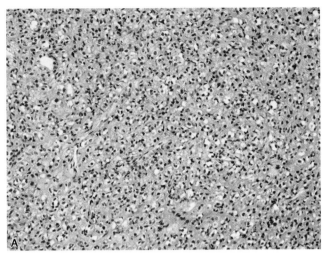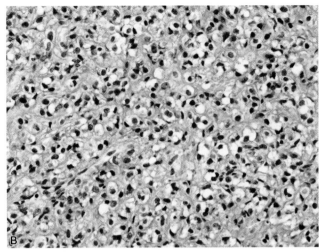

图 8-16　透明细胞纤维组织细胞瘤

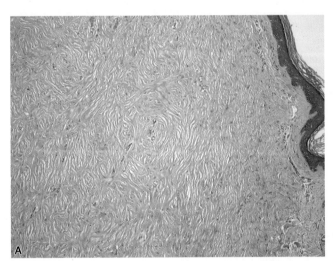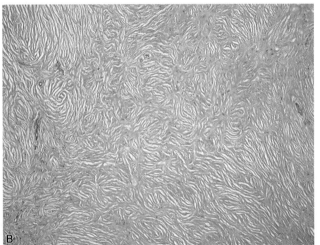

图 8-17　限局性席纹状胶原瘤

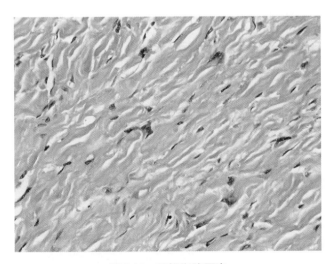

图 8-18　巨细胞胶原瘤

4. 瘢痕疙瘩样真皮纤维瘤（keloidal dermatofibroma）　由 Kuo 等[52] 于 1998 年描述。肿瘤由不规则排列的粗大胶原纤维组成，类似瘢痕疙瘩。在瘢痕疙瘩样区域的周围可见灶性出血、含铁血黄素沉着及数量不等的多核巨细胞反应，肿瘤的底部或周围一般均能见到经典型 BFH 的形态（图 8-19），这也是与瘢痕疙瘩的鉴别点所在。

5. 多核细胞血管组织细胞瘤（multinucleate cell angiohisti-ocytoma）　由 Smith 和 Wilson Jones[53] 于 1985 年描述。临床上主要发生于 40 岁以上的妇女，表现为四肢、面部、手掌、手背及躯干等部位皮肤缓慢进展的丘疹样病变。镜下，肿瘤位于真皮层内，由增生的不规则性小血管及分布于血管之间的纤维母细胞样细胞或组织细胞样细胞和一些体积较大的畸形多核细胞组成，其中的小血管多为毛细血管或小静脉，血管腔隙多呈裂隙状，小静脉周围可见一层厚薄不均的血管周细胞。鉴别诊断包括早期的卡波西肉瘤、面部纤维型丘疹和血管纤维瘤。

6. 黏液样真皮纤维瘤　少数真皮纤维瘤的间质可发生黏液样变性，也称黏液样真皮纤维瘤（myxoid dermatofibroma）[54]，需注意与神经鞘黏液瘤相鉴别，后者表达 S-100 和 SOX10。

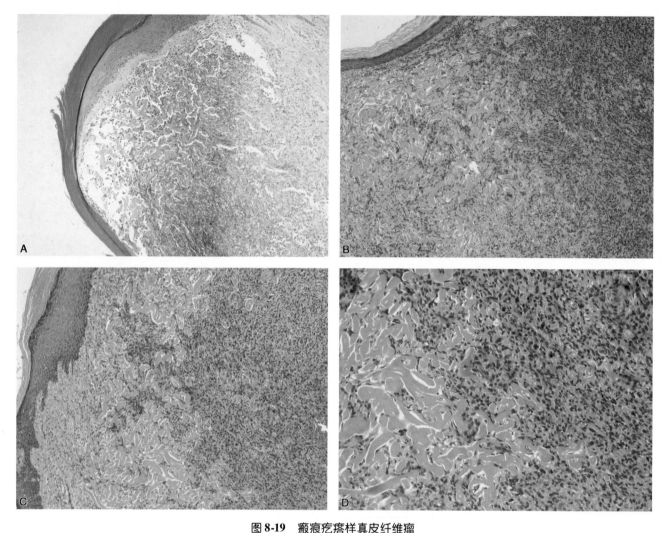

图 8-19　瘢痕疙瘩样真皮纤维瘤

A ~ D. 肿瘤表面可见瘢痕疙瘩样胶原纤维,深部为纤维组织细胞瘤

7. 栅栏状纤维组织细胞瘤(palisading fibrous histiocytoma)由 Schwob 和 Santa Cruz[55]于 1986 年报道,半数发生于手指。肿瘤内除可见经典的纤维组织细胞瘤区域外,部分区域内瘤细胞的核可呈栅栏状排列,并形成小体样结构,类似神经性肿瘤,但免疫组化标记显示,瘤细胞仅表达 FXⅢ和 vimentin,不表达 S-100 和 NF。

8. 真皮肌纤维瘤(dermatomyofibroma)　由 Kamino 等[56]于 1992 年描述,也称斑块样真皮纤维瘤病(plaque-like dermal fibromatosis)[57],好发于青年人,可发生于儿童,年龄范围为 8 ~ 51 岁,平均和中位年龄为 30 岁[58],多见于女性。多发生于肩部、上臂、颈部和大腿,少数病例可位于胸壁、背部、腋皱襞、腹壁、臀部和腘窝等处。发生于儿童者多见于颈部[59]。表现为皮肤斑块样病变(图 8-20),直径 1 ~ 2cm,肿瘤位于真皮内,由一致的梭形肌纤维母细胞和纤维母细胞所组成,瘤细胞长轴与表皮平行(图 8-21),形态上类似纤维瘤病,病变中无泡沫样组织细胞或巨细胞,可有散在的炎症细胞。免疫组化标记显示 α-SMA 和 MSA 阳性,但 desmin 阴性。本病易被诊断为真皮纤维组织瘤样增生、真皮纤维瘤、浅表型纤维瘤病或

萎缩性(斑块型)隆凸性皮肤纤维肉瘤。真皮肌纤维瘤属于良性病变,完整切除后一般不复发。

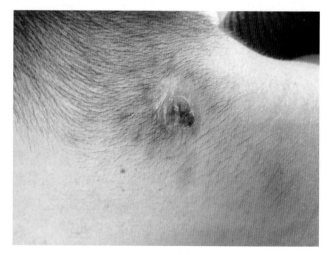

图 8-20　真皮肌纤维瘤

临床上呈斑块样

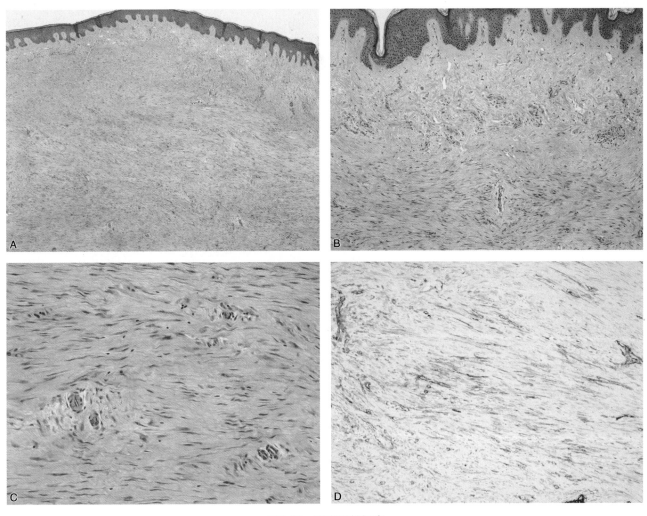

图 8-21　真皮肌纤维瘤

A. 肿瘤位于真皮内；B. 由条束状增生的纤维母细胞和肌纤维母细胞组成，大致与表皮平行；C. 形态上类似纤维瘤病；
D. α-SMA 标记

9. 颗粒细胞纤维组织细胞瘤（granular cell fibrous histio-cytoma）　罕见，好发于中年人肩部。瘤细胞的胞质内含有丰富的颗粒，与颗粒细胞瘤相似，但 S-100 标记为阴性[60]。

10. 脂质化纤维组织细胞瘤（lipidized fibrous histiocytoma）由 Iwata 和 Fletcher[61] 于 2000 年描述，国内罕见报道[62]，多被忽视。患者的年龄范围为 21 ～ 82 岁，中位年龄为 50 岁，男性多见，男：女为 2.7 : 1。好发于下肢的小腿，特别是踝部周围，又称"踝部型"纤维组织细胞瘤（ankle-type fibrous histiocytoma）。肿瘤常呈息肉状（图 8-22），中位直径为 2.5cm，切面呈黄色。镜下，见大量的泡沫样组织细胞聚集，可见少量的巨噬细胞，间质内含有大量玻璃样变的胶原纤维，常呈网格状（图 8-23）。局部区域可见经典的纤维组织细胞瘤形态。病变内血管丰富，血管壁可伴有玻璃样变。

11. 伴有破骨样巨细胞的骨化性真皮纤维瘤　Kuo 和 Chan 于[63] 1994 年报道了 1 例伴有破骨样巨细胞的骨化性真皮纤维瘤（ossifying dermatofibroma with osteoclast-like cells），患者为 58 岁女性，肿瘤位于左小腿前方，呈小的棕色结节，镜下除经典的真皮纤维瘤形态之外，还可见到较多的破骨样巨细胞，并伴有化生性骨形成。笔者曾诊断一例富于破骨样巨细胞的纤维组织细胞瘤，发生于 15 岁女性，肿瘤位于头顶部皮肤，病

史有 7 年，逐渐增大。镜下显示经典的纤维组织细胞瘤形态，部分区域内可见大量的破骨样巨细胞，但无骨化生（图 8-24）。

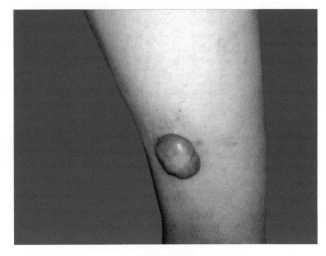

图 8-22　脂质化纤维组织细胞瘤
病变位于踝部

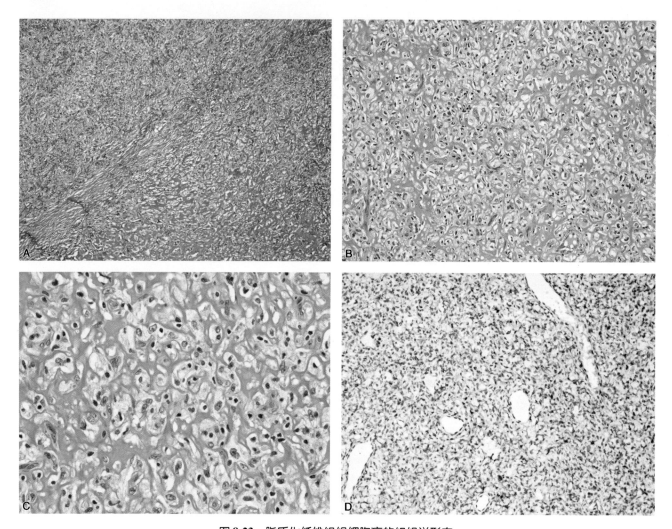

图 8-23　脂质化纤维组织细胞瘤的组织学形态

A. 左上角为经典纤维组织细胞瘤区域,右下角为脂质化区域;B、C. 大量泡沫状组织细胞和网格状胶原纤维;D. KP1 标记

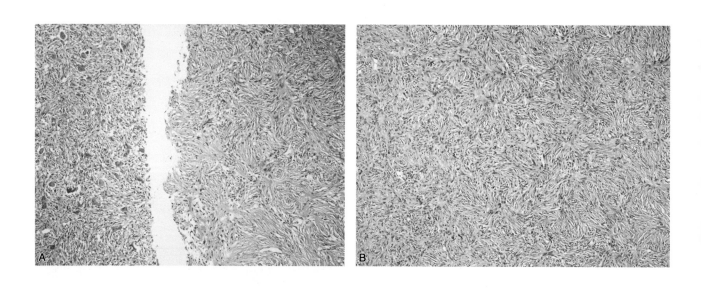

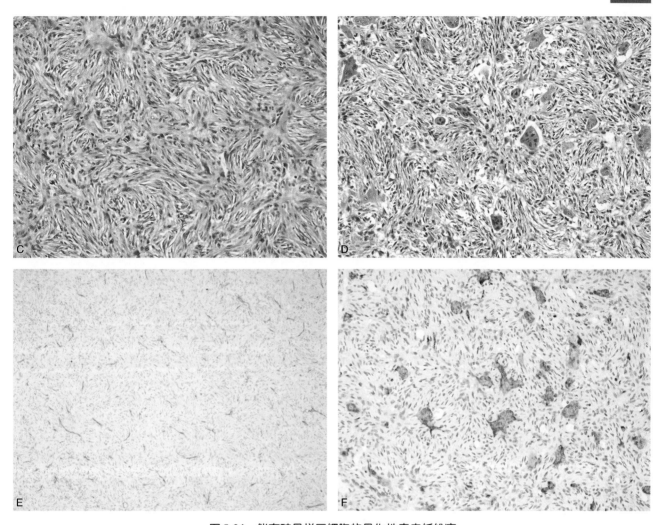

图 8-24　伴有破骨样巨细胞的骨化性真皮纤维瘤

A. 左 1/3 为富于破骨样巨细胞区域,右 2/3 为经典纤维组织细胞瘤区域;B、C. 经典纤维组织细胞瘤区域;D. 富含破骨样巨细胞区域;E. CD34 标记;F. KP-1 标记

12. 斑块样 CD34+ 真皮纤维瘤　也称勋章样真皮树突细胞错构瘤(Medallion-like dermal dendrocyte hamartoma),由 Marque 等[64] 于 2008 年首先报道,Kutzner 等[65] 于 2010 年将其命名为斑块样 CD34+ 真皮纤维瘤(plaque-like CD34-positive dermal fibroma)。多发生于成年人,少数病例可发生于儿童。病变主要位于颈部和肢体皮肤,外观呈淡棕色或红斑样,硬币样大小或更大,略隆起。镜下,病变呈带状,位于真皮的上 2/3,由增生的纤维母细胞组成,其中在病变的上部呈垂直性生长,在下部呈水平状生长。免疫组化标记显示,瘤细胞可表达 CD34,易被误诊为隆凸性皮肤纤维肉瘤(特别是萎缩型),但 FISH 检测无 COL1A1-PDGFB 融合性基因。

13. 其他少见类型　包括气球细胞样真皮纤维瘤(balloon cell dermatofibroma)[66]等。

七、转移性皮肤纤维组织细胞瘤

极少数情况下,皮肤纤维组织细胞瘤可发生区域或远处转移,多转移至肺部和区域淋巴结,少数情况下可转移至其他部位,如皮肤、软组织、肝和结肠等,也称转移性"良性"皮肤纤维组织细胞瘤(metastasizing "benign" cutaneous fibrous histiocytoma,MetFH)。截至 2013 年[28,29,67-69],文献上的报道约为 30 例,其中的半数病例为富于细胞性纤维组织细胞瘤,部分病例为动脉瘤样纤维组织细胞瘤、非典型性纤维组织细胞瘤和经典型纤维组织细胞瘤,个别病例为上皮样纤维组织细胞瘤。

【临床表现】

患者的年龄范围为 3～68 岁,平均 40 岁,男性略多见。

原发性病灶多位于四肢,其次为背部、颈部和头皮。原发病灶的直径从 4mm～5cm 不等,中位直径约为 3cm。从原发灶切除至发生转移的时间间隔为 0～180 个月,中位间隔为 17 个月。可为 1 次复发后,也可为多次复发后。

【组织形态】

组织学上,原发灶和转移灶形态相似。

【预后】

目前尚无确切的病理学参数可供评估转移的危险性。但 Mentzel 等[24] 新近研究显示,array-CGH 检测可能有助于帮助判断肿瘤是否具有转移潜能。临床上,大多数 MeFH 病例呈惰性经过,迄今为止,有 8 位患者死于疾病,中位死亡时间为 64 个月,范围为 10～168 个月。

【病例介绍】

病例介绍:男,50岁。2008年因头顶部皮肤肿瘤在外院手术。术后病理为"纤维组织细胞瘤"(图8-25A~C)。术后发生两次局部复发,第一次复发性肿瘤的部分区域类似动脉瘤样纤维组织细胞瘤(图8-25D)。第二次复发性肿瘤为富于细胞性纤维组织细胞瘤(图8-25E)。2009年12月发现肺部转移(图8-25F)。复核头顶部皮肤原发性肿瘤显示为经典型纤维组织细胞瘤,部分区域富于细胞。

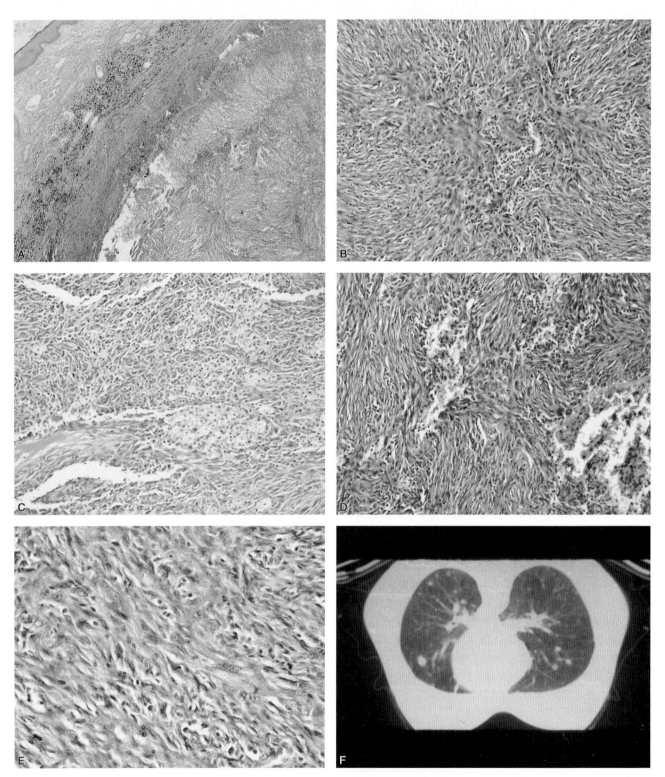

图8-25 转移性"良性"皮肤纤维组织细胞瘤

A~C. 原发性肿瘤;D. 第一次复发性肿瘤;E. 第二次复发性肿瘤;F. 肺部转移

八、Neurothekeoma

Neurothekeoma(NTK)由 Gallager 和 Helwig 于 1980 年首先报道[70],作者认为是一种良性神经源性肿瘤,起自于施万细胞。Neurothekeoma 一词中的 neuro 代表神经,theke 是希腊语,代表鞘(sheath)。NTK 最初被认为可能是 DNSM 的一种亚型[71]。随后的报道显示 NTK 有一瘤谱,包括了黏液型和富于细胞型,其中黏液型 NTK 表达 S-100,而富于细胞型 NTK 不表达 S-100 蛋白[72-74]。NTK 也演变为真皮神经鞘黏液瘤(dermal nerve sheath myxoma,DNSM)的代表性名词,表达 S-100 蛋白的 DNSM 被视为经典型或黏液型 NTK,不表达 S-100 蛋白、富于细胞的 NTK 被称为富于细胞型 NTK。一段时间内,DNSM 和 NTK 在文献上被作为同义词使用[75-77],但随后也有部分学者的报道显示,部分黏液型和混合型 NTK 病例并不表达 S-100 蛋白[78-80]。新近对大系列 DNSM 和 NTK 的报道表明[81-83],NTK 和 DNSM 属于两种完全不同的肿瘤类型,DNSM 代表了真正的神经鞘黏液瘤,而 NTK 并不具有施万细胞分化。对 DNSM 和 NTK 基因表达谱的进一步分析显示,DNSM 与神经鞘瘤相近,而 NTK 与纤维组织细胞性肿瘤相近[84]。NTK 实际上是一种误命名,但在中文翻译上,DNSM 和 NTK 均被翻译为神经鞘黏液瘤。

根据镜下形态,NTK 包括富于细胞型、混合细胞型和黏液型三种亚型,原先 S-100 阳性的黏液型 NTK 重新回归为 DNSM,DNSM 不再作为黏液型 NTK 的同义词,真正的黏液型 NTK 并不表达 S-100(图 8-26)。

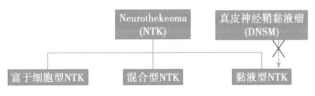

图 8-26 Neurothekeoma(NTK)的分类

【临床表现】

迄今为止最大的病例报道为 Hornick 和 Fletcher 报道的 133 例[82]以及 Fetsch 等报道的 178 例[83]。综合两大系列报道显示,NTK 多见于女性,男:女为 1:1.8。患者的平均年龄分别为 21 岁和 25 岁,中位年龄分别为 17 岁和 22 岁,年龄范围 20 个月~85 岁。

好发部位依次为头部(32%)、四肢(30%,其中上肢 18%,下肢 12%)和躯干(25%,其中肩部 13%,胸背部 11%),其他部位包括手、颈部、臀部、足和腹股沟。其中发生于头部者主要位于面部、鼻部和头皮,其次为前额、眼睑、嘴唇、下颌和颏部。术前病程 2 周至 10 年(中位 7 个月,平均 19 个月),多在 1 年以内。

临床上表现为缓慢性生长的无痛性结节,圆顶状或丘疹样,仅少数病例有疼痛或触痛感。

临床诊断包括各种囊肿(表皮、毛根鞘和皮脂腺)、皮肤痣、纤维组织细胞瘤(真皮纤维瘤)、皮肤附件肿瘤(如毛母质瘤)、基底细胞癌、黄色肉芽肿、环状肉芽肿、恶性黑色素瘤和隆凸性皮肤纤维肉瘤等。因对 NTK 的病理形态不熟悉,病理诊断多样化,除 NTK 外,常见的诊断包括丛状纤维组织细胞瘤、纤维组织细胞瘤、DNSM 和 Spitz 痣,少见的诊断包括神经纤维瘤、神经鞘瘤、神经瘤、浅表性血管黏液瘤和多种类型的软组织肉瘤(包括低级别肉瘤、恶性周围神经鞘膜瘤、透明细胞肉瘤、黏液纤维肉瘤、骨外黏液样软骨肉瘤和上皮样肉瘤等)等。

【大体形态】

位于真皮和皮下,极少数情况下,位于深部软组织内。结节直径多在 1cm 或以下,很少超过 2cm。切面呈灰白色,质地较坚实,富有黏液时可柔软。

【组织形态】

肿瘤主要位于真皮层内,常累及至皮下。

低倍镜下呈多个小结节状或丛状,小结节之间由致密的玻璃样变胶原纤维所分隔(图 8-27A~C)。小结节由淡嗜伊红色上皮样、单核组织细胞样至梭形细胞组成(图 8-27D,E),近 39% 的病例含有多核巨细胞,常在结节内呈少量散在性分布(图 8-27F,G)。除呈结节状外,瘤细胞还可显示束状或漩涡状排列(图 8-27H,I)。小结节内或间质内可伴有程度不等的黏液样变性。根据黏液样基质在肿瘤内所占病例,NTK 可分为富于细胞型(黏液样基质<10%,约占 35%)、混合型(黏液样基质>10% 但≤50%,约占 38%)(图 8-27J)和黏液型(黏液样基质>50%,约占 27%)(图 8-27K)。间质偶可伴有明显的硬化(desmoplastic)[85]。部分 NTK 病例可出现一些不典型形态,包括肿瘤体积相对较大(可达 6cm),边界不清,呈浸润性,肿瘤累及至皮下甚至肌肉,瘤细胞显示多形性,核分裂象易见(图 8-27L),少数病例可见非典型性核分裂以及血管侵犯等[82,83,86]。

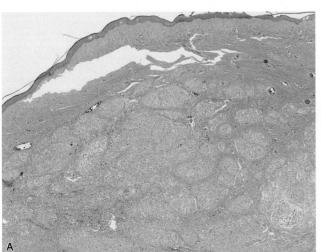

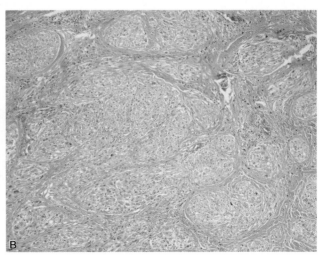

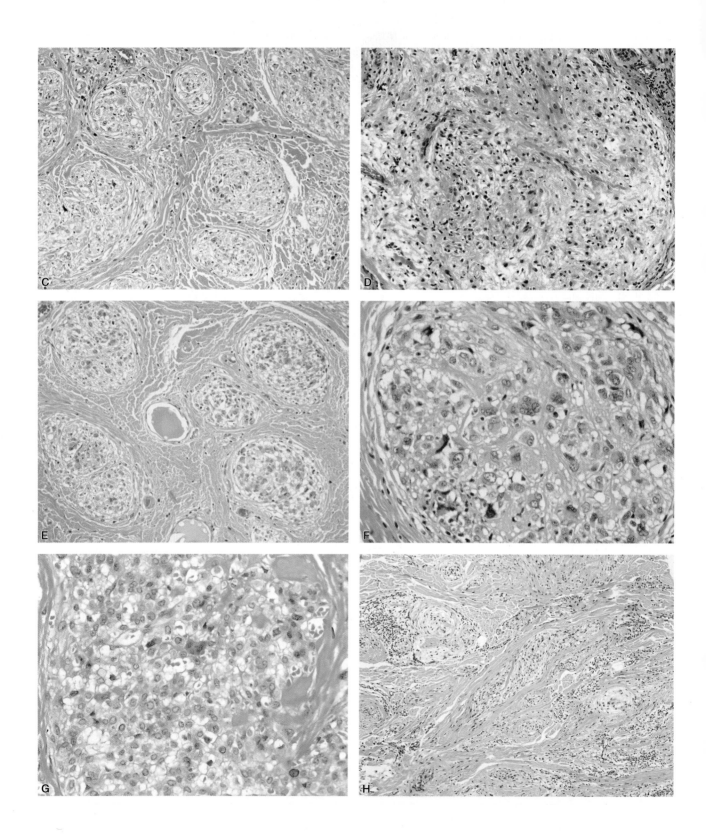

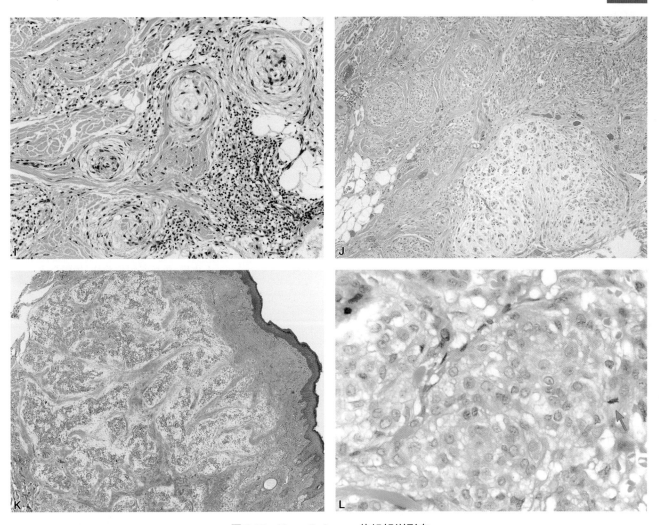

图 8-27　Neurothekeoma 的组织学形态

A、B. 肿瘤位于真皮层内,由多个小结节组成,结节之间为纤维性间隔;C、D. 淡嗜伊红色上皮样、单核组织细胞样至梭形细胞组成;E、F. 偶可见多核细胞或破骨样多核巨细胞;G. 瘤细胞可呈束状排列;H、I. 漩涡状排列;J. 混合型;K. 黏液型;L. 可见核分裂象

NTK 偶可与神经束膜瘤一道组成双相混杂性肿瘤(biphasic hybrid tumor)[87,88]。

【免疫组化】

瘤细胞表达 CD63(NKI-C3)、CD10 和 MiTF(图 8-28)[80],

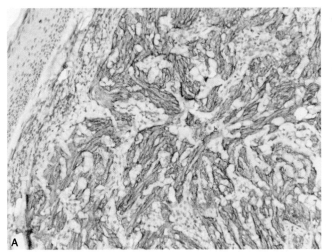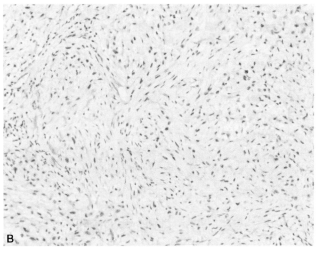

图 8-28　Neurothekeoma 的免疫组化

A. CD10 标记;B. MiTF 标记

也可表达 CD99,约 60% 的病例表达 PGP9.5,38% ~ 57% 的病例还表达 α-SMA。不表达 S-100,肿瘤内少量 S-100 阳性细胞为组织内提呈抗原的树突状细胞,而非肿瘤细胞。

【鉴别诊断】

1. 真皮神经鞘黏液瘤   两者的鉴别诊断见表 8-5[89]。

表 8-5   DNSM 与 NTK 的鉴别诊断

	DNSM	NTK
平均年龄	36 岁	21 ~ 25 岁
性别	男女发病率相近	女性多见
好发部位	手指,小腿(胫前)	头部,四肢,躯干
肿瘤周界	清晰,周围致密纤维组织带	可相对不清晰
瘤细胞排列方式	多结节状或小叶状	小叶状,丛状,漩涡状,条束状
小叶黏液样变	+++	富于细胞型,混合型,黏液样型
瘤细胞组成	梭形,星状,上皮样	上皮样,单核组织细胞样,梭形合体
样细胞/环状细胞	+	-
多核性巨细胞	-	+/-
瘤细胞异型性	-	轻至中度
核分裂象	-	0 ~ >20/25WHPF*
免疫组化表型	S-100,GFAP,SOX10	NKI/C3,CD10,MiTF
基因谱分析	与神经鞘瘤相近	与纤维组织细胞瘤相近

* WHPF,目镜 22mm,40 倍

2. 丛状纤维组织细胞瘤   肿瘤位于真皮深层和皮下,由多个结节组成,结节内由圆形或卵圆形单核细胞和破骨样多核细胞组成,结节周围可见增生的梭形纤维母/肌纤维母细胞条束[90]。瘤细胞不表达 MiTF,电镜观察可能对鉴别诊断有一定的帮助[91,92],但两者有时确较难区分,有可能是一个瘤谱[93,94]。

3. 上皮样纤维组织细胞瘤   表皮常伴有增生,肿瘤主要由上皮样的细胞组成,但瘤细胞不呈巢状排列,也不表达 NKI-C3(CD63)和 MiTF。

4. 丛状 Spitz 痣   由梭形至上皮样的色素细胞组成,在真皮内呈丛状生长,也可有黏液样间质,并可有散在的多核巨细胞,但无黑色素沉着,免疫组化标记示 S-100 阳性,不表达 HMB45[95]。

5. 网状组织细胞瘤   瘤细胞体积较大,胞质深嗜伊红色,核大,核仁明显,瘤细胞常呈片状或巢状分别,免疫组化标记 CD68 阳性。

【治疗】

局部切除。

【预后】

局部复发率约为 15%。易于复发的因素包括:黏液样型,位于面部,切除不净,女性患者。

第二节   中间性肿瘤

2013 年 WHO 软组织肿瘤分类将原归属于中间性纤维组织细胞性肿瘤的非典型性纤维组织细胞瘤划归分化不明确的肿瘤,将隆凸性皮肤纤维肉瘤和巨细胞纤维母细胞瘤划归纤维母细胞和肌纤维母细胞性肿瘤。在中间性纤维组织细胞瘤中仅剩丛状纤维组织细胞瘤和软组织巨细胞瘤。

一、丛状纤维组织细胞瘤

丛状纤维组织细胞瘤(plexiform fibrohistiocytic tumor, PFHT)是一种好发于儿童和青少年肢体浅表皮下的纤维组织细胞性肿瘤,以多结节状或丛状的生长方式为特征。PFHT 由 Enzinger 和 Zhang[96]于 1988 年首先报道,属少见病种。

【ICD-O 编码】

8835/1

【临床表现】

主要发生于儿童和青少年[89,96-100],平均年龄为 14.5 岁,中位年龄为 20 岁,53% 的患者在 20 岁以下,30 岁以上者少见。两性均可发生,无明显性别差异。

好发于上肢(42% ~ 65%),尤其是前臂、手和腕部,其次为下肢(20% ~ 27%),躯干(15% ~ 17%)和头颈部(10% ~ 14%)等处也可发生,偶可发生于骨[101]。

临床上多表现为皮肤及皮下缓慢性生长的无痛性肿块。

【大体形态】

肿块位于皮下脂肪组织内,常延伸至真皮,分叶状或多结节状,直径 0.3 ~ 8cm,多数小于 3cm,切面呈灰白色。

【组织形态】

低倍镜下,PFHT 主要位于真皮深层和皮下交界处,部分病例可位于真皮内或位于皮下[102],由丛状分布的多个小结节组成(图 8-29A ~ D),有时小结节可呈融合状。高倍镜下,小结节由单核样组织细胞、梭形纤维母细胞样细胞和破骨样多核巨细胞构成,根据三种细胞成分的不同构成比可分为:①主要由单核组织细胞样和破骨样多核巨胞组成的纤维组织细胞瘤样亚型(图 8-29E ~ H);②主要由短束状纤维母细胞样细胞组成的纤维母细胞亚型(图 8-

29I),少数病例可无多核巨细胞或不明显(图 8-29J)[103];③上述两种成分相等比例组成的混合型。瘤细胞无明显的异型性,可见核分裂象,但通常少于 3/10HPF。个别病例中可见到瘤细胞侵犯血管。病变内可有灶性出血。偶可伴有黏液样变性。

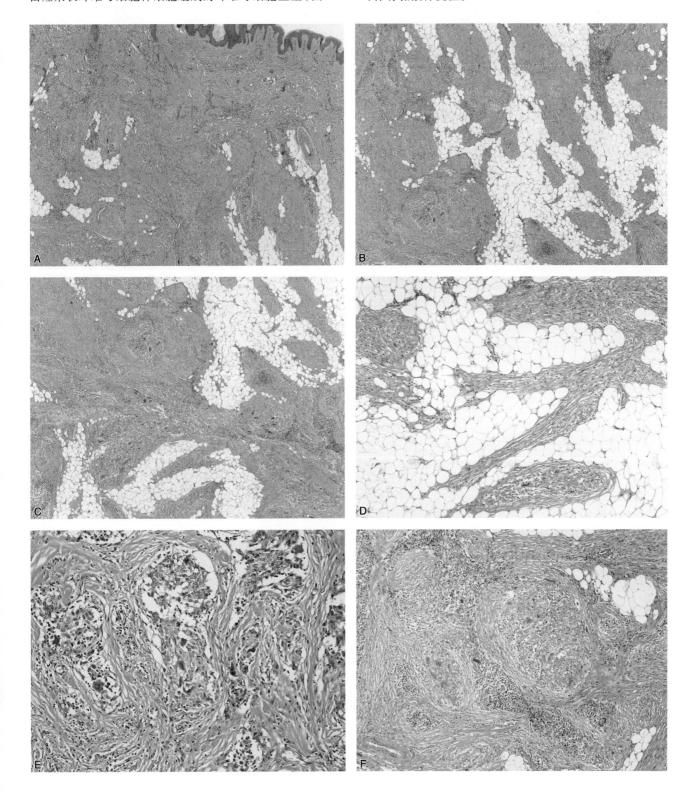

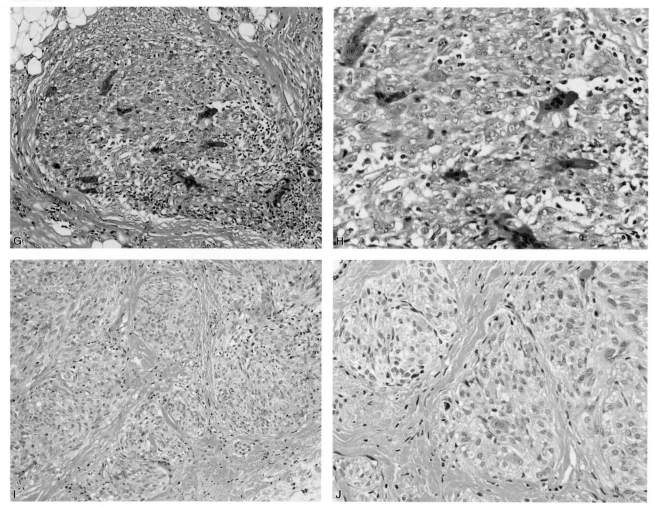

图 8-29   丛状纤维组织细胞瘤的组织学形态

A. 低倍镜下示肿瘤位于真皮深层,呈丛状生长;B~D. 肿瘤累及皮下;E~H. 经典型由单核组织细胞样和破骨样多核巨细胞组成;I. 主要由梭形细胞组成的纤维母细胞亚型;J. 多核巨细胞不明显,但可通过 CD68 标记清晰显示

【免疫组化】

单核和破骨样多核巨细胞表达 CD68(图 8-30A),梭形细胞表达 vimentin、α-SMA 和 MSA(图 8-30B),不表达 MiTF。

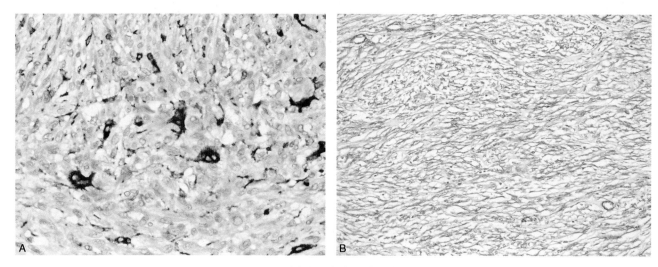

图 8-30   丛状纤维组织细胞瘤的免疫组化

A. CD68 标记;B. α-SMA 标记

【超微结构】

瘤细胞显示肌纤维母细胞和组织细胞样细胞分化。

【细胞遗传学】

迄今为止仅有 3 例报道,1 例细胞遗传学表型为 46, XY,-6,-8,del(4)(q25;q31),del(20)(q11.2),+der(8) t(8;?)(p22;?),+mar[104],1 例为 46,XY,t(4;15)(q21; q15)[105],1 例 为 46,X,del(X)(q13)[3]/46,XX [23][106]。

【鉴别诊断】

1. Neurothekeoma　主要位于真皮内,呈微小结节状,由漩涡状围绕血管排列的卵圆形细胞组成,瘤细胞表达 CD63 (NKIC3)、PGP9.5 和 CD10,并表达 MiTF。有学者认为与 PFHT 在形态上和免疫表型上有重叠,可能组织起源相同,但也有学者持反对意见。MiTF 标记或电镜检查也许对两者的鉴别有一定的帮助。

2. 纤维组织细胞瘤　多发生于成年人。多为单个结节,无丛状结构。瘤细胞常呈席纹状或车辐状排列,有时可见含铁血黄素性吞噬细胞、黄色瘤细胞和杜顿巨细胞及慢性炎症细胞等成分。

3. 侵袭性纤维瘤病　多发生于肌肉组织内。主要由成束的纤维母细胞和肌纤维母细胞组成,常向邻近的软组织内浸润性生长。病变内一般无破骨细胞型多核巨细胞。

4. 软组织巨细胞瘤　多发生于成年人,肿瘤常呈结节状,可见较多的破骨样多核巨细胞,其内的核可达数十个,间质可有出血,可伴有化生性骨形成。

【治疗】

宜采取局部广泛切除。

【预后】

局部复发率为 12.5% ~ 37.5%,少数可发生区域淋巴结转移(6%),甚至远处(肺)转移[107]。

二、软组织巨细胞瘤

软组织巨细胞瘤(giant cell tumor of soft tissue,GCT-ST)是一种原发于软组织内的巨细胞瘤,临床上和组织学上均与发生于骨内的巨细胞瘤相同。最早由 Salm 和 Sissons[108]于 1972 年报道。

【ICD-O 编码】

9251/1

【临床表现】

多发生于中年人,年龄范围为 5~89 岁,两性均可发生,男性略多见。

最常见于四肢[109-114],特别是手臂、大腿、膝和小腿,其次为躯干和头颈部。60% 的病例发生于浅表软组织内,40% 位于深部。

临床上表现为无痛性肿块,术前平均病程为 6 个月。

【影像学】

X 线检查示肢体骨完好,病变位于软组织内,肿块周围常可见钙化影(图 8-31)。

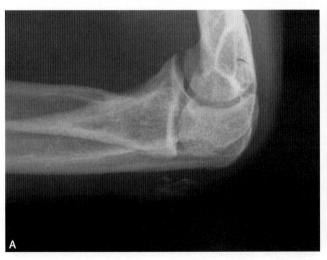
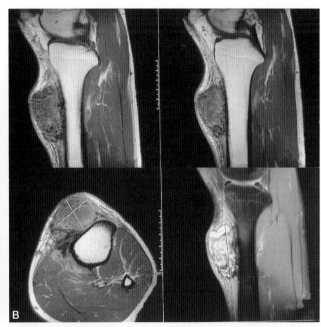

图 8-31　软组织巨细胞瘤的影像学检查
A. 平片示肘部皮下结节,伴有钙化;B. MRI 示胫前肿块

【大体形态】

肿块呈结节状,周界清晰,直径为 0.7 ~ 10cm,平均为 3cm。70% 的病例累及皮下脂肪组织或真皮,30% 的病例位于筋膜下。切面呈红褐色或灰褐色(图 8-32),周边常伴有钙化,切开时可有砂砾感。

【组织形态】

低倍镜下呈多结节状(图 8-33A),结节之间为厚薄不一的纤维结缔组织间隔。结节由单核细胞和破骨样多核巨细胞所混合组成(图 8-33B),间质内含有丰富的血管,可伴有出血(图 8-33C ~ E)。单核细胞的核与破骨样多核巨细胞内的核在形态上非常相似,多核巨细胞内的核可达数十个(图 8-33F),单核细胞可见核分裂象,病例之间多少不等,从 1 ~ 30/10HPF。单核细胞无异型性,也不见瘤巨细胞。50% 的病例内可见编织状的化生性骨(图 8-33G)。30% 的病例内可见类似动脉瘤性骨囊肿中的囊性变和充满血液的腔隙,俗称血湖(blood lake)(图 8-33H)。

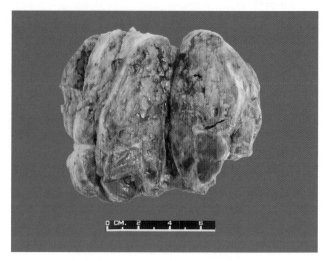

图 8-32   软组织巨细胞瘤的大体形态

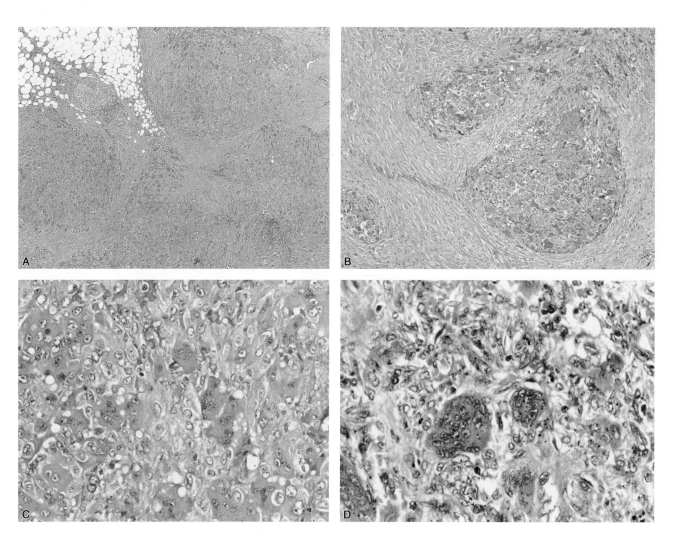

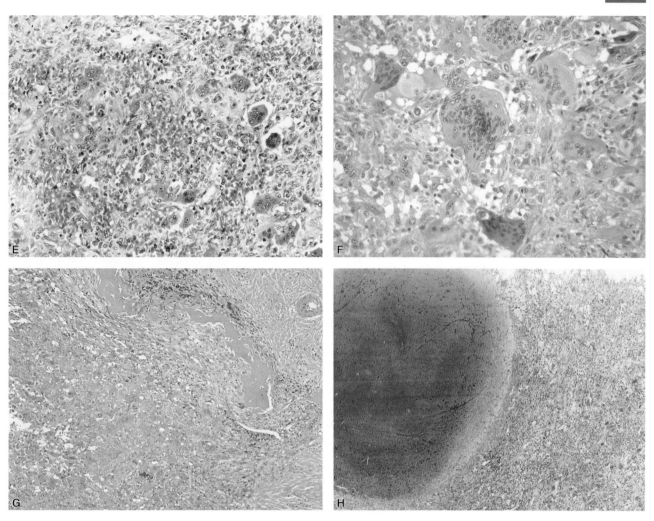

图 8-33 软组织巨细胞瘤的组织学形态

A、B. 低倍镜下呈多结节状；C~E. 由单核样细胞和破骨样巨细胞组成，间质可伴有出血；F. 多核巨细胞内的核可达数十个；G. 常有化生性骨形成；H. 血湖

【免疫组化】

单核和破骨样多核巨细胞均表达 vimentin 和 CD68（图 8-34A），部分单核细胞尚可表达 P63（图 8-34B）和 α-SMA，破骨样多核巨细胞还可表达耐酒石酸之酸性磷酸酶（tartrate-re-

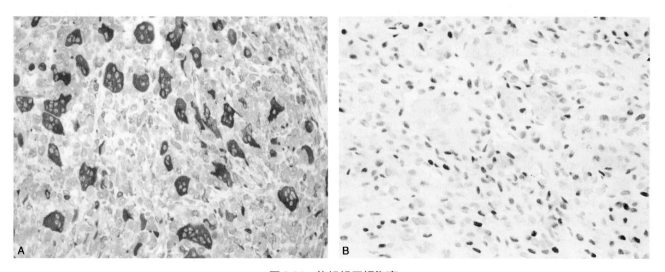

图 8-34 软组织巨细胞瘤

A. CD68 标记；B. P63 标记

sistant acid phosphatase,TRAP)和玻连蛋白受体(vitronectin receptor),单核样细胞表达核因子κB配体受体激活子(receptor activator for nuclear factor kappaB ligand,RANKL)[115]。新近报道显示,巨细胞瘤可表达p63[116]。

【鉴别诊断】

应注意与伴有巨细胞的多形性未分化肉瘤(巨细胞性恶性纤维组织细胞瘤)、腱鞘巨细胞瘤和丛状纤维组织细胞瘤相鉴别。

【治疗】

宜采取局部广泛切除。

【预后】

局部复发率为12%～24%,极少数病例可发生远处转移。

参 考 文 献

1. 王坚. 皮肤纤维组织细胞性肿瘤. 中华病理学杂志,2013, 42:134-137.

2. Katenkamp D,Stiller D. Cellular composition of the so-called dermatofibroma (histiocytoma cutis). Virchows Arch A Pathol Anat Histol,1975,367:325-336.

3. Cerio R,Spaull J,Wilson Jones E. Histiocytoma cutis:a tumor of dermal dendrocytes (dermal dendrocytoma). Br J Dermatol, 1989,120:197-206.

4. Black WC,McGavran MH,Graham P. Nodular subepidermal fibrosis. A clinical pathologic study emphasizing the frequency of clinical misdiagnosis. Arch Surg,1969,98: 296-300.

5. Gross RE,Wolbach SB. Sclerosing hemangiomas:their relationship to dermatofibroma,histiocytoma,xanthoma and to certain pigmented lesions of the skin. Am J Pathol,1943,19:533-551.

6. Gonzalez S,Duatte I. Benign fibrous histiocytoma of the skin. A morphologic study of 290 cases. Pathol Res Pract,1982,174:379-391.

7. Meister P,Konrad E,Krauss F. Fibrous histiocytoma:a histological and statistical analysis of 155 cases. Pathol Res Pract, 1978,162:361-379.

8. Gonzalez S,Duratre I. Benign fibrous histiocytoma of the skin. A morphologic study of 290 cases. Pathol Res Pract,1982, 174:379-391.

9. Calonje E,Fletcher CDM. Cutaneous fibrohistiocytic tumors. An update. Adv Anat Pathol,1994,1:2-15.

10. Mentzel T,Kutzner H,Rutten A,et al. Benign fibrous histiocytoma (dermatofibroma) of the face:clinicopathologic and immunohistochemical study of 34 cases associated with an aggressive clinical course. Am J Dermatopathol,2001,23:419-426.

11. Calonje E,Fletcher CDM. Aneurysmal benign fibrous histiocytoma. Clinicopathologic analysis of 40 cases of a tumour fre-

quently misdiagnosed as a vascular neoplasm. Histopathology, 1995,26:322-332.

12. Scalvenzi M,Balato A,De Natale F,et al. Hemosiderotic dermatofibroma:report of one case. Dermatology,2007,214:82-84.

13. Gonzalez S. Benign fibrous histiocytoma of the skin. An immunohistochemical analysis of 30 cases. Pathol Res Pract,1985, 180:486-489.

14. Kahn HJ,Fekete E,From L. Tenascin differentiates dermatofibroma from dermatofibrosarcoma protuberans:comparison with CD34 and factor ⅩⅢa. Hum Pathol,2001,32:50-56.

15. Li N,McNiff J,Hui P,et al. Differential expression of HMGA1 and HMGA2 in dermatofibroma and dermatofibrosarcoma protuberans:potential diagnostic applications,and comparison with histologic findings,CD34,and factor ⅩⅢa immunoreactivity. Am J Dermatopathol,2004,26:267-272.

16. Abenoza P,Lillemoe T. CD34 and factor ⅩⅢa in the differential diagnosis of dermatofibroma and dermoatofibrosarcoma protuberans. Am J Dermatopathol,1993,15:429-434.

17. Smith EH,Lowe L,Harms PW,et al. Immunohistochemical evaluation of p16 expression in cutaneous histiocytic,fibrohistiocytic and undifferentiated lesions. J Cutan Pathol,2016,43 (8):671-678.

18. Vanni R,Fletcher CD,Sciot R,et al. Cytogenetic evidence of clonality in cutaneous benign fibrous histiocytomas:a report of the CHAMP study group. Histopathology,2000,37: 212-217.

19. Chen TC,Kuo T,Chan HL. Dermatofibroma is a clonal proliferative disease. J Cuatan Pathol,2000,27:36-39.

20. Walther C,Hofvander J,Nilsson J,et al. Gene fusion detection in formalin-fixed paraffin-embedded benign fibrous histiocytomas using fluorescence in situ hybridization and RNA sequencing. Lab Invest,2015,95(9):1071-1076.

21. Panagopoulos I,Gorunova L,Bjerkehagen B,et al. LAMTOR1-PRKCD and *NUMA1-SFMBT1* fusion genes identified by RNA sequencing in aneurysmal benign fibrous histiocytoma with t(3;11)(p21;q13). Cancer Genet,2015,208(11):545-551.

22. Calonje E,Mentzel T,Fletcher CDM. Cellular benign fibrous histiocytoma:clinicopathologic analysis of 74 cases of a distinctive variant of cutaneous fibrous histiocytoma with frequent recurrence. Am J Surg Pathol,1994,18:668-676.

23. 钟艳平,王坚. 富于细胞性纤维组织细胞瘤的临床病理分析. 中华病理学杂志,2013,42:153-157.

24. Mentzel T,Wiesner T,Cerroni L,et al. Malignant dermatofibroma:clinicopathological,immunohistochemical,and molecular analysis of seven cases. Mod Pathol,2013,26:256-267.

25. Volpicelli ER,Fletcher CD. Desmin and CD34 positivity in

cellular fibrous histiocytoma：an immunohistochemical analysis of 100 cases. J Cutan Pathol，2012，39：747-752.

26. Sachdev R，Sundram U. Expression of CD163 in dermatofibroma，cellular fibrous histiocytoma，and dermatofibrosarcoma protuberans：comparison with CD68，CD34，and Factor XIIIa. J Cutan Pathol，2006，33：353-360.

27. Vanni R，Marras S，Faa G，et al. Cellular fibrous histiocytoma of the skin：evidence of a clonal process with different karyotype from dermatofibrosarcoma. Genes Chromosomes Cancer，1997，18：314-317.

28. Doyle LA，Fletcher CD. Metastasizing"benign" cutaneous fibrous histiocytoma：a clinicopathologic analysis of 16 cases. Am J Surg Pathol，2013；37：484-495.

29. Lodewick E，Avermaete A，Blom WA，et al. Fatal case of metastatic cellular fibrous histiocytoma：case report and review of literature. Am J Dermatopathol，2013，36：e156-162.

30. Fletcher CD. Benign fibrous histiocytoma of subcutaneous and deep soft tissue：a clinicopathologic analysis of 21 cases. Am J Surg Pathol，1990，14：801-809.

31. Gleason BC，Fletcher CD. Deep"benign" fibrous histiocytoma：clinicopathologic analysis of 69 cases of a rare tumor indicating occasional metastatic potential. Am J Surg Pathol，2008，32：354-362.

32. Sakakibara N，Seki T，Maru A，Koyanagi T. Benign fibrous histiocytoma of the kidney. J Urol，1989，142：1558-1559.

33. Furusato E，Valenzuela IA，Fanburg-Smith JC，et al. Orbital solitary fibrous tumor：encompassing terminology for hemangiopericytoma，giant cell angiofibroma，and fibrous histiocytoma of the orbit：reappraisal of 41 cases. Hum Pathol，2011，42：120-128.

34. Frau DV，Erdas E，Caria P，et al. Deep fibrous histiocytoma with a clonal karyotypic alteration：molecular cytogenetic characterization of a t(16；17)(p13.3；q21.3). Cancer Genet Cytogenet，2010，202：17-21.

35. Fukamizu H，Oku T，Inoue K，et al. Atypical('pseudosarcomatous') cutaneous histiocytoma. J Cutan Pathol，1983，10：327-333.

36. Tamada S，Ackerman AB. Dermatofibroma with monster cells. Am J Dermatopathol，1987，9：380-387.

37. Beham A，Fletcher CD. Atypical'pseudosarcomatous' variant of cutaneous benign fibrous histiocytoma：report of eight cases. Histopathology，1990，17：167-169.

38. Kaddu S，McMenamin ME，Fletcher CD. Atypical fibrous histiocytoma of the skin：clinicopathologic analysis of 59 cases with evidence of infrequent metastasis. Am J Surg Pathol，2002，26，：35-46.

39. 翁微微，杨静，王坚. 非典型性纤维组织细胞瘤 24 例临床病理学分析. 中华病理学杂志，2013，42：316-320.

40. Szablewski V，Laurent-Roussel S，Rethers L，et al. Atypical fibrous histiocytoma of the skin with CD30 and p80/ALK1 positivity and ALK gene rearrangement. J Cutan Pathol，2014，41：715-719.

41. Wilson Jones E，Cerio R，Smith NP. Epithelioid cell histiocytoma：a new entity. Br J Dermatol，1989，120：185-195.

42. Everett MA，Barr RJ. Acral histiocytoid hemangioma-a distinc entity？ J Cutan Pathol，1988，15：305.

43. Glusac EJ，Barr RJ，Everett MA，Pitha J，Santa Cruz DJ. Epithelioid cell histiocytoma. A report of 10 cases including a new cellular variant. Am J Surg Pathol，1994，18：583-590.

44. Mitteldorf C，Zelger B，Tronnier M. Sclerotic epithelioid dermatofibroma. Am J Dermatopathol，2011，33：98-101.

45. Creytens D，Ferdinande L，Van Dorpe J. ALK Rearrangement and overexpression in an unusual cutaneous epithelioid tumor with a peculiar whorled "perineurioma-like" growth pattern：epithelioid fibrous histiocytoma. Appl Immunohistochem Mol Morphol. 2016 Jul 19. [Epub ahead of print] PubMed PMID：27438515.

46. Doyle LA，Mariño-Enriquez A，Fletcher CD，Hornick JL. ALK rearrangement and overexpression in epithelioid fibrous histiocytoma. Mod Pathol，2015，28(7)：904-912.

47. Jedrych J，Nikiforova M，Kennedy TF，Ho J. Epithelioid cell histiocytoma of the skin with clonal ALK gene rearrangement resulting in VCL-ALK and SQSTM1-ALK gene fusions. Br J Dermatol，2015；172(5)：1427-1429.

48. Zelger BW，Steiner H，Kutzner H. Clear cell dermatofibroma. Case report of an unusual fibrohistiocytic lesion. Am J Surg Pathol，1996，20：483-491.

49. Wambacher-Gasser B，Zelger B，Zelger BG，Steiner H. Clear cell dermatofibroma. Histopathology，1997，30：64-69.

50. Metcalf JS，Maize JC，LeBoit PE. Circumscribed storiform collagenoma(sclerosing fibroma). Am J Dermatopathol，1991，13：122-129.

51. Rudolph P，Schubert C，Harms D，et al. Giant cell collagenoma. A benign dermal tumor with distinctive multinucleate cells. Am J Surg Pathol，1998，22：557-563.

52. Kuo TT，Hu S，Chan HL. Keloidal dermatofibroma：report of 10 cases of a new variant. Am J Surg Pathol，1998，22：564-568.

53. Smith NP，Wilson Jones E. Multinucleate cell angiohistiocytoma：a new entity. Br J Dermatol，1985，113(suppl 29)：15.

54. Zelger BG，Calonje E，Zelger B. Myxoid dermatofibroma. Histopathology，1999，34：357-364.

55. Schwob VS，Santa Cruz DJ. Palisading cutaneous fibrous histiocytoma. J Cutan Pathol，1986，13：403-407.

56. Kamino H，Reddy VB，Gero M，et al. Dermatomyofibroma：a benign cutaneous plaque-like proliferation of fibroblasts and

myofibroblasts in young adults. J Cutan Pathol,1992,19:85-93.

57. Mentzel T,Kutzner H. Haemorrhagic dermatomyofibroma (plaque-like dermal fibromatosis):clinicopathological and immunohistochemical analysis of three cases resembling plaque-stage Kaposi's sarcoma. Histopathology,2003,42:594-598.

58. Mentzel T,Kutzner H. Dermatomyofibroma:clinicopathologic and immunohistochemical analysis of 56 cases and reappraisal of a rare and distinct cutaneous neoplasm. Am J Dermatopathol,2009,31:44-49.

59. Tardío JC,Azorín D,Hernández-Núñez A,et al. Dermatomyofibromas presenting in pediatric patients:clinicopathologic characteristics and differential diagnosis. J Cutan Pathol,2011,38:967-972.

60. Val-Bernal JF,Mira C. Dermatofibroma with granular cells. J Cutan Pathol,1996,23:562-565.

61. Iwata J,Fletcher CD. Lipidized fibrous histiocytoma:clinicopathologic analysis of 22 cases. Am J Dermatopathol,2000,22:126-134.

62. 毛荣军,王坚,房惠琼,李启明. 脂质化纤维组织细胞瘤一例. 中华病理学杂志,2012,41:50-51.

63. Kuo TT,Chan HL. Ossifying dermatofibroma with osteoclast-like giant cells. Am J Dermatopathol,1994,16:193-195.

64. Marque M,Bessis D,Pedeutour F,et al. Medallion-like dermal dendrocyte hamartoma:the main diagnostic pitfall is congenital atrophic dermatofibrosarcoma. Br J Dermatol,2009,160:190-193.

65. Kutzner H,Mentzel T,Palmedo G,et al. Plaque-like CD34-positive dermal fibroma ("Medallion-like dermal dendrocyte hamartoma") clinicopathologic,immunohistochemical,and molecular analysis of 5 cases emphasizing its distinction from superficial,plaque-like dermatofibrosarcoma protuberans. Am J Surg Pathol,2010,34:190-201.

66. Tran TA,Hayner-Buchan A,Jones DM,et al. Cutaneous balloon cell dermatofibroma (fibrous histiocytoma). Am J Dermatopathol,2007,29:197-200.

67. Colome-Grimmer MI,Evans HL. Metastasizing cellular dermatofibroma. A report of two cases. Am J Surg Pathol,1996,20:1361-1367.

68. Guillou L,Gebhard S,Salmeron M,Coindre JM. Metastasizing fibrous histiocytoma of the skin:a clinicopathologic and immunohistochemical analysis of three cases. Mod Pathol,2000,13:654-660.

69. Szumera-Ciećkiewicz A,Ptaszyński K. Benign fibrous histiocytoma of the skin metastasizing to the inguinal lymph node. Pol J Pathol,2011,62:183-186.

70. Gallager RL,Helwig EB. Neurothekeoma-a benign cutaneous tumor of neural origin. Am J Clin Pathol,1980,74:759-764.

71. Aronson PJ,Fretzin DF,Potter BS. Neurothekeoma of Gallager and Helwig (dermal nerve sheath myxoma variant):report of a case with electron microscopic and immunohistochemical studies. J Cutan Pathol,1985,12:506-519.

72. Barnhill RL,Dickersin GR,Nickeleit V,et al. Studies on the cellular origin of neurothekeoma:clinical,light microscopic,immunohistochemical,and ultrastructural observations. J Am Acad Dermatol,1991,25(1Pt 1):80-88.

73. Barnhill RL,Mihm MC Jr. Cellular neurothekeoma. A distinctive variant of neurothekeoma mimicking nevomelanocytic tumors. Am J Surg Pathol,1990,14:113-120.

74. Husain S,Silvers DN,Halperin AJ,et al. Histologic spectrum of neurothekeoma and the value of immunoperoxidase staing for S-100 protein in distinguishing it from melanoma. Am J Dermatopathol,1994,16:496-503.

75. Mason MR,Gnepp DR,Herbold DR. Nerve sheath myxoma (neurothekeoma):a case involving the lip. Oral Surg Oral Med Oral Pathol,1986,62:185-186.

76. Youngs R,Kwok P,Hawke M,Hyams VJ. Neurothekeoma (peripheral nerve sheath myxoma) of the external auditory canal. J Otolaryngol,1989,18:90-93.

77. Argenyi ZB,LeBoit PE,Santa Cruz D,et al. Nerve sheath myxoma (neurothekeoma) of the skin:light microscopic and immunohistochemical reappraisal of the cellular variant. J Cutan Pathol,1993,20:294-303.

78. Henmi A,Sato H,Wataya T,et al. Neurothekeoma. Report of a case with immunohistochemical and ultrastructural studies. Acta Pathol Jpn,1986,36:1911-1919.

79. Argenyi ZB,LeBoit PE,Santa Cruz D,et al. Nerve sheath myxoma (neurothekeoma) of the skin:light microscopic and immunohistochemical reappraisal of the cellular variant. J Cutan Pathol,1993,20:294-303.

80. Laskin WB,Fetsch JF,Miettinen M. The "neurothekeoma":immunohistochemical analysis distinguishes the true nerve sheath myxoma from its mimics. Hum Pathol,2000,31:1230-1241.

81. Fetsch JF,Laskin WB,Miettinen M. Nerve sheath myxoma:a clinicopathologic and immunohistochemical analysis of 57 morphologically distinctive,S-100 protein-and GFAP-positive,myxoid peripheral nerve sheath tumors with a predilection for the extremities and a high local recurrence rate. Am J Surg Pathol,2005,29:1615-1624.

82. Hornick JL,Fletcher CD. Cellular neurothekeoma:detailed characterization in a series of 133 cases. Am J Surg Pathol,2007,31:329-340.

83. Fetsch JF,Laskin WB,Hallman JR,et al. Neurothekeoma:an analysis of 178 tumors with detailed immunohistochemical data and long-term patient follow-up information. Am J Surg Pathol,2007,31:1103-1114.

84. Sheth S, Li X, Binder S, Dry SM. Differential gene expression profiles of neurothekeomas and nerve sheath myxomas by microarray analysis. Mod Pathol,2011,24:343-354.

85. Zedek DC, White WL, McCalmont TH. Desmoplastic cellular neurothekeoma:Clinicopathological analysis of twelve cases. J Cutan Pathol,2009,36:1185-1190.

86. Busam KJ, Mentzel T, Colpaert C, Barnhill RL, Fletcher CD. Atypical or worrisome features in cellular neurothekeoma:a study of 10 cases. Am J Surg Pathol, 1998, 22:1067-1072.

87. Requena L, Sitthinamsuwan P, Fried I, et al. A benign cutaneous plexiform hybrid tumor of perineurioma and cellular neurothekeoma. Am J Surg Pathol,2013,37:845-852.

88. Linos K, Stuart L, Goncharuk V, Edgar M. Benign Cutaneous biphasic hybrid tumor of perineurioma and cellular neurothekeoma:a case report Expanding the clinical and histopathologic features of a recently described Entity. Am J Dermatopathol, 2015,37(4):319-322.

89. 丁华,汪亮亮,许晓琳,等. 真皮神经鞘黏液瘤和Neurothekeoma的临床病理学对比性研究. 中华病理学杂志, 2016,45(11):755-761.

90. Moosavi C, Jha P, Fanburg-Smith JC. An update on plexiform fibrohistiocytic tumor and addition of 66 new cases from the Armed Forces Institute of Pathology, in honor of Franz M. Enzinger, MD. Ann Diagn Pathol,2007,11:313-319.

91. Page RN, King R, Mihm MC Jr, Googe PB. Microphthalmia transcription factor and NKI/C3 expression in cellular neurothekeoma. Mod Pathol,2004,17:230-234.

92. Fox MD, Billings SD, Gleason BC, et al. Expression of MiTF may be helpful in differentiating cellular neurothekeoma from plexiform fibrohistiocytic tumor (histiocytoid predominant) in a partial biopsy specimen. Am J Dermatopathol, 2012, 34:157-160.

93. Wartchow EP, Goin L, Schreiber J, Mierau GW, Terella A, Allen GC. Plexiform fibrohistiocytic tumor:ultrastructural studies may aid in discrimination from cellular neurothekeoma. Ultrastruct Pathol,2009,33:286-292.

94. Jaffer S, Ambrosini-Spaltro A, Mancini AM, et al. Neurothekeoma and plexiform fibrohistiocytic tumor:mere histologic resemblance or histogenetic relationship? Am J Surg Pathol, 2009,33:905-913.

95. Spatz A, Peterse S, Fletcher CD, Barnhill RL. Plexiform spitz nevus:an intradermal spitz nevus with plexiform growth pattern. Am J Dermatopathol,1999,21:542-546.

96. Enzinger FM, Zhang RY. Plexiform fibrohistiocytic tumor presenting in children and young adults. An analysis of 65 cases. Am J Surg Pathol,1988,12:818-826.

97. Hollowood K, Holley MP, Fletcher CDM. Plexiform fibrohistio-cytic tumor:clinicopathological, immunohistochemical and ultrastructural analysis in favour of a myofibroblastic lesion. Histopathology,1991,19:503-513.

98. Rermstein ED, Arndt CAS, Nascimetno AG. Plexiform fibrohistiocytic tumor:Clinicopathologic analysis of 22 cases. Am J Surg Pathol,1999,23:662-670.

99. Segura LG, Harris J, Wang B, et al. Plexiform fibrohistiocytic tumor:a rare low-grade malignancy of children and young adults. Arch Otolaryngol Head Neck Surg, 2002, 128:966-970.

100. 马莉,谢群,陶仪声,承泽农. 丛状纤维组织细胞瘤3例临床病理观察. 临床与实验病理学杂志,2008,530-532.

101. Yalcinkaya U, Uz Unlu M, Bilgen MS, Yazici Z. Plexiform fibrohistiocytic tumor of bone. Pathol Int,2013,63:554-558.

102. Zelger B, Weinlich G, Steiner H, et al. Dermal and subcutaneous variants of plexiform fibrohistiocytic tumor. Am J Surg Pathol,1997,21:235-241.

103. Salamanca J, Rodriguez-Peralto JL, Garcia de la Torre JP, et al. Plexiform fibrohistiocytic tumor without multinucleated giant cells:a case report. Am J Dermatopathol,2002,24:399-401.

104. Smith S, Fletcher CD, Smith MA, et al. Cytogenetic analysis of a plexiform fibrohistiocytic tumor. Cancer Genet Cytogenet,1990,48:31-34.

105. Redlich GC, Montgomery KD, Allgood GA, et al. Plexiform fibrohistiocytic tumor with a clonal cytogenetic anomaly. Cancer Genet Cytogenet,1999,108:141-143.

106. Leclerc-Mercier S, Pedeutour F, Fabas T, et al. Plexiform fibrohistiocytic tumor with molecular and cytogenetic analysis. Pediatr Dermatol,2011,28:26-29.

107. Salomao DR, Nascimento AG. Plexiform fibrohistiocytic tumor with systemic metastasis. A case report. Am J Surg Pathol,1997,21:469-476.

108. Salm R, Sissons HA. Giant cell tumours of soft tissues. J Pathol,1972,107:27-39.

109. Folpe AL, Morris RJ, Weiss SW. Soft tissue giant cell tumor of low malignant potential:a proposal for the reclassification of malignant giant cell tumor of soft parts. Mod Pathol,1999, 12:894-902.

110. Allen PW. Primary giant cell tumors of soft tissue. Am J Surg Pathol,2000,24:1175-1176.

111. O'Connell JX, Wehrli BM, Nielsen GP, et al. Giant cell tumors of soft tissue:a clinicopathologic study of 18 benign and malignant tumors. Am J Surg Pathol,2000,24:386-395.

112. Oliveira AM, Dei Tos AP, Fletcher CD, et al. Primary giant cell tumor of soft tissues:a study of 22 cases. Am J Surg Pathol,2000,24:248-256.

113. Holst VA, Elenitsas R. Primary giant cell tumor of soft tissue. J Cutan Pathol,2001,28:492-495.

114. 杨光华.原发性软组织巨细胞瘤良恶性质的重新评价. 中华病理学杂志,2001,30:10-11.

115. Lau YS,Sabokbar A,Gibbons CL,et al. Phenotypic and molecular studies of giant-cell tumors of bone and soft tissue.

Hum Pathol,2005,36:945-954.

116. de la Roza G. p63 expression in giant cell-containing lesions of bone and soft tissue. Arch Pathol Lab Med,2011,135:776-779.

脂 肪 肿 瘤

导读

组织学和胚胎学
脂肪肿瘤的分类
良性肿瘤
　脂肪瘤
　肌内和肌间脂肪瘤
　肌脂肪瘤
　软骨样脂肪瘤
　脂肪母细胞瘤和脂肪母细胞瘤病
　脂肪瘤病
　皮肤浅表性脂肪瘤样痣

血管脂肪瘤
神经脂肪瘤病
梭形细胞脂肪瘤
多形性脂肪瘤
树突状纤维黏液脂肪瘤
纤维硬化性脂肪瘤
髓脂肪瘤
冬眠瘤
中间性肿瘤
非典型性脂肪瘤样肿瘤/高分化脂

肪肉瘤
非典型性梭形细胞脂肪瘤样肿瘤/
　纤维肉瘤样脂肪瘤样肿瘤(梭形细
　胞脂肪肉瘤)
脂肪平滑肌肉瘤
恶性肿瘤
　去分化脂肪肉瘤
　黏液样脂肪肉瘤
　多形性脂肪肉瘤

第一节　组织学和胚胎学

脂肪组织是一种特殊的结缔组织,由大量聚集的脂肪细胞组成,由疏松结缔组织分隔成小叶状。人体的脂肪组织占体重的 10% ~20%,随性别和个体差异而有显著不同。根据脂肪细胞结构和功能的不同,分为白色脂肪组织(white adipose tissue)和棕色脂肪组织(brown adipose tissue)两大类。

白色脂肪组织的脂肪细胞体积大,直径约 120mm,呈圆形或多边形,细胞内含有一个大的脂滴,将细胞质和核推挤到细胞周边,使核呈扁圆形或新月状,胞质变成薄薄的一层围绕脂滴(图 9-1A)。冷冻切片油红 O 染色能将脂滴染成鲜红色。在 HE 染色的切片中,脂滴已被溶解,细胞呈空泡状,又称单泡状脂肪细胞(univacuolar adipocyte),有时在细胞核内可见内陷的小圆形脂滴,也称 Lockhern 细胞(Lochkern 英文意为 hole core)(图 9-1B)。脂肪细胞呈小叶状分布,小叶间为疏松结缔组织形成的间隔,小动脉由小叶间隔伸入脂肪小叶内,在脂肪细胞之间形成丰富的毛细血管网。电镜下,脂肪细胞除在中央含一个大脂滴外,还有些微小的脂滴,脂滴周围的胞质内含有线粒体、少量的内质网、游离核糖体和许多吞饮小泡,胞核附近有小型的高尔基复合体。白色脂肪组织主要分布于肢体和躯干的皮下(尤其是臀部和下腹部)、网膜、系膜、腹膜后和纵隔,是体内最大的能量储存库,并具有维持体温、保护和缓冲外伤的功能。

棕色脂肪组织的脂肪细胞体积较小,直径为 25~40mm,呈圆形或多边形,胞质丰富,深嗜伊红色,脂肪细胞内含有多个小的脂滴,又称多泡状脂肪细胞(multivacuolar adipocyte),核多位于细胞的中央(图 9-1C,D)。另有一些颗粒状细胞夹杂分布于多泡状脂肪细胞之间,这些细胞含有单个大的脂肪空泡,类似脂肪细胞。棕色脂肪组织呈清晰的小叶状分布,小叶间为丰富的血管网,并含有较多的神经束。电镜下,棕色脂肪细胞的胞质内含有丰富的线粒体,并可见散在的核糖体,数量不等的糖原和发育不佳的内质网。棕色脂肪组织主要见于婴幼儿和儿童,分布于肩胛间区、腋窝、颈后部(血管和肌肉的周围)、肺门、纵隔和腹腔内(特别是肾、胰和脾的周围),随着年龄的增长逐渐消失。成年人极少含有棕色脂肪组织,多分布于肾、肾上腺和主动脉的周围,以及纵隔和颈部。棕色脂肪组织在冬眠的动物中较多,故由棕色脂肪组织组成的脂肪瘤又有冬眠瘤之称。棕色脂肪组织的功能主要是在寒冷的刺激下,能通过分解、氧化细胞内所含有的脂滴而产生大量的热能。在人和动物中均可见到在棕色脂肪组织和白色脂肪组织之间有移行或过渡的现象。

脂肪细胞由血管周围的原始间叶细胞分化而来,过氧化物酶体增殖因子活化受体 γ/维甲类 X 受体(peroxisome prolif-

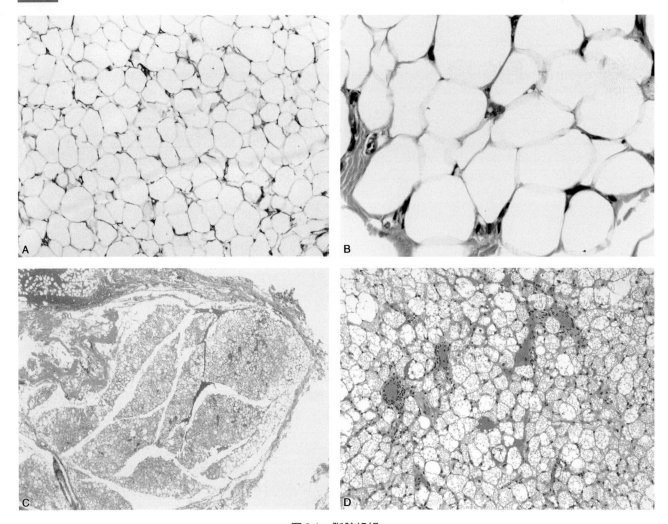

图 9-1　脂肪组织
A. 白色脂肪组织；B. Lockhern 细胞；C. 棕色脂肪组织；D. 棕色脂肪细胞

erator-activated receptor gammar/retinoid X receptor, PPARγ/RXR)转录因子在间叶细胞向脂肪细胞的分化过程中起了重要的作用。胚胎第 14 周，原始的间叶细胞开始出现在刚形成的小血管周围[1]。随着毛细血管增生成血管网，原始间叶细胞逐渐聚集在血管周围，形态上可呈星状、卵圆形或短梭形（图 9-2A），胞质内无脂滴，此时称前脂肪细胞（preadipocytes）。进一步发展（14～24 周），胞质内开始出现脂滴，常位于核的一端（图 9-2B），细胞也逐渐变圆。当胞质内含有多个分散的小脂滴时可呈多个小泡状，成为多泡状脂肪母细胞（图9-2C），细胞核位于细胞的中央，可被多个脂滴挤压或遮盖而呈切迹状。以后，细胞核逐渐被细胞内融合的脂滴推挤到细胞的边缘，呈新月状，成为印戒样脂肪母细胞（图 9-2D）。毛细血管形成丰富的血管网，脂肪小叶结构已清晰可见。最后，胞质内的脂滴融合成单个大空泡，从接近成熟的脂肪细胞演变为完全成熟的脂肪细胞。小灶性聚集成熟的脂肪细胞开始形成脂肪小叶，小叶间的间质细胞也聚集形成疏松的结缔组织间隔。约第 14 周时，脂肪小叶最先出现在面部、颈部、乳腺和腹壁，第 15 周背部和肩部开始出现白色脂肪，第 16 周时出现于上肢、下肢和前胸壁。随后脂肪小叶的数量逐渐增多，小叶变大，至第 23 周时一层连续的皮下脂肪层覆盖肢体[2]。在

出生以后的 6 个月内，脂肪细胞明显增大，但脂肪细胞的数量并未明显增多。随后，脂肪细胞的体积保持相对恒定，但数量逐渐增多。在青春期时，脂肪细胞在体积和数量上均有明显的增加。青春期后至成年期，脂肪细胞继续增加，但速度明显减慢。

脂肪肿瘤可出现上述各个不同发育阶段的脂肪细胞，各种不同类型的脂肪肉瘤常重演脂肪细胞某一发育阶段的特征，且脂肪细胞显示不同程度的异型性（图9-3）。在不同类型的脂肪肉瘤中，甚至在同一种类型的脂肪肉瘤中或有时在同一病例内可见多种形态的脂肪母细胞。在一些经典的黏液样脂肪肉瘤中大致能见到原始间叶细胞向接近成熟脂肪细胞分化的过程。

除脂肪肉瘤外，良性脂肪肿瘤内也可含有脂肪母细胞，如发生萎缩性改变的脂肪瘤、脂肪母细胞瘤、软骨样脂肪瘤、棕色脂肪瘤和梭形细胞/多形性脂肪瘤等（图9-4）。正常脂肪细胞可含有核内空泡（Lochkern 细胞），可被误认为脂肪母细胞。另一方面，高分化脂肪肉瘤中也可见很难见到脂肪母细胞。

需要注意的是，一些非脂肪性肿瘤内也可含有单泡状或多泡状细胞，形态上类似脂肪母细胞，需注意加以鉴别，这些

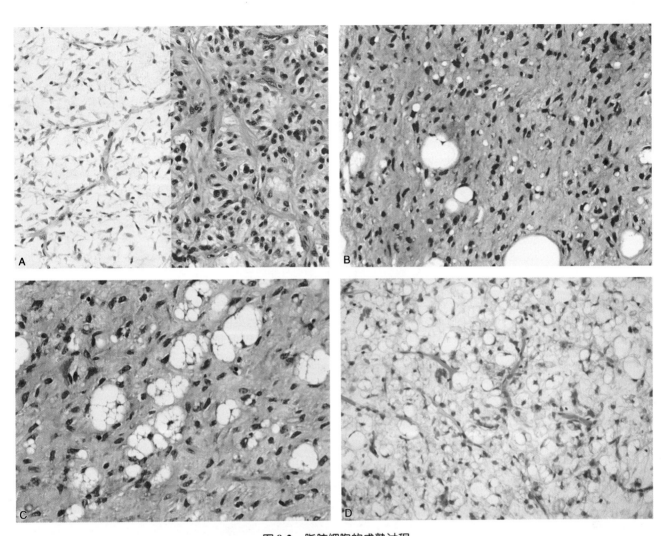

图 9-2 脂肪细胞的成熟过程

A. 血管周围的星状或卵圆形原始间叶细胞;B. 前脂肪细胞;C. 多泡状脂肪母细胞;D. 单泡状(印戒样)脂肪母细胞

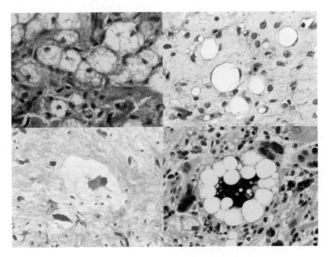

图 9-3 各种形态的脂肪母细胞

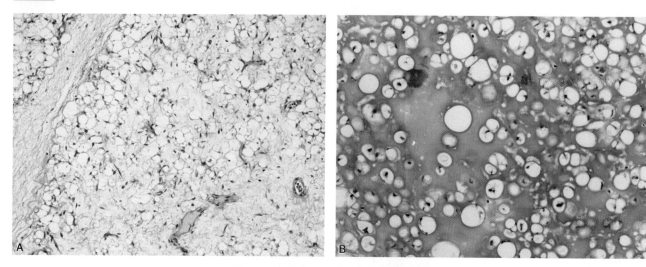

图9-4　良性脂肪肿瘤中的脂肪母细胞
A. 脂肪母细胞瘤；B. 软骨样脂肪瘤

肿瘤包括黏液纤维肉瘤（假脂母细胞）、（肢端）黏液炎性纤维母细胞性肉瘤（假脂母细胞）、上皮样血管内皮瘤、复合性血管内皮瘤、中枢外血管母细胞瘤、脊索瘤以及具有印戒样形态的

癌、恶性淋巴瘤、恶性黑色素瘤和胃肠道间质瘤等（图9-5）。

位于12号染色体长臂上的 *DDIT3*（*CHOP*）基因在脂肪细胞的分化过程中起了一定的作用[3]。*DDIT3* 基因编码

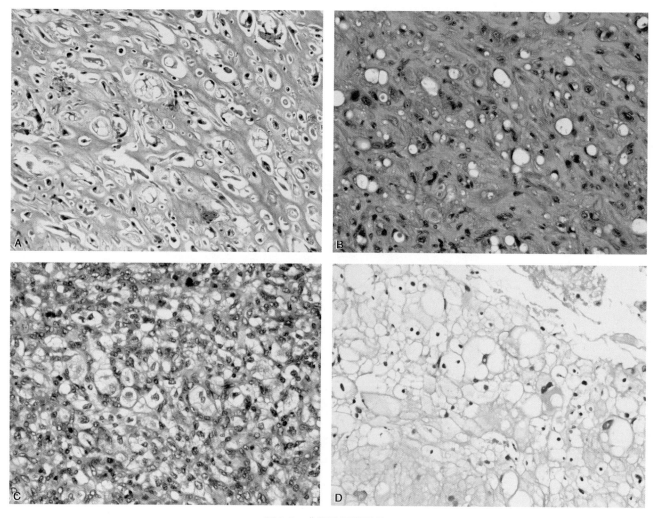

图9-5　非脂肪源性肿瘤
A. 黏液纤维肉瘤；B. 上皮样血管内皮瘤；C. 血管母细胞瘤；D. 脊索瘤

CCAAT 促进子结合蛋白（C/EBP）家族，可起到其他 C/EBP 转录因子抑制子的作用[4]，这些转录因子在细胞的增殖中起着重要作用。C/EBP 在脂肪中有高表达，参与终末分化脂肪细胞的生长抑制。

脂肪细胞、良性脂肪肿瘤和脂肪肉瘤主要表达 S-100 蛋白。新近，一种主要在前脂肪细胞中表达的脂质结合蛋白-p422（aP2）在脂肪母细胞、棕色脂肪细胞和各种类型的脂肪肉瘤中均有阳性表达[5-7]。

第二节 脂肪肿瘤的分类

脂肪肿瘤分为良性、中间性和恶性三大类。

良性肿瘤是成年人最常见的软组织良性肿瘤，可分为五大类[8]：①浅表脂肪瘤（superficial lipoma），由成熟脂肪组织组成，发生于躯体软组织的浅表部位，是成年人最常见的良性软组织肿瘤；②深部脂肪瘤（deep lipoma），起自于深部软组织，包括肌内和肌间脂肪瘤（intermuscular and intramuscular lipoma）、滑膜脂肪瘤（synovial lipoma or lipoma arborescens）、腱鞘脂肪瘤（lipoma of the tendon sheath）、神经内和神经周脂肪瘤（neural or perineural lipoma）、神经脂肪瘤病和腰骶部脂肪瘤；③脂肪瘤病，包括弥漫性脂肪瘤病、盆腔脂肪瘤病、对称性脂肪瘤病、类固醇性脂肪瘤病、颅脑皮肤脂肪瘤病、脊膜外脂肪瘤病和 HIV 脂肪营养不良；④脂肪瘤的各种亚型，包括血管脂肪瘤、肌脂肪瘤、软骨样脂肪瘤、梭形细胞/多形性脂肪瘤、脂肪母细胞瘤/脂肪母细胞瘤病、髓脂肪瘤和硬化性（纤维瘤样）脂肪瘤等。这些亚型在临床和组织学上有着与经典性脂肪瘤所不同的一些特点；⑤冬眠瘤。

近年来开展的细胞和分子遗传学研究证实脂肪瘤是一种肿瘤性病变，脂肪瘤及其一些亚型具有一些相对特征性的染色体异常（表9-1）。

表9-1 脂肪瘤的细胞遗传学

肿瘤类型	染色体表型	基因异常
脂肪瘤	t(3;12)(q27-28;q13-15)	HMGA2-LPP
	t(9;12)(p22;q13-15)	HMGA2-NFIB
	t(2;12)(q37;q13-15)	HMGA2-CXCR7
	t(5;12)(q32-33;q13-15)	HMGA2-EBF1
	t(12;13)(q13-15;q12)	HMGA2-LHFP
	6p21-23 重排	HMGA1 重排
	13q 缺失	未知
软骨样脂肪瘤	t(11;16)(q13;p12-13)	C11of95-MKL2
脂肪母细胞瘤	重排，涉及 8q11-13	PLAG1 重排
梭形细胞/多形性脂肪瘤	16q13-qter 丢失	未知
冬眠瘤	易位，涉及 11q13,10q22	MEN1，PPP1A 缺失

脂肪肉瘤是一种由分化程度和异型程度不等的脂肪细胞所组成的恶性肿瘤，是成年人最常见的软组织肉瘤之一，约占软组织肉瘤的 20%（10%～35%）[9]。脂肪肉瘤极少发生于儿童[10]。

组织学上，脂肪肉瘤可分为非典型脂肪瘤样肿瘤/高分化脂肪肉瘤、去分化脂肪肉瘤、黏液样脂肪肉瘤、多形性脂肪肉瘤和非特指性脂肪肉瘤五种主要类型，生物学行为上可分为中间性局部侵袭型（非典型脂肪瘤样肿瘤/高分化脂肪肉瘤）和恶性两种类型。这几种类型的脂肪肉瘤在流行病学、组织学、遗传学和生物学上均有着各自不同的特点（表9-2）。

表9-2 脂肪肉瘤的临床病理学和遗传学

肿瘤类型	发生率	年龄（岁）	部位	染色体表型	涉及基因	预后
ALT/WDLPS	>50%	50～70	四肢,腹膜后	环状/巨标记染色体 12q13-21	MDM2,CDK4,CPM-HMGA2 扩增	局部复发 5%～15% 去分化
DDLPS	5%	50～70	腹膜后	环状/巨标记染色体 12q13-21	MDM2,CDK4,CPM-HMGA2 扩增	局部复发率高可发生转移
MLS	30%～40%	25～45	四肢	t(12;16)(q13;p11) t(12;22)(q13;q12)	FUS-DDIT3 EWSR1-DDIT3	复发,转移
PLS	<5%	>50	四肢	复杂	未知	易复发和转移

ALT/WDLPS,非典型脂肪瘤样肿瘤/高分化脂肪肉瘤;DDLPS,去分化脂肪肉瘤;MLS,黏液样脂肪肉瘤;PLS,多形性脂肪肉瘤

文献上曾报道了一种伴有平滑肌肉瘤分化的高分化脂肪肉瘤,称为脂肪平滑肌肉瘤[11],生物学行为上与高分化脂肪肉瘤相似,详见后述。此外,原认为属于高分化脂肪肉瘤的梭形细胞脂肪肉瘤现认为一种不同于非典型脂肪瘤样肿瘤/高分化脂肪肉瘤的脂肪肿瘤,新近两组软组织肿瘤病理专家分别采用非典型性梭形细胞脂肪瘤样肿瘤(atypical spindle cell lipomatous tumor)和纤维肉瘤样脂肪瘤样肿瘤(fibrosarcoma-like lipomatous neoplasm)来命名[12-14]。

第三节　良性肿瘤

一、脂肪瘤

脂肪瘤(lipoma)是一种由成熟脂肪细胞组成的良性肿瘤,是成年人最常见的软组织良性肿瘤,约占所有软组织肿瘤的50%[15]。脂肪瘤的发病率远高于脂肪肉瘤,两者的比值约为100∶1。

【ICD-O 编码】

8850/0

【临床表现】

可发生于任何年龄组,但好发于40~60岁间的成年人,男性多见,并多见于体形肥胖者,较少发生于20岁以下的青少年,罕见于儿童。

根据肿瘤的发生部位,脂肪瘤大致可分为以下三种类型:①浅表脂肪瘤:肿瘤位于皮下组织内,以肩背部、颈部、腹壁和四肢近端(如上臂、臀部和大腿)最为好发。②深部脂肪瘤:肿瘤位于深部软组织内,多发生于盆腔、腹膜后、前纵隔、胸腔、胸膜下和睾丸旁,实质脏器如肝、肺、胃肠道和颅内等也可发生。其中发生于胃肠道者多位于小肠或大肠的黏膜下或浆膜下,发生于肌间或肌内者,又称为肌间或肌内脂肪瘤[16],发生在神经内或周围者,称神经内和神经周脂肪瘤[17],后者多发生于手和腕部,也称神经脂肪瘤病(lipomatosis of nerve)[18]。③骨旁或关节旁脂肪瘤:骨旁脂肪瘤(parosteal lipoma)位于骨表面[19],发生于滑膜者,又称滑膜脂肪瘤[20],发生于腱鞘者,称腱鞘脂肪瘤[21]。

临床上,大多数病例表现为局部皮下缓慢性生长的无痛性肿块,除肿块外几乎不引起任何症状。体检时于皮下可触及圆形或不规则形肿块,质地较软,活动度较好。因病程较长,生长缓慢,不少病例未被患者或医生重视,仅在肿瘤较大、呈多发性或影响美容或伴有并发症时才引起关注。当肿瘤体积较大时,可压迫周围神经而引起疼痛。

5%~8%的脂肪瘤为多发性,多位于躯体的上半部分,特别是背部、肩部和上臂,以男性多见。

一些综合征常伴有多发性脂肪瘤,如 Bannayan-Zonana 综合征(多发性脂肪瘤、血管瘤、大头畸形)[22]、Cowden 综合征(多发性脂肪瘤、血管瘤、甲状腺肿以及皮肤和黏膜的苔藓样、丘疹样和乳头状瘤样病变)[23]、Fröhlich 综合征(多发性脂肪瘤、肥胖、性发育不全)[24]、Proteus 综合征(多发性脂肪瘤、脑回样纤维组织增生、巨骨症和皮肤色素性病变等)[25]。

【影像学检测】

发生于浅表的脂肪瘤多行 B 超检查而较少行 CT 或 MRI

检测。脂肪瘤在超声检查下显示为高回声的肿块,X 线平片上呈透光性,CT 上呈低密度区(CT 值为-80~120Hu),与周围的正常脂肪组织相一致,均匀一致,MRI 在 T_1WI 和 T_2WI 上均呈高信号,肿块的周围可有一层薄(<2mm)的低信号密度包膜(纤维性)围绕[26],脂肪抑制序列脂肪瘤信号减低。需注意的是,一些皮下脂肪瘤可以无包膜,肿瘤组织与皮下脂肪相延续。

【大体形态】

位于浅表或皮下者多有菲薄的纤维性包膜,呈球形、类圆形、结节形或分叶状(图9-6),大小不一,但直径多在 5cm 以下,平均 3cm,超过 10cm 者罕见。切面呈淡黄色或黄色,质地柔软。位于深部者,外形常不规则,可呈沙钟形或为哑铃状,体积相对较大,常超过 5cm。

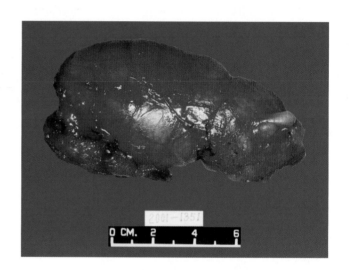

图9-6　脂肪瘤的大体形态

【组织形态】

由成熟的脂肪细胞组成,与周围的正常脂肪组织相似(图9-7A,B)。瘤细胞排列紧密,并由纤维性间隔分成大小不等的小叶,小叶内的脂肪细胞在大小和形态上基本上一致,呈圆形或多边形,细胞内含有大的脂滴,将细胞质和细胞核推挤到细胞的周边,使细胞核呈扁圆形或新月状,细胞质则变成菲薄的一层围绕在脂滴的周围。在 HE 切片中,细胞内的脂滴已被溶解而呈空泡状。有时于细胞核内可见假包涵体。脂肪瘤内的血管丰富,但因受脂肪细胞挤压而不清晰。脂肪细胞之间含有较多胶原纤维时,又称纤维脂肪瘤(fibrolipoma)(图9-7C);胶原纤维可伴有玻璃样变性。当间质伴有较为广泛的黏液样变性时,又称黏液脂肪瘤(myxolipoma)(图9-7D,E)[27],其中的一些病例中可含有薄壁或厚壁的血管,也称血管黏液脂肪瘤(angiomyolipoma or vascular myxolipoma)[28]。伴有软骨化生时,又称软骨脂肪瘤(chondrolipoma)[29],伴有骨化生时,又称骨脂肪瘤(osteolipoma)(图9-7F~H)[30]。脂肪瘤如发生供血不足或受到外伤时可发生梗死、出血、钙化和囊性变等继发性改变。伴有炎症感染或外伤破裂后,可引起脂肪坏死和液化,在脂肪细胞之间及其周围可见成巢的泡沫样组织细胞(图9-7I,J),有时尚伴有多核巨细胞反应和慢性炎症细胞浸润。

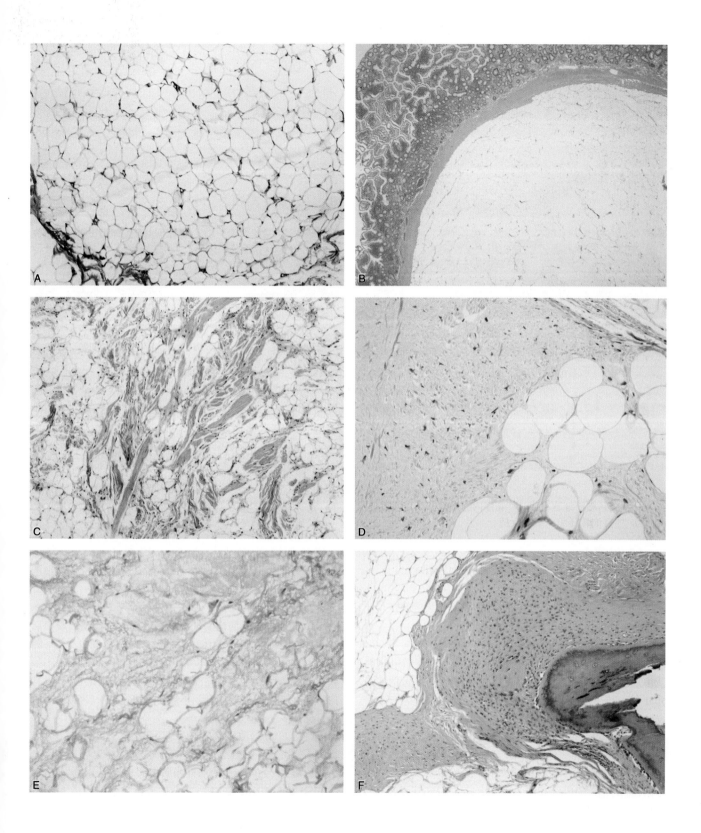

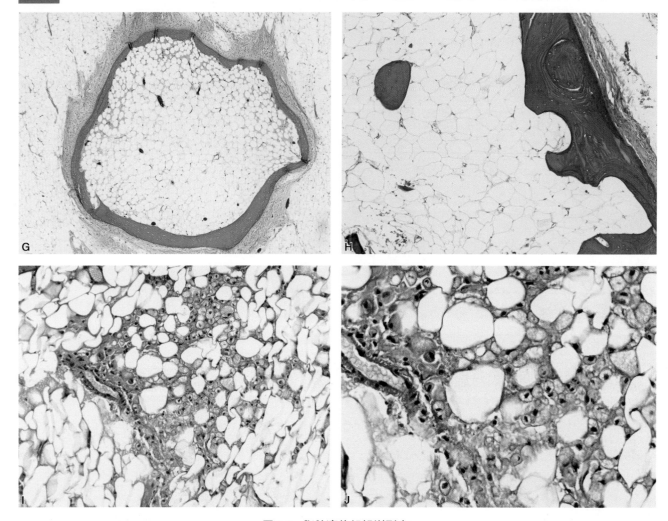

图 9-7　脂肪瘤的组织学形态

A. 由成熟脂肪细胞组成；B. 肠壁内脂肪瘤；C. 纤维脂肪瘤；D、E. 黏液脂肪瘤；F. 伴有软骨和骨化生；G、H. 骨脂肪瘤；I、J. 伴有泡沫样组织细胞反应

【免疫组化】

脂肪瘤表达 S-100、aP2/FABP4、leptin 和 HMGA2。

【超微结构】

细胞的中央为大的脂肪空泡，细胞核和胞质受挤压位于细胞的边缘。

【细胞遗传学】

包括 3 种类型[31-34]：①55% ~ 75% 的病例涉及 12q13-15；②10% 的病例丢失 13q 中的一些成分；③5% 的病例涉及 6p21-23。7% 的病例可兼具上述异常。

位于 12q15 上的 HMGIC（HMGA2）基因重排，现认为在部分脂肪瘤的发生过程中起了主要的作用。研究显示，t(3;12)(q27-28;q13-15) 导致位于 12q15 上的 HMGIC（HMGA2）基因与位于 3q27-28 上的 LPP 基因融合形成 HMGA2-LPP 融合性基因，断裂点在 HMGA2 基因为 3 号内显子，LPP 基因为 8 号内显子[35,36]。除 t(3;12)(q27-28;q13-15) 外，文献上还报道了 t(12;13)(q13-15;q12)，导致 HMGA2 基因与 LHFP 基因发生融合[37]，以及与 CXCR7（2q37.3）、EBF1（5q33.3）和 NFIB（9p22.3）等基因融合。13q 丢失涉及 13q14 中 3.5Mb 的小段缺失。与无 13q 缺失的脂肪瘤相比，位于该区域内的 C13orf1 基因呈明显低表达。6p21-23 异常涉及 HMGIY 基因（HMGA1）。采用针对 HMGA2 和 HMGA1 基因的抗体与细胞遗传学异常有着很高的相关性[38]。

【鉴别诊断】

1. 脂肪瘤样脂肪肉瘤　绝大多数发生于大腿和腹膜后等深部软组织内，肿瘤的体积多较大，常达 10cm 以上[39]，肿瘤所形成的脂肪小叶大小不等，其内脂肪细胞的大小也不一致，小叶之间或脂肪细胞之间可见宽窄不等的纤维性间隔，其内常含有核深染的梭形细胞、不规则形细胞或畸形细胞，有时还可见到多空泡状的脂肪母细胞。肿瘤细胞高表达 MDM2 和 CDK4[40]，FISH 检测显示 MDM2 基因扩增。

需指出的是，大腿和腹膜后等深部软组织也可发生巨大的脂肪瘤[41]，此时与脂肪瘤样脂肪肉瘤较难区分，常需借助于 FISH 检测 MDM2 基因[42]。有作者报道显示，p16 免疫组化有助于鉴别诊断[43]。

2. 脂肪垫　无包膜，富于胶原纤维，脂肪组织与胶原纤维如夹心饼干样混合分布。

3. 血管平滑肌错构瘤　除脂肪成分外，尚含有厚壁血管和肌样细胞，后者表达 HMB45 和 α-SMA，具血管周上皮样细胞分化。

【治疗】

局部完整切除。

【预后】

本病系良性肿瘤,位于浅表者局部切除即可治愈,位于深部者常因切除不净或难以完整切除导致肿瘤的再生。

二、肌内和肌间脂肪瘤

肌内和肌间脂肪瘤(intramuscular and intermuscular lipoma)又称浸润性脂肪瘤(infiltrating lipoma),是一种发生于躯体肌肉内和肌肉间的脂肪瘤,肌内脂肪瘤相对常见,但很多病例同时累及肌肉和肌间组织。

【ICD-O 编码】

8850/0

【临床表现】

好发于 30～60 岁间的成年人[16,44],男性多见,偶可发生于新生儿[45],后者有时与弥漫性脂肪瘤较难鉴别。

主要累及肢体(尤其是大腿)、肩部和上臂的大肌肉,腹壁、胸壁和头颈部等处也可发生[46]。

临床上除表现为局部缓慢性生长的肿块外,还可有胀痛感,特别是在肢体活动较多或站立过久之后。肌肉收缩时肿瘤容易出现。

【影像学】

肌内脂肪瘤可显示为受累肌肉内周界不清的不规则软组织肿块阴影,可与肌肉组织相交错穿插,形成特征性的斑纹样形态。肌内脂肪瘤也可表现为深部肌肉组织内界限相对清楚的圆形或卵圆形肿块,密度与皮下脂肪相近或一致(图9-8)。病情严重时,肿瘤可取代大块的肌肉组织。

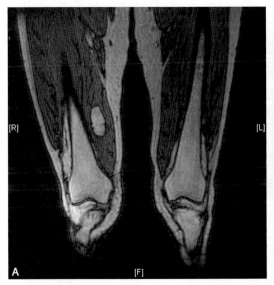
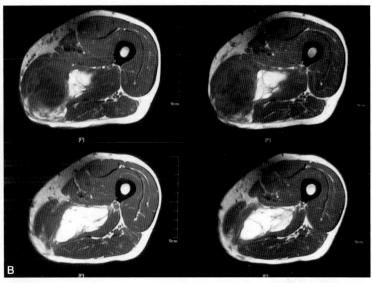

图 9-8　肌间脂肪瘤 MRI

【大体形态】

肿瘤大小不一,大者可达 20cm。切面可见黄色的脂肪组织夹杂于红色的肌肉组织之间(图9-9),无包膜,周界不清,外形不规则。

【组织形态】

成熟脂肪组织于横纹肌组织内或肌束之间呈弥漫浸润性生长,脂肪组织内可含有厚壁血管(图9-10)。

【治疗】

将肿瘤尽可能完整切除,必要时可将受累肌肉切除或行间室切除。

【预后】

取决于是否将病变完全切除,AFIP 的资料显示,85% 的病例经完整切除后获得治愈,另 15% 的病例发生局部复发。文献上报道的复发率差异较大,从 3%～62.5% 不等。

三、肌　脂　肪　瘤

肌脂肪瘤(myolipoma)是一种由成熟脂肪组织和数量不等的平滑肌组织组成的良性肿瘤,是脂肪瘤的一种少见亚型,由 Meis 和 Enzinger 于 1991 年首先报道[47],也称软组织脂肪平滑肌瘤(soft tissue lipoleiomyoma)[48]或子宫外脂肪平滑肌瘤(extrauterine lipoleiomyoma),与发生于子宫的脂肪平滑肌瘤相似。

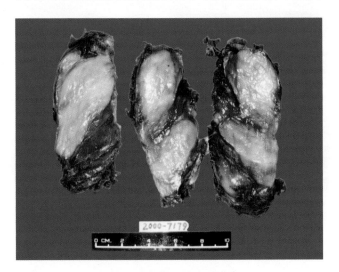

图 9-9　肌间脂肪瘤大体形态

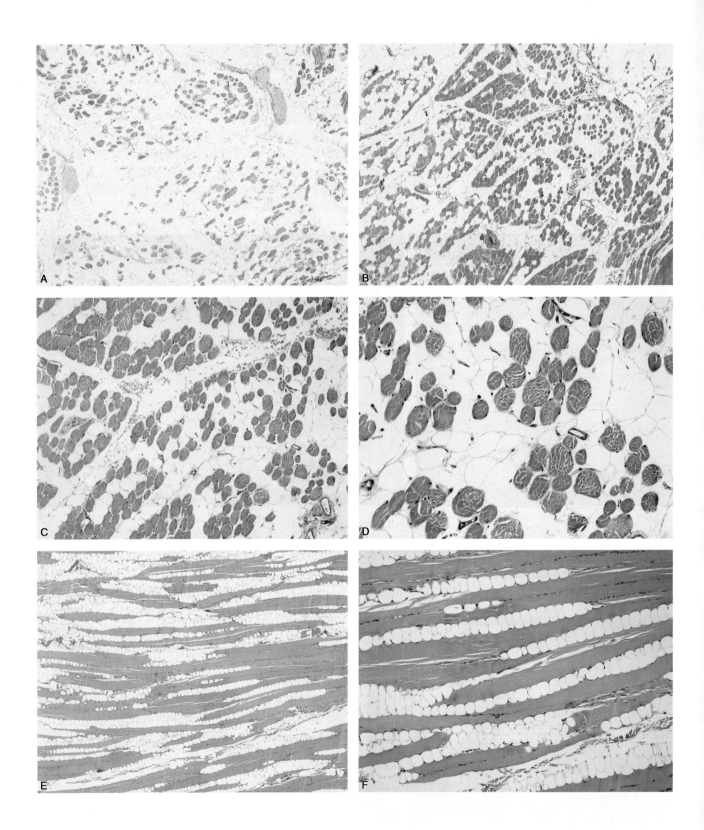

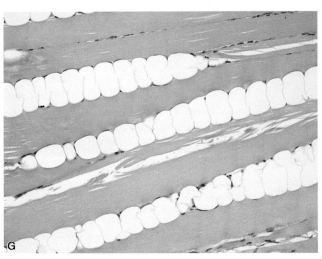

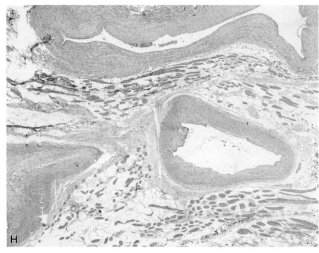

图 9-10　肌间脂肪瘤的组织学形态
A～D. 成熟脂肪组织于横纹肌组织内呈弥漫浸润性生长;E～G. 成熟脂肪组织在肌束之间浸润性生;H. 可含有厚壁血管

【ICD-O 编码】

8890/0

【临床表现】

患者均为成年人,年龄范围为 28～94 岁,平均为 47 岁,中位年龄 50 岁,多见于女性,男:女为1:2。

好发于腹膜后、盆腔、腹壁和腹腔内[47-50],少数病例也可发生在背部、胸壁、腹股沟和腋下,偶可发生于心脏旁[51]。

多数病例表现为局部可触及的肿块,部分病例为偶然发现。

【影像学】

迄今为止报道尚较少,多显示为脂肪密度和非脂肪密度(平滑肌)相混杂的肿块阴影,其中非脂肪性成分在 CT 上显示为软组织密度,T_1WI 显示为中等信号,T_2WI 显示为中至高信号,抑脂后信号明显降低[52]。

【大体形态】

肿瘤周界清晰,可有完整的包膜所包绕,体积一般较大,平均直径和中位直径分别为 15cm 和 10cm,范围为 2.4～20cm。切面可见黄色脂肪组织和灰白色或灰褐色的实性成分(平滑肌成分)相混杂,后者质地坚韧,可呈结节状或编织状。

【组织形态】

由数量不等的成熟脂肪组织和平滑肌组成(图 9-11),常以平滑肌成分为主,与脂肪组织的比例约为 2:1。平滑肌多呈短束状或片状分布,穿插于脂肪细胞之间,可形成筛孔状结构。平滑肌细胞的胞质在 HE 下呈深嗜伊红色,Masson 三色染色下呈嗜品红性。核染色质均匀,核仁不明显,不见核分裂象,偶可有退变性改变。脂肪细胞也无异型性,不见花环状多核巨细胞,也不见脂肪母细胞。此外,肿瘤内不见血管平滑肌脂肪瘤中所常见的中等大小的厚壁血管。肿瘤的间质有时可伴有胶原化,或伴有灶性的慢性炎症细胞浸润。

【免疫组化】

短束状或片状的平滑肌表达 α-SMA(图 9-12)、calponin 和 desmin,还可表达 ER 和 PR[53]。约 60% 的病例可表达 HMGA2[50]。

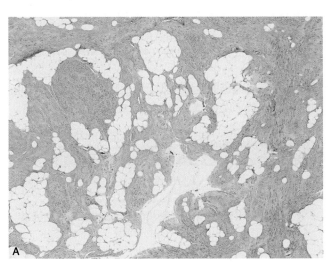

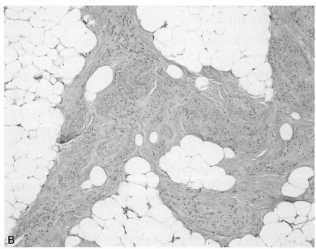

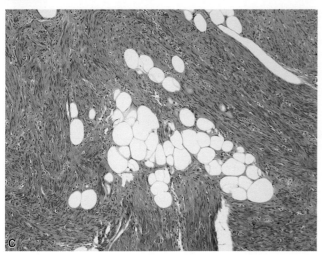

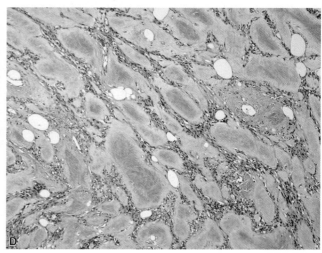

图9-11　肌脂肪瘤的组织学形态
由数量不等的成熟脂肪组织和平滑肌组成

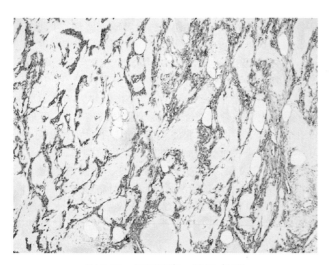

图9-12　肌脂肪瘤α-SMA标记

【细胞遗传学】

有报道显示 HMGA2 异常[54]。新近报道显示,肌脂肪瘤中存在 t(9;12)(p22;q14),形成 HMGA2-C9orf92 融合基因[55]。

【鉴别诊断】

1. 梭形细胞脂肪瘤　梭形细胞表达 CD34,不含有表达 actins 的平滑肌束。

2. 血管平滑肌脂肪瘤　好发于肾脏和肾周围,临床上常伴有结节硬化综合征。肿瘤由肌样条束、中等大小的厚壁血管和多少不等的脂肪细胞混合组成,其中肌样细胞除可表达 actins 外,还表达 HMB45、PNL2 和 Melan-A 等色素细胞标记,提示瘤细胞具血管周上皮样细胞(PEC)分化。

3. 平滑肌瘤伴有脂肪变性　缺乏肌脂肪瘤中规则性分布的脂肪组织。

4. 脂肪平滑肌肉瘤　也是由脂肪组织和平滑肌组织组成,但脂肪成分多为高分化脂肪肉瘤(脂肪瘤样脂肪肉瘤或硬化性脂肪肉瘤),而平滑肌成分可显示轻至中度的异型性。肿瘤内可见厚壁血管,壁内含有核深染的畸形大细胞,厚壁血管的周围为环层状或同心圆状增生的平滑肌细胞,与周围的平滑肌束之间有移行。

【治疗】

完整切除。

【预后】

本病系良性肿瘤,完整切除后多可获得治愈。

四、软骨样脂肪瘤

软骨样脂肪瘤(chondroid lipoma)是一种脂肪瘤的特殊亚型,由巢状或岛屿状排列的嗜伊红色细胞、多空泡状脂肪母细胞样细胞和成熟脂肪组织混合组成,基质呈软骨黏液样或黏液透明(玻璃样)变性,形态上有点类似黏液样脂肪肉瘤或黏液样软骨肉瘤。最初由 Chan[56] 于 1986 年报道,Meis 和 Enzinger[57] 于 1993 年将其正式命名为软骨样脂肪瘤。软骨样脂肪瘤非常少见,国内偶见报道[58,59]。

【ICD-O 编码】

8862/0

【临床表现】

好发于 20~40 岁间的中青年,平均年龄为 36 岁,年龄范围为 14~70 岁。女性多见,男:女约为1:4。

以肢体近端最多见,包括肩部、上臂和大腿,其次见于肢体远端、躯干和头颈部(包括口腔),少数可位于手足等部位[56-62]。

表现为局部缓慢性增大的无痛性肿块,病程常为数年。肿块可完全位于皮下,或累及浅筋膜,或位于肌间和肌肉内。

【影像学】

软骨样脂肪瘤的影像学报道较少[63],显示为皮下或深部肌肉内周界清楚的结节状或分叶状肿块,内部质地不均匀,与普通脂肪瘤不同,PET-CT 检测可显示有明显的 18F-FDG 亲和性[64]。肿瘤内可含有液体样区域(黏液样成分),并常含有多少不等的脂肪组织,可分布于肿块的周边或中心(图9-13)。

【大体形态】

结节状或分叶状,多数有包膜,直径 1.5~11cm,平均4cm。切面呈黄色或灰黄色(图9-14),少数病例可呈白色、淡褐色或灰白色。

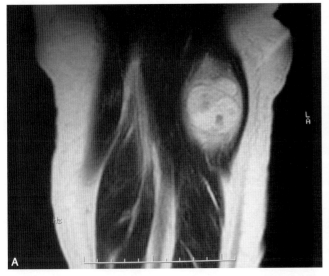
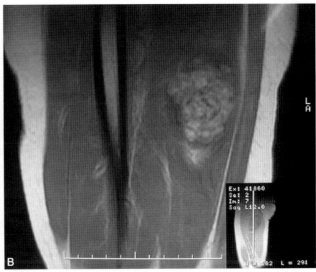

图9-13　软骨样脂肪瘤的影像学

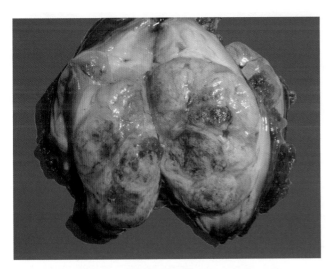

图9-14　软骨样脂肪瘤的大体形态

【组织形态】

肿瘤周界清晰,其边缘多呈圆形或膨胀状(图9-15A,B)。由巢状、岛屿状或条束状排列的嗜伊红色细胞、多泡状脂肪母细胞样细胞和成熟脂肪细胞组成(图9-15C~G),基质呈软骨样、软骨黏液样、黏液透明(玻璃样)样或纤维素样(图9-15H~J)。嗜伊红色的瘤细胞体积较小,胞界清晰,胞质呈颗粒状至原纤维状,周围多被黏液样或玻璃样变的基质所围绕,呈陷窝状,似软骨样。多空泡状瘤细胞的胞质内常含有一个至数个小的脂肪滴,形态上类似脂肪母细胞或冬眠瘤细胞,也可呈单泡状,内含小的或大的脂肪空泡,前者呈印戒样,后者类似成熟脂肪细胞。上述几种瘤细胞的核染色质均匀细致,核仁多不明显或含小的嗜碱性核仁,核异型性及核分裂象均难以见到。肿瘤内无分化成熟的软骨。

【特殊染色】

嗜伊红色细胞 PAS 染色阳性,不耐淀粉酶消化,提示含有糖原。单或多空泡状细胞油红 O 染色阳性,提示含有中性脂肪,黏液玻璃样基质 AB-PAS 染色和胶体铁染色阳性,并耐透

明质酸酶消化,提示含有硫酸软骨素。

【免疫组化】

脂肪母细胞样细胞表达 S-100 蛋白和 vimentin,个别病例表达 CK,但 EMA 均阴性,Ki67 指数<1%。软骨样脂肪瘤可高表达 CyclinD1[65]。

【超微结构】

瘤细胞具有胚胎性脂肪细胞、胚胎性软骨细胞、脂肪母细胞和脂肪细胞的形态,而基质则类似软骨。

【细胞遗传学】

新近研究显示软骨样脂肪瘤具有 t(11;16)(q13;p13),产生 C11orf95-MKL2 融合性基因[66]。采用针对 C11orf95 或 MKL2 基因的 FISH 检测或 RT-PCR 有助于软骨样脂肪瘤与脂肪肉瘤的鉴别诊断[67]。

【鉴别诊断】

1. 骨外黏液样软骨肉瘤　多发生在下肢深部软组织内,肿瘤呈多结节状,瘤细胞多呈纤细的条索状、花边样或网格状排列,形态较为一致,卵圆形、短梭形或星状,胞质内很少或不含有空泡,肿瘤内多不含有成熟性的脂肪组织。38% 的病例表达 S-100,但多为灶性和弱阳性,部分病例可表达 Syn、NSE、PGP9.5 和 peripherin(外周蛋白),FISH 检测显示为 EWSR1 基因相关易位。

2. 黏液样脂肪肉瘤　肿瘤内可见分支状或丛状的毛细血管网,血管周围常可见到处于不同分化阶段的细胞,包括卵圆形或短梭形的原始间叶性细胞、胞质内逐渐有脂滴形成的圆形脂肪母细胞、单泡状或多泡状的脂肪母细胞以及接近成熟的脂肪细胞。90% 的病例具有 t(12;16)(q13;p11),产生 FUS-DDIT3 融合性基因,可通过 FISH 检测,详见后述。

3. 软组织脊索瘤　多发生在手足部位。瘤细胞多呈大空泡状,胞质内不含脂肪性空泡,免疫组化显示瘤细胞强阳性表达 AE1/AE3 和 S-100。

【治疗】

局部完整切除。

【预后】

本病系良性肿瘤,手术切除后多可治愈。

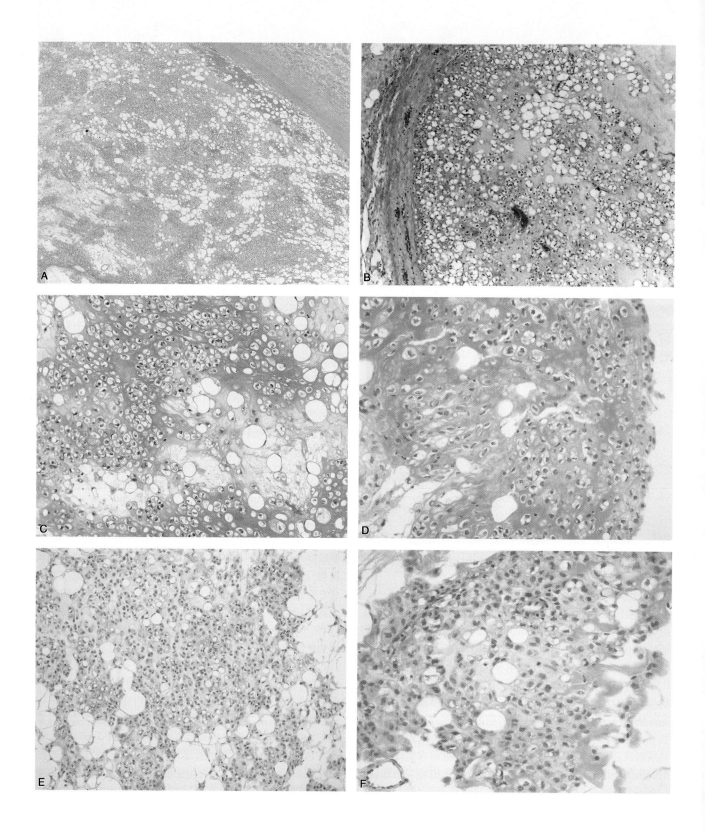

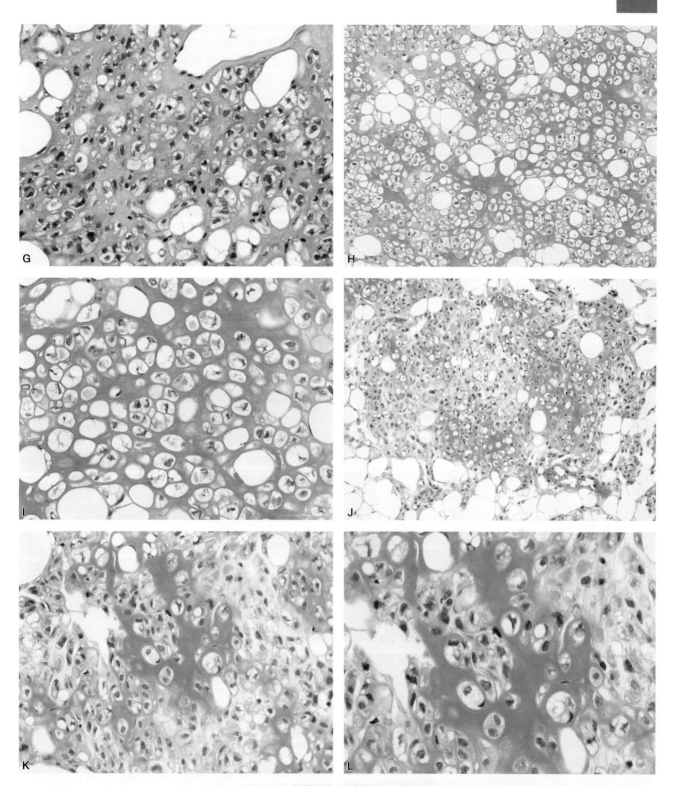

图 9-15 软骨样脂肪瘤的组织学形态
A、B. 肿瘤周界较为清楚;C. 脂肪细胞呈陷窝状,周围为软骨样基质,类似软骨细胞;D. 脂肪母细胞和间质内嗜伊红色软骨样基质;E～I. 示嗜伊红色细胞、多泡状脂肪母细胞样细胞和软骨样脂肪细胞,间质呈软骨样、软骨黏液样、黏液透明(玻璃样)样;J～L. 间质内软骨样基质

五、脂肪母细胞瘤和脂肪母细胞瘤病

脂肪母细胞瘤(lipoblastoma,LPB)又称胎儿型脂肪瘤(fetal lipoma)或胚胎性脂肪瘤(embryonic lipoma),是一种发生于儿童、形态上类似胎儿脂肪的良性分叶状肿瘤,由 Van Meurs 等于 1947 年首先报道[68],其中弥漫性病变又称为脂肪母细胞瘤病(lipoblastomasis,LPBs),后者由 Vellios 等于 1958 年报道[69]。LPB/LPBs 与脂肪瘤和脂肪瘤病的不同之处在于肿瘤内含有处于不同分化阶段的脂肪母细胞,且基质常呈黏液样,并含有纤细的丛状血管网,形态上类似黏液样脂肪肉瘤,有时

较难区分,易被误诊,特别是在不了解临床的情况下。另一方面,脂肪母细胞瘤向成熟方向分化时还可类似高分化脂肪肉瘤。

【ICD-O 编码】

8881/0

【临床表现】

主要发生于 3 岁以下的婴幼儿,偶可发生于青年人和成年人[70],男性多见,男∶女为2∶1。

肿瘤多位于肢体,下肢中依次为大腿、臀部、小腿、腹股沟和足,上肢中依次为手、腋下、肩部、上臂、前臂和肘部[71,72]。部分病例可位于躯干(背部、胸壁和外阴)和头颈部[73],少数病例可位于纵隔、肠系膜和腹膜后等深部体腔[74],以及实质脏器如肺、心、肾脏和唾液腺等处[75,76]。

Coffin 等[77]曾于 2009 年报道了迄今为止最大的一组 LPB 病例(59 例),患者的年龄范围为 3 个月 ~ 16 岁,其中 22% 的患者在 1 岁以内,69% 的患者为 1 ~ 9 岁,10% 的患者为 10 岁及 10 岁以上。Coffin 等的资料显示,68% 的病例位于躯干,27% 位于肢体,8% 位于头颈部。

脂肪母细胞瘤局限于皮下生长,临床上多表现为生长缓慢的无痛性肿块。脂肪母细胞瘤病则呈弥漫性生长,不仅累及皮下,且常累及深部的肌肉组织。与脂肪母细胞瘤病相比,脂肪母细胞瘤更多见。一小部分患儿(约 17%)可伴有中枢神经系统疾患,包括癫痫、孤独症、发育迟缓、先天性异常和 Sturge-Weber 综合征等[77]。个别病例可伴有手指的多发性球静脉畸形、颞部脱发、异色症和表皮痣等。

【影像学】

在超声、CT 和 MRI 下显示为分叶状肿块,其内含有脂肪组织(图 9-16)。当肿瘤内含有较为明显的黏液样成分时,CT 显示为低密度,T_1WI 为低信号,T_2WI 为高信号[78]。

【大体形态】

肿块呈球形、结节状或分叶状,直径 1.2 ~ 25cm,平均之间为 5.3cm,位于腹膜后者可达 20cm,淡黄色或乳白色,切面呈黏液样或胶冻样。

【组织形态】

由小而不规则的脂肪小叶组成,小叶间为粗细不等的纤维结缔组织间隔(图 9-17A,B),小叶内的脂肪细胞成熟程度不等,从较为原始的星状和梭形间叶性细胞(前脂肪细胞)

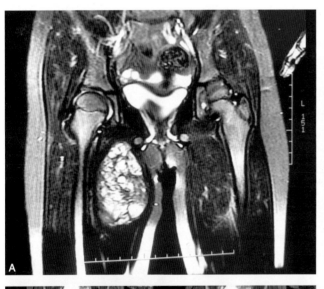

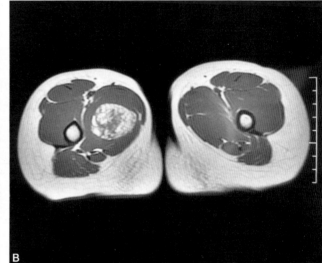

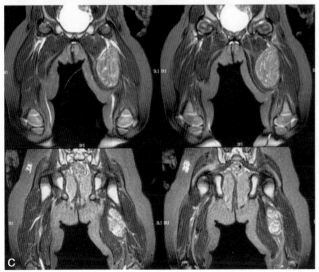

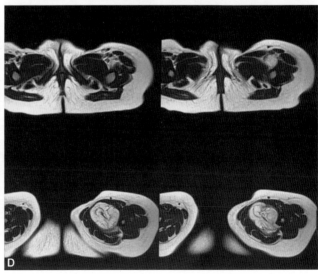

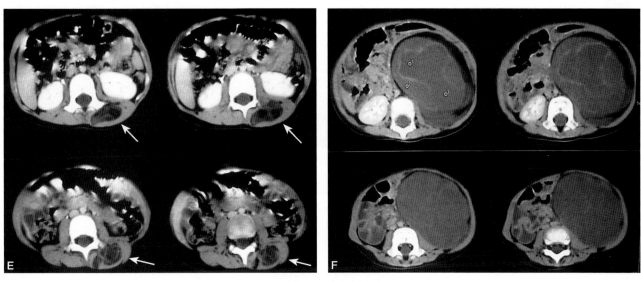

图 9-16 脂肪母细胞瘤的影像学
A、B. 右大腿;C、D. 左大腿;E. 背部肌肉内;F. 腹膜后

到单泡状的印戒样脂肪母细胞直至成熟的脂肪细胞(图 9-17 C~G),有时可见胞质呈泡沫状、内含细小嗜伊红色颗粒状的圆形细胞,类似棕色脂肪细胞。瘤细胞之间及其周围为黏液样的基质,其量的多少与细胞的分化程度呈反比。间质内常含有丰富的血管,可呈纤细的丛状,类似黏液样脂肪肉瘤(图 9-17H,I)。少数肿瘤以不成熟的梭形细胞为主,而另一些肿瘤中的小叶则以成熟的脂肪细胞为主,可类似高分化脂肪瘤样脂肪肉瘤(图 9-17J)。

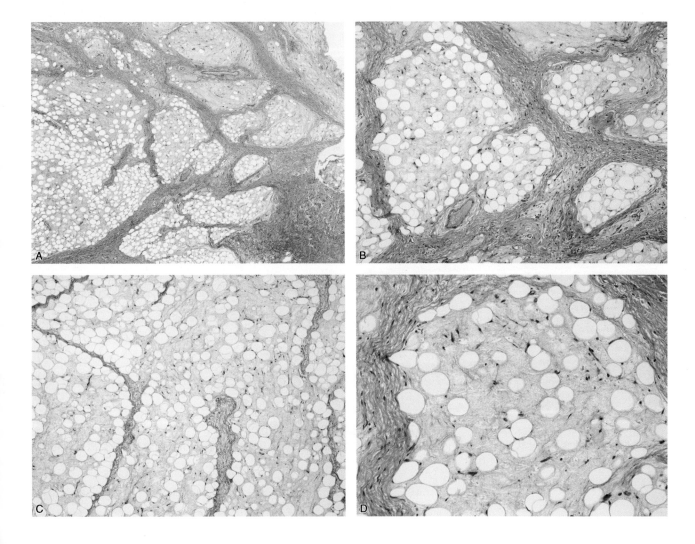

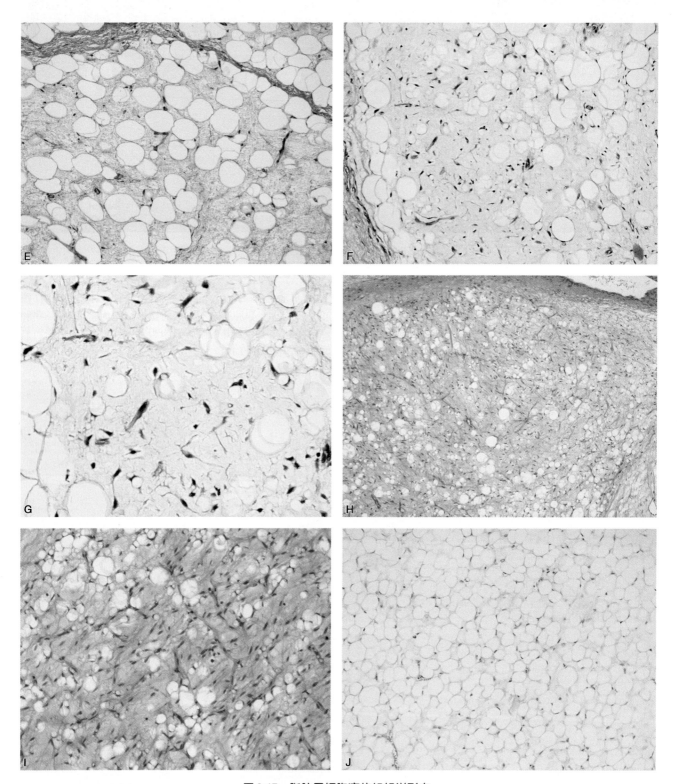

图 9-17　脂肪母细胞瘤的组织学形态

A、B. 低倍镜下肿瘤呈分叶状；C ~ G. 小叶内的脂肪母细胞和黏液样基质；H、I. 可类似黏液样脂肪肉瘤；J. 可类似高分化脂肪瘤样脂肪肉瘤

脂肪母细胞瘤病中的小叶结构不明显,常含有残留的肌肉组织,似肌内脂肪瘤。有报道显示,肿瘤可成熟化,形态上类似脂肪瘤,常见于复发的病例中。

【免疫组化】

可表达多形性腺瘤 G1 基因(plemorphic adenoma G1 gene,PLAG1),定位于细胞核上。

【超微结构】

显示从未成熟的间叶细胞至成熟程度不等的脂肪细胞[79]。

【细胞遗传学】

多数病例显示 8q11-13 重排[80],位于 8q12 上的 PLAG1 基因可能在肿瘤的发生过程中起了一定的作用[81]。新近研究显示,在脂肪母细胞瘤中存在 HAS2-PLAG1 和 COL1A2-PLAG1 融合性基因[82,83]。PLAG1 重排和 8 号染色体多倍体可通过 FISH 检测。脂肪母细胞瘤中无 DDIT3 相关基因的重排或 MDM2 基因的扩增。

【鉴别诊断】

1. 黏液样脂肪肉瘤 脂肪母细胞瘤需要与黏液样脂肪肉瘤进行鉴别(表 9-3)[84]。

表9-3 脂肪母细胞瘤和黏液样脂肪肉瘤的鉴别诊断

	脂肪母细胞瘤	黏液样脂肪肉瘤
年龄	3 岁以下	30 ~ 60 岁成年人
部位	上肢和下肢	下肢和腘窝
丛状血管网	不明显	明显
小叶状分布	明显	不明显
细胞异型性	无	灶性
细胞遗传学	8q11-13 重排	t(12;16)(q13;p11)
FISH 检测 PLAG1 重排	+	−
FISH 检测 DDIT3 易位	−	+
复发	很少	易复发

2. 婴幼儿原始黏液样间叶性肿瘤(primitive myxoid mesenchymal tumor of infancy,PMMTI) 分化较为原始的黏液样脂肪母细胞瘤有时与 PMMTI 较难区分,可借助于免疫组化 PLAG1 标记和分子病理(如 FISH 和 NGS)检测 PLAG1 基因易位[85]。

【治疗】

宜采取局部广泛性切除。

【预后】

脂肪母细胞瘤为良性肿瘤,手术切除后很少复发,但脂肪母细胞瘤病可因切除不净而复发,复发率为 13% ~ 46%。

六、脂肪瘤病

脂肪瘤病(lipomatosis)是一种成熟脂肪组织的弥漫性过度增生,临床上有七种类型,可发生于躯体的不同部位。

【ICD-O 编码】

8850/0

【临床表现】

大致可分为以下七种类型:

1. 弥漫性脂肪瘤病(diffuse lipomatosis) 多起病于 2 岁以内[86],但也可发生于成年人[87]。病变常累及肢体或躯干的大半部分。多数病例伴有骨肥大,可分别引起巨指(趾)或巨肢症[88](图 9-18A ~ C)。除四肢和躯干外,也可发生于头颈部、肠道、腹腔和盆腔。本型易发生局部复发。

2. 对称性脂肪瘤病(symmetric lipomatosis) 由 Brodie 于 1846 年首先描述[89],但直至 Madelung[90] 于 1888 年详细报道了脂肪组织呈"马项圈"(horse collar)样弥漫性累及颈部后的一系列临床表现后,本病才得以逐步知晓,故又被称为 Madelung 氏病(Madelung disease)。Launois-Bensaude[91] 于次年又报道了 65 例,进一步阐述了本病的特征,故又有 Launois-Bensaude 综合征之称。本病好发于中年男性,并多见于地中海地区。60% ~ 90% 的患者有酒精过饮或肝病史。脂肪沉积缓慢而隐匿,通常为数年之久。增生的脂肪组织多对称性堆积于颈部,特别是两侧,形成"马项圈"或面包圈样的圆形隆起物环绕颈部(图 9-18D ~ F),患者并非特别肥胖,这使得颈部的脂肪堆积看上去更为明显。除颈部外,面颊、乳腺、上臂和腋下也可发生。高达 86% 的患者有感觉运动神经病,高达 50% 的患者有中枢神经系统受累及之症状,如听力丧失、视神经萎缩和小脑共济失调。

3. 盆腔脂肪瘤病(pelvic lipomatosis) 由 Engels 于 1959 年首先描述[92],主要发生于 30 ~ 50 岁间的中年男性,多分布于地中海地区,黑人多见,男性明显多见,女性罕见,男:女约为 18:1[93]。过度增生的脂肪组织主要堆积于膀胱、精囊和直肠周围。病程的早期表现为会阴部轻微疼痛感和尿频,病程的晚期表现为血尿、尿道或乙状结肠直肠梗阻、恶心、下腹部或背部疼痛以及下肢水肿等症状,少数情况下,可引起静脉受阻而形成血栓。

4. 类固醇性脂肪瘤病(steroid lipomatosis) 是一种长期受肾上腺皮质激素刺激所引起的脂肪组织过度增生,可见于 Cushing 综合征、肾上腺皮质增生或长期接受皮质类固醇激素治疗以及移植患者接受激素治疗者。脂肪组织主要积聚于面部(月亮脸)、胸骨上(垂肉)或肩胛间区(水牛背),少数情况下,可积聚于纵隔、心胂旁、脊柱旁、肠系膜、腹膜后或硬脑膜外[94-97]。当肾上腺皮质激素刺激消除以后,脂肪性堆积可以退去[98]。

5. 颅脑皮肤脂肪瘤病(encephalocranio cutaneous lipomatosis) 是一种先天性错构瘤[99],表现为皮肤病变、脂肪瘤和同侧眼脑畸形,在临床表现上与 Proteus 综合征有重叠[100],可能与 I 型神经纤维瘤病有关[101]。

6. 脊膜外脂肪瘤病(spinal epidural lipomatosis) 病变弥漫累及脊膜外,临床上表现为脊髓受压引起的症状[102],可为特发性或与应用皮质类固醇有关,需行脊髓减压术。

7. HIV 脂肪营养不良(HIV lipodystrophy) 主要发生于接受蛋白抑制剂治疗的 AIDS 患者[103,104],也可见于接受抗逆转录病毒治疗的患者。脂肪组织主要积聚于内脏、乳腺和颈部等处。

【影像学】

显示为弥漫浸润性生长的脂肪组织,累及皮下脂肪组织、肌肉或深部软组织。

【大体形态】

由周界不清、外形不规则的脂肪组织组成。

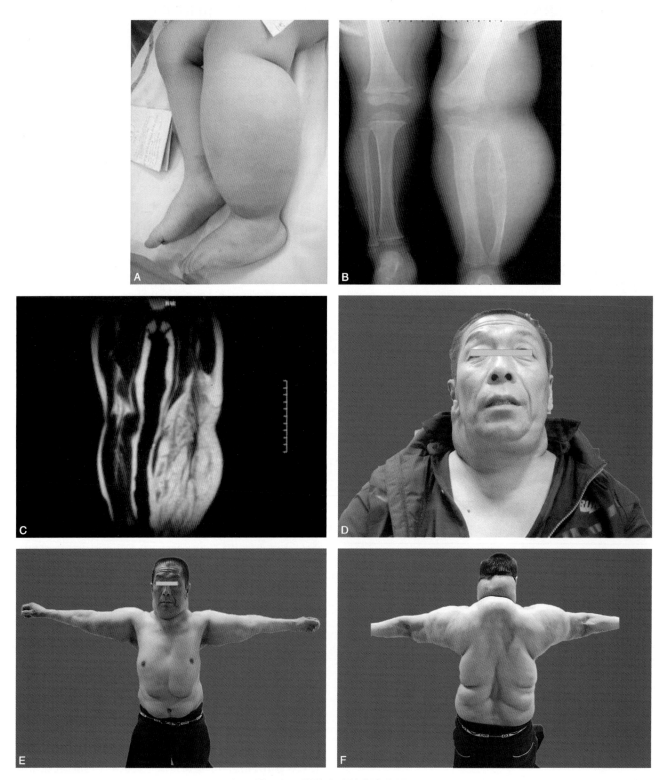

图9-18　脂肪瘤病的临床表现
A. 左下肢弥漫性脂肪瘤病;B. X线;C. MRI;D～F. 对称性脂肪瘤病

【组织形态】

各型脂肪瘤病在镜下相似，均由小叶状或成片的成熟脂肪细胞组成（图9-19），可浸润邻近的组织，如骨骼肌。

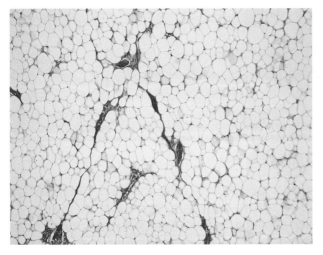

图9-19　脂肪瘤病的组织学形态
由小叶状或成片的成熟脂肪细胞组成

【细胞遗传学】

在多发性对称性脂肪瘤病的一些患者能检测到线粒体DNA编码赖氨酸tRNA基因中的密码子8344点突变[105]。

【治疗】

根据实际情况而定，通常可采用保守性的手术切除过多的脂肪组织。因激素引起者，在停用激素后可消退。对HIV脂肪营养不良可尝试重组生长激素治疗。

【预后】

可发生局部复发。

七、皮肤浅表性脂肪瘤样痣

皮肤浅表性脂肪瘤样痣（nevus lipomatousus cutaneous superficialis）比较少见，由Hoffman和Zurhelle[106]于1921年首先描述，在皮肤真皮乳头层或网状层内可见成群的脂肪细胞（图9-20）。临床上有两种类型：①多灶型（经典型），表现为在皮肤表面可见与皮肤颜色相同的斑块和结节，通常发生在出生后不久，或在20岁以内。病变多沿着皮肤皱褶而呈线样分布，多见于臀部、骶尾部和大腿后部，也可发生于肩背部、上肢、腹壁和胸壁。②孤立结节型，通常发生在20岁以后，无特殊的好发部位，可发生于头皮、前额、背部、肢体和面部。无性别差异，患者的其他情况均良好。镜下，结节由积聚的成熟脂肪细胞组成，病变位于真皮的上中层。一般不需要治疗，除非出于美容方面的考虑。

另一种特殊的亚型表现为颈部、前臂和下肢皮肤过多对称性的环形皱褶（脂肪瘤样痣），也称米其林轮胎婴儿综合征（Michelin tire baby syndrome），通过常染色体显性遗传[107]，细胞遗传学显示11号染色体缺失，在儿童期可自发性消退[108]。

八、血管脂肪瘤

血管脂肪瘤（angiolipoma）是一种发生于皮下的富含毛细血管型小血管的脂肪瘤，小血管内常可见纤维素性微血栓。

【ICD-O编码】

8861/0

【临床表现】

好发于15～25岁间的青年人[109]，男性多见，儿童及50岁以上者罕见。

多发生于前臂，其次可见于躯干和上臂。约2/3的病例为多发性，5%为家族性[110]。

临床上表现为皮下多个小结节（图9-21），常伴有疼痛感和触痛感。

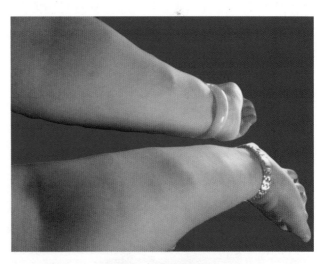

图9-21　血管脂肪瘤
前臂皮下多个痛性小结节

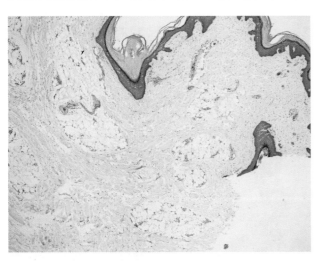

图9-20　皮肤浅表性脂肪瘤样痣
真皮层内可见成群的脂肪细胞

【影像学】

显示病变位于皮下，因富含血管，信号密度较高（图9-22）。

【大体形态】

位于皮下组织内，有包膜，直径多在2cm以下。切面呈黄色，并带有多少不等的红色（图9-23）。

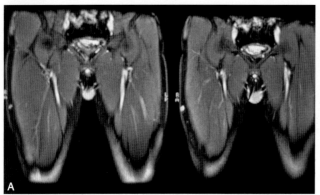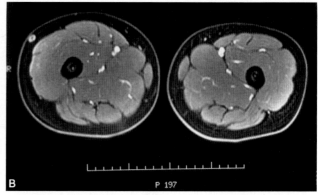

图 9-22　右大腿外侧皮下血管脂肪瘤 MRI

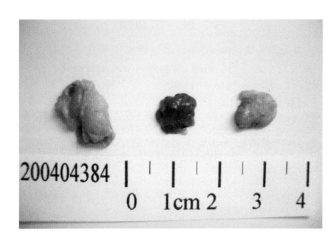

图 9-23　血管脂肪瘤

中间一个结节为富于细胞性血管脂肪瘤,左右两侧为经典型血管脂肪瘤

【组织形态】

由成熟脂肪细胞和分支状毛细血管网组成(图 9-24A)。脂肪组织和血管成分的比例不一,血管通常在包膜下的区域较为显著。特征性形态表现在小血管内含有纤维素性微血栓(图 9-24B),不见于一般的脂肪瘤。极少数病例含有大量的血管,并富于梭形细胞,而脂肪成分相对稀疏,称为富于细胞性血管脂肪瘤(cellular angiolipoma)[111,112](图 9-24C ~ F)。间质可伴有黏液样变性,可见少量散在的肥大细胞(图 9-24G,H)。

【免疫组化】

病变内的血管表达 CD31 和 CD34(图 9-25)。

【细胞遗传学】

染色体组型正常,与经典的脂肪瘤有所不同[113]。血管脂肪瘤似有 HMGA2 全长片段的异常表达,但表达水平低于具有 12q 重排的脂肪瘤[114]。

【鉴别诊断】

富于细胞性血管脂肪瘤应注意与血管肉瘤和卡波西肉瘤鉴别,但前者有包膜,增生的梭形细胞无异型,也不见核分裂象。卡波西肉瘤除表达 CD34 和 D2-40 等标记外,还表达针对 HHV8 的抗体 LNA-1。

【治疗】

局部切除。

【预后】

本病系良性肿瘤,局部切除即可治愈。

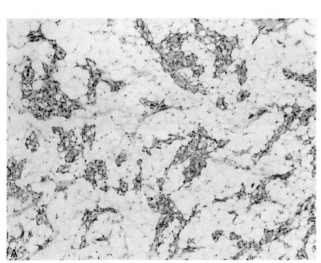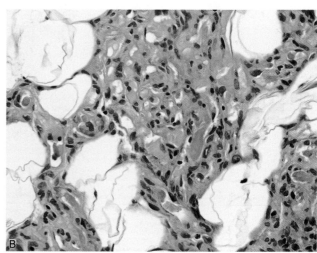

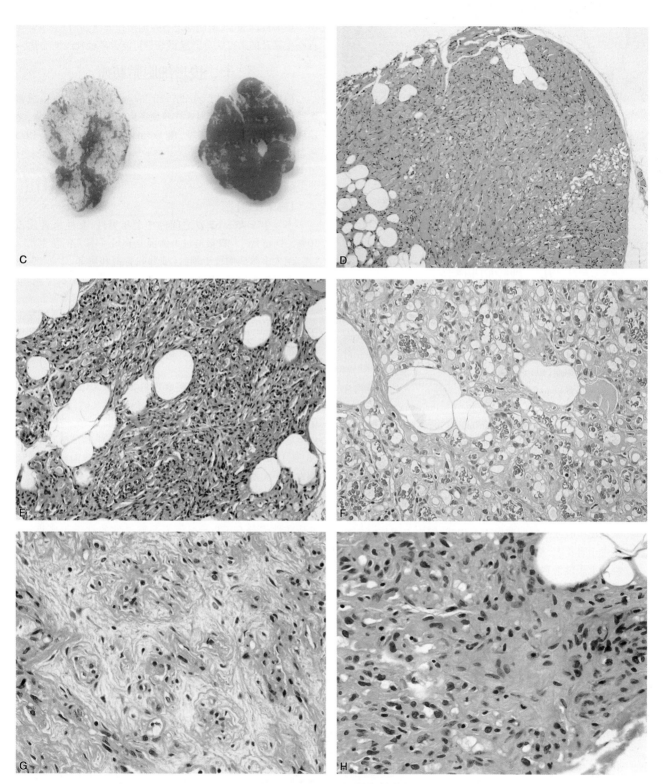

图9-24　血管脂肪瘤的组织学形态

A、B. 经典型血管脂肪瘤由成熟脂肪细胞和分支状毛细血管网组成；C. 左侧结节为经典型，右侧结节为富于细胞性；
D～F. 富于细胞性血管脂肪瘤；G、H. 间质伴有黏液样变性，可见少量肥大细胞

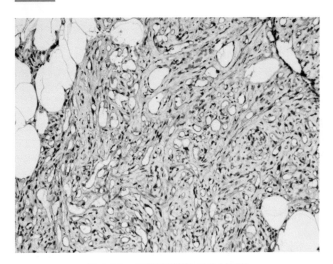

图9-25　血管脂肪瘤CD34标记

九、神经脂肪瘤病

神经脂肪瘤病(lipomatosis of nerve)是一种神经外膜脂肪和纤维组织的过度增生,增生的脂肪和纤维组织位于神经束之间或围绕神经束,使受累神经增大,临床上可伴有巨指症。同义词包括神经纤维脂肪瘤(neural fibrolipoma)[115]、神经纤维脂肪瘤样错构瘤(fibrolipomatous hamartoma of nerve)[116]、脂肪瘤性巨大发育(macrodystrophia lipomatosa)[117]、伴有巨指症的脂肪纤维瘤样错构瘤(lipofibromatous hamartoma with macrodactyly)[118]、周围神经错构瘤(peripheral nerve hamartoma with macrodactyly)[119]和神经束膜脂肪瘤(perineural lipoma),病因不明。

【ICD-O编码】

8850/0

【临床表现】

常在出生时或幼年期即发现有病变,但直至成年时才就医。好发于青年人,几乎均发生于30岁以内,女性多见。

临床上表现为掌、腕和前臂屈侧逐渐增大的肿块[120],尤以左手多见,常伴有疼痛、触痛、感觉减退或麻痹,逐渐加剧。病程多较长,常为数年。近1/3的病例伴有骨的过度增生或巨指症。

【影像学】

MRI检查显示受累神经呈蛇形、低密度,被均匀分布的脂肪组织所围绕,后者在T1加权呈高信号,T2加权为低信号。脂肪组织的量在病例之间多少不等,大多位于神经之间,而不是围绕在神经周围。在矢状面上呈共轴电缆样,在冠状面上呈通心粉面条状[121]。

【大体形态】

肿块呈梭形,灰黄色,质地柔软,常弥漫浸润和取代大神经及其分支,以正中神经最常受累及[122],尺神经和桡神经也可受累及[123],少数病例累及颅神经和臂丛神经[124]。

【组织形态】

增生的脂肪和纤维组织浸润和包绕神经外膜和神经束膜,并分隔神经束(图9-26A),位于神经束膜周围的纤维组织常呈同心圆状围绕神经生长(图9-26B),可类似神经内神经

束膜瘤。病程较长者,神经因长时间受到脂肪组织的挤压,可产生退变和萎缩性改变,极少数病例可伴有骨化生[125]。

【治疗】

虽为良性病变,但尚缺乏有效的治疗方法,外科手术常会损伤受累及的神经。分离腕横韧带可能会减轻神经性症状。

十、梭形细胞脂肪瘤

梭形细胞脂肪瘤(spindle cell lipoma,SCL)是一种由成熟脂肪组织、梭形细胞和绳索样胶原条束所组成的良性肿瘤,是脂肪瘤中的一种特殊亚型,由Enzinger和Harvey[126]于1975年首先描述。

【ICD-O编码】

8857/0

【临床表现】

多发生于45~65岁之间的中老年男性,女性患者仅占10%。Diau等[127]曾报道过1例发生于14个月大的新生儿。

绝大多数病例位于颈后(项部)、背部和肩部[128-130],少数病例可发生于面部、眼眶、前额、口腔(包括舌)、头皮、下颌、肛旁、外阴和上肢等部位[131-137],而下肢极少发生[138,139]。

临床上多表现为皮下单个无痛性结节,部分病例可发生于真皮内[140]、肌肉内[141]或黏膜下。肿块呈扁圆形(图9-27),能活动,病史多较长,少数病例可为多灶性,家族性多见于男性患者[142]。

复旦大学附属肿瘤医院病理科2006—2016年间共诊断40例梭形细胞脂肪瘤,其中男性31例,女性9例,平均年龄和中位年龄分别为56岁和57.5岁,年龄范围为26~75岁。肿瘤主要发生于颈后(10例,25%)、颈部(7例,17.5%)和背部(6例,15%),其他部位包括肩部、头/枕部和鼻面部,少数病例发生于大腿、臀部、胸壁、大阴唇等处。

【影像学】

在89%的病例内含有脂肪成分,含量为25%~75%。非脂肪性成分在CT上显示为非特异性的软组织密度,在MRI-T_1上的信号与肌肉相似,T_2上与脂肪相同或高于脂肪[143]。

【大体形态】

肿块呈结节状或分叶状,周界清晰,或有包膜,直径1~14cm,平均为4cm。切面可因肿瘤内脂肪和纤维的比例不等而呈黄色、黄白相间或灰白色,质地从柔软至坚韧,灶性区域可呈胶冻样。

【组织形态】

周界清晰,可有纤维性包膜(图9-28A)。肿瘤由成熟脂肪细胞、梭形细胞、黏液样的基质和多少不等的双折光性绳索样胶原纤维组成(图9-28B~D)。梭形细胞形态一致,细胞无异型性,也不见核分裂象,多呈波浪状或平行状排列,细胞之间常可见较多的肥大细胞(图9-28E)。瘤内血管较少,多为厚壁的小血管。部分病例中可见散在的类似花环样的多核巨细胞,镜下形态介于梭形细胞脂肪瘤和下述的多形性脂肪瘤之间(图9-28F)。有些肿瘤内含有窦样血管腔隙,称为"血管瘤样亚型"(angiomatous variant)(图9-28G,H)[144]。少数病例还可呈丛状或结节状生长[145]。少数病例内可见髓外造血现象[146]。

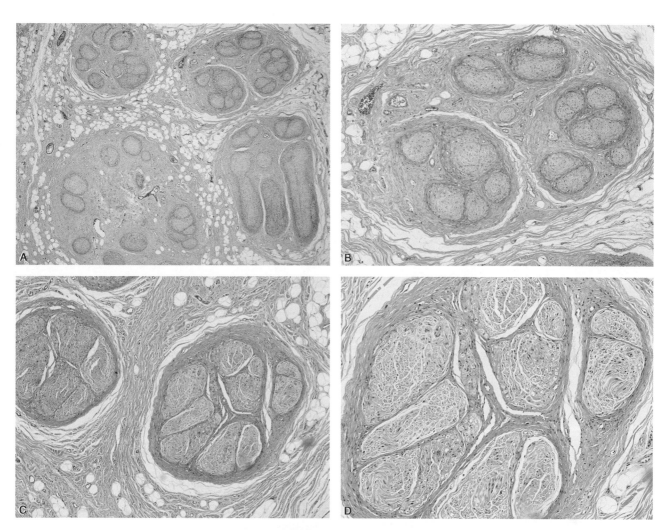

图 9-26　神经脂肪瘤病的组织学形态
A ~ D. 增生的脂肪和纤维组织包裹神经束

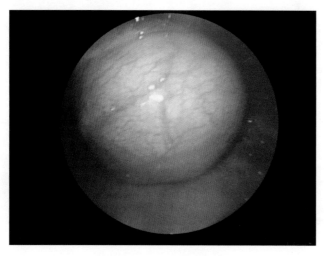

图 9-27　梭形细胞脂肪瘤

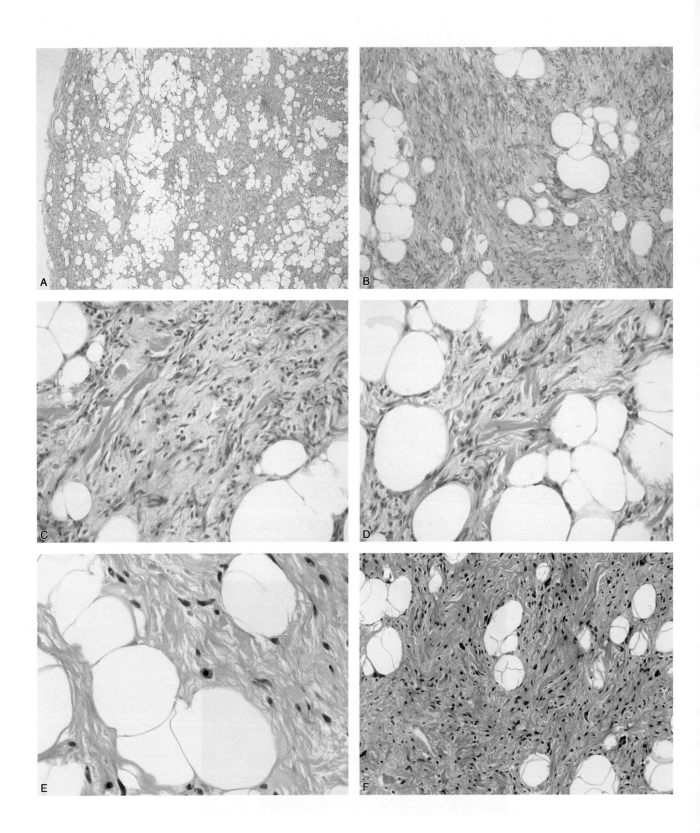

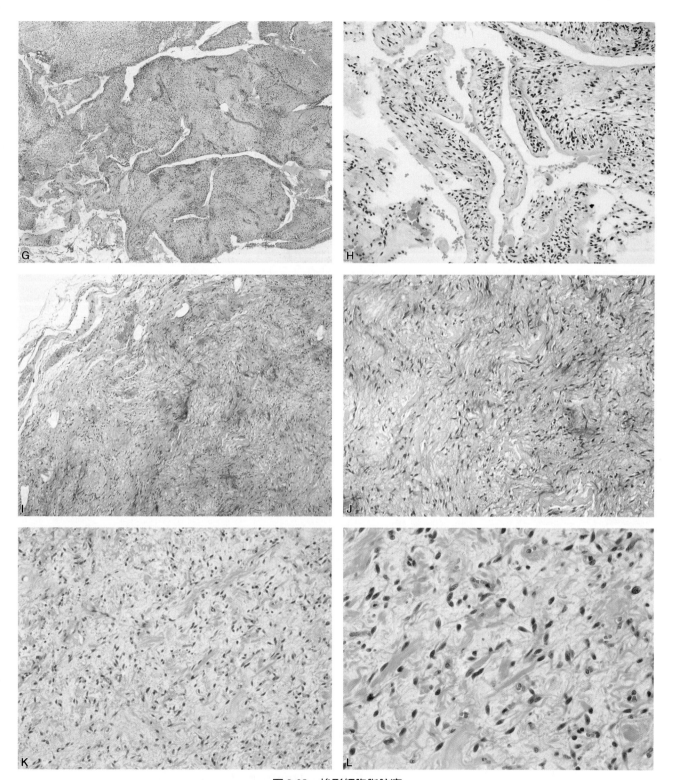

图 9-28 梭形细胞脂肪瘤

A. 周界清楚;B ~ D. 示成熟脂肪细胞、梭形细胞和绳索样胶原纤维;E. 间质内可见散在的肥大细胞;F. 部分病例中含有多核巨细胞,或多形性脂肪瘤样区域;G、H. 假血管瘤性亚型;I、J. 寡脂肪性梭形细胞脂肪瘤;K、L. 乏脂肪性梭形细胞脂肪瘤

此外,一小部分病例中脂肪成分很少,被称为寡脂肪性(fat-poor 或 low-fat SCL)(图 9-28I,J),或很难见到脂肪组织,又称乏脂肪性(fat-free SCL)(图 9-28K,L)[147],易为误诊。

【免疫组化】

梭形细胞表达 vimentin 和 CD34(图 9-29)[148],偶可表达 S-100[149],*RB1* 基因为失表达[150]。

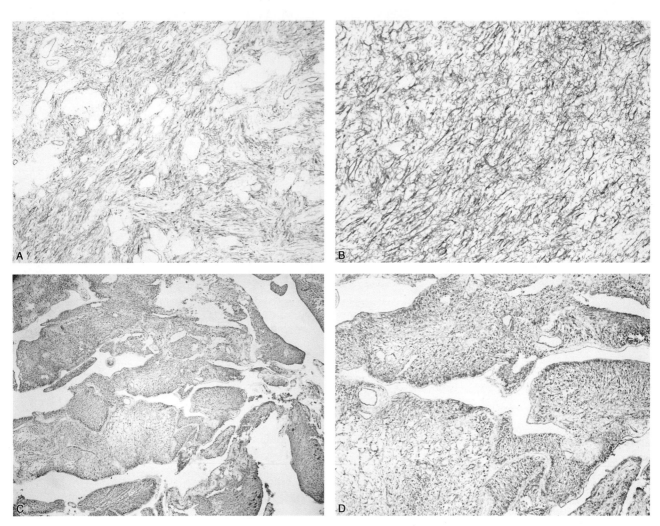

图 9-29　梭形细胞脂肪瘤 CD34 标记
A. 经典型;B. 乏脂肪性;C、D. 假血管瘤样型

【细胞遗传学】

研究显示 13 号染色体呈单倍体或 13q 丢失(包括 13q12 和 13q14-22),其他丢失包括 16q22-qter、6q14-21、10p、17p 和 2q21-qter[151-152]。无 *HMGA2* 的异常表达。

【鉴别诊断】

包括黏液样脂肪肉瘤、梭形细胞脂肪肉瘤和硬化性脂肪肉瘤。

1. 黏液样脂肪肉瘤　可见分支状或纤细丛状的血管网,常可见单泡状印戒样脂肪母细胞,细胞和分子遗传学检测显示特异性的 t(12;16)(q13;p11)和 *FUS-DDIT3* 融合性基因。

2. 梭形细胞脂肪肉瘤和硬化性脂肪肉瘤　两者多发生在深部的软组织内,肿瘤内常可见分化良好的脂肪瘤样脂肪肉瘤成分。此外,梭形细胞脂肪瘤有时还可因体积较大(如直径达 10cm),且发生于皮下而被误诊为非典型性脂肪瘤性肿瘤,可借助于 FISH 检测 *MDM2* 基因扩增。

【治疗】

局部切除。

【预后】

本病系良性肿瘤,完整切除后极少复发。

十一、多形性脂肪瘤

多形性脂肪瘤(plemorphic lipoma,PL)是一种发生于皮下,含有核深染畸形巨细胞和小花样多核巨细胞的脂肪瘤,形态上可与梭形细胞脂肪瘤有过渡现象,属于同一瘤谱。由 Azzopardi 等[153]于 1973 年首先报道。

【ICD-O 编码】

8854/0

【临床表现】

与梭形细胞脂肪瘤相似,好发于 45 岁以上的男性。

以颈部、肩部和背部最多见[154],偶可发生于眼眶等部位。

位于皮下组织内,生长缓慢,可长年保持静止不动。

【大体形态】

呈球形或结节状,周界清晰,1~13cm,切面呈黄色,与一般脂肪瘤相似。

【组织形态】

除成熟脂肪细胞外,肿瘤内还含有散在的核深染单核或多核畸形巨细胞,胞质呈嗜伊红色,部分细胞的核位于胞质周边排列,也称小花样细胞(Floret-like cells)(图9-30A~D)。这些多形性细胞之间常含有丰富的胶原纤维,间质可有黏液样变性(图9-30E)。部分区域内可见到梭形细胞脂肪瘤的成分,两者之间可看到过渡现象。另有一些多形性脂肪瘤中可见脂肪母细胞,形态上与非典型性脂肪瘤样肿瘤有一定的重叠。部分病例内脂肪成分也可较少或不含有脂肪组织(图9-30F~H)[155],容易被误诊。

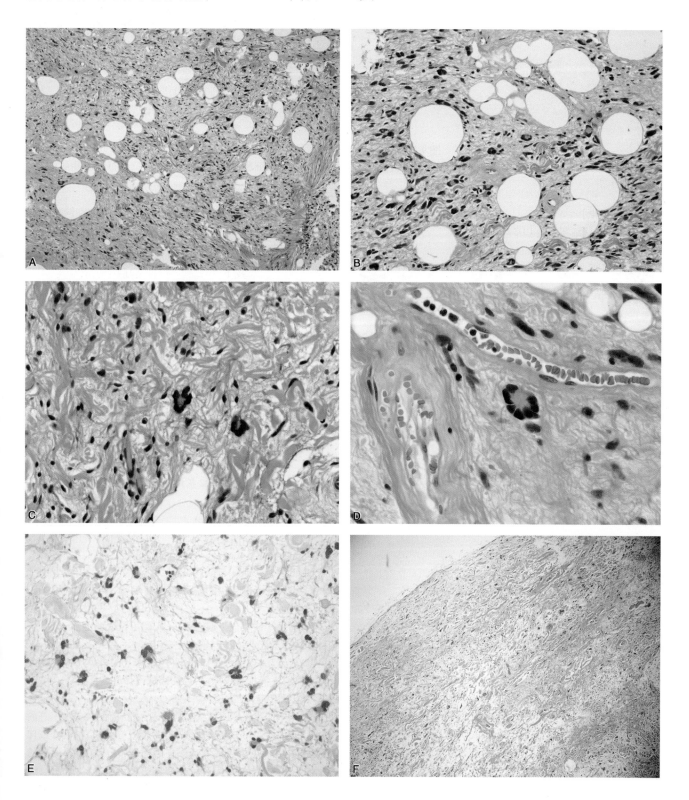

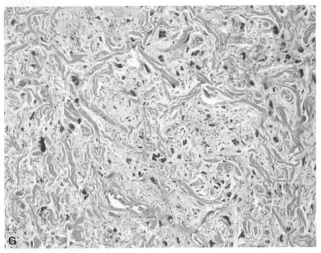
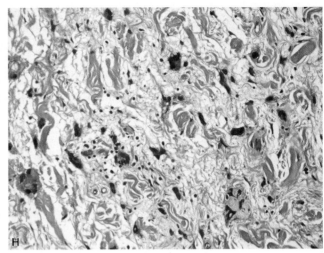

图 9-30 多形性脂肪瘤的组织学形态

A. 肿瘤内可见小花样多核性细胞,偶可见脂肪母细胞;C ~ D. 示小花样多核性细胞;E. 间质黏液样变性;F ~ H. 乏脂肪性多形性脂肪瘤

【免疫组化】

花环样多核细胞表达 CD34(图 9-31)。

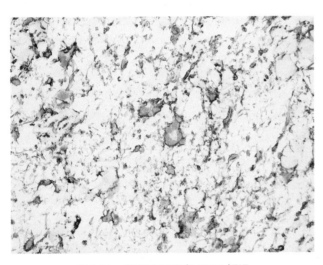

图 9-31 多形性脂肪瘤 CD34 标记

【细胞遗传学】

同梭形细胞脂肪瘤。

【鉴别诊断】

多形性脂肪瘤易被误诊为脂肪肉瘤,应引起注意(表 9-4)。

【治疗和预后】

同梭形细胞脂肪瘤。

十二、树突状纤维黏液脂肪瘤

树突状纤维黏液脂肪瘤(dendritic fibromyxolipoma)是一种由短梭形或星状纤维母细胞样细胞、绳索样胶原纤维以及多少不等的成熟脂肪细胞混合组成的良性肿瘤,由 Suster 等[156]于 1998 年首先描述,本瘤实际上是梭形细胞脂肪瘤的一种黏液样亚型[157]。

表 9-4 多形性脂肪瘤和高分化脂肪肉瘤的鉴别诊断 *

	多形性脂肪瘤	高分化脂肪肉瘤
部位	颈后、背部和肩部皮下	肢体深部软组织和腹膜后
年龄	45 ~ 60 岁	50 ~ 70 岁
小花样细胞	特征性细胞	可有
多形性脂肪母细胞	无	有
间质内肥大细胞	常有	多无
细胞遗传学	13q14,16q22-qter 丢失	环状/巨标记染色体
免疫组化	MDM2/CDK4/p16⁻ CD34⁺	MDM2/CDK4/p16⁺ CD34⁺/⁻
FISH	无 MDM2 扩增	MDM2 扩增
转移	无	极少见,除非为去分化性

【临床表现】

患者多为成年人,年龄范围 34 ~ 81 岁,平均 64 岁,男性多见。

多发生于头颈部、胸壁、背部和肩胛部,少数病例位于四肢,包括足趾。

肿瘤位于浅表皮下或肌筋膜内,偶可位于肌内。

【大体形态】

周界清晰,或部分有包膜,直径 2 ~ 11cm,平均 6cm。切面呈灰黄色,黏液样或胶冻样,局灶区域可伴有囊性变。

【组织形态】

由增生的小梭形或星状细胞组成,病变内混杂多少不等的成熟脂肪细胞,但无不成熟的脂肪母细胞。间质呈黏液样或伴有胶原变性,在不同肿瘤内或同一肿瘤的不同区域内,两者的比例不一,部分区域可完全呈黏液样或显示明显的胶原化,或黏液和胶原相互混杂(图 9-32A,B)。高倍镜下,黏液样区域内的梭形细胞或星芒状细胞,核小而深染,胞质细长呈树突状(图9-32C,D);纤维化区域内,梭形细胞的核呈小的卵圆形,细胞之间为绳索样的胶原纤维(图9-32E,F),类似孤立性纤维性肿瘤。梭形细胞或星状细胞无异型性,也不见核分裂象。肿瘤内含有丰富的小至中等大的血管及增生的毛细血管,部分区域内可呈丛状,类似黏液样脂肪肉瘤。黏液样基质 AB-PAS 染色阳性,透明质酸酶消化后阴性,黏液卡红阴性。间质内可见散在

的肥大细胞。

【免疫组化】

梭形细胞和星状细胞表达 vimentin、CD34 和 bcl-2,其中 vimentin 和 CD34 标记能清晰显示树突状的细胞突起(图9-33)。

【细胞遗传学】

与梭形细胞脂肪瘤相同,提示为梭形细胞脂肪瘤的黏液样亚型[158]。

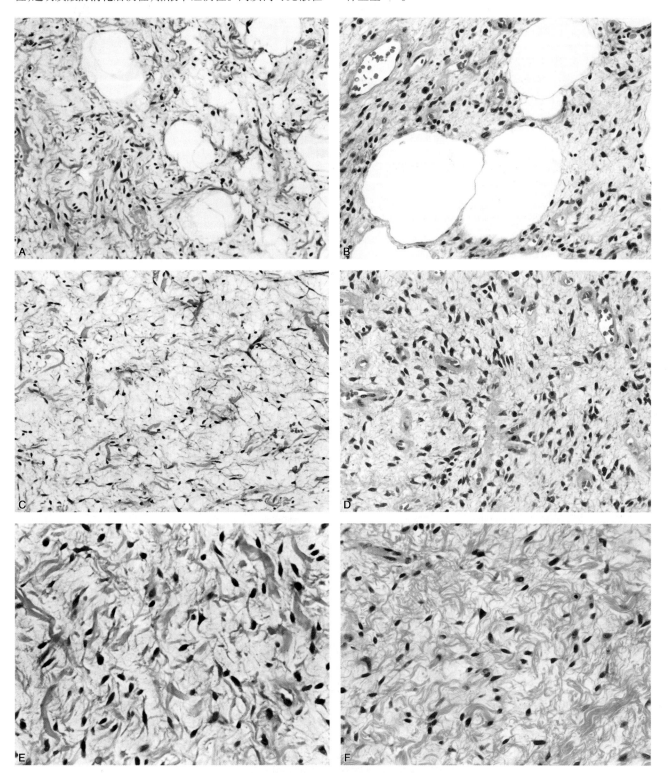

图 9-32 树突状纤维黏液脂肪瘤的组织学形态

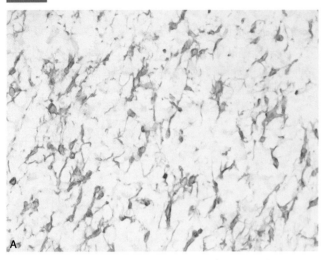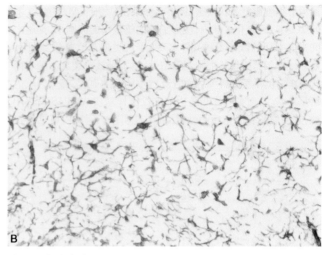

图9-33　树突状纤维黏液脂肪瘤的免疫组化
A. CD34；B. vimentin

【鉴别诊断】

1. 梭形细胞脂肪瘤　与本病有密切关系。在临床表现（包括性别、年龄和部位）、镜下形态、免疫表型和细胞遗传学均上与本瘤基本相似，主要的不同之处在于本瘤的瘤细胞具有细长的胞质突起，呈树突状，间质呈黏液样。

2. 孤立性纤维性肿瘤　肿瘤内含有交替性分布的细胞丰富区和细胞稀疏区，细胞之间含有粗细不等的胶原纤维。肿瘤内多不含有脂肪组织。

3. 黏液样脂肪肉瘤　树突状纤维黏液样脂肪瘤部分区域内血管可呈丛状，加上黏液样的基质，易误诊为黏液样脂肪肉瘤，但不同的是，肿瘤内不见诊断性脂肪母细胞。

【治疗】

局部切除。

【预后】

良性肿瘤，局部切除后多可获得治愈。

十三、纤维硬化性脂肪瘤

纤维硬化性脂肪瘤（fibrosclerotic lipoma）是一种好发于手指的脂肪瘤，由纤维硬化性的间质和少量散在分布的脂肪细胞组成，也称纤维瘤样脂肪瘤（fibroma-like lipoma），由Zelger等[159]于1997年首先报道，迄今为止文献上的报道尚不足30例，是否可作为一个独立的病变类型尚有待于更多的病例积累。

【临床表现】

主要发生成年人，年龄范围为7～72岁，平均和中位年龄为39岁，男性略多见。

临床上表现为肢端孤立性的无痛性肿块，多发生于手，包括手指、手腕和手背，少数病例位于足或脚趾，以及头皮等处[159-162]。所有病例均不伴有Cowden综合征。

【大体形态】

灰白灰黄相间结节，大小为0.6～2.2cm，平均1.2cm。

【组织形态】

病变呈境界清楚的结节状，细胞密度比较低，主要由梭形或星状的纤维母细胞样细胞和少量散在分布的脂肪组织，间质呈致密的胶原样（硬化性）或纤维黏液样（图9-34）。少数

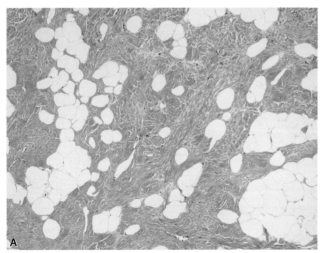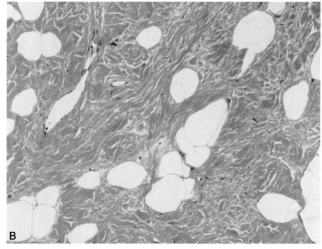

图9-34　纤维硬化性脂肪瘤的组织学形态
A、B. 由致密的胶原纤维和脂肪组织组成

病例可呈梭形细胞/多形性脂肪瘤形态,或胶原纤维呈洋葱皮样排列,类似硬化性纤维瘤(或称席纹状纤维瘤)。在所有的病例中均难以见到核分裂象。

【免疫组化】

梭形或星状细胞表达 CD99 和 CD34,部分表达 S-100 和 α-SMA。

【治疗】

局部完整切除。

【预后】

良性肿瘤,完整切除后一般不复发。

十四、髓脂肪瘤

髓脂肪瘤(myelolipoma)是一种由成熟脂肪组织和骨髓造血组织组成的良性肿瘤或瘤样病变,主要发生于单侧或双侧肾上腺,可占到肾上腺原发性肿瘤的 2.5%[163],也可起自于腹膜后或盆腔的软组织[164]。

【ICD-O 编码】

8870/0

【临床表现】

多见于 40 岁以上的成年人,无明显的性别差异。除腹膜后和盆腔外,少数病例还可发生于肠系膜、脾脏、睾丸和纵隔[165-168]。小的病灶在临床上多无明显的症状,常为手术或尸检时偶然发现,如瘤体巨大,则可引起腹痛、便秘或恶心呕吐等。与髓外造血肿瘤不同的是,本瘤临床上多无肝脾肿大或造血功能紊乱。

【影像学】

肿块境界清楚,内含脂肪组织(图 9-35)[169]。

【大体形态】

类似脂肪瘤,体积较小,多在 5cm 以下,以造血成分为主时,可呈灰色或灰红色。

【组织形态】

由比例不等的成熟脂肪组织和骨髓造血组织混合组成(图 9-36),造血成分以红系和巨核细胞为主。

十五、冬 眠 瘤

冬眠瘤(hibernoma)是一种由棕色脂肪细胞组成的良性

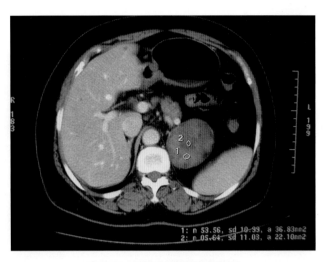

图 9-35 髓性脂肪瘤的影像学

脂肪瘤,肿瘤内尚含有数量不等的成熟脂肪组织。首例报道出现于 20 世纪初[170],后由 Gery[171] 于 1914 年命名为冬眠瘤,同义词包括棕色脂肪瘤(brown lipoma)和胎儿脂肪瘤(fetal lipoma)。本瘤比较少见,约占良性脂肪肿瘤的 1.6%[172]。

【ICD-O 编码】

8880/0

【临床表现】

可发生于任何年龄,年龄范围为 2~75 岁,但主要见于青年人,平均年龄为 38 岁。男性略多见,男:女约1.4:1。

好发于大腿,其次为肩部、背部和颈部,也可见胸壁、腋窝、上肢、腹壁、腹腔、盆腔、纵隔和腹股沟等处,偶可见于原本并无棕色脂肪的部位,包括乳腺和肾脏。

临床上表现为皮下缓慢性生长的无痛性肿块,10% 的病例位于肌内,术前平均病程为 30 个月。

【影像学】

MRI 显示肿瘤内有非脂肪性分隔。CT 扫描显示肿瘤呈异质性,密度介于脂肪和骨骼肌之间(图 9-37)。

【大体形态】

单个结节,分叶状,有包膜,直径范围为 1~25cm,平均为

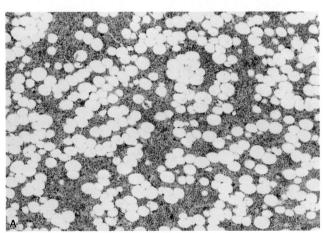

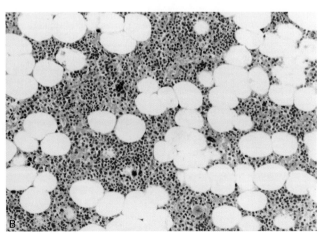

图 9-36 髓性脂肪瘤的组织学形态
A、B. 由成熟脂肪组织和骨髓造血组织混合组成

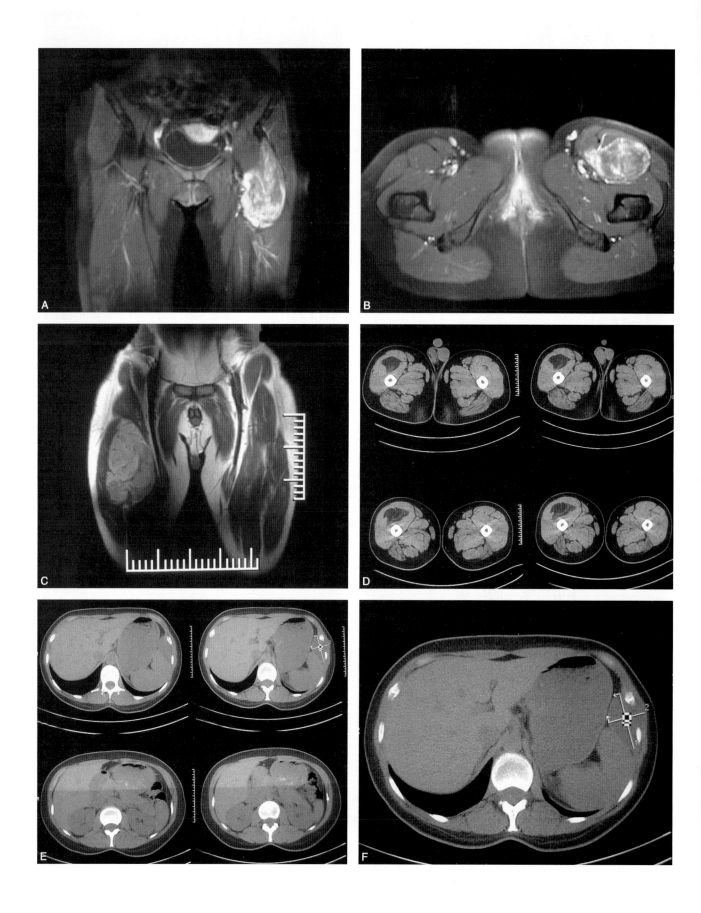

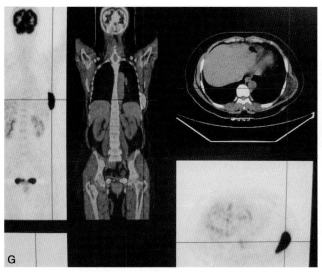
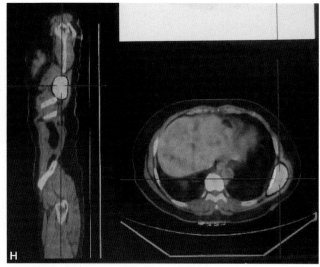

图 9-37　冬眠瘤的影像学
A、B. 左大腿；C、D. 右大腿；E~H. 左胸壁

9.5cm。质地较实,肿瘤外观视瘤内所含脂褐素、脂肪及血管量的多少而分别呈棕色、黄褐色或浅黄色(图 9-38)。

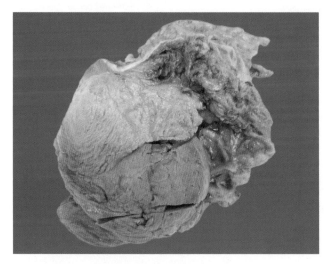

图 9-38　冬眠瘤的大体形态

【组织形态】

肿瘤周界清晰,由小叶状或片状排列的多边形或类圆形瘤细胞组成(图 9-39A~C)。瘤细胞的胞膜较厚,胞质丰富,嗜伊红色,颗粒状,或呈细小的多空泡状(图 9-39D~G),核小而圆深染,居中,瘤细胞间可见成熟脂肪细胞。胞质油红 O 染色阳性,呈细颗粒状。

棕色脂肪瘤的亚型包括:①脂肪瘤样变型(lipoma-va-riant)[173],主要发生于大腿,肿瘤内棕色脂肪成分较少,大多数成分为成熟的脂肪组织,容易被误诊为脂肪肉瘤,特别是在肿瘤体积较大时(图 9-39H,I);②梭形细胞变型(spindle cell variant)[174],主要发生于项部和颈部,肿瘤内可见梭形细胞及胶原成分,间质内可见肥大细胞;③黏液样变型(myxoid vari-ant),主要发生于男性头颈部,间质伴有明显的黏液样变性(图 9-39J)[175]。部分病例界限不清,可累及骨骼肌,肿瘤内

可见空泡状脂肪母细胞(图 9-39K),易被误诊为脂肪肉瘤,但仔细观察,仍可见多少不等的胞质呈细颗粒状、嗜伊红色的棕色脂肪细胞(图 9-39L)。

【免疫组化】

冬眠瘤细胞表达 S-100(图 9-40)和 aP2/FABP4,不表达 CD34。但在梭形细胞冬眠瘤中,梭形纤维母细胞可表达 CD34。冬眠瘤的新标记物还包括 UCP1[176]。

【超微结构】

由多泡状和单泡状细胞组成,胞质内充满圆形或管状的线粒体,以及数量不等的脂滴,而粗面内质网和高尔基复合体均较稀少[177]。

【细胞遗传学】

FISH 显示 11q13 重排,导致 MEN1(multiple endocrine neopla-sia type1)基因纯合性丢失和 PPP1CA 的杂合性丢失[178,179]。新近研究显示 11q13.1 至 11q13.5 杂合性丢失,位于该区段的基因包括 PYGM、MEN1、CCND1、FGF3、ARIX 和 GARP。另有报道显示,13个基因有低表达,包括 AIP、MEN1、EHD1 和 CDK2AP2[180,181],而 UCP1 呈高表达。无 HMGA2 基因的异常表达。

【鉴别诊断】

1. 棕色脂肪组织　多见于儿童和青少年,多分布于颈部、腋下、纵隔和脊柱旁,常规标本中主要见于其他手术切除标本,如颈淋巴结清扫、腋下淋巴结清扫和纵隔占位切除等。

2. 脂肪母细胞瘤　可含有棕色脂肪,但肿瘤多发生于 3 岁以下婴幼儿,镜下呈分叶状,间质呈黏液样,可见脂肪母细胞,FISH 检测显示 PLAG1 基因重排。

3. 高分化脂肪肉瘤　部分高分化脂肪肉瘤的部分区域可呈棕色脂肪瘤样(well-differentiated liposarcoma with hiberno-ma-like morphology)[182],但在脂肪小叶或脂肪细胞之间的纤维性间隔内可见核深染的不典型细胞,免疫组化标记显示 CDK4 和 p16 阳性,FISH 检测显示 MDM2 基因扩增。

4. 黏液样脂肪肉瘤　肿瘤内含有分支状血管网,可见处于不同分化阶段的脂肪母细胞,FIHS 检测显示有 DDIT3 基因相关易位。

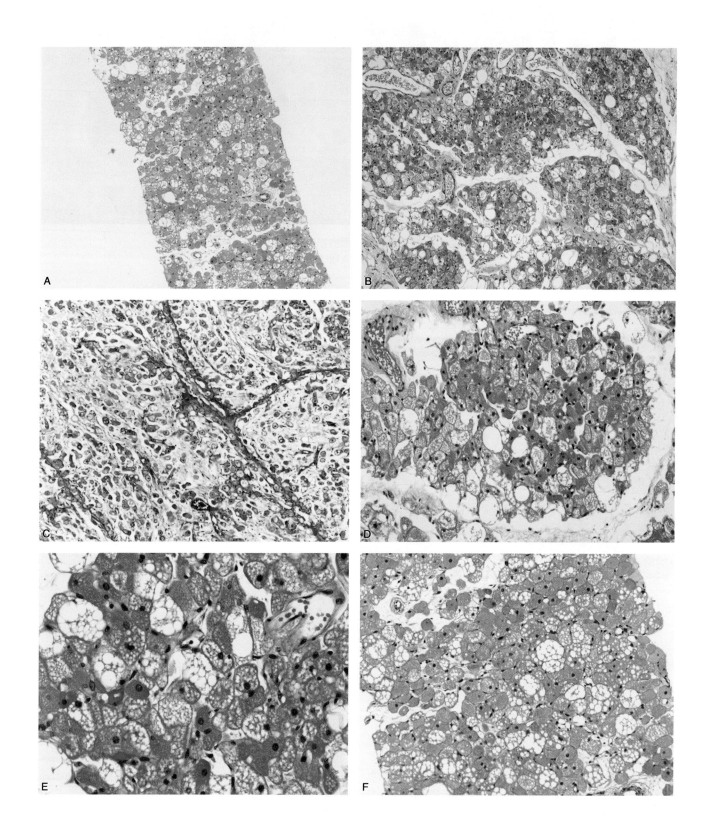

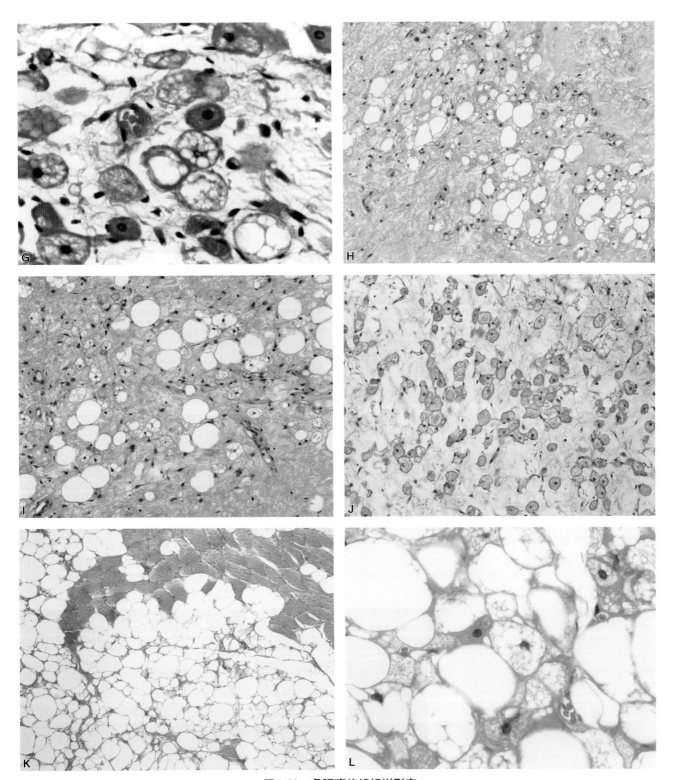

图9-39　冬眠瘤的组织学形态

A、B. 示小叶状排列;C~G. 示嗜伊红色细胞和空泡状细胞;H、I. 棕色脂肪较少时可被误诊为脂肪肉瘤;J. 间质伴有黏液样变性;K. 肿瘤累及骨骼肌,可被误诊为脂肪肉瘤;L. 可见少量棕色脂肪细胞

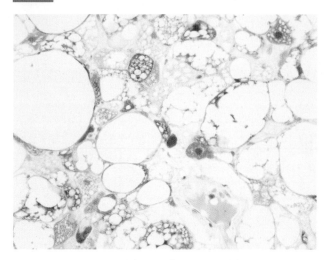

图 9-40　棕色脂肪瘤 S-100 蛋白标记

5. 其他肿瘤　包括成年型横纹肌瘤和颗粒细胞瘤鉴别,可借助于免疫组化。

【治疗】

完整切除。

【预后】

良性肿瘤,完整切除后不复发。

第四节　中间性肿瘤

中间性脂肪肿瘤包括非典型脂肪瘤样肿瘤/高分化脂肪肉瘤、非典型性梭形细胞脂肪瘤样肿瘤和脂肪平滑肌肉瘤。

一、非典型性脂肪瘤样肿瘤/高分化脂肪肉瘤

非典型性脂肪瘤样肿瘤/高分化脂肪肉瘤(atypical lipomatous tumour/well-differentiated liposarcoma, ALT/WDLPS)是脂肪肉瘤中最常见的一种类型,占所有脂肪肉瘤的 40% ~ 45%[183]。

有几点需要说明:①非典型性脂肪瘤样肿瘤(ALT)多适用于位于浅表皮下或肢体且在手术时能被完整切除者[184],而高分化脂肪肉瘤多适用于发生于深部体腔者(特别是腹膜后和纵隔,也包括精索),因为发生于这些部位的肿瘤常难以彻底清除,容易复发,并且难以控制,最终可导致患者死亡;②发生于深部软组织的高分化脂肪肉瘤(WDLPS)容易发生术后复发,但不发生远处转移,虽然在名称中含有肉瘤两字,且ICD-O 中的生物学行为编码为 3(代表恶性),但在生物学行为上属于中间型局部侵袭性肿瘤;③ALT/WDLPS 可发生去分化,去分化后肿瘤的恶性程度可明显提高,此时不仅可发生局部复发,还可发生远处转移。

【ICD-O 编码】

非典型脂肪瘤样肿瘤　8850/1

高分化脂肪肉瘤　8850/3

【临床表现】

多发生于 40 ~ 80 岁间的中老年人,偶可发生于青少年(< 5%)[185-187],发生于儿童者极为罕见,可伴有 Li-Fraumeni 综合征。男女均可发生,总体上以男性多见,但发生于腹膜后者以女性略多见。

肿瘤好发于腹膜后和下肢(尤其是大腿),其次为睾丸旁、腹股沟和精索[188,189],少数病例位于纵隔、胸腔、头颈部(包括咽喉部和口腔)和外阴等处[190-197]。部分病例可发生于皮下(图 9-41A,B)[198]。

临床上,大多数病例表现为深部软组织内缓慢性生长的无痛性肿块,病程从数月至数年不等。10% ~ 15% 的病例可伴有疼痛或触痛。发生于腹腔或腹膜后者常不易被发现,影像学检查或手术时往往发现肿块体积较大,可以超过 20cm,而临床上可无任何症状。也有患者表现为腹部巨大膨隆(图9-41C,D)。

2008—2016 年间复旦大学附属肿瘤医院共诊断 186 例 ALT/WDLPS,其中男性 109 例,女性 77 例,男:女为2:1,年龄范围为 21 ~ 88 岁,平均年龄和中位年龄分别为 54 岁和 53 岁,高峰年龄段为 50 ~ 59 岁(占 34%),年龄和性别分布参见图 9-42。肿瘤主要发生于下肢,特别是大腿(占 32%),其次为腹膜后(27%)、躯干和腹盆腔(15%),部分病例发生于臀部、阴囊、腹股沟,以及头颈部和纵隔等处(图 9-43)。

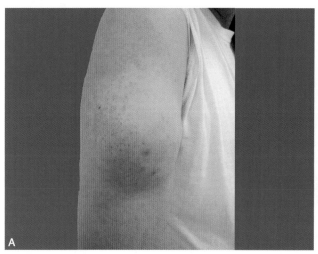

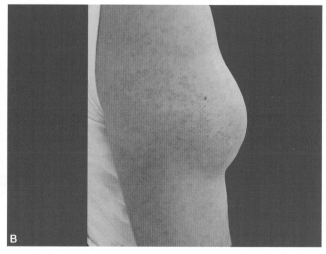

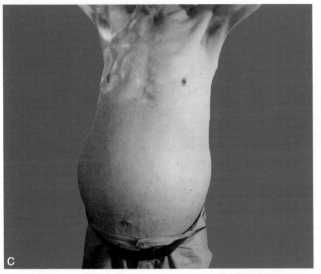
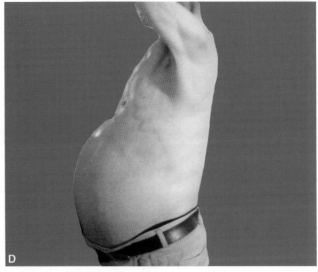

图9-41 非典型性脂肪瘤样肿瘤／高分化脂肪肉瘤的临床表现
A、B. 右上臂皮下；C、D. 腹腔内巨大肿块

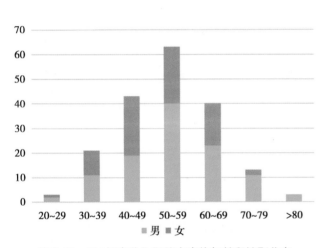

图9-42 186例高分化脂肪肉瘤的年龄和性别分布

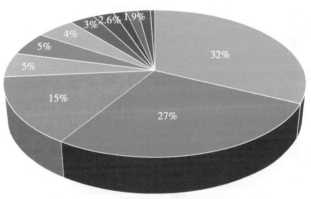

图9-43 186例高分化脂肪肉瘤的部位分布

【影像学】

X线平片可显示位于肢体的脂肪肉瘤，但较难识别位于腹膜后等深部体腔的脂肪肉瘤。脂肪肉瘤在B超上显示为异质性的分叶状肿块，其应用价值不如CT和MRI。脂肪肉瘤在CT和MRI上具有特征性表现。因WDLPS主要由脂肪样的组织组成，故肿块的密度与皮下脂肪相近，但与良性的脂肪瘤相比，密度并不均匀一致，局部可见非脂肪性的结节影。肿块内可有分隔现象（为非脂肪性的纤维性间隔），可使肿瘤呈结节状（图9-44）。如在一个巨大的脂肪性占位内可见非脂肪性的小结节影，并含有较厚的分隔（>2mm），提示为脂肪肉瘤[199]。

【大体形态】

肿瘤体积多较大，多结节状或分叶状，有菲薄的纤维性包膜（图9-45A），位于腹膜后者有时除大肿块外，尚含有多个大小不一的卫星结节（图9-45B～D）。少数情况下，可呈浸润性生长。切面呈黄色，似脂肪瘤，可伴有出血和梗死等继发性改变（图9-45E）。硬化性脂肪肉瘤切面呈灰白色，质地坚韧，纤维样（图9-45F）。

【组织形态】

根据肿瘤内的细胞组成，分为脂肪瘤样型、硬化性和炎症型三种亚型。

1. 脂肪瘤样脂肪肉瘤（lipoma-like liposarcoma）　最多见，主要由成熟脂肪组织和少量散在的脂肪母细胞组成，并由纤维组织分隔成大小不等的小叶，小叶内的脂肪细胞大小不一致是本型的特点之一（图9-46A～D）。其次，在纤维性分隔内可见散在的核深染、外形不规则的异型梭形细胞、畸形细胞或多核样细胞（图9-46E～H）。多泡状或单泡状脂肪母细胞在病例之间多少不等，可以较多而易见，也可以极少而难以找到（图9-46I～L）。值得提醒的是，不能仅凭脂肪母细胞来确诊为脂肪肉瘤，必须结合其他形态，因为脂肪母细胞也可以出现在一些良性的脂肪肿瘤内，如脂肪母细胞瘤、棕色脂肪瘤和软骨样脂肪瘤等。另一方面，脂肪母细胞也不是诊断脂肪肉瘤时所必需，即便无明显的脂肪母细胞，根据其他形态特点仍然可以作出脂肪肉瘤的诊断。极少数高分化脂肪肉瘤内同时含

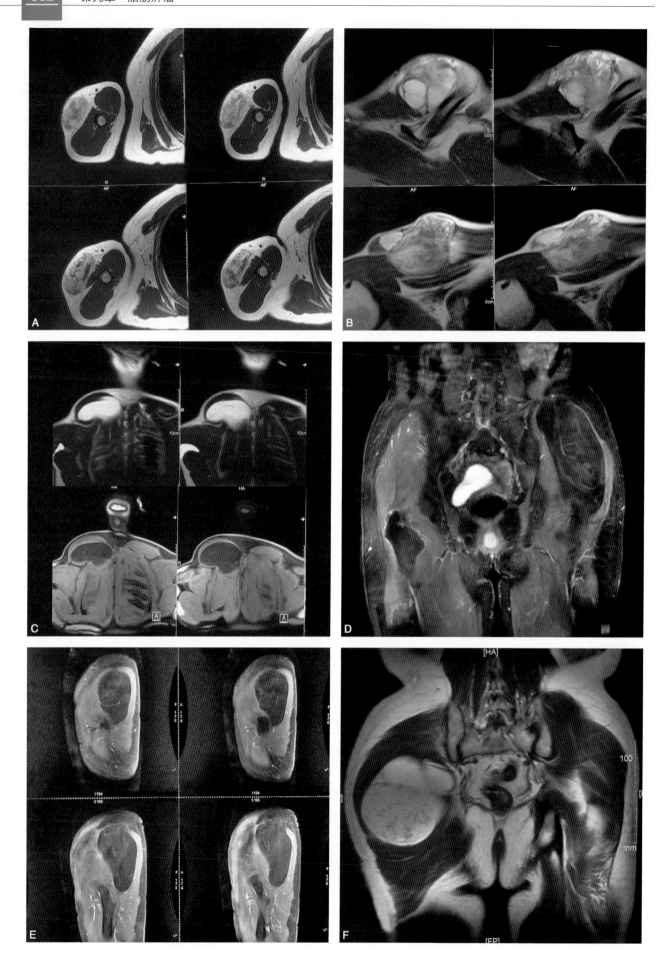

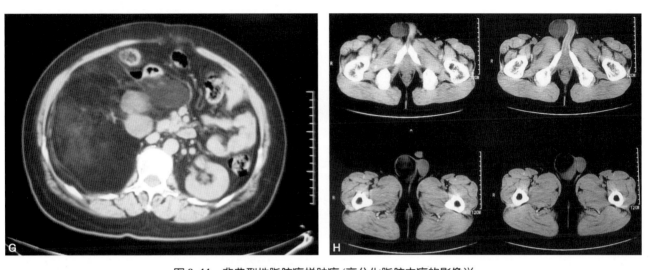

图9-44　非典型性脂肪瘤样肿瘤/高分化脂肪肉瘤的影像学
A. 右上臂皮下；B. 肩部皮下；C. 肩部肌肉内；D、E. 左大腿肌肉内；F. 右大腿肌肉内；G. 腹腔内；H. 右侧阴囊内

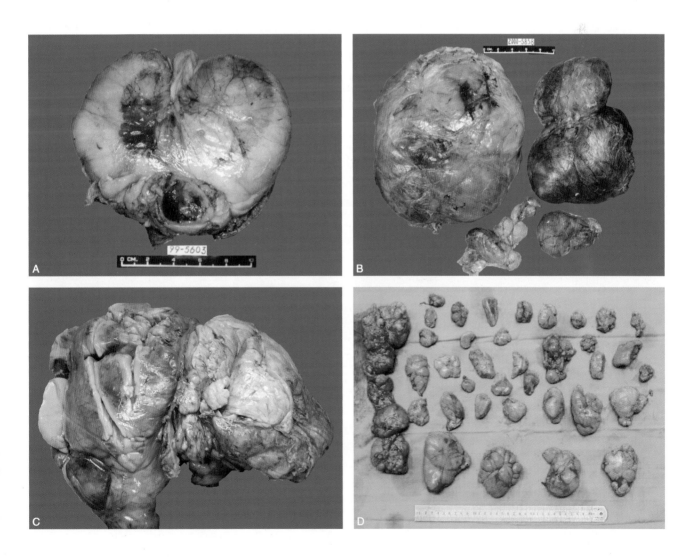

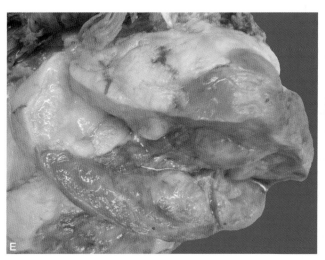
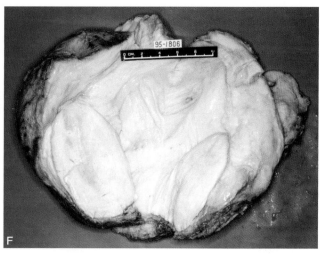

图 9-45　非典型性脂肪瘤样肿瘤/高分化脂肪肉瘤

A. 肿瘤位于皮下；B. 肿瘤位于腹膜后，由多个大小不等的肿瘤结节组成；C. 腹膜后巨大肿瘤（图 9-41 患者），被覆假包膜；
D. 腹膜后脂肪肉瘤，有多个结节；E. 腹膜后脂肪肉瘤，含有两种质地不同的区域；F. 硬化性脂肪肉瘤

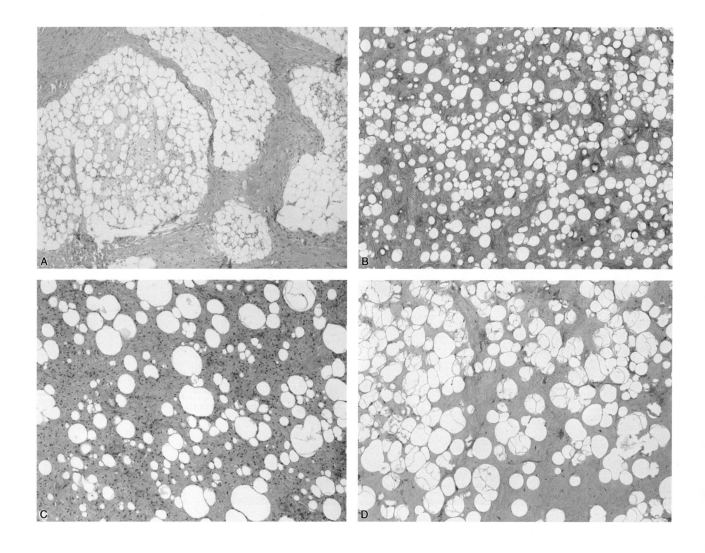

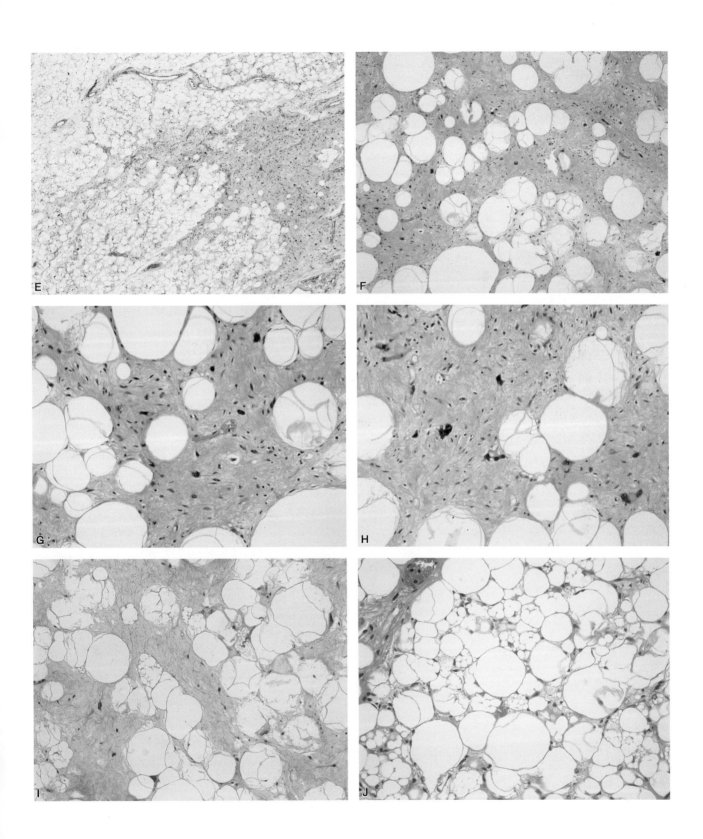

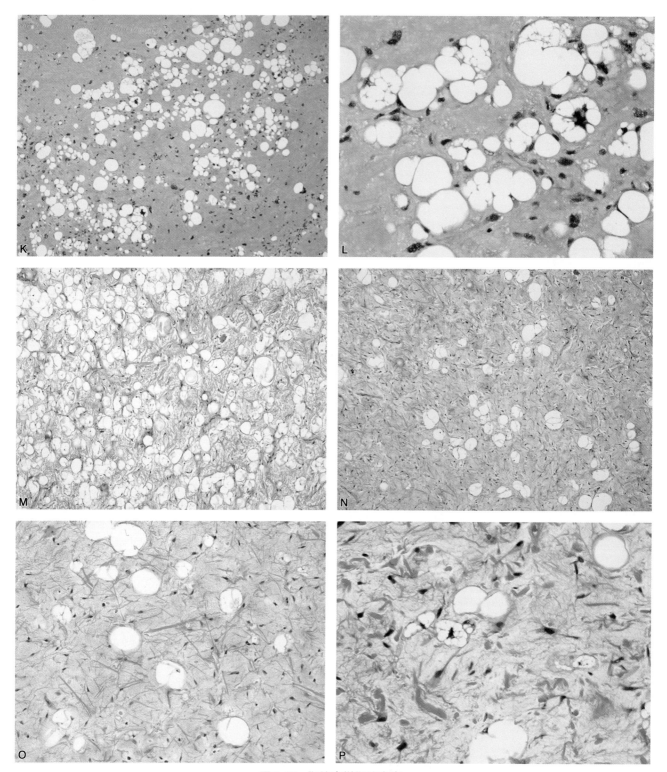

图 9-46　脂肪瘤样脂肪肉瘤

A. 分叶状,小叶之间为纤维性间隔;B ~ D. 脂肪细胞大小不一;E ~ H. 纤维性分隔内可见散在的核深染、外形不规则的异型梭形细胞、畸形细胞或多核样细胞;I ~ L. 部分病例中可见多泡状或单泡状脂肪母细胞;M ~ P. 间质呈黏液样变性,可被误诊为黏液样脂肪肉瘤

有异源性成分,如化生性软骨、骨、平滑肌和横纹肌等[200],其中伴有平滑肌分化者也称为脂肪平滑肌肉瘤,参见后述。部分发生于腹膜后的脂肪瘤样脂肪肉瘤还可伴有黏液样变性,此时容易被误诊为黏液样脂肪肉瘤(图9-46M~P)。少数病例可含有类似棕色脂肪瘤样区域[182]。

2. 硬化性脂肪肉瘤(sclerosing liposarcoma)　仅次于脂肪

瘤样脂肪肉瘤,多发生于腹膜后和睾丸旁,镜下主要由致密的胶原纤维化区域组成,其内的梭形细胞有一定的异型性,并可见核深染的畸形细胞(图9-47),以及少量的多泡状脂肪母细胞,后者如作S-100标记,常可清晰显示。当纤维组织占据肿瘤的绝大部分而脂肪细胞很少时,容易被误诊为其他各种类型的梭形细胞肿瘤。

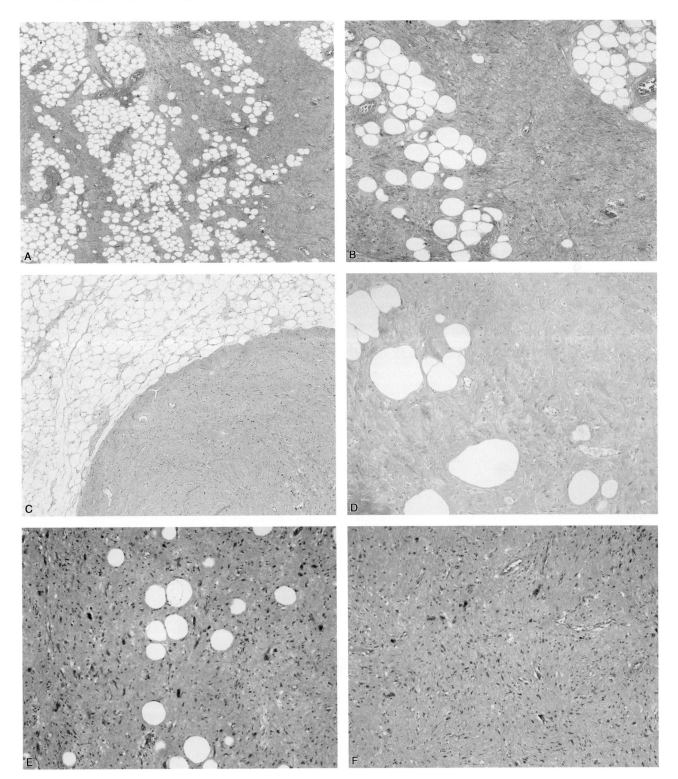

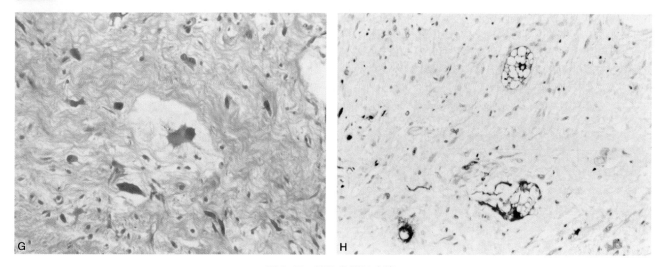

图 9-47　硬化性脂肪肉瘤

A~D. 肿瘤内含有大片致密的胶原纤维化区域;E、F. 纤维化区域内可见核深染多的不规则形细胞;G. 可见空泡状脂肪母细胞;H. S-100 标记

3. 炎症性脂肪肉瘤(inflammatory liposarcoma) 比较少见,多发生于腹膜后,是指在脂肪瘤样脂肪肉瘤或硬化性脂肪肉瘤内含有数量不等的淋巴细胞和浆细胞浸润(图 9-48)[201,202],常形成结节状的聚集灶或生发中心,有时脂肪成分可被炎症背景所掩盖,易被误诊为其他肿瘤,如炎性肌纤维母细胞瘤、Castleman 病和恶性淋巴瘤等。

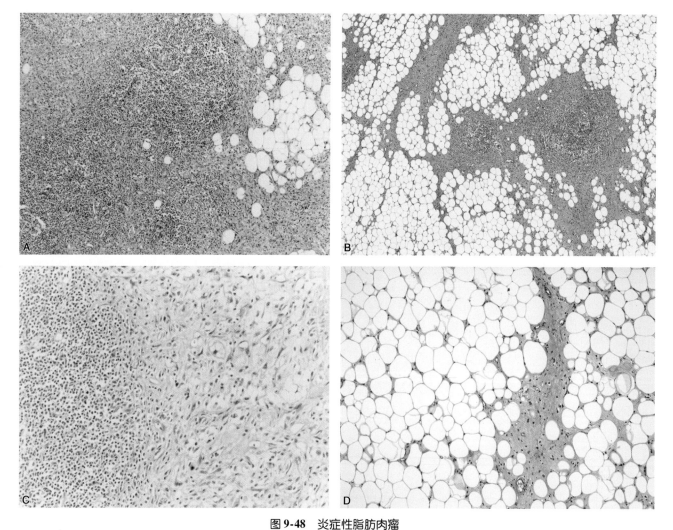

图 9-48　炎症性脂肪肉瘤

A、B. 肿瘤内含有淋巴细胞聚集灶;C. 可见脂肪母细胞;D. 其他区域与高分化脂肪肉瘤相似

【免疫组化】

联合使用 MDM2、CDK4 和 p16 对 ALT/WDLPS 和 DDLPS 与其他脂肪肿瘤的鉴别诊断中有一定的价值（图 9-49）[203,204]，但最可靠的检测为 FISH。

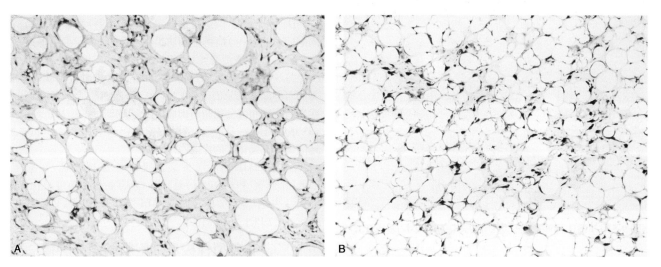

图 9-49 脂肪肉瘤的免疫组化
A. CDK4 标记；B. p16 标记

【细胞和分子遗传学】

除梭形细胞脂肪肉瘤外，研究显示在 ALT/WDLPS 的其他三种亚型中均存在超额环状染色体和巨标记染色体[205]，其内含有扩增的 12q13-15 区域，可通过 FISH 和 CGH 检测。12q13-15 区域内包含 MDM2、CDK4、HMGA2、TSPAN31、OS1、OS9、CHOP 和 GLI1 基因，其中在脂肪肉瘤的发生中起重要作用的基因包括 MDM2、CDK4、HMGA2 和 TSPAN31。MDM2 和 CDK4 基因的编码蛋白参与细胞周期的调节。MDM2 编码肿瘤抑制基因 p53 的负向调节因子，通过多种机制调控 p53 的表达水平（图 9-50A）。CDK4 编码分子量为 33kD 的蛋白，与 Cyclin D 家族形成复合体，使 G1-S 进展。CDK4/Cyclin D 复合体磷酸化 pRb，导致 E2F 靶基因激活（图 9-50B）。HMGA2 与 DNA 结合，导致染色体构象改变，改变基因的表达，使细胞从静止期转变为增殖状态。CHOP 基因编码一种核蛋白，通过与转录因子 C/EBP 结合成异二聚体而成为一种重要的转录抑制因子。采用实时 PCR 或 FISH 可检测 MDM2 和 CDK4 基因的扩增（图 9-51），有助于 ALT/WDLPS 的诊断和鉴别诊断[206,207]。

Clay 等[42]认为，以下一些病变应加做 FISH 检测 MDM2 基因扩增：①复发性肿瘤；②患者年龄在 50 岁以上，肿瘤位于肢体深部，直径>10cm；③疑有异型的肿瘤；④位于腹膜后/盆腔/腹腔的病变，以及一些临床关心的特殊情形。Erickson-Johnson 等[208]的报道显示，在 WDLPS 中还同时存在羧肽酶 M（carboxypeptidase M，CPM）的扩增。

【鉴别诊断】

1. 良性脂肪肿瘤 包括良性脂肪瘤、脂肪母细胞瘤、软骨样脂肪瘤、棕色脂肪瘤和多形性脂肪瘤等。有时良性脂肪瘤也可有细胞大小不等的现象，主要是由于坏死或萎缩所致，但良性脂肪瘤常伴有泡沫样组织细胞反应。良性脂肪瘤中偶可见 Lochkern 细胞，可被误认为是脂肪母细胞。此外，在一般情况下，形态上类似正常脂肪组织但发生于腹膜后的脂肪肿瘤多诊断为分化良好的脂肪瘤样脂肪肉瘤，但这并不表明腹膜后不可以发生良性的脂肪瘤。如 Ida 等[209]曾报道了一例发生于腹膜后的巨大脂肪瘤，组织学上无异形性，形态上与发生于肢体浅表部位的脂肪瘤相同，细胞遗传学分析显示为 t(3；12)(q27；q14-5)，FISH 检测显示 HMGA2 平衡性重排，但无

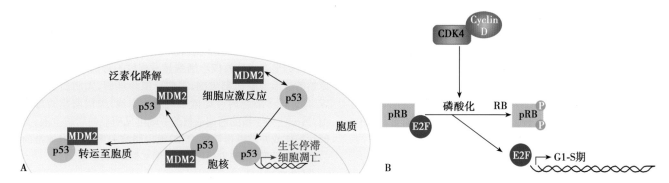

图 9-50 高分化脂肪肉瘤中的 MDM2/CDK4 基因
A. MDM2 编码肿瘤抑制基因 p53 的负向调节因子，通过多种机制调控 p53 的表达水平；B. CDK4/Cyclin D 复合体磷酸化 pRb，导致 E2F 靶基因激活

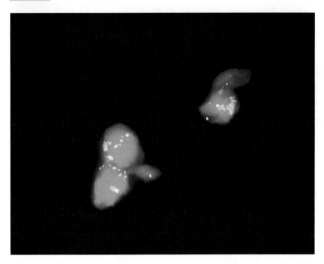

图 9-51　FISH 检测高分化脂肪肉瘤中的 *MDM2* 基因扩增

MDM2 和 *CDK4* 的扩增,RT-PCR 可检测出 *HMGA2-LPP* 融合性基因,均与经典的脂肪瘤相似,故腹膜后良性脂肪瘤的诊断往往需要细胞和分子遗传学的支持。CDK 抑制剂 2A(p16)也有助于区分脂肪瘤和脂肪肉瘤[210]。

2. 乳腺恶性分叶状肿瘤　有时可含有脂肪肉瘤样成分,形态上与高分化脂肪肉瘤难以区分,但分子遗传学研究显示无 *MDM2* 或 *CDK4* 基因扩增[211]。

3. 眶内脂肪疝(herniated orbital fat)　是一种结膜下眶脂肪脱垂,可为双侧性或单侧性。与正常脂肪所不同的是,眶内脂肪疝内含有花环样巨细胞,可被误认为是脂肪母细胞,从而被误诊为脂肪肉瘤[212]。

4. 黏液样脂肪肉瘤　发生于腹膜后的非典型脂肪瘤样肿瘤/高分化脂肪肉瘤可发生程度不等的黏液样变性,明显时可被误诊为黏液样脂肪肉瘤。黏液样脂肪肉瘤极少发生于腹膜后,FISH 检测无 *MDM2* 基因扩增,但可显示 *DDIT3* 基因易位。

5. 脂肪瘤样型血管平滑肌脂肪瘤　可被误诊为脂肪样脂肪肉瘤。如仔细阅片,在脂肪细胞之间或一些血管周围多多少少总能见到一些梭形或上皮样 PEC,加做 HMB45 标记有助于识别。

6. 脂肪坏死性肉芽肿　有时脂肪坏死可伴有脂肪细胞之间泡沫样组织细胞反应和多少不等的多核巨细胞反应,可被误认为非典型性脂肪瘤样肿瘤。

7. 炎性肌纤维母细胞瘤(IMT)　炎症性脂肪肉瘤需注意与 IMT 相鉴别,IMT 含有表达 actin 和(或)desmin 的胖梭形肌纤维母细胞,约 40% 的病例尚可表达 ALK。肿瘤内无脂肪母细胞。

【治疗】

将肿瘤完整切除,位于腹腔内或腹膜后者,有时需行联合脏器切除,包括肠和肾等。

【预后】

取决于解剖部位,位于皮下者通过局部完整切除后可获治愈,一般不发生局部复发,位于深部者常因不能彻底切除肿瘤而易发生局部复发,其中位于肢体者局部复发率可达43%,位于腹膜后者可高达91%,位于腹股沟者可达79%。发生于

腹膜后者,约 1/3 的患者可死于肿瘤,发生于腹股沟者为 14%。肿瘤经多次复发后可发生去分化,其概率为:位于肢体者为 6%,位于腹膜后者为 17%,位于腹股沟者为 28%。

Demetri 等人[213]的报道显示,原用于治疗糖尿病的曲格列酮(Troglitazone)能诱导脂肪组织分化,曲格列酮是核过氧化物酶增殖-激活受体-γ(PPARγ)的激动配体。

另一尝试中的靶向药物为 Nutlin-3,其机制为 Nutlin-3 能抑制 *MDM2* 与转录因子如 E2F1 和 p53 蛋白的结合,恢复高分化脂肪肉瘤和去分化脂肪肉瘤中因 MDM2 过度表达而受损的 p53 细胞周期关卡功能,诱导细胞凋亡和生长停滞,Nutlin-3 还能提高常规化疗的疗效[214]。

新近 Dickson 等[215]发表的 II 期临床试验显示,采用 CDK4 抑制剂(PD0332991)对具有 *CDK4* 扩增和免疫组化 RB 有阳性表达(>1 +)的进展期 ALT/WDLPS 患者,PFS 可达 66%,中位 PFS 为 18 周。

二、非典型性梭形细胞脂肪瘤样肿瘤

非典型性梭形细胞脂肪瘤样肿瘤(atypical spindle cell lipomatous tumor)[12,13],也称纤维肉瘤样脂肪瘤样肿瘤(fibro-sarcoma-like lipomatous neoplasm)[14],原称为梭形细胞脂肪肉瘤(spindle cell liposarcoma),现认为是一种不同于 ALT/WDLPS 的肿瘤类型。

【临床表现】

多发生于成年人,平均年龄为 50 岁,年龄范围为 6 ~ 87 岁,男性略多见[12-14,216]。

可发生于深部或浅表软组织,包括手、足、腹股沟、臀部、大腿、胸壁、腰部、肩部和睾丸旁,少数病例可发生于腹膜后[217]。术前病程多较短。

【影像学】

肿瘤周界相对清楚,呈混杂密度,其内可见软组织及脂肪密度影(图 9-52)。

【大体形态】

境界多较清楚,平均直径为 7.5cm,中位直径 5cm,范围为 2 ~ 20cm。

【组织形态】

略呈结节状,结节之间为纤维间隔(图 9-53A,B)。结节由纤细的梭形细胞组成,形态上类似纤维母细胞,并大致呈平行状排列,细胞之间为疏松的黏液样基质(图 9-53C,D)。结节内的细胞密度不等,部分结节可呈明显的黏液样(图 9-53E,F),梭形瘤细胞平行状排列可不再明显,其他结节可为中等细胞密度,但不及经典型纤维肉瘤中瘤细胞的紧密排列。较为特征性的形态表现为梭形细胞显示程度不等的脂肪分化,最原始的梭形细胞两端尖细,类似纤维母细胞,无脂肪空泡形成,部分梭形细胞内可见微小的脂肪空泡,类似前脂肪母细胞,另一些则于核的两端或核的一端可见明显的脂肪空泡,类似沙钟样或并欺凌蛋筒样,当细胞内脂滴积聚时可将核推向一侧呈新月形,细胞也呈印戒样(图 9-53G,H)。

【免疫组化】

梭形瘤细胞表达 S-100(图 9-54A,B),部分病例可表达 CD34(图 9-54C)。不表达 α-SMA、MDM2、CDK4、myogenin 和 HMGA2,Ki67 约 5%(图 9-54D)。57% 的病例 Rb 表达缺失。

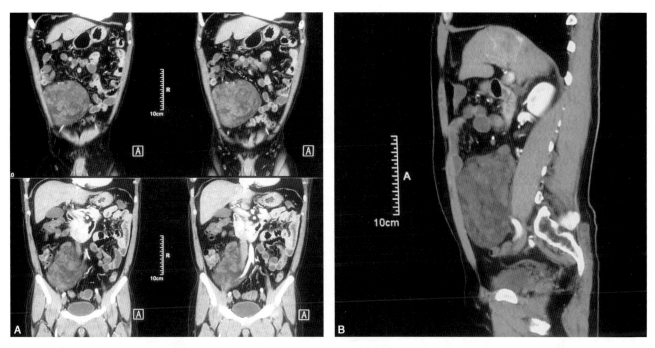

图 9-52　非典型性梭形细胞脂肪瘤样肿瘤 CT

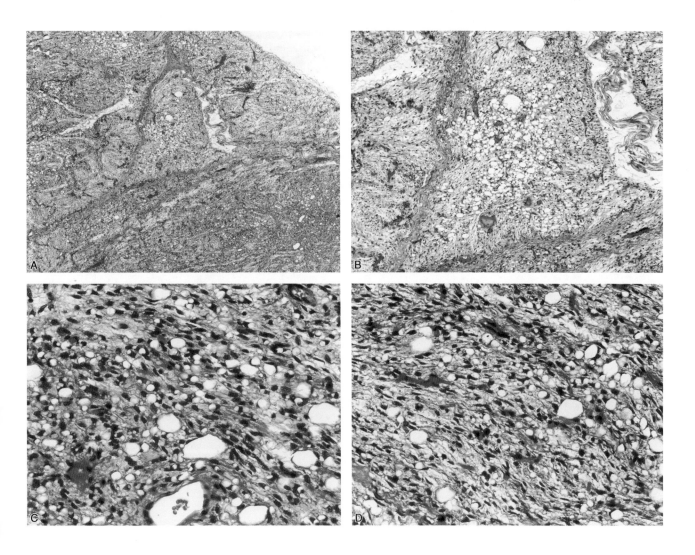

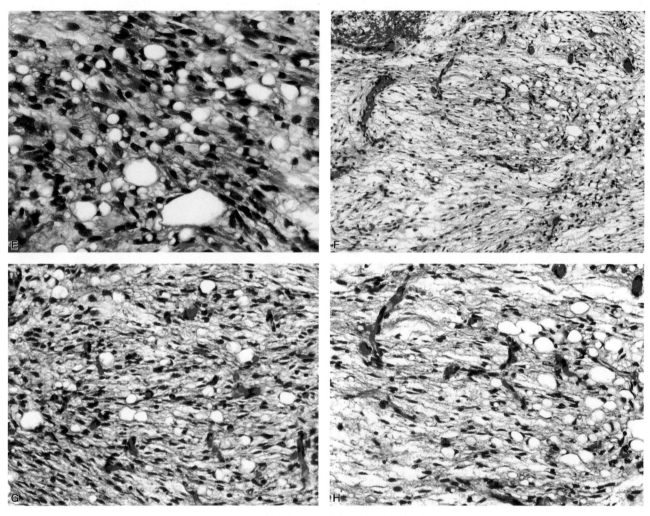

图 9-53　梭形细胞脂肪肉瘤的组织学形态

A. 低倍镜下略呈结节状,结节之间为纤维间隔;B. 结节由纤细的梭形细胞、脂肪细胞和黏液样基质组成;C ~ H. 梭形细胞形态上类似纤维母细胞,大致呈平行状排列,部分梭形细胞内可见脂肪空泡

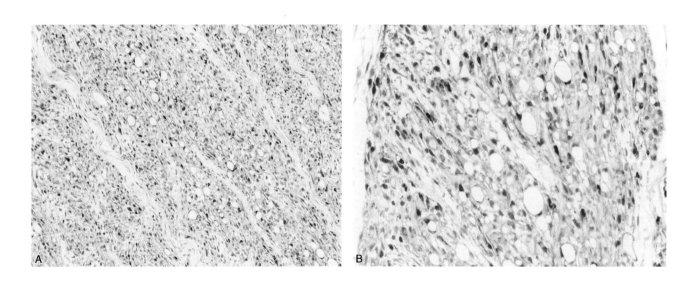

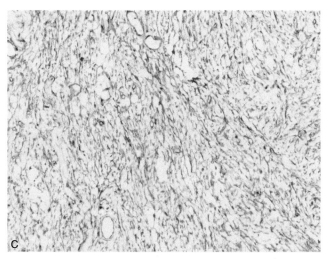
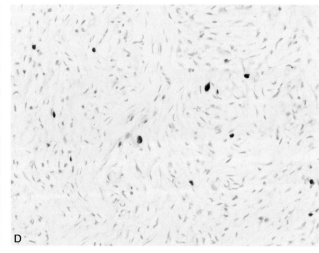

图 9-54　梭形细胞脂肪肉瘤的免疫组化
A、B. S-100 标记；C. CD34 标记；D. Ki67 标记

【细胞遗传学】

FISH 检测无 *MDM2* 基因扩增，与 ALT/WDLPS 有所不同。

【治疗和预后】

局部广泛切除。Mariño-Enriquez 等报道的一组病例中局部复发率为 12%。

三、脂肪平滑肌肉瘤

脂肪平滑肌肉瘤（lipoleiomyosarcoma）也称伴有平滑肌肉瘤分化的高分化脂肪肉瘤（well-differentiated liposarcoma with leiomyosarcomatous differentiation），由 Evans[218] 于 1990 年首先描述，迄今为止，文献上的报道不足 20 例。

【临床表现】

多发生于成年人，年龄范围为 33～77 岁，平均为 54 岁，男性多见。

肿瘤多位于腹膜后、胸腔（图 9-55）、纵隔、腹股沟和睾丸

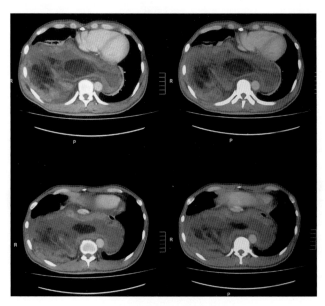

图 9-55　胸腔脂肪平滑肌肉瘤 CT

旁，少数病例位于附睾、精索、腘窝、肾脏、乙状结肠、肺、阴道、子宫和咽等处[219-222]。

【大体形态】

肿瘤呈结节状或分叶状，直径为 2～40cm，切面呈灰白、灰黄色。

【组织形态】

由脂肪和平滑肌两种成分组成（图 9-56），前者多为高分化脂肪肉瘤，形态上呈脂肪瘤样脂肪肉瘤或硬化性脂肪肉瘤，后者由分化良好的平滑肌组成，呈散在的束状或小的结节状分布，偶可聚集成片状。平滑肌细胞显示轻至中度的异型性，少数细胞体积大、核形不规则。核分裂象少见（<1/50HPF），无病理性核分裂，也无坏死。平滑肌成分在肿瘤中所占的比例因病例而异，平均为 33%，范围为 5%～90%。此外，在多数病例中可见厚壁的血管，血管壁内可见核深染的异型大细胞，而在血管壁的周围常可见呈同心圆状排列的增生性平滑肌细胞，与肿瘤内的平滑肌条束或结节之间在形态上有过渡或移行。

【免疫组化】

平滑肌细胞表达 α-SMA、h-CALD 和 desmin（图 9-57A，B），不表达 HMB45，血管壁内的异型大细胞表达 α-SMA，但不表达 desmin，脂肪细胞表达 S-100，并可表达 MDM2、CDK4 和 p16（图 9-57C，D）。

【细胞和分子遗传学】

与 ALT/WDLPS 相似，可显示有 *MDM2* 基因扩增。

【鉴别诊断】

1. 血管平滑肌脂肪瘤和非特指性 PEComa　肿瘤内的脂肪成分为正常成熟的脂肪组织，脂肪细胞在大小和形态上基本一致，不见含有核深染梭形细胞或畸形细胞的纤维性间隔。肿瘤内的平滑肌成分中，有时可见胞质呈淡嗜伊红色的上皮样细胞或蜘蛛网状细胞，也称上皮样血管平滑肌脂肪瘤。肌样细胞除表达 α-SMA 外，还表达包括 HMB45 和 PNL2 等在内的色素细胞标记。此外，肿瘤内的血管虽也为厚壁血管，但常伴有玻璃样变性，无核深染的畸形大细胞。

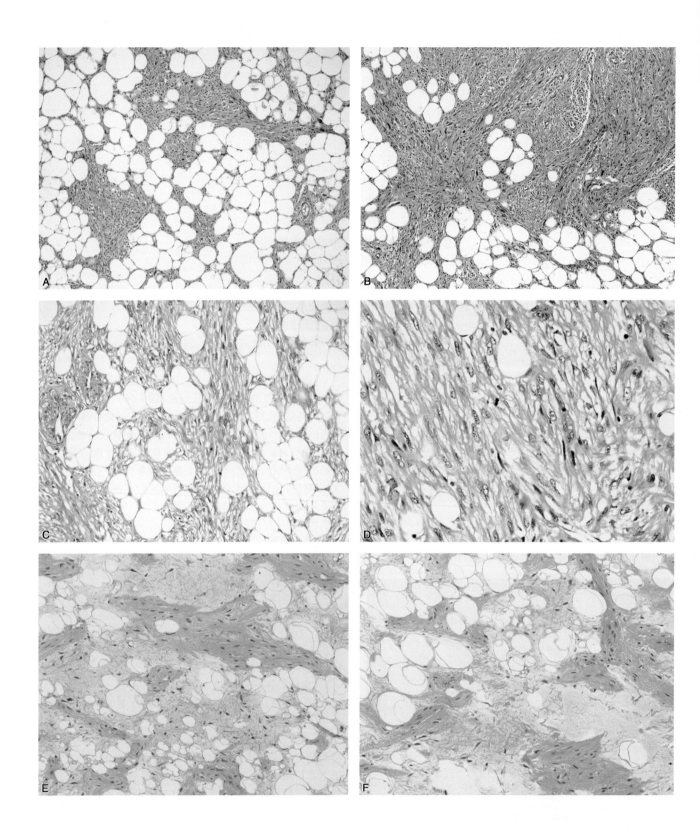

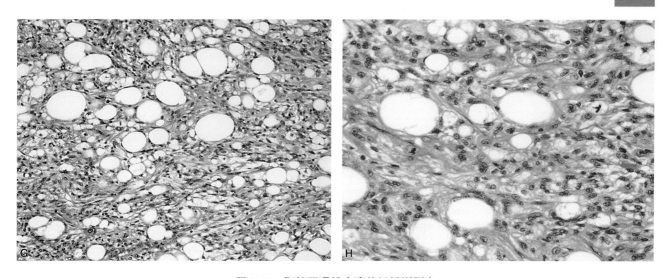

图9-56　脂肪平滑肌肉瘤的组织学形态

A～D. 由脂肪和平滑肌两种成分组成；E、F. 脂肪肉瘤成分间质伴有黏液样变性；G、H. 平滑肌细胞可显示轻至中度异型性，并可见核分裂象

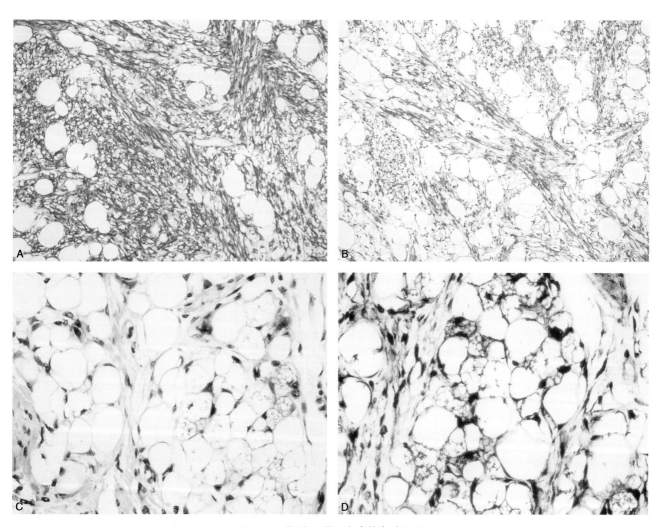

图9-57　脂肪平滑肌肉瘤的免疫组化

A. α-SMA 标记；B. desmin 标记；C. CDK4 标记；D. p16 标记

2. 去分化脂肪肉瘤　　肿瘤中的去分化成分也可为平滑肌肉瘤,但在组织学上多为中至高度恶性的平滑肌肉瘤,且与脂肪成分之间常有比较明确的分界,肿瘤内不见壁内含有核深染异型大细胞的厚壁血管。

【治疗】

将肿瘤完整切除。

【预后】

与高分化脂肪肉瘤相似,可发生多次局部复发,少数病例中的平滑肌成分可进展为高度恶性的平滑肌肉瘤,即向去分化脂肪肉瘤方向或多形性脂肪肉瘤转化[223]。

第五节　恶性肿瘤

一、去分化脂肪肉瘤

ALT/WDLPS 向肉瘤进展时成为去分化脂肪肉瘤(dedifferentiated liposarcoma,DDLPS),这一概念由 Evans 于 1979 年首次提出[224]。在大多数情况下,去分化脂肪肉瘤中的肉瘤成分为非脂肪源性肉瘤,主要呈多形性未分化肉瘤(恶性纤维组织细胞瘤样)或纤维肉瘤(包括黏液纤维肉瘤)形态,偶可具有异源性分化,包括横纹肌肉瘤、软骨肉瘤、骨肉瘤或血管肉瘤等[225];少数情况下,去分化脂肪肉瘤中的去分化成分也可呈多形性脂肪肉瘤样,称为伴有同源性脂肪母细胞性分化的去分化脂肪肉瘤(dedifferentiated liposarcoma with homologous lipoblastic differentiation)[226]。去分化脂肪肉瘤约占脂肪肉瘤的 18%。

去分化可发生于原发性肿瘤内(de novo)(90%),也可见于复发性肿瘤内(10%),后者常为多次复发之后,复发间隔平均为 6 ~ 7 年,可长达 10 ~ 20 年[227]。任何部位的 ALT/WDLPS 都可发生去分化,总的发生率约为 10%。因发生于深部的肿瘤不易被发现,腹膜后 ALT/WDLPS 发生去分化的危险性相对较高,约为 28%,发生于四肢和躯干浅表皮下的 ALT/WDLPS 发生去分化的危险性相对较低。

去分化成分在肿瘤内所占的比例不等,可为局灶性,也可占据肿瘤的绝大部分。部分病例中非典型性脂肪瘤样肿瘤/高分化脂肪肉瘤成分很少或缺如,而完全呈肉瘤形态,此时易被误诊为其他类型的肉瘤。Coindre 等[228]认为,发生于腹膜后的大多数多形性未分化肉瘤(恶性纤维组织细胞瘤)实际上就是去分化脂肪肉瘤。

【ICD-O 编码】

8858/3

【临床表现】

多发生于中老年患者,偶可发生于儿童和青少年[229]。两性均可发生,无明显差异。

绝大多数病例发生于腹膜后,少数病例发生于肢体和睾丸旁,偶可发生于躯干(包括纵隔和胸腔)和头颈部。

临床上 DDL 常表现为体积较大的无痛性肿块,病史可达数年,常为偶然发现。患者也可因腹痛和腹胀就诊,或因肿块压迫邻近脏器而产生相应的症状。

2008—2016 年间复旦大学附属肿瘤医院共诊断 242 例 DDLPS,其中男性 127 例,女性 115 例,男:女为1.1:1,年龄范

围为 20 ~ 86 岁,平均年龄和中位年龄均为 55 岁,高峰年龄段为 50 ~ 59 岁(占 33%)(图 9-58)。肿瘤主要发生于腹膜后(54.5%)、腹盆腔(22%)和大腿(8.3%),部分病例发生于躯干、精索、纵隔/胸腔和腹股沟(图 9-59)。

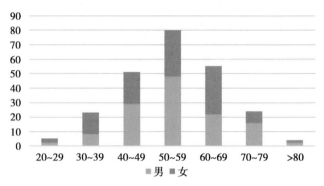

图 9-58　242 例去分化脂肪肉瘤的年龄和性别分布

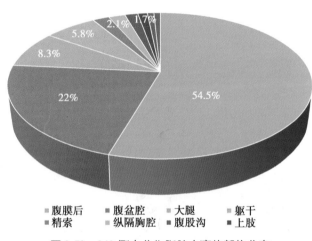

图 9-59　242 例去分化脂肪肉瘤的部位分布

【影像学】

去分化区域在 CT 上显示为直径>1cm(通常>3cm)的非脂肪性结节影(图 9-60)[199],少数病例中,非脂肪性的去分化成分可占据肿瘤的大部分,而脂肪性成分相对较少。去分化区域在 MRI 上更容易被识别,在 T₁ 加权上显示为低至中度信号密度,在 T₂ 加权上显示为中至高信号密度。

【大体形态】

常为多结节状肿块,除黄色或灰黄色的 ALT/WDLPS 区域外,还可见实性的灰白色肉瘤区域(图 9-61),质韧或硬,常有坏死。

【组织形态】

由两种不同分化和形态结构的成分所组成,两者之间多有清楚的界限(图 9-62A,B),也可呈镶嵌状(图 9-62C),少数情况下可见到逐渐移行的现象。肿瘤常围绕邻近的实质脏器,但直接浸润至邻近脏器内者较为少见。肿瘤浸润至邻近的正常脂肪组织内时,被浸润的脂肪组织可类似 ALT/WDLPS。去分化脂肪肉瘤中的分化性成分多为 ALT/WDLPS,去分化成分可分成高级别(高度恶性)和低级别(低度恶性)两种。在去分化成分为非脂肪源性的去分化脂肪肉瘤中,高级别肉瘤多呈多形性未分化肉瘤样或纤维肉瘤样(图 9-62D,E)形

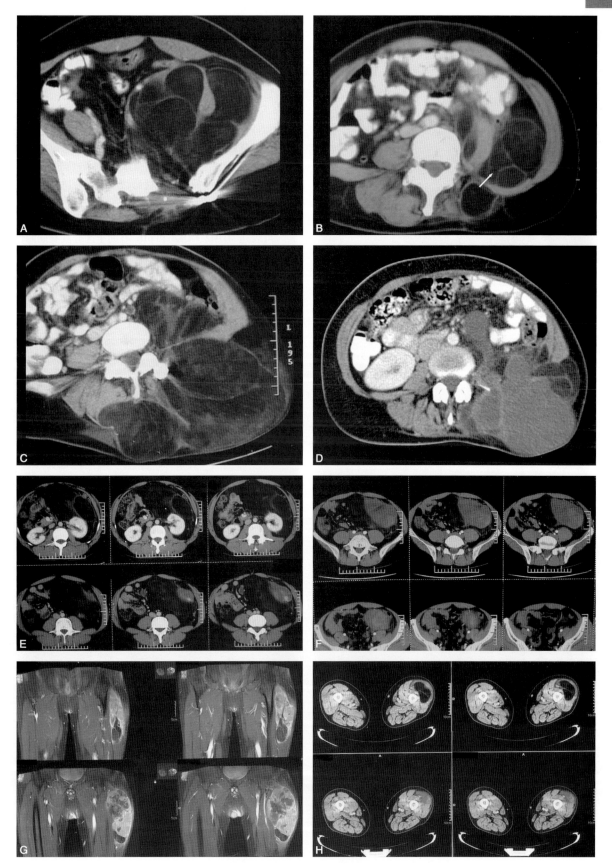

图 9-60 去分化脂肪肉瘤的影像学

A ~ C. 腹腔内高分化脂肪肉瘤 CT;D. 同一患者多次复发后肿瘤内出现非脂肪源性去分化区域(CT);E、F. 腹腔内去分化脂肪肉瘤 CT 不同层面;G、H. 左大腿去分化脂肪肉瘤 MRI

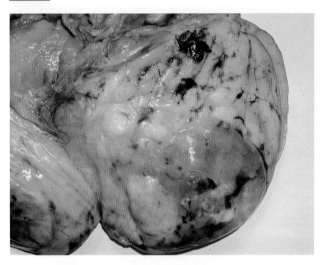

图9-61 去分化脂肪肉瘤的大体形态
黄色区域为高分化脂肪肉瘤,灰白色区域为去分化区域

态,低级别肉瘤可呈侵袭性纤维瘤病样、黏液纤维肉瘤样或炎性肌纤维母细胞瘤样(图9-62F~I)[230-233]。少数情况下去分化成分中也可含有异源性成分,如横纹肌肉瘤、平滑肌肉瘤、软骨肉瘤、骨肉瘤或血管肉瘤[234-238](图9-62J~L),部分病例中可见到类似神经或脑膜上皮样的漩涡样结构(neural-like or meningothelial-like whorls)[239-242],此型多伴有骨形成(图9-62M~O)。在去分化成分为脂肪源性的去分化脂肪肉瘤中,去分化成分常呈多形性脂肪肉瘤样[226],在去分化成分中可见散在的脂肪母细胞或成片的非典型性脂肪母细胞(图9-62P),少数情况下,具有同源性脂肪母细胞分化的去分化成分也可为低级别性[243]。

【免疫组化】

可表达MDM2、CDK4和p16,有助于区分具有同源性分化的去分化脂肪肉瘤和多形性脂肪肉瘤,后者不表达MDM2和CDK4。另一方面,也有助于识别去分化脂肪肉瘤,特别是在一些脂肪成分不明显的穿刺活检组织中,并可作为与其他类型软组织肉瘤鉴别诊断的标记物。

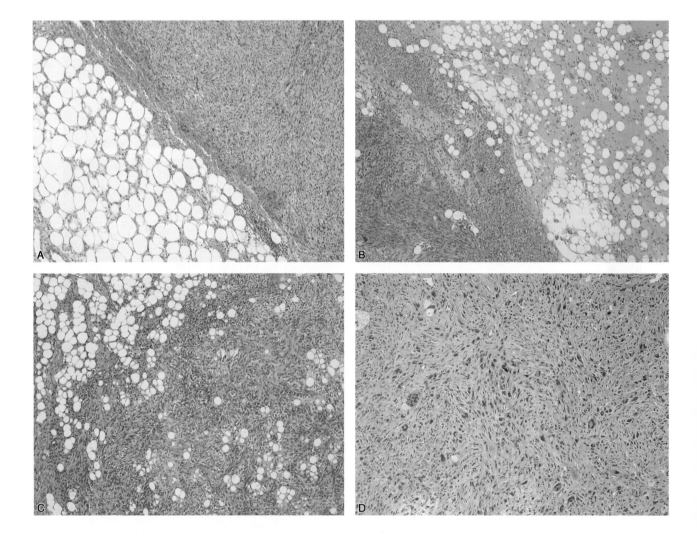

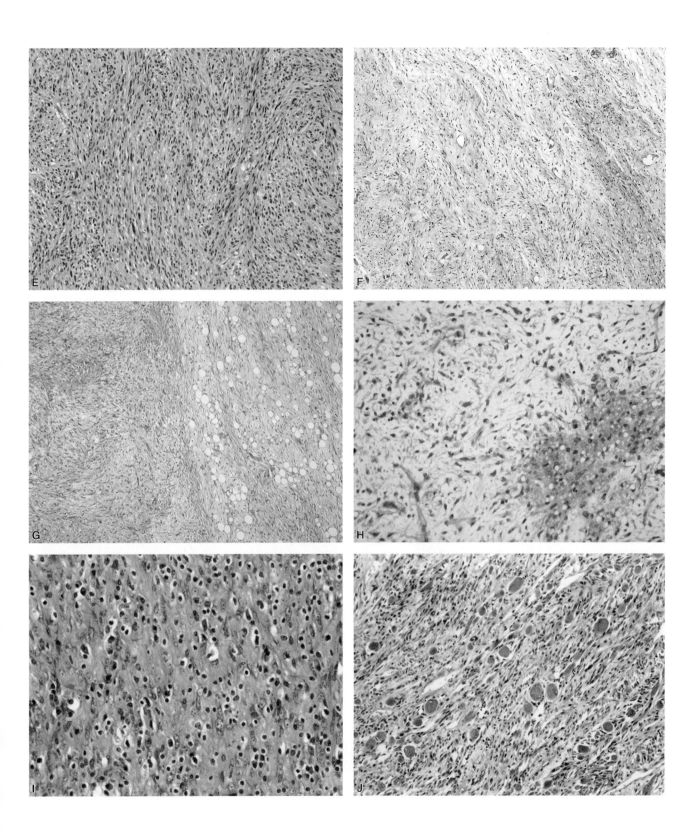

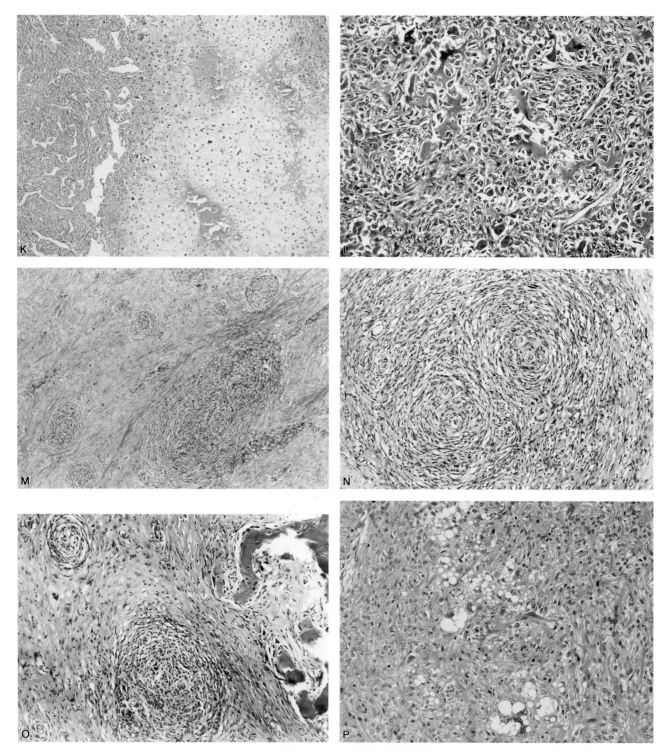

图 9-62　去分化脂肪肉瘤的组织学形态

A、B. 脂肪肉瘤区域和去分化区域分界相对清楚；C. 两种区域呈镶嵌状；D. 去分化区域呈多形性未分化肉瘤样；E. 去分化区域呈纤维肉瘤样；F. 去分化区域呈纤维瘤病或低度恶性纤维黏液样肉瘤样；G、H. 去分化区域呈黏液纤维肉瘤样；I. 去分化区域呈炎性肌纤维母细胞瘤样；J. 去分化区域呈横纹肌肉瘤样；K. 去分化区域呈软骨肉瘤样；L. 去分化区域呈骨肉瘤样；M、N. 去分化区域呈脑膜上皮漩涡样；O. 伴有骨化；P. 去分化区域呈多形性脂肪肉瘤样

【细胞遗传学】

与高分化脂肪肉瘤相似,显示超额环状染色体或源自于12q的巨染色体,CGH 和 FISH 显示 12q12-21 区扩增[244]。在去分化脂肪肉瘤中同时具有 1p32 和 6q23(含 c-Jun 和 ASK1)的扩增,此种现象不出现于高分化脂肪肉瘤中。c-Jun 基因在肿瘤发生去分化的过程中可能起了一定的作用[245]。

【治疗】

应被视作中至高度恶性的肉瘤处理,必要时行多脏器联合切除[2467,247]。针对 WDL 和 DLL 的 MDM2 和 CDK4 抑制剂(PD0332991)Ⅱ期临床试验显示 12 周的无进展生存率为66%,1 例获得部分反应,但 50% 有 3 级血液毒性[215]。

【预后】

局部复发率为 41% ~ 52%,远处转移率为 15% ~ 20%,致死率为 28% ~ 30%。肿瘤所处的部位具有预后意义,位于腹膜后者预后最差。与其他类型的多形性肉瘤相比,去分化脂肪肉瘤预后相对较好[248],导致患者死亡的主要原因还是局部复发。

二、黏液样脂肪肉瘤

黏液样脂肪肉瘤(myxoid liposarcoma,MLPS)是一种由圆形至卵圆形原始间叶细胞组成的肿瘤,可见数量不等的脂肪母细胞,间质常呈黏液样,其内的血管呈特征性的丛状或分支状,遗传学检测显示特异性的 t(12;16)(q13;p11)和 t(12;22)(q13;q12),分别形成 FUS-DDIT3 和 EWSR1-DDIT3 融合性基因。在脂肪肉瘤中,本型的发生率仅次于高分化脂肪肉瘤,占 30% ~ 35%[249],在所有的软组织肉瘤中,占 5% ~10%。2013 年版 WHO 分类取消了圆细胞脂肪肉瘤,将其视为一种高级别的黏液样脂肪肉瘤。

【ICD-O 编码】

黏液样脂肪肉瘤　　8852/3

【临床表现】

与高分化脂肪肉瘤和多形性脂肪肉瘤相比,黏液样脂肪肉瘤患者的年龄要年轻 10 ~ 20 岁左右,其发病高峰年龄段为 30 ~ 50 岁,值得一提的是,发生于 22 岁以下儿童和青少年的脂肪肉瘤主要为黏液样脂肪肉瘤[250,251]。两性均可发生,无明显的性别差异。

肿瘤好发于下肢深部的软组织内[252,253],特别是大腿肌肉内和腘窝,约占 60% ~ 70%,其次为小腿,占 30%,偶可发生于上肢,很少原发于皮下、腹腔或腹膜后[254],后者多为转移性。

临床上多表现为肢体深部体积较大的无痛性肿块。

复旦大学附属肿瘤医院 2008—2016 年间共诊断 248 例黏液样脂肪肉瘤,其中男性 165 例,女性 83 例,男:女为1.4:1,年龄范围为 5 ~ 80 岁,平均年龄和中位年龄均为 43 岁,高峰年龄段为 30 ~ 50 岁(占 48%)(图 9-63),与国外文献不同的是,本组男性多见,且 50 ~ 59 岁间的患者也不少。肿瘤主要发生于下肢(占 73%),特别是大腿,其次为膝/腘窝、小腿,部分病例发生于臀部、躯干、上臂/前臂、腹股沟和足/踝等处(图 9-64)。

黏液样脂肪肉瘤容易发生局部复发,约 1/3 的病例可发生转移(取决于组织学分级)。与发生于肢体的其他类型的黏

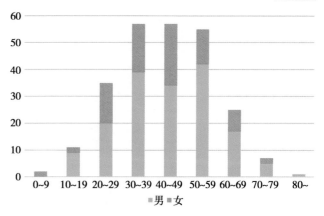

图 9-63　248 例黏液样脂肪肉瘤的年龄和性别分布

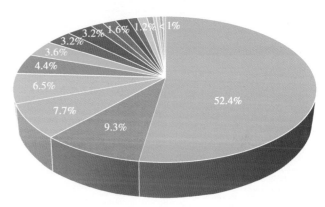

■ 大腿　■ 膝/腘窝　■ 小腿　■ 臀部　■ 躯干　■ 上壁/前臂
■ 腹股沟　■ 足/踝　■ 颈部　■ 腹腔/腹膜后　■ 胸腔/纵隔　■ 髋部
■ 阴囊　■ 骶尾/会阴　■ 心包　■ 手腕　■ 腋窝　■ 椎旁

图 9-64　黏液样脂肪肉瘤的部位分布

液样肉瘤所不同的是,黏液样脂肪肉瘤常转移至一些不常见的部位,如腹膜后、对称肢体、腋窝、骨(特别是脊柱)和胸膜等处,可发生在肺转移之前。另有为数不少的患者可有多个病灶,可为同时性,也可为异时性,可能因肿瘤经血道转移但不能在肺内种植而引起。一些所谓的多中心性病变实际上均为转移性。

【影像学】

黏液样脂肪肉瘤在 CT 上密度低于邻近肌肉组织,MRI-T_1WI 显示为低信号,T_2WI 为高信号(图 9-65),提示肿瘤内含有大量的黏液样物质。肿瘤内有时可含有少量脂肪组织(<10%),密度或信号与皮下脂肪相近。当肿瘤以圆细胞成分为主时,CT 和 MRI 常显示为中等密度或信号的占位[199]。

【大体形态】

肿瘤的体积多较大,位于大腿深部肌肉内者可达 15cm 或更大,位于上肢者有时可小于 5cm。境界清楚,多结节状,切面呈胶冻状(图 9-66),黄色或灰黄色,可伴有出血而呈褐色,含有圆细胞成分时,可呈实性、灰白色,类似其他类型的高度恶性肉瘤。肿瘤性坏死罕见。

【组织形态】

低倍镜下肿瘤常呈结节状或分叶状生长,结节的周边细胞相对丰富(图 9-67A,B)。肿瘤由圆形、卵圆形至短梭形的原始间叶细胞、大小不等的印戒样脂肪母细胞、分支状的毛细

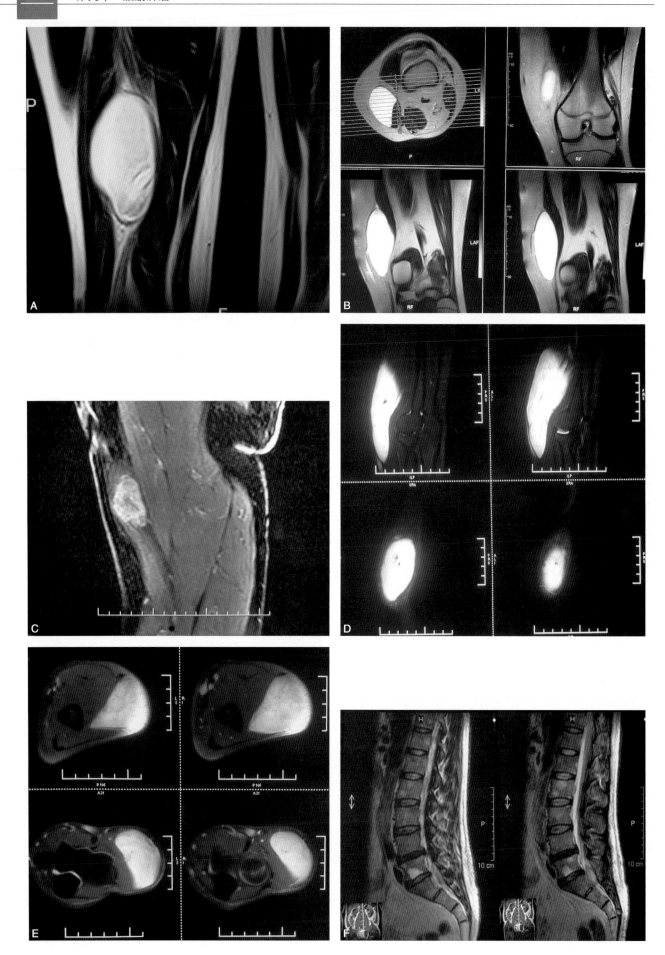

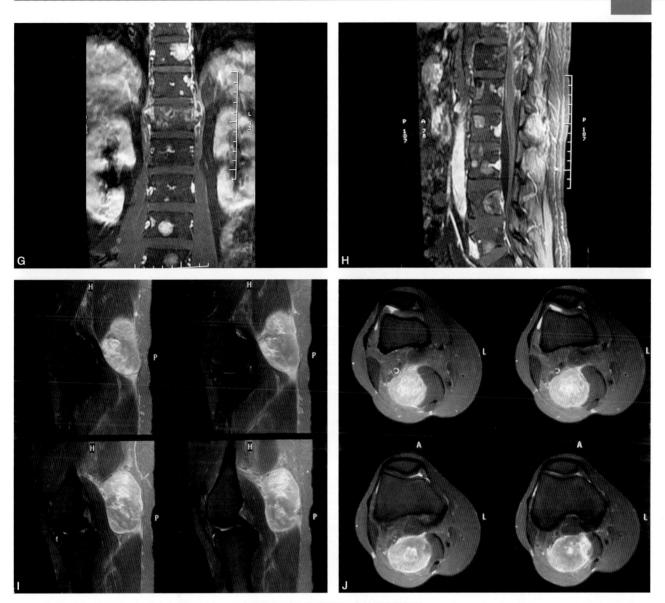

图 9-65　黏液样脂肪肉瘤的影像学

A ~ C. 大腿黏液样脂肪肉瘤;D、E. 左肘部黏液样脂肪肉瘤;F ~ H. 肿瘤转移至脊柱;I、J. 大腿圆细胞脂肪肉瘤

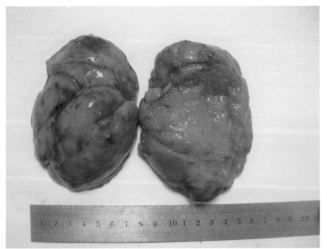
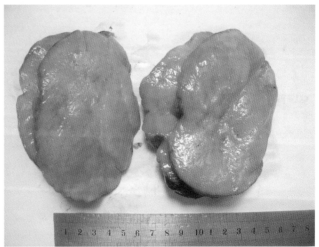

图 9-66　黏液样脂肪肉瘤的大体形态

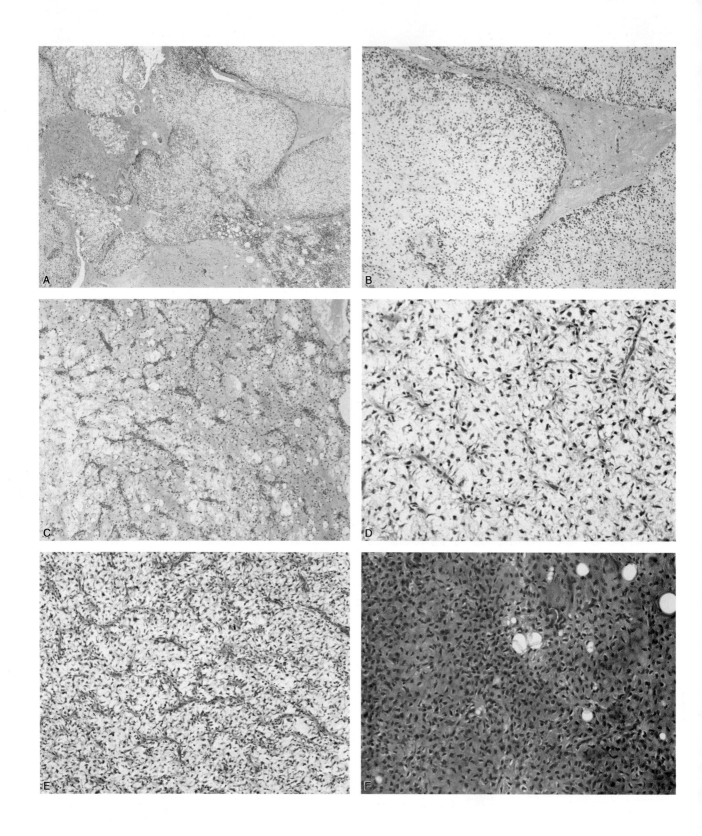

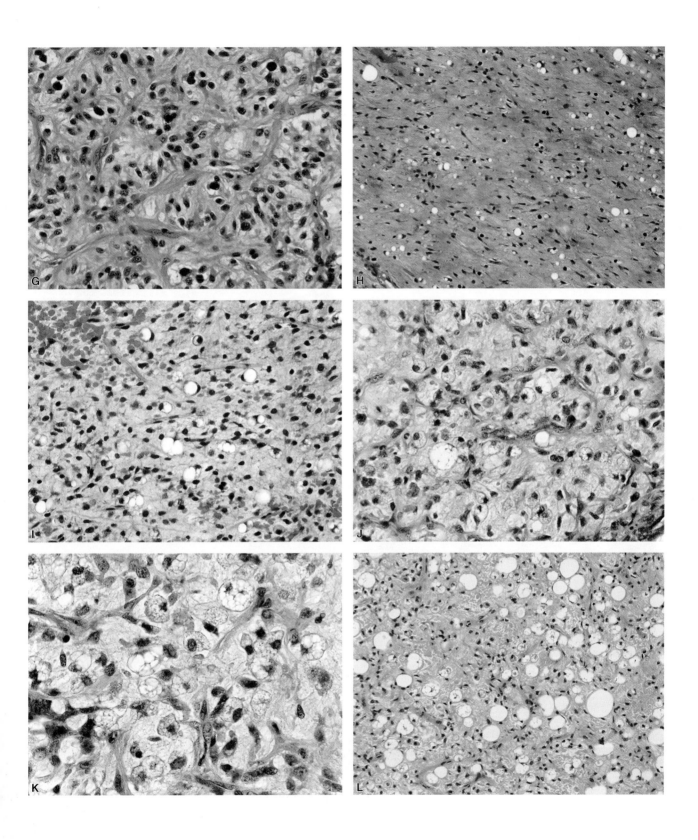

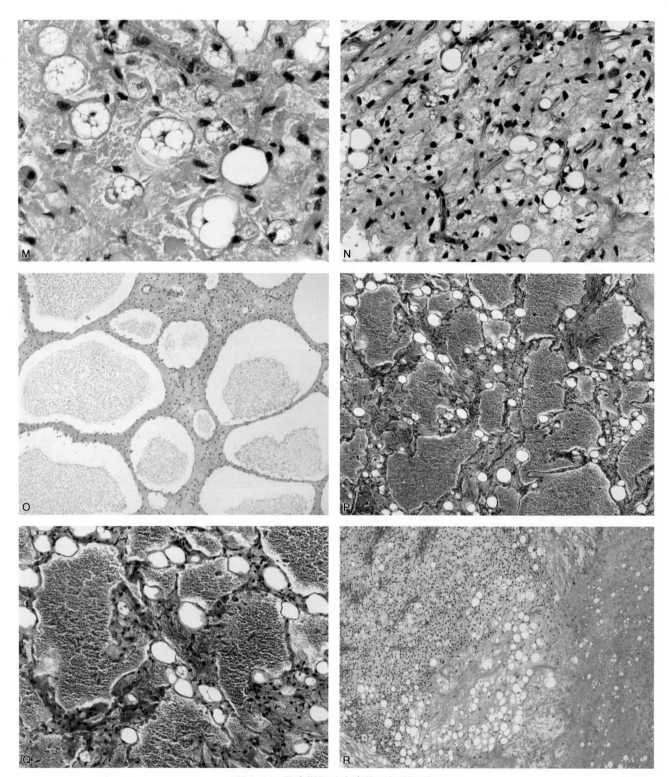

图 9-67 黏液样脂肪肉瘤的组织学形态

A. 低倍镜下肿瘤常呈结节状或分叶状生长；B. 小叶周边瘤细胞相对密集；C ~ E. 分支状血管、黏液样基质和脂肪母细胞；
F、G. 血管周围前脂母细胞；H、I. 不同分化阶段的脂肪母细胞；J ~ M. 各种形态的脂肪母细胞；N. 大致可见到原始间叶细胞
向接近成熟的脂肪细胞分化的过程；O ~ Q. 淋巴管瘤或"肺水肿"；R. 少数病例中可见坏死灶

血管网和富含酸性黏多糖的黏液样基质组成,其中间质内的薄壁毛细血管网呈丛状或分支状(图9-67C~E),是本瘤的特征性形态之一。瘤细胞多聚集在血管周围,典型病例中,分布于血管周围的细胞多为圆形、卵圆形或短梭形的原始间叶细胞,形态上基本一致,核无明显的多形性,核分裂象罕见,不见巨核细胞或多核细胞。原始间叶细胞的胞质内无脂滴,也称前脂肪细胞(图9-67F,G)。当胞质内开始出现脂滴(图9-67H),细胞变圆,细胞核位于细胞的中央,胞质内含有多个分散的小脂滴而呈泡沫状或空泡状(图9-67I)。随后,细胞核逐渐被细胞内融合的脂滴推挤到细胞的边缘,呈新月状,称印戒样细胞脂肪母细胞(图9-67J~M),冰冻切片作油红O或苏丹Ⅲ染色,能清晰显示脂肪母细胞。当胞质内的脂滴融合成单个大空泡,成为成熟的脂肪细胞,故在黏液样脂肪肉瘤中,大致能见到原始间叶细胞向接近成熟的脂肪细胞分化的过程(图9-67N)。肿瘤内的毛细血管也相应形成丰富的血管网。部分病例中的黏液样基质非常丰富,可形成黏液湖,其边缘细胞受压呈扁平状,粗看很像淋巴管瘤或"肺水肿"(图9-67O~Q)。肿瘤内坏死不常见(图9-67R)。少数病例中可伴有横纹肌母细胞性分化[255]。

除经典的形态外,黏液样脂肪肉瘤还可显示一些特殊的

形态,包括因含有较多的多空泡状脂肪母细胞而类似棕色脂肪瘤(hibernoma-like or lipoblast-rich MLPS)(图9-68A~D)[256],或伴有软骨样化生(MLPS with chondroid metaplasia)(图9-68E)[257],或含有梭形细胞成分(spindle cell MLS)(图9-68F),或显示有多形性(pleomorphic MLPS)(图9-68G),或含有分化较好的区域而呈WDLPS样(图9-68H),另少数病例内显示有血管外皮瘤样排列(HPC-like MLPS)等。其中梭形细胞型黏液样脂肪肉瘤和多形性黏液样脂肪肉瘤这两个特殊亚型多发生于儿童和青少年,肿瘤多位于四肢或纵隔[250]。

差分化或高级别黏液样脂肪肉瘤(圆细胞脂肪肉瘤)由形态较为一致的增生性小圆细胞组成,细胞周界清楚,胞质颗粒状或嗜伊红色,可见单泡状脂母细胞(图9-69A,B),偶见多泡状脂母细胞,瘤细胞之间无黏液样的基质。瘤细胞无特异的排列方式,多排列成片状,有时可呈巢状、索状、梁状或腺样排列(图9-69C~E)。分化较差的区域与经典的黏液样区域之间可有移行(图9-69F,G)。如在成片的小圆细胞内见到少量的脂肪母细胞则还容易诊断(图9-69H,I),但当肿瘤完全由小圆细胞组成时,诊断较为困难(图9-69J~L),有时需借助于免疫组化和分子检测。

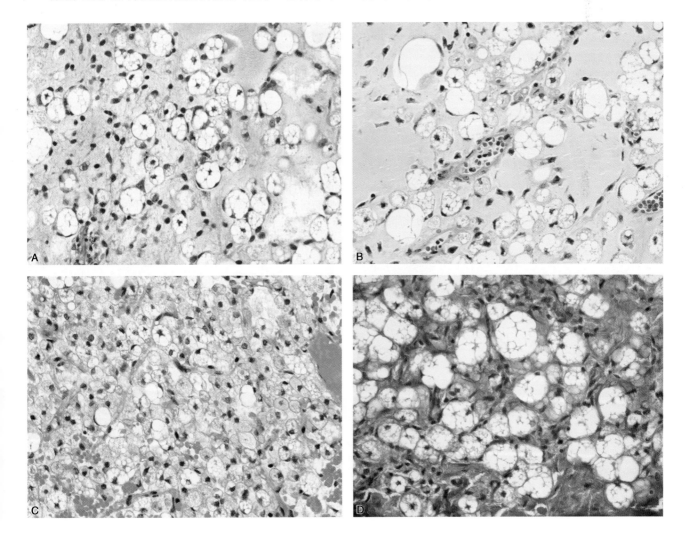

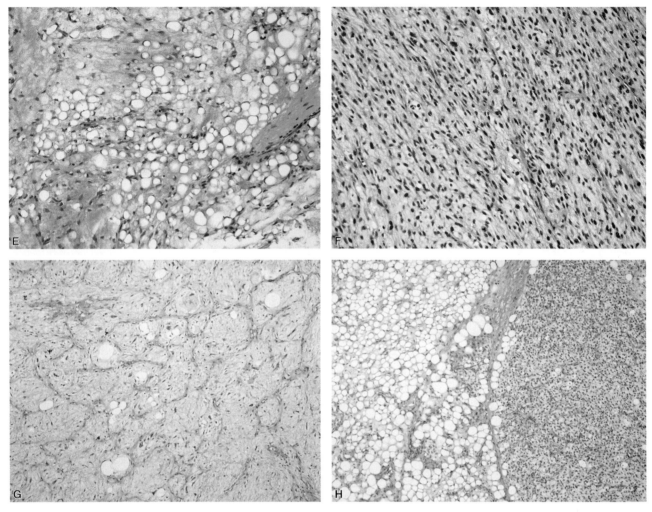

图 9-68　黏液样脂肪肉瘤的其他形态

A ~ D. 部分病例中含有大量的多空泡状脂肪母细胞,可类似棕色脂肪瘤;E. 伴有软骨样化生;F. 部分病例中含有梭形细胞成分;G. 可显示一定的异型性;H. 可含有类似高分化脂肪肉瘤区域

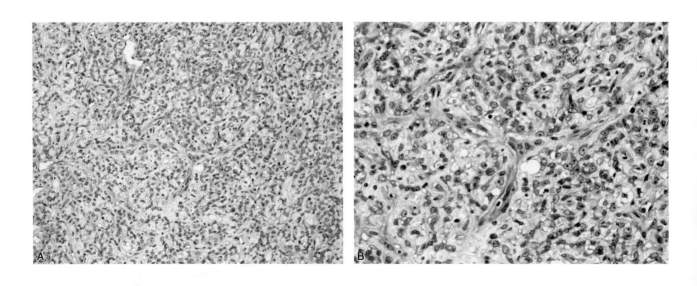

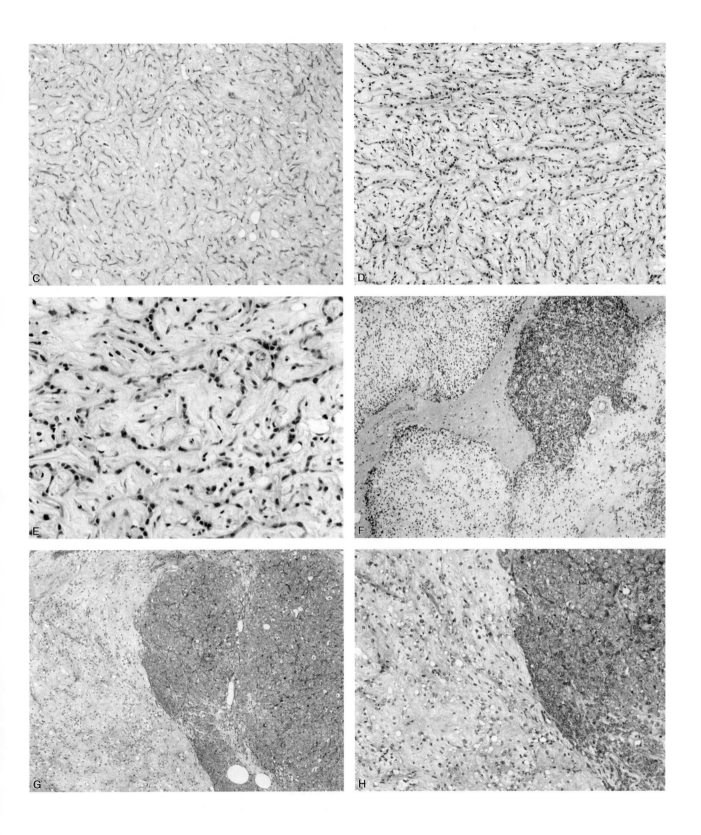

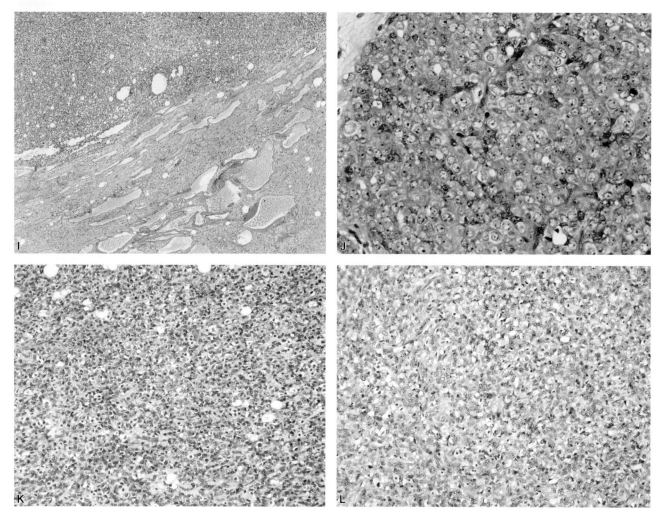

图 9-69　差分化黏液样脂肪肉瘤的组织学形态

A、B. 主要由形态一致的小圆细胞组成,可见少量脂母细胞;C～E. 瘤细胞可呈索状或梁状排列;F～H. 可见圆细胞区域和黏液样区域;I. 圆细胞区域和淋巴管瘤样区域;J～L. 成片的小圆细胞,如无脂肪母细胞时诊断较为困难

Evans[258]曾根据圆细胞成分在肿瘤内所占的比例将黏液样脂肪肉瘤分为三级:Ⅰ级为<10%;Ⅱ级为10%～25%;Ⅲ级为>25%。

【免疫组化】

瘤细胞表达 S-100,尤其对以圆细胞成分为主的差分化黏液样脂肪肉瘤具有诊断价值,Ki67 指数可较高(图9-70)。新近报道显示,由 CTAGB1 基因(位于 Xq28)编码的 NY-ESO-1 在黏液样(包括圆细胞性)脂肪肉瘤中有较高的表达(95%)[259],但在其他一些软组织黏液样肉瘤中均不表达。NY-ESO-1 可与 S-100 联用,用于黏液样脂肪肉瘤的诊断和鉴别诊断。

【超微结构】

由比例不等的间叶性细胞和印戒样脂肪母细胞组成,可见到处于不同分化阶段的脂肪母细胞。

【细胞遗传学】

90% 的病例具有 t(12;16)(q13;p11)(图9-71A),使位于 12q13 上的 DDIT3 基因(以往称为 CHOP 基因)与位于 16p11 上的 FUS 基因(也称 TLS 基因)的发生融合,产生 FUS-DDIT3 融合性基因[260],主要有以下三种融合类型,即 DDIT3 基因的

2 号外显子分别与 FUS 基因的 5、7 和 8 号外显子发生融合,分别产生 FUSexon5-DDIT3exon2(Ⅰ型,67%)、FUSexon7-DDIT3exon2(Ⅱ型,20%)和 FUSexon8-DDIT3exon2(Ⅲ型,10%)融合性基因(图9-71B)[261],可通过 RT-PCR 检测(图9-70C,D)[262,263]。除 t(12;16)(q13;p11)外,少数病例下含有 t(12;22)(q13;q12),产生 EWSR1-DDIT3 融合性基因[264,265]。DDIT3 蛋白的亮氨酸拉链结构中有潜在的 DNA 结合功能区,但本身不能有效地激活转录,t(12;16)和 t(12;22)使 FUS 或 EWSR1 蛋白具有转录因子作用的氨基端与 DDIT3 蛋白的亮氨酸拉链区融合,使后者能够有效地激活下游靶基因转录。

在实际工作中,可采用 FISH 检测 DDIT3 基因相关易位用于黏液样脂肪肉瘤的诊断和鉴别诊断(图9-72)[266]。

RET、IGF1R 和 IGF2 基因在黏液样脂肪肉瘤中呈高表达,通过 PI3K/Akt 和 Ras-Raf-ERK/MARK 通路,促进细胞存活,部分为过度表达或通过激活 RTKs(如 MET、RET 和 VEGFR)。RTKs 活化下游激活基因,参与细胞存活、增殖和血管生长等多个细胞生物学过程。激活性 PIK3CA 突变发生于螺旋结构域(E542K 和 E545K)或激酶机构域(H1047L 和 H1047R)(图9-73)。

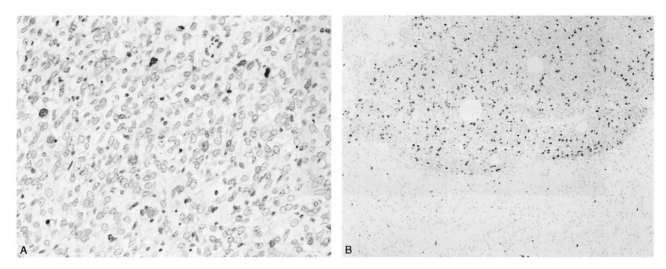

图9-70　黏液样脂肪肉瘤的免疫组化

A. S-100标记；B. Ki67标记,圆细胞区域明显较高

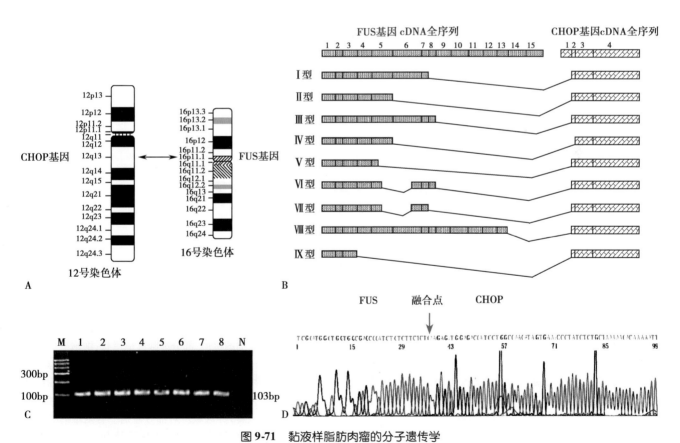

图9-71　黏液样脂肪肉瘤的分子遗传学

A. t(12;16)(q13;p11)示意图；B. *FUS-CHOP*融合基因模式图；C. *FUS-CHOP*基因RT-PCR；D. *FUS-CHOP*融合基因测序

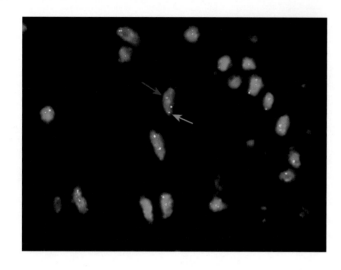

图 9-72　黏液样脂肪肉瘤 FISH 检测 *DDIT3*(*CHOP*)

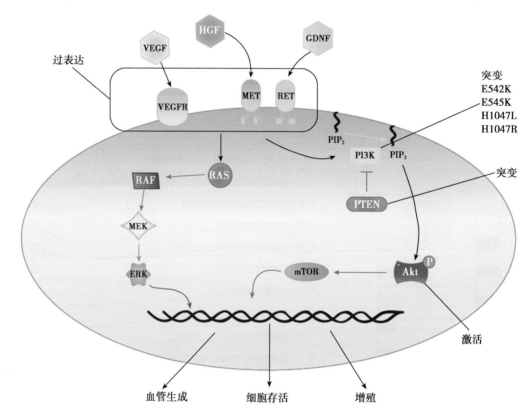

图 9-73　黏液样脂肪肉瘤和 PI3K/Akt 和 Ras-Raf-ERK/MARK 通路

【鉴别诊断】

1. 腹膜后脂肪肉瘤　发生于腹膜后的脂肪肉瘤间质可发生黏液样变性,易被误诊为黏液样脂肪肉瘤。原发于腹膜后的黏液样脂肪肉瘤极为少见,仅占腹膜后脂肪肉瘤的 2.3%,以及黏液样脂肪肉瘤的 3.2%[254],需经分子遗传学证实,在诊断为原发性肿瘤还需除外转移性。

2. 黏液纤维肉瘤　因肿瘤的间质也可呈黏液样变性,加上在为数不少的肿瘤内可见少量多泡状细胞的脂肪母细胞样细胞,有时肿瘤内的血管也可呈丛状,故非常容易被误诊为黏液样脂肪肉瘤。但黏液纤维肉瘤内的多空泡状细胞为假脂肪母细胞,胞质内含有的是黏液而非脂滴,故 AB-PAS 染色阳性,脂肪染色阴性。另一重要的鉴别点在于,黏液纤维肉瘤中的瘤细胞多呈纤细的梭形,部分细胞可呈星状,细胞有一定的多形性,有时可见核深染的巨核细胞或多核巨细胞,核分裂象(包括非典型性核分裂)易见,瘤内的血管多呈纤细弯曲的弧线状,此外,部分病例可见高度恶性的多形性未分化肉瘤(恶性纤维组织细胞瘤)样区域。对部分鉴别上有困难的病例或有意见分歧的病例,可尝试采用 FISH 检测 *DDIT3* 基因易位。另新近报道显示,黏液样脂肪肉瘤高表达 HSP90 和 cP-LA2G4A,有助于与黏液纤维肉瘤的鉴别[267]。

3. 肌内黏液瘤　瘤细胞稀少,呈短梭形或星状,无印戒样脂肪母细胞。瘤内血管稀少,无丛状毛细血管网。

4. 脉管瘤 部分黏液样脂肪肉瘤的局部区域,因大量的黏液样基质积聚形成黏液湖,像脉管或淋巴管,但在黏液湖的间隔内或在周围的实性区域内可见脂肪母细胞。

5. 其他类型的小圆细胞肉瘤 以圆细胞为主的差分化黏液样脂肪肉瘤如肿瘤内经典的黏液样脂肪肉瘤区域很少时,容易被误诊为其他类型的小圆细胞肉瘤,如骨外尤因肉瘤等。

【治疗】

采取局部广泛性切除。黏液样脂肪肉瘤对放疗较为敏感,特别是不含有圆细胞成分者,可于术后辅以放疗,可有较好的局控率[268],5 年生存率可达 98%。靶向治疗也在探索中[269,270]。

【预后】

取决于组织学分级(即圆细胞成分在肿瘤内所占的比例)。Kilpatrick 等[271]的报道显示,圆细胞成分如为 0 ~ 5%,转移率为 23%;5% ~ 10% 为 35%;>25% 为 58%,总的转移率为 35%,多转移至软组织,其次为肺和骨(图 9-74),致死率为 31%。肿瘤内可见坏死、TP53 和 CDKN2A 也是不良预后指标[272],p27 蛋白的表达和 MIB 计数与预后也有一定的关系[273]。多灶性者即使在组织学上为 I 级,预后也不佳。*FUS-DDIT3* 的融合类型与预后关系不密切。

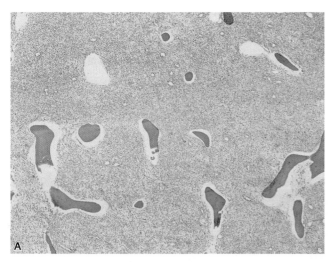
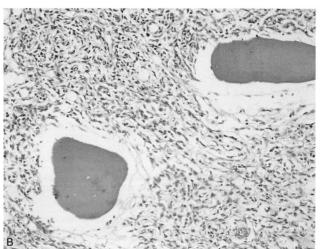

图 9-74 黏液样脂肪肉瘤转移至椎骨

三、多形性脂肪肉瘤

多形性脂肪肉瘤(pleomorphic liposarcoma, PLPS)是一种高度恶性的多形性肉瘤,肿瘤内含有数量不等的多形性多空泡状脂肪母细胞。肿瘤内无 ALT/WDLPS 区域,也无其他特定的分化。本型是最少见的一种亚型,占所有脂肪肉瘤中 5%[274]。

【ICD-O 编码】

8854/3

【临床表现】

多发生于 60 ~ 70 岁间的老年人,很少发生于儿童和青少年,两性均可发生,男性略多见。

好发于四肢(约占 2/3),尤其是下肢,其次为躯干和腹膜后,也可位于头颈部(包括眼眶),其他少见的部位包括前纵隔、腋下、睾丸旁、腹腔(包括肠系膜)、盆腔、胸腔内(包括肺)、腹股沟、心包旁、眼眶、乳腺、外阴和皮肤等[275-278]。绝大多数肿瘤发生于深部的软组织,但也有发生于皮下或真皮内的报道[279,280]。

临床表现为生长迅速的肿块,体积较大,质地坚实。

复旦大学附属肿瘤医院病理科 2008 ~ 2016 年间共诊断多形性脂肪肉瘤 60 例,占脂肪肉瘤的 4%。60 例中男性 39 例,女性 21 例,男:女为 1.86:1。年龄范围为 11 ~ 83 岁,平均年龄和中位年龄分别为 52 岁和 54.5 岁,高峰年龄段为 50 ~ 59 岁(图 9-75)。肿瘤主要发生于四肢(28 例,46.7%),特别是大腿(33.3%),其次为躯干、臀部和腹股沟,少数病例位于眶下、纵隔、甲状腺、乳腺、胃、子宫和阴囊[281](图 9-76)。本组与世界上其他课题组对多形性脂肪肉瘤的年龄、性别和部位分布均有报道(表 9-5)。

表 9-5 多形性脂肪肉瘤的年龄、性别和部位分布

作者	例数	中位年龄	年龄范围	男:女	四肢	躯干
Ghadimi 等	83	53	14 ~ 84	1:1.6	49(59%)	34(41%)
Gebhard 等	63	63	18 ~ 93	1:1.25	44(70%)	19(30%)
Hornick 等	57	54	27 ~ 95	1:1.2	30(55%)	24(45%)
Downes 等	19	70	33 ~ 87	1:1.38	13(68%)	6(32%)
本组	60	54	11 ~ 83	1:1.86	31(52%)	20(33%)

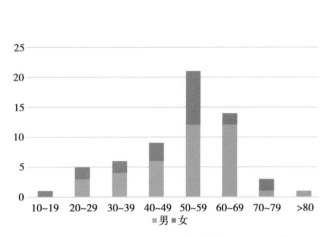

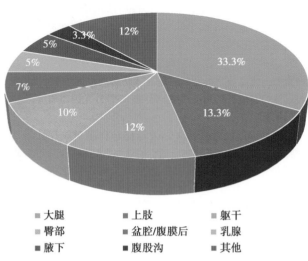

图 9-75　60 例多形性脂肪肉瘤的年龄和性别分布

图 9-76　60 例多形性脂肪肉瘤的部位分布

【影像学】

在超声、CT 和 MRI 上显示为非特异性的软组织肿块（图 9-

77），可伴有出血和坏死。与其他类型脂肪肉瘤不同的是，因肿瘤内很少含有脂肪组织，故术前很难通过影像学作出明确的诊断。

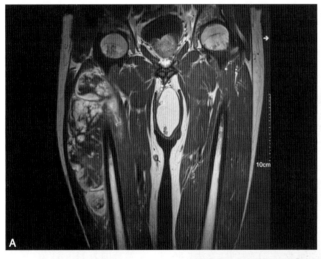

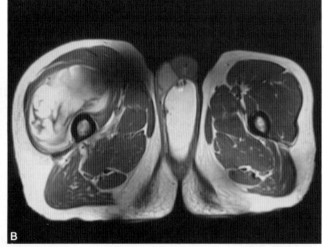

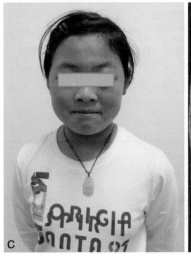

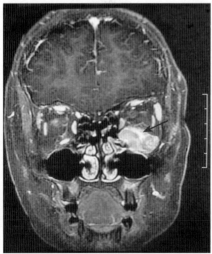

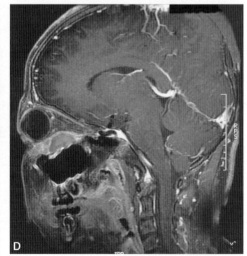

图 9-77　多形性脂肪肉瘤的影像学

A、B. 大腿；C、D. 眶下

【大体形态】

肿块呈多结节状,无包膜,质地坚实,平均直径超过10cm。切面呈灰白色或灰黄色(图9-78),常伴有坏死灶。

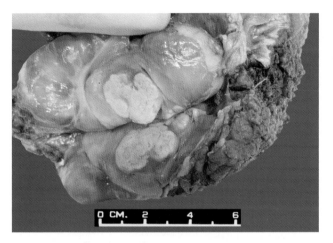

图9-78　多形性脂肪肉瘤的大体形态

【组织形态】

由多形性肉瘤和多少不等的多形性脂肪母细胞组成(图9-79A,B),多形性肉瘤由高度异型的梭形细胞、圆形细胞、多边形细胞或瘤巨细胞组成,形态上类似多形性未分化肉瘤,部分病例中的非脂肪性肉瘤成分呈中～高级别黏液纤维肉瘤样(图9-79C,D)。多形性脂肪母细胞的数量和分布因病例而异,有时在同一病例的不同区域内也有差异,可以成巢或成群分布,也可以散在分布而难以找到(图9-79E～H)。寻找诊断性的多形性脂肪母细胞是诊断多形性脂肪肉瘤的关键,因此对标本进行全面取材至关重要。与ALT/WDLPS中的脂肪母细胞所不同的是,PLPS中的多形性脂肪母细胞体积常偏大,特别是核深染、畸形,边缘常见压迹(图9-79I～N)。约1/4的多形性脂肪肉瘤中可见成片的上皮样细胞,胞质丰富,带有不同程度的嗜伊红染,部分区域呈明显空泡状或透亮状,细胞周界清晰,而细胞之间的基质非常少,类似肾细胞癌或肾上腺皮质癌,也称上皮样多形性脂肪肉瘤(epithelioid variant of pleomorphic liposarcoma)(图9-79O～T)[282]。部分病例内可见血管外皮瘤样排列,半数以上病例可伴有坏死。

【免疫组化】

不足50%的病例表达S-100,且表达强度不一(图9-80)。不表达MDM2和CDK4。

【超微结构】

多形性的脂肪母细胞胞质内可见大的融合性脂滴[283,284]。上皮样多形性脂肪肉瘤的瘤细胞呈圆形或多边形,胞质内含有数量和大小不等的脂滴,邻近细胞的细胞表面紧紧相靠,偶见连接结构,胞质内可见微吞饮囊泡,线粒体丰富,但粗面内质网的发育欠佳,1例内尚可见核糖体-板层状复合结构[285]。

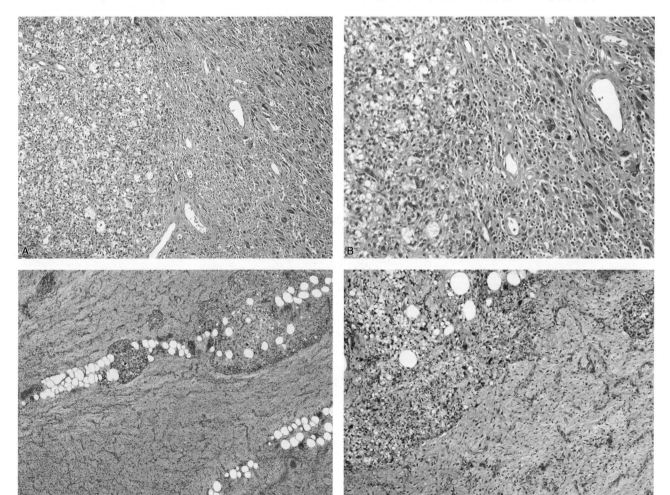

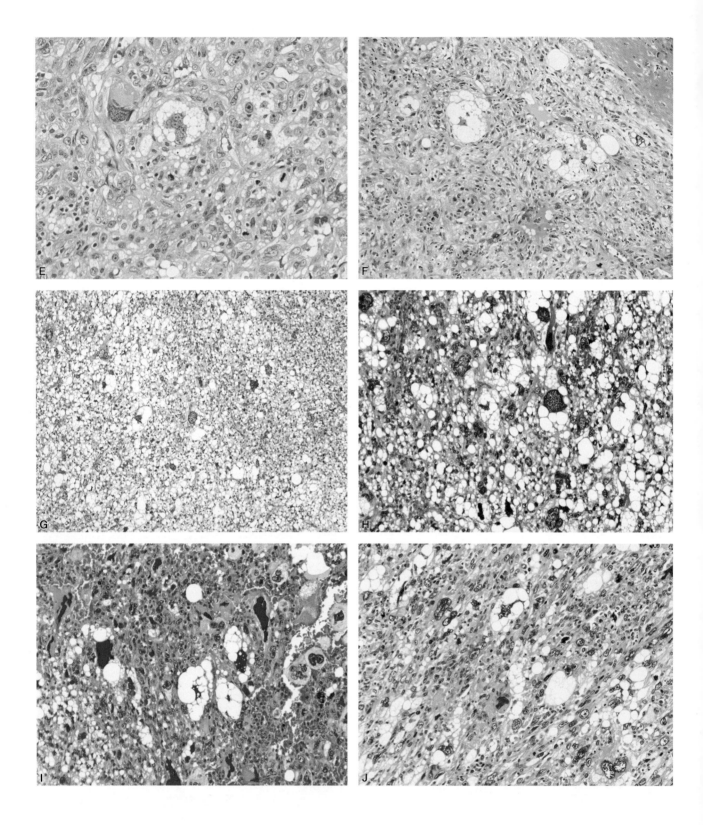

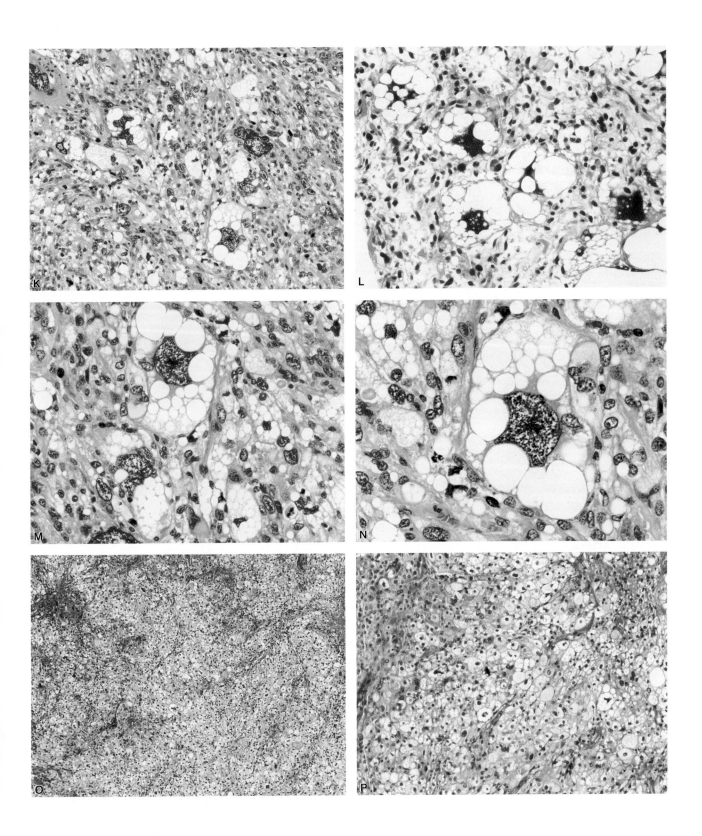

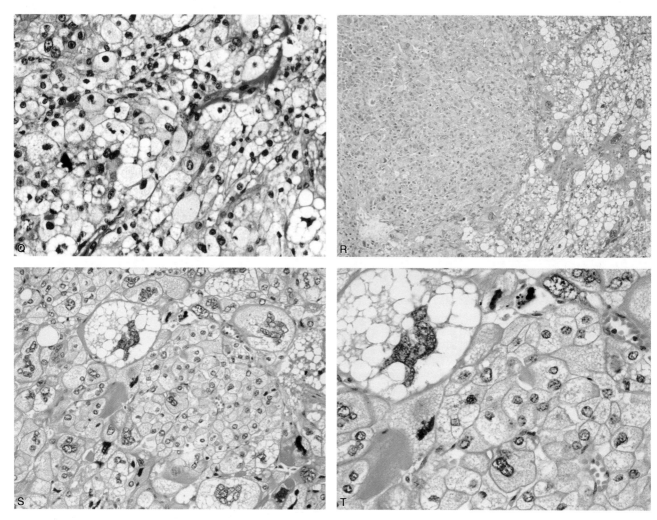

图 9-79　多形性脂肪肉瘤的组织学形态

A、B. 左侧为脂肪肉瘤区域,右侧为多形性肉瘤区域;C、D. 非脂肪源性肿瘤呈黏液纤维肉瘤样;E～N. 示多形性脂肪母细胞;O～T. 上皮样多形性脂肪肉瘤

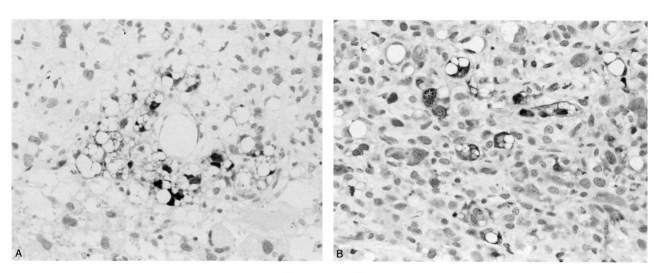

图 9-80　多形性脂肪肉瘤 S-100 标记

【细胞遗传学】

比较复杂,与其他类型的软组织肉瘤相似,无特异性的异常[286],染色体组型和 CGH 分析显示 1p21、1q21-22、5p13-15、7q22、9q22-qter、13q、17p11.2-12、20q13 和 22q 的获得,以及 2q、3p、4q、10q、11q、12p13、13q21 和 14q23-24 的丢失等。多形性脂肪肉瘤中无 *MDM2* 基因的扩增(图 9-81),可与去分化脂肪肉瘤相区分[280,281]。

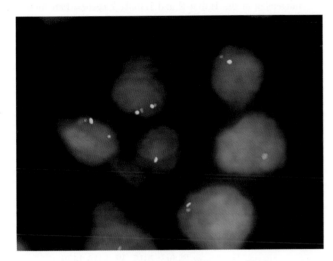

图 9-81　多形性脂肪肉瘤的 FISH 检测
MDM2 基因无扩增

【治疗】

多形性脂肪肉瘤属高度恶性的软组织肉瘤,手术切除仍然是目前最主要的治疗方式,对于肿块较大或不能完全切除的病人术后辅以放疗,该肿瘤对化疗不敏感,尚无理想的化疗方案。

【预后】

局部复发率为 21% ~ 45%,转移率为 29% ~ 44%,多转移至肺,5 年生存率为 21%,致死率为 32% ~ 50%。患者年龄大(>60 岁)、肿瘤位置深、体积大(>10cm)、核分裂象>20/10HPF 及伴有坏死者提示预后不佳。

参 考 文 献

1. Poissonnet CM, LaVelle M, Burdi AR. Growth and development of adipose tissue. J Pediatr, 1988, 113(1 Pt 1):1-9.

2. Poissonnet CM, Burdi AR, Bookstein FL. Growth and development of human adipose tissue during early gestation. Early Hum Dev, 1983, 8:1-11.

3. Ladanyi M. The emerging molecular genetics of sarcoma translocations. Diagn Mol Pathol, 1995, 4(3):162-173.

4. Adelmant G, Gilbert JD, Freytag SO. Human translocation liposarcoma-CCAAT/enhancer binding protein (C/EBP) homologous protein (TLS-CHOP) oncoprotein prevents adipocyte differentiation by directly interfering with C/EBPbeta function. J Biol Chem, 1998, 273:15574-15581.

5. Bennett JH, Shousha S, Puddle B, Athanasou NA. Immunohistochemical identification of tumours of adipocytic differentiation using an antibody to aP2 protein. J Clin Pathol, 1995, 48:950-954.

6. Joyner CJ, Triffitt J, Puddle B, Athanasou NA. Development of a monoclonal antibody to the aP2 protein to identify adipocyte precursors in tumours of adipose differentiation. Pathol Res Pract, 1999, 195:461-466.

7. Kashima TG, Turley H, Dongre A, et al. Diagnostic utility of aP2/FABP4 expression in soft tissue tumours. Virchows Arch, 2013, 462:465-472.

8. Weiss SW, Goldblum JR. Benign lipomatous tumors. In: Enzinger and Weiss's Soft Tissue Tumors. 5th ed. C. V. Mosby: St. Louis, 2008, 431.

9. Murphey MD, Arcara LK, Fanburg-Smith J. From the archives of the AFIP: imaging of musculoskeletal liposarcoma with radiologic-pathologic correlation. Radiographics, 2005, 25: 1371-1395.

10. Shmookler BM, Enzinger FM. Liposarcoma occurring in children. An analysis of 17 cases and review of the literature. Cancer, 1983, 52:567-574.

11. Folpe AL, Weiss SW. Lipoleiomyosarcoma (well-differentiated liposarcoma with leiomyosarcomatous differentiation): a clinicopathologic study of nine cases including one with dedifferentiation. Am J Surg Pathol, 2002, 26:742-749.

12. Mentzel T, Palmedo G, Kuhnen C. Well-differentiated spindle cell liposarcoma ('atypical spindle cell lipomatous tumor') does not belong to the spectrum of atypical lipomatous tumor but has a close relationship to spindle cell lipoma: clinicopathologic, immunohistochemical, and molecular analysis of six cases. Mod Pathol, 2010, 23(5):729-736.

13. Mariño-Enriquez A, Nascimento AF, Ligon AH, et al. Atypical spindle cell lipomatous tumor: clinicopathologic characterization of 232 cases demonstrating a morphologic spectrum. Am J Surg Pathol, 2017, 41(2):234-244.

14. Deyrup AT, Chibon F, Guillou L, et al. Fibrosarcoma-like lipomatous neoplasm. A reappraisal of so-called spindle cell liposarcoma defining a unique lipomatous tumor unrelated to other liposarcomas. Am J Surg Pathol, 2013, 37:1373-1378.

15. Myhre-Jensen O. A consecutive 7-year series of 1331 benign soft tissue tumors. Clinicopathologic data. Comparison with sarcomas. Acta Orthop Scand, 1981, 52:287-293.

16. Fletcher CDM, Martin-Bates E. Intramuscular and intermuscular lipoma: neglected diagnosis. Histopathology, 1988, 12:275-287.

17. Kim YJ, Kim SY, Kang SJ, Kim GM. Neural fibrolipoma. J Am Acad Dermatol, 2005, 53:528-529.

18. Wong BZ, Amrami KK, Wenger DE, et al. Lipomatosis of the sciatic nerve: typical and atypical MRI features. Skeletal Radiol, 2006, 35:180-184.

19. Aydingoz U, Tutar E, Gedikoglu G, Senaran H. Parosteal ossifying lipoma. Eur Radiol, 2000, 10:1205-1206.

20. Huang GS, Lee HS, Hsu YC, et al. Tenosynovial lipoma arborescens of the ankle in a child. Skeletal Radiol, 2006, 35:244-

247.

21. Bryan RS, Dahlin DC, Sullivan CR. Lipoma of the tendon sheath. J Bone Joint Surg Am,1956,38-A:1275-1280.

22. Bannayan GA. Lipomatosis, angiomatosis, and macrocephalia: a previously undescribed congenital syndrome. Arch Pathol, 1971,92:1-5.

23. Weary PE, Gorlin RJ, Gentry WC, et al. Multiple hamartoma syndrome(Cowden's disease). Arch Dermatol, 1972, 106: 682-690.

24. Fröhlich A. Ein Fall von Tumor der Hypophysis cerebri ohne Akromegalie. Wiener klinische Rundschau, 1901, 15: 833-836;906-908.

25. Biessecker LG, Happle R, Mulliken JB, et al. Proteus syndrome: diagnostic criteria, differential diagnosis, and patient evaluation. Am J Med Genet,1999,84:389-395.

26. Murphy MD, Caroll JF, Flamming DJ, et al. From the archives of the AFIP. Benign musculoskeletal lipomatous lesions. RadioGraphics,2004,24:1433-1466.

27. Tokumaru S, Kudo S, Mihara M, et al. Myxolipoma mimicking a cystic tumor. Skeletal Radiol,1996,25:573-575.

28. Tardio JC, Martin-Fragueiro LM. Angiomyxolipoma(vascular myxolipoma) of subcutaneous tissue. Am J Dermatopathol, 2004,26:222-224.

29. Boltze C, Hribaschek A, Lippert H, et al. Intermuscular chondrolipoma of the thigh: the diagnostic way of a rare entity. Pathol Res Pract,2003,199:503-507.

30. Hazarika P, Pujary K, Kundaje HG, Rao PL. Osteolipoma of the skull base. J Laryngol Otol,2001,15:136-139.

31. Rubin BP, Fletcher CD. The cytogenetics of lipomatous tumours. Histopathology,1997,30:507-511.

32. Bartuma H, Nord KH, Macchia G, et al. Gene expression and single nucleotide polymorphism array analyses of spindle cell lipomas and conventional lipomas with 13q14 deletion. Genes Chromosomes Cancer,2011,50:619-632.

33. Fletcher CDM, Akerman M, Dal Cin P, et al. Correlation between clinicopathological features and karyotype in lipomatous tumors. A report of 178 cases from the Chromosomes and Morphology(CHAMP) Collaborative Study Group. Am J Pathol, 1996,148:623-630.

34. Lemke I, Rogalla P, Bullerdiek J. Large deletion of part of the HMGIC locus accompanying a t(3;12)(q27 approximately q28;q14 approximately q15)in a lipoma. Cancer Genet Cytogenet,2001,129:161-164.

35. Petit MM, Mols R, Schoenmakers EF, et al. LPP, the preferred fusion partner gene of HMGIC in lipomas, is a novel member of the LIM protein gene family. Genomics,1996,36:118-129.

36. Crombez KR, Vanoirbeek EM, Van de Ven WJ, Petit MM. Transactivation functions of the tumor-specific HMGA2/LPP fusion protein are augmented by wild-type HMGA2. Mol Cancer Res,2005,3:63-70.

37. Petit MM, Schoenmakers EF, Huysmans C, et al. LHFP, a novel translocation partner gene of HMGIC in a lipoma, is a member a new family of LHFP-like genes. Genomics,1999, 57:438-441.

38. Tallini G, Vanni R, Manfioletti G, et al. HMGI-C and HMGI(Y)immunoreactivity correlates with cytogenetic abnormalities in lipomas, pulmonary chondroid hamartomas, endometrial polyps, and uterine leiomyomas and is compatible with rearrangement of the HMGI-C and HMGI(Y)genes. Lab Invest, 2000,80:359-369.

39. Rydholm A, Berg NO. Size, site and clinical incidence of lipoma: factors in differential diagnosis of lipoma and sarcoma. Acta Orthop Scand,1983,54:929-934.

40. Pilotti S, Della Torre G, Mezzelani A, et al. The expression of MDM2/CDK4 gene product in the differential diagnosis of well differentiated liposarcoma and large deep-seated lipoma. Br J Cancer,2000,82:1271-1275.

41. Wong DD, Low IC, Peverall J, et al. MDM2/CDK4 gene amplification in large/deep-seated 'lipomas':incidence, predictors and clinical significance. Pathology,2016,48:203-209.

42. Clay MR, Martinez AP, Weiss SW, Edgar MA. MDM2 amplification in problematic lipomatous tumors: analysis of fish testing criteria. Am J Surg Pathol,2015,39:1433-1439.

43. He M, Aisner S, Benevenia J, et al. p16 immunohistochemistry as an alternative marker to distinguish atypical lipomatous tumor from deep-seated lipoma. Appl Immunohistochem Mol Morphol,2009,17:51-56.

44. Kindblom L-G, Angervall L, Stener B, et al. Intermuscular and intramuscular lipomas and hibernoma. A clinical, roentgenologic, histologic and prognostic study of 46 cases. Cancer, 1974,33:754-762.

45. Kubota M, Nagasaki A, Ohgami H, et al. An infantile case of infiltrating lipoma in the buttock. J Pediatr Surg, 1991, 26: 230.

46. Pelissier A, Sawaf MH, Shabana AH. Infiltrating(intramuscular) benign lipoma of the head and neck. J Oral Maxillofac Surg,1991,49:1231-1236.

47. Meis JM, Enzinger FM. Myolipoma of the soft tissue. Am J Surg Pathol,1991,15:121-125.

48. Scurry JP, Carey MP, Targett CS, et al. Soft tissue lipoleiomyoma. Pathology,1991,23:360-362.

49. Oh MH, Cho IC, Kang YI, et al. A case of retroperitoneal lipoleiomyoma. J Korean Med Sci,2001,16:250-252.

50. Fukushima M, Schaefer IM, Fletcher CD. Myolipoma of soft tissue: clinicopathologic analysis of 34 cases. Am J Surg Pathol,2017,41(2):153-160.

51. Ben-Izhak O, Elmalach I, Kerner H, et al. Pericardial myolipoma: a tumour presenting as a mediastinal mass and containing oestrogen receptors. Histopathology,1996,29:184-186.

52. Lee YS, Park SE, Lee JU, Choi ES. MRI of a subcutaneous myolipoma in the ankle: a case report. Korean J Radiol,2011, 12:641-645.

53. Fernandez-Aguilar S, Saint-Aubain N, Dargent JL, et al. Myolipoma of soft tissue: an unusual tumor with expression of estrogen and progesterone receptors. Report of two cases and review of the literature. Acta Obstet Gynecol Scand, 2002, 81: 1088-1090.

54. Hisaoka M, Sheng WQ, Tanaka A, et al. HMGIC alterations in smooth mucle tumors of soft tissues and other sites. Cancer Genet Cytogenet, 2002, 138: 50-55.

55. Panagopoulos I, Gorunova L, Agostini A, et al. Fusion of the HMGA2 and C9orf92 genes in myolipoma with t(9;12)(p22;q14). Diagn Pathol, 2016, 11: 22.

56. Chan JKC, Lee KC, Saw D. Extraskeletal chondroma with lipoblast-like cells. Hum Pathol, 1986, 17: 1285-1287.

57. Meis JM, Enzinger FM. Chondroid lipoma. A unique tumor simulating myxoid liposarcoma and chondrosarcoma. Am J Surg Pathol, 1993, 17: 1103-1112.

58. 王坚,朱雄增,张仁元. 软骨样脂肪瘤. 临床与实验病理学杂志, 2000, 16: 338-339.

59. 李德贵,谷化平. 软骨样脂肪瘤1例. 山西医科大学学报, 2009, 11: 1052-1053.

60. Gomez-Ortega JM, Rodilla IG, Basco Lopez de Lerma JM. Chondroid lipoma. A newly described lesion that may be mistaken for malignancy. Oral Surg Oral Med Oral Pathol Oral Radiol Endod, 1996, 81: 586-589.

61. Villarroel Dorrego M, Papp Y, Shelley MJ, et al. Chondroid lipoma of the tongue: a report of two cases. Oral Maxillofac Surg, 2014, 18: 219-222.

62. Thway K, Flora RS, Fisher C. Chondroid lipoma: an update and review. Ann Diagn Pathol, 2012, 16: 230-234.

63. Logan PM, Janzen DL, O'Connell JX, et al. Chondroid lipoma: MRI appearances with clinical and histologic correlation. Skeletal Radiol, 1996, 25: 592-595.

64. Escobar E, Nguyen BD, Colvin OC. PET/CT and MRI of chondroid lipoma of the deltoid muscle. Clin Nucl Med, 2014, 39: 984-987.

65. Kindblom LG, Meis-Kindblom JM. Chondroid lipoma: an ultrastructural and immunohistochemical analysis with further observations regarding its differentiation. Hum Pathol, 1995, 26: 706-715.

66. Huang D, Sumegi J, Dal Cin P, et al. C11orf95-MKL2 is the resulting fusion oncogene of t(11;16)(q13;p13) in chondroid lipoma. Genes Chromosomes Cancer, 2010, 49: 810-818.

67. Flucke U, Tops BB, de Saint Aubain Somerhausen N, et al. Presence of C11orf95-MKL2 fusion is a consistent finding in chondroid lipomas: a study of eight cases. Histopathology, 2013, 62: 925-930.

68. Van Meurs DP. The transformation of an embryonic lipoma to a common lipoma. Br J Surg, 1947, 34: 282.

69. Vellios F, Baez J, Shumacker HB. Lipoblastomatosis: a tumor of fetal fat different from hibernoma; report of a case, with observations on the embryogenesis of human adipose tissue. Am J Pathol, 1958, 34: 1149-1159.

70. de Saint Aubain Somerhausen N, Coindre JM, Debiec-Rychter M, et al. Lipoblastoma in adolescents and young adults: report of six cases with FISH analysis. Histopathology, 2008, 52: 294-298.

71. Coffin CM. Lipoblastoma: an embryonal tumor of soft tissue related to organogenesis. Semin Diagn Pathol, 1994, 11: 98-103.

72. Collins MH, Chatten J. Lipoblastoma/lipoblastomatosis: a clinicopathologic study of 25 tumors. Am J Surg Pathol, 1997, 21: 1131-1137.

73. Pham NS, Poirier B, Fuller SC, et al. Pediatric lipoblastoma in the head and neck: a systematic review of 48 reported cases. Int J Pediatr Otorhinolaryngol, 2010, 74: 723-728.

74. Dokucu AI, Oztürk H, Yildiz FR, et al. Retroperitoneal lipoblastoma involving the right common iliac artery and vein. Eur J Pediatr Surg, 2003, 13(4): 268-271.

75. Mathew J, Sen S, Chandi SM, et al. Pulmonary lipoblastoma: a case report. Pediatr Surg Int, 2001, 17: 543-544.

76. Dishop MK, O'Connor WN, Abraham S, Cottrill CM. Primary cardiac lipoblastoma. Pediatr Dev Pathol, 2001, 4: 276-280.

77. Coffin CM, Lowichik A, Putnanm A. Lipoblastoma (LPB). A clinicopathologic and immunohistochemical analysis of 59 cases. Am J Surg Pathol, 2009, 33: 1705-1712.

78. Murphey MD, Carroll JF, Flemming DJ, et al. From the archives of the AFIP: benign musculoskeletal lipomatous lesions. Radiographics, 2004, 24: 1433-1466.

79. Hicks J, Dilley A, Patel D, et al. Lipoblastoma and lipoblastomatosis in infancy and childhood: histopathologic, ultrastructural, and cytogenetic features. Ultrastruct Pathol, 2001, 25: 321-333.

80. Fletcher JA, Kozakewich HP, Schoenberg ML, et al. Cytogenetic findings in pediatric adipose tumors: consistent rearrangement of chromosome 8 in lipoblastoma. Genes Chromosomes Cancer, 1993, 6: 24-29.

81. Gisselsson D, Hibbard MK, Dal Cin P, et al. PLAG1 alterations in lipoblastoma: involvement in varied mesenchymal cell types and evidence for alternative oncogenic mechanisms. Am J Pathol, 2001, 159: 955-962.

82. Hibbard MK, Kozakewich HP, Dal Cin P, et al. PLAG1 fusion oncogenes in lipoblastoma. Cancer Res, 2000, 60: 4869-4872.

83. Morerio C, Rapella A, Rosanda C, et al. PLAG1-HAS2 fusion in lipoblastoma with masked 8q intrachromosomal rearrangement. Cancer Genet Cytogenet, 2005, 156: 183-184.

84. Silverman JS, Hamilton J, Tamsen A. Benign recurring lipoblastoma in an adult versus well differentiated subcutaneous myxoid liposarcoma: clinicopathologic, immunohistochemical and molecular analysis of a unique case. Pathol Res Pract, 1999, 195: 787-792, discussion 793.

85. Warren M, Turpin BK, Mark M, et al. Undifferentiated myxoid lipoblastoma with PLAG1-HAS2 fusion in an infant; morpho-

logically mimicking primitive myxoid mesenchymal tumor of infancy (PMMTI)-diagnostic importance of cytogenetic and molecular testing and literature review. Cancer Genet, 2016, 209(1-2):21-9.

86. Nixon HH, Scobie WG. Congenital lipomatosis: a report of four cases. J Pediatr Surg, 1971, 6:742-745.

87. Chung EB, Enzinger FM. Benign lipomatosis. Cancer, 1973, 32:482-492.

88. Greiss ME, Williams DH. Macrodystrophia lipomatosis in the foot: a case report and review of the literature. Arch Orthop Trauma Surg, 1991, 110:220-221.

89. Brodie SBC. Lectures illustrative of various subjects in pathology and surgery. London, England: Longman, 1846, 275-276.

90. Madelung N. Ueber den Fetthals (diffuses Lipom des Halses). Arch Klin Chir, 1888, 37:106-130.

91. Launois P, Bensaude R. De l'adenolopomatose symmetrique. Soc Med Hosp Paris Bull Mem, 1889, 15:298.

92. Engels EP. Sigmoid colon and urinary bladder in high fixation: roentgen changes simulatiing pelvic tumor. Radiology, 1959, 72:419.

93. Heyns CF. Pelvic lipomatosis: a review of its diagnosis and management. J Urol, 1991, 146:334-337.

94. Shukla LW, Katz JA, Wagner ML. Mediastinal lipomatosis: a complication of high dose steroid therapy in children. Pediatr Radiol, 1988, 19:57-58.

95. Akhtar A, D'Cruz IA, Ramanathan KB, Umpierrez M. Diffuse locally invasive lipomatosis of the pericardium. Echocardiography, 2003, 20:173-177.

96. Streiter ML, Schneider HJ, Proto AV. Steroid-induced thoracic lipomatosis: paraspinal involvement. Am J Roentgenol, 1982, 139:679-681.

97. Sener RN. Epidural, paraspinal, and subcutaneous lipomatosis. Pediatr Radiol, 2003, 33:655-657.

98. Vazquez L, Ellis A, Saint-Jenez D, et al. Epidural lipomatosis after renal transplantation: complete recovery without surgery. Transplantation, 1988, 46:773-774.

99. Sanchez NP, Rhodes AR, Mandell F, et al. Encephalocraniocutaneous lipomatosis: a new neurocutaneous syndrome. Br J Dermatol, 1981, 104:89-96.

100. McCall S, Ramzy MI, Cure JK, et al. Encephalocraniocutaneous lipomatosis and the Proteus syndrome: distinct entities with overlapping manifestations. Am J Med Genet, 1992, 43: 662-668.

101. Legius E, Wu R, Eyssen M, et al. Encephalocraniocutaneous lipomatosis wtih a mutation in the NF1 gene. J Med Genet, 1995, 32:316-319.

102. Al-Khawaja D, Seex K, Eslick GD. Spinal epidural lipomatosis-a brief review. J Clin Neurosci, 2008, 15:1323-1326.

103. Boufassa F, Dulioust A, Lascaux AS, et al. Lipodystrophy in 685 HIV-1-treated patients: influence of antiretroviral treatment and immunovirological response. HIV Clin Trials, 2001, 2:339-345.

104. Kravcik S. HIV lipodystrophy: a review. HIV Clin Trials, 2000, 1:37-50.

105. Munoz-Malaga A, Bautista J, Salazar JA, et al. Lipomatosis, proximal myopathy, and mitochondrial 8344 mutation. A lipid storage myopathy? Muscle Nerve, 2000, 23:538-542.

106. Hoffman E, Zurhelle E. Ueber einen naevus lipomatosus cutaneous superficials der linken glutaealgegend. Arch Dermatol, 1921, 130:327.

107. Kunze J. The "Michelin tire baby syndrome": an autosomal dominant trait. Am J Med Genet, 1986, 25:169-171.

108. Nomura Y, Ota M, Tochimaru H. Self-healing congenital generalized skin creases: Michelin tire baby syndrome. J Am Acad Dermatol, 2010, 63:1110-1111.

109. Dixon AY, McGregor DH, Lee SH. Angiolipomas: an ultrastructural and clinicopathologic study. Hum Pathol, 1981, 12:739-747.

110. Cina SJ, Radentz SS, Smialek JE. A case of familial angiolipomatosis with Lisch nodules. Arch Pathol Lab Med, 1999, 123:946-948.

111. Hunt SJ, Santa Cruz DJ, Barr RJ. Cellular angiolipoma. Am J Surg Pathol, 1990, 14:75-81.

112. Sheng W, Lu L, Wang J. Cellular Angiolipoma: a clinicopathological and immunohistochemical study of 12 cases. Am J Dermatopathol, 2013, 35:220-225.

113. Sciot R, Akerman M, Dal Cin P, et al. Cytogenetic analysis of subcutaneous angiolipoma: further evidence supporting its difference from ordinary pure lipomas: a report of the CHAMP Study Group. Am J Surg Pathol, 1997, 21:441-444.

114. Bartuma H, Panagopoulos I, Collin A, et al. Expression levels of HMGA2 in adipocytic umors correlates with morpholoigic and cytogenetic subgroups. Mol Cancer, 2009, 8:36.

115. Akisue T, Matsumoto K, Yamamoto T, et al. Neural fibrolipoma of the superficial peroneal nerve in the ankle: a case report with immunohistochemical analysis. Pathol Int, 2002, 52:730-733.

116. Berti E, Roncaroli F. Fibrolipomatous hamartoma of a cranial nerve. Histopathology, 1994, 24:391-392.

117. Aydos SE, Fitoz S, Bokesoy I. Macrodystrophia lipomatosa of the feet and subcutaneous lipomas. Am J Med Genet A, 2003, 119:63-65.

118. Ban M, Kamiya H, Sato M, et al. Lipofibromatous hamartoma of the median nerve associated with macrodactyly and port-wine stains. Pediatr Dermatol, 1998, 15:378-380.

119. Frykman GK, Wood VE. Peripheral nerve hamartoma with macrodactyly in the hand: report of three cases and review of the literature. J Hand Surg, 1978, 3:307-312.

120. 毛荣军, 杨克非, 王坚. 神经脂肪瘤病的临床病理学特征分析. 中华病理学杂志, 2011, 40:165-168.

121. Marom EM, Helms CA. Fibrolipomatous hamartoma: pathognomonic on MR imaging. Skeletal Radiol, 1999, 28:260-

264.

122. Warhold LG, Urban MA, Bora FW Jr, et al. Lipofibromatous hamartomas of the median nerve. J Hand Surg［Am］,1993, 18:1032-1037.

123. Gouldesbrough DR, Kinny SJ. Lipofibromatous hamartoma of the ulnar nerve at the elbow:brief report. J Bone Joint Surg, 1989,71:331-332.

124. Berti T, Roncaroli F. Fibrolipomatous hamartoma of a cranial nerve. Histopathology,1994,24:391-392.

125. Drut R. Ossifying fibrolipomatous hamartoma of the ulnar nerve. Pediatr Pathol,1988,8:179-184.

126. Enzinger FM, Harvey DA. Spindle cell lipoma. Cancer, 1975,36:1852-1859.

127. Diau GY, Chu CC, et al. Spindle cell lipoma in a 14-month-old girl. J Pediatr Surg,1995,30:1603-1604.

128. Bolen JW, Thorning D. Spindle-cell lipoma. A clinical, light- and electron-microscopical study. Am J Surg Pathol, 1981, 5:435-441.

129. Fletcher CDM, Martin-Bates E. Spindle cell lipoma:a clinicopathologic study with some original observations. Histopathology,1987,11:803-817.

130. 宫丽华,田萌萌,佟桂珍,等.梭形细胞/多形性脂肪瘤7例临床病理分析.临床与实验病理学杂志,2016,32:157-160.

131. Lombardi T, Odell EW. Spindle cell lipoma of the oral cavity:report of a case. J Oral Pathol Med,1994,23:237-239.

132. Lau SK, Bishop JA, Thompson LD. Spindle cell lipoma of the tongue:a clinicopathologic study of 8 cases and review of the literature. Head Neck Pathol,2015,9:253-259.

133. Cheah A, Billings S, Goldblum J, et al. Spindle cell/pleomorphic lipomas of the face:an under-recognized diagnosis. Histopathology,2015,66:430-437.

134. Piattelli A, Rubini C, Fioroni M, Iezzi G. Spindle-cell lipoma of the cheek:a case report. Oral Oncol,2000,36:495-496.

135. Haas AF, Fromer ES, Bricca GM. Spindle cell lipoma of the scalp:a case report and review. Dermatol Surg,1999,25:68-71.

136. Robb JA, Jones RA. Spindle cell lipoma in a perianal location. Hum Pathol,1982,13:1052.

137. Reis-Filho JS, Milanezi F, Soares MF, et al. Intradermal spindle cell/pleomorphic lipoma of the vulva:case report and review of the literature. J Cutan Pathol, 2002, 29:59-62.

138. Goto T, Motoi N, Motoi T, et al. Spindle cell lipoma of the knee:a case report. J Orthop Sci,2004,9:86-89.

139. Ud Din N, Zhang P, Sukov WR, et al. Spindle cell lipomas arising at atypical locations. Am J Clin Pathol,2016,146(4):487-495.

140. French CA, Mentzel T, Kutzner H, Fletcher CD. Intradermal spindle cell/pleomorphic lipoma:a distinct subset. Am J Dermatopathol,2000,22:496-502.

141. Horiuchi K, Yabe H, Nishimoto K, et al. Intramuscular spindle cell lipoma:Case report and review of the literature. Pathol Int,2001,51:301-304.

142. Fanburg-Smith JC, Devaney KO, Miettinen M, Weiss SW. Multiple spindle cell lipomas:a report of 7 familial and 11 nonfamilial cases. Am J Surg Pathol,1998,22:40-48.

143. Khashper A, Zheng J, Nahal A, Discepola F. Imaging characteristics of spindle cell lipoma and its variants. Skeletal Radiol,2014,43:591-597.

144. Hawley IC, Krausz T, Evans DJ, et al. Spindle cell lipoma-a pseudoangiomatous variant. Histopathology, 1994, 24:565-569.

145. Zelger BW, Zelger BG, Plorer A, et al. Dermal spindle cell lipoma:plexiform and nodular variants. Histopathology, 1995,27:533-540.

146. Sciot R, Bekaert J. Spindle cell lipoma with extramedullary haematopoiesis. Histopathology,2001,39:215-216.

147. Billings SD, Folpe AL. Diagnostically challenging spindle cell lipomas:a report of 34 "low-fat" and "fat-free" variants. Am J Dermatopathol,2007,29:437-442.

148. Templeton SF, Solomon AR Jr. Spindle cell lipoma is strongly CD34 positive. An immunohistochemical study. J Cutan Pathol,1996,23:546-550.

149. Mentzel T, Rütten A, Hantschke M, et al. S-100 protein expressing spindle cells in spindle cell lipoma:a diagnostic pitfall. Virchows Arch,2016,469(4):435-438.

150. Chen BJ, Mariño-Enríquez A, Fletcher CD, Hornick JL. Loss of retinoblastoma protein expression in spindle cell/pleomorphic lipomas and cytogenetically related tumors:an immunohistochemical study with diagnostic implications. Am J Surg Pathol,2012,36:1119-1128.

151. Mandahl N, Mertens F, Willen H, et al. A new cytogenetic subgroup in lipomas:loss of chromosome 16 material in spindle cell and pleomorphic lipomas. J Cancer Res Clin Oncol, 1994,120:707-711.

152. Dal Cin P, Sciot R, Polito P, et al. Lesions of 13q may occur independently of deletion of 16q in spindle cell/pleomorphic lipomas. Histopathology,1997,31:222-225.

153. Azzopardi JG, Iocco J, Salm R. Pleomorphic lipoma:a tumor simulating liposarcoma. Histopatholgy,1973,7:511-523.

154. Shmookler BM, Enzinger FM. Pleomorphic lipoma:a benign tumor simulating liposarcoma. A clinicopathologic analysis of 48 cases. Cancer,1981,47:126-133.

155. Sachdeva MP, Goldblum JR, Rubin BP, Billings SD. Low-fat and fat-free pleomorphic lipomas:a diagnostic challenge. Am J Dermatopathol,2009,31:423-426.

156. Suster S, Fisher C, Moran CA. Dendritic fibromyxolipoma:clinicopathologic study of a distinctive benign soft tissue lesion that may be mistaken for a sarcoma. Ann Diagn Pathol, 1998,2:111-120.

157. 乔海国,张昶,庄一林,王坚.树突状纤维黏液脂肪瘤10

例临床病理分析. 临床与实验病理学杂志,2012,28:1332-1335.

158. Wong YP, Chia WK, Low SF, et al. Dendritic fibromyxolipoma:a variant of spindle cell lipoma with extensive myxoid change, with cytogenetic evidence. Pathol Int,2014,64:346-351.

159. Zelger BG, Zelger B, Steiner H, Rütten A. Sclerotic lipoma:lipomas simulating sclerotic fibroma. Histopathology,1997,31:174-181.

160. Fernandez-Flores A, Montero MG. Sclerotic lipoma in a female patient. Histopathology,2005,46:357-358.

161. Laskin WB, Fetsch JF, Michal M, Miettinen M. Sclerotic (fibroma-like) lipoma:a distinctive lipoma variant with a predilection for the distal extremities. Am J Dermatopathol,2006,28:308-316.

162. Allen PW. Selected case from the Arkadi M. Rywlin International Pathology Slide Seminar:sclerotic (fibroma-like) lipoma,dorsum of right hand. Adv Anat Pathol,2013,20(1):68-72.

163. Lam KY, Lo CY. Adrenal lipomatous tumours:a 30 year clinicopathologic experience at a single institution. J Clin Pathol,2001,54:707-712.

164. Grignon DJ, Shkrum MJ, Smout MS. Extra-adrenal myeolipoma. Arch Pathol Lab Med,1989,113:52-54.

165. Hunter SB, Schemankewitz EH, Patterson C, et al. Extra-adrenal myelipoma. A report of two cases. Am J Clin Pathol,1992,97:402-404.

166. Adesokan A, Adegboyega PA, Cowan DF, et al. Testicular "tumor" of the adrenogenital syndrome:a case report of an unusual association with myelolipoma and seminoma in cryptorchidism. Cancer,1997,80:2120-2127.

167. Minamiya Y, Abo S, Kitamura M, Izumi K. Mediastinal extraadrenal myelolipoma:report of a case. Surg Today,1997,27:971-972.

168. Franiel T, Fleischer B, Raab BW, Fuzesi L. Bilateral thoracic extraadrenal myelolipoma. Eur J Cardiothorac Surg,2004,26:1220-1222.

169. Kammen BF, Elder DE, Fraker DL, Siegelman ES. Extraadrenal myelolipoma:MR imaging findings. Am J Roentgenol,1998,171:721-723.

170. Merkel H. On a pseudolipoma of the breast (peculiar fat tumor). Beitr Pathol Anat,1906,39:152-157.

171. Gery L. Discussions. Bull Mem Soc Anat (Paris),1914,89:111.

172. Furlong MA, Fanburg-Smith JC, Miettinen M. The morphologic spectrum of hibernoma:a clinicopathologic study of 170 cases. Am J Surg Pathol,2001,25:809-814.

173. Moretti VM, dela Cruz M, Lackman RD. Recurrent lipoma-like hibernoma. Am J Orthop (Belle Mead NJ). 2010,39:E57-60.

174. Moretti VM, Brooks JS, Lackman RD. Spindle-cell hiberno-ma:a clinicopathologic comparison of this new variant. Orthopedics,2010,33:52-55.

175. Chirieac LR, Dekmezian RH, Ayala AG. Characterization of the myxoid variant of hibernoma. Ann Diagn Pathol,2006,10:104-106.

176. Manieri M, Murano I, Fianchini A, et al. Morphological and immunohistochemical features of brown adipocytes and preadipocytes in a case of human hibernoma. Nutr Metab cardiovasc Dis,2010,20:567-574.

177. Seemayer TA, Knaack J Wang N-S, et al. On the ultrastructure of hibernoma. Cancer,1975,36:1785-1793.

178. Mertens S, Rydholm A, Brosjo O, et al. Hibernomas are characterized byrearrangements of chromosome bands 11q13-21. Int J Cancer,1994,58:503-505.

179. Maire G, Forus A, Foa C, et al. 11q13 alterations in two cases of hibernoma:large heterozygous deletions and rearrangement breakpoints near GARP in 11q13. 5. Genes Chromosomes Cancer,2003,37:389-395.

180. Gisselsson D, Hoglund M, Mertens F, et al. Hibernomas are characterized by homozygous deletions in the multiple endocrine neoplasia type Ⅰ region. Metaphase fluorescence in situ hybridization reveals complex rearrangements not detected by conventional cytogenetics. Am J Pathol,1999,155:61-66.

181. Nord KH, Magnusson L, Isaksson M, et al. Concomitant deletions of tumorsuprresor genes *MEN1* and *AIP* are essential for the pathogenesis of the brown fat tumor hibernoma. Proc Natl Acad Sci USA,2010,107:21122-21127.

182. Hallin M, Schneider N, Thway K. Well-differentiated liposarcoma with hibernoma-like morphology. Int J Surg Pathol,2016,24(7):620-622.

183. Laurino L, Furlanetto A, Orvieto E, et al. Well-differentiated liposarcoma (atypical lipomatous tumors). Semin Diagn Pathol,2001,18:258-262.

184. Evans HL. Liposarcoma:a study of 55 cases with a reassessment of its classification. Am J Surg Pathol,1979,3:507-523.

185. Mentzel T, Fletcher CD. Lipomatous tumours of soft tissues:an update. Virchows Arch,1995,427:353-363.

186. Hashimoto H, Enjoji M. Liposarcoma. A clinicopathologic subtyping of 52 cases. Acta Pathol Jpn,1982,32:933-948.

187. 陈代云,李蜀华,郑敏,等. 87 例脂肪肉瘤的临床病理学研究. 临床与实验病理学杂志,1993,9:31-33.

188. Schwartz SL, Swierzewski SJ 3rd, Sondak VK, et al. Liposarcoma of the spermatic cord:report of 6 cases and review of the literature. J Urol,1995,153:154-157.

189. Montgomery E, Fisher C. Paratesticular liposarcoma:a clinicopathologic study. Am J Surg Pathol,2003,27:40-47.

190. Klimstra DS, Moran CA, Perino G, et al. Liposarcoma of the anterior mediastinum and thymus. A clinicopathologic study of 28 cases. Am J Surg Pathol,1995,19:782-791.

191. Okby NT, Travis WD. Liposarcoma of the pleural cavity:clin-

ical and pathologic features of 4 cases with a review of the literature. Arch Pathol Lab Med,2000,124:699-703.

192. Nascimento AF, McMenamin ME, Fletcher CD. Liposarcomas/atypical lipomatous tumors of the oral cavity: a clinicopathologic study of 23 cases. Ann Diagn Pathol,2002,6:83-93.

193. Wenig BM, Heffner DK. Liposarcomas of the larynx and hypopharynx: a clinicopathologic study of eight new cases and a review of the literature. Laryngoscope, 1995, 105 (7 Pt 1): 747-756.

194. Wenig BM, Weiss SW, Gnepp DR. Laryngeal and hypopharyngeal liposarcoma. A clinicopathologic study of 10 cases with a comparison to soft-tissue counterparts. Am J Surg Pathol,1990,14:134-141.

195. Fanburg-Smith JC, Furlong MA, Childers EL. Liposarcoma of the oral and salivary gland region: a clinicopathologic study of 18 cases with emphasis on specific sites, morphologic subtypes, and clinical outcome. Mod Pathol, 2002, 15: 1020-1031.

196. Golledge J, Fisher C, Rhys-Evans PH. Head and neck liposarcoma. Cancer,1995,76:1051-1058.

197. Nucci MR, Fletcher CD. Liposarcoma (atypical lipomatous tumors) of the vulva: a clinicopathologic study of six cases. Int J Gynecol Pathol,1998,17:17-23.

198. Allen PW, Strungs I, MacCormac LB. Atypical subcutaneous fatty tumors: a review of 37 referred cases. Pathology, 1998, 30:123-135.

199. Murphey MD, Arcara LK, Fanburg-Smith Julie. From the archives of the AFIP. Imaging of musculoskeletal liposarcoma with radiologic-pathologic correlation. RadioGraphics, 2005, 25:1371-1395.

200. V G, N B, K R. A rare case of primary parapharyngeal well differentiated liposarcoma with rhabdomyoblastic differentiation. J Clin Diagn Res,2012,6:1557-1558.

201. Argani P, Facchetti F, Inghirami G, et al. Lymphocyte-rich well-differentiated liposarcoma: report of nine cases. Am J Surg Pathol,1997,21:884-895.

202. Kraus MD, Guillou L, Fletcher CDM. Well-differentiated inflammatory liposarcoma: An uncommon and easily overlooked variant of a common sarcoma. Am J Surg Pathol, 1997, 21: 518-527.

203. Thway K, Flora R, Shah C, et al. Diagnostic utility of p16, CDK4, and MDM2 as an immunohistochemical panel in distinguishing well-differentiated and dedifferentiated liposarcomas from other adipocytic tumors. Am J Surg Pathol,2012, 36:462-469.

204. Kammerer-Jacquet SF, Thierry S, Cabillic F, et al. Differential diagnosis of atypical lipomatous tumor/well-differentiated liposarcoma and dedifferentiated liposarcoma: utility of p16 in combination with MDM2 and CDK4 immunohistochemistry. Hum Pathol,2017,59:34-40.

205. Micci F, Teixeira MR, Bjerkehagen B, et al. Characterization of supernumerary rings and giant marker chromosomes in well-differentiated lipomatous tumors by a combination of G-banding, CGH, M-FISH, and chromosome-and locus-specific FISH. Cytogenet Genome Res,2002,97:13-19.

206. Hostein I, Pelmus M, Aurias A, et al. Evaluation of MDM2 and CDK4 amplification by real-time PCR on paraffin wax-embedded material: a potential tool for the diagnosis of atypical lipomatous tumours/well-differentiated liposarcomas. J Pathol,2004,202:95-102.

207. Shimada S, Ishizawa T, Ishizawa K, et al. The value of MDM2 and CDK4 amplification levels using real-time polymerase chain reaction for the differential diagnosis of liposarcomas and their histologic mimickers. Hum Pathol,2006,37:1123-1129.

208. Erickson-Johnson MR, Seys AR, Roth CW, et al. Carboxypeptidase M: a biomarker for the discrimination of well-differentiated liposarcoma from lipoma. Mod Pathol, 2009; 22:1541-1547.

209. Ida CM, Wang X, Erickson-Johnson MR, et al. Primary retroperitoneal lipoma: a soft tissue pathology heresy? report of a case with classic histologic, cytogenetics, and molecular genetic features. Am J Surg Pathol,2008,32:951-954.

210. Gonzalez RS, McClain CM, Chamberlain BK, Coffin CM, Cates JM. Cyclin-dependent kinase inhibitor 2A(p16) distinguishes well-differentiated liposarcoma from lipoma. Histopathology,2013,62:1109-1111.

211. Lyle PL, Bridge JA, Simpson JF, et al. Liposarcomatous differentiation in malignant phyllodes tumors is unassociated with MDM2 or CDK4 amplification. Histopathology, 2016, 68:1040-1045.

212. Lin CC, Liao SL, Liou SW, et al. Subconjunctival Herniated Orbital Fat Mimicking Adipocytic Neoplasm. Optom Vis Sci, 2015,92:1021-1026.

213. Demetri GD, Fletcher CD, Mueller E, et al. Induction of solid tumor differentiation by the peroxisome proliferator-activated receptor-gamma ligand troglitazone in patients with liposarcoma. Proc Natl Acad Sci U S A,1999,96:3951-3956.

214. Müller CR, Paulsen EB, Noordhuis P, et al. Potential for treatment of liposarcomas with the MDM2 antagonist Nutlin-3A. Int J Cancer,2007,121:199-205.

215. Dickson MA, Tap WD, Keohan ML, et al. Phase II Trial of the CDK4 Inhibitor PD0332991 in Patients With Advanced CDK4-Amplified Well-Differentiated or Dedifferentiated Liposarcoma. J Clin Oncol,2013;31:2024-2028.

216. Dei Tos AP, Mentzel T, Mewman PL, et al. Spindle cell liposarcoma, a hitherto unrecognized variant of liposarcoma. An analysis of six cases. Am J Surg Pathol,1994,18:913-921.

217. Shioi Y, Hasegawa T, Otsuka K, et al. Primary retroperitoneal spindle cell liposarcoma: pathological and immunohistochemical findings. Pathol Int,2010,60:472-476.

218. Evans HL. Smooth muscle in atypical lipomatous tumors：a report of three cases. Am J Surg Pathol,1990,14：714-718.

219. Gomez-Roman JJ,Val-Bernal JF. Lipoleiomyosarcoma of the mediastinum. Pathology,1997,29：428-430.

220. Folpe AL,Weiss SW. Lipoleiomyosarcoma(well-differentiated liposarcoma with leiomyosarcomatous differentiation)：a clinicopathologic study of nine cases including one with dedifferentiation. Am J Surg Pathol,2002,26：742-749.

221. Lee HP,Tseng HH,Hsieh PP,Shih TF. Uterine lipoleiomyosarcoma：report of 2 cases and review of the literature. Int J Gynecol Pathol,2012;31：358-363.

222. Trijolet JP,Lescanne E,Morinière S,et al. Lipoleiomyosarcoma of the larynx. Head Neck,2013,35：E164-166.

223. Schoolmeester JK,Stamatakos MD,Moyer AM,et al. Pleomorphic liposarcoma arising in a lipoleiomyosarcoma of the uterus：report of a case with genetic profiling by a next generation sequencing panel. Int J Gynecol Pathol, 2016, 35(4)：321-326.

224. Evans HL. Liposarcoma：a study of 55 cases with a reassessment of its classification. Am J Surg Pathol, 1979, 3：507-523.

225. Nascimento AG. Dedifferentiated liposarcoma. Semin Diagn Pathol,2001,18：263-266.

226. Mariño-Enríquez A, Fletcher CD, Dal Cin P, Hornick JL. Dedifferentiated liposarcoma with "homologous" lipoblastic (pleomorphic liposarcoma-like) differentiation：clinicopathologic and molecular analysis of a series suggesting revised diagnostic criteria. Am J Surg Pathol,2010,34：1122-1131.

227. Weiss SW,Rao VK. Well-differentiated liposarcoma(atypical lipoma)of deep soft tissue of the extremities,retroperitoneum and miscellaneous sites. A follow-up study of 92 cases with analysis ofthe incidence of "dedifferentiation". Am J Surg Pathol,1992,16：1051-1058.

228. Coindre JM,Mariani O,Chibon F,et al. Most malignant fibrous histiocytomas developed in the retroperitoneum are dedifferentiated liposarcomas：a review of 25 cases initially diagnosed as malignant fibrous histiocytoma. Mod Pathol, 2003,16：256-262.

229. Okamoto S,Machinami R,Tanizawa T,et al. Dedifferentiated liposarcoma with rhabdomyoblastic differentiation in an 8-year-old girl. Pathol Res Pract,2010,206：191-196.

230. Elgar F,Goldblum JR. Well-differentiated liposarcoma of the retroperitoneum：a clinicopathologic analysis of 20 cases, with particular attention to the extent of low-grade dedifferentiation. Mod Pathol,1997,10：113-120.

231. Hisaoka M,Morimitsu Y,Hashimoto H,et al. Retroperitoneal liposarcoma with combined well-differentiated and myxoid malignant fibrous histiocytoma-like myxoid areas. Am J Surg Pathol,1999,23：1480-1492.

232. Lucas DR, Shukla A, Thomas DG, Patel RM, Kubat AJ, McHugh JB. Dedifferentiated liposarcoma with inflammatory myofibroblastic tumor-like features. Am J Surg Pathol,2010, 34(6)：844-851.

233. Hasegawa T,Seki K,Hasegawa F,et al. Dedifferentiated liposarcoma of retroperitoneum and mesentery：varied growth patterns and histological grades-a clinicopathologic study of 32 cases. Hum Pathol,2000,31：717-727.

234. Henricks WH,Chu YC,Goldblum JR,et al. Dedifferentiated liposarcoma. A clinicopathological analysis of 155 cases with a proposal for an expanded definition of dedifferentiation. Am J Surg Pathol,1997,21：271-281.

235. Evans HL,Khurana KK,Kemp BL,et al. Heterologous elements in the dedifferentiated component of dedifferentiated liposarcoma. Am J Surg Pathol,1994,18：1150-1157.

236. Tallini G,Erlandson RA,Brennan MF,et al. Divergent myosarcomatous differentiation in retroperitoneal liposarcoma. Am J Surg Pathol,1993,17：546-556.

237. Yamamoto T,Matsushita T,Marui T,et al. Dedifferentiated liposarcoma with chondroblastic osteosarcomatous dedifferentiation. Pathol Int,2000,50：558-561.

238. Ippolito V,Brien EW,Menendez LR,et al. Case report 797："dedifferentiated" lipoma-like liposarcoma of soft tissue with focal transformation to high-grade "sclerosing" osteosarcoma. Skeletal Radiol,1993,22：604-608.

239. Nascimento AG,Kurtin PJ,Guillou L,et al. Dedifferentiated liposarcoma. A report of nine cases with a peculiar neuralike whorling pattern associated with metaplastic bone formation. Am J Surg Pathol,1998,22：945-955.

240. Fanburg-Smith JC, Miettinen M. Liposarcoma with meningothelial-like whorls：a study of 17 cases of a distinctive histological pattern associated with dedifferentiated liposarcoma. Histopathology,1998,33：414-424.

241. 朱延波,杨跋,肖家诚. 伴脑膜上皮样漩涡和骨化的去分化脂肪肉瘤. 临床与实验病理学杂志,2001,17：313-316.

242. Matsumoto T,Fukunaga M,Fujii H,et al. Inguinal dedifferentiated liposarcoma with meningothelial-like whorls and metaplastic bone formation. Histopathology, 2005, 46：594-596.

243. Liau JY,Lee JC,Wu CT,et al. Dedifferentiated liposarcoma with homologous lipoblastic differentiation：expanding the spectrum to include low-grade tumours. Histopathology, 2013,62：702-710.

244. Nishio J,Iwasaki H,Ishiguro M,et al. Establishment of a novel human dedifferentiated liposarcoma cell line,FU-DDLS-1：conventional and molecular cytogenetic characterization. Int J Oncol,2003,22：535-542.

245. Snyder EL,Sandstrom DJ,Law K,et al. c-Jun amplification and overexpression are oncogenic in liposarcoma but not always sufficient to inhibit the adipocytic differentiation programme. J Pathol,2009,218：292-300.

246. Gronchi A, Lo Vullo S, Fiore M et al. Aggressive surgical policies in a retrospectively reviewed single-institution case

series of retroperitoneal soft tissue sarcomas. J Clin Oncol, 2009,27:24-30.

247. Bonvalot S,Rivoire M,Castaing M et al. Primary retroperitoneal sarcomas:a multivariate analysis of surgical factors associated with local control. J Clin Oncol,2009,27:21-27.

248. McCormick D,Mentzel T,Beham A,et al. Dedifferentiated liposarcoma. Clinicopathological analysis of 32 cases suggesting a better prognostic subgroup among pleomorphic sarcomas. Am J Surg Pathol,1994,18:1213-1223.

249. Orvieto E,Furlanetto A,Laurino L,et al. Myxoid and round cell liposarcoma:a spectrum of myxoid adipocytic neoplasia. Semin Diagn Pathol,2001,18:267-273.

250. Alaggio R,Coffin CM,Weiss SW,et al. Liposarcomas in young patients. A study of 82 cases occurring in patients younger than 22 years of age. Am J Surg Pathol,2009,33:645-658.

251. Coffin CM,Alaggio R. Adipose and myxoid tumors of childhood and adolescence. Pediatr Dev Pathol,2012,15(1 Suppl):239-254.

252. Kilpatrick SE,Doyon J,Choong PF,et al. The clinicopathologic spectrum of myxoid and round cell liposarcoma:a study of 95 cases. Cancer,1996,77:1450-1458.

253. Smith TA,Easley KA,Goldblum JR. Myxoid/round cell liposarcomaof the extremities:a clinicopathologic study of 29 cases with particular attention to the extent of round cell liposarcoma. Am J Surg Pathol,1996,17:171-180.

254. Setsu N,Miyake M,Wakai S,et al. Primary retroperitoneal myxoid liposarcomas. Am J Surg Pathol,2016,40(9):1286-1290.

255. Govender D,Pillay P. Primary myxoid liposarcoma with rhabdomyoblastic differentiation. Arch Pathol Lab Med,1998,122:740-742.

256. Fritchie KJ,Goldblum JR,Tubbs RR,et al. The expanded histologic spectrum of myxoid liposarcoma with an emphasis on newly described patterns:implications for diagnosis on small biopsy specimens. Am J Clin Pathol,2012,137:229-239.

257. Siebert JD,Williams RP,Pulitzer DR. Myxoid liposarcoma with cartilaginous differentiation. Mod Pathol,1996,9:249-252.

258. Evans HL. Liposarcoma and atypical lipomatous tumors:a study of 66 cases followed for a minimum of 10 years. Surg Pathol,1988,1:41-54.

259. Hemminger JA,Iwenofu OH. NY-ESO-1 is a sensitive and specific immunohistochemical marker for myxoid and round cell liposarcomas among related mesenchymal myxoid neoplasms Modern Pathology,2013,26:1204-1210.

260. Knight JC,Renwick PJ,Dal Cin P,et al. Translocation t(12;16)(q13;p11)in myxoid liposarcomaand round cell liposarcoma:molecular and cytogenetic analysis. Cancer Res,1995,55:24-27.

261. Panagopoulos I,Mandahl N,Ron D,et al. Characterization of the CHOP breakpoints and fusion transcripts in myxoid liposarcomas with the 12;16 translocation. Cancer Res,1994,54:6500-6503.

262. Hisaoka M,Tsuji S,Morimitsu Y,et al. Detection of TLS/FUS-CHOP fusion transcripts in myxoid and round cell liposarcomas by nested reverse transcription-polymerase chain reaction using archival paraffin-embedded tissues. Diagn Mol Pathol,1998,7:96-101.

263. 向华,王坚,孙孟红,等 黏液样/圆细胞型脂肪肉瘤石蜡包埋组织中 FUS-CHOP 融合基因检测的临床病理学意义. 中华病理学杂志,2005,34:28-32.

264. Dal Cin P,Sciot R,Panagopoulos I,et al. Additional evidence of a variant translocation t(12;22)with EWS/CHOP fusion in myxoid liposarcoma:clinicopathological features. J Pathol,1997,182:437-441.

265. Hosaka T,Nakashima Y,Kusuzaki K,et al. A novel type of EWS-CHOP fusion gene in two cases of myxoid liposarcoma. J Mol Diagn,2002,4:164-171.

266. Narendra S,Valente A,Tull J,Zhang S. DDIT3 gene breakapart as a molecular marker for diagnosis of myxoid liposarcoma—assay validation and clinical experience. Diagn Mol Pathol,2011,20:218-224.

267. Wang T,Goodman MA,McGough RL,et al. Immunohistochemical analysis of expressions of RB1,CDK4,HSP90,cPLA2G4A,and CHMP2B is helpful in distinction of myxofibrosarcoma and myxoid liposarcoma. In J Surg Pathol,2014,22(7):589-599.

268. Chung PW,Deheshi BM,Ferguson PC,et al. Radiosensitivity translates into excellent local control in extremity myxoid liposarcoma:a comparison with other soft tissue sarcomas. Cancer,2009,115:3254-361.

269. Barretina J,Taylor BS,Banerji S et al. Subtype-specific genomic alterations define new targets for soft-tissue sarcoma therapy. Nat Genet,2010,42:715-721.

270. Charytonowicz E,Terry M,Coakley K,et al. PPARγ agonists enhance ET-743-induced adipogenic differentiation in a transgenic mouse model of myxoid round cell liposarcoma. J Clin Invest,2012,122:886-898.

271. Kilpatrick SE,Doyon J,Choong PF,et al. The clinicopathologic spectrum of myxoid and round cell liposarcoma. A study of 95 cases. Cancer,1996,77:1450-1458.

272. Haniball J,Sumathi VP,Kindblom LG,et al. Prognostic factors and metastatic patterns in primary myxoid/round-cell liposarcoma. Sarcoma,2011,538085.

273. Oliveira AM,Nascimento AG,Okuno SH,et al. p27(kip1)protein expression correlates with survival in myxoid and round-cell liposarcoma. J Clin Oncol,2000,18:2888-2893.

274. Oliveiryhyhya AM,Nascimento AG. Pleomorphic liposarcoma. Semin Diagn Pathol,2001,18:274-285.

275. Downes KA,Goldblum JR,Montgomery EA,et al. Pleomor-

phic liposarcoma: a clinicopathologic analysis of 19 cases. Mod Pathol,2001,14:179-184.

276. Gebhard S,Coindre JM,Michels JJ,et al. Pleomorphic liposarcoma:clinicopathologic,immunohistochemical,and follow-up analysis of 63 cases:a study from the French Federation of Cancer Centers Sarcoma Group. Am J Surg Pathol,2002, 26:601-616.

277. Ghadimi MP,Liu P,Peng T,et al. Pleomorphic liposarcoma: clinical observations and molecular variables. Cancer, 2011,117:5359-5369.

278. Hornick JL,Bosenberg MW,Mentzel T,et al. Pleomorphic liposarcoma:clinicopathologic analysis of 57 cases,Am J Surg Pathol,2004,28:1257-1267.

279. Dei Tos AP,Mentzel T,Fletcher CD. Primary liposarcoma of the skin:a rare neoplasm with unusual high grade features. Am J Dermatopathol,1998,20:332-338.

280. Gardner JM,Dandekar M,Thomas D,et al. Cutaneous and subcutaneous pleomorphic liposarcoma:a clinicopathologic study of 29 cases with evaluation of MDM2 gene amplification in 26. Am J Surg Pathol,2012,36:1047-1051.

281. Wang L,Ren W,Zhou X,et al. Pleomorphic liposarcoma:A clinicopathological,immunohistochemical and molecular cytogenetic study of 32 additional cases. Pathol Int,2013,63: 523-531.

282. Miettinen M,Enzinger FM. Epithelioid variant of pleomorphic liposarcoma:A study of 12 cases of a distinctive variant of high-grade liposarcoma. Mod Pathol,1999,12:722-728.

283. Weiss LM,Warhol MJ. Ultrasturacuttral distincitons between adult pleomorphic rhagdomyosarcomas,plemorphic liposarcoma,and pleomorphic malignant fibrous histiocytoma. Hum Pathol,1984,15:1023-1033.

284. Kindblom LG,Widéhn S,Meis-Kindblom JM. The role of electron microscopy in the diagnosis of pleomorphic sarcomas of soft tissue. Seminars in Diagnostic Pathology,2003, 1:72-81.

285. Huang HY,Antonescu CR. Epithelioid variant of pleomorphic liposarcoma:a comparative immunohistochemical and ultrastructural analysis of six cases with emphasis on overlapping features with epithelial malignancies. Ultrastruct Pathol,2002,26:299-308.

286. Mertens F,Fletcher CD,Dal Cin P,et al. Cytogenetic analysis of 46 pleomorphic soft tissue sarcomas and correlation with morphologic and clinical features:a report of the CHAMP Study Group. Chromosomes and MorPhology. Genes Chromosomes Cancer,1998,22:16-25.

第十章

平滑肌肿瘤

导读

组织学和胚胎学
平滑肌肿瘤的分类
良性平滑肌肿瘤
　平滑肌错构瘤
　睾丸平滑肌增生
　皮肤平滑肌瘤
　深部软组织平滑肌瘤

腹膜播散性平滑肌瘤病
静脉内平滑肌瘤病
淋巴结内血管肌瘤样错构瘤
器官相关性平滑肌瘤
良性转移性平滑肌瘤
平滑肌肉瘤
深部软组织平滑肌肉瘤

胃肠道平滑肌肉瘤
子宫平滑肌肉瘤
浅表性平滑肌肉瘤
外生殖区平滑肌肉瘤
黏液样平滑肌肉瘤
起自血管的平滑肌肉瘤
EBV 相关平滑肌肉瘤

第一节　组织学和胚胎学

平滑肌组织由平滑肌纤维和肌纤维之间少量的结缔组织组成。平滑肌纤维集合成束状,排列规则整齐,构成消化道、泌尿生殖道、呼吸道和血管等中空性器官的管壁,此外,也可成束散在分布于皮肤(竖毛肌)、眼睫状体、虹膜、乳头、乳晕、阴囊、阴茎、大阴唇和阴蒂等处,而较少分布于深部软组织。平滑肌受自主神经支配,属不随意肌。

平滑肌纤维呈长梭形,一般长约200μm,直径8μm,但变化很大,如小血管壁的平滑肌纤维最短时仅为20μm,妊娠终末期子宫的平滑肌纤维最长时可达500μm。平滑肌细胞的核为单个,两端钝圆,杆状或呈长椭圆形,居于细胞中央,与细胞的长轴平行。胞质丰富、深嗜伊红色,无横纹。Masson 三色染色显示,平滑肌细胞的胞质呈红色,VG 染色呈黄色,PTAH 呈紫色。电镜下,胞质含有大量的肌微丝,与细胞的长轴平行排列,肌微丝间有许多致密体,质膜内层有致密斑。细胞内的丝状结构主要有三种:①粗肌丝,由肌球蛋白组成(myosin),呈圆柱状,直径约12nm,周围环绕7～9个细肌丝;②细肌丝,由肌动蛋白组成(actin),直径约6～8nm,一端附着于致密斑或致密体,另一端游离,环绕在粗肌丝周围。聚集成群的粗肌丝和细肌丝即可形成光镜下可见的肌原纤维(myofibrils);③中间丝,由结蛋白或波形蛋白组成,直径约10nm,连接于致密斑和致密体之间,形成细胞骨架。此外,还可见质膜下微吞饮囊泡,细胞外有完整基板围绕。

免疫组织化学标记显示,平滑肌细胞表达 α-SMA、MSA、desmin、calponin、h-caldesmon 和 smoothelin。

平滑肌来源于中胚层的间充质细胞。胚胎发育初期,中胚层中散在的间充质细胞聚集在内脏器官的上皮周围,细胞变长梭形,核也变长,分裂增生,胞质内合成收缩性蛋白,继之出现纵行的肌微丝,细胞体和核均伸长,分化成长梭形的平滑肌细胞。

第二节　平滑肌肿瘤的分类

平滑肌肿瘤包括平滑肌错构瘤、平滑肌瘤和平滑肌肉瘤。

平滑肌错构瘤有两种,一种发生于皮肤,另一种发生于乳腺内。皮肤平滑肌错构瘤是一种真皮平滑肌束的增生,通常为先天性,偶可发生于青少年和成年人。好发于躯干和肢体,呈大小不一的斑块状,可伴有色素沉着和多毛症[1]。乳腺肌样错构瘤发生于乳腺实质内,在小叶之间可见束状增生的平滑肌[2,3]。

平滑肌瘤的分布与人体内正常平滑肌组织的分布基本一致。绝大多数的平滑肌瘤发生于女性生殖道,特别是子宫。部分平滑肌瘤发生于皮肤,分别起自于皮肤竖毛肌、外生殖区的肉膜肌、乳头乳晕的平滑肌和血管的平滑肌。少数平滑肌瘤发生于上呼吸道、消化道和泌尿道,如气管、食管、胃、胆管、直肠、肾脏和膀胱等处。发生于腹腔和盆腔等深部软组织的平滑肌瘤比较少见,主要发生于绝经前的妇女,肿瘤的发生常与激素有关[4]。原属于皮肤的血管平滑肌瘤现归入血管周皮细胞肿瘤。

平滑肌肉瘤约占软组织肉瘤的 5%～10%[5,6],好发于成年人,并多见于女性,约2/3的腹膜后平滑肌肉瘤和超过3/4的腔静脉平滑肌肉瘤发生于女性[7]。平滑肌肉瘤很少发生于儿童[8]。根据肿瘤的发生部位,平滑肌肉瘤可分为以下几种类型:①深部软组织平滑肌肉瘤,最常见,多发生于腹膜后。尽管有证据表明,为数不少的平滑肌肉瘤起自于小静脉[9],但"血管平滑肌肉瘤"(vascular leiomyosarcoma)这一诊断常用于一些起自大血管的肿瘤,这些病例在临床上有相应的症状,影像学上也提示肿瘤与大血管的关系密切。②浅表性平滑肌肉瘤(superficial leiomyosarcoma),包括真皮或真皮内平滑肌肉瘤(dermal or intradermal leiomyosarcoma)、皮下平滑肌肉瘤(subcutaneous leiomyosarcoma)和继发性平滑肌肉瘤(secondary leiomyosarcoma)三种类型[10]。绝大多数的真皮平滑肌肉瘤可能起自于竖毛肌,位于阴茎和睾丸等外生殖区的肿瘤则可能起自于生殖肉膜肌或勃起肌(genital dartoic or erector muscle)。皮下平滑肌肉瘤可能起自于血管平滑肌。继发性平滑肌肉瘤由皮肤外平滑肌肉瘤(如子宫和腹腔/腹膜后平滑肌肉瘤)转移至皮肤所致[11]。与非典型性纤维黄色瘤相似,尽管浅表性平滑肌肉瘤(特别是真皮平滑肌肉瘤)在组织学上可显示有恶性肿瘤的形态学特点,但因肿瘤位于浅表以及肿瘤体积较小,完整性切除以后预后较好,故有学者建议采用"真皮非典型性平滑肌肿瘤"(dermal atypical smooth muscle tumor)[12]来命名。另两种特殊类型的平滑肌肉瘤分别是黏

液样平滑肌肉瘤和EBV相关平滑肌肉瘤,前者多发生于子宫,也可发生于周围软组织[13],后者多发生于有免疫抑制的儿童[14]。

尽管胃肠道间质瘤(gastrointestinal stromal tumor,GIST)已成为消化道最为常见的间叶源性肿瘤,但胃肠道仍可发生平滑肌肉瘤[15],虽然十分少见。

发生于软组织的平滑肌肿瘤其良恶性的诊断标准与发生于子宫的平滑肌肿瘤有所不同。一般来说,在发生于软组织的平滑肌肿瘤中如体积较大且能见到核分裂象,则要考虑有恶性的可能,但也有例外情况,即发生于盆腔或腹膜后的平滑肌肿瘤,若患者为绝经前妇女,其肿瘤的组织学形态与子宫平滑肌瘤相似,也可以见到少量的核分裂象(1~5个/50HPF),但却不能诊断为平滑肌肉瘤,因这部分肿瘤的发生可能与性激素有关,瘤细胞常弥漫强阳性表达雌激素和孕激素受体。对于一些恶性证据不充分,但在形态上又超过良性肿瘤的病变,可采用具有潜在恶性的平滑肌肿瘤(SMT with malignant potential)、恶性潜能未定的平滑肌肿瘤(smooth muscle tumor of uncertain malignant potential,SMT-UMP)、生物学潜能未定的平滑肌肿瘤(smooth muscle tumor of uncertain biological potential)或非典型性平滑肌肿瘤(atypical SMT)或等名称来诊断[16],但也有学者认为SMT-UMP这一定义是一个"垃圾桶",应尽量避免使用。本书提供了平滑肌肿瘤诊断思路,仅供参考(图10-1)。

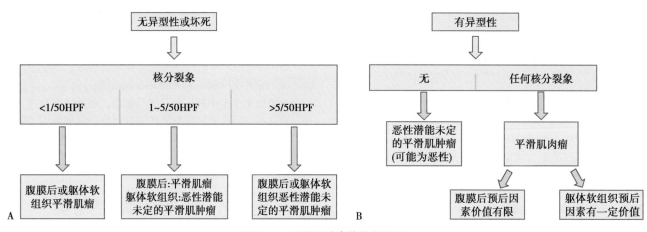

图10-1   平滑肌肿瘤的诊断思路

第三节   良性平滑肌肿瘤

一、平滑肌错构瘤

(一)皮肤平滑肌错构瘤

平滑肌错构瘤(smooth muscle hamartoma,SMH)由Sourreil等[17]于1969年首先描述,是一种少见的真皮平滑肌纤维增生,通常为先天性,也称竖毛肌错构瘤(arrector pili hamartoma)或先天性平滑肌错构瘤(congenital smooth muscle hamartoma,CSMH),偶可发生于青少年和成年人,也称获得性平滑肌错构瘤(acquired SMH)[18],同义词包括先天性毛发和平滑肌痣(congenital pilar and smooth muscle naevus)以及先天性平滑肌痣(congenital smooth muscle naevus)。SMH比较少见,发生率为

1/1000~2700新生儿,男性多见,男:女为1.5:1。

【临床表现】

好发于婴幼儿躯干(特别是腰骶部)和四肢近端的皮肤(图10-2)[17],少数病例也可发生于头颈部(如眉毛和眼睑)、结膜、足底、阴囊和外阴等处[19]。

临床上表现为大小不等的小丘疹、斑片或斑块状,直径范围为1~10cm,常有色素沉着,并常被覆明显的毛发,也可呈肉色。斑块可随着年龄的增长而增大,但色素沉着逐渐减退,毛发也逐渐变少。多数患者假Darier症(pseudo-Darier's sign)呈阳性[20],即病变呈短暂性的硬结状或经摩擦后有竖毛现象。病变有时也可呈萎缩状[21]。其他少见的情形包括丘疹样毛囊病[22]、多灶性病变[23]以及所谓的"Michelin tyre婴儿"综合征,后者常伴有其他的一些异常[24]。临床上将本病分为四种类型:1型为最常见的局灶型;2型为毛囊型;3型为多灶型;4型为弥漫型[25]。

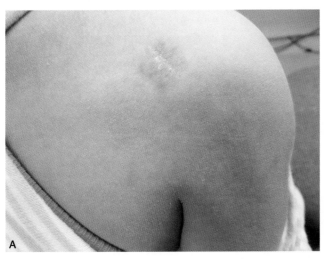
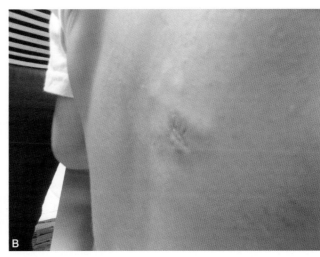

图 10-2　肩背部和背部平滑肌错构瘤

【大体形态】

真皮增厚,境界不清,直径<2cm。

【组织形态】

病变位于真皮内,可见散在分布、排列杂乱的增生性平滑肌束,可与毛囊相连,被覆表皮可伴有棘细胞增生和基底细胞色素沉着。增生的平滑肌细胞无异型性,无核分裂象,病变内不见坏死。特殊染色 Masson 三色呈红色(图 10-3)。

【免疫组化】

平滑肌束表达 α-SMA、h-CALD、desmin 和 smoothelin(图 10-4)。

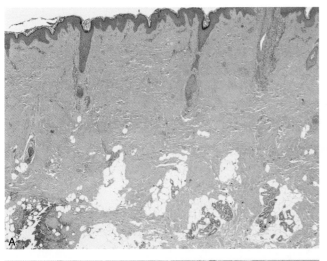
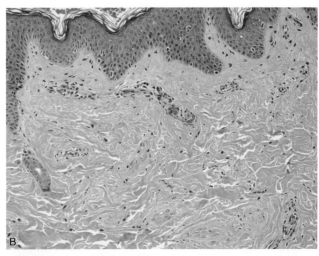
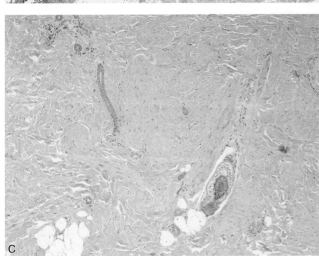
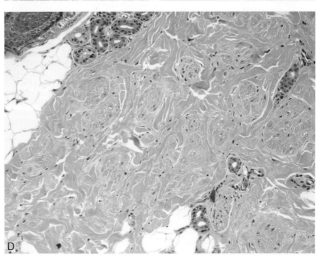

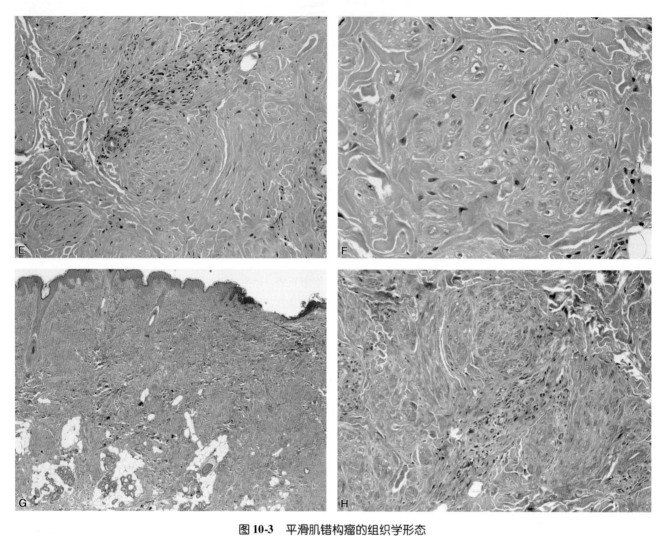

图 10-3　平滑肌错构瘤的组织学形态

A ~ F. 病变位于真皮内,可见散在分布、排列杂乱的增生性平滑肌束,表皮可伴有棘细胞增生和基底细胞色素沉着;G、H. Masson 三色呈红色

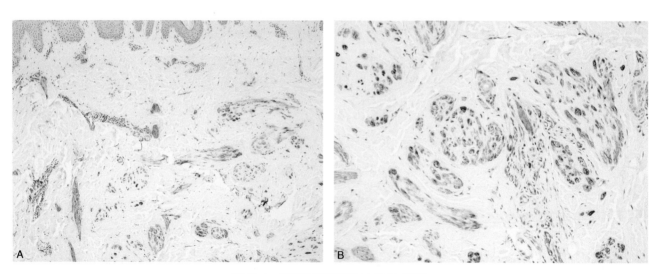

图 10-4　平滑肌错构瘤的 α-SMA 标记

【鉴别诊断】

1. Becker 痣（Becker's melanosis 或 Becker's naevus）多发生于处于青春期的男性青少年肩部、前胸或肩胛，起初呈不规则形的色素沉着，后范围逐渐增大，并变厚且毛发增多。镜下显示为基底细胞色素沉着，上皮角延伸，棘层肥厚，真皮平滑肌增生。与 SMH 的主要不同在于，Becker 痣以色素沉着和多毛症为主，且随年龄增长而增加。

2. 竖毛肌平滑肌瘤 较少发生于新生儿，多发生于 11 ~ 30 岁间青少年的面部、躯干和四肢，常为多发性，呈红棕色小丘疹样，有痛感。镜下多呈实性的结节状，而平滑肌错构瘤由杂乱增生的平滑肌束组成。

（二）乳腺肌样错构瘤

乳腺肌样错构瘤（myoid hamartoma of the breast，MH）是一种罕见的乳腺良性增生性病变，由 Davies 和 Riddell 于 1973 年首先报道[26]，病因不明，MH 中肌样成分的组织学起源仍未完全明确。目前有血管壁平滑肌来源，乳头和乳晕部平滑肌来源，乳腺间质肌纤维母细胞来源以及肌上皮来源等多种观点。MH 可能起源于一个共同的乳腺间质干细胞，后者可进一步分化为平滑肌、脂肪组织、骨和软骨。

【临床表现】

MH 多发生于绝经后妇女[2,3]。临床上往往表现为可触及的界限清楚的肿块，一般病程较长，可达 5 年以上。MH 最容易发生在乳腺的外上象限，直径 2 ~ 11cm，常被诊断为纤维腺瘤。

【影像学】

MH 的影像学特征与普通的乳腺错构瘤相似。钼靶摄片常表现为界限清楚的肿块影（图 10-5），内部密度不均，有时可见囊性区域；少数病例周边伴有放射性透亮晕环，具有一定的诊断价值。超声检查显示有包膜的境界清楚的肿块，内部回声不均。MRI 显示椭圆形、边界清晰的肿块，内部异质性强化，可见散在片状脂肪密度影，局部边缘可见线状放射性晕环。当病变较典型时，影像学即可明确错构瘤的诊断。

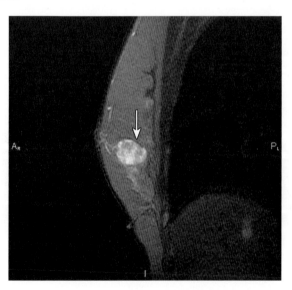

图 10-5　乳腺肌样错构瘤 MRI

【大体形态】

界限清楚的实性肿块（图 10-6），常有薄层完整的纤维包膜。肿瘤呈圆形或椭圆形，分叶状，切面灰白、纤维样，质硬或偏软，脂肪组织往往不明显。少数病例可见大小不等的囊腔，内含棕黄色液体。

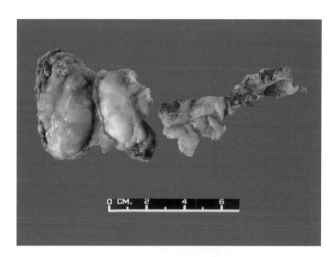

图 10-6　乳腺肌样错构瘤

【组织形态】

MH 的组织学形态呈现多样性，主要是由上皮、肌样成分和纤维脂肪间质的比例不等所致。大部分病例中，肌样细胞呈条束状排列，形成灶性平滑肌瘤样区域，散在分布于纤维间质之中；其中可见多量大致正常的乳腺导管、小叶和成熟脂肪组织（图 10-7A，B）。少数病变以肌样间质为主，肌样细胞弥漫实性片状分布，仅有少量乳腺上皮及脂肪组织夹杂其中。MH 最独特的组织学特征是间质成分的平滑肌或肌纤维母细胞分化。肌样细胞平行或交叉束状排列；胞质强嗜酸性或淡染，核呈细长梭形或雪茄烟样（图 10-7C，D）。偶尔，肌样细胞可呈上皮样分化，形成浸润性小叶癌样形态。肿瘤通常缺乏明显的细胞异型性和核分裂象。少数病例可见假血管瘤样间质增生[27]。

【免疫组化】

大多数 MH 中肌样成分显示 vimentin、α-SMA、MSA 和 h-CALD 弥漫强阳性（图 10-8），常不同程度的表达 desmin 和 calponin。

【鉴别诊断】

包括平滑肌瘤、肌纤维母细胞瘤和梭形细胞型的腺肌上皮瘤等。

【治疗和预后】

乳腺肌样错构瘤属良性病变，一般完整切除可治愈。少数可复发，主要是肿块切除不净导致。极少数情况下，恶性肿瘤可起自于乳腺肌样错构瘤，包括导管原位癌、小叶原位癌、浸润性导管癌和浸润性小叶癌。

二、睾丸平滑肌增生

Barton 等[28]于 1999 年报道了一组发生于睾丸的非肿瘤性平滑肌增生（scrotal smooth muscle hyperplasia）病例，患者的年龄范围为 46 ~ 81 岁，平均年龄 63 岁。

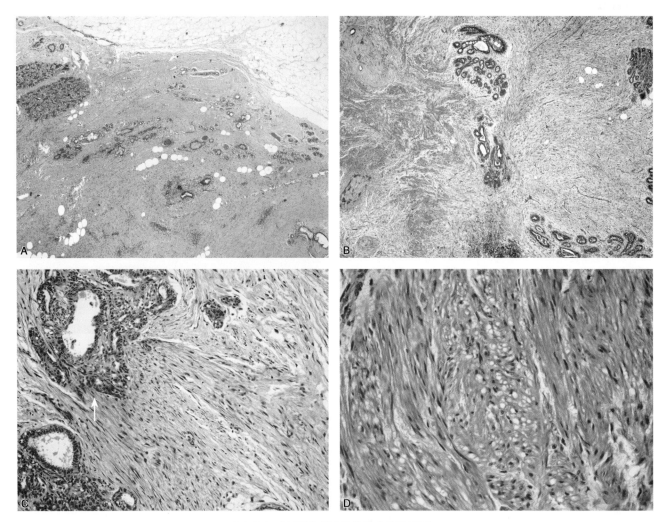

图 10-7 乳腺肌样错构瘤的组织学形态
A、B. 增生的条束状肌样细胞位于乳腺导管之间;C、D. 高倍镜图像

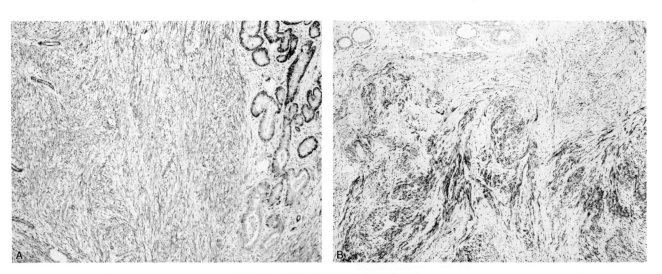

图 10-8 乳腺肌样错构瘤的免疫组化
A. α-SMA 标记;B. h-CALD 标记

病变发生于睾丸、精索或附睾内[29]，大小 6mm～7cm，平均 2.5cm。

镜下主要由增生的平滑肌束组成（图 10-9），分布于血管周围、导管周围或间质内。与平滑肌瘤不同的是，增生的平滑肌束并无交织状或成片的排列方式。随访显示为良性病变，切除后不复发。

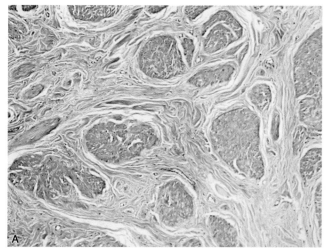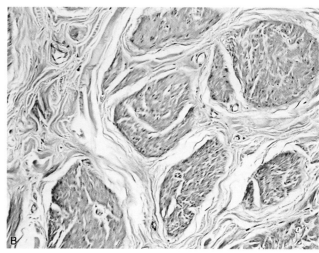

图 10-9　睾丸平滑肌增生

三、皮肤平滑肌瘤

皮肤平滑肌瘤（cutaneous leiomyoma）大致可分成以下三类：①起自于皮肤竖毛肌的竖毛肌平滑肌瘤；②起自于外生殖区肉膜肌和乳头乳晕平滑肌的外生殖区和乳头部平滑瘤；③起自于血管平滑肌的血管平滑肌瘤。血管平滑肌瘤在组织学上与肌周细胞瘤和肌纤维瘤有延续性，已经归入血管周细胞肿瘤，参见第十五章。

（一）竖毛肌平滑肌瘤

竖毛肌平滑肌瘤（pilar leiomyoma piloleiomyoma）是一种起自于皮肤竖毛肌的良性平滑肌瘤。

【ICD-O 编码】

8890/0

【临床表现】

比较少见，多发生于青少年，也可见于成年人，极少数病例为先天性或起自于儿童期。

常为多发性，病变的数目多少不等，可多达数百个，好发于面部、背部和肢体的伸侧面（尤其是小腿和上臂）。

临床上呈红棕色小丘疹样，直径多为数毫米，可呈簇状、带状疱疹样或线状排列[30]。病变生长缓慢，常为新旧病灶共存。常伴有疼痛感，特别是在受到寒冷刺激时。少数病例有家族史。部分病例表现为孤立性的病变，多见于女性，可发生于任何带有毛发的皮肤，特别是躯干和四肢，病变的直径明显大于多发性者，可达 2cm，一般不伴有疼痛感。

【组织形态】

肿瘤位于真皮层内，周界不清，常与周围的胶原组织相混杂，半数以上的病例伴有表皮增生。肿瘤由结节状排列的平滑肌细胞组成，结节之间为宽大的纤维结缔组织间隔，类似扩大的竖毛肌（图 10-10A），平滑肌细胞也可呈条束状或紊乱状排列（图 10-10B）。约 28.3% 的病例内可见到核分裂象，但少于 1/10HPF。部分病例内，瘤细胞的核因退变而出现一定的多形性，并可见多核细胞，但不见核分裂象，类似子宫的奇异性平滑肌瘤（bizarre leiomyoma）或共质性或合体（细胞）性平滑肌瘤（symplastic leiomyoma）[31]。Symplastic 源自于 symplast，symplast 系指共质体，这一术语多用于植物细胞和细菌，在此处意指几个细胞融合成一个细胞（多核细胞）。

【免疫组化】

瘤细胞表达 α-SMA、MSA、h-CALD、calponin 和 desmin。

【分子遗传学】

一些多发性家族性病例显示胚层富马酶（fumarate hydratase）基因（1q43）突变（该基因涉及三羧酸循环），为常染色体显性遗传，可伴有遗传性平滑肌瘤病和乳头状肾细胞癌（hereditary leiomyomatosis and renal cell carcinoma，HLRCC）[32,33]，也称 Reed's 综合征[34]。

【鉴别诊断】

有时需注意与发生于成年人的肌纤维瘤相鉴别，后者虽也可表达 actins，但一般不表达 h-CALD。

【治疗和预后】

局部切除即可治愈。一般不会发生肉瘤变，但 Fons 等报道了 1 例起自于奇异型竖毛肌平滑肌瘤的皮肤平滑肌肉瘤[35]。

（二）外生殖区平滑肌瘤

外生殖区平滑肌瘤（external genital leiomyoma）是一种发生于外生殖区的平滑肌瘤，比竖毛肌平滑肌瘤多见，但也属少见肿瘤，仅占皮肤平滑肌瘤的 4.2%。

【ICD-O 编码】

8890/0

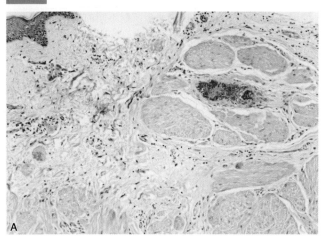
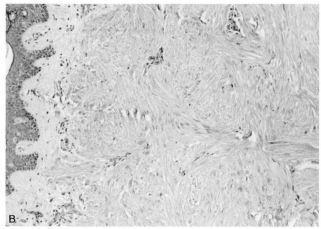

图 10-10　竖毛肌平滑肌瘤
A. 病变呈结节状;B. 瘤细胞呈交叉的条束状排列

【临床表现】

患者若为女性,则主要发生于外阴,尤其是大阴唇,部分病例也可发生于乳头(图 10-11)和乳晕;患者若为男性,则主要发生于阴囊和附睾,部分病例也可发生于精索和睾丸等处[36]。

临床上表现为无痛性的结节,直径多在 2cm 以下,偶有体积达 6cm 及以上者。

【组织形态】

与竖毛肌平滑肌瘤不同的是,本瘤界限相对清楚,并富于细胞,形态上主要有梭形细胞型(图 10-12A,B)、上皮样细胞型(图 10-12C~E)和黏液/玻璃样变性型(图 10-12F~H)三种类型,可混杂存在。少数病例中瘤细胞显示明显的畸形,主要表现为核大、深染和不规则形,即所谓的奇异型平滑肌瘤[37]。

值得注意的是,位于外生殖区的平滑肌瘤有时可富于细胞,外阴平滑肌瘤中也可见到少量的核分裂象(≤5/10HPF),尤其是在妊娠期,可能与激素刺激有关。另外,位于阴囊和睾丸的平滑肌瘤如出现核异型,在诊断为奇异型平滑肌瘤之前,应仔细寻找核分裂象,因后者的出现往往提示为恶性。

对于发生于外阴的平滑肌肿瘤,Nielson 等[38]提出如肿瘤符合下列参数中的三种或四种,则要考虑为肉瘤性病变:①肿瘤直径≥5cm;②核分裂象≥5/10HPF;③肿瘤的边界呈浸润性;④瘤细胞显示中至高度的异型性。如肿瘤仅符合上述参数中的一种,应诊断为平滑肌瘤,如符合两种,则可采用非典型性平滑肌瘤或非典型性平滑肌肿瘤(atypical leiomyoma or atypical SMT)来诊断。

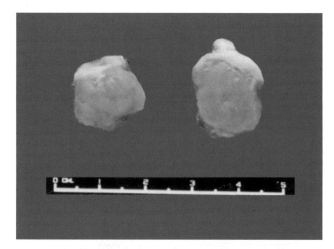

图 10-11　乳头平滑肌瘤

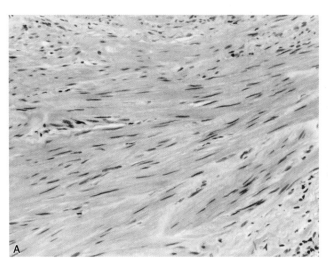
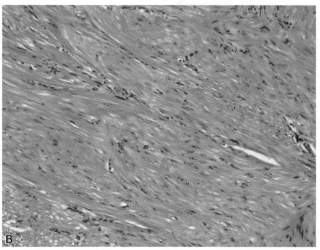

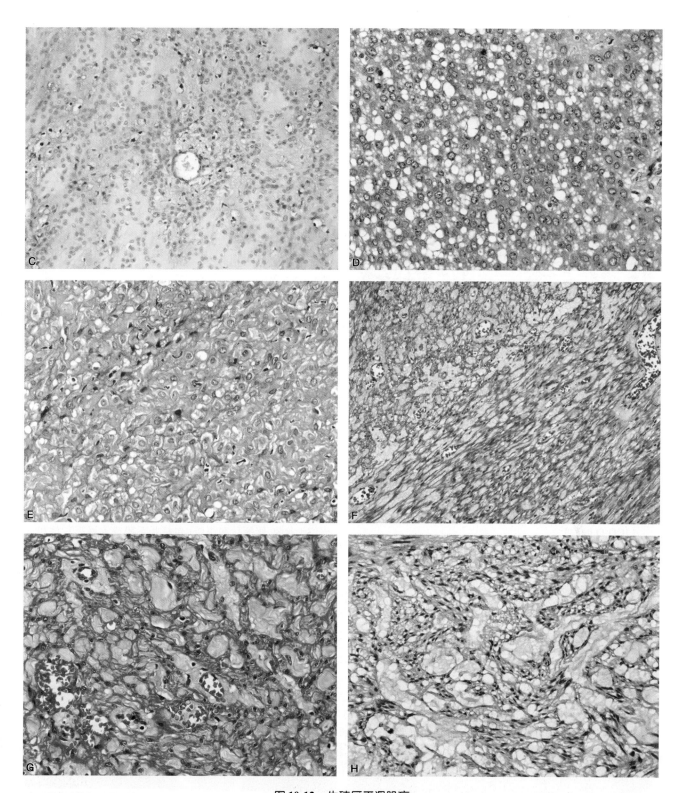

图 10-12 生殖区平滑肌瘤

A. 乳头平滑肌瘤；B. 附睾平滑肌瘤；C ~ E. 外阴上皮样平滑肌瘤；F ~ H. 黏液/玻璃样变性型平滑肌瘤

对发生于生殖区、体积较大的平滑肌肿瘤,应广泛取材。

【免疫组化】

瘤细胞表达 α-SMA（图 10-13A）、MSA、h-CALD 和 desmin,外阴病例可表达 ER 和 PR（图 10-13B）。

【分子遗传学】

Guardiola 等[39] 报道的 1 例外阴平滑肌瘤显示（12）（p12q13-14）。

【鉴别诊断】

发生于男性的外生殖区平滑肌瘤需与位于睾丸附件的平滑肌增生而形成的肿块鉴别,后者不呈交织的条束状排列。发生于女性的外生殖区平滑肌瘤,特别是具有上皮样形态或伴有黏液样变性者,应注意与血管肌纤维母细胞瘤、侵袭性血管黏液瘤和乳腺型肌纤维母细胞瘤等肿瘤相鉴别。

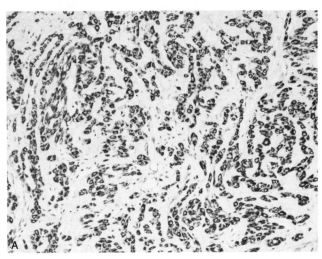
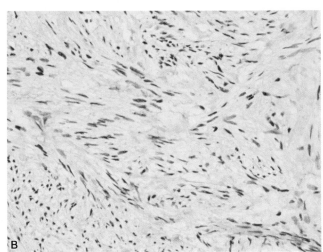

图 10-13 生殖区平滑肌瘤的免疫组化
A. α-SMA 标记;B. ER 标记

【治疗】

局部完整切除后多可治愈。

四、深部软组织平滑肌瘤

深部软组织平滑肌瘤（leiomyoma of deep soft tissue）是一种发生于深部软组织的平滑肌瘤[4,40],比较少见。

【ICD-O 编码】

8890/0

【临床表现】

主要发生于成年人,特别是中年人。有两种类型:一种为躯体深部软组织平滑肌瘤（deep somatic tissue leiomyoma）,两性均可发生,肿瘤多位于肢体,尤其是大腿,也可位于臀部,位于深部皮下或骨骼肌,肿瘤常伴有钙化（图 10-14A,B）[41],影像学上可被诊断为钙化性神经鞘瘤、滑膜肉瘤或骨化性肌炎,或因富含血管而误诊为恶性肿瘤[42];另一种为盆腔腹膜后/腹腔平滑肌瘤（pelvic retroperitoneal/abdominal leiomyoma）[2,43]（图 10-14C,D）,主要发生于女性患者,特别是中青年妇女,肿瘤位于盆腔、腹膜后和腹腔（包括肠系膜或大网膜）,体积通常比较大,被视为“发生于子宫外的子宫平滑肌瘤”,也称为妇科型或子宫型平滑肌瘤（leiomyoma of gynecologic-type or uterine-type leiomyoma）,因瘤细胞常表达 ER,又称为 ER +（Mullerian）平滑肌瘤。

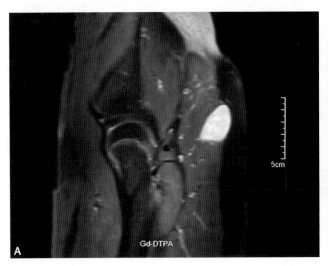
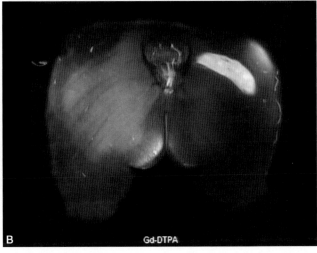

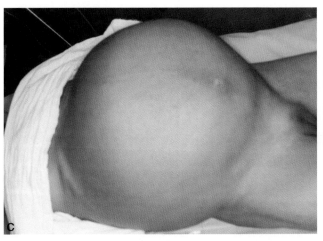
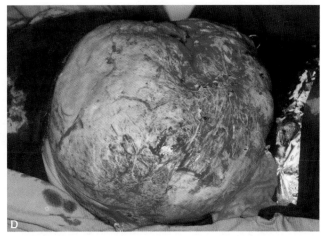

图 10-14　深部平滑肌瘤

A、B. 臀部平滑肌瘤,伴有钙化;C、D. 腹腔内平滑肌瘤

【大体形态】

躯体深部软组织平滑肌瘤:周界清晰,直径为 2.5 ~ 15cm,平均为 7.7cm,多数为 5cm 左右,切面呈灰白色,编织状,质地坚韧,部分病例可伴有灶性钙化。

腹膜后/腹腔平滑肌瘤:周界也比较清晰,但肿瘤的体积相对较大(图 10-15),可为多结节性,平均直径为 14 ~ 16cm,范围为 2.5 ~ 37cm,肿瘤的重量为 28 ~ 5400g,平均为 1600g,切面呈灰白色或灰红色,部分病例可呈黏液样。

【组织形态】

躯体深部软组织平滑肌瘤由交织条束状排列的平滑肌样细胞组成(图 10-16A,B),瘤细胞含有丰富、嗜伊红色的胞质,核的两端平顿或呈雪茄样,核无异型性,核分裂象罕见(<1/50HPF),肿瘤内不见凝固性坏死,但部分病例内可见钙化(图 10-16C)。

腹膜后/腹腔平滑肌瘤的光镜形态与子宫平滑肌瘤相似,由束状或交织状排列的平滑肌束组成(图 10-16D),瘤细胞也可呈条索样或梁状排列,间质常伴有黏液样变性或呈水肿样(图 10-16E,F),瘤细胞偶可呈栅栏状排列(图 10-16G),易被误诊为神经鞘瘤[44]。在一些体积较大的肿瘤中,间质常伴有纤维化、玻璃样变性、钙化或黏液样变性等退行性改变。部分

病例内,瘤细胞可呈上皮样,胞质嗜伊红色或透亮,也称上皮样平滑肌瘤(epithelioid leiomyoma)或透明细胞平滑肌瘤(clear cell leiomyoma)(图 10-16H,I)[45]。约 20% 的盆腔腹膜后/腹腔平滑肌瘤中可见到核分裂象,可达 5/50HPF,且无

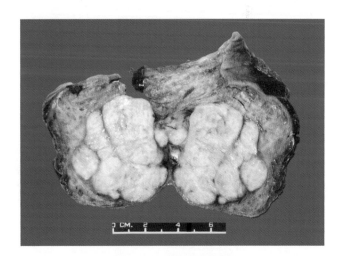

图 10-15　深部平滑肌瘤

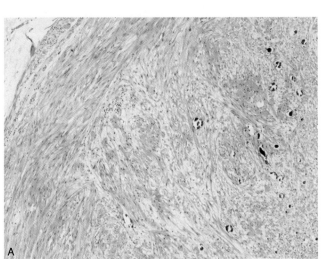
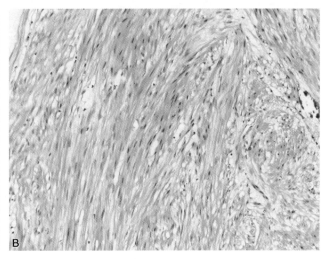

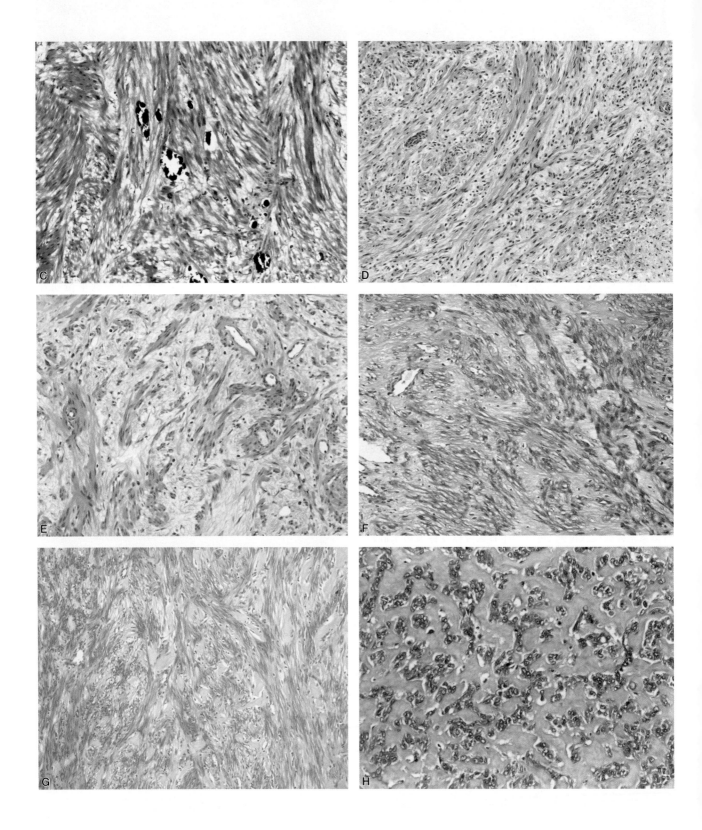

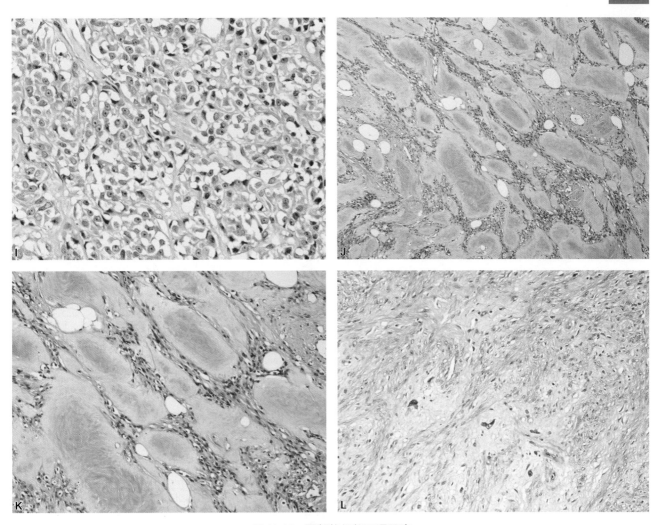

图 10-16　深部软组织平滑肌瘤

A、B. 由交织条束状排列的平滑肌样细胞组成；C. 部分病例内可见钙化；D. 腹腔平滑肌瘤；E、F. 瘤细胞也可呈索样或梁状排列，间质常伴有黏液样变性或呈水肿样；G. 瘤细胞偶可呈栅栏状排列；H、I. 瘤细胞可呈上皮样，胞质嗜伊红色或透亮状；J、K. 部分肿瘤内还可出现多少不等的成熟脂肪组织；L. 少数肿瘤内可见核深染、形状不规则的畸形细胞

非典型性核分裂，瘤细胞无异型性，肿瘤内也不见凝固性坏死。部分肿瘤内还可出现多少不等的成熟脂肪组织，称脂肪平滑肌瘤（lipoleiomyoma）（图 10-16J、K），但如脂肪组织较多，则宜诊断为肌脂肪瘤。少数肿瘤内可见核深染、形状不规则的畸形细胞（图 10-16L），与子宫奇异型平滑肌瘤相似，但不见核分裂象，也无凝固性坏死。

【免疫组化】

瘤细胞表达 α-SMA、MSA、desmin 和 h-CALD，不表达 HMB45。腹膜后/腹腔平滑肌瘤的瘤细胞常表达 ER 和 PR（图 10-17），而躯体深部软组织平滑肌瘤不表达 ER 和 PR。

【鉴别诊断】

对于一个体积较大、发生于躯体深部软组织的平滑肌肿瘤，在诊断为良性平滑肌瘤之前，一定要注意多取材和多做切片，因为一些分化良好的平滑肌肉瘤完全可以有核分裂不活跃、形态上酷似良性平滑肌瘤的区域。

对于一个发生盆腔腹腔/腹膜后的平滑肌肿瘤，特别是当患者为中年妇女时，在诊断为分化良好的平滑肌肉瘤之前，应想到是否为深部平滑肌瘤，并行 ER 和 PR 标记，因发生于盆腔腹腔/腹膜后的平滑肌肉瘤多不表达 ER 和 PR。另一方面，盆腔腹腔/腹膜后平滑肌肉瘤的瘤细胞有一定的异型性，核分裂象 >10/50HPF，如有凝固性坏死，则更支持恶性的诊断[46]。另一需要鉴别的肿瘤是 PEComa，部分以梭形细胞为主的 PEComa 镜下与平滑肌瘤非常相似，需要加做 HMB45 等色素细胞标记加以鉴别。

【治疗】

将肿瘤完整切除。

【预后】

极少数病例可发生局部复发，多因初次手术切除不净所致，尤其是采用腹腔镜手术者。一些复发性病例可呈多灶性或在腹盆腔内播散性生长，易被误认为是恶性肿瘤。

五、腹膜播散性平滑肌瘤病

腹膜播散性平滑肌瘤病（leiomyomatosis peritonealis disseminata）是一种发生于腹膜表面、由多灶性平滑肌或平滑肌样结节所组成的病变，非常少见。同义词为弥漫性盆腔平滑肌瘤病（diffuse peritoneal leiomyomatosis）。

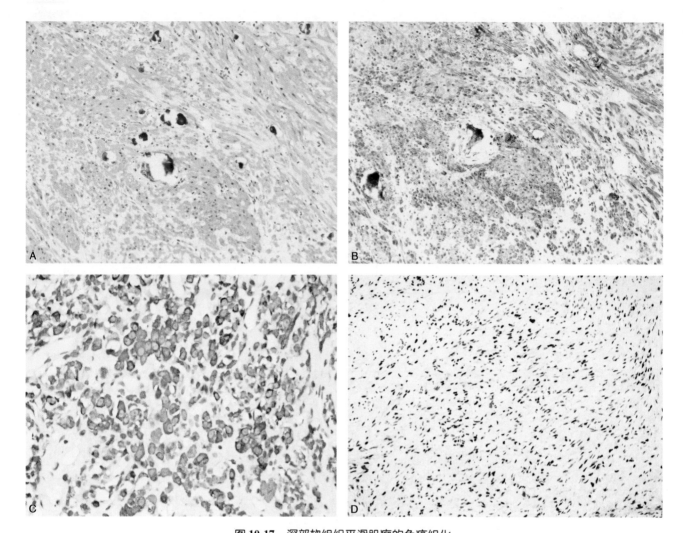

图 10-17　深部软组织平滑肌瘤的免疫组化
A. α-SMA 标记；B. desmin 标记；C. α-SMA 标记；D. ER 标记

【临床表现】

绝大多数病例发生于妇女[47-50]，半数以上发生于怀孕妇女，其余病例发生于服用口服避孕药的患者，提示肿瘤发生与激素水平有关。多数病例在做妇科其他手术时（如剖宫产术和子宫肌瘤切除术）偶然发现。由于肿瘤弥漫性分布于腹膜表面，可累及子宫、卵巢、圆韧带、胃肠道浆膜面、肠系膜和大网膜等处，易被误诊为恶性肿瘤的种植。

【大体形态】

腹膜表面（包括膀胱和子宫表面）附着大小不等的灰白色结节，数毫米至数厘米大。

【组织形态】

由多个结节组成，结节内的细胞为分化良好的平滑肌细胞，呈交织状排列，核分裂象罕见。部分病例可由肌纤维母细胞样细胞和蜕膜样细胞组成[51]。少数病例可合并多囊性间皮瘤[52]。

【超微结构】

文献上报道的结果不一致，Nogales 等[53]的报道显示瘤细胞类似平滑肌细胞，而 Parmley 等[54]的报道则显示瘤细胞具纤维母细胞分化，瘤细胞与蜕膜细胞关系密切，因而提出是一种修复性的纤维化。

【治疗】

对本病无特异性的治疗方法，常采取保守性治疗，一些病例在怀孕结束以后或去除激素的刺激以后，肿瘤可以消退。

六、静脉内平滑肌瘤病

静脉内平滑肌瘤病（intravenous leiomyomatosis, IVL）是一种发生于静脉内的结节状平滑肌细胞增生，多发生于子宫肌壁间的静脉内[55]，可延伸至子宫静脉或盆腔静脉，比较少见。

【临床表现】

绝大多数病例发生于 35～50 岁绝经前的中年妇女[56-59]，半数发生于怀孕妇女。

临床上多表现为阴道不规则性出血和下腹疼痛。半数以上的病例在作妇科检查时发现有子宫增大，伴有子宫肌瘤。病变可累及至心脏。约 80% 的病例，病变延伸至盆腔静脉，30% 的病例延伸至下腔静脉，偶可达右侧心脏。复旦大学附属中山医院普外科陆维祺教授曾联合 5 个手术科室，在多学科团队的配合下，对 1 例发生于 38 岁女性的腹盆腔巨大肿瘤、下腔静脉内瘤栓以及右心房肿瘤进行手术切除（图 10-18），术后患者预后良好[60]。

病例介绍（由复旦大学附属中山医院陆维祺教授提供）：

患者为 38 岁女性，G0P0。因腹盆腔巨大肿瘤入院。既往 4 年有 6 次子宫肌瘤剜除史。3 个月前因腹盆腔巨大肿瘤进行外院手术，术中因肿块巨大、分离肿块出血量达 3000ml，故行肿瘤活检后终止手术，术后病理示子宫 IVL。入院查体：腹部膨隆明显，腹块占满整个腹腔，上达剑突，下至耻骨联合（图 10-18A），左右径约 40cm，质地中等偏硬，无明显边界，活动度差，呈分叶状，局部压痛明显。腹部 CT 示：腹盆腔巨大肿块；右侧髂静脉、下腔静脉、右心房及右心室瘤栓形成，右肾、双侧输尿管、膀胱受压推移（图 10-18B，C）。胸腹联合大十字切口，经右心房行心内及下腔静脉内瘤栓摘除，经腹行腹盆腔肿瘤切除术，子宫及双侧附件切除术。术中见瘤栓自下腔静脉进入右心房，头部通过三尖瓣进入右心室，肿瘤呈圆柱形，直径约 1.5cm，表面光滑，头端形态不规则，肿瘤与右心及下腔静脉壁无明显粘连，完整拔出约 46.0cm×1.5cm×1.5cm 大小瘤栓（图 10-19A）。腹盆腔内见 40cm×38cm×25cm 大小肿瘤（图 10-19B，C），几乎占满整个腹盆腔且将小肠、升结肠、横结肠挤压至左上方，并与小肠、结肠及膀胱右侧壁广泛粘连，子宫及双侧附件与肿块间无间隙。

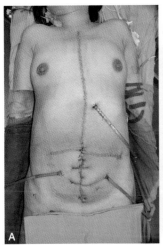
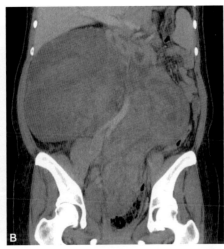
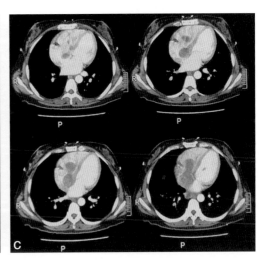

图 10-18 静脉内平滑肌瘤病
A. 患者胸腹联合大十字切口；B. 腹盆腔内巨大肿瘤伴下腔静脉瘤栓；C. 右心房肿瘤
由复旦大学附属中山医院陆维祺教授提供

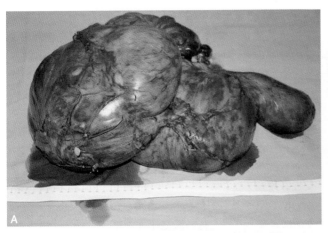
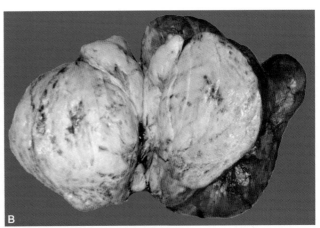
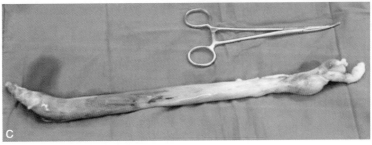

图 10-19 静脉内平滑肌瘤病
A. 下腔静脉内瘤栓；B、C. 腹盆腔内巨大肿块
由复旦大学附属中山医院陆维祺教授提供

【大体形态】

子宫肌壁间的血管内可见结节状肿块,体积较大,平均6～7cm,部分病例像蛇行一样延伸至阔韧带的子宫静脉,质韧,淡红色或灰白色。

【组织形态】

静脉内可见增生的平滑肌结节(图10-20A,B),多数病例中的平滑肌分化良好,核分裂象罕见,间质可伴有水肿或透明样变性,少数病例可富于细胞,偶见核分裂象(<1/10HPF),其中的部分病例可能由子宫平滑肌瘤向血管内播散所致,可转移至肺部,称为转移性平滑肌瘤(metastasizing leiomyoma)。

【细胞遗传学】

Dal Cin 等[61]的报道显示 der(14)t(12;14)(q15;q24)。

【治疗】

70%的病例可通过切除子宫和子宫外的血管内延伸性病灶而获得治愈,30%会发生复发,对复发的患者可通过再次手术治疗,采用抗雌激素治疗(他莫昔酚)可能也有一定的辅助疗效。

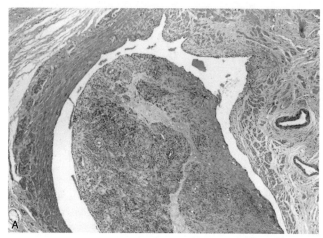
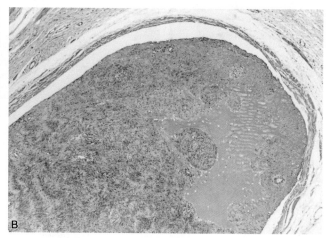

图 10-20　静脉内平滑肌瘤病

七、淋巴结内血管肌瘤样错构瘤

淋巴结内血管肌瘤样错构瘤(angiomatous hamartoma of lymph node)是一种好发于腹股沟淋巴结的血管和平滑肌增生,由 Chan 等[62]于 1992 年首先描述。

【临床表现】

患者年龄分布广,以男性多见。

绝大多数病例发生于腹股沟淋巴结[63],少数病例也可发生于颈部、颌下和腘窝等处淋巴结[64,65]。

病程较长,有时患侧肢体可出现水肿。

【大体形态】

大体上,淋巴结增大,直径 1～3.5cm,中位直径为 2cm,切面为灰白色肿瘤组织所取代。

【组织形态】

镜下于淋巴结门部可见增生性的厚壁血管,并从门部向淋巴结实质内延伸(图10-21A,B),血管周为增生的平滑肌组织,排列紊乱,但与血管关系较为密切(图10-21C,D),有时可见脂肪组织[66]。

【治疗与预后】

对本病采用局部切除多可治愈。

八、器官相关性平滑肌瘤

(一) 消化道平滑肌瘤

发生于消化道的平滑肌瘤包括消化道壁内平滑肌瘤(mural leiomyoma)和黏膜肌平滑肌瘤(muscularis mucosae leiomyoma)两种类型,前者多发生于食管和贲门,偶可位于胃和小肠,后者主要发生于结直肠,偶可位于小肠,但不发生于胃。消化道壁内平滑肌瘤可伴有 Alport 综合征和多发性内分泌瘤 1(multiple endocrine neoplasia type 1, MEN1)。Alport 综合征又称眼-耳-肾综合征,编码肾小球基底膜的Ⅳ胶原基因突变,多发生于 10 岁以下的儿童,临床上表现为血尿、肾功能进行性减退、感音神经性耳聋和眼部异常的遗传性肾小球基底膜疾病。MEN1 又称 Werner 综合征,MEN1 肿瘤抑制基因突变,临床上表现为垂体腺瘤、甲状旁腺功能亢进、胰腺和十二指肠内分泌肿瘤,并可有皮肤多发性纤维瘤。

1. 食管平滑肌瘤(esophageal leiomyoma)　发生于 30～35 岁间的青年人[67,68],偶可发生于儿童和老年人,男性多见,男:女为 2:1。肿瘤好发于食管的下 1/3。临床上主要表现为不适感,但有半数病例无症状,这部分肿瘤位于肌壁内,内窥镜检查时有时于黏膜面可见小的息肉样突起(图10-22A),腔内超声也可清晰显示(图10-22B)。

大体上,肿瘤境界清楚,橡皮样,直径 3～5cm,但有的病变仅在镜下才能识别。组织学上,食管平滑肌瘤多位于黏膜下,瘤细胞稀疏、分散,核小,胞质呈深嗜伊红色,细胞边界不清,瘤细胞呈平行的条束状、漩涡状或不规则状排列(图10-23),也可呈波浪状或栅栏状排列。局部区域核可有多形性,但不见核分裂象。血管壁可伴有玻璃样变性,部分病例内还可见灶性的钙化。

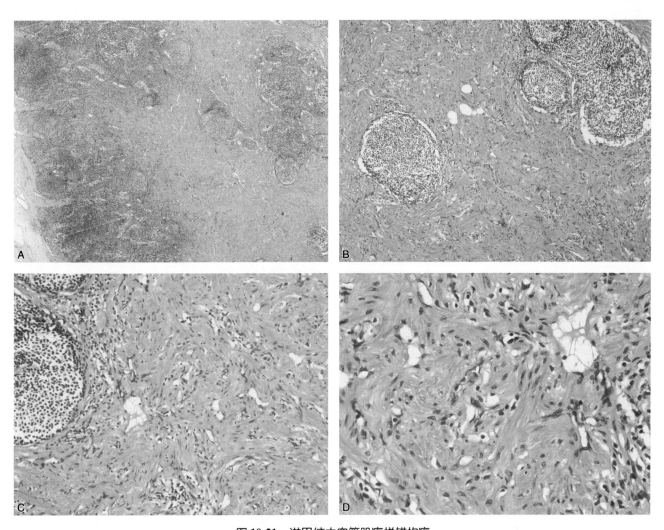

图 10-21　淋巴结内血管肌瘤样错构瘤
A、B. 淋巴滤泡之间增生的平滑肌；C、D. 高倍镜显示增生的血管及其周围增生的平滑肌

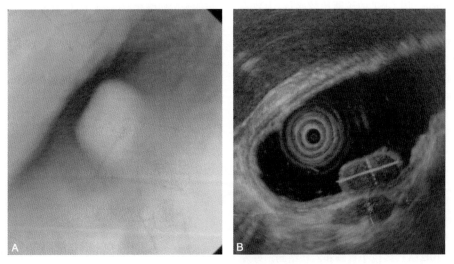

图 10-22　食管平滑肌瘤
A. 内镜显示息肉样病变；B. 超声内镜

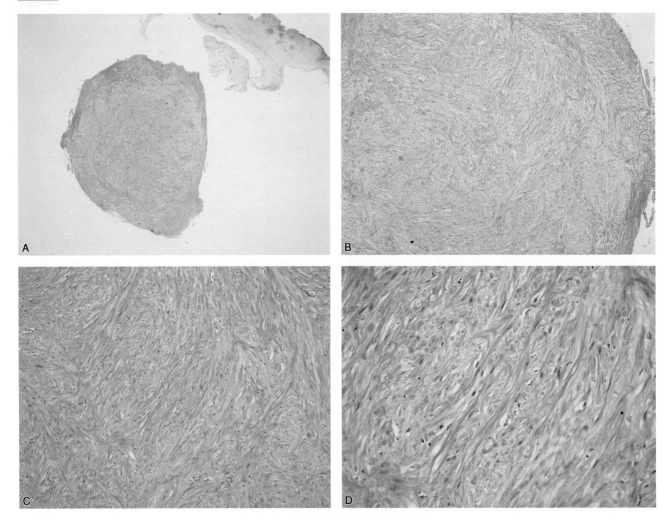

图 10-23   食管平滑肌瘤的组织学形态

2. 胃平滑肌瘤(gastric leiomyoma)   与食管相似,胃也可发生良性的平滑肌瘤,多位于贲门,偶可位于胃体,直径为1.3～4.7cm,平均3.6cm。因 GIST 的诊断比较盛行,为数不少的胃平滑肌瘤在术前被误诊为 GIST(图 10-24)。CT 通常显示为低密度均质性肿块[69]。胃平滑肌瘤多位于胃壁内,其镜下形态和免疫表型均与食管平滑肌瘤相同(图 10-25A ～F),但需要注意的是,部分肿瘤内可含有较多的 CD117 阳性的卡哈尔细胞,可被误诊为 GIST(图 10-25G,H)。

3. 小肠平滑肌瘤(leiomyoma of the small intestine)   小肠偶可有良性平滑肌瘤,但也非常少见,多数病例位于小肠壁内(图 10-26),少数为黏膜肌平滑肌瘤。

大体上,直径为 0.8～9cm,中位直径4.5cm。镜下形态与食管和胃平滑肌瘤相似,发生于女性的病例并不表达 ER和 PR[70]。

4. 结直肠黏膜肌平滑肌瘤(colorectal leiomyoma of muscularis mucosae)   多表现为带蒂的息肉状结节,多为在作肠镜检查时偶然发现(图 10-27A),多位于直肠和乙状结肠。好发于成年人,年龄范围为 38～85 岁,中位年龄为 62 岁[71]。男性多见,男:女为2.4:1。

大体上,直径为 1～22mm,中位为 4mm。组织学上,由分化良好的平滑肌组成,类似黏膜肌(图 10-27B ～ F),或与黏膜肌相融合。少数病例内瘤细胞可显示一定程度的多形性(symplastic leiomyoma),但不见核分裂象。免疫组化与其他部位的平滑肌瘤相似(图 10-27G,H)。

除黏膜肌型平滑肌瘤外,发生于结直肠的平滑肌瘤偶可位于壁内(intramural)(图 10-28A ～ D),可伴有钙化(图 10-28E ～ H)。

消化道平滑肌瘤的瘤细胞表达 α-SMA、MSA、desmin 和 h-CALD,并可表达 smoothelin[71]。需注意的是,消化道平滑肌瘤中的肥大细胞或卡哈尔细胞可表达 CD117,可被误诊为胃肠道间质瘤。新近报道显示,在食管和小肠平滑肌瘤中存在 FN1-ALK 融合基因[72],采用免疫组化标记也可表达 ALK。

(二) 其他部位平滑肌瘤

支气管、肺、肾脏和膀胱等部位偶可发生良性平滑肌瘤,但均较少见(图 10-29)。

九、良性转移性平滑肌瘤

良性转移性平滑肌瘤(benign metastasizing leiomyoma,BML)是一种发生于女性肺部的形态学上呈良性平滑肌肿瘤,常为多灶性,患者或同时伴有子宫肌瘤,或既往曾有子宫肌瘤切除史[73,74]。

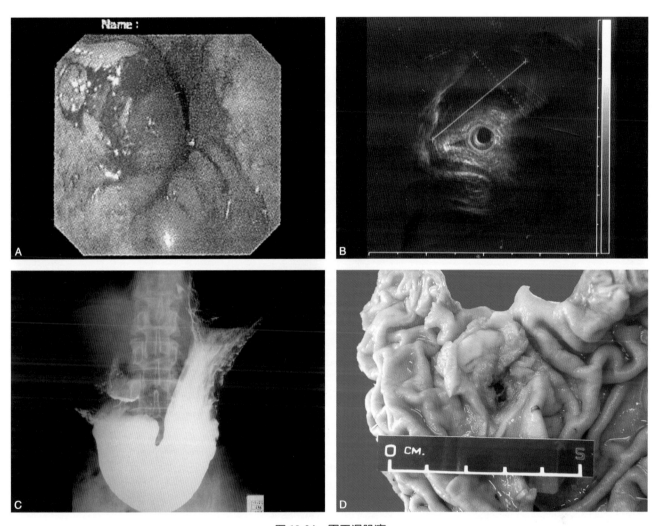

图10-24 胃平滑肌瘤

A. 内镜显示黏膜隆起;B. 超声内镜示胃壁内占位;C. 钡餐;D. 大体标本,示肿瘤位于黏膜下

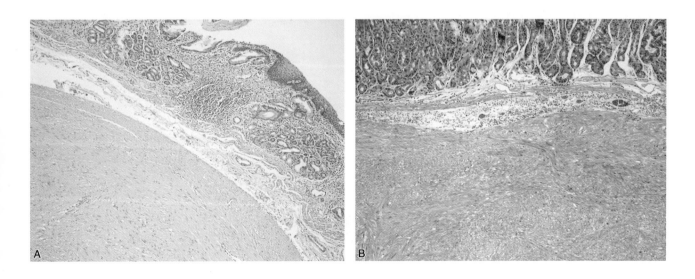

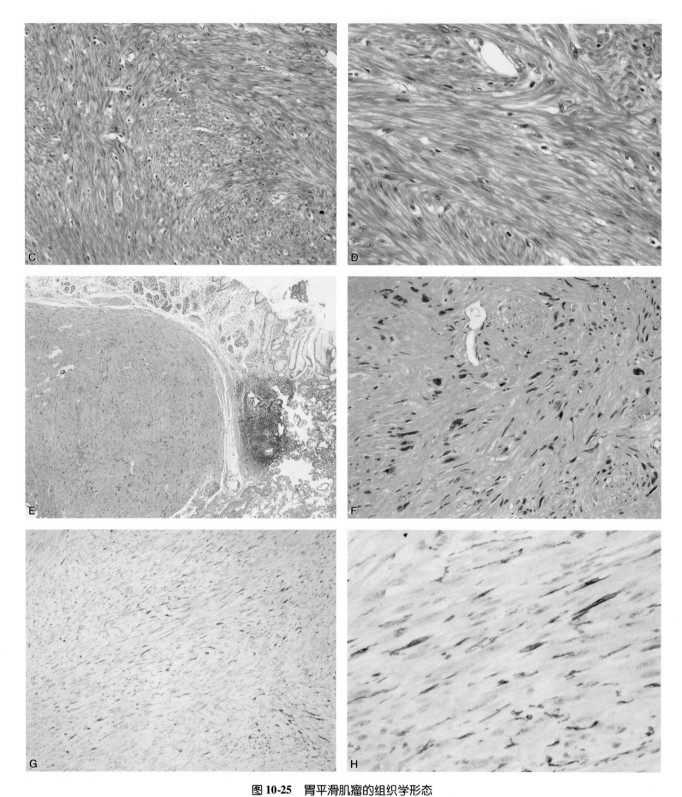

图 10-25   胃平滑肌瘤的组织学形态
A、B. 肿瘤位于黏膜下,境界清楚;C、D. 由嗜伊红色的平滑肌束组成;E、F. 奇异型平滑肌瘤;G、H. 肿瘤内 CD117 阳性的卡哈尔细胞

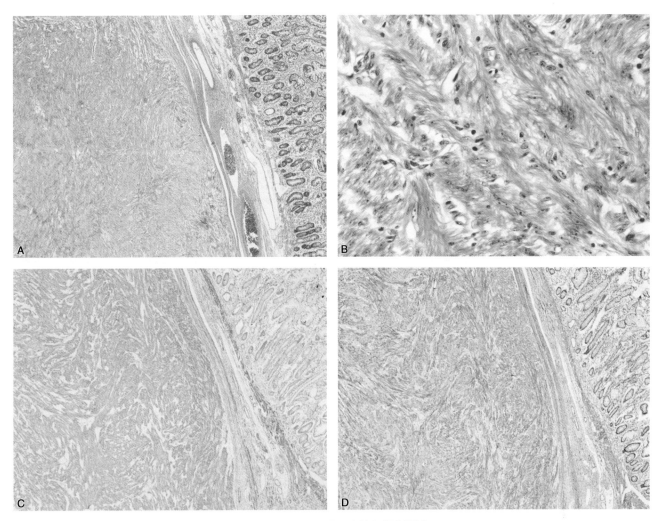

图 10-26　小肠平滑肌瘤的组织学形态
A. 低倍镜显示肿瘤位于肠黏膜下；B. 高倍镜图像；C. α-SMA 标记；D. desmin 标记

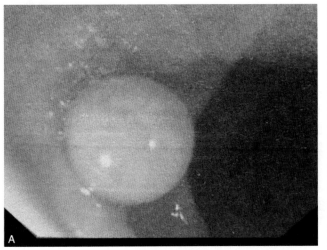

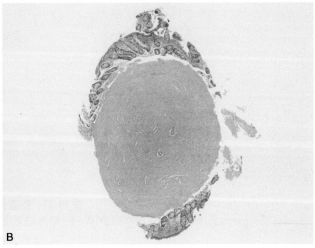

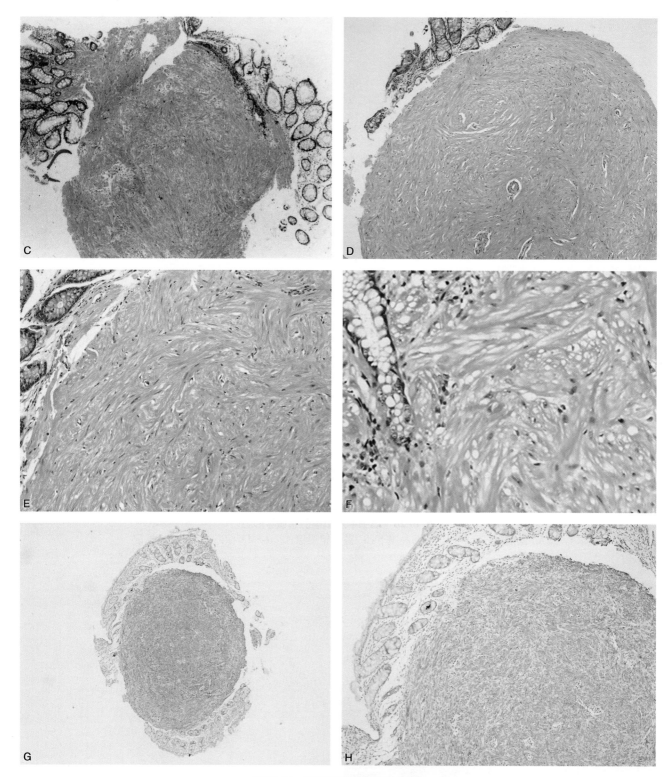

图 10-27 结直肠黏膜肌平滑肌瘤
A. 肠镜显示息肉样病变；B～F. 增生的平滑肌与黏膜肌之间可有融合；G、H. desmin 标记

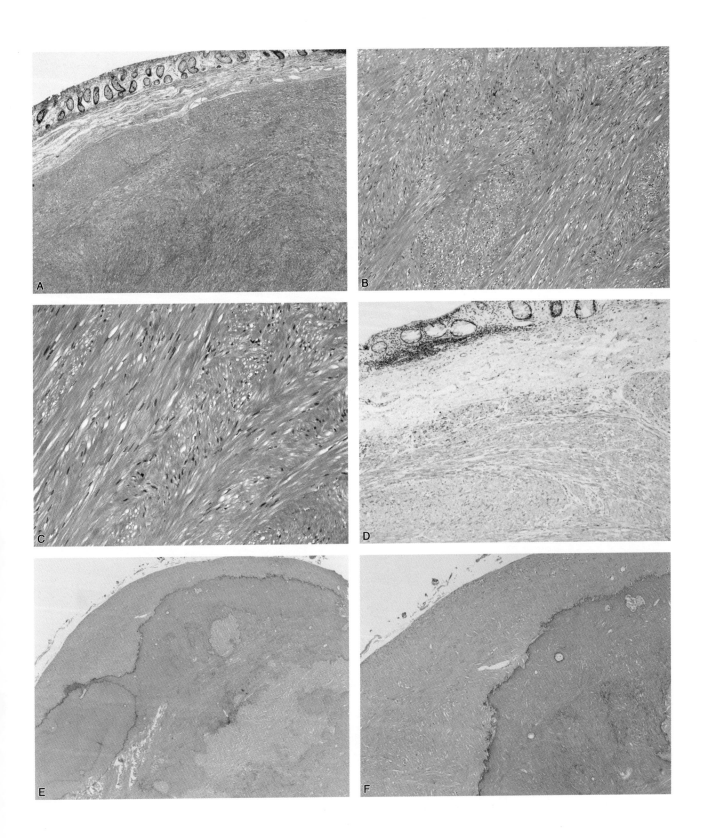

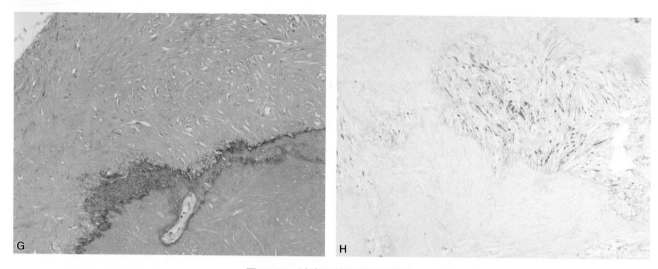

图 10-28   结直肠壁内型平滑肌瘤

A. 肿瘤位于黏膜下，境界清楚；B、C. 示增生的平滑肌束；D. α-SMA 标记；E～G. 肿瘤可伴有钙化；H. α-SMA 标记

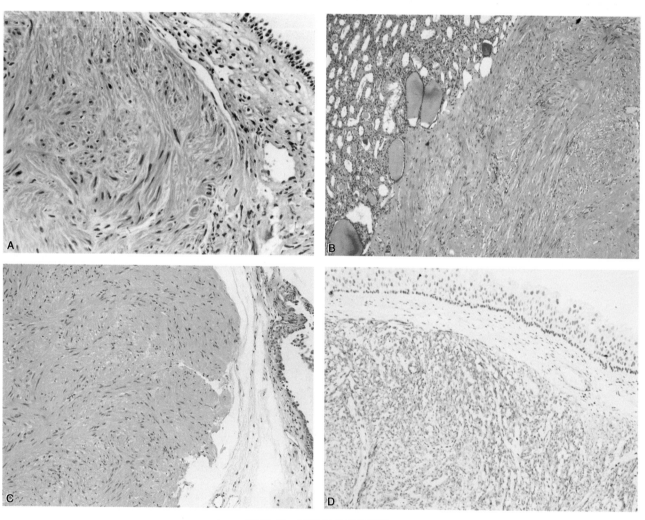

图 10-29   其他部位平滑肌瘤

A. 支气管平滑肌瘤；B. 肾脏平滑肌瘤；C. 膀胱平滑肌瘤；D. α-SMA 标记

【临床表现】

临床上,多数患者无症状,少数病例可有呼吸系统症状。转移灶通常发生于肺部(图 10-30A),其他部位如腹部、淋巴结、深部软组织和骨等处也可发生。自子宫肌瘤切除至肺部出现转移灶之间的间隔时间多较长,中位间隔时间为 16 年。肺部转移灶可常年保持在相对稳定的状态。

【大体形态】

大体上,转移灶境界清楚,呈灰白色小结节(图 10-30B)。

【组织形态】

镜下形态与子宫平滑肌瘤相同,包括 ER 和 PR 标记(图 10-30C ~ F)。

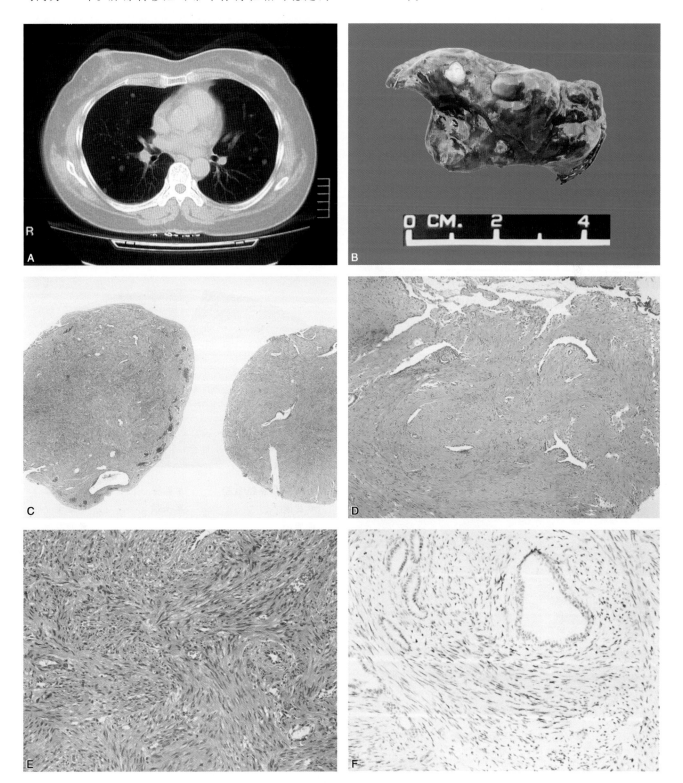

图 10-30 转移性子宫平滑肌瘤

A. 胸部 CT 显示双肺多个小结节;B. 楔形切除肺组织内可见灰白色小结节;C ~ E. 组织学形态;F. ER 标记

【细胞遗传学】

与子宫平滑肌相似，良性转移性平滑肌瘤常具有 *HMGA1* 基因座（位于 6p21）的重排和 7q 的丢失。

【治疗与预后】

治疗上主要通过手术切除，可根据病灶的多少和大小而选择相应的术式。患者预后良好，极少数病例可因呼吸衰竭而导致患者死亡。

第四节　平滑肌肉瘤

一、深部软组织平滑肌肉瘤

深部软组织平滑肌肉瘤（leiomyosarcoma of deep soft tissue）是一种发生于深部软组织的恶性肿瘤，由交织条束状排列的梭形瘤细胞所组成，瘤细胞清晰显示平滑肌细胞分化。本瘤占所有软组织肉瘤的 5%~10%[16,75]。

【ICD-O 编码】

8890/3

【临床表现】

多发生于中老年患者，儿童和青少年也可发生，但较为少见[76]。从发生部位来说，大致包括三组：第一组发生于盆腔、腹膜后或腹腔，约占 75%；第二组发生于大血管，包括下腔静脉及其主要分支和下肢静脉[77,78]，平滑肌肉瘤是大血管最常见的软组织肉瘤类型；第三组为发生于其他部位的平滑肌肉瘤，多位于四肢，平滑肌肉瘤约占四肢软组织肉瘤的 10%~15%，其次为躯干，偶可位于睾丸旁、肺、胃肠道、膀胱、前列腺、卵巢、头颈部（包括鼻腔和咽部）和骨等处（图 10-31A）[79-82]。约 2/3 的腹膜后平滑肌肉瘤发生于女性，中位年龄为 60 岁。

临床症状包括腹胀、腹痛和腹部包块，以及体重减轻、恶心和呕吐等。术中常见肿块累及周围组织（图 10-31B），如肾脏、胰腺和腰椎等，往往不能完整切除。

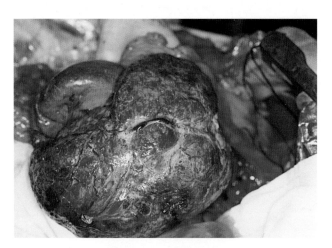

图 10-31　平滑肌肉瘤
腹腔内平滑肌肉瘤

复旦大学附属肿瘤医院 2008—2016 年间共诊断 702 例深部软组织平滑肌肉瘤，其中男性 228 例，女性 474 例，男∶女

为 1∶2.1，平均年龄和中位年龄均为 52 岁，年龄范围为 14~86 岁，高峰年龄段为 50~59 岁（图 10-32）。肿瘤主要发生于腹膜后、腹腔和盆腔（49.4%），其次为四肢（16%），特别是大腿，以及胃肠道、泌尿生殖道（包括阴囊、膀胱和前列腺）、头颈部和躯干，少数病例位于臀部、骨、腹股沟、阴道、乳腺、外阴和椎体等处（图 10-33）。

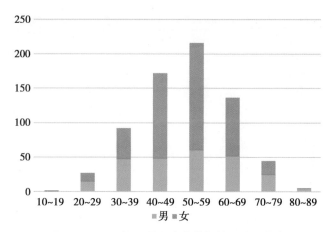

图 10-32　696 例平滑肌肉瘤的年龄和性别分布

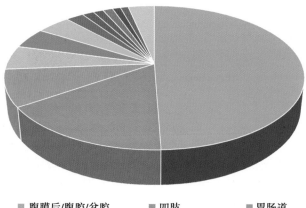

■ 腹膜后/腹腔/盆腔　　■ 四肢　　■ 胃肠道
■ 泌尿　　　　　　　　■ 头颈　　■ 躯干
■ 臀部　　　　　　　　■ 骨　　　■ 腹股沟
■ 阴道　　　　　　　　■ 乳腺　　■ 外阴

图 10-33　686 例平滑肌肉瘤的部位分布

【影像学】

无特异性，CT 显示为境界相对较为清楚的异质性肿块，软组织密度，呈圆形或分叶状，体积较大的肿瘤中可见坏死，少数情况下伴有囊性变[83,84]。MR（T_1 或 T_2）显示低信号强度的不均质性软组织肿块（图 10-34）。腹膜后平滑肌肉瘤易被误诊为胃肠道间质瘤。

【大体形态】

位于腹膜后者肿块体积多较大，直径 7.5~35cm，平均达 16cm，位于肢体者相对较小，平均为 6cm。多数肿瘤的切面呈灰白色，鱼肉状，伴有灶性出血、坏死或囊性变（图 10-35），与其他类型的肉瘤相似。部分肿瘤的切面呈灰白色漩涡状或编织状，质地坚韧，似平滑肌瘤。

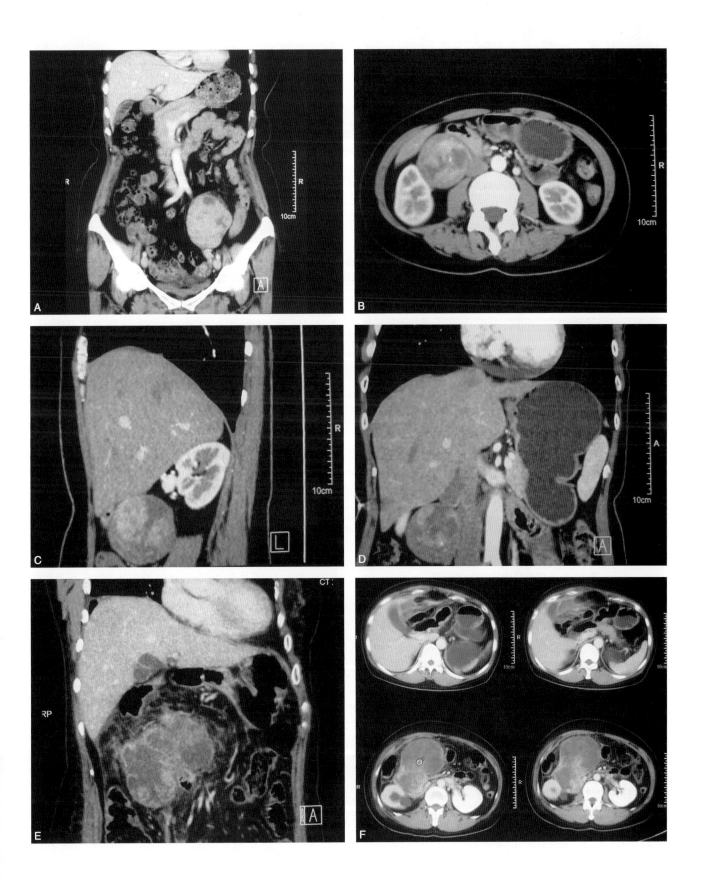

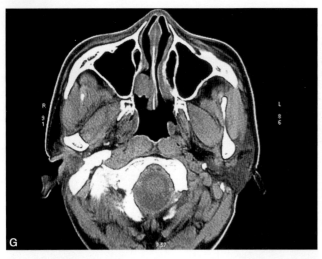
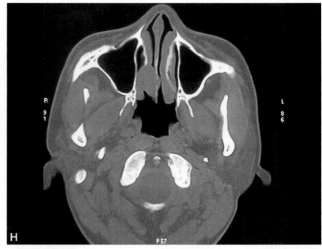

图 10-34　平滑肌肉瘤的影像学
A～F. 腹腔和腹膜后平滑肌肉瘤；G、H. 鼻腔平滑肌肉瘤

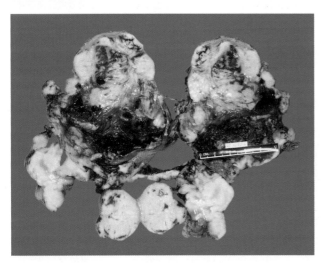

图 10-35　平滑肌肉瘤的大体形态

【组织形态】

分化较好和分化中等的平滑肌肉瘤主要由平行或交织条束状排列的嗜伊红色梭形细胞组成（图 10-36A～F），核居中，核两端平钝或呈雪茄样，局部区域可见散在核深染形状不规则的瘤巨细胞（图 10-36G，H）。瘤细胞的胞质丰富，深嗜伊红色，含有纵行肌丝，Masson 三色呈红色（图 10-36I），VG 染色呈黄色，PTAH 呈紫色，固定较好的标本，PAS 染色多为阳性。部分瘤细胞核的一端可见空泡（图 10-36J），常形成凹陷性压迹，曾被认为是平滑肌肉瘤的诊断性形态之一，但值得注意的是，此种形态也可出现在胃肠道间质瘤中。少数肿瘤内，细胞核可呈栅栏状排列，类似神经鞘瘤（图 10-36K）。核分裂象在病例之间多少不等，但 80% 以上的病例核分裂象≥5/10HPF（图 10-36L，M）。核分裂象如在 1～4/10HPF 之间，瘤细胞仅显示轻度的异型性，且无凝固性坏死，可视为潜在恶性。肿瘤内多富于血管，并常见瘤细胞围绕血管生长（图 10-36N～Q），部分区域可呈血管外皮瘤样排列（图 10-36R）。肿瘤内常见凝固性坏死（图 10-36S）。

在分化较差的平滑肌肉瘤内，瘤细胞显示明显的多形性和异型性，瘤细胞的核大、深染，多不居中排列，常见多核瘤巨细胞（图 10-36T），核分裂象易见，包括非典型性核分裂。瘤细胞的胞质也有程度不等的深嗜伊红染，但不如分化较好的肿瘤明显，其内的纵行肌丝也难以见到，有时可呈凝结状。分化较差平滑肌肉瘤的诊断常需经免疫组织化学标记证实。少数平滑肌肉瘤还可伴有骨化（图 10-36U，V）。

除上述经典的形态之外，平滑肌肉瘤还有以下一些形态学变异：①瘤细胞呈上皮样，也称上皮样平滑肌肉瘤（epithelioid leimyosarcoma）[85,86]（图 10-37A～E）；②肿瘤内可见较多散在性分布的破骨样多核巨细胞，类似巨细胞型恶性纤维组织细胞瘤，也称富于破骨样多核巨细胞的平滑肌肉瘤（leiomyosarcomas with prominent osteoclast-like giant cells）（图 10-37F，G）[87,88]；③瘤细胞伴有颗粒样变性，也称颗粒细胞性平滑肌肉瘤（granular cell leiomyosarcoma）（图 10-37H～K）[89]；④肿瘤的间质内可见大量的慢性炎症细胞浸润，主要为淋巴细胞，可聚集成簇，也称炎症性平滑肌肉瘤（inflammatory leiomyosarcoma）[90,91]（图 10-37L）；⑤肿瘤的一部分区域显示明显的多形性，类似多形性未分化肉瘤或多形性恶性纤维组织细胞瘤，但在局部区域仍可见到经典平滑肌肉瘤的形态，两者之间可有相对清楚的界限，也可为逐渐移行。如多形性区域至少表达一种平滑肌标记，可称为多形性平滑肌肉瘤（pleomorphic leiomyosarcoma）[92]（图 10-37M～P），如多形性区域不表达任何平滑肌标记，可称为去分化平滑肌肉瘤（dedifferentiated leiomyosarcoma）（图 10-37Q～T）[93,94]；⑥瘤细胞偶可呈横纹肌样（rhabdoid）形态，即核大、偏位，染色质呈空泡状，可见明显的核仁，此型也称具有横纹肌样形态的平滑肌肉瘤（leiomyosarcoma with rhabdoid features）[95]，往往提示肿瘤具有较高的侵袭性。

【免疫组化】

瘤细胞弥漫强阳性表达 α-SMA、h-CALD、MSA（HHF35）和 calponin（图 10-38A～D）[96]，70%～80% 的病例表达 desmin，约 30% 的腹膜后平滑肌肉瘤尚可灶性或弱阳性表达 CD34（图 10-38E，F），10%～30% 的病例尚可表达 S-100，40%～60% 的病例可表达 CK 和 EMA，不表达 CD117。

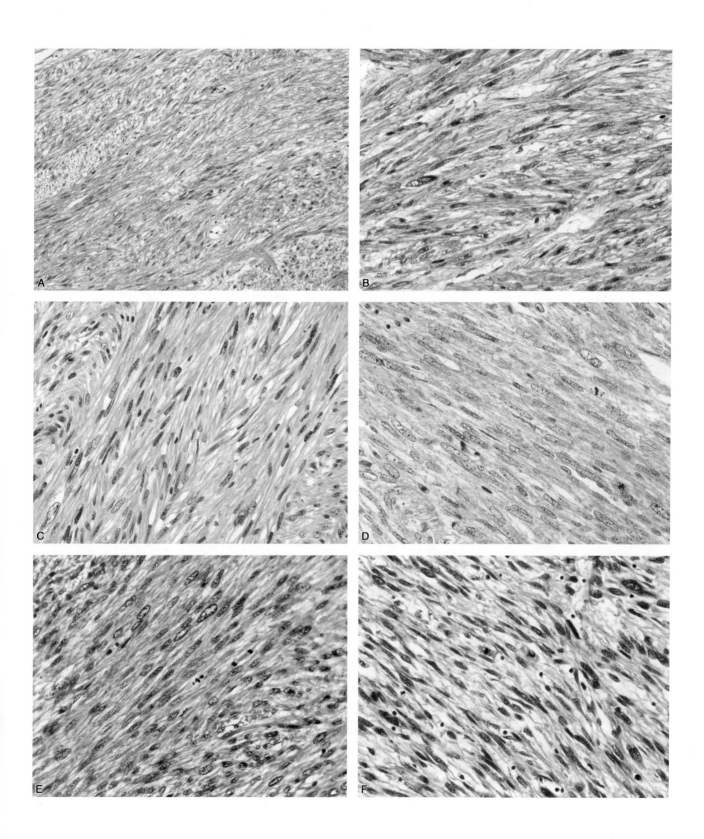

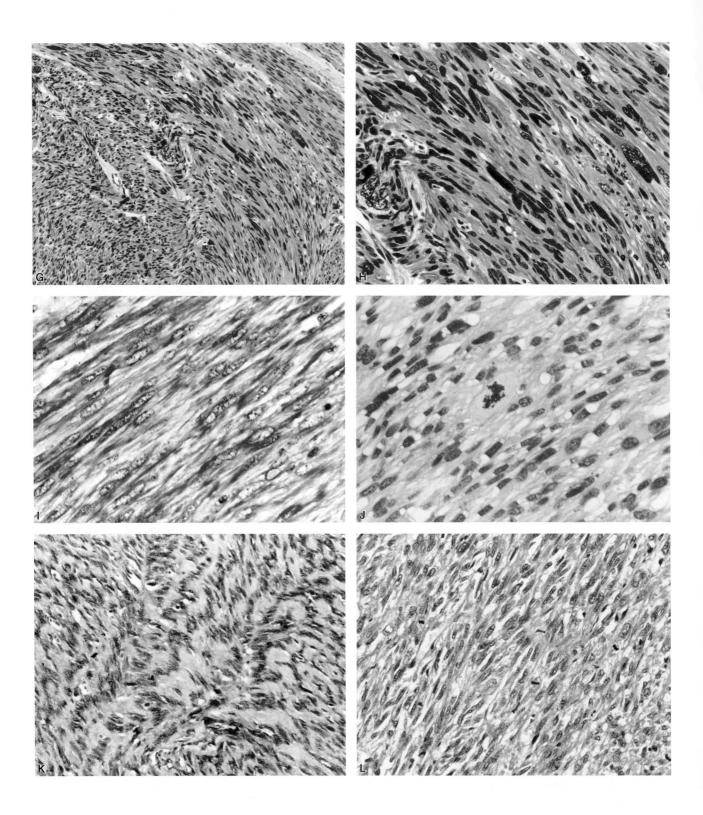

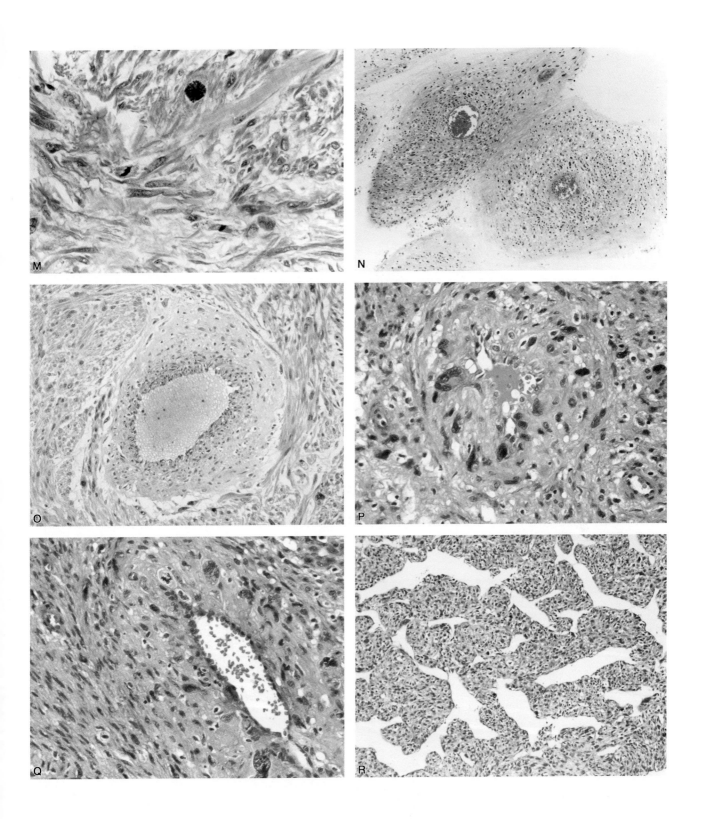

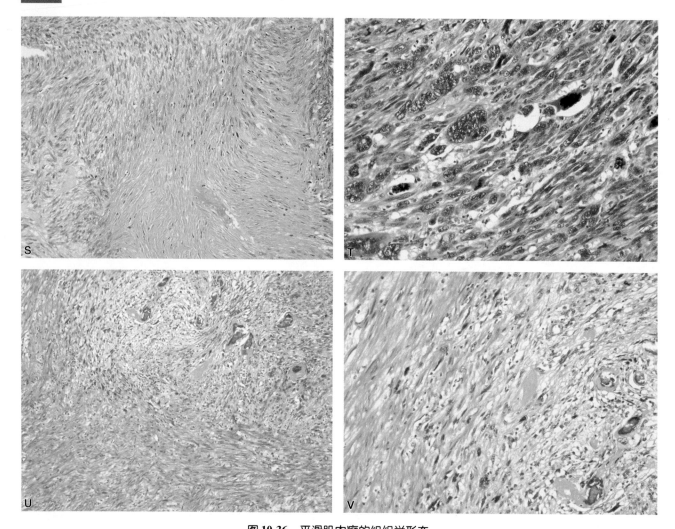

图 10-36　平滑肌肉瘤的组织学形态
A~F. 平行束状或交织束状排列的嗜伊红色梭形细胞；G、H. 散在核深染形状不规则的瘤巨细胞；I. Masson 三色呈红色；J. 核端空泡；K. 栅栏状排列；L、M. 较多的核分裂象；N~Q. 瘤细胞围绕血管生长；R. 血管外皮瘤样排列结构；S. 凝固性坏死；T. 多核瘤巨细胞；U、V. 骨化

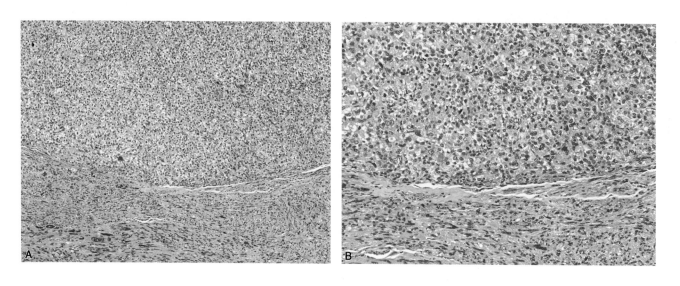

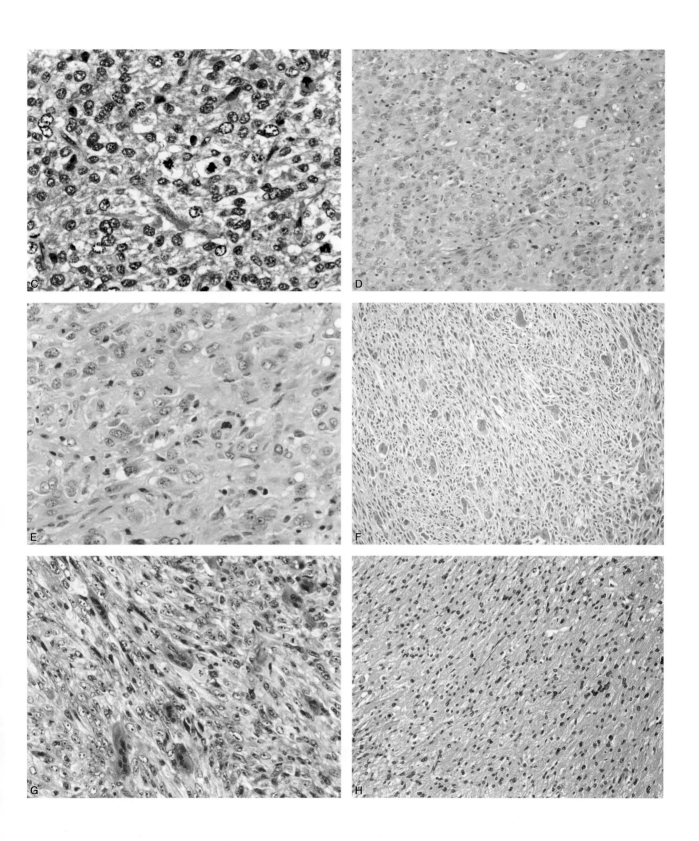

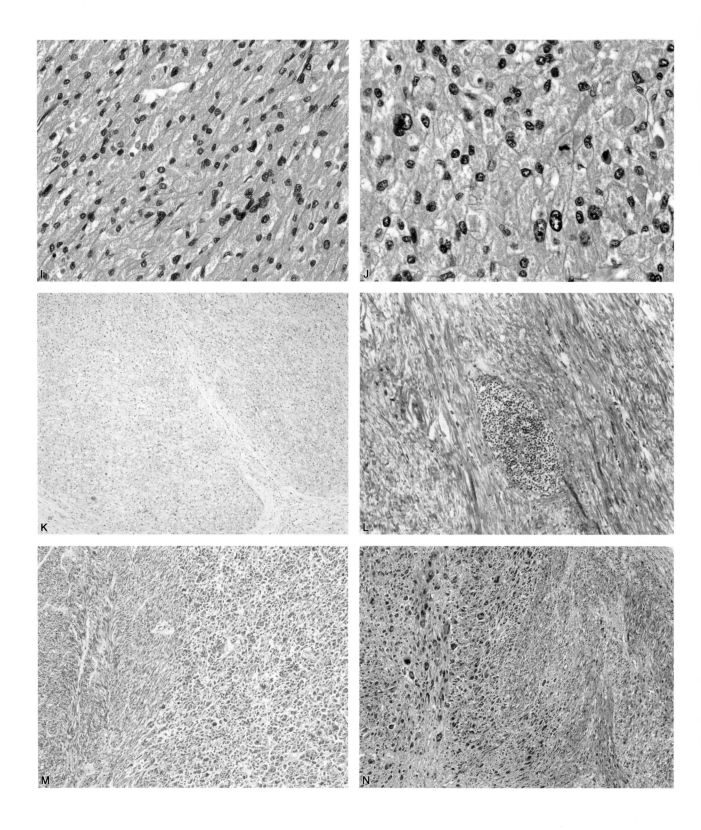

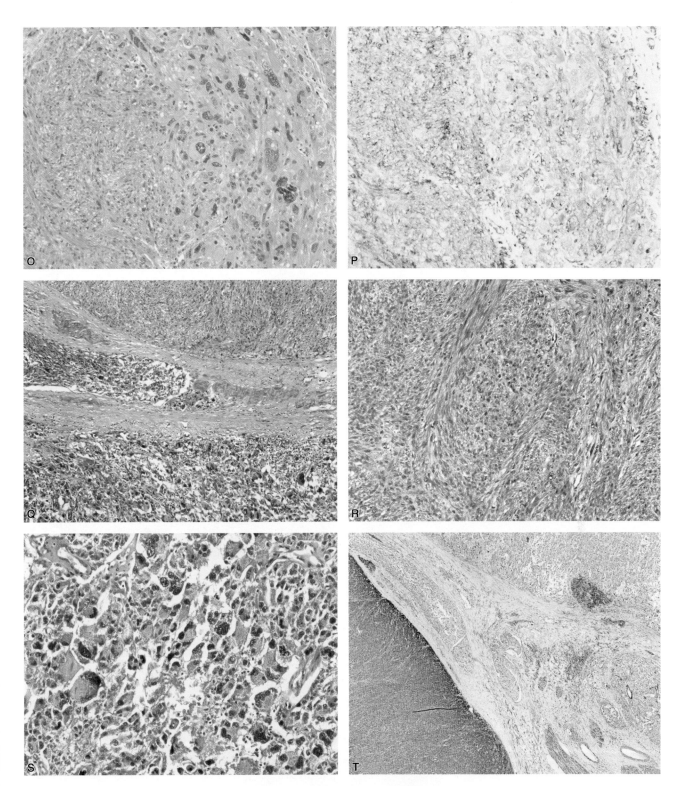

图 10-37　平滑肌肉瘤的一些特殊形态

A～E. 上皮样平滑肌肉瘤；F、G. 富于破骨巨细胞平滑肌肉瘤；H～J. 颗粒细胞性平滑肌肉瘤；K. α-SMA 标记；L～O. 多形性平滑肌肉瘤；P. α-SMA 标记；Q～S. 去分化平滑肌肉瘤；T. α-SMA 标记

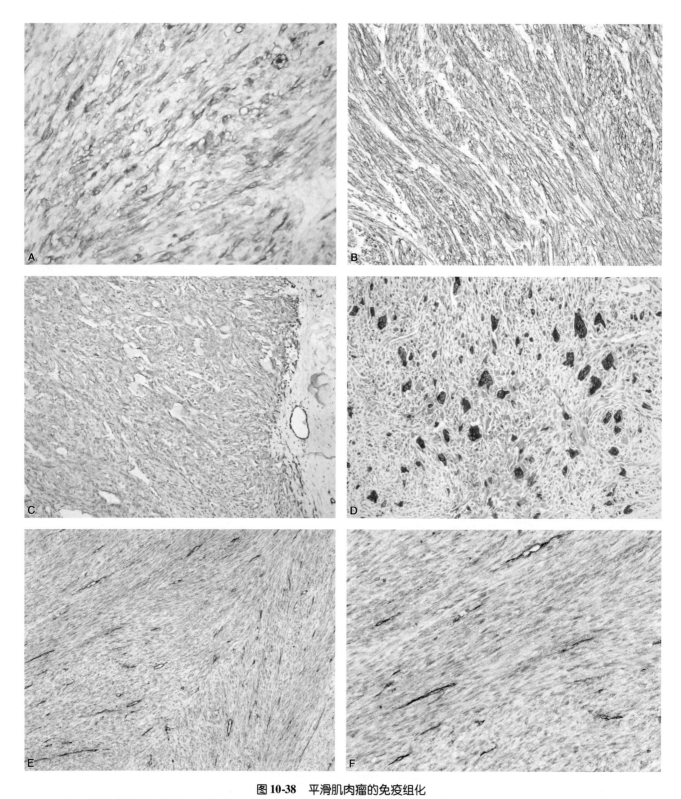

图 10-38 平滑肌肉瘤的免疫组化
A. α-SMA 标记;B. h-CALD 标记;C. 富含破骨巨细胞型平滑肌肉瘤 α-SMA 标记;D. KP-1 标记;E、F. CD34 标记

【超微结构】

胞质内可见平行排列、伴有致密斑的肌动蛋白微丝、附着斑及吞饮囊泡，细胞周围可见完整或不完整的基底膜。

【细胞遗传学】

复杂，无特异性的异常表型，与多形性未分化肉瘤（旧称恶性纤维组织细胞瘤）相似[97]。常见的有 3p21-23、8p21-pter、12q12-13、13q32-pter 和 19p 丢失，1q21-31 增加等[99]。另有研究显示 1q21、5p14-pter 和 20q13 可能在软组织平滑肌肉瘤的发生中起来一定的作用。位于 12q13-15 上的基因包括 *MDM2*、*GLI*、*CDK4* 和 *SAS*，位于 1q21 上的基因包括 *FLF* 和 *PRUNE*[100,101]。除 *TP53* 和 *Rb-cyclinD*（*RB1*、*CDK2NA*、*CCND1* 和 *CCND3*）外，新近研究显示在平滑肌肉瘤中有多种基因的过度表达，包括肿瘤抑制基因 *p16*、双皮质素（doublecortin）、钙蛋白酶 6（calpain 6）、白细胞介素-17B、蛋白脂 1（proteolipid 1）和 *ROR*2 等[102,103]。20%~70%的病例有心肌素（myocardin，*MYOCD*，位于 17p）的扩增[104-106]。

【鉴别诊断】

主要应与纤维肉瘤、低度恶性肌纤维母细胞性肉瘤[107]、恶性周围神经鞘膜瘤、胃肠道外间质瘤、妇科型平滑肌瘤、富于细胞性神经鞘瘤和炎性肌纤维母细胞瘤等相鉴别，多形性或去分化平滑肌肉瘤应注意与多形性未分化肉瘤相鉴别。特殊染色和免疫组化标记对与上述一些肿瘤的鉴别诊断多有帮助。

【治疗】

将肿瘤完整切除。

【预后】

位于盆腔和腹膜后的平滑肌肉瘤患者预后较差，肿瘤多>10cm，常难以完整切除，不仅可发生局部复发，还可导致远处转移，多转移至肝和肺。位于周围软组织的平滑肌肉瘤，局部复发率为 10%~25%，转移率为 45%，多转移至肺，5 年生存率为 64%。位于躯体的平滑肌肉瘤，如患者年龄超过 62 岁，肿瘤体积>4cm，位置深，有凝固性坏死，FNCLCC 分级指数高，肿瘤侵犯血管，前次活检时肿瘤被破碎或未完整切除，提示患者预后不佳[108,109]。

二、胃肠道平滑肌肉瘤

尽管以往所诊断的大部分胃肠道平滑肌肉瘤按现在的标准应重新定义为胃肠道间质瘤，但胃肠道仍然可以发生平滑肌肉瘤。

【临床表现】

主要发生于成年人，两性均可发生，但以男性略多见。

肿瘤可位于胃、小肠和结直肠[110-113]。临床表现和影像学检查与胃肠道间质瘤相似（图 10-39），常在术前被误诊为胃肠道间质瘤。

【组织形态】

肿瘤主要位于消化道壁内（图 10-40A），形态上与发生于周围软组织的平滑肌肉瘤相似，由条束状或交织状排列的瘤细胞组成（图 10-40B），胞质呈程度不等的嗜伊红色，瘤细胞显示有异型性，核分裂象易见，包括非典型性核分裂（图 10-40D）。部分病例内，间质可伴有黏液样变性，偶可为黏液样型（图 10-40E）。极少数病例瘤细胞呈上皮样（图 10-40F）。

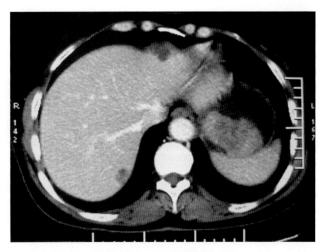

图 10-39　CT 示胃部占位

【免疫组化】

瘤细胞弥漫强阳性表达 α-SMA、MSA 和 h-CALD，并表达 desmin，不表达 CD117 和 DOG1（图 10-41）。

【分子病理】

c-kit 或 *PDGFR* 基因突变检测均无突变。

【鉴别诊断】

主要与胃肠道间质瘤相鉴别，相对来说，除胞质呈肌样嗜伊红色外，平滑肌肉瘤的异型性较为明显，核分裂象易见。但有时镜下与胃肠道间质瘤确实较难区分，需借助免疫组化和分子病理检测。胃肠道间质瘤表达 CD117 和 DOG1，部分病例可程度不等地表达 α-SMA 和 h-CALD，但通常不表达 desmin，基因检测显示 *c-kit* 或 *PDGFRA* 突变。

三、子宫平滑肌肉瘤

子宫平滑肌肉瘤（uterine leiomyosarcoma）是子宫最常见的软组织肉瘤[114-116]，约占子宫所有恶性肿瘤的 1%~2%，恶性软组织肉瘤的 50% 以上。发病率为 0.3~0.4/100 000，主要发生于 50 岁以上的妇女，在因乳腺癌而接受三苯氧胺治疗的患者中患病率增高。

【ICD-O 编码】

梭形细胞平滑肌肉瘤	8890/3
上皮样平滑肌肉瘤	8891/3
黏液样平滑肌肉瘤	8896/3

【临床表现】

好发于 50 岁以上的中年妇女，年龄较平滑肌瘤患者大 10 岁左右，仅 15% 的患者年龄在 40 岁以下。临床表现无特异性，与子宫平滑肌瘤相似，主要表现为阴道出血、下腹痛或腹盆腔肿块。绝经后的患者如出现上述症状而不处于激素治疗时，需考虑有恶性的可能性。平均病程约为 5 个月。部分病例可向周围组织播散或发生血道转移，并产生相应的症状和体征。影像学检查对判断子宫平滑肌肿瘤的良恶性有一定的帮助[117]。

2008—2016 年复旦大学附属肿瘤医院共诊断 289 例子宫平滑肌肉瘤，平均年龄和中位年龄分别均为 50 岁，发病高峰段为 40~60 岁（75%）（图 10-42）。

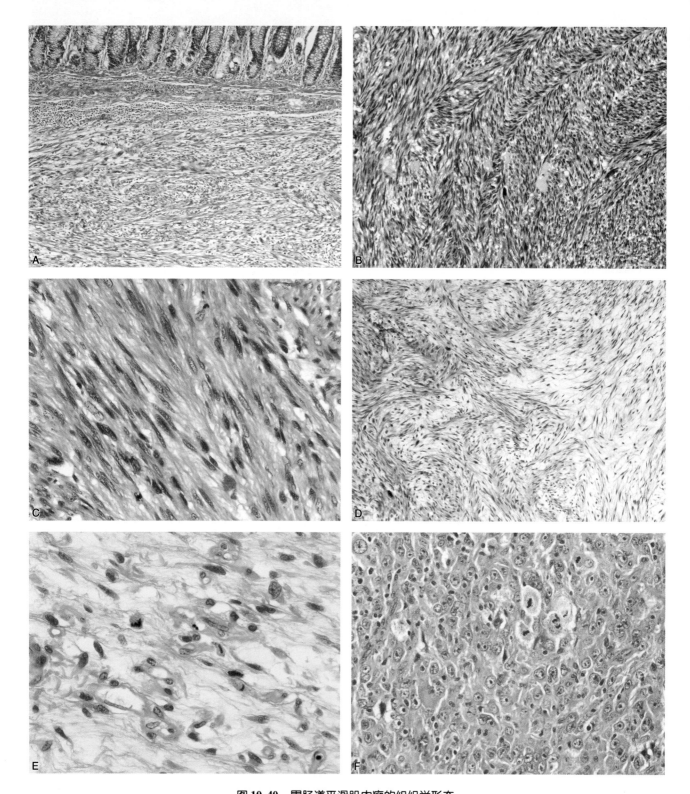

图 10-40 胃肠道平滑肌肉瘤的组织学形态
A. 肿瘤位于黏膜下肠壁内；B、C. 瘤细胞呈鱼骨样和长条束状排列，可见核分裂象；D. 部分区域间质伴有黏液样变性；E. 黏液样型；F. 上皮样型

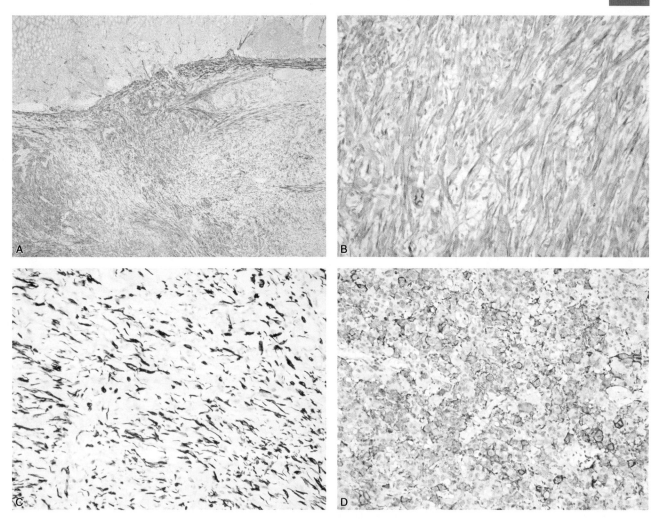

图 10-41　胃肠道平滑肌肉瘤的免疫组化

A. α-SMA 标记；B. desmin 标记；C. 黏液样型 desmin 标记；D. 上皮样型 α-SMA 标记

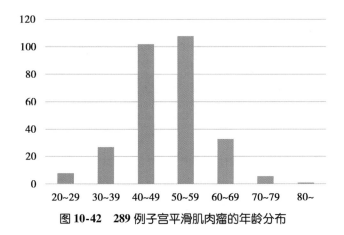

图 10-42　289 例子宫平滑肌肉瘤的年龄分布

【大体形态】

可为单个结节状肿块，或伴发多发性子宫平滑肌瘤，后一种情形中平滑肌肉瘤常为体积最大者。平均直径为 10cm(仅<25% 的病例直径<5cm)。2/3 的病例位于子宫肌壁内，1/5 位于内膜下，1/10 位于浆膜下，仅 5% 的病例发生于宫颈。切面呈灰红、灰黄或灰白色，质地偏软，部分病例内可见坏死灶(图 10-43)。相比之下，良性平滑肌瘤体积较小，通常为 3~

5cm，切面呈灰白色，质地坚韧，常呈漩涡状。

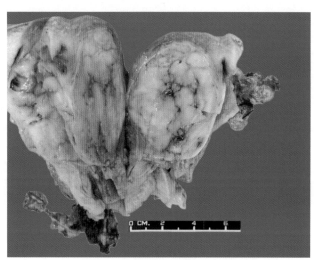

图 10-43　子宫平滑肌肉瘤的大体形态

【组织形态】

梭形细胞平滑肌肉瘤由条束状排列的嗜伊红色梭形细胞

和(或)多形性细胞组成(图10-44A),常见散在分布的核深染性瘤巨细胞或多核样瘤细胞。与平滑肌瘤相比,瘤细胞的密度高,细胞核常呈纺锤状(两端渐细),染色质粗而深染,可见明显的核仁,核分裂象易见,常超过15/10HPF,并可见非典型性核分裂。约1/3的病例内可见肿瘤性坏死(凝固性坏死),瘤组织和坏死组织之间无逐渐移行或过渡现象,为截然性坏死(图10-44B)。10%~22%的病例内可见血管侵犯。少数病例内可见破骨样巨细胞(图10-44C,D)。

部分病例瘤细胞呈上皮样,并显示其他提示恶性的组织学征象(包括明显的异型性、核分裂象和凝固性坏死),也称上皮样平滑肌肉瘤(epitheloid leiomyosarcoma)[118,119]。另在部分病例内,间质可呈明显的黏液样变性,也称黏液样平滑肌肉瘤(myxoid leiomyosarcoma)[120,121]。子宫平滑肌肉瘤多呈浸润性生长,但边界相对较为清楚的肿瘤也可发生远处转移。

下文列出子宫平滑肌肉瘤的诊断标准(图10-45、表10-1)。新近Parra-Herran等[122]提出了子宫黏液样平滑肌肉瘤的诊断标准(图10-46)供参考。

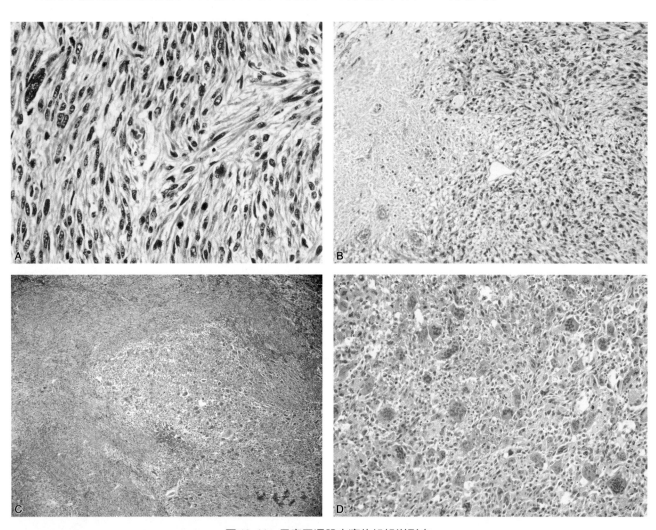

图10-44　子宫平滑肌肉瘤的组织学形态
A. 条束状排列的嗜伊红色梭形细胞,部分瘤细胞显示明显的多形性;B. 示凝固性坏死;C、D. 富含破骨样巨细胞型

表10-1　子宫平滑肌肉瘤的诊断标准

凝固性坏死	异型性	核分裂象/10HPF	病理诊断
有	弥漫性中至高度	任何	平滑肌肉瘤
有	无至轻度	≥10	平滑肌肉瘤
有	无至轻度	<10	恶性潜能未定的平滑肌肿瘤平滑肌肉瘤
无	弥漫性中至高度	≥10	非典型性平滑肌瘤低危复发
无	弥漫性中至高度	<5	恶性潜能未定的平滑肌肿瘤
无	弥漫性中至高度	5~9或非典型性核分裂	恶性潜能未定的平滑肌肿瘤

续表

凝固性坏死	异型性	核分裂象/10HPF	病理诊断
无	局灶性中至高度	≥5	非典型性平滑肌瘤
无	局灶性中至高度	<5	核分裂活跃性平滑肌肿瘤
无	无至轻度	≥5	平滑肌瘤
无	无至轻度	<5	

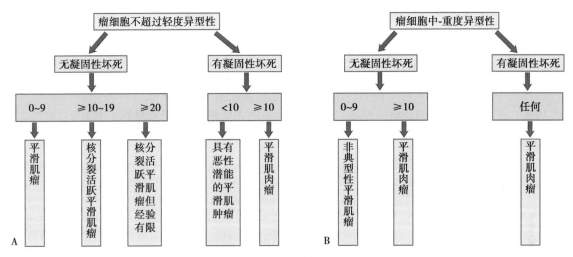

图 10-45　子宫平滑肌肉瘤的诊断标准

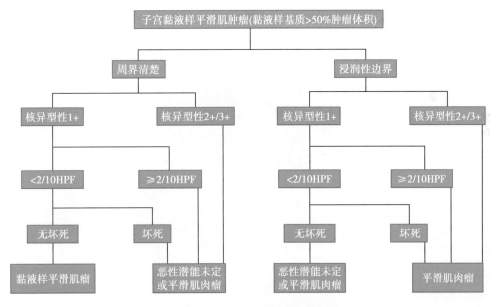

图 10-46　子宫黏液样平滑肌肉瘤的诊断标准

【免疫组化】

瘤细胞表达 α-SMA（图 10-47）、desmin 和 h-CALD，还可表达去乙酰化酶 8（histone deacetylase 8，HDAC8）[123]，但可为灶性或弱阳性，特别是在一些分化较差的肿瘤中。此外，子宫平滑肌肉瘤常表达 ER 和 PR，30% ~ 40% 的病例可表达 AR，并可表达 CD10。Ki67 指数明显高于平滑肌瘤，可辅助诊断。除外奇异性平滑肌瘤，若 p16 和 p53 弥漫强阳性也提示为平滑肌肉瘤。上皮样平滑肌瘤可表达上皮性标记。另有少数病例可表达 CD117 和 DOG1[124,125]，但分子检测无 KIT/PDGFRA 基因突变。

【细胞遗传学】

常显示 10q- 和 13q-，偶可有 17p+、2p- 和 16q-，部分病例 X 失活。

【鉴别诊断】

子宫平滑肌肉瘤有时需与恶性血管周上皮样肿瘤（恶性 PEComa）相鉴别，除肌源性标记外，部分子宫平滑肌肉瘤也可灶性表达 HMB45[126]。这两者的鉴别有一定的困难，也有一定的争议[127]。

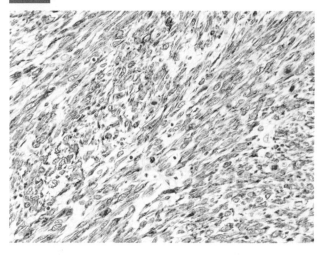

图 10-47 子宫平滑肌肉瘤的 α-SMA 标记

【治疗和预后】

患者的年龄<50 岁(绝经前)、肿瘤体积较小且为单个结节(<5cm)、临床分期为Ⅰ期以及肿瘤分化好、核分裂象较少者提示预后较好。总的 5 年生存率为 15% ~ 25%,临床Ⅰ期和Ⅱ期者则为 40% ~ 70%。有报道显示,直径<5cm 者,无病 10 年生存率约为 60%,直径>5cm 者,无病 10 年生存率降至 30%。患者为绝经前、肿瘤为单个结节、核分裂象较少者,5 年生存率可达 60% ~ 70%[128-130]。

四、浅表性平滑肌肉瘤

浅表性平滑肌肉瘤(superficial leiomyosarcoma)包括真皮或真皮内平滑肌肉瘤(dermal or intradermal leiomyosarcoma)、

皮下平滑肌肉瘤(subcutaneous leiomyosarcoma)和继发性平滑肌肉瘤(secondary leiomyosarcoma)三种类型[131-134]。绝大多数的真皮平滑肌肉瘤可能起自于竖毛肌,位于阴茎和睾丸等外生殖区的肿瘤则可能起自于生殖肉膜肌或勃起肌(genital dartoic or erector muscle)。皮下平滑肌肉瘤可能起自于血管的平滑肌。继发性平滑肌肉瘤由皮肤外平滑肌肉瘤(如子宫和腹腔/腹膜后平滑肌肉瘤)转移至皮肤所致[135]。真皮平滑肌肉瘤比较少见,在皮肤恶性肿瘤中所占的比例仅为 2% ~ 3%。

【ICD-O 编码】

8890/3

【临床表现】

真皮平滑肌肉瘤可发生于任何年龄段,但多发生于 50 ~ 70 岁间的中老年人,平均年龄为 56 岁,极少发生于儿童[136]。男性多见,男:女为 4.3:1。

好发于躯干和四肢的伸侧面,特别是近侧端,如大腿,也可位于头颈部[137],以及乳晕/乳头、外生殖区和肛周等部位[138]。

临床上多表现为单个痛性结节,也可为无痛性或无特殊症状。起病之初生长均较缓慢,约 13% 的病例在随后的时间里可迅速增大。结节直径为 0.4 ~ 6.0cm,但大多数病例在 2.0cm 以下。结节呈淡红色(图 10-48)、深红色、褐色或灰黑色,质地偏硬,被覆表皮可呈光滑状、硬结状、鳞屑状或疣状,部分病例可伴有出血、溃疡或有脐眼形成。偶可为多灶性,但通常为皮肤外平滑肌肉瘤转移至皮肤所致。少数病例有外伤史或曾接受过放射治疗[139]。此外,真皮平滑肌肉瘤在有免疫抑制、接受器官移植或有 HIV 感染的人群中有较高的发病率。临床上,发生于头颈部的肿瘤易被误诊为基底细胞癌、鳞状细胞癌、真皮纤维瘤和化脓性肉芽肿等。

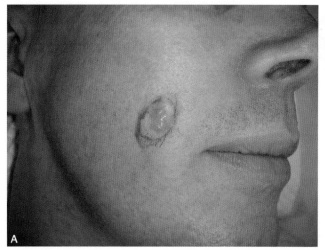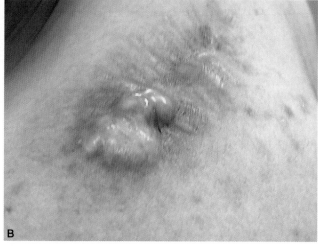

图 10-48 浅表性平滑肌肉瘤
A. 面颊部;B. 肩部复发性

皮下平滑肌肉瘤位于皮下脂肪组织内,被覆表皮常可被推动。皮下平滑肌肉瘤的结节比真皮平滑肌肉瘤略大,周界相对比较清晰,患者也可有疼痛或触痛感。

继发性平滑肌肉瘤多发生于头皮和背部,多为子宫和腹膜或腹腔平滑肌肉瘤转移所致。

【大体形态】

真皮平滑肌肉瘤的直径多在 2.0cm 以下,平均 1.3cm,界

限多不清,皮下平滑肌肉瘤的周界相对清楚,可有纤维性假包膜。切面呈灰白色,漩涡状。

【组织形态】

真皮平滑肌肉瘤位于真皮内,部分病例在局部可延伸至皮下组织内。由交织成短条束状或长条束状排列的梭形细胞组成(图 10-49),胞质丰富,深嗜伊红色,含有纵行肌丝,Masson 三色呈红色,核两端平钝或呈雪茄样,核分裂象

易见,多>2/10HPF。少数病例中,瘤细胞呈圆形或卵圆形,胞质嗜伊红色,也称上皮样皮肤平滑肌肉瘤(epithelioid cutaneous leiomyosarcoma)[140]。肿瘤周界不清,常见瘤细胞向胶原纤维内浸润、穿插。间质内出血和坏死相对较少见,但偶尔可呈明显的胶原化,或伴有大量的结缔组织增生,也称硬化性或促结缔组织增生性皮肤平滑肌肉瘤(sclerotic or desmoplastic cutaneous leiomyosarcoma)[141,142]。瘤细胞主要有两种生长方式,一种呈结节状,另一种呈弥漫状,前者细胞丰富,核分裂象易见,后者细胞相对稀疏,瘤细胞分化良好,核分裂象不明显。

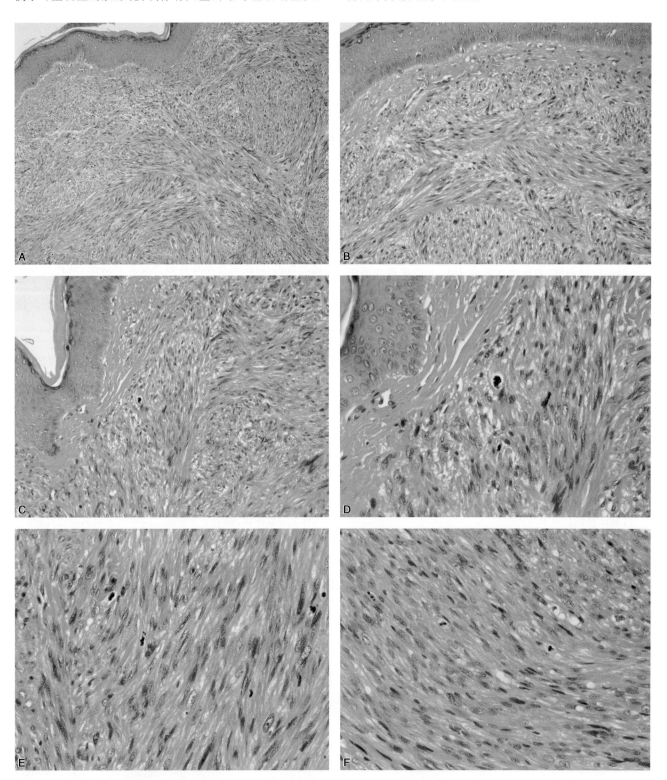

图10-49　浅表性平滑肌肉瘤的组织学形态
肿瘤位于真皮内,形态上与深部平滑肌肉瘤相同,可见核分裂象

【免疫组化】

瘤细胞表达 α-SMA、MSA、h-CALD 和 desmin(图 10-50)。

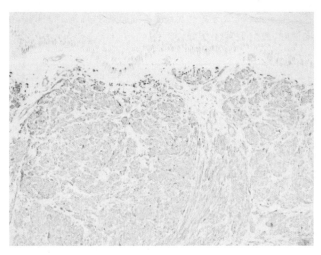

图 10-50　浅表性平滑肌肉瘤的 α-SMA 标记

【治疗】

局部广泛切除,边缘至少应有 2cm,并确保基底部阴性[143]。Humphreys 等[144]报道,采用 Mohs 微地图手术,总的治愈率可达 87%。

【预后】

真皮平滑肌肉瘤的预后较好,局部复发率为 5% ~ 50%[145],极少发生远处转移,故有学者将其命名为真皮非典型性平滑肌肿瘤(dermal atypical smooth muscle tumor)[12]。皮下平滑肌肉瘤的局部复发率为 50% ~ 70%,转移率为 30% ~ 40%,多转移至肺、肝和骨等部位。

五、外生殖区平滑肌肉瘤

外生殖区平滑肌肉瘤(leiomyosarcoma of the external genitalia)是一类发生于外生殖区的平滑肌肉瘤,女性多发生于外阴和阴道[146-153],男性多发生于睾丸、阴茎和精索[154-156]。

【临床表现】

外阴平滑肌肉瘤比较少见,截至 2005 年,文献上的报道不足 40 例。好发于 40 ~ 60 岁间的女性,年龄范围为 17 ~ 84 岁。

主要发生于大阴唇,其次为前庭大腺、阴蒂、小阴唇、肛旁和阴阜。

临床上多表现为增大的无痛性肿块(图 10-51),可伴有溃疡形成,少数病例可伴有疼痛、瘙痒或湿疹。

【组织形态】

外阴平滑肌肉瘤的诊断标准与子宫平滑肌肉瘤的诊断标准不一样。早期的文献认为,肿瘤体积大和具有浸润性边界是提示为恶性的两个重要指征。Tavassoli 和 Norris 建议的恶性标准(1979 年)为应具备以下三个或三个以上的条件:①肿瘤直径>5.0cm;②具有浸润性边界;③核分裂计数>5/10HPF;④瘤细胞显示中 ~ 高度的异型性(图 10-53)。Nielsen 等提出的标准相似[37]。Nucci 和 Fletcher 提出[149],如肿瘤内出现凝固性坏死,再加以上四个条件中的任何一个,均要考虑肉瘤的可能性。Nucci 和 Fletcher 认为发生于外阴的平滑肌肿瘤如不满足上述的恶性标准,但具有以下形态之一:①具有浸润性边界;②瘤细胞有异型性;③可见核分裂象,则可采用"非典型性平滑肌肿瘤"这一概念,以提示肿瘤具有局部复发的潜能,这种复发可发生在多年之后,故应加以长期的随访。对于诊断为非典型性平滑肌肿瘤的病例,建议临床上切缘应至少达到 1cm。

【免疫组化】

与其他部位平滑肌肉瘤相同,外阴平滑肌肉瘤表达平滑肌分化标记,包括 α-SMA、h-CALD 和 desmin(图 10-52)。

【治疗】

对于平滑肌肉瘤,宜采取局部广泛性切除。

发生于男性阴茎和睾丸的平滑肌肉瘤的诊断标准与发生于女性外阴者相似(图 10-54)。

六、黏液样平滑肌肉瘤

有时平滑肌肉瘤可伴有广泛的黏液样变性(>50%),以致大体上呈胶冻状,镜下于瘤细胞之间可见大量的黏液样物质,也称为黏液样平滑肌肉瘤(myxoid leiomyosarcoma)。

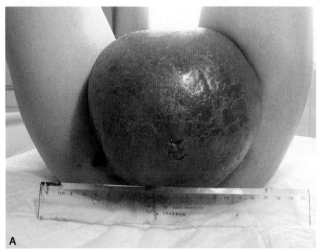
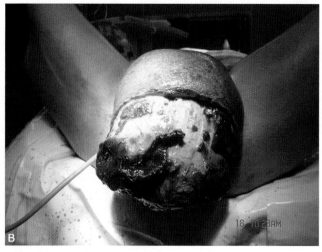

图 10-51　外阴平滑肌肉瘤

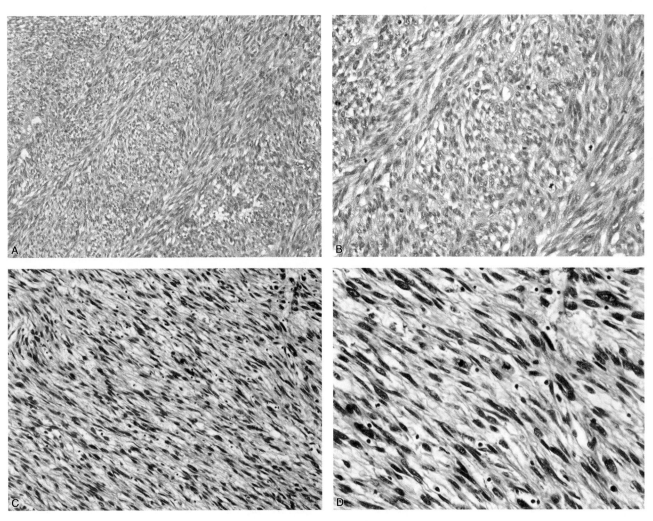

图 10-52 外阴平滑肌肉瘤的组织学形态

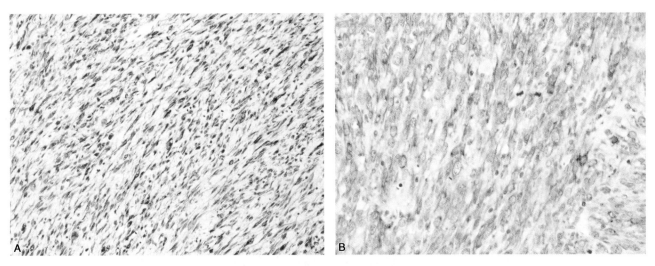

图 10-53 外阴平滑肌肉瘤的免疫组化
A. α-SMA 标记；B. desmin 标记

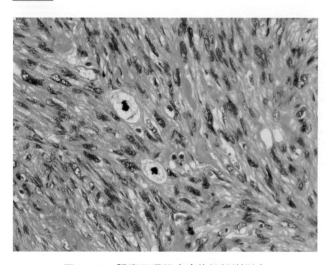

图 10-54 阴囊平滑肌肉瘤的组织学形态

【临床表现】

此型平滑肌肉瘤多见于子宫[121,157-160]，也可发生于周围软组织，后者包括四肢、外阴、头颈部、胸壁和腹膜后等部位[161-165]，均好发于女性，尤其是中年妇女（中位年龄 55 岁左右）。

【组织形态】

发生于子宫者境界不清，常显示浸润性生长。镜下瘤细胞稀疏，间质内含有大量的黏液（图 10-55A，B）。几乎所有的病例均由梭形瘤细胞组成，除呈条束状排列外，还可呈网格状或微囊状排列。瘤细胞的异型性和核分裂象因病例而异（图 10-55C~F）。多数发生于软组织的病例在组织学上呈低级别（grade Ⅰ），少数病例呈中级别（grade Ⅱ），仅个别病例呈高级别（grade Ⅲ）[164]。

新近一则有关子宫黏液样平滑肌肉瘤的报道显示，56% 的病例核分裂象>10/10HPF，32% 的病例介于 2~10/10HPF，12% 的病例<2/10HPF[159]。另约 48% 的病例中可见坏死，且瘤细胞显示中至重度异型性。

【免疫组化】

免疫组化标记显示，黏液样平滑肌肉瘤表达平滑肌分化标记，包括 α-SMA、h-CALD 和 desmin（图 10-56A，B），部分病例尚可表达上皮性标记，发生于子宫者还可表达 ER 和 PR。

【鉴别诊断】

本病应注意与伴有黏液样变性的平滑肌瘤和黏液纤维肉瘤鉴别。黏液样平滑肌肉瘤也可发生远处转移（图 10-57A，B）。

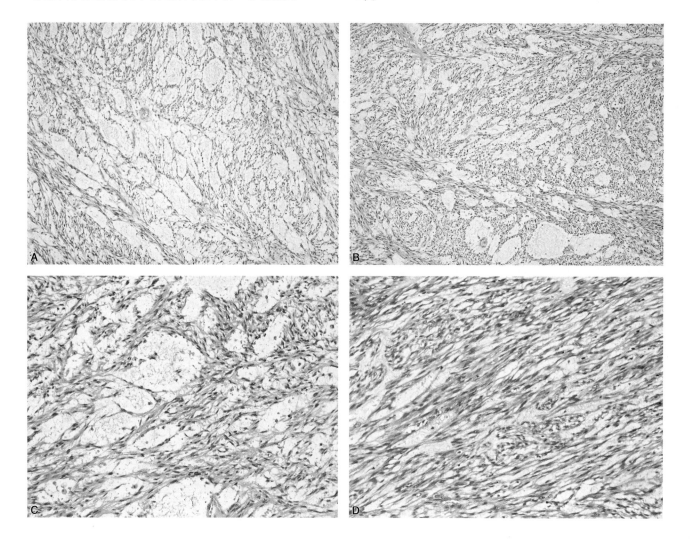

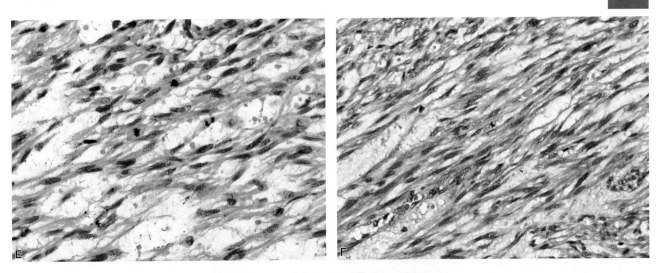

图 10-55 黏液样平滑肌肉瘤的组织学形态
A、B. 瘤细胞之间可见大量的黏液样物质;C、D. 瘤细胞显示轻至中度异型性;E、F. 可见核分裂象

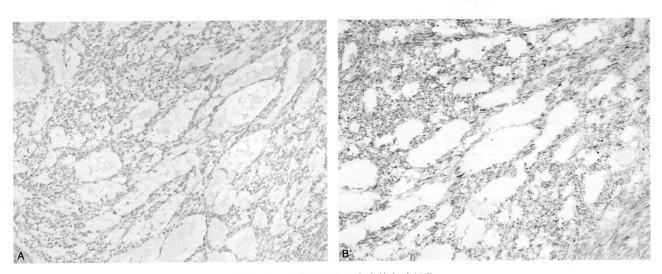

图 10-56 黏液样平滑肌肉瘤的免疫组化
A. α-SMA 标记;B. h-CALD 标记

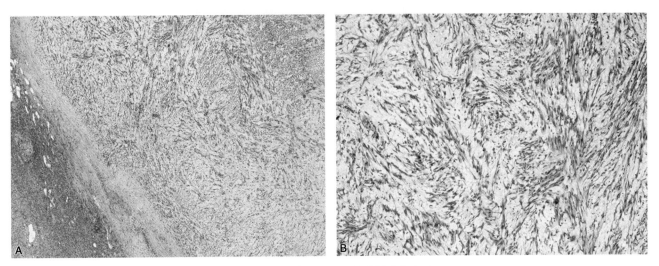

图 10-57 黏液样平滑肌肉瘤转移至肝脏

七、起自血管的平滑肌肉瘤

起自血管的平滑肌肉瘤（leimyosarcoma of vascular origin）比较少见，仅占平滑肌肉瘤的5%。好发于中年人，平均发病年龄为50岁，女性多见。

肿瘤多发生于大的静脉[165-171]，特别是下腔静脉，少数可发生在肺动脉或其他血管，如颈静脉。位于下腔静脉上段者可产生 Buddchiari 综合征，如肝大、黄疸和腹水等，肿块多不能完整切除；位于中段者可表现为右上腹疼痛和触痛，似胆道疾患，如向上延伸至肝静脉，可产生 Buddchiari 综合征，如向下延伸至肾静脉，可导致肾功能不全；位于下段者可引起下肢水肿，肿块常可切除。大体上多呈息肉状或结节状（图 10-58），附着于血管壁，并沿其表面扩展。

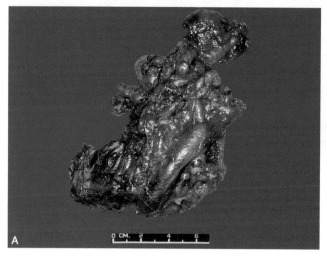
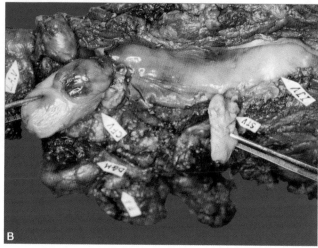

图 10-58　起自血管的平滑肌肉瘤
A. 肿瘤位于血管腔内；B. 呈息肉状，与血管壁相连

八、EBV 相关平滑肌肉瘤

EBV 相关平滑肌肉瘤（EBV-associated leiomyosarcoma）是一种在肿瘤组织内可检测出 EBV 的平滑肌肉瘤。

【临床表现】

本病多发生于免疫抑制的儿童[172-174]，也可见于受 HIV 感染的成人[175-177]，少数病例发生于进行心或肝移植手术的患者[178,179]。

肿瘤多位于腹腔或胸腔内，少数位于颅内。

肿瘤组织内含有大量复制的 EBV，而在正常组织内检测不到 EBV，提示 EBV 在肿瘤的发生过程中起了重要的作用。

【大体形态】

大体上，肿瘤类似平滑肌瘤，质地偏硬，切面呈灰白色、漩涡状。

【组织形态】

镜下由成束的梭形细胞组成，可呈交织状排列，与经典的平滑肌肉瘤相比，分化较差。

【免疫组化】

免疫组化标记 EBV 病毒的潜伏膜性蛋白（latent membrane protein，LMP）和 EBV 表面受体蛋白 CD21 有一定的诊断价值。EBV 基因的表达（如 EBER）与移植后的淋巴增生性疾病相似，但与其他 EBV 相关的恶性疾患如 Burkitt 淋巴瘤有所不同。

【预后】

EBV 相关性平滑肌肉瘤患者的预后取决于患者的机体免疫状态。

参 考 文 献

1. Johnson RL, Rothman AL, Xie J, et al. Congenital smooth muscle hamartoma. A report of six cases and a review of the literature. Arch Dermatol, 1989, 125:820-822.

2. Daroca PJ Jr, Reed RJ, Love GL, Kraus SD. Myoid hamartomas of the breast. Hum Pathol, 1985, 16:212-219.

3. Yu L, Yang W, Xu X, et al. Myoid harmatoma of the breast: clinicopathologic analysis of a rare tumor indicating occasional recurrence potential. Breast J, 2011, 17:322-324.

4. Billings SD, Folpe AL, Weiss SW. Do leiomyomas of deep soft tissue exist? An anlysis of highly differentiated smooth muscle tumors of deep soft tissue supporting two distinct subtypes. Am J Surg Pathol, 2001, 25:1134-1142.

5. Hashimoto H, Daimaru Y, Tsuneyoshi M. Leiomyosarcoma of the external soft tissue. A clinicopathologic, immunohistochemical and electron microscopic study. Cancer, 1986, 57:2077-2088.

6. Gustafson P, Willen H, Baldetorp B, Ferno M, Akerman M, Rydholm A. Soft tissue leiomyosarcoma. A population-based epidemiologic and prognostic study of 48 patients, including cellular DNA content. Cancer, 1992, 70:114-119.

7. Hashimoto H, Tsuneyoshi M, Enjoji M. Malignant smooth muscle tumors of the retroperitoneum and mesentery: a clinicopathologic analysis of 44 cases. J Surg Oncol, 1985, 28:177-186.

8. Swanson PE, Wick MR, Dehner LP. Leiomyosarcoma of somatic soft tissues in childhood: an immuhistochemical analysis of six cases with ultrastructural correlation. Hum Pathol, 1991, 22: 569-577.

9. Farshid G, Pradhan M, Goldblum J, et al. Leiomyosarcoma of somatic soft tissues: a tumor of vascular origin with multivariate analysis of outcome in 42 cases. Am J Surg Pathol, 2002, 26: 14-24.

10. Fields JP, Helwig EB. Leiomyosarcoma of the skin and subcutaneous tissue. Cancer, 1981, 47: 156-169.

11. Alessi E, Innocenti M, Sala F. Leiomyosarcoma metastatic to the back and scalp from a primary neoplasm in the uterus. Am J Dermatopathol, 1985, 7: 471-476.

12. Kraft S, Fletcher CD. Atypical intradermal smooth muscle neoplasms: clinicopathologic analysis of 84 cases and a reappraisal of cutaneous "leiomyosarcoma". Am J Surg Pathol, 2011, 35: 599-607.

13. Rubin BP, Fletcher CD. Myxoid leiomyosarcoma of soft tissue, an underrecognized variant. Am J Surg Pathol, 2000, 24: 927-936.

14. McLoughlin LC, Nord KS, Joshi VV, et al. Disseminated leiomyosarcoma in a child with acquired immune deficiency syndrome. Cancer, 1991, 67: 2618-2621.

15. Insabato L, Di Vizio D, Ciancia G, et al. Malignant gastrointestinal leiomyosarcoma and gastrointestinal stromal tumor with prominent osteoclast-like giant cells. Arch Pathol Lab Med, 2004, 128: 440-443.

16. Weiss SW. Smooth muscle tumors of soft tissue. Adv Anat Pathol, 2002, 9: 351-359.

17. Johnson MD, Jacobs AH. Congenital smooth muscle hamartoma. A report of six cases and a review of the literature. Arch Dermatol, 1989, 125: 820-822.

18. Wong RC, Solomon AR. Acquired dermal smooth-muscle hamartoma. Cutis, 1985, 35: 369-370.

19. Quinn TR, Young RH. Smooth muscle hamartoma of the tunica dartos of the scrotum: report of a case. J Cutan Pathol, 1997, 24: 322-326.

20. Zvulunov A, Rotem A, Merlob P, et al. Congenital smooth muscle hamartoma. Prevalence, clinical findings, and follow-up in 15 patients. Am J Dis Child, 1990, 144: 782-784.

21. Grau-Massanes M, Raimer S, Colome-Grimmer M, et al. Congenital smooth muscle hamartoma presenting as a linear atrophic plaque: case report and review of the literature. Pediatr Dermatol, 1996, 13: 222-225.

22. Dupre A, Viraben R. Congenital smooth muscle nevus with follicular spotted appearance. J Am Acad Dermatol, 1985, 13: 837-838.

23. Gualandri L, Cambiaghi S, Ermacora E, et al. Multiple familial smooth muscle hamartomas. Pediatr Dermatol, 2001, 18: 17-20.

24. Schnur RE, Herzberg AJ, Spinner N, et al. Variability in the Michelin tire syndrome. A child with multiple anomalies, smooth muscle hamartoma, and familial paracentric inversion of chromosome 7q. J Am Acad Dermatol, 1993, 28: 364-370.

25. Gerdsen R, Lagarde C, Steen A, et al. Congenital smooth muscle hamartoma of the skin: clinical classification. Acta Derm Venereol, 1999, 79: 408-409.

26. Davies JD, Riddell RH: Muscular hamartomas of the breast. J Pathol, 1973, 11: 209-211.

27. Su CC, Chen CJ, Kuo SJ, Chen DR. Myoid hamartoma of the breast with focal chondromyoxid metaplasia and pseudoangiomatous stromal hyperplasia: A case report. Oncol Lett, 2015, 9: 1787-1789.

28. Barton JH, Davis CJ Jr, Sesterhenn IA, Mostofi FK. Smooth-muscle hyperplasia of the testicular adnexa clinically mimicking neoplasia: clinicopathologic study of sixteen cases. Am J Surg Pathol, 1999, 23: 903-909.

29. Lanzafame S, Leonardi R, Caltabiano R. Simultaneous leiomyoma and controlateral smooth muscle hyperplasia of the epididymis: a case report. Pathologica, 2009, 101: 119-122.

30. Raj S, Calonje E, Kraus M, et al. Cutaneous pilar leiomyoma: clinicopathologic analysis of 53 lesions in 45 patients. Am J Dermatopathol, 1997, 19: 2-9.

31. Mahalingam M, Goldberg LJ. Atypical pilar leiomyoma: cutaneous counterpart of uterine symplastic leiomyoma？Am J Dermatopathol, 2001, 23: 299-303.

32. Kiuru M, Launonen V, Hietala M, et al. Familial cutaneous leiomyomatosis is a two-hit condition associated with renal cell cancer of characteristic histology. Am J Pathol, 2001, 159: 825-829.

33. Garman ME, Blumberg MA, Ernst R, Raimer SS. Familial leiomyomatosis: a review and discussion of pathogenesis. Dermatology, 2003, 207: 210-213.

34. Reed WB, Walker R, Horowitz R. Cutaneous leiomyomata with uterine leiomyomata. Acta Derm Venereol, 1973, 53: 318-320.

35. Fons ME, Bachhuber T, Plaza JA. Cutaneous leiomyosarcoma originating in a symplastic pilar leiomyoma: a rare occurrence and potential diagnostic pitfall. J Cutan Pathol, 2011, 38: 49-53.

36. Newman PL, Fletcher CDM. Smooth muscle tumours of the external genitalia: clinicopathologic analysis of a series. Histopathology, 1991, 18: 523-529.

37. Biankin SA, O'Toole VE, Fung C, et al. Bizarre leimyoma of the vagina: Report of a case. Int J Gynecol Pathol, 2000, 19: 186-187.

38. Nielsen GP, Rosenberg AE, Koerner FC, et al. Smooth-muscle tumors of the vulva. A clinicopathological study of 25 cases and review of the literature. Am J Surg Pathol, 1996, 20: 779-793.

39. Guardiola MT, Dobin SM, Dal Cin P, Donner LR. Pericentric inversion(12)(p12q13-14) as the sole chromosomal abnormality in a leiomyoma of the vulva. Cancer Genet Cytogenet,

2010,199:21-23.

40. Kilpatrick SE,Mentzel T,Fletcher CDM. Leiomyoma of deep soft tissue. Clinicopathologic analysis of a series. Am J Surg Pathol,1994,18:576-582.

41. Lopez-Barea F,Rodriguez-Peralto JL,Burgos E,et al. Calcified leiomyoma of deep soft tissue. Report of a case in childhood. Virchows Arch,1994,425:217-220.

42. De Mouy EH,Kaneko K,Rodriguez RP. Calcified soft tissue leiomyoma of the shoulder mimicking a chondrogenic tumor. Clin Imaging,1995,19:4-7.

43. Paal E,Mietinnen M. Retroperitoneal leiomyomas:a clinicopathologic and immunohistochemical study of 56 cases with a comparison to retroperitoneal leiomyosarcomas. Am J Surg Pathol,2001,25:1355-1363.

44. Lee MW,Choi JH,Sung KJ,et al. Palisaded and verocay body prominent leiomyoma of deep soft tissue. J Dermatol,2002,29:160-163.

45. Bakotic BW,Cabello-Inchausti B,Willis IH,et al. Clear-cell epithelioid leiomyoma of the round ligament. Mod Pathol,1999,12:912-918.

46. Fletcher CDM,Kilpatrick SE,Mentzel T. The difficulty in predicting behavior of smooth muscle tumors in deep soft tissue. Am J Surg Pathol,1995,19:116-117.

47. 李新迪,饶慧蓉,李发言,等. 播散性腹膜平滑肌瘤病. 临床与实验病理学杂志,1996,12:69.

48. 朱力,李宝珠. 腹膜播散性平滑肌瘤病的临床病理分析. 中华病理学杂志,1996,25:270-272.

49. Kokcu A,Alvur Y,Baris YS,et al. Leiomyomatosis peritonealis disseminata. Acta Obstet Gynecol Scand,1994,73:81-83.

50. Randrianjafisamindrakotroka NS,Baldauf JJ,Philippe E,et al. Leiomyomatosis peritonealis disseminata. Report on two cases and differential diagnosis with peritoneal metastases of a low-grade stromal sarcoma of the ovary. Pathol Res Pract,1995,191:1252-1257.

51. Pieslor PC,Orenstein JM,Hogan DL,et al. Ultrastructure of myofibroblasts and decidualized cells in leiomyomatosis peritonealis disseminata. Am J Clin Pathol,1979,72:875-882.

52. Zotalis G,Nayar R,Hicks DG. Leiomyomatosis peritonealis dissemita,endometriosis,and multicystic mesothelioma:an unusual association. Int J Gynecol Pathol 1998,17:178-182.

53. Nogales FF,Matilla A,Carrascal E. Leiomyomatosis peritonealis disseminate:an ultrastructural study. Am J Clin Pathol,1978,69:452-457.

54. Parmley TH,Woodruff JD,Winn K,et al. Histogenesis of leiomyomatosis peritonealis disseminata(disseminated fibrosing deciduosis). Obstet Gynecol,1975,46:511-516.

55. Mulvany NJ,Slavin JL,Ostor AG,et al. Intravenous leiomyomatosis of the uterus:a clinicopathologic study of 22 cases. Int J Gynecol Pathol,1994,13:1-9.

56. Clement PB,Young RH,Scully RE. Intravenous leiomyomatosis of the uterus. A clinicopathological analysis of 16 cases with unusual histologic features. Am J Surg Pathol,1988,12:932-945.

57. Konrad P,Mellblom L. Intravenous leiomyomatosis. Acta Obstet Gynecol Scand,1989,68:371-376.

58. Khayata GM,Thwaini S,Aswad SG. Intravenous leiomyomatosis extending to the heart. Int J Gynaecol Obstet,2003,80:59-60.

59. Lam PM,Lo KW,Yu MM,et al. Intravenous leiomyomatosis with atypical histologic features:A case report. Int J Gynecol Cancer,2003,13:83-87.

60. 谢斌,王春生,张勇,等. 心脏内平滑肌瘤病伴腹盆腔巨大肿瘤的多学科综合诊治策略(附2例报告). 外科理论与实践,2012,17:332-337.

61. Dal Cin P,Quade BJ,Neskey DM,et al. Intravenous leiomyomatosis is characterized by a der(14)t(12;14)(q15;q24). Genes Chromosomes Cancer,2003,36:205-206.

62. Chan JK,Frizzera G,Fletcher CD,et al. Primary vascular tumors of lymph nodes other than Kaposi's sarcoma. Analysis of 39 cases and delineation of two new entities. Am J Surg Pathol,1992,16:335-350.

63. Sakurai Y,Shoji M,Matsubara T,et al. Angiomyomatous hamartoma and associated stromal lesions in the right inguinal lymph node:a case report. Pathol Int,2000,50:655-659.

64. Laeng RH,Hotz MA,Borisch B. Angiomyomatous hamartoma of a cervical lymph node combined with haemangiomatoids and vascular transformation of sinuses. Histopathology,1996,29:80-84.

65. Mauro CS,McGough RL 3rd,Rao UN. Angiomyomatous hamartoma of a popliteal lymph node:an unusual cause of posterior knee pain. Ann Diagn Pathol,2008,12:372-374.

66. Allen PW,Hoffman GJ. Fat in angiomyomatous hamartoma of lymph node. Am J Surg Pathol,1993,17:748-749.

67. 侯英勇,王坚,朱雄增,等. 食道间质瘤和平滑肌肿瘤对照性研究. 中华病理学杂志,2002,31:116-119.

68. Miettinen M,Sarlomo-Rikala M,Sobin LH,et al. Esophageal stromal tumors:a clinicopathologic,immunohistochemical,and molecular genetic study of 17 cases and comparison with esophageal leiomyomas and leiomyosarcomas. Am J Surg Pathol,2000,24:211-222.

69. Lee MJ,Lim JS,Kwon JE,et al. Gastric true leiomyoma:computed tomographic findings and pathological correlation. J Comput Assist Tomogr,2007,31:204-208.

70. Miettinen M,Sobin LH,Lasota J. True smooth muscle tumors of the small intestine:a clinicopathologic,immunhistochemical,and molecular genetic study of 25 cases. Am J Surg Pathol,2009,33:430-436.

71. Coco DP,Hirsch MS,Hornick JL. Smoothelin is a specific marker for smooth muscle neoplasms of the gastrointestinal tract. Am J Surg Pathol,2009,33:1795-1801.

72. Panagopoulos I,Gorunova L,Lund-Iversen M,et al. Recurrent fusion of the genes FN1 and ALK in gastrointestinal leiomyo-

mas. Mod Pathol,2016,29(11):1415-1423.

73. Esteban JM, Allen WM, Schaerf RH. Benign metastasizing leiomyoma of the uterus:histologic and immunohistochemical characterization of primary and metastatic lesions. Arch Pathol Lab Med,1999,123:960-962.

74. Nuovo GJ,Schmittgen TD. Benign metastasizing leiomyoma of the lung:clinicopathologic,immunohistochemical,and micro-RNA analyses. Diagn Mol Pathol,2008,17:145-150.

75. Hasimoto H,Daimaru Y,Tsuneyoshi M,et al. Leiomyosarcoma of the external soft tissues. Cancer,1986,57:2077-2088.

76. de Saint Aubain Somerhausen N,Fletcher CDM. Leiomyosarcoma of soft tissue in children:Clinicopathologic analysis of 20 cases. Am J Surg Pathol,1999,23:755-763.

77. Mayer F,Aebert H,Rudert M,et al. Primary malignant sarcomas of the heart and great vessels in adult patients-a single-center experience. Oncologist,2007,12:1134-1142.

78. Mann GN,Mann LV,Levine EA,Shen P. Primary leiomyosarcoma of the inferior vena cava:a 2-institution analysis of outcomes. Surgery,2012,151:261-267.

79. Fisher C,Goldblum JR,Epstein JI,et al. Leiomyosarcoma of the paratesticular region. A clinicopathologi study. Am J Surg Pathol,2001,25:1143-1149.

80. Moran CA,Suster S,Abbondanzo SL,Koss MN. Primary leiomyosarcomas of the lung:a clinicopathologic and immunohistochemical study of 18 cases. Mod Pathol,1997,10:121-128.

81. Montgomery E,Goldblum JR,Fisher C. Leiomyosarcoma of the head and neck:a clinicopathological study. Histopathology,2002,40:518-525.

82. Antonescu CR,Erlandson RA,Huvos AG. Primary leiomyosarcoma of bone:a clinicopathologic,immunohistochemical,and ultrastructural study of 33 patients and a literature review. Am J Surg Pathol,1997,21:1281-1294.

83. Hartman DS,Hayes WS,Choyke PL,Tibbetts GP. From the archives of the AFIP. Leiomyosarcoma of the retroperitoneum and inferior vena cava:radiologic-pathologic correlation. Radiographics,1992,12:1203-1220.

84. Katabathina VS,Vikram R,Nagar AM,et al. Mesenchymal neoplasms of the kidney in adults:imaging spectrum with radiologic-pathologic correlation. Radiographics,2010,30:1525-1540.

85. Suster S. Epithelioid leiomyosarcoma of the skin and subcutaneous tissue:clinicopathologic,immunohistochemical and ultrasstuctural study of five cases. Am J Surg Pathol,1994,18:232-240.

86. Yamamoto T,Minami R,Ohbayashi C,et al. Epithelioid leiomyosarcoma of the external deep soft tissue. Arch Pathol Lab Med,2002,126:468-470.

87. Mentzel T,Calonje E,Fletcher CDM. Leiomyosarcomas with prominent osteoclast-like giant cells:analysis of eight cases closely mimicking the so-called giant cell variant of "MFH". Am J Surg Pathol,1994,18:258-265.

88. 李媛,徐晓丽,王坚. 伴破骨样巨细胞平滑肌肉瘤的临床病理学观察. 中华病理学杂志,2011,40:363-367.

89. Mentzel T,Wadden C,Fletcher CDM. Granular cell changes in smooth muscle tumours of the skin and soft tissue. Histopathology,1994,24:223-231.

90. Merchant W,Calonje E,Fletcher CD. Inflammatory leiomyosarcoma:a morphological subgroup within the heterogeneous family of so-called inflammatory malignant fibrous histiocytoma. Histopathology,1995,27:525-532.

91. Chang A,Schuetze SM,Conrad EU 3rd,et al. So-called "inflammatory leiomyosarcoma":a series of 3 cases providing additional insights into a rare entity. Int J Surg Pathol,2005,13:185-195.

92. Oda Y,Miyajima K,Kawaguchi K,et al. Pleomorphic leiomyosarcoma:clinicopathologic and immunohistochemical study with special emphasis on its distinction from ordinary leiomyosarcoma and malignant fibrous histiocytoma. Am J Surg Pathol,2001,25:1030-1038.

93. Chen E,O'Connell F,Fletcher CD. Dedifferentiated leiomyosarcoma:clinicopathological analysis of 18 cases. Histopathology,2011,59:1135-1143.

94. Nicolas MM,Tamboli P,Gomez JA,Czerniak BA. Pleomorphic and dedifferentiated leiomyosarcoma:clinicopathologic and immunohistochemical study of 41 cases. Hum Pathol,2010,41:663-671.

95. Oshiro Y,Shiratsuchi H,Oda Y,et al. Rhabdoid features in leiomyosarcoma of soft tissue:with special reference to aggressive behavior. Mod Pathol,2000,13:1211-1218.

96. Watanabe K,Kusakabe T,Hoshi N,et al. h-Caldesmon in leiomyosarcoma and tumors with smooth muscle cell-like differentiation:its specific expression in the smooth muscle cell tumor. Hum Pathol,1999,30:392-396.

97. Derre J,Lagace R,Nicolas A,et al. Leiomyosarcomas and most malignant fibrous histiocytomas share very similar comparative genomic hybridization imbalances:an analysis of a series of 27 leiomyosarcomas. Lab Invest,2001,81:211-215.

98. Mitelman Database of Chromosome Aberrations in Cancer. http://cgapnci nih gov/Chromosomes/Mietelman.

99. Sandberg AA. Updates on the cytogenetics and molecular genetics of bone and soft tissue tumors:leiomyosarcoma. Cancer Genet Cytogenet,2005,161:1-19.

100. Ren B,Yu YP,Jing L,et al. Gene expression analysis of human soft tissue leiomyosarcomas. Hum Pathol,2003,34:549-558.

101. 胥健敏,杨光华,步宏,等. 软组织平滑肌肉瘤中 p16、周期蛋白 D1 和 pRb 蛋白的表达及其意义. 中华病理学杂志,1999,28:414-417

102. Orlandi A,Francesconi A,Clement S,et al. High levels of cellular retinol binding protein-1 expression in leiomyosarcoma:possible implications for diagnostic evaluation. Virchows Arch,2002,441:31-40.

103. Edris B, Espinosa I, Mühlenberg T, et al. ROR2 is a novel prognostic biomarker and a potential therapeutic target in leiomyosarcoma and gastrointestinal stromal tumour. J Pathol, 2012, 227: 223-233.

104. Pérot G, Derré J, Coindre JM, Tirode F, et al. Strong smooth muscle differentiation is dependent on myocardin gene amplification in most human retroperitoneal leiomyosarcomas. Cancer Res, 2009, 69: 2269-2278.

105. Kimura Y, Morita T, Hayashi K, Miki T, Sobue K. Myocardin functions as an effective inducer of growth arrest and differentiation in human uterine leiomyosarcoma cells. Cancer Res, 2010, 70: 501-511.

106. Agaram NP, Zhang L, LeLoarer F, et al, Antonescu CR, Singer S. Targeted exome sequencing profiles genetic alterations in leiomyosarcoma. Genes Chromosomes Cancer, 2016, 55: 124-130.

107. Watanabe K. Leiomyosarcoma versus myofibrosarcoma. Am J Surg Pathol, 2002, 26: 393-4, author reply 394-396.

108. Miyajima K, Oda Y, Oshiro Y, et al. Clinicopathological prognostic factors in soft tissue leiomyosarcoma: a multivariate analysis. Histopathology, 2002, 40: 353-359.

109. Farshid G, Goldblum J, Weiss SW. Leiomyosarcoma of soft tissue: a tumor of vascular origin with multivariate analysis of outcome. Mod Pathol, 2003, 16: 778-785.

110. Miettinen M, Furlong M, Sarlomo-Rikala M, et al. Gastrointestinal stromal tumors, intramural leiomyomas, and leiomyosarcomas in the rectum and anus: a clinicopathologic, immunohistochemical, and molecular genetic study of 144 cases. Am J Surg Pathol, 2001, 25: 1121-1133.

111. Soufi M, Errougani A, Chekkof RM. Primary gastric leiomyosarcoma in young revealed by a massive hematemesis. J Gastrointest. Cancer, 2009, 40(1-2): 69-72.

112. Aggarwal G, Sharma S, Zheng M, Reid MD, et al. Primary leiomyosarcomas of the gastrointestinal tract in the post-gastrointestinal stromal tumor era. Ann Diagn Pathol, 2012, 16: 532-540.

113. Yamamoto H, Handa M, Tobo T, et al. Clinicopathological features of primary leiomyosarcoma of the gastrointestinal tract following recognition of gastrointestinal stromal tumours. Histopathology, 2013, 63: 194-207.

114. Barter JF, Smith EB, Szpak CA, et al. Leiomyosarcoma of the uterus: clinicopathologic study of 21 cases. Gynecol Oncol, 1985, 21: 220-227.

115. Perrone T, Dehner LP. Prognostically favorable "mitotically active" smooth-muscle tumors of the uterus. A clinicopathologic study of ten cases. Am J Surg Pathol, 1988, 12: 1-8.

116. Evans HL, Chawla SP, Simpson C, Finn KP. Smooth muscle neoplasms of the uterus other than ordinary leiomyoma. A study of 46 cases, with emphasis on diagnostic criteria and prognostic factors. Cancer, 1988, 62: 2239-2247.

117. Schwartz PE, Kelly MG. Malignant transformation of mhomas: myth or reality? Obstet Gynecol Clin N Am, 2006, 33: 183-188.

118. Buscema J, Carpenter SE, Rosenshein NB, Woodruff JD. Epithelioid leiomyosarcoma of the uterus. Cancer, 1986, 57: 1192-1196.

119. Prayson RA, Goldblum JR, Hart WR. Epithelioid smooth-muscle tumors of the uterus: a clinicopathologic study of 18 patients. Am J Surg Pathol, 1997, 21: 383-391.

120. Aida Y, Tadokoro M, Takeuchi E, et al. Myxoid variant of epithelioid leiomyosarcoma of the uterus. Acta Pathol Jpn, 1991, 41: 778-783.

121. Burch DM, Tavassoli FA. Myxoid leiomyosarcoma of the uterus. Histopathology, 2011, 59: 1144-1155.

122. Parra-Herran C, Schoolmeester JK, Yuan L, et al. Myxoid leiomyosarcoma of the uterus: a clinicopathologic analysis of 30 cases and review of the literature with reappraisal of its distinction from other uterine myxoid mesenchymal neoplasms. Am J Surg Pathol, 2016, 40(3): 285-301.

123. de Leval L, Waltregny D, Boniver J, Young RH, et al. Use of histone deacetylase 8 (HDAC8), a new marker of smooth muscle differentiation, in the classification of mesenchymal turners of the uterus. Am J Surg Pathol, 2006, 30: 319-327.

124. Raspollini MR, Pinzani P, Simi L, et al. Uterine leiomyosarcomas express KIT protein but lack mutation(s) in exon 9 of c-KIT. Gynecol Oneal, 2005, 98: 334-335.

125. Sah SP, McCluggage WG. DOG1 immunoreactivity in uterine leiomyosarcomas. J Clin Pathol, 2013, 66: 40-43.

126. Hurrell DP, McCluggage WG. Uterine leiomyosarcoma with HMB45+ clear cell areas: report of two cases. Histopathology, 2005, 47: 540-542.

127. Vang R, Kempson RL. Perivascular epithelioid cell tumor ('PEComa') of the uterus: a subset of HMB-45-positive epithelioid mesenchymal neoplasms with an uncertain relationship to pure smooth muscle tumors. Am J Surg Pathol, 2002, 26: 1-13.

128. Giuntoli RL 2nd, Metzinger DS, DiMarco CS, et al. Retrospective review of 208 patients with leiomyosarcoma of the uterus: prognostic indicators, surgical management, and adjuvant therapy. Gynecol Oncol, 2003, 89: 460-469.

129. Veras E, Zivanovic O, Jacks L, et al. "Low-grade leiomyosarcoma" and late-recurring smooth muscle tumors of the uterus: a heterogenous collection of frequently misdiagnosed tumors associated with an overall favorable prognosis relative to conventional uterine leiomyosarcomas. Am J Surg Pathol, 2011, 35: 1626-1637.

130. Giuntoli RL, Metzinger DS,. Retrospective review of 208 patients with leiomysarcoma of the uterus: prognostic indicators, surgical management, and adjuvant therapy. Gynecol Oncol, 2003, 89: 460-469.

131. Ikari Y, Tokuhashi I, Haramoto I, et al. Cutaneous leiomyosarcoma. J Dermatol, 1992, 19: 99-104.

132. Stout AP, Hill WT. Leiomyosarcoma of the superficial soft tissues. Cancer, 1958, 11:844-854.

133. Jensen ML, Jensen OM, Michalski W, et al. Intradermal and subcutaneous leiomyosarcoma: A clinicopathologic and immunohistochemical study of 41 cases. J Cutan Pathol, 1996, 23:458-463.

134. Massi D, Franchi A, Alos L, Cook M, et al. Primary cutaneous leiomyosarcoma: clinicopathological analysis of 36 cases. Histopathology, 2010, 56:251-262.

135. Kim KJ, Lee WS, Chang SE, et al. Metastatic cutaneous leiomyosarcoma from primary neoplasm of the mesentery. Int J Dermatol, 2001, 40:527-529.

136. Yangusa I, Goday J, Gonzalezguemes M, et al. Cutaneous leiomyosarcoma in a child. Pediatr Dermatol, 1997, 14:281-283.

137. Snowden RT, Osborn FD, Wong FS, Sebelik ME. Superficial leiomyosarcoma of the head and neck: case report and review of the literature. Ear Nose Throat J, 2001, 80:449-453.

138. Newman PL, Fletcher CD. Smooth muscle tumours of the external genitalia: clinicopathological analysis of a series. Histopathology, 1991, 18(6):523-529.

139. Dalton DP, Rushovich AM, Victor TA, Larson R. Leiomyosarcoma of the scrotum in a man who had received scrotal irradiation as a child. J Urol, 1988, 139:136-138.

140. Heffernan MP, Smoller BR, Kohler S. Cutaneous epithelioid angioleiomyoma. Am J Dermatopathol, 1998, 20:213-217.

141. Karroum JE, Zappi EG, Cockerell CJ. Sclerotic primary cutaneous leiomyosarcoma. Am J Dermatopathol, 1995, 17:292-296.

142. Diaz-Cascajo C, Borghi S, Weyers W. Desmoplastic leiomyosarcoma of the skin. Am J Dermatopathol, 2000, 22:251-255.

143. Tsutsumida A, Yoshida T, Yamamoto Y, et al. Management of superficial leiomyosarcoma: a retrospective study of 10 cases. Plast Reconstr Surg, 2005, 116:8-12.

144. Humphreys TR, Finkelstein DH, Lee JB. Superficial leiomyosarcoma treated with Mohs micrographic surgery. Dermatol Surg, 2004, 30:108-112.

145. Wascher RA, Lee MYT. Recurrent cutaneous leiomyosarcoma. Cancer, 1992, 70:490-492.

146. Tavassoli FA, Norris HJ. Smooth muscle tumors of the vulva. Obstet Gynecol, 1979, 53:213-217.

147. Tawfik O, Huntrakoon M, Collins J, et al. Leiomyosarcoma of the vulva: report of a case. Gynecol Oncol, 1994, 54:242-249.

148. Curtin JP, Saigo P, Slucher B, et al. Soft-tissue sarcoma of the vagina and vulva: a clinicopathologic study. Obstet Gynecol, 1995, 86:269-272.

149. Friedrich M, Villena-Heinsen C, Mink D, et al. Leiomyosarcomas of the female genital tract: a clinical and histopathological study. Eur J Gynaecol Oncol, 1998, 19:470-475.

150. Nucci MR, Fletcher CD. Vulvovaginal soft tissue tumours: update and review. Histopathology, 2000, 36:97-108.

151. Ulutin HC, Zellars RC, Frassica D. Soft tissue sarcoma of the vulva: A clinical study. Int J Gynecol Cancerm, 2003, 13:528-531.

152. Androutsopoulos G, Adonakis G, Ravazoula P, et al. Leiomyosarcoma of the vulva: a case report. Eur J Gynaecol Oncol, 2005, 26(5):577-578.

153. Newman DM, Fletcher CD. Smooth muslce tumours of the external genitalia: clinicopathological analysis of a series. Histopathology, 1991, 18:523-529.

154. Fisher C, Goldblum JR, Epstein JI, Montgomery E. Leiomyosarcoma of the paratesticular region: a clinicopathologic study. Am J Surg Pathol, 2001, 25:1143-1149.

155. Fetsch JF, Davis Jr CJ, Miettinen M, et al. Leiomyosarcoma of the penis: a clinicopathologic study of 14 cases with review of the literature and discussion of the differential diagnosis. Am J Surg Pathol, 2004, 28:115-125.

156. Tavassoli F, Devilee P. Pathology and Genetics of Tumours of the Breast and Female Genital Organs. WHO, IARCPress: Lyon, 2003, 236-241.

157. King ME, Dickersin GR, Scully RE. Myxoid leiomyosarcoma of the uterus. A report of six cases. Am J Surg Pathol, 1982, 6:589-598.

158. Chen KT. Myxoid leiomyosarcoma of the uterus. Int J Gynecol Pathol, 1984, 3:389-392.

159. Parra-Herran C, Schoolmeester JK, Yuan L, et al. Myxoid Leiomyosarcoma of the uterus: a clinicopathologic analysis of 30 cases and review of the literature with reappraisal of its distinction from other uterine myxoid mesenchymal neoplasms. Am J Surg Pathol, 2016, 40:285-301.

160. 李风山, 吴波, 钱宁, 等. 粘液样平滑肌肉瘤形态学与免疫组化观察. 临床与实验病理学杂志, 2000, 16:346.

161. Salm R, Evans DJ. Myxoid leiomyosarcoma. Histopathology, 1985, 9:159-169.

162. Tjalma WA, Colpaert CG. Myxoid leiomyosarcoma of the vulva. Gynecol Oncol, 2005, 96:548-551.

163. Young RH, Proppe KH, Dickersin GR, et al. Myxoid leiomyosarcoma of the urinary bladder. Arch Pathol Lab Med, 1987, 111:359-362.

164. Rubin BP, Fletcher CD. Myxoid leiomyosarcoma of soft tissue, an underrecognized variant. Am J Surg Pathol, 2000, 24:927-936.

165. Kevorkian J, Cento DP. Leiomyosarcoma of large arteries and veins. Surgery, 1973, 73:390-400.

166. Varela-Duran J, Oliva H, Rosai. Vascular leiomyosarcoma. The malignant counterpart of vascular leiomyoma. Cancer, 1979, 44:1684-1691.

167. Berlin O, Stener B, Kindblom L-G, et al. Leiomyosarcomas of venous origin in the extremities. A correlated clinical, roentgenologic and morphologic study with diagnostic and surgical

implications. Cancer,1984,54:2147-2159.

168. Leu HJ, Makek M. Intramural venous leiomyosarcomas. Cancer,1986,57:1395-1400.

169. 盛伟琪,王坚,朱雄增,等.静脉内的平滑肌肉瘤(病例报告及文献复习).肿瘤,1997,17:168-170.

170. Okuno T, Matsuda K, Ueyama K, et al. Leiomyosarcoma of the pulmonary vein. Pathol Int,2000,50:839-846.

171. Goldin SB, Webb TH, Lillemoe KD. Leiomyosarcoma arising from the superior mesenteric vein. Surgery,2002,132:108-109.

172. Chadwick EG, Connor EJ, Hanson IC, Joshi VV, et al. Tumors of smooth-muslce origin in HIV-infected children. JAMA,1990,263:3182-3184.

173. McClain KL, Leach CT, Jenson HB, Joshi VV, et al. Association with Epstein-Barr virus with leiomyosarcoma in children with AIDS. N Eng J Med,1995,332:12-18.

174. Ross JS, Del Rosario A, Bui HX, et al. Primary hepatic leiomyosarcoma in a child with the acquired immunodeficiency syndrome. Hum Pathol,1992,23:69-72.

175. Boman F, Gultekin H, Dickman PS. Latent Epstein-Barr virus infection demonstrated in low-grade leiomyosarcomas of adults with acquired immunodeficiency syndrome,but not in adjacent Kaposi's lesion or smooth muscle tumors in immunocompetent patients. Arch Pathol Lab Med,1997,121:834-838.

176. Morgello S, Kotsianti A, Gumprecht JP, et al. Epstein-Barr virus-associated dural leiomyosarcoma in a man infected with human immunodeficiency virus. Case report. J Neurosurg,1997,86:883-887.

177. Zevallos-Giampietri EA, Yanes HH, Orrego Puelles J, et al. Primary meningeal Epstein-Barr virus-related leiomyosarcoma in a man infected with human immunodeficiency virus: review of the literature,emphasizing the differential diagnosis and pathogenesis. Appl Immunohistochem Mol Morphol,2004,12:387-391.

178. Brichard B, Smets F, Sokal E, et al. Unusual evolution of an Epstein-Barr virus-associated leiomyosarcoma occurring after liver transplantation. Pediatr Transplant,2001,5:365-369.

179. Rogatsch H, Bonatti H, Menet A, et al. Epstein-Barr virus-associated multicentric leiomyosarcoma in an adult patient after heart transplantation:case report and review of the literature. Am J Surg Pathol,2000,24:614-621.

第十一章

胃肠道间质瘤

导读

GIST 的定义
GIST 的发生和病因
GIST 的流行病学
　发病率
　性别与年龄
　部位
GIST 的临床表现
　症状和体征
　内镜检查
　影像学检查
GIST 的病理学
　大体形态
　组织形态

GIST 的免疫组化
　必做标记
　其他标记
分子检测
　c-kit 基因和 GIST 中的 c-kit 基因
　　突变
　PDGFRA 基因和 GIST 中的 PDGFRA
　　基因突变
GIST 的诊断思路
　联合使用 CD117 和 DOG1
GIST 的鉴别诊断
GIST 的预后和危险度评估
GIST 的治疗

手术治疗
靶向治疗
随访
野生型 GIST
SDH 缺陷型 GIST
BRAF 突变型 GIST
NF1 相关性 GIST
K-RAS 突变
四重野生型和其他类型
小 GIST 和微小 GIST
GIST 的病理报告

第一节　GIST 的定义

　　胃肠道间质瘤（gastrointestinal stromal tumor，GIST）是消化道最常见的间叶源性肿瘤，临床表现可以从良性到恶性[1]，免疫组化检测通常表达 CD117 和 DOG1，显示卡哈尔细胞（Cajal cell）分化，大多数病例具有 c-kit 或 PDGFRA 活化突变，少数病例涉及其他分子异常，包括 SDH、BRAF、NF1 和 KRAS 等基因突变等[2]。曾被定义为胃肠道自主神经瘤（gastrointestinal autonomic nerve tumor，GANT）[3] 的肿瘤在临床表现、组织学形态、免疫表型和分子病理学上均与 GIST 相同，不作为一种独立的病变类型。

第二节　GIST 的发生和病因

　　GIST 的发生与 Cajal 间质细胞（ICC）相关。ICC 是肌间神经丛内的一种特殊间质细胞，由一百多年前西班牙神经解剖学家 Ramony Cajal（卡哈尔）所发现，这种间质细胞在随后的大量研究中被证实，在胃肠道电生理、动力发生和动力障碍

机制上具有重要的作用，后人为纪念 Cajal 这一重要发现，将这种特殊的间质细胞以 Cajal 的名字来命名[4]。

　　ICC 位于肠壁的肌间神经丛中，并穿插在平滑肌内，在胃肠道壁形成复杂的细胞网络，可传播基本电节律，还可作为壁内神经信息向平滑肌传送的中转站，并对有关信号起整合作用。因此，ICC 结构完好、分布和功能正常，对胃肠动力发生和功能调控至关重要。ICC 能调节肠蠕动，故又称为胃肠道起搏细胞（GI pacemaker cell）。1992 年，Maeda 等[5] 证实肠道 ICC 和肠道起搏点的激活需要 c-kit 基因的参与。1995 年 Huizinga 等[6] 人的小鼠实验也进一步证实，W 位点突变的小鼠肠道缺少 ICC 及起搏活动，而原癌基因 c-kit 正定位于 W 位点。1998 年 Hirota 等[7] 发现 GIST 中存在 c-kit 基因的获得性突变。同年，Kindblom 等[8] 采用免疫组化标记显示，GIST 中的瘤细胞在免疫表型上与 ICC 一致，即表达 c-kit 蛋白-CD117。这些研究提示 GIST 中的瘤细胞可能就起自于 ICC 或向 ICC 分化的未定型细胞。笔者在多年的诊断工作中曾遇到一例由肠壁肌间神经丛 ICC 增生逐渐演变为 GIST 的病例，或许为 GIST 的发生提供了更为直观的形态学证据（图 11-1）。

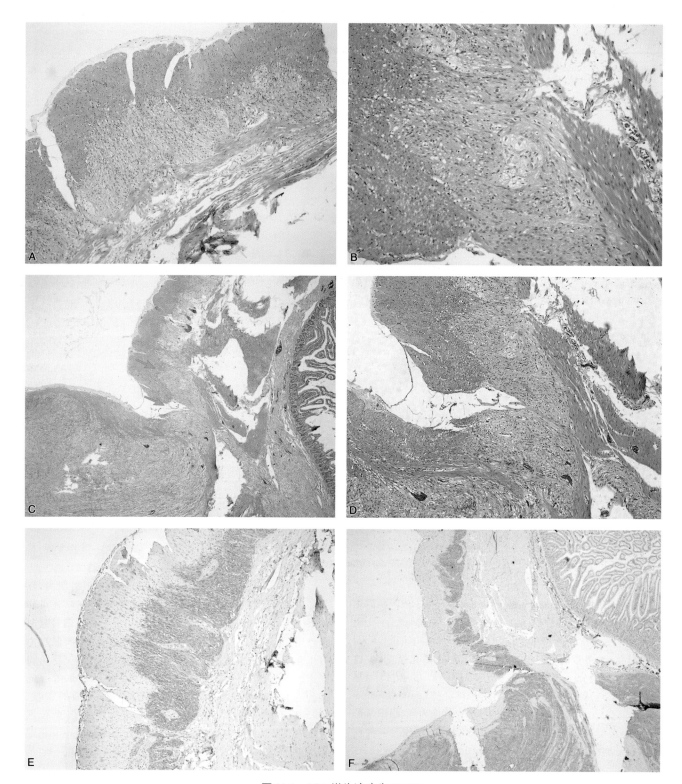

图 11-1　ICC 增生演变为 GIST
A、B. ICC 增生；C、D. 增生的 ICC 过渡为 GIST；E、F. CD117 标记

第三节　GIST 的流行病学

一、发病率

与消化道上皮性肿瘤相比,GIST 发病率较低,起病比较隐匿,约 20%～30% 的患者在临床上可以没有任何症状,常不能及时被诊断,不少 GIST 病例为体检中偶然发现,或因其他疾患(如消化道癌等)而被发现,或为尸检中被发现。另一方面 GIST 的流行病研究是基于病理确诊后的回顾性分析,一些研究仅局限在恶性肿瘤人群中筛选,故采用流行病学调查 GIST 的发病率和患病率均存在低估的问题。

GIST 的发病率在各国之间存在一定的差异,范围约为 6.8～20/百万。中国是一个人口大国,GIST 的发病率尚有待于流行病学家的调查和研究。

二、性别与年龄

GIST 较少发生于儿童和青少年。英国的流行病学资料显示,14 岁以下儿童 GIST 的发病率为 0.02/百万[9]。Miettinen 等[10] 对 1765 例胃 GIST 的分析显示,患者在 40 岁以下者占 9.1%,21 岁以下者仅占 2.7%。

复旦大学附属肿瘤医院病理科 2008—2016 年间共诊断 1974 例 GIST(包括会诊病例),其中男性 1061 例,女性 913 例,男:女为 1.2:1,患者的平均年龄和中位年龄分别为 56 岁和 58 岁,年龄范围为 9～87 岁,高峰年龄段为 50～70 岁(图 11-2)。

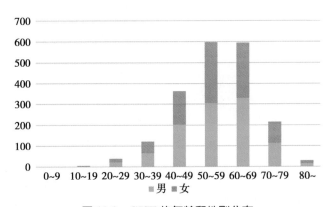

图 11-2　GIST 的年龄和性别分布

三、部位

GIST 主要发生于胃(60%～70%)和小肠(20%～30%),部分病例位于直肠(5%～15%),少数病例发生于食管和十二指肠(5%),偶可发生于结肠、阑尾和胆囊(图 11-3)。除胃肠道外,肿瘤也可发生于腹盆腔或腹膜后,也称为胃肠道外间质瘤(extra-gastrointestinal stromal tumor,E-GIST),其中 80% 位于肠系膜和大网膜,20% 位于腹膜后。有时肿瘤可累及前列腺或阴道壁而被误诊为其他类型的梭形细胞肉瘤,特别是平滑肌肉瘤。发生于肝脏的 GIST 几乎均为转移性。儿童 GIST 最常见的发病部位是胃,其次为小肠、结肠和直肠,少数位于网膜和腹腔。

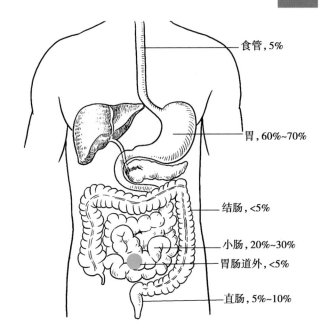

图 11-3　GIST 的部位分布

第四节　GIST 的临床表现

一、症状和体征

GIST 在临床上无特异性,患者多因上腹胀满不适、隐痛、消化道出血(大便潜血、黑便)、腹痛和腹部包块就诊,部分患者可伴有梗阻或压迫症状,位于食管者可表现为哽噎和吞咽困难,位于直肠者可有大便习惯改变、便血和下坠感等。12%～33% 的病例为各种原因偶然发现,包括常规体检、内镜检查和影像学检查等,或因其他原因手术(行胆囊切除、胃癌、食管癌、胰腺癌、结直肠癌或妇科肿瘤手术)时发现,还有少数病例为病理巨检取材时或尸检时所发现。

二、内镜检查

内窥镜检查通常表现为黏膜下的圆形或椭圆形肿块,向腔内呈半球形凸起(图 11-4),患处黏膜隆起,其表面多光滑、完整,色泽与周围黏膜相同,可见桥形皱襞。部分病例可见溃疡形成。超声内镜(EUS)检查可显示肿瘤位于黏膜下肌壁内,边界清楚,内部回声均匀。需注意的是,发生于胃肠道的非 GIST 性间叶性肿瘤在内镜下有时与 GIST 难以区分,经常会被误诊为 GIST,这些肿瘤包括胃肠道型神经鞘瘤和消化道平滑肌瘤等。

中国胃肠间质瘤诊断治疗共识(2013 年版)指出,内镜下活检常难以获取肿瘤组织以明确病理诊断,且偶可导致严重出血,仅适用于病变累及黏膜的病例[11]。活检前应充分估计风险性,需要慎行。超声内镜细针穿刺活检(fine-needle aspiration biopsy and endoscopic ultrasound,FNA-EUS)适用于黏膜下壁内占位。

三、影像学检查

GIST 的影像学检查包括气钡双比造影、超声、CT、MRI 和

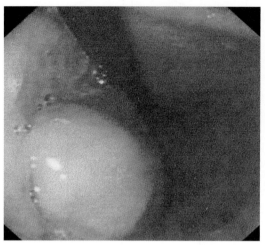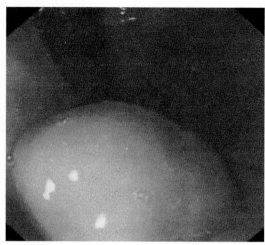

图 11-4　GIST 的内镜表现

PET-CT 等。其中 CT 和 MRI 成为 GIST 最常用的检查手段,不仅仅局限于提供术前诊断,在引导穿刺活检、协助制订治疗方案、评估靶向治疗的疗效和术后随访等方面也发挥着重要的作用。气钡双比造影可显示为黏膜下肿瘤,黏膜完整连续,无溃疡,受下方肿瘤推挤突向腔内,形成桥样结构(桥样皱襞)。

CT 和 MRI 能直观显示肿瘤所处的部位、形态、大小、生长方式以及周围脏器或结构受累情况。在反映肿瘤内部液化、坏死和囊性变等细节变化上,MRI 优于 CT。根据肿瘤与消化道壁的关系,可将 GIST 分为壁内型、腔内型、腔外型和腔内腔外双向型(哑铃状)四种类型(图 11-5A ~ C),部分肿瘤可发生于胃

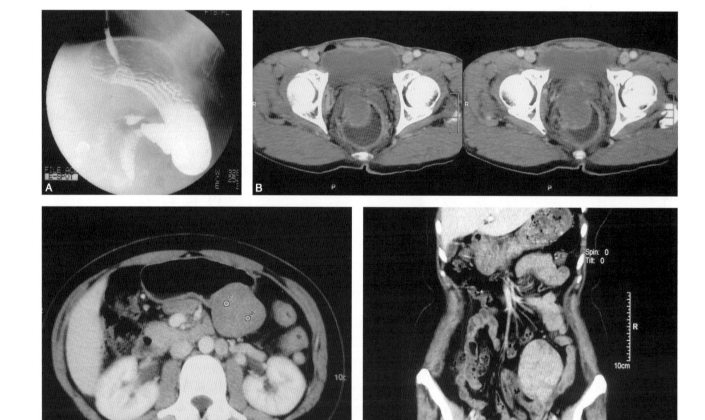

图 11-5　GIST 的影像学
A. 胃小弯侧 GIST 向腔内生长;B. 直肠 GIST 向腔内生长;C. 胃壁内 GIST 向腔外生长;D. 胃肠道外 GIST

肠道外(图11-5D)。GIST肝转移灶表现为低密度结节(图11-6),周边环状强化,典型病例可呈"牛眼征"表现。

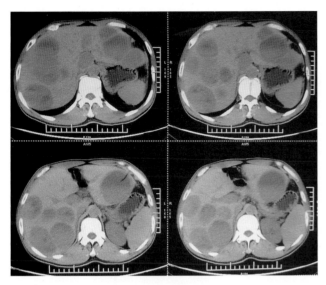

图11-6 肝转移性GIST

在手术前应行影像学基线评估。术前治疗期间,每1~3个月内使用改良Choi标准进行疗效评价。PET-CT可对肿瘤应答作出早期评估,有条件者可考虑使用[11]。

GIST靶向治疗后的影像学改变包括:肿瘤体积发生改变(增大或缩小)、肿瘤内部信号发生改变(增强或降低)、肿瘤数目发生改变(增多或减少)、肿瘤内出血、液化、坏死和囊性变等(图11-7)。目前PET-CT能够早期评价GIST靶向治疗的疗效。经格列卫治疗后的GIST其SUV值下降明显,无进展生存期更长。

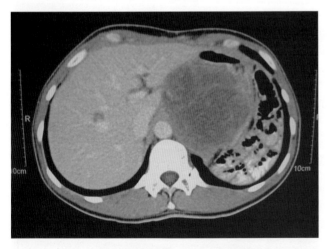

图11-7 GIST经格列卫靶向治疗后

GIST患者(尤其是中、高危病人)手术后存在复发风险。推荐腹部超声、全腹部增强CT或MRI扫描作为常规随访项目,必要时可行PET-CT检查:①低危病人,术后6个月行腹部超声检查,1年时行增强CT检查,持续5年;②中、高危病人,术后3个月行腹部增强CT检查,术后6个月及1年行腹部超声、增强CT或MRI检查,持续3年;以后每6个月复查一次腹部CT;5年后每年复查一次。

同样需注意的是,胃肠道非GIST性间叶性肿瘤在CT和MRI上有时与GIST难以区分,这些肿瘤包括消化道平滑肌瘤、胃肠道型神经鞘瘤、炎性肌纤维母细胞瘤、肠系膜纤维瘤病、胃肠道PEComa、腹膜后平滑肌肉瘤和直肠/肛管恶性黑色素瘤等,被误诊为GIST者屡见不鲜,最终的诊断还是要依靠病理学检查。

第五节 GIST的病理学

一、大体形态

GIST可位于黏膜下、消化道壁固有肌层内、浆膜下或为腹腔内肿块(图11-8A,B),周界相对清楚,外观呈结节状或多结节状,直径范围为0.3~44cm,中位直径为6.0cm。切面呈灰白或灰红色,质嫩、细腻,可见出血、囊性变或坏死等继发性改变(图11-8C)。发生于腹腔内者可有纤维性假包膜包绕(图11-8D)。部分病例可为多灶性或多结节性(图11-8E)。经格列卫治疗的GIST可伴有胶冻样或胶原化等改变(图11-8F)。少数GIST病例可合并其他恶性肿瘤,如癌和淋巴瘤等。

直径≤2cm的GIST统称为小GIST,中国胃肠间质瘤诊断治疗共识(2013年版)则进一步将直径≤1cm的GIST定义为微小GIST(MicroGIST)(图11-8G)[11],一些病例仅为镜下观察时偶然发现(图11-8H)。

二、组织形态

根据瘤细胞的形态和在肿瘤内所占的比例,分为梭形细胞型、上皮样细胞型和上皮样细胞-梭形细胞混合型三种主要的类型。此外,少数病例可显示多形性,尤其是上皮样型GIST。

(一)梭形细胞型

此型占GIST的50%~70%,均由梭形细胞组成,但瘤细胞的形态、密度和核分裂象在各病例之间可存在明显的差异(图11-9A~D)。在一些瘤细胞形态偏温和的病例内,瘤细胞的密度较低,常呈纤细的梭形,胞质呈淡嗜伊红色,核异型性小,染色质较均匀,核分裂象罕见,而在另一些病例内,瘤细胞密度高,细胞常呈胖梭形或卵圆形,核有异型性,染色质呈点彩状,核分裂象易见,可见凝固性坏死,可呈明显的肉瘤样(图11-9E)。约在5%的病例中,于瘤细胞的核端可见空泡(图11-9F,G),当瘤细胞略呈上皮样时可被误诊为印戒细胞癌(图11-9H,I)。不含空泡核的两端也可呈平钝的雪茄样(图11-9J),这些形态以往曾被认为是平滑肌肉瘤的诊断性形态。梭形细胞GIST中的瘤细胞形态上相对一致,但在少数病例中,瘤细胞可显示有明显的多形性(图11-9K,L),此型GIST需经免疫组化和分子检测证实。

瘤细胞的排列方式也多种多样,可呈交织的短条束状或漩涡状排列(图11-9M),也可呈长条束状或鱼骨样排列(图11-9N),有时可看到器官样、假菊形团样或副神经节瘤样结构(图11-9O),或类似神经鞘瘤中的栅栏状排列(图11-9P),偶可呈席纹状(图11-9Q,R)。

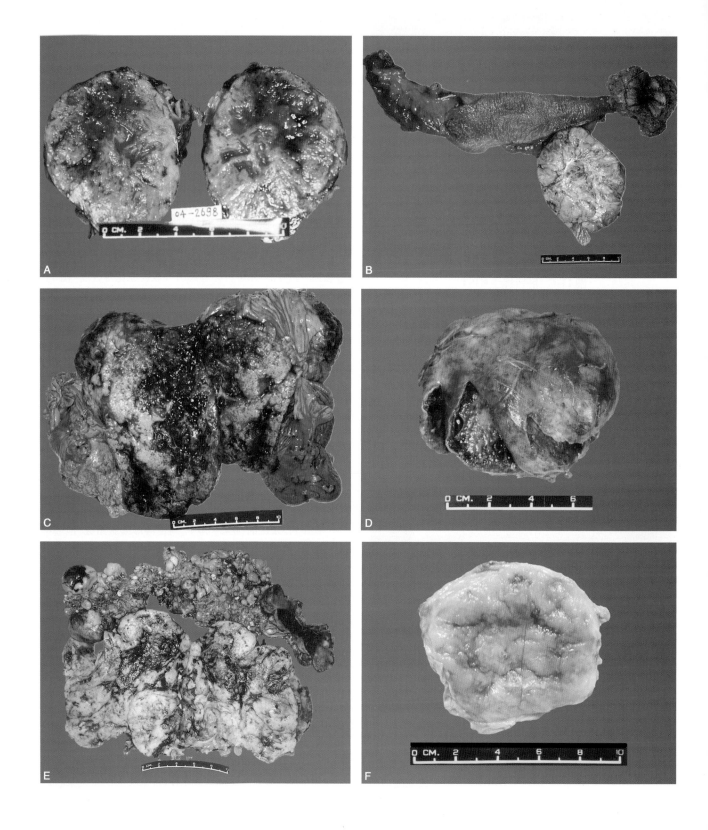

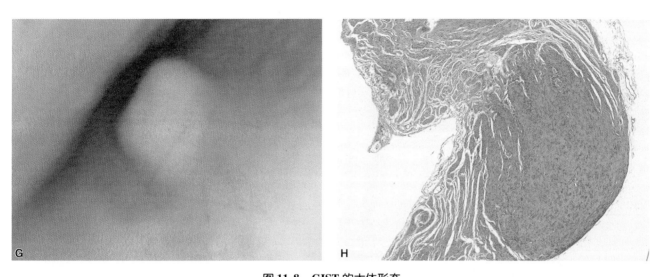

图 11-8　GIST 的大体形态

A. 胃壁内肿块；B. 小肠浆膜下肿块；C. 出血坏死；D. 腹腔内 GIST；E. 多结节性 GIST；F. 靶向治疗后的 GIST；G. 突出黏膜的微小 GIST；H. 显微镜下发现的微小 GIST

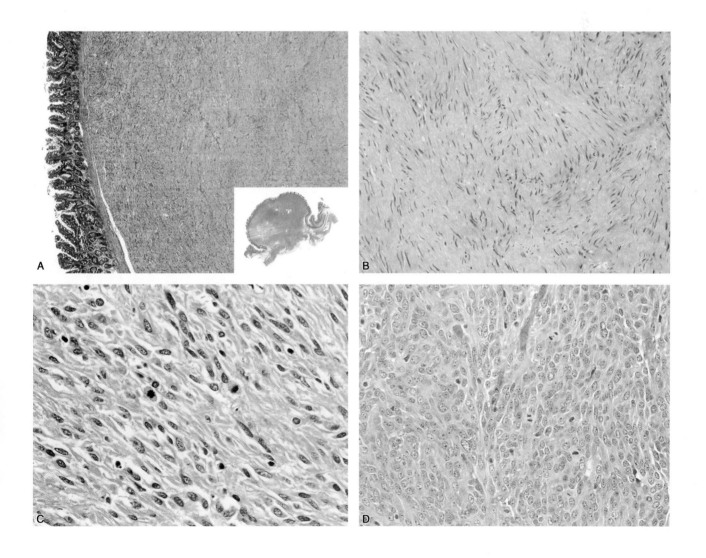

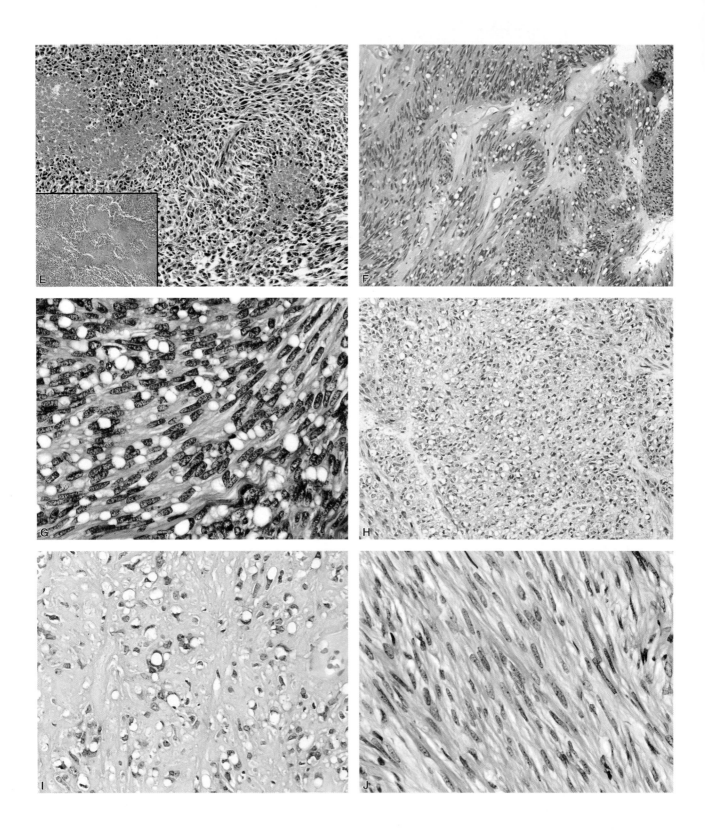

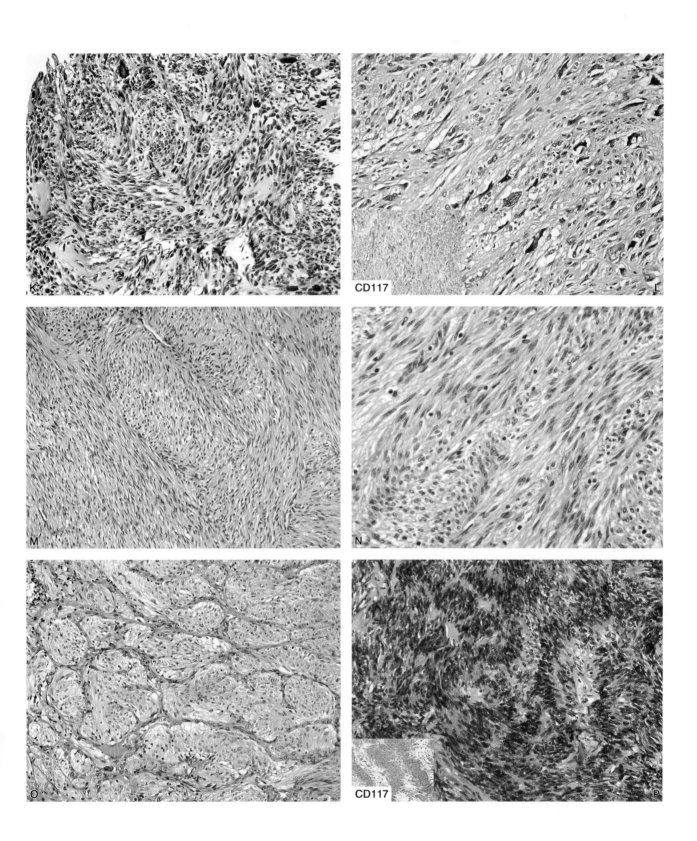

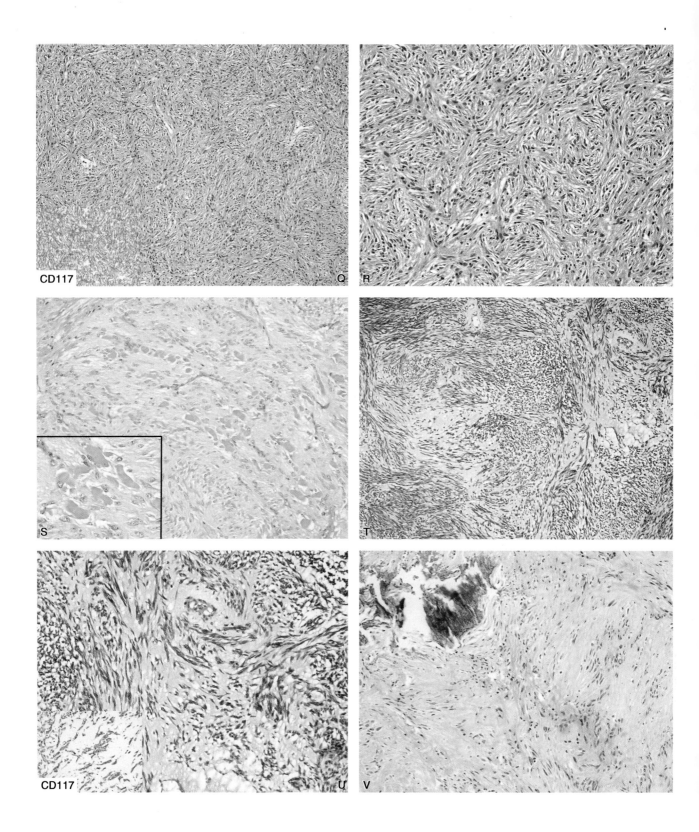

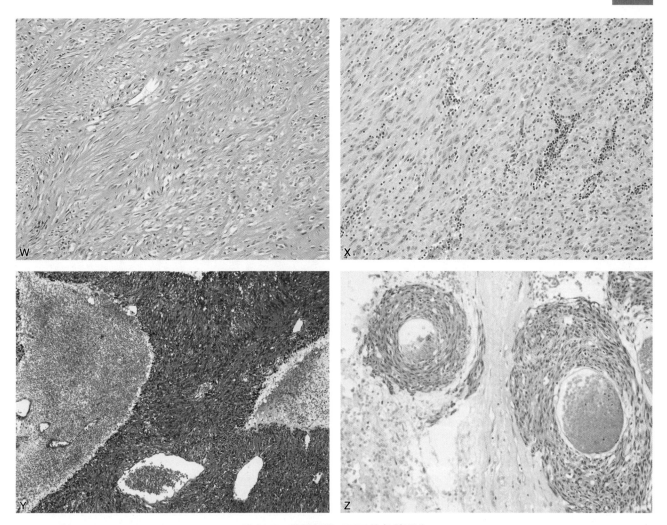

图 11-9　梭形细胞 GIST 的各种形态

A. 肿瘤位于黏膜下肌壁内;B. 瘤细胞显示一定的异型性,可见核分裂象;C. 瘤细胞密度高,可见大量核分裂象;E. 类似高度的软组织肉瘤,可见坏死(插图示地图状坏死);F、G. 核端可见空泡;H、I. 瘤细胞可呈印戒细胞样;J. 细胞核端平钝呈雪茄样,类似平滑肌肿瘤;K、L. 瘤细胞显示明显的多形性;M. 瘤细胞呈交织状排列;N. 瘤细胞呈条束状排列;O. 瘤细胞呈器官样排列;P. 瘤细胞呈栅栏状排列;Q. 小肠 GIST 间质内可见丝团样胶原小结;R、S. 瘤细胞呈席纹状排列;T、U. 间质可伴有黏液样变性;V. 间质伴有钙化;W. 间质伴有玻璃样变性;X. 间质内可见淋巴细胞浸润;Y. 出血囊性变;Z. 瘤细胞围绕血管呈圈套样生长

肿瘤的间质内含有纤细的胶原纤维,部分病例中可伴有玻璃样变性,明显时可呈硬化。在 10% ~ 20% 的病例中可见到嗜伊红色、丝团样的纤维小结(skeinoid fiber),特别是发生于小肠者(图 11-9S),对 GIST 的诊断有提示性作用。5% 的病例中,间质可出现黏液样变性(图 11-9T、U),少数病例的间质内还可出现钙化(尤见于小 GIST 内)、胶原化、大量的炎症细胞浸润或出血囊性变(图 11-9V ~ Y)。肿瘤内的血管因病例而异,在一些临床上具有高侵袭性行为的肿瘤内,可见瘤细胞围绕血管呈簇状或项圈样生长(图 11-9Z),并常伴有片状或地图状坏死(图 11-9E),与其他类型的梭形细胞肉瘤相似。

(二)　上皮样细胞型

此型占 GIST 的 20% ~40% 。上皮样细胞型 GIST 多发生于胃和大网膜,其瘤细胞往往呈巢状或片状分布,胞质可呈淡或深染的嗜伊红色,也可呈透亮、空泡状或呈蜘蛛状(图 11-10A ~ I),核的异型性和分裂象在各病例之间也有所不同。在部分病例中,瘤细胞可显示明显的多形性,需经免疫组化和分子检测证实(图 11-10J、K),间质还可伴有黏液样变性(图 11-10L)。

(三)　上皮样细胞-梭形细胞混合型

此型所占比例<10%,由梭形细胞和上皮样细胞混合组成,两种细胞之间可有移行(图 11-11)。

(四)　经靶向治疗后 GIST 的形态特征

经靶向治疗以后,GIST 可发生坏死和(或)囊性变,部分病例中细胞密度明显降低,瘤细胞成分稀疏,间质伴有广泛胶原化,可伴有多少不等的炎症细胞浸润和组织细胞反应(图 11-12)。GIST 靶向治疗后的病理学效应(patholgoical response,

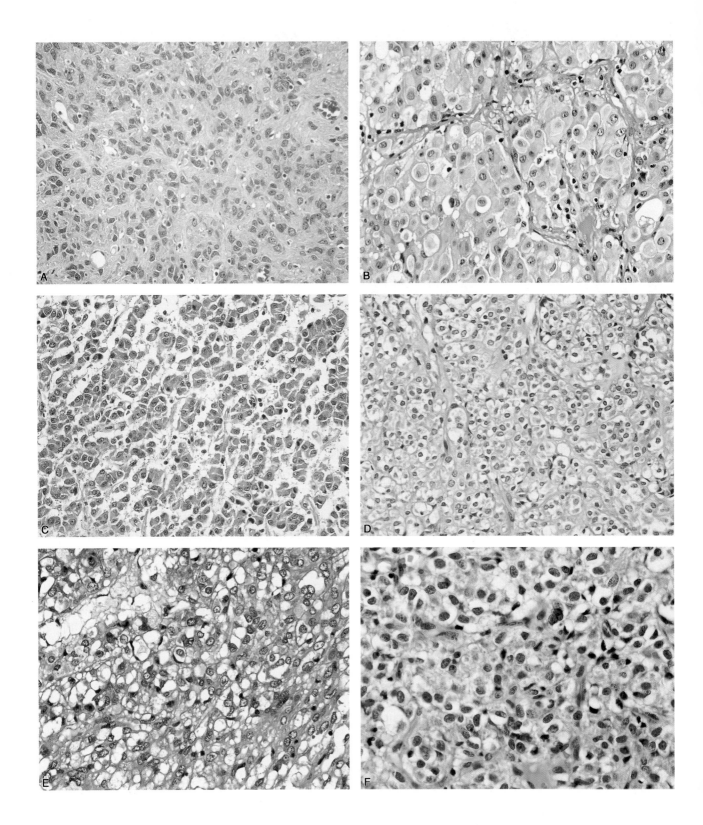

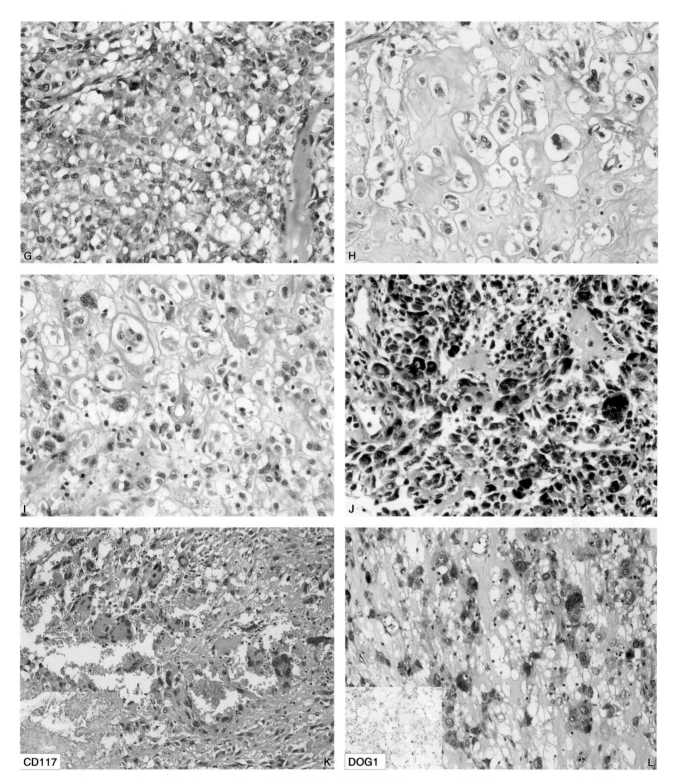

图 11-10　上皮样 GIST

A、B. 上皮样 GIST,胞质呈淡嗜伊红色;C. 胞质呈深嗜伊红色;D～F. 胞质透亮、空泡状;G. 可见核分裂象;H、I. 瘤细胞偶可呈蜘蛛网状;J、K. 瘤细胞可显示明显的多形性;L. 间质可伴有黏液样变性

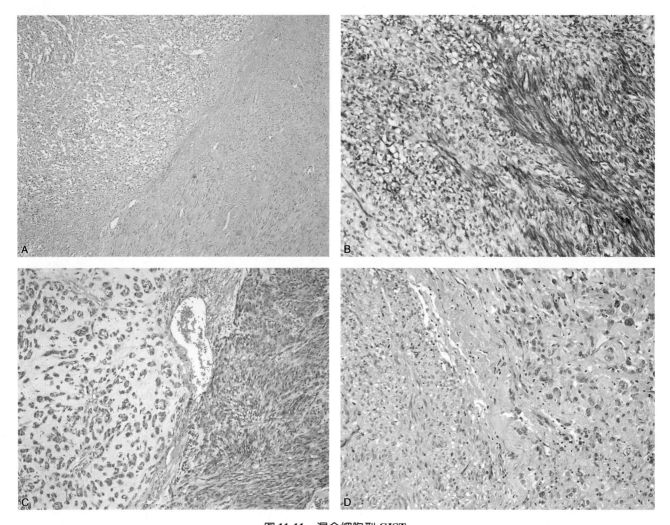

图 11-11　混合细胞型 GIST

A. 梭形细胞区域和上皮样区域之间界限相对清楚；B. 梭形细胞和上皮样细胞相互混杂；C. 上皮样区域伴有黏液样变性；D. 上皮样区域显示一定的多形性

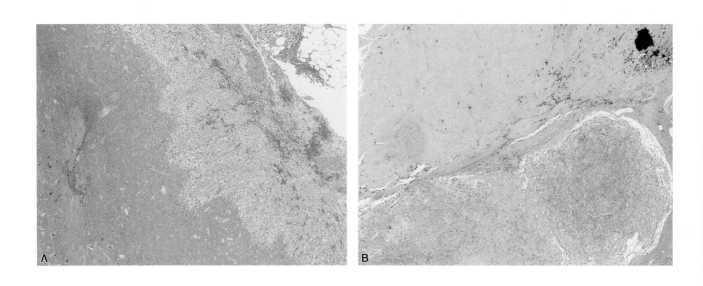

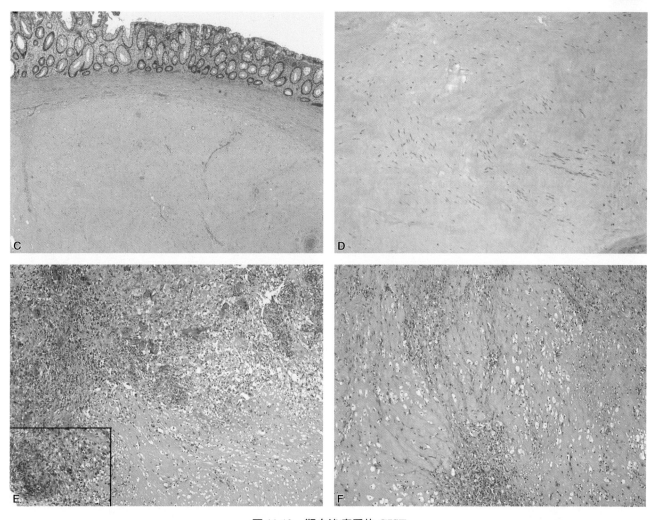

图 11-12 靶向治疗后的 GIST

A. 肿瘤内出现大片坏死,边缘残留少量肿瘤组织;B. 部分区域显示明显的靶向效应,部分区域仍可见残留的肿瘤组织;C. 肿瘤轮廓尚存,但瘤细胞密度已明显降低;D. 仍可见少量瘤细胞;E. 部分区域出血含铁血黄素沉着;F. 泡沫样组织细胞反应

PR)评判为:①轻微效应,0 ~ 10%;②低度效应,>10%,<50%;③中度效应,> 50%,≤ 90%;④高度效应,> 90%[12]。

需要说明的是,经靶向治疗以后的 GIST 在形态上变异较大,不同的肿瘤性结节可以有不同的形态学表现,甚至在同一结节不同区域内表现也不一样。部分肿瘤在大体上可见坏死性区域,中央区域常伴有囊性变和出血,其他实性区域在形态上可不一致。多数达 4 级效应的病例,在镜下常可见少量存活的瘤细胞,或为散在的瘤细胞,或为微小瘤灶,分布于胶原化的间质中,有时在阅片时易被忽视,可通过 CD117 和 DOG1 标记证实。少数 GIST 病例经靶向治疗以后可失表达 CD117,文献上也有进展为横纹肌肉瘤或发生去分

化的报道[13,14]。

(五)合并其他恶性肿瘤的 GIST

GIST 可合并其他恶性肿瘤,最常见的情形为腺癌合并 GIST。患者多因腺癌手术,术中偶然发现 GIST,或术后病理医生在取材时或在复片时偶然发现 GIST,通常为微小 GIST。镜下 GIST 与腺癌之间有相对较为清楚的界限(图 11-13A)[15],极少数情况下,GIST 和腺癌两种成分相互混杂(图 11-13B ~ F)[16]。除与腺癌合并外,少数情况下,GIST 还可合并发生神经内分泌癌(图 11-13G,H)和恶性淋巴瘤(特别是黏膜相关型淋巴瘤)。

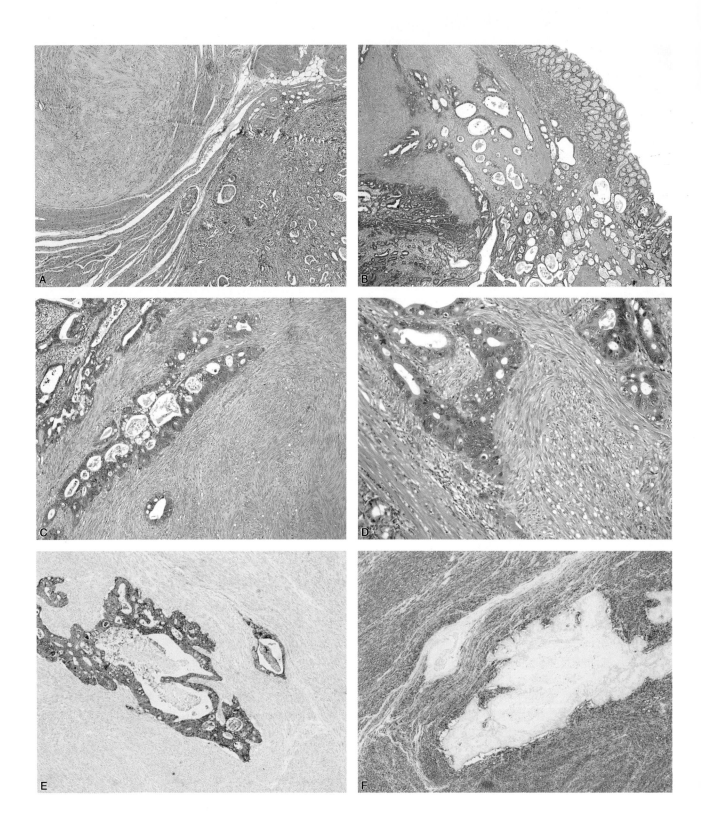

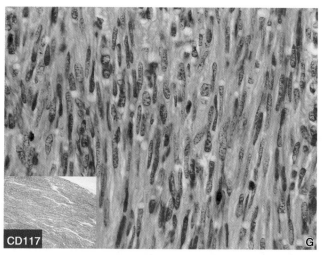

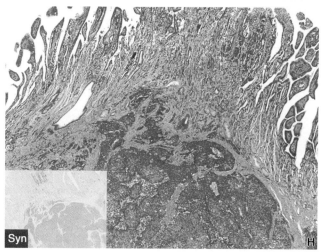

图 11-13　合并其他肿瘤的 GIST

A. 微小 GIST 合并腺癌；B ~ D. 碰撞瘤，腺癌浸润至 GIST 内；E. 腺癌表达 AE1/AE3 标记；F. GIST 表达 CD117；G. 合并神经内分泌癌的 GIST；H. 合并 GIST 的神经内分泌癌

第六节　GIST 的免疫组化

一、必　做　标　记

包括 CD117、DOG1、CD34、SDHB 和 Ki67，其中 CD117 和 DOG1 加用阳性对照（图 11-14A），推荐的抗体为 CD117（Dako 或 Santa Cruz 公司产品），DOG1（clone K9，Novocastra）。

94% ~ 96% 的病例表达 CD117，94% ~ 98% 的病例表达 DOG1，多呈胞质弥漫强阳性，约半数可同时呈点状染色（高尔基式），偶可仅为点状染色或膜染色（图 11-14B ~ D）。<5% 的 GIST 不表达 CD117 或为弱阳性（图 11-14E，F），而 DOG1 常为阳性，主要见于一些发生于胃和大网膜的 GIST，组织学上常为上皮样型或上皮-梭形细胞混合型。

60% ~ 82% 的 GIST 还可表达 CD34（图 11-14G），CD34 在胃 GIST 中的阳性率较高，但在小肠 GIST 的阳性率为 50% ~ 70%。

Ki67 在 GIST 中的表达不一，大多数 GIST 的 Ki67<10%（图 11-14H），部分 GIST 的 Ki67>20%（图 11-14I）。

非 SDHB 缺陷型 GIST 均表达 SDHB（图 11-14J），标本无黏膜时肿瘤内的血管内皮可做内在阳性对照，推荐的抗体为 21A11（AbCam，1 : 1000）。

不建议使用 PDGFRA，不可在 CD117 和 DOG1 均为阴性的情况下，依据 PDGFRA 标记而诊断为 GIST。

需要提醒的是，针对内镜活检标本、EUS-FNA 标本或空芯针穿刺活检标本，在进行免疫组化检测时，如镜下形态首先考虑为 GIST 时，应先做 CD117 和 DOG1 两个标记（图 11-15），如为明确阳性，还会有相对较多的剩余组织或切片可尝试进一步进行分子检测。切不可为了"鉴别诊断的需要"一开始即采用十多个标记。如 CD117 和 DOG1 均为阴性，则基本上不是 GIST，临床上也无针对性的靶向治疗，此时尚可再加做其他标记。

二、其　他　标　记

此外，18% ~ 40% 的 GIST 还可程度不等地表达 α-SMA 和 h-caldesmon，但并不建议据此而诊断为"GIST 向平滑肌分

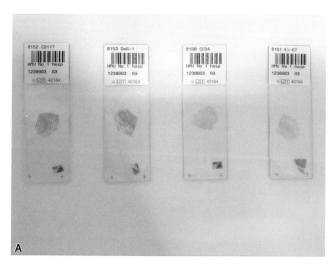

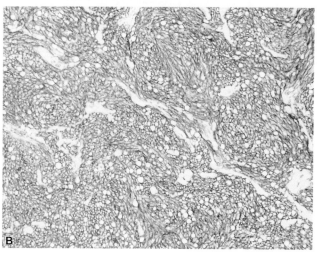

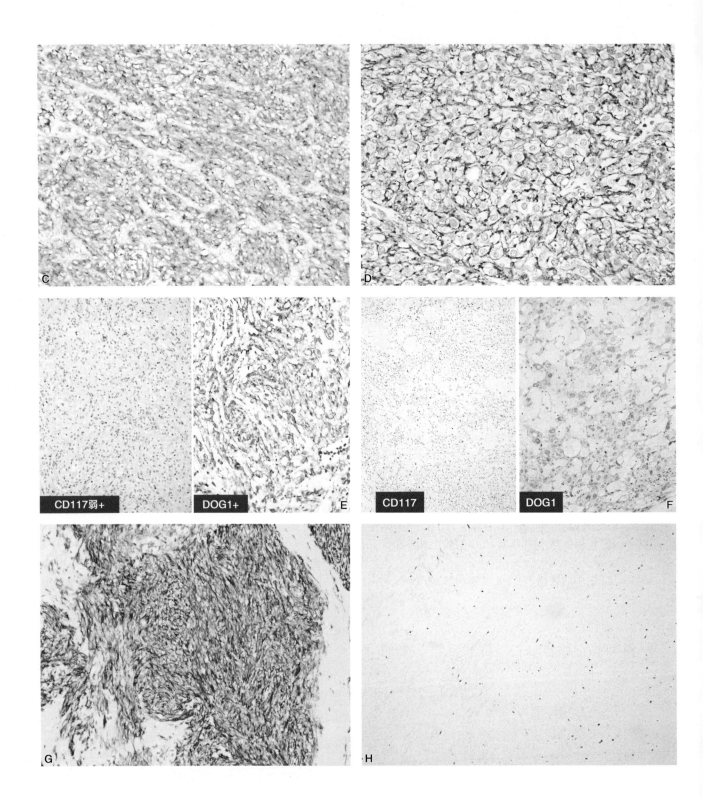

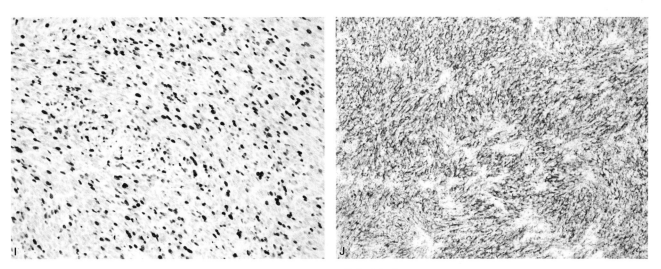

图 11-14　GIST 的免疫组化

A. CD117 和 DOG1 均加用阳性对照；B. CD117 标记,弥漫胞质阳性；C. CD117 标记,核旁点状染色；D. DOG1 标记,胞膜阳性；E. CD117 弱阳性,DOG1 阳性；F. CD117 阴性(肿瘤内肥大细胞阳性),DOG1 阳性；G. CD34 标记；H. Ki67<10%；I. Ki67>20%；J. SDHB标记

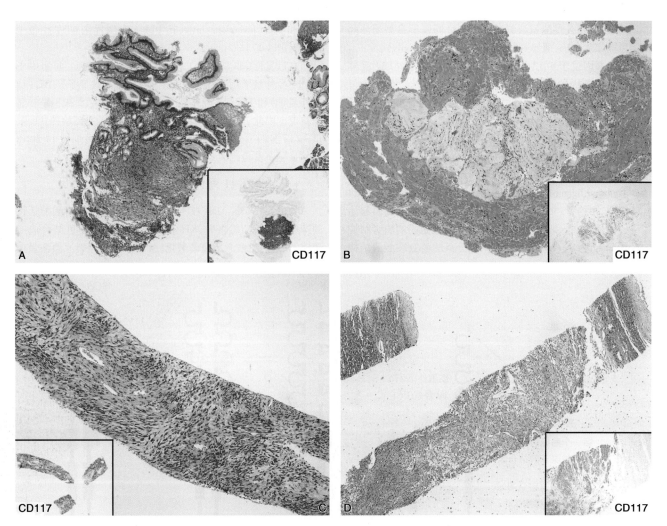

图 11-15　GIST 活检标本的 CD117 和 DOG1 标记

A. 内镜活检；B. EUS-FNA；C. 空芯针穿刺活检；D. 肝脏穿刺活检

化"。5%～10% 的病例可表达 S-100,也不建议诊断为"GIST 向神经分化"。0%～5% 的病例还可表达 desmin 和细胞角蛋白,但多为灶性阳性或弱阳性。GIST 偶可表达细胞角蛋白[17]。

从事 GIST 诊断的病理医生,如果熟悉 GIST 的各种形态特征,并熟悉容易与 GIST 相混淆的其他肿瘤形态特点,上述这些标记一般均不需要。

第七节　分子检测

目前大多数单位多采用一代测序,检测 *KIT/PDGFRA* 基因突变,随着新的分子检测技术的不断进展,具有低成本、高速度和高通量的检测技术将会开展得越来越广泛,这些检测技术包括二代测序(NGS)和液态活检(ctDNA)。

一、*c-kit* 基因和 GIST 中的 *c-kit* 基因突变

c-kit 基因属于一种原癌基因,与 H-Z4 猫科(Hardy-Zuckerman 4-feline)肉瘤病毒中的逆转录癌基因 *c-kit* 具有同源性(*c-kit* 取自于英文 c-kitten 的简写)[18]。c-kit 与血小板源生长因子受体 β(platelet-derived growth factor receptor β,PDGFRB)、巨噬集落刺激因子受体(macrophage colony-stimulating factor,M-CSF)和 FMS 相关性酪氨酸激酶 3(FLT3)同属于Ⅲ型受体酪氨酸激酶家族(type Ⅲ receptor tyrosine kinases family)。

c-kit 基因位于 4q12-13,位于编码 *PDGFRA* 和 *FLK1* 受体酪氨酸激酶基因的附近,其 cDNA 全长共 5230bp,含 21 个外显子,编码分子量为 145kD 的跨膜糖蛋白(跨膜Ⅲ型生长因子受体),含 976 个氨基酸残基。跨膜Ⅲ型生长因子受体在结构上具有特征性(图 11-16A),由细胞外和细胞内的结构域组成,两者之间由疏水跨膜域(transmembrane domain,TM)相连接,后者由 10 号外显子编码。细胞外的结构域是配体结合域(extracellular/ligand-binding domain),由 5 个免疫球蛋白(Ig)样环组成,由第 2～9 号外显子所编码,第 1 外显子编码起始密码子和信号肽。细胞内的结构域包括邻近胞膜的膜旁结构域(juxtamembrane domain,JM)和两个分离的酪氨酸激酶结构

域(TK1 和 TK2)组成[19]。JM 是 c-kit 的一个螺旋结构域,由第 11 号外显子编码,是调节 c-kit 激酶活性的抑制性区域。JM 的构象完整性受到破坏时会损伤 JMD 对激酶活性的负向调节功能。TK1 是 ATP 结合区域,TK2 是磷酸转移酶区域,两者由第 13～21 号外显子编码,其中 14 和 15 外显子编码 TK1 和 TK2 之间的插入区段(kinase insert,KI)。

正常情况下,两个 c-kit 受体分子与配体干细胞因子(stem cell factor,SCF)形成二聚体,c-kit 蛋白构型发生改变,JM 的抑制性功能被解除,c-kit 激酶激活,c-kit 蛋白从自动抑制状态转为激活状态(图 11-16B)[20]。激酶激活后,酪氨酸残基磷酸化,磷酸化残基作为其他底物的结合位点,底物被磷酸化,激活一系列底物,导致信号转导,诱导相应的细胞功能,包括增殖、分化、趋化性、黏附和凋亡等。

c-kit 基因在肥大细胞、造血干细胞、色素细胞、生殖细胞和 ICC 的发育和维持上起了重要的作用。

在 GIST 中,*c-kit* 基因发生功能获得性突变,根据突变的部位,大致可分为两大类:第一类涉及调节性结构域,包括 EC 和 JM,第二类涉及激酶结构域,即 TK1 和 TK2。突变的类型包括:缺失(deletion,del)、插入(insertions,ins)、缺失-插入(del-ins)、点突变(point mutation,pm)、重复(duplications,dup)和倒置(inversions,inv),其中插入和倒置在 GIST 中很少发生(图 11-17)。

在散发性(非家族性)的 GIST 中,*KIT* 突变主要集中于 JM(11 号外显子),少数病例发生于 EC(9 号外显子)、TK1(13 号外显子)和 TK2(17 号外显子)。偶可有 14、18 和 8 号外显子突变。因此,常规分子检测 *c-kit* 基因突变主要检测 11、9、13 和 17 号四个外显子。对继发 *c-kit* 突变者,可加做 14 和 18 号外显子突变检测。

(一)*KIT* 11 号外显子突变

约占 59.96%。JM(11 号外显子)突变使 JM 对激酶活性的抑制性调节功能丧失,KIT 蛋白不依赖配体便可结合成二聚体,导致酪氨酸激酶自磷酸化,激活下游的丝裂原激活蛋白

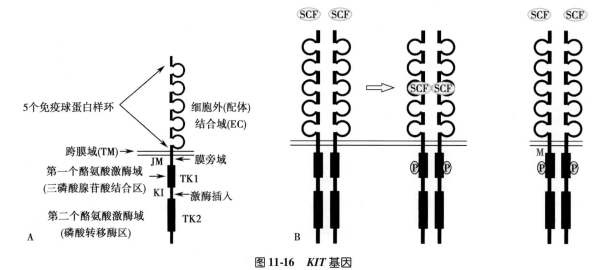

图 11-16　*KIT* 基因
A. *KIT* 基因结构模式图;B. c-kit 激酶激活,c-kit 蛋白从自动抑制状态转为激活状态

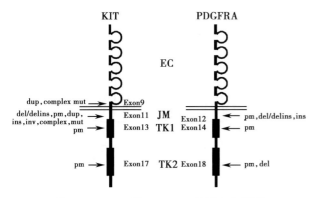

图 11-17　*KIT* 和 *PDGFRA* 基因突变类型

激酶(mitogen-activated protein kinase,MAPK)和信号转导及激活蛋白(signal transducers and activators of transcription,STAT)等信号通路,形成的二聚体不发生内在化,酪氨酸激酶持续性激活,影响正常情况下的增生-凋亡过程,细胞失控性增生,导致肿瘤形成(图 11-16B)。KIT-JM 突变的热点主要位于 11 号外显子,最常见的突变为缺失/缺失-插入(del/del-ins)突变,约占 66.9%(53.3% ~ 81%),导致丢失一个或几个氨基酸,偶可插入一个或两个氨基酸。突变集中于 11 号外显子的 5' 端,涉及 1669_1704(Lys550_Glu561)区段的编码子,其中 1690_1695(Trp557_Lys558)缺失者预后较差。新近的报道显示,约 3.9% 的病例还可涉及 KIT10 号内显子-11 号外显子剪接受体位点的缺失,产生一个新的外显子内 pre-mRNA 3' 剪接受体位点,导致在蛋白水平上框内 Lys550-Lys558 缺失。11 号外显子第二种常见的突变类型为错义突变(missense mutation),约占 21.5%(16.3% ~ 27.3%),集中于 11 号外显子的 5' 端,主要涉及 557、559 和 560 编码子(图 11-18),最常见的错义突变为 Val559Asp(27%)、Val560Asp(19%)和 Trp557Arg(13%),其次为 Val559Ala(8%)、Val559Gly(8%)和 Leu576Pro(8%),较为少见的有 Trp557GLy(5%)和 Val560Gly(3%)等。11 号外显子第三种常见的突变类型集中于 11 号外显子的 3' 端,约占 8.8%(0 ~ 14.3%),主要是内部前后重复(internal tandem duplications,ITDs),重复的大小可从 1 ~ 18 个编码子,不涉及 11 号内显子和 12 号外显子。ITDs 较为少见,主要发生于胃的间质瘤,并提示预后较好[21]。11 号外显子发生插入极为少见,少数 GIST 病例显示 1694-1695ins TCC

导致在蛋白水平上发生 Lys558delins-AsnPro。11 号外显子发生倒置尚未有过报道。

(二) *KIT* 9 号外显子突变

约占 9.33%。9 号外显子编码 EC 的末端,几乎所有的突变均为编码 Ala502-Tyr503 的 6 个核苷酸的重复(1525-1530dupGCCTAT)(图 11-19),突变率约为 5% ~ 15%,主要发生于小肠间质瘤,生物学上具较高的侵袭性[22]。1525-1530dupGCCTAT 也可发生于胃间质瘤,特别是亚洲患者,约占 9 号外显子突变的 31.8%,而在西方国家仅为 6.6%,可能与人种不同有一定的关系,参见表 11-1。除 1525-1530dupGCCTAT 外,新近报道显示,9 号外显子还可有编码 Phe506-Ala507-Phe508 的 9 个核苷酸重复(1537_1545dupTTTGCATTT)。

表 11-1　GIST 中 Ala502-Tyr503dup 突变

人种	病例数	胃 GIST	肠 GIST	其他非胃 GIST
亚洲人	22	7(31.8%)	13(59.1%)	2
西方人	106	7(6.6%)	95(89.6%)	4
合计	128	14(10.9%)	108(84.4%)	6

(三) *KIT* 13 号外显子突变

约占 1.85%。13 号外显子的突变比较少见[23],<2.5%,1945A>Gd 点突变导致在蛋白质水平 Glu 替换 Lys642(图 11-20)。这种突变涉及 13 号外显子编码 KIT-TK1(ATP 结合域)近端部分,导致酪氨酸磷酸化,似与恶性生物学行为相关。新近报道显示,在亚洲人群中,还可发生错义突变(Leu641Pro、Val643Ala 和 Leu647Pro),涉及 13 号外显子 Lys642 的邻近区域,其生物学意义不明。

(四) *KIT* 17 号外显子突变

约占 1.7%。17 号外显子编码 KIT 的催化酪氨酸激酶 2(磷酸转移酶)结构域(KIT-TK2),涉及 KIT-TK2 的 17 号外显子 Asp816Val 的突变在肥大细胞增生和色素性荨麻疹中较为常见,导致不依赖配体的自我磷酸化。这种突变尚未在 GIST

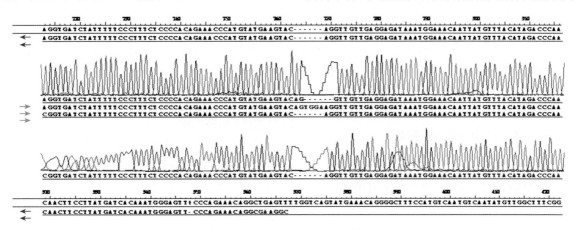

图 11-18　*c-kit* 基因 11 号外显子突变

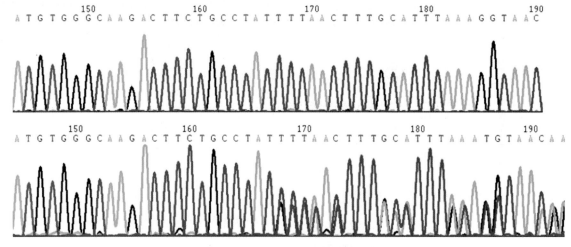

图11-19 c-kit 基因9号外显子突变

1例小肠 GIST 中 KIT 第9外显子突变:可见 c.1504-1509dupGCCTAT(杂合性),导致 p.502-503dup AY。(上图为 KIT 基因第9外显子野生型序列,下图为该病例正向测序结果)

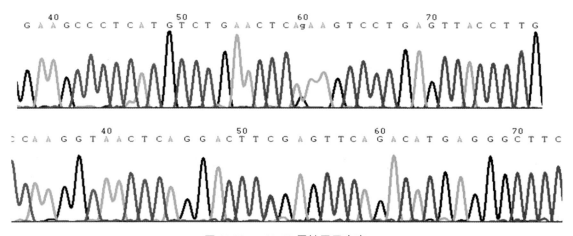

图11-20 c-kit 13号外显子突变

GIST 中 KIT 基因第13号外显子突变:可见 c.1924A>G(杂合性),可导致 p.K642E.(上图为该病例正向检测结果,下图为反向检测结果)

中发现,但有报道显示,在少数病例中有 2487T>A 和 2485>C,导致在蛋白水平上分别发生 Asn822Lys 和 Asn822His。17 号外显子的错义突变可发生于精原细胞瘤和鼻腔 NK/T 细胞淋巴瘤,后者还可有涉及 KIT-JM 的错义突变。对格列卫耐药的 GIST 多由二次突变引起,主要发生于 17 号外显子(图11-21)。

(五) KIT 14 号外显子突变

约占 0.59%。在 1 例显示 11 号外显子突变的 GIST 病例中,14 号外显子发生 2131-2136delAAGAAT(编码 KIT-TK1 的远端部分),导致在蛋白水平上 Lys704-Asn705del。这种突变很少见。

(六) KIT 8 号和 10 号外显子突变

约占 0.15%。

二、PDGFRA 基因和 GIST 中的 PDGFRA 基因突变

PDGFRA 基因位于 4q11-12,约 65kb,与 c-kit 基因邻近,并与 c-kit 基因有很高的同源性,同属Ⅲ型酪氨酸激酶家族。PDGFRA 的 cDNA 全长共 6552bp,含 23 个外显子,编码分子量为 122676D 的跨膜糖蛋白,在结构和功能上与 c-kit 均具有相似性。PDGFRA 的 1 号外显子编码 5' 端非翻译区,起始密码位于 2 号外显子。1 号外显子与 2 号外显子之间为长达 23kb 的内含子序列。3~10 号外显子编码细胞外 5 个免疫球蛋白样结构域,10 号外显子编码疏水的跨膜结构域。12 号外显子编码 JM。13~15 号外显子和 17~21 号外显子分别编码细胞内酪氨酸激酶结构域的 TK1 和 TK2。第 16 外显子编码 KI(插入区段)。终止密码位于第 23 号外显子,其后为 3kb 的 3' 末端非编码序列。

正常情况下,PDGFR 由 PDGF 所激活,在造血细胞(包括骨髓红细胞和髓样前驱细胞)、单核细胞、巨噬细胞、胶质细胞、内皮细胞、纤维母细胞和骨母细胞中表达。

约 1/3 无 KIT 突变的 GIST 显示 PDGFRA 突变,主要发生于 12、14 和 18 号外显子[24]。PDGFRA 突变的 GIST 主要发生于胃,且常为上皮样 GIST[25],临床上常呈惰性。

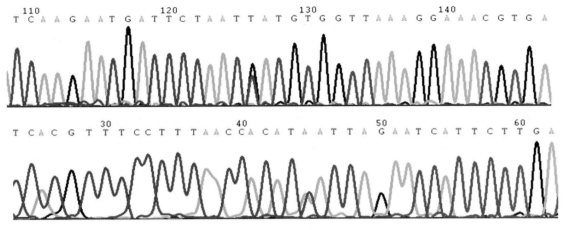

图 11-21 c-kit 基因 17 号外显子突变

GIST 中 *KIT* 基因第 17 号外显子突变:可见 c. 2467T>G(杂合性),可导致 p. Y823D.(上图为该正向检测结果,下图为反向检测结果)

(一) *PDGFRA-JM*(12 号外显子)突变

相对少见,约占 1.85%,占 *PDGFRA* 突变的 6% ~ 9%。突变的类型包括点突变、缺失、缺失-插入和插入,其中最常见者为 1821>A,倒置蛋白水平发生 Val561Asp。突变涉及编码子 560 的邻近区域或就在该编码子 3'端的旁边区域(图 11-22)。

(二) *PDGFRA-TK1*(14 号外显子)突变

少见,约占 0.59%。最初报道于 1 例 *KIT* 阴性的 GIST 病例,后又有两例报道。在 200 例 *KIT*9、11、13、17 号外显子突变阴性和 *PDGFRA*12 号和 18 号外显子突变阴性的 GIST 病例中,有 11 例显示 *PDGFRA*14 号外显子突变,多为 2125C>A 和 2125C>G,导致 Asn659Lys,少数为 2123A>T,导致 Asn659Tyr。

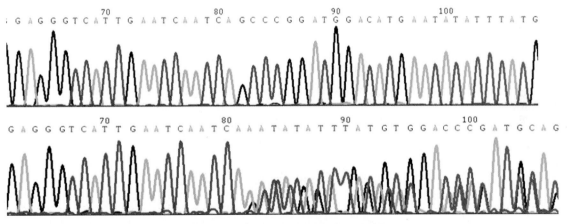

图 11-22 *PDGFRA*12 号外显子突变

1 例腹腔 GIST 中 *PDGFRA* 基因第 12 号外显子突变:可见 566-570 杂合性缺失,571GAA>AAA,导致 p. 566-570delSPDGH 及 p. E571L。(上图为野生型序列,下图为该病例正向检测结果)

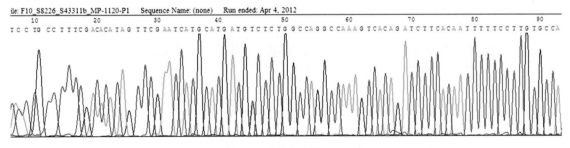

图 11-23 *PDGFRA*18 号外显子突变

PDGFRA 基因突变:D842V(842 GAC>GTC)

14 号外显子突变主要发生于胃 GIST,特别是上皮型,常显示为低度恶性或预后相对较好。

（三）*PDGFRA-TK2*（18 号外显子）突变

是 *PDGFRA* 突变最常见的突变热点,约占 13.99% ,占 *PDGFRA* 突变的 90% 。70% 的 18 号外显子突变是错义突变 2664A>T,导致 Asp842Val（图 11-23）。除错义突变外,也有缺失/缺失-插入突变。*PDGFRA*18 号外显子突变主要发生于胃上皮型 GIST。

第八节　GIST 的诊断思路

一、联合使用 CD117 和 DOG1

（一）CD117⁺/DOG1⁺的病例

组织学形态上符合 GIST 者可作出 GIST 的诊断。如分子检测显示无 *c-kit* 或 *PDFRA* 基因突变,需考虑是否有野生型 GIST 的可能性,应加做 SDHB 标记,表达缺失者要考虑 SDHB 缺陷型 GIST,表达无缺失者要考虑其他野生型 GIST 的可能性。

（二）CD117⁻/DOG1⁺或 CD117 弱⁺/DOG1⁺的病例

需加做分子检测,并确定是否可能存在 *PDGFRA* 基因突变（特别是 p. D842V 突变）。

（三）CD117⁺/DOG1⁻的病例

需排除其他 CD117⁺的肿瘤（如直肠肛管恶性黑色素、副神经节瘤、骨外尤因肉瘤和精原细胞瘤等）,必要时加做分子检测帮助鉴别诊断。

（四）CD117⁻/DOG1⁻的病例

大多为非 GIST,在排除其他类型肿瘤后仍然要考虑是 GIST 时,需加做分子检测。本文列出 GIST 的病理诊断思路（图 11-24）。

二、GIST 的鉴别诊断

从事 GIST 病理诊断的病理医生不仅要熟悉 GIST 的各种形态学表现,也要了解各种易被误诊为 GIST 的肿瘤。

（一）胃肠道平滑肌瘤

瘤细胞的密度相对比较低,细胞之间的间距比较宽,瘤细胞的胞质呈深嗜伊红色（图 11-25）,细胞无异型性,不见核分裂象,免疫标记显示瘤细胞弥漫性表达 α-SMA 和 h-caldesmon,多数病例尚表达 desmin,肿瘤内的 Cajal 细胞和（或）肥大细胞可表达 CD117 和 DOG1,易被当作瘤细胞表达 CD117 和 DOG1,从而导致误诊。

（二）胃肠道平滑肌肉瘤

有时形态上与 GIST 难以区分,但镜下瘤细胞异型性明显,核分裂象易见,免疫组化标记显示瘤细胞多弥漫强阳性表达 α-SMA,并常表达 desmin（图 11-26）,不表达 CD117 和 CD34。

（三）胃肠道炎性纤维性息肉

多位于黏膜下,由交织状排列的梭形间质细胞组成,梭形细胞常围绕血管形成漩涡状或洋葱皮样结构（图 11-27A）,间质内常可见较多的嗜酸性粒细胞浸润,梭形细胞可部分表达 CD34（图 11-27B）,但不表达 CD117。需引起注意的是,胃肠道炎性纤维性息肉表达 PDGFRA,并可有 *PDGFRA* 基因突变,也有被误诊为 GIST 的可能性。

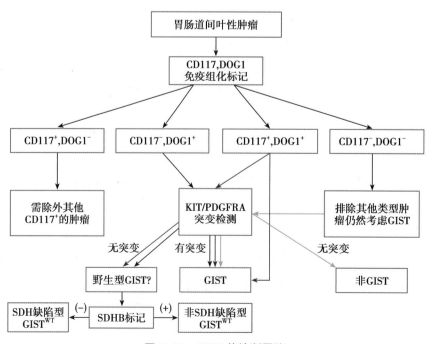

图 11-24　GIST 的诊断思路

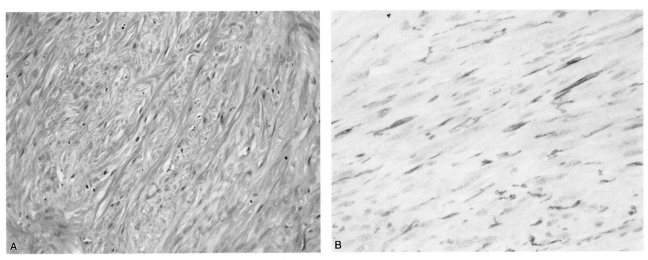

图 11-25　胃平滑肌瘤
A. 瘤细胞密度低,胞质呈深嗜伊红色;B. CD117 标记,可被误诊为 GIST

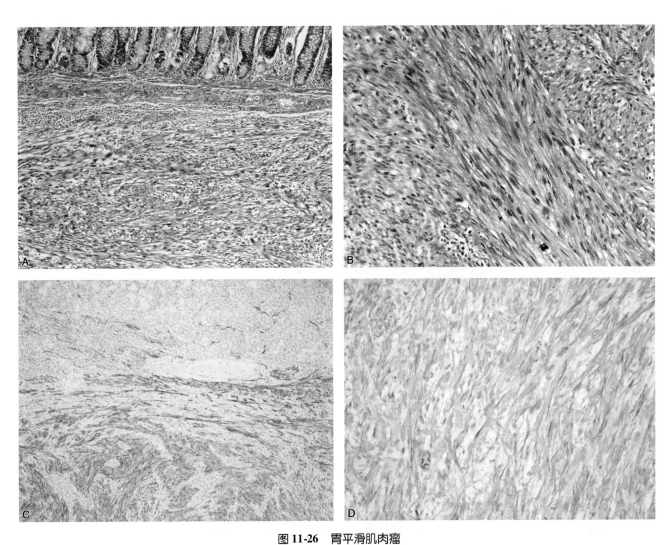

图 11-26　胃平滑肌肉瘤
A、B. 瘤细胞显示明显的异型性,核分裂象易见;C. α-SMA 标记;D. desmin 标记

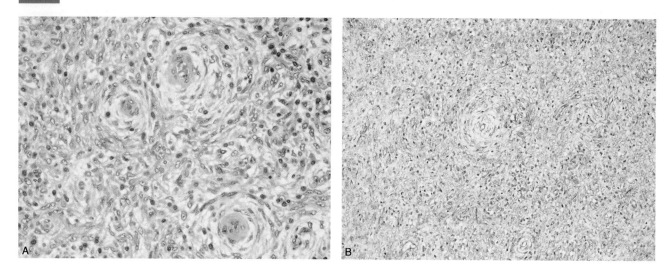

图 11-27 胃炎性纤维性息肉
A. 梭形细胞围绕血管形成漩涡状结构;B. CD34 标记

(四) 胃肠道型神经鞘瘤

临床和影像学上均容易被误诊为 GIST,病理医生如不熟悉,也容易误诊。胃肠道型神经鞘瘤一般小于 5cm,其镜下特点是,多数病例于肿瘤的周围可见淋巴细胞组成的淋巴细胞套(图 11-28A),肿瘤由交叉条束状或梁状排列的梭形细胞组

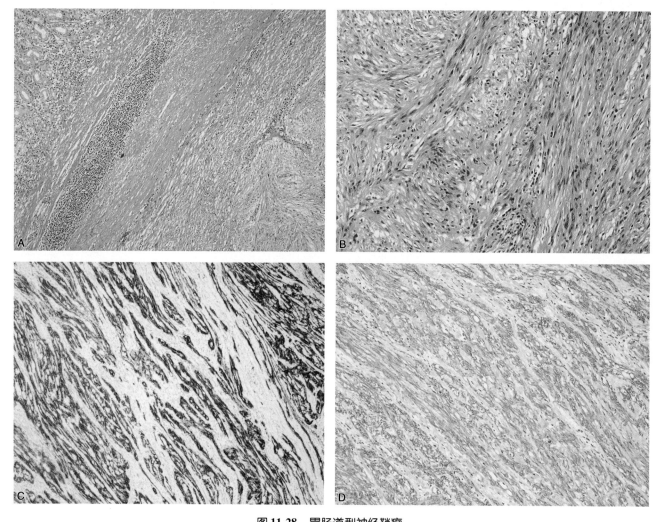

图 11-28 胃肠道型神经鞘瘤
A. 肿瘤周边可见淋巴细胞套;B. 条束状排列的瘤细胞;C. S-100 标记;D. SOX10 标记

成(图11-28B,C),细胞之间可见多少不等的胶原纤维,有时可见模糊的栅栏状排列,免疫组化标记显示瘤细胞弥漫强阳性表达 S-100(图11-28D)、SOX10 和 GFAP 等标记,部分病例可表达 CD34,但不表达 CD117 和 DOG1。

(五) 肠系膜或盆腔内韧带样纤维瘤病

肿瘤位于消化道壁内或肠系膜(图11-29A),由梭形的纤维母/肌纤维母细胞组成,常呈平行状或长的条束状排列(图11-29B),也可呈交织状排列,间质可伴有黏液样变性,部分病例中可见瘢痕疙瘩样胶原纤维(图11-29C),免疫组化标记显示瘤细胞表达 β-catenin(核染色)(图11-29D),程度不等表达 α-SMA,不表达 CD117 和 DOG1。

(六) 炎性肌纤维母细胞瘤

多发生于 10 岁以下的儿童,主要由条束状增生的胖梭形纤维母细胞和肌纤维母细胞组成(图11-30A),间质内伴有大量的炎性细胞浸润,多为成熟的浆细胞、淋巴细胞和嗜酸性粒细胞,少数为中性粒细胞。免疫组化标记显示,多数病例表达 α-SMA 和(或)desmin,50% 的病例表达 ALK(图11-30B),不表达 CD117、DOG1 和 CD34。

(七) 胃肠道尤因肉瘤

主要呈分叶状分布的小圆细胞组成(图11-31A,B),瘤细胞也可表达 CD117(图11-31C),可被误诊为上皮样 GIST。如患者为儿童,因肿瘤表达 CD117,但分子检测显示无 KIT/PDGFRA 基因突变,还会被误诊为野生型(包括 SDH 缺陷型 GIST)。加做 CD99(图11-31D)、NKX2.2 标记和 FISH 检测 EWSR1 可帮助明确诊断。

(八) 肛管恶性黑色素瘤

瘤细胞可完全由梭形细胞组成,肿瘤内可无明显的色素沉着,免疫组化标记显示瘤细胞也可表达 CD117,可被误诊为 GIST,但瘤细胞还表达 S-100 和 HMB45(图11-32)。

(九) 胃肠道透明细胞肉瘤样肿瘤

也称胃肠道恶性神经外胚层肿瘤,由成巢或片状分布的圆形、卵圆形至短梭形细胞组成(图11-33A),胞质淡染或透亮,可见小核仁,部分病例中可见少量多核巨细胞。免疫组化标记显示,瘤细胞表达 S-100 和 SOX10(图11-33B),但不表达

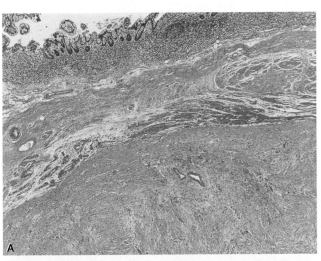
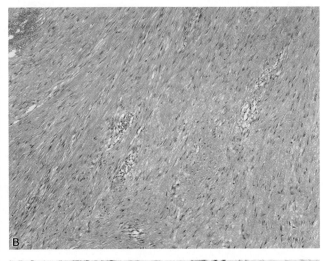
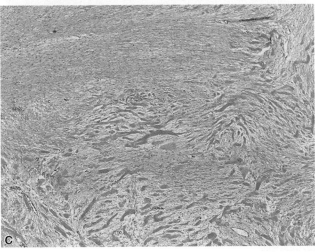
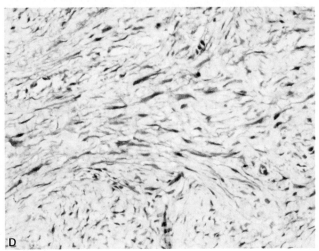

图11-29　肠系膜纤维瘤病
A. 肿瘤位于消化道壁内或肠系膜;B. 条束状排列的纤维母/肌纤维母细胞;C. 瘢痕疙瘩样胶原纤维;
D. β-catenin 标记

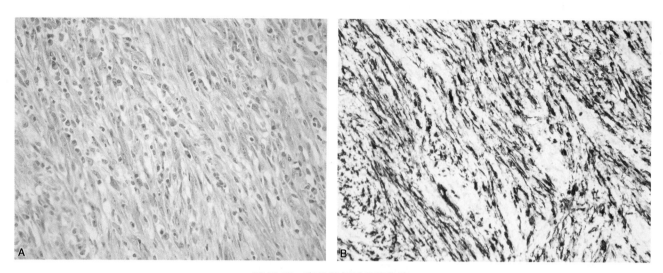

图 11-30　炎性肌纤维母细胞瘤
A. 条束状排列的梭形细胞,间质内慢性炎性细胞浸润;B. ALK(D5F3)标记

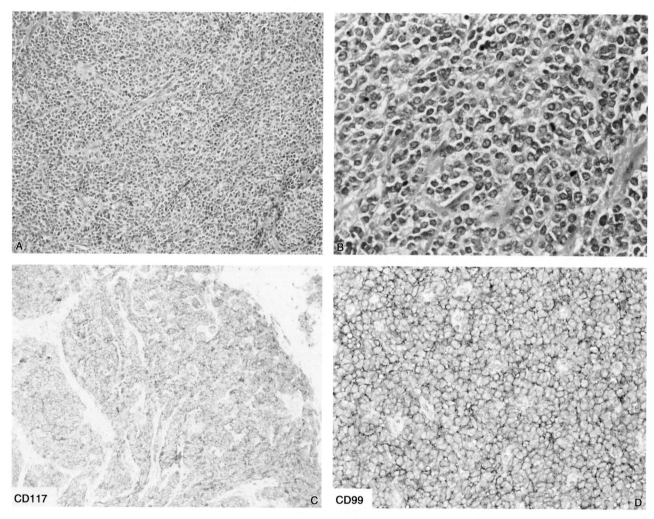

图 11-31　小肠尤因肉瘤
A. 低倍镜下呈分叶状;B. 瘤细胞由形态一致的小圆细胞组成;C. CD117 标记;D. CD99 标记

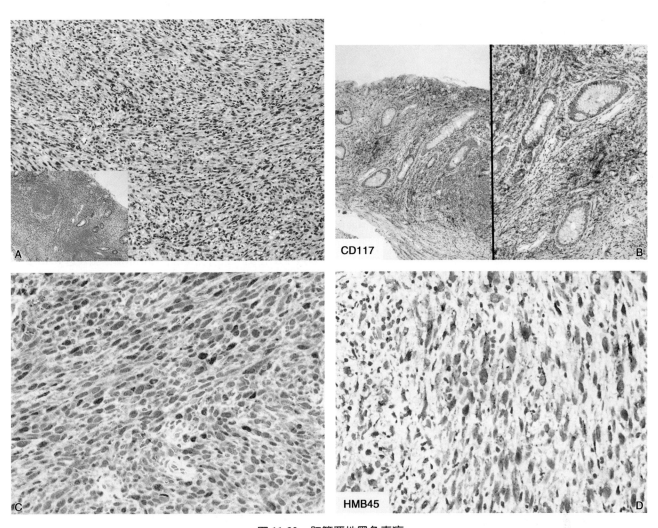

图 11-32　肛管恶性黑色素瘤
A. 镜下也是由梭形细胞组成；B. 瘤细胞可表达 CD117；C. S-100 标记；D. HMB45 标记

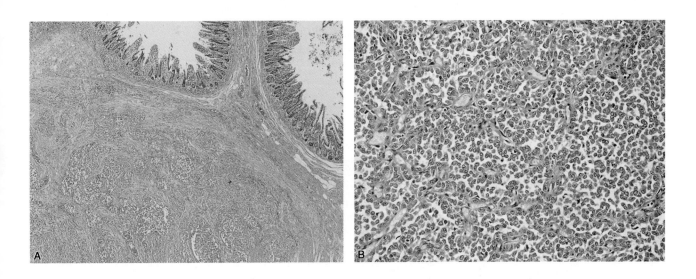

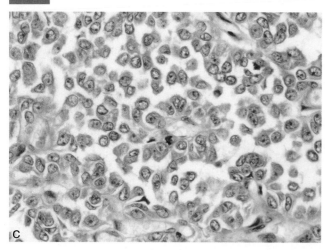
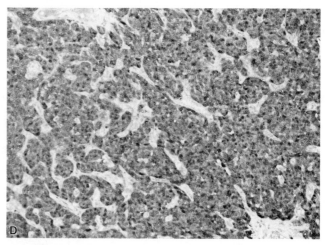

图 11-33　胃肠道透明细胞肉瘤样肿瘤
A. 肿瘤位于肠壁内；B、C. 由卵圆形细胞组成，可见小核仁；D. S-100 标记

HMB45，FISH 检测显示有 *EWSR1* 基因相关易位。

（十）具有血管周上皮样细胞分化的肿瘤

部分上皮样 GIST 有时可与 PEComa 相混淆，但 PEComa 富含血管，瘤细胞常呈片状围绕血管网排列（图 11-34A），胞

质透亮或呈嗜伊红色，免疫组化标记示瘤细胞表达 HMB45 等色素性标记（图 11-34B）。

（十一）腹腔内精原细胞瘤

发生于腹腔内的精原细胞瘤可表达 CD117（图 11-35），可

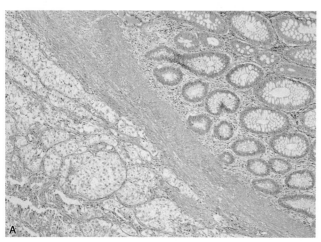
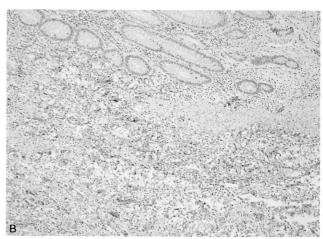

图 11-34　胃肠道 PEComa
A. PEComa；B. HMB45 标记

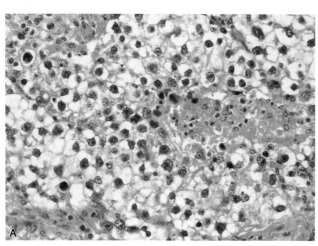

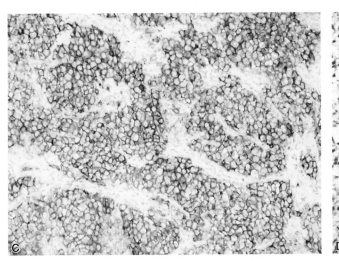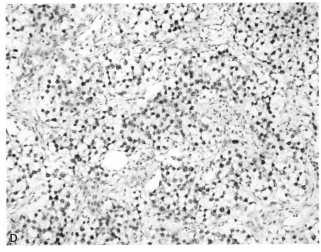

图 11-35　腹腔内精原细胞瘤
A. 组织学形态；B. CD117 标记；C. D2-40 标记；D. SALL4 标记

被误诊为 GIST，特别是上皮样 GIST，加做 PLAP、D2-40、SALL4 和 OCT4 等标记可帮助诊断。

（十二）其他肿瘤

包括腹膜后平滑肌肉瘤、富于细胞性神经鞘瘤、胃血管球瘤和胃肠道滑膜肉瘤等。

第九节　GIST 的预后和危险度评估

原发可切除 GIST 术后复发风险评估系统包括 NIH（2008 改良版）、AFIP、WHO（2013 年版）、NCCN 指南（2016 年第 2 版）、热点图和列线图[26-30]（表 11-2～表 11-6，图 11-36～图 11-37）。鉴于便捷性与操作简单性，CSCO 胃肠间质瘤专家委员会推荐沿用稍作修改的 NIH2008 改良版，可能更适合亚洲人种[31]。没有一种评估系统是完美无缺的，各单位可结合本

单位具体情况。关于核分裂象计数，现有评估系统均采用 50HPF，CAP 和 WHO 最初定义 50HPF 相当于 5mm²，各单位使用的显微镜目镜有所不同，可作相应换算。此外，对 GIST 的危险度评估临床和病理可有不一致的情形，从事 GIST 靶向治疗的临床医生应综合临床、影像和病理等各方面的资料进行分析和研判。

不宜在病理诊断中将 GIST 分为所谓的良性、交界性和恶性，以及再将"恶性"间质瘤分为所谓的低度、中度和高度三级。建议在日常工作也不要使用良性 GIST 来诊断那些体积较小、组织学上无明显异型性以及核分裂象无或罕见的肿瘤，对一些形态上看似良性的 GIST 要进行长时间随访。

GIST 的危险度评估适用于原发完全切除的 GIST。以下几种情形不作危险度评估：①各类活检标本，包括细针穿刺活检、芯针穿刺活检和内镜活检等；②已发生复发和（或）转移的 GIST；③经过靶向治疗的 GIST。

表 11-2　原发 GIST 切除术后危险度分级（NIH 2008 改良版）

危险度分级	肿瘤大小（cm）	核分裂象（/50HPF）	肿瘤原发部位
极低	≤2	≤5	任何
低	2.1～5.0	≤5	任何
中等	2.1～5.0	>5	胃
	≤2	6～10	任何*
	5.1～10.0	≤5	胃
高	任何	任何	肿瘤破裂
	>10.0	任何	任何
	任何	>10	任何
	>5.0	>5	任何
	2.1～5.0	>5	非胃原发
	5.1～10.0	≤5	非胃原发

* 发生于胃者病例数较少，尚无循证学证据

表 11-3 原发胃肠间质瘤疾病进展风险评价表（AFIP 分类）

核分裂/50HPF	大小(cm)	胃	十二指肠	空/回肠	直肠
≤5	≤2	无(0%)	无(0%)	无(0%)	无(0%)
	2~5	极低度(1.9%)	低度(4.3%)	低度(8.3%)	低度(8.5%)
	5~10	低度(3.6%)	中度(24%)	**	**
	>10	中度(10%)	高度(52%)	高度(34%)	高度(57%)
>5	≤2	**	**	**	高度(57%)
	2~5	中度(16%)	高度(73%)	高度50%	高度(52%)
	5~10	高度(55%)	高度(85%)	**	**
	>10	高度(86%)	高度(90%)	高度(86%)	高度(71%)

* 基于肿瘤相关死亡和肿瘤转移而定义。数据来自 1055 例胃 GIST，629 例小肠 GIST，144 例十二直肠 GIST 和 111 例直肠 GIST

** 这些组以食管和胃肠道外 GIST 的病例数少，不足以预测恶性潜能

表 11-4 GIST 患者的预后（基于长期随访资料）（2013 年版 WHO）

预后分组	肿瘤参数		疾病进展（患者百分数）[a]	
	肿瘤大小(cm)	核分裂象(/50HPF)	胃 GIST	小肠 GIST
1	≤2	≤5	0	0
2	>2≤5	≤5	1.9	4.3
3a	>5≤10	≤5	3.6	24
3b	>10	≤5	12	52
4	≤2	>5	0[b]	50[b]
5	>2≤5	>5	16	73
6a	>5≤10	>5	55	85
6b	>10	>5	86	90

[a] 基于 AFIP1784 名患者的研究

[b] 病例数较少

表 11-5 2016 年第 2 版 NCCN 指南中胃 GIST 的生物学行为预测

肿瘤大小(cm)	核分裂象计数(/50HPF)	预测的生物学行为	肿瘤大小(cm)	核分裂象计数(/50HPF)	预测的生物学行为
≤2	≤5	转移或肿瘤相关病死率0	>5,≤10	>5	转移或肿瘤相关病死率55%
≤2	>5	转移或肿瘤相关病死率<4%	>10	≤5	转移或肿瘤相关病死率12%
>2,≤5	>5	转移或肿瘤相关病死率16%	>10	>5	转移或肿瘤相关病死率86%
>2,≤10	≤5	转移或肿瘤相关病死率<4%			

表 11-6 NCCN 指南中小肠 GIST 的生物学行为预测

肿瘤大小(cm)	核分裂象计数(50HPF)	预测的生物学行为	肿瘤大小(cm)	核分裂象计数(50HPF)	预测的生物学行为
≤2	≤5	转移或肿瘤相关病死率0	>5,≤10	≤5	转移或肿瘤相关病死率25%
>2,≤5	<5	转移或肿瘤相关病死率2%	>5,≤10	>5	转移或肿瘤相关病死率85%
>2,≤5	>5	转移或肿瘤相关病死率73%	>10	>5	转移或肿瘤相关病死率50%~90%

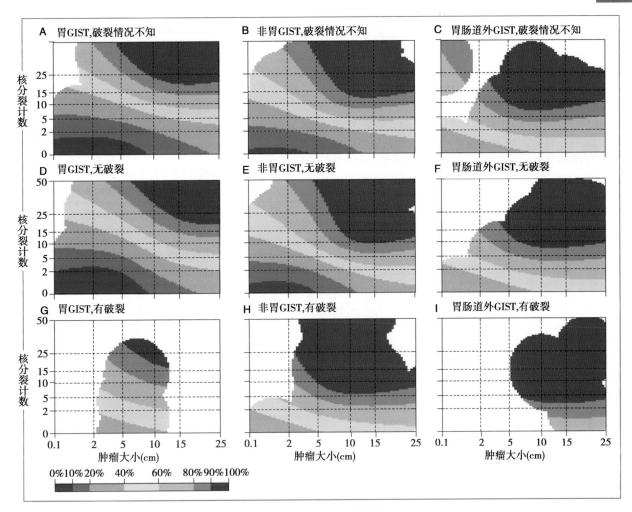

图 11-36　GIST 危险度评估热点图

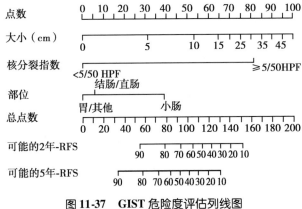

图 11-37　GIST 危险度评估列线图

第十节　GIST 的治疗

一、手 术 治 疗

（一）原发性肿瘤的治疗

采用手术完整切除是原发性肿瘤的首选治疗方法，并确保手术切缘为阴性。

对于食管 GIST 的手术方式应根据患者的具体情况而定，对于体积较小的肿瘤，可尝试内镜下切除等微创手术。术前需做好评估，包括食管造影、上消化道内镜超声（EUS）、胸部和腹部 CT 检查。根据代谢活性来帮助确定 GIST 的 PET-CT 检查将会得到越来越多的应用。术后应定期随访。对于高危病例可考虑靶向治疗。

对于胃 GIST 的手术也要根据肿瘤的大小、具体部位、危险性的高低和术后功能等因素综合判断。可相应采取局部切除、楔形切除、近端胃切除、远端胃切除、全胃切除和联合脏器切除等。因 GIST 极少通过淋巴结转移，故没有必要进行广泛的淋巴结清扫，但术中应注意一些特殊情形，如肿瘤破溃、术中播散、出血和发现术前有误诊等。

小肠（包括十二指肠）GIST 的手术治疗与胃 GIST 相似，但因小肠 GIST 相比胃 GIST 有更高的复发和转移风险，故对高危小肠 GIST 建议术后辅助靶向治疗 1~2 年。

直肠 GIST 的治疗需考虑局部功能，如不能局部切除者，应考虑先施行靶向治疗，再考虑保留功能的手术，包括局部切除和直肠前切除。另一需注意的问题是，靶向治疗前对直肠 GIST 的活检时要谨慎，需考虑有肿瘤破溃和出血难止等情形，以免发生危险。对于肿瘤大于 5cm，有明显出血和坏死者，可考虑腹会阴根治术。

对胃肠道外 GIST 的处理原则与腹膜后软组织肿瘤的处理相同。术前应行静脉肾盂造影、腹腔 CT 和 MRI 检查等,了解双肾功能,以及肿瘤与大的神经干和血管之间的关系,如肿瘤累及相邻的脏器,需考虑联合脏器切除。

尽管无需开腹的腹腔镜手术具有创伤少、术中出血少、术后胃肠道功能恢复快、床位周转快、术后生活质量未受很大影响等方面的优点,但对 GIST 施行腹腔镜手术仍需慎重,应严格掌握适应证。目前认为,肿瘤直径<5cm、无邻近脏器的累及或腹腔内播散是腹腔镜手术的基本适应证。虽然大小不是腹腔镜的绝对禁忌证,但肿瘤体积偏大者不建议采用腹腔镜手术。

(二) 肝脏转移性肿瘤的治疗

肝是 GIST 的最常见转移部位,可为同时性肝转移(占 15%～20%)和异时性转移(占 50%～84%)。原发于小肠的 GIST 容易发生肝转移。组织学类型中,上皮样 GIST 容易发生肝转移。GIST 术后发生肝转移的中位时间为 12 个月,故在原发性肿瘤手术切除后 1 年内需注意协查肝脏。

肝 GIST 转移灶常为多发(图 11-6),并多分布于肝两叶。以往肝转移性 GIST 仅采用单纯手术切除,目前对肝转移性 GIST 采用外科-靶向综合治疗。近年来,采用格列卫新辅助治疗使肝 GIST 转移灶可手术切除率较以往明显提高。

二、靶 向 治 疗

靶向治疗前最为重要的一点是必须病理诊断明确,并且尽可能有分子检测结果。

(一) 术前使用格列卫治疗

1. 术前进行靶向治疗的意义   在于减小肿瘤体积,降低临床分期,缩小手术范围,避免不必要的联合脏器切除,降低手术风险,同时增加根治性切除机会,对于特殊部位的肿瘤,可以保护重要脏器或解剖结构和功能,对于瘤体巨大、术中破裂出血风险较大的患者,可以减少医源性播散的可能性。

2. 术前使用靶向治疗的适应证   ①术前估计难以达到 R0 切除;②肿瘤体积巨大(>10cm),术中易破裂、出血造成医源性播散;③位于特殊部位的肿瘤(如胃食管结合部、十二指肠、低位直肠),手术易损害重要脏器和解剖结构的功能;④虽然肿瘤可以切除,但是估计手术风险较大,术后复发率、死亡率均较高;⑤估计需要实施多脏器联合切除术。

NCCN 指南推荐格列卫治疗 GIST 的适应证为局部进展或有潜在切除可能、可达到切缘阴性的可切除 GIST 但有高风险发生严重并发症高的病例。ESMO 指南推荐无法施行 R0 切除或手术损伤周围脏器可能性大,或经术者判断新辅助治疗可以使手术更安全。

3. 术前治疗时间、治疗剂量及手术时机选择   在靶向治疗期间,应定期(2～3 个月)评估治疗的效果。基于大小的传统评估标准(RECIST 标准和 SWOG 标准)存在一定局限性。目前多采用 Choi 标准(表 11-7),其主要优点在于:①综合考虑肿瘤大小和密度的变化,对评估疗效更敏感;②与 1BF-FDG-PET/CT 的结果相一致;③与 GIST 长期生存获益的相关性强;④准确判断治疗中的进展。

表 11-7 Choi 标准定义

疗效	定义
CR	病灶全部消失,无新发病灶
PR	CT 测量肿瘤长径缩小≥10%,或肿瘤密度(HU)减少≥15%,无新发病灶;无不可测病灶的明显进展
SD	不符合 CR、PR 或 PD 标准,无肿瘤进展引起的症状恶化
PD	肿瘤长径增大≥10%,且密度变化不符合 PR 标准,出现新发病灶;新瘤内结节或已有瘤内结节,体积增大

CR,complete response(完全缓解);PR,partial response(部分缓解);SD,stable disease(病情稳定);PD,progression disease(病情进展)

靶向治疗的时间存在较大争议,但选择停药的时间已达成基本共识,即靶向治疗后达最大反应,同时肿瘤未进展时。中国 GIST 治疗指南推荐对原发可切除的 GIST,靶向治疗时间为 6 个月以内,对手术不能切除或复发性 GIST 时间为 6～12 个月。对过度延长术前治疗时间可能会导致继发性耐药。

术前靶向治疗时,推荐先行分子检测,并根据检测结果确定格列卫的初始剂量。对于肿瘤进展的患者,应综合评估病情,尚可手术者(有可能完整切除病灶)应及时停药和及早手术干预,不能实施手术者,可按照复发/转移者采用二线治疗(表 11-8)。

表 11-8 进展期 GIST 与格列卫的效应

基因突变类型	在 GIST 中的比例	对格列卫的效应
c-kit exon 11	70%	85%
c-kit exon 9	15%	45%
c-kit exon 13	<5%	一些病例
c-kit exon 17	<5%	一些病例
PDGFRA D482V	4%	无
PDGFRA 其他突变	1%	一些病例
无 *c-kit* 和 *PDGFRA* 基因突变	5%～10%	极少病例

中国指南建议术前 1 周起停用格列卫,待患者基本情况达到要求,可考虑手术。术后原则上患者胃肠道功能恢复能耐受药物治疗时,应尽快进行靶向治疗,术后患者应维持同样剂量。对于 R0 切除者,手术后药物维持时间可以参考辅助治疗的标准,以药物治疗前的复发风险分级来决定辅助治疗的时间。对于姑息性切除或转移、复发患者(无论是否达到 R0 切除),术后靶向治疗与复发/转移未手术的患者相似。

靶向治疗过程中,如果肿瘤评估为 SD/PR,转变为可切除者应尽早手术。如果肿瘤局部进展也可考虑手术切除。如不能切除则继续使用靶向药物治疗。

(二) 术后使用格列卫治疗

1. 术后格列卫辅助治疗适应证   目前推荐经危险度评估为中高危复发风险者(图 11-38)。采用格列卫治疗前需做

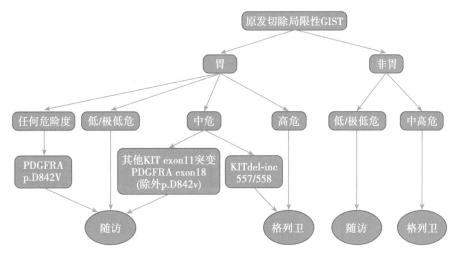

图 11-38　GIST 的靶向治疗

分子检测。*PDGFRA* D842V 突变 GIST 患者未能从靶向辅助治疗中获益。*c-kit* 外显子 9 突变者应予加量,如 600mg/d。

2. 靶向辅助治疗的剂量和时间　格列卫的推荐标准起始剂量为 400mg/d,视具体病情可增加剂量至 800mg/d。但中国人一般很难耐受 800mg/d 的剂量,而多采用 600mg/d。靶向药物剂量在病灶保持稳定没有客观进展的情况下不应增加。

治疗时间:对于中危患者,应至少给予格列卫治疗 1 年;高危患者,至少 3 年。发生肿瘤破裂者,应考虑延长辅助治疗时间。

(三) 复发/转移/不可切除 GIST 的靶向治疗

格列卫是复发/转移/不可切除 GIST 的一线治疗靶向药物。如在格列卫治疗期间发生肿瘤进展,应首先确认患者是否严格遵从了医嘱,即在正确的剂量下坚持服药。在排除了患者依从性因素以后,再按照以下原则处理:①局限性进展的 GIST,在手术可以完整切除局限进展病灶的情况下,建议实施手术治疗,术后可继续原剂量或增加剂量治疗,也可以选择舒尼替尼(sunitinib,SU11248)治疗,商品名为索坦(SUTNET)。如未能获得完整切除时,后续治疗应遵从 GIST 广泛性进展的处理原则。GIST 广泛性进展时,不建议手术。对于部分无法实施手术的 GIST 肝转移患者,动脉栓塞与射频消融治疗也可以考虑作为姑息性治疗方式。不宜接受局部治疗的局限性进展者,可增加格列卫剂量或给予舒尼替尼治疗;②广泛性进展的 GIST,对于接受标准剂量的格列卫治疗后出现广泛进展者,建议增加格列卫剂量(600mg/d)或给予舒尼替尼[37.5mg/d 或 50mg/d(4/2)]治疗。

(四) 靶向治疗的耐药性

GIST 的原发耐药被定义为治疗 3 个月无效,发生率为 10%~26%。原发耐药的机制与无 *c-kit* 或 *PDGFR-α* 突变、*c-kit* 第 9 号外显子突变或 *PDGFR-α*D842V/D846V 突变有关,体外研究显示,*PDGFR-α* 外显子 13、14、17 号突变对格列卫耐药。舒尼替尼对外显子 13 和 14 突变显示相对更好的疗效。索拉非尼(sorafenib)对外显子 17 突变有抑制作用。

临床治疗中最多见的是继发性耐药。继发性耐药被定义为格列卫初始治疗有效或病情稳定的患者,后期再次发生肿瘤进展。继发性耐药的机制与二次突变有关,最常见的突变点位于 ATP 结合区(外显子 13 和 14)。研究表明,原发性第 11 号外显子突变的 GIST 最容易发生继发性突变,其频率高于 9 号外显子突变(73% *vs.* 19%)。

以往的研究证实,GIST 继发性突变是多克隆性的,即不同的转移灶可能出现不同的继发性突变。临床上则会出现部分病灶尚在控制中,但另一部分病灶出现进展。

出现耐药时,可选择增加剂量,或采用二线靶向药物舒尼替尼。

(五) 三线药物

伊马替尼和舒尼替尼耐药后的后续治疗可尝试多个分子靶向药物,包括索拉非尼(sorafenib)、尼罗替尼(nilotinib)、马赛替尼(masitinib)、帕唑帕尼(pazopanib)、帕纳替尼(ponatinib)、瑞戈非尼(regorafenib)、达沙替尼(dasatinib)、RAD001 和 AMG706 等,其中一些尚处多中心临床研究中。

三、随　访

(一) 极低危患者

可能不需要常规随访,尽管这些患者的风险并非为零。

(二) 低危患者

每 6 个月进行 CT 和(或)MRI 检查,持续 5 年。由于肺部和骨转移发生率相对较低,建议至少每年 1 次胸部 X 线或 CT 检查。在出现相关症状情况下可行 ECT 骨扫描。

(三) 中-高危患者

每 3 个月进行 CT 和(或)MRI 检查,持续 3 年,然后每 6 个月 1 次,直至 5 年。5 年后每年随访 1 次。

20%~25% 的胃 GIST 和 40%~50% 的小肠 GISTs 在临床上呈明显的恶性生物学行为,主要发生腹腔内播散和肝脏转移。可发生于原发性肿瘤切除 10~15 年后。转移至肺和骨较为少见。GIST偶可转移至淋巴结者,多见于SDH缺陷型,参见后述。

根据是否有琥珀酸脱氢酶B(succinate dehydrogenase B, SDHB)表达缺失大致可分为两大类:①SDH缺陷型GIST(SDH-deficient GIST),约占GIST的5%~7.5%,包括*SDHA*突变型、散发性GIST、Carney三联征相关性和Carney-stratakis综合征相关性;②非SDH缺陷型GIST,比较少见,包括*BRAF*激活性突变、*NF1*相关性、*RAS*突变、四重野生型(quadruple^WT GIST)(包括*PIK3CA*突变和*ETV6-NTRK3*基因融合等)[32-37](图11-39,表11-9,表11-10)。

第十一节 野生型 GIST

野生型GIST指的是病理诊断符合GIST,但分子检测无*c-kit/PDGFRA*基因突变者。约85%的儿童GIST和10%~15%的成人GIST为野生型GIST。

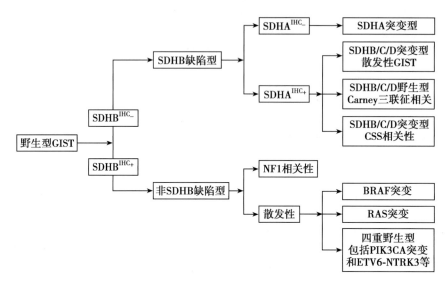

图 11-39 野生型 GIST 的分类

表 11-9 野生型 GIST 的分类

SDH 缺陷型 GIST	*NF1* 突变型 GIST	*BRAF* 突变型 GIST	四重野生型 GIST
SDH 突变	*NF1*	*BRAF*	无 *KIT/PDGFRA//SDH/NF1/BRAF* 突变
SDHB−	SDHB+	SDHB+	SDHB+
IGF1R+	IGF1R−	IGF1R−	IGF1R−
儿童/青年人	青年人/成人	成人	任何年龄?
女性多见	无性别差异	无性别差异	无性别差异
常为多灶性	多灶性	孤立性	孤立性?
胃	小肠	小肠	任何部位?
上皮样/混合型	梭形	梭形	梭形
淋巴管侵犯			
淋巴结转移			

表 11-10 野生型 GIST 的免疫表型

	KIT 突变	*PDGFRA* 突变	*BRAF* 突变	*NF1* 突变	*SDHB,C* 或 *D* 突变	*SDHA* 突变
CD117	+	−或弱+	+	+	+	+
DOG1	+	+	+	+	+	+
SDHB	+	+	+	+	−	−
SDHA	+	+	+	+	+	−

一、SDH 缺陷型 GIST

1. 无综合征相关的 SDH 缺陷性 GIST　多发生于儿童和青年人[38,39],女性多见。肿瘤发生于胃,镜下常呈多结节性或呈丛状生长方式(图 11-40A,B),瘤细胞呈上皮样(图 11-40C,B),也可为上皮样-梭形细胞混合型(图 11-40E,F),约 50% 的病例于淋巴管内可见瘤栓(图 11-39G),10% 左右的病例于区域淋巴结内可见瘤转移(图 11-39H)。免疫组化标记显示瘤细胞可表达 CD117 和 DOG1(图 11-41A),并可表达 CD34,但 SDHB 表达缺失(图 11-41B)[40],另瘤细胞多不表达 α-SMA。分子检测显示约半数 SDH 亚单位(*SDHA*、*SDHB*、*SDHC* 或 *SDHD*)功能丧失性胚系突变(图 11-42),其中约 30% 为 *SDHA* 突变,多数为胚系突变,免疫组化 SDHA 失表达[41],20% 为 *SDHB*、*C* 或 *D* 突变,另半数病例 *SDHC* 促进子高甲基化和 SDH 复合体表观基因沉默。常过表达胰岛素样生长因子受体 1R(IGF1R)。

与普通型 GIST 有所不同,危险度评估不适用于 SDH 缺陷型 GIST[42]。核分裂象少的可发生肝转移,核分裂象多的却可不转移。另一特点是发生转移的间隙期较长,故需长期随访。很多发生转移的普通型 GIST 患者通常在 1～2 年内死亡,而 SDH 缺陷型 GIST 患者经 TKI 抑制剂治疗后常可存活 5 年或以上。

2. Carney 三联征相关性 GIST(Carney Triad)　无家族性,患者多为年轻女性,发生于胃,多灶性,镜下常为上皮样型,可有淋巴结累及,CD117 标记可为阴性。可伴发肺软骨瘤(常为多灶性)和肾上腺外副神经节瘤[43,44],仅 22% 同时合并三种肿瘤,53% 同时有 GIST 和肺软骨瘤,24% 同时有 GIST 和副神经节瘤。其他可伴发的肿瘤包括嗜铬细胞瘤、肾上腺腺瘤、食管平滑肌瘤和十二指肠节细胞副神经节瘤等[45,46]。Carney 三联征相关性 GIST 由 *SDHC* 甲基化所致,标记 SDHB 为阴性,标记 SDHA 为阳性。

3. Carney-Stratakis 综合征相关性 GIST　是一种遗传学疾病,为常染色体显性遗传[47],不全外显。由 *SDHB*(10%)、*SDHC*(80%)和 *SDHD*(10%)的胚系失活性突变所致,突变导致蛋白表达丢失。肿瘤发生于胃,多灶性,SDHB 标记为阴性。

二、*BRAF* 突变型 GIST

占野生型 GIST 的 2%～6%[33,48,49],好发于小肠(56%),其次是胃(22%)。组织形态上多为梭形细胞型,免疫组化标记仍显示 CD117+/DOG1+。分子检测显示 *BRAF* 基因 15 号外显子发生突变(p. V600E)。少数情况下为 IM 耐药性二次突变。BRAF 免疫组化抗体 VE1 可帮助识别 *BRAF* 突变型 GIST,敏感性和特异性分别为 81.8% 和 97.5%,对 *BRAF* 突变型 GIST 应加做分子检测进一步证实,以便于临床制订治疗策

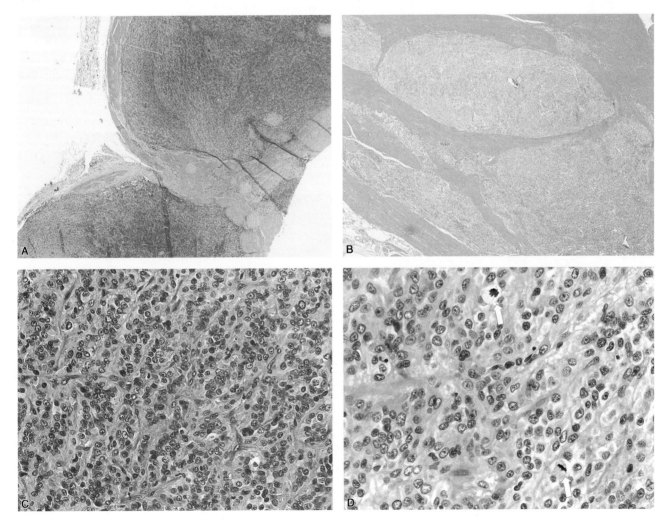

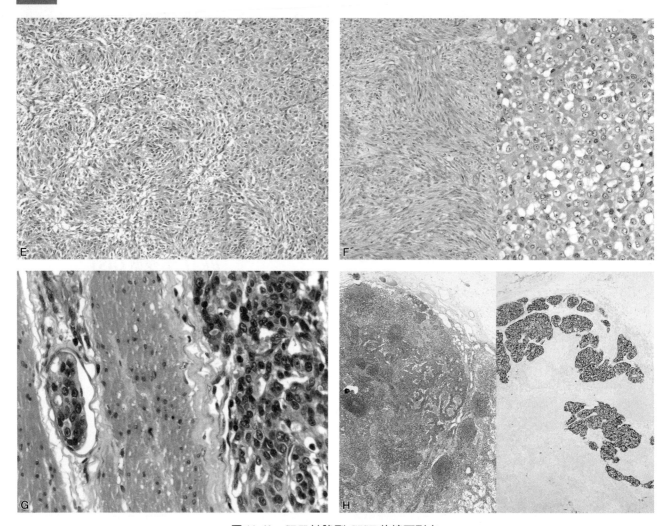

图 11-40 SDH 缺陷型 GIST 的镜下形态

A、B. 低倍镜下呈多结节性;C、D. 上皮样型,核分裂象易见;E、F. 上皮样-梭形细胞混合型;G. 脉管内瘤栓;H. 淋巴结转移

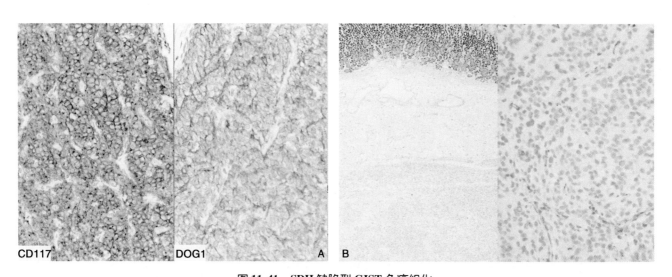

图 11-41 SDH 缺陷型 GIST 免疫组化

A. 瘤细胞表达 CD117 和 DOG1;B. SDHB 表达缺失(正常黏膜和血管内皮可作阳性对照)

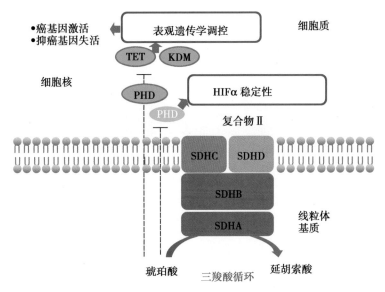

图 11-42 SDH 缺陷型 GIST 中的 SDH 复合物失活

略,尤其是针对进展期患者[49]。采用 BRAF 抑制剂(达拉菲尼,dabrafenib,GSK2118436)可能会使部分患者受益[50]。

三、*NF1* 相关性 GIST

GIST 在 *NF1* 患者的发生率为 7%[34]。*NF1* 相关 GIST 的患者年龄相对较轻,肿瘤多发生于空肠和回肠,常为多结节性[51,52],常伴有 ICC 的增生。分子检测显示 *NF1* 功能丢失性胚系突变,但无热点突变,可为插入/缺失或框内移位突变、错义突变,MAPK 通路激活。在伴有 *NF1* 突变的 GIST 中无特异性的 *c-kit* 或 *PDGFR-α* 突变热点,提示伴有 *NF1* 突变的 GIST 其发生机制与散发的 GIST 有所不同[53]。*NF1* 相关 GIST 在形态上为梭形细胞 GIST,与经典型 GIST 无法区分,免疫组化标记也显示 CD117 和 DOG1 阳性。

四、*K-RAS* 突变

原发耐药 GIST 或 *KIT/PDGFRA* 突变型 GIST 可发生 *RAS* 突变[54]。

五、四重野生型和其他类型

1. 四重野生型 GIST 极为罕见[35],可过表达分子标记 CALCRL 和 COL22A1,或涉及酪氨酸和细胞周期依赖激酶(*NTRK6* 和 *CDK6*)以及 ETS 转录因子(*ERG*)等基因[55],尚有待于进一步研究。

2. 其他类型 KIT 信号通路下游的基因(包括 *PI3K/ALK/mTOR*)突变可导致耐药,特别是由 *PIK3CA* 编码的 PI3K 110α 亚单位。*PIK3CA* 突变的 GIST 体积相对较大(直径 ≥ 14cm,平均 17cm),核分裂象 0 ~ 72/50HPF(平均 5/50HPF),生存期短,预后较差[56]。少数四重野生型 GIST 具有 *ETV6-NTRK3* 融合基因[57],涉及 *ETV6* 基因的 4 号外显子和 *NTRK3*

的 16 号外显子,与同样具有 *ETV6-NTRK3* 融合基因的婴儿纤维肉瘤有所不同,后者涉及 *ETV6* 上的螺旋-环-螺旋和 *NRTK3* 上的蛋白酪氨酸激酶区域。

第十二节 小 GIST 和微小 GIST

直径 ≤ 2cm 的 GIST 统称为小 GIST,直径 ≤ 1cm 的 GIST 定义为微小 GIST(MicroGIST),其中的大多数病例为偶然发现,尤其是在内镜检查或因消化道肿瘤手术时偶然发现。微小 GIST 在总人群中被发现的比例约 20% ~ 30%。

组织学上,大多数小 GIST 和微小 GIST 中的瘤细胞密度相对较低,边缘常呈穿插或浸润性生长,瘤细胞间可有混杂的平滑肌,间质可伴有胶原化和钙化,核分裂象罕见或缺如,大多数为梭形细胞 GIST(图 11-43),上皮样或混合型均十分罕见。免疫组化与普通型 GIST(overt GIST)相同(图 11-44)。分子检测显示总的 *KIT/PDGFRA* 突变率为 74%,与普通型 GIST 也无明显差异[58],其中 *KIT* 11 号外显子突变率为 46%,低于普通型 GIST 的 61%。MicroGIST 也可以有 *KIT* 基因 Exon9、Exon11(del577-578)和 Exon11 纯合子突变。

尽管大多数小 GIST 或微小 GIST 病例在临床上呈良性或惰性经过,但确有极少数病例显示侵袭性行为,尤其是核分裂象计数 > 5/50HPF 或 > 10/50HPF 者。MicroGIST 进展成具有侵袭性或转移能力的 GIST 可能受到以下一些因素的制约:①配体依赖性(ligand-dependence)(需 SCF);②*KIT/PDGFRA* 发生突变以后,尚需多重遗传学改变,包括 14q-→22q-→1p-→细胞周期失调(CDKN2A、TP53 和 RB1 等)→15q-,以及肌萎缩蛋白基因(dystrophin)失活等;③基因组稳定性(genomic stability)。

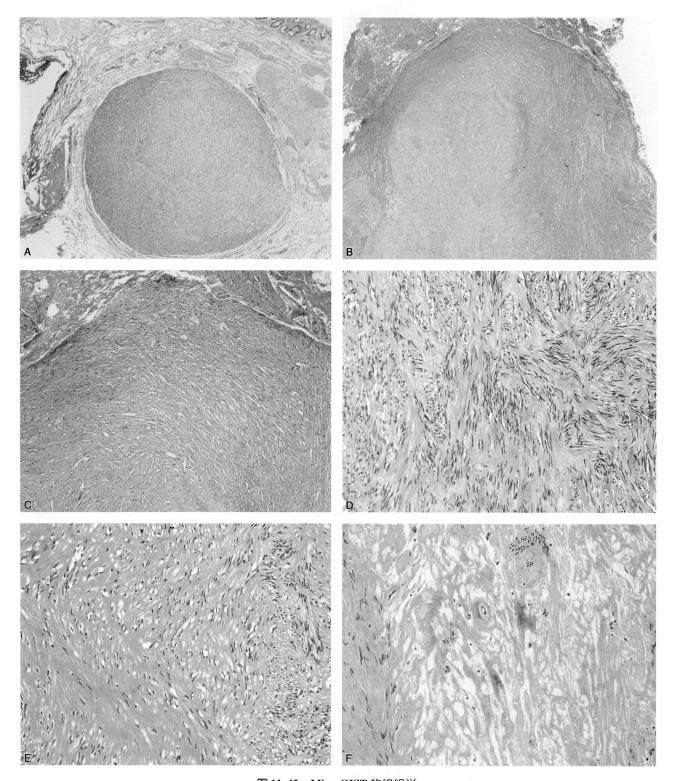

图 11-43　MicroGIST 的组织学

A. 1 例直肠 MicroGIST,边界相对清楚;B、C. 1 例胃 MicroGIST,边界呈浸润性;D. 瘤细胞异型性不明显,瘤细胞密度相对不高;E. 间质胶原化;F. 早期钙化

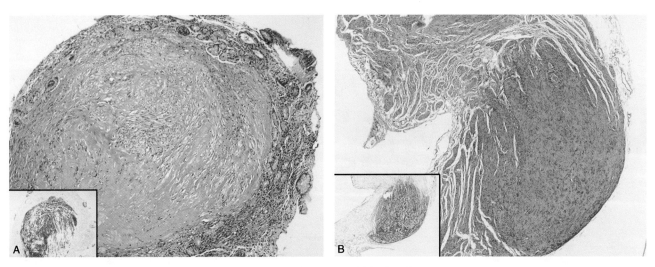

图 11-44　MicroGIST 的免疫组化
A. CD117 标记；B. DOG1 标记

第十三节　GIST 的病理报告

在 GIST 的诊断报告中，至少应提及三方面的内容：肿瘤

的部位、肿瘤的大小和核分裂象(50HPF)（表 11-11）。

关于核分裂象计数，现有评估系统均采用 50HPF，CAP 和 WHO 最初定义 50HPF 相当于 5mm²，各单位使用的显微镜目镜有所不同，大多数单位使用的多为宽视野显微镜（22mm 目

表 11-11　胃肠间质瘤病理学诊断报告推荐格式

肿瘤来源：□原发　□复发　□转移

发生部位：□食管　□胃　□小肠　□结肠　□直肠　□阑尾　□网膜　□肠系膜　□腹腔　□盆腔
　　　　　□其他_____

具体位置（可复选）：□黏膜下　□肌壁内　□浆膜下　□浆膜外　□其他_____

组织学类型：□梭形细胞型　□上皮样细胞型　□梭形细胞-上皮样细胞混合型　□多形性
　　　　　　□黏液样　□其他_____

肿瘤大小：_____ cm（长径×横径×纵径 cm）

肿瘤数目：□单发　□多发，具体部位：_____；具体数目：_____；直径范围：_____ cm

核分裂象计数：具体数值____/50HPF　□≤5/50HPF　□>5/50HPF　□>10/50HPF

肿瘤是否破裂：□是　□否　□不能判断

肿瘤性浸润：□无　□黏膜　□浆膜　□脉管　□神经　□脂肪　□其他_____

肿瘤性坏死：□无 □有，约占肿瘤的_____%

其他病理特征：_____

手术切缘：□阴性　□阳性

淋巴结：□无转移　□有转移，具体数目：_____

免疫组织化学：CD117_____　DOG1_____　CD34_____　Ki-67_____　SDHB_____
　　　　　　其他_____

分子检测：*c-kit*（9、11、13、17）_____
　　　　　PDGFRA（12、14、18）_____
　　　　　继发突变 *c-kit*（14、18）_____
　　　　　SDH（A、B、C、D）_____
　　　　　*BRAF*_____
　　　　　*NF1*_____
　　　　　*K-RAS*_____

危险度评估：NIH2008 改良版_____；WHO（2013）_____；AFIP_____；
　　　　　NCCN（2016）_____

热点图　0% 10% 20%　40%　60%　80% 90%100%

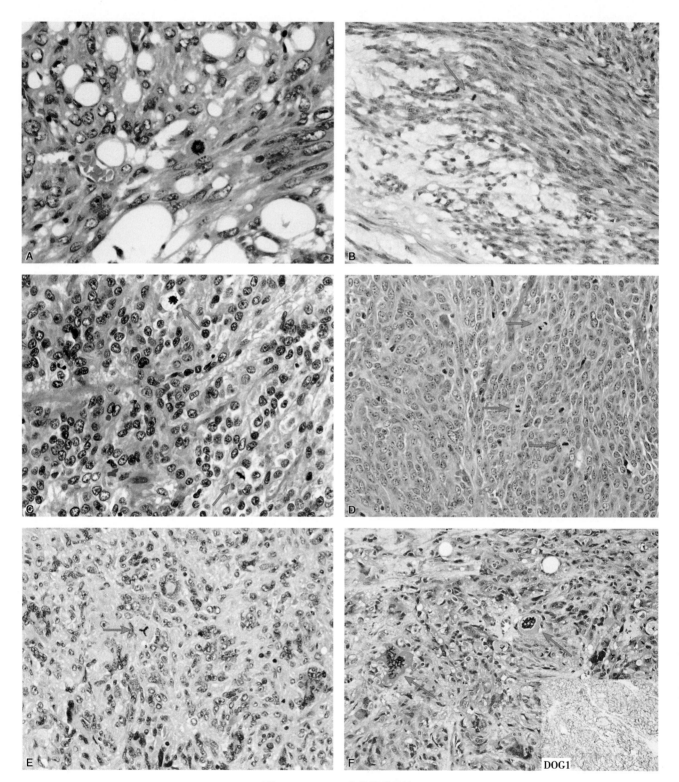

图 11-45　GIST 中的核分裂象

A. 早期核分裂象；B. 中期核分裂象；C. 同一肿瘤内可见早期和中期核分裂象；D. 同一肿瘤内可见中期和末期核分裂象；E. 三极病理性核分裂象；F. 巨核分裂象

镜），故需要根据不同显微镜的目镜视场数加以换算，将 50HPF（5mm²）换算为与所使用显微镜相当的高倍镜视（表 11-12）。计数核分裂象时应仔细、耐心，在热点区域连续计数，切不可计数若干个高倍视野后采用乘法得出结果，如需计数 21 个视野时，实际计数 3 个 HPF 再乘以 7，或计数 10 个 HPF 乘以 2 等。明确的核分裂象才能计数（图 11-45），不可将核碎裂或凋亡计为核分裂象。

新近有报道采用标记 G2 期末和 M 期的磷酸化组蛋白 3（phospho-histone H3，PHH3）（多克隆，GT2193）和可标记静止期的微染色体维持蛋白 3（minichromosome maintenance-3，MCM3）（克隆 EP202，GT2279）可帮助快速识别核分裂热点区域，并可用于数字图像分析，其与 HE 切片计数的一致性和符合率尚有待于更多的报道验证[59,60]。目前阶段，仍建议在 HE 切片实际计数核分裂象。

表 11-12　目镜视场数和高倍镜视野换算

目镜视场数	40×物镜视野直径	40×物镜视野下面积	5mm²	10mm²
18	0.45	0.16	31HPF	62HPF
20	0.5	0.2	25HPF	50HPF
22	0.55	0.24	21HPF	42HPF
25	0.625	0.31	16HPF	32HPF

参 考 文 献

1. Miettinen M, Corless CL, Debiec-Rychter M, et al. In: Fletcher CDM, Bridge JA, Hogendoorn PCW, ed. WHO classification of tumours of soft tissue and bone. 4th edition, Lyon, 2013:164-167.

2. Nannini M, Biasco G, Astolfi A, et al. An overview on molecular biology of KIT/PDGFRA wild type (WT) gastrointestinal stromal tumours (GIST). J Med Genet, 2013, 50(10):653-661.

3. Lauwers GY, Erlandson RA, Casper ES, et al. Gastrointestinal autonomic nerve tumors. A clinicopathological, immunohistochemical, and ultrastructural study of 12 cases. Am J Surg Pathol, 1993, 17:887-897.

4. Min KW, Leabu M. Interstitial cells of Cajal (ICC) and gastrointestinal stromal tumor (GIST): facts, speculations, and myths. J Cell Mol Med, 2006, 10:995-1013.

5. Maeda H, Yamagata A, Nishikawa S, et al. Requirement of C-kit for development of intestinal pacemaker system. Development, 1992, 116(2):369-375.

6. Huizinga JD, Thuneberg L, Kluppel M, et al. W/kit gene required for interstitial cells of Cajal and for intestinal pacemaker activity. Nature, 1995, 373:347-349.

7. Hirota S, Isozaki K, Moriyama Y, et al. Gain-of-function mutations of C-kit in human gastrointestinal stromal tumors. Science, 1998, 279:577-580.

8. Kindblum LG, Remotti HE, Aldenborg E, et al. Gastrointestinal pacemaker tumor (GIPACT): gastrointestinal stromal tumors show phenotypic characteristics of the intestinal cells of Cajal. Am J Pathol, 1998, 152:1259-1269.

9. Stiller C. Childhood Cancer in Britain: incidence, survival and mortality. New York: Oxford University Press Inc, 2007:104.

10. Miettinen M, Sobin LH, Lasota J. Gastrointestinal stromal tumors of the stomach: a clinicopathologic, immunohistochemical, and molecular genetic study of 1765 cases with long-term follow-up. Am J Surg Pathol, 2005, 29:52-68.

11. CSCO 胃肠间质瘤专家委员会. 中国胃肠间质瘤诊断治疗共识（2013 年版）. 临床肿瘤学杂志, 2013, 18(11):1025-1032.

12. 2013 年中国胃肠道间质瘤病理共识意见专家组. 中国胃肠道间质瘤病理诊断共识（2013 年版）解读. 中华病理学杂志, 2015, 44(1):3-8.

13. Liegl B, Hornick JL, Antonescu CR, et al. Rhabdomyosarcomatous differentiation in gastrointestinal stromal tumors after tyrosine kinase inhibitor therapy: a novel form of tumor progression. Am J Surg Pathol, 2009, 33:218-226.

14. Antonescu CR, Romeo S, Zhang L, et al. Dedifferentiation in gastrointestinal stromal tumor to an anaplastic KIT-negative phenotype: a diagnostic pitfall: morphologic and molecular characterization of 8 cases occurring either de novo or after imatinib therapy. Am J Surg Pathol, 2013, 37:385-392.

15. Maiorana A, Fante R, Maria Cesinaro A, Adriana Fano R. Synchronous occurrence of epithelial and stromal tumors in the stomach: A report of 6 cases. Arch Pathol Lab Med, 2000, 124:682-686.

16. Bi R, Sheng WQ, Wang J. Collision tumor of the stomach: gastric adenocarcinoma intermixed with gastrointestinal stromal tumor. Pathol Int, 2009, 59:880-883.

17. Lippai N, Füle T, Németh T, et al. Keratin-positive gastrointestinal stromal tumor of the stomach mimicking gastric carcinoma: diagnosis confirmed by c-kit mutation analysis. Diagn Mol Pathol, 2008, 17(4):241-244.

18. Besmer P, Murphy JE, George PC, et al. A new acute transforming feline retrovirus and relationship of its oncogene v-kit with the protein kinase gene family. Nature, 1986, 320:415-421.

19. Lasota J, Miettinen M. KIT and PDGFRA mutations in gastrointestinal stromal tumors (GISTs). Semin Diagn Pathol, 2006, 23:91-102.

20. Rubin BP, Singer S, Tsao C, et al. KIT activation is an ubiquitous feature of gastrointestinal stromal tumors. Cancer Res,

2001,61:8118-8121.

21. Lasota J,Dansonka-Mieszkowska A,Stachura T,et al. Gastrointestinal stromal tumors with internal tandem duplications in 3' end of KIT juxtamembrane domain occur predominantly in stomach and generally seem to have a favorable course. Mod Pathol,2003,16:1257-1264.

22. Lasota J,Kopczynski J,Sarlomo-Rikala M,et al. KIT 1530ins6 mutation defines a subset of predominantly malignant gastrointestinal stromal tumors of intestinal origin. Hum Pathol, 2003,34:1306-1312.

23. Lasota J,Wozniak A,Sarlomo-Rikala M,et al. Mutations in exons 9 and 13 of KIT gene are rare events in gastrointestinal stromal tumors. A study of 200 cases. Am J Pathol,2000, 157:1091-1095.

24. Heinrich MC,Corless CL,Duensing A,et al. PDGFRA activating mutations in gastrointestinal stromal tumors. Science, 2003,299:708-710.

25. Wardelmann E,Hrychyk A,Merkelbach-Bruse S,et al. Association of platelet-derived growth factor receptor alpha mutations with gastric primary site and epithelioid or mixed cell morphology in gastrointestinal stromal tumors. J Mol Diagn, 2004,6:197-204.

26. Joensuu H. Risk stratification of patients diagnosed with gastrointestinal stromal tumor. Hum Pathol,2008,39(10):1411-1419.

27. Miettinen M,Lasota J. Gastrointestinal stromal tumors:pathology and prognosis at different sites. Semin Diagn Pathol, 2006,23:70-83.

28. Joensuu H,Vehtari A,Riihimäki J,et al. Risk of recurrence of gastrointestinal stromal tumour after surgery:an analysis of pooled population-based cohorts. Lancet Oncol, 2012, 13 (3):265-274.

29. Bischof DA,Kim Y,Behman R,et al. A nomogram to predict disease-free survival after surgical resection of GIST. J Gastrointest Surg,2014,18(12):2123-2129.

30. 汪明,曹晖. NCCN《软组织肉瘤临床实践指南(2016 年第 2 版)》胃肠间质瘤部分更新介绍与解读. 中国实用外科杂志,2016,36(9):958-960.

31. Koo DH,Ryu MH,Kim KM,et al. Asian consensus guidelines for the diagnosis and management of gastrointestinal stromal tumor. Cancer Res Treat,2016,48(4):1155-1166.

32. Boikos SA,Pappo AS,Killian JK,et al. Molecular Subtypes of *KIT/PDGFRA* wild-type gastrointestinal stromal tumors:a report from the national institutes of health gastrointestinal stromal tumor clinic. JAMA Oncol,2016,2(7):922-928.

33. Jasek K,Buzalkova V,Minarik G,et al. Detection of mutations in the BRAF gene in patients with KIT and PDGFRA wild-type gastrointestinal stromal tumors. Virchows Arch, 2017, 470(1):29-36.

34. Miettinen M,Fetsch JF,Sobin LH,Lasota J. Gastrointestinal stromal tumors in patients with neurofibromatosis 1:a clinico-

pathologic and molecular genetic study of 45 cases. Am J Surg Pathol,2006,30:90-96.

35. Pantaleo MA,Nannini M,Corless CL,Heinrich MC. Quadruple wild-type (WT) GIST:defining the subset of GIST that lacks abnormalities of KIT,PDGFRA,SDH,or RAS signaling pathways. Cancer Med,2015,4(1):101-103.

36. Lasota J,Felisiak-Golabek A,et al. Frequency and clinicopathologic profile of PIK3CA mutant GISTs:molecular genetic study of 529 cases. Mod Pathol,2016,29(3):275-282.

37. Brenca M,Rossi S,Polano M,et al. Transcriptome sequencing identifies ETV6-NTRK3 as a gene fusion involved in GIST. J Pathol,2016,238(4):543-549.

38. Miettinen M,Wang ZF,Sarlomo-Rikala M,et al. Succinate dehydrogenase-deficient GISTs:a clinicopathologic,immunohistochemical,and molecular genetic study of 66 gastric GISTs with predilection to young age. Am J Surg Pathol,2011,35 (11):1712-1721.

39. Miettinen M,Lasota J. Succinate dehydrogenase deficient gastrointestinal stromal tumors(GISTs)-a review. Int J Biochem Cell Biol,2014,53:514-519.

40. Gill AJ,Chou A,Vilain R,et al. Immunohistochemistry for SDHB divides gastrointestinal stromal tumors(GISTs)into 2 distinct types. Am J Surg Pathol,2010,34:636-644.

41. Dwight T,Benn DE,Clarkson A,et al. Loss of SDHA expression identifies SDHA mutations in succinate dehydrogenase-deficient gastrointestinal stromal tumors. Am J Surg Pathol, 2013,37(2):226-233.

42. Mason EF,Hornick JL. Conventional risk stratification fails to predict progression of succinate dehydrogenase-deficient gastrointestinal stromal tumors:a clinicopathologic study of 76 cases. Am J Surg Pathol,2016,40(12):1616-1621.

43. Carney JA. The triad of gastric epithelioid leiomyosarcoma, functioning extra-adrenal paraganglioma, and pulmonary chondroma. Cancer,1979,43:374-382.

44. Carney JA. Gastric stromal sarcoma, pulmonary chondroma, and extra-adrenal paraganglioma(Carney Triad):natural history, adrenocortical component, and possible familial occurrence. Mayo Clin Proc,1999,74(6):543-552.

45. Knop S,Schupp M,Wardelmann E,et al. A new case of Carney triad:gastrointestinal stromal tumours and leiomyoma of the oesophagus do not show activating mutations of KIT and platelet-derived growth factor receptor alpha. J Clin Pathol, 2006,59(10):1097-1099.

46. Juarez-Parra MA,Guzman-Huerta EA,Ochoa-Rodriguez G,et al. Gastric gist with syncronous ampullary gangliocytic paraganglyoma:a novel presentation of an incomplete Carney's Triad. J Gastrointest Cancer,2015,46(3):317-321.

47. Stratakis CA,Carney JA. The triad of paragangliomas, gastric stromal tumours, and pulmonary chondromas(Carney triad), and the dyad of paragangliomas and gastric stromal sarcomas (Carney-Stratakis syndrome):molecular genetics and clinical

implications. J Int Med,2009,266:43-52.

48. Agaram NP,Wong GC,Guo T,et al. Novel V600E BRAF mutations in imatinib-naive and imatinib-resistant gastrointestinal stromal tumors. Genes Chromosomes Cancer, 2008, 47(10):853-859.

49. Huss S,Pasternack H,Ihle MA(3),et al. Clinicopathological and molecular features of a large cohort of gastrointestinal stromal tumors (GISTs) and review of the literature: BRAF mutations in KIT/PDGFRA wildtype GISTs are rare events. Hum Pathol,2017,62:206-214.

50. Falchook GS,Trent JC,Heinrich MC,et al. BRAF mutant gastrointestinal stromal tumor: first report of regression with BRAF inhibitor dabrafenib(GSK2118436) and whole exomic sequencing for analysis of acquired resistance. Oncotarget, 2013,4(2):310-315.

51. Takazawa Y,Sakurai S,Sakuma Y,et al. Gastrointestinal stromal tumors of neurofibromatosis type I(von Recklinghausen's disease). Am J Surg Pathol,2005,29(6):755-763.

52. Andersson J,Sihto H,Meis-Kindblom JM,et al. NF1-associated gastrointestinal stromal tumors have unique clinical,phenotypic, and genotypic characteristics. Am J Surg Pathol, 2005,29(9):1170-1176.

53. Maertens O,Prenen H,Debiec-Rychter M,et al. Molecular pathogenesis of multiple gastrointestinal stromal tumors in NF1 patients. Hum Mol Genet,2006,15(6):1015-1023.

54. Miranda C,Nucifora M,Molinari F,et al. KRAS and BRAF mutations predict primary resistance to imatinib in gastrointestinal stromal tumors. Clin Cancer Res,2012,18(6):1769-1776.

55. Nannini M,Astolfi A,Urbini M,et al. Integrated genomic study of quadruple-WT GIST (KIT/PDGFRA/SDH/RAS pathway wild-type GIST. BMC Cancer,2014,14:685.

56. Lasota J,Felisiak-Golabek A,et al. Frequency and clinico-pathologic profile of PIK3CA mutant GISTs:molecular genetic study of 529 cases. Mod Pathol,2016,29(3):275-282.

57. Brenca M,Rossi S,Polano M,et al. Transcriptome sequencing identifies ETV6-NTRK3 as a gene fusion involved in GIST. J Pathol,2016,238(4):543-549.

58. Rossi S,Gasparotto D,Toffolatti L,et al. Molecular and clinicopathologic characterization of gastrointestinal stromal tumors (GISTs)of small size. Am J Surg Pathol,2010,34(10):1480-1491.

59. Alkhasawneh A,Reith JD,Toro TZ,et al. Interobserver variability of mitotic index and utility of PHH3 for risk stratification in gastrointestinal stromal tumors. Am J Clin Pathol, 2015,143(3):385-392.

60. Uguen A,Conq G,Doucet L,et al. Immunostaining of phospho-histone H3 and Ki-67 improves reproducibility of recurrence risk assessment of gastrointestinal stromal tumors. Virchows Arch,2015,467(1):47-54.

第十二章

横纹肌肿瘤

导读

组织学和胚胎学
横纹肌瘤
　心脏横纹肌瘤
　心脏外横纹肌瘤
　　成年型横纹肌瘤
　　胎儿型横纹肌瘤
　　生殖道型横纹肌瘤
横纹肌肉瘤总论
　横纹肌肉瘤的定义和分类
　横纹肌肉瘤的临床特点

横纹肌肉瘤的 IRSG 分组和 TNM 分期
横纹肌肉瘤的预后
横纹肌肉瘤的组织学亚型
　胚胎性横纹肌肉瘤
　葡萄簇样横纹肌肉瘤
　腺泡状横纹肌肉瘤
　间变性横纹肌肉瘤
　多形性横纹肌肉瘤
　梭形细胞横纹肌肉瘤

硬化性横纹肌肉瘤
上皮样横纹肌肉瘤
含有横纹肌分化的肿瘤
婴儿横纹肌纤维肉瘤
皮肤横纹肌瘤样间叶性错构瘤
神经肌肉迷芽瘤（良性蝾螈瘤）
恶性外胚层间叶瘤
恶性蝾螈瘤
其他肿瘤

第一节　组织学和胚胎学

　　横纹肌包括骨骼肌和心肌，本书仅讨论骨骼肌。人体的骨骼肌共有 600 块左右，约占体重的 40%。骨骼肌纤维细长，其直径为 10~100mm，长度为 1~40mm，细胞核多个至数百个，呈卵圆形，染色质较少，核仁较明显。细胞核位于细胞周边，靠近肌膜。肌质内含有大量与细胞长轴平行的肌原纤维，Masson 三色染色呈红色。肌原纤维的纵切面可见明暗交替的横纹（明带和暗带），PTAH 染色能更清楚地显示这些横纹。暗带中央有一浅色带，称 H 带，H 带中央有一深色的 M 线，明带中央有一深色的 Z 线。相邻两条 Z 线之间的一段肌原纤维称为肌节。肌质内还存在许多糖原颗粒，PAS 染色呈阳性。电镜下，肌原纤维由细肌丝和粗肌丝构成。粗肌丝位于肌节中部，两端游离，中央借 M 线固定。细肌丝位于肌节两侧，一端附着于 Z 线，另一端伸至粗肌丝之间。细微丝长约 1mm，直径 5nm，由肌动蛋白、原肌球蛋白和肌钙蛋白组成。粗肌丝长约 1.5mm，直径 15nm，由肌球蛋白组成。除肌原纤维外，肌质内还含有线状排列的线粒体、发达的肌质网、高尔基复合体以及大量的糖原颗粒和肌红蛋白。免疫组化标记显示横纹肌细胞表达结蛋白（desmin）、肌球蛋白（myosin）、肌红蛋白（myoglobin）和肌特异性抗原（MSA），此外，还可表达 Z 带蛋白和肌

联蛋白（titin）。在实际工作中建议采用 desmin、myogenin 和 MyoD1，不提倡采用 myosin 和 myoglobin。

　　横纹肌起源于胚胎时期的中胚层间充质细胞，但头颈部的骨骼肌也可起源于神经嵴的间充质（中外胚层，mesoectodem）。躯干骨骼肌起自体壁中胚层的生肌节，四肢骨骼肌也起胚胎第 5 周伸入肢芽的体壁中胚层，而不是过去认为的起自侧板中胚层。心肌起自脏壁中胚层。无论来自何处的间充质细胞，其横纹肌的组织发生都是相同的。胚胎第 3 周起中胚层的原始间充质细胞开始分化成不规则的星状或圆形细胞，胞质少，嗜伊红色，核大而圆，染色质深，核仁明显，称为前成肌细胞。进一步分化时，细胞增大并伸长为短梭形，胞质增加，颗粒性深嗜伊红色，核呈椭圆形，染色质细致，核仁明显，称为成肌细胞（myoblasts）。数周内，成肌细胞继续伸长，胞质周边出现纵形肌原纤维，细胞长轴两端与邻近细胞先以缝隙连接相联，继之互相融合，形成多个核居中的肌管细胞。胚胎第 7~10 周时，胞质内纵纹增多，充满整个肌质内，核向周边移动，并开始出现横纹，肌管细胞仍通过纵向融合而不断加长。胚胎第 11~15 周，胞质内出现规则的、明暗交替的横纹，核位于细胞周边，发育为成熟的肌纤维。横纹肌发育过程中，多种肌肉生成调节蛋白参与细胞的分化，其中，能在石蜡切片上特异性显示早期横纹肌细胞及其肿瘤的抗体有肌调节蛋白（MyoD1）和生肌蛋白（myogenin），这两种抗体对横纹肌肉瘤

高度特异和敏感,在分化较为原始或差分化横纹肌肉瘤的诊断和鉴别诊断上非常有用,阳性反应定位于细胞核上。横纹肌肿瘤的瘤细胞在形态上大致重演了横纹肌细胞发育过程中的不同分化阶段。在肿瘤病理诊断中,常将这些处于不同分化阶段的横纹肌细胞通称为横纹肌母细胞(rhabdomyoblasts)。

第二节　横纹肌瘤

在其他类型的软组织肿瘤中,良性肿瘤要远远多于恶性肿瘤,但横纹肌肿瘤却是一个例外,良性横纹肌瘤的发病率远远低于横纹肌肉瘤,在横纹肌肿瘤中所占的比例不足1%。

横纹肌瘤分为心脏横纹肌瘤(cardiac rhabdomyoma)和心脏外横纹肌瘤(extracardiac rhabdomyomas),后者包括成年型、胎儿型和生殖道型三种类型。此外,还有一些良性肿瘤或瘤样病变可伴有横纹肌分化,如皮肤横纹肌瘤样间叶性错构瘤和神经肌肉性错构瘤等,参见第五节。

一、心脏横纹肌瘤

心脏横纹肌瘤(cardiac rhabdomyoma)是婴幼儿最常见的心脏原发性肿瘤[1],占婴幼儿心脏原发性肿瘤的60%~80%[2],发病率在新生儿为0.02%~0.08%,产前胎儿为0.12%[3],偶可发生于成年人[4]。心脏横纹肌瘤与结节性硬化综合征(tuberous sclerosis complex,TSC)关系密切,在Yinon等人[2]的报道中,88%的心脏横纹肌瘤伴有TSC。TSC患者中的47%~67%可患有一个或多个心脏横纹肌瘤[5-7]。除结节性硬化综合征外,另有少数病例伴有Down综合征(21三体)[8],另一些病例伴发先天性心脏病,如法洛四联症、预激综合征或左心发育不全综合征等。心脏横纹肌瘤被认为是一种错构瘤,推测由胚胎心肌母细胞衍化而来。

【临床表现】

心脏横纹肌瘤常在出生前或出生后1年内所发现,两性均可发生,男性稍多见。

临床表现因肿瘤所在的位置、大小和数目而异,可以无症状,但当肿瘤体积较大时可阻塞心腔或瓣膜,导致血流动力学改变,产生心脏杂音,并引起心律失常(室上性或室性心律失常)、房室传导阻滞、瓣膜关闭不全、主动脉瓣或肺动脉瓣狭窄

和心包积液等。其他非特异性症状包括心脏增大、左室或右室衰竭以及双室衰竭。

【辅助检查】

因产前超声检查较为普遍,心脏横纹肌瘤被发现的情形也越来越多[9]。在胎儿期如发生水肿或心律失常可通过二维超声心动图检查确立诊断。在新生儿或婴儿期如发生严重充血性心力衰竭或室性心动过速等心律失常应高度怀疑是否有心脏横纹肌瘤,并通过超声、CT或MRI等影像学技术进行检查。

【大体形态】

肿瘤主要位于心室肌内(包括右心室和左心室),也可位于室间隔、心房、心外膜表面以及上腔静脉和右心房交界处[10]。呈结节状,可为孤立性,也可为多发性。境界清楚,无包膜,切面呈灰白色或灰黄色,直径1mm~10cm。

【组织形态】

由片状排列的圆形或多边形大细胞组成,胞质透亮,PAS染色阳性,胞核居中或偏位,胞质内可见嗜伊红色的间隔,从胞膜延伸至胞核,使细胞呈蜘蛛状(图12-1)。

【免疫组化】

圆形或多边形大细胞表达desmin、MSA、myoglobin和vimentin。抑癌基因TSC2相关蛋白马铃薯球蛋白(tuberin)和TSC1相关蛋白错构素(hamartin)在心脏横纹肌中呈失表达[11]。

【分子遗传学】

位于16号染色体上的TSC2和位于9号染色体上的TSC1突变。

【超微结构】

胞质内充满无膜包裹的糖原颗粒和小线粒体,可见发育不良的T管和片段状肌节。

【治疗】

心脏横纹肌瘤可完全或部分性消退[12],故对无症状或仅有轻微症状的患儿可采用保守性治疗,定期行心超和ECG检查,并随访。症状明显者可行手术,治疗原则是切除引起血流动力学损害的心腔内梗阻性病变,减轻梗阻症状,保护心室及瓣膜功能,防止损伤传导系统。有TSC和严重精神发育迟缓伴癫痫者不宜手术。鉴于mTOR通路异常在TSC相关心脏横纹肌瘤的发病中起了主要的作用[13],新近的一些个例报道显

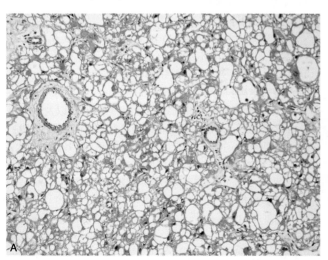

A

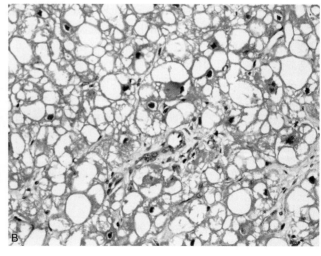

B

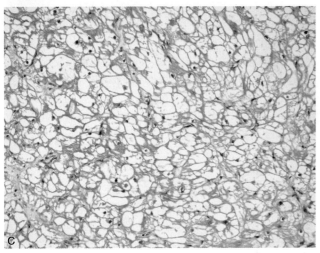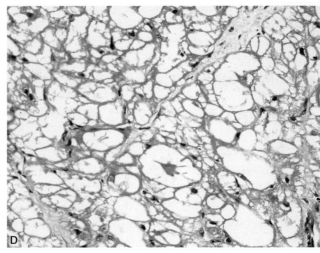

图 12-1　心脏横纹肌瘤

由成片的圆形或多边形大细胞组成,胞质透亮,部分细胞呈蜘蛛状

示,采用 mTOR 抑制剂依维莫司可使肿瘤完全消退[14,15]。

【预后】

主要取决于肿瘤的大小和所处部位。肿瘤直径在 2cm 以上者常可引起血流梗阻和心律失常,有心腔和瓣膜阻塞者预后也不佳。患儿生存率为 81% ~92%。

二、心脏外横纹肌瘤

(一) 成年型横纹肌瘤

成年型横纹肌瘤(adult rhabdomyoma, A-RM)是一种显示成熟骨骼肌分化的良性间叶性肿瘤,好发于成年人的头颈部,可能起自于第三或第四鳃弓。尽管 A-RM 是最常见的心脏外横纹肌瘤,但仍较为少见,在横纹肌肿瘤中所占比例<2%,自 Misch[16] 于 1958 年报道舌横纹肌瘤以来,文献上的报道尚不足 150 例。

【ICD-O 编码】

8904/0

【临床表现】

多发生于 40 岁以上的成年人,平均年龄为 50 岁,中位年龄为 60 岁,偶可发生于儿童。男性多见,男:女为3 ~4:1。

90% 的病例发生于头颈部。

临床上表现为上呼吸道/上消化道黏膜息肉状病变和颈部浅表软组织内的孤立性肿块,其中黏膜的好发部位依次为咽旁间隙、喉和口腔(包括舌、口底、软腭或颊黏膜、唇)[17,18]。无疼痛或触痛感,部分病例可因肿瘤阻塞咽或喉而产生声音嘶哑、呼吸困难和吞咽困难等症状。少数病例可发生于头颈部以外的区域,如食管、胃和纵隔[19-22],极少数病例发生于四肢[23]。病程一般为 2 周 ~3 年,中位病程为 2 年,但少数病例可达数十年。70% 的病例为孤立性,26% 的病例为多结节性[24],后者发生在同一区域内,可同时累及舌底、咽和喉,并向颈部延伸[25,26],4% 的病例为多中心性[27]。

【影像学】

肿瘤周界清楚,多位于黏膜下,肿瘤的密度和信号高于邻近的肌肉组织(图 12-2)。

【大体形态】

肿块周界清晰,呈圆形或分叶状,深褐色或红棕色(图 12-3),黏膜内肿瘤外表光滑,息肉样,广基或有蒂,直径为 0.5 ~ 10cm,中位直径 3.0cm,质软,切面呈颗粒状。

【组织形态】

由周界清晰的小叶组成,小叶内由排列紧密、嗜伊红色或透亮的大圆形或多边形细胞组成(直径 15 ~150mm)(图 12-4A ~ D),间质稀少。部分病例也可在黏膜下腺体之间或肌肉组织之间穿插性生长(图 12-4E,F)。瘤细胞的边界清晰,胞质丰富,嗜伊红色、颗粒状,或因富含糖原而呈透亮状或空泡状,有时空泡细胞中央有少量深嗜伊红色的胞质向周边呈条索状放射,形成所谓的蜘蛛状细胞(Spider cells)。多数病例于胞质内可见横纹,但常需仔细寻找。此外,还可见棒状(rod-like)或杂草样(jackstraw)的结晶样物质。横纹或结晶在 PTAH 染色下更为明显。瘤细胞的核小、圆,居中或居于胞质周边排列,染色质呈空泡状,可见小核仁。

【特殊染色】

因富含糖原,胞质 PAS 染色呈阳性,可被淀粉酶消化(图 12-5)。胞质内的横纹、棒状或结晶样物质在 PTAH 和 Masson 三色染色下更为清晰。

【免疫组化】

瘤细胞表达 desmin、MSA(图 12-6)、myogenin 和 MyoD1,并可膜性表达肌营养不良蛋白(dystrophin)[28],不表达 CD68、CD163、Syn、CgA、S-100 蛋白、HMB45 和 TFE3。

【超微结构】

胞质内含有数量不等的线粒体和糖原颗粒,以及粗细不等、分化程度不一的肌丝[29],其中细肌丝(actin)直径为 50 ~70nm,粗肌丝(myosin)直径为 135 ~150nm。在 I 带内可见 Z 线。部分病例在胞质内可见线状体肌病样包涵体(nemaline myopathy-like inclusions),实为肥大的 Z 带[30]。

【细胞遗传学】

Gibas 和 Miettinen[31] 报道的 1 例位于咽旁的复发性横纹肌瘤显示 t(15;17)(q24;p13),10 染色体长臂也有异常,提示成年型横纹肌瘤为肿瘤性病变。

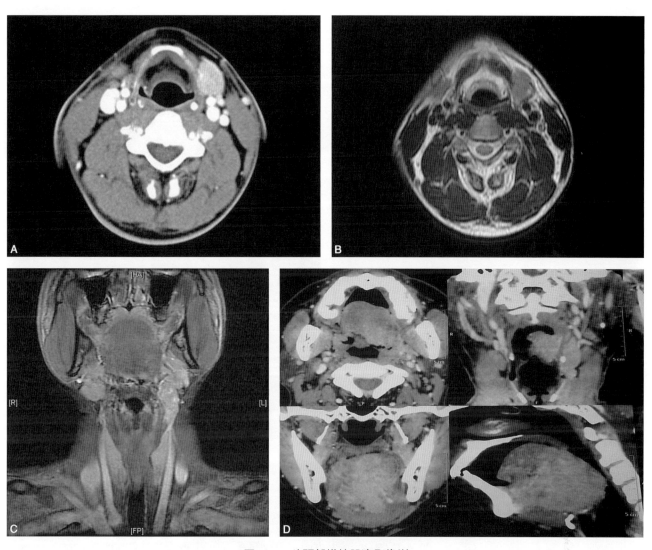

图 12-2　头颈部横纹肌瘤影像学
A、B. 颊部横纹肌瘤；C. 颈部横纹肌瘤；D. 口底复发性横纹肌瘤

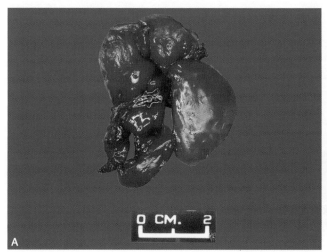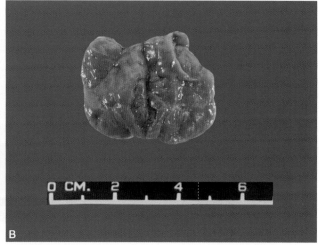

图 12-3　颈部横纹肌瘤大体形态

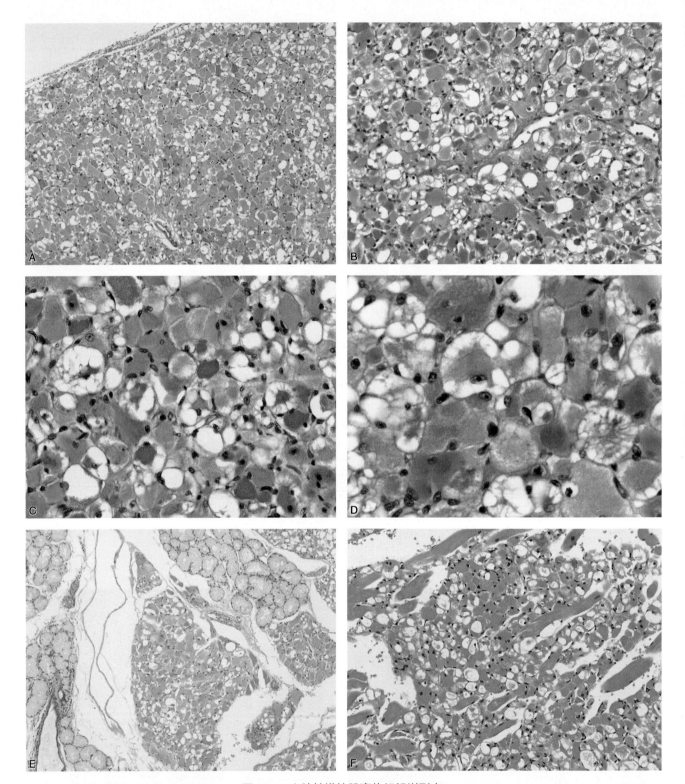

图 12-4　心脏外横纹肌瘤的组织学形态

A ~ D. 由排列紧密、嗜伊红色或透亮的大圆形或多边形细胞组成,可见蜘蛛状细胞;E、F. 在黏膜下腺体之间或肌肉组织之间穿插性生长

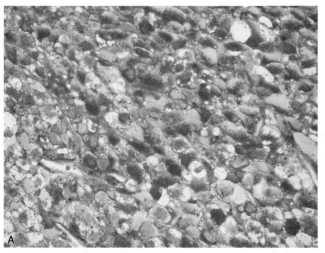
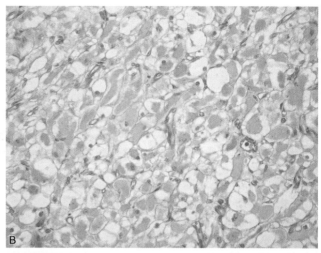

图 12-5 心脏外横纹肌瘤
A. PAS 染色;B. 淀粉酶消化后

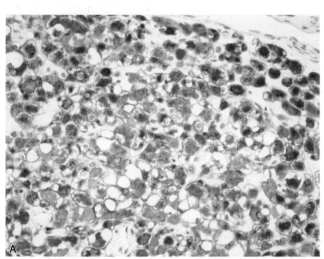
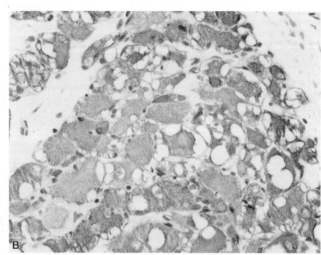

图 12-6 心脏外横纹肌瘤的免疫组化
A. desmin 标记;B. MSA 标记

【鉴别诊断】

1. 颗粒细胞瘤 瘤细胞边界不清,胞质内无横纹、无空泡、无棒状或杂草样结晶,瘤细胞弥漫强阳性表达 S-100、SOX10 和 NSE,提示具施万细胞分化。电镜下胞质内充满大量复合性溶酶体。

2. 棕色脂肪瘤 瘤细胞体积较小,胞质内含有很多脂滴,无横纹或棒状结晶,肿瘤常混有成熟脂肪组织。

3. 副神经节瘤 瘤细胞呈器官样排列,细胞边界不清,胞质内无横纹或棒状结晶,免疫组化标记显示主细胞强阳性表达 CgA、Syn、NSE 和 CD56,支持细胞表达 S-100,电镜下胞质内可见神经内分泌颗粒。

4. 嗜酸细胞瘤 瘤细胞表达上皮性标记,电镜下胞质内可见大量的线粒体。

5. 网状组织细胞瘤 多发生于皮肤,瘤细胞的胞质呈毛玻璃样,核呈空泡状,可见明显的核仁,瘤细胞表达 CD68 和 CD163,不表达 desmin 和 MSA 等肌细胞标记物。

6. 胚胎性横纹肌肉瘤 肿瘤常呈浸润性生长,镜下除圆形或多边形横纹肌母细胞外,常可见小圆形、梭形或不规则形的横纹肌母细胞,瘤细胞具有一定的异型性,可见核分裂象。

【治疗】

局部切除。

【预后】

本瘤系良性肿瘤,肿瘤不具侵袭性,也无恶性潜能,但切除不完全时可复发[32],复发率可达 42%[17],Andersen 和 Elling[33]曾报道过 1 例,35 年内复发 3 次。尚无自发性消退的报道。

（二）胎儿型横纹肌瘤

胎儿型横纹肌瘤(fetal rhabdomyoma,F-RM)是一种显示不成熟骨骼肌分化的良性间叶性肿瘤,好发于 3 岁以下婴幼儿的头颈部,比成年型横纹肌瘤更为少见。由 Pendle 于 1897 年首先报道[34],Dehner 和 Enzinger 等[35]曾于 1972 年作了系列报道,并将其从成年型横纹肌瘤中区分开来。因胎儿型横纹肌瘤在组织学上与胚胎性横纹肌肉瘤非常相似,故熟悉其临床病理学特点具有极为重要的意义,应避免将胎儿型横纹肌瘤误诊为胚胎性横纹肌肉瘤及给患儿带来过度性治疗。

【ICD-O 编码】

8903/0

【临床表现】

胎儿型横纹肌瘤可分成经典型(classic)和中间型(intermediate)两种主要的类型,另一种少见类型常累及神经,也称神经变型(neural variant),与神经肌肉性错构瘤有些相似。

经典型多发生于 1 岁以内的婴幼儿,在 Kapadia 等[36]报道的 8 例经典型病例中,6 例在 1 岁以下。主要发生于头颈部的皮下和黏膜下,特别是耳前区和耳后区。

中间型发生于成年人者较儿童多见,主要发生于头颈部,包括眼眶、舌、鼻咽、颊黏膜、软腭和咽部等处[37-39]。少数病例可发生于头颈部以外的部位,如胸壁、腹壁、纵隔、腹膜后、大腿和肛旁[40,41]。

经典型和中间型均以男性为多见,男∶女为2.4~3∶1。少数病例伴有痣样基底细胞癌综合征(nevoid basal-cell carcinoma syndrome)[42],后者是一种常染色体显性疾病,表现为在幼年期患有多灶性基底细胞癌、各种骨异常(特别是肋骨)和牙源性角化囊肿等[43]。

【影像学】

肿瘤周界清楚,多位于黏膜下,也可位于皮下肌肉内,肿瘤的密度和信号高于邻近的肌肉组织(图 12-7)。

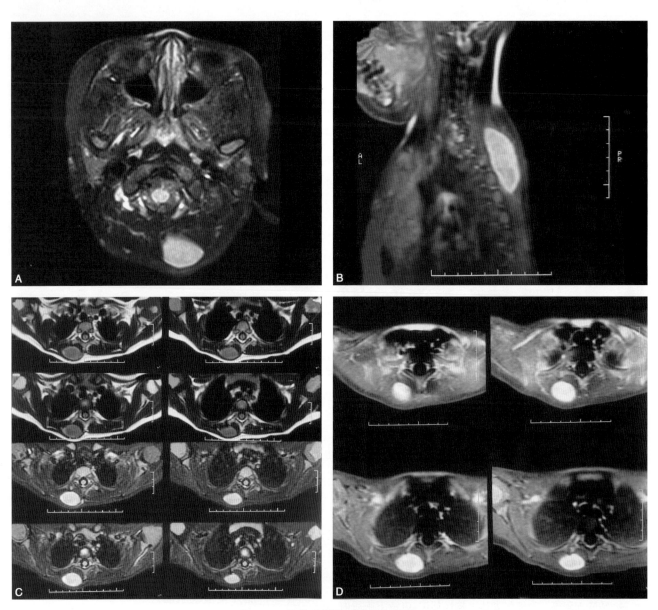

图 12-7　胎儿型横纹肌瘤的影像学
A. 枕部皮下;B~D. 背部肌肉内

【大体形态】

肿块周界清晰,质地柔软,灰白色至暗粉红色,直径 1.0~12.5cm,平均 3.0cm。切面呈胶冻样,有光泽。位于黏膜的病变呈息肉状。

【组织形态】

经典型也称黏液样型(myxoid type),主要由原始间质细胞、梭形细胞和不成熟骨骼肌纤维组成(图 12-8),后者类似于 7 周~10 周胎龄的胎儿肌管(myoid tubules),细胞之间为大量黏液样的基质。胞质内的横纹在 HE 染色下不易找见,但在 Masson 染色或 PTAH 染色下较为清晰。

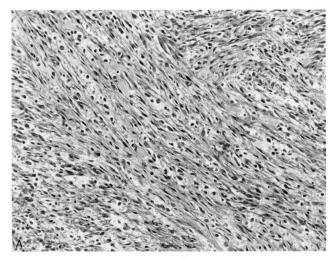
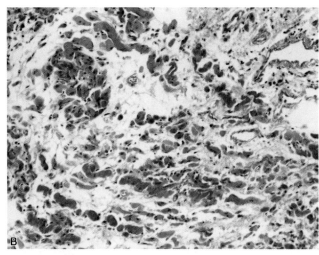

图 12-8　经典胎儿型横纹肌瘤的组织学形态
由原始间质细胞、梭形细胞和不成熟骨骼肌纤维组成,细胞之间为大量黏液样的基质

中间型也称幼年型(juvenile type)或富于细胞型(cellular type),形态介于成年型横纹肌瘤与经典型横纹肌瘤之间,主要由大量分化性的骨骼肌纤维组成,可见带状或节细胞样的横纹肌母细胞(图 12-9A~E),梭形间质细胞稀少或无,间质黏液样变不明显。大多数病例内的瘤细胞无异型性,核分裂象无或罕见(图 12-9F),也不见肿瘤性坏死。但在 Kapadia 报道的一些病例中,瘤细胞可显示轻度的异型性,但其异型性的程度远不及胚胎性横纹肌肉瘤。此外,在 5 例病例中可见多少不等的核分裂象,其中 1 例可达 14/50HPF。

神经性变型横纹肌瘤与神经关系密切[44-47],形态上类似神经肌肉性迷走瘤(良性蝾螈瘤),部分病例可伴有痣样基底细胞癌综合征[48]。

【免疫组化】

瘤细胞表达 desmin 和 MSA(图 12-10A,B),可局灶表达 myogenin 和 MyoD1,中间型横纹肌瘤还常表达 α-SMA 等(图 12-10C),Ki67 指数多较低(图 12-10D)。

【超微结构】

瘤细胞的胞质内可见增大的 Z 带、粗和细的肌丝,在不成熟横纹肌母细胞的胞质内可见糖原[49]。

【细胞遗传学】

多灶性的胎儿型横纹肌瘤可发生于患有痣样基底细胞癌综合征的患者当中,该综合征由肿瘤抑制基因 *PTCH1* 的突变所引起[50]。*PTCH1* 编码 Hedgehog 信号通路中的抑制性受体。*PTCH1* 突变可激活 Hedgehog 信号通路[51,52],激活的 Hedgehog 信号通路与胎儿型横纹肌瘤的生物学相关。

【鉴别诊断】

1. 胎儿型横纹肌瘤最主要与胚胎性横纹肌肉瘤相鉴别(表 12-1)

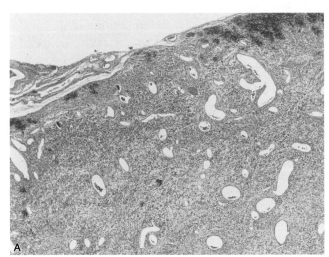
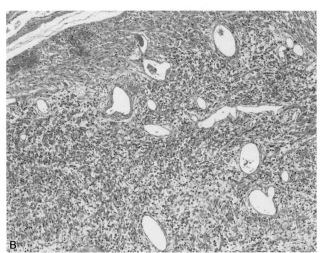

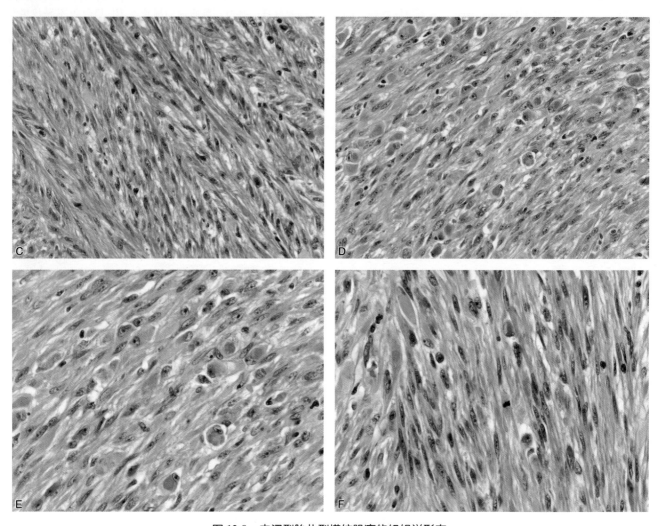

图 12-9　中间型胎儿型横纹肌瘤的组织学形态
A～E. 主要由大量分化性的骨骼肌纤维组成,可见带状或节细胞样的横纹肌母细胞;F. 核分裂象罕见

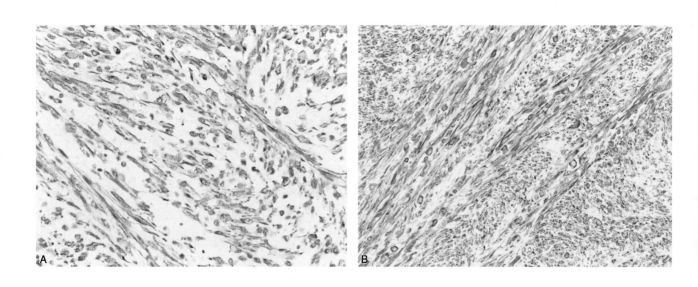

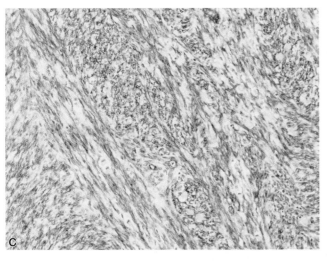

图 12-10 胎儿型横纹肌瘤的免疫组化
A. desmin 标记；B. MSA 标记；C. α-SMA 标记；D. Ki67 标记

表 12-1 胎儿型横纹肌瘤与胚胎性横纹肌肉瘤的鉴别诊断

	胎儿型横纹肌瘤	胚胎性横纹肌肉瘤
大体	周界清晰	浸润性生长
深度	位于浅表	位于深部软组织
核分裂象	无或罕见	易见
多形性	无或轻微	中度或明显
坏死	无	常有
Ki67	低	高

2. 所谓的神经性变型横纹肌瘤需与神经肌肉迷芽瘤（良性蝾螈瘤）鉴别，主要的鉴别点在于，后者多呈叶状分布，由成熟的骨骼肌和施万细胞组成，大体上可见肿瘤与神经相连。

【治疗】

局部切除。

【预后】

本瘤属良性肿瘤，少数病例可复发[53]，多因肿瘤切除不净所致，不转移。尚无客观的证据显示胚胎性横纹肌瘤是胚胎性横纹肌肉瘤的早期或前驱性病变，或可恶变为胚胎性横纹肌肉瘤。极个别发生恶变的富于细胞性胎儿型横纹肌瘤原本就是胚胎性横纹肌肉瘤[54]。

（三）生殖道型横纹肌瘤

生殖道型横纹肌瘤（genital rhabdomyoma，G-RM）是一种好发于中青年妇女生殖道的良性间叶性肿瘤，瘤细胞显示骨骼肌分化。G-RM 非常罕见。

【ICD-O 编码】

8905/0

【临床表现】

好发于中青年妇女，年龄范围为 30 ~ 50 岁，平均年龄为 42 岁。

临床上表现为阴道、宫颈和外阴部缓慢生长的息肉状肿块或囊肿[55-59]，病程为 4 ~ 5 年，位于阴道者常在妇科检查中发现。

少数病例也可发生在男性的睾丸鞘膜、附睾和前列腺等处[60-64]，以及女婴的尿道[65]。一些发生于婴幼儿生殖道的横纹肌瘤可能就是胎儿型横纹肌瘤[66]。

【大体形态】

息肉状或菜花状，直径为 1 ~ 3cm，中位直径为 2cm，部分病例还可具有长度为 0.6 ~ 1.5cm 的蒂。

【组织形态】

肿瘤位于黏膜下，由散在成熟程度不等的横纹肌纤维组成，类似胎儿型横纹肌瘤（图 12-11），横纹肌母细胞多呈梭形或带状，胞质内可见横纹。细胞无异型性，也不见核分裂象。间质内含有多少不等的胶原或呈黏液样。Jo 等[67]新近报道了 7 例发生于睾丸旁的横纹肌瘤，形态上与发生于其他部位的横纹肌瘤有所不同，以间质显示明显的玻璃样变为特征，提示为一种独特的硬化性亚型（sclerosing variant）。

【免疫组化】

瘤细胞表达 desmin、MSA 和 myogenin。

【超微结构】

显示瘤细胞具骨骼肌分化。

【鉴别诊断】

1. 非典型性息肉 由增生的纤维母细胞和间质组成，可见核深染的多核性间质细胞或畸形细胞，但不见胞质深嗜伊红色、含有横纹的带状横纹肌母细胞，间质细胞可表达 desmin，偶可灶性表达 myogenin[68]，可被误诊为肌源性，特别是被误诊为葡萄簇样横纹肌肉瘤。

2. 葡萄簇样横纹肌肉瘤 多发生在婴幼儿和儿童，肿瘤生长迅速。被覆黏膜多有溃疡。黏膜下可见特征性的形成层，瘤细胞幼稚，多为圆形或卵圆形，核有异型性，可见核分裂象。

【治疗】

局部完整切除。

【预后】

本瘤属良性肿瘤，不具侵袭性，也无恶变倾向。

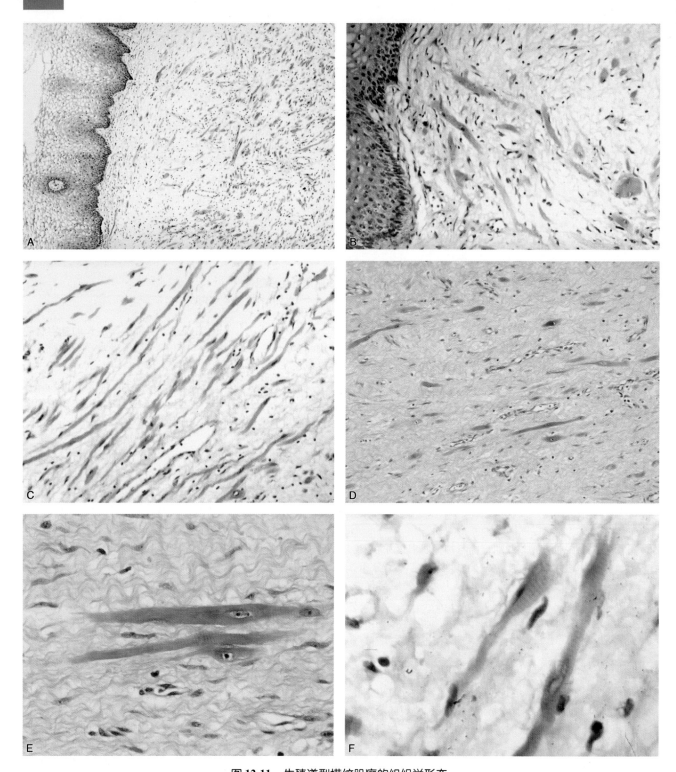

图 12-11　生殖道型横纹肌瘤的组织学形态

A～F. 肿瘤位于黏膜下,由散在成熟程度不等的横纹肌纤维组成,类似胎儿型横纹肌瘤

第三节　横纹肌肉瘤总论

一、横纹肌肉瘤的定义和分类

　　横纹肌肉瘤(rhabdomyosarcoma,RMS)是一种显示骨骼肌分化的原始间叶性恶性肿瘤,由 Weber[69] 于 1854 年首先描述,Wolfensberger 于[70] 1894 年发表了第一个横纹肌肉瘤的系列报道,主要集中于泌尿生殖道,同年 Berard[71] 首次描述了胚胎性横纹肌肉瘤,Stout[72] 于 1946 年报道了多形性横纹肌肉瘤,而腺泡状横纹肌肉瘤的报道则晚至 1956 年[73]。1958 年,Horn 和 Enterline 提出将横纹肌肉瘤分为胚胎性、葡萄簇样、腺泡状和多形性横纹肌肉瘤[74]。这一经典分类成为 WHO 分类和国际横纹肌肉瘤研究协助组分类(Intergroup Rhabdomyosarcoma Studies,IRS)的基础[75]。

根据肿瘤的临床特点、光镜形态、细胞和分子遗传学特征,2013年版的WHO分类将横纹肌肉瘤分为胚胎性横纹肌肉瘤(包括葡萄簇样和间变性)、腺泡状横纹肌肉瘤(包括实体型和间变性)、多形性横纹肌肉瘤和梭形细胞/硬化性横纹肌肉瘤四种主要类型[76]。此外,新近文献上还报道了上皮样横纹肌肉瘤新亚型[77](表12-2)。

表12-2 横纹肌肉瘤分类

胚胎性横纹肌肉瘤
  经典型
  葡萄簇样
  间变性
腺泡状横纹肌肉瘤
  经典型
  实体性(包括透明细胞型)
  间变性
多形性横纹肌肉瘤
梭形细胞/硬化性横纹肌肉瘤
上皮样横纹肌肉瘤
横纹肌肉瘤,非特指性

除WHO分类外,国际上还有国际儿童肿瘤协会(International Society of Pediatric Oncology,SIOP)分类[78]、美国国内癌症中心(National Cancer Institute,NCI)分类[79]和横纹肌肉瘤国际分类(International Classification of Rhabdomyosarcoma,ICR)[80]。横纹肌肉瘤研究协助组(Intergroup Rhabdomyosarcoma Study,IRS)报道了大量的病例[81],进一步促进了对横纹肌肉瘤的认识。

复旦大学附属肿瘤医院病理科在2008—2016年间共诊断各种类型的横纹肌肉瘤750例,其中胚胎性横纹肌肉瘤约占半数(表12-3)。

表12-3 750例横纹肌肉瘤各亚型病例数及所占百分比

	例数	所占百分比
胚胎性横纹肌肉瘤	358	48%
腺泡状横纹肌肉瘤	166	22%
多形性横纹肌肉瘤	92	12.3%
梭形细胞横纹肌肉瘤	72	9.6%
硬化性横纹肌肉瘤	55	7.3%
上皮样横纹肌肉瘤	7	0.93%

二、横纹肌肉瘤的临床特点

(一)年龄和性别

横纹肌肉瘤是15岁以下婴幼儿和儿童最为常见的一种软组织肉瘤[82-84],约占儿童恶性肿瘤的3%~4%,年发病率约为4.5/百万[85]。横纹肌肉瘤也是青少年常见的软组织肉瘤之一,但在45岁以上的中老年则较为罕见,约占所有成年人软组织肉瘤的2%~3%。

横纹肌肉瘤的各种亚型与年龄关系密切,如胚胎性横纹肌肉瘤和葡萄簇样横纹肌肉瘤好发于婴幼儿和儿童,其中位年龄为8岁,腺泡状横纹肌肉瘤则好发于10~25岁的青少年,其中位年龄为16岁,而多形性横纹肌肉瘤多发生于45岁以上的中老年,其中位年龄为50~56岁。一些好发于儿童和青少年的横纹肌肉瘤类型也可发生于成年人[86-89]。发生于成年人的横纹肌肉瘤中胚胎性横纹肌肉瘤约占20%。

肿瘤的发生部位与年龄也有密切关系,如发生于膀胱、前列腺、阴道和中耳者,中位年龄为4岁,发生于睾丸旁者或发生于四肢者,中位年龄为14岁。

从性别上看,男性略多见,男:女为1.2~1.5:1。从人种来看,根据美国的统计,横纹肌肉瘤在非西班牙裔的白人中发病率最高,约占70%,其次为非洲裔(15%),西班牙裔为10%,印第安人和亚裔较低,仅为5%。

(二)发生部位和临床表现

尽管可发生于躯体任何部位,但横纹肌肉瘤主要有三个好发部位,依次为头颈部、躯干(包括泌尿生殖道)和四肢。根据IRS-Ⅰ、IRS-Ⅱ和IRS-Ⅲ的报道,35%发生于头颈部(970例/2747例),24%发生于泌尿生殖道(650例/2747例),19%发生于四肢(511例/2747例)[90]。

发生于头颈部者,最常见于脑膜旁,在IRS发布的材料中占16%,其次为眼眶(图12-12A),表现为眼眶内上方生长迅速的无痛性肿块,可引起眼球突出、偏位(向下或向外侧)、视力模糊和复视等症状,肿瘤常累及眼睑和结膜,引起眼睑水肿、上睑下垂或导致溃疡形成,也可向下或向上分别累及鼻旁窦和颅底。形态上多数为胚胎性,少数为葡萄簇样或腺泡状横纹肌肉瘤。其他部位包括鼻腔、鼻咽、耳、外耳道(图12-12B)、鼻旁窦、乳突、颞下窝、翼腭窝、面部、颈部软组织和口腔(包括舌、唇和软腭),位于这些部位的肿瘤多生长迅速,常呈浸润性或破坏性生长,CT和MRI有助于确定肿瘤的范围和骨破坏的程度。

发生于泌尿生殖道者,主要位于睾丸旁,好发于青少年,表现为单侧生长的无痛性肿块,可累及精索和附睾,腹膜后和主动脉旁淋巴结也常受肿瘤累及,临床上应主要与鞘膜积液、精子囊肿或腺瘤样瘤鉴别。组织学上多为胚胎性横纹肌肉瘤或梭形细胞横纹肌肉瘤。5%左右的横纹肌肉瘤发生于膀胱或前列腺,其中横纹肌肉瘤是10岁以下儿童和婴幼儿膀胱最常见的肿瘤,多为胚胎性或葡萄簇样横纹肌肉瘤。其他部位包括输卵管、宫颈、阴道、外阴、会阴和肛旁(图12-12C,D)。位于腹膜后和盆腔的横纹肌肉瘤也不少见,其中约45%为胚胎性,15%为腺泡状。

位于四肢的横纹肌肉瘤主要位于前臂、手和足,腺泡状与胚胎性横纹肌肉瘤均可发生,两者的比例约为4:3。多形性横纹肌肉瘤多发生于四肢深部软组织,特别是大腿,表现为逐渐增大的肿块。

除头颈部、泌尿生殖道、盆腔、腹膜后和四肢外,少数横纹肌肉瘤还可发生于胆管、纵隔、心、肺、肝、肾、皮肤、中枢神经系统和骨等处。

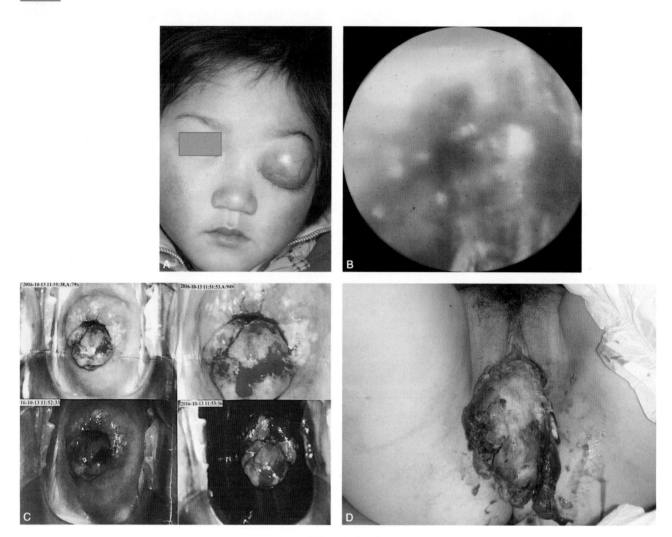

图 12-12　横纹肌肉瘤的临床表现
A. 左眼眶；B. 耳道；C. 宫颈；D. 宫颈肿瘤脱出阴道外

三、横纹肌肉瘤的 IRSG 分组和 TNM 分期

本文列出横纹肌肉瘤的横纹肌肉瘤研究协助组（Inter-group Rhabdomyosarcoma Study Group, IRSG）分组和治疗前的 TNM 分期（表 12-4 和表 12-5）。

表 12-4　横纹肌肉瘤 IRSG 分组

组别		肿瘤范围/外科结果
I	A	局限性肿瘤，局限于起始部位，能完整切除
	B	局限性肿瘤，有浸润，超过起始部位，能完整切除
II	A	局限性肿瘤，大体上能整个切除，但显微镜下有肿瘤残留
	B	局部扩展性肿瘤（累及区域淋巴结），能完整切除
	C	局部扩展性肿瘤（累及区域淋巴结），大体上能整个切除，但显微镜下有肿瘤残留
III	A	局限性或呈局部浸润性，活检后大体上有肿瘤残留
	B	局限性或呈局部浸润性，切除后大体上有肿瘤残留（切除的部分超过 50%）
IV		任何大小的原发性肿瘤，伴或不伴有区域淋巴结累及，有远处转移，与原发性肿瘤的手术无关

表12-5　儿童横纹肌肉瘤的治疗前 TNM 分期

分期	部位	浸润性	大小	区域淋巴结	转移
I	眼眶	T1 or T2	任何	No,N1 or Nx	M0
	头颈部	T1 or T2	任何	No,N1 or Nx	M0
	（不包括脑膜旁）				
	泌尿生殖道	T1 or T2	任何	No,N1,or Nx	M0
	（不包括膀胱/前列腺）				
II	膀胱/前列腺	T1or T2	<5cm	No or Nx	M0
	四肢	T1 or T2	<5cm	No or Nx	M0
	颅	T1 or T2	<5cm	No or Nx	M0
	脑膜旁	T1 or T2	<5cm	No or Nx	M0
	其他	T1 or T2	<5cm	No or Nx	M0
III	膀胱/前列腺	T1or T2	<5cm	N1	M0
	四肢	T1 or T2	>5cm	No. N1 or Nx	M0
	颅	T1 or T2	<5cm	No,N1 or Nx	M0
	脑膜旁	T1 or T2	>5cm	No,N1 or Nx	M0
	其他	T1 or T2	>5cm	No,N1 or Nx	M0
IV	所有部位	T1 or T2	任何	No or N1	M1

T1:限于起始部位;T2:超过起始部位;No:临床上无累及;N1:临床上累及;Nx:临床上不清楚;M0:无远处转移;M1:远处转移

四、横纹肌肉瘤的预后

横纹肌肉瘤属于一种高度恶性的软组织肉瘤,应该采取多学科综合治疗。在对肿瘤进行活检或切除并获得明确的病理诊断以后,应该结合影像学检查(包括 CT 和 MRI 等)做好肿瘤的分期。由于横纹肌肉瘤可转移至骨髓,故在分期时应作双侧的骨髓针吸或穿刺活检。

IRS 临床分组和 TNM 分期均有预后价值。本文列出横纹肌肉瘤预后较好和不利的因素(表 12-6)。

表12-6　横纹肌肉瘤的预后较好和预后不利因素

预后较好因素	预后不利因素
婴幼儿和儿童	成年人
肿瘤位于眼眶和泌尿生殖道	肿瘤位于头颈部(非眼眶)、脊柱旁、腹腔、腹膜后、会阴和四肢
肿瘤体积小(<5cm)	肿瘤体积大(>5cm)
葡萄簇样或梭形细胞横纹肌肉瘤	腺泡状(PAX3-FOXO1+)和多形性横纹肌肉瘤
局部非浸润性,无淋巴结和远处转移	局部浸润性,特别是脑膜旁和脊柱旁、鼻旁窦和骨局部复发
	治疗过程中发生局部复发
	区域淋巴结转移,或远处转移
	初次不能完整切除,或无法切除
	DNA 呈双倍体
	弥漫表达 myogenin
	ALK mRNA 高表达
	MyoD1 基因突变

第四节　横纹肌肉瘤的组织学亚型

一、胚胎性横纹肌肉瘤

胚胎性横纹肌肉瘤(embryonal rhabdomyosarcoma,ERMS)是一种在形态上和生物学上再现胚胎性骨骼肌特点的原始间叶性肉瘤,由原始小圆形细胞和不同分化阶段的横纹肌母细胞以不同比例混合组成。本型最常见,约占横纹肌肉瘤的49%~60%。

【ICD-O 编码】

8910/3

【临床表现】

ERMS 多发生在 10 岁以下的婴幼儿和儿童,平均年龄为 7 岁。其中 36% 在 5 岁以下,青少年患者约占 18%[91],较少发生于成年人,发生于成年人的横纹肌肉瘤中,ERMS 约占 20%[89,92]。新生儿患者占 4%[93],偶可为先天性[94]。男性略多见,男:女为 1.4:1。

好发于头颈部、泌尿生殖道和盆腔腹膜后,尤其是眼眶(图 12-12A)、鼻腔、鼻旁窦、耳道、口腔、鼻咽、躯干、睾丸旁、膀胱和前列腺等部位(图 12-12B),偶可位于四肢。女性患者中,特别是 20 岁左右的青少年,发生于宫颈、阴道和会阴者也不少见(图 12-12C,D)。

临床上表现为生长迅速的肿块,症状多与肿瘤所在部位及浸润深度有关,如眼眶肿瘤可引起眼球突出和移位,出现视力模糊和复视,如扩展至眼睑可出现水肿和溃疡,耳道肿瘤可引起听力减退、耳痛、出血和流脓,腹膜后肿瘤可引起腹痛、腹部包块、恶心、呕吐和便秘等,膀胱肿瘤可引起排尿困难、尿失禁和血尿,睾丸旁肿瘤在睾丸上极形成质地坚实的无痛性肿块。

复旦大学附属肿瘤医院 2008—2016 年间共诊断 358 例胚胎性横纹肌肉瘤,其中男性 233 例,女性 125 例,男:女为 1.86:1。平均年龄为 22 岁,中位年龄为 18 岁,年龄范围为 20 天~81 岁,高峰年龄段为 0~9 和 10~19 岁(图 12-13)。肿瘤主要发生于头颈部(40%)(特别是鼻腔和眼眶)和泌尿生殖道(29%)(特别是睾丸、前列腺、膀胱和宫颈),部分病例位于四肢(7.5%)、腹盆腔(6.4%)以及会阴、骶前和肛周(4%),少数病例位于纵隔、躯干、乳腺、胸肺和椎体,偶可位于心、中枢神经系统、骨和肝脏等部位(图 12-14)。

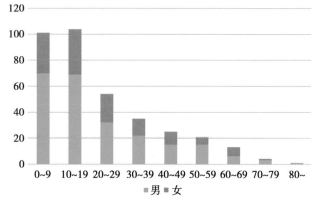

图 12-13　358 例胚胎性横纹肌肉瘤的年龄和性别分布

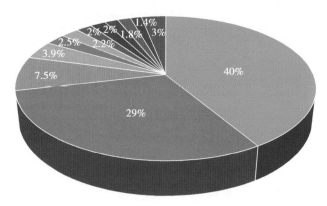

图 12-14　358 例胚胎性横纹肌肉瘤的部位分布

胚胎性横纹肌肉瘤可伴发一些临床综合征,包括 NF1 综合征、Noonan 综合征、Costello 综合征[95-97];Beckwith-Wiedemann 综合征、Li-Fraumeni 综合征、Gorlin 综合征[98-100];伴发宫颈胚胎性横纹肌肉瘤的胸肺母细胞瘤综合征[101]。

【影像学】

胚胎性横纹肌肉瘤在 CT 上表现为密度不均的肿块,可浸润周围软组织或脏器。CT 难以判断肿瘤的类型,但对确定是否有区域性淋巴结转移或肺转移有很大的帮助。在 MRI 的 T_1WI 上,胚胎性横纹肌肉瘤表现为非特异性的低信号强度,T_2WI 为高信号强度[102]。CT 和 MRI 在术前可确定肿瘤的范围和浸润破坏的程度,有助于临床分期(图 12-15)。

【大体形态】

肿块周界不清,质地坚实或软,切面呈灰白色或灰红色,胶冻样、黏冻样或鱼肉样常伴有出血、坏死和囊性变(图 12-16)。

【组织形态】

瘤细胞的形态多种多样,但基本上重演了骨骼肌胚胎发育过程中各个阶段的细胞。分化较为原始的细胞为星状细胞和小圆形细胞(胚基间叶细胞),核呈圆形或卵圆形,核深染,核分裂象易见,胞质稀少,与未分化的原始间叶细胞相似(图 12-17A~E),瘤细胞可有挤压伤,尤其是在活检组织(图 12-17F)。当瘤细胞逐渐向成熟方向分化时,胞质增多,因肌原纤维聚集而呈深嗜伊红色,瘤细胞从形态上也由星状和小圆形演变为蝌蚪样、梭形、带状、网球拍样、大圆形或卵圆形、疟原虫样或蜘蛛状等各种形态的横纹肌母细胞(图 12-17G~P)。除原始间叶样细胞和横纹肌母细胞外,部分病例中尚可见数量不等、核深染的瘤巨细胞,散在或成簇分布,也称间变性横纹肌肉瘤(anaplastic rhabdomyosarcoma)(图 12-17Q,R)。

Schmidt 等[103]根据横纹肌母细胞所占的比例将其分成原始性(横纹肌母细胞<10%)、中间型(横纹肌母细胞 10%~50%)和分化型(横纹肌母细胞>50%)三种。原始型主要由小圆形或梭形原始间叶性细胞(胚基间叶细胞)组成,核染色质深,核分裂象易见,胞界不清,横纹肌母细胞常难以找见或缺如,仅凭光镜形态常难以识别为横纹肌肉瘤。少数差分化横纹肌肉瘤中瘤细胞的核可呈空泡状,可见核仁,核分裂象易见,可被误诊为其他类型的小圆细胞恶性肿

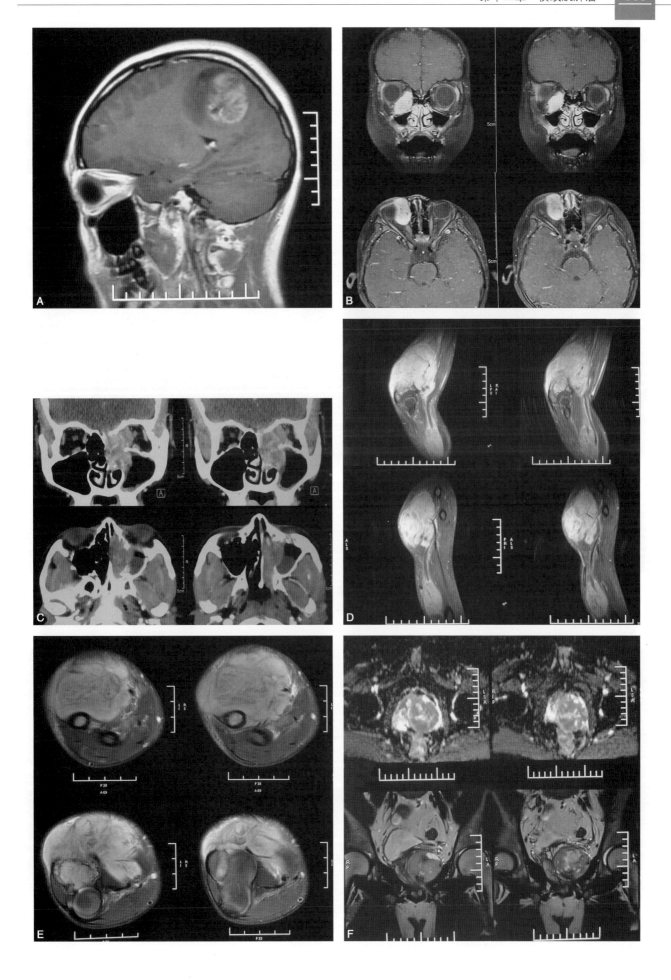

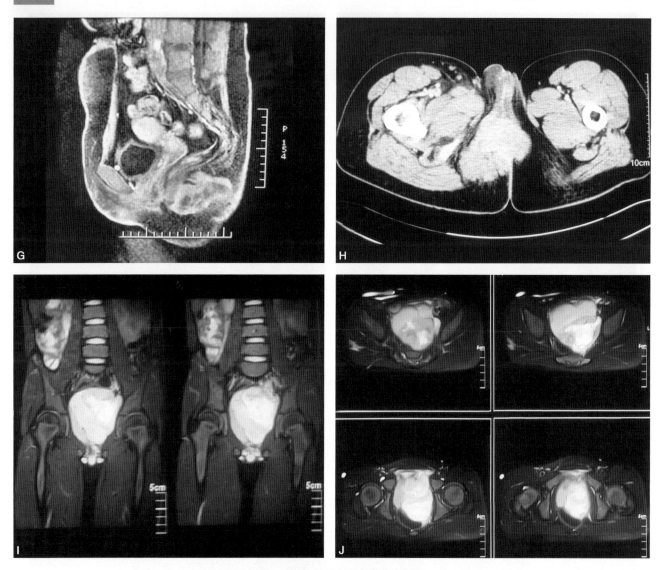

图 12-15 胚胎性横纹肌肉瘤的影像学
A. 颅内；B. 右眶下；C. 左鼻腔鼻窦；D、E. 上臂；F. 前列腺；G、H. 会阴；I、J. 盆腔

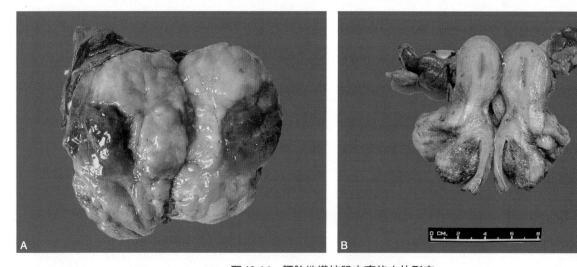

图 12-16 胚胎性横纹肌肉瘤的大体形态
A. 睾丸；B. 宫颈

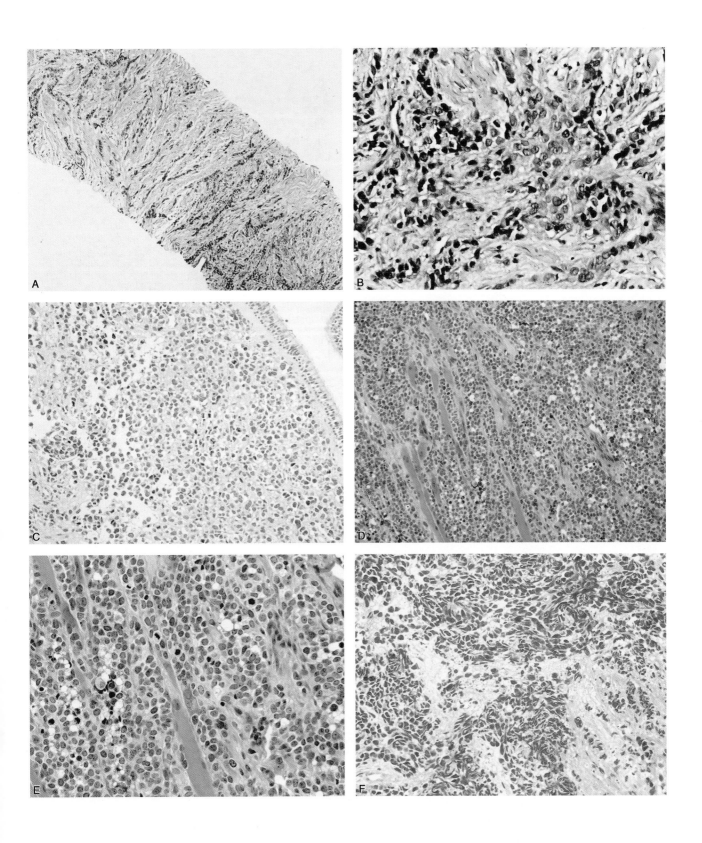

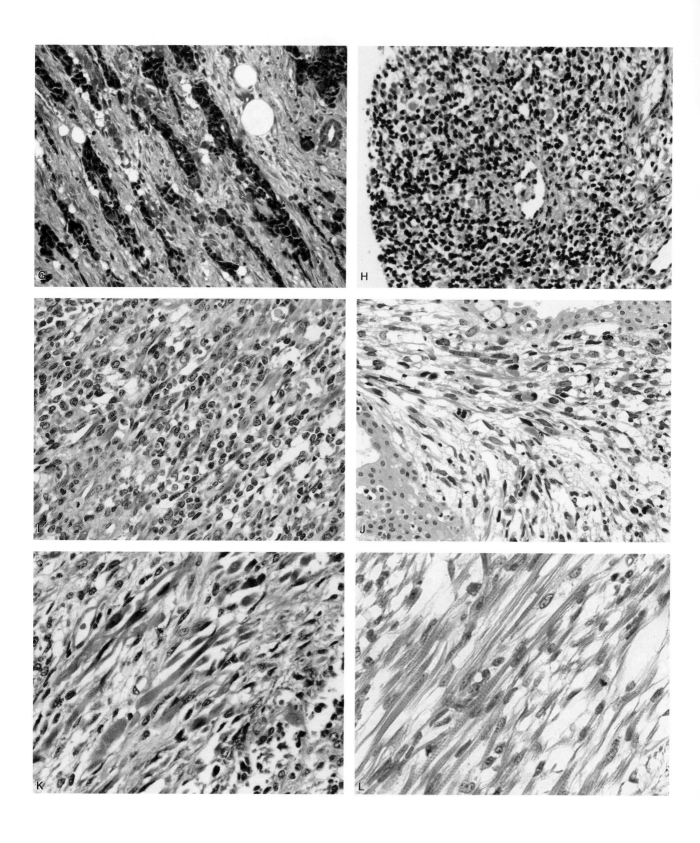

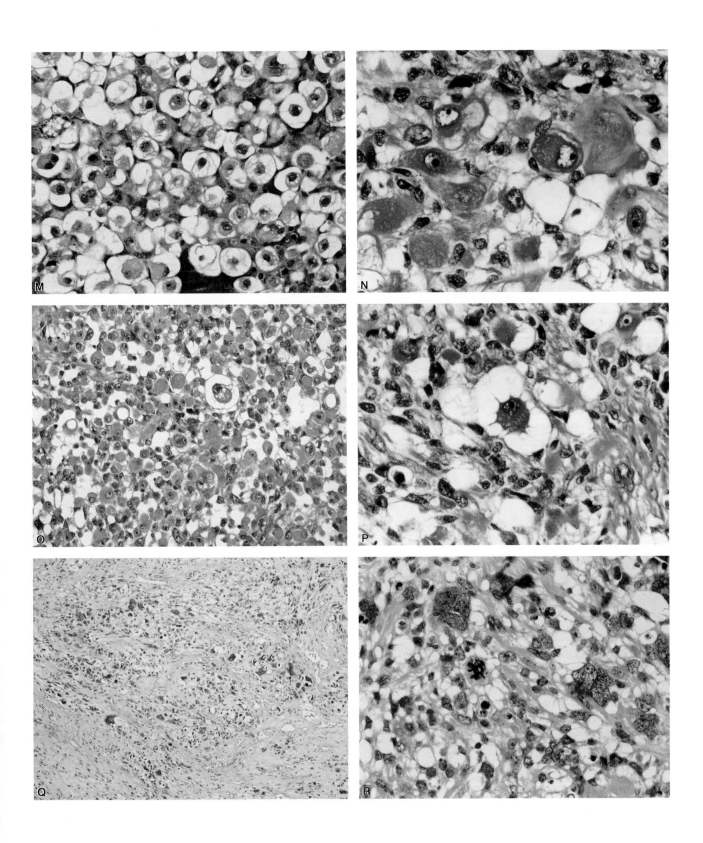

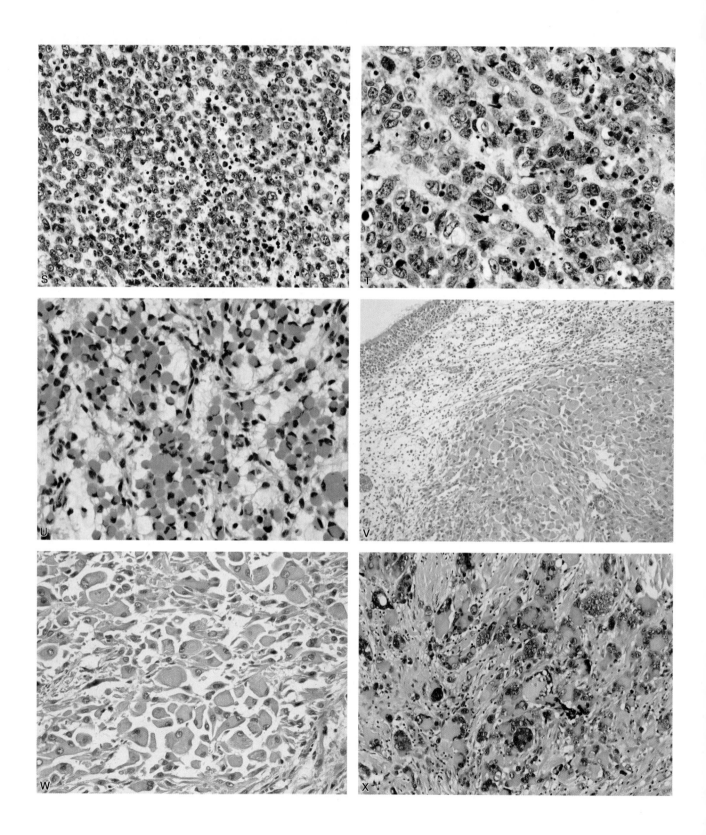

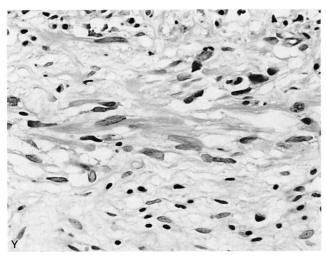

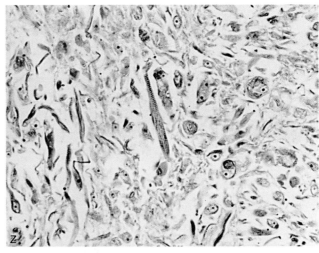

图 12-17 胚胎性横纹肌肉瘤的组织学形态

A、B. 空芯针穿刺活检,纤维组织间条束状排列的瘤细胞;C. 鼻腔黏膜下肿瘤,主要由原始间叶性细胞组成;D、E. 骨骼肌间穿插浸润性生长的肿瘤细胞,部分细胞胞质呈空泡状;F. 瘤细胞伴有挤压伤;G. 挤压伤瘤细胞间可见横纹肌母细胞;H~J. 幼稚的瘤细胞间可见横纹肌母细胞;K、L. 梭形横纹肌母细胞的胞质内可见横纹;M、N. 圆形或多边形横纹肌母细胞,胞质透亮或嗜伊红色;O、P. 蜘蛛状横纹肌母细胞;Q、R. 可见数量不等、核深染的瘤巨细胞(间变性);S、T. 差分化横纹肌肉瘤;U、V. 分化型横纹肌肉瘤;W、X. 放化疗后的横纹肌肉瘤;Y. 胞质内横纹有时不易识别;Z. PTAH 染色可清晰显示胞质内横纹

瘤(图 12-17S,T)。中间型除了分化差的小圆形或梭形原始间叶性细胞之外,可见胞质嗜伊红色的梭形、大圆形和卵圆形横纹肌母细胞。完全由分化性的圆形、梭形或多边形横纹肌母细胞组成的分化型胚胎性横纹肌肉瘤较少见(图 12-17U,V),部分见于经治疗以后的复发性或转移性肿瘤(图 12-17W,X)[104]。横纹肌肉瘤的瘤细胞在常规 HE 切片中易见到纵纹,但横纹不易找到。横纹多见于伴有较多梭形横纹肌母细胞的肿瘤内(图 12-17L,Y),PTAH 染色下更为清晰可见(图 12-17Z)。

ERMS 的组织结构类似胚胎横纹肌,由聚集的瘤细胞和疏松、黏液样的中胚层组织组成,细胞丰富的致密区和细胞稀疏的黏液区呈交替性分布(图 12-18A~D),不同区域或不同病例内的瘤细胞丰富程度不一,常见瘤细胞围绕血管生长(图 12-18E)。在极少数病例中,瘤细胞可形成扩张的血管瘤样腔隙(图 12-18F,G)。在一部分胚胎性横纹肌肉瘤病例中,特别

是发生于阴道、宫颈和腹膜后者,还可见局灶的不成熟软骨或骨组织(图 12-18H,I)。除循血道转移外,ERMS 也可转移至区域淋巴结(图 12-18J)。

【免疫组化】

瘤细胞表达 desmin(图 12-19A~E)、MSA、MyoD1 和 myogenin[105,106],其中 myogenin 和 MyoD1 显示为核染色(图 12-19F~I),如为胞质着色,不能视为阳性。与腺泡状横纹肌肉瘤相比,myogenin 在胚胎性横纹肌肉瘤中的表达相对较低,可为灶性阳性,有时可为阴性。此外,胚胎性横纹肌肉瘤中的瘤细胞可表达 WT1,在与其他类型小圆细胞肿瘤的鉴别诊断上具有一定的价值[107]。需注意的是,瘤细胞偶可表达细胞角蛋白(图 12-19J)[108],以及 CD56、S-100、NF、CD20、α-SMA 和 NSE 等。伴有不成熟软骨样组织的病例内,瘤细胞表达 desmin 但不表达 S-100,而软骨组织表达 S-100 但不表达 desmin(图 12-19K,L)。

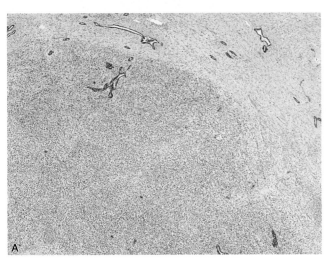

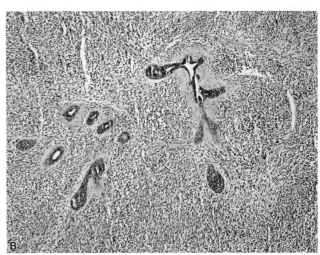

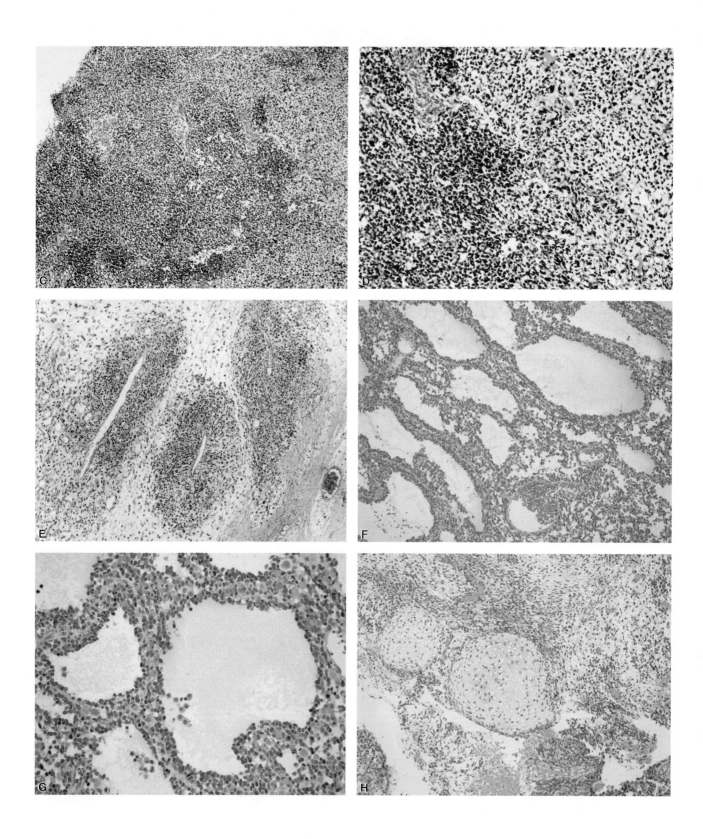

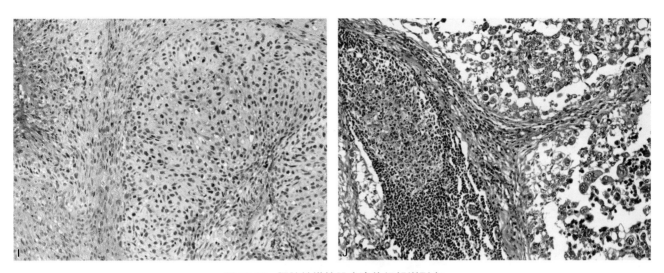

图 12-18　胚胎性横纹肌肉瘤的组织学形态

A～D. 前列腺和睾丸横纹肌肉瘤,由幼稚的原始间叶样细胞组成,致密区和稀疏区交替分布;E. 瘤细胞围绕血管生长;
F、G. 可见扩张的血管瘤样腔隙;H、I. 局灶可见不成熟软骨;J. 横纹肌肉瘤转移至淋巴结

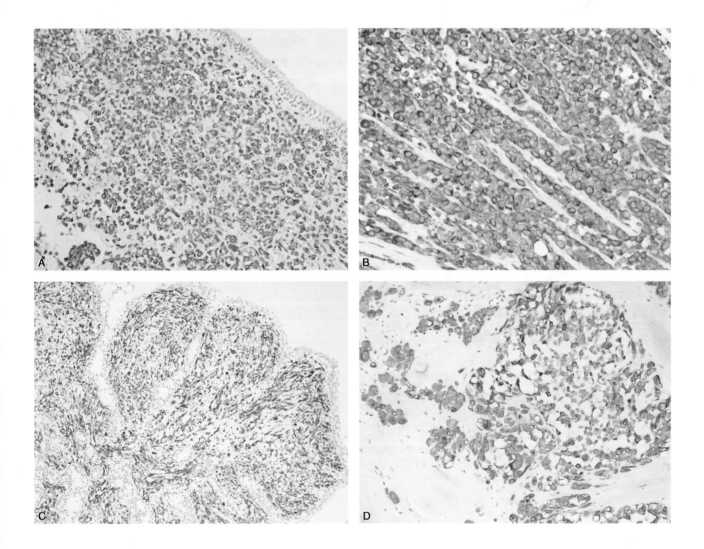

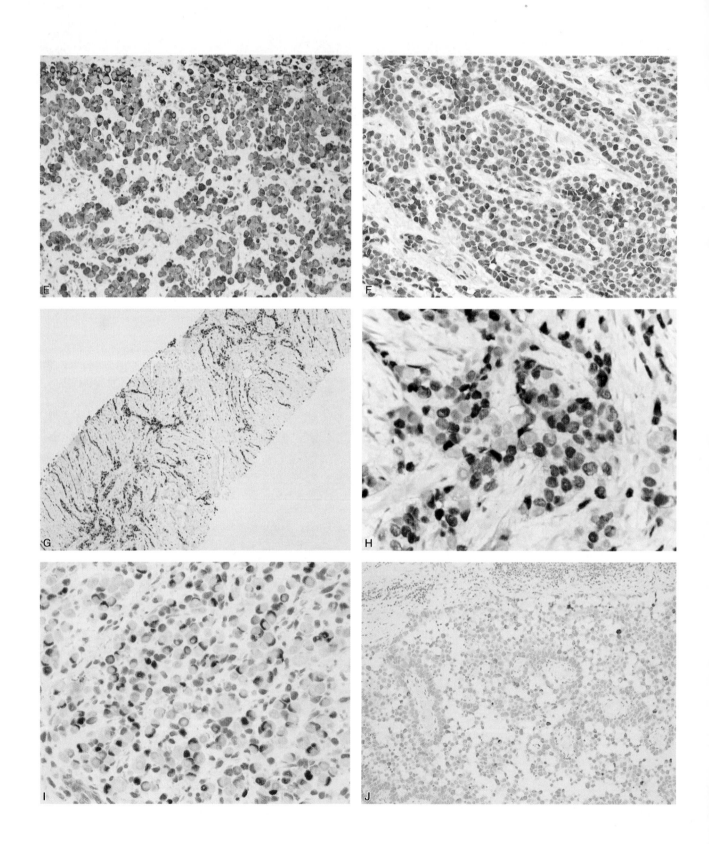

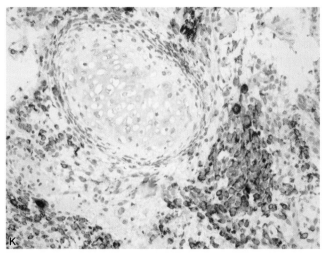
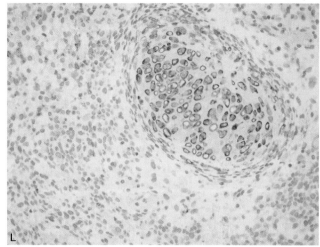

图 12-19　胚胎性横纹肌肉瘤的免疫组化
A ~ E. desmin 标记；F ~ I. myogenin 标记；J. AE1/AE3 标记；K. desmin 标记；L. S-100 标记

【超微结构】

类似于处于不同发育阶段的胚胎性骨骼肌组织。原始型胚胎性横纹肌肉瘤或未分化（横纹肌）肉瘤主要由原始的间叶性细胞所组成，细胞内可见中间丝和多聚核糖体，此型细胞被形容为"推定的横纹肌母细胞"。"未分化横纹肌母细胞"的细胞内含有糖原、粗肌丝（肌球蛋白，直径 12 ~ 15nm）和大量的核糖体，偶见细节复合体，可被部分基底膜所围绕。

"差分化横纹肌母细胞"含有一个或多个以下的结构：散在或平行排列的细肌丝（actin，肌动蛋白，直径 6 ~ 8nm）、Z带、粗肌丝-核糖体复合体和成簇的糖原颗粒。"中度分化的横纹肌母细胞"内含有肌节，结构不佳但能够辨认。"分化性横纹肌母细胞"内可见大量结构完好的肌节[109]。

【细胞遗传学】

研究显示 80% 的病例出现非随机性染色体异常，包括 +2q、+7、+8、+12 和 +13，部分病例显示 1p11-q11 和 12q13 重排[110-112]。11p15.5 杂合性丢失被认为是 ERMS 的特征性异常[113]。

【分子生物学】

大多数胚胎性横纹肌肉瘤中 11p15.5 的丢失导致位于 11p15.5 上的胰岛素生长因子 2（insulin growth factor 2，IGF2）过度表达[114]。其他基因改变还包括 p16、TP53 和 CDKN2A 的失活性突变[115-117]，RAS 的激活性突变[118]等。一些病例还显示 PIK3CA 和 CTNNB1 基因突变[119]。新近一些研究显示，hedgehog 通路在一部分胚胎性横纹肌肉瘤的发生过程中起了重要的作用，包括 GLI1 和 Ptch1 基因，为靶向治疗提供了新的思路[120]。

【鉴别诊断】

主要与一些小圆细胞肿瘤相鉴别。

1. 横纹肌瘤　参见前述。

2. 横纹肌瘤样间叶性错构瘤　多发生于儿童头颈部，通常发生于皮肤或皮下，由分化成熟的横纹肌、神经、脂肪和皮肤附件所组成。

3. 腺泡状横纹肌肉瘤　发生于头颈部，特别是发生于鼻腔和鼻旁窦的腺泡状横纹肌肉瘤中的腺泡状结构可不明显，虽可被诊断出横纹肌肉瘤，但易被误诊为胚胎性横纹肌肉瘤。如瘤细胞呈明显的巢状分布，局部区域似有纤维间隔，myogenin 和 ALK 标记呈弥漫强阳性，临床上伴有区域淋巴结转移等，则需注意是否有腺泡状横纹肌肉瘤的可能性，建议进一步加做 PAX 标记和 FISH 检测 FOXO1A 基因相关易位。

4. 梭形细胞横纹肌肉瘤　胚胎性横纹肌肉瘤中可见梭形细胞成分，但梭形细胞横纹肌肉瘤主要由梭形细胞组成，横纹肌母细胞不明显或很少。

5. 恶性蝾螈瘤　混杂梭形细胞和横纹肌母细胞成分的胚胎性横纹肌肉瘤易被误诊为恶性蝾螈瘤，胚胎性横纹肌肉瘤中的梭形细胞成分常显示有横纹肌分化，可表达 desmin 和 myogenin，而恶性蝾螈瘤中的梭形细胞成分不具有横纹肌分化，不表达 desmin 和 myogenin，但可表达 S-100 和 SOX10。

6. 恶性外胚层间叶瘤　肿瘤内的神经外胚层成分如节细胞、节细胞神经瘤等不明显时可被误诊为胚胎性横纹肌肉瘤。

7. 多形性横纹肌肉瘤　间变性横纹肌肉瘤可被误诊为多形性横纹肌肉瘤，前者常含有经典的胚胎性横纹肌肉瘤成分，而后者多发生于成年人，镜下以多形性肉瘤形态为主，可显示程度不等的横纹肌母细胞分化。

8. 胸肺母细胞瘤　发生于肺、胸膜和胸壁，主要由原始胚基细胞组成，局灶可显示骨骼肌等间叶性分化，肿瘤内常可有程度不等的囊腔形成，衬覆呼吸上皮。

9. 骨外尤因肉瘤　好发于儿童和青少年，肿瘤多位于脊柱旁和四肢，镜下由分叶状或片状分布的小圆细胞所组成，瘤细胞形态相对一致，可见菊形团。免疫组化标记显示瘤细胞表达 CD99、NKX2.2 和 Fli1，常灶性表达 Syn，少数病例可表达 desmin，但不表达 myogenin，FISH 检测可显示有 EWSR1 基因相关易位。

10. 恶性横纹肌样瘤　肿瘤多发生于儿童的肾脏，也可位于肾外软组织。镜下由排列松散的卵圆形或多边形细胞组成，胞质丰富，含 PAS 阳性的包涵体，瘤细胞核偏位，染色质常呈空泡状，内含明显的大核仁。免疫组化标记显示瘤细胞表达 vimentin、CK 和 EMA，不表达 desmin。电镜显示包涵体由位于核旁的中间丝团组成。

11. 嗅神经母细胞瘤　发生于鼻腔内的胚胎性横纹肌肉瘤,有时分化较原始,常受到机械性损伤,难以找见横纹肌母细胞时,容易被误诊为嗅神经母细胞瘤。免疫组化标记有助于两者的鉴别诊断。

12. 神经母细胞瘤　好发于5岁以下儿童,肿瘤多位于肾上腺髓质或沿交感神经链分布。实验室检查显示尿儿茶酚胺或其代谢产物明显增高。光镜下,瘤细胞小而圆,胞质向一侧延伸、突起,可形成菊形团结构,肿瘤的基质疏松,富含神经纤维网。免疫组化标记显示瘤细胞表达 NSE、Syn、NF、PGP9.5 和 NB84,不表达 MSA、desmin 和 myogenin,约半数病例存在 N-myc 癌基因扩增。

13. 骨外间叶性软骨肉瘤　胚胎性横纹肌肉瘤中偶可有化生性软骨,可被误诊为间叶性软骨肉瘤,但后者的瘤细胞形态相对较为一致,常成片或分叶状分布,可呈明显的血管外皮瘤样排列,而胚胎性横纹肌肉瘤中的瘤细胞形态多样化,可显示程度不等的横纹肌母细胞分化,间质疏松黏液样,免疫组化标记提示骨骼肌分化。

14. 促结缔组织增生性小圆细胞肿瘤　好发于儿童和青少年的腹腔和盆腔内,肿瘤往往呈多结节性,生长方式与间皮瘤相似,镜下由瘤细胞巢及其周围大量增生的纤维结缔组织组成,免疫组化标记显示瘤细胞具多向性分化,包括 AE1/AE3、vimentin、desmin、NSE 和 WT1,其中 vimentin 和 desmin 呈特征性的核旁点状染色,不表达 myogenin 和 MyoD1。细胞遗传学检测显示 t(11;22)(p12;q12),RT-PCR 可检测出 EWSR1-WT1 融合基因,或 FISH 检测出 EWSR1 基因相关易位。

15. 其他肿瘤　包括肌上皮癌、恶性黑色素瘤、恶性淋巴瘤、粒细胞肉瘤和小细胞或未分化癌等。

【治疗】

横纹肌肉瘤的治疗强调手术、化疗和放疗的联合治疗。对肿瘤宜采取局部广泛性切除。化疗对胚胎性横纹肌肉瘤具有一定的疗效,包括 VAC 方案(VCR+DACT+CTX)、加用 ADM 的 VAC、以 ADM 和 DTIC 为主的 AD 方案(ADM+DTIC)和 CVAD 方案(CTX+VCR+ADM+DTIC)等,新近则有 DDP、VP-16、IFO 和 Melphalan 等。放疗因根据患者的年龄、肿瘤所处的部位和肿瘤的临床病理分期而进行调整,对于位于肢体的肿瘤,要考虑到放疗会影响到长骨的生长。

【预后】

取决于临床分期、组织学分化程度、年龄和部位。

患者为婴幼儿和儿童,肿瘤位于眼眶或泌尿生殖道(不包括膀胱和前列腺),肿瘤直径<5cm,无区域淋巴结转移或远处转移,第一次手术能完全切除者预后较好;患者为成年人,肿瘤位于头颈部(不包括眼眶)、脊柱旁、腹腔、胆道、腹膜后、盆腔或四肢,肿瘤直径>5cm,局部呈浸润性生长(特别是位于脑膜旁、脊柱旁、鼻窦或骨者),有区域淋巴结转移或远处转移,第一次手术不能完全切除者或无法切除者,局部复发,治疗过程中发生局部复发者预后较差。

二、葡萄簇样横纹肌肉瘤

葡萄簇样横纹肌肉瘤(botryoid rhabdomyosarcoma)也称葡萄簇样肉瘤(sarcoma botryoides),是胚胎性横纹肌肉瘤的一种特殊亚型,好发于被覆黏膜的空腔器官,因外观上常呈葡萄状而得名,botryoid 一词为希腊语,意即葡萄。本型较少见,约占横纹肌肉瘤的6%。

【ICD-O 编码】

8910/3

【临床表现】

好发于5岁以下的婴幼儿,平均年龄为1.8岁,偶可发生于年轻的妇女,甚至是绝经后的患者,少数病例可发生于妊娠。

主要发生于被覆黏膜的空腔器官,特别是泌尿生殖道和呼吸道,如鼻腔、鼻咽、膀胱、宫颈和阴道[121-126],也可见于外耳道、胆道和眼结膜等处[127-129],外观呈葡萄状或息肉状(图12-20)。

【影像学】

以膀胱葡萄簇样横纹肌肉瘤为例,B超可显示为膀胱腔内不规则等回声团。CT 或 MRI 可显示膀胱内多结节状占位,逆行尿路造影可显示充盈缺损(图12-21)。

【大体形态】

肿瘤呈葡萄状或息肉状,直径0.2~12cm,质地柔软,黏液水肿样,可伴有感染、出血、溃疡或坏死。

【组织形态】

低倍镜下呈宽乳头状或分叶状(图12-22A~D),肿瘤位于黏膜下,表面黏膜上皮完整,也可增生或有溃疡形成,其中增生的黏膜上皮可发生鳞状化生,易被误诊为鳞状细胞癌。本瘤的特征性形态表现为在紧靠黏膜上皮的下方由深染密集的瘤细胞形成一宽带状区域,数层至十数层,称为"形成层"(cambium layer)(图12-22E),其意为树木韧皮部和木质部之间一薄层能产生新细胞的形成层。形成层以下为黏液样区域,间质疏松、黏液水肿样,内有散在的分化程度不一的梭形、卵圆形或圆形横纹肌母细胞(图12-22F),可见核分裂象。当伴有感染时,间质内可见大量的急慢性炎症细胞浸润,有时可掩盖瘤细胞,导致漏诊,应引起注意。

【免疫组化】

瘤细胞表达 desmin、MSA、myogenin 和 MyoD1(图12-23)。

【细胞遗传学】

迄今为止研究尚比较少,1例包括-1q、+13、+18、+8 和等臂染色体(17)(q10)[130-132],另1例比较复杂[133]。

【鉴别诊断】

1. 非典型性纤维性息肉或富于细胞性假肉瘤样纤维上皮性息肉　阴道和鼻腔的息肉中有时可出现核深染的畸形间质细胞或多核巨细胞,无特征性的"形成层"结构。免疫组化标记多数表达 vimentin 或 KP-1,也可表达 desmin,偶可灶性表达 myogenin。

2. 生殖道横纹肌瘤　多发生在中青年妇女。镜下横纹肌母细胞多为梭形或带状,易找见横纹,瘤细胞无异型性,也无核分裂象,也无"形成层"图像。

3. 黏液瘤　葡萄簇样横纹肌肉瘤富于黏液样基质而细胞稀少时,易被误诊为黏液瘤,但黏液瘤几乎不发生于婴幼儿,也不位于空腔内脏器官。

4. 假肉瘤样肌纤维母细胞增生　好发于膀胱,患者多为

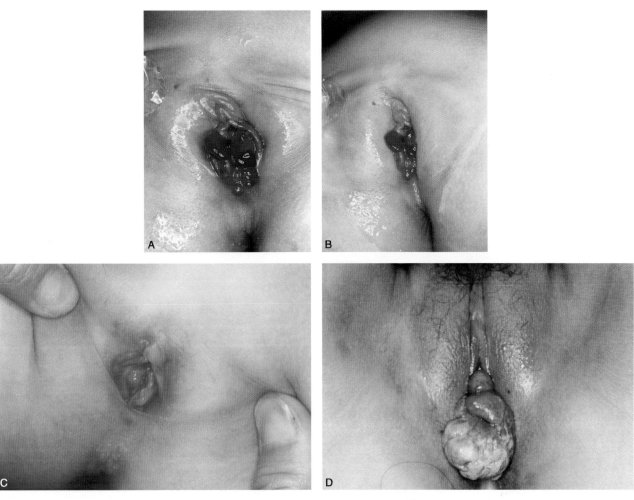

图 12-20 阴道口葡萄簇样横纹肌肉瘤

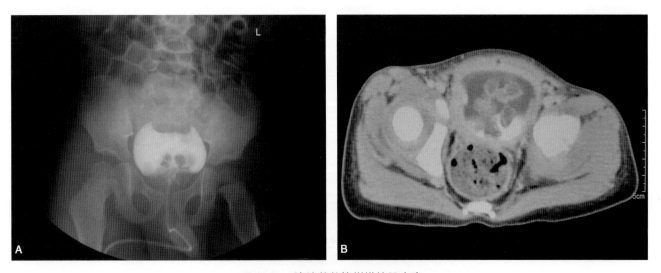

图 12-21 膀胱葡萄簇样横纹肌肉瘤

A. X 平片示膀胱腔内多个结节状或息肉样占位；B. CT

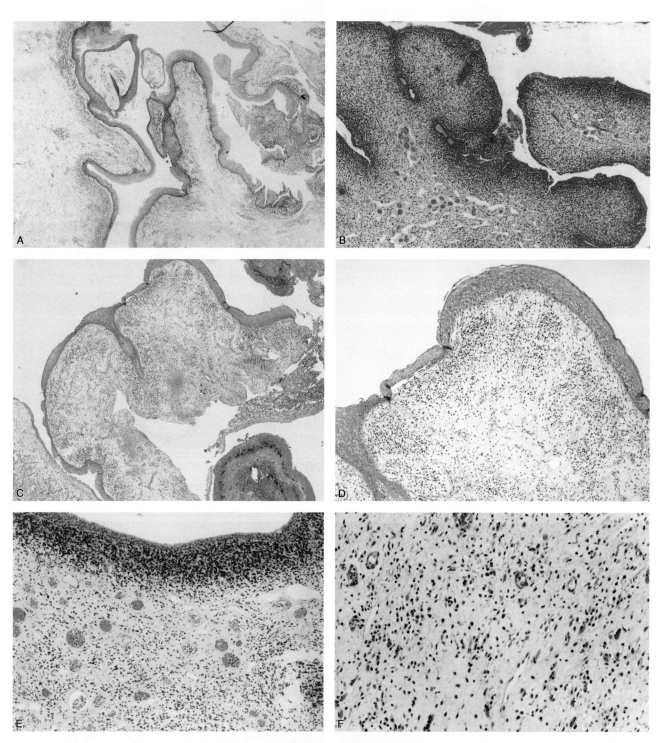

图 12-22 葡萄簇样横纹肌肉瘤的组织学形态

A～D. 低倍镜下呈宽乳头状或分叶状；E. 瘤细胞在黏膜下聚集形成一宽带状区域，即所谓的"形成层"；F. 形成层以下为黏液样区域，间质疏松、黏液水肿样，可见梭形、卵圆形或圆形横纹肌母细胞

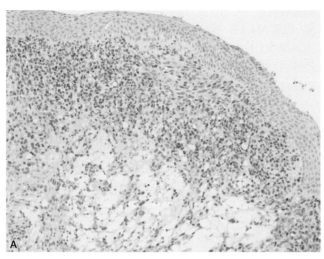
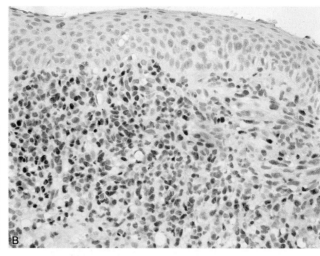

图 12-23　葡萄簇样横纹肌肉瘤 myogenin 标记

青年，多因无痛性血尿就诊。镜下主要由纤细的梭形纤维母/肌纤维母细胞组成，排列紊乱或呈条束状，间质内含有大量的黏液，可见炎症细胞浸润。病变内不见生发层结构，免疫组化标记示梭形细胞弥漫强阳性表达 vimentin，常表达 AE1/AE3，部分表达 actins，偶可表达 ALK1，而 desmin 多为阴性，不表达 myogenin。临床上呈良性经过。

【治疗】

同胚胎性横纹肌肉瘤，主要是通过手术切除，化疗（VCR+ADM±XRT）也有一定的疗效。

【预后】

本型在横纹肌肉瘤中预后最好，能完整切除者，5 年生存率达 95%。

三、腺泡状横纹肌肉瘤

腺泡状横纹肌肉瘤（alveolar rhabdomyosarcoma，ARMS）是一种原始小圆细胞恶性肿瘤，瘤细胞部分显示骨骼肌分化，组织学上以瘤细胞形成腺泡状结构为特征。本型较常见，约占横纹肌肉瘤的 31%，仅次于胚胎性横纹肌肉瘤。Alveolar 的名称 alveolus 取源于拉丁语，意为 trough（沟）、hollow cac（空囊）或 cavity（腔，空洞）。

【ICD-O 编码】

8920/3

【临床表现】

可发生于任何年龄，但主要发生于 10～25 岁的青少年，国际儿童肿瘤协会（SIOP）和横纹肌肉瘤协助组（IRSG）所报道的中位年龄分别为 6.8 岁和 9 岁。两性均可发生，无明显差异。

肿瘤多位于四肢深部软组织（图 12-24）[134]，其次为头颈部（包括鼻腔、鼻旁窦和扁桃体）[135]，以及躯干（包括脊柱旁）、会阴和肛旁、盆腔和腹膜后[136]，少数病例可位于皮下[137]。

临床上表现为生长迅速的肿块，可伴有疼痛。位于一些特殊部位者可产生相应的症状，如位于鼻旁窦者可产生突眼或颅神经受损症状，位于脊柱旁者可产生感觉异常、感觉减退或麻痹症状，位于直肠旁会阴者可产生便秘症状等。肿瘤易循淋巴道转移，故可有局部或全身淋巴结转移。极少数病例

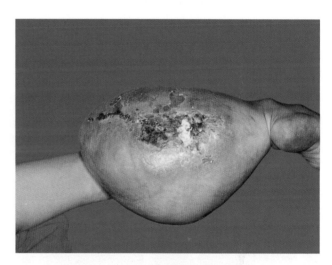

图 12-24　右下肢腺泡状横纹肌肉瘤

可表现为播散性，而原发灶不明，类似白血病[138]。另有少数病例可伴发 Beckwith-Wiedemann 综合征[139]。

2008—2016 年复旦大学附属肿瘤医院共诊断 166 例腺泡状横纹肌肉瘤，其中男性 80 例，女性 86 例，年龄范围为 2～69 岁，平均年龄和中位年龄分别为 22.7 和 20 岁，高峰年龄段为 10～19 岁和 20～29 岁（图 12-25）。

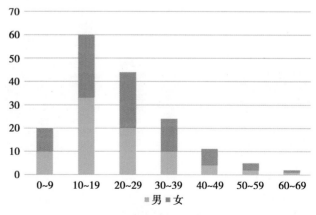

图 12-25　166 例腺泡状横纹肌肉瘤的年龄和性别分布

166例腺泡状横纹肌肉瘤主要分布于头颈部（44%）和四肢（30%），部分病例位于肛周会阴、乳腺、腹股沟、躯干（胸壁）、外阴、腹盆腔和胸膜等处（图12-26）。头颈部主要分布于鼻腔、鼻旁窦（筛窦和上颌窦）、鼻翼和颈部等处。因鼻腔也是胚胎性横纹肌肉瘤的好发部位，不少鼻腔的腺泡状横纹肌

肉瘤被误诊为胚胎性横纹肌肉瘤，除镜下形态和免疫组化标记（包括ALK）有一定的帮助之外，发生于头颈部的腺泡状常需加做分子检测证实。上肢主要分布于手（特别是虎口和鱼际部位）和前臂，下肢主要分布于足，少数病例位于小腿和大腿。

【影像学】

术前影像学检查，如磁共振或CT有助于确定病变范围（图12-27）。

【大体形态】

周界不清，常浸润至周围的软组织，平均直径7cm，切面呈灰白或灰红色，质地坚韧或硬，肿瘤较大者可见出血和坏死灶。

【组织形态】

有三种类型：经典型（conventional type）、实体型（solid type）和胚胎性-腺泡状混合型（mixed type），其中实体型包括透明细胞变型（clear cell variant）。

经典型腺泡状横纹肌肉瘤中，瘤细胞排列成片状和巢状，巢中央的瘤细胞常因发生退变和坏死失去黏附性而脱落，或漂浮在腺泡腔内，形成特征性的腺泡状结构（图12-28A，B，C），网状纤维染色能清晰显示腺泡状结构（图12-28D），腺泡

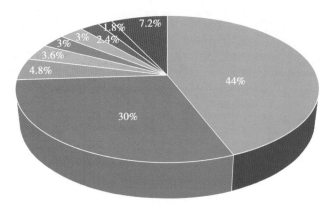

图 12-26   166例腺泡状横纹肌肉瘤的部位分布

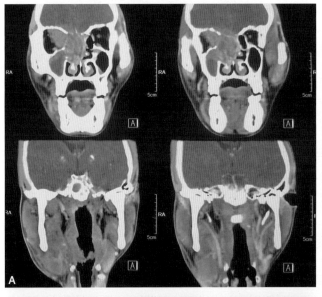

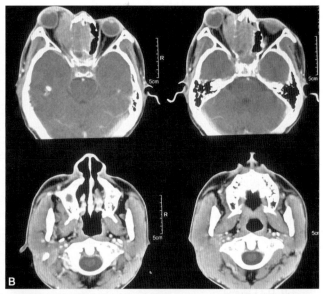

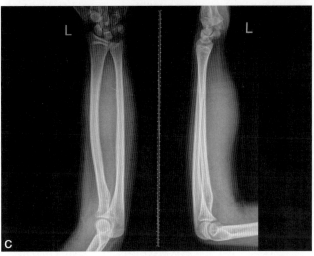

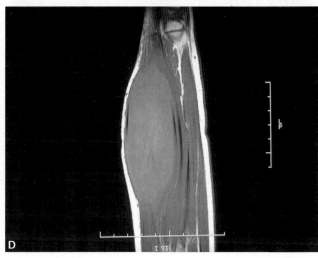

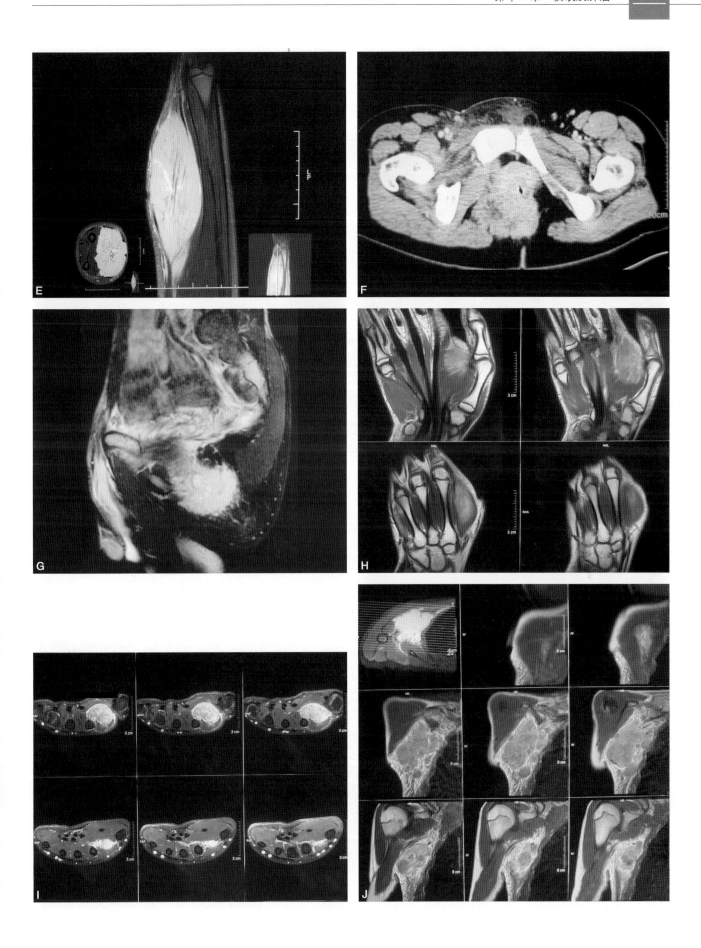

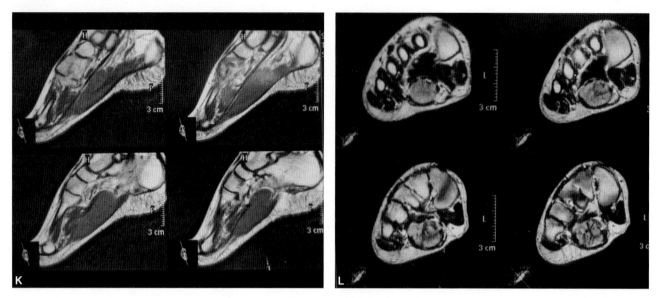

图 12-27 各部位腺泡状横纹肌肉瘤的影像学表现
A、B. 右鼻腔；C～E. 前臂；F、G. 会阴部；H、I. 右手大鱼际；J. 同例右腋下淋巴结转移；K、L. 足底

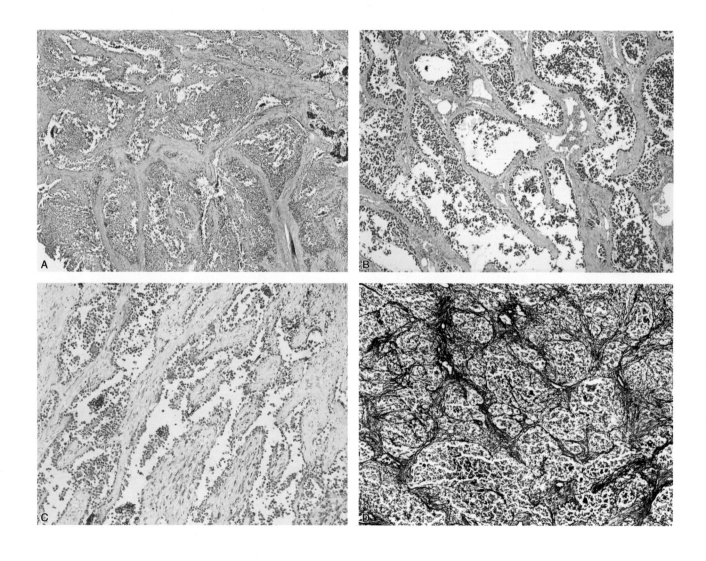

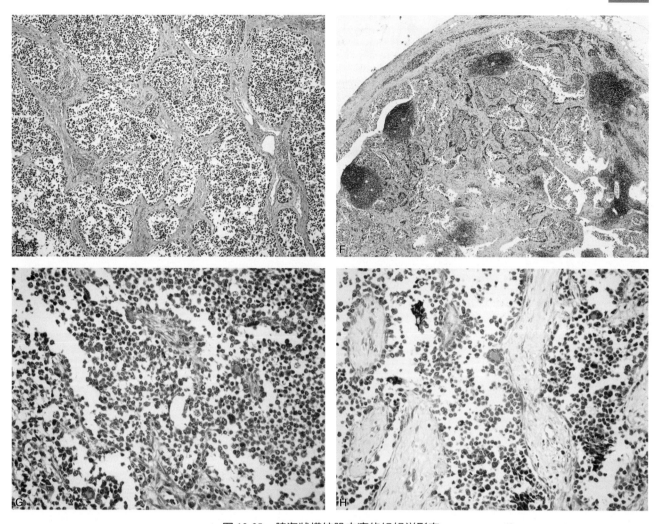

图 12-28　腺泡状横纹肌肉瘤的组织学形态

A～C. 示腺泡状结构；D. 网状纤维染色；E. 腺泡之间为纤维血管间隔；F. 淋巴结转移灶仍可见腺泡状结构；G. 位于腺泡腔内的横纹肌母细胞多呈圆形或卵圆形；H. 散在的多核性瘤巨细胞

之间为纤维血管性间隔（图 12-28E）。淋巴结、肺和其他脏器的转移灶也常显示清晰的腺泡状结构（图 12-28F）。高倍镜下，肿瘤由未分化的原始间叶性细胞及少量早期分化的幼稚横纹肌母细胞组成。原始间叶性细胞呈圆形、卵圆形或小多边形，核深染，核分裂象易见，胞质少，与非霍奇金淋巴瘤或原始神经外胚层瘤的瘤细胞相似。除原始间叶性细胞之外，约30% 的病例中可见一些散在的胞质嗜伊红色的横纹肌母细胞，位于腺泡腔内的横纹肌母细胞多呈圆形或卵圆形（图 12-28G），位于或黏附于纤维血管间隔的横纹肌母细胞多呈带状或梭形，后者有时能见到胞质内横纹。

与胚胎性横纹肌肉瘤不同的是，在腺泡状横纹肌肉瘤中可见散在的核位于胞质周边排列、胞质淡染或弱嗜伊红染的多核性瘤巨细胞（图 12-28H），在形态上与横纹肌母细胞有过渡，提示可能由横纹肌母细胞融合所形成。

实体型腺泡状横纹肌肉瘤由实性的瘤细胞巢组成（图 12-29A～E），腺泡状结构或纤维血管性间隔均不明显[140,141]。有时瘤细胞的胞质丰富，因富含糖原而淡染或透明，类似肾透明细胞癌或软组织透明细胞肉瘤，也称透明细胞变型（图 12-29F～H）[142]，或称富于糖原的透明细胞横纹肌肉瘤（glyco-gen-rich clear cell rhabdomyosarcoma）[143]。

胚胎性-腺泡状混合型横纹肌肉瘤中，除经典的腺泡状区域外，局部区域显示胚胎性横纹肌肉瘤的形态（图 12-30），包括梭形细胞、带状横纹肌母细胞和黏液样的基质等。

【免疫组化】

瘤细胞表达 desmin（图 12-31A，B）、MSA、myogenin（图 12-31C，D）和 MyoD1，其中 myogenin 以位于腺泡结构边缘及血管周围的瘤细胞染色最强。新近报道，PAX5 有助于帮助识别腺泡状横纹肌肉瘤[144]。需要注意的是，部分腺泡状横纹肌肉瘤可表达 AE1/AE3、Syn 和 CD56（图 12-31E，F）[145]，可被误诊为小细胞癌或差分化神经内分泌癌。腺泡状横纹肌肉瘤还可程度不等地表达 CD99。69%～81% 的 ARMS 病例还可表达 ALK[146,147]（图 12-31G，H），相比之下，ALK 在 ERMS 的阳性率为 6%～32%。

【细胞遗传学】

大多数病例（60%～70%）含有特征性的 t（2；13）（q35；q14）（图 12-32A）[148]，导致位于 2 号染色体上的 PAX3 基因与位于 13 号染色体上的 FOXO1A（FKHR）基因融合，产生 PAX3（5' 端）-FOXO1（3' 端，exon 2 and exon 3）融合性基因[149]。约10%～20% 的病例含有 t（1；13）（p36；q14）（图 12-32B），导致

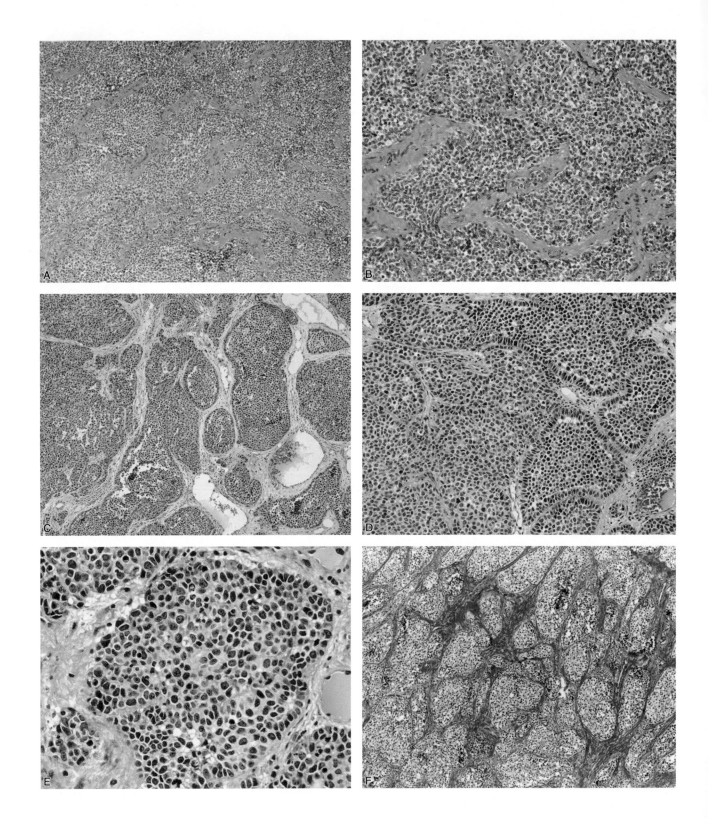

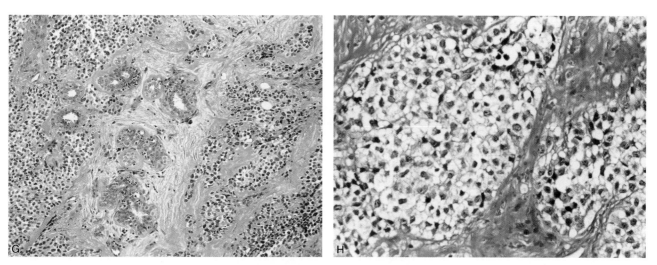

图 12-29　实体型腺泡状横纹肌肉瘤
A ~ E. 由实性瘤细胞巢组成;F ~ H. 透明细胞变型

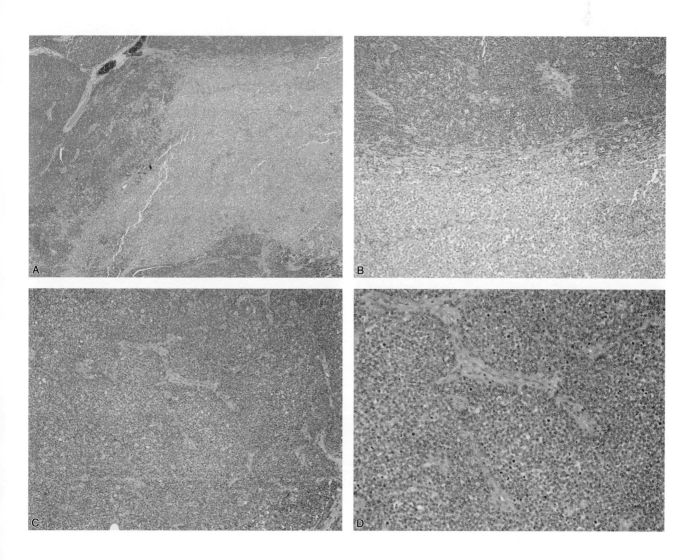

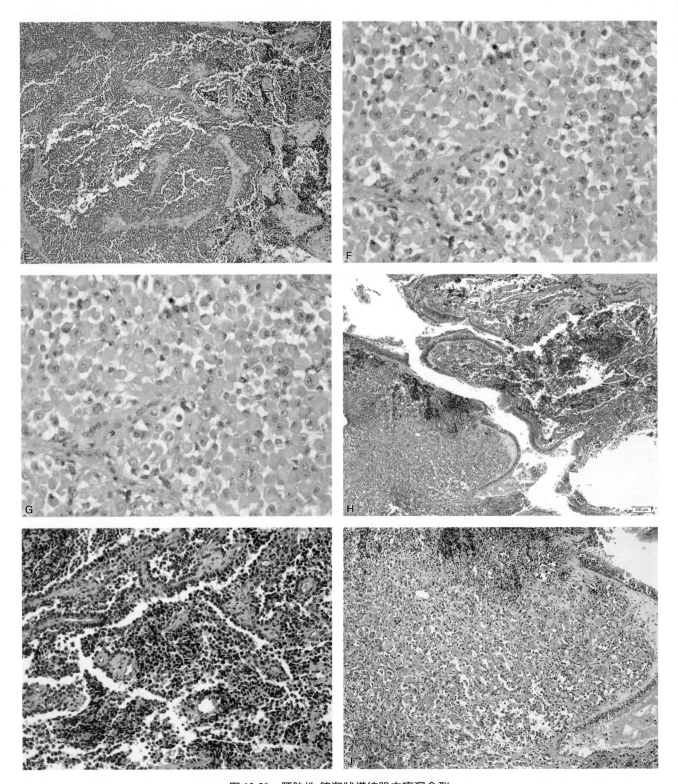

图 12-30 胚胎性-腺泡状横纹肌肉瘤混合型

A、B. 染色较深的区域为 ARMS 区域,染色较浅的区域为 ERMS 区域;C、D. 实体性 ARMS 区域;E. 同例中经典型 ARMS 区域;F、G. 淡染 ERMS 区域;H. 左下角 ERMS 区域,右上角 ARMS 区域;I. ARMS 区域;J. ERMS 区域

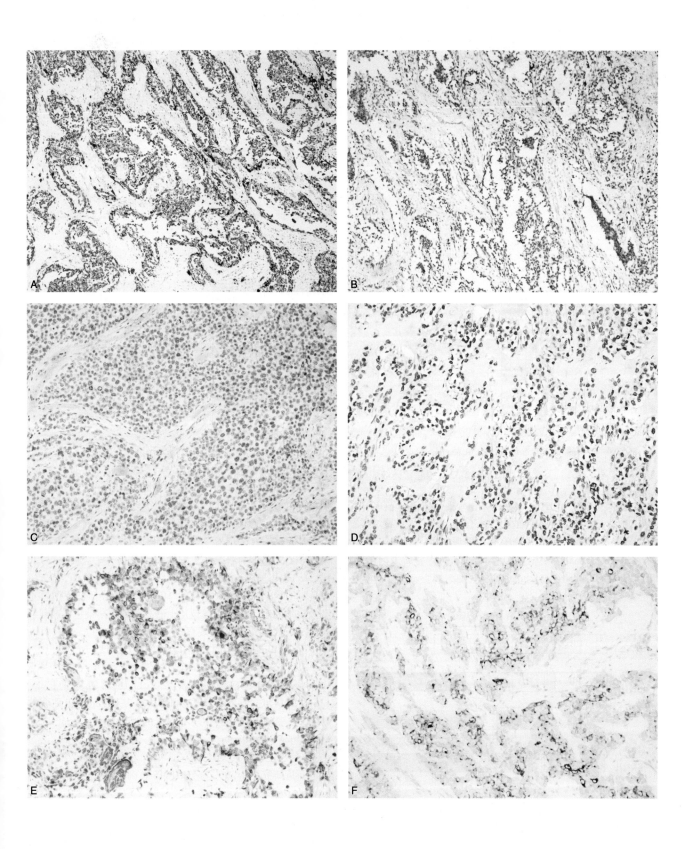

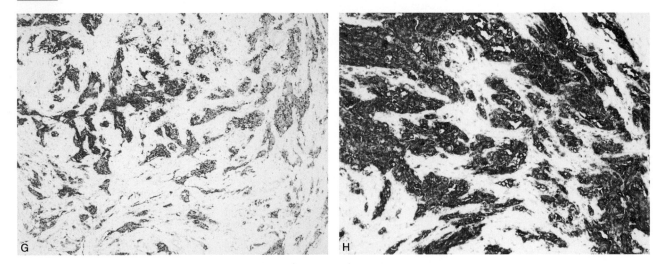

图 12-31　腺泡状横纹肌肉瘤的免疫组化

A、B. desmin 标记;C. 经典型 myogenin 标记;D. 实体型 myogenin 标记;E. AE1/AE3 标记;F. Syn 标记;G、H. ALK 标记

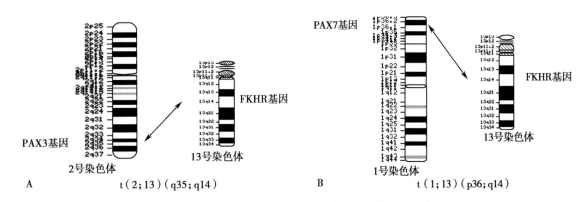

图 12-32　腺泡状横纹肌肉瘤染色体中的染色体易位示意图

位于 1 号染色体上的 *PAX7* 基因与 13 号染色体上的 *FOXO1A* 基因融合,产生 *PAX7-FOXO1A* 融合性基因(图 12-33)。*FOXO1A*、*PAX3* 和 *PAX7* 均为编码转录因子的基因(encoding DNA-binding domains),当这些基因融合时可促使转录因子活化(包括 MCYN),影响对生长的控制、细胞凋亡、细胞分化及

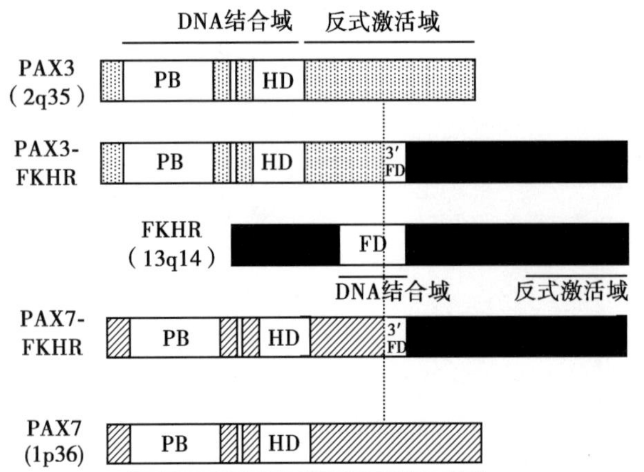

肌前躯细胞的活动,引起其他基因表达失调,导致肌前躯细胞增殖,与横纹肌肉瘤的形成有关[150-152]。

PAX3/7-FOXO1A 融合性基因可通过 RT-PCR 检测,并可运用于石蜡包埋的组织[153],阳性率达 80% 左右。t(2;13) 和 t(1;13) 也可通过 FISH 检测,在针对 5'-PAX3(或 5'-PAX7) 和 3'-FOXO1A 的探针(黏粒、YAC 或噬菌体)标记上生物素和改良地高辛 dUTP 后,与玻片上的有丝分裂期染色体或间期核杂交,在荧光显微镜下观察杂交信号(图 12-34)。

除 *PAX3/7-FOXO1A* 外,少数病例显示 *PAX3-NCOA1*[t(2;2)(p23;q53)] 和 *PAX3-NCOA2*[t(2;8)(q35;q13)][154]。CGH 显示,1/3 的病例还有涉及 12q13-15 和 2p14 的扩增。12q13-15 区域含有 *GLI*、*CDK4* 和 *MDM2* 基因,2p14 上则含有 *MYCN* 原癌基因。其他一些不常见的扩增涉及 13q31、2q34-qter、15q24-26 和 1p36。

【分子生物学】

新近研究显示,在一部分 ARMS 病例中存在 *TP53* 和 *CDKN2A/CDKN2B* 的失活性突变[155],以及 *FGFR4* 的激活性突变等[156,157]。FISH 检测显示 *ALK* 拷贝增加,无 *ALK* 易位[158]。

【鉴别诊断】

1. 胚胎性横纹肌肉瘤　有时根据光镜形态较难判断胚胎性或腺泡状横纹肌肉瘤,特别是一些发生于头颈部(如鼻腔)的活检病例。镜下如瘤细胞形态一致,显示有明显的巢团

图 12-33　腺泡状横纹肌肉瘤中 *PAX3/7-FKHR* 融合基因示意图

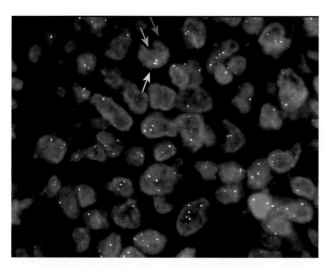

图 12-34　FISH 检测腺泡状横纹肌肉瘤中 *FOXO1A* 基因相关易位

状排列,myogenin 和 ALK 标记呈弥漫强阳性,提示有 ARMS 的可能,建议进一步加做 FISH 检测 *FOXO1A* 基因相关易位。

2. 软组织透明细胞肉瘤　实体性透明细胞型 ARMS 表达 desmin 和 myogenin,不表达 S-100 和 HMB45 等色素细胞标记。

3. 神经内分泌癌　ARMS 偶可表达 AE1/AE3 和 Syn,可被误诊为神经内分泌癌[145]。

4. 骨外尤因肉瘤　瘤细胞多呈分叶状或片状分布,较少见到腺泡状结构,瘤细胞成分相对单一,细胞形态基本一致,无 ARMS 中的多核性瘤巨细胞,部分病例内可见菊形团结构。瘤细胞常弥漫强表达 CD99(为胞膜染色),偶可灶性表达 desmin,但不表达 myogenin 和 MyoD1。RT-PCR 或 FISH 可检测出 *EWSR1-FLI1* 融合基因或 *EWSR1* 基因相关易位。

5. 嗅神经母细胞瘤　我们在会诊中发现,有时发生于鼻腔的 ARMS 可被误诊为嗅神经母细胞瘤,后者多弥漫性表达神经内分泌标记,不表达 desmin 和 myogenin。

6. 硬化性横纹肌肉瘤　可显示小腺泡状结构,但间质常伴有明显的玻璃样变性,瘤细胞常弥漫强阳性表达 MyoD1,而 myogenin 多为弱阳性或灶性阳性。分子检测可显示 *MyoD1* 基因突变,但 FISH 检测无 *FOXO1A* 基因相关易位。

7. 其他肿瘤　包括促结缔组织增生性小圆细胞肿瘤、非霍奇金淋巴瘤、腺泡状软组织肉瘤和恶性黑色素瘤等。

【治疗】

本型属于一种高度恶性的横纹肌肉瘤,宜采取手术、化疗和(或)放疗的综合性治疗。靶向治疗也在探索之中,如普纳替尼(ponatinib)可抑制表达 FGFR4 的肿瘤生长,以及 ALK 抑制剂等[159-161]。

【预后】

预后较胚胎性横纹肌肉瘤差,早期即可发生区域淋巴结转移和远处转移(肺和骨髓)。IRSG 分组对预测预后有参考价值[162]。胚胎性-腺泡状混合性横纹肌肉瘤的预后与腺泡状横纹肌肉瘤相似。融合基因为 *PAX7-FOXO1* 型者较 *PAX3-FKHR* 型者预后好,后者易发生广泛转移,特别是转移到骨髓[163]。高表达 ALK mRNA 者多为 *PAX3-FOXO1* 融合亚型,提示预后不佳[164,165]。

四、间变性横纹肌肉瘤

在胚胎性横纹肌肉瘤和少量的腺泡状横纹肌肉瘤中,有时瘤细胞在形态上可发生间变(图 12-35)[166],称为间变性横纹肌肉瘤。间变的定义为其细胞核是邻近瘤细胞核最小径的 3 倍或更大,这一标准与间变性 Wilms 瘤相似。根据肿瘤内所含间变细胞的数量及分布可分为两组:Ⅰ组肿瘤内仅含有少量散在的间变性细胞,Ⅱ组含有灶性或片状分布的间变性细胞。

【临床表现】

患者的平均年龄为 6 岁,中位年龄为 4 岁。肿瘤好发于下肢、腹膜后和头颈部。

【细胞遗传学】

细胞遗传学研究显示 23% 的病例染色体组扩增,其中位于 15q25-26 上的胰岛素生长因子 1 受体基因(insulin growth factor 1 receptor,*IGF1R*)可能在肿瘤的发生或进展上起了一定的作用[167]。在间变性横纹肌肉瘤中可检测到 *TP53* 胚系突变[168]。

【预后】

Ⅰ组和Ⅱ组的 5 年生存率分别为 60% 和 45%,后者的预后与腺泡状横纹肌肉瘤或未分化肉瘤相似。胚胎性横纹肌肉

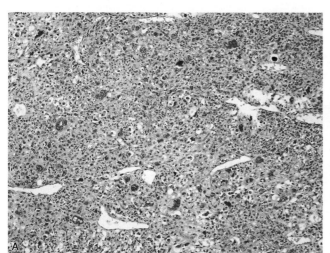

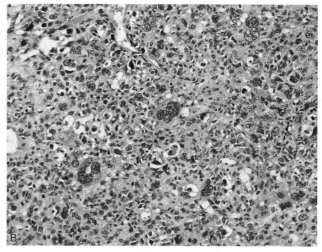

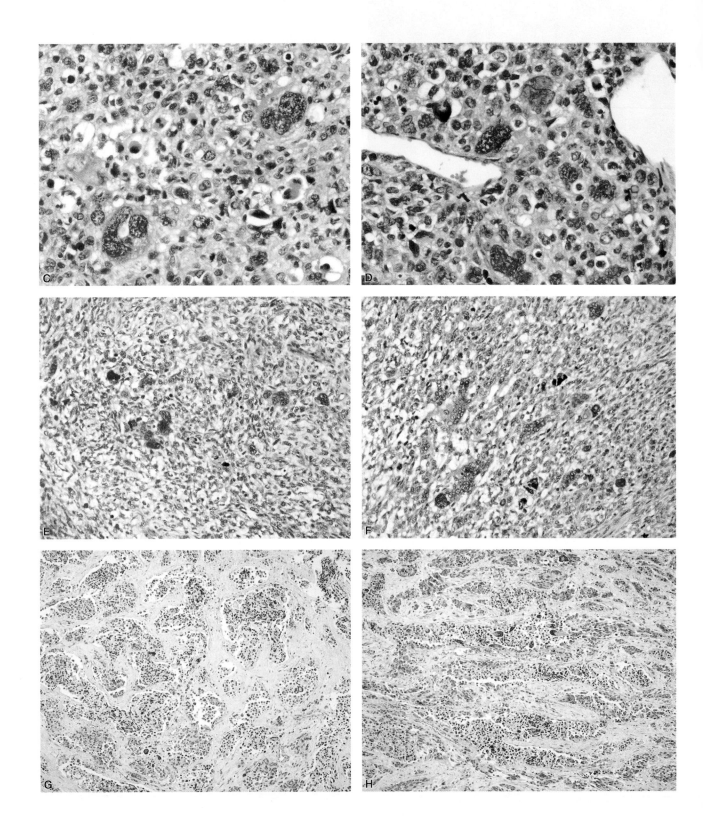

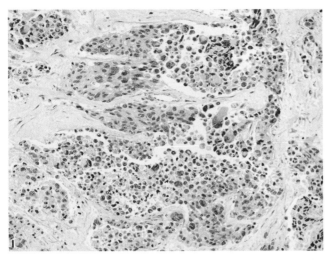
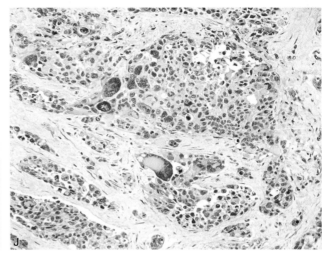

图 12-35　间变性横纹肌肉瘤的组织学形态

A～F. 胚胎性横纹肌肉瘤;G～J. 腺泡状横纹肌肉瘤

瘤中出现成灶或成片的间变细胞提示预后较差。

【鉴别诊断】

间变性横纹肌肉瘤主要与多形性横纹肌肉瘤相鉴别,主要鉴别点在于间变性横纹肌肉瘤中有经典的胚胎性横纹肌肉

瘤(或腺泡状横纹肌肉瘤)区域,myogenin 可呈强阳性(图 12-36),而多形性横纹肌肉瘤主要呈多形性肉瘤形态,免疫组化标记以表达 desmin 为主,myogenin 标记常为局灶阳性,横纹肌母细胞分化不明显时可为阴性。

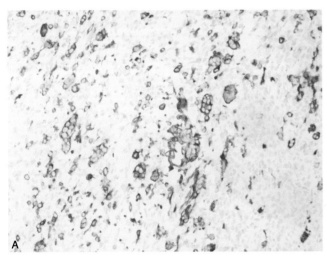
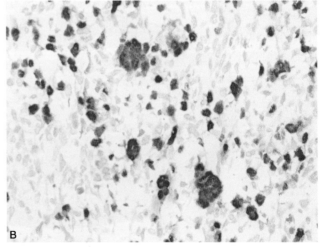

图 12-36　间变性横纹肌肉瘤的免疫组化

A. desmin 标记;B. myogenin 标记

五、多形性横纹肌肉瘤

多形性横纹肌肉瘤(plemorphic rhabdomyosarcoma,PRMS)是一种好发生于成年人的高度恶性软组织肉瘤,可见异型性明显的大圆形细胞、多边性细胞和梭形细胞,并显示骨骼肌分化特征,但肿瘤内不含有胚胎性横纹肌肉瘤或腺泡状横纹肌肉瘤的成分。本型比较少见,在横纹肌肉瘤中占 5% 以下,因极少发生于婴幼儿和儿童,故未被列入 ICR 分类中。

【ICD-O 编码】

8901/3

【临床表现】

多发生于 45 岁以上的成年人[169-175],平均年龄为 56 岁,

偶可发生于儿童和青少年[176]。男性多见。

肿瘤多位于下肢,尤其是大腿,其次为躯干(包括躯干壁和深部体腔),如胸壁、腹壁、腰背部、臀部、腹膜后、腹腔等,少数可发生于实质脏器和头颈部,如睾丸、子宫、膀胱、眼眶、口腔等。

临床症状因肿瘤所处的部位而异,但多缺乏特异性。发生于四肢和躯干壁者多表现为局部生长迅速的肿块,可伴有疼痛或肢体麻木,常在短期内迅速增大;发生于体腔如腹腔或腹膜后者常表现为腹部肿块、腹部不适或疼痛;发生于脏器者,多见于泌尿生殖道,发生于子宫者,常表现为不规则阴道或绝经后出血,部分患者表现为腹部坠胀或疼痛,发生于睾丸者,多表现为睾丸肿胀或肿块。少数病例为患者偶然发现或

体检时发现。

2008—2016 年复旦大学附属肿瘤医院共诊断 92 例多形性横纹肌肉瘤,其中男性 67 例,女性 25 例,男:女为2.7:1,年龄范围为 2~89 岁,平均和中位年龄分别为 54 岁和 55 岁,高峰年龄段为 50~59 岁,50 岁以上中老年占 70%(图 12-37)。

92 例多形性横纹肌肉瘤中,37 例位于四肢(41%),尤其是大腿 24 例,躯干 19 例(20%),腹盆腔及腹膜后 14 例(13%),其他部位包括头颈部、臀部、腹股沟、腹盆腔及腹膜后、乳腺和骨(图 12-38)。

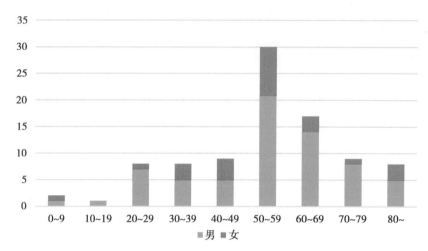

图 12-37　92 例多形性横纹肌肉瘤的年龄和性别分布

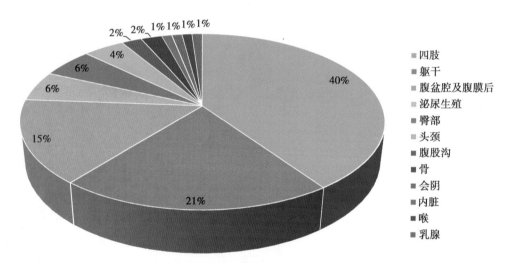

图 12-38　92 例多形性横纹肌肉瘤的部位分布

【影像学】

CT 和 MRI-T_1WI 显示密度或信号与邻近肌肉相似,T_2WI 显示为不均质性(图 12-39)[177]。

【大体形态】

肿块多位于肌内,周界相对清晰,体积较大,直径多在 10cm 以上(5~20cm),常被覆纤维性假包膜。切面呈灰白色,质地软,鱼肉样,可见灶性出血及大片坏死(图 12-40)。

【组织形态】

由异型性明显的大圆形、多边性和梭形细胞组成(图 12-41A),并可见蝌蚪状、带状和网球拍状细胞,胞质呈深嗜伊红色,类似胚胎性横纹肌肉瘤中的横纹肌母细胞,但体积偏大,外形不规则,并且胞质内横纹也难以见到。对本瘤的诊断最有帮助的光镜形态是一些胞质呈深嗜伊红色的畸形大细胞(图 12-41B~F)。部分区域可见交织条束状排列的梭形细胞

(图 12-41G),或可见瘤巨细胞或多核性巨细胞,类似多形性未分化肉瘤。肿瘤内常见坏死灶(图 12-41H)。

Furlong 等[176] 曾提出 PRMS 的三种形态学变型:①经典型,由成片的多形性横纹肌母细胞组成,常见瘤巨细胞和多核性瘤细胞(图 12-41A~F);②圆细胞型,以成簇的大圆形或大多边形横纹肌母细胞为主(图 12-41I,J),背景中含有轻度多形的中等大圆形横纹肌母细胞;③梭形细胞型,瘤细胞主要由异型的梭形细胞组成,呈条束状或席纹状排列,可见少量散在的大细胞性横纹肌母细胞,部分区域可见瘤巨细胞或多核巨细胞(图 12-41G)。

【免疫组化】

瘤细胞表达 desmin 和 MSA,且为弥漫阳性(图 12-42),MyoD1 和 myogenin 的标记不如胚胎性或腺泡状横纹肌肉瘤,Furlong 等[176] 报道的 MyoD1 和 myogenin 阳性率分别为 53%

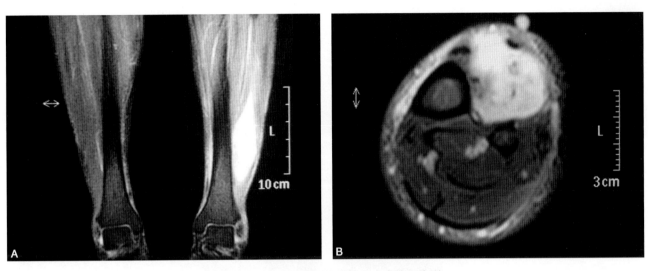

图 12-39　左小腿多形性横纹肌肉瘤的影像学

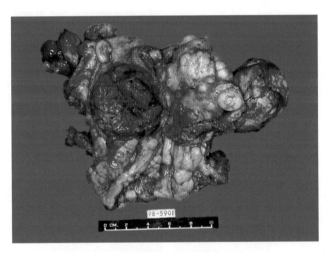

图 12-40　多形性横纹肌肉瘤的大体形态

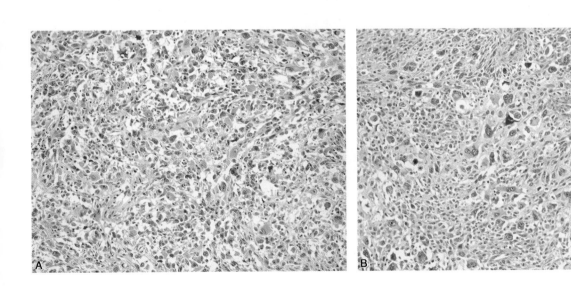

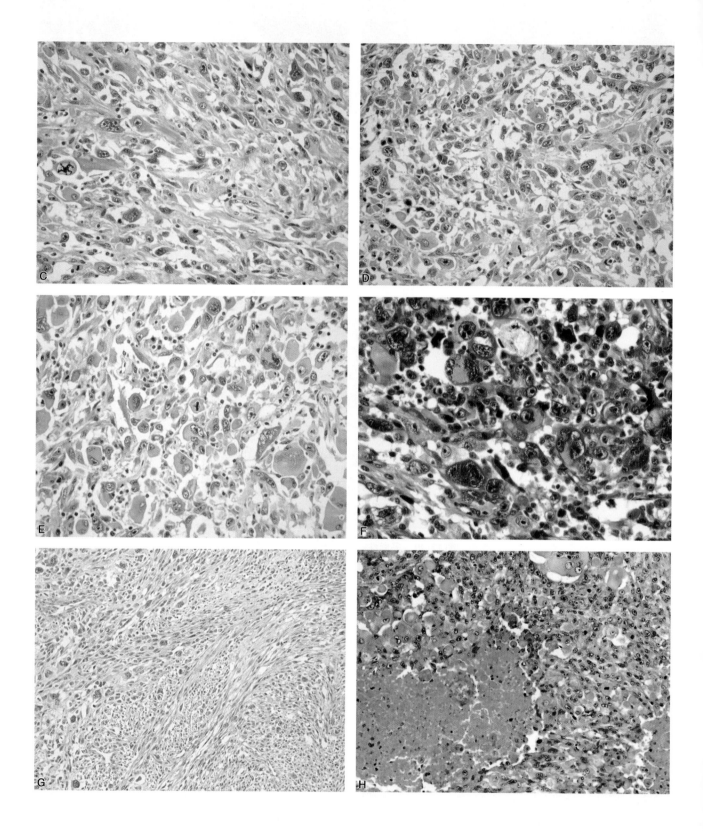

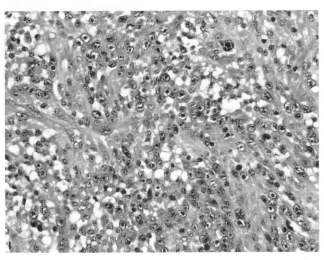
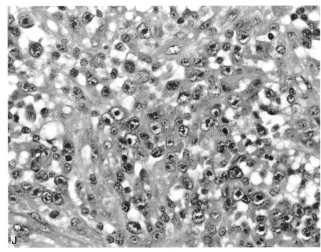

图 12-41 多形性横纹肌肉瘤的组织学形态

A ~ F. 多形性横纹肌肉瘤由异型性明显的大圆形、多边性和梭形细胞组成,可见胞质呈深嗜伊红色的畸形大细胞;G. 部
分病例内可见梭形细胞成分;H. 可见坏死;I、J. 部分病例以成簇的中至大圆形细胞为主

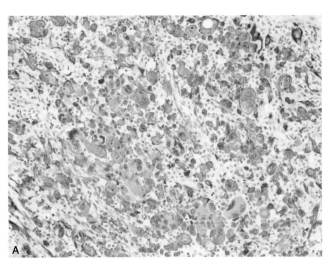
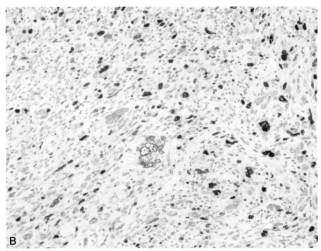

图 12-42 多形性横纹肌肉瘤的免疫组化

A. 以弥漫性表达 desmin 为主;B. 少数病例可程度不等地表达 myogenin

和 56%。

【超微结构】

电镜检测显示原始肌小节,由 Z 带或不规则的 Z 带物质
组成,在与其他一些多形性肉瘤的鉴别诊断中具有一定的
价值[178]。

【细胞遗传学】

CGH 研究显示,1p22/1p23(71%)、7p(43%)、18/18q
(43%)和 20/20p(43%)增加,10q23(71%)、15q21/q22
(57%)、3p、5q32/qter 和 13(均为 43%)丢失[179]。

【鉴别诊断】

1. 间变性横纹肌肉瘤 除间变性区域外,多能见到经典
的胚胎性横纹肌肉瘤或腺泡状横纹肌肉瘤区域。

2. 多形性未分化肉瘤(恶性纤维组织细胞瘤) 肿瘤内
也可含有大的嗜伊红色细胞,但胞质多呈均细的空泡状;此
外,肿瘤内常含有泡沫样组织细胞、破骨样多核巨细胞和炎症

细胞等成分。瘤细胞虽可表达 desmin,但多为灶性或弱阳性,
必要时可作电镜检测,寻找原始肌小节。

3. 多形性平滑肌肉瘤 除多形性区域外,肿瘤内常含有
低度恶性的平滑肌肉瘤区域,显示典型的平滑肌瘤细胞特征。
尽管两者肿瘤都可表达 desmin 和 actin,但 myoglobin、MyoD1
和 myogenin 阳性多提示为横纹肌肉瘤。

4. 其他伴有横纹肌母细胞分化的恶性肿瘤 如恶性蝾
螈瘤、恶性 Müllerian 混合瘤和去分化脂肪肉瘤等。

【治疗】

本型属高度恶性肉瘤,应给予积极的综合性治疗,但效果
不理想,有效的治疗方法尚待进一步探索。

【预后】

PRMS 属高度恶性的软组织肉瘤,长期生存率很低,其容
易发生远处转移,常见于病程早期,最常见的转移部位为肺,
部分病例可发生局部复发或淋巴结转移。文献报道显示,

PRMS 的 1 年～20 个月的无瘤生存率为 12.5%～50%。

六、梭形细胞横纹肌肉瘤

梭形细胞横纹肌肉瘤（spindle cell rhabdomyosarcoma，SCRMS）是横纹肌肉瘤的一种特殊亚型，由 Cavazzana 等[180] 于 1992 年首先描述，镜下主要由条束状排列的长梭形细胞组成，横纹肌母细胞分化不明显，或偶可见到少量的横纹肌母细胞。SCRMS 原先被认为是胚胎性横纹肌肉瘤的一种梭形细胞亚型，但近年来的报道显示，SCRMS 具有 *MyoD1* 基因突变，并有涉及 *NCOA2* 和 *VGLL2* 基因的重排，与胚胎性横纹肌肉瘤有所不同。此外，SCRMS 在组织学上及遗传学上与新近报道的硬化性横纹肌肉瘤关系密切，故在 2013 年版 WHO 分类中，梭形横纹肌肉瘤与硬化性横纹肌肉瘤合并作为一个独立的横纹肌肉瘤亚型。SCRMS 比较少见，约占横纹肌肉瘤的 5%～10%。

【ICD-O 编码】

8912/3

【临床表现】

好发于儿童和青少年，平均年龄为 7 岁，也可发生于成年人[181-183]，男性明显多见，男：女约为 6：1。如患者为儿童，则肿瘤好发于睾丸旁（38%）和头颈部（27%），如患者为成年人，则半数以上的病例发生于头颈部深部软组织，偶可位于四肢、膀胱、腹部、腋下、胸膜和腹膜后等处（图 12-43）。

复旦大学附属肿瘤医院 2008—2016 年间共诊断 72 例

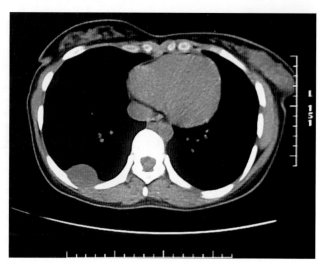

图 12-43　胸壁梭形细胞横纹肌肉瘤 CT

SCRMS，其中男性 44 例，女性 28 例，男：女为 1.6：1。平均年龄和中位年龄分别为 28.3 岁和 25.5 岁，年龄范围为 4 个月～79 岁，青少年和成年人均可发生（图 12-44）。肿瘤主要发生于头颈（30%）、四肢（20%）和躯干（19%）（图 12-45）。

【大体形态】

肿瘤呈结节状，周界清晰，但无包膜，质地坚韧，直径 2～9cm，切面呈灰白色（图 12-46），常有漩涡状外观。

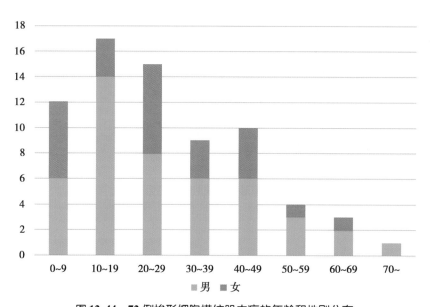

图 12-44　72 例梭形细胞横纹肌肉瘤的年龄和性别分布

【组织形态】

分化较好者由条束状排列的细长梭形细胞组成，核呈长卵圆形，或两端稍钝呈雪茄状，胞质深嗜伊红色、原纤维状，类似肌纤维母细胞性肿瘤或平滑肌肉瘤（图 12-47A～H），但多数肿瘤内可找见横纹或可见散在的横纹肌母细胞（图 12-47I，J）。梭形瘤细胞之间可含有数量不等的胶原纤维（图 12-47K，L），少数病例含有较多硬化性的间质，形态上类似硬化性横纹肌肉瘤（图 12-47M，N）。瘤细胞也可呈席纹状、交织的条束状或漩涡状排列，或呈波浪状排列（易被误诊为恶性周围神经鞘膜瘤），并可呈浸润性生长。瘤细胞的异型性不明

显，核分裂象可见，但不多见。少数肿瘤内可含有经典的分化较为原始的胚胎性横纹肌肉瘤成分（图 12-47O，P）。

分化较差者，特别是发生于成人的病例，瘤细胞显示有明显的异型性，核分裂象易见（图 12-47Q～T），形态上可类似纤维肉瘤，生物学行为上也达到中度恶性以上。

【免疫组化】

瘤细胞表达 desmin（图 12-48A）、myogenin（图 12-48B，C）和 MyoD1 等标记，并可表达 titin 和 troponin，提示瘤细胞分化非常好。部分病例也可表达 α-SMA（图 12-48D），可被误诊为肌纤维母细胞性肉瘤或平滑肌肉瘤。

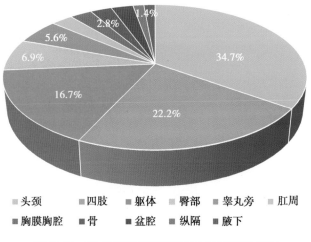

图 12-45　72 例梭形细胞横纹肌肉瘤的部位分布

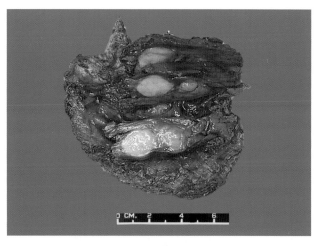

图 12-46　梭形细胞横纹肌肉瘤的大体形态

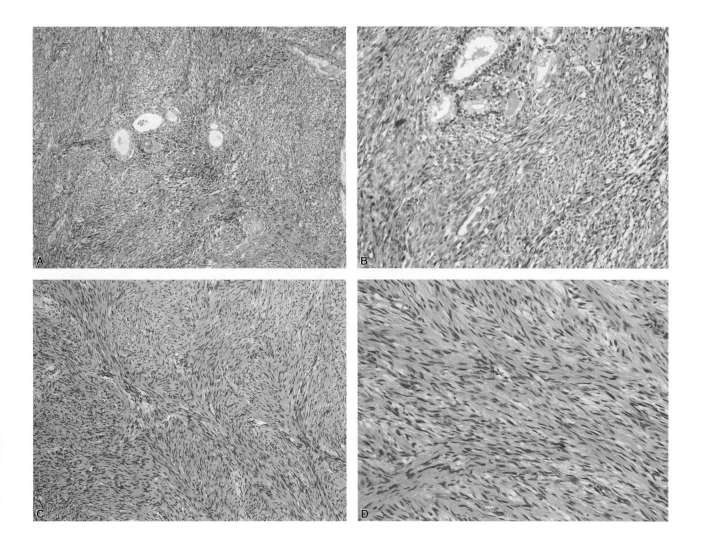

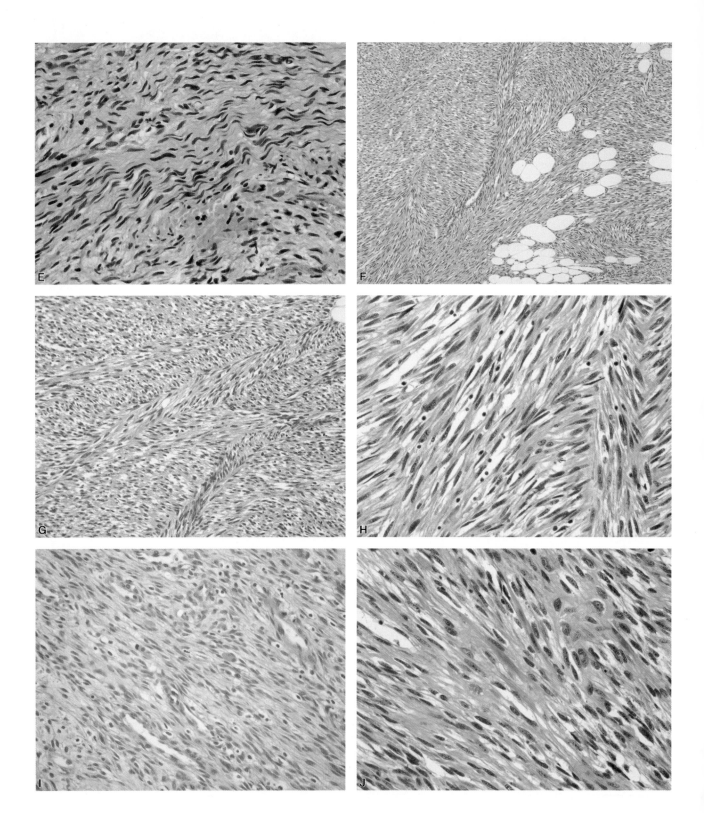

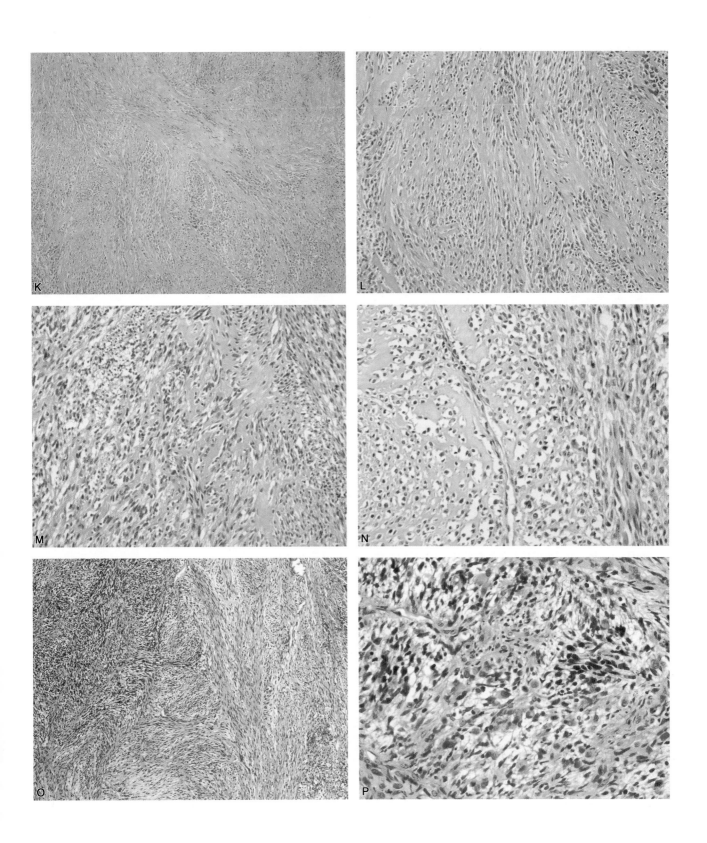

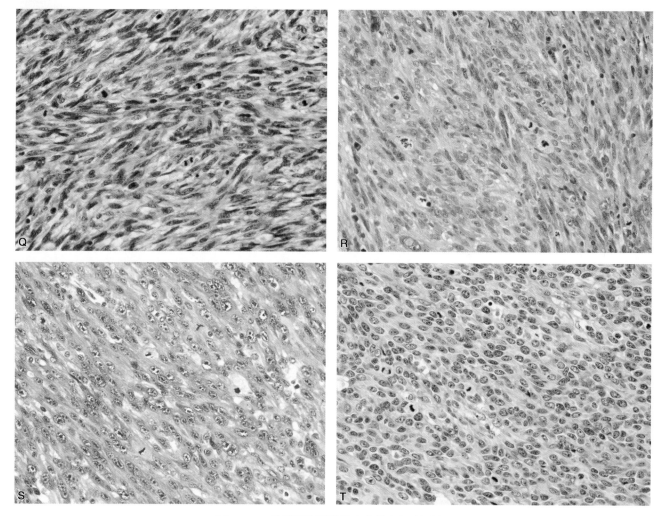

图 12-47　梭形细胞横纹肌肉瘤的组织学形态

A～D. 分化较好的梭形细胞横纹肌肉瘤由条束状排列的梭形细胞组成,呈浸润性生长;E. 可呈波浪状排列;F～H. 胞质深嗜伊红色、原纤维状,类似肌纤维母细胞性肿瘤或平滑肌肉瘤;I、J. 多数肿瘤内可见散在的横纹肌母细胞;K、L. 梭形瘤细胞之间可含有数量不等的胶原纤维;M、N. 部分肿瘤内含有硬化性区域;O、P. 部分肿瘤内含有胚胎性横纹肌肉瘤成分;Q～T. 发生于成人的梭形细胞横纹肌肉瘤,核异型性明显,核分裂象易见

【细胞遗传学】

Debiec-Rychter 等[184] 报道的 1 例显示 46,XX,der(2)t(2;7)(q36 可能 q37;q3?),del(14)(q24),der(16)t(1;16)(q21;q13),Gil-Benso 等[185] 报道的 1 例显示 8、12、21 和 22 号染色体重排。Mentrikoski 等[186] 报道的 1 例显示 t(6;8)。Szuhai 等[187] 人的报道显示,发生于成年人的梭形细胞横纹肌肉瘤显示有 *MyoD1* 基因的反式激活突变。Agaram 等人[188] 随后的报道显示,除梭形细胞横纹肌肉瘤外,在硬化性横纹肌肉瘤中也可检测到 *MyoD1* 基因突变,提示与梭形细胞横纹肌肉瘤有相同的发病机制。部分梭形细胞横纹肌肉瘤和硬化性横纹肌肉瘤同时还可有 *PIK3CA* 基因突变。新近 Alaggio 等[189] 人的报道显示,在先天性/婴儿型梭形细胞横纹肌肉瘤中可检测出 *NCOA2* 和 *VGLL2* 重排,包括 *VGLL2-NCOA2*、*TEAD1-NCOA2*、*SRF-NCOA2* 和 *VGLL2-CITED2*,此部分患儿预后较好,而在 1 岁以上者 67% 显示有 *MyoD1* p. L122R 热点突变,预后较差。

【鉴别诊断】

1. 胚胎性横纹肌肉瘤　参见前述。

2. 平滑肌肉瘤　虽也可发生于儿童和青少年,但多见于中老年人,且好发于腹膜后或肢体深部软组织,其中发生于腹膜后者绝大部分为绝经期前后的妇女,而梭形细胞横纹肌肉瘤多发生于儿童和青少年,且好发于睾丸旁等区域。光镜下重要的区别点在于,平滑肌肉瘤的胞质内可见纵形的肌原纤维,而梭形细胞横纹肌肉瘤的胞质内可见横纹,后者有时可含有经典的分化较为原始的胚胎性横纹肌肉瘤区域。免疫组化标记显示,平滑肌肉瘤的瘤细胞表达 α-SMA 和 h-caldesmon,不表达 MyoD1 和 myogenin,而梭形细胞横纹肌肉瘤的瘤细胞除可表达 desmin 和 α-SMA 外,尚可表达 MyoD1 和 myogenin。电镜下,平滑肌肉瘤可见直径 6～8nm 的肌微丝,与细胞长轴平行排列,肌微丝之间有很多的致密小体,质膜内层可见吞饮囊泡,梭形细胞横纹肌肉瘤则可见横纹结构。

3. 低度恶性肌纤维母细胞性肉瘤　瘤细胞表达 α-SMA,部分病例还可表达 desmin,但不表达 myogenin 和 MyoD1。

4. 婴儿纤维肉瘤　无横纹肌母细胞分化,瘤细胞不表达 desmin、myogenin 和 MyoD1。

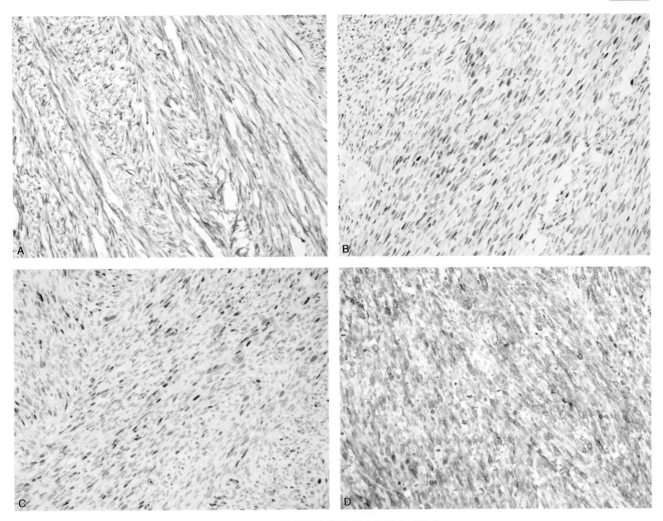

图 12-48 梭形细胞横纹肌肉瘤的免疫组化

A. 高分化梭形细胞横纹肌肉瘤 desmin 标记；B. 高分化梭形细胞横纹肌肉瘤 myogenin 标记；C. 差分化梭形细胞横纹肌肉瘤 myogenin 标记；D. 差分化梭形细胞横纹肌肉瘤 α-SMA 标记

5. 其他梭形细胞肿瘤　包括梭形细胞型滑膜肉瘤、恶性周围神经鞘膜瘤、侵袭性纤维瘤病、肌纤维瘤、炎性肌纤维母细胞瘤和梭形细胞恶性黑色素瘤等。

【治疗】

同胚胎性横纹肌肉瘤，宜采取广泛性局部切除，必要时辅以化疗。

【预后】

本型预后较好，5 年生存率达 88%，但发生于成年人者预后不良。

七、硬化性横纹肌肉瘤

Mentzel 等[190]于 2000 年报道了 3 例发生于成年人的横纹肌肉瘤，其形态比较特殊，表现为肿瘤内含有大量的玻璃样变基质，瘤细胞呈假血管腔样生长。Mentzel 等将其命名为硬化性假血管瘤样横纹肌肉瘤（sclerosing, pseudovascular rhabdomyosarcoma）。2002 年，Folpe 等[191]报道了 4 例形态相似的横纹肌肉瘤，也均发生于成年人，并以大量的玻璃样变基质为特征，Folpe 等将其直接命名为硬化性横纹肌肉瘤（sclerosing rhabdomyosarcoma，SRMS）。因肿瘤内所含的玻璃样基质类似原始的骨样组织或软骨样基质，以及瘤细胞可呈单排状、小腺泡状或假血管样排列，故 SRMS 可被误诊为骨肉瘤、软骨肉瘤、硬化性上皮样纤维肉瘤、腺泡状横纹肌肉瘤或血管肉瘤等肿瘤。SRMS 与前述的梭形细胞横纹肌肉瘤（SCRMS）关系较为密切，2013 年版 WHO 分类将 SRMS 与 SCRMS 合并为一类。

【ICD-O 编码】

8912/3

【临床表现】

早期的报道显示 SRMS 主要发生于成年人，但新近的一些报道表明，SRMS 也可发生于儿童和青少年[192-194]。患者的年龄范围为 0.3~79 岁，平均 26.6 岁，中位 16 岁。男性略多见，男女之比为 5:4。

肿瘤主要发生于四肢（44%）和头颈部（41%）[195,196]，少数病例位于骶骨（7%）、阴囊（4%）和腹膜后（4%）。

多数患者表现为局部软组织内迅速生长的肿块，可伴有疼痛，发生于舌底、咽喉部者可引起吞咽困难或发音障碍等。

发生于成人的部分病例曾被诊断为"软骨肉瘤，玻璃样变型"、"骨肉瘤"、"腺泡状横纹肌肉瘤"和"玻璃样变血管外皮瘤"等。发生于儿童和青少年的部分病例曾被诊断为腺泡状横纹肌肉瘤、胚胎性横纹肌肉瘤和梭形细胞横纹肌肉瘤。

复旦大学附属肿瘤医院 2000—2016 年间共诊断 55 例硬化性横纹肌肉瘤 SRMS,其中男性 27 例,女性 28 例,平均年龄

和中位年龄分别为 25.4 岁和 24 岁,年龄范围为 1 岁 6 个月 ~ 53 岁,高峰年龄段为 10 ~ 19 岁和 20 ~ 29 岁(60%)(图 12-49),主要发生于头颈部(42%)和四肢(39%),部分病例位于躯干(16%)(图 12-50)。

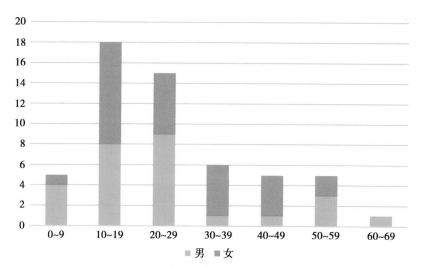

图 12-49   55 例硬化性横纹肌肉瘤的年龄和性别分布

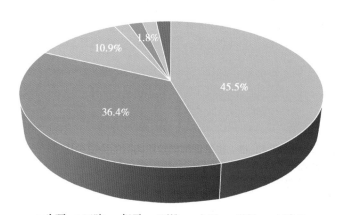

■头颈 ■四肢 ■躯干 ■颈椎 ■会阴 ■臀部 ■左髂骨

图 12-50   硬化性横纹肌肉瘤的部位分布

【影像学】

肿瘤密度略低于或与邻近的肌肉组织相近,可显著强化,强化不均(图 12-51)。

【大体形态】

肿瘤周界不清,直径为黄豆大至 8cm。切面呈灰白色、灰褐色或灰黄色(图 12-52),质地坚韧。

【组织形态】

肿瘤呈浸润性生长,可累及至皮下组织,或侵犯骨骼肌、神经、腱鞘或邻近的纤维脂肪组织。SRMS 的特征性形态表现为肿瘤内含有大量嗜伊红色至嗜碱性的玻璃样或透明变性的基质,类似原始的骨样或软骨样基质(图 12-53A ~ F)。玻璃样基质在肿瘤内所占的比例从 40% ~ 70% 不等。浸埋于基质内的瘤细胞则由分化较为原始的小至中等大的圆形细胞、多边形细胞和梭形细胞组成,其排列方式因病例而异,可呈条束状、梁状、索状、列兵状、微小腺泡状、管状、囊腔样或假血管样排列(图 12-53G ~ R),也可呈实性的小巢状或叶状分布,瘤细

胞的胞质多少不等,嗜伊红色,核形不规则,核深染或呈空泡状,部分病例中可见小核仁,核分裂象易见(1 ~ 19/10HPF),可有非典型性核分裂。除少数病例外,多数病例中难以见到含有横纹的带状横纹肌母细胞或蜘蛛网状横纹肌母细胞,也不见花环状多核巨细胞。部分病例可见到条束状或波浪状排列的梭形细胞成分(图 12-53S),或含有梭形细胞横纹肌肉瘤区域(图 12-53T ~ W)[197]。玻璃样变基质 Masson 三色染色呈绿色(图 12-53X)。

【免疫组化】

大多数病例弥漫强阳性表达 MyoD1(图 12-54A,B),灶性表达 desmin,部分病例还可表达 α-SMA,但 myogenin 多为阴性或仅为局灶阳性(图 12-54C,D)。此外,少数病例还可灶性表达 CD99。所有病例均不表达 S-100、CK、CD31、CD34 和 F8。

【超微结构】

Kuhnen 等[198]报道的 1 例显示瘤细胞内可见不规则分布的细丝,但不见明确的 Z 带结构,瘤细胞间充满大量的胶原性

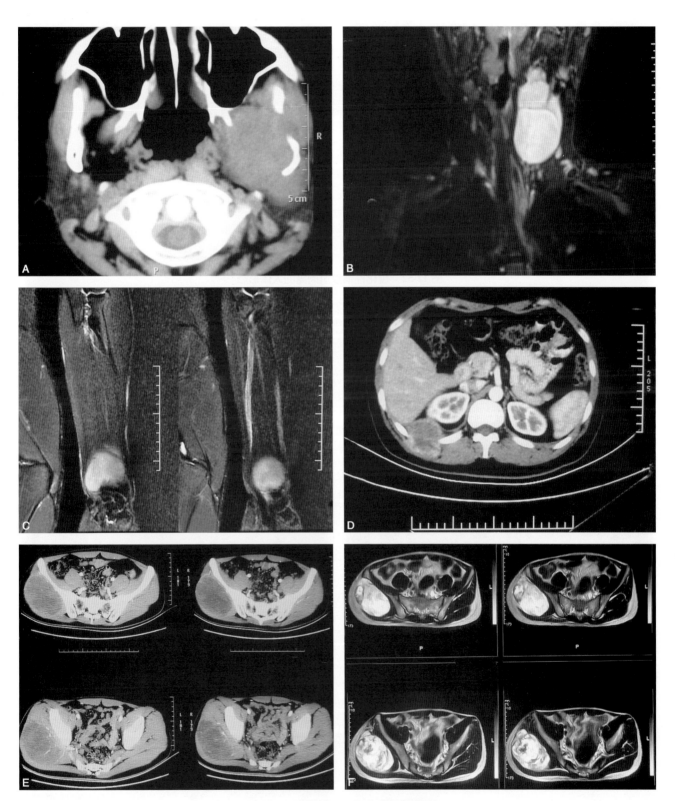

图 12-51　硬化性横纹肌肉瘤的影像学

A. 上颌窦；B. 左颈部；C. 腕部；D～F. 腰背部

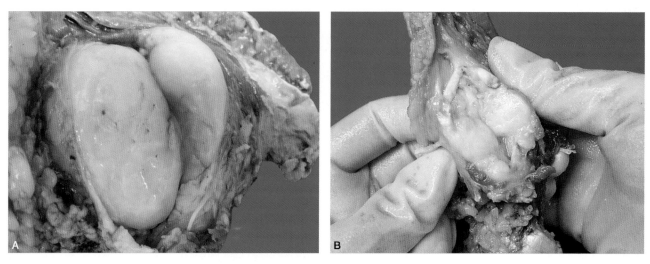

图 12-52　硬化性横纹肌肉瘤的大体形态

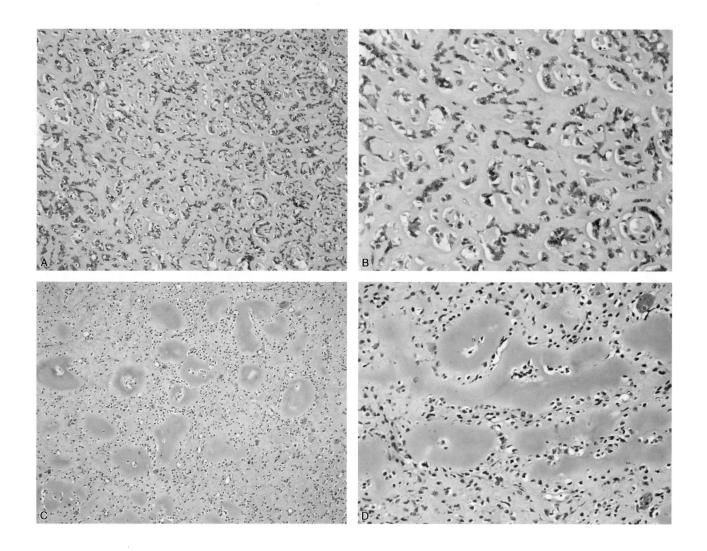

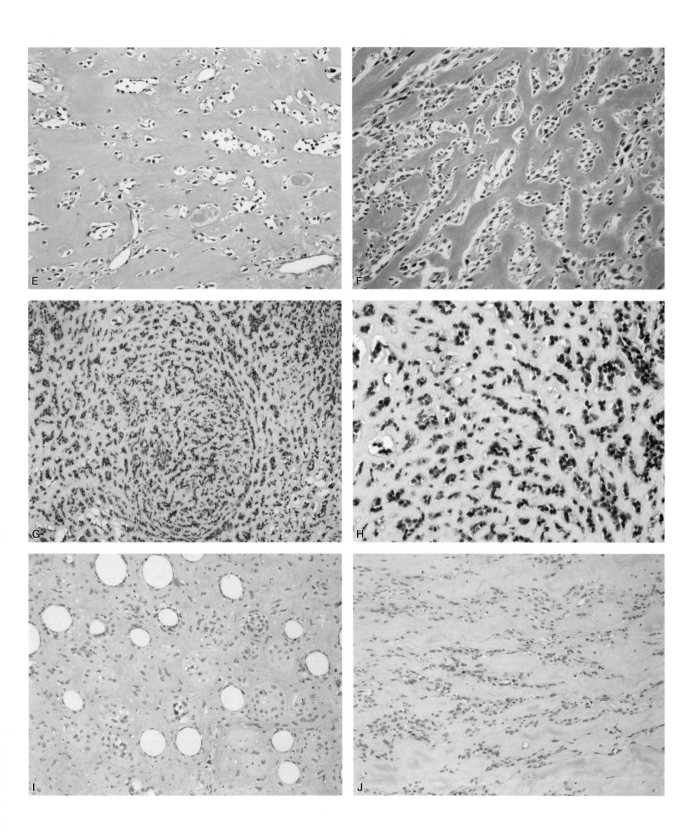

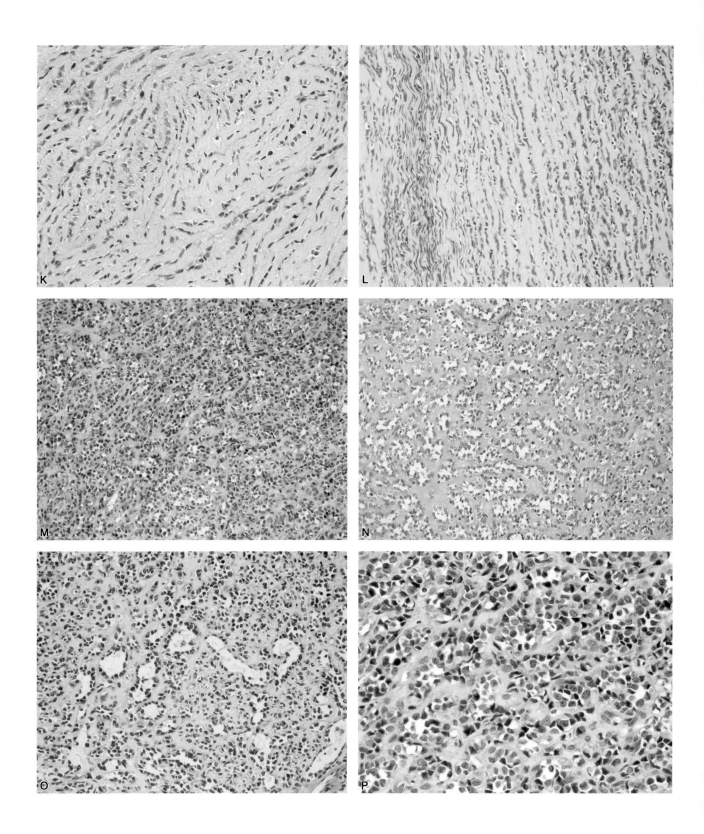

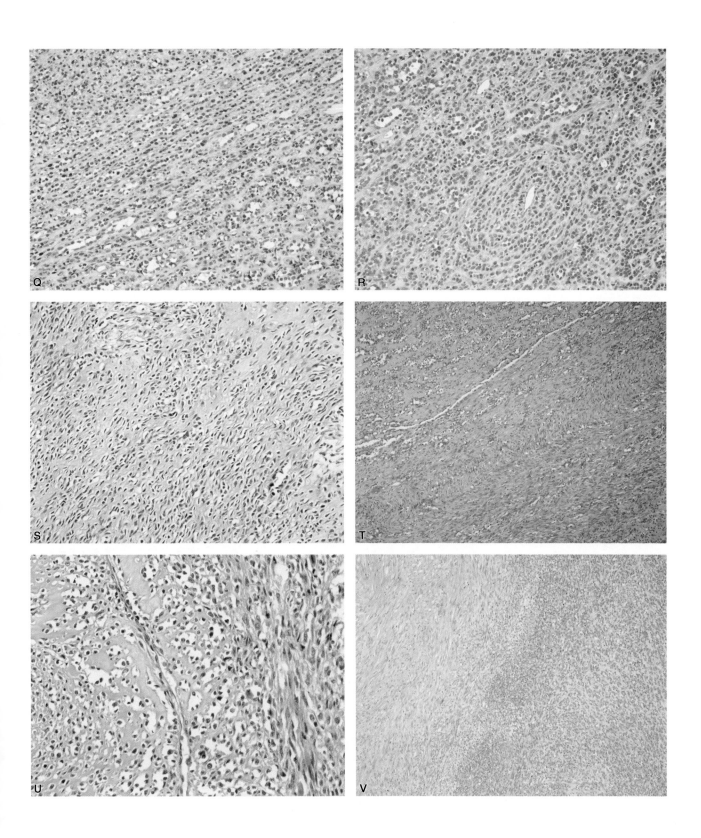

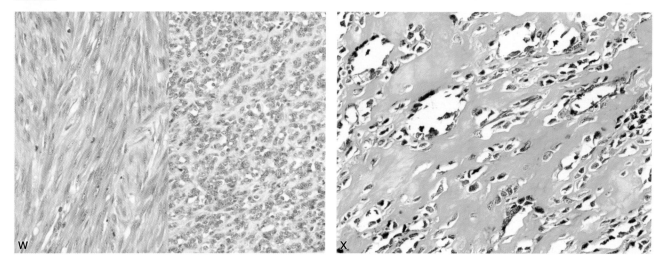

图 12-53 硬化性横纹肌肉瘤的组织学形态

A ~ F. 肿瘤内含有大量嗜伊红色的玻璃样变基质;G ~ R. 瘤细胞可呈条束状、梁状、索状、列兵状、微小腺泡状、管状、囊腔样或假血管样排列;S. 部分病例内可见到条束状或波浪状排列的梭形细胞成分;T ~ W. 部分病例内含有梭形细胞横纹肌肉瘤区域;X. Masson 三色染色

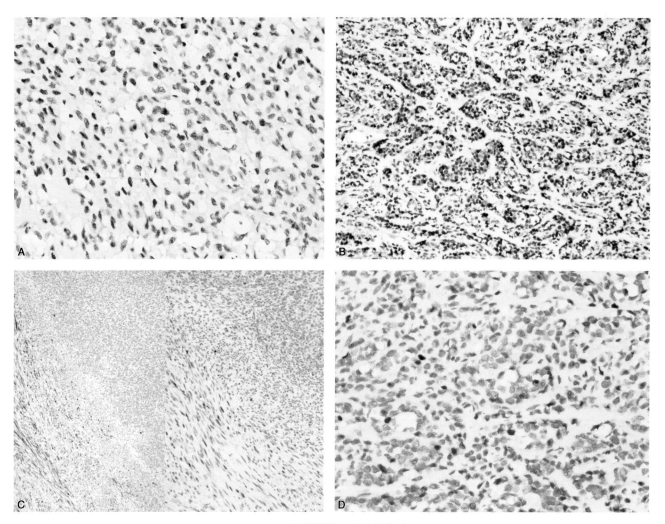

图 12-54 硬化性横纹肌肉瘤的免疫组化

A、B. MyoD1 标记;C. 梭形细胞区域表达 desmin 和 myogenin,但硬化性区域几乎阴性;D. 硬化性区域内仅少量瘤细胞表达 desmin

基质。

【细胞和分子遗传学】

6 例染色体组型分析显示非随机性染色体异常，包括+1，+2，+11，+16，+18，+19，+21，-3，-22，以及 6q 上有不明物质等，无 1 例显示 t(2;13) 或 t(1;13)。Kuhnen 等应用 CGH 检测显示，SRMS 具有清晰的-10q22，其他异常包括-Y 和+18。11 例行 RT-PCR 或 FISH 检测 PAX3/7-FKHR 融合性基因。除 1 例类似 ARMS 的病例含有 PAX3-FKHR 融合基因外[193]，其余病例检测结果均为阴性。新近报道显示，在 SRMS 中可检测出 MYOD1 p. L122R 热点突变[187,188]。

【鉴别诊断】

主要包括一些同样具有硬化性或软骨样基质的肿瘤。

1. 骨外骨肉瘤　因 SRMS 中含有大量的硬化性基质，类似骨样组织，故 SRMS 最易被误诊为骨外骨肉瘤，但骨肉瘤内可见到诊断性的花边样骨样组织，并常可见到钙盐沉积和不成熟的骨组织形成，除瘤细胞外，有时还可见到多少不等的破骨样多核巨细胞，骨肉瘤内的瘤细胞不表达 MyoD1。

2. 骨外软骨肉瘤　部分 SRMS 中的基质也可呈软骨样，故也可被误诊为"玻璃样变软骨肉瘤"，但发生于软组织内的软骨肉瘤十分少见，肿瘤内常可见到软骨陷窝和软骨母细胞，后者强阳性表达 S-100。

3. 血管肉瘤　部分 SRMS 中可见不规则的血管样腔隙结构，腔内有时还含有红细胞，类似血管肉瘤，但腔隙内衬细胞表达 MyoD1，不表达 CD31 和 ERG。

4. 硬化性上皮样纤维肉瘤（SEF）　SRMS 也可被误诊为混淆 SEF，但 SEF 中的瘤细胞多由中等大的圆形、卵圆形或多边形上皮样细胞组成，胞质常呈透亮状，瘤细胞主要表达 vimentin，不表达 MyoD1 和 MSA。

5. 浸润性或转移性癌　SRMS 中的瘤细胞可呈索状、线条状和列兵样排列，可类似浸润性癌，但瘤细胞不表达上皮性标记。

6. 神经源性肿瘤　部分 SRMS 病例可含有梭形细胞成分，瘤细胞可呈长条束状和波浪状排列，加上 S-100 的非特异性染色，易被误诊为恶性周围神经鞘瘤，此时应加做 SOX10 和包括 desmin 和 MyoD1 在内的肌源性标记。除经典的恶性周围神经鞘膜瘤外，梭形细胞/硬化性横纹肌肉瘤还可被误诊为恶性蝾螈瘤，主要的鉴别点在于恶性蝾螈瘤中的梭形瘤细胞不表达 desmin、myogenin 和 MyoD1，可表达 S-100 和 SOX10。

【治疗】

从已有的报道来看，放疗及化疗似乎对 SRMS 效果较好，但限于病例及随访时间有限，放疗及化疗对 SRMS 的准确疗效还有待于更多病例的积累和观察。建议目前仍采用包括手术在内的综合性治疗。

【预后】

Mentzel 等报道的 3 例中，1 例健在，1 例于术后 8 个月发生局部复发，另 1 例肺部出现 4 个转移灶。Folpe 等报道的 4 例中，1 例在积极治疗后 60 个月时死于转移。Croes 等报道的 1 例在术后 12 个月出现多灶性的骨、肺和乳腺转移。Chiles 等报道的 13 例病例中有 2 例局部复发，1 例发生转移，后者 3 年后死亡。

八、上皮样横纹肌肉瘤

上皮样横纹肌肉瘤（epithelioid rhabdomyosarcoma, EpRMS）是一种新近报道的横纹肌肉瘤[77]，由成片、形态一致的上皮样瘤细胞组成，肿瘤内既无腺泡样结构，也不见典型的横纹肌母细胞，但免疫组化标记提示瘤细胞具横纹肌分化。

【临床表现】

多发生于 50 岁以上的中老年患者，中位年龄为 70.5 岁，可发生于儿童[199]。男性多见，男：女约为 2:1。

肿瘤多发生于四肢[77,200]，其次为躯干和头颈部，少数病例位于喉咽、左心房和输卵管等内脏组织[201]，偶可发生于淋巴结内[202]。大多数病例位于肌内，少数病例位于皮下。

【影像学】

表现为密度不均的肿块，可有坏死（图 12-55）。

【大体形态】

肿瘤大小为 3~8.5cm，切面呈灰白色或灰红色，鱼肉状，肉眼上可见坏死（图 12-56）。

【组织形态】

由成片的上皮样瘤细胞组成（图 12-57A~E），瘤细胞在大小和形态上基本一致，胞质丰富，双染性或嗜伊红色，核染色质呈空泡状，可见明显的核仁，核分裂象易见，肿瘤内常可见凝固性坏死灶（图 12-57F）。肿瘤常浸润邻近组织（如骨骼

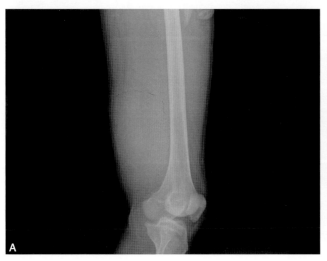

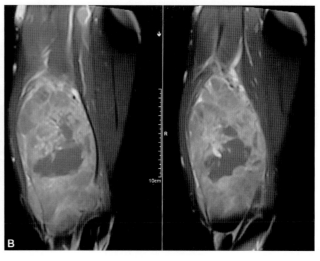

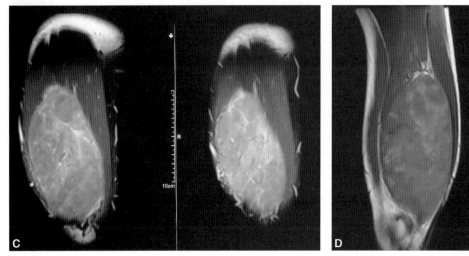
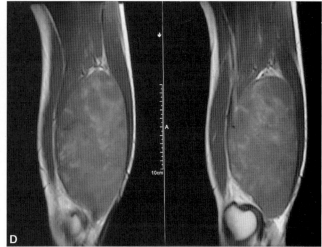

图 12-55　大腿上皮样横纹肌肉瘤的影像学

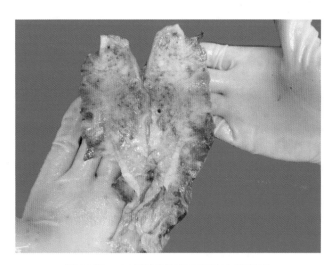

图 12-56　上皮样横纹肌肉瘤的大体形态

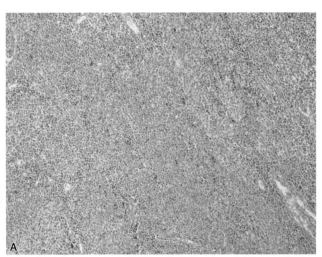
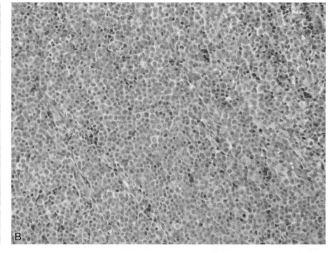

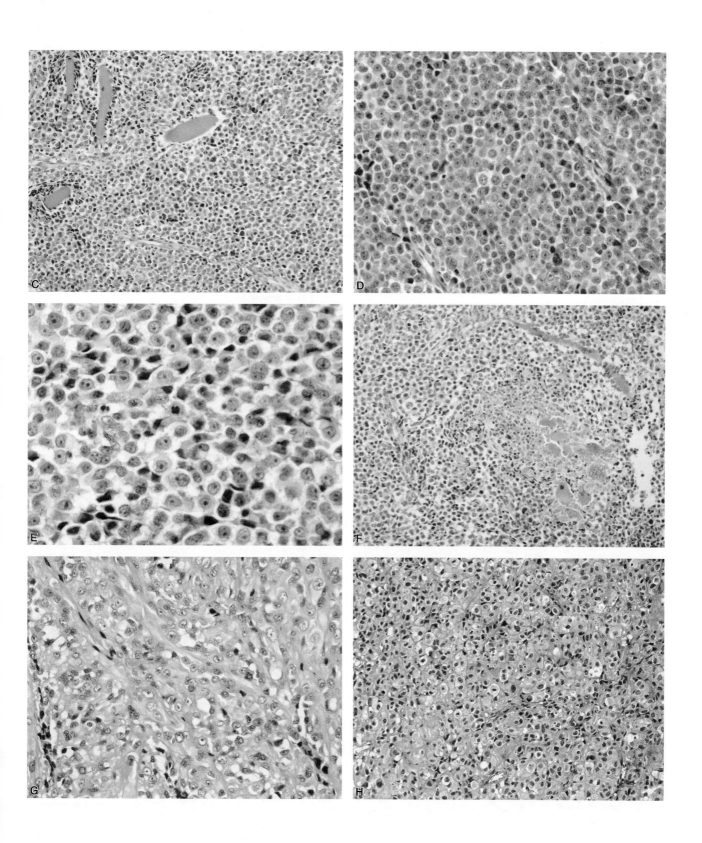

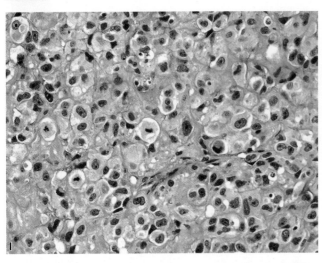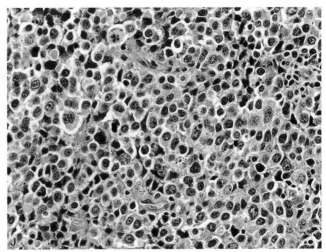

图 12-57　上皮样横纹肌肉瘤的组织学形态
A～E. 由成片的圆形细胞组成；F. 可见坏死；G～J. 可类似转移性癌、恶性淋巴瘤和恶性黑色素瘤

肌)。部分病例中,瘤细胞呈横纹样(rhabdoid)形态[203-205]。

【免疫组化】

瘤细胞强阳性表达 desmin(图 12-58A),不同程度表达 myogenin(图 12-58B,C),可灶性表达上皮性标记和神经内分泌标记(图 12-58D),一些病例也可表达 α-SMA。

【分子生物学】

无 PAX3-FOX1O1A 融合性基因,部分病例可有 TP53 突变。

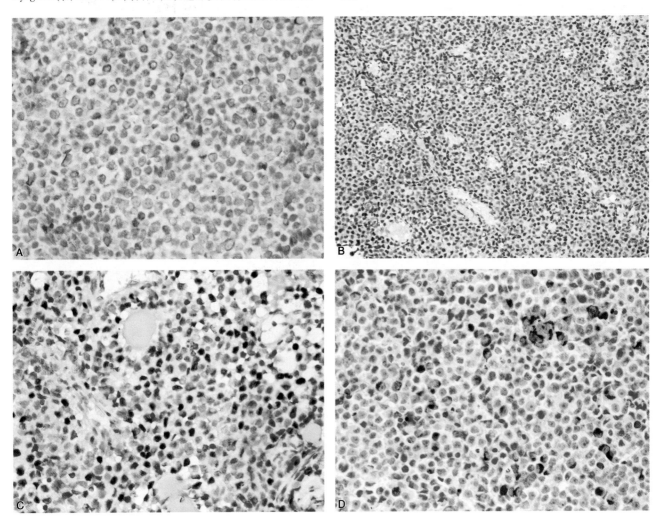

图 12-58　上皮样横纹肌肉瘤的免疫组化
A. desmin 标记；B、C. myogenin 标记；D. AE1/AE3 标记

【鉴别诊断】

1. 差分化癌或恶性黑色素瘤　上皮样横纹肌肉瘤从形态上不易被识别为横纹肌肉瘤,而是易被误诊为差分化癌或恶性黑色素瘤,特别是一些发生于内脏者。

2. 具上皮样或横纹样形态的软组织肉瘤　包括近端型上皮样肉瘤和上皮样平滑肌肉瘤等。

【预后】

Jo 等[77] 对 11 例的随访显示,2 例多次复发,2 例在原发灶周围形成卫星结节。6 例伴有区域淋巴结转移,6 例发生远处转移,多转移至肺。7 位患者死亡,其中 5 位于 1 年内,2 位于 5 年内。

第五节　含有横纹肌分化的肿瘤

除横纹肌瘤和横纹肌肉瘤外,在一部分良性肿瘤和恶性肿瘤中可见数量不等的横纹肌分化(表 12-7)。

表 12-7　含有横纹肌分化的肿瘤

良性	恶性
成熟畸胎瘤	婴儿纤维横纹肌肉瘤
良性蝾螈瘤	间变性脑膜瘤
皮肤横纹肌瘤样间叶性错构瘤	髓母细胞瘤
支持间质细胞瘤	恶性外胚层间叶瘤
	恶性蝾螈瘤
	经伊马替尼治疗后的胃肠道间质瘤
	未成熟性畸胎瘤
	恶性 Müllerian 混合瘤
	Wilms 瘤(肾母细胞瘤)
	癌肉瘤
	肺母细胞瘤
	肝母细胞瘤
	骨肉瘤
	去分化脂肪肉瘤
	去分化软骨肉瘤
	双表型鼻窦鼻腔肿瘤(部分病例)

一、婴儿横纹肌纤维肉瘤

婴儿横纹肌纤维肉瘤(infantile rhabdomyofibrosarcoma)是一种形态上类似于先天性纤维肉瘤,但免疫组化和超微结构具有横纹肌母细胞分化的梭形细胞肿瘤,由 Lundgren 等[206] 于 1993 年首先报道,极为罕见,文献上的报道尚不足 10 例[207-210]。

【临床表现】

好发于 1~4 岁的婴幼儿,肿瘤位于大腿、背部、胸壁和盆腔(前列腺和膀胱三角区)(图 12-59)。表现为逐渐增大的无痛性肿块或腹部疼痛。

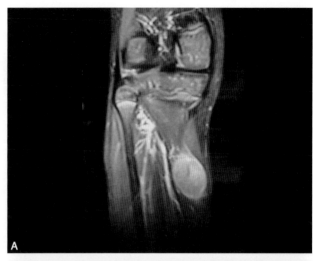

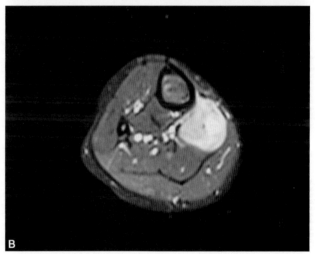

图 12-59　前臂婴儿横纹肌纤维肉瘤

【大体形态】

周界清晰,但无包膜,略呈分叶状,直径 6.5~10cm,切面灰白色,可有明显的坏死。

【组织形态】

由密集排列成束的梭形细胞组成,弥漫浸润横纹肌,形态上类似纤维肉瘤(图 12-60)。瘤细胞的核呈梭形,染色质呈空泡状,可见 1~2 个核仁,胞质淡嗜伊红色。部分细胞呈圆形或带状,核大,不规则,深染,胞质深嗜伊红色,不易找见横纹,核分裂象多见。瘤细胞之间含有丰富的胶原纤维,部分区域可呈黏液样,富含血管。

【免疫组化】

梭形细胞表达 vimentin、MSA 和 α-SMA,圆形和带状细胞除 vimentin 外,表达 desmin、myogenin 和 MyoD1(图 12-61)。

【超微结构】

多数瘤细胞具有纤维母细胞和肌纤维母细胞特征,少数病例内瘤细胞的胞质内可见发育良好的肌节和 Z 带物质,提示具横纹肌母细胞分化。

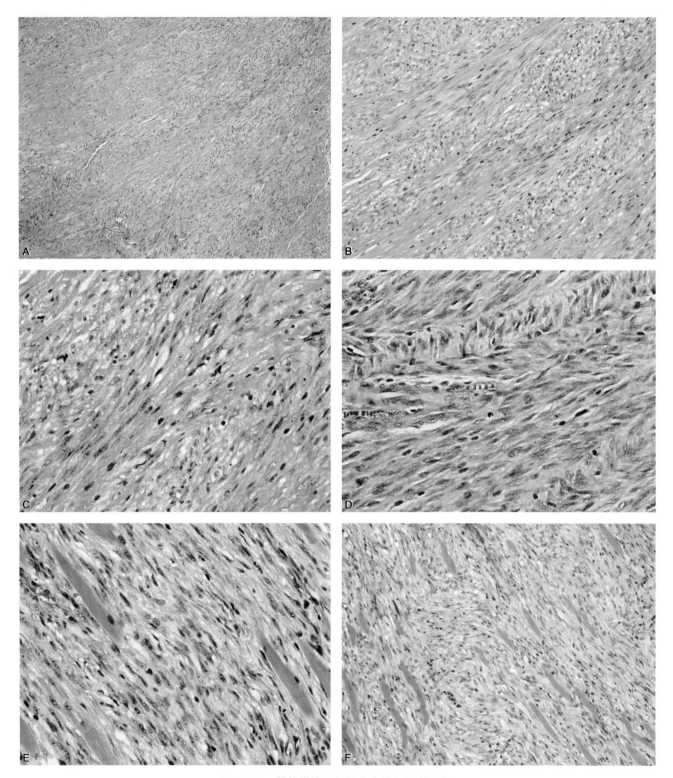

图 12-60　婴儿横纹肌纤维肉瘤的组织学形态
A ~ F. 形态上兼具婴儿纤维肉瘤和梭形细胞横纹肌肉瘤形态特点

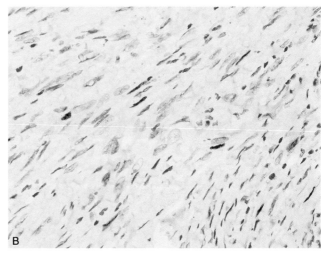

图 12-61 婴儿横纹肌纤维肉瘤的免疫组化

A. Desmin 标记；B. myogenin 标记

【细胞遗传学】

显示-6、-17、-19、-22 和 der（2）t（2；11）（q37；q13），但不能检测到胚胎性横纹肌肉瘤中常见的-11p15。

【治疗】

应视为高度恶性的肉瘤处理。

【预后】

预后差，文献中报道的 8 例中，3 例死于远处转移，2 例局部复发，带瘤存活。

二、皮肤横纹肌瘤样间叶性错构瘤

皮肤横纹肌瘤样间叶性错构瘤（rhabdomyomatous mesenchymal hamartoma of skin，RMHS）也称横纹肌错构瘤（striated muscle hamartoma），是一种好发于新生儿和婴幼儿面部和颈部皮肤的良性病变，文献上约有 30 多例报道[211-214]，少数病例可伴有 Delleman-Oorthuys 综合征[215]。

【临床表现】

好发于新生儿和婴幼儿面部和颈部皮肤，最常位于眼眶周围（图 12-62）和耳周区的皮下，可多发或单发。

【大体形态】

呈半圆形小丘疹或息肉状，有蒂，直径从数毫米至 2cm。

【组织形态】

镜下示表皮正常或呈乳头状瘤样增生，中央的蒂为纤维结缔组织，真皮浅层可见毛囊皮脂腺单位、血管、神经束以及不规则分布的汗腺和竖毛肌，真皮深层可见成束或结节状分布的横纹肌（图 12-63）。

三、神经肌肉迷芽瘤（良性蝾螈瘤）

神经肌肉迷芽瘤（neuromuscular choristoma，NMC）或称神经肌肉错构瘤（neuromuscular hamartoma）或良性蝾螈瘤（benign triton tumor）[216-221]，极为罕见。

【临床表现】

均发生于幼儿。位于大神经干内，尤其是坐骨神经、腰骶神经和臂神经（图 12-64）。

临床上常有明显的神经症状。少数情况下，在神经肌肉

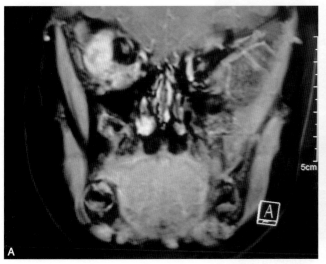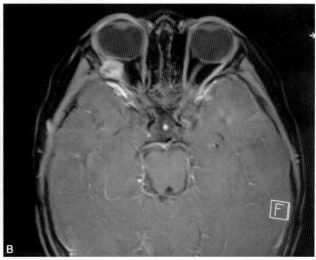

图 12-62 右眼眶横纹肌瘤样间叶性错构瘤

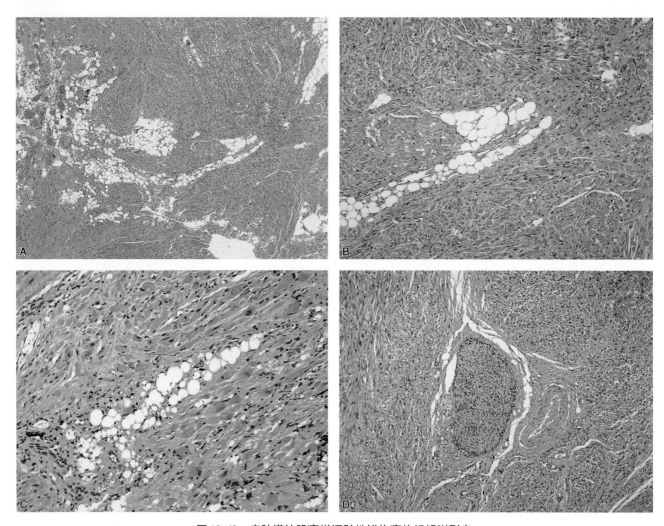

图 12-63 皮肤横纹肌瘤样间叶性错构瘤的组织学形态
A ~ C. 由排列不规则的成熟骨骼肌纤维组成,其间夹杂一些小岛状的脂肪组织;D. 偶见神经束

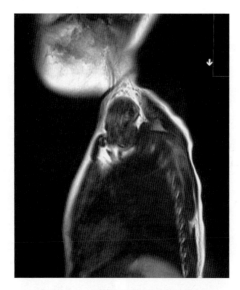

图 12-64 颈根部神经肌肉错构瘤

性错构瘤的病变基础上可发生纤维瘤病（NMC-纤维瘤病)[222]，常发生于外伤后或活检及手术后。

【大体形态】

大体上，肿块呈多结节性，由纤维束分隔成多个小结节。

【组织形态】

镜下，小结节由成熟的骨骼肌和神经纤维组成（图 12-65，

图 12-66)。

【免疫组化】

免疫组化标记显示，NMC 可表达 β-catenin 和 ERβ。

【细胞遗传学】

分子检测显示有 CTNNB1 突变[3c. 134 C>T(p. S45F)，1c. 121 A>G（p. T41A)][223]。

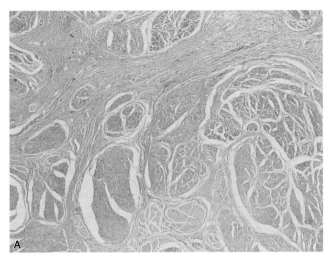
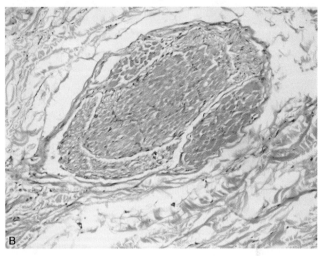

图 12-65　神经肌肉错构瘤
A、B. 由成熟的骨骼肌和神经纤维组成

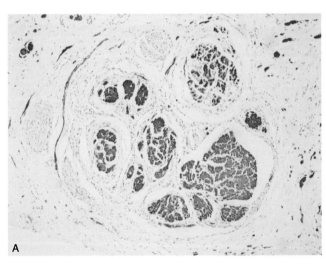
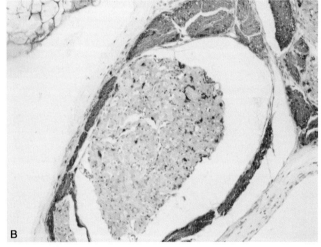

图 12-66　神经肌肉错构瘤的免疫组化
A. Desmin 标记；B. S-100 标记

四、恶性外胚层间叶瘤

恶性外胚层间叶瘤（malignant ectomesenchymoma，MEM）一种由横纹肌肉瘤、神经元成分或神经成分组成的恶性肿瘤[224]。推测肿瘤起自于神经嵴，分子检测与横纹肌肉瘤有重叠，可能属于横纹肌肉瘤的一种特殊亚型。

【临床表现】

主要发生于 5 岁以下婴幼儿，尤其是 1 岁以内的婴儿，男性多见。

肿瘤多位于盆腔和外生殖道（包括外阴和睾丸)（图 12-

67)，少数病例发生于肢体（包括手部、腕部和大腿)、头颈部（包括鼻腔、鼻窦和舌)、肾脏和大脑等部位[225-227]，临床上表现为浅表或深部生长迅速的肿块。

【大体形态】

分叶状或结节状，切面呈灰白色，平均直径 5cm，范围 3 ~ 18cm，可伴有出血和坏死。

【组织形态】

通常由比例不等的横纹肌肉瘤与神经元或神经成分混杂组成（图 12-68)，前者通常为胚胎性横纹肌肉瘤，少数情况下为腺泡状横纹肌肉瘤，后者包括节细胞、节细胞神经瘤、节细

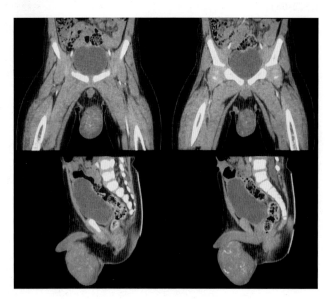

图 12-67　睾丸旁恶性外胚层间叶瘤 MRI

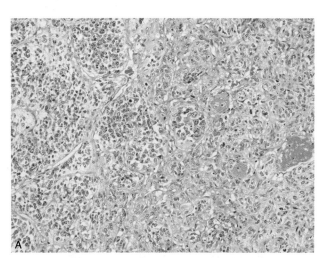

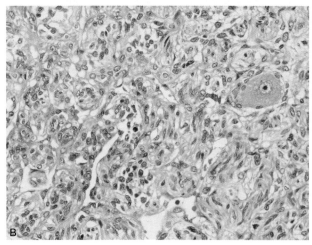

图 12-68　恶性外胚层间叶瘤
A. 由胚胎性横纹肌肉瘤和节细胞组成;B. 高倍镜示胚胎性横纹肌肉瘤和节细胞

胞神经母细胞瘤、神经母细胞瘤和恶性周围神经鞘膜瘤,少数情况下可为外周原始神经外胚层瘤。

【免疫组化】

横纹肌肉瘤成分表达 desmin 和 myogenin(图 12-69A),神经元或神经成分可表达 NSE、Syn、S100 蛋白(施万细胞)和 CD56 等(图 12-69B)。

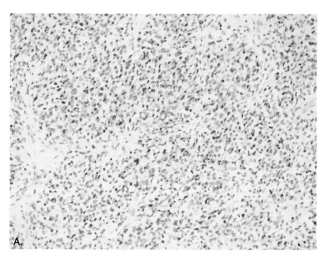

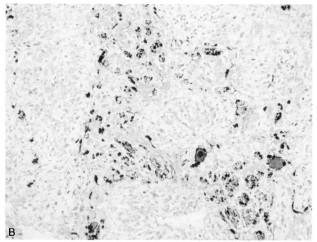

图 12-69　恶性外胚层间叶瘤
A. 横纹肌肉瘤成分表达 myogenin;B. 节细胞表达 NSE

【细胞遗传学】

新近研究显示,在 MEM 中存在 *HRAS* 突变,与胚胎性横纹肌肉瘤相似[228]。

【鉴别诊断】

包括胚胎性横纹肌肉瘤、恶性蝾螈瘤、神经母细胞瘤和节细胞神经瘤等。

【治疗和预后】

手术切除,术后辅助化疗。预后较好因素为:肿瘤直径<10cm,肿瘤位于浅表部位,低临床分期,无腺泡状横纹肌肉瘤。

五、恶性蝾螈瘤

恶性蝾螈瘤(malignant triton tumor)是一种具有横纹肌瘤分化的恶性周围神经鞘膜瘤[229],组织学上在梭形细胞肉瘤(MPNST)的背景中可见多少不等的圆形嗜伊红色细胞(横纹肌母细胞），免疫组化标记显示，梭形瘤细胞可表达 S-100 和 SOX10，但不表达 desmin 和 myogenin，而圆形嗜伊红色细胞表达 desmin 和 myogenin，不表达 S-100 和 SOX10，参见第十八章。

六、其他肿瘤

经伊马替尼等酪氨酸激酶抑制剂治疗后的胃肠道间质瘤可出现横纹肌肉瘤分化[230]。好发于女性生殖系统的恶性 Müllerian 混合瘤可含有横纹肌肉瘤样分化区域（图 12-70）。其他的肿瘤还包括间变性脑膜瘤、癌肉瘤、肾母细胞瘤、肺母细胞瘤、肝母细胞瘤、去分化脂肪肉瘤、去分化软骨肉瘤和双表型鼻窦鼻腔肉瘤等[231-234]。

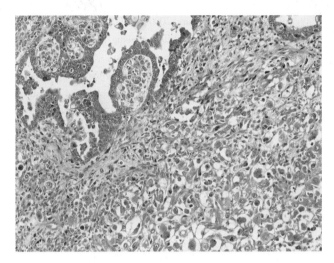

图 12-70　恶性 Müllerian 混合瘤
含有腺癌和胚胎性横纹肌肉瘤两种区域

参 考 文 献

1. Becker AE. Primary heart tumors in the pediatric age group：a review of salient pathologic features relevant for clinicians. Pediatr Cardiol，2000；21：317-323.

2. Yinon Y，Chitayat D，Blaser S，et al. Fetal cardiac tumors：a single-center experience of 40 cases. Prenat Diagn，2010，30：941-949.

3. Elderkin RA，Radford DJ. Primary cardiac tumours in a paediatric population. J Paediatr Child *Health*，2002，38：173-177.

4. Burke AP，Gatto-Weis C，Griego JE，Ellington KS，Virmani R. Adult cellular rhabdomyoma of the heart：a report of 3 cases. Hum Pathol，2002，33：1092-1097.

5. Harding CO，Pagon RA. Incidence of tuberous sclerosis in patients with cardiac rhabdomyoma. *Am J Med Genet*，1990，37：443-446.

6. Nir A，Tajik AJ，Freeman WK，et al. Tuberous sclerosis and cardiac rhabdomyoma. Am J Cardiol，1995，76：419-421.

7. Madueme P，Hinton R. Tuberous sclerosis and cardiac rhabdomyomas：a case report and review of the literature. Congenit Heart Dis，2011，6：183-187.

8. Krapp M，Baschat AA，Gembruch U，et al. Tuberous sclerosis with intracardiac rhabdomyoma in a fetus with trisomy 21：case report and review of literature. Prenat Diagn，1999，19：610-613.

9. Das BB，Sharma J. Cardiac rhabdomyoma and tuberous sclerosis：prenatal diagnosis and follow-up. Indian J Pediatr，2003，70：87-89.

10. Burke AP，Virmani R. Cardiac rhabdomyoma：a clinicopathologic study. Mod Pathol，1991，4：70-74.

11. Vinaitheerthan M，Wei J，Mizuguchi M，et al. Tuberous sclerosis：immunohistochemistry expression of tuberin and hamartin in a 31-week gestational fetus. Fetal Pediatr Pathol，2004，23：241-249.

12. Farooki ZQ，Ross RD，Paridon SM，et al. Spontaneous regression of cardiac rhabdomyoma. Am J Cardiol，1991，67：897-899.

13. Kotulska K，Larysz-Brysz M，Grajkowska W，et al. Cardiac rhabdomyomas in tuberous sclerosis complex show apoptosis regulation and mTOR pathway abnormalities. Pediatr Dev Pathol，2009，12：89-95.

14. Tiberio D，Franz DN，Phillips JR. Regression of a cardiac rhabdomyoma in a patient receiving everolimus. Pediatrics，2011，127：e1335-1337.

15. Demir HA，Ekici F，Yazal Erdem A，et al. Everolimus：a challenging drug in the treatment of multifocal inoperable cardiac rhabdomyoma. Pediatrics，2012，130：e243-247.

16. Misch KA. Rhabdomyoma purum：a benign rhabdomyoa of tongue. J Pathol Bacteriol，1958，75：105-108.

17. Kapadia SB，Meis JM，Frisman DM，et al. Adult rhabdomyoma of the head and neck：A clinicopathologic and immunohphenotypic study. Hum Pathol，1993，24：608-617.

18. Willis J，Abdul-Karim FW，DI Sant Agnese PA. Extracardiac rhabdomyomas. Semin Diagn Pathol，1994，1：15-25.

19. Tuazon R. Rhabdomyoma of the stomach. Report of a case. Am J Clin Pathol，1969，52：37-41.

20. Roberts F，Kirk AJ，More IA，Butler J，Reid RP. Oesophageal rhabdomyoma. J Clin Pathol，2000，53：554-557.

21. Miller R，Kurtz SM，Powers JM. Mediastinal rhabdomyoma. Cancer，1978，42：1983-1988.

22. Box JC，Newman CL，Anastasiades KD，et al. Adult rhabdomyoma：presentation as a cervicomediastinal mass（case report and review of the literature）. Am Surg，1995，61：271-276.

23. Cronin CT，Keel SB，Grabbe J，et al. Adult rhabdomyoma of the extremity：a case report and review of the literature. Hum Pathol，2000，31：1074-1080.

24. Zhang GZ，Zhang GQ，Xiu JM，Wang XM. Intraoral multifocal and multinodular adult rhabdomyoma：report of a case. J Oral Maxillofac Surg，2012，70：2480-2485.

25. Cain RB，Gnagi SH，Jaroszewski DE，Lott DG. Adultlaryngeal rhabdomyoma with extralaryngeal extension：Surgical Excision and reconstruction with aortic homograft. Otolaryngol Head Neck Surg，2014，150（3）：501-502.

26. Helmberger RC, Stringer SP, Mancuso AA. Rhabdomyoma of the pharyngeal musculature extending into the prestyloid parapharyngeal space. AJNR Am J Neuroradiol, 1996, 17: 1115-1118.

27. de Trey LA, Schmid S, Huber GF. Multifocal adult rhabdomyoma of the head and neck manifestation in 7 locations and review of the literature. Case Rep Otolaryngol, 2013, 2013: 758416.

28. Bjørndal Sørensen K, Godballe C, Ostergaard B, Krogdahl A. Adult extracardiac rhabdomyoma: light and immunohistochemical studies of two cases in the parapharyngeal space. Head Neck, 2006, 28: 275-279.

29. Cleveland DB, Chen SY, Allen CM, et al. Adult rhabdomyoma. A light microscopic, ultrastructural, virologic, and immunologic analysis. Oral Surg Oral Med Oral Pathol, 1994, 77: 147-153.

30. Cornog JL Jr, Gonatas NK. Ultrastructure of rhabdomyoma. J Ultrastructure Res, 1967, 20: 433-450.

31. Gibas Z, Miettinen M. Recurrent parapharyngeal rhabdomyoma. Evidence of neoplastic nature of the tumor from cytogenetic study. Am J Surg Pathol, 1992, 16: 721-728.

32. 孙秋艳, 刘绮颖, 喻林, 等. 心脏外横纹肌瘤的临床病理学观察. 中华病理学杂志, 2014, 43: 757-762.

33. Andersen CB, Elling F. Adult rhabdomyoa of the oropharynx recurring three times with thirty-five years. Acta Pathol Microbiol Immunol Scand 94A, 1986, 281-284.

34. Pendle F. ber ein congeniatles Rhabdomyom der Zunge. Ztschn Neilkund, 1897, 18: 457-468.

35. Dehner LP, Enzinger FM, Font RL. Fetal rhabdomyoma: an analysis of nine cases. Cancer, 1972, 30: 160-166.

36. Kapadia SB, Meis JM, Frisman DM, et al. Fetal rhabdomyoma of the head and neck: A clinicopathologic and immunohphenotypic study of 24 cases. Hum Pathol, 1993, 24: 754-765.

37. Hatsukawa Y, Furukawa A, Kawamura H, et al. Rhabdomyoma of the orbit in a child. Am J Ophthalmol, 1997, 123: 142-1444.

38. Corio RL, Lewis DM. Intraoral rhabdomyomas. Oral Surg Oral Med Oral Pathol, 1979, 48: 525-531.

39. Gardner DG, Corio RL. Fetal rhabdomyoma of the tongue, with a discussion of the two histologic variants of this tumor. Oral Surg Oral Med Oral Pathol, 1983, 56: 293-300.

40. Whitten RO, Benjamin DR. Rhabdomyoma of the retroperitoneum. A report of a tumor with both adult and fetal characteristics: a study by light and electron microscopy, histochemistry, and immunochemistry. Cancer, 1987, 59: 818-824.

41. Premalata CS, Kumar RV, Saleem KM, Fathima LJ, Das K. Fetal rhabdomyoma of the lower extremity. Pediatr Blood Cancer, 2009, 52: 881-883.

42. Di Santo S, Abt AB, Boal DK, et al. Fetal rhabdomyoma and nevoid basal cell carcinoma syndrome. Pediatr Pathol, 1992, 12: 441-447.

43. Gorlin RJ. Nevoid basal-cell carcinoma syndrome. Medicine (Baltimore), 1987, 66(2): 98-113.

44. Hardisson D, Jimenez-Heffernan JA, Nistal M, et al. Neural variant of fetal rhabdomyoma and naevoid basal cell carcinoma syndrome. Histopathology, 1996, 29: 247-252.

45. Zwick DL, Livingston K, Clapp L, et al. Intracranial trigeminal nerve rhabdomyoma/choristoma in a child: a case report and discussion of possible histogenesis. Hum Pathol, 1989, 20: 390-392.

46. Vandewalle G, Brucher JM, Michotte A. Intracranial facial nerve rhabdomyoma. Case report. J Neurosurg, 1995, 83: 919-922.

47. Lee JI, Nam DH, Kim JS, et al. Intracranial oculomotor nerve rhabdomyoma. J Neurosurg, 2000, 93: 715.

48. Gorlin RJ. Nevoid basal cell carcinoma Syndrome. Dermatol Clin, 1995, 13: 113-125.

49. Konrad EA, Meister P, Hubner G. Extracardiac rhabdomyoma: report of different types with light microscopic and ultrastructural studies. Cancer, 1982, 49: 898-907.

50. Tostar U, Malm CJ, Meis-Kindblom JM, et al. Deregulation of the hedgehog signalling pathway: a possible role for the PTCH and SUFU genes in human rhabdomyoma and rhabdomyosarcoma development. J Pathol, 2006, 208: 17-25.

51. Hettmer S, Teot LA, van Hummelen P, et al. Mutations in Hedgehog pathway genes in fetal rhabdomyomas. J Pathol, 2013, 231: 44-52.

52. Hahn H, Wicking C, Zaphiropoulous PG, et al. Mutations of the human homolog of Drosophila patched in the nevoid basal cell carcinoma Syndrome. Cell, 1996, 85: 841-851.

53. Smith NM, Thorton CM. Fetal rhabdomyoma: two instances of recurrence. Pediatr Pathol Lab Med, 1996, 16: 673-680.

54. Kodet R, Newton Jr WA, Hamoudi AB, et al. Orbital rhabdomyosarcomas and related tumors in childhood: relationship of morphology to prognosis-an Intergroup Rhabdomyosarcoma study. Med Pediatr Oncol, 1997, 29: 51-60.

55. Chabrel CM, Beilby JW. Vaginal rhabdomyoma. Histopathology, 1991, 4: 645-651.

56. Gold JH, BOssen EH. Benign vaginal rhabdomyoma: a light and electron microscopic study. Cancer, 1976, 37: 2283-2294.

57. Lin GY, Sun X, Badve S. Pathologic quiz case. Vaginal wall mass in a 47-year-old woman. Vaginal rhabdomyoma. Arch Pathol Lab Med, 2002, 126: 1241-1242.

58. Lopez VC, Lopez dlR, La Cruz PC. Vaginal rhabdomyoms. Int J Gynaecol Obstet, 1994, 47: 169-170.

59. Suarez VD, Gimenez PA, Rio SM, et al. Vaginal rhabdomyoma and adenosis. Histopathology, 1990, 16: 393-394.

60. Tanda F, Rocca PC, Bosincu L. et al. Rhabdomyoma of the tunica vaginalis of the testis: a histologic, immunohistochemical, and ultrastructural study. Mod Pathol, 1997, 10: 608-611.

61. Maheshkumar P, Berney DM. Spermatic cord rhabdomyoma. Urology, 2000, 56: 331.

62. Wehner MS, Humphreys JL, Sharkey FE. Epididymal rhabdomyoma: report of a case, including histologic and immunohistochemical findings. Arch Pathol Lab Med, 2000, 124:1518-1519.

63. Cooper CL, Sindler P, Varol C, et al. Paratesticular rhabdomyoma. Pathology, 2007, 39:367-369.

64. Morra MN, Manson AL, Gavrell GJ, Quinn AD. Rhabdomyoma of prostate. Urology, 1992, 39:271-273.

65. Lu DY, Chang S, Cook H, et al. Genital rhabdomyoma of the urethra in an infant girl. Hum Pathol, 2012, 43:597-600.

66. Kurzrock EA, Busby JE, Gandour Edwards R. Paratesticular rhabdomyoma. J Pediatr Surg, 2003, 38:1546-1547.

67. Jo VY, Reith JD, Coindre JM, Fletcher CD. Paratesticular rhabdomyoma: a morphologically distinct sclerosing variant. Am J Surg Pathol, 2013, 37:1737-1742.

68. McCluggage WG, Longacre TA, Fisher C. Myogenin expression in vulvovaginal spindle cell lesions: analysis of a series of cases with an emphasis on diagnostic pitfalls. Histopathology, 2013, 63:545-550.

69. Weber CO. Anatomische Untersuchung Einer Hypertrophieschen Zunge nebst Bemekugen uber die Nubildung querquestreifter Muskelfsem. Virchow Arch Pathol Anat, 1854, 7:115.

70. Wolfensberger R. Uber ein Rhabdomyom der Speiserohre. Beitr Pathol Anat Allg Pathol, 1894, 15:491.

71. Berard M. Tumeur embryonnaire dumuscle striae. Lyon Med, 1894, 77:52.

72. Stout AP. Rhabdomyosarcoma of the skeletal muscles. Ann Surg, 1946, 123:447-472.

73. Riopelle JL, Thériault JP. Sur une forme m'econnue de sarcoma des parties molles: le rhabdomyosarcome alv'eolaire. Ann Anat Pathol (Paris), 1956, 1:88-111.

74. Horn RC, Enterline HT. Rhabdomyosarcoma: a clinicopathologic study of 39 cases. Cancer, 1958, 11:181-199.

75. Newton WA, Jr., Gehan EA, Webber BL, et al. Classification of rhabdomyosarcoma and related sarcomas: pathologic aspects and proposal for a new classification-an Intergroup Rhabdomyosarcoma Study. Cancer, 1995, 76:1073-1085.

76. Fletcher CDM, Bridge JA, Hogendoorn CW, Mertens F. World Health Organization Classification of Tumours Soft Tissue and Bone. IARCPress: Lyon, 2013, 127-135.

77. Jo VY, Mariño-Enríquez A, Fletcher CD. Epithelioid rhabdomyosarcoma: clinicopathologic analysis of 16 cases of a morphologically distinct variant of rhabdomyosarcoma. Am J Surg Pathol, 2011, 35:1523-1530.

78. Caillaud JM, Gerard-Marchant R, Marsden HB, et al. Histopathologic classification of childhood rhabdomyosarcoma: a report from the International Society of Peditric Oncology Pathology Panel. Med Pediatr Oncol, 1989, 17:391-400.

79. Coffin CM. The new international rhabdomyosarcoma classification, its progenitors, and considerations beyond morphology. Advances in Anatomic Pathology, 1997, 4:1-16.

80. Parham DM. Pathologic classification of rhabdomyosarcomas and correlations with molecular studies. Mod Pathol, 2001; 14:506-514. Erratum in: Mod Pathol, 2001, 14:1068.

81. Qualman SJ, Coffin CM, Newton WA, Hojo H, Triche TJ, Parham DM, Crist WM. Intergroup Rhabdomyosarcoma Study: update for pathologists. Pediatr Dev Pathol, 1998, 1:550-561.

82. Ragab AH, Heyn R, Tefft M, et al. Infants younger than 1 year of age with rhabdomyosarcoma. Cancer, 1986, 58:2606-2610.

83. Harms D. Soft tissue sarcomas in the Kiel Pediatric Tumor Registry. In: Harms D, Schmidt D, eds. Current topics in pathology, vol 89. Berlin: Springer-Verlag, 1995, p31-45.

84. Raney RB, Anderson JR, Barr FG, et al. Rhabdomyosarcoma and undifferentiated sarcoma in the first two decades of life. A selective review of Intergroup Rhabdomyosarcoma Study Group experience and rationale for Intergroup Rhabdomyosarcoma Study V. Am J Pediatr Hematol Oncol, 2001, 23:215-220.

85. Gurney JG, Davis S, Severson RK, et al. Trends in cancer incidence among children in the U. S. Cancer, 1996, 78:532-541.

86. Lloyd RV, Hajdu SI, Knapper WH. Embryonal rhabdomyosarcoma in adults. Cancer, 1983, 51:557-565.

87. Hardaway CA, Graham BS, Barnette DJ, et al. Embryonal rhabdomyosarcoma presenting in an adult: a case report and discussion of immunohistochemical staining. Am J Dermatopathol, 2003, 25:45-52.

88. Hollowood K, Fletcher CDM. Rhabdomyosarcoma in adults. Semin Diagn Pathol, 1994, 11:47-57.

89. 喻林, 王坚. 中老年横纹肌肉瘤的临床病理学特征和预后分析. 中华肿瘤学杂志, 2012, 34:910-916.

90. Pappo AS, Shaprio DN, Crist WM, et al. Biology and therapy of pediatric rhabdomyosarcoma. J Clin Oncol, 1995, 13:2123-2139.

91. Ognjanovic S, Linabery AM, Charbonneau B, Ross JA. Trends in childhood rhabdomyosarcoma incidence and survival in the United States, 1975-2005. Cancer, 2009, 115:4218-4226.

92. Sultan I, Qaddoumi I, Yaser S, et al. Comparing adult and pediatric rhabdomyosarcoma in the surveillance, epidemiology and end results program, 1973 to 2005: an analysis of 2,600 patients. J Clin Oncol, 2009, 27:3391-3397.

93. Malempati S, Rodeberg DA, Donaldson SS, et al. Rhabdomyosarcoma in infants younger than 1 year: a report from the Children's Oncology Group. Cancer, 2011, 117:393-3501.

94. Himmel S, Siegel H. Congenital embryonal orbital rhabdomyosarcoma in a newborn. Arch Ophthalmol, 1967, 77:662-665.

95. Crucis A, Richer W, Brugières L, et al. Rhabdomyosarcomas in children with neurofibromatosis type I: A national historical cohort. Pediatr Blood Cancer, 2015, 62(10):1733-1738.

96. Jongmans MC, Hoogerbrugge PM, Hilkens L, et al. Noonan syndrome, the SOS1 gene and embryonal rhabdomyosarcoma. Genes Chromosomes Cancer, 2010, 49(7):635-641.

97. Gripp KW, Scott CI Jr, Nicholson L, et al. Five additional Costello syndrome patients with rhabdomyosarcoma: proposal for a tumor screening protocol. Am J Med Genet, 2002, 108 (1): 80-87.

98. Steenman M, Westerveld A, Mannens M. Genetics of Beckwith-Wiedemann syndrome-associated tumors: common genetic pathways. Genes Chromosomes Cancer, 2000, 28 (1): 1-13.

99. Magnusson S, Gisselsson D, Wiebe T, et al. Prevalence of germline TP53 mutations and history of Li-Fraumeni syndrome in families with childhood adrenocortical tumors, choroid plexus tumors, and rhabdomyosarcoma: a population-based survey. Pediatr Blood Cancer, 2012, 59 (5): 846-853.

100. Coffin CM, Davis JL, Borinstein SC. Syndrome-associated soft tissue tumours. Histopathology, 2014, 64 (1): 68-87.

101. Dehner LP, Jarzembowski JA, Hill DA. Embryonal rhabdomyosarcoma of the uterine cervix: a report of 14 cases and a discussion of its unusual clinicopathological associations. Mod Pathol, 2012, 25 (4): 602-614.

102. Agrons GA, Wagner BJ, Longergan GJ, et al. From the archives of the AFIP. Genitourinary rhabdomyosarcoma in children: radiologic-pathologic correlation. RadioGraphics, 1997, 17: 919-937.

103. Schmidt D, Reimann O, Treuner J, et al. Cellular differentiation and prognosis in embryonal rhabdomyosarcoma. A report from the Cooperative Soft Tissue Sarcoma Study 1981 (CWS 81). Virchows Arch A Pathol Anat Histopathol, 1986, 409: 183-194.

104. Coffin CM, Rulon J, Smith L, et al. Pathologic features of rhabdomyosarocma before and after treatment: A clinicopathologic and immunohistochemical analysis. Mod Pathol, 1997, 10: 1175-1187.

105. Parham DM, Webber B, Holt H, et al. Immunohistochemical study of childhood rhabdomyosarcomas and related neoplasm. Cancer, 1991, 67: 3072-3080.

106. Cessna MH, Zhou H, Perkins SL, et al. Are myogenin and MyoD1 expression specific for rhabdomyosarcoma? A study of 150 cases, with emphasis on spindle cell mimics. Am J Surg Pathol, 2001, 25: 1150-1157.

107. Carpentieri DF, Nichols K, Chou PM, et al. The expression of WT1 in the differentiation of rhabdomyosarcoma from other pediatric small round blue cell tumors. Mod Pathol, 2002, 15: 1080-1086.

108. Miettinen M, Rapola J. Immunohistochemical spectrum of rhabdomyosarcoma and rhabdomyosarcoma-like tumors. Expression of cytokeratin and the 68-kD neurofilament protein. Am J Surg Pathol, 1989, 13: 120-132.

109. Erlandson RA ed. Rhabdomyoma and rhabdomyosarcoma. In: Diagnostic Transmission Electron Microscopy of Tumors. New York: Raven Press, 1994, 700.

110. Afify A, Mark HF. Trisomy8 in embryonal rhabdomyosarcoma detected by fluorescence in situ hybridization. Cancer Genet Cytogenet, 1999, 108: 127-132.

111. Bridge JA, Liu J, Weibolt V, et al. Novel genomic imbalances in embryonal rhabdomyosarcoma revealed by comparative genomic hybridization and fluorescence in situ hybridization: an intergroup rhabdomyosarcoma study. Gcncs Chromosomes Cancer, 2000, 27: 337-344.

112. Roberts I, Gordon A, Wang R, et al. Molecular cytogenetic analysis consistently identifies translocations involving chromosomes 1, 2 and 15 in five embryonal rhabdomyosarcoma cell lines and a PAX-FOXO1A fusion gene negative alveolar rhabdomyosarcoma cell line. Cytogenet Cell Genet, 2001, 95: 134-142.

113. Davicioni E, Anderson MJ, Finckenstein FG, et al. Molecular classification of rhabdomyosarcoma—genotypic and phenotypic determinants of diagnosis: a report from the Children's Oncology Group. Am J Pathol, 2009, 174: 550-564.

114. Tombolan L, Orso F, Guzzardo V, et al. High IGFBP2 expression correlates with tumor severity in pediatric rhabdomyosarcoma. Am J Pathol, 2011, 179: 2611-2624.

115. 高志安, 张世羽, 杨光华. 横纹肌肉瘤 p16 基因及其蛋白的表达的研究. 中华病理学杂志, 1998, 27: 290-293.

116. Felix CA, Kappel CC, Mitsudomi T, et al. Frequency and diversity of p53 mutations in childhood rhabdomyosarcoma. Cancer Res, 1992, 52: 2243-2247.

117. Iolascon A, Faienza MF, Coppola B, et al. Analysis of cyclindependent kinase inhibitor genes (CDKN2A, CDKN2B, and CDKN2C) in childhood rhabdomyosarcoma. Genes Chromosomes Cancer, 1996, 15: 217-222.

118. Stratton MR, Fisher C, Gusterson BA, Cooper CS. Detection of point mutations in N-ras and K-ras genes of human embryonal rhabdomyosarcomas using oligonucleotide probes and the polymerase chain reaction. Cancer Res, 1989, 49: 6324-6327.

119. Shukla N, Ameur N, Yilmaz I, et al. Oncogene mutation profiling of pediatric solid tumors reveals significant subsets of embryonal rhabdomyosarcoma and neuroblastoma with mutated genes in growth signaling pathways. Clin Cancer Res, 2012, 18: 748-757.

120. Pressey JG, Anderson JR, Crossman DK, et al. Hedgehog pathway activity in pediatric embryonal rhabdomyosarcoma and undifferentiated sarcoma: a report from the Children's Oncology Group. Pediatr Blood Cancer, 2011, 57: 930-938.

121. Canale VC, Volpe R, Carbone A, et al. Botryoid rhabdomyosarcoma of the nasopharynx. J Laryngol Otol, 1983, 97: 553-556.

122. Libera DD, Falconieri G, Zanella M. Embryonal "Botryoid" rhabdomyosarcoma of the larynx: a clinicopathologic and immunohistochemical study of two cases. Ann Diagn Pathol, 1999, 3: 341-349.

123. Agrons GA, Wagner BJ, Lonergan GJ, et al. From the archives of the AFIP. Genitourinary rhabdomyosarcoma in chil-

dren:radiologic-pathologic correlation. Radiographics,1997,17:919-937.

124. Leuschner I,Harms D,Mattke A,et al. Rhabdomyosarcoma of the urinary bladder and vagina:a clinicopathologic study with emphasis on recurrent disease:a report from the Kiel Pediatric Tumor Registry and the German CWS Study. Am J Surg Pathol,2001,25:856-864.

125. Melo A,Amorim-Costa C,Pires MC,Fernandes D,et al. Botryoid rhabdomyosarcoma of the uterine cervix. J Obstet Gynaecol,2012,32:709-711.

126. Li RF,Gupta M,McCluggage WG,Ronnett BM. Embryonal rhabdomyosarcoma (botryoid type) of the uterine corpus and cervix in adult women:report of a case series and review of the literature. Am J Surg Pathol,2013,37:344-355.

127. Lack EE,Perez-Atayde AR,Schuster SR. Botryoid rhabdomyosarcoma of the biliary tract. Am J Surg Pathol,1981,5:643-652.

128. Mihara S,Matsumoto H,Tokunaga F,et al. Botryoid rhabdomyosarcoma of the gallbladder in a child. Cancer,1982,49:812-818.

129. Polito E,Pichierri P,Loffredo A,Lasorella G. A case of primary botryoid conjunctival rhabdomyosarcoma. Graefes Arch Clin Exp Ophthalmol,2006,244:517-519.

130. Palazzo JP,Gibas Z,Dunton CJ,et al. Cytogenetic study of botryoid rhabdomyosarcoma of the uterine cervix. Virchows Arch A Pathol Anat Histopathol,1993,422:87-91.

131. Clawson K,Donner LR,Dobin SM. Isochromosome (17) (q10) as the sole structural chromosomal rearrangement in a case of botryoid rhabdomyosarcoma. Cancer Genet Cytogenet,2001,128:11-13.

132. Manor E,Bodner L,Kachko P,et al. Trisomy 8 as a sole aberration in embryonal rhabdomyosarcoma (sarcoma botryoides) of the vagina. Cancer Genet Cytogenet,2009,195:172-174.

133. Kadan-Lottick NS,Strork L,Ruyle SZ,et al. Cytogenetic abnormalities in a case of botryoid rhabdomyosarcoma. Med Pediatr Oncol,2000,34:293-295.

134. Enzinger FM. Alveolar rhabdomyosarcoma. An analysis of 110 cases. Cancer,1969,24:18-31.

135. Chan JK,Ng HK,Wan KY,et al. Clear cell rhabdomyosarcoma of the nasal cavity and paranasal sinuses. Histopathology,1989,14:391-399.

136. Gong Y,Chao J,Bauer B,et al. Primary cutaneous alveolar rhabdomyosarcoma of the perineum. Arch Pathol Lab Med,2002,126:982-984.

137. Setterfield J,Sciot R,Debiec-Rychter M,et al. Primary cutaneous epidermotropic alveolar rhabdomyosarcoma with t(2;13) in an elderly woman:case report and review of the literature. Am J Surg Pathol,2002,26:938-944.

138. Etcubanans E,Peiper S,Stass S,Green A. Rhabdomyosarcoma,presenting as disseminated malignancy from an unknown

primary site:a retrorespective study of ten pediatric cases. Med Pediatr Oncol,1989,17:39-44.

139. Smith AC,Squire JA,Thorner P,et al. Association of alveolar rhabdomyosarcoma with the Beckwith-Wiedemann syndrome. Pediatr Dev Pathol,2001,4(6):550-558.

140. Bianchi L,Orlandi A,Iraci S,et al. Solid alveolar rhabdomyosarcoma of the hand in adolescence:a clinical,histologic,immunologic,and ultrastructural study. Pediatr Dermatol,1995,12:343-347.

141. Sartelet H,Lantuejoul S,Armari-Alla C,et al. Solid alveolar rhabdomyosarcoma of the thorax in a child. Histopathology,1998,32:165-171.

142. Boman F,Champigneullle J,Schmitt C,et al. Clear cell rhabdomyosarcoma. Pediatr Pathol Lab Med,1996,16:951-959.

143. Begin LR,Schurch W,Lacoste J,et al. Glycogen-rich clear cell rhabdomyosarcoma of the mediastinum:potential diagnostic pitfall. Am J Surg Pathol,1994,18:302-308.

144. Sullivan LM,Atkins KA,LeGallo RD. PAX immunoreactivity identifies alveolar rhabdomyosarcoma. Am J Surg Pathol,2009,33:775-780.

145. Bahrami A,Gown AM,Baird GS,et al. Aberrant expression of epithelial and neuroendocrine markers in alveolar rhabdomyosarcoma:a potentially serious diagnostic pitfall. Mod Pathol,2008,21:795-806.

146. van Gaal JC,Flucke UE,Roeffen MH,et al. Anaplastic lymphoma kinase aberrations in rhabdomyosarcoma:clinical and prognostic implications. J Clin Oncol,2012,30:308-315.

147. Yoshida A,Shibata T,Wakai S,et al. Anaplastic lymphoma kinase status in rhabdomyosarcomas. Mod Pathol,2013,26(6):772-781.

148. Barr FG. Molecular genetics and pathogenesis of rhabdomyosarcoma. J Pediatr Hematol Oncol,1997,19:483-491.

149. Galili N,Davis RJ,Fredericks WJ,et al. Fusion of a fork head domain gene to PAX3 in the solid tumor of alveolar rhabdomyosarcoma. Nature Genet,1993,5:230-235.

150. Davis RJ,D'Cruz CM,Lovell MA,et al. Fusion of PAX7 to FKHR by the variant t(1;13)(p36;q14) translocation in alveolar rhabdomyosarcoma. Cancer Res,1994,54:2869-2872.

151. Bennicelli JL,Edwards RH,Barr FG. Mechanism for transcriptional gain of fuction resulting from chromosomal translocation in alveolar rhabedomyosarcoma. Proc Natl Acad Sci USA,1996,93:5455-5459.

152. Barber TD,Barber MC,Tomescu O,et al. Identification of target genes regulated by PAX3 and PAX3-FKHR in embryogenesis and alveolar rhabdomyosarcoma. Genomics,2002,79:278-284.

153. Anderson J,Renshaw J,McManus A,et al. Amplification of the t(2;13) and t(1;13) translocations of alveolar rhabdomyosarcoma in small formalin-fixed biopsies using a modified reverse transcriptase polymerase chain reaction. Am J

Pathol,1997,150:477-482.

154. Sumegi J, Streblow R, Frayer RW, et al. Recurrent t(2;2) and t(2;8) translocations in rhabdomyosarcoma without the canonical PAX-FOXO1 fuse PAX3 to members of the nuclear receptor transcriptional coactivator family. Genes Chromosomes Cancer,2010,49:224-236.

155. Iolascon A, Faienza MF, Coppola B, et al. Analysis of cyclin-dependent kinaseinhibitor genes（CDKN2A, CDKN2B, and CDKN2C）in childhood rhabdomyosarcoma. Genes Chromosomes Cancer,1996,15:217-222.

156. Taylor JG, Cheuk AT, Tsang PS, et al. Identification of FG-FR4-activating mutations in human rhabdomyosarcomas that promote metastasis in xenotransplated models. J Clin Invest, 2009,119:3395-3407.

157. Li SQ, Cheuk AT, Shern JF, et al. Targeting wild-type and mutationally activated FGFR4 in rhabdomyosarcoma with the inhibitor ponatinib（AP24534）. PLoS One,2013,8（10）: e76551.

158. Corao DA, Biegel JA, Coffin CM, et al. ALK expression in rhabdomyosarcomas:correlation with histologic subtype and fusion status. Pediatr Dev Pathol,2009,12（4）:275-283.

159. Li SQ, Cheuk AT, Shern JF, et al. Targeting wild-type and mutationally activated FGFR4 in rhabdomyosarcoma with the inhibitor ponatinib（AP24534）. PLoS One,2013,8（10）: e76551.

160. Peron M, Lovisa F, Poli E, Basso G, Bonvini P. Understanding the Interplay between Expression, Mutation and Activity of ALK Receptor in Rhabdomyosarcoma Cells for Clinical Application of Small-Molecule Inhibitors. PLoS One,2015, 10（7）:e0132330.

161. Megiorni F, McDowell HP, Camero S, et al. Crizotinib-induced antitumour activity in human alveolar rhabdomyosarcoma cells is not solely dependent on ALK and MET inhibition. J Exp Clin Cancer Res,2015,34:112.

162. Crist WM, Garnsey L, Beltangady MS, et al. Prognosis in children with rhabdomyosarcoma:a report of the intergroup rhabdomyosarcoma studies Ⅰ and Ⅱ. Intergroup Rhabdomyosarcoma Committee. J Clin Oncol,1990,8:443-452.

163. Sorensen PH, Lynch JC, Qualman SJ, et al. PAX3-FKHR and PAX7-FKHR gene fusions are prognostic indicators in alveolar rhabdomyosarcoma:a report from the children's oncology group. J Clin Oncol,2002,20:2672-2679.

164. Lee JS, Lim SM, Rha SY, et al. Prognostic implications of anaplastic lymphoma kinase gene aberrations in rhabdomyosarcoma:an immunohistochemical and fluorescence in situ hybridization study. J Clin Pathol,2014,67:33-39.

165. Bonvini P, Zin A, Alaggio R, Pawel B, et al. High ALK mRNA expression has a negative prognostic significance in rhabdomyosarcoma. Br J Cancer,2013,109:3084-3091.

166. Kodet R, Newton WA Jr, Hamoudi AB, et al. Childhood rhabdomyosarcoma with anaplastic（pleomorphic）features.

A report of the Intergroup Rhabdomyosarcoma Study. Am J Surg Pathol,1993,17:443-453.

167. Bridge JA, Liu J, Qualman SJ, et al. Genomic gains and losses are similar in genetic and histologic subsets of rhabdomyosarcoma, whereas amplification predominates in embryonal with anaplasia and alveolar subtypes. Genes Chromosomes Cancer,2002,33:310-321.

168. Hettmer S, Archer NM, Somers GR, et al. Anaplastic rhabdomyosarcoma in TP53 germline mutation carriers. Cancer, 2014,1;120（7）:1068-75.

169. De Jong ASH, van Kessel-van Vark M, Albus-Lutter ChE. Pleomorphic rhabdomyosarcoma in adults. Immunohistochemistry as a tool for its diagnosis. Hum Pathol,1987,18: 298-303.

170. Fletcher CD. Pleomorphic malignant fibrous histiocytoma: fact or fiction? A critical reappraisal based on 159 tumors diagnosed as pleomorphic sarcoma. Am J Surg Pathol,1992, 16:213-228.

171. Gaffney EF, Dervan PA, Fletcher CDM. Pleomorphic rhabdomyosarcoma in adulthood. Analysis of 11 cases with definition of diagnostic criteria. Am J Surg Pathol,1993,17:601-609.

172. Schurch W, Begin LR, Seemayer TA, et al. Pleomorphic soft tissue myogenic sarcomas of adulthood. A reappraisal in the mid-1990s. Am J Surg Pathol,1996,20:131-147.

173. Furlong MA, Mentzel T, Fanburg-Smith JC. Pleomorphic rhabdomyosarcoma in adults:a clinicopathologic study of 38 cases with emphasis on morphologic variants and recent skeletal muscle-specific markers. Mod Pathol,2001,14:595-603.

174. Hawkins WG, Hoos A, Antonescu CR, et al. Clinicopathologic analysis of patients with adult rhabdomyosarcoma. Cancer, 2001,91:794-803.

175. 喻林,王坚. 多形性横纹肌肉瘤的临床病理学观察. 中华病理学杂志,2013,42:147-152.

176. Furlong MA, Fanburg-Smith JC. Pleomorphic rhabdomyosarcoma in children:four cases in the pediatric age group. Ann Diagn Pathol,2001,5:199-206.

177. Allen SD, Moskovic EC, Fisher C, Thomas JM. Adult rhabdomyosarcoma:cross-sectional imaging findings including histopathologic correlation. AJR Am J Roentgenol, 2007, 189:371-377.

178. Kindblom LG, Widehn S, Meis-Kindblom JM. The role of electron microscopy in the diagnosis of pleomorphic sarcomas of soft tissue. Semin Diagn Pathol,2003,20:72-81.

179. Gordon A, McManus A, Anderson J, et al. Chromosomal imbalances in pleomorphic rhabdomyosarcomas and identification of the alveolar rhabdomyosarcoma-associated PAX3-FOXO1A fusion gene in one case. Cancer Genet Cytogenet, 2003,140:73-77.

180. Cavazzana AO, Schmidt D, Niffo V, et al. Spindle cell rhab-

domyosarcoma. A prognostically favourable variant of rhab-domyosarcoma. Am J Surg Pathol,1992,16:229-235.

181. Rubin BJP, Hasserjian RP, Singer S, et al. Spindle cell rhab-domyosarcoma(so-called) in adults. Report of two cases with emphasis on differential diagnosis. Am J Surg Pathol, 1998,22:459-464.

182. Nascimento AF, Fletcher CD. Spindle cell rhabdomyosarcoma in adults. Am J Surg Pathol,2005,29:1106-1113.

183. Mentzel T, Kuhnen C. Spindle cell rhabdomyosarcoma in adults:clinicopathological and immunohistochemical analysis of seven new cases. Virchows Arch. 2006;449:554-560.

184. Debiec-Rychter M, Hagemeijer A, Sciot R. Spindle-cell rhab-domyosarcoma with 2q36 approximately q37 involvement. Cancer Genet Cytogenet,2003,140:62-65.

185. Gil-Benso R, Carda-Batalla C, Navarro-Fos S, et al. Cytoge-netic study of a spindle-cell rhabdomyosarcoma of the parot-id gland. Cancer Genet Cytogenet,1999,109:150-153.

186. Mentrikoski M, Bourne TD, Golden WL, Legallo RD. Spin-dlecell rhabdomyosarcoma of the neck with t(6;8) translo-cation:report of a case and literature review. Pediatr Dev Pathol,2013,16:35-38.

187. Szuhai K, de Jong D, Leung WY, et al. Transactivating muta-tion of the MYOD1 gene is a frequent event in adult spindle cell rhabdomyosarcoma. J Pathol,2014,232:300-307.

188. Agaram NP, Chen CL, Zhang L, et al. Recurrent MYOD1 mutations in pediatric and adult sclerosing and spindle cell rhabdomyosarcomas:evidence for a common pathogenesis. Genes Chromosomes Cancer,2014,53:779-787.

189. Alaggio R, Zhang L, Sung YS, et al. A molecular study of pe-diatric spindle and sclerosing rhabdomyosarcoma:identifica-tion of novel and recurrent vgll2-related fusions in infantile cases. Am J Surg Pathol,2016,40(2):224-235.

190. Mentzel T, Katenkamp D. Sclerosing, pseudovascular rhab-domyosarcoma in adults. Clinicopathological and immunohis-tochemical analysis of thr, ee cases. Virchows Arch,2000, 436:305-311.

191. Folpe AL, McKenney JK, Bridge JA, Weiss SW. Sclerosing rhabdomyosarcoma in adults:report of four cases of a hyalin-izing,matrix-rich variant of rhabdomyosarcoma that may be confused with osteosarcoma, chondrosarcoma, or angiosarco-ma. Am J Surg Pathol,2002,26:1175-1183.

192. Vadgama B, Sebire NJ, Malone M, Ramsay AD. Sclerosing rhabdomyosarcoma in childhood:case report and review of the literature. Pediatr Dev Pathol,2004,7:391-396.

193. Chiles MC, Parham DM, Qualman SJ, Teot LA, Bridge JA, Ullrich F, Barr FG, Meyer WH;Soft Tissue Sarcoma Commit-tee of the Children's Oncology Group. Sclerosing rhabdomy-osarcomas in children and adolescents:a clinicopathologic review of 13 cases from the Intergroup Rhabdomyosarcoma Study Group and Children's Oncology Group. Pediatr Dev Pathol,2004,7:583-594.

194. Wang J, Tu X, Sheng W. Sclerosing rhabdomyosarcoma:a clinicopathologic and immunohistochemical study of five ca-ses. Am J Clin Pathol,2008,129:410-415.

195. Knipe TA, Chandra RK, Bugg MF. Sclerosing rhabdomyosar-coma:a rare variant with predilection for the head and neck. Laryngoscope,2005,115:48-50.

196. Lamovec J, Volavsek M. Sclerosing rhabdomyosarcoma of the parotid gland in an adult. Ann Diagn Pathol,2009,13:334-338.

197. Gavino AC, Spears MD, Peng Y. Sclerosing spindle cell rhabdomyosarcoma in an adult:report of a new case and re-view of the literature. Int J Surg Pathol,2010,18:394-397.

198. Kuhnen C, Herter P, Leuschner I, et al. Sclerosing pseudo-vascular rhabdomyosarcoma-immunohistochemical, ultra-structural,and genetic findings indicating a distinct subtype of rhabdomyosarcoma. Virchows Arch,2006,449-572-578.

199. Zin A, Bertorelle R, Dalligna P, et al. Epithelioid rhabdomyo-sarcoma:a clinicopathologic and molecular study. Am J Surg Pathol,2014,38:273-278.

200. Yu L, Lao IW, Wang J. Epithelioid rhabdomyosarcoma:a clinicopathological study of seven additional cases supporting a distinctive variant with aggressive biological behaviour. Pa-thology,2015,47:667-672.

201. Fujiwaki R, Miura H, Endo A, et al. Primary rhabdomyosar-coma with an epithelioid appearance of the fallopian tube:an adult case. Eur J Obstet Gynecol Reprod Biol,2008,140:289-290.

202. Bowe SN, Ozer E, Bridge JA, et al. Primary intranodal epi-thelioid rhabdomyosarcoma. Am J Clin Pathol, 2011, 136:587-592.

203. Suárez-Vilela D, Izquierdo-Garcia FM, Alonso-Orcajo N. Ep-ithelioid and rhabdoid rhabdomyosarcoma in an adult pa-tient:a diagnostic pitfall. Virchows Arch, 2004, 445:323-325.

204. Kodet R, Newton WA Jr, Hamoudi AB, et al. Rhabdomyosar-comas with intermediate-filament inclusions and features of rhabdoid tumors. Light microscopic and immunohistochemi-cal study. Am J Surg Pathol,1991,15:257-267.

205. Perez-Ordonez B, Kandel RA, Bell R, et al. Rhabdomyosar-coma with rhabdoid-like features. Pathol Res Pract, 1998, 194:357-361.

206. Lundgren L, Angervall L, Stenman G, et al. Infantile rhab-domyofibrosarcoma:a high-grade sarcoma distinguishable from infantile fibrosarcoma and rhabdomyosarcoma. Hum Pathol,1993,24:785-795.

207. Mentzel T, Mentzel HJ, Katenkamp D. Infantile rhabdomyofi-brosarcoma. An aggressive tumor in the spectrum of spindle cell tumors in childhood. Pathologe,1996,17:296-300. Ger-man.

208. Miki H, Kobayashi S, Kushida Y, et al. A case of infantile rhabdomyofibrosarcoma with immunohistochemical, electron-

microscopical, and genetic analyses. Hum Pathol,1999,30:
1519-1522.

209. Chaudhary N,Shet T,Borker A. Infantile rhabdomyofibrosar-
coma:A potentially underdiagnosed aggressive tumor. Int J
Appl Basic Med Res,2013,3:66-68.

210. Pan T,Chen K,Jiang RS,Zhao ZY. Misdiagnosed infantile
rhabdomyofibrosarcoma:A case report. Oncol Lett,2016,12
(4):2766-2768.

211. Ashfaq R,Timmons CF. Rhabdomyomatous mesenchymal
hamartoma of skin. Pediatr Pathol,1992,12:731-735.

212. Farris PE,Manning S,Vuitch F. Rhabdomyomatous mesen-
chymal hamartoma of skin. Am J Dermatopathol,1994,16:
73-75.

213. Katsumata M,Keong CH,Satoh T. Rhabdomyomatous mesen-
chymal hamartoma of skin. J Dermatol,1990,17:384-387.

214. Mills AE. Rhabdomyomatous mesenchymal hamartoma of
skin. Am J Dermatopathol,1989,11:58-63.

215. Delleman JW,Oorthuys JWE. Orbital cyst in addition to con-
genital cerebral dermal malformation:a new entity? Clin
Genet,1981;19:191-198.

216. Awasthi D,Kline DG,Beckman EN. (benign"triton" tumor)
of the brachial plexu. Case report. J Neurosurg,1991,75:
795-797.

217. Azzopardi JG,Eusebi V,Tison V,et al. Neurofibroma with
rhabdomyomatous differentiation:benign 'Triton' tumor of
the vagina. Histopathology,1983,7:561-572.

218. Bonnear R,Brochu R. Neuromuscular choristoma. A clinico-
pathologic study of two cases. Am J Surg Pathol,1983,7:
521-528.

219. Markel SF,Enzinger FM. Neuromuscular hamartoma-a be-
nign"triton tumor" composed of mature neural and striated
muscle elements. Cancer,1982,49:140-144.

220. Mitchell A,Scheithauer BW,Ostertag H,et al. Neuromuscu-
lar choristoma. Am J Clin Pathol,1995,103:460-465.

221. Tiffee JC,Barnes EL. Neuromuscular hamartomas of the head
and neck. Arch Otolaryngol Head Neck Surg,1998,124:
212-216.

222. Taher LY,Saleem M,Velagapudi S,Dababo A. Fibromatosis
arising in association with neuromuscular hamartoma of the
mandible. Head Neck Pathol. 2013,7:280-284.

223. Carter JM,Howe BM,Hawse JR,et al. CTNNB1 mutations

and estrogen receptor expression in neuromuscular choristo-
ma and its associated fibromatosis. Am J Surg Pathol,2016,
40(10):1368-1374.

224. Mouton SC,Rosenberg HS,Cohen MC,et al. Malignant ecto-
mesenchymoma in childhood. Pediatr Pathol Lab Med 1996;
16:607-624.

225. Kawamoto EH,Weidner N,Agostini RM Jr,Jaffe R. Malig-
nant ectomesenchymoma of soft tissue. Report of two cases
and review of the literature. Cancer,1987,59(10):1791-
1802.

226. Oppenheimer O,Athanasian E,Meyers P,et al. Malignant
ectomesenchymoma in the wrist of a child:case report and
review of the literature. Int J Surg Pathol,2005,13:113-116.

227. Rossi G,Turchetti D,Longo L,Maiorana A. Primary malig-
nant ectomesenchymoma of the kidney. Histopathology,
2002,41(4):374-376.

228. Huang SC,Alaggio R,Sung YS,et al. Frequent HRAS muta-
tions in malignant ectomesenchymoma:overlapping genetic
abnormalities with embryonal rhabdomyosarcoma. Am J Surg
Pathol,2016,40(7):876-885.

229. Stasik CJ,Tawfik O. Malignant peripheral nerve sheath tumor
with rhabdomyosarcomatous differentiation (malignant triton
tumor). Arch Pathol Lab Med,2006,130(12):1878-1881.

230. Liegl B,Hornick JL,Antonescu CR,et al. Rhabdomyosarco-
matous differentiation in gastrointestinal stromal tumors after
tyrosine kinase inhibitor therapy:a novel form of tumor pro-
gression. Am J Surg Pathol,2009,33:218-226.

231. Shimada S,Ishizawa T,Ishizawa K,et al. Dedifferentiated li-
posarcoma with rhabdomyoblastic differentiation. Virchows
Arch,2005,447(5):835-841.

232. Sciot R,Dal Cin P,Brock P,et al. Pleuropulmonary blastoma
(pulmonary blastoma of childhood):genetic link with other
embryonal malignancies? Histopathology,1994,24(6):559-
563.

233. Reith JD,Bauer TW,Fischler DF,Joyce MJ,Marks KE. Ded-
ifferentiated chondrosarcoma with rhabdomyosarcomatous dif-
ferentiation. Am J Surg Pathol,1996,20(3):293-298.

234. Huang SC,Ghossein RA,Bishop JA,et al. Novel PAX3-
NCOA1 fusions in biphenotypic sinonasal sarcoma with focal
rhabdomyoblastic differentiation. Am J Surg Pathol,2016
Jan;40(1):51-59.

第十三章

血管肿瘤

导读

组织学和胚胎学
血管肿瘤的分类
血管瘤与综合征
 Maffucci 综合征
 Klippel-Trénaunay-Weber 综合征
 Kasabach-Merritt 综合征
 POEMS 综合征
 蓝色橡皮疱样痣综合征(BRBNS)
 von Hippel-Lindau 综合征
 Sturge-Weber 综合征
 Osler-Weber-Rendu 综合征
错构瘤
 色素血管性斑痣性错构瘤病
 小汗腺血管瘤性错构瘤
反应性血管增生性病变
 血管内乳头状血管内皮增生
 反应性血管内皮增生
 肾小球样血管瘤
 杆菌性血管瘤病
 淋巴结窦血管转化
 大肠旺炽性血管增生
血管扩张性病变
 火焰痣

蜘蛛痣
静脉湖
匍行性血管瘤
遗传性出血性血管扩张症
血管角皮瘤
良性肿瘤
 毛细血管瘤
 婴儿富于细胞性血管瘤
 先天性血管瘤
 化脓性肉芽肿
 簇状血管瘤
 樱桃血管瘤
 疣状血管瘤
 获得性弹性组织变性血管瘤
 上皮样血管瘤
 皮肤上皮样血管瘤样结节
 鞋钉样血管瘤
 海绵状血管瘤
 深部血管瘤
 静脉型血管瘤
 微静脉型血管瘤
 共质体性血管瘤
 动静脉性血管瘤

血管瘤病
梭形细胞血管瘤
吻合状血管瘤
窦岸细胞血管瘤
硬化性血管瘤样结节性转化
血管母细胞瘤
淋巴管瘤
淋巴管瘤病
中间性血管肿瘤
 放疗相关性非典型性血管病变
 卡波西型血管内皮瘤
 网状血管内皮瘤
 乳头状淋巴管内血管内皮瘤
 复合性血管内皮瘤
 多态性血管内皮瘤
 巨细胞血管母细胞瘤
 假肌源性血管内皮瘤/上皮样肉瘤
  样血管内皮瘤
 卡波西肉瘤
恶性肿瘤
 上皮样血管内皮瘤
 血管肉瘤
 上皮样血管肉瘤

第一节　组织学和胚胎学

  人体的脉管系统包括血管系统和淋巴管系统两大部分。血管系统由动脉、静脉和连接动静脉的毛细血管网组成,淋巴管系统由毛细淋巴管、淋巴管和淋巴导管组成。

  动脉是由心室发出的离心性血管,由粗至细,分为大动脉、中动脉、小动脉和微动脉,管壁分内膜、中膜和外膜三层,最后移行为毛细血管。

  毛细血管是管径最细(6~9mm)、分布最广的血管,有选择通透性,是血液与周围组织内细胞进行物质交换的场所,管壁由一层内皮细胞和基膜组成,基膜可通过 PAS 染色显示。内皮细胞很薄,厚度仅 0.1~0.4mm,呈梭形或不规则形,长25~50mm,细胞核呈扁椭圆形,向腔面突出,染色质细致,核仁不明显。电镜下,胞质内含有少量的滑面和粗面内质网、游离的核糖体和线粒体,并含有多少不等的细丝,包括细丝(肌动蛋白)、中间丝(波形蛋白)和粗丝(肌球蛋白)。内皮细胞的特征性结构为 Weibel-Palade 小体,呈杆状,长 0.1~0.3mm,

内含平行管状的界膜结构,免疫电镜显示,血管性假血友病因子(von Willebrand 因子)即位于这些结构内。内皮细胞之间由紧密连接和缝隙连接相连。免疫组织化学标记显示,内皮细胞表达 CD31、CD34、ERG、Fli-1、VEGFR-3、D2-40 和 vWF (F8)等标记。推荐在实际工作中,一线内皮标记物联合使用 CD31 和 ERG。在内皮细胞和基膜之间还有一种扁而有突起的细胞,突起紧贴在内皮细胞基底面,称周皮细胞(pericyte),可能来自于邻近结缔组织中的纤维母细胞。周皮细胞的胞质内含有肌动蛋白和肌球蛋白,具有收缩功能。当毛细血管损伤时,周皮细胞可增殖、分化成内皮细胞,或分化成血管壁的平滑肌细胞,参与血管组织的再生。周皮细胞表达 vimentin 和 α-SMA。

静脉是运送血液回心房的向心性血管,与毛细血管相通,由细至粗逐级汇合,分为毛细血管后微静脉、小静脉、中静脉和大静脉,管壁也可分为内膜、中膜和外膜三层,但三层结构不如动脉明显,管壁的平滑肌和弹性组织也不如动脉丰富,光镜下,管腔呈塌陷状或呈不规则形。

动脉和静脉之间有时不通过毛细血管而直接通连,称为动静脉吻合,通常见于甲床、指趾、骨骼肌、唇、鼻、消化道、肝、脾、肺和甲状腺等处。动静脉吻合有两种:管状吻合和球状吻合,后者主要分布在甲床和指趾的真皮网状层中,起到调节体温的作用。动静脉球状吻合结构在形态学上可见动脉和静脉之间有一段盘曲、壁厚的不规则管腔,称为苏-奥吻合(Sucquet-Hoyer 管),管腔衬覆内皮细胞,管壁围绕多层圆形、排列紧密的上皮样球细胞(glomus cells)。球细胞是一种变异的平滑肌细胞,呈圆形或卵圆形,核圆形,位于细胞的中央,染色质呈细颗粒状,核仁不明显,胞质嗜伊红色。电镜下,胞质内含有大量的肌动蛋白微丝,伴有致密体,此外,还含有中等量的线粒体和粗面内质网。球细胞表达 vimentin、α-SMA 和(或) desmin。

血管发生于胚胎第 3 周,在卵黄囊的胚外中胚层细胞聚集成团,成为血岛。在纤维母细胞生长因子(FGF)和血管内皮生长因子 A 和 B(VEGF-A,B)的影响下,从血岛分化出来的成血管细胞(angioblast)增殖、迁移,并最终形成原始的血管腔。在血管生长因子 VEGF-C 及其受体 VEGFR 的进一步影响下,形成静脉和淋巴管。在血小板源生长因子(PDGF)的介导下,间质细胞聚集在新形成的血管表面,分化为周皮细胞和平滑肌细胞。体蒂和绒毛膜以及胚胎内的中胚层也相继以同样方式形成原始血管,相邻血管以出芽方式生长并互相连接,形成原始血管网。出生以后的新血管形成与胚胎时期的血管发生有所不同,是由分化的内皮形成微血管而成。新血管的形成受促血管生成的一些因子如 FGF、VEGF、前列腺素 E2 (prostaglandin E2)、血管细胞生长因子和 PDGF 等以及抑制血管生成的因子如血管增生抑制素(angiostatin)、内皮抑制素(endostatin)和姜黄素(curcumin)等的复合调节,在正常情况下,不会有血管的过度增生,但在机体损伤或缺氧的情况下,血管开始增生。

淋巴管发生稍迟,大约在胚胎第 6 周时,中胚层间充质细胞中出现裂隙,继而形成原始淋巴管,逐渐伸长,相互连接成淋巴毛细管网,分布于静脉主干的四周。动静脉球状吻合的正常球体是在出生后数月开始形成,老年期逐渐萎缩。

第二节　血管肿瘤的分类

血管肿瘤是软组织肿瘤中一组比较复杂的病变,包括错构瘤样病变、反应性血管增生性病变、血管扩张性病变、良性肿瘤、中间性肿瘤和恶性肿瘤六大类型(表 13-1)。

表 13-1　血管肿瘤的分类

错构瘤
　色素血管性斑痣性错构瘤病
　小汗腺血管瘤样错构瘤
反应性血管增生性病变
　乳头状血管内皮增生
　反应性血管内皮增生
　肾小球样血管瘤
　杆菌性血管瘤病
　淋巴结窦血管转化
　大肠旺炽性血管增生
血管扩张性病变
　火焰痣
　蜘蛛痣
　静脉湖
　匍行性血管瘤
　遗传性出血性血管扩张症
　血管角皮瘤
良性血管瘤或淋巴管瘤
　毛细血管型,包括:
　　婴儿富于细胞性血管瘤
　　叶状毛细血管瘤(化脓性肉芽肿)
　　获得性簇状血管瘤
　　樱桃血管瘤
　　疣状血管瘤
　　获得性弹性组织变性血管瘤
　　先天性血管瘤
　　　快速消退性先天性血管瘤
　　　不消退性先天性血管瘤
　海绵状型,包括:
　　窦样血管瘤
　动静脉型
　　皮下
　　深部
　静脉型
　微静脉型
　　共质体性(奇异性)
　深部血管瘤,包括:
　　肌内型
　　滑膜型
　　神经内
　　淋巴结内
　上皮样血管瘤
　皮肤上皮样血管瘤样结节

续表

鞋钉样血管瘤

血管瘤病

梭形细胞血管瘤

脾脏窦岸细胞血管瘤

硬化性血管瘤样结节性转化

中枢外血管母细胞瘤

淋巴管瘤

　　海绵状

　　局限型

　　囊性

　　获得性进行性(良性淋巴管内皮瘤)

中间性(局部侵袭型)

　　放疗相关性非典型性血管病变

　　巨细胞血管母细胞瘤

　　卡波西型血管内皮瘤

中间性(偶有转移型)

　　网状血管内皮瘤

　　乳头状淋巴管内血管内皮瘤

　　复合性血管内皮瘤

　　多态性血管内皮瘤

　　假肌源性血管内皮瘤(上皮样肉瘤样血管内皮瘤)

　　卡波西肉瘤

恶性

　　上皮样血管内皮瘤

　　皮肤血管肉瘤

　　软组织血管肉瘤

　　上皮样血管肉瘤

动脉内膜肉瘤*

* WHO 分类将其归入分化不确定类肿瘤

错构瘤样病变包括色素血管性斑痣性错构瘤病和小汗腺血管瘤样错构瘤。

反应性血管增生性病变包括乳头状血管内皮增生、反应性血管内皮增生、肾小球样血管瘤、杆菌性血管瘤病、淋巴结窦血管转化和大肠旺炽性血管增生。

血管扩张性病变包括火焰痣、蜘蛛痣、静脉湖、匍行性血管瘤、遗传性出血性血管扩张症和血管角皮瘤。

良性血管瘤(hemangioma)是最常见的软组织肿瘤之一,约占所有良性软组织肿瘤的 7%。与好发于中老年的脂肪瘤相比,血管瘤多发生于婴幼儿和儿童,好发于躯体浅表,特别是头颈部。部分病例可发生于内脏,特别是肝脏。根据肿瘤内血管的组成及其形态学特征,血管瘤又包括了多种类型。新近文献上还报道了一些新的病变类型,如获得性弹性组织变性血管瘤和吻合状血管瘤等。值得指出的是,在一些良性血管瘤内(如化脓性肉芽肿)可见到多少不等的核分裂象,可被误诊为低度恶性或恶性肿瘤。良性血管瘤极少发生恶变,除非是一些经过放射治疗的病例。也无转移性的良性血管瘤,一些所谓的转移性血管瘤本质上是含有高分化区域的血管肉瘤。此外,部分血管瘤还与一些临床综合征密切相关。

血管内皮瘤(hemangioendothelioma)是一组生物学行为介于良性和恶性之间的中间性肿瘤,又分为局部侵袭型(locally aggressive)和偶有转移型(rarely metastasizing)两种亚型,前者主要在局部呈浸润性生长,术后可复发,但一般不转移,如卡波西型血管内皮瘤;后者除在局部浸润性生长外,极少数病例还可发生局部或远处转移,但转移率远低于血管肉瘤,如网状血管内皮瘤。2013 年版 WHO 增加了一种新的血管内皮瘤,即假肌源性血管内皮瘤(也称上皮样肉瘤样血管内皮瘤)。另有两种病变类型,即巨细胞血管网状细胞瘤和多态性血管内皮瘤,因报道的病例数尚十分有限,对其形态学诊断标准和生物学行为尚不清楚,故尚未被 WHO 分类列为独立的病种。

血管肉瘤(angiosarcoma)比较少见,仅占血管肿瘤的 1%左右,根据生物学行为分为低度恶性和高度恶性两种,前者包括上皮样血管内皮瘤和高分化血管肉瘤,后者包括中至差分化的血管肉瘤,以及上皮样血管肉瘤。

动脉内膜肉瘤(intimal sarcoma)中的瘤细胞分化方向尚不明确,组织学上多以分化差的梭形细胞肉瘤或多形性未分化肉瘤为主,瘤细胞常类似纤维母细胞或肌纤维母细胞,部分肿瘤可显示平滑肌肉瘤、横纹肌肉瘤或血管肉瘤分化。因动脉内膜肉瘤与血管关系密切,我们将其并入到血管肿瘤中叙述,而在 WHO 分类中则被归入到分化不确定的肿瘤之内。

第三节　血管瘤与综合征

一些血管瘤与临床综合征相关(表 13-2)。

表 13-2　血管瘤与综合征

综合征名称	血管瘤	临床表现或伴发的其他肿瘤
POEMS	肾小球样血管瘤	多神经病、器官肿大、内分泌病、M 蛋白和皮肤病变
Blue rubber bleb nevus(Bean syndrome)	躯干上部皮肤、胃肠道、肺和中枢神经系统血管瘤	胃肠道出血、慢性缺铁性贫血、因血栓引起的血管阻塞
von Hippel-Lindau	视网膜血管瘤 血管瘤病	小脑、视网膜和其他部位的血管母细胞瘤 肾癌、肾上腺和胰腺肿瘤
Klippel-Trénaunay-Weber syndrome	海绵状血管瘤或毛细血管瘤(葡萄酒色痣) 梭形细胞血管瘤	静脉曲张、受累肢体骨和软组织增生肥大、腿部活动受限

续表

综合征名称	血管瘤	临床表现或伴发的其他肿瘤
Osler-Weber-Rendu	遗传性出血性毛细血管扩张症	鼻出血、咯血、血尿、消化道出血
Sturge-Weber	颜面部葡萄酒色斑 同侧近大脑皮质脑脊膜血管瘤	脑功能受损、癫痫、脑皮质萎缩
Maffucci syndrome	海绵状血管瘤 梭形细胞血管瘤	内生性软骨瘤病
Kasabach-Merritt Syndrome	获得性簇状血管瘤 卡波西型血管内皮瘤	消耗性凝血病,血小板减少性紫癜

一、Maffucci 综合征

由意大利病理学家 Maffucci[1] 于 1881 年首先描述,以内生性软骨瘤病和海绵状血管瘤为特征,常起病于幼儿或儿童时期,约 1/4 的病例为先天性,但无家族性。两性均可发生。

内生性软骨瘤病好发于手指短状骨(掌骨和指骨),也可发生于足趾,以及长骨(包括胫、腓、股和肱骨),可引起骨畸形(如膝内翻和髋内翻等),导致行走困难或骨折发生,少数病例(15% ~37%)可发生软骨肉瘤变。血管瘤好发于肢体远端,表现为皮下蓝色结节状肿块,经加压后肿块可消退。

组织学上,血管瘤多为海绵状血管瘤,部分病例可为梭形细胞血管瘤。血管瘤一般不发生恶变,只有极少数病例进展为血管肉瘤或淋巴管肉瘤。

影像学上,内生性软骨瘤病可发生钙化,海绵状血管瘤可有静脉石形成。Maffucci 综合征患者可伴发卵巢癌、胰腺癌和大脑胶质瘤。

二、Klippel-Trénaunay-Weber 综合征

由法国医生 Klippel 和 Trénaunay[2] 于 1900 年首先描述,简称 KTS,英国医生 Weber[3] 于 1907 年和 1918 年报道了相似病例,但与 Klippel 和 Trénaunay 所报道的 KTS 并不完全相同。

KTS 是一种较少见的先天性疾病,以皮肤葡萄酒色斑(port-wine stain)、静脉曲张、受累肢体骨和软组织肥大为特征,其中骨和软组织肥大可能与骨的过度增生、淋巴管肿胀、肌肉增生和皮肤增厚等有关。

KTS 可能与染色体易位 t(8;14)(q22.3;q13)[4] 或 VG5Q 基因有关[5],后者在血管的形成中起着重要的作用。

三、Kasabach-Merritt 综合征

简称 KMS(卡-梅综合征),是一种伴有血小板减少性紫癜的血管肿瘤综合征,由儿科医生 Kasabach 和 Merritt 于 1940 年描述[6],多发生于婴幼儿,常由卡波西型血管内皮瘤或获得性簇状血管瘤所致。略多见于男性。这两种血管性肿瘤现认为属于同一瘤谱,可使血管内的血小板聚集,导致循环中血小板减少,皮肤出现紫癜或瘀斑,病情严重时可危及患儿生命,特别是伴有消耗性凝血病、累及腹膜后或纵隔脏器者以及伴有 DIC 和严重感染者,致死率为 10% ~37%。

在将引起 KMS 的血管性肿瘤切除以后,临床症状可得以缓解,但在部分病例中,因肿瘤巨大或呈浸润性生长而难以手术切除,此时可采用药物治疗,如皮质类固醇、长春新碱、环磷酰胺、氨甲蝶呤、放线菌素和 α-干扰素等,或放射治疗。

四、POEMS 综合征

POEMS 综合征是一种多系统性疾病,POEMS 由英文 Polyneuropathy Organomegaly Endocrinopathy M-protein and Skin disease 的首字母组成,即多发性周围神经病变、器官肿大(肝脾肿大、淋巴结肿大)、内分泌病(男性乳房女性化、阳痿、闭经、不耐葡萄糖、甲状腺功能低下、肾上腺功能不全)、M-蛋白(骨髓浆细胞增多、异常球蛋白血症)和皮肤病变(肾小球样血管瘤、色素沉着、多毛症、皮肤增厚)。病因不明,可能因浆细胞产生异常免疫球蛋白血症而导致多系统损害[7]。

目前临床上多采用皮质激素和免疫抑制剂(包括马利兰、硫唑嘌呤和三苯氧氨等)治疗。对引起 M-蛋白的髓外孤立性浆细胞瘤可采用外科手术切除。

五、蓝色橡皮疱样痣综合征(BRBNS)

蓝色橡皮疱样痣综合征(blue rubber bleb nevus syndrome, BRBNS)是一种多灶性的皮肤血管畸形同时伴有实质脏器(特别是胃肠道)血管畸形的综合征[8],由 Gascoyen 于 1860 年首先描述,1958 年 Bean 将这些病变命名为 BRBNS,故又有 Bean 综合征之称。

除皮肤和胃肠道外,也可累及中枢神经系统、甲状腺、涎腺、眼、口腔、骨骼肌、肺、肝、肾、脾和膀胱等部位。两性均可发生,无明显差异。

皮肤病变表现为多个突起的深蓝色疱疹,数毫米至数厘米,颜色和形状可因病例而异,可从数枚至上百个不等,可类似橡皮乳头。发生于皮肤的血管畸形不易出血,除非受到外伤,而发生于胃肠道者则易出血,但多为慢性隐性出血,可引起缺铁性贫血,少数病例可发生自发性破裂而形成血腹,并可导致患者死亡。

六、von Hippel-Lindau 综合征

von Hippel-Lindau 综合征简称 VHL 综合征,是一种常染色体显性遗传病,由位于 3p25.3 上的 VHL 基因突变引起。1904 年德国眼科医生 von Hippel[9] 描述了一种发生于视网膜的血管瘤,1926 年瑞典医生 Lindau[10] 描述了发生于小脑和脊索的相似病变,并提出与视网膜血管瘤关系密切,Lindau 将其称为中枢神经系统的血管瘤病。后人将这一组病变统称为

VHL。

VHL 在临床上呈复杂多样性，以发生于小脑、脊索、视网膜和其他部位（如肾和盆腔）的血管母细胞瘤为主要病变类型，并可伴有肾透明细胞癌、胰腺浆液性囊腺瘤和肾上腺嗜铬细胞瘤等多种脏器的良恶性肿瘤，以及皮肤咖啡色素斑。

七、Sturge-Weber 综合征

Sturge-Weber 综合征简称 SWS（斯-韦综合征）[11,12]，又被称为脑颜面神经血管瘤病或脑三叉神经血管瘤病，是一种少见的先天性神经皮肤综合征，表现为出生时或婴幼儿期癫痫发作（可随年龄增长而加剧），伴有前额和上眼睑部位大的葡萄酒色斑（由三叉神经毛细血管瘤病所致）和同侧近大脑皮质脑脊膜血管瘤或血管畸形，可发生钙化，引起脑萎缩，导致一些患儿发育迟缓和智力滞后，50% 可有青光眼。

八、Osler-Weber-Rendu 综合征

或称 Osler-Weber-Rendu 病，即遗传性出血性毛细血管扩张症（hereditary hemorrhagic telangiectasia，HHT），由 Osler、Weber 和 Rendu 于 19 世纪末和 20 世纪初所描述[13-15]，属于一种常染色体显性遗传性疾病，80% 以上的 HHT 由 *ENG* 或 *ACVRL1* 基因突变所致，少数病例可有 *MADH4* 基因突变，后者常伴有幼年性息肉病。

HHT 以皮肤和黏膜的广泛性毛细血管扩张为特征，表现为皮肤或黏膜成簇的红色或紫色斑点、或呈圆形，散在的或孤立的小血管瘤样，稍微隆起于皮肤，直径多为 1~2 毫米大小，用玻璃片加压即褪色。也可累及小静脉，有时可形成内脏的动静脉瘘。

临床上表现为出血症状，以反复鼻出血最多见，其次牙龈出血、胃肠道出血、月经过多、咯血、血尿、蛛网膜下腔出血等。长期慢性失血可引起缺铁性贫血。

动静脉瘘可发生于肺、肝、大脑和脊柱。肝脏受累时可因流经肝动静脉瘘的血流量增多而出现肝肿大，患者可有肝区疼痛及一定程度的压痛，局部有时可触及一搏动性肿块，触之有震颤，能闻及连续性血管杂音。肺动静脉瘘可使细菌和血凝块绕过毛细血管而直接进入脑内，引起脑脓肿和脑卒中，肺动静脉瘘还可将右心室的无氧血绕过肺泡，得不到吸收氧气的机会，从而可引起患者呼吸困难和发绀等症状，肺动静脉瘘一般不产生出血症状，但可引起咯血和血胸。

HHT 的诊断标准为 Curaçao 标准[16]，如符合以下四个中的三个，即可符合 HHT，如符合两个，则怀疑为 HHT：①反复自发性鼻出血；②典型部位多灶性血管扩张；③经证实的内脏动静脉瘘（肺、肝、大脑和脊柱）；④直系亲属患有 HHT。

第四节 错构瘤

一、色素血管性斑痣性错构瘤病

色素血管性斑痣性错构瘤病（phakomatosis pigmentovascularis，PPV）是一种皮肤血管畸形合并色素细胞痣，临床上可分为五种类型：①鲜红斑痣（nevus flammeus）合并色素性线样表皮痣；②鲜红斑痣合并迷走性蒙古斑（aberrant mongolian spot），伴或不伴有贫血痣；③鲜红斑痣合并 spilus 痣，伴或不伴有贫血痣；④鲜红斑痣合并迷走性蒙古斑和 spilus 痣，伴或不伴有贫血痣；⑤先天性大理石样皮肤血管扩张症合并真皮黑素细胞增多症。每一类型又分为 a 和 b 两种亚型，a 为仅有皮肤累及，b 除皮肤外有系统性累及[17]。

色素血管性斑痣性错构瘤病的患者可伴有其他异常，包括青光眼、多灶性颗粒细胞瘤、先天性三角秃发症、渐进性局限性雀斑样痣、咖啡色素斑、皮肤脱色斑、虹膜乳头状瘤病、肾脏血管瘤、颅底异常血管网（Moyamoya 病）、Becker 痣、肾缺乏和神经异常等。

组织学上，在真皮网状层的浅表可见明显增多的扩张性毛细血管和小静脉，在真皮胶原纤维之间可见散在分布的树突状纺锤样色素细胞，胞质内含有大量的色素。

二、小汗腺血管瘤样错构瘤

小汗腺血管瘤样错构瘤（eccrine angiomatous hamartoma）是一种少见的皮肤错构瘤样病变[18]，由增生的小汗腺和扩张的薄壁毛细血管组成，汗腺和血管相紧邻。

临床上，多表现为孤立性病变，呈红褐色斑块样，大部分病变的表面多汗。主要发生于四肢，特别是肢端（掌和跖），面部、颈部和躯干也可发生。部分病例可为多发性。通常出生时即患病或发生于婴幼儿期[19]，偶可发生于成年人[20]。

第五节 反应性血管增生性病变

一、血管内乳头状血管内皮增生

血管内乳头状血管内皮增生（intravascular papillary endothelial hyperplasia，IPEH）是一种局限于血管内的内皮细胞反应性增生，常因血管内机化性血栓形成而引起，属于机化性血栓的一种特殊类型。IPEH 由 Masson[21] 于 1923 年首先描述，曾被称为旺炽性血管内血管内皮瘤（vegetant intravascular hemangioendothelioma）[22]、Masson 假血管肉瘤（Masson's pseudoangiosarcoma）[23] 或血管内血管瘤病（intravascular angiomatosis）[24]。IPEH 在组织学上因有相互沟通的血管腔而与分化良好的血管肉瘤相类似，可被误诊为血管肉瘤[25]。

【临床表现】

有以下三种类型[26]：

1. 好发于手指、头颈部（特别是口腔和下唇黏膜）和躯干的扩张静脉，多呈浅表部位（真皮深层或皮下）坚实的小结节，直径多<2cm，被覆表皮呈蓝色。此型也称原发性，多发生于青年人，中位年龄 40 岁，两性均可发生，女性略多见，多为孤立性病变，偶可为多灶性，后者可类似卡波西肉瘤[27]。

2. 发生于一些前驱血管病变的基础上，包括血管瘤（特别是深部的海绵状血管瘤或肌内血管瘤）、血管畸形、痣或曲张的静脉，结节的体积可较大，此型也称继发性，临床症状取决于这些前驱性血管病变。

3. 发生于血管外，与血肿相关。

以上三种类型的患者并不一定有外伤史。

【大体形态】

结节呈紫红色,多囊性,可含有凝血块或血栓,由一层纤维性假包膜所包绕,其内含有残留的平滑肌或原有血管壁的弹力纤维组织,结节直径一般<2cm。

【组织形态】

原发性病例中的多数与血栓关系密切(图 13-1A),并常见扩张的薄壁静脉。病变早期,增生的内皮细胞沿血栓的轮廓表面生长,并形成以纤维素为轴心的粗乳头状结构(图 13-1B)。典型病例则以附着于血管壁向腔内生长的无数纤细乳头为特征,乳头表面衬覆单层肥胖或肿胀的内皮细胞(图 13-1C~I),其轴心为胶原化的纤维组织(图 13-1J),有点类似胎盘结构。乳头的周围可见大量的红细胞。随后,乳头相互连接或吻合,形成交通的血管架,浸埋于疏松网状的结缔组织间质内。

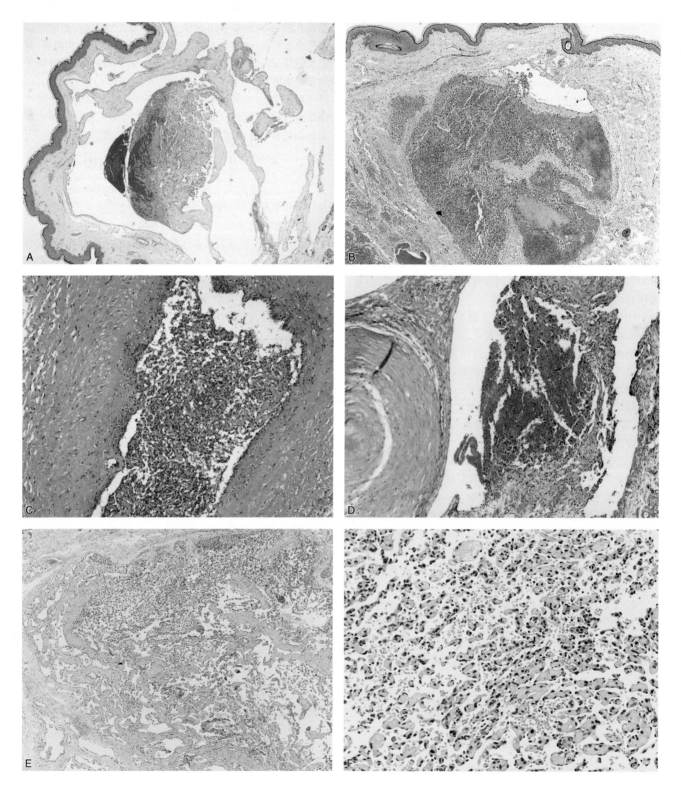

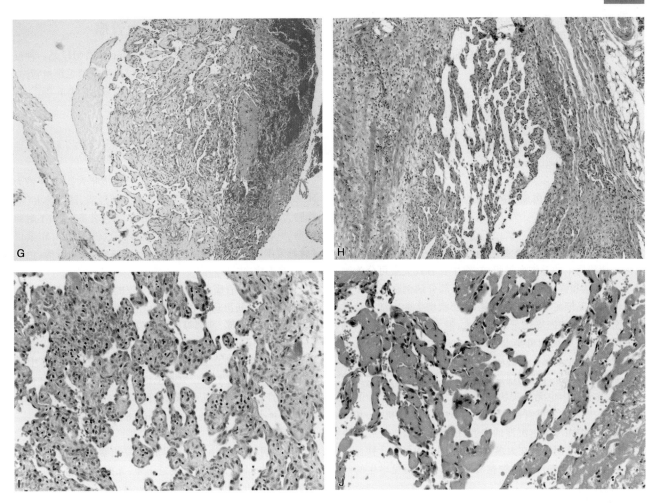

图 13-1 血管内乳头状血管内皮增生
A ~ C. 病变位于真皮内扩张的血管内；D. 常伴有机化血栓形成；E ~ I. 向腔内生长的乳头，可类似胎盘结构；J. 乳头轴心为胶原化的纤维组织

【免疫组化】

内皮细胞表达 CD31、CD34、ERG、vWF、UEA-1 和 FK-BP12[28]。

【超微结构】

扫描电镜显示衬覆乳头的内皮细胞分化良好，包括腔内微吞饮囊泡、紧密连接和基底板以及 Weibel-Palade 小体，乳头轴心为未分化的细胞和周皮细胞[29]。

【鉴别诊断】

1. 血管肉瘤　IPEH 局限于血管腔内，不呈浸润性生长，而血管肉瘤则由不规则形的血管组成，在真皮内或皮下呈浸润性生长。分化较差的病例中瘤细胞异型性明显，可见核分裂象，并常可见实性细胞成分。

2. 血管瘤、动静脉畸形和血肿　可有血栓形成，局部区域内皮细胞也可有乳头状增生。

3. 淋巴管内乳头状血管内皮瘤　主要发生于儿童，由扩张的薄壁淋巴管组成，但腔内机化性血栓并不常见。衬覆的内皮细胞常呈鞋钉样或火柴头样向腔内突出，有时可在腔内成簇生长，并形成乳头状结构，淋巴管周围的间质内常见淋巴细胞浸润。

【治疗】

局部切除。

【预后】

本病系良性瘤样病变，可能是一种血栓机化引起的继发性改变。对于原发性病变，局部切除后极少复发，对于继发性病变，应针对各种类型的前驱性血管病变作出相应的处理。

二、反应性血管内皮增生

反应性血管内皮增生（reactive angioendotheliomatosis, RAE）是一种发生于皮肤的血管反应性增生，由 Gottron 等[30] 于 1958 年首先描述，文献上采用的名称比较多，曾分别被描述为增生性系统性血管内皮瘤病（proliferating systemic angioendotheliomatosis）[31]、弥漫性真皮血管瘤病（diffuse dermal angiomatosis）[32]、肾小球样血管瘤样血管瘤病（glomeruloid hemangioma-like angiomatosis）[33]、血管内组织细胞增生症（intravascular histiocytosis）[34] 和发生于冷蛋白血症的伴有冷蛋白沉积的血管瘤病（angiomatosis with deposits of cryprotein in the setting of cryoproteinemia）[35] 等。病因不明，但 75% 的患者与一些系统性疾病如亚急性细菌性心内膜炎、结核、冷蛋白血

症、冷球蛋白血症、淋巴造血系统疾患、肝肾功能衰竭、自身免疫性疾病(如风湿性关节炎和系统性红斑狼疮)和免疫抑制(如肝肾和骨髓移植后)有密切的关系[36,37],提示本病可能与机体免疫有关。

【临床表现】

可发生于任何年龄,但多见于中老年,中位年龄为65岁,两性均可发生。

病变多累及肢体、面部和躯干[38-41],主要发生于皮肤,呈多灶性的红斑、紫癜性丘疹、瘀斑和紫癜性斑块,可伴有溃疡形成。病灶的数量多少不等,最多可达50个以上。临床上类似卡波西肉瘤、血管肉瘤、移植后的排异反应和坏疽性脓皮病等。

【组织形态】

病变多位于真皮内,少数病例可累及至皮下。边界不清,由多个簇状增生的毛细血管组成,按生长方式大致可分为弥漫型、小叶状和弥漫-小叶混合型三种,部分病例在低倍镜下可类似簇状细血管瘤。高倍镜下,簇状增生的毛细血管排列紧密,其内衬的内皮比正常的要大,但无明显的异型性,部分病例中的内皮细胞可呈上皮样。内皮的周围可见周皮细胞。少数病例中可见扩张的海绵状血管,另在一部分病例中,可见血管分隔胶原纤维的现象,类似皮肤血管肉瘤,但内皮均为单层,血管腔内也无乳头状突起。血管周围可见灶性的红细胞渗出,血管内常见纤维素性血栓形成,可发生机化,其中在伴有血管腔内冷蛋白沉淀的患者,很多的毛细血管腔被嗜伊红色的血栓所阻塞。在大多数病例的间质内可见含铁血黄素性沉着,并伴有慢性炎症细胞浸润。真皮内可见增生的纤维母细胞,类似筋膜炎。

【免疫组化】

内皮细胞表达CD31、ERG、CD34和vWF,CD34多为灶性阳性,另VEGF的表达有明显增加[42],周皮细胞表达α-SMA。

【鉴别诊断】

包括卡波西肉瘤、血管肉瘤、杆菌性血管瘤病和获得性簇状血管瘤等。

1. 卡波西肉瘤 反应性血管瘤病好发于中年人,且部分患者有免疫抑制的病史,病变位于肢体,这些特点与卡波西肉瘤相似,其主要的鉴别点在于反应性血管瘤病中不见梭形细胞成分,也不见裂隙样的血管腔隙和嗜伊红色小体,间质内的淋巴浆细胞浸润也不如卡波西肉瘤明显,CD34标记为灶性阳性。

2. 杆菌性血管瘤病 本病可见明显的中性粒细胞浸润,并可见粉红色颗粒状物质,Warthin-Starry染色显示为巴尔通体。

3. 获得性簇状血管瘤 好发于儿童和青少年,镜下由不规则的毛细血管型血管结节组成的良性肿瘤,血管结节呈炮弹头样向位于周边的新月形血管腔内突出,形成血管内的"簇状"结构。

【治疗】

局部切除。

【预后】

属于一种自限性疾病,多数病例预后良好,一部分病例可复发。

三、肾小球样血管瘤

肾小球样血管瘤(glomeruloid hemangioma,GH)是一种反应性的血管增生,在扩张的血管腔内可见增生的毛细血管襻,类似肾小球,故而得名。肾小球样血管瘤由Chan等[43]于1990年首先报道。

【临床表现】

常发生于伴有POEMS综合征(26%~44%)和多灶性Castleman病的患者[44-49]。

POEMS综合征多发生于30~80岁的成年人,中位年龄为50岁左右,男性多见。临床上表现为多神经病、器官肿大(肝脾肿大、淋巴结肿大)、内分泌病(闭经、男性乳房发育、不耐葡萄糖、甲状腺功能低下、肾上腺功能不全、性无能)、M-蛋白(骨髓浆细胞增多、异常蛋白血症)和皮肤病变(血管瘤、色素沉着、多毛症、皮肤增厚)。

肾小球样血管瘤发生于40~79岁的成年人,表现为躯干或近端肢体皮肤出现红色或紫色丘疹性病变,直径数毫米。其他部位包括面部、颈部等处也可发生。肾小球样血管瘤可为POEMS的先兆,故需注意随访,以观察是否有POEMS的发生。少数病例即便在长期随访以后也无POEMS(或多中心Castleman病)的发生[50]。文献上也有将一些与肾小球样血管瘤相似的病变称为乳头状血管瘤(papillary hemangioma)者[51]。肾小球血管瘤的患者无HHV-8感染[52]。

【病例介绍】

典型病例介绍(由上海市华东医院陆孝禹医生提供):患者,男,51岁,上睑部躯干部发疹1年,无痛痒,绿豆至黄豆大小结节,略高出周围皮肤,个别呈分叶状,暗红色压之不褪(图13-2),界清质软。追问病史,患者曾反复水肿,蛋白尿,肾穿刺诊断为肾小球肾炎轻度节段性硬化。曾因肌无力肌电检测示神经性肌电损害周围神经病变,神经免疫提示血脑屏障破坏,诊断为格林巴利综合征。肝肋下未扪及,脾轻度肿大。同时发现亚临床甲状腺功能减退(T₃为1.02nmol/L),双侧男性乳腺发育(PRL升高),高血压(150/100mmHg),血清蛋白电泳M-蛋白位于γ区。同期出现背部皮肤浅褐色不规则斑片状色素改变,以上改变符合POEMS综合征的诊断。

【大体形态】

多为几毫米大的丘疹样病变,直径范围2~20mm,境界清楚。

【组织形态】

病变主要位于真皮浅层内,可见多个扩张性的血管(图13-3A),在扩张的血管腔内可见增生的毛细血管,类似肾小球毛细血管襻,形成所谓的"血管在血管内"图像(图13-3B~E)。毛细血管的内皮细胞多扁平,其周围可见周皮细胞,另在毛细血管襻之间可见胞质透亮的大圆形细胞,胞质内偶见PAS阳性的嗜伊红色玻璃样小球(图13-3F),为免疫球蛋白的沉积。

【免疫组化】

血管内皮表达CD31、ERG和CD34(图13-4),血管周皮表达α-SMA。

【鉴别诊断】

1. 获得性簇状血管瘤 由多个簇状或结节状增生的血

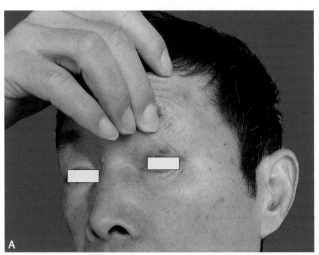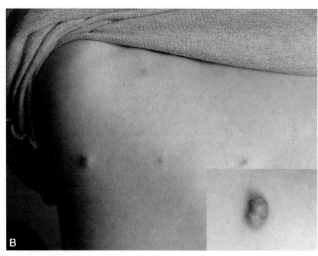

图13-2　肾小球样血管瘤

眼睑和躯干皮肤可见多个暗红色血管瘤样小丘疹

（上海华东医院陆孝禹医师提供病例）

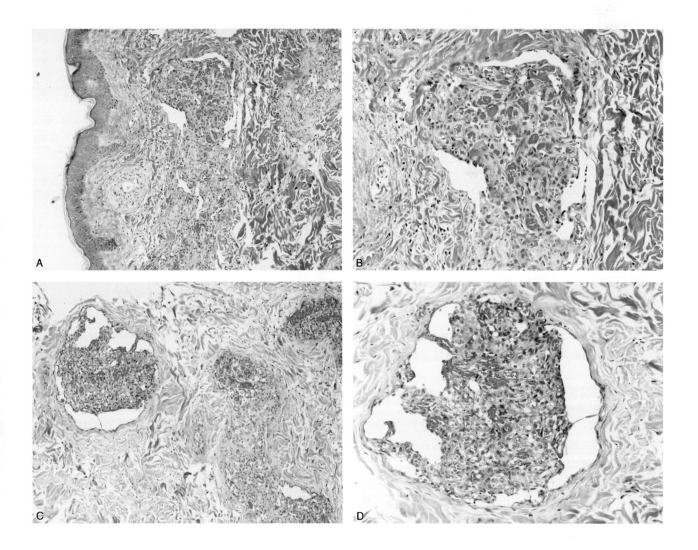

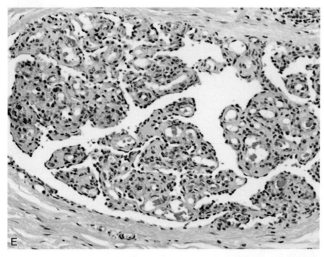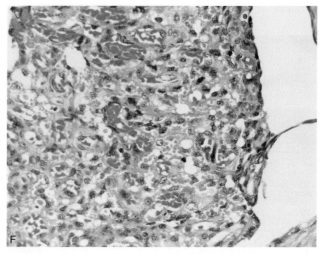

图 13-3 肾小球样血管瘤的组织学形态

病变主要位于真皮浅层内,在扩张的血管腔内可见增生的毛细血管,类似肾小球毛细血管襻

(E 由德国弗里德里希皮肤病理研究所 Dr. Kutzner H 提供,其余为上海华东医院陆孝禹医师提供病例)

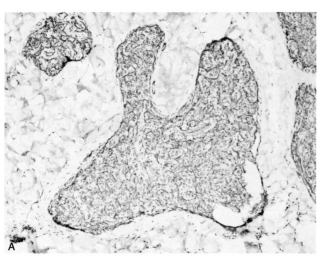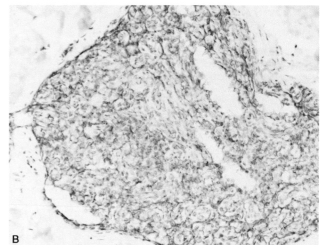

图 13-4 肾小球样血管瘤 CD31 标记

(上海华东医院陆孝禹医师提供病例)

管瘤样结节组成,结节内增生的小血管也可呈肾小球样,但常伴有增生的梭形周皮细胞,结节周边常有新月形的血管腔隙。

2. 分叶状毛细血管瘤 由叶状分布的血管结节组成,血管结节由增生的毛细血管组成,中央常可见口径相对较大的营养性血管。

3. 鞋钉样血管瘤 真皮浅层可见扩张的薄壁血管,内皮细胞呈鞋钉样,偶可有纤细的乳头向腔内突出,但无肾小球样血管襻,真皮深层内可见狭窄、裂隙样的血管腔隙。

4. 卡波西肉瘤 位于真皮层内,由梭形细胞和裂隙样的血管组成,常可见红细胞外渗,梭形细胞表达 HHV8。

【治疗和预后】

对皮肤病变采用外科手术切除即可,但并不是每个病例均需手术切除,应视具体情况而定。诊断肾小球样血管瘤的意义在于,提醒临床医生注意与 POEMS 的相关性。对 PO-EMS 采取相应的针对性措施,有时可使病变消退。

四、杆菌性血管瘤病

杆菌性血管瘤病(Bacillary angiomatosis, BA)也称上皮样血管瘤病(epithelioid angiomatosis),是一种假瘤样血管增生,几乎均发生于 HIV/AIDS 或免疫抑制的患者[53,54],由革兰阴性杆菌-巴尔通体(Bartonella)引起,属于一种机会性感染,巴尔通体也可引起猫抓病(cat scratch disease)[55]。

【临床表现】

患者多为 30~60 岁间的成年人,平均年龄为 41 岁,男性多见。

多表现为皮下多发性结节,常见于躯干、手臂和头面部[56-58],病变播散时,可累及淋巴结、脏器黏膜、肝(肝紫癜症)和脾。

【大体形态】

外观呈息肉状,粉红色,隆起于皮肤表面或呈斑块状,类似化脓性肉芽肿。

【组织形态】

周界相对清楚,被覆表皮多变扁平。低倍镜下主要由疏松分叶状排列的毛细血管型血管组成,类似分叶状毛细血管瘤(图13-5A),深部细胞可丰富,血管密集。高倍镜下,内皮细胞肥胖、上皮样,胞质透亮,类似上皮样血管瘤。内皮细胞可有轻度异型,偶见核分裂象。特征性形态之一为血管之间的间质内含有颗粒状粉红色或紫色物质,易被误认为是纤维素(图13-5B),Warthin-Starry和六胺银染色显示为杆菌(图13-5C)。另一特征性形态间质内可见中性粒细胞浸润,并可见细胞碎片。部分病例上述形态不明显,镜下仅呈肉芽肿样形态。

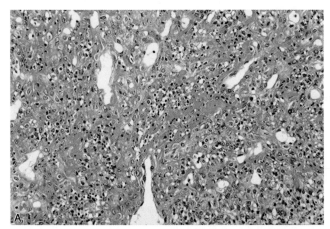
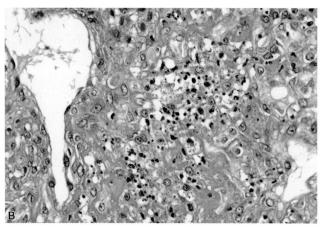
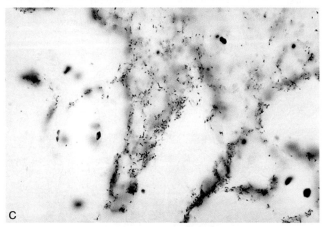

图 13-5 杆菌性血管瘤病

A、B. 血管之间的间质内含有颗粒状粉红色或紫色物质,可见中性粒细胞浸润,并可见细胞碎片;C. Warthin-Starry 染色
(德国弗里德里希皮肤病理研究所 Dr. Kutzner 提供)

【免疫组化】

内皮细胞 CD31 和 ERG 阳性。

【超微结构】

内皮细胞的胞质内含有较多的 Weibel-Palade 小体,并清晰显示间质内的杆菌三层细胞壁结构(图13-6)。

【PCR】

特殊染色不能显示巴尔通体时可采用 PCR 检测。

【鉴别诊断】

包括分叶状毛细血管瘤、上皮样血管瘤、卡波西氏肉瘤和血管肉瘤(表13-3)。

【治疗】

可采用红霉素和其他的抗生素治疗。

附:秘鲁疣(verruga peruana)又称急性巴尔通体病,由杆菌状巴尔通体引起的一种皮肤血管内皮显著增生的疣状病变,Giemsa 染色可显示内皮细胞胞质内病原体,内皮细胞可有轻度异型性。此外,其他细菌感染也可产生血管生成因子而引起皮肤红斑,血管局限性反应性增生,可形成乳头,认识这些病变对治疗的选择非常重要。

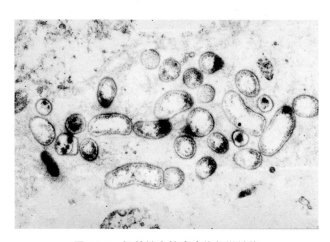

图 13-6 杆菌性血管瘤病的超微结构
(德国弗里德里希皮肤病理研究所 Dr. Kutzner 提供)

表 13-3   杆菌性血管瘤病与其他血管肿瘤的鉴别诊断

	杆菌血管瘤病	卡波西肉瘤	血管肉瘤	化脓性肉芽肿	上皮样血管瘤
周界	清楚	不清	不清	清楚	清楚
叶状毛细血管增生	有	无	无	有	有时有
内皮细胞形态	多边形	梭形	梭形或多边形	多扁平	常呈多边形
肥胖的内皮细胞	有	无	有	不定	有
核异型性	有,空泡状核从不深染	有时有,多为中度	有,常深染	多无	轻度
玻璃(透明)小体	无	有	无	无	极少
中性粒细胞	多,常有碎片	无,除非有溃疡	无	无,除非有溃疡	无
嗜酸性粒细胞	无	无	无	无	有
Warthin-Starry(巴尔通体)	+	−	−	−	−
HHV-8	−	+	−	−	−

五、淋巴结窦血管转化

淋巴结窦血管转化(vascular transformation of lymph node sinuses)也称淋巴结血管瘤病(nodal angiomatosis),主要发生于因乳腺癌而行根治性手术的腋窝淋巴结内[59],也可以是因其他原因而活检的淋巴结,包括颈部和纵隔淋巴结等。

镜下,在淋巴结被膜下和被膜下窦内可见大量增生的扩张性血管(图 13-7),可延伸和穿插于淋巴滤泡之间,血管外有

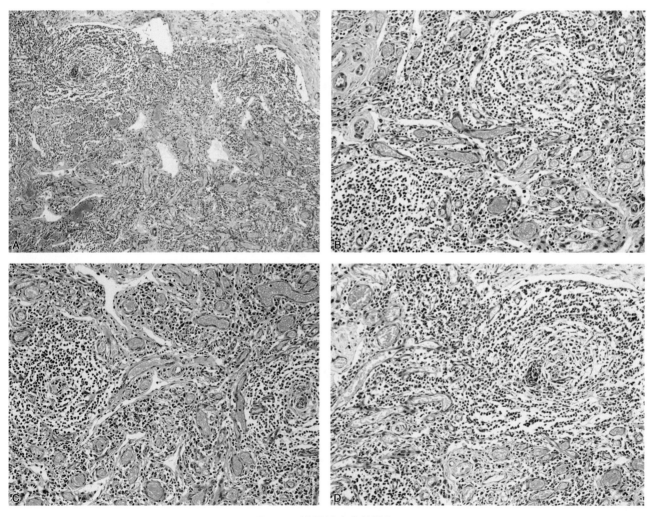

图 13-7   淋巴结窦血管转化
被膜下和窦内可见大量增生的血管,延伸至淋巴滤泡之间

时可见外渗的红细胞。应注意与转移性卡波西肉瘤相鉴别,可借助于 HHV-8 的 LANA-1 抗体进行免疫组化标记。

六、大肠旺炽性血管增生

Ramsden 等[60]于 1993 年报道了 1 例因反复性肠套叠引起的旺炽性血管增生(florid vascular proliferation)。Bavikatty 等[61]于 2001 年又增加报道了 5 例。

患者均为成年人,年龄范围为 36~82 岁,两性均可发生。多发生于肠套叠或肠黏膜脱垂者。

临床上可表现为腹部疼痛、血便和腹部肿块。

病变多位于结肠,在肠壁内可见大量增生的毛细血管型小血管,增生的血管结构良好,无异型性,可从黏膜下蔓延至肠壁肌层,表面的肠黏膜可因缺血而形成溃疡(图 13-8)。肠套叠或肠黏膜脱垂的临床表现有助于与血管肉瘤的鉴别诊断。

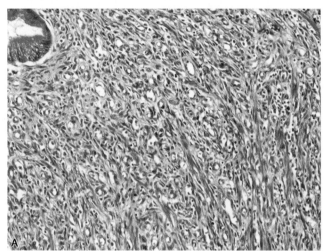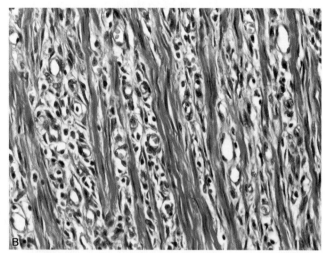

图 13-8　大肠旺炽性血管增生
黏膜下和肠壁平滑肌间大量增生的血管

第六节　血管扩张性病变

一、火　焰　痣

火焰痣(nevus flammeus)是最常见的一种血管扩张性病变,包括鲑鱼(三文鱼)斑(salmon patches)和葡萄酒色素斑(port-wine stain or nevus vinosus)[62,63],两者均被称为胎记(birthmark),可发生于 50% 左右的新生儿。

鲑鱼斑多见于头颈部,如前额、眼睑和项(颈背)部,呈粉红色或紫色斑[64],大多数火焰痣随着时间可退去,其中位于前额和眼睑者,在生后 1 年内消退,而位于项部者,消退较缓慢,约 20% 的病例在成年时仍有残留。极少数病例可呈蝴蝶样[65],消退缓慢。

相比之下,葡萄酒色斑呈进行性生长,不具有随着时间退变的趋势,病变呈红色斑点状,可隆起于皮肤表面,像毛细血管瘤,日久颜色加深、变黑。葡萄酒色素斑也称毛细血管异形成(capillary malformation),多见于面部或四肢,可伴发包括脑膜、颅或视网膜血管畸形的 Sturge-Weber 综合征[66],以及患肢肥大、浅静脉曲张和部分血管发育不全的 Klippel-Trenaunay 综合征[67],后者如与先天性动静脉瘘相关,也称 Parkes-Weber 综合征[63]。

组织学上,两者均由扩张的血管组成,位于真皮内,其中葡萄酒色素斑可累及至皮下。Eerola 等[68]于 2003 年描述了一种毛细血管畸形-动静脉畸形(capillary malformation-arteriovenous malformation),可能由 RASA1 基因突变引起。

二、蜘　蛛　痣

蜘蛛痣(nevus anaeous or spider nevus)是一种常见的后天获得性病变,与火焰痣不同,很少发生于婴幼儿。

本病常发生于妊娠、慢性肝病或甲状腺功能亢进的情况之下[69-71],当这些因素消除以后,蜘蛛痣可随之消失。

病变呈红色的针尖样,并有迂曲的血管呈放射状向四周延伸,类似蜘蛛。如以手指压迫位于中央的小动脉,则蜘蛛痣可褪色,放开后颜色恢复。

组织学上由厚壁的扩张性小动脉和与之相连通并呈放射状分布的吻合性毛细血管所组成。

三、静　脉　湖

静脉湖(venous lake)是一种常见的血管扩张性病变,好发于老年人[72,73],发生于日光暴露的部位,特别是面部、嘴唇和耳。

组织学上病变位于真皮浅表,由扩张充血的静脉组成,血管周围有一层不规则的平滑肌围绕。

四、匍行性血管瘤

匍行性血管瘤(angioma serpiginosum)比较少见,临床上呈缓慢性生长,多累及儿童的下肢,并多见于女童[74-76]。

呈小的紫红色斑点状,回旋状或匍行状分布。组织学上,在真皮的乳头层内可见小的扩张性血管。

五、遗传性出血性血管扩张症

遗传性出血性血管扩张症(hereditary hemorrhagic telangiectasia,HHT)也称 Rendu-Osler-Weber 综合征[77],是一种常染色体显性遗传学疾病,病变处的皮肤、黏膜和内脏器官(特别是胃肠道和肺)的毛细血管广泛扩张,也可累及小静脉,有时可形成动静脉瘘。

病变最多见于鼻腔黏膜,其次为面、舌、唇和手指等,偶可累及胃肠道和泌尿生殖道。患者往往出现鼻出血、咯血、血尿、黑便或阴道流血等症状。

六、血管角皮瘤

血管角皮瘤(angiokeratoma)是一种多发性的真皮浅层毛细血管扩张,表现为很多小如针头大如黄豆的暗红色丘疹,被覆表皮可有棘细胞增生或呈疣状增生[78,79]。

临床上有四种类型:①发生于手指背面、足趾和膝部皮肤者称为米贝利血管角皮瘤(angiokeratoma of Mibelli)[80],好发于儿童和青少年,多见于女性;②发生于躯干,丘疹较多较小,角化较轻者,称为弥漫性体血管角皮瘤(angiokeratoma corporis diffusum in association with Fabry's disease)[81]。Fabry 病是一种 X 连锁隐性溶酶体贮积病,只发生于男性,女性为携带者,由编码 α-半乳糖苷酶基因(Xq21-22)的胚系突变所致,导致酶缺失和鞘糖脂在多个脏器内的聚集,可引起脑损伤和肾衰竭;③发生于阴囊皮肤者称为福代斯血管角皮瘤(angiokeratoma of Fordyce)[82],呈多个红色丘疹样,偶可发生于外阴[83];④孤立性血管角皮瘤[84,85]。

四种类型的血管角皮瘤在镜下相似,在真皮的乳头层内可见扩张的薄壁血管(图 13-9)。

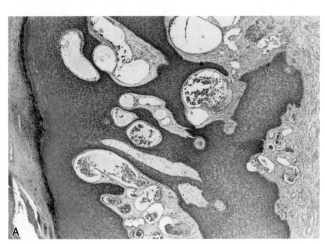
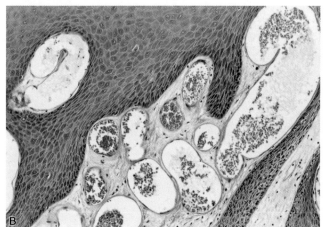

图 13-9　血管角皮瘤的组织学形态
在真皮的乳头层内可见扩张的薄壁血管

第七节　良性肿瘤

一、毛细血管瘤

毛细血管瘤(capillary hemangioma)是一种主要由毛细血管型血管组成的血管瘤,是婴幼儿最常见的血管瘤[86-88],发病率为 1/100 新生儿,约占所有血管肿瘤的 32% ~ 42%。

【临床表现】

多见于儿童,常发生于生后数年内。

可发生于任何部位,但好发于头面部,尤以口唇和眼睑部为多见,其次见于颈部和躯干的皮肤。

【大体形态】

病变隆起于皮肤,边界清晰,鲜红色或紫红色,直径数毫米至 2 ~ 3cm,加压不褪色,也不缩小。

【组织形态】

病变位于真皮内,由增生的毛细血管组成。增生的毛细血管呈分叶状或结节状排列(图 13-10),小叶间为纤维结缔组织,小叶内或小叶间可见管径较大的营养性血管。病程较长者,间质可出现明显的纤维化[89]。

【细胞遗传学】

少数病例为家族性,可能与位于 5 号染色体上基因突变

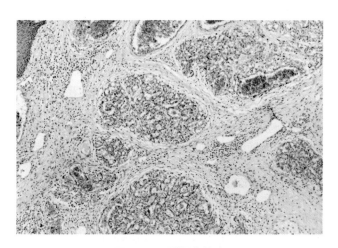

图 13-10　毛细血管瘤
增生的毛细血管呈分叶状

有关[90],包括纤维母细胞生长因子(FGF)、血小板衍生因子(PDGF)和脉管内皮生长因子受体(VEGF)。

【治疗】

70% 的病例在数月至数年内可自发性消退,常采取保守性治疗。

二、婴儿富于细胞性血管瘤

婴儿富于细胞性血管瘤（cellular hemangioma of infancy）又称草莓痣（strawberry nevus）[91]、幼年型血管瘤或婴幼儿良性血管内皮瘤（juvenile hemangioma or benign hemangioendothelioma of infancy），是一种不成熟的毛细血管瘤，是婴幼儿期最常见的良性肿瘤之一，在新生儿中的发生率为1/200，20%为多灶性。

【临床表现】

70%的病例发生于1岁以内[92]，大多数出现在患儿1~4周龄（平均2周龄），以女婴多见，男：女为1:3~5。

可发生于躯体的任何部位，但多见于头颈部（约占2/3），其次为躯干和四肢。

约一半患儿有先驱症状，或表现为单个或散在的虫咬状小红点。早期病变呈扁平红色，似胎记，以后隆起呈紫红色或鲜红色，草莓状（图13-11）。常在生后的数周内迅速生长，数月内增大（增生期），病灶的生长速度远大于患儿的生长速度，半岁时长至最大，随后的数年中逐渐消退（消退期），75%~

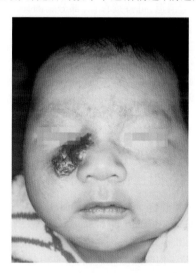

图13-11 右面部婴儿富于细胞性血管瘤

90%的病例在7岁以内消退（1~12年），仅遗留小的色素性瘢痕。

根据瘤体累及组织的不同深度，可分为浅表型、深部型和混合型（兼有浅表和深部病灶），深部病变质地较韧，透过皮肤呈青紫色，皮下可扪及瘤体，可被误诊为海绵状血管瘤。

【组织形态】

常呈多结节状或分叶状，也可呈融合的片状，可累及皮下脂肪组织。镜下形态随病程而异，早期病变（增生期）主要由排列紧密的毛细血管组成，血管腔隙不明显，而主要为增生的胖梭形内皮细胞和周皮细胞（图13-12），可见核分裂象，有时于幼稚的血管腔内仅见一个红细胞。网状纤维染色有助于识别管状的血管结构。当病变渐趋成熟及血流贯通开始时，内皮细胞变扁平，类似成年型的毛细血管瘤，血管周围可见有肌动蛋白阳性的周皮细胞。成熟化通常从病变的周围开始，最终涉及整个肿瘤[93]。病变的退化表现为间质进行性和弥漫性的纤维化，原有的血管瘤逐渐被纤维脂肪代替。部分病例中可见神经旁浸润，但这并不意味着恶性[94]。

【免疫组化】

早期增生的内皮细胞表达PCNA、IGF-2、VEGF、CD34、Ⅳ型胶原酶和葡萄糖转送Ⅰ型（glucose transporter type 1，GLUT1）[95]，增生期的内皮细胞表达CD31、ERG、vWF和GLUT1，周皮细胞表达α-SMA。完全退化期的病变可失表达CD31、CD34和vWF。

【超微结构】

显示病变细胞成分较杂，但多为内皮细胞和周皮细胞[96]。内皮细胞的胞质内可见有层状结晶包涵体，大小为0.5~2mm。

【细胞遗传学】

新近研究显示，在部分肿瘤中存在5q丢失和血管内皮生长因子（VEGF）的错义突变[97,98]。

【治疗和预后】

尽管婴幼儿血管瘤有"自愈"的特点，但对快速增生期的病变如不及时进行早期治疗，则可在数周内瘤体迅速增大，可造成严重的外观破坏、出血、感染和溃疡，位于深部者可累及

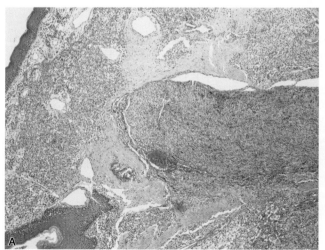

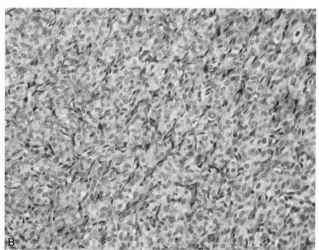

图13-12 婴儿富于细胞性血管瘤的组织学形态
由排列紧密的毛细血管组成，血管腔隙不明显

重要脏器,严重者可危及患儿生命。另一方面,婴幼儿血管瘤好发于头颈部,早期控制不佳、瘤体较大者在消退后仍可明显影响面部发育,或遗留明显的容貌畸形和功能障碍,给患儿的生活和家长的心理带来严重影响。

以往的治疗方法包括口服药物、局部注射药物(激素)以及手术。目前多采用非选择性 β-受体阻滞剂普萘洛尔治疗,包括口服、油膏、乳膏或凝胶等形式,另一与普萘洛尔疗效相似的药物为噻吗洛尔,而糖皮质激素已逐渐退出治疗的外用药物行列。

三、先天性血管瘤

先天性血管瘤(congenital hemangioma)是一种起自于产前宫内胎儿期至出生时完全形成的良性血管瘤,可分为两种亚型:①快速消退型先天性血管瘤(rapid involuting congenital hemangioma,RICH);②不消退型先天性血管瘤(non-involuting congenital hemangioma,NICH)。发病率为 0.3%,RICH 比 NICH 多见。RICH 和 NICH 在孕期开始增生,出生时达到高峰。

(一) 快速消退型先天性血管瘤(RICH)

RICH 在出生时保持稳定状态,并于生后数天至数周开始消退,常在 1 年左右的时间内(8～14 个月)消退,不仅在消退的时间上明显快于常见类型的婴儿血管瘤,而且在新生儿期内肿瘤也增大不明显,与婴儿性血管瘤有所不同。少数病例在宫内时即发生消退,在出生前即完全消退。

【临床表现】

RICH 无特殊的好发部位,但常发生于肢体(邻近关节)和头颈部。两性均可发生,无明显的差异。

【大体形态】

病变消退后,原病灶所在部位的皮肤萎缩、松垂。

【组织形态】

镜下病变位于真皮和皮下,由大小不一的小叶组成,小叶内为增生的毛细血管,血管的形状较为规则,小叶间为纤维性间隔,其内所含血管远不及 NICH。约 1/2 的病例在小叶的中央有退化区域,表现为小叶结构的消失、纤维组织增生和营养血管的异常增大,病变区域内还可出现含铁血黄素沉着、血管内微血栓形成、钙化灶和髓外造血等表现[99]。RICH 退变后无纤维脂肪残留(与婴儿血管瘤不同)。

【免疫组化】

RICH 中的血管多不表达 GLUT-1(少数病例灶性表达)。

(二) 不消退型先天性血管瘤(NICH)

NICH 在出生时保持静态,可随着婴儿的生长而成比例增大。与 RICH 不同的是,NICH 不发生自然性消退,直至成年期。

【临床表现】

患儿的平均年龄为 10 岁,年龄范围为 2～30 岁,无明显的性别差异,部分报道显示男性略多见。

好发于头颈部(43%),其次为四肢(38%)和躯干(19%)。

【影像学检查】

多普勒超声显示为快血流。MRI 的 T_1WI 显示为等信号,T_2WI 为高信号。

【大体形态】

病变周界清楚,圆形或卵圆形,平均直径为 5cm,略突起于皮肤表面或呈斑块状,外观上呈粉红色、紫红色或紫色。受累及的皮肤伴有多少不等的血管扩张,病灶的周围有时可见较大的引流性血管。

【组织形态】

镜下由排列成较大叶状的增生性血管组成,小叶内的血管呈圆形扩张状或弯曲状,管腔多比毛细血管大,薄壁,其内皮细胞胞质较少,核深染,常呈钉突状。部分内皮胞质内含有嗜伊红色小体,常呈簇状。小叶内含有引流性血管,与小叶间隔内的静脉有延续性。小叶间的纤维性间隔内含有静脉和动脉,明显时可被误诊为动静脉畸形。小叶间的静脉样血管常扭曲变性,呈星状,血管中层发育不好,血管的管壁厚薄不均,平滑肌和弹力组织不足。

与 RICH 不同的是,NICH 内无含铁血黄素沉着。NICH 中的血管也不表达 GLUT-1。

【治疗与预后】

NICH 不会消退,可持续存在,部分病例甚至可以轻微扩展。NICH 主要通过手术切除治疗,一般不需要在术前行栓塞[100]。

【鉴别诊断】

先天性血管瘤主要与婴儿血管瘤相鉴别,后者多在出生后数周才有病变出现,而非出生时。生后血管瘤快速生长,且超过婴儿的生长速度。免疫组化标记显示增生的血管表达 GLUT1。与婴儿血管瘤相比,先天性血管瘤高表达 FLT-1(VEGFR-R1),低表达 IGF-2。

四、化脓性肉芽肿

化脓性肉芽肿(pyogenic granuloma,PG)又称肉芽组织型血管瘤(granulation tissue type hemangioma)或分叶状毛细血管瘤(lobular capillary hemangioma)[101],是毛细血管瘤的一种特殊亚型,病变位于皮肤或黏膜表面,呈息肉状生长,镜下由小叶状的增生性毛细血管型血管组成,常伴有表皮溃疡和间质水肿。

【临床表现】

患者多为 20 岁以上的成年人,发生于妊娠妇女者也称妊娠性肉芽肿(granuloma gravidarum)或妊娠性龈瘤(epulis gravidarum)[102],一般不发生于新生儿或婴幼儿。男女均可发生,男性多见。

好发部位依次为牙龈、手指、唇、面部、舌和足底,也可发生于鼻腔,并可见于四肢或躯干[103,104],以及外阴、睾丸和阴茎等处。多数病例发展较快,病程常在 2 个月之内,1/3 有轻微外伤史。少数病例可为多灶性[105,106]。化脓性肉芽肿偶可发生于血管畸形的基础上,如葡萄酒色痣和蜘蛛痣。

【大体形态】

呈息肉状小肿块,紫红色,质软,直径多在 2.0～3.0cm 以下。

【组织形态】

低倍镜下呈外生性生长,与皮肤之间有粗细不等的蒂相连,邻近表皮多伴有过度角化或棘细胞增生,而病变处被覆表皮变扁平、萎缩或形成溃疡。镜下由簇状或分叶状的增生性毛细血管组成(图 13-13A,B),小叶内增生性的小血管多围绕一个管径较大、附有肌壁的大血管,血管之间常可见急慢性炎症细胞浸润,间质多呈黏液水肿样(图 13-13C)。内皮细胞和间质细胞有时可见较多的核分裂象(图 13-13D),注意不要将其误诊为血管肉瘤。部分病例中,毛细血管因受挤压腔隙不明显而呈扁平或狭窄状。

化脓性肉芽肿偶可发生于静脉内,称静脉内化脓性肉芽肿(intravenous pyogenic granuloma)[107]。好发于颈部和上肢,病变位于血管内,红棕色息肉样,易被误认为是机化性血

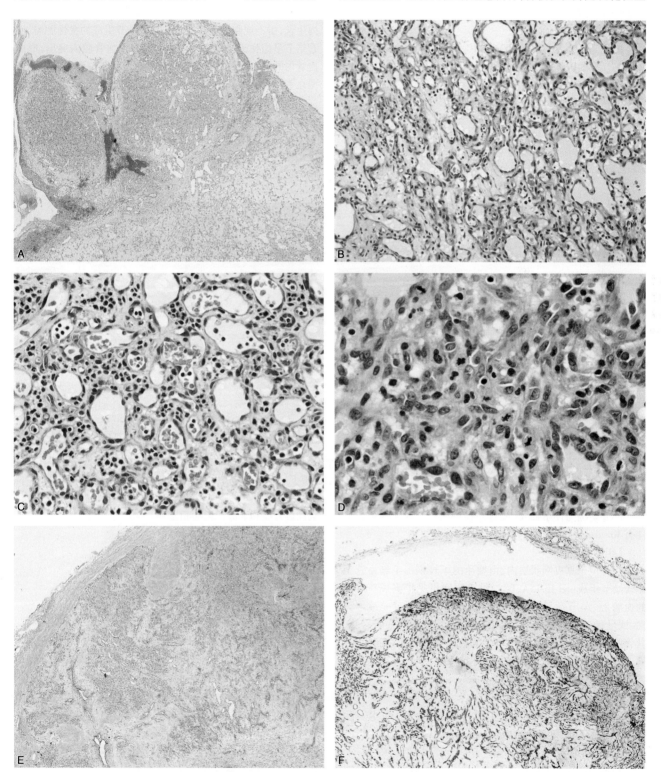

图 13-13　肉芽肿型血管瘤的组织学形态
A、B. 由呈簇状或分叶状分布的增生性毛细血管组成;C. 间质内可见中性粒细胞浸润;D. 可见核分裂象;E. 静脉内化脓性肉芽肿;F. 静脉内化脓性肉芽肿 CD34 标记

栓。肿瘤起自于静脉壁，向腔内突出（图 13-13E，F）。镜下与分叶状毛细血管瘤相似，只是无溃疡形成或慢性炎症细胞浸润。

一些位于唇部的分叶状毛细血管瘤在形态上可类似分化良好的血管肉瘤，文献上也称为非典型性血管病变（atypical vascular lesion）[108]。

【免疫组化】

内皮细胞表达 CD31、CD34、ERG 和 Fli1，周皮细胞可表达 actins[109]。本病不表达雌孕激素受体[110]。

【分子遗传学】

化脓性肉芽肿可能与 *FLT4* 基因有关[111]。

【治疗】

局部切除。

【预后】

本病尽管为良性病变，但可发生局部复发，复发率为 16%。

五、簇状血管瘤

簇状血管瘤（tufted hemangioma）也称获得性簇状血管瘤（acquired tufted hemangioma，ATH）、中川血管网状细胞瘤（angioblastoma of Nakagawa）或获得性进展性毛细血管瘤（acquired processive capillary hemangioma）[112-116]，是一种在真皮内生长，由不规则的毛细血管型血管结节组成的良性肿瘤，血管结节呈炮弹头样向位于周边的新月形血管腔内突出，形成血管内的"簇状"结构，可类似肾小球。本瘤与婴幼儿卡波西型血管内皮瘤关系密切，属于同一瘤谱。

【临床表现】

好发于青少年，男女均可发生，无明显性别差异。

表现为躯干上部和颈部缓慢扩展的红斑和斑块（图 13-14），常伴有皮下结节。部分病例也可发生于头部、腹壁、四肢和口腔黏膜。

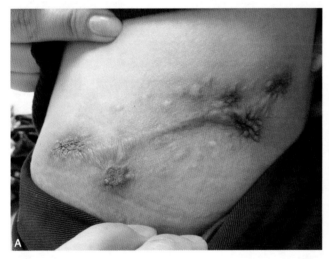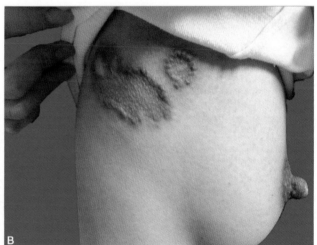

图 13-14　簇状血管瘤
A. 腹壁；B. 腋下

部分病例为怀孕妇女，或有肝移植病史。部分病例也可伴有 Kasabach-Merritt 综合征。

【组织形态】

病变位于真皮网状层内，由增生的不规则形毛细血管型血管结节组成（图 13-15A，B）。结节周边可见扩张成新月形的血管腔，结节常呈炮弹头样（cannonball pattern）向腔内突出，或呈肾小球样结构。结节内实性的毛细血管性血管区域，其管腔原始、不明显，主要由增生的梭形和短梭形细胞组成，周边的血管呈狭窄状或裂隙样（图 13-15C ~ F），有点类似卡波西肉瘤[117]。

【免疫组化】

梭形细胞表达 actins，位于周边的血管内皮细胞表达 CD31、CD34、ERG 和 Fli1 等内皮标记，不表达 GLUT1（图 13-16）。

【分子遗传学】

新近的家族性报道提示可能为常染色体显性遗传，可能涉及 *EDR*、*ENG* 和 *FLT4* 基因[118]。

【鉴别诊断】

本病应注意与叶状毛细血管瘤、肾小球样血管瘤、婴儿细胞性血管瘤和卡波西肉瘤相鉴别。

【治疗】

局部完整切除。

【预后】

临床上呈惰性经过，预后较好。

六、樱桃血管瘤

樱桃血管瘤（cherry hemangioma）也称老年性血管瘤（senile angioma）[119]，红宝石斑（ruby spots）或 Campbell de Morgan 斑，是一种比较常见的血管瘤。

好发于中老年人的躯干和上肢，也可发生在青春期，表现为红色的丘疹（图 13-17），直径数毫米，其数目随着年龄的增加而增多。

组织学上病变位于真皮的浅层，由扩张、充血的毛细血管组成（图 13-18），被覆表皮有轻度的萎缩。

一项 miRNA 研究显示，樱桃血管瘤中 mir-424 表达降低，MEAK1 和 cyclinE1 的水平升高[120]。

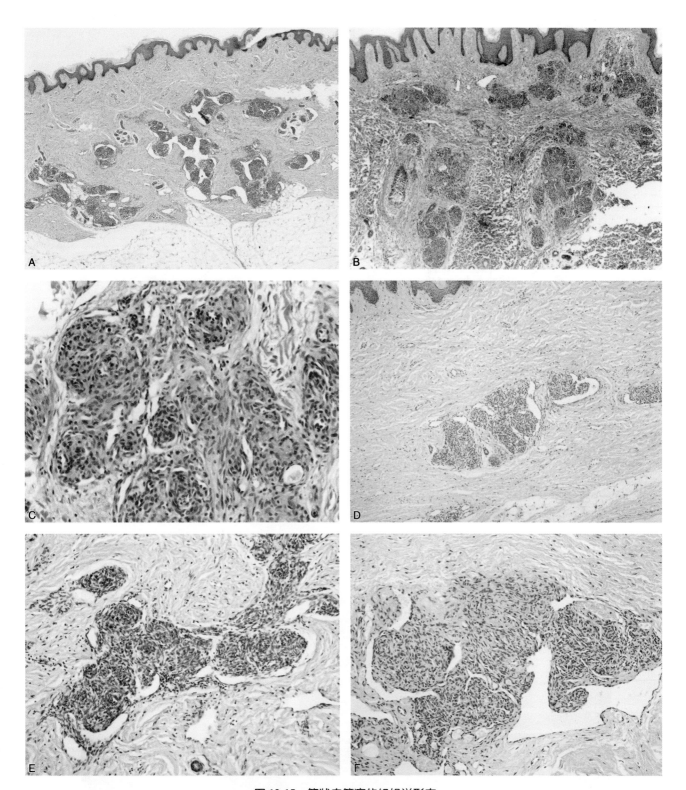

图 13-15 簇状血管瘤的组织学形态
真皮层内增生的血管瘤样结节,周边可见新月形血管腔

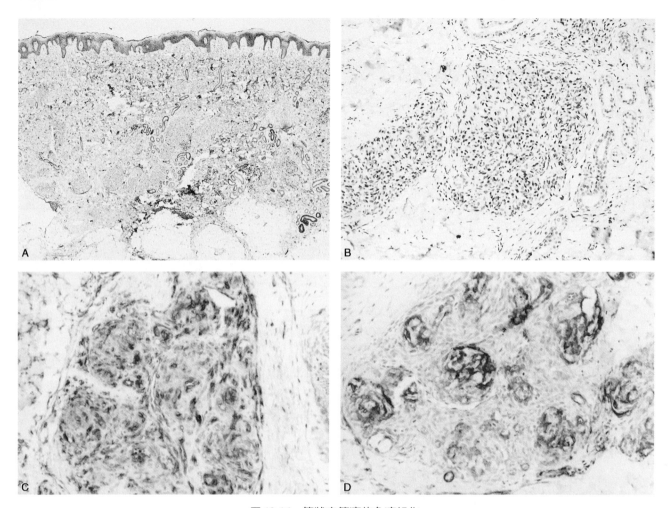

图 13-16　簇状血管瘤的免疫组化
A. GLUT1 标记；B. Fli1 标记；C. α-SMA 标记；D. CD34 标记

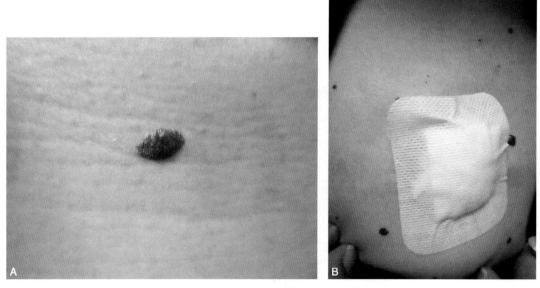

图 13-17　樱桃血管瘤
呈红色丘疹样

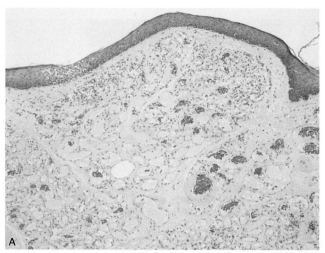
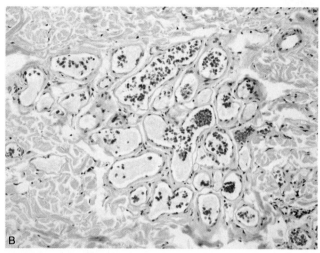

图 13-18　樱桃血管瘤
由扩张、充血的毛细血管组成

七、疣状血管瘤

疣状血管瘤(verrucous hemangioma)是毛细血管瘤和海绵状血管瘤的一种特殊类型[121],发生于儿童的一侧下肢,被覆表皮伴有疣状增生,临床上常被误诊。

组织学上,病变位于真皮浅层,可累及至皮下,由扩张的毛细血管和海绵状血管组成。表皮有过度角化、角化不全和乳头状瘤样增生,类似皮肤疣,但并无 HPV 感染。

因有复发倾向,故宜采取局部广泛切除。本瘤与血管角皮瘤有点相似,但后者仅累及真皮的乳头层,局部切除后多可治愈。

八、获得性弹性组织变性血管瘤

获得性弹性组织变性血管瘤(acquired elastotic hemangioma,AEH)是一种特殊类型的血管瘤。

【临床表现】

好发于中老年妇女前臂伸侧或颈侧皮肤,此处皮肤因受日光照射而有损伤[122]。

【大体形态】

临床上,AEH 表现为单个红色丘疹样病变,形状不一,病程可达数年。

【组织形态】

镜下,病变位于真皮浅层,由小叶状增生的毛细血管组成,并呈与表皮相平行的宽带状分布,增生的血管与表皮之间可有一层狭窄的真皮带相间隔。增生血管的管腔呈圆形或延伸状,无交通状的血管腔隙形成。血管内衬单层内皮细胞,无异型性。除增生的血管外,本病伴有日光性弹性组织变性。

【免疫组化】

免疫组化标记显示内皮细胞表达 CD31 和 CD34,血管周细胞表达 α-SMA。

【鉴别诊断】

AEH 主要与卡波西肉瘤和肢端皮炎相鉴别。

九、上皮样血管瘤

上皮样血管瘤(epithelioid hemangioma,EH)是一种内皮呈上皮样的良性血管肿瘤,由 Wells 和 Whimster[123]于 1969 年首先报道,曾被称为血管淋巴组织增生伴嗜酸性粒细胞增多症(angiolymphoid hyperplasia with eosinophilia,ALHE)。早先的报道认为 ALHE 和 Kimura 病为同一种病变。1979 年 Rosai 等[124]因 ALHE 中的内皮细胞呈组织细胞样,遂提出组织细胞样血管瘤(histiocytoid hemangioma,HH)这一命名,并认为 HH 与 ALHE 属于两种不同的病变类型。1983 年 Enzinger 和 Weiss[125]在其编著的软组织肿瘤专著中首次采用了上皮样血管瘤这一名称,并作为 ALHE 的同义词使用,以示与 Kimura 病区别。随后的一些报道进一步证实了 ALHE 和 Kimura 病是完全不同的病变[126]。但国内直至 1994 年,仍有学者认为 ALHE 和 Kimura 病是同一种疾病的不同阶段[127]。除 ALHE、HH 和 EH 外,文献中采用的名称还包括炎症性血管瘤样结节、非典型性(假)化脓性肉芽肿和结节状血管母细胞增生等[128]。笔者认为 Kimura 病和上皮样血管瘤属于两种不同的病变[129],尽管两者在镜下形态上有一定的相似或有一定的重叠。

上皮样血管瘤的病因不明了,曾有学者推测 EH 的形成与动静脉瘘有关,或者与外伤有关,认为是一种反应性增生[130]。

【ICD-O 编码】

9125/0

【临床表现】

多发生于西方人,1985 年 Olsen 等[131]报道了一组包括 116 例在内的病例,相比之下东方人则较为少见,国内报道更为罕见[129,132]。好发于女性,发病高峰为 20～40 岁,中位年龄为 32 岁。病史较短,一般在数月,偶有达 15 年之久者。

好发于头颈部,如前额、耳周和头皮(图 13-19A),手指末端和躯干也可发生,偶可发生于舌、淋巴结、骨、睾丸和阴茎(图 13-19B)[133-136]。

临床上多表现为单发的皮下小结节或暗红色丘疹样病变,可有瘙痒感,平均直径在 1cm 以下。少数病例可呈多灶性。部分病例有外伤史。临床上常被诊断为表皮囊肿和血管瘤(包括化脓性肉芽肿)等。

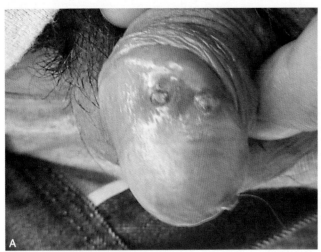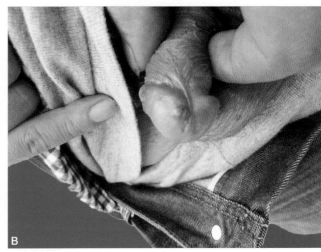

图 13-19 上皮样血管瘤
阴茎龟头 3 个小结节

【大体形态】

周界相对较为清楚的结节,直径 0.5~2cm,极少超过 5cm。

【组织形态】

病变位于皮下或真皮内,周界清楚,偶可累及深部的软组织、起自于血管或位于静脉内。

多数病例由略呈分叶状的成簇毛细血管型小血管组成,小血管多围绕中等大小的营养性血管生长(图 13-20A),部分病例也可由中至大的血管组成(图 13-20B)。多数血管衬以胞质丰富、深嗜伊红色的上皮样内皮细胞,其边缘可呈扇贝样、鹅卵石样、墓碑石样或钉突样向腔内(图 13-20C,D)。内皮细胞的核呈圆形或卵圆形,染色质均匀,可见居中的小核仁,核分裂象罕见。除内衬血管腔外,上皮样内皮细胞还可在管腔内生长(图 13-20E,F),类似乳头状血管内皮增生(Masson 假血管肉瘤),或在血管旁呈实性的巢团状或片状增生(图 13-20G),类似上皮样血管瘤样结节,或在邻近血管的纤维性间质内呈条索状排列,类似浸润性癌,部分内皮细胞的胞质内还含有空泡,拟形成原始血管腔。位于病变边缘的毛细血管其内皮可呈扁平状,但与上皮样血管之间可见有逐渐移

行的现象。多数病例于增生血管的周围可见轻至中度的慢性炎症细胞浸润,包括淋巴细胞、嗜酸性粒 I 至 L),但多无淋巴滤泡和嗜酸性微脓肿形成,部分病例中,间质内可无明显的炎症细胞浸润。

静脉内非典型性血管增生(intravenous atypical vascular proliferation)是上皮样血管瘤的一种亚型,与经典型上皮样血管瘤的不同之处在于,病变内常含有梭形细胞(周皮)成分[136]。

【免疫组化】

内皮细胞表达 CD31(图 13-21)、CD34、ERG、Fli1 和 F8。Kempf 等[137]认为,在 ALHE 中浸润的淋巴细胞是 T 细胞的单克隆增生,推断 ALHE 是一种良性或低度的 T 淋巴细胞增生性疾病,这一观点受到质疑。

【超微结构】

电镜检测显示内皮细胞除含有微吞饮空泡、胞外基底板及 Weibel-Palade 小体外,还含有较多的线粒体、滑膜和粗面内质网、游离核糖体和细丝。

【鉴别诊断】

1. 木村病(Kimura 病) 表 13-4 列出两者的鉴别要点。

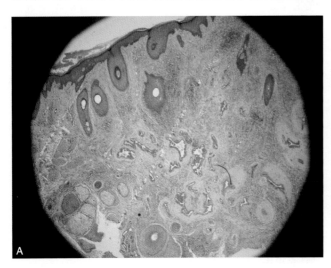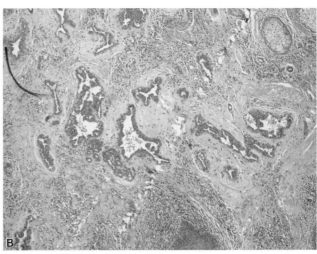

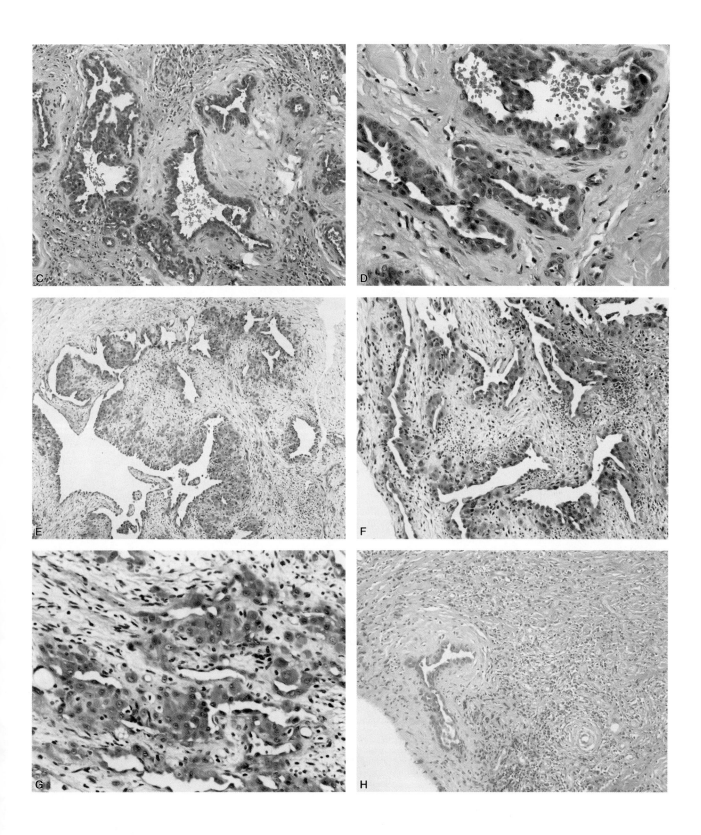

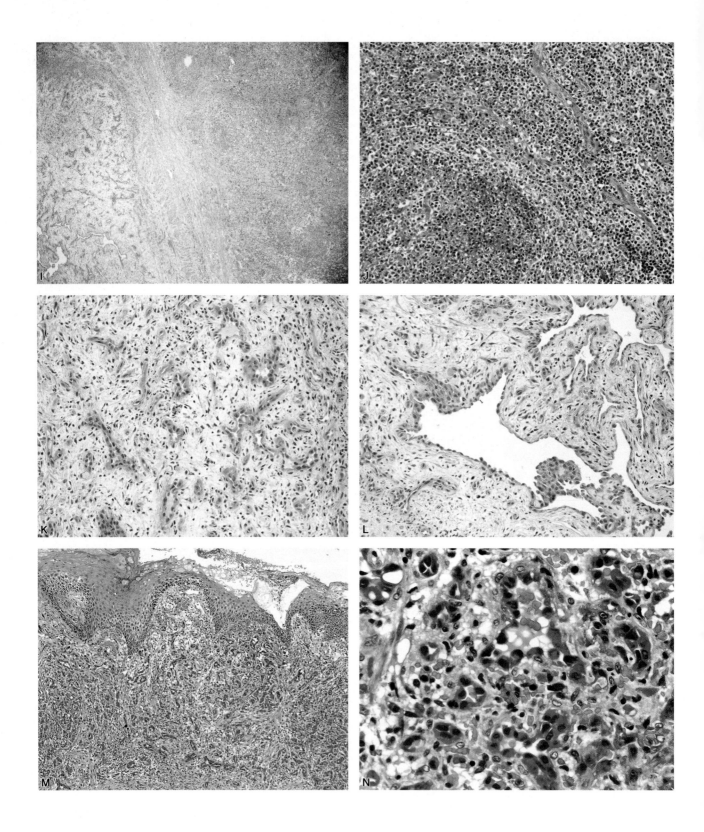

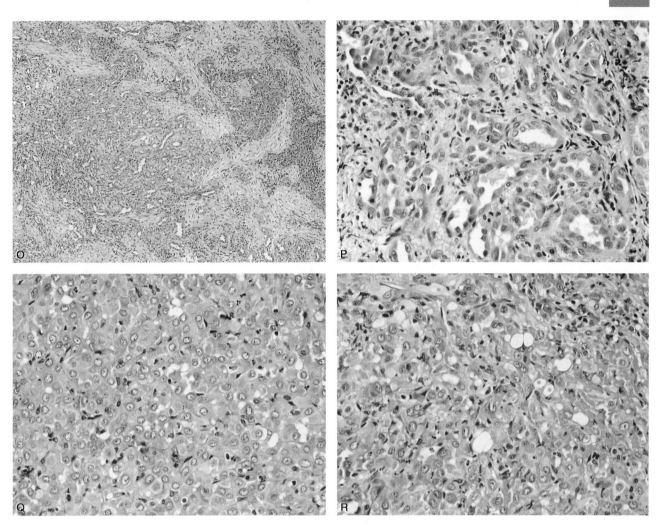

图 13-20 上皮样血管瘤的组织学形态

A. 病变位于真皮内；B ~ F. 内皮细胞呈嗜伊红色上皮样；G. 血管旁可有增生的实性细胞巢；H. 间质内可有慢性炎症细胞浸润；I. 左侧上皮样血管瘤样区域，Kimura 病样区域；J. 类似 Kimura 病的区域；K、L. 上皮样血管瘤样区域；M、N. 阴茎上皮样血管瘤；O. 部分区域可呈实性；P. 上皮样血管瘤区域；Q. 片状增生的实性区域，类似上皮样血管瘤样结节；R. 部分细胞内可有空泡形成，可见红细胞

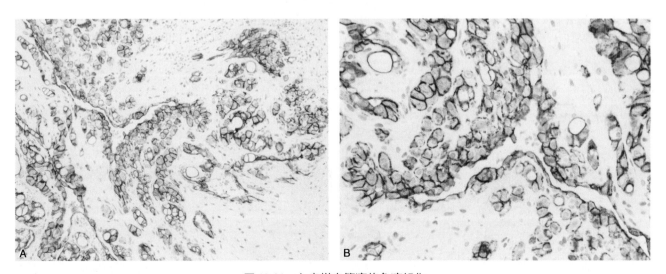

图 13-21 上皮样血管瘤的免疫组化

A. CD31 标记衬托出内皮细胞的上皮样形态；B. 血管旁可见散在分布的上皮样内皮细胞

表 13-4　上皮样血管瘤与 Kimura 病的鉴别诊断

	木村病 （Kimura 病）	上皮样 血管瘤
流行病学	东亚	西方
性别	男性多见	女性多见
中位年龄（岁）	45	32
临床表现	肿块、肿胀	小结节、丘疹
平均大小（cm）	3	1
临床诊断	肿块或淋巴上皮病	表皮囊肿、血管瘤
淋巴结累犯	常见	无
外周血嗜酸性 粒细胞	增多	少见
血清 IgE	升高	正常
淋巴滤泡	常见 生发中心内可见嗜 伊红色物质沉着	罕见
嗜酸性粒细胞 浸润	非常明显	轻至中度或不明显
嗜酸性微脓肿	可见	无
内皮细胞形态	扁平或肿胀（假上 皮样）	上皮样（胞质深嗜 伊红色） 可见胞质内空泡
内皮细胞分布	限于腔面	腔面、腔内及血管 旁，可呈实性片状

2. 上皮样血管内皮瘤　上皮样血管瘤中除内衬嗜伊红色内皮细胞的血管外，还可于血管周围见到单个胞质呈空泡状的细胞，部分病例中可见成片增生的上皮样内皮细胞巢，瘤细胞巢内也可见少量散在的胞质呈空泡状的细胞，内可有红细胞，提示微血管形成，可被误诊为上皮样血管内皮瘤。但经典型上皮样血管内皮瘤多无明确的血管腔隙形成，其间质常

呈黏液软骨样，多无嗜酸性粒细胞浸润。

3. 上皮样血管肉瘤　核大、空泡状，含有明显的核仁，核分裂象易见，常可见不规则形血管腔形成，肿瘤性血管呈浸润性生长和破坏性生长。

【治疗】
采取局部完整切除。

【预后】
高达 33% 的病例也可发生局部复发，尚不清楚是因血管畸形（如动静脉瘘）引发的再生还是真正的肿瘤性复发。

十、皮肤上皮样血管瘤样结节

皮肤上皮样血管瘤样结节（cutaneous epithelioid angiomatous nodule，CEAN）是一种新近报道的血管病变，由 Brenn 和 Fletcher[138] 于 2004 年首先描述。CEAN 与上皮样血管瘤关系密切，可能属于一个瘤谱[139]。

【临床表现】
好发于中青年，年龄范围为 10～82 岁，平均年龄为 46 岁。两性均可发生，男性略多见。

多发生于头颈部、躯干和四肢皮肤，少数病例位于鼻黏膜[140]，偶可发生于阴茎[141]。临床上，大多数病例表现为单个红色或红棕色丘疹样至蓝色皮肤结节，少数病例可为多结节性[142]。病程较短，多为 2 周～4 个月。

【大体形态】
结节大小为 0.3～1.5cm，中位直径 0.5cm。

【组织形态】
病变位于真皮浅层，呈境界清楚的结节状或单叶状，被覆表皮可伴有增生。高倍镜下，结节由实性片状增生的圆形至多边形的上皮样细胞组成（图 13-22），胞质丰富，透亮状或嗜伊红色，胞质内常含有空泡，核呈空泡状，核仁明显，居中分布，偶可见核分裂象（0～5/10HPF），但无病理性。尽管血管腔隙并不明显，但至少在局部可见有血管腔隙形成，特别是周边，与实性片状增生的上皮样细胞可有移行。间质内可有红细胞外渗，并常伴有慢性炎症细胞（淋巴细胞浆细胞）浸润，部分病例内可见嗜酸性粒细胞，多分布于病变的周边。

【免疫组化】
上皮样细胞表达 CD31、ERG 和 Fli1（图 13-23）。

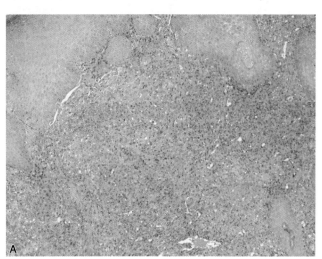

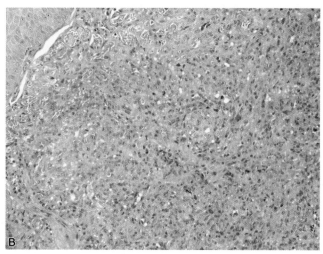

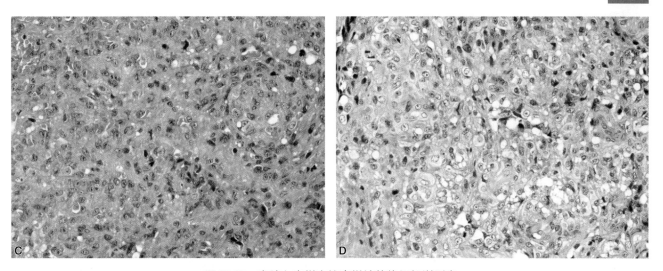

图 13-22　皮肤上皮样血管瘤样结节的组织学形态

A ~ C. 病变位于真皮浅层,由实性片状增生的圆形至多边形的上皮样细胞组成;D. 上皮样细胞的胞质内常含有空泡,核呈空泡状,可见小核仁

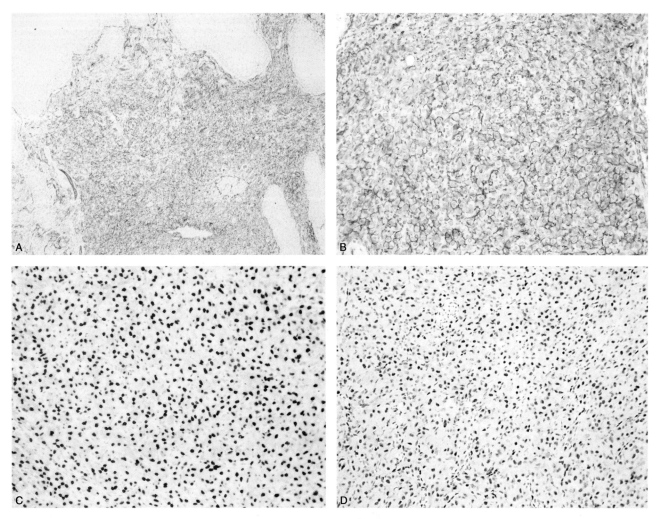

图 13-23　皮肤上皮样血管瘤样结节

A、B. CD31 标记;C. ERG 标记;D. Fli1 标记

【鉴别诊断】

包括上皮样血管瘤、上皮样血管内皮瘤、上皮样血管肉瘤和杆菌性血管瘤病。

十一、鞋钉样血管瘤

鞋钉样血管瘤(hobnail hemangioma,HH)又称靶样含铁血黄素沉着性血管瘤(targeted hemosiderotic hemangioma,THH),过去认为病变在肉眼上呈孤立性圆形,中央呈紫色或暗红色血管瘤样丘疹,向外依次为透明和瘀斑状空晕,似靶样,镜下间质内多有含铁血黄素沉着,故命名为靶样含铁血黄素沉着性血管瘤[143,144],但多数病例并无靶样外观,间质内含铁血黄素沉着也不明显,故根据内皮细胞的形态特征 Guillou 等[145]采用鞋钉样血管瘤这一命名。新近研究显示,鞋钉样血管瘤可能属于一种淋巴管畸形[146-148]。

【临床表现】

好发于青年人,平均年龄为 30 岁,年龄范围为 6～72 岁[149],男性多见。

近半数的病例发生于下肢,特别是大腿和臀部,其次见于上肢(22%),多分布于肩部和前臂,躯干则多发生于背部,部分病例位于头颈部,呈血管瘤样丘疹,可有前述的靶样外观。随着时间的推移,周围空晕可消失,但居于中央的血管瘤样丘疹仍持续存在。一些病例也可无靶样外观。

【大体形态】

单个结节,周界清楚,血管瘤样或呈棕红色,0.4～2cm,通常<1.0cm。

【组织形态】

病变位于真皮层内,呈现双相性的生长结构(图 13-24A),即真皮浅层为扩张的呈海绵状血管瘤样的血管,深部为不规则的狭窄性血管,后者为胶原所分隔,邻近的间质内可见红细胞渗出和多少不等的含铁血黄素沉着。浅层扩张的血管其内衬的内皮细胞呈特征性的鞋钉样(平头钉)或火柴头样(图 13-24B～H),有时灶性区域可形成小的乳头状突起。

【免疫组化】

鞋钉样的内皮细胞表达 CD31 和 ERG(图 13-25)和 D2-40,50% 的病例表达 VEGFR3,少数病例表达 CD34,不表达 WT1 和 HHV8,Ki67 增殖指数低。

【鉴别诊断】

包括获得性进展性淋巴管瘤、淋巴管内乳头状血管内皮瘤(Dabska 瘤)、网状血管内皮瘤和卡波西肉瘤等。

【治疗】

局部完整切除。

【预后】

呈良性经过。

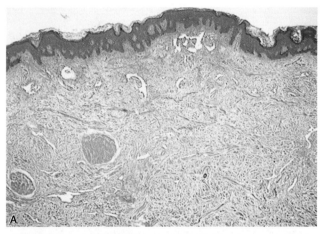

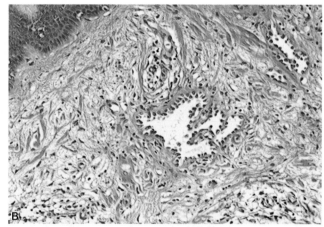

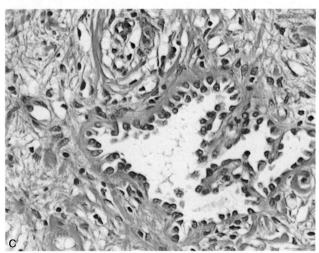

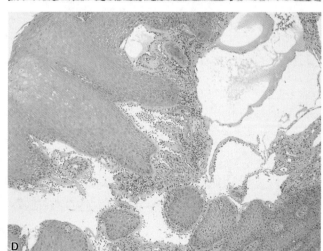

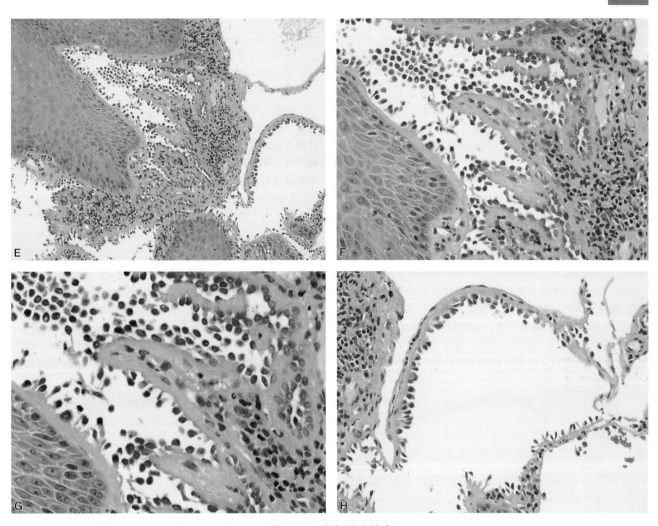

图 13-24　鞋钉样血管瘤
A. 病变位于真皮层内,浅表为扩张的血管,内层为不规则形狭窄性血管;B ~ H. 内皮细胞呈特征性的鞋钉样
(A ~ C 图片由德国弗里德里希皮肤病理研究所 Dr. Kutzner 提供)

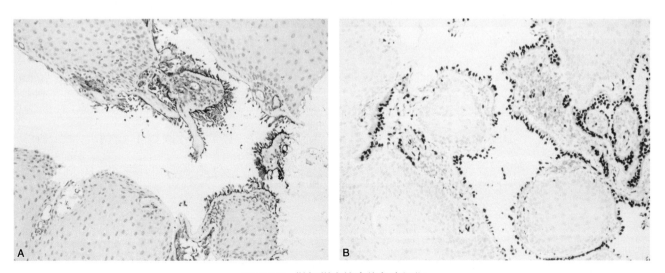

图 13-25　鞋钉样血管瘤的免疫组化
A. CD31;B. ERG

十二、海绵状血管瘤

海绵状血管瘤(caverous hemangioma)是一种主要由扩张的薄壁大血管组成的血管瘤,也称静脉畸形(venous malformation),约占血管畸形的40%,主要由胚胎发育过程中血管的发育缺陷而导致。海绵状血管瘤比毛细血管瘤少见,但从发病年龄和发生部位上与毛细血管瘤相仿,不同之处在于,病变位置较深、体积较大,边界多不清,且多数不会自发性消退。

【临床表现】

好发于头颈部和躯体皮肤,约半数患者可有内脏、肌肉和骨骼等深部组织受累,内脏中尤以肝脾最多见。部分病例伴有多灶性内生性软骨瘤的Mafucci's综合征(Mafucci's syndrome),伴有血小板减少性紫癜的巨海绵状血管瘤称为卡-梅综合征(Kasabach-Merritt syndrome),或伴有皮肤和胃肠道多发性血管瘤的蓝色橡皮大疱样痣综合征(blue rubber bleb nevus syndrome)。

临床上,发生于皮肤者表现为皮下单发或多发的青紫色肿物,质地多柔软,有压缩感,无明显搏动感。体积从小的黄豆粒大小至累及半侧躯体不等。病情轻者患者无明显不适,除影响外观外一般不需治疗,病情严重者部分患者可出现凝血异常、疼痛、水肿、功能受限和肢体畸形等各种症状和体征。

对病情严重或进展较快的患者在疾病的早期宜进行干预治疗,对改善患者不适症状和提高生活质量具有积极意义。

海绵状血管瘤或静脉畸形的诊断主要根据患者的临床表现和相应的影像学检查。

【影像学检查】

B超表现为有明显的液性暗区。MRI表现为T_1WI加权图像下的等信号或低信号,增强是见不均匀的强化,T_2WI加权像上呈明显高信号、静脉湖样的团块影像。MRI是首先检查项目。MRI ROI三维重建体积测量可定性评价头颈部病变采用硬化剂治疗前后的疗效。

【组织形态】

镜下由不同管径的扩张薄壁大血管组成,管壁为扁平的内皮细胞,腔内充满血液(图13-26),较大的管腔壁内平滑肌成分稀少,外膜纤维样变性。血管腔内常见新鲜或机化的血栓形成(静脉石),可伴有内皮细胞的乳头状增生。扩张的血管被细胞稀少的粗大纤维性间隔分隔。部分肿瘤具有海绵状和毛细血管两种血管瘤的特点,或在灶性区域可见毛细血管瘤的形态。

窦样血管瘤(sinusoidal hemangioma)是海绵状血管瘤的一种少见亚型,由Calonje和Fletcher[150]于1991年描述。好发于中年人,女性多见。多发生于四肢和躯干,部分病例可发生

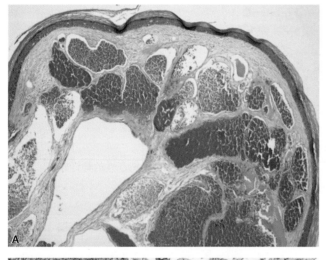
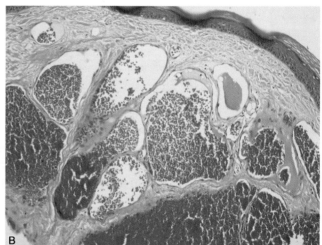
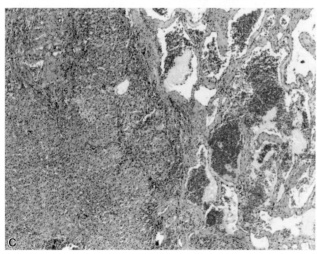
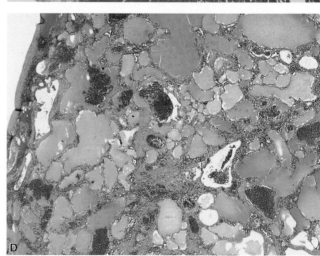

图13-26　海绵状血管瘤(静脉畸形)的组织学形态
A、B. 由扩张的薄壁大血管组成;C. 肝海绵状血管瘤;D. 脾海绵状血管瘤

在乳腺和肝脏。

大体上肿瘤周界清晰,直径多小于4.0cm,呈海绵状的出血性结节。镜下病变位于皮下或真皮深层,周界清楚,分叶状,由许多扩张的紧邻的薄壁血管组成,血管腔隙呈窦样或筛状,管腔衬覆扁平内皮,腔内充满血液,血管之间仅有薄层纤维性间质分隔(图13-27A,B)。有时管腔相互连通,横切时可见假乳头样结构,病程长的病例可见机化性血栓,类似Masson's假血管肉瘤(图13-27C,D)。

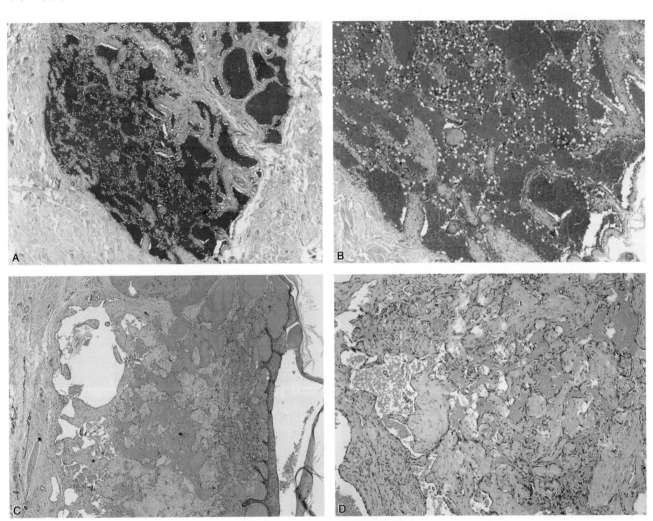

图13-27　窦样血管瘤的组织学形态
由扩张的薄壁血管组成,血管腔隙呈窦样,可相互连通

【鉴别诊断】

本病主要与分化良好的血管肉瘤相鉴别,特别是发生于乳腺者。鉴别点在于,发生于乳腺的血管肉瘤多位于深部,并常向乳腺实质内浸润性生长,至少在局部区域,内皮细胞显示有异型性或呈多层排列。

【治疗】

常用的治疗方法包括血管内硬化治疗、激光治疗、弹力套保护和手术治疗等,其中血管内硬化治疗是近代首先治疗方法。临床上使用的硬化剂包括无水乙醇、聚多卡醇(聚桂醇)和博莱霉素(平阳霉素)。

十三、深部血管瘤

深部血管瘤(deep hemangioma)是一类发生于深部软组织的血管瘤,包括肌内血管瘤、滑膜血管瘤、神经内血管瘤和淋巴结内血管瘤四种类型。

(一) 肌内血管瘤

肌内血管瘤(intramuscular hemangioma)是一种发生于骨骼肌内的良性血管瘤[151],是最常见的一种深部血管瘤,可分为毛细血管型、海绵状血管型和混合型三种。比较少见,仅占所有良性血管瘤的0.8%。

【临床表现】

可发生于任何年龄,但大多数发生于青年人,其中80%~90%的病例发生于30岁之前,无性别差异。

好发于下肢,特别是大腿部肌肉,其次为头颈部(图13-28)、上肢和胸壁,但毛细血管型肌内血管瘤则多发生于头颈部。少数病例可位于纵隔或腹膜后。

临床上多表现为缓慢性生长的肿块,常有痛感。影像学检查常可见钙化,多为病变内的静脉石或化生骨所致,对术前诊断多有帮助。患者并无外伤史。

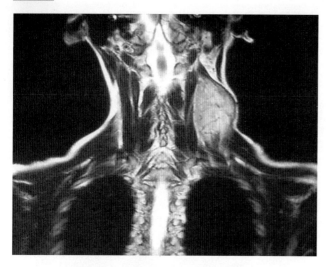

图 13-28   左颈部肌内血管瘤影像学

【大体形态】

大体上,病变大小不一,可大至 10～15cm。如为毛细血管型,外观并不显示血管肿瘤特征,呈暗红色、黄色或红色(图13-29),如为海绵状血管型,则易识别。

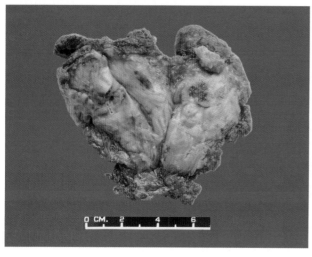

图 13-29   肌内血管瘤大体形态

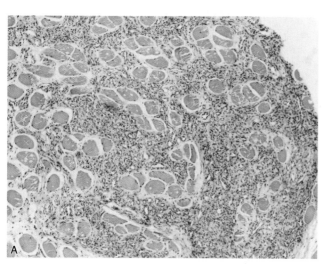

【组织形态】

组织学上,肌内血管瘤由分化好的血管组成,可分为毛细血管型、海绵状型或混合型。

毛细血管型为肌纤维间可见增生的小毛细血管,内皮细胞肥胖,可见管腔形成(图13-30A～D),免疫组化标记可清晰显示(图13-30E,F)。

海绵状血管型由大的血管组成,内皮细胞扁平,除血管外,常含有脂肪组织,曾被认为肌肉浸润性血管脂肪瘤(infiltrating angiolipomas of muscle)或良性间叶瘤(benign mesenchymoma)(图13-30G,H)。

混合型则由管腔大不一的血管混合组成,包括毛细血管、静脉、小动脉和淋巴管样腔隙。本病切除不彻底可复发,复发率为30%～50%,宜作广泛性局部切除。

(二) 滑膜血管瘤

滑膜血管瘤(synovial hemangioma)是一种发生于关节腔和滑囊滑膜的血管瘤[152],发生于腱鞘的血管瘤不属于此类。

【临床表现】

比较少见,多发生于儿童和青少年,男性多见。

好发于膝部、肘部和手指。

呈缓慢性生长,常伴有肿胀、关节渗液或反复发作的疼痛,但约1/3的患者可为无痛性。磁共振检查对术前诊断及确定病变范围极有价值。

【组织形态】

组织学上,近半数以上的病例呈海绵状血管瘤的形态,血管之间为水肿或黏液样的基质,可伴有玻璃样变性,偶可见到炎症细胞浸润和含铁血黄素沉着。一部分病例可呈毛细血管瘤、动静脉性血管瘤或静脉性血管瘤的形态。

【治疗和预后】

病变较小时容易被完整性切除,但病变范围较大时,常难以完整切除。

(三) 神经内血管瘤

神经内血管瘤(intraneural hemangioma)是一种发生于周围神经的血管瘤(图13-31)[153-155],极为罕见,文献上仅有数例报道,临床症状取决于受累神经,可表现为疼痛、麻痹或麻木等。神经外衣、神经束衣和神经内衣均可被累及。组织学

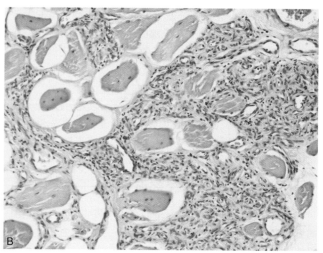

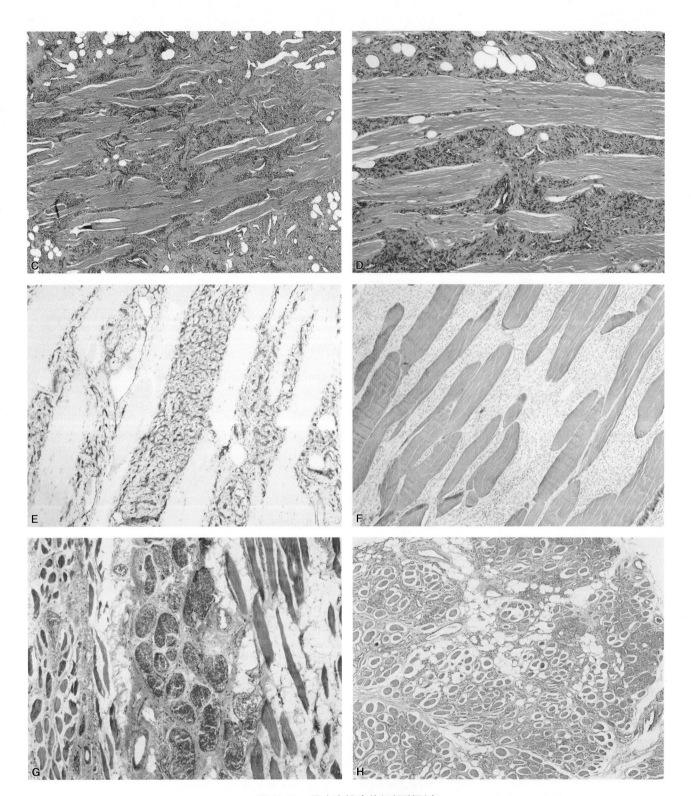

图 13-30　肌内血管瘤的组织学形态
A ~ D. 毛细血管型;E. CD31 标记;F. desmin 标记;G. 海绵状血管型;H. 可混杂脂肪组织

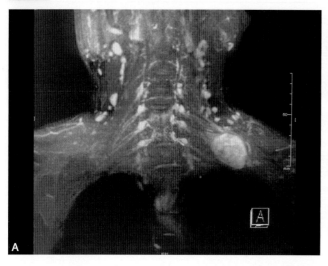
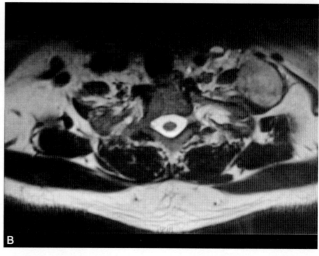

图 13-31 神经内血管瘤影像学

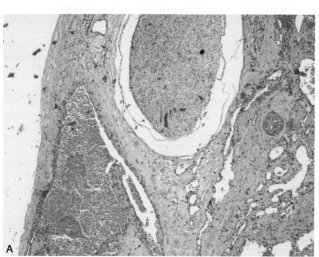
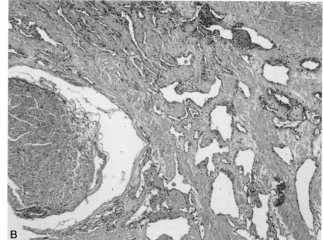

图 13-32 神经内血管瘤组织学形态

上多为海绵状血管瘤(图 13-32)。

(四)淋巴结血管瘤

淋巴结血管瘤(nodal hemangioma)比较少见,病变主要位

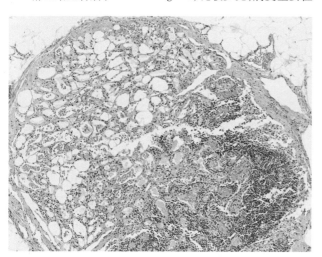

图 13-33 淋巴结内血管瘤

于淋巴结的门部或髓质[156,157],但可累及淋巴结的任何区域,周界不清,镜下形态与发生在周围软组织的血管瘤相似,由聚集的毛细血管、静脉或海绵状的血管组成(图 13-33),或这几种成分相混合,血管腔内可充满血液,也可以是空的,在增生的血管之间可见纤维脂肪组织。

十四、静脉型血管瘤

静脉型血管瘤(venous hemangioma,VH)是一种由大小不等的厚壁静脉型血管所组成的血管肿瘤。

【ICD-O 编码】

9122/0

【临床表现】

主要好发于成年人,肿瘤多位于深部软组织,如腹膜后、肠系膜和四肢的肌肉,病程通常较长,呈缓慢性生长。因血管内可含有静脉石,故影像学有时可见有钙化现象。

【大体形态】

界限不清,由扩张的血管性腔隙组成,腔内充满血液。

【组织形态】

肿瘤由扩张的静脉组成(图 13-34),管腔衬覆的内皮细胞

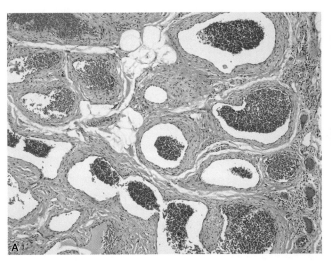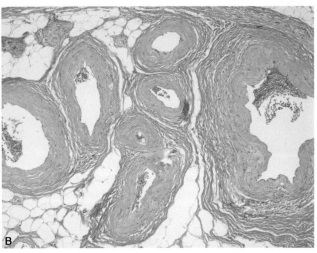

图13-34　静脉型血管瘤

扁平,不太明显,管壁较厚,管壁平滑肌不如正常静脉整齐,常不规则地伸入到周围软组织中。管腔内可有机化血栓及伴有钙化。有时肿瘤内也含有海绵状血管瘤成分。

【治疗和预后】

因肿瘤多位于深部,常难以完整切除,可发生局部复发。

十五、微静脉型血管瘤

微静脉型血管瘤(microvenular hemangioma, MVH)是一种由不规则分支状微静脉型小血管所组成的血管瘤,由 Hunt 等[158]于1991年首先报道,比较少见。

【临床表现】

好发于青年人[159-161],偶可发生于儿童[162],以肢体多见,尤其是前臂。多表现为孤立性的紫色或红色结节,呈小斑块状或丘疹样,直径0.3~2.0cm,病程通常为数月。部分病例可伴有 Wiskott-Aldrich 综合征[163]。

【组织形态】

病变位于真皮内,由增生的薄壁小静脉型血管组成,血管腔隙多呈狭窄状,与表皮相平行,内皮有时可略肥胖。血管之间的间质为胶原化的纤维结缔组织,故又有促结缔组织增生性血管瘤(desmoplastic hemangioma)一称。

【免疫组化】

内皮细胞 CD31 阳性,血管周细胞 α-SMA 和 MSA 阳性。

【鉴别诊断】

需注意与软组织血管纤维瘤相鉴别,后者界限多较清楚,除增生的小分支状血管外,血管之间可见增生的纤维母细胞,间质可呈黏液样或纤维黏液样。

十六、共质体性血管瘤

共质体性一词源于共质体(symplast)。共质体是指活细胞内的原生质体通过胞间连丝及质膜本身互相连结成的一个连续的整体。在肿瘤性病变中,共质体性多用来形容一些含有核深染、核形不规则的畸形细胞和合体样多核细胞的肿瘤。共质体性的同义词包括奇异性(bizarre)和多形性(pleomorphic),另有一些肿瘤还采用了退变性和非典型性等名称。

共质体性肿瘤的代表性肿瘤为好发于子宫的奇异型平滑肌瘤,其他的一些肿瘤类型包括皮肤多形性纤维瘤、退变性神经鞘瘤、非典型性神经纤维瘤、非典型性纤维组织细胞、非典型性血管球瘤、多形性血管平滑肌瘤、非典型性血管平滑肌脂肪瘤、非典型性纤维上皮性息肉和富于细胞性假肉瘤样纤维上皮性息肉等。这些肿瘤内的畸形细胞或合体样多核细胞常代表了一种退行性变,其机制尚不十分清楚。

共质体性血管瘤(symplastic hemangioma)由 Tsang 等[164]于1994年首先报道,比较少见,迄今为止文献上的病例报道不足10例[165-167]。

【临床表现】

复习已报道的病例显示,共质体性血管瘤主要发生于中老年人,平均年龄和中位年龄均为61岁,年龄范围为48~84岁,无性别差异。

肿瘤主要发生于肢体(5例),少数病例位于头颈部(2例)、躯干和纵隔(各1例)。术前病程多较长,从1个月至20年不等。多位于真皮内,偶可位于皮下,极少数情况下位于深部组织。

【大体形态】

直径范围为0.9~4cm,平均为2.3cm。

【组织形态】

镜下,共质体性血管瘤由大量增生的扩张性血管组成,多为中至大的血管,管壁多增厚,管壁中外膜和血管周围的间质内可见核深染、核形不规则的畸形细胞或合体多核样细胞(图13-35),核分裂象罕见,部分病例中偶可见非典型性[164,166],但并不意味恶性。间质内可含有少量的慢性炎症浸润和肥大细胞反应。部分病例内可伴有血管内皮乳头状增生。

【免疫组化】

免疫组化标记显示,畸形细胞表达 α-SMA(图13-36),不表达 CD34 和 desmin,提示具有血管壁内平滑肌样细胞分化。

【鉴别诊断】

1. 软组织多形性血管扩张性玻璃样变肿瘤　与共质体性血管瘤有点相似,也是由扩张的血管组成,血管之间的间质内可见核大、深染的畸形细胞或多形性细胞,但与共质体性血

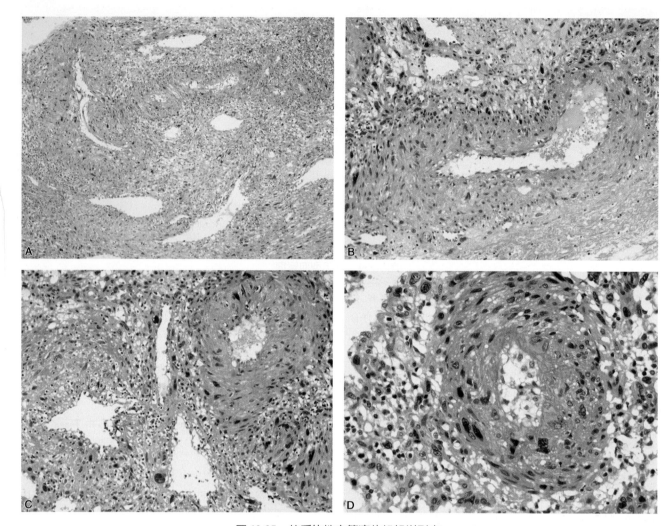

图 13-35 共质体性血管瘤的组织学形态
血管壁外膜和周围间质内可见核深染、核形不规则的畸形细胞

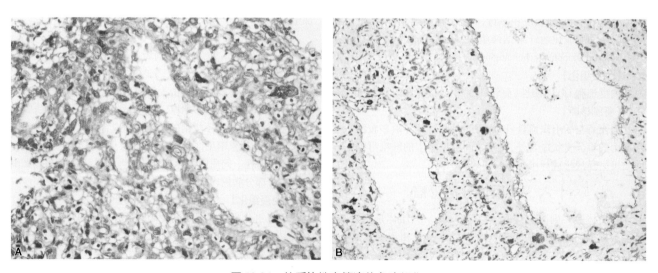

图 13-36 共质体性血管瘤的免疫组化
A. α-SMA 标记；B. CD31 标记

管瘤不同的是,畸形细胞的核内常可见包涵体,扩张的血管壁常伴有玻璃样变性或纤维素沉着,但血管壁内无畸形细胞。免疫组化标记显示,畸形细胞可表达 CD34,而 α-SMA 多为阴性。

2. 血管平滑肌瘤　血管平滑肌瘤内的平滑肌细胞偶可有退行性变,但血管平滑肌瘤以增生的平滑肌细胞为主,血管成分相对较少,且常呈裂隙样,血管壁内无畸形细胞,血管之间的间质内一般无淋巴细胞浸润。

3. 多核细胞性血管组织细胞瘤　病变常呈多灶性,紫罗兰色丘疹样,镜下由增生的小毛细血管和小静脉组成,多核细胞分布于血管之间致密的胶原纤维内,免疫组化标记提示多核细胞为纤维母细胞性,不表达 actins。

4. 多形性未分化肉瘤等软组织多形性肉瘤　共质体性血管瘤内的畸形细胞加上少数病例内的非典型性,使其容易被误诊为包括多形性未分化肉瘤等在内的软组织多形性肉瘤,但软组织肉瘤多发生于深部软组织,且体积通常较大,肿瘤周界不清,可侵犯邻近组织,镜下瘤细胞显示明显的多形性和异型性,而不是畸形、深染的退行性改变,核分裂象(包括非

典型性核分裂)易见,肿瘤内常可见凝固性坏死。肿瘤易复发,并可发生远处转移。

十七、动静脉性血管瘤

动静脉性血管瘤(arteriovenous hemangioma,AVH)(ICD-O 编码 9123/0)也称动静脉畸形(arteriovenous malformation),是一种非肿瘤性的血管病变,主要由动静脉组成[168],并有动静脉吻合支形成,明显时可听及血管杂音。血管造影有助于术前诊断。

按发病部位可分为深部型和皮肤型两种亚型,其中深部型主要发生于儿童和青年人,好发于头颈部,其次为四肢;皮肤型多见于成年人。本病的诊断往往需要影像学和组织学相结合。

十八、血 管 瘤 病

血管瘤病(angiomatosis)是一种弥漫性和持续性的血管增生[169],多累及躯体的很大一部分,或病变呈连续性分布,有时可为多灶性。

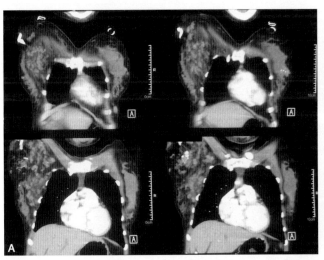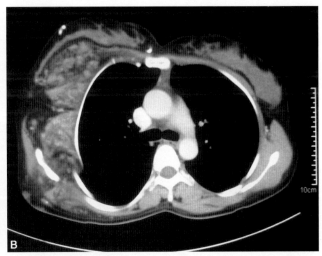

图 13-37　胸壁和腋下弥漫性血管瘤病的影像学

【临床表现】

半数以上的病例发生在 20 岁以内,几乎所有的病例均在 40 岁以内。女性略多见。

半数以上发生于下肢,其次可位于胸壁、腹部和上肢。

病变呈弥漫性生长,主要有两种方式,一种呈垂直性,累及皮下、骨骼肌及骨,表皮颜色多有改变,另一种累及同一种组织,如多组肌肉,可类似肉瘤[170]。

【影像学】

CT 显示周界不清的肿块,可见扭曲、蛇形的大血管影(图 13-37)。

【大体形态】

皮下可见多个暗红色或灰褐色结节,大小从数毫米至 10~20cm(图 13-38)。

【组织形态】

显示两种结构,一种由大的厚壁静脉、海绵状毛细血管和

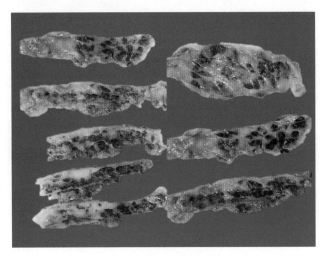

图 13-38　血管瘤病的大体形态

毛细血管混合组成,特点表现为在大的厚壁静脉旁或血管壁内可见成簇的小血管(图13-39A);另一种类型由毛细血管瘤组成,可见散在的较大的营养性血管,弥漫性累及周围的软组织,如脂肪和肌肉(图13-39B~F)。

【鉴别诊断】

本病主要应与肌内血管瘤相鉴别。

【预后】

局部复发率为60%~90%,40%在5年内多次复发。不发生转移或恶性变。

十九、梭形细胞血管瘤

梭形细胞血管瘤(spindle cell hemangioma,SCH)是一种发

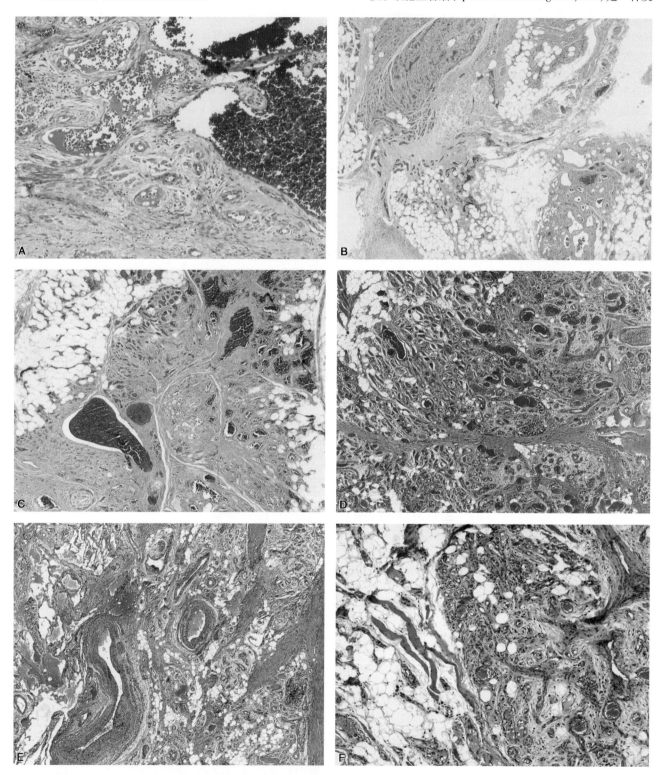

图13-39 血管瘤病的组织学形态
A. 大的厚壁静脉旁或血管壁内可见成簇的小血管;B~F. 增生的血管弥漫累及软组织

生于浅表软组织的血管肿瘤,由海绵状血管瘤样区域和实性梭形细胞区域组成,海绵状血管腔隙内有时可见机化性血栓及静脉石,实性梭形细胞区域内偶见空泡状上皮样细胞巢。原被称为梭形细胞血管内皮瘤(spindle cell hemangioendothelioma),并被认为是一种中间型或低度恶性的血管肉瘤[171],但随后的一系列报道显示,本病属于一种良性反应性的病变[172,173],已改用梭形细胞血管瘤这一名称,并将其归入到良性血管肿瘤内。

【临床表现】

可发生于任何年龄,但好发于20~40岁间的青年人,男性略多见[174,175]。

多发生于四肢的远端,特别是手、足和附近的组织,少数病例也可位于躯干、头颈部和肢体近端等处。

多表现为皮肤或皮下单个结节,无色或浅蓝色,部分患者可伴有疼痛感。

30%~40%的患者可为多发性,但病灶多分布于同一区域内(图13-40)。单发性病灶的病史相对较短,并似以男性略多见,而多发性病灶的病史则往往较长,且多数起病自幼儿期。约5%的患者可同时伴有多发性骨内软骨瘤(Maffucci综合征)[176],少数患者伴有先天性淋巴水肿、血

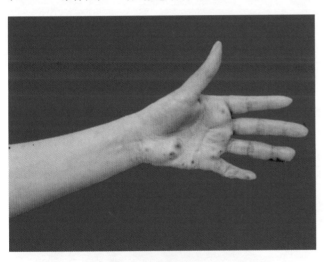

图13-40 左手掌多个血管瘤样青紫色结节
(由上海九院林晓曦医生提供)

管扩张性肢体肥大征(Klippel-Trenaunay综合征)或静脉曲张[177]。

【大体形态】

呈单个或多个红色或紫红色小结节,周界相对清楚,但无包膜,直径在0.3~11cm,多不超过2cm。切面质软,呈腔隙状或为出血性,常可见血栓,偶见内含白色珍珠状的静脉石(phleboliths),或表现为质地坚实、伴有出血灶的实性灰白色结节。

【组织形态】

病变位于真皮或皮下,主要由海绵状血管瘤样区域和实性梭形细胞区域两种成分组成,两种成分在不同病例之间比例不等(图13-41A,B),但梭形细胞成分常占主导地位(图13-41C),且在低倍镜下多能识别。

海绵状血管瘤样区域内的血管多为扩张的薄壁血管(图13-41D),大小不一,内衬扁平内皮细胞,常充满血液。部分病例中于扩张的血管腔内可见新鲜或机化性的血栓(图13-41E,F),可伴有钙化。

实性区域内,梭形细胞多和血管相交融存在,其间的血管或为扩张的薄壁血管,或呈不规则的裂隙样,间质内常可见外渗的红细胞,类似卡波西肉瘤。除梭形细胞外,实性区域内还可见小簇分布的圆形上皮样空泡状细胞(图13-41G,H),形态与上皮样血管内皮瘤中的空泡状细胞相似,似形成原始性血管腔。

【免疫组化】

梭形细胞主要表达vimentin,可表达α-SMA,但不表达内皮细胞标记。

【分子检测】

在散发性或伴有Maffucci综合征的病例中均有IDH1和IDH2体细胞镶嵌突变[178,179]。

【鉴别诊断】

1. 海绵状血管瘤 肿瘤中多无实性的梭形细胞成分和空泡状上皮样的内皮细胞。

2. 血管内乳头状内皮增生 本病中也多无明显的实性梭形细胞区域。

3. 血管瘤病 多同时累及多种组织,如皮下、肌肉和骨,也可累及同一种组织如多组肌肉。镜下主要由大小不一杂乱增生的血管组成,尤其是大静脉。后者的管壁多不规则性变

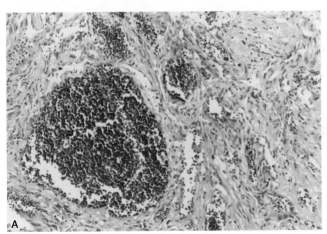

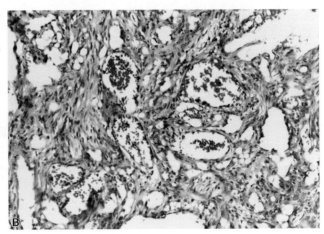

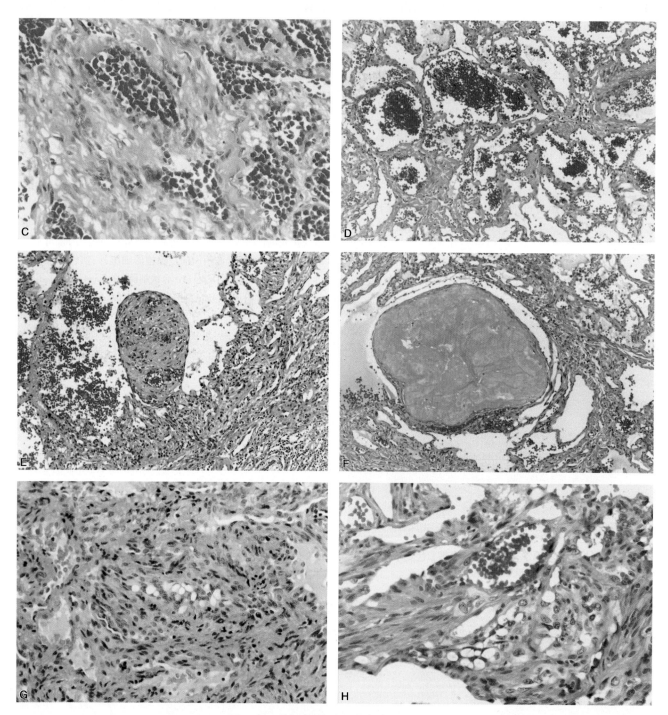

图 13-41　梭形细胞血管瘤的组织学形态

A、B. 由海绵状血管和梭形细胞混合组成；C. 示扩张血管之间的梭形细胞；D. 海绵状血管瘤样区域；E. 内皮乳头状增生，可有早期血栓形成；F. 机化性血栓；G、H. 梭形细胞成分中成巢的空泡状上皮样细胞

薄,内膜常附有赘生物,管壁及其周围多有成簇的毛细血管。此外,本病中多伴有大量的脂肪组织。

4. 卡波西肉瘤 本瘤极少含有海绵状血管瘤样区域,包括血栓或静脉石。瘤细胞中也不含成巢或成簇的圆形空泡状细胞。瘤细胞表达 CD34 和 VEGFR3。

【治疗】

局部切除。

【预后】

本病系一种良性血管病变,肿瘤切除后可局部复发,但从不转移。

二十、吻合状血管瘤

Montgomery 和 Epstein[180] 于 2009 年报道了 6 例发生于泌尿生殖道的血管瘤,均发生于成年人,中位年龄为 59.5 岁,年龄范围 49~75 岁。男性 4 例,女性 2 例。4 例发生于肾脏,2 例发生于睾丸。Montgomery 和 Epstein 将其命名为泌尿生殖道吻合状血管瘤(anastomosing hemangioma of the genitourinary tract)。新近报道显示,除肾脏和睾丸外,吻合状血管瘤也可发生于肾上腺、卵巢、胃肠道(包括肝脏)以及脊柱旁[181,182],迄今为止文献上约有 60 多例报道。从已有的报道来看,吻合状血管瘤属于一种良性血管肿瘤。

【临床表现】

临床上,2 例发生于肾脏者对以间隙性血尿就诊,1 例腹部隐痛。

【影像学】

影像学均显示有实质性肿块。

【大体形态】

肿瘤较小,直径 1.3~1.7cm,周界清楚,切面呈海绵状。

【组织形态】

镜下呈疏松的小叶状结构,由交通状或吻合状的血管组成(图 13-42),内皮细胞可呈鞋钉样,无核分裂象。病变内偶可见髓外造血。

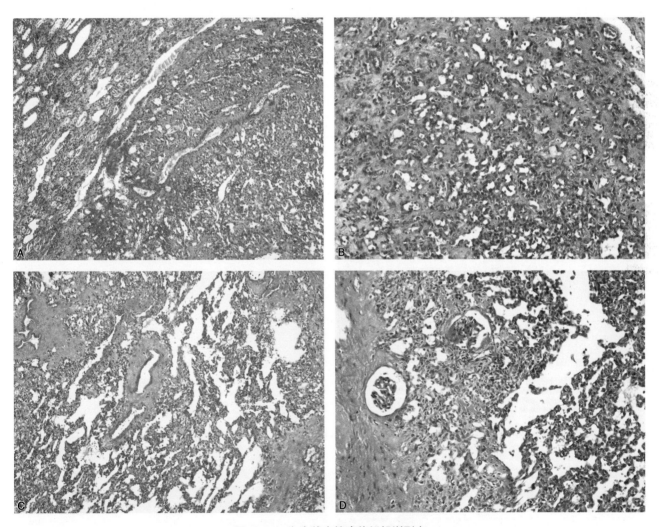

图 13-42 吻合状血管瘤的组织学形态
由吻合状或交通状的血管组成

【鉴别诊断】

吻合状血管瘤主要与高分化血管肉瘤相鉴别。发生于深部软组织或实质脏器的血管肉瘤相对较为少见,血管肉瘤的血管形状不规则,可呈吻合状、交通状或筛孔状,与吻合状血管瘤最主要的鉴别点在于血管肉瘤中的肿瘤性血管呈浸润性生长。此外,吻合状血管瘤中内皮细胞的核虽深染可呈鞋钉样,但异型性并不明显,核分裂象罕见,有时伴有髓外造血,而发生于深部软组织和脏器的血管肉瘤常显示有明显的异型性,并常呈上皮样。

二十一、窦岸细胞血管瘤

窦岸细胞血管瘤(littoral cell angioma,LCA)是一种发生于脾脏的特殊类型血管瘤,由 Falk 等[183]于1991年首先描述,瘤细胞被认为起自衬覆于脾脏红髓的窦岸细胞或向窦岸细胞分化,而窦岸细胞则兼具内皮细胞和组织细胞的一些形态和免疫学特征。

【临床表现】

可发生于任何年龄组[183-186],范围为3～77岁,但多见于中年人,中位年龄为49岁,无性别差异。

患者多因原因不明的脾肿大、脾功能亢进、血小板减少或贫血而就诊,部分患者可有发热症状,于脾切除后减轻。少数病例因患非霍奇金淋巴瘤而作脾切除时或在作外科修补性手术时偶然发现。近1/3的病例伴发其他部位的恶性肿瘤,包括非霍奇金淋巴瘤、结直肠癌、肾癌、非细胞性肺癌、胃肠道间质瘤和胰腺癌[185]。

【大体形态】

通常由多个周界清晰充满血液的海绵状、囊性结节组成,直径为0.2～9cm,偶尔为单个结节,或肿块巨大完全替代脾实质。

【组织形态】

结节位于红髓,周界清楚,常挤压邻近的脾脏组织。结节由大小不一、互相吻合成网的的血管腔组成(图13-43A,B),一部分血管的腔隙呈狭窄状,略宽于脾窦,另一些血管则呈扩张的囊状。多数病例内可见突向血管腔的乳头结构(图13-43C),其轴心为纤维性间质,乳头表面衬覆单层的内皮细胞。内皮细胞有两种类型,一种与脾窦的内衬细胞相似,核小位于细胞底部,染色质深;另一种细胞为高柱状的内皮细胞,核大,染色质呈空泡状,可见小核仁,部分核呈肾形或可见核沟。内皮细胞无异型性,核分裂象也难以找见,胞质内常见嗜伊红色小体。在一些囊状扩张的血管腔内,可见游离的内皮细胞,胞质丰富,核大,形态上类似吞噬细胞或组织细胞(图13-43D),胞质内常见吞噬红细胞现象(hemophagocytosis)和含铁血黄素沉着,可呈泡沫样。此外,还可见到窦岸细胞的特征性改变,即胞质内充满0.5～2μm大小的嗜伊红色小球,电镜下,这些小球由溶酶体和线粒体聚集形成。少数病例中,瘤细胞可出现明显的异型性,可见核分裂象,也称为窦岸细胞血管肉瘤(Littoral cell angiosarcoma)(图13-43E,F)[187]。

【免疫组化】

内皮细胞表达 CD31、F8、BMA120 和 UEA-1,高柱状的内皮细胞不表达 CD34,低、扁平的内皮细胞偶可表达 CD34,大多数还表达 CD68(图13-44)、α1-AT、lysozyme 和 cathepsin-D,

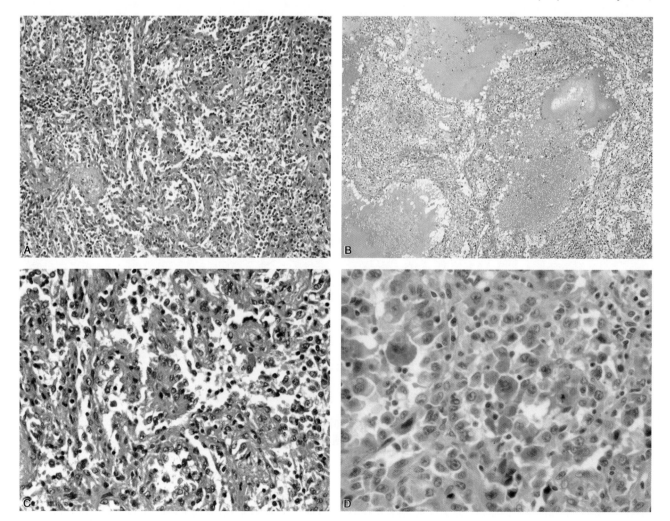

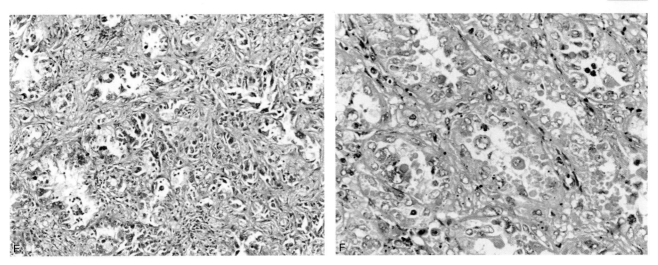

图 13-43 窦岸细胞血管瘤

A. 可见突向血管腔的乳头结构；B. 呈囊状扩张的血管；C. 高倍镜示乳头表面内皮细胞；D. 腔内游离的细胞，有吞噬红细胞现象；E、F. 窦岸细胞血管肉瘤

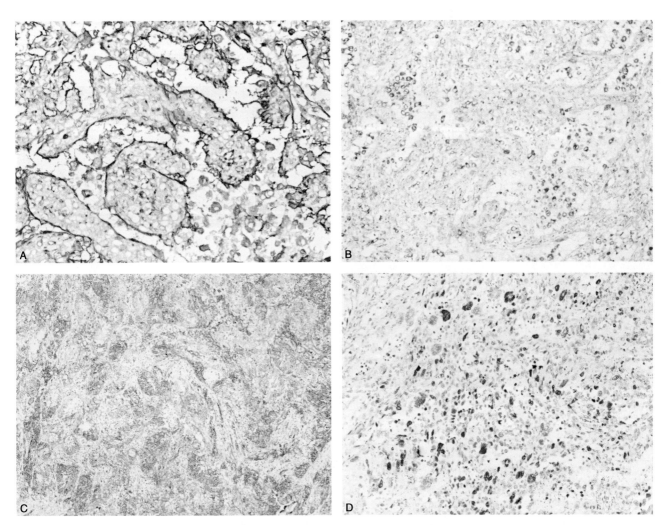

图 13-44 窦岸细胞血管肿瘤的免疫组化

A. 窦岸细胞血管瘤 CD31 标记；B. 窦岸细胞血管瘤 CD68 标记；C. 窦岸细胞血管肉瘤 CD31 标记；D. 窦岸细胞血管肉瘤 Ki67 标记

并表达 C3d 补体的受体 CD21,不表达 CD8。

【超微结构】

瘤细胞的胞质可见溶酶体和 Weibel-Palade 小体。

【鉴别诊断】

本病最主要与发生于脾脏的血管肉瘤相鉴别。

脾脏血管肉瘤好发于 50~70 岁间的中老年人,临床上多有明显的症状,包括左上腹痛、虚弱无力、体重减轻和发热等,病程多较短。体检时常可发现脾肿大,因自发性脾破裂而形成的血腹也不少见。实验室检查常显示正常色素性贫血,继之以血小板减少。患者预后差,容易发生早期转移和全身性播散,转移率达 70%~85%,常见的转移部位包括肝、肺、淋巴结和骨,其他少见的部位包括脑、软组织和肾上腺。中位生存期为 5~6 个月,大多数患者在 3 年内死亡。

大体上,病变脾脏的平均重量超过 1000 克,常见破裂现象,常为多结节性,结节直径从 1~18cm,常伴有出血、囊性变和坏死。组织学形态各异,可见吻合交通状的血管网,部分病例中还可见实性区域,内皮细胞有异型性,可见核分裂象,除表达 CD31 外,还表达 CD34,部分病例也可 CD68。

二十二、硬化性血管瘤样结节性转化

硬化性血管瘤样结节性转化(sclerosing angiomatoid nodular transformation,SANT)是一种发生于脾脏的非肿瘤性血管病变。病因不明,因病变起自于红髓,推测可能是红髓针对非肿瘤性间质过度增生的一种结节性转化,也有观点认为 SANT 属于脾脏错构瘤或炎性假瘤的特殊变异型。

SANT 这一名称由 Martel 等[188]于 2004 年所推荐,早期文献曾以脾脏错构瘤[189]、脾索毛细血管瘤(cord capillary hemangioma)[190]、多结节性血管瘤(multinodular hemangioma)[191]或血管内皮瘤的亚型[192]报道。

【临床表现】

本病好发于中青年,年龄范围为 22~74 岁,平均年龄为 54 岁。多见于女性,女:男约为 2:1。

临床上,约半数以上的病例为体检时偶然发现(包括影像学检查),或为其他原因剖腹探查时所发现[193,194]。约 16% 的病例可表现为腹痛、上腹部或腰背部不适,少数病例因脾肿大或腹部肿块就诊,可伴有食欲缺乏、乏力、白细胞增多、多克隆性丙种球蛋白症和血沉加快。部分病例可伴有非肿瘤性和肿瘤性疾病,前者包括高血压、糖尿病、甲状腺功能减退和前列腺增生等,后者包括慢性淋巴细胞性白血病、肺癌、胃癌、结肠癌和肾癌等。

【影像学】

影像学检查常显示为脾脏内低密度结节影(图 13-45A),增强后中等强化,PET-CT 可显示为肿瘤放射性摄取轻度异常升高,可被考虑为低度恶性肿瘤(图 13-45B)。

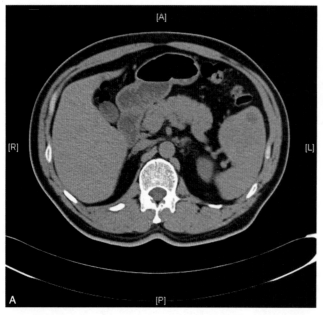
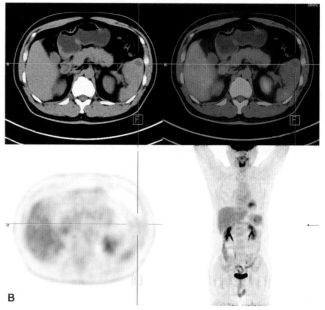

图 13-45 脾硬化性血管瘤样结节性转化影像学
A. CT;B. PET-CT

【大体形态】

大体上,脾脏正常大或略有增大,切面可见多个散在或融合的结节(图 13-46),灰白色至红棕色,直径 3~17cm。

【组织形态】

低倍镜下,病变主要位于红髓,由多个散在分布、境界清楚的圆形或卵圆形血管瘤样结节和纤维硬化的间质组成,结节大小不一,可呈融合状,结节周围为同心圆状排列的纤维组织,在小的结节周围可有一层不完整的胶原纤维带围绕。

高倍镜下,血管瘤样结节由裂隙样或蜂窝状的血管腔隙组成,腔隙内衬少量肥胖的内皮细胞,结节内常见外渗的红细胞。结节之间为纤维性间质,可呈纤维黏液样,也可伴有玻璃样变。除数量不等的梭形肌纤维母细胞外,纤维性间质内常见淋巴细胞、浆细胞、巨噬细胞和含铁血黄素沉着(图 13-47)。

【免疫组化】

免疫组化标记显示血管瘤样结节中的血管腔隙有三种类型:毛细血管型为 CD31+/CD34+/CD8-(图 13-48A),窦样

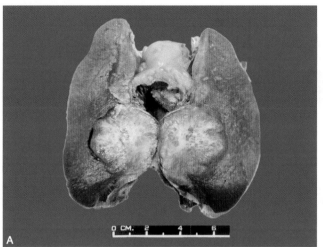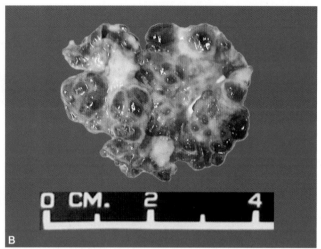

图 13-46　脾硬化性血管瘤样结节性转化的大体形态

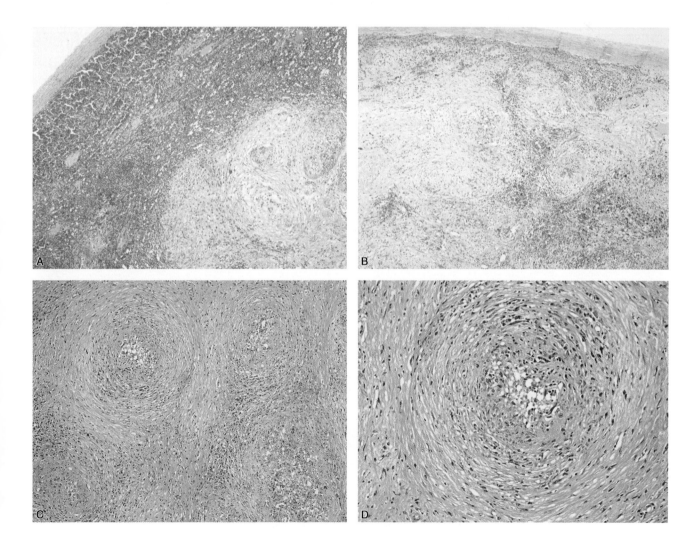

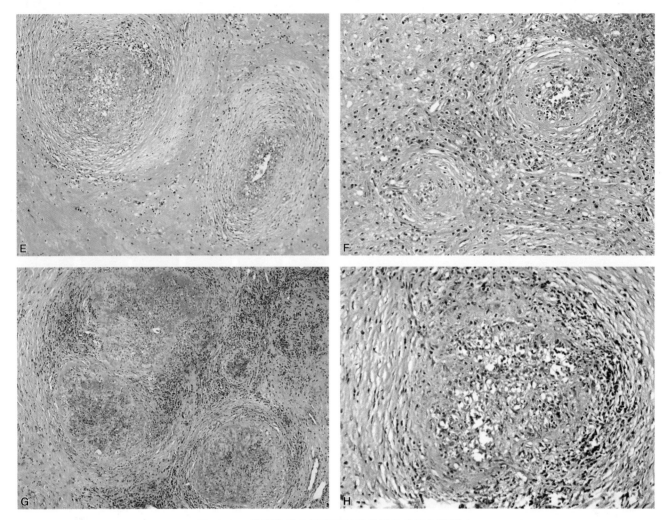

图 13-47 脾硬化性血管瘤样结节性转化的组织学形态

A、B. 由散在分布的圆形或卵圆形血管瘤样结节间质组成;C、D. 结节周围为同心圆状排列的纤维组织;E. 结节之间为纤维硬化性间质;F. 可含有慢性炎症细胞浸润;G. 结节内蜂窝状的血管腔隙;H. 纤维性间质内可有含铁血黄素沉着

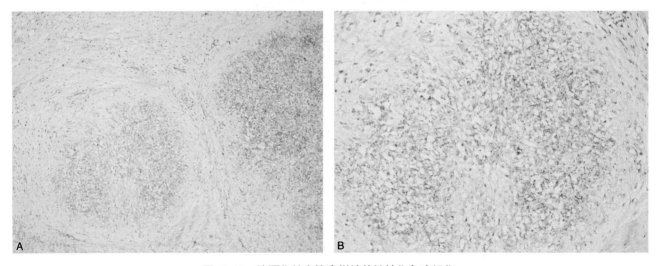

图 13-48 脾硬化性血管瘤样结节性转化免疫组化

A. CD31 标记;B. CD8 标记

腔隙型为 CD31 +/CD34 −/CD8 +（图 13-48B），小静脉型为 CD31+/CD34−/CD8−。结节内周皮细胞表达 α-SMA，组织细胞表达 CD68，结节周围纤维性间质内的梭形肌纤维母细胞表达 α-SMA。

【超微结构】

电镜观察显示，内皮细胞含有吞饮小泡但无 Weibel-Palade 小体，内皮细胞周围有一层基底膜。

【鉴别诊断】

SANT 的鉴别诊断包括脾错构瘤、炎性肌纤维母细胞瘤、窦岸细胞血管瘤和脾脏血管内皮瘤等。

【治疗和预后】

SANT 属于非肿瘤性病变，行脾脏切除可获治愈。

二十三、血管母细胞瘤

血管母细胞瘤（hemangioblastoma）也称为毛细血管性血管母细胞瘤（capillary hemangioblastoma），是一种好发于中枢神经系统的血管肿瘤，由间质细胞和大量毛细血管所组成，WHO 定义为 I 级。

【临床表现】

大多数病例为散发性，约 25% 的病例伴有 VHL 病，后者是一种常染色体显性遗传病。VHL 的诊断标准包括中枢神经系统或视网膜血管母细胞瘤+VHL 相关性肿瘤（肾透明细胞癌，或嗜铬细胞瘤，或胰腺/内耳肿瘤），或为中枢神经系统血管母细胞瘤+VHL 家族史。VHL 病由 VHL 肿瘤抑制基因发生生殖细胞性突变所致，该基因位于 3p25-26。血管母细胞瘤可发生于中枢神经系统的任何部位，其中散发性病例多发于小脑，VHL 相关性病例可发生于小脑、脑干和脊索。VHL 患者常在不同的部位有多个血管母细胞瘤病灶。

除中枢神经系统外，少数血管母细胞瘤还可发生于腹膜后、盆腔、骶前、上颌、肾脏和肾上腺等处（图 13-49）[195-198]，其中发生于腹膜后者多见于老年女性。

【大体形态】

大体上，肿瘤境界相对较为清楚，常呈灰红色（图 13-50）。

【组织形态】

镜下，周界相对较为清楚，肿瘤由成片的大多边形细胞和大量分支状的薄壁血管组成。多边形细胞因胞质内含有脂质而呈透亮状，可类似脂肪母细胞，如肿瘤发生于肾内时则易被误认为透明细胞肾细胞癌或上皮样血管平滑肌脂肪瘤（图 13-51），但上皮性标记（AE1/AE3 和 EMA）和色素性标记（HMB45 和 PNL2）均为阴性。

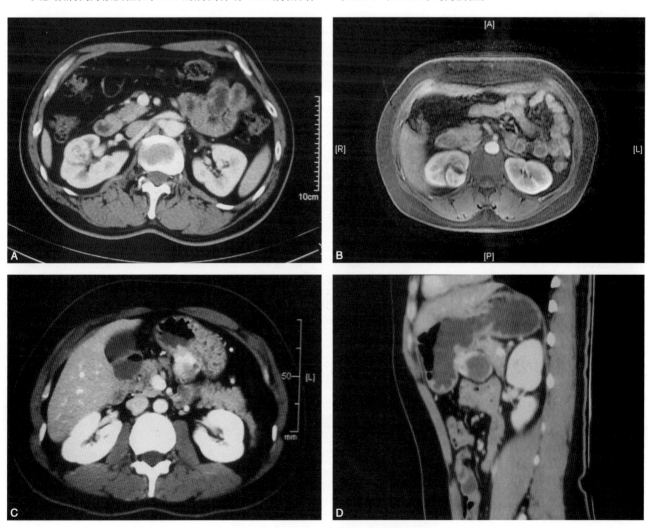

图 13-49 中枢外血管母细胞瘤的影像学
A、B. 肾血管母细胞瘤；C、D. 胃血管母细胞瘤

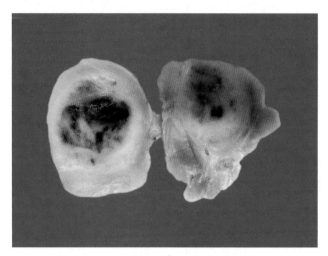

图 13-50 肾血管母细胞瘤的大体形态

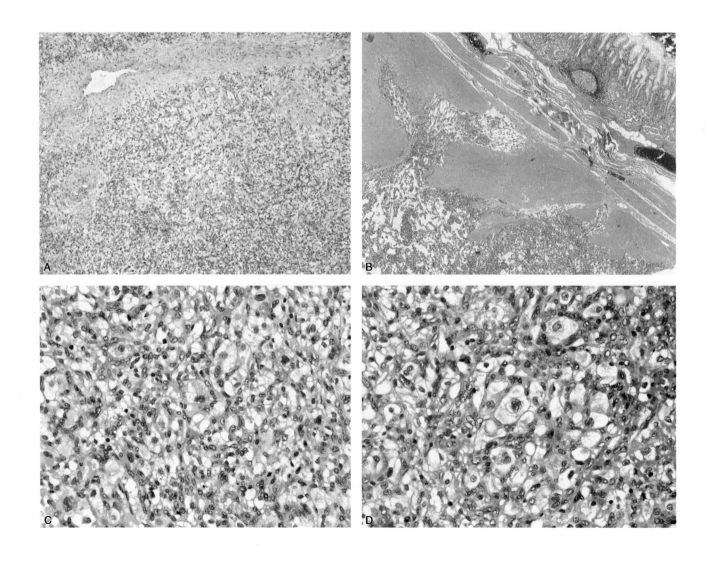

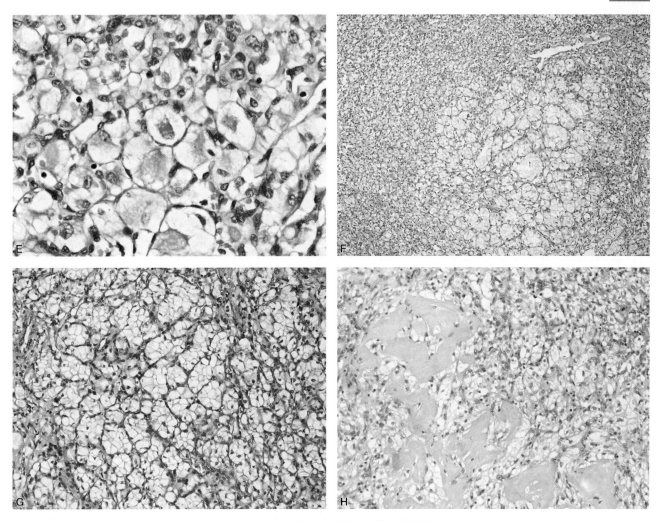

图 13-51　中枢外血管母细胞瘤的组织学形态

A. 肾血管母细胞瘤;B. 胃壁内血管母细胞瘤;C、D. 大量分支状的薄壁血管可见成片的大多边形细胞,部分细胞可呈脂肪母细胞样;E. 或呈蜘蛛网状,可被误诊为上皮样血管平滑肌瘤;F、G. 部分病例含有透明细胞区域,可被误诊为透明细胞肾细胞癌;H. 血管壁玻璃样变性

【免疫组化】

血管母细胞瘤中的间质细胞以弥漫强阳性表达 S-100、α-inhibin 和 NSE 为特征(图 13-52A ~ C),毛细血管表达 CD31 和 CD34(图 13-52D)。

二十四、淋 巴 管 瘤

淋巴管瘤(lymphangioma)是一种由海绵状或囊状扩张的淋巴管组成的良性肿瘤或畸形,间质常伴有淋巴细胞聚集灶。与血管瘤相比,相对少见,仅占所有血管肿瘤的 4% 左右。绝大多数均为良性病变。

【ICD-O 编码】

9170/0

【临床表现】

传统上可分成海绵状淋巴管瘤(cavernous lymphangioma)、囊状淋巴管瘤或囊状水瘤(cystic lymphangioma or cystic hygroma)、局限型淋巴管瘤(lymphangioma circumscriptum)和获得性渐进性淋巴管瘤(acquired progressive lymphangioma)四种亚型,其中囊性淋巴管瘤是海绵状淋巴瘤的一种特殊亚型,

获得性渐进性淋巴管瘤也称为良性淋巴管内皮瘤(benign lymphangioendothelioma)。

大多数的海绵状淋巴管瘤和囊状水瘤在出生时即出现或发生于 1 岁以内,少数病例也可发生于成年人,两性均可发生[199-201]。好发于头颈部,其中囊性淋巴瘤好发于颈部、腋下和腹股沟(图 13-53),海绵状淋巴管瘤好发于口腔(如舌)、四肢、肠系膜和腹膜后。囊状水瘤常伴有 Turner 综合征。

局限型淋巴管瘤好发于婴幼儿的肢体,常伴有海绵状淋巴管瘤、囊性淋巴管瘤或淋巴管瘤病,而发生于成年人的病例,多与放射治疗或慢性淋巴水肿有关,多被认为是一种淋巴管扩张。局限型淋巴管瘤偶可位于外阴和阴茎[202,203]。

良性淋巴管内皮瘤多见于中老年患者,病变多位于四肢,特别是下肢,面部、背部和腹壁也可发生,临床上呈周界清楚的丘疹样或斑块样,缓慢性增大[204-206]。

【大体形态】

囊状水瘤呈单房或多房性肿物(图 13-54),囊壁薄,囊内充满清亮的液体,推动时有波动感,直径多在 10cm 以上,海绵状淋巴管瘤较弥漫,周界不清,切面呈海绵状。

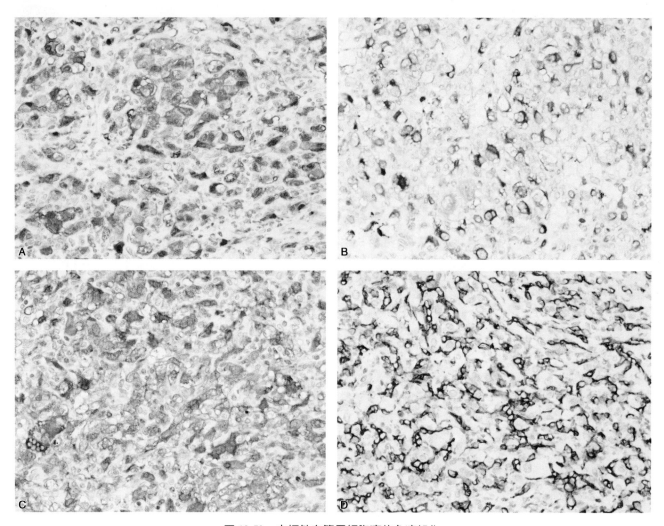

图 13-52 中枢外血管母细胞瘤的免疫组化
A. S-100 标记;B. α-inhibin 标记;C. NSE 标记;D. CD34 标记

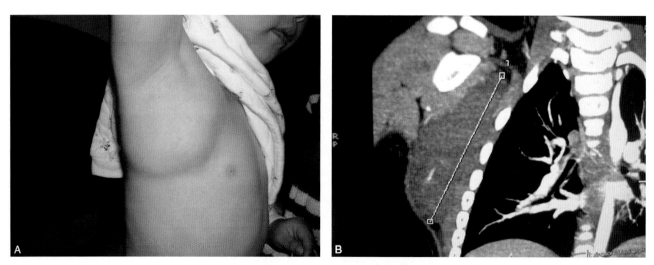

图 13-53 右腋下海绵状淋巴管瘤
A. 外观;B. CT

灶性的淋巴细胞聚集灶(图13-55)。

局限型淋巴管瘤在真皮的乳头层或真皮浅层内可见大量扩张的淋巴管(图13-56),有时因切片的关系,淋巴管看似在表皮内。真皮的间质内可见淋巴细胞浸润,被覆表皮多伴有增生。

良性淋巴管内皮瘤由不规则的薄壁淋巴管组成,淋巴管腔隙常呈交通吻合状,并分割间质内的胶原纤维。多数病例位于真皮浅层(图13-57),但乳头层不累及,有时也可累及至真皮深层及皮下。

【鉴别诊断】

1. 海绵状淋巴管瘤　海绵状毛细血管瘤如腔隙内的红细胞丢失时,易误诊为海绵状淋巴管瘤,但后者间质中的淋巴细胞聚集灶,有助于两者的鉴别诊断。

2. 囊性间皮瘤和胰腺微囊性腺瘤　发生于腹腔内的淋巴管瘤需要与囊性间皮瘤和胰腺微囊性腺瘤相鉴别。

3. 分化良好的血管肉瘤和斑片期的卡波西肉瘤　良性淋巴管内皮瘤应主要与分化良好的血管肉瘤和斑片期的卡波西肉瘤相鉴别。

【预后】

局限型淋巴管瘤有复发倾向,特别是发生于儿童及病变位于深部肌内者。

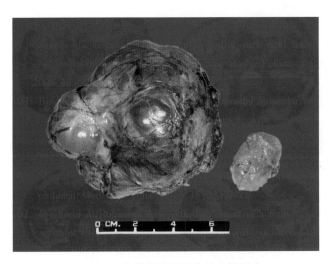

图13-54　海绵状淋巴管瘤的大体形态

【组织形态】

海绵状淋巴管瘤或囊状水瘤由大小不等的腔隙组成,腔内壁衬以单层的扁平内皮细胞,腔内充满蛋白性液体(淋巴液),含有淋巴细胞,有时可见红细胞。在大的腔隙周围常可见不完整的平滑肌。腔隙之间的间质由胶原纤维组成,可见

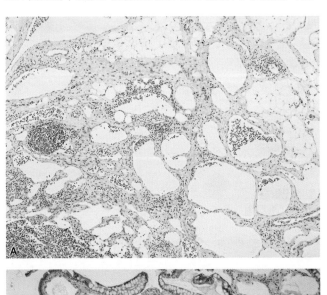

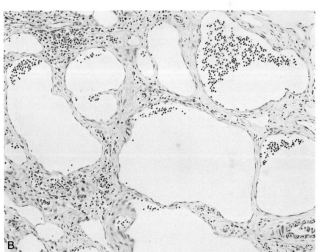

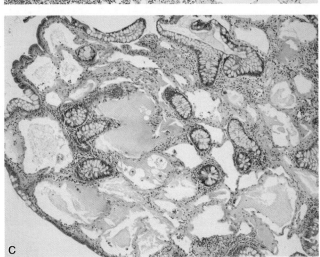

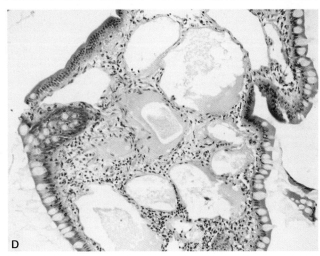

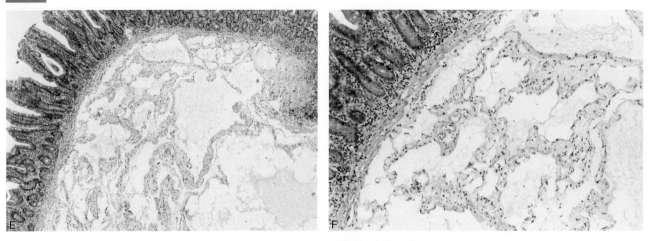

图 13-55　海绵状淋巴管瘤的组织学形态

A、B. 由扩张的淋巴管组成,腔内可有淋巴细胞,纤维间隔内可有淋巴细胞聚集灶;C、D. 回肠黏膜内淋巴管瘤;E、F. 肠壁内淋巴管瘤

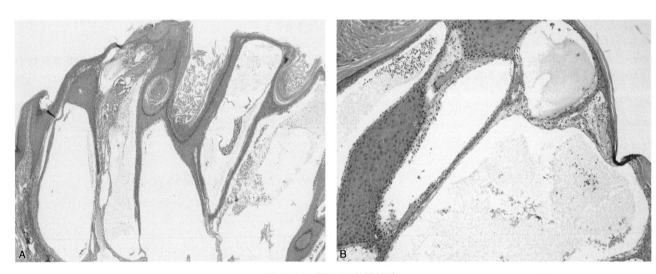

图 13-56　局限型淋巴管瘤

扩张的淋巴管位于真皮乳头层内

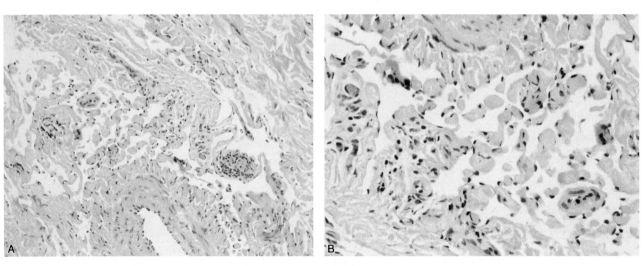

图 13-57　良性淋巴管内皮瘤

胶原纤维间可见不规则的薄壁淋巴管,常呈交通吻合状

二十五、淋巴管瘤病

淋巴管瘤病(lymphangiomatosis)是一种非常少见的淋巴管发育异常,病变弥漫累及实质脏器(如肺、胃肠道、脾和肝)、骨或软组织[207,208](图13-58)。

【临床表现】

好发于儿童,男性多见。

临床表现因病变所处的部位和累及的范围而异,包括下肢软组织弥漫性肿块或肿胀,3/4以上的患者有多灶性骨病变,呈境界清楚的溶骨性病变,可伴有程度不等的硬化,常被误认为是纤维结构不良或甲旁亢进相关的骨改变。可伴发血管瘤,成为Maffucci's综合征的一部分。伴有大块骨质溶解、胸腔、心包腔或盆腔乳糜性积液和实质脏器(如脾脏)囊性变时称为Gorham-Stout综合征[209]。

【大体形态】

大体上,皮肤变厚,可被误认为是硬皮病,皮下软组织呈棕色海绵状。

【组织形态】

组织学上,发生于肢体者常同时累及软组织和骨,由增生的淋巴管组成,与获得性渐进性淋巴管瘤相似,累及真皮和皮下脂肪组织,或穿插于骨小梁之间(图13-59),内衬覆单层淋巴管内皮,形状不规则,呈分支状,类似高分化血管肉瘤。

【鉴别诊断】

淋巴管瘤病的鉴别诊断包括血管瘤病、获得性渐进性淋巴管瘤和高分化血管肉瘤。

【治疗】

治疗上较为困难。外科可采取局部切除,对病变弥漫广

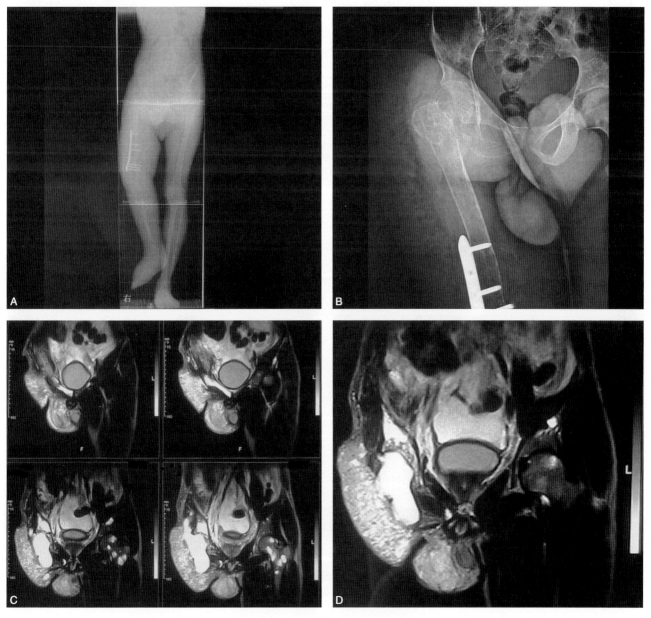

图13-58　右下肢淋巴管瘤病影像学
A. 右大腿弥漫性肿胀;B. 病变累及右股骨;C、D. 右下肢截肢后残端皮下出现弥漫性病变

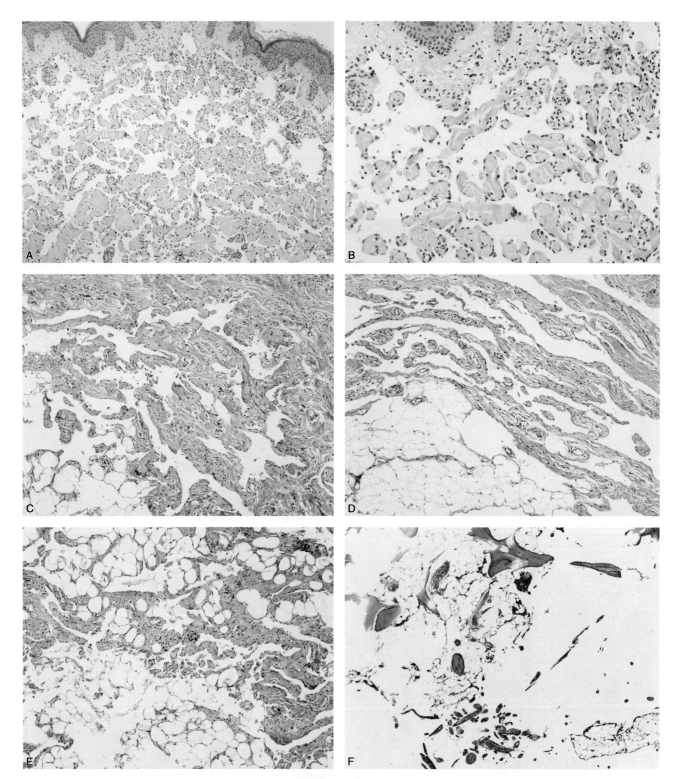

图 13-59　淋巴管瘤病的组织学形态
增生的淋巴管累及真皮和皮下脂肪组织，或穿插于骨小梁之间

泛者可行截肢。对发生于胸部的病变可行低剂量放疗。药物治疗包括α干扰素2b,以及抗血管治疗(贝伐珠单抗,沙利度胺)和mTOR抑制剂(西罗莫司)。

【预后】

预后取决于病变的范围。累及肝、脾、肺和胸导管者因病变弥漫不能手术而预后不佳。发生于脊柱者也可因压迫脊索而预后较差。相比之下,发生于软组织内伴或不伴有骨累及者,预后较好。

第八节 中间性血管肿瘤

中间性血管肿瘤是一组生物学行为介于良性血管瘤和血管肉瘤之间的血管肿瘤[210],这一组肿瘤以局部复发为特征(局部侵袭型),其中的一些类型还可发生局部或远处转移(罕有转移型),但转移率远低于血管肉瘤。前者包括非典型性血管病变和卡波西型血管内皮瘤,后者包括网状血管内皮瘤、淋巴管内乳头状血管内皮瘤、复合性血管内皮瘤、假肌源性血管内皮瘤(上皮样肉瘤样血管内皮瘤)和卡波西肉瘤。另有两种新的亚型,即巨细胞血管网状细胞瘤和多态性血管内皮瘤,因报道的病例数十分有限尚未被作为一

个独立的病理学类型收录在WHO分类中,有待于进一步研究。

一、放疗相关性非典型性血管病变

放疗相关性非典型性血管病变(radiation-associated atypical vascular lesion,AVL)是一种发生于乳腺或胸壁皮肤的淋巴管或血管增生,多发生于因乳腺癌行保乳手术并接受放疗(40~60Gy)的中老年患者。同义词包括良性淋巴管瘤样丘疹(benign lymphangiomatous papulae)。

AVL国外报道较多[211-213],而国内则罕见报道[214],相信随着国内保乳术后辅以放疗的不断开展,有关AVL的病例也会日渐增多。AVL可能是血管肉瘤的前驱性病变,值得临床和病理医师关注。

【临床表现】

临床上,AVL以皮肤表面出现淡红、肉色的丘疹为主要特征,少数情况下呈片状红斑。丘疹大小介于1~20mm之间,平均5mm,常为多灶性(图13-60),也有少数病例呈单发性病灶。几乎在所有病例中,病灶都处于放射野内。从放疗后到皮肤出现丘疹或红斑的间隔为1~17年,通常发生于放疗后3~4年内。

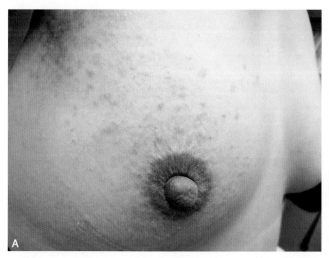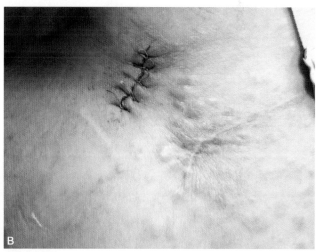

图13-60 右乳皮肤AVL

A. 皮肤多发性小丘疹;B. 右腋下丘疹活检

【组织形态】

Patton等[213]根据AVL中增生的血管类型将其分成两种亚型:淋巴管型(lymphatic type,LT)和血管型(vascular type,VT),以淋巴管型占大多数。

AVL-LT位于真皮浅层,周界相对清晰,低倍镜下呈楔状或V形,由相互连通、扩张的薄壁淋巴管所组成,相邻的淋巴管紧挨在一起,形成"背靠背"现象(图13-61A,B)。高倍镜下,内皮细胞稍隆起,似平头钉样或半圆顶状(图13-61C),偶可形成乳头向腔内突出。少数病例中,增生的淋巴管可累及至真皮中层(图13-61D,E),或延伸至皮下。

AVL-VT由增生的毛细血管所组成,形态上与毛细血管瘤相似,但不呈小叶状排列,而是在真皮内随机性分布,其血管腔隙也并不相互贯通。

【免疫组织】

AVL-LT型表达CD34、D2-40和CD31(图13-62),Ki67指数低(<5%),MYC阴性。

【预后】

文献报道显示,绝大多数AVL-LT并没有进展为血管肉瘤。相对于AVL-LT来说,AVL-VT发展为血管肉瘤的可能性似乎更大。在Patton等的报道中,经采取适当治疗之后,17例AVL-LT无病生存,5例局部复发,1例进展为血管肉瘤。8例AVL-VT中,4例局部反复再发,其中1例进展为高度恶性的上皮样血管肉瘤。

大多数AVL通过活检或单纯切除术即可治愈,对新发生的病变应重取活检或局部切除活检,少数病例需做扩大局切术或者乳房切除术。

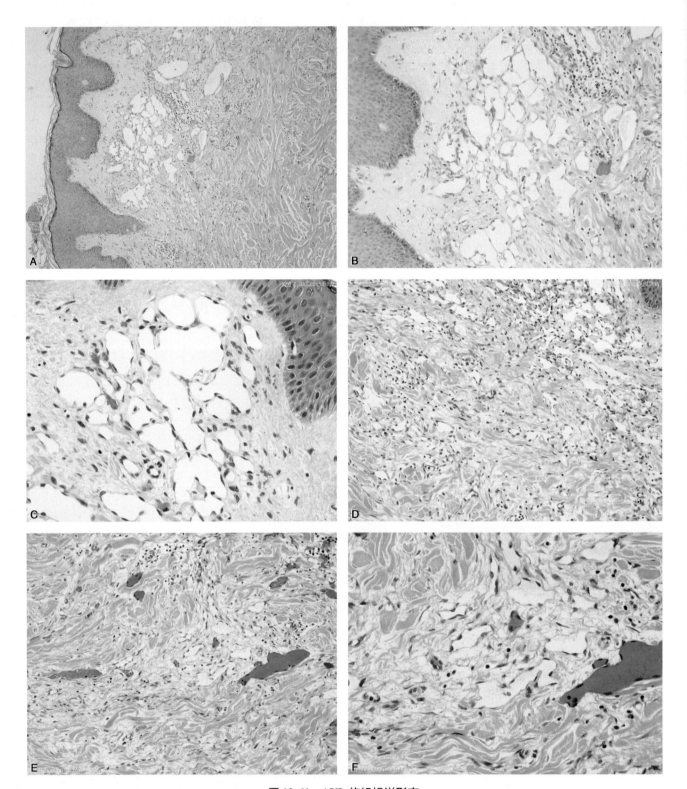

图 13-61　AVL 的组织学形态

A、B. 病变位于真皮浅层内,相邻成簇扩张的薄壁淋巴管形成"背靠背"现象;C. 内皮细胞稍隆起,似平头钉样;D ~ F. 病变可累及真皮中层或深层

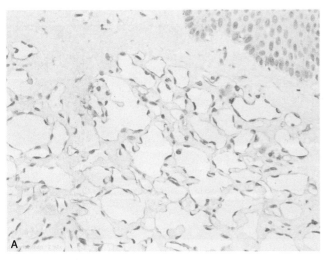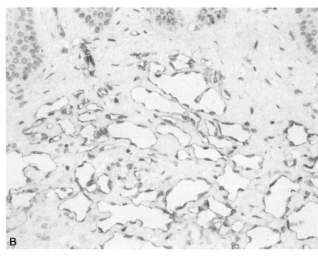

图 13-62　AVL 的免疫组化

CD34 标记

二、卡波西型血管内皮瘤

卡波西型血管内皮瘤（Kaposiform hemangioendothelioma，KH）是一种好发于婴幼儿、组织学上兼具毛细血管瘤和卡波西肉瘤样形态的血管内皮瘤。1989 年 Niedt 等[215]最初将这种肿瘤描述为具有卡波西形态的血管瘤（hemangioma with Kaposi-like features），1991 年 Tsang 和 Chan 将其命名为卡波西样婴儿血管内皮瘤（Kaposi-like infantile hemangioendothelioma）[216]。1993 年 Zukerger 等重新命名为卡波西型血管内皮瘤[217]。本病在生物学行为上属于中间型局部侵袭性。

【ICD-O 编码】

9130/1

【临床表现】

比较少见，多发生于 1 岁以内的婴儿[215-220]，中位年龄 3 岁，平均年龄 5.6 岁，偶可发生于成年人[221]，无性别差异。

肿瘤可发生于躯体浅表或深部。多数病例位于四肢软组织（图 13-63A ~ E），部分病例发生于腹膜后和皮肤，其中位于腹膜后者常伴有 Kasabach-Merritt 现象（Kasabach-Merritt phenomenon，KMP）或 Kasabach-Merritt 综合征（Kasabach-Merritt syndrome）（致死性消耗性凝血病、血小板减少症）（图 13-63E）[222]，部分病例伴有淋巴管瘤病（图 13-63F ~ H）[223]，或先天性淋巴水肿[224]。

临床上，发生于皮肤者表现为周界不清的紫色斑块，位于深部软组织者，表现为单个或多个结节状肿块，可累及更深部的骨骼（图 13-64），发生于腹膜后者，常表现为腹部肿块、腹水、肠梗阻和黄疸等症状，少数情况下累及区域淋巴结。此外，部分病例还可发生于头颈部、纵隔、躯干、乳腺、脾脏、肾脏和骨等处[225-228]。与卡波西肉瘤不同的是，本病与 HHV8 感染无关。

【大体形态】

呈多结节状，直径 0.2 ~ 8.0cm，灰白色，质地坚实。

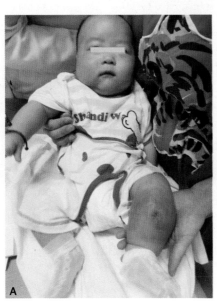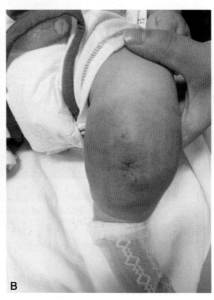

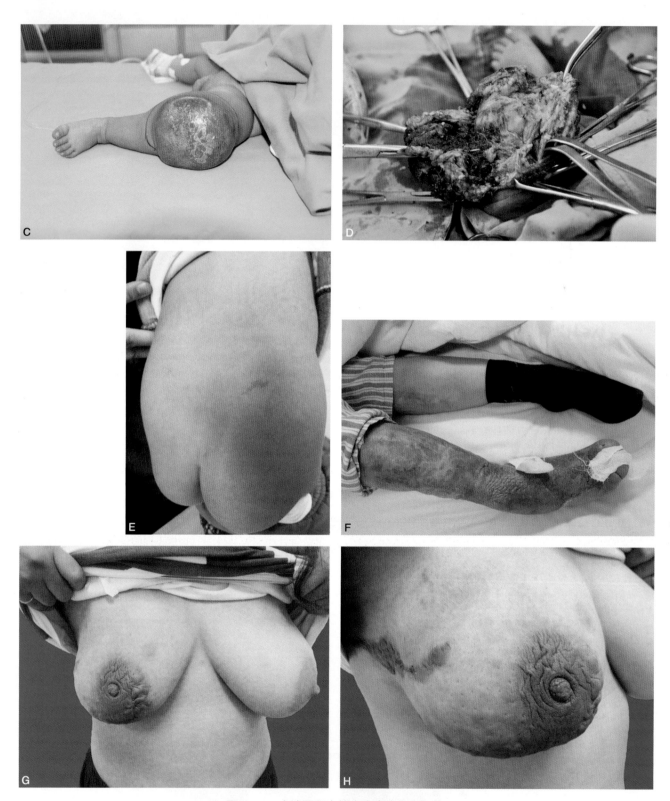

图 13-63 卡波西型血管内皮瘤的临床表现
A、B. 左小腿巨大肿块;C. 左膝部巨大肿块;D. 肿瘤呈灰红色;E. 因血小板减少而形成的紫癜;F. 右下肢合并淋巴管瘤病;G、H. 右乳合并淋巴管瘤病

(图 C 和图 D 由河南省人民医院刘秋雨医师提供)

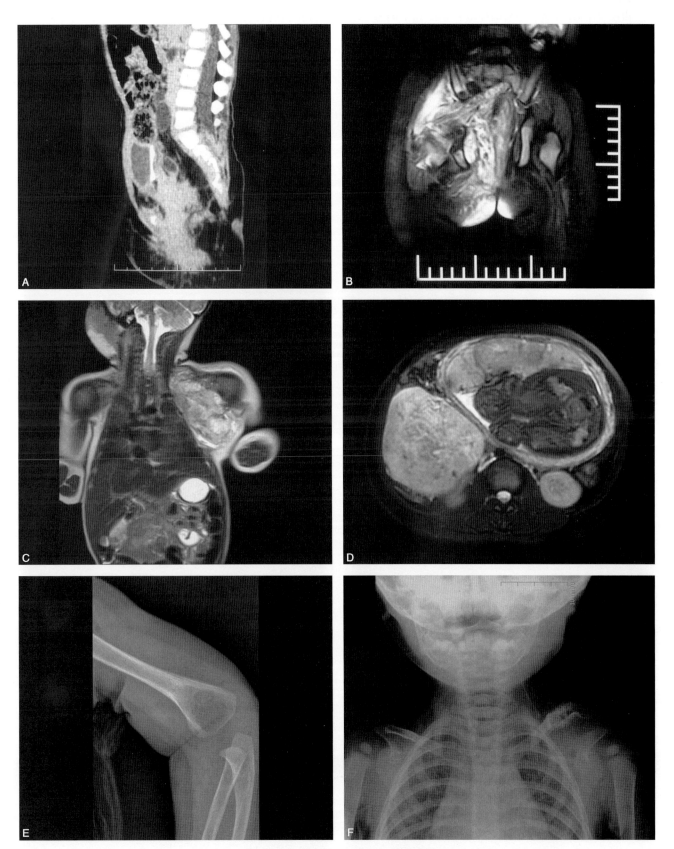

图 13-64　卡波西型血管内皮瘤的影像学
A. 盆腔巨大肿块，境界不清；B. 臀部巨大肿块；C、D. 左腋下巨大肿块；E. 左股骨下端；F. 左锁骨头

【组织形态】

由浸润性生长的多个血管瘤样结节组成,结节间为纤维结缔组织间隔(图13-65A～D)。增生的血管瘤样结节由纵横交错的短梭形细胞条束和内含红细胞的裂隙样或新月形血管组成,类似卡波西肉瘤(图13-65E～J),腔隙内常见纤维性微血栓,并常见含铁血黄素沉着,结节的边缘可见圆形或卵圆形的毛细血管。另一形态特点表现为病变内可见肾小球样结构,由卷曲的血管和血管周皮细胞组成(图13-65K～N)。瘤细胞无明显的异型性或仅有轻度异型,核分裂象罕见。部分病例中可见扩张的淋巴管,可类似淋巴管瘤病或获得性淋巴管瘤病(图13-65O,P)。少数病例可转移至区域淋巴结(图13-65Q,R)。

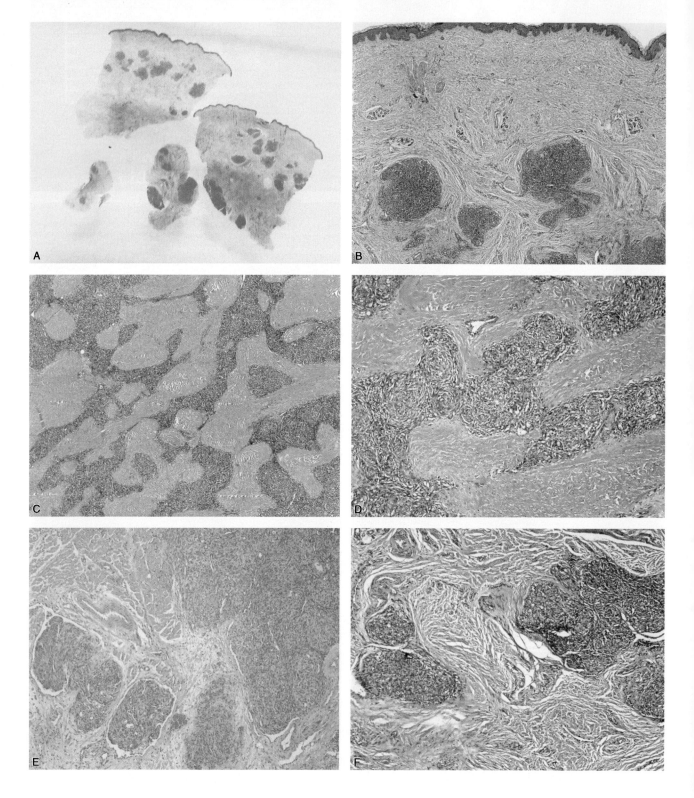

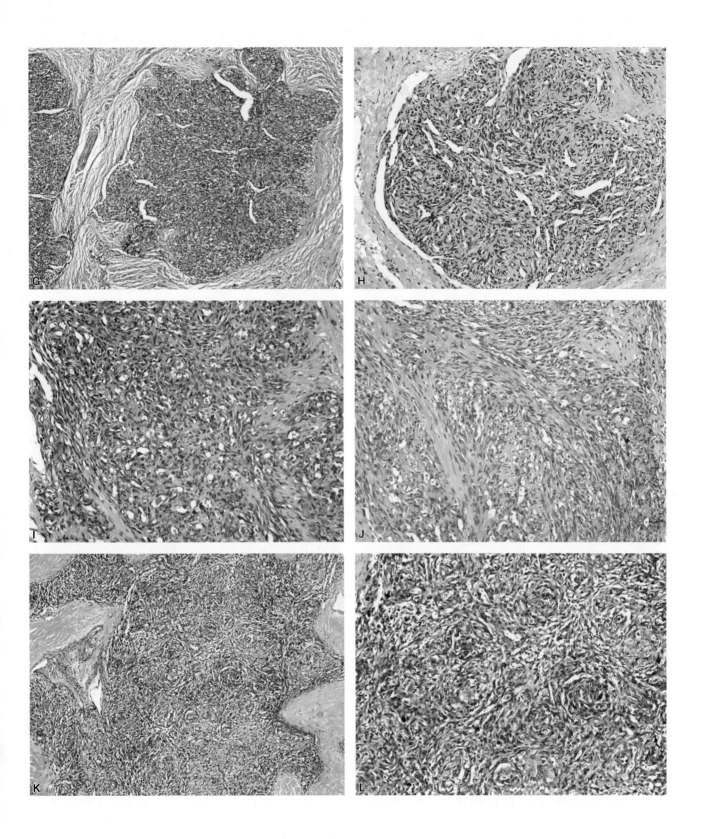

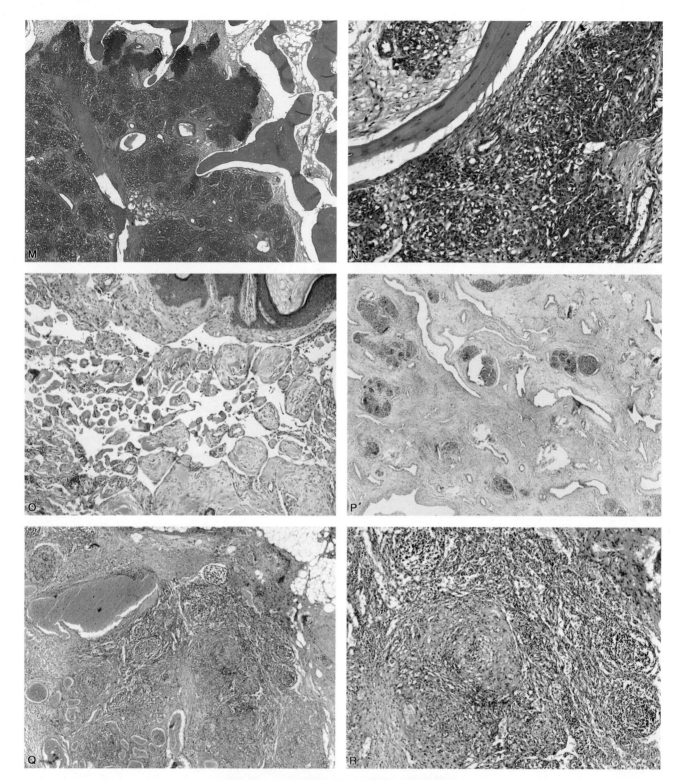

图 13-65   卡波西型血管内皮瘤的组织学形态
A. 血管瘤样结节累及真皮及皮下；B. 真皮深层不规则形血管瘤样结节；C、D. 呈浸润性生长的血管瘤样结节，结节间为纤维结缔组织间隔，可伴有胶原变性；E～H. 血管瘤样结节周边常可见新月形血管；I. 结节边缘可见圆形或卵圆形的毛细血管；J. 结节内短梭形细胞条束，伴有间质出血，类似卡波西肉瘤；K、L. 部分病例结节内可见肾小球样结构；M、N. 原发于骨的卡波西型血管内皮瘤；O. 合并淋巴管瘤病；P. 周边可见扩张的淋巴管；Q、R. 肿瘤转移至区域淋巴结

【免疫组化】

卡波西样区域表达 PROX1、LYVE1、D2-40 和 VEG-FR3[229-231]，肾小球样结构表达 CD34、CD31 和 ERG（图 13-66A~C），通常不表达 F8，梭形周皮细胞表达 α-SMA 或 MSA，

纤维素性血栓表达 CD61。与婴幼儿型血管瘤不同的是，卡波西型血管内皮瘤内的血管内皮不表达 GLUT1（图 13-66D）。与卡波西肉瘤不同的是，卡波西型血管内皮瘤不表达针对 HHV8 的抗体 LANA-1[232]。

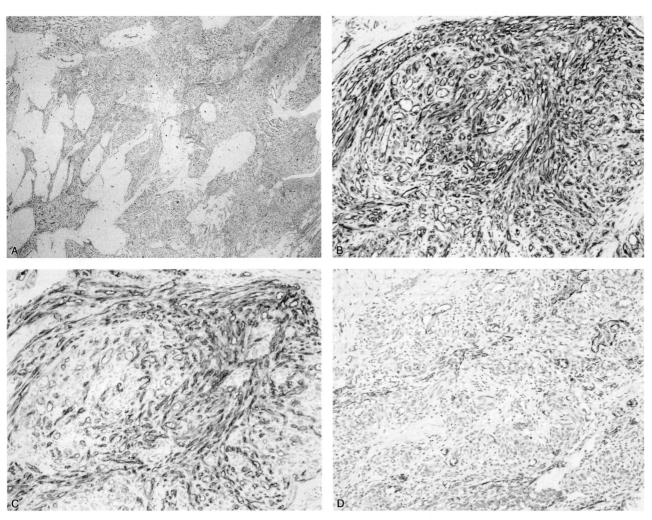

图 13-66　卡波西型血管内皮瘤的免疫组化
A、B. CD31 标记；C. CD34 标记；D. GLUT1 标记

【鉴别诊断】

1. 卡波西肉瘤　多发生于有免疫缺陷的老年患者，除淋巴结型外，一般极少发生于婴幼儿。早期病变由裂隙样的薄壁血管组成，在真皮胶原纤维之间穿插性生长，后期病变开始出现实性的梭形细胞成分，与裂隙样的血管腔隙相混杂，但肿瘤内无毛细血管瘤样区域。免疫缺陷引起的卡波西肉瘤可表达 LANA-1，而卡波西型血管内皮瘤为阴性。

2. 婴幼儿细胞性毛细血管瘤　肿瘤内不含有梭形细胞区域，不见肾小球样结构，也无破碎的红细胞和含铁血黄素。内皮细胞表达 GLUT1，不表达 PROX1。

3. 梭形细胞血管瘤　多发生于成年人的肢体，临床上不伴有 KMP，但可伴有 Maffucci 综合征。除梭形细胞外，常含有海绵状血管瘤样区域，并常见血栓或静脉石形成。此外，在梭形细胞区域内有时可见空泡状的上皮样内皮细胞（所谓的水泡细胞）。

4. 簇状血管瘤　多发生于儿童和青少年，镜下主要由增

生的毛细血管型结节所组成，特征性形态表现为在增生的毛细血管簇的周边可见裂隙样或新月形的腔隙，使聚集的毛细血管簇形成肾小球样或炮弹头样结构。本病有时与卡波西型血管内皮瘤较难区分，且部分病例也可伴有 KMP，两者属于同一瘤谱[233,234]。

【治疗和预后】

取决于肿瘤所处的部位、病变的范围及是否伴有 KMP。主要采用外科手术和药物治疗。如能将病变作广泛性切除，患儿多可获得治愈，特别是位于浅表者。药物治疗包括皮质类固醇（corticosteroid）、长春新碱（vincristine）、环磷酰胺（cyclophosphamide）、氨甲蝶呤（methotrexate）、放线菌素（actinomycin D）和 α-干扰素（α-interferon）。Alomari 等[235]曾采用皮质类固醇和长春新碱治疗 1 例伴有 K-M 综合征的病例，取得了较为明显的疗效，Fahrtash 等[236]采用长春新碱也获得显著效果。此外，文献中也有尝试采用 mTOR 抑制剂-西罗莫司的报道[237]。采用低剂量放疗也可获得很好的疗效[238]。

本病无自然消退倾向。极少数病例可转移至区域淋巴结,但迄今为止,尚无发生远处转移的报道。致死率为10%,特别是位于腹膜后者常因病变广泛不能切除及伴有KMP而致患儿死亡。

三、网状血管内皮瘤

网状血管内皮瘤(retiform hemangioendothelioma,RH)是一种在局部呈侵袭性生长、少数情况下可发生转移的中间性血管肿瘤,由类似睾丸网的细长分支状血管组成,其内皮细胞呈特征性的鞋钉样。本病由Calonje等[239]于1994年首先报道,比较少见,迄今为止不足40例报道,而国内罕见报道[240]。本病在形态上与血管内乳头状血管内皮瘤(Dabska瘤)有延续性,同属鞋钉样血管内皮瘤(hobnail hemangioendothelioma)。

【ICD-O编码】

9137/1

【临床表现】

好发于中青年,年龄范围为9~78岁,平均为36岁,女性略多见。

好发于四肢的远端,尤其是下肢,其次可发生于躯干[239-243],少数病例也可发生于头颈部。

临床上表现为浅表皮肤或皮下周界不清、生长缓慢的斑块或结节状肿块,被覆表皮多呈红色或紫色,极少数病例可呈多灶性[244],偶可发生于曾接受放疗或患有淋巴水肿的患者中。迄今为止,文献中仅有1例报道与HHV8相关[245]。

【大体形态】

周界不清,大小通常在3cm以下,范围为1~12cm。

【组织形态】

皮肤病变主要位于真皮中层(图13-67A),由细长的分支状血管组成,可形成特征性的网状结构,类似于人体正常的睾丸网(图13-67B),也可在真皮胶原纤维间呈穿插、浸润性生长(图13-67C)。肿瘤性血管可包绕残留的皮肤附件,并可累及至皮下(图14-67D,E)。内皮细胞多呈单层柱状排列,核圆形、深染,位于细胞的顶部,胞质少或不清,位于细胞的基底部,内皮细胞似鞋钉样或火柴头样向腔面突出(图13-67F,G),无明显多形性或异型性,核分裂象罕见。除细长分支状的血管网外,部分区域内可见呈条索状、梁状或实性巢状排列的上皮样瘤细胞(图13-67H,I),胞质淡染或淡嗜伊红色,与网状血管之间可有移行(图13-67J),实性细胞巢内偶见空泡样细胞。2例于局部可见扩张的血管腔,腔内有乳头簇形成,表面被覆鞋钉样内皮细胞,轴心玻璃样变,形态上类似Dabska瘤(图13-67K)[246]。血管周围的间质常伴有显著的淋巴细胞浸润,可有淋巴细胞聚集灶(图13-67L),并可有伴有明显的胶原化(图13-67M)。少数病例可有区域淋巴结内转移(图13-67N)。另有一些病例可成为复合性血管内皮瘤中的组成成分,详见后述。

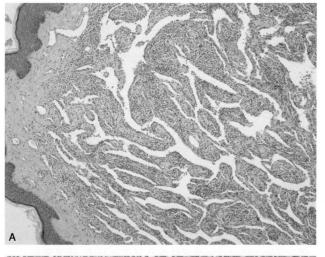

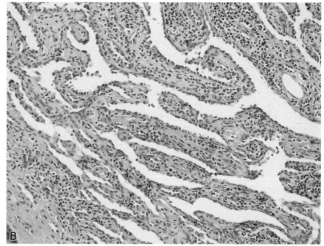

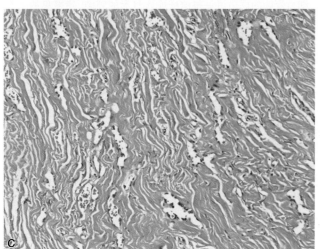

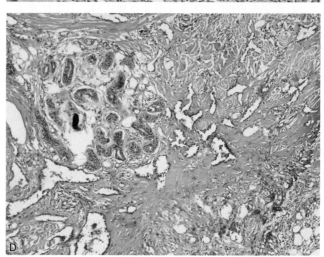

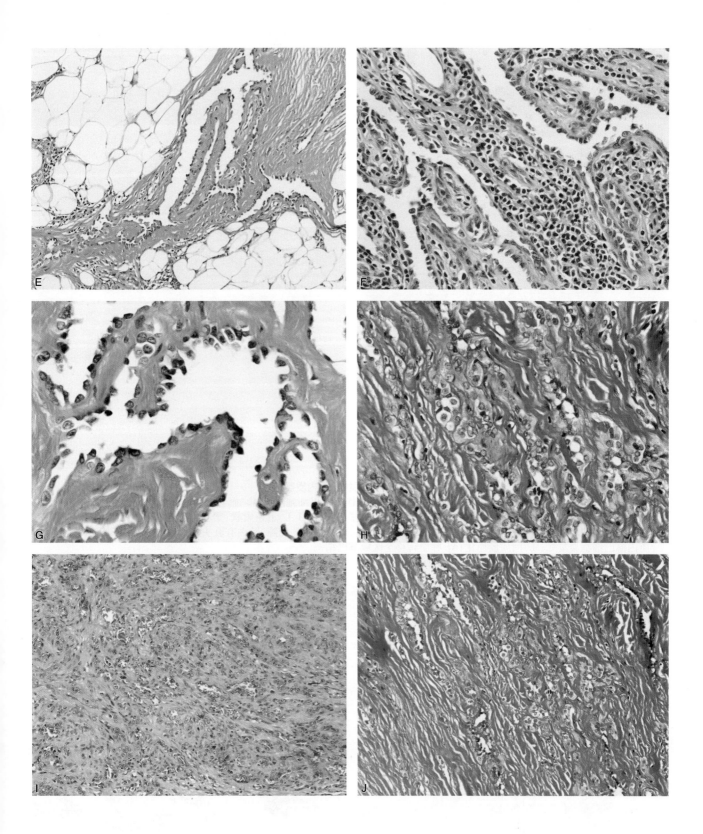

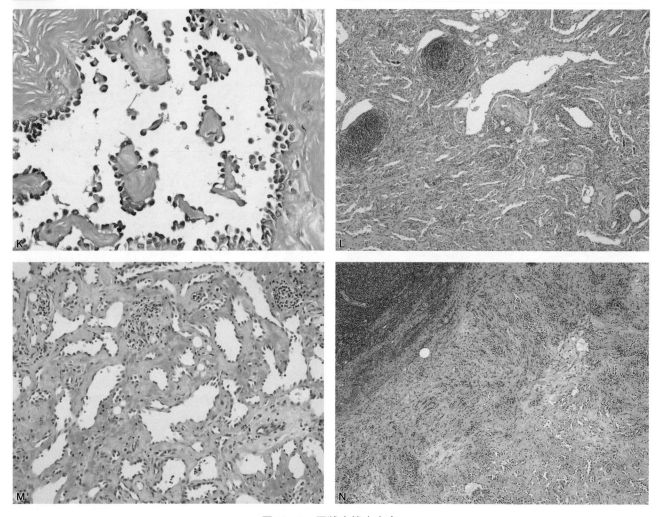

图 13-67　网状血管内皮瘤

A. 真皮层内可见细长分支状的血管;B. 血管之间的间质内伴有淋巴细胞浸润;C. 血管之间的间质伴有胶原化;D. 肿瘤性血管可包绕残留的皮肤附件;E. 累及至皮下;F、G. 内皮呈鞋钉样;H、I. 示条索状、梁状排列的上皮样瘤细胞;J. 呈实性梁状排列的瘤细胞与网状血管之间可有移行;K. 部分区域可见扩张的腔隙,腔内有乳头簇形成,类似 Dabska 瘤;L. 间质内淋巴细胞聚集灶;M. 间质胶原化;N. 肿瘤转移至区域淋巴结

【免疫组化】

内皮细胞表达 CD31(图 13-68)、CD34、ERG、PROX1 和 claudin-5[247],D2-40 和 VEGFR3 多为阴性[248]。大多数淋巴细胞为 CD3[+] 的 T 细胞。

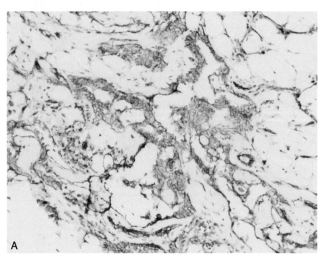
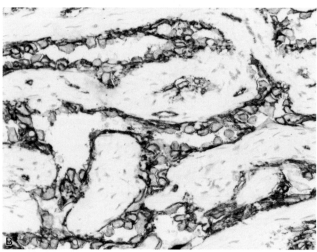

图 13-68　网状血管内皮瘤 CD31 标记

【鉴别诊断】

1. Dabska 瘤　好发于婴幼儿和儿童,多发生在头颈部。Dabska 瘤中的血管多为大的扩张性血管,腔内可含有透明液体,似海绵状淋巴管瘤,肿瘤内多无网状血管内皮瘤中的细长分支状血管网。另一方面,Dabska 瘤中可见完好的乳头状结构,而网状血管内皮瘤中的腔内乳头多为局灶性,但部分 Dabska 瘤在形态上与网状血管内皮瘤有较大的重叠,两者的内皮细胞均可呈鞋钉样向腔面突出(表 13-5)。

表 13-5　网状血管内皮瘤和 Dabska 瘤的比较

形态特点	Dabska 瘤	网状血管内皮瘤
年龄	儿童	中青年
鞋钉样内皮	+++	+++
淋巴细胞浸润	+++	+++
血管周玻璃样变性	+++	+++
血管内乳头簇	+++	+
淋巴管瘤样区域	+++	−
细长的网状血管	−	+++

2. 鞋钉样血管瘤　镜下肿瘤具有双相性的血管形态,仅在真皮浅表扩张血管的内皮细胞呈鞋钉样,而深部为狭窄裂隙样的血管,血管之间的间质多无淋巴细胞浸润。

3. 血管肉瘤　发生于老年人头皮,肿瘤内的血管形呈不规则的裂隙样或血窦样,常相互吻合成交通状,并在真皮内或皮下浸润性生长。内皮细胞可有一定的异型性,并可见核分裂象。肿瘤内有时还可见到分化较差的实性梭形细胞区域。

【治疗和预后】

低度恶性肿瘤,易复发,复发率可达 65%,文献上有 3 例报道发生区域淋巴结转移[239,240,249],1 例发生局部软组织转移[250],尚无发生远处转移或病死的报道。

四、乳头状淋巴管内血管内皮瘤

乳头状淋巴管内血管内皮瘤(papillary intralymphatic angioendothelioma,PILA)是一种少见的中间性罕见转移型血管肿瘤,由波兰医生 Dabska[251] 于 1969 年首先描述,也称 Dabska 瘤或 Dabska 血管内皮瘤,同义词为血管内乳头状血管内皮瘤(endovascular papillary angioendothelioma)。

【ICD-O 编码】

9135/1

【临床表现】

主要发生于儿童,约 25% 发生于成人。两性均可发生,无明显差异。

无特殊的好发部位,但以头部和肢体最常见,也可发生于手掌、前臂、脚跟、面颊、颞部、耳翼、颈部、臀部、腹壁和背部等处[251-261]。少数病例也可发生于舌、脾脏、骨、睾丸和深部软组织内[262]。

临床上表现为皮肤或皮下缓慢性生长的无痛性斑块或结节,直径多为 1～3cm。部分病例可发生于血管畸形、肌内血管瘤、慢性淋巴水肿和局限性淋巴管瘤的基础上。

【大体形态】

周界不清,常累及真皮和皮下组织,部分病例可伴有囊性变,病变直径范围为 1～40cm。

【组织形态】

由大小不一、形状不规则的扩张性薄壁脉管组成,脉管腔内及其周围常见淋巴细胞浸润,部分腔内含有透明液体,类似海绵状淋巴管瘤(图 13-69A),其内衬的内皮细胞呈立方形或柱状,内皮细胞有时在腔内成簇生长(图 13-69B)。高倍镜下,内皮细胞的胞质少、淡嗜伊红色,胞核明显,呈鞋钉样或火柴头样突向腔内(图 13-69C,D),核分裂象罕见。并形成乳头状结构,其表面衬以鞋钉样的内皮细胞,中央为玻璃样间质轴心,它是由瘤细胞合成的一种含基底膜物质。

【免疫组化】

内皮细胞表达 CD31(图 13-70)、CD34、和 F8,多数病例还可表达 D2-40 和 VEGFR3。

【治疗】

局部广泛切除,如有淋巴结累及,也应加作淋巴结清扫。

【预后】

本病可在局部呈浸润性生长,如浸润骨、肌肉和筋膜,局部复发率为 40%～60%,少数病例可转移至区域淋巴结和肺,但总的预后是好的。

五、复合性血管内皮瘤

复合性血管内皮瘤(composite hemangioendothelioma)由 Nayler 等[263] 于 2000 年首先描述,属于一种具有局部侵袭性并偶可发生转移的血管肿瘤,组织学上由良性、中间性和恶性成分混合组成,这些成分在肿瘤内的组成、分布及所占比例因病例而异,很难找到完全相同的病例。本病极为罕见,迄今为止文献上的报道约 38 例[264]。

【ICD-O 编码】

9130/1

【临床表现】

多发生于成年人,年龄范围为婴幼儿～71 岁,平均年龄为 39.5 岁,中位年龄为 42.5 岁,偶可发生于新生儿[265]。两性均可发生,多见于女性,女:男为 1.7:1(女 24 例,男 14 例)。

好发于肢体远端浅表软组织(真皮和皮下),特别是手和足,以及小腿、前臂和大腿,部分病例可位于头颈部(如头皮、舌、面颊、口腔、下颌前庭、下咽和颈部软组织),以及背部、肺、纵隔和腹股沟等处[263-274]。

临床上表现为局部皮肤或黏膜缓慢生长的棕红色或紫红色肿块或周界不清的肿胀,可伴有溃疡形成。25% 的病例伴有慢性淋巴水肿或局限性淋巴管瘤,个别病例伴有 Maffucci 综合征[270]。术前病程多较长,常达数年,范围为 2～12 年。

【大体形态】

肿瘤呈单结节状或多结节状,直径为 0.7～30cm(中位直径 3.2cm),也可表现为周界不清的肿胀,表面皮肤可呈紫红色,提示为血管性病变。

【组织形态】

位于真皮深层或皮下,周界不清,呈浸润性生长。由比例不等的良性、中间性和恶性成分混合组成,各种成分在肿瘤内的组成、分布及其比例因病例而异,不仅在病例之间有所不

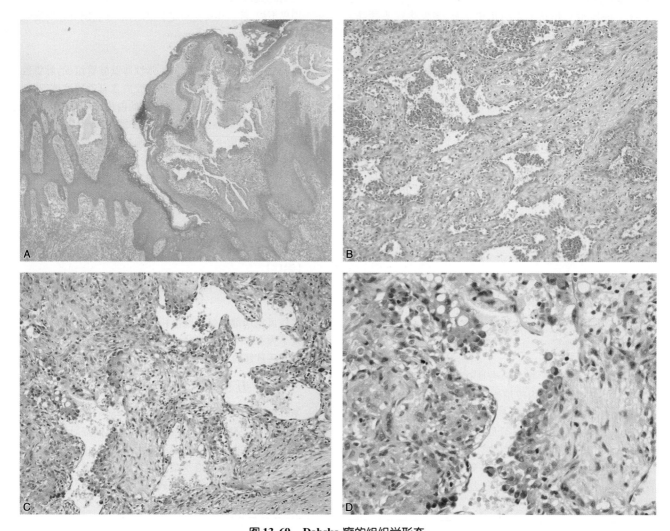

图 13-69　Dabska 瘤的组织学形态

A. 真皮表层可见扩张的淋巴管样腔隙,内皮细胞呈鞋钉样;B. 腔内乳头簇形成;C、D. 示鞋钉样内皮细胞(图片 A 由日本桥本样教授提供的幻灯片制作)

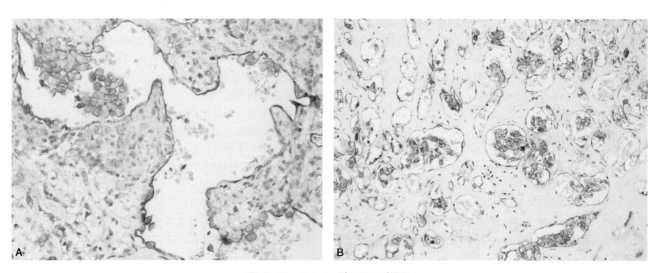

图 13-70　Dabska 瘤 CD34 标记

同,其至在同一病例不同的结节中也有差异。最常见的组成成分为网状血管内皮瘤和上皮样血管内皮瘤(图 13-71A ~ F),良性成分包括梭形细胞血管瘤、动静脉畸形、局限性淋巴管瘤、淋巴水肿、海绵状血管瘤和血管瘤病等(图 13-71G,H),中间性成分除网状血管内皮瘤外,可为 Dabska 瘤,偶可为卡波西型血管内皮瘤[269,272,274],恶性成分除前述的上皮样血管内皮瘤外(低度恶性血管肿瘤),多呈高至中分化的血管肉瘤

样,主要由分支状或交通状的肿瘤性血管组成,内皮细胞可有一定的异型性(图 13-71I,J),可见少量的核分裂象。少数病例为分化较差的血管肉瘤,包括上皮样血管肉瘤。部分病例所显示的所谓血管肉瘤样区域也有可能是网状血管内皮瘤的蔓状血管结构。另在部分病例内可见结节状或片状的实性区域,其内瘤细胞可呈上皮样,并可见较多的空泡状内皮细胞,类似脂肪母细胞(图 13-71K,L)。

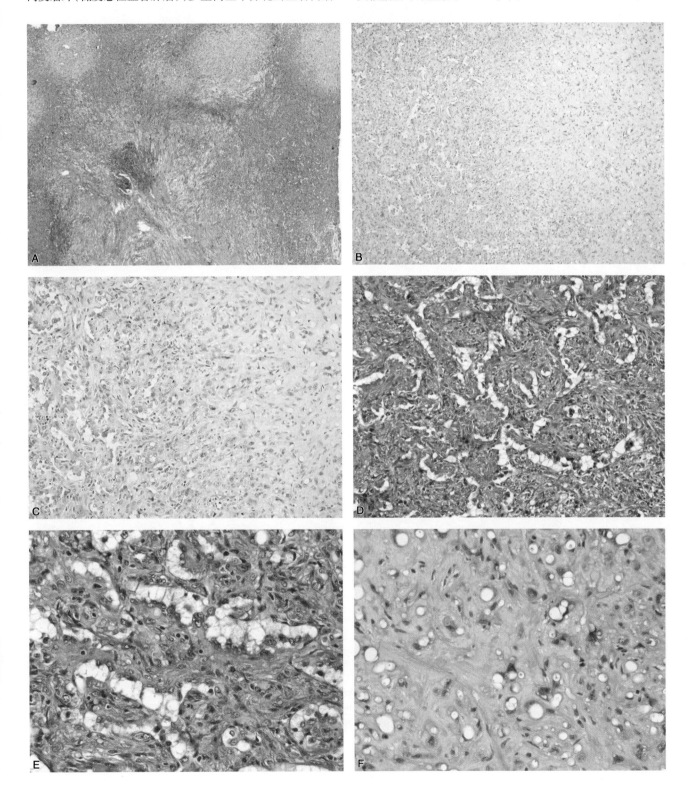

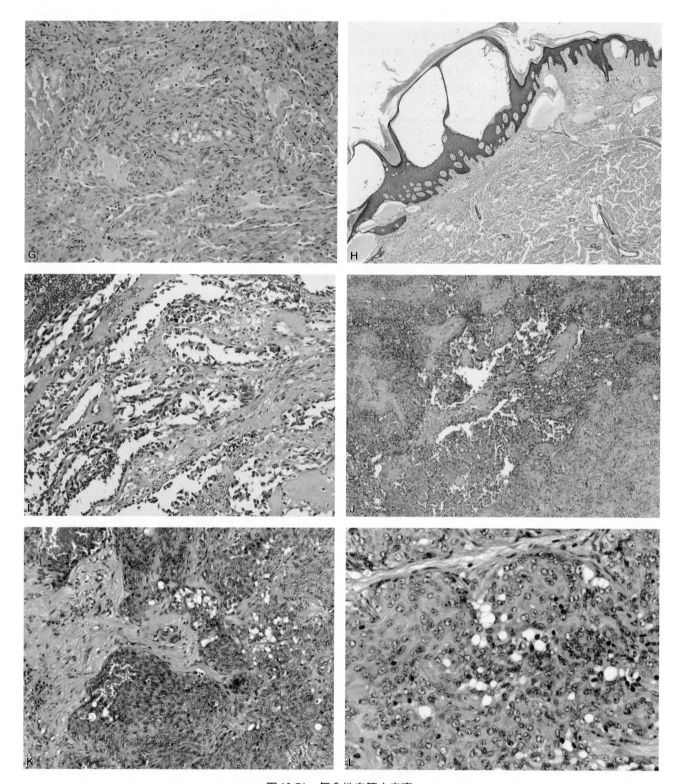

图 13-71 复合性血管内皮瘤
A. 低倍镜下显示为略淡染的区域和略深染的区域；B、C. 两种区域交界处；D、E. 略深染区域为网状血管内皮瘤；F. 略淡染区域为上皮样血管内皮瘤；G. 良性成分可为梭形细胞血管瘤；H. 可为局限型淋巴管瘤；I、J. 类似血管肉瘤样区域；K、L. 实性区域，可见空泡状细胞

【免疫组化】

内皮细胞表达 CD31、CD34 和 ERG(图 13-72)。

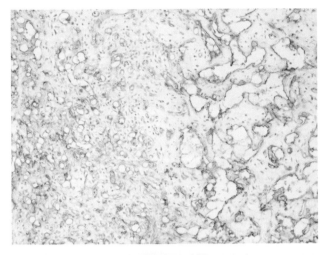

图 13-72　复合性血管内皮瘤 CD31 标记

【鉴别诊断】

1. 血管肉瘤　因多数病例内含有血管肉瘤样区域,复合性血管内皮瘤可被误诊为血管肉瘤,但在肿瘤的其他区域内尚可见网状血管内皮瘤、上皮样血管内皮瘤或梭形细胞血管瘤等多种性质不同的血管肿瘤成分,可与血管肉瘤相鉴别,后者的肿瘤性成分比较单一。此外,复合性血管内皮瘤病程较长,进展缓慢,尽管肿瘤内含有血管肉瘤样区域,但可能因病例数较少在生物学行为上并未显示有明显的高侵袭性,总体上仍属中间性肿瘤,而血管肉瘤进展快,容易发生远处转移,属高度恶性肿瘤。

2. 网状血管内皮瘤　网状血管内皮瘤除可含有 Dabska 瘤样区域外,也无其他血管肿瘤成分。

【预后】

约 57% 的病例在术后 18 个月~10 年内发生局部复发,常为多次复发,可能与肿瘤呈多中心性的生长方式有关,导致难以将病变完全切除。文献报道中有 5 例发生淋巴结转移,其中 2 例为原发灶切除后 2 年[272]和 9 年[263]发生。该 5 例病例中,2 例发生远处转,其中 1 例转移至大腿部软组织[263],1例转移至骨、肝和肺[274],1 例在 50 年后发生区域淋巴结转

移[271]。迄今为止,尚无患者死于肿瘤的报道。

【治疗】

对多数病例宜采取局部广泛切除,对疑有区域淋巴结转移者,可行区域淋巴结清扫。术后可考虑局部放疗,对发生远处转移者,可考虑化疗。

六、多态性血管内皮瘤

多态性血管内皮瘤(polymorphous hemangioendothelioma, PH)由 Chan 等[275]首先描述,极为少见,迄今约有 11 例报道[276-284],主要发生于淋巴结内,偶可发生于淋巴结外,镜下由细胞丰富的实性区域和血管瘤样区域混合组成。因所报道的病例数太少,是否能作为一种独立的病理学类型仍有待于更多资料的积累。

【临床表现】

患者均为成年人,年龄范围为 29~65 岁,平均 41 岁,男性多见。

主要发生在腹股沟、腋下、锁骨上、肺门和颌下淋巴结[275-280],少数病例位于结外,包括左脊椎旁、脊索和肝脏等[281-284]。

【组织形态】

由细胞丰富的实性区域和血管瘤样区域两种成分混合组成(图 13-73A)。实性区域由杂乱无章或梁状排列的卵圆形或梭形组成,核染色质细致、空泡状,可见 1 个或多个不清晰的核仁,胞质不清,双染性,有时可见胞质内微血管腔隙形成,内含红细胞,为原始性血管。血管瘤样区域由裂隙样或分支状的血管或扩张的多房状腔隙组成(图 13-73B),衬覆鞋钉样的胖立方形内皮细胞(图 13-73C),并形成假乳头状结构。

【免疫组化】

瘤细胞表达 CD31、CD34 和 vWF(F8)(图 13-74)。

【治疗和预后】

可发生局部复发,少数病例还可发生转移,包括区域淋巴结。

七、巨细胞血管母细胞瘤

巨细胞血管母细胞瘤(giant cell angioblastoma,GCA)是一种罕见的先天性肿瘤,由 González-Crussi 等[285]于 1991 年首先报道,迄今为止,文献上约有 12 例报道[286-290]。因所报道的

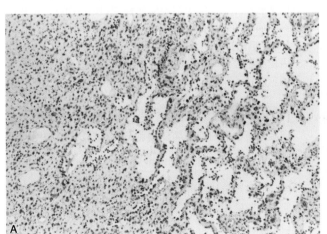

A

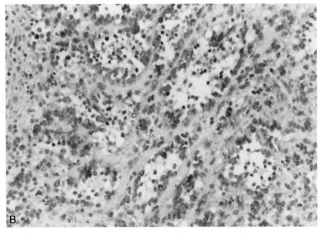

B

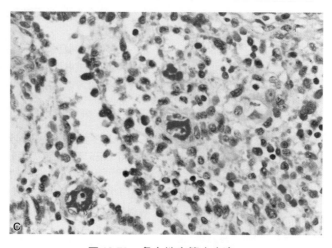

图 13-73 多态性血管内皮瘤
A. 由实性区域和血管瘤样区域组成;B. 示扩张的血管瘤样区域;C. 示鞋钉样内皮细胞

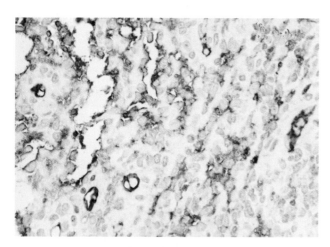

图 13-74 多态性血管内皮瘤 F8 标记

病例数太少,WHO 分类均未将其视为一种独立的病理学类型,有待于更多资料的积累。

【临床表现】

González-Crussi 等[285] 报道的 1 例为 3 个月大的女婴,生后不久于前臂发现肿块,临床上诊断为血管瘤,术后病理切片曾送多家会诊,意见不一,多倾向于"纤维组织细胞性肿瘤"。Vargas 等[286] 报道的 3 例分别发生于 7 个月、7 周和 25 天大的新生儿,病变分别位于软腭、右手和头皮,有痛感,并可伴有溃疡形成。Marler 等[287] 报道的两例分别发生于 10 个月大的新生儿和初生儿,病变分别位于腭和右手部。国内毛荣军等[288] 曾报道 1 例,患儿为 15 个月大男婴,病变位于左侧胫腓骨中上段。Crivelli-Ochsner 等报道了 1 例发生腘窝的病例,患者为 41 岁成年男性。笔者也报道了 4 例原发于骨的病例[290],其中 2 例发生于婴幼儿(23 个月男婴和 8 岁男孩),另 2 例发生于成年女性(37 岁和 56 岁),分别位于股骨、臀部和膝关节、腰椎和掌骨,临床上易被误诊为结核。

【影像学】

累及骨者主要显示为骨的溶骨性破坏(图 13-75)。

【组织形态】

病变呈结节状,结节的中央为小血管,其内衬的内皮细胞

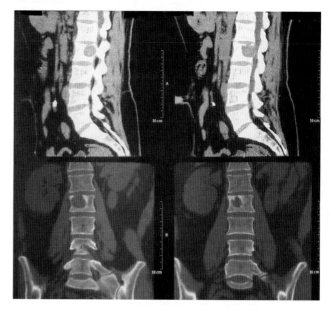

图 13-75 椎体巨细胞血管母细胞瘤 CT

较肥胖,在小血管的周围为同心圆状或洋葱皮状排列的卵圆形至梭形细胞,部分结节内可见散在的多核巨细胞,类似非坏死性肉芽肿性或纤维组织细胞瘤样病变(图 13-76)。在其他区域或在病变的边缘,可见较多的血管,可呈血管瘤样。

【免疫组化】

内皮细胞表达 CD31、CD34、ERG 和 vWF(F8),卵圆形至梭形细胞表达 α-SMA 和 vimentin,破骨样巨细胞表达 KP-1(图 13-77)。

【超微结构】

卵圆形至梭形细胞具周皮细胞分化,破骨样巨细胞则具组织细胞样形态。

【鉴别诊断】

本病应注意与丛状纤维组织细胞瘤、巨细胞纤维母细胞瘤和肌周细胞瘤相鉴别。

【治疗】

宜将肿瘤完整切除,对难以完整切除的病例,可采用干扰

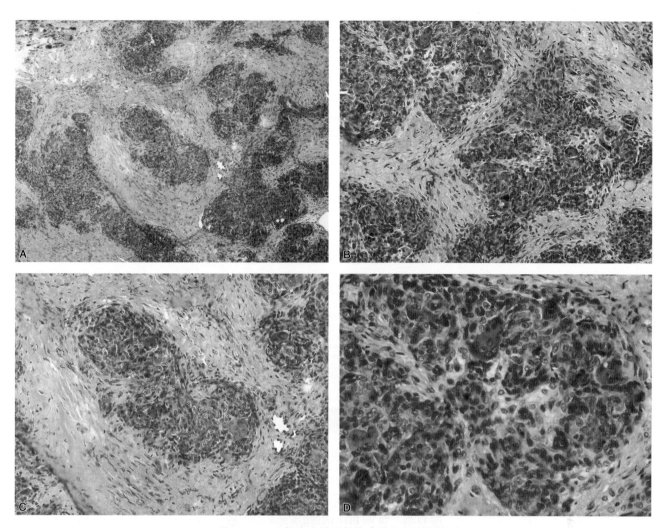

图 13-76 巨细胞血管母细胞瘤的组织学形态
A、B. 由血管瘤样结节组成;C、D. 血管瘤样结节内可见少量散在的破骨样巨细胞

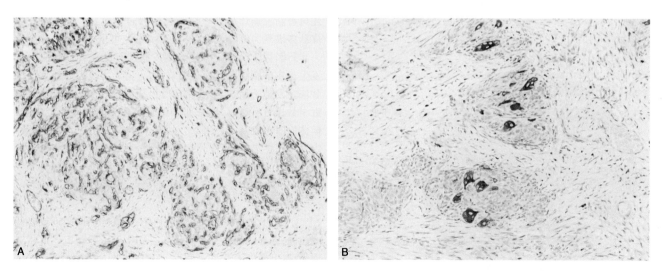

图 13-77 巨细胞血管母细胞瘤的免疫组化
A. CD31 标记;B. KP-1 标记

素 α2b 治疗。

八、假肌源性血管内皮瘤/上皮样肉瘤样血管内皮瘤

2003 年 Billings 等[291]描述了一种特殊亚型的血管内皮瘤,由略呈结节状、条束状或片状增生的梭形细胞、卵圆形细胞至圆形的上皮样细胞组成,胞质丰富,嗜伊红色。与经典的血管内皮瘤相比,这种类型的血管内皮瘤在组织学上并没有血管分化的确切证据(如血管形成和胞质内空泡),但在临床表现和组织学形态上却与上皮样肉瘤有一定的相似,且瘤细胞常弥漫强阳性表达 AE1/AE3,加上肿瘤好发于下肢远端,且常为多灶性,使得绝大多数病例最初均被诊断为上皮样肉瘤或被怀疑为上皮样肉瘤。Billings 等采用上皮样肉瘤样血管内皮瘤(epithelioid sarcoma-like hemangioendothelioma, ES-HE)来命名以突出表明该肿瘤的特征。Hornick 和 Flethcer 于 2011 年报道了一组

相似的病例[292],因瘤细胞的胞质呈亮嗜伊红色,形态上类似横纹肌母细胞,但免疫组化并不显示肌源性分化,故将其命名为假肌源性血管内皮瘤(pseudomyogenic hemangioendothelioma, PH)。上皮样肉瘤样血管内皮瘤和假肌源性血管内皮瘤在临床表现、镜下形态和免疫组化表型上十分相似,属于同一种病变类型[293]。Mirra 等[294]于 1991 年报道的所谓纤维瘤样上皮样肉瘤(fibroma-like variant of epithelioid sarcoma)据推测可能就是假肌源性血管内皮瘤。PH/ES-HE 比较少见,但国内也有一些报道[294-297]。

【ICD-O 编码】

9138/1

【临床表现】

患者多为青年人,中位年龄和平均年龄分别为 28.5 岁和 30 岁,年龄范围为 10 ~ 80 岁,80% 的患者在 40 岁以下,63% 的患者年龄在 20 ~ 40 岁之间,年龄在 60 岁以上者仅占 4%,男性多见,男:女约为3:1(图 13-78)。

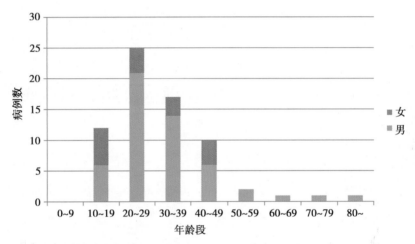

图 13-78　70 例 PHE 的年龄和性别分布图

多发生于四肢,其中近半数位于下肢(48.6%),包括小腿和大腿,约 15.7% 的病例发生于上肢和躯干,11.4% 发生于手足(包括腕和踝),少数病例发生于头颈部(5.7%)[291-301],偶可发生于骨和阴茎(4.3%)[302-306],后者包括胫腓骨、股骨、胸椎和足骨等(图 13-79)。

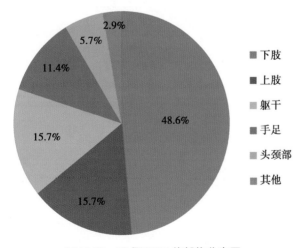

图 13-79　70 例 PHE 的部位分布图

肿瘤既可发生于浅表软组织(皮肤和皮下),也可发生于深部肌肉组织内,并可累及至骨表面,或同时累及浅表和深部软组织。约 2/3 的病例表现为多灶性病变,在病程中还可有新发病灶出现。临床表现因病例而异。发生于浅表皮肤多表现为红斑或丘疹(图 13-80),可呈多灶性,常需进一步行影像学检查。少数病例皮肤伴有糜烂、溃疡或出血。发生于皮下脂肪者可为小结节状,也可为表现为局部软组织肿块。发生于肌肉内者多表现为境界欠清的结节或肿块。近半数患者有痛感,也有部分患者表现为肢体或手足胀痛,但体检时可触及不到肿块。少数病例有外伤史。发生于骨内者多因疼痛就诊,部分病例可因运动时感觉疼痛或扭伤而被检查时发现骨内有病灶。术前病程通常<18 个月,短者 1个月。

【影像学】

CT 显示为均质的软组织肿块影,密度与肌肉相近或略低于肌肉,部分病例伴有骨质破坏。MRI 显示肿瘤境界可相对清晰,也可模糊不清呈浸润性。PET-CT 显示多灶性病变,可累及皮肤、皮下、深筋膜、肌肉和骨膜等不同组织平面[292,307](图 13-81)。结节的直径多为 1 ~ 2.5cm,平均为 2cm。仅10% 的病例结节直径>3cm。

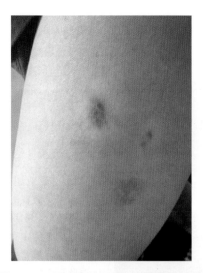

图 13-80 下肢皮肤假肌源性血管内皮瘤

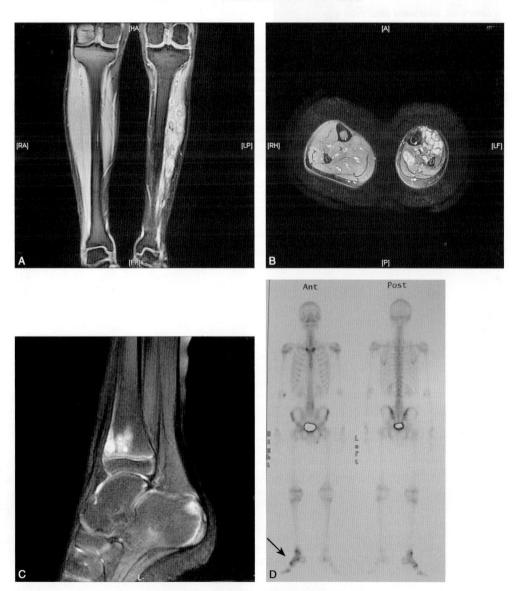

图 13-81 假肌源性血管内皮瘤 PET-CT

A、B. 病变呈多灶性，累及皮肤、皮下、深筋膜、肌肉和骨膜等不同组织平面；C. 病变位于胫骨下端；
D. 同位素检查显示右足多骨性病变

【大体形态】

分布于皮下或肌肉组织之间,常呈多结节状,直径1~8cm,切面呈灰白色或灰红色(图13-82)。

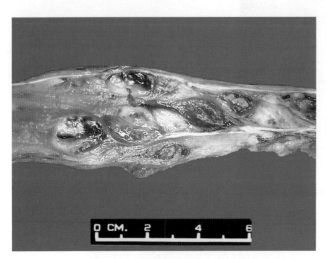

图13-82　假肌源性血管内皮瘤的大体形态
皮下和肌肉组织间多个灰白灰红色结节

【组织形态】

肿瘤可位于真皮、皮下、肌肉组织或骨小梁之间(图13-83A~D),由胖梭形至上皮样的细胞组成,瘤细胞常呈周界不清的结节状、疏松的条束状或片状排列,局部区域内偶可呈交织状或席纹状排列(图13-83E~I)。肿瘤常并浸润邻近的软组织,包括皮下脂肪和肌肉组织。高倍镜下,细胞核的染色质呈空泡状,可见较为明显的核仁(图13-83J,K),瘤细胞的胞质丰富,常呈亮嗜伊红色,可类似横纹肌母细胞(图13-83L,M)。梭形细胞和上皮样细胞之间可有移形。大多数病例内瘤细胞异型性不明显,或仅显示轻度的异型性,核分裂象常<5/50HPF。少数病例内,瘤细胞可显示异型性,核分裂象易见,可达到或超过5/50HPF。另一形态特点是在肿瘤的间质内常可见散在的中性粒细胞,可伴有炎症性或液化性坏死(图13-83N)。局部区域内,间质可有黏液样变性。Billings等[291]报道的7例中有4例于局部区域可见胞质内空泡形成,类似于上皮样血管内皮瘤中的水泡样细胞,但随后大量的病例报道此形态特征在假肌源性血管内皮瘤中并不明显。

【免疫组化】

瘤细胞弥漫强阳性表达AE1/AE3(图13-84A),但一般不表达广谱CK(MNF116)、CAM5.2和EMA,不同程度表达内皮标记物CD31、Fli1和ERG,其中CD31染色定位于胞膜,呈特征性的线状染色(图13-84B,C),具有诊断意义,Fli1和ERG定位于核上(图13-84D,E)。与上皮样肉瘤不同的是,CD34标记为阴性(图13-84F),而INI1标记显示无缺失。尽管部分瘤细胞可

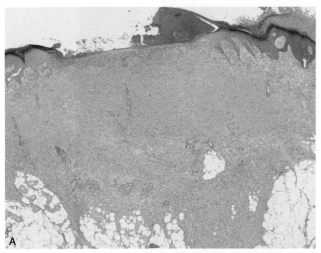

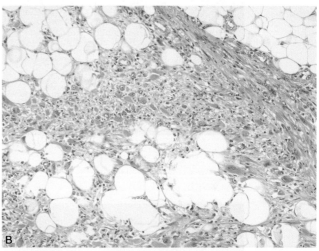

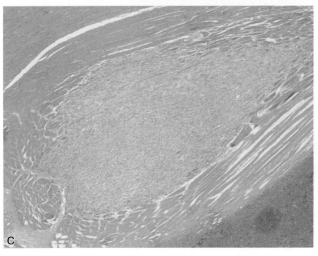

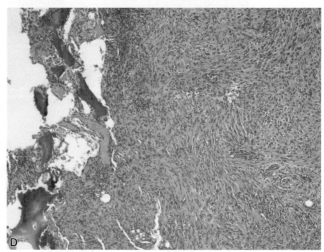

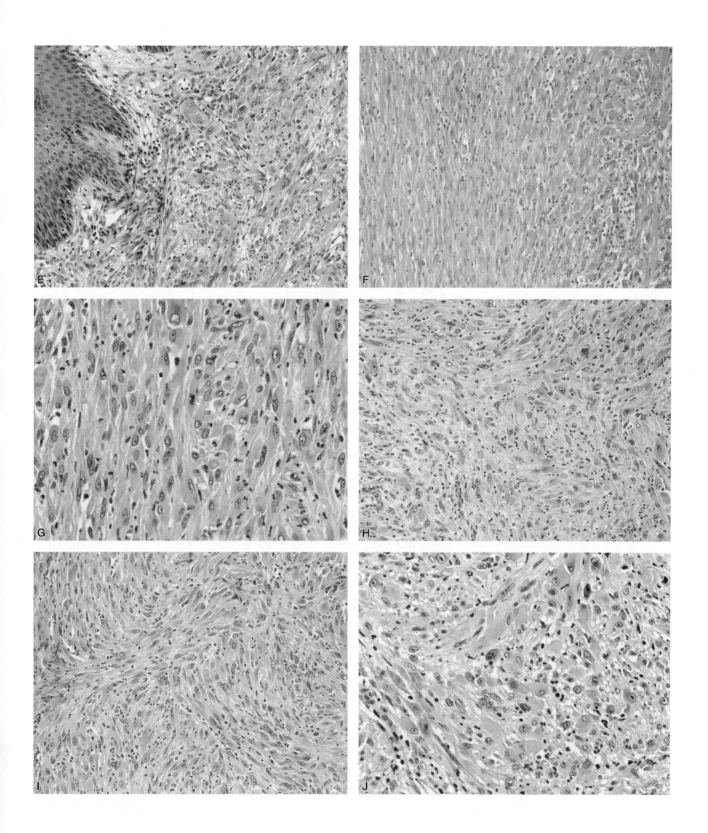

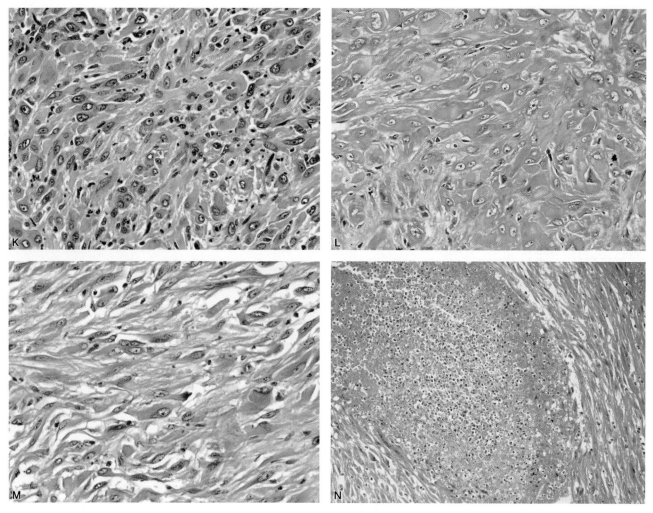

图 13-83 假肌源性血管内皮瘤的组织学形态
A. 病变位于真皮内；B. 病变累及至皮下；C. 病变位于肌肉内；D. 病变累及骨组织；E、F. 条束状排列的胖梭形细胞；
G. 间质内可见中性粒细胞；H、I. 交织状或席纹状排列的瘤细胞；J、K. 核染色质呈空泡状，可见核仁；L、M. 部分细胞的
胞质呈嗜伊红色，类似横纹肌母细胞；N. 液化性坏死

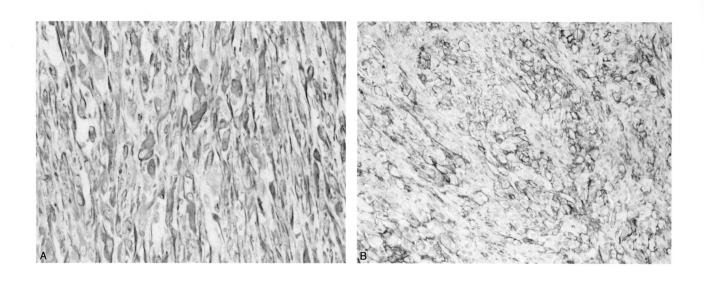

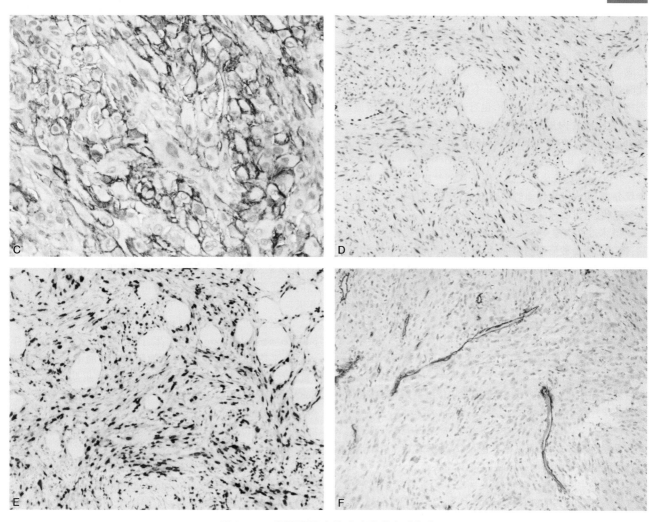

图 13-84 假肌源性血管内皮瘤的免疫组化
A. AE1/AE3 标记;B、C. CD31 标记;D. Fli1 标记;E. ERG 标记;F. CD34 标记

呈横纹肌母细胞样,但不表达 desmin、myogenin 或 α-SMA 等肌细胞标记物。新近报道显示,基于融合基因 *SERPINE1-FOSB* 的 FOSB 抗体可用于假肌源性血管内皮瘤的诊断标记物[308,309]。

【细胞遗传学】

Trombetta 等[310] 采用荧光原位杂交技术检测了 1 例 PHE,显示 t(7;19)(q22;q13),但 RT-PCR 并未检测到相关的融合基因及其转录产物。Walther 等[311] 新近报道显示,t(7;19)(q22;q13)可形成 *SERPINE1-FOSB* 融合性基因。该融合

性基因不出现于其他软组织或骨肿瘤中,因而具有特异性,可应用于诊断和鉴别诊断。

【鉴别诊断】

1. 上皮样肉瘤 镜下结节状分布更为明显,结节中央常为坏死灶,结节可融合成地图状,除 AE1/AE3 外,瘤细胞还表达包括 CK(MNF116)、CAM5.2 和 EMA 等在内的多种上皮性标记,并常表达 CD34,不表达 CD31,但可弱阳性表达 ERG 和 Fli1,另 INI1 标记显示缺失(表 13-6)。

表 13-6 假肌源性血管内皮瘤(上皮样肉瘤样血管内皮瘤)的鉴别诊断

	假肌源性血管内皮瘤	上皮样肉瘤	上皮样血管内皮瘤	上皮样血管肉瘤
生长方式	结节状,条束状,片状	结节状,伴有中央性坏死	条索样,黏液软骨样基质	片状
血管形成	无或偶见水泡细胞	无真性血管腔形成	常有胞质内原始管腔形成("水泡"细胞)	常有,可内衬多层细胞
核异型性	轻-中度	轻-中度	轻-中度	中-重度
间质中性粒细胞	常有	无	无	无
免疫表型	AE1/AE3+,CD31+,Fli+,ERG+,INI-1+,CD34-,FOSB+	CK+[*],EMA+,CD31-,ERG 弱+,Fli1 弱+,INI-1-,CD34+(50%~70%)	CK+(25%),CD31+,ERG+,Fli+,CD34+,CAMTA1+	CK+,CD31+,Fli1+,ERG+,CD34+

* 包括 AE1/AE3、广谱 CK(MNF116)和 CAM5.2

2. 上皮样血管内皮瘤　主要由短条索状或实性小巢状排列的上皮样细胞组成,间质常呈黏液软骨样,多数病例内可见水泡样细胞,空泡内可含有幼稚的红细胞,提示原始血管腔形成。部分病例也可见梭形细胞成分,间质也可伴有纤维化,此时与 PHE 较难区分,但胞质并不呈亮嗜伊红色,无肌样形态特点。部分病例除 CD31 外,也可表达 CD34。新近报道显示,上皮样血管内皮瘤中存在特异性的染色体异位 t(1;3)(p36.3;q25),产生 *WWTR1-CAMTA1* 融合性基因,可通过 FISH 或 RT-PCR 检测,也可采用 CAMTA1 标记。

3. 上皮样血管肉瘤　多发生于深部软组织,瘤细胞常呈片状分布,可有肿瘤性血管腔隙形成,瘤细胞体积大,染色质呈空泡状,可见明显的核仁,核分裂象易见。

4. 卡波西肉瘤　多发生于老年人,常有免疫抑制相关疾病,镜下主要由梭形细胞组成,可有裂隙样的血管腔隙,并伴有大量外渗的红细胞。瘤细胞表达 CD34 和 D2-40,并表达 LANA-1。

5. 肌源性肉瘤　特别是横纹肌肉瘤,表达 desmin、actin 和 myogenin 等标记,不表达内皮细胞标记。

【治疗】

针对 PHE 主要采取局部广泛性切除。部分病例因单一肢体多灶性病变而施行截肢手术。对复发或转移的病例可于术后辅以化疗和(或)放疗。有报道采用依维莫斯对转移性肿瘤有一定疗效[312]。

【预后】

易发生局部复发,复发率可达60%,多发生于1~2年内。一些病例在病程中于同一区域内可出现新病灶。迄今为止,仅有 1 例发生区域淋巴结转移,4 例发生于远处转移,其中 2 例在原发灶切除 7 年和 16 年后发生多部位转移(包括肺、骨、头皮和局部软组织)[291,292],另 2 例临床进展较快,在发现原发病灶后不久即发生肺转移[304,307]。

九、卡波西肉瘤

卡波西肉瘤(Kaposi's sarcoma)由奥-匈皮肤学家 Kaposi[313]于 1872 年首先报道,是一种中间性的血管肿瘤,好发于皮肤,偶可发生于黏膜、淋巴结和内脏,由条束状排列的梭形瘤细胞所组成,在横断面上常呈筛孔状或蜂窝状。瘤细胞之间为裂隙样血管腔隙,含有红细胞,间质内可有含铁血黄素沉着,在梭形瘤细胞内或细胞外常可见 PAS 阳性的透明小体。

1994 年,Chang 等[314]研究发现,卡波西肉瘤与人类疱疹病毒 8(human herpes virus 8,HHV8)的感染关系密切,HHV8 可能是卡波西肉瘤的致病因子。Whitby 等人[315]的研究显示,在卡波西肉瘤形成前即能在患者的周围血中检测到 HHV8。在病理切片上检测 HHV8 对明确卡波西肉瘤的诊断有一定的帮助。除卡波西肉瘤外,HHV8 在一些淋巴增生性疾病中也可检测到,如伴有淋巴浆细胞性淋巴瘤的多中心性 Castleman 病。

【ICD-O 编码】

9140/3

【临床表现】

临床上分为慢性地方型(经典型)、淋巴结病型、移植相关型和 AIDS 相关型四种临床类型[316,317]。

1. 慢性地方型或经典型(chronic endemic or classic form)　好发于 60 岁以上的老年人,并多见于男性(90%),主要发生于波兰、俄罗斯、意大利和非洲赤道中部[318],我国新疆地区也是卡波西肉瘤的好发地区[319]。

临床上,最初表现为下肢远端皮肤多发性结节(图 13-85),呈紫色、绛蓝色或棕褐色,常伴有肢体的水肿。病变生长缓慢,可向肢体近端延伸,并融合成斑块状或息肉状,类似化脓性肉芽肿,偶可有溃疡形成。另一些病例则表现为新旧病灶共存,病程多较长。Safai 等[320]的报道显示,患者多伴有其他类型的恶性肿瘤,其中的半数为淋巴造血系统疾患,如白血病、淋巴瘤和多发性骨髓瘤等。

2. 淋巴结病相关型或非洲地方型(lymphadenopathic form or African endemic form)　主要发生于非洲的儿童[321],表现为局部或全身性淋巴结肿大,主要累及颈、腹股沟和肺门淋巴结,偶可累及眼眶和腮腺组织,病程进展迅速,可呈爆发性,多由内脏受累及所致。少数病例也可发生于非州以外的成年人。

3. 医源性或免疫抑制相关型(iatrogenic or immunosuppression-associated form)　发生于肾移植后数月或数年内[322],平均为 16 个月,与机体细胞免疫功能下降直接相关(抗排斥免疫抑制治疗),细胞免疫可通过皮肤测试 PHA、ConA、PWM 和 DNCB。也可见于接受大剂量激素(如糖皮质激素治疗慢性肾病)治疗而导致免疫功能下降者[323]。免疫抑制相关型卡波西肉瘤的发病率远东地区(4%)高于西方(<1%)。

4. AIDS 相关型或与 AIDS 相关的流行性型(AIDS-related form or an epidemic form associated with AIDS)　由 HIV-1 感染引起[324,325],多见于男性同性恋、静脉给药和接受富含 F8 因子血制品治疗的血友病患者[326,327]。约 30% AIDS 患者发生卡波西肉瘤,平均年龄为 39 岁。多发生于面部、外生殖器和下肢的皮肤,口腔黏膜、淋巴结、胃肠道和肺也常受累及。起病时呈小的扁平状粉红色斑块,以后才呈典型的紫蓝色丘疹样。AIDS 患者经抗病毒治疗(highly active antiretroviral therapy,HAART)后,罹患卡波西肉瘤的风险下降[328]。

【组织形态】

四种临床类型在组织学上并无很大的差别,唯早期病变多见于 AIDS 患者。根据病程大致可分为以下几期:

1. 早期(斑片期)　是一种扁平的皮肤病变,由增生的小血管围绕扩张的大血管组成,在真皮浅层胶原纤维间可见排列疏松的参差不齐的分支状血管网(图 13-86A,B,C),血管周围可见外渗的红细胞,伴有含铁血黄素沉着,间质内可见散在的淋巴细胞和浆细胞浸润。

2. 斑块期　皮肤轻度隆起,病变累及真皮全层,可累及皮下组织。斑片期的改变更明显,血管增生更广泛,血管腔边缘不整齐。增生性血管的周围可见形态上似良性的梭形细胞成分,含铁血黄素沉着较为明显。炎症浸润更密集,红细胞外渗和含铁血黄素沉着着更显著。

3. 结节期　皮肤形成较为明显的结节,镜下病变周界清楚,由交织状排列的增生性梭形细胞束组成,类似分化好的纤维肉瘤,但在梭形细胞和血管之间为含有红细胞的裂隙样腔隙,横切面可呈筛孔状或蜂窝状(图 13-86D～J),在梭形细

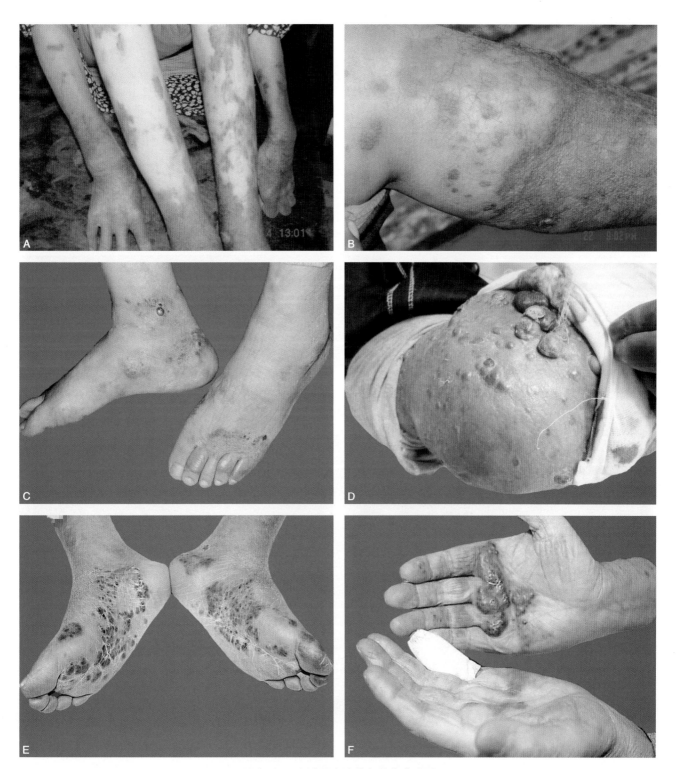

图 13-85　卡波西肉瘤的各种临床表现

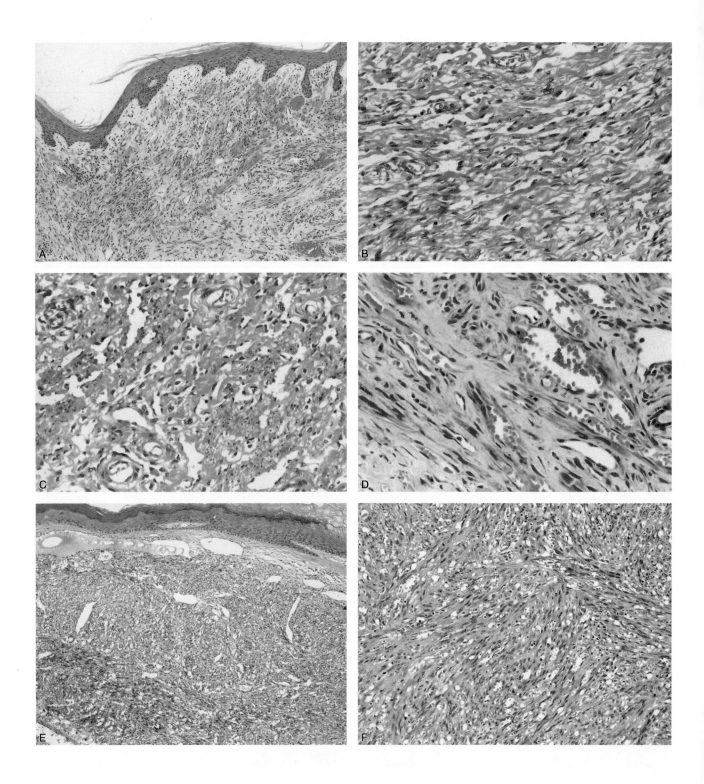

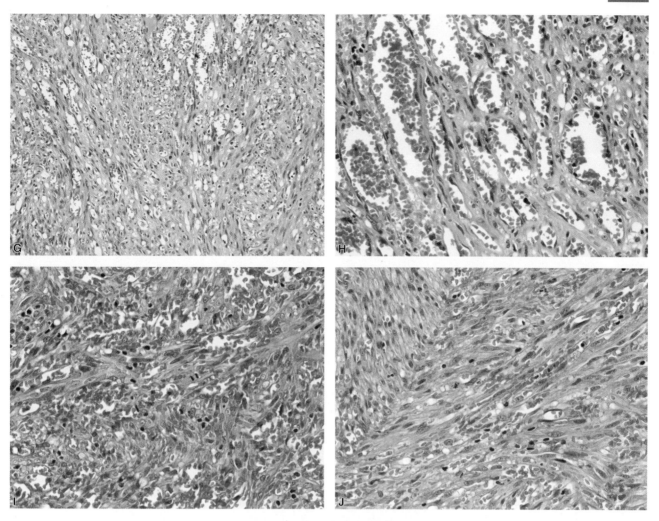

图 13-86 卡波西肉瘤的组织学形态

A～C. 真皮浅层胶原纤维间可见分支状血管网;D～J. 示梭形细胞和裂隙样血管腔隙

内或细胞外可见 PAS 阳性的嗜伊红色透明小体,耐淀粉酶消化,可能为变性的红细胞[329]。结节的边缘常见炎症细胞浸润、含铁血黄素沉着和扩张的血管。典型的卡波西肉瘤细胞无明显的异型性,核分裂象也不多见,但少数病例中瘤细胞分化较差,异型性明显,可见较多的核分裂象,这在非洲病例中较为常见。AIDS 相关型卡波西肉瘤内可含有较大的扩张性血管腔隙,类似淋巴管瘤,也称淋巴管瘤样卡波西肉瘤(lymphangioma-like Kaposi sarcoma)[330]。

淋巴结受累时,在早期,病变多发生于淋巴结的被膜下,并向纤维性间隔内延伸,使其增厚,内见不规则的增生性小血管,可类似淋巴结血管转化(图 13-87A,B),间质内伴有较多的浆细胞浸润和含铁血黄素沉着,有时可见比较原始的梭形细胞成分[331]。进展期病变,淋巴结的结构受到破坏,被单个或多灶性的肿瘤性结节占据或取代,镜下以弯曲条束状增生的梭形细胞和内含红细胞的裂隙样血管为特征(图 13-87C,D),并可见红细胞外渗、含铁血黄素沉着和炎症细胞浸润,在大多数病例中还可以见到嗜伊红色小体,后者 PAS 染色阳性,并耐淀粉酶消化。内脏受累时,原有结构仍可保留,病变沿血管、支气管、肝门区播散,累及周围实质。

【免疫组化】

瘤细胞表达 CD34(图 13-88A)、HCl、PAL-E、抗 E92、VEG-FR3、FKBP12、D2-40、ERG、PROX1、LYVE1 和 Fli1[332-335],采用针对 HHV8 的抗体 LANA-1 有助于卡波西肉瘤的诊断[336](图 13-88B)。

【超微结构】

显示内皮细胞分化特征。

【细胞遗传学】

新近 CGH 研究显示早期卡波西肉瘤 Y 染色体丢失,肿瘤生长期涉及 16、17、21、X 和 Y 染色体的改变[337]。

【鉴别诊断】

1. 皮肤血管肉瘤 临床表现与卡波西肉瘤有所不同,好发于老年人的头额部皮肤,镜下由吻合成交通状的不规则形血管组成,有时肿瘤内也可含有实性的梭形细胞成分,除 CD31 外,也可表达 CD34 和 D2-40,但 LANA-1 标记为阴性[338]。

2. 分化好的纤维肉瘤 由鱼骨样或人字形排列的梭形细胞组成,瘤细胞间无裂隙样的血管腔隙,也无大量的红细胞外渗,瘤细胞不表达 CD34 和 LANA-1。

3. 梭形细胞血管瘤 由海绵状血管瘤样区域和梭形细

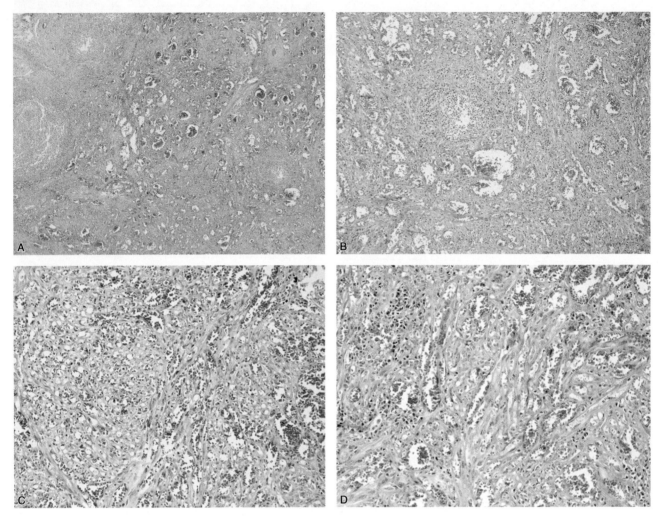

图 13-87　淋巴结内卡波西肉瘤

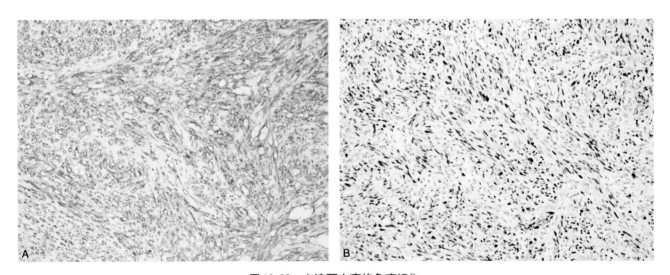

图 13-88　卡波西肉瘤的免疫组化
A. CD34 标记；B. HHV8（LANA-1）标记

胞组成,梭形细胞无异型性,也无核分裂,有时在梭形细胞成分内可见胞质呈空泡状的水泡细胞(上皮样细胞),梭形细胞主要表达 vimentin,不表达 CD34 和 LANA-1[339]。

4. 卡波西型血管内皮瘤　参见前述。

5. 获得性进展性淋巴管瘤　临床上病变呈缓慢性生长的斑块样,病变位于真皮内,主要由不规则的薄壁淋巴管组成而无梭形细胞成分,不表达 LANA-1。

6. 假肌源性血管内皮瘤/上皮样肉瘤样血管内皮瘤　主要由结节状或疏松条束状排列的胖梭形细胞和上皮样细胞组成,胞质嗜伊红色,可呈横纹肌母细胞样,瘤细胞表达 AE1/AE3、CD31、Fli1 和 ERG,不表达 CD34 和 LANA-1。

【治疗】

对病情进展、症状明显的病变主要采用化疗和放疗,使用 α-干扰素也有一定的疗效。对 AIDS 相关型卡波西肉瘤可采用抗逆病毒的 HAART 治疗(high active antiretroviral treatment,高效抗逆转录病毒治疗,即"鸡尾酒疗法")。

【预后】

取决于机体的免疫功能、疾病所处的不同阶段以及有无机会性感染等相关性因素。慢性地方型的死亡率为 10% ~ 20%,多在 8 ~ 10 年内,另有 25% 的病例死于其他类型的肿瘤。AIDS 相关型临床进展较快,死亡率为 41%,取决于临床分期、有无机会性感染及有无系统性症状。多脏器累及者预后差,对治疗反应不佳。

第九节　恶性肿瘤

一、上皮样血管内皮瘤

1975 年 Dail 和 Liebow 以摘要形式报道了一组发生于肺内的病变,其中的多数病例(65%)呈双侧多结节性[340]。Dail 和 Liebow 将这一组病变称为血管内支气管肺泡肿瘤(intravascular bronchioalveolar tumor,IVBAT)。1979 年和 1981 年包括免疫组化和电镜观察在内的一系列研究提示 IVBAT 中的瘤细胞起源于血管内皮细胞[341-343]。1982 年,Weiss 和 Enzinger[344] 报道了一组发生于周围软组织内的血管肿瘤,形态上与 IVBAT 相似。这一组血管肿瘤被命名为上皮样血管内皮瘤(epithelioid hemangioendothelioma,EH)。1983 年 Dail 等对 20 例 IVBAT 再作了详细的报道,并认可 IVBAT 为"一种特殊的硬化性血管内皮肿瘤"[345]。

IVBAT 是一种误名(misnomer)[346],其本质就是发生于肺部的上皮样血管内皮瘤。除肺和周围软组织外,Weiss 等[347] 于 1986 年的报道进一步显示,上皮样血管内皮瘤还可发生于肝、头颈部、口腔黏膜、骨、纵隔、膈肌和大脑等多个不同的部位。自此,上皮样血管内皮瘤作为一个独立的病理学类型而被广泛采纳。

在 1994 年版的 WHO 分类中,上皮样血管内皮瘤被认为属于一种中间性的血管内皮瘤,后因该肿瘤具有相对较高的局部复发率(10% ~ 15%)、转移率(20% ~ 30%)和死亡率(10% ~ 20%),与中间性肿瘤的生物学行为不相符,故在 2002 年版和 2013 年版的 WHO 分类中,上皮样血管内皮瘤均被归入到恶性肿瘤中,视为一种低度恶性或高分化的血管恶

性肿瘤。新近细胞遗传学研究显示,上皮样血管内皮瘤具有特异性的染色体易位 t(1;3)(p36.3;q25),产生 *WWTR1-CAMTA1* 融合性基因[348],另有一小部分上皮样血管内皮瘤具有 t(X;11)(p11;q22),显示 *YAP1-TFE3* 基因易位[349],可通过 FISH 或 RT-PCR 检测,也可通过免疫组化 CAMTA1 和 TFE3 标记。

【ICD-O 编码】

9133/3

【临床表现】

1. 年龄和性别　可发生于任何年龄,但以成年人居多,特别是中青年,年龄范围为 13 ~ 86 岁,中位年龄为 50 岁左右,罕见于婴幼儿。两性均可发生,以女性略多见,尤其是发生于肺和肝脏者,女性患者可占到 62%[350,351]。

2. 部位　好发于四肢浅表和深部的软组织[352],较少发生于皮肤(<10%)。约 1/2 ~ 2/3 的肿瘤与较小的静脉关系密切,极少数病例可直接起自于大的静脉或动脉,表现为腔内肿块,故上皮样血管内皮瘤也被称为血管中心性肿瘤。除周围软组织外,发生于前纵隔者也不少见[353]。部分病例发生于实质脏器内,如肺、肝、骨和大脑[350,354,355],其中发生于肺和肝脏者常为多结节性(或称多中心性)(62% ~ 65%),并常累及双侧肺或肝左右两叶,发生于骨者半数以上为多灶性[355],常发生于下肢骨,但脊柱等部位也有发生。多中心性病变中的结节直径多<2cm,少数病例中可呈直径>5cm 的单个结节(约 10% ~ 19%)。此外,上皮样血管内皮瘤还可发生于脑膜、口腔、脊索、胸膜(图 13-89)、阴蒂、外阴和阴茎等处[356-360]。另在部分患者中,可为多脏器同时累及,临床上可有较长的病程。

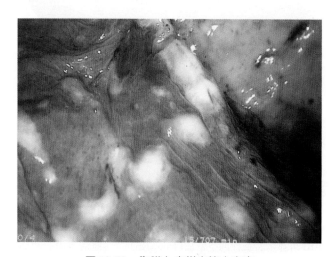

图 13-89　胸膜上皮样血管内皮瘤

3. 症状和体征　发生于周围软组织者多表现为逐渐增大的孤立性结节或肿块,可伴有轻微疼痛感。起自于血管者,可产生缺血性疼痛,血管阻塞时,可导致水肿或血栓性静脉炎。发生于肺部者多无症状,常为体检时由影像学检查所发现,部分患者可有咳嗽、呼吸困难和胸痛症状。发生于肝脏者也无特异性的症状,多为检查中偶然发现(如 B 超和 CT 等),部分病例可表现为肝区隐痛和体重减轻等,另有少数病例可表现黄疸和急腹痛(血腹症)等症状。

　　复旦大学附属肿瘤医院于 2008—2016 年间共诊断 176 例上皮样血管内皮瘤,其中男性 94 例,女性 82 例,男:女为 1.15:1,平均年龄和中位年龄分别为 45 岁和 47 岁(图 13-90)。绝大多数为会诊病例,且发生于肝、肺和骨的病例占到 67%,其他部位包括四肢、头颈、纵隔、胸膜和躯干,少数病例发生于阴茎和扁桃体等处(图 13-91)。

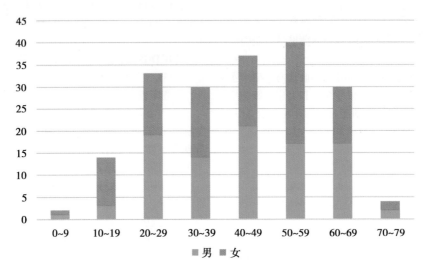

图 13-90　上皮样血管内皮瘤的年龄和性别分布

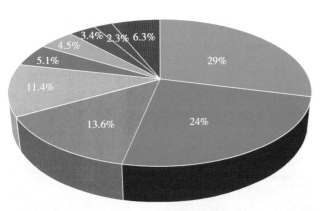

图 13-91　上皮样血管内皮瘤的部位分布

【影像学】

　　近半数的软组织上皮样血管内皮瘤与血管关系密切,位于深部的肿瘤,可伴有钙化或骨化。肺和肝上皮样血管内皮瘤常表现为多结节性病变,结节数量因病例而异,其中肝结节常邻近肝被膜或肝门(<3cm)(图 13-92)。CT 显示均匀一致的低密度结节,T_1WI 呈低信号,T_2WI 呈中至高信号。CT 和 MRI 可显示特征性的空晕征(halo sign)[361],即结节中心和周边均为低密度或低信号,两者之间夹杂高密度或高信号。PET-CT 可显示为肝内多发结节状或片状不规则低密度改变,伴轻度 FDG 摄取增高,肺内多发性小结节可不伴有 FDG 摄取增高。有时多发性病变可被误诊为转移性癌,孤立性病变可被误诊为炎性假瘤。

【大体形态】

　　肿块呈灰白或灰红色,质地坚实,纤维样(图 13-93),位于深部或体积较大的肿瘤内有时可见钙化或骨化。起自于血管者,于血管腔内可见梭形肿块,类似血栓或静脉石,但周界不清,常向邻近组织内浸润性生长。肿块直径 0.4～10cm,其中约 1/3 软组织病例中的肿块直径>5cm,但较少>10cm。

【组织形态】

　　发生于躯体不同部位的上皮样血管内皮瘤在形态上基本一致,并无明显不同。

　　1. 肺和肝上皮样血管内皮瘤　因病灶常表现为多结节性,故临床送检的标本常为穿刺活检组织。肺病部变常呈分叶状或结节状,多位于肺泡腔内,肺泡壁结构得以保留。结节周边瘤细胞的密度相对较高,而结节中心的瘤细胞密度相对较低,基质呈黏液软骨样或黏液透明样,可伴有凝固性坏死(图 13-94A～I),少数情况下可伴有钙化和骨化。瘤细胞主要由嗜伊红色的上皮样细胞或空泡状细胞组成,呈短条索样排列,也可呈散在的单个细胞、小巢状或片状不规则性分布,但无明显的血管腔形成。部分瘤细胞的胞质内可见空泡形成(原始血管腔),也称水泡细胞(blister cells),有时于胞质空泡内可见红细胞。肝上皮样血管内皮瘤中的瘤细胞常浸润肝窦,有时与残留的肝细胞相混杂而较难分辨,但含有红细胞的水泡细胞可提示为内皮细胞性(图 13-94J～L)。骨上皮样血管内皮瘤中的瘤细胞常在骨小梁之间呈浸润性生长(图 13-94M～P)。

　　2. 软组织上皮样血管内皮瘤　肿瘤与血管关系密切,常呈血管中心性,典型病例中可见肿瘤呈离心状从扩张的血管腔向周围的软组织内浸润性生长,但在日常工作中所接触到的病变内血管结构常不清。瘤细胞常排列成短索状和小巢状,也可呈不规则性分布,或呈散在的单个细胞状分布于浅蓝色的黏液软骨样基质内(图 13-95A～F),部分病例内可见较多的空泡状细胞,可呈片状分布,可类似脂肪肿瘤(图 13-95G～J),间质内可伴有灶性的钙化或骨化。瘤细胞呈圆形、多边形或略带梭形,胞质丰富,嗜伊红色,也可呈透亮状或有空泡形成(即水泡细胞),空泡内常见红细胞。瘤细胞核呈空泡状,核仁不明显,多数病例核分裂象少见(<2/10HPF)或不见。发生于纵隔等部位的上皮样血管内皮瘤可伴有破骨样巨细胞反应。除上

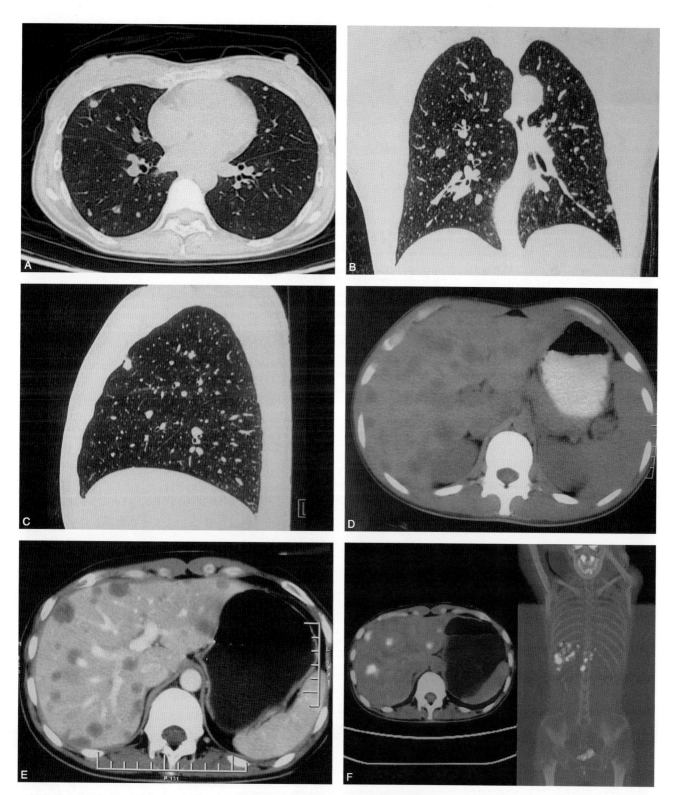

图 13-92 上皮样血管内皮瘤的影像学
A～C. 肺上皮样血管内皮瘤;D～F. 肝上皮样血管内皮瘤

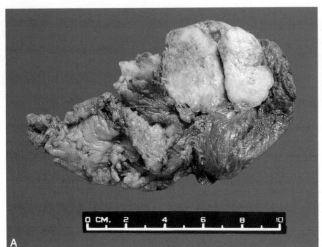
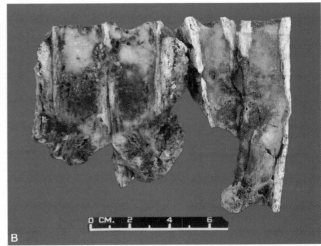

图 13-93　上皮样血管内皮瘤的大体形态

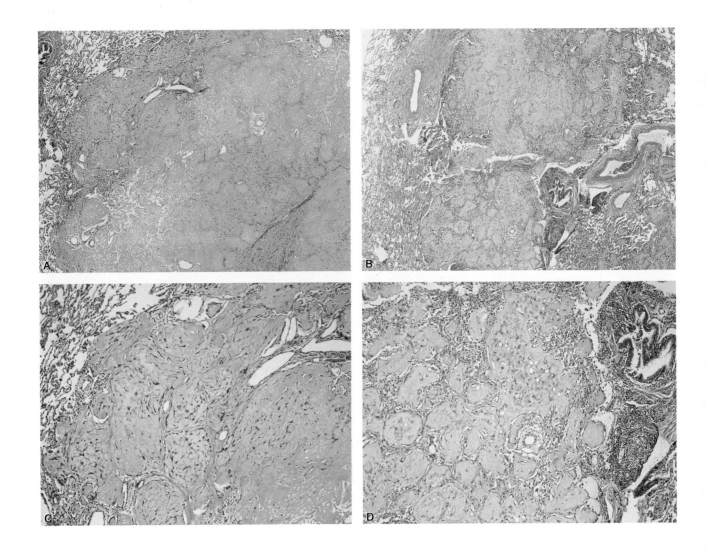

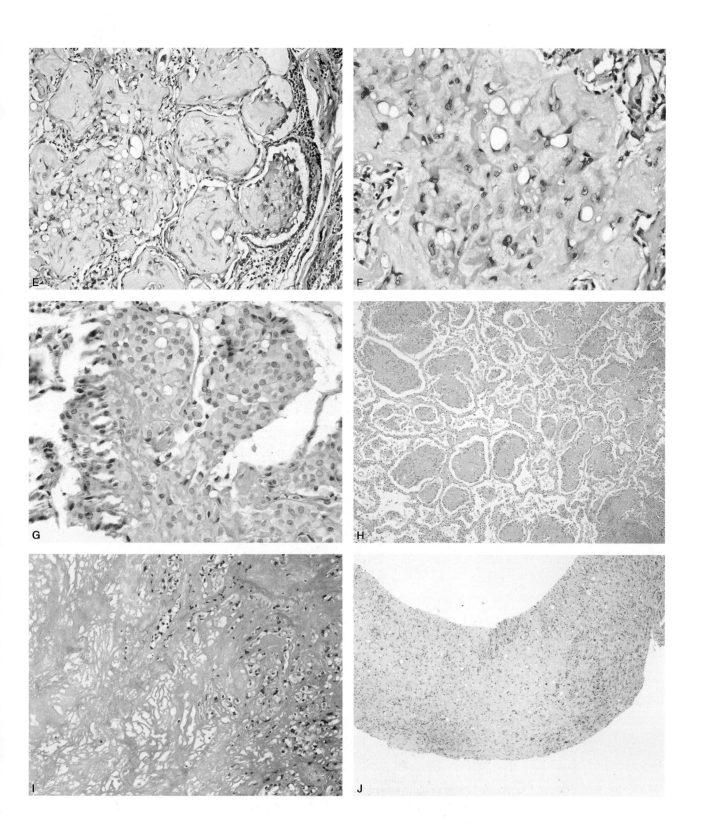

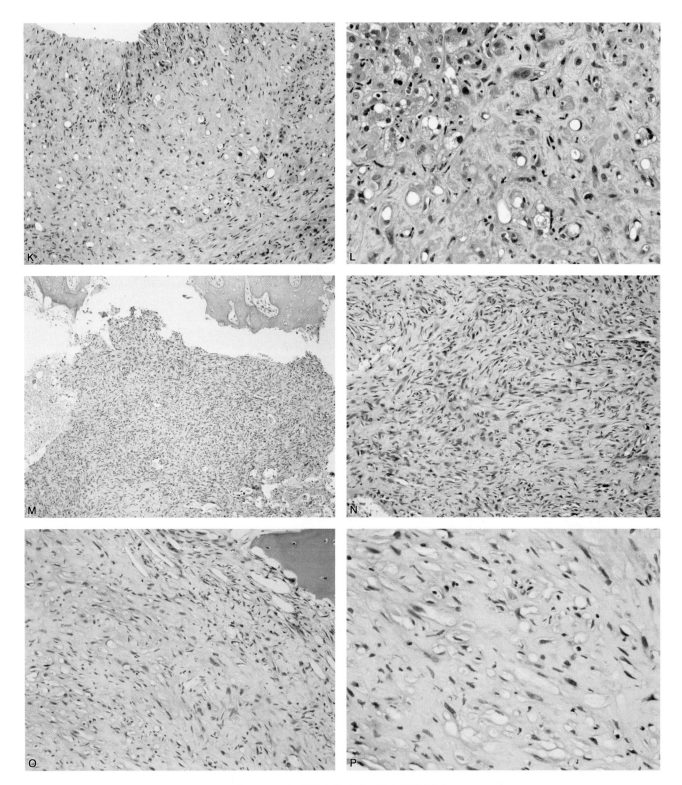

图13-94   上皮样血管内皮瘤的组织学形态

A~D. 肺部病变常呈多结节状,位于肺泡腔内;E~G. 结节内可见散在、条索样或片状排列的水泡细胞和上皮样细胞;
H、I. 结节中央可有坏死;J~L. 肝脏上皮样血管内皮瘤;M~P. 骨上皮样血管内皮瘤

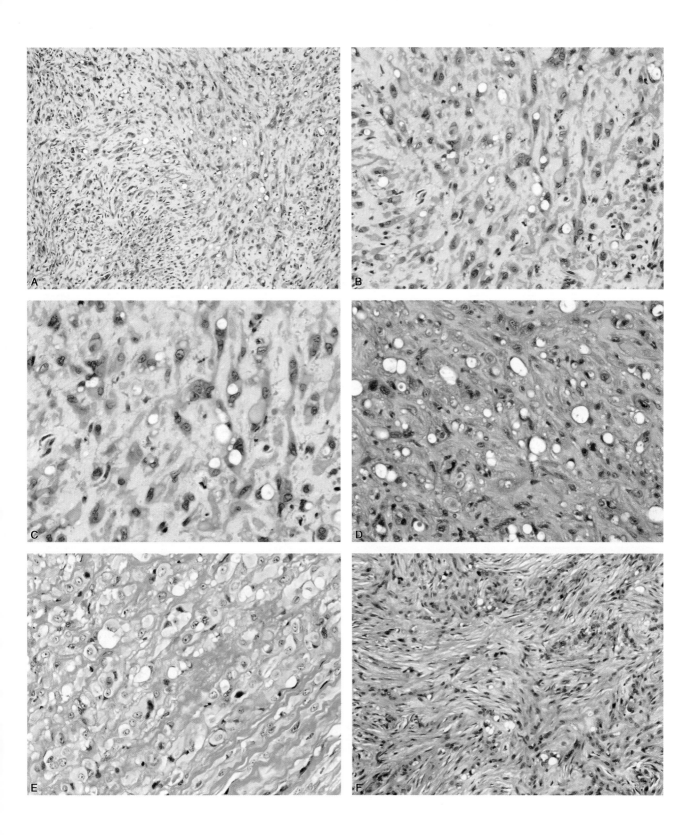

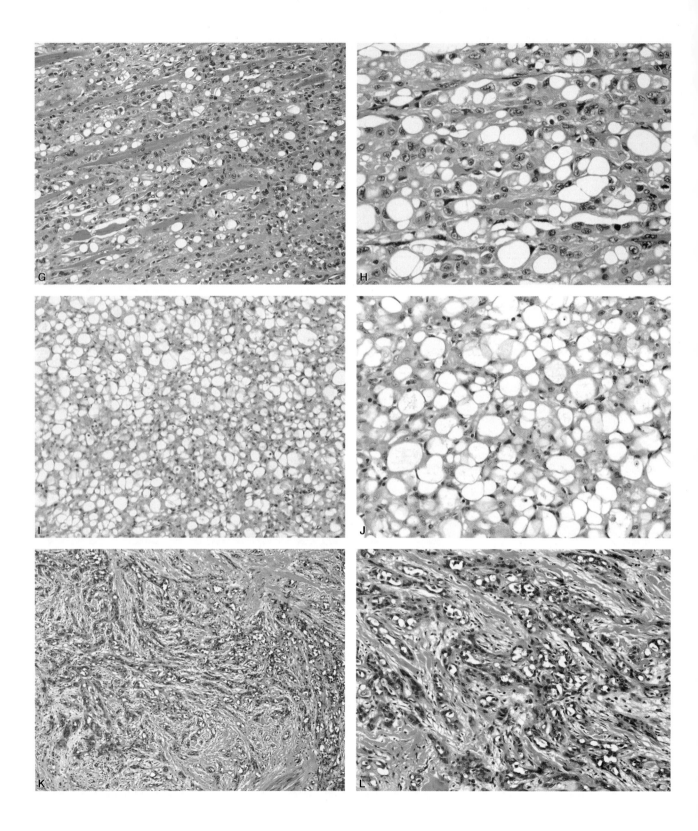

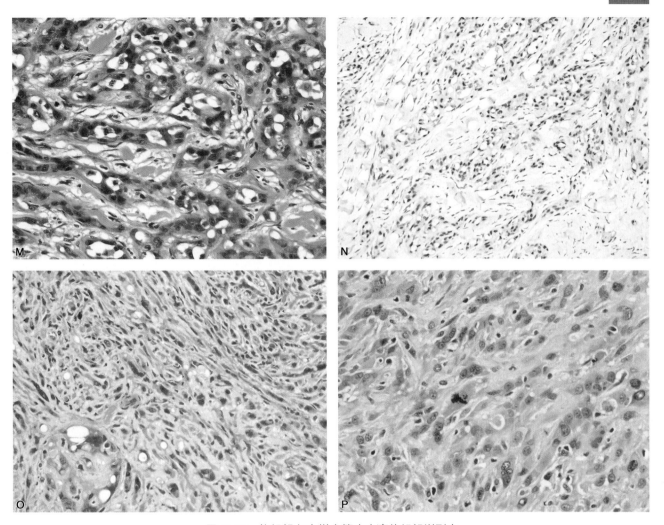

图 13-95　软组织上皮样血管内皮瘤的组织学形态

A～F. 短索状和小巢状排列的瘤细胞,可见诊断性水泡细胞;G、H. 可见较多的空泡细胞;I、J. 可类似脂肪肿瘤;K～M. 一小部分上皮样血管内皮瘤可有血管腔隙形成;N. 这一部分病例表达 TFE3;O、P. 非典型性/恶性上皮样血管内皮瘤常显示明显的异型性,核分裂象易见,但总体上仍为上皮样血管内皮瘤

皮样的瘤细胞外,少数病例内可见到梭形瘤细胞成分。大多数上皮样血管内皮瘤内无明显的血管形成,但在一小部分病例内可见有明确的血管腔隙,这一部分病例的瘤细胞可表达 TFE3(图 13-95K～N),分子检测可显示 *YAP1-TFE3* 基因易位[349]。

10%～15% 的上皮样血管内皮瘤可显示一些不典型性的形态,包括瘤细胞有明显的异型性,可呈大圆形上皮样,核分裂象>2/10HPF,并出现实性的上皮样或梭形细胞区域,以及坏死(图 13-95O、P)等。这部分病例被描述为"非典型性或恶性上皮样血管内皮瘤"(atypical or malignant epithelioid hemangioendothelioma)[362],其中的部分病例可含有上皮样血管肉瘤样区域[363],可能在形态上和生物学行为上与上皮样血管肉瘤有延续性。

另在少数病例内可见类似 Dabska 瘤或网状血管内皮瘤的区域,成为复合性血管内皮瘤,详见前述。

【免疫组化】

瘤细胞表达 CD31、CD34、ERG 和 Fli1(图 13-96),25%～30% 的病例可表达 CK(AE1/AE3 和 CAM5.2)或 EMA。新近文献报道,上皮样血管内皮瘤表达 CAMTA1[364,365],CAMTA1

可作为上皮样血管内皮瘤的标记物。具有 *YAP1-TFE3* 易位的上皮样血管内皮瘤不表达 CAMTA1,但可表达 TFE3。

【超微结构】

细胞周围可见发育完好的基底膜、胞饮囊泡或内含红细胞的原始血管腔,有时可见胞质内 Weibel-Palade 小体。

【细胞遗传学】

1 例显示 t(7;22)[366],2 例显示 t(1;3)(p36.3;q25)[367]。新近 Errani 等[348]的研究显示,t(1;3)(p36.3;q25)形成 *WWTR1-CAMTA1* 融合性基因,其中 *WWTR1* 基因(也称 *TAZ* 基因)涉及 3 号和 4 号外显子,*CAMTA1* 基因涉及 8 号和 9 号外显子。少数病例可显示为 *YAP1-TFE3* 融合性基因[365],可以有明显的血管形成,免疫组化标记显示瘤细胞表达 TFE3,一些病例也可无血管形成[368]。采用 FISH 检测有助于上皮样血管内皮瘤与其他类型上皮样血管肿瘤的鉴别诊断。研究提示一些所谓的多灶性上皮样血管内皮瘤起自于同一克隆,由原发性肿瘤局部扩散或远处转移所致。

【鉴别诊断】

1. 低分化腺癌　上皮样血管内皮瘤中呈短条索样或小

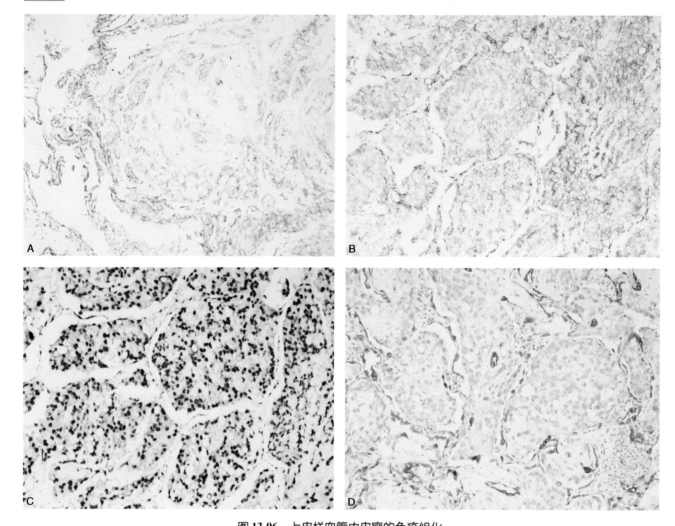

图13-96　上皮样血管内皮瘤的免疫组化
A、B. 肺上皮样血管内皮瘤 CD31 标记；C. ERG 标记；D. AE1/AE3 标记

巢状排列的上皮样瘤细胞或散在分布的空泡细胞易被误诊为浸润性或转移性低分化腺癌或黏液腺癌，特别是当肿瘤发生于一些特殊的部位如胸膜、骨和阴茎等处时。与上皮样血管内皮瘤不同的是，癌细胞的异型性明显，核分裂象易见。免疫组化显示内皮细胞性标记物均为阴性。另一方面，常可有实质脏器的原发病灶。

2. 上皮样血管肉瘤　与上皮样血管内皮瘤的主要区别点在于肿瘤内可见血管腔隙形成，可呈不规则的交通状或血窦样，内衬的上皮样内皮细胞异型性明显，并可见较多的核分裂象。多数病例中还可见到成片的实性瘤细胞区域，并可见坏死。

3. 上皮样肉瘤　多发生于肢体远端，低倍镜下常呈多结节状，结节的中心为坏死或玻璃样变组织，其周围可见胖梭形至圆形的嗜伊红色上皮样瘤细胞。与上皮样血管内皮瘤相似，瘤细胞可表达 AE1/AE3、EMA 和 CD34，但不表达 CD31 和 Fli1。

4. 假肌源性血管内皮瘤（上皮样肉瘤样血管内皮瘤）　主要由结节状、疏松条束状或片状分布的胖梭形细胞和上皮样细胞组成，胞质呈嗜伊红色，可呈横纹肌母细胞样。肿瘤内无明显的血管分化迹象，包括散在的水泡细胞和血管形成等。

免疫组化标记显示，瘤细胞表达 AE1/AE3 和 CD31，可弱阳性表达 ERG 和 Fli1，但不表达 CD34。

【治疗】

宜将肿瘤完整切除，并保证切缘阴性，必要时辅以放疗和化疗，但放化疗效果均不明显。位于肝脏者可考虑肝移植。包括帕唑帕尼（pazopanib）等在内的靶向治疗有待于的临床试验[369]。

【预后】

总的 5 年生存率为 73%。发生于软组织者，局部复发率为 10%～15%，转移率为 20%～30%，主要转移至区域淋巴结（图 13-97）、肺和肝，死亡率为 10%～20%。Deyrup 等[370]的报道显示，肿瘤直径>3cm，核分裂象>3/50HPF，5 年生存率为 59%，相比之下，肿瘤直径<3cm，核分裂象<3/50HPF，5 年生存率可达 100%，但这两个指标不适用于多灶性和实质脏器的肿瘤。

发生于肺、肝以及多脏器者临床上可呈惰性，病程可较长，不少患者可存活 5 年以上，最长者可达数十年之久。少数发生于肺和肝者可自发性部分或全部消退[371]。发生于肺部者，如伴发胸腔积液、纤维素性胸膜炎和肿瘤内含有梭形瘤细胞成分，则提示预后不佳。28% 的肝脏病灶中

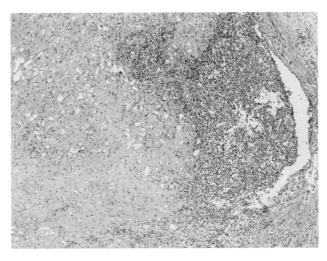

图 13-97　上皮样血管内皮瘤转移至区域淋巴结

可发生肝外转移。肝部病变经移植后,5 年生存率可达76%。

与异型性不明显的经典型上皮样血管内皮瘤相比,所谓的"非典型性/恶性上皮样血管内皮瘤"侵袭性高,有较高的转移率,并且在确诊后发生转移的时间间隔明显缩短,应予以积极的治疗。

二、血管肉瘤

血管肉瘤(angiosarcoma)是一种瘤细胞在不同程度上重演内皮细胞形态、免疫表型和功能特点(血管形成)的恶性间叶性肿瘤。血管肉瘤最早由 Caro 和 Stubenrauch 于 1945 年首先描述[372],Wilson Jones 于 1964 年作了详细报道[373]。血管肉瘤较少见,在整个软组织肉瘤中所占的比例不足 1% ~2%。

【ICD-O 编码】

9120/3

【临床表现】

血管肉瘤是一种比较少见的软组织肉瘤,占所有软组织肉瘤的 1% ~2%。血管肉瘤可发生于任何部位,但极少起自于大的血管。与其他类型软组织肉瘤不同的是,多数血管肉瘤发生于皮肤和浅表软组织,而深部软组织较少发生。

AFIP 对 366 例的血管肉瘤分析显示,1/3 的病例发生于皮肤,特别是头皮,1/4 发生于软组织,包括肢体、躯干、头颈部、腹部和腹膜后,其余发生于乳腺、心脏、肝脏、脾脏和骨等实质脏器。少数病例可发生于大血管(特别是做过合成性血管移植者),或发生于周围神经(图 13-98A,B),或发生于伴有神经纤维瘤病的丛状神经纤维瘤、神经鞘瘤或恶性周围神经鞘膜瘤的基础上(图 13-98C ~ F)[374-376],或成为生殖细胞恶性肿瘤的一部分。血管肉瘤偶可发生于血管畸形(图 13-98G ~ J)或伴有异

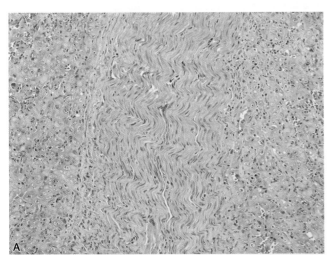

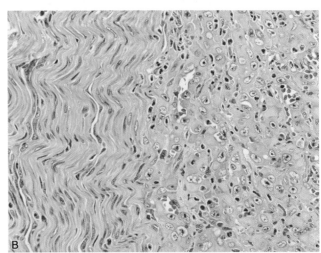

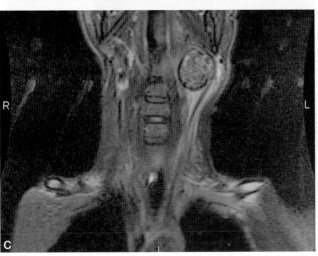

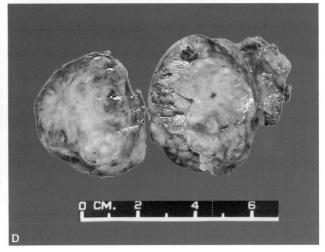

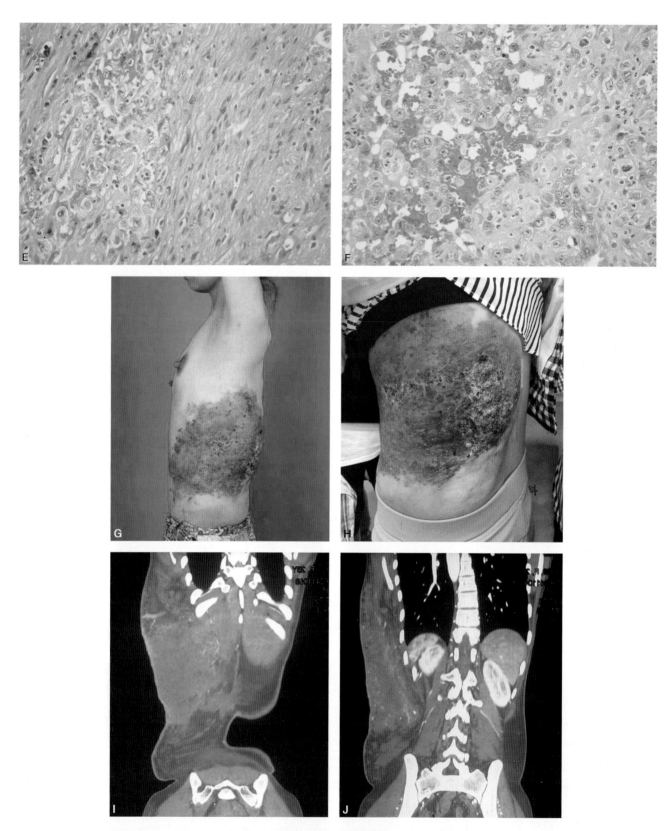

图 13-98　血管肉瘤

A、B. 起自于周围神经的上皮样血管肉瘤;C~F. 起自于颈部神经鞘瘤的上皮样血管肉瘤;G~J. 起自于血管畸形的血管肉瘤(由上海九院林晓曦医生提供)

物反应[377]的基础之上。偶可为多灶性,特别是发生于骨者[378]。

血管肉瘤的临床表现和生物学行为取决于肿瘤所在的部位,主要分为以下七种类型:

(一) 皮肤血管肉瘤不伴有肢体淋巴水肿

【临床表现】

皮肤血管肉瘤不伴有肢体淋巴水肿(cutaneous angiosarcoma not associated with lymphedema)是最常见的血管肉瘤,多为自发性。

好发于头颈部,特别是头皮[379],以及前额、面颊部、眼睑和眶周(图 13-99A～G),部分病例进展迅速,躯干和四肢皮肤也可发生(图 13-99H)。头面部皮肤血管肉瘤多发生于老年人,特别是 60 岁以上者,男性多见。

临床表现不一,多数病例在起始时多呈瘀伤或血肿样,周界不清,边缘稍隆起,易被误认为是良性病变。可因外伤(如理发和洗澡时)而引起出血,并难以愈合。病变进展时,范围变大,可呈斑块状或结节状,可有散在分布的卫星结节,可伴有溃疡和出血。

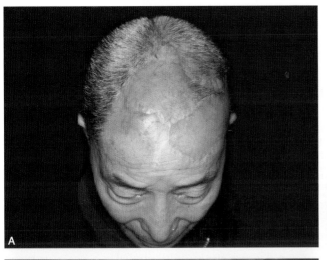

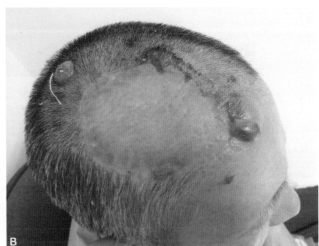

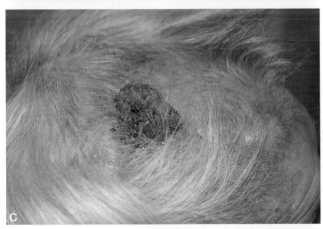

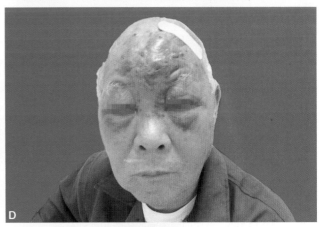

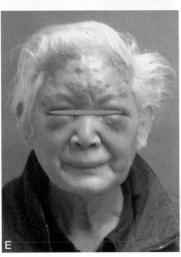

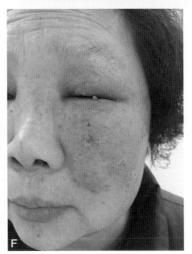

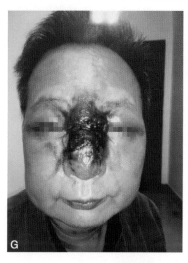
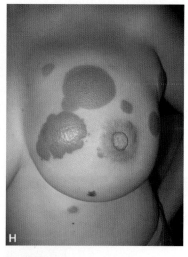

图 13-99   皮肤血管肉瘤

A、B. 复发性头皮血管肉瘤,呈瘀斑或血肿样;C. 头皮血管肉瘤伴有溃疡和出血;D. 前额皮肤血管肉瘤,累及左侧眼睑;E. 额部皮肤和双侧眼睑血管肉瘤;F. 左面颊部血管肉瘤累及左眼睑;G. 鼻根部血管肉瘤累及双侧眼睑;H. 左侧乳房皮肤血管肉瘤

复旦大学附属肿瘤医院 2008—2016 年间共诊断 78 例发生于头皮、额部和面颊部皮肤的血管肉瘤,其中男性 60 例,女性 18 例,男:女为3.33:1,平均年龄和中位年龄分别为 73.3 岁和 75.5 岁,高峰年龄段为 70~79 岁(图 13-100)。

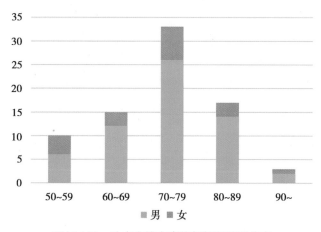

图 13-100   头皮血管肉瘤的年龄和性别分布

【影像学】

有关头皮血管肉瘤的影像学报道十分有限,MRI 检查显示肿瘤境界不清,常累及皮下深部软组织(图 13-101)。

【大体形态】

由周界不清的出血性区域组成,被覆表皮变扁平或有溃疡形成(图 13-102A)。切面呈微囊状或海绵样,累及真皮,并向周围组织延伸(图 13-102B)。分化差、生长迅速的肿瘤可累及深部的皮下组织和筋膜。

【组织形态】

不同病例或同一肿瘤的不同区域在形态上可有很人的差异。大多数的血管肉瘤为分化良好或中等分化的肿瘤,可见清晰的血管腔形成,但管腔的大小和形状不规则,并具有相互沟通的倾向,形成交通状的血窦网(图 13-103A~H)。网状纤维染色或免疫组化标记能清晰显示肿瘤内的血管结构。

分化良好的血管肉瘤初看像周界不清的血管瘤,但与血管瘤不一样的是,肉瘤性的血管在真皮内或皮下呈浸润性或破坏性生长,常离断或分割真皮内的胶原纤维(图 13-103I,J),可累及至皮下的脂肪组织甚至侵入更深部的肌肉组织内(图 13-103K,L)。尽管异型性不明显,但肉瘤性的内皮细胞比正常内皮细胞要肥胖,核大、深染,并常向腔内突出或堆积形成乳头(图 13-103M,N)。另一形态特点是,肿瘤内常见广泛的出血(图 13-103O),有时可呈血肿样,并可将肿瘤所掩盖。少数肿瘤内,除局部可见分化良好的区域外,大部分区域分化较差,内皮细胞具有明显的异型性,核分裂象易见,并可见条束状排列的梭形细胞(图 13-103P,Q),或成片分布的圆形或多边形细胞,而血管网结构可不明显(图 13-103P~U)。分化较差的血管肉瘤有时与纤维肉瘤或肉瘤样癌较难区分(图 13-103V,W)。少数病例由胞质呈空泡状的圆形或多边形细胞组成,明显时可类似脂肪母细胞或类似泡沫样细胞(泡沫细胞亚型),呈巢状或成片分布(图 13-103X,Y)[380],另有极少数肿瘤的瘤细胞可呈颗粒样,也称颗粒细胞血管肉瘤[381]。血管肉瘤可发生淋巴结转移(图 13-103Z)。

【免疫组化】

瘤细胞表达 CD31、CD34、ERG 和 Fli1(图 13-104),部分肿瘤还可表达象征淋巴管内皮分化的 VEGFR3、D2-40 和足萼糖蛋白(podocalyxin)。此外,50%~60% 的病例表达 CD117,20%~50% 的病例表达 CK7、CK8 和 CK18,尤其是 CK18。新近报道显示,血管肉瘤还可表达 claudin-5,敏感性较高,但特异性较差,除血管肉瘤外,癌和双相型滑膜肉瘤也可有阳性表达[382]。另头皮血管肉瘤也可表达 MYC。需要提醒注意的是,组织细胞、浆细胞和巨核细胞也可表达 CD31,髓外髓系肿瘤、部分前列腺癌也可表达 ERG,上皮样肉瘤可弱阳性表达 ERG。

【超微结构】

分化良好者常具内皮细胞分化的形态特征,包括沿着腔面的基底板、细胞之间的紧密连接和吞饮囊泡,偶见细胞微

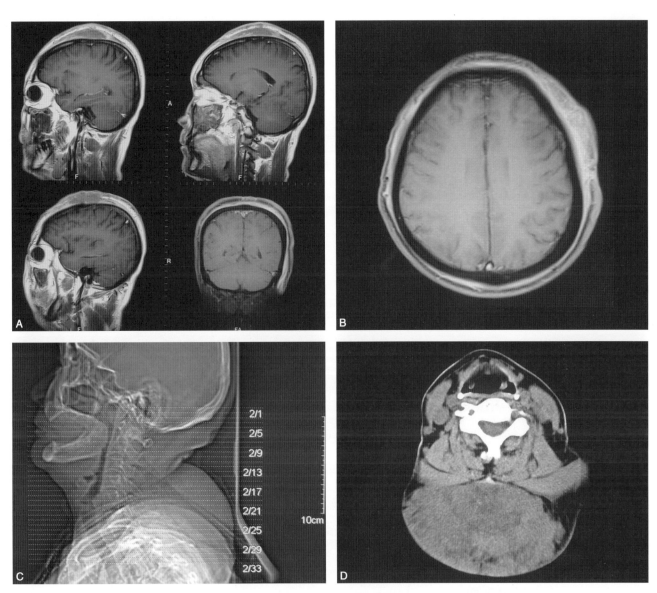

图 13-101 头皮血管肉瘤的影像学
A、B. 头顶和颞部软组织肿胀阴影;C、D. 背部软组织肿胀阴影

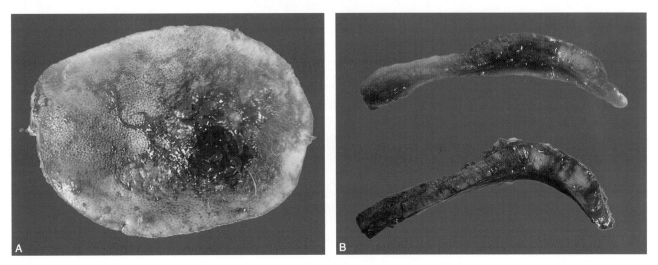

图 13-102 头皮血管肉瘤的大体形态

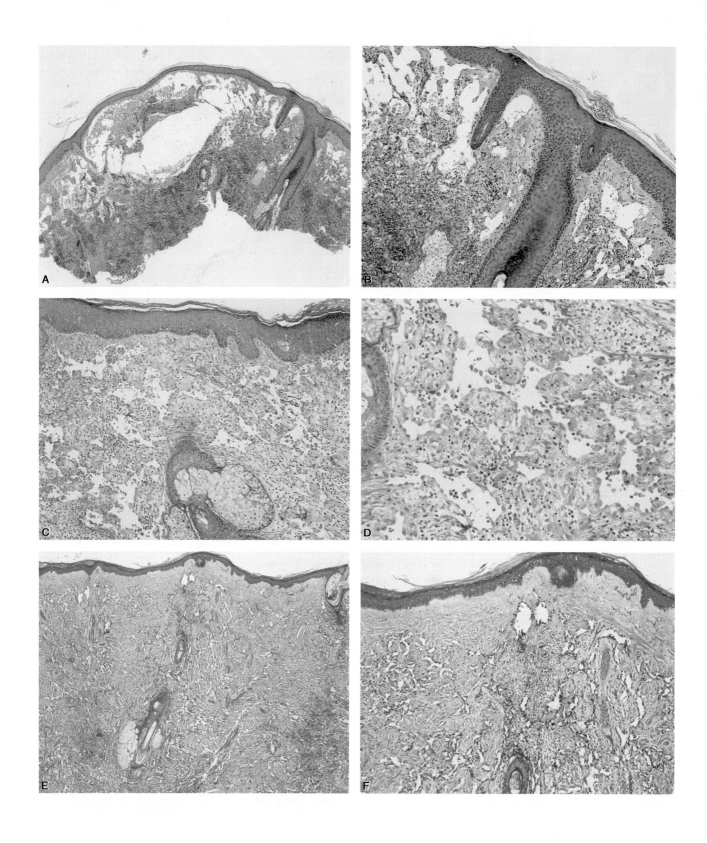

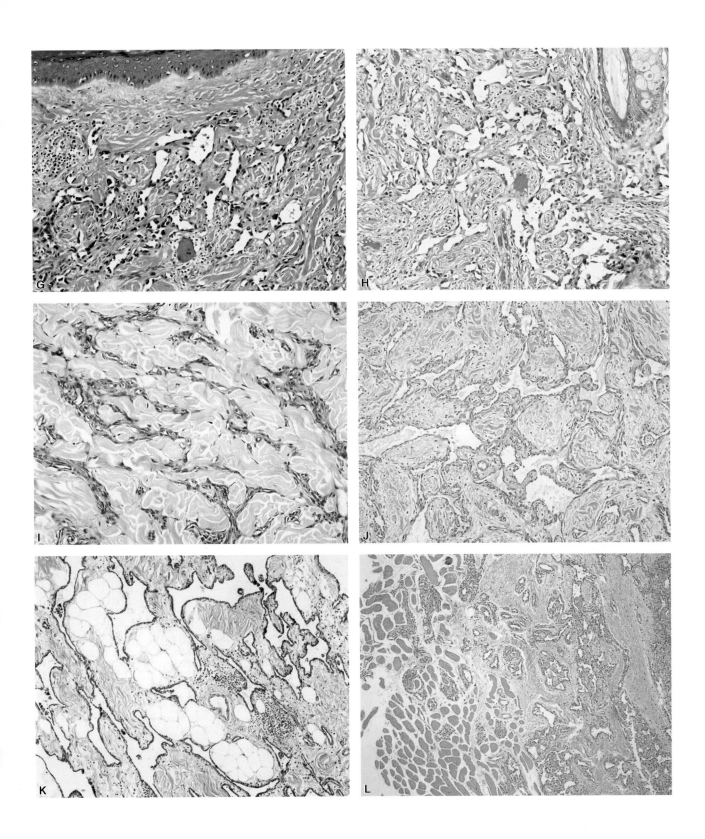

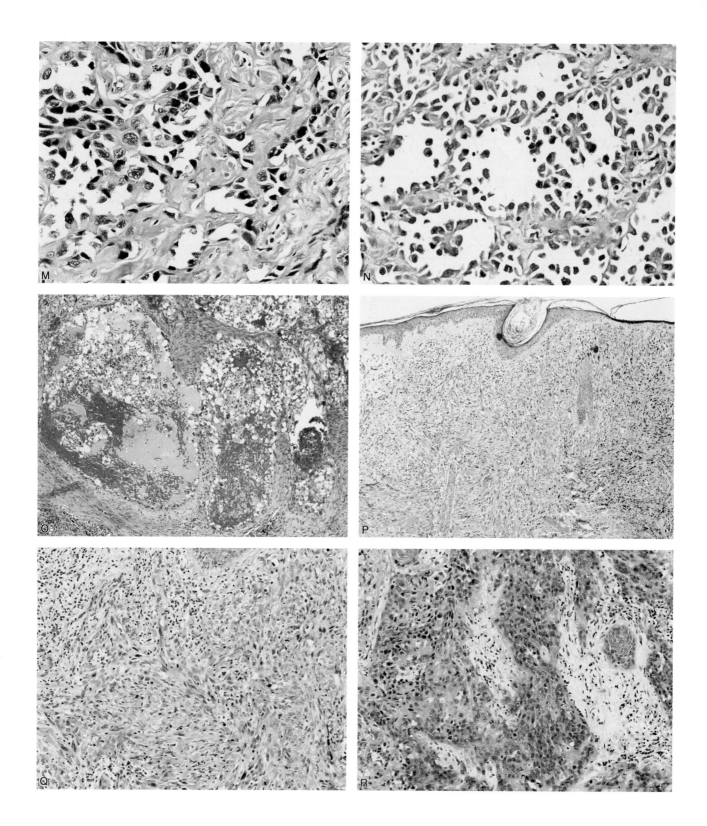

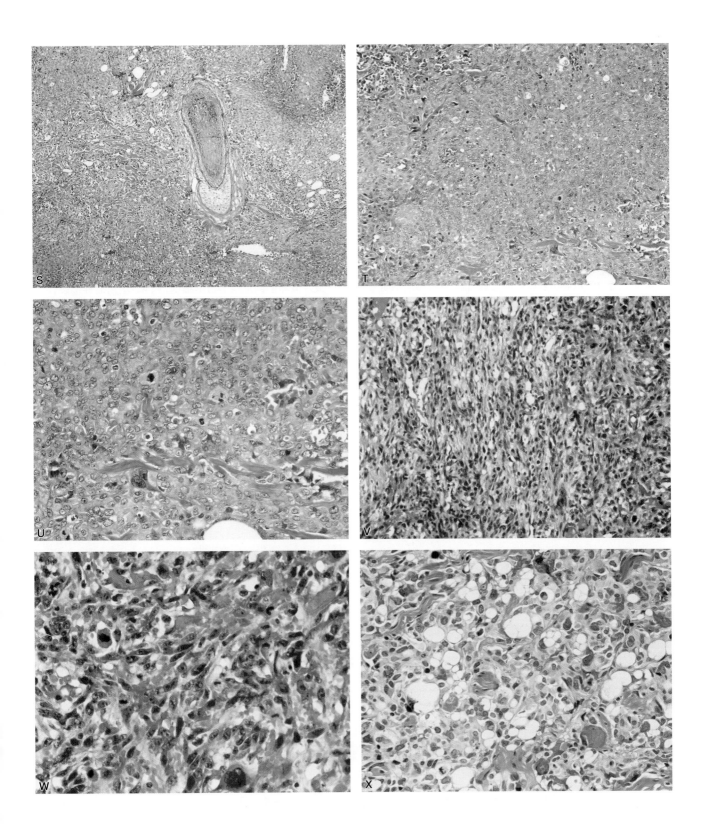

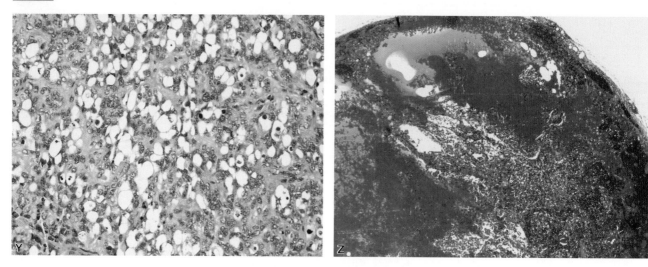

图 13-103　血管肉瘤的组织学形态

A~H. 病变位于真皮内,由不规则的血管腔隙组成,部分区域呈交通状或吻合状;I、J. 血管在真皮胶原纤维之间穿插、浸润性生长;K. 累及至皮下脂肪组织,L. 累及肌肉组织;M. 内皮细胞核显示有异型性;N. 内皮细胞呈乳头状;O. 肿瘤内常见出血;P、Q. 条束状排列的梭形细胞,血管形成不明显;R~U. 成片分布的圆形或多边形细胞;V、W. 呈肉瘤样形态;X、Y. 泡沫细胞亚型;Z. 转移至淋巴结

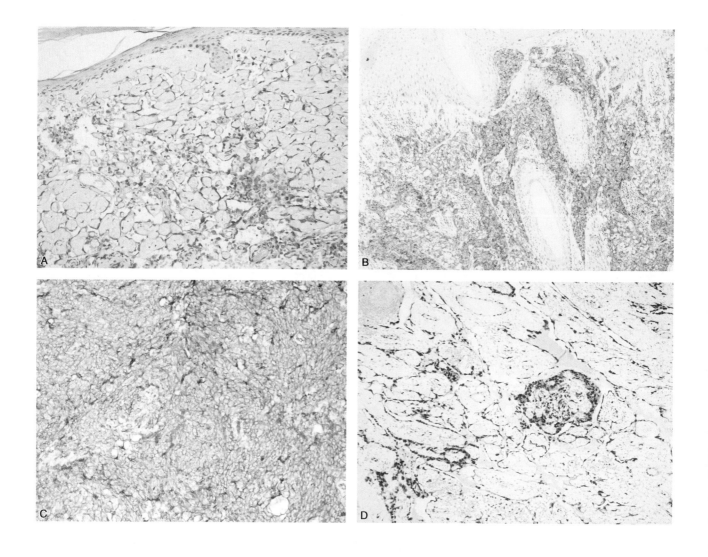

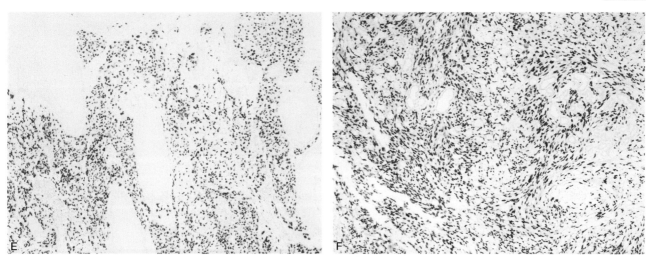

图 13-104　血管肉瘤的免疫组化
A～C. CD31 标记;D～F. ERG 标记

丝,Weibel-Palade 小体很少见到,或数量较少。

【细胞遗传学】

比较复杂,CGH 研究显示 5pter-p11、8p12-qter 和 20pter-q12 的增加,4p、7pter-p15 和 Y 的丢失,以及涉及 22q 的异常。血管肉瘤可有 FLT1 和 AKT3 的过度表达。新近报道显示,与血管生成相关的 *PTPRB* 和 *PLCG1* 基因在血管肉瘤中有突变[383]。此外,约 9% 的病例显示 *CIC* 异常,7% 的病例 *KDR* 基因突变[384]。

【鉴别诊断】

高分化血管肉瘤在形态上可类似良性血管瘤,差分化血管肉瘤在形态上则常与其他类型的梭形细胞恶性肿瘤包括软组织肉瘤、肉瘤样癌或恶性黑色素瘤等较难区分。另一些具有腔隙样或裂隙样假血管结构的非血管源性肿瘤可被误诊为血管肉瘤,如假血管瘤样鳞状细胞癌和假血管肉瘤样尿路上皮癌等[385,386],需要通过免疫组化标记加以鉴别。

【治疗】

缺乏有效的治疗手段。原则上尽可能将肿瘤完整切除,术后辅以广野放疗,但多数进展期病例无法通过手术治疗。采用抑制血管形成(VEGF/VEGFR)的药物和化疗对短期缓解有一定的作用,特别是一些经分子检测显示有血管通路遗传学异常的病例,尝试 VEGFR2/3 抑制剂(如帕唑帕尼)可能会有一定的疗效。文献上也有一些散在的其他辅助性治疗报道,采用包括重组白细胞介素-2(rIL-2)、阿伐斯汀(Bevacizumab,Avastin)等联合放疗取得了较好的治疗效果。

【预后】

本型系高度恶性的软组织肉瘤,局部复发率为 20%～30%,远处转移率为 50%,5 年生存率为 12%～50%。患者多因肿瘤发生转移而死亡。最常见的转移部位为颈部淋巴结,其次为肺、肝、脾脏和骨等处。患者年龄、肿瘤大小和切缘情况与预后相关。年龄<50 岁、直径在 5cm 以下者和切缘阴性者预后相对较好。组织学上,肿瘤性坏死和上皮样形态提示预后不佳[387,388]。

(二) 皮肤血管肉瘤伴长期肢体淋巴水肿

皮肤血管肉瘤伴长期肢体淋巴水肿(cutaneous angiosarco-

ma associated with lymphedema)由 Stewart 和 Treves[389]于 1949 年首先描述,也称为 S-T 综合征(Stewart-Treves syndrome),曾被称为淋巴管肉瘤,与肢体慢性淋巴水肿密切相关[390],本病的发生率为 0.07%～0.45%。

【临床表现】

90% 的病例发生在乳房癌根治术后,患者年龄为 37～60 岁,平均年龄为 64 岁。淋巴水肿通常发生在术后一年内,而肿瘤多在 10 年以内发生,范围为 1 年～49 年。65% 的患者还曾接受过胸壁和腋窝区域的放疗。发生于先天性水肿(Milroy 病)或自发性水肿的患者年龄多在 40～50 岁,淋巴水肿时间较长,任何肢体均可受累。

起初表现为手臂皮肤的颜色发生改变,随后可出现多个青紫色的斑块或微小结节,以后,微小的结节融合成丘疹,并逐渐形成乳头状瘤样外观,可有浅表的、含有血液的小疱和大疱,引起血液渗出或出血,可伴有溃疡形成,溃疡又可愈合,如此反复,致使病灶范围扩大,并出现多样化。

【影像学】

MRI 检查显示,因皮下淋巴水肿而在 T_2 上显示为弥漫的增强信号,基于表皮的肿块呈低信号[391]。

【病例介绍】

例 1,女,48 岁,6 年前曾行左乳癌根治术,术后予 CMF 方案化疗 15 次,术后 5 年发现左上臂“蚕豆”大小肿块,表面呈蓝色,有触痛。后肿块逐渐增大,在左上臂发现肿块 4 个月后入院治疗。体检显示:左上臂肿胀,皮肤呈紫褐色,有破溃及陈旧性出血,皮下有 2 个小结节,行上臂 1/4 切除。术后 2 周发现,左胸壁上有多个直径约 0.5cm 的青紫色结节,穿刺提示为恶性肿瘤细胞。两个疗程化疗后,结节消退,但在第四个疗程后,左胸壁再次出现多个播散性结节(图 13-105A,B)。

例 2,女性,62 岁,2000 年因右乳癌行右乳癌改良根治术。术后给予化疗、放疗和内分泌治疗。半年后出现右上肢水肿,并逐步加重。2004 年发现右前臂内侧皮肤硬结,约 2cm×2cm 大小,皮肤颜色呈浅紫色并向上蔓延呈多发结节。2014 年 3 月出现皮肤破溃出血伴疼痛明显(图 13-105C,D),来院就诊。

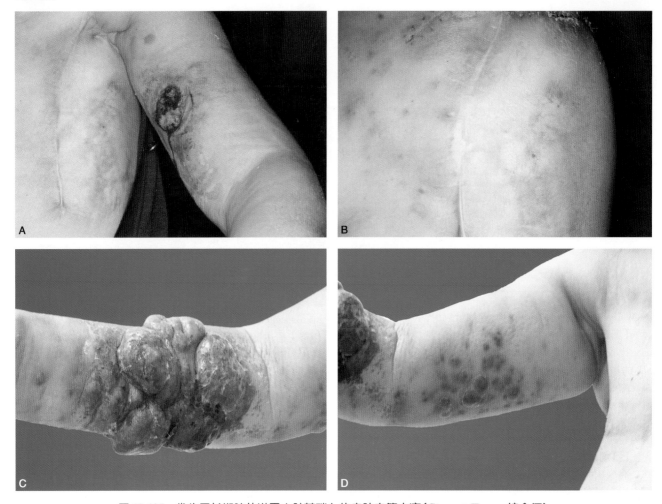

图 13-105　发生于长期肢体淋巴水肿基础上的皮肤血管肉瘤(Stewart-Treves 综合征)
A. 乳腺癌根治术后 5 年左上臂内侧出现结节,并逐渐增大,呈紫褐色,破溃出血;B. 截肢术后 2 周左胸壁多个青紫色结节;C. 右乳癌改良根治术后半年右上肢水肿,4 年后右前臂出现结节,并逐渐增大;D. 向上臂蔓延呈多发结节

【大体形态】

大体上,皮肤表面及标本切面可见多个灰褐色结节(图13-106)。

【组织形态】

镜下与发生于头颈部的血管肉瘤相似(图13-107),由不规则形的吻合状或交通状血管组成,浸润皮肤和皮下软组织。

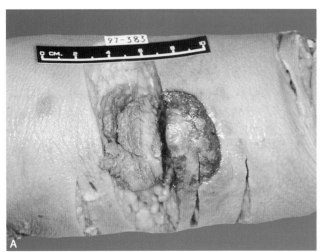

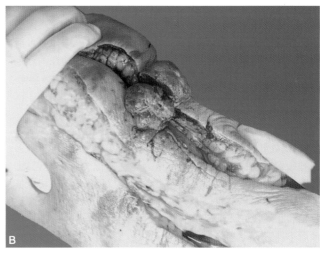

图 13-106　大体形态
A. 例 1 病例;B. 例 2 病例

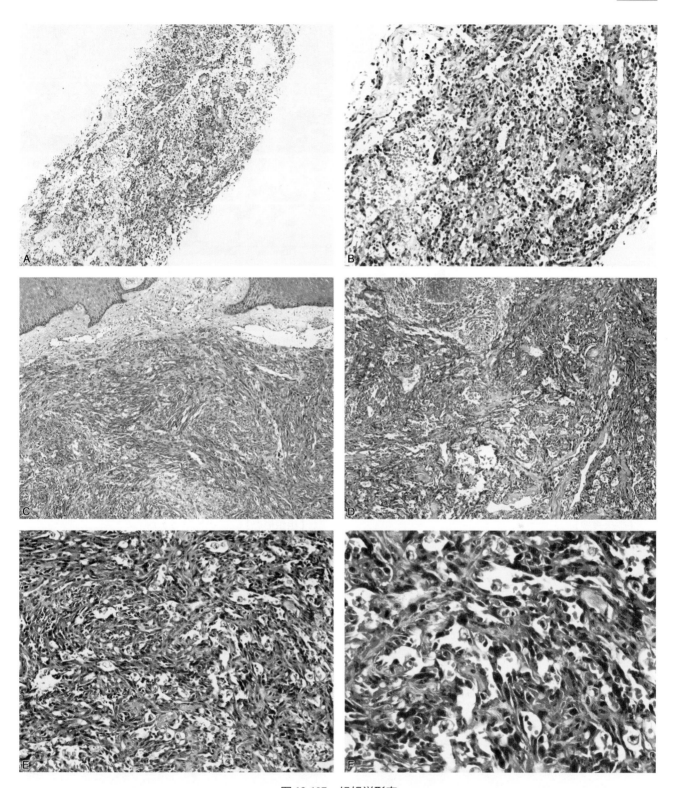

图 13-107　组织学形态

A、B. 例 2 穿刺活检;C ~ F. 例 1 手术切除标本,示有血管腔隙形成

部分病例可同时伴发淋巴管瘤病,提示肿瘤的发生可能与淋巴管相关。

【免疫组化】

免疫组化标记显示瘤细胞表达 CD31 等内皮标记(图 13-108)。

【细胞遗传学】

新近研究提示,在淋巴水肿相关的血管肉瘤中存在高水平的 *MYC*(8q24)扩增[392]。*MYC* 上调 miR-17-92,后者下调血小板反应素-1(thrombospondin-1,THBS-1),而 THBS-1 是一种潜在的内源性血管生成抑制剂。与其他肉瘤不同的是,P53

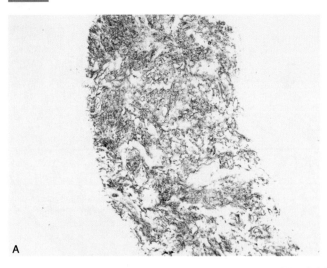

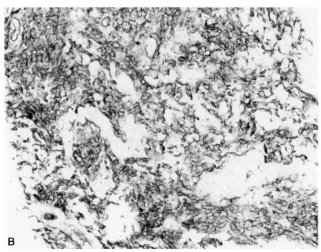

图 13-108　例 2 穿刺活检标本 CD31 标记

和 PIK3CA/AKT/mTOR 信号通路在血管肉瘤中呈低水平表达,特别是无 PTEN 的异常改变,也无 BRAF 或 NRAS 的热点突变。

【治疗和预后】

本瘤属高度恶性,易转移至肺、胸膜和胸壁,大多数患者于诊断后 2~3 年内死亡,中位生存期为 19 个月。宜采取广泛切除,必要时截肢[393]。

(三) 深部软组织血管肉瘤(angiosarcoma of deep soft tissue)

深部软组织血管肉瘤(angiosarcoma of deep soft tissue)不多见,约占所有血管肉瘤的 10%[394]。

【临床表现】

可发生于任何年龄,范围为 5~97 岁,但高峰年龄为 60~70 岁,中位年龄为 58 岁。男性略多见,男:女为5:3。

部分病例可能与放疗有关,另一小部分病例可伴发神经纤维瘤病、Maffucci 综合征和 Klippel-Trénaunay 综合征,或发生于合成的(移植性)血管、体外异物或动静脉瘘(经肾移植者)的附近,少数情况下发生于其他类型的肿瘤内(包括甲状腺滤泡性癌、肺癌、结节硬化性霍奇金淋巴瘤和宫颈癌)。

肿瘤好发于四肢(约 40%),其次为躯干(约 30%),包括腹膜后、腹腔、肠系膜和纵隔,以及头颈部(约 10%)。偶可发生于胸膜或盆腔腹膜,呈弥漫性,类似恶性间皮瘤。以大腿和腹膜后最常见。

临床上常表现为深部软组织内增大的肿块,多伴有疼痛。近 1/3 的病例可伴有近期内的出血、贫血、凝血病、血性腹水、胃肠道出血、不消退的血肿或容易产生青肿等,偶可伴有上腔静脉综合征和 Horner's 综合征等。中位病程为 5 个月,范围为 1 周~25 年。

【大体形态】

大体上肿块常呈多结节状并伴有出血,直径 1~15cm,中位直径和平均直径分别为 5cm 和 5.6cm。

【组织形态】

镜下形态在各病例之间甚至在同一病例的不同区域差异较大,从类似良性的毛细血管瘤、海绵状血管瘤、上皮样血管瘤、梭形细胞血管瘤到类似中间性的 Dabska 瘤、上皮样血管内皮瘤和卡波西肉瘤,直至类似分化较差的梭形细胞肉瘤(如纤维肉瘤和所谓的恶性纤维组织细胞瘤)或梭形细胞癌等(图 13-109A,B),但总的来说,70% 的深部血管肉瘤中含有上皮样的瘤细胞,排列成巢状、簇状或实性的片状,或衬覆于乳头表

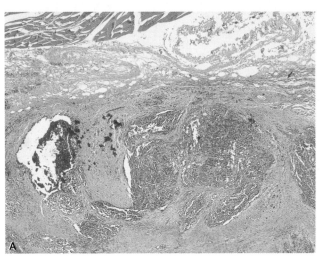

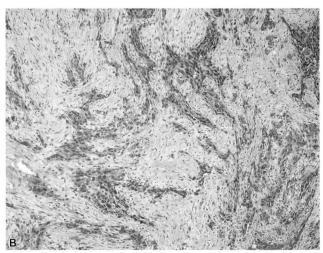

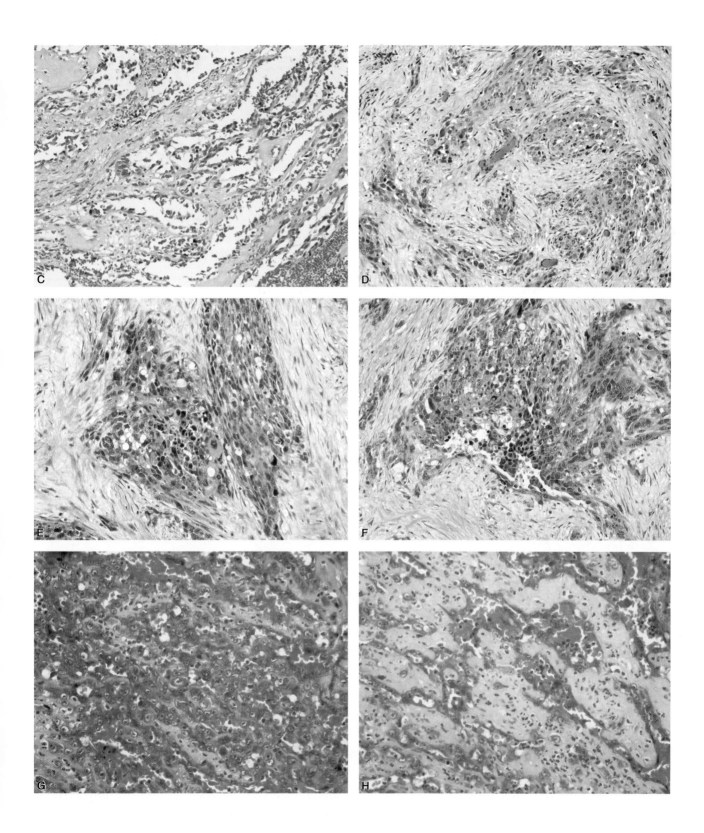

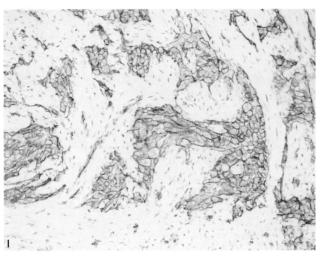 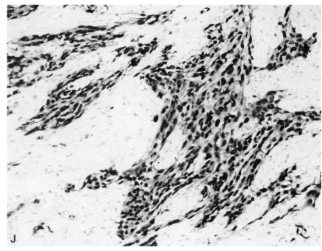

图 13-109　深部软组织血管肉瘤的组织学形态
A～F. 肿瘤分化程度不等,可见血管腔隙形成,部分细胞可见胞质内空泡;G、H. 上皮样血管肉瘤;I. CD31 标记;J. ERG 标记

面和裂隙样血管的腔面,也称为上皮样血管肉瘤(epithelioid angiosarcoma)(图 13-109C,D)。部分病例可伴有明显的出血,有时甚至可将瘤细胞掩盖。

【免疫组化】

在分化较好的肿瘤或在有血管分化的区域内,内皮细胞表达 CD31、CD34、ERG 和 Fli1,而在大多数肿瘤的瘤细胞弥漫强阳性表达 BNH9,35% 的病例还可表达 CK,特别是上皮样瘤细胞,24% 的病例中,可见表达 α-SMA 的周边细胞,72% 的病例具有较高的增殖活性(Ki67,MIBI),范围为 10% ～80%,20% 的病例表达 P53。

【超微结构】

电镜观察显示,瘤细胞多呈上皮样,成群分布,细胞的周围有基底板围绕,可见关系密切的周皮细胞,在细胞内或细胞间的原始管腔内有时可见红细胞,胞质内多无 Weibel-Palade 小体,但可见大量的中间丝。

【鉴别诊断】

因多数肿瘤中可见上皮样的瘤细胞,故应注意与癌、上皮样肉瘤和恶性黑色素瘤等相鉴别,此外,需要鉴别的肿瘤还包括卡波西肉瘤、纤维肉瘤、所谓的恶性纤维组织细胞瘤和梭形细胞癌等。

【治疗和预后】

深部软组织血管肉瘤是一个高度恶性的肉瘤,Meis-Kindblom 等[394]对 49 例的随访显示,局部复发率为 20%(中位复发期为 7 个月),远处转移率为 49%,死亡率为 53%(中位生存期为 11 个月)。最常见的转移部位为肺,其次为淋巴结、软组织、骨和肝等。患者年龄大、肿瘤位于腹膜后、肿瘤体积大、组织学上分化差以及 MIB1(Ki67)指数≥10% 提示预后不佳。31% 的患者无瘤生存,中位生存期为 46 个月,范围为 9 个月～16.5 年,提示部分患者可长期生存。

(四) 乳房原发性血管肉瘤

乳房原发性血管肉瘤(primary breast angiosarcoma,PBA)比较少见,在乳腺所有恶性肿瘤中所占的比例不到 0.05%,因其临床表现似良性,约半数病例被误诊为良性病变。

【临床表现】

好发于 30～40 岁间的妇女,平均年龄和中位年龄分别为 41 岁和 40 岁,范围为 15～74 岁[395-398]。两侧乳房均可发生,以右侧多见,极少数病例为双侧性。

临床上多表现为乳房深部生长迅速的无痛性肿块,12% 的患者表现为患侧乳房弥漫性肿大(图 13-110A,B),触诊时可发现温度比正常侧乳房明显升高,可被误诊为乳腺炎,另一些病例则可表现为持续性的皮下出血,容易被误诊或被忽视。肿瘤可累及至表面的皮肤,使其呈紫色或紫红色(图 13-110C),可形成破溃和出血(图 13-110D～F),但较少累及深部胸大肌。少数病例可。

【影像学】

影像学对术前诊断价值有一定的价值(图 13-111)[399,400]。

复旦大学附属肿瘤医院于 2008—2016 年共诊断 41 例乳腺血管肉瘤,除 1 例为男性外,其余 40 例均为女性。平均年龄和中位年龄分别为 37.4 岁和 35 岁,年龄范围为 16～68 岁,其中 20～40 岁者占半数,高峰年龄段为 20～29 岁(图 13-112)。

【大体形态】

肿瘤周界不清,大小 0.7～25cm,平均为 6～7cm,呈出血性的海绵状或蜂窝状(图 13-113A～C),分化较差的肿瘤质地坚硬,灰白色纤维样或鱼肉样(图 13-113D)。

【组织形态】

组织学上乳腺血管肉瘤分为三级:① Ⅰ 级即分化良好的血管肉瘤,由形状不规则的扩张性血管腔隙组成,可相互沟通成交通状或吻合状,腔内可充满红细胞,腔内壁衬覆单层、深染的内皮细胞,也可为复层或有乳头形成。因内皮细胞核的异型性可以不明显,核分裂象也可以少见甚至缺如,故易被误诊为良性血管瘤,但与良性血管瘤不同的是,肉瘤性血管往往在纤维性间质内呈穿插性生长,并可向乳腺小叶内浸润或在小叶间弥漫性生长,破坏乳腺结构,也可向周围的脂肪组织内浸润(图 13-114A～L);② Ⅱ 级即中等分化的血管肉瘤,其定义为肿瘤内 75% 以上的区域为 Ⅰ 级血管肉瘤,但是可见分化较差的实质性区域(图 13-114M,N);③ Ⅲ 级即差分化血管肉

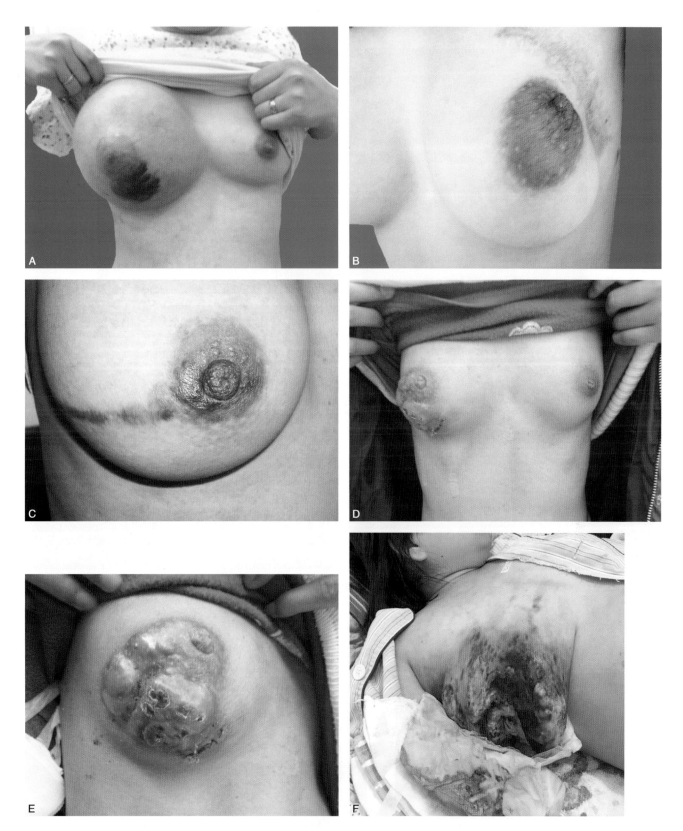

图 13-110　乳腺原发性血管肉瘤的临床表现

A. 右乳弥漫性增大，累及乳头下乳晕和皮肤，乳房温度较健侧明显增高；B. 左乳明显增大，并引起乳房畸形，略带青紫色；C. 深部血管肉瘤累及乳头、乳晕及乳腺皮肤；D、E. 右乳血管肉瘤形成溃疡；F. 右乳血管肉瘤发生溃烂、出血和坏死

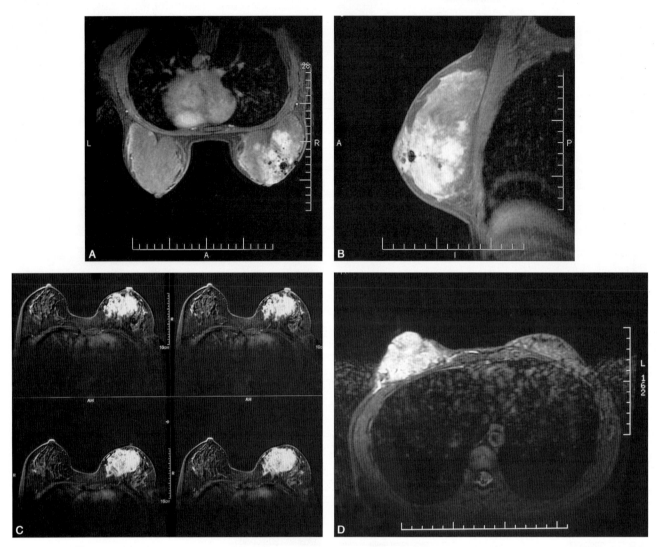

图 13-111　乳腺原发性血管肉瘤 MRI

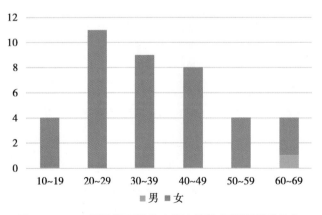

图 13-112　41 例乳腺原发性血管肉瘤的年龄和性别分布

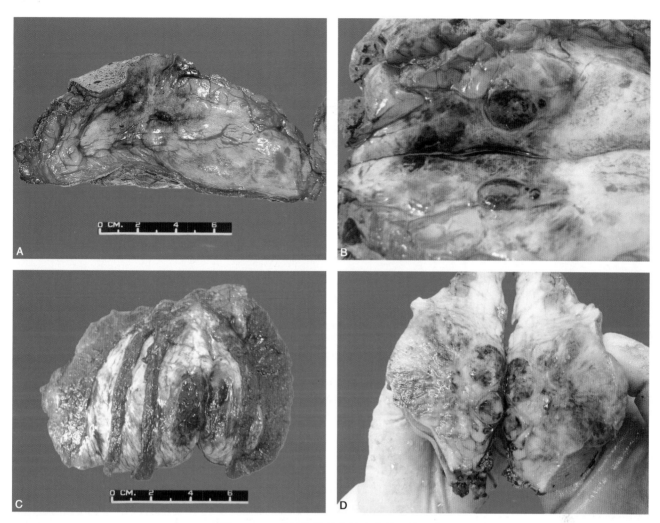

图 13-113　乳腺原发性血管肉瘤的大体形态
A ~ C. 切面呈灰红色,境界不清,伴有出血;D. 差分化者呈灰白色鱼肉样

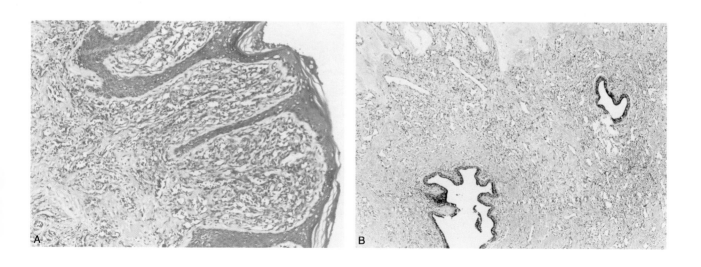

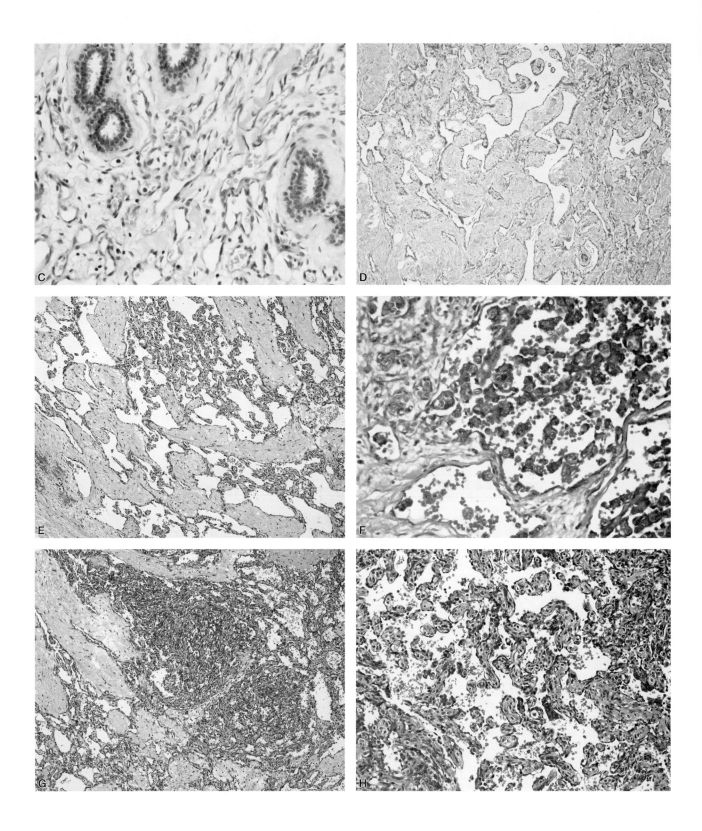

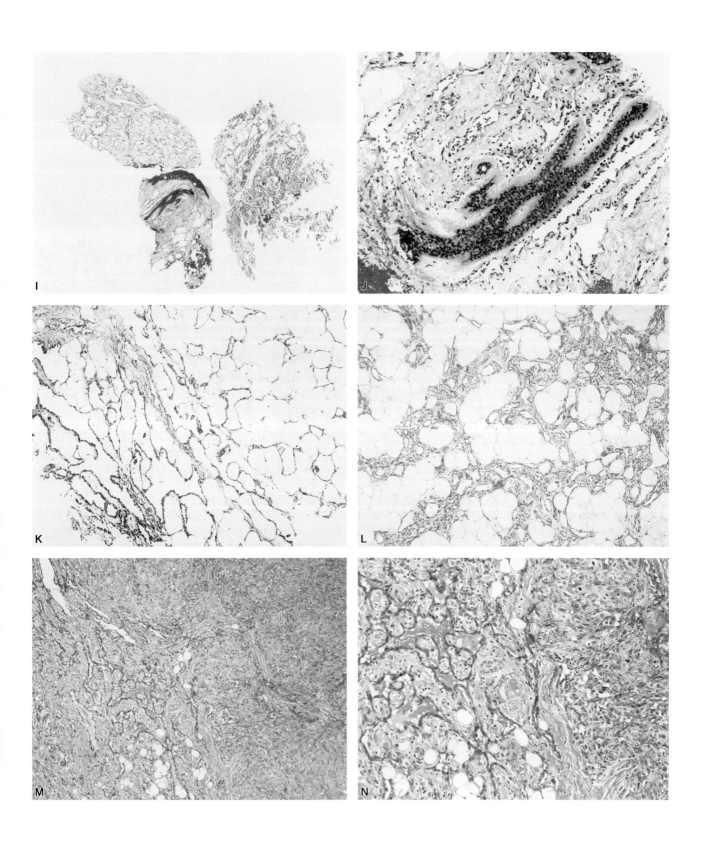

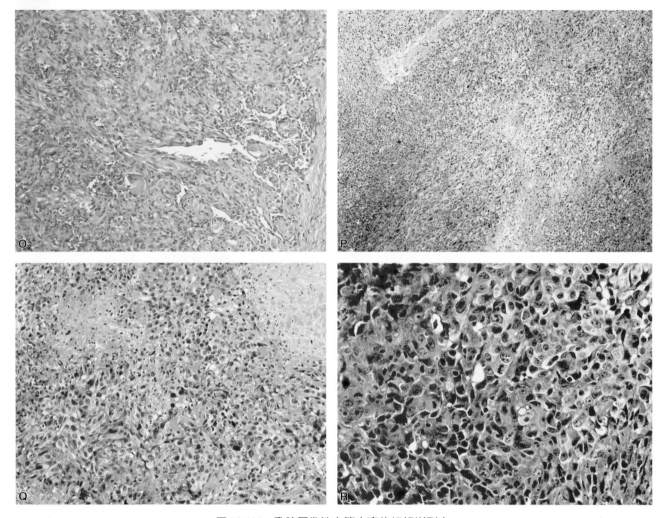

图 13-114　乳腺原发性血管肉瘤的组织学形态
A. 肿瘤累及至表皮乳头层;B. 肿瘤性血管在乳腺导管之间浸润性生长;C. 浸润性生长的血管形状不规则,但并无明显的异型性;D. 肿瘤性血管可呈交通状或吻合状;E~H. 内皮细胞增生,形成腔内乳头;I. 空芯针穿刺标本;J. 示在导管间浸润性生长的肿瘤性血管;K、L. 肿瘤性血管浸润周围的脂肪组织;M、N. Ⅱ级血管肉瘤内可见分化较差的实质性区域;O. Ⅲ级血管肉瘤局灶区域可见血管形成;P、Q. 差分化血管肉瘤可完全呈肉瘤样,伴有片状坏死;R. 少数病例瘤细胞可呈上皮样

瘤,其定义为肿瘤内 50% 以上的区域由实质性区域和梭形细胞区域组成,可见肿瘤性坏死和大量的核分裂象,差分化区域与交通状血管性区域相混杂(图 13-114O~R)。

【免疫组化】

肿瘤表达内皮细胞标记,包括 CD31、CD34、ERG 和 Fli1(图 13-115)。

【分子检测】

新近报道显示,在原发性乳腺血管肉瘤中无 *MYC* 基因的扩增,与发生于放疗后或发生在淋巴水肿基础上的继发性血管肉瘤有所不同[401]。

【鉴别诊断】

1. 良性血管瘤　包括好发于皮下的海绵状血管瘤和分叶状毛细血管瘤以及一些发生小叶旁、小叶内或导管周围间质的小叶周血管瘤(perilobular hemangioma)。这些良性的血管瘤境界清楚,直径常<2cm,不呈浸润性生长。

2. 乳头状内皮增生　也称 Masson 假血管肉瘤,多发生于

大的血管腔内,常伴有血栓形成,乳头状增生的内皮在扩张的管腔内可形成迷路状或交通状结构,有时可被误诊为高分化血管肉瘤,但病变周界清楚,并不呈浸润性或破坏性生长。

3. 乳腺假血管瘤样间质增生　发生于小叶内和小叶间的间质,镜下可见裂隙样腔隙结构,类似血管腔,采用免疫组化标记 CD31、CD34 和 ERG 有助于与血管肉瘤相鉴别。

4. 非典型性血管病变　多发生于真皮乳头层和网状层,由相互背靠背的扩张性淋巴管样血管组成,分子检测无 *MYC* 基因扩增。

5. 其他病变类型　发生于乳腺皮下的富于细胞性血管脂肪瘤(cellular angiolipoma),因富含血管偶可被误诊为高分化血管肉瘤。

6. 差分化恶性肿瘤　包括化生性癌、恶性黑色素瘤和其他类型的高级别肉瘤等。

【治疗和预后】

对乳腺血管肉瘤以手术治疗为主,化疗和放疗的效果均

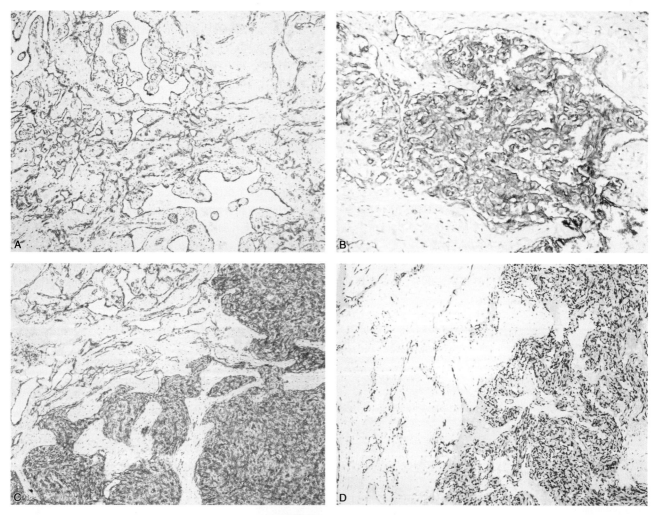

图 13-115　乳腺原发性血管肉瘤的免疫组化
A、B. CD31 标记;C. CD34 标记;D. ERG 标记

不肯定。无复发中位期和总生存期分别为 2.8 年和 5.7 年。

乳腺血管肉瘤是一种高度恶性的乳腺肿瘤,不仅可发生局部复发,且可在较短的时间内发生转移,常见的转移部位包括肺、皮肤、骨和肝,还可转移至对侧乳腺。Nascimento 等[397]的报道显示,局部复发率约为 25%,转移率为 59%,死亡率为 44%。在一些病例中,转移灶发生大出血是导致患者死亡的直接原因。以往曾认为组织学分级与预后相关,但 Nascimento 等[397]的报道表明,乳腺血管肉瘤的组织学分级并无明显的预后价值。

(五)放疗相关性血管肉瘤

19 世纪 80 年代初期发现乳腺癌患者术后辅以放疗者在乳腺皮肤可发生血管肉瘤,即放疗相关性血管肉瘤(radiation-associated angiosarcoma,RAA)[402],也称放疗后血管肉瘤(postradiation angiosarcoma)或继发性乳腺血管肉瘤(secondary breast angiosarcoma,SBA)。

【临床表现】

RAA/SBA 通常发生在接受放疗后 30～156 个月内,中位为 70 个月。

与 PBA 不同的是,RAA/SBA 多发生于中老年妇女,中位

年龄为 70 岁,年龄范围为 46～87 岁[403]。

临床上,RAA/SBA 通常发生于放射野内的乳腺皮肤,特别是邻近原先癌肿所在区域的皮肤,少数情况下发生于乳腺实质内。早期病变可较轻微,表现为皮肤颜色改变,青紫色或瘀斑样,皮肤可增厚,可被误诊为放射性皮炎[404]。病变逐渐演变为肿胀,或形成青紫色、紫红色结节。

除乳腺外,放疗相关性血管肉瘤还可发生于其他少见情形,包括因各种类型的癌(如鼻咽癌、宫颈癌、阴道癌、前列腺癌和肾癌等)接受放疗者[405-409]。与乳腺继发性血管肉瘤相似,血管肉瘤一般发生在放射野内。

【影像学】

影像学检查无特异性。累及乳腺实质时可形成境界不清的肿块,两侧乳房不对称。B 超可显示为高回声、高血流的异质性肿块。MRI 显示 T1 呈低信号,T2 呈高信号。

【大体形态】

大体上,肿瘤多为 5～7cm,范围为 1～>20cm。切面可有或无出血,境界清楚或呈浸润性生长,常为多结节性(多中心性),可弥漫累及乳房。

【组织形态】

与 PBA 相比,组织学上 RAA/SBA 多为 Ⅱ 级和 Ⅲ 级的血

管肉瘤,瘤细胞常显示明显的异型性,包括核染色质呈空泡状,可见明显的核仁,核分裂象易见,以及可见肿瘤性坏死等[410]。

【免疫组化】

免疫组化标记显示,除表达 CD31、CD34、ERG 和 Fli1 外,可表达 MYC。另 Ki67 指数相对较高。FISH 检测可显示 *MYC* 基因扩增。

【细胞遗传学】

RAA/SBA 的发生机制不明,可能与 DNA 受到不可恢复的放射性损伤,导致染色体不稳定及相关基因发生突变有关。分子检测显示,在 RAA/SBA 中存在 P53 通路的失活[411],以及位于 8q24 上的 *MYC* 基因的扩增[412]。除 *MYC* 基因扩增外,在约 25% 的病例中还同时存在编码 VEGFR3 的 *FLIT4* 基因的扩增,可能是发生 RAA/SBA 所必需的二次打击[413]。*FLIT4* 基因扩增的病例无 *PLCG1/KDR* 突变[384]。

【治疗和预后】

RAA 的局部复发率达 63%,转移率达 40%,后者多转移至肺、对侧乳腺、骨和皮肤等。

【病例介绍】

患者为 48 岁女性,2012 年 2 月因右乳腺癌在外院行保乳手术,术后病理示:(右乳)浸润性导管癌,Ⅱ～Ⅲ级。术后行化疗和放疗。2016 年 10 月发现右乳表皮突出肿块,为进一步明确诊断在当地医院门诊手术,病理示:(右胸壁结节)纤维结缔组织中见浸润性癌,结合病史考虑为乳腺癌来缘可能。后经病理会诊证实为血管肉瘤,收住入×省人民医院。B 超检测显示:右乳内见散在大小不等的低回声充填,较大者位于外下象限乳头旁,大小 11mm×4mm。右侧乳头周围见多枚大小不等的低回声凸出表皮,较大约 20mm×6mm。CT、MRI 和骨扫描检查显示多个椎体及肋骨低密度骨质破坏区,以 T9 椎体为著。择日行右乳全切术,术后病理:(右乳)上皮样血管肉瘤。术后 4 个月,患者胸壁手术切口及其他区域皮肤出现多个紫红色结节(图 13-116),PET-CT 显示多处转移(图 13-117)。符合右乳切除标本,病理符合为低分化血管肉瘤,部分呈区域仍有血管形成(图 13-118A～D),免疫组化标记显示瘤细胞弥漫性表达 CD31 和 ERG(图 13-118E,F)。

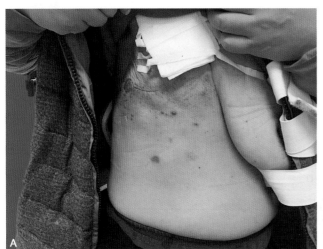
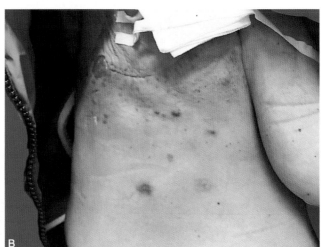

图 13-116   放疗相关性血管肉瘤
右侧胸壁皮肤出现多个紫红个结节

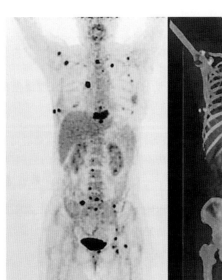
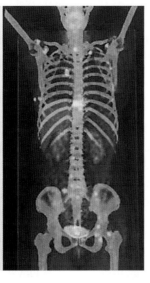

图 13-117   放疗相关性血管肉瘤
PET-CT 显示多处骨转移灶

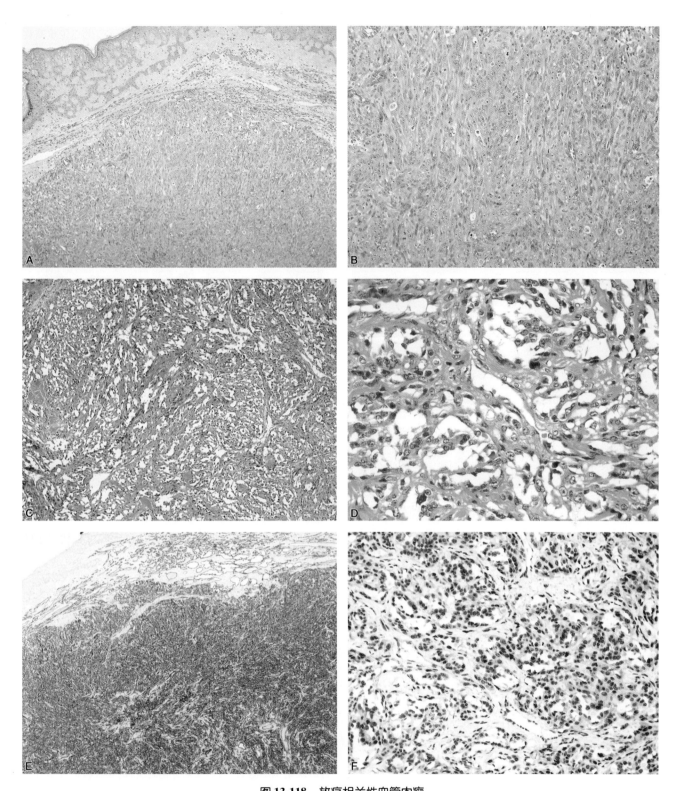

图 13-118　放疗相关性血管肉瘤
A、B. 组织学上为低分化血管肉瘤；C、D. 部分区域可见血管形成；E. CD31 标记；F. ERG 标记

（六）实质脏器血管肉瘤（organ-based angiosarcoma）

除乳房外，血管肉瘤还可发生于很多实质脏器内，包括心脏、肝、脾、肺、甲状腺、胃肠道、肾、肾上腺、骨、子宫、卵巢和阴茎等部位，其中发生于肝脏者可能由聚氯乙烯、钍和砷引起，发生于甲状腺的部分病例与长期缺碘有关，患者多来自于山区。

1. 心脏血管肉瘤　是心脏最常见的恶性肿瘤。

【临床表现】

好发于成年人，年龄范围为 20～61 岁[414]，平均年龄 40 岁，年龄相比皮肤和软组织血管肉瘤的患者要轻。以男性略多见。

心脏肿瘤的临床表现取决于肿瘤所处的位置、大小、生长速度、是否有腔室瘤栓形成以及向周围组织浸润的情况。如肿瘤位于腔室内，可阻碍心瓣膜、阻塞大血管或形成瘤栓，位于心肌内者可引起心律不齐，累及心包时可产生心包填塞症状。心脏血管肉瘤无特异性的临床表现，大多数患者表现为呼吸困难，在已明确诊断时不少患者（66%～89%）已有远处转移，特别是转移至肺部，其他转移部位包括淋巴结、肝、脑、肠、脾、肾上腺和皮肤等，临床上则可有转移灶而产生的相应症状，如咯血等。

【大体形态】

心脏血管肉瘤主要位于右心室（图 13-119），可累及瓣膜、心包和静脉。大体上肿瘤呈结节状或分叶状，灰红色或棕褐色，常伴有出血和坏死，平均直径为 6.8cm。

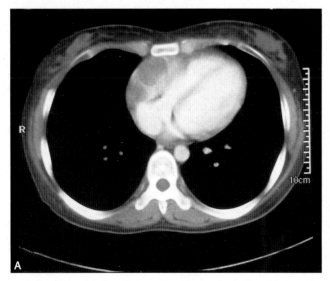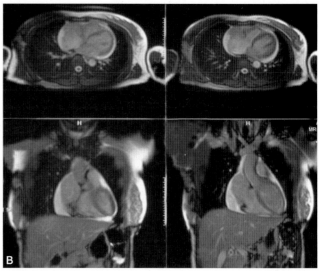

图 13-119　心脏血管肉瘤 CT 和 MRI

【组织形态】

镜下形态因病例而异，可为分化相对较好可见交通状的血管腔隙（图 13-120A～C），也可为主要由梭形细胞或未分化细胞组成的差分化肿瘤，瘤内血管形成不明显，常需免疫组化标记证实（图 13-120D）。

【预后】

心脏血管肉瘤的预后较差，常在术后数月内死亡，生存期平均为 26.6 个月。

2. 肝脾血管肉瘤

（1）脾血管肉瘤

【临床表现】

脾血管肉瘤多发生于成年人，年龄范围为 19～85 岁，中位年龄为 60 岁[415,416]。男性略多见。

临床上，患者多以脾肿大、腹痛和系统性症状（如乏力、发热和体重减轻等）就诊，部分病例（25%）因脾破裂而产生血腹症，少数病例为偶然发现，或因其他原因行影像学检查时所发现。实验室检查显示，多数患者有贫血，另一些患者则表现为白细胞增多和血小板减少。

【影像学】

影像学检查显示，脾肿大，含有不均质的复合性肿块（图

13-121）[417]，可伴有出血和坏死，肿块巨大时可替代整个脾脏，部分病例可伴有钙化灶。

【大体形态】

大体上，85% 的病例表现为脾肿大（重量>250g），多在 500～1000g 之间，其中部分病例呈巨脾改变（重量>1000g）。脾脏切面因病例而异，常呈多个出血性结节状（结节直径从 1.5～18cm，平均 8.5cm），也可呈境界不清的海绵状或囊状，或呈弥漫性，常伴有坏死或梗死。

【组织形态】

镜下形态在各病例之间甚至在同一病例之内也有较大的差异，但至少在局部可见有血管形成。肿瘤常呈浸润性生长，常见的形态结构包括蜂窝状、海绵状、脾窦样和裂隙样，腔内可见有乳头簇形成，部分病例内还可见到类似纤维肉瘤或恶性纤维组织细胞瘤（多形性未分化肉瘤）的实性梭形细胞区域（图 13-122）。瘤细胞显示程度不等的异型性，核分裂象 1～9/10HPF，平均 4/10HPF。肿瘤内常见出血、囊性变和坏死，也可见含铁血黄素性沉积以及髓外造血等。

【免疫组化】

免疫组化标记显示，瘤细胞至少表达 2 种内皮细胞标记，包括 CD31、CD34、ERG 和 Fli1 等（图 13-123），半数以上病例

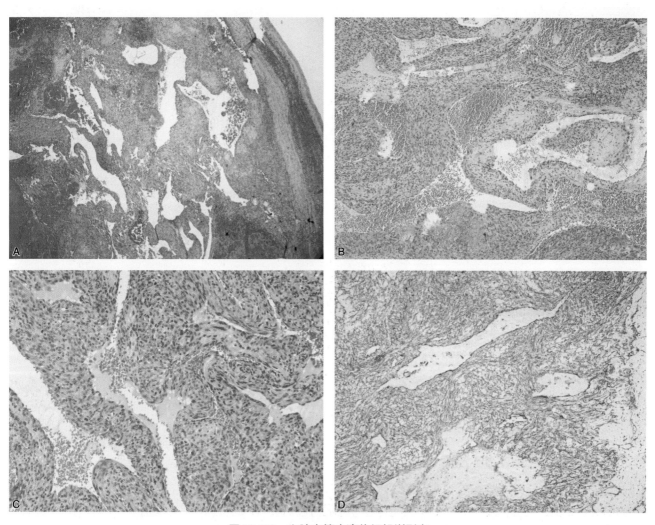

图 13-120 心脏血管肉瘤的组织学形态
A ~ C. 可见血管腔隙形成;D. CD31 标记

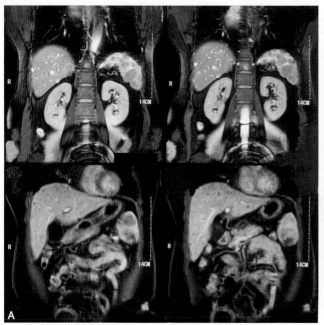

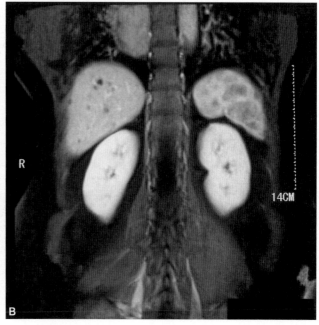

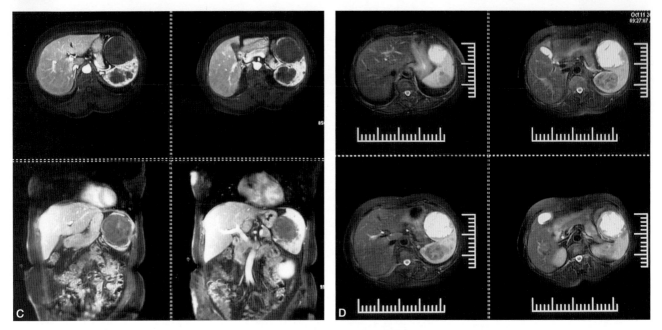

图 13-121 脾脏血管肉瘤影像学

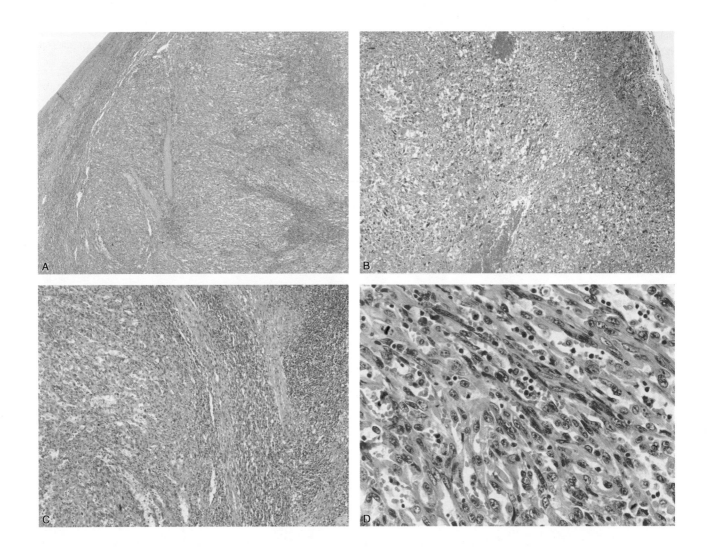

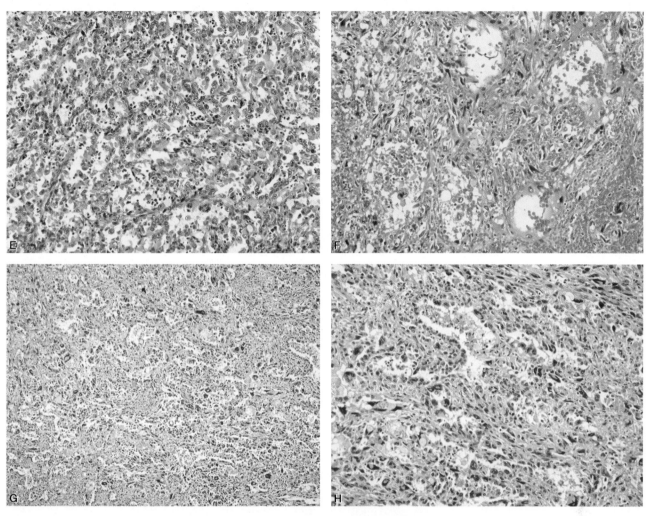

图 13-122 脾脏血管肉瘤的组织学形态

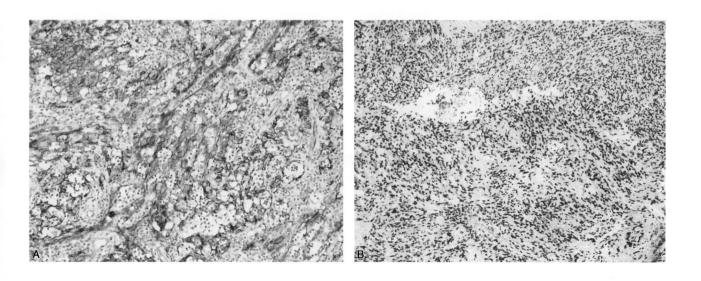

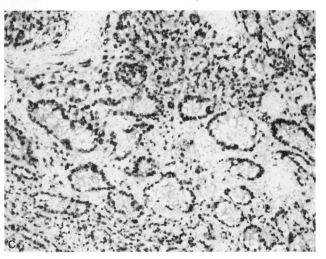
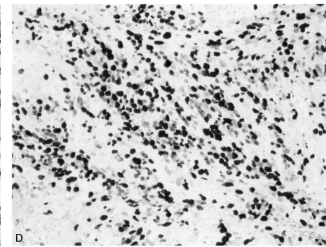

图 13-123 脾脏血管肉瘤的免疫组化
A. CD31 标记;B ~ D. ERG 标记

表达 VEGFR3。

【鉴别诊断】

脾脏血管肉瘤的鉴别诊断包括脾脏血管瘤、窦岸细胞血管瘤和窦岸细胞血管肉瘤。

【预后】

脾脏血管肉瘤是一种高度侵袭性的恶性肿瘤,容易转移至肝脏,其次为肺、淋巴结和骨,以及周围软组织、胃肠道、大脑和肾上腺等处,且多数患者表现为多部位性转移。中位生存期为半年,仅有少数患者存活数年。

(2)肝血管肉瘤

原发性肝血管肉瘤比较少见,在肝脏所有恶性肿瘤中的比例不到1%[418],部分患者有氯乙烯接触史。

【临床表现】

主要发生于成年人,并多见于男性。可为孤立性病灶,也可为多结节性(图13-124),后者需除外转移性。临床上不具特异性,部分病例可发生自发性肝破裂。

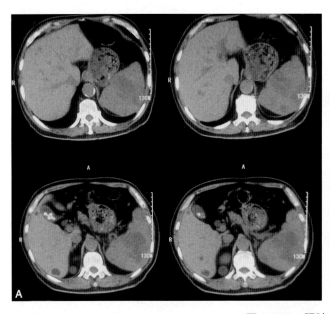
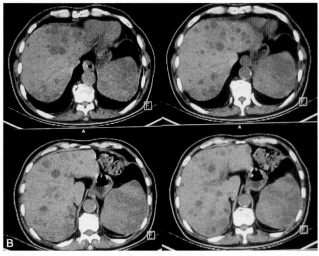

图 13-124 肝脏血管肉瘤影像学
肝脏内见多发低密度结节,部分融合

【组织形态】

组织学上与发生于其他部位的血管肉瘤相似,常可见血管腔隙形成(图13-125)。

【免疫组化】

免疫组化标记显示,瘤细胞表达 CD31 和 CD34 等标记(图13-126)。

【预后】

肝血管肉瘤的预后较差,单纯手术治疗的生存期仅为8个月,外科手术辅以靶向药物有助于延长生存期,不适宜行肝移植。

3. 胃肠道血管肉瘤 血管肉瘤可原发于胃、小肠、结肠和直肠[419],临床表现以消化道出血、腹痛和贫血为主。

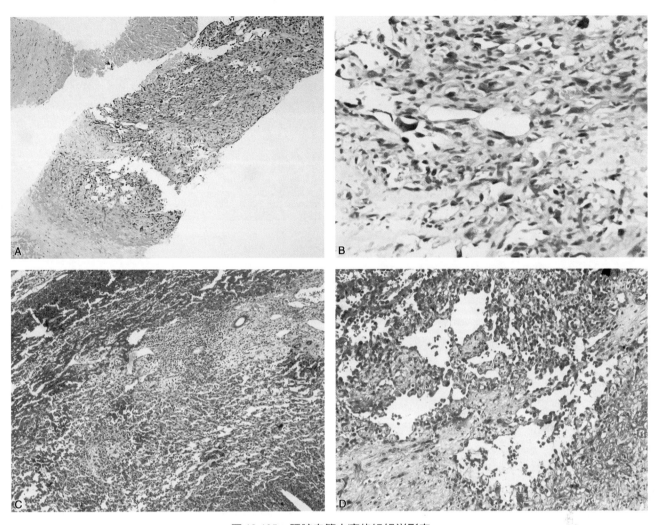

图 13-125　肝脏血管肉瘤的组织学形态

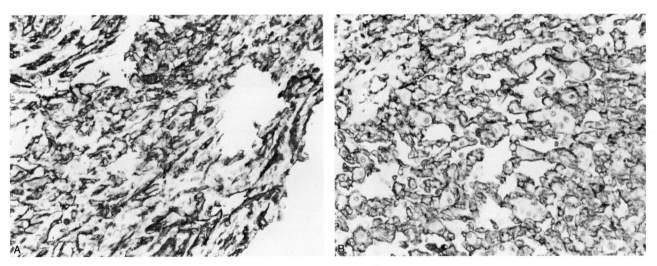

图 13-126　肝脏血管肉瘤的 CD31 标记

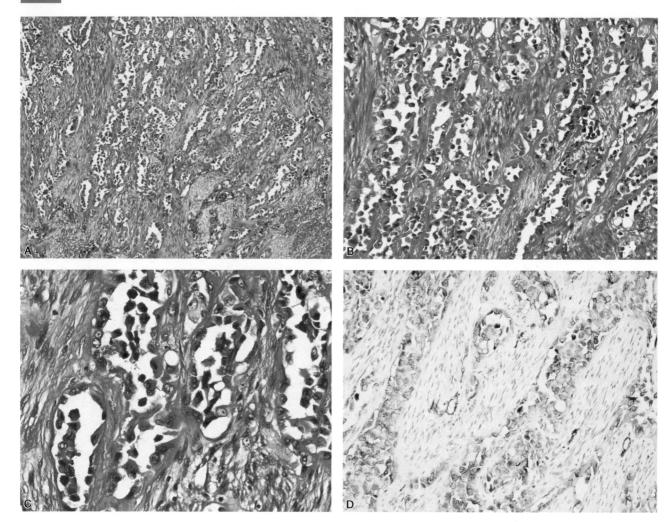

图 13-127　胃肠道血管肉瘤
A ~ C. 组织学形态；D. CD31 标记

　　镜下多数病例呈上皮样血管肉瘤形态（图 13-127），瘤细胞除表达内皮细胞标记外，还可表达上皮性标记，参见后述。

　　4. 呼吸系统血管肉瘤　血管肉瘤可原发于肺和胸膜[420,421]（图 13-128），但均较少见，易被误诊。

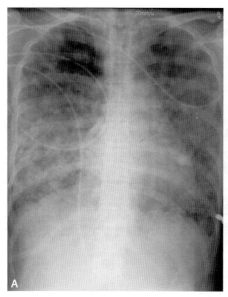
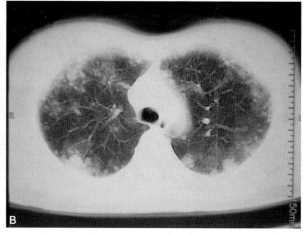

图 13-128　肺血管肉瘤影像学

镜下形态与其他部位的血管肉瘤相似(图13-129),可呈上皮样,也可分化较差。

5. 其他部位　血管肉瘤还可发生于肾上腺、子宫、卵巢和阴茎等处[422-425]。

【病例介绍】

病例介绍一:男,41岁,因阴茎持续勃起伴有剧烈疼痛就诊。阴茎海绵体穿刺病理活检提示为"血管肉瘤",并经免疫组化标记证实。后影像学检查显示肝左叶、两肺、左侧耻骨、右侧坐骨支和腹膜后多发性结节或肿块影,提示为转移性(图

13-130)。

病例介绍二:女,43岁,因白带里有血丝、腹胀就诊。B超显示双卵巢实质性肿块,与子宫粘连,行全子宫、双附件和大网膜切除。术后病理显示为血管肉瘤(图13-131)。

(七) 儿童和青少年血管肉瘤(pediatric angio-sarcoma)

血管肉瘤多发生于成年人,极少发生于儿童和青少年。迄今为止,文献上报道的病例数不足30例[426,427]。

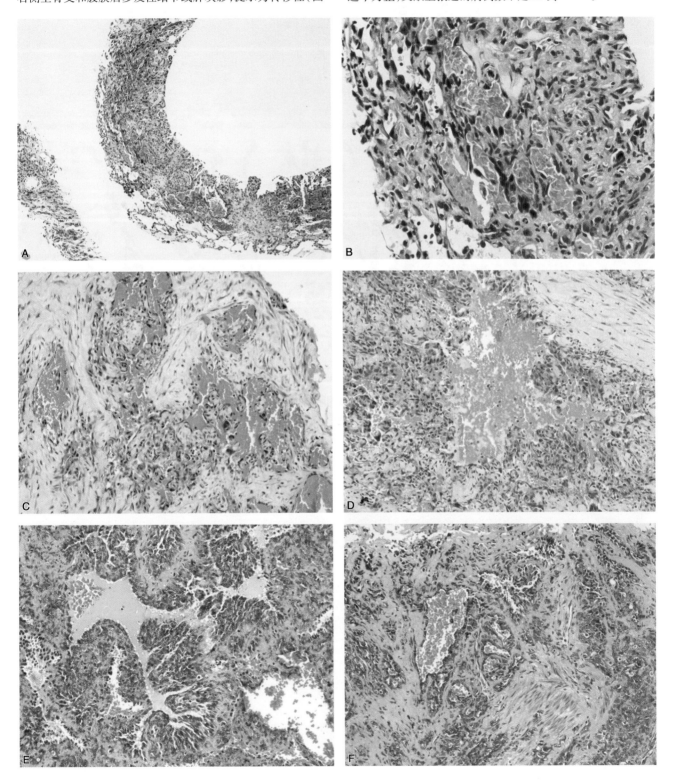

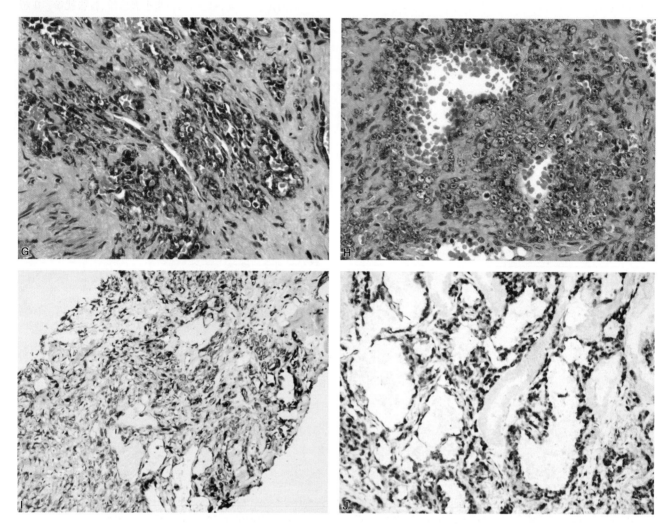

图 13-129　肺血管肉瘤的组织学形态
A ~ D. 经典型血管肉瘤;E ~ H. 上皮样血管肉瘤;I. CD31 标记;J. ERG 标记

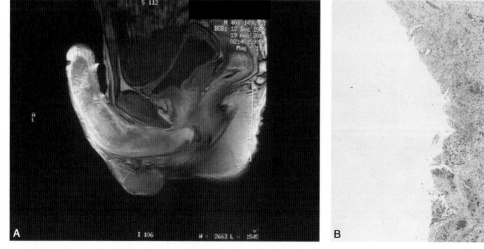

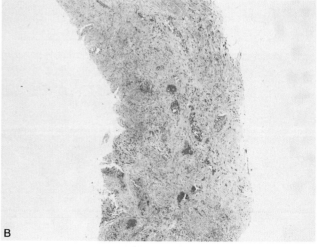

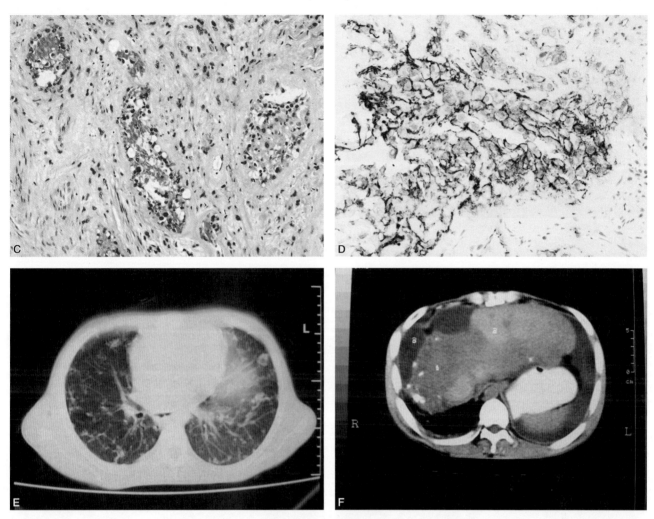

图 13-130　阴茎血管肉瘤
A. 影像学；B、C. 组织学形态；D. CD31 标记；E. 肺转移；F. 肝转移

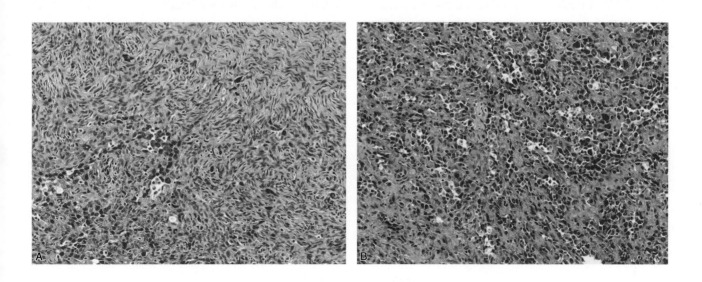

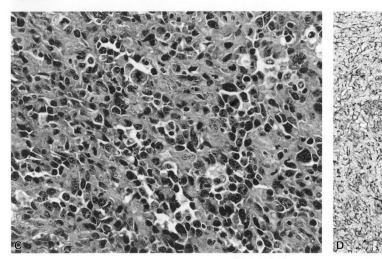
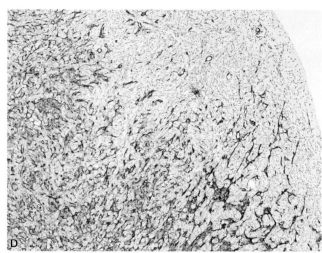

图 13-131　卵巢血管肉瘤的组织学形态
A ~ C. 卵巢血管肉瘤;D. CD31 标记

【临床表现】

多发生于 3 个月 ~ 16 岁的婴幼儿、儿童和青少年,两性均可发生,以男性略多见。

肿瘤好发生于深部软组织,包括头颈部、纵隔、腹盆腔、躯干和肢体深部软组织,以及实质脏器,特别是心脏、肝脏和脾脏。

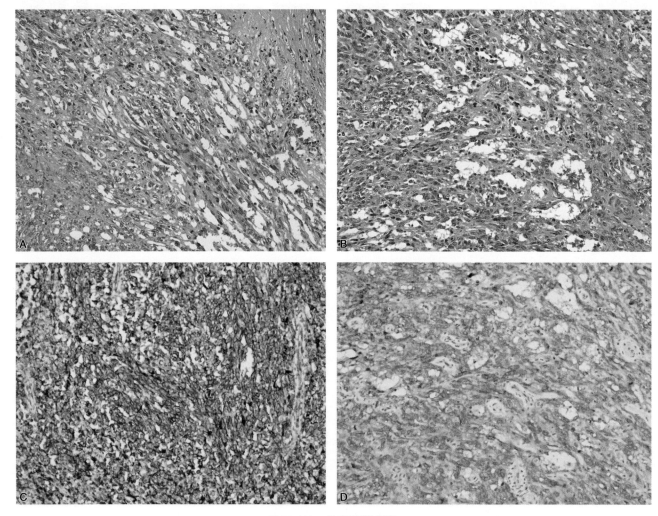

图 13-132　儿童血管肉瘤
A. 梭形细胞实性区域;B. 可见血管腔形成;C、D. CD31 标记

临床上多以增大的肿块就诊,可伴有疼痛、出血、贫血和凝血病。病程多为数周。

【大体形态】

大体上,肿瘤多呈出血性,可为多结节状,平均直径为8cm,范围为3.5~13cm,其中半数病例直径>5cm。

【组织形态】

组织学上,至少在局部可见到血管腔形成,但在半数以上的病例中可见实性的区域,由梭形或上皮样的瘤细胞所组成(图13-132),核分裂易见,肿瘤内常见坏死。

【免疫组化】

免疫组化标记显示,瘤细胞表达 CD31 和 Fli1 等内皮标记,可表达 CD117,但无 *c-kit* 基因突变[428]。

【鉴别诊断】

发生于儿童和青少年的血管肉瘤需注意与梭形细胞血管瘤和卡波西型血管内皮瘤等相鉴别。

【预后】

发生于儿童和青少年的血管肉瘤预后较差,Deyrup 等[427]的报道显示,死亡率达67%,平均和中位生存期仅为7个月和6个月。预计的5年生存率为34.6%。

三、上皮样血管肉瘤

上皮样血管肉瘤(epithelioid angiosarcoma)是一种瘤细胞呈上皮样的血管肉瘤,多发生在深部软组织内,占所有血管肉瘤的20%~30%。

【临床表现】

好发于中老年,男性多见。

多发生于四肢深部的软组织内[429-433],以下肢多见,其次为上肢、躯干、头颈部和腹膜后,部分病例可发生在实质脏器,如肺、胸膜、甲状腺、肾上腺、子宫、乳腺和骨等部位,少数病例发生于血管内,或发生于周围神经及神经鞘膜瘤的基础上[373]。

【大体形态】

肿块体积多较大,出血性,周界不清。

【组织形态】

内皮细胞呈上皮样,表现为核大,空泡状,核仁明显,可见多少不等的核分裂象。多数肿瘤内可见不规则的血管腔形成(图13-133A~F),部分病例血管腔隙不明显,上皮样瘤细胞可呈实性片状分布(图13-133G,H)。少数病例起自于周围神经鞘膜肿瘤(图13-133I,J)。

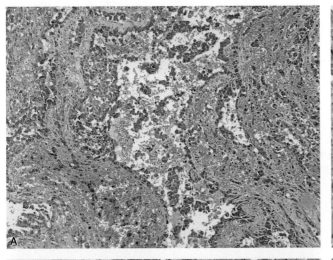

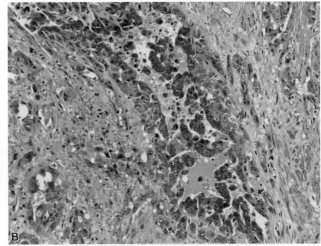

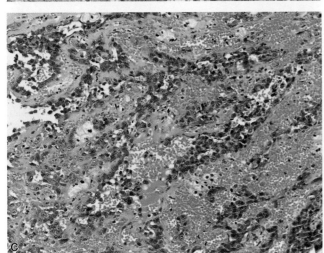

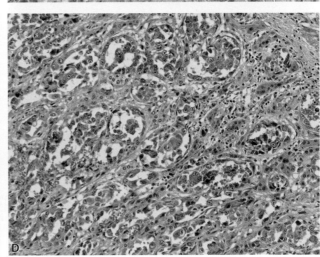

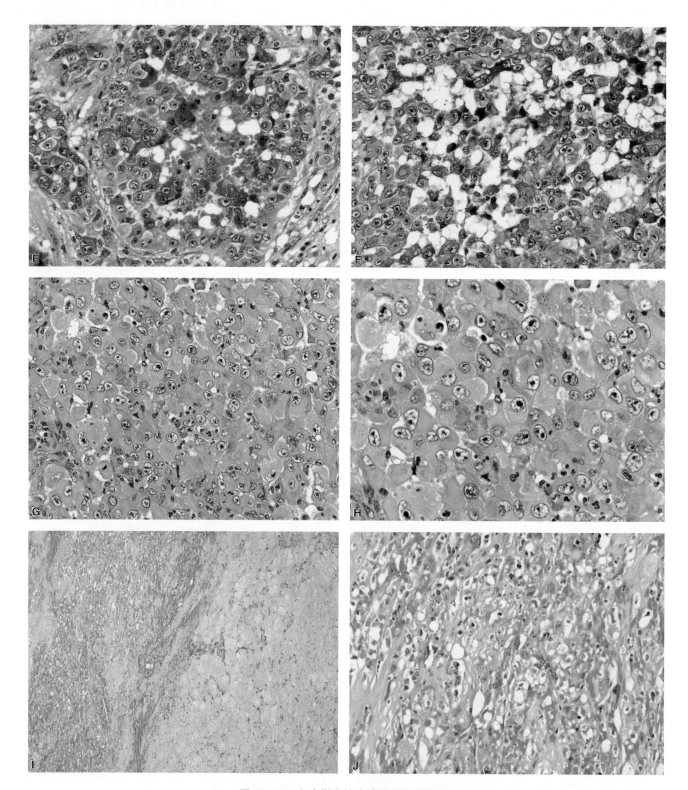

图 13-133　上皮样血管肉瘤的组织学形态

A～F. 内皮细胞呈上皮样,可见血管腔隙形成;G、H. 上皮样内皮细胞可实性成片状排列,I、J. 起自于神经鞘瘤的上皮样血管肉瘤

【免疫组化】

瘤细胞表达包括 CD31(图 13-134A ~ C)、CD34、ERG 和 Fli1 在内的一组内皮细胞性标记,部分病例尚表达 AE1/AE3(图 13-134D)。

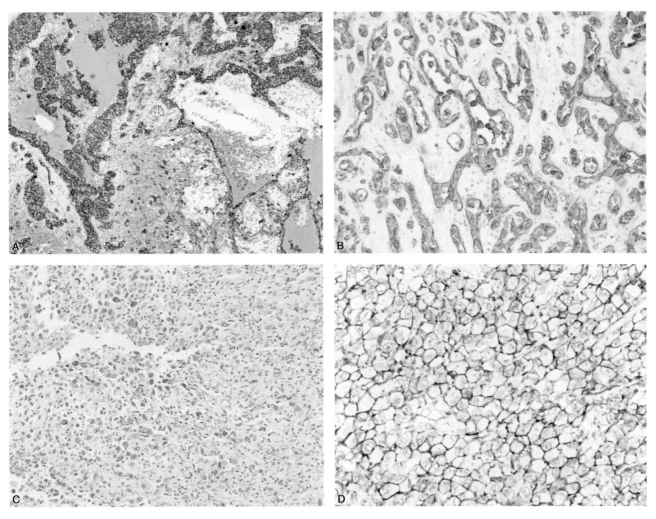

图 13-134 上皮样血管肉瘤的免疫组化
A ~ C. CD31 标记;D. AE1/AE3 标记

【鉴别诊断】

主要与未分化癌、无色素性恶性黑色素瘤、上皮样肉瘤和肉瘤样癌等具有上皮样形态的恶性肿瘤相鉴别。

参 考 文 献

1. Maffucci A. Di un caso di enchondroma ed angioma multiplo: contribuzione ell eenesi embrionale de:tumor. Mov Med Chir, 1881,3:399-412.

2. Klippel M, Trénaunay P. Du naevus variqueux ostéohypertrophique. Archives générales de médecine,1900,641-672.

3. Weber FP. Angioma-formation in connection with hypertrophy of limbs and hemi-hypertrophy. British Journal of Dermatology, 1907,19:231-235.

4. Wang Q, Timur AA, Szafranski P, et al. Identification and molecular characterization of de novo translocation t(8;14)(q22. 3;q13) associated with a vascular and tissue overgrowth syndrome. Cytogenet. Cell Genet,2001,95:183-188.

5. Barker KT, Foulkes WD, Schwartz CE, et al. Is the E133K allele of VG5Q associated with Klippel-Trenaunay and other overgrowth syndromes?. Journal of Medical Genetics,2006,43: 613-614.

6. Kasabach HH, Merritt KK. Capillary hemangioma with extensive purpura:report of a case. Am J Dis Child,1940,59:1063.

7. Bardwick PA, Zvaifler NJ, Gill GN, et al. Plasma cell dyscrasia with polyneuropathy, organomegaly, endocrinopathy, M-protein and skin changes;the POEMS syndrome. Med icine(Baltimore),1980,59:311-322.

8. Oksüzoglu BC, Oksüzoglu G, Cakir U, et al. Blue rubber bleb nevus syndrome. Am J Gastroenterol,1996,91:780-782.

9. Von Hippel E. Ueber eine sehr seltene Erkrankung der Netzhaut. Albrecht von Graefes Arch Ophthal, 1904, 59:83-106.

10. Lindau A. Zur Frage der Angiomatosis Retinae und Ihrer Hirncomplikation. Acta Ophthal, 1927,4:193-226.

11. Sturge WA. A case of partial epilepsy, apparently due to a lesion of one of the vasomotor centres of the brain. Transactions of the Clinical Society of London, 1879, 12:162.

12. Weber FP. Right-sided hemi-hypertrophy resulting from right-sided congenital spastic hemiplegia, with a morbid condition of the left side of the brain, revealed by radiograms. Journal of Neurology and Psychopathology (London), 1922, 3:134-139.

13. Rendu HJ. Épistaxis répétées chez un sujet porteur de petits angiomes cutanés et muqueux. Gaz Hop, 1896, 1322-1333.

14. Osler W. On a family form of recurring epistaxis, associated with multiple telangiectases of the skin and mucous membranes. Bull. Johns Hopkins Hosp, 1901, 12:333-337.

15. Weber FP. Multiple hereditary developmental angiomata (telangiectases) of the skin and mucous membranes associated with recurring haemorrhages. Lancet, 1907, 2:160-162.

16. Shovlin CL, Guttmacher AE, Buscarini E, et al. Diagnostic criteria for hereditary hemorrhagic telangiectasia (Rendu-Osler-Weber syndrome). Am J Med Genet, 2000, 91:66-67.

17. Hasegawa Y, Yashura M. Phakomatosis pigmentovascularis type Ⅳa. Arch Dermatol, 1985, 121:651-655.

18. Pelle MT, Pride HB, Tyler WB. Eccrine angiomatous hamartoma. J Am Acad Dermatol, 2002, 47:429-435.

19. Larralde M, Bazzolo E, Boggio P, Abad ME, Santos Muñoz A. Eccrine angiomatous hamartoma: report of five congenital cases. Pediatr Dermatol, 2009, 26:316-319.

20. Nowakowski K, Dyduch G. Adult-onset eccrine angiomatous hamartoma on the vulva. Int J Dermatol, 2012, 51:840-841.

21. Masson P. Hemangioendotheliome vegetant intravasculaire. Bull Soc Anaat (Paris), 1923, 93:517.

22. Kuo T, Sayers CP, Rosai J. Masson's "vegetant intravascular hemangioendothelioma:" a lesion often mistaken for angiosarcoma: study of seventeen cases located in the skin and soft tissues. Cancer, 1976, 38:1227-1236.

23. Pins MR, Rosenthal DI, Springfield DS, et al. Florid extravascular papillary endothelial hyperplasia (Masson's pseudoangiosarcoma) presenting as a soft tissue sarcoma. Arch Pathol Lab Med, 1993, 117:259-263.

24. Salyer WR, Salyer DC. Intravascular angiomatosis: development and distinction from angiosarcoma. Cancer, 1975, 36:995-1001.

25. Barr RJ, Graham JH, Sherwin LA. Intravascular papillary endothelial hyperplasia. A benign lesion mimicking angiosarcoma. Arch Dermatol, 1978, 114:723-726.

26. Hashimoto H, Daimaru Y, Enjoji M. Intravascular papillary endothelial hyperplasia. A clinicopathologic study of 91 cases. Am J Dermatopathol, 1983, 5:539-545.

27. Reed CN, Cooper PH, Swerlick RA. Intravascular papillary endothelial hyperplasia. Multiple lesions simulating Kaposi's sarcoma. J Am Acad Dermatol, 1984, 10:110-113.

28. Higgins JPT, Montgeomery K, Wang L, et al. Expression of FKBP12 in benign and malignant vascular endothelium. An immunohistochemical study on conventional sections and tissue microarrays. Am J Surg Pathol, 2003, 27:58-64.

29. Kreutner A Jr, Smith RM, Trefny FA. Intravascular papillary endothelial hyperplasia: light and electron microscopic observations of a case. Cancer, 1978, 42:2304-2310.

30. Gottron HA, Nikolowski W. Extrarenale Lohlei-Herdnephrtis der Haut bei Endocarditis. Arch Klin Exp Dermatol, 1958, 207:156-176.

31. Okagaki T, Richart RM. Systemic proliferating angioendotheliomatosis. A case report. Obstet Gynecol, 1971, 37:377-380.

32. Kim S, Elenitsas R, James WD. Diffuse dermal angiomatosis: a variant of reactive angioendotheliomatosis associated with peripheral vascular atherosclerosis. Arch Dermatol, 2002, 138:456-458.

33. Porras-Luque JI, Fernandez-Herrera J, Dauden E, et al. Cutaneous necrosis by cold agglutinins associated with glomeruloid reactive angioendotheliomatosis. Br J Dermatol, 1998, 139:1068-1072.

34. Rieger E, Soyer HP, Leboit PE, et al. Reactive angioendotheliomatosis or intravascular histiocytosis? An immunohistochemical and ultrastructural study in two cases of intravascular histiocytic cell proliferation. Br J Dermatol, 1999, 140:497-504.

35. Le BOit PE, Solomon AR, Santa Cruz DJ, et al. Angiomatosis with luminal cryoprotein deposition. J Am Acad Dermatol, 1992, 27:969-973.

36. Thai KE, Barrett W, Kossard S. Reactive angioendotheliomatosis in the setting of antiphospholipid syndrome. Australas J Dermatol, 2003, 44:151-155.

37. Tomasini C, Soro E, Pippione M. Angioendotheliomatosis in a woman with rheumatoid arthritis. Am J Dermatopathol, 2000, 22:334-338.

38. Rongioletti F, Rebora A. Cutaneous reactive angiomatoses: patterns and classification of reactive vascular proliferation. J Am Acad Dermatol, 2003, 49:887-896.

39. 宋林红, 陈栖栖, 董丹丹, 等. 反应性血管内皮细胞瘤病临床病理分析. 临床与实验病理学杂志, 2005, 20:295-297.

40. McMenamin ME, Fletcher CD. Reactive angioendotheliomatosis: a study of 15 cases demonstrating a wide clinicopathologic spectrum. Am J Surg Pathol, 2002, 26:685-697.

41. Rongioletti F, Rebora A. Cutaneous reactive angiomatoses: patterns and classification of reactive vascular proliferation. J Am Acad Dermatol, 2003, 49:887-896.

42. Eming SA, Sacher C, Eich D, et al. Increased expression of VEGF in glomeruloid reactive angioendotheliomatosis. Dermatology, 2003, 207:398-401.

43. Chan JKC, Fletcher CDM, Hicklin GA. Glomeruloid hemangioma. A distinctive cutaneous lesion of multicentric Castleman's disease associated with POEMS syndrome. Am J Surg Pathol, 1990, 14:1036-1046.

44. Rongioletti F, Gambini C, Lerza R. Glomeruloid hemangioma. A cutaneous marker of POEMS syndrome. Am J Dermato-

pathol, 1994, 16:175-178.

45. Yang SG, Cho KH, Bang YJ, Kim CW. A case of glomeruloid hemangioma associated with multicentric Castleman's disease. Am J Dermatopathol, 1998, 20:266-270.

46. Phillips JA, Dixon JE, Richardson JB, et al. Glomeruloid hemangioma leading to a diagnosis of POEMS syndrome. J Am Acad Dermatol, 2006, 55:149-152.

47. Kishimoto S, Takenaka H, Shibagaki R, et al. Glomeruloid hemangioma in POEMS syndrome shows two different immunophenotypic endothelial cells. J Cutan Pathol, 2000, 27:87-92.

48. Tsai CY, Lai CH, Chan HL, et al. Glomeruloid hemangioma—a specific cutaneous marker of POEMS syndrome. Int J Dermatol, 2001, 40:403-406.

49. Forman SB, Tyler WB, Ferringer TC, Elston DM. Glomeruloid hemangioma without POEMS syndrome: series o three cases. J Cutan Pathol, 2007, 34:956-957.

50. González-Guerra E, Haro MR, Fariña MC, et al. Glomeruloid haemangioma is not always associated with POEMS syndrome. Clin Exp Dermatol, 2009, 34:800-803.

51. Suurmeijer AJ, Fletcher CD. Papillary hemangioma: a distinctive cutaneous haemangioma of the head and neck area containing eosinophilic hyaline globules. Histopathology, 2007, 51:638-648.

52. Obermoser G, Larcher C, Sheldon JA, et al. Absence of human herpesvirus-8 in glomeruloid haemangiomas associated with POEMS syndrome and Castleman's disease. Br J Dermatol, 2003, 148:1276-1278.

53. LeBoit PE, Berger TG, Egbert BM, et al. Bacillary angiomatosis. The histopathology and differential diagnosis of a pseudoneoplastic infection in patients with human immuhodeficiency virus disease. Am J Surg Pathol, 1989, 13:909-920.

54. Santos R, Cardoso O, Rodrigues P, et al. Bacillary angiomatosis by Bartonella quintana in an HIV-infected patient. J Am Acad Dermatol, 2000, 42(2 Pt 1):299-301.

55. Wong R, Tappero J, Cockerell CJ. Bacillary angiomatosis and other Bartonella species infections. Semin Cutan Med Surg, 1997, 16:188-199.

56. Lopez de Blanc S, Sambuelli R, et al. Bacillary angiomatosis affecting the oral cavity. Report of two cases and review. J Oral Pathol Med, 2000, 29:91-96.

57. Tsai PS, DeAngelis DD, Spencer WH, et al. Bacillary angiomatosis of the anterior orbit, eyelid, and conjunctiva. Am J Ophthalmol, 2002, 134:433-434.

58. Maurin M, Raoult D. Bartonella infections: diagnostic and management issues. Curr Opin Infect Dis, 1998, 11:189-193.

59. Chan JK, Warnke RA, Dorfman R. Vascular transformation of sinuses in lymph nodes. A study of its morphological spectrum and distinction from Kaposi's sarcoma. Am J Surg Pathol, 1991, 15:732-743.

60. Ramsden KL, Newman J, Moran A. Florid vascular proliferation in repeated intussusception mimicking primary angioma-

tous lesion. J Clin Pathol, 1993, 46:91-92.

61. Bavikatty NR, Goldblum JR, Abdul-Karim FW, Nielsen SL, Greenson JK. Florid vascular proliferation of the colon related to intussusception and mucosal prolapse: potential diagnostic confusion with angiosarcoma. Mod Pathol, 2001, 14:1114-1118.

62. Finley JL, Noe JM, Arndt KA, et al.. Port-wine stains. Morphologic variations and developmental lesions. Arch Dermatol, 1984, 120:1453-1455.

63. 吴志金, 蒋小平, 吴自萍. Parkes-Weber 综合征五例报告. 中华外科杂志, 1993, 31:749-751.

64. Tan KL. Nevus flammeus of the nape, glabella and eyelids. A clinical study of frequency, racial distribution, and association with congenital anomalies. Clin Pediatr (Phila), 1972, 11:112-118.

65. Metzker A, Shamir R. Butterfly-shaped mark: a variant form of nevus flammeus simplex. Pediatrics, 1990, 85:1069-1071.

66. Vissers W, Van Steensel M, Steijlen P, et al. Klippel-Trenaunay syndrome and Sturge-Weber syndrome: variations on a theme? Eur J Dermatol, 2003, 13:238-241.

67. Lindenauer SM. Congenital arteriovenous fistula and the Klippel-Trenaunay syndrome. Ann Surg, 1971, 174:248-263.

68. Eerola I, Boon LM, Mulliken JB, et al. Capillary malformation-arteriovenous malformation, a new clinical and genetic disorder caused by RASA1 mutations. Am J Hum Genet, 2003, 73:1240-1249.

69. Bean WB. Vascular spiders and related lesions of the skin. Springfield, Illinois, Thomas, 1958. 178-185.

70. Alerson MR. Spider naevi—their incidence in healthy schoolchildren. Arch Dis Child, 1963, 38:286-288.

71. Khasnis A, Gokula RM. Spider nevus. J Postgrad Med, 2002, 48:307-309.

72. Bean WB, Walsh JR. Venous lake. Arch Dermatol, 1956, 74:459-463.

73. Laugier P. Senile venous lakes. Arch Dermatol, 1981, 117:250.

74. Katta R, Wagner A. Angioma serpiginosum with extensive cutaneous involvement. J Am Acad Dermatol, 2000, 42:384-385.

75. Kumakiri M, Katoh N, Miura Y. Angioma serpiginosum. J Cutan Pathol, 1980, 7:410-421.

76. Stevenson JR, Lincoln CS Jr. Angioma serpiginosum. Arch Dermatol, 1967, 95:16-22.

77. Fuchizaki U, Miyamori H, Kitagawa S, et al. Hereditary haemorrhagic telangiectasia (Rendu-Osler-Weber disease). Lancet, 2003, 362:1490-1494.

78. Imperial R, Helwig EB. Angiokeratoma. A clinicopathological study. Arch Dermatol, 1967, 95:166-175.

79. Schiller PI, Itin PH. Angiokeratomas: an update. Dermatology, 1996, 193:275-282.

80. Smith RB, Prior IA, Park RG. Angiokeratoma of Mibelli: a

family with nodular lesions of the legs. Australas J Dermatol, 1968,9:329-334.

81. Tarnowski WM, Hashimoto K. New light microscopic skin findings in Fabry's disease. Study of four patients using plastic-embedded tissue. Acta Derm Venereol, 1969, 49: 386-389.

82. Imperial R, Helwig EB. Angiokeratoma of the scrotum (Fordyce type). J Urol,1967,98:379-387.

83. Imperial R, Helwig EB. Angiokeratoma of the vulva. Obstet Gynecol,1967,29:307-312.

84. Gomi H, Eriyama Y, Horikawa E, Miura T. Solitary angiokeratoma. J Dermatol,1988,15:349-350.

85. Leung CS, Jordan RC. Solitary angiokeratoma of the oral cavity. Oral Surg Oral Med Oral Pathol Oral Radiol Endod,1997, 84:51-53.

86. Edgerton MT, Hiebert JM. Vascular and lymphatic tumors in infancy, childhood and adulthood: challenge of diagnosis and treatment. Curr Probl Cancer,1978,2:1-44.

87. Coffin CM, Dehner LP. Vascular tumors in children and adolescents: a clinicopathologic study of 228 tumors in 222 patients. Pathol Annu,1993,28:97-120.

88. MacCollum DW, Martin LW. Hemangiomas in infancy and childhood. A report based on 6479 cases. Surg Clin North Am,1956,36:1647-1663.

89. Johnson WC. Pathology of cutaneous vascular tumors. Int J Dermatol,1976,15:239-270.

90. Berg JN, Walter JW, Thisanagayam U, et al. Evidence for loss of heterozygosity of 5q in sporadic haemangiomas: are somatic mutations involved in haemangioma formation? J Clin Pathol, 2001,54:249-252.

91. Tomplins, Walsh TS Jr. Some observations on the strawberry nevus of infancy. Cancer,1956,9:869-904.

92. 殷敏智,张忠德,吴湘如,等. 婴儿性血管瘤24例临床病理分析. 临床与实验病理学杂志,2007,23:461-463.

93. Gonzalez-Crussi F, Reyes-Mugica M. Cellular hemangiomas ("hemangioendotheliomas") in infants. Light microscopic, immunohistochemical, and ultrastructural observation. Am J Surg Pathol,1991,15:769-778.

94. Calonje E, Mentzel T, Fletcher CDM. Pseudomalignant perineural invasion in cellular ("infantile") capillary hemangiomas. Histopathology,1995,26:159-164.

95. North PE, Waner M, Mizeracki A, et al. GLUT1: a newly discovered immunohistochemical marker for juvenile hemangiomas. Hum Pathol,2000,31:11-22.

96. Taxy JB, Gray SR. Cellular angiomas of infancy: an ultrastructural study of two cases. Cancer,1979,43:2322-2331.

97. Walter JW, Blei F, Anderson JL, et al. Genetic mapping of a novel familial form of infantile hemangioma. Am J Med Genet,1999,82:77-83.

98. Walter JW, North PE, Waner M, et al. Somatic mutation of vascular endothelial growth factor receptors in juvenile hemangioma. Genes Chromosomes Cancer,2002,33:295-303.

99. Berenguer B, Mulliken JB, Enjolras O et al. Rapidly involuting congenital hemangioma: clinical and histopathologic features. Pediatr Dev Pathol,2003,6:495-510.

100. Enjolras O, Mulliken JB, Boon LMet al. Noninvoluting congenital hemangioma: a rare cutaneous vascular anomaly. Plast Reconstr Surg,2001,107:1647-1654.

101. Mills SE, Cooper PH, Fechner RE. Lobular capillary hemangioma: the underlying lesion of pyogenic granuloma. A study of 73 cases from the oral and nasal mucous membranes. Am J Surg Pathol,1980,4:470-479.

102. Demir Y, Demir S, Aktepe F. Cutaneous lobular capillary hemangioma induced by pregnancy. J Cutan Pathol,2004,31: 77-80.

103. Patrice SJ, Wiss K, Mulliken JB. Pyogenic granuloma (lobular capillary hemangioma): a clinicopathologic study of 178 cases. Pediatr Dermatol,1991,8:267-276.

104. 郭坚,文国英,张根娣. 分叶状毛细血管瘤39例临床病理分析. 诊断病理学杂志,2003,10:278-280.

105. Nappi O, Wick MR. Disseminated lobular capillary hemangioma (pyogenic granuloma). A clinicopathologic study of two cases. Am J Dermatopathol,1986,8:379-385.

106. Wilson BB, Greer KE, Cooper PH. Eruptive disseminated lobular capillary hemangioma (pyogenic granuloma). J Am Acad Dermatol,1989,21:391-394.

107. Cooper PH, McAllister HA, Helwig EB. Intravenous pyogenic granuloma. A study of 18 cases. Am J Surg Pathol,1979,3: 221-228.

108. Renshaw AA, Rosai J. Benign atypical vascular lesions of the lip. A study of 12 cases. Am J Surg Pathol,1993,17:557-565.

109. Nichols GE, Gaffey MJ, Mills SE, et al. Lobular capillary hemangioma. An immunohistochemical study including steroid hormone receptor status. Am J Clin Pathol,1992,97:770-775.

110. Toida M, Hasegawa T, Watanabe F, et al. Lobular capillary hemangioma of the oral mucosa: clinicopathological study of 43 cases with a special reference to immunohistochemical characterization of the vascular elements. Pathol Int,2003, 53:1-7.

111. Godfraind C, Calicchio ML, Kozakewich H. Pyogenic granuloma, an impaired wound healing process, linked to vascular growth driven by FLT4 and the nitric oxide pathway. Mod Pathol,2013,26:247-255.

112. Wilson Jones E. Malignant vascular tumors. Clin Exp Dermatol,1976,1:287-312.

113. MacMillan A, Champion RH. Progressive capillary haemangioma. Br J Dermatol,1971,85:492-493.

114. Nakagawa K. Case report of angioblastoma of the skin. Nippon Hifuka Gakkai Zasshi,1949,59:92-94.

115. Cho KH, Kim SH, Park KC, et al. Angioblastoma (Nakaga-

wa)-is it the same as tufted angioma? Clin Exp Dermatol, 1991,16:110-113.

116. Padilla RS, Orkin M, Rosai J. Acquired "tufed" angioma (progressive capillary hemangioma). A distinctive clinicopathologic entity related to lobular capillary hemanioma. Am J Dermatopathol,1987,9:292-300.

117. Wilson-Jones E, Orkin M. Tufted angioma (angioblastoma):a benign progressive angioma, not to be confused with Kaposi's sarcoma or low-grade angiosarcoma. J Am Acad Dermatol, 1989,20:214-225.

118. Tille JC, Morris MA, Bründler MA, Pepper MS. Familial predisposition to tufted angioma:identification of blood and lymphatic vascular components. Clin Genet,2003,63:393-399.

119. Salamon T, Lazovic O, Milicevic M. Histologic findings in angioma senile. The phenomenon of epidermo-dermal surveillance. Dermatologica,1973,147:284-288.

120. Nakashima T, Jinnin M, Etoh T, et al. Down-regulation of mir-424 contributes to the abnormal angiogenesis via MEK1 an cyclin E1 in senile hemangioma:its implications to therapy. Plos One,2010,5:414334.

121. Chan JKC, Tsanag WYW, Calonje E, et al. Verrucous hemagnioma. A distinctive but neglected variant of cutaneous hemangioma. Int J Surg Pathol,1995,2:171-176.

122. Requena L, Kutzner H, Mentzel T, et al. Acquired elastotic hemangioma:a clincopathologic variant of hemangioma. J Am Acad Dermatol,2002;47:371-376.

123. Wells GC, Whimster IW. Subcutaneous angiolymphoid hyperplasia with eosinophilia. Br J Dermatol,1969,81:1-14.

124. Rosai J, Gold J, Landy R. The histiocytoid hemangiomas. A unifying concept embracing several previously described entities of skin,soft tissue,large vessels,bone, and heart. Hum Pathol,1979,10:707-730.

125. Enzinger FM, Weiss SW. Soft tissue tumors. St. Louis:Mosby,1983. 391-397.

126. Urabe A, Tsuneyoshi M, Enjoji M. Epithelioid hemangioma versus Kimura's disease. A comparative clinicopathologic study. Am J Surg Pathol,1987,11:758-766.

127. 周青,徐天蓉. 血管淋巴组织增生伴嗜酸性粒细胞浸润与 Kimura 病. 临床与实验病理学杂志,1994,10:299-301.

128. Wilson-Jones E, Bleehen SS. Inflammatory angiomatous nodules with abnormal blood vessels occurring about the ears and scalp (pseudo or atypical pyogenic granuloma). Br J Dermatol,1969,81:804-816.

129. 陆磊,陈仁贵,李小秋,王坚. Kimura 病和上皮样血管瘤的临床病理学观察. 中华病理学杂志,2005,34:353-357.

130. Fetsch JF, Weiss SW. Observations concerning the pathogenesis of epithelioid hemangioma(angiolymphoid hyperplasia). Mod Pathol,1991,4:449-455.

131. Olsen TG, Helwig EB. Angiolymphoid hyperplasia with eosinophilia. A clinicopathologic study of 116 patients. J Am Acad Dermatol,1985,12:781-796.

132. 杨立. Kimura 病与 ALHE 的对比观察附 6 例报告及文献复习. 诊断病理学杂志,1996,3:216-218.

133. Fetsch JF, Sesterhenn IA, Miettinen M, et al. Epithelioid hemangioma of the penis:a clinicopathologic and immunohistochemical analysis of 19 cases,with special reference to exuberant examples often confused with epithelioid hemangioendothelioma and epithelioid angiosarcoma. Am J Surg Pathol, 2004,28:523-533.

134. Ling S, Rafii M, Klein M. Epithelioid hemangioma of bone. Skeletal Radiol,2001,30:226-229.

135. O'Connell JX, Kattapuram SV, Mankin HJ, et al. Epithelioid hemangioma of bone. A tumor often mistaken for low-grade angiosarcoma or malignant hemangioendothelioma. Am J Surg Pathol,1993,17:610-617.

136. Rosai J, Akerman LR. Intravenous atypical vascular proliferation. A cutaneous lesion simulating a malignant blood vessel tumor. Arch Dermatol,1974,109:714-717.

137. Kempf W, Haeffner AC, Zepter K, et al. Angiolymphoid hyperplasia with eosinophilia:evidence for a T-cell lymphoproliferative origin. Hum pathol,2002,330:1023-1029.

138. Brenn T, Fletcher CDM. Cutaneous epithelioid angiomatous nodule:a distinct lesion in the morphologic spectrum of epithelioid vascular tumors. Am J Dermatopathol,2004,26:14-21.

139. Misago N, Inoue T, Narisawa Y. Subcutaneous epithelioid angiomatous nodule:a variant of epithelioid hemangioma. J Dermatol,2006,33:73-74.

140. Leroy X, Mortuaire G, Chevalier D, Aubert S. Epithelioid angiomatous nodule of the nasal cavity. Pathol Res Pract, 2008,204:929-932.

141. Kaushal S, Sharma MC, Ramam M, Kumar U. Multifocal cutaneous epithelioid angiomatous nodules of the penis. J Cutan Pathol,2011,38:369-371.

142. Pavlidakey PG, Burroughs C, Karrs T, Somach SC. Cutaneous epithelioid angiomatous nodule:a case with metachronous lesions. Am J Dermatopathol,2011,33:831-834.

143. Santa Cruz DJ, Aronberg J. Targetoid hemosiderotic hemangioma. J Am Acad Dermatol,1988,19:550-558.

144. Ho C, McCalmont TH. Targetoid hemosiderotic hemangioma: report of 24 cases,with emphasis on unusual features and comparison to early Kaposi's sarcoma. J Cutan Pathol, 1995,22:67A.

145. Guillou L, Calonje E, Speight P, et al. Hobnail hemangioma. A pseudomalignant vascular lesion with a reappraisal of targetoid hemosiderotic hemangioma. Am J Surg Pathol,1999, 23:97-105.

146. Trindade F, Kutzner H, Tellechea Ó, Requena L, Colmenero I. Hobnail hemangioma reclassified as superficial lymphatic malformation:a study of 52 cases. J Am Acad Dermatol, 2012,66:112-115.

147. Al Dhaybi R, Lam C, Hatami A, Powell J, McCuaig C, Kokta V. Targetoid hemosiderotic hemangiomas (hobnail hemangiomas) are vascular lymphatic malformations: a study of 12 pediatric cases. J Am Acad Dermatol, 2012, 66: 116-120.

148. Joyce JC, Keith PJ, Szabo S, Holland KE. Superficial hemosiderotic lymphovascular malformation (hobnail hemangioma): a report of six cases. Pediatr Dermatol, 2014, 31: 281-285.

149. Mentzel T, Partanen TA, Kutzner H. Hobnail hemangioma ("targetoid hemosiderotic hemangioma"): clinicopathologic and immunohistochemical analysis of 62 cases. J Cutan Pathol, 1999, 26: 279-286.

150. Calonje E, Fletcher CDM. Sinusoidal hemangioma: a distinctive benign vascular neoplasm within the group of caverous hemangiomas. Am J Surg Pathol, 1991, 15: 1130-1135.

151. Beham A, Fletcher CDM. Intramuscular angioma: a clinicopathologic analysis of 74 cases. Histopathology, 1991, 18: 53-59.

152. Devaney K, Vinh TN, Sweet DE. Synovial hemangioma: a report of 20 cases with differential diagnostic considerations. Hum Pathol, 1993, 24: 737-745.

153. Patel CB, Tsai TM, Kleinert HE. Hemangioma of the median nerve: a report of two cases. J Hand Surg [Am], 1986, 11: 76-79.

154. Mestdagh H, Lecomte-Houcke M, Reyford H. Intraneural haemangioma of the posterior tibial nerve. J Bone Joint Surg Br, 1990, 72: 323-324.

155. Mastronardi L, Guiducci A, Frondizi D, et al. Intraneural capillary hemangioma of the cauda equina. Eur Spine J, 1997, 6: 278-280.

156. Almagro UA, Choi H, Rouse TM. Hemangioma in a lymph node. Arch Pathol Lab Med, 1985, 109: 576-578.

157. Kasznica J, Sideli RV, Collins MH. Lymph node hemangioma. Arch Pathol Lab Med, 1989, 113: 804-807.

158. Hunt SJ, Santa Cruz DJ, Barr RJ. Microvenular hemangioma. J Cutan Pathol, 1991, 18: 235-240.

159. 王坚, 陆洪芬, 施达仁, 等. 微静脉型血管瘤 1 例临床病理观察并文献复习. 临床与实验病理学杂志, 2000, 16: 196-199.

160. Aloi F, Tomasin C, Pippline M. Microvenular hemangioma. Am J Dermatopathol, 1993, 15: 534-538.

161. Fukunaga M, Ushigome S. Microvenular hemangioma. Pathol Int, 1998, 48: 237-239.

162. Sanz-Trelles A, Ojeda-Martos A, Jimenez-Fernandez A, et al. Microvenular haemangioma: a new case in a child. Histopathology, 1998, 32: 89-90.

163. Rikihisa W, Yamamoto O, Kohda F, et al. Microvenular haemangioma in a patient with Wiskott-Aldrich syndrome. Br J Dermatol, 1999, 141: 752-754.

164. Tsang WYW, Chan JKC, Fletcher CDM, et al. Symplastic hemangioma: a distinctive vascular neoplasm featuring bizarre stromal cells. Int J Surg Pathol, 1994, 1: 202.

165. Kutzner H, Winzer M, Mentzel T. Symplastic hemangioma. Hautarzt, 2000, 51: 327-331.

166. Goh SG, Dayrit JF, Calonje E. Symplastic hemangioma: report of two cases. J Cutan Pathol, 2006, 33: 735-740.

167. 徐松, 喻林, 王坚. 共质体性血管瘤一例. 中华病理学杂志, 2013, 42: 554-555.

168. Girard C, Graham JH, Johnson WC. Arteriovenous hemangioma (arteriovenous shunt). A clinicopathological and histochemical study. J Cutan Pathol, 1974, 1: 73-87.

169. Rao VK, Weiss SW. Angiomatosis of soft tissue. An analysis of the histologic features and clinical outcome in 51 cases. Am J Surg Pathol, 1992, 8: 764-771.

170. Allenby PA, Boesel CP, Marsh WL Jr. Diffuse angiomatosis of the extremities presenting as a sarcoma. Arch Pathol Lab Med, 1990, 114: 987-990.

171. Weiss SW, Enzinge FM. Spindle cell hemangioendothelioma: a low grade angiosarcoma resembling a caverous hemangioma and Kaposi's sarcoma. Am J Surg Pathol, 1986, 10: 521-530.

172. Fletcher CDM, Beham A, Schmid C. Spindle cell hemangioendothelioma: a clinicopathological and immunohistochemical study indicative of a non-neoplastic lesion. Histopathology, 1991, 18: 291-301.

173. Imayama S, Murakamai Y, Hashimoto H et al. Spindle cell hemangioendothelioma exhibits the ultrastructural features of a reactive vascular proliferation rather than of angiosarcoma. Am J Clin Pathol, 1992, 97: 279-287.

174. Perkins P, Weiss SW. Spindle cell hemangioendothelioma: An analysis of 78 cases with reassessment of its pathogenesis and biologic behavior. Am J Surg Pathol, 1996, 20: 1196-1204.

175. 范钦和, Allen PW, 徐天蓉等. 14 例梭形细胞血管内皮瘤的临床病理分析. 诊断病理学杂志, 1998, 5: 193-195.

176. Fanburg JC, Meis-kindblom JM, Rosenberg AE et al. Multiple enchondromas associated with spindle cell hemangioendotheliomas: An overlooked variant of Maffucci's syndrome. Am J Surg Pathol, 1995, 19: 1029-1038.

177. 王坚, 朱雄增, 张仁元. 梭形细胞血管内皮瘤. 临床与实验病理学杂志, 2001, 17: 165-167.

178. Pansuriya TC, van Eijk R, d'Adamo P, et al. Somatic mosaic IDH1 and IDH2 mutations are associated with enchondroma and spindle cell hemangioma in Ollier disease and Maffucci syndrome. Nat Genet, 2011, 43: 1256-1261.

179. Kurek KC, Pansuriya TC, van Ruler MA, et al. R132C IDH1 mutations are found in spindle cell hemangiomas and not in other vascular tumors or malformations. Am J Pathol, 2013, 182: 1494-1500.

180. Montgomery E, Epstein JI. Anastomosing hemangioma of the genitourinary tract. A lesion mimicking angiosarcoma. Am J Surg Pathol, 2009, 33: 1364-1369.

181. Lin J, Bigge J, Ulbright TM, Montgomery E. Anastomosing hemangioma of the liver and gastrointestinal tract: an unusual variant histologically mimicking angiosarcoma. Am J Surg Pathol, 2013, 37: 1761-1765.

182. John I, Folpe AL. Anastomosing hemangiomas arising in unusual locations: a clinicopathologic study of 17 soft tissue cases showing a predilection for the paraspinal region. Am J Surg Pathol, 2016, 40(8): 1084-1089.

183. Falk S, Stutte HJ, Frizzera G. Littoral cell angioma. A novel splenic vascular-lesion demonstrating histiocytic differentiation. Am J Surg Pathol, 1991, 15: 1023-1033.

184. Veillon DM, Williams RB, Sardenga LJ, et al. 'Little' littoral cell angioma of the spleen. Am J Surg Pathol, 2000, 24: 306-307.

185. Bisceglia M, Sickel JZ, Giangaspero F, et al. Littoral cell angioma of the spleen: an additional report of four cases with emphasis on the association with visceral organ cancers. Tumori, 1998, 84: 595-599.

186. Ben-Izhak O, Bejar J, Ben-Eliezer S, et al. Splenic littoral cell haemangioendothelioma: a new low-grade variant of malignant littoral cell tumour. Histopathology, 2001, 39: 469-475.

187. Rosso R, Paulli M, Gianelli U, et al. Littoral cell angiosarcoma of the spleen. Case report with immunohistochemical and ultrastructural analysis. Am J Surg Pathol, 1995, 19: 1203-1208.

188. Martel M, Cheuk W, Lombardi L, et al. Sclerosing angiomatoid nodular transformation (SANT): report of 25 cases of a distinctive benign splenic lesion. Am J Surg Pathol, 2004, 28: 1268-1279.

189. Krishnan J, Frizzera G. Two splenic lesions in need of clarification: hamartoma and inflammatory pseudotumor. Semin Diagn Pathol, 2003, 20: 94-104.

190. Rosai J. Spleen. In: Rosai and Ackerman's Surgical Pathology. Edinburgh, Scotland: Mosby, 2004: 2019-2045.

191. Krishnan J, Danon A, Frizzera G. Use of anti-factor Ⅷ-related antigen (F8) and QBEN10(CD34) antibodies helps classify the benign vascular lesions of the spleen. Mod Pathol, 1993, 6: 94A.

192. Kaw YT, Duwaji MS, Knisley RE, Esparza AR. Hemangioendothelioma of the spleen. Arch Pathol Lab Med, 1992, 116: 1079-1082.

193. Awamleh AA, Perez-Ordoñez B. Sclerosing angiomatoid nodular transformation of the spleen. Arch Pathol Lab Med, 2007, 131: 974-978.

194. 腾晓东, 余心如, 王桂华, 等. 脾脏硬化性血管瘤样结节性转化病理形态观察. 中华病理学杂志, 2007, 36: 118-121.

195. Fanburg-Smith JC, Gyure KA, Michal M, Katz D, Thompson LD. Retroperitoneal peripheral hemangioblastoma: a case report and review of the literature. Ann Diagn Pathol, 2000, 4: 81-87.

196. Nonaka D, Rodriguez J, Rosai J. Extraneural hemangioblastoma: a report of 5 cases. Am J Surg Pathol, 2007, 31: 1545-1551.

197. Ip YT, Yuan JQ, Cheung H, Chan JK. Sporadic hemangioblastoma of the kidney: an underrecognized pseudomalignant tumor? Am J Surg Pathol, 2010, 34: 1695-700.

198. Yoshida A, Oda R, Shibahara J, Fukayama M, Tsuda H. Soft-tissue hemangioblastoma of the retroperitoneum: a case study and review of the literature. Appl Immunohistochem Mol Morphol, 2010, 18: 479-482.

199. Peachey RDG, Lim C-C, Whimster IW. Lymphangioma of the skin. A review of 65 cases. Br J Dermatol, 1970, 83: 519-527.

200. Bill AH, Summer D. A unified concept of lymphangioma and cystic hygroma. Surg Gynecol Obstet, 1965, 120: 79-86.

201. Chervenak FA, Isaacson G, Blakemore KJ, et al. Fetal cystic hygroma. Cause and natural history. N Engl J Med, 1983, 309: 822-825.

202. Esquivias Gomez JI, Miranda-Romero A, Cuadrado Valles C, et al. Lymphangioma circumscriptum of the vulva. Cutis, 2001, 67: 229-232.

203. Gupta S, Radotra BD, Javaheri SM, et al. Lymphangioma circumscriptum of the penis mimicking venereal lesions. J Eur Acad Dermatol Venereol, 2003, 17: 598-600.

204. Guillou L, Fletcher CD. Benign lymphangioendothelioma (acquired progressive lymphangioma): a lesion not to be confused with well-differentiated angiosarcoma and patch stage Kaposi's sarcoma: clinicopathologic analysis of a series. Am J Surg Pathol, 2000, 24: 1047-1057.

205. Hwang LY, Guill CK, Page RN, et al. Acquired progressive lymphangioma. J Am Acad Dermatol, 2003, 49: S250-251.

206. Meunier L, Barneon G, Meynadier J. Acquired progressive lymphangioma. Br J Dermatol, 1994, 131: 706-708.

207. Ranmani P, Shah A. Lymphangiomatosis. Histological and immunohistochemical analysis of four cases. Am J Surg Pathol, 1992, 16: 764-771.

208. Singh Gomez C, Calonje E, Ferrar DW, et al. Lymphangiomatosis of the limbs: clinicopathologic analysis of a series with a good prognosis. Am J Surg Pathol, 1995, 19: 125-133.

209. Ruggeri P, Montalti M, Angelini A, Alberghini M, Mercuri M. Gorham-Stout disease: the experience of the Rizzoli Institute and review of the literature. Skeletal Radiol, 2011, 40: 1391-1397.

210. Requena L, Kutzner H. Hemangioendothelioma. Semin Diagn Pathol, 2013, 30: 29-44.

211. Fineberg S, Rosen PP. Cutaneous angiosarcoma and atypical vascular lesions of the skin and breast after radiation therapy for breast carcinoma. Am J Clin Pathol, 1994, 102: 757-763.

212. Brenn T, Fletcher CD. Radiation-associated cutaneous atypical vascular lesions and angiosarcoma: clinicopathologic

analysis of 42 cases. Am J Surg Pathol,2005,29:983-996.

213. Patton KT,Deyrup AT,Weiss SW. Atypical vascular lesions after surgery andradiation of the breast:a clinicopathologic study of 32 cases analyzing histologic heterogeneity and association with angiosarcoma. Am J Surg Pathol, 2008,32:943-950.

214. 蔡俊娜,卿松,成宇帆,等. 乳腺癌保乳术及放疗后非典型性血管病变的病理特征. 临床与实验病理学杂志,2010,26:40-44.

215. Niedt GW,Greco MA,Wieczorek R,et al. Hemangioma with Kaposi's sarcoma-like features:report of two cases. Pediatr Pathol,1989,9:567-575.

216. Tsang WYW,Chan JKC. Kaposi-like infantile hemangioendothelioma. A distincitve vascular neoplasm of the retroperitoneum. Am J Surg Pathol,1991,15:982-989.

217. Zukerberg LR,Nickoloff BJ,Weiss SW. Kaposiform hemangioendothelioma of infancy and childhood. An aggressive neoplasm associated with Kasabach-Merritt syndrome and lymphangiomatosis. Am J Surg Pathol,1993,17:321-328.

218. Vin-Christian K,McCalmont TH,Frieden IJ. Kaposiform hemangioendothelioma. An aggressive,locally invasive vascular tumor that can mimic hemangioma of infancy. Arch Dermatol,1997,133:1573-1578.

219. Beaubien ER,Ball NJ,Storwick GS. Kaposiform hemangioendothelioma:a locally aggressive vascular tumor. J Am Acad Dermatol,1998,38(5 Pt 2):799-802.

220. Lyons LL,North PE,Mac-Moune Lai F,et al. Kaposiform hemangioendothelioma:a study of 33 cases emphasizing its pathologic,immunophenotypic,and biologic uniqueness from juvenile hemangioma. Am J Surg Pathol,2004,28:559-568.

221. Mentzel T,Mazzoleni G,Dei Tos AP,et al. Kaposiform hemangioendothelioma in adults. Clinicopathologic and immunohistochemical analysis of three cases. Am J Clin Pathol,1997,108:450-455.

222. Fukunaga M,Ushigome S,Ishikawa E. Kaposiform haemangioendothelioma associated with Kasabach-Merritt syndrome. Histopathology,1996,28:281-284.

223. Zukerberg LR,Nickoloff BJ,Weiss SW. Kaposiform hemangioendothelioma of infancy and childhood. An aggressive neoplasm associated with Kasabach-Merritt syndrome and lymphaiomatosis. Am J Surg Pathol,1993,17:321-328.

224. Mendez R,Capdevila A,Tellado MG. Kaposiform hemangioendothelioma associated with Milroy's disease (primary hereditary lymphedema). J Pediatr Surg,2003,38:E9.

225. Hardisson D,Prim MP,De Diego JI,et al. Kaposiform hemangioendothelioma of the external auditory canal in an adult. Head Neck,2002,24:614-617.

226. Wilken JJ,Meier FA,Kornstein MJ. Kaposiform hemangioendothelioma of the thymus. Arch Pathol Lab Med,2000,124:1542-1524.

227. Ma J,Shi QL,Jiang SJ,Zhou HB,Zhou XJ. Primary kaposi-form hemangioendothelioma of a long bone:two cases in unusual locations with long-term follow up. Pathol Int,2011,61:382-386.

228. Croteau SE,Liang MG,Kozakewich HP,et al. Kaposiform hemangioendothelioma:atypical features and risks of Kasabach-Merritt phenomenon in 107 referrals. J Pediatr,2013,162:142-147.

229. Folpe AL,Veikkola T,Valtola R,et al. Vascular endothelial growth factor receptor-3 (VEGFR3):a marker of vascular tumors with presumed lymphatic differentiation, including Kaposi's sarcoma,kaposiform and Dabska-type hemangioendotheliomas,and a subset of angiosarcomas. Mod Pathol,2000,13:180-185.

230. Le Huu AR,Jokinen CH,Rubin BP,et al. Expression of prox1,lymphatic endothelial nuclear transcription factor, in Kaposiform hemangioendothelioma and tufted angioma. Am J Surg Pathol, 2010, 34:1563-1573. Erratum in:Am J Surg Pathol,2011,35:314.

231. Miettinen M,Wang ZF. Prox1 transcription factor as a marker for vascular tumors-evaluation of 314 vascular endothelial and 1086 nonvascular tumors. Am J Surg Pathol,2012,36:351-359.

232. Cheuk W,Wong KO,Wong CS,et al. Immunostaining for human herpesvirus 8 latent nuclear antigen-1 helps distinguish Kaposi sarcoma from its mimickers. Am J Clin Pathol,2004,121:335-342.

233. Brasanac D,Janic D,Boricic I,et al. Retroperitoneal kaposiform hemangioendothelioma with tufted angioma-like features in an infant with Kasabach-Merritt syndrome. Pathol Int,2003,53:627-631.

234. Chu CY,Hsiao CH,Chiu HC,et al. Transformation between Kaposiform hemangioendothelioma and tufted anigoma. Dermatology,2003,206:334-337.

235. Alomari AK,Alomari AI. Picture of the month:kaposiform hemangioendothelioma with Kasabach-Merritt phenomenon. Arch Pediatr Adolesc Med,2010,164:387.

236. Fahrtash F,McCahon E,Arbuckle S. Successful treatment of kaposiform hemangioendothelioma and tufted angioma with vincristine. J Pediatr Hematol Oncol,2010,32:506-510.

237. Blatt J,Stavas J,Moats-Staats B,Woosley J,Morrell DS. Treatment of childhood kaposiform hemangioendothelioma with sirolimus. Pediatr Blood Cancer,2010,55:1396-1398.

238. Malhotra Y,Yang CS,McNamara J,Antaya RJ. Congenital Kaposiform hemangioendothelioma with Kasabach-Merritt phenomenon successfully treated with low-Dose radiation therapy. Pediatr Dermatol,2014,31(5):595-8.

239. Calonje E,Fletcher CDM,Wilson-Jones E,et al. Retiform hemangioendothelioma. A distictive form of low-grade angiosarcoma delineated in a series of 15 cases. Am J Surg Pathol,1994,18:115-125.

240. 刘绮颖,唐丽华,喻林,王坚. 网状血管内皮瘤八例临床病理学观察. 中华病理学杂志,2015,44:480-485.

241. El Darouti M,Marzouk SA,Sobhi RM,et al. Retiform hemangioendothelioma. Int J Dermatol,2000,39:365-368.

242. Fukunaga M,Endo Y,Masui F,et al. Retiform hemangioendothelioma. Virchows Arch,1996,428:301-304.

243. Tan D,et al. Retiform hemangioendothelioma:a case report and review of the literature. J Cutan Pathol,2005,32:634-637.

244. Duke D,Dvorak A,Harris TJ,et al. Multiple retiform hemangioendotheliomas. A low-grade angiosarcoma. Am J Dermatopathol,1996,18:606-610.

245. Schommer M,Herbst RA,Brodersen JP,et al. Retiform hemangioendothelioma:another tumor associated with human herpesvirus type 8? J Am Acad Dermatol,2000,42(2 Pt 1):290-292.

246. Sanz-Trelles A,Rodrigo-Fernandez I,Ayala-Carbonero A,et al. Retiform hemangioendothelioma:a new case in a child with diffuse endovascular papillary endothelial proliferation. J Cutan Pathol 1997,24:440.

247. Miettinen M,Sarlomo-Rikala M,Wang ZF. Claudin-5 as an immunohistochemical marker for angiosarcoma and hemangioendotheliomas. Am J Surg Pathol,2011,35:1848-1856.

248. Parsons A,Sheehan DJ,Sanguza OP,et al. Retiform hemangioendotheliomas usually does not express D2-40 and VEGFR3. Am J Dermatopathol,2008,30:31-33.

249. Bhutoria B,Konar A,Chakrabarti S,Das S. Retiform hemangioendothelioma with lymph node metastasis:a rare entity. Indian J Dermatol Venereol Leprol,2009,75:60-62.

250. Mentzel T,Stengel B,Katenkamp D.[Retiform hemangioendothelioma. Clinico-pathologic case report and discussion of the group of low malignancy vascular tumors]. Pathologe,1997,18:390-394. German.

251. Dabska. Malignant endovascular papillary angioendothelioma of the skin in childhood. Cancer,1969,24:503-510.

252. De Dulanto F,Armijo-Moreno A. Malignant endovascular papillary hemangioendo-thelioma of the skin. The nosological situation. Acta Derm Venereol(Stockholm),1973,53:403-408.

253. Patterson K,Chandra RS. Malignant endovascular papillary angioendothelioma. Cutaneous borderline tumor. Arch Pathol Lab Med,1985,109:671-673.

254. Manivel JC,Wick MR,Swanson PE,et al. Endovascular papillary angioendothelioma of childhood. Hum Pathol,1986,17:1240-1244.

255. Magnin PH,Schroch RG,Barquin MA. Endovascular papillary angioendothelioma in children. Pediatr Dermatol,1987,4:332-335.

256. Morgan J,Robinson MJ,Rosen LB,et al. Malignant endovascular papillary angioendothelioma(Dabska tumor). A case report and review of the literature. Am J Dermatopathol,1989,11:64-68.

257. Argani P,Athanasian E. Malignant endovascular papillary angioendothelioma(Dabska tumor)arising within a deep intramuscular hemangioma. Arch Pathol Lab Med,1997,121:992-995.

258. Fukunaga M. Endovascular papillary angioendothelioma(Dabska tumor). Pathol Int,1998,48:840-841.

259. Yamada A,Uematsu K,Yasoshima H. Endovascular papillary angioendothelioma(Dabska tumor)in an elderly woman. Pathol Int,1998,48:164-167.

260. Fanburg-Smith JC,Michal M,Partanen TA,et al. Papillary intralymphatic angioendothelioma(PILA). A report of twelve cases of a distinctive vascular tumor with phentoypic features of lymphatic vessels. Am J Surg Pathol,1999,23:1004-1010.

261. Schwartz RA,Dabski C,Dabska M. The Dabska tumor:a thirty-year retrospect. Dermatology,2000,201:1-5.

262. Li B,Li Y,Tian XY,Li Z. Unusual multifocal intraosseous papillary intralymphatic angioendothelioma(Dabska tumor)of facial bones:a case report and review of literature. Diagn Pathol,2013,8:160.

263. Nayler SJ,Rubin BP,Calonje E,et al. Composite hemangioendothelioma. A complex,low-grade vascular lesionmimicking angiosarcoma. Am J Surg Pathol,2000,24:352-361.

264. Shang Leen SL,Fisher C,Thway K. Composite hemangioendothelioma:clinical and histologic features of an enigmatic entity. Adv Anat Pathol,2015,22:254-259.

265. Reis-Filho JS,Paiva ME,Lopes JM. Congenital composite hemangioendothelioma:case report and reappraisal of the hemangioendothelioma spectrum. J Cutan Pathol,2002,29:226-231.

266. Chen YL,Chen WX,Wang J,Jiang Y. Composite hemangioendothelioma on the neck. Kaohsiung J Med Sci,2012,28:564-565.

267. Tejera-Vaquerizo A,Herrera-Ceballos E,Bosch-García R,et al. Composite cutaneous hemangioendothelioma on the back. Am J Dermatopathol,2008,30:262-264.

268. 陈东,方微,肖磊,等. 肺复合性血管内皮瘤1例报道及文献复习. 现代生物医学进展,2008,8:2047-2051.

269. Cakir E,Demirag F,Gulhan E,Oz G,Tastepez I. Mediastinal composite hemangioendothelioma. A rare tumor at an unusual location. Tumori,2009,95:98-100.

270. Fukunaga M,et al. Composite hemangioendothelioma:report of 5 cases including one with associated Maffucci syndrome. Am J Surg Pathol,2007,31:1567-1572.

271. Requena L,et al. Cutaneous composite hemangioendothelioma with satellitosis and lymph node metastases. J Cutan Pathol,2008,35:225-230.

272. Aydingöz IE,et al. Composite hemangioendothelioma with lymph-node metastaiss:an unusual presentation at an uncommon site. Clin Exp Dermatol,2009,34:e802-806.

273. McNab PM,Quigley BC,Glass LF,Jukic DM. Composite he-

mangioendothelioma and its classification as a low-grade malignancy. Am J Dermatopathol,2013,35:517-22.

274. Chu YC,Choi SJ,Park IS,et al. Composite haemangioendothelioma-a case report. Korean J Pathol,2006,40:142-147.

275. Chan JKC,Frizzera G,Fletcher CDM,et al. Primary vascular tumors of lymph nodes other than Kaposi's sarcoma:analysis of 39 cases and delineation of two new entities. Am J Surg Pathol,1992,16:335-350.

276. Nascimento AG,Keeney GL,Fletcher CDM. Polymorphous hemangioendothelioma. A report of two cases,one affecting extranodal soft tissues,and review of the literature. Am J Surg Pathol,1997,21:1083-1089.

277. Rehring TF,Deutchman A,Cross JS. Polymorphous hemangioendothelioma. Ann Thorac Surg,1999,68:1396-1397.

278. Ross RA,Monteith PR,McAdan JG. Case report:polymorphous haemangioendothelioma,a rare cause of persistent lymphadenopathy. J R Nav Med Sery,1993,79:80.

279. Tadros M,Rizk SS,Opher E,et al. Polymorphous hemangioendothelioma of the neck. Ann Diagn Pathol,2003,7:165-168.

280. Paul SR,Hurford MT,Miettinen MM,et al. Polymorphous hemangioendothelioma in a child with acquired immunodeficiency syndrome (AIDS). Pediatr Blood Cancer,2008,50:663-665.

281. Falleti J,Siano M,De Cecio R,et al. Nodal and extranodal soft tissue polymorphous hemangioendothelioma:a case report and review of the literature. Tumori,2009,95:94-97.

282. Roncaroli F,Scheithauer BW,Papazoglou S. Primary polymorphous hemangioendothelioma of the spinal cord. Case report. J Neurosurg,2001,95(1 Suppl):93-95.

283. Cobianchi L,Lucioni M,Rosso R,et al. Unique vascular tumor primary arising in the liver and exhibiting histopathological features consistent with so-called polymorphous hemangioendothelioma. Pathol Int,2009,59:890-894.

284. Rullo R,Addabbo F,Rullo F,Festa VM. Primary polymorphous hemangioendothelioma of the maxillary soft tissue:clinical and immunopathological aspects of a rare vascular neoplasm. In Vivo,2014,28:249-253.

285. Gonzalez-Crussi F,Chou P,Crawford SE. Congenital,infiltrating giant-cell angioblastoma. A new entity? Am J Surg Pathol,1991,15:175-183.

286. Vargas SO,Perez-Atayde AR,Gonzalez-Crussi F,et al. Giant cell angioblastoma:three additional occurrences of a distinct pathologic entity. Am J Surg Pathol,2001,25:185-196.

287. Marler JJ,Rubin JB,Trede NS,et al. Successful antiangiogenic therapy of giant cell angioblastoma with interferon alfa 2b:report of 2 cases. Pediatrics,2002,109:E37.

288. 毛荣军,李启明,郭跃明,等. 巨细胞血管母细胞瘤的临床病理学研究. 中华病理学杂志,2010,39:752-756.

289. Crivelli-Ochsner S,Bode-Lesniewska B,Nussbaumer-Ochsner Y,Fuchs B. Giant cell angioblastoma in an adult:a unique presentation. Rare Tumors,2013,5:e27.

290. Yu L,Lao IW,Wang J. Giant cell angioblastoma of bone:four new cases provide further evidence of its distinct clinical and histopathological characteristics. Virchows Arch,2015,467:95-103.

291. Billings SD,Folpe A,Weiss SW. Epithelioid sarcoma-like hemangioendothelioma. Am J Surg Pathol,2003,27:48-57.

292. Hornick JL,Fletcher CD. Pseudomyogenic hemangioendothelioma:a distinctive,often multicentric tumor with indolent behavior. Am J Surg Pathol,2011;35:190-201.

293. Billings SD,Folpe AL,Weiss SW. Epithelioid sarcoma-like hemangioendothelioma (pseudomyogenic hemangioendothelioma). Am J Surg Pathol,2011,35:1088-1089.

294. Mirra JM,Kessler S,Bhuta S,Eckardt J. The fibroma-like variant of epithelioid sarcoma. A fibrohistiocytic/myoid cell lesion often confused with benign and malignant spindle cell tumors. Cancer,1992,69:1382-1395.

295. 蔡俊娜,彭芳,李里香,等. 上皮样肉瘤样血管内皮瘤的临床病理学观察. 中华病理学杂志,2011,40:27-31.

296. 李红霞,范钦和,张智弘,等. 上皮样肉瘤样血管内皮瘤临床病理分析. 中华病理学杂志,2012,411:767-768.

297. 汪庆余,郝华,刘绮颖,等. 假肌源性血管内皮瘤6例临床病理分析. 临床与实验病理学杂志,2014,30:1122-1126.

298. Tokyol C,Uzüm N,Kuru I,Uluoglu O. Epithelioid sarcoma-like hemangioendothelioma:a case report. Tumori,2005,91:436-439.

299. Watabe A,Okuyama R,Hashimoto A,et al. Epithelioid sarcoma-like haemangioendothelioma:a case report. Acta Derm Venereol,2009,89:208-209.

300. Kwon E,Jacobson M,Seidel G. A case of epithelioid-sarcoma-like hemangioendothelioma. J Cut Pathol,2010,37:187.

301. Amary MF,O'Donnell P,Berisha F,et al. Pseudomyogenic (epithelioid sarcoma-like) hemangioendothelioma:characterization of five cases. Skeletal Radiol,2013,42:947-957.

302. Sheng WQ,Wang J. Primary pseudomyogenic hemangioendothelioma of bone. Histopathology,2012,61:1219-1224.

303. Righi A,Gambarotti M,Picci P,et al. Primary pseudomyogenic haemangioendothelioma of bone:report of two cases. Skeletal Radiol,2015,44:727-731.

304. Shah AR,Fernando M,Musson R,Kotnis N. An aggressive case of pseudomyogenic haemangioendothelioma of bone with pathological fracture and rapidly progressive pulmonary metastatic disease:case report and review of the literature. Skeletal Radiol,2015,44:1381-1386.

305. Inyang A,Mertens F,Puls F,et al. Primary Pseudomyogenic Hemangioendothelioma of Bone. Am J Surg Pathol,2016,40:587-598.

306. Ide YH,Tsukamoto Y,Ito T,et al. Penile pseudomyogenic hemangioendothelioma/epithelioid sarcoma-like hemangioendothelioma with a novel pattern of SERPINE1-FOSB fusion detected by RT-PCR—report of a case. Pathol Res Pract,

2015,211:415-420.

307. Sheng WQ, Pan YC, Wang J. Pseudomyogenic hemangioendothelioma:report of an additional case with aggresive clinical behaviour. Am J Dermatopathology,2013,35:597-600.

308. Sugita S, Hirano H, Kikuchi N, et al. Diagnostic utility of FOSB immunohistochemistry in pseudomyogenic hemangioendothelioma and its histological mimics. Diagn Pathol, 2016,11(1):75.

309. Hung YP, Fletcher CD, Hornick JL. FOSB is a Useful Diagnostic Marker for Pseudomyogenic Hemangioendothelioma. Am J Surg Pathol,2017,41(5):596-606.

310. Trombetta D, Magnusson L, von Steyern FV, et al. Translocation t(7;19)(q22;q13)-a recurrent chromosome aberration in pseudomyogenic hemangioendothelioma? Cancer Genet, 2011,204:211-215.

311. Walther C, Tayebwa J, Lilljebjörn H, Magnusson L, et al. A novel *SERPINE1-FOSB* fusion gene results in transcriptional up-regulation of FOSB in pseudomyogenic haemangioendothelioma. J Pathol,2014,232:534-540.

312. Ozeki M, Nozawa A, Kanda K, et al. Everolimus for Treatment of Pseudomyogenic Hemangioendothelioma. J Pediatr Hematol Oncol. 2017 Jan 24. doi: 10.1097/MPH. 0000000000000778. [Epub ahead of print] PubMed PMID:28121744.

313. Kaposi M. Idiopathisches multiples Pigmentsarkom der Haut. Arch Dermatol Syph,1872,4:265.

314. Chang Y, Cesarman E, Pessin MS, et al. Identification of herpesvirus-like DNA sequences in AIDS-associated Kaposi's sarcoma. Science,1994,266:1865-1869.

315. Whitby D, Howard MR, Tenant-Flowers M, et al. Detection of Kaposi sarcoma associated herpesvirus in peripheral blood of HIV-infected individuals and progression to Kaposi's sarcoma. Lancet,1995,346:799-802.

316. Dorfman RF. Kaposi's sarcoma revisited. Hum Pathol, 1984,15:1014-1017.

317. Chor PJ, Santa Cruz DJ. Kaposi's sarcoma. A clinicopathologic review of differential diagnosis. J Cutan Pathol,1992, 19:6-20.

318. Tappero JW, Conant MA, Wolfe SF, et al. Kaposi's sarcoma. Epideminology, pathogenesis, history, clinical spectrum, staging criteria and therapy. J Am Acad Dermatol,1993,28: 371-395.

319. 王振华,昌红,迪里努尔,等.14 例 Kaposi's 肉瘤临床与病理分析.临床与实验病理学杂志,1997,13:143-144.

320. Safai B, Mike V, Giraldo G, et al. Association of Kaposi's sarcoma with second primary malignancies:possible etiopathogenic implications. Cancer,1980,45:1472.

321. Matondo P. Clinical classification of African Kaposi's sarcoma:time for reappraisal. Int J Dermatol,1995,34:166-167.

322. Stribling J, Weitzner S, Smith GV. Kaposi's sarcoma in renal allograft recipients. Cancer,1978,42:442-446.

323. Gange RW, Wilson Jones E. Kaposi's sarcoma and immunosuppresive therapy:an appraisal. Clin Exp Dermatol,1978, 3:135-146.

324. Lemlich G, Schwam L, Lebwohl M. Kaposi's sarcoma and acquired immunodeficiency syndrome: postmortem findings in twenty-four cases. J Am Acad Dermatol,1987,16:319-325.

325. Krown SE, Metroka C, Wernz JC. Kaposi's sarcoma in the acquired immune deficiency syndrome:a proposal for uniform evaluation, response, and staging criteria. AIDS Clinical Trials Group Oncology Committee. J Clin Oncol, 1989, 7: 1201-1207.

326. Gottlieb GJ, Ackerman AB. Kaposi's sarcoma:an extensively disseminated form in young homosexula men. Hum Pathol, 1982,13:882-892.

327. Cashin P, Lundberg LG, Hagberg H, et al. Acquired haemophilia A and Kaposi's sarcoma in an HIV-negative, HHV-8-positive patient:a discussion of mechanism and aetiology. Acta Haematol,2010,124:40-43.

328. Biggar RJ. AIDS-related cancers in the era of highly active antiretroviral therapy. Oncology (Williston Park),2001,15: 439-448.

329. Kao GF, Johnson FB, Sulica V. The nature of hyaline (eosinophilic) globules and vascular slits of Kaposi's sarcoma. Am J Dermatopathol 1990,12:256-267.

330. Gange RW, Wilson Jones E. Lymphagioma-like Kaposi's sarcoma. A report of three cases. Br J Dermatol,1979,100: 327-334.

331. Bhana D, Templeton AC, Master SP, et al. Kaposi sarcoma of lymph nodes. Br J Cancer,1970,24:464-470.

332. Beckstead JH, Wood GS, Fletcher V. Evidence for the origin of Kaposi's sarcoma from lymphatic endothelium. Am J Pathol,1985,119:294-300.

333. Nicholoff BJ. The human progenitor cell antigen(CD34) is localized on endothelial cells, dermal dendritic cells, and perifollicular cells in formalin-fixed normal skin, and on proliferating endothelial cells and stromal spindle-shaped cells in Kaposi's sarcoma. Arch Dermatol,1991,127:523-529.

334. Higgins JPT, Montgomery K, Wang L, et al. Expression of FKBP12 in benign and malignant vascular endothelium. An immunohistochemical study on conventional sections and tissue microarrays. Am J Surg Pathol,2003,27:58-64.

335. Jussila L, Valtola R, Partanen TA, et al. Lymphatic endothelium and Kaposi's sarcoma spindle cells detected by antibodies against the vascular endothelial growth factor receptor-3. Cancer Res,1998,58:1599-1604.

336. Schwartz EJ, Dorfman RF, Kohler S. Human herpesvirus-8 latent nuclear antigen-1 expression in endemic Kaposi sarcoma:an immunohistochemical study of 16 cases. Am J Surg Pathol,2003,27:1546-1550.

337. Pyakurel P, Montag U, Castaños-Vélez E, et al. CGH of mi-

crodissected Kaposi's sarcoma lesions reveals recurrent loss of chromosome Y in early and additional chromosomal changes in late tumour stages. AIDS,2006,20:1805-1812.

338. Chor PJ,Santa Cruz DJ. Kaposi's sarcoma. A clinicopathologic review of differential diagnosis. J Cutan Pathol,1992, 19:6-20.

339. Hisaoka M,Hashimoto H,Iwamasa T. Diagnostic implication of Kaposi's sarcoma-associated herpesvirus with special reference to the distinction between spindle cell hemangioendothelioma and Kaposi's sarcoma. Arch Pathol Lab Med, 1998,122:72-76.

340. Dail DH,Liebow AA. Intravascular bronchioloalveolar tumor 〔Abstract〕. Am J Pathol,1975,78:6a-7a.

341. Azumi N,Churg A. Intravascular and sclerosing bronchioloalveolar tumor:a pulmonary sarcoma of probable vascular origin. Am J Surg Pathol,1981,5:587-596.

342. Weldon-Linne CM, Victor TA, Christ ML, Fry WA. Angiogenic nature of the "intravascular bronchioloalveolar tumor" of the lung:an electron microscopic study. Arch Pathol Lab Med,1981,105:174-179.

343. Weldon-Linne CM, Victor TA, Christ MA. Immunohistochemical identification of factor Ⅷ-related antigen in the intravascular bronchiolalveolar tumor of the lung. Arch Pathol Lab Med,1981,105:628-629.

344. Weiss SW,Enzinger FM. Epithelioid hemangioendothelioma. A vascular tumor often mistaken for a carcinoma. Cancer, 1982,50:970-981.

345. Dail DH,Liebow AA,Gmelich JT,et al. Intravascular,bronchilolar and alveolar tumor of the lung(IVBAT):an analysis of twenty cases of a peculiar sclerosing endothelial tumor. Cancer,1983,51:452-464.

346. Eggleston JC. The intravascular bronchioloalveolar tumor and the sclerosing hemangioma of the lung:misnomers of pulmonary neoplasia. Semin Diagn Pathol,1985,2:270-280.

347. Weiss SW, Ishak KG, Dail DH, et al. Epithelioid hemangioendothelioma and related lesions. Semin Diagn Pathol, 1986,3:259-287.

348. Errani C,Zhang L,Sung YS,et al. A novel WWTR1-CAMTA1 gene fusion is a consistent abnormality in epithelioid hemangioendothelioma of different anatomic sites. Genes Chromosomes Cancer,2011,50:644-653.

349. Antonescu CR, Le Loarer F, Mosquera JM, et al. Novel YAP1-TFE3 fusion defines a distinct subset of epithelioid hemangioendothelioma. Genes Chromosomes Cancer, 2013, 52:775-784.

350. Kitaichi M,Nagai S,Nishimura K,et al. Pulmonary epithelioid haemangioendothelioma in 21 patients,including three with partial spontaneous regression. Eur Respir J,1998,12: 89-96.

351. Ishak KG,Sesterhenn IA,Goodman ZD,et al. Epithelioid hemangioendothelioma of the liver:a clinicopathologic and fol-

low-up study of 32 cases. Hum Pathol,1984,15:839-852.

352. Mentzel T, Beham A, Calonje E, et al. Epithelioid hemangioendothelioma of skin and soft tissues:clinicopathologic and immunhistochemical study of 30 cases. Am J Surg Pathol,1997,21:363-374.

353. Suster S,Moran CA,Koss MN. Epithelioid hemangioendothelioma of the anterior mediastinum. Clinicopathologic,immunohistochemical,and ultrastructural analysis of 12 cases. Am J Surg Pathol,1994,18:871-881.

354. Kleer CG,Unni KK,Mcleod RA. Epithelioid hemangioendothelioma of bone. Am J Surg Pathol,1996,20:1301-1311.

355. Nora FE,Scheitharuer BW. Primary epithelioid hemangioendothelioma of the brain. Am J Surg Pathol, 1996, 20: 707-714.

356. Kim EA, Lele SM, Lackner RP. Primary pleural epithelioid hemangioendothelioma. Ann Thorac Surg, 2011, 91: 301-302.

357. Ellis GL,Kratochvil FJ 3rd. Epithelioid hemangioendothelioma of the head and neck:a clinicopathologic report of twelve cases. Oral Surg Oral Med Oral Pathol,1986,61:61-68.

358. Strayer SA,Yum MN,Sutton GP. Epithelioid hemangioendothelioma of the clitoris:a case report with immunohistochemical and ultrastructural findings. Int J Gynecol Pathol,1992, 11:234-239.

359. da Silva BB, Lopes-Costa PV, Furtado-Veloso AM, Borges RS. Vulvar epithelioid hemangioendothelioma. Gynecol Oncol,2007,105:539-541.

360. Zastrow S,Baretton GB,Wirth MP. Multifocal recurring epithelioid hemangioendothelioma of the penis. Urology,2008, 71:351. e9-10.

361. Lin J,Ji Y. CT and MRI diagnosis of hepatic epithelioid hemangioendothelioma. Hepatobiliary Pancreat Dis Int, 2010, 9:154-158.

362. Moulai N,Chavanon O,Guillou L,et al. Atypical primary epithelioid hemangioendothelioma of the heart. J Thorac Oncol, 2006,1:188-189.

363. Hisaoka M,Okamoto S,Aoki T,et al. Spinal epithelioid hemangioendothelioma with epithelioid angiosarcomatous areas. Skeletal Radiol,2005,34:745-749.

364. Shibuya R,Matsuyama A,Shiba E,et al. CAMTA1 is a useful immunohistochemical marker for diagnosing epithelioid haemangioendothelioma. Histopathology, 2015, 67(6): 827-835.

365. Doyle LA, Fletcher CD, Hornick JL. Nuclear Expression of CAMTA1 Distinguishes Epithelioid Hemangioendothelioma From Histologic Mimics. Am J Surg Pathol,2016,40(1): 94-102.

366. Boudousquie AC, Lawce HJ, Sherman R, et al. Complex translocation 〔7:22〕 identified in an epithelioid hemangioendothelioma. Cancer Genet Cytogenet, 1996, 92: 116-121.

367. Medlick MR, Nelson M, Pickering D, et al. Translocation t (1;3)(p36.3;q25) is a nonrandom aberration in epithelioid hemangioendothelioma. Am J Surg Pathol,2001,25:684-687.

368. Puls F, Niblett A, Clarke J, Kindblom LG, McCulloch T. *YAP1-TFE3* epithelioid hemangioendothelioma: a case without vasoformation and a new transcript variant. Virchows Arch,2015,466:473-478.

369. Kollár A, Jones RL, Stacchiotti S, et al. Pazopanib in advanced vascular sarcomas: an EORTC Soft Tissue and Bone Sarcoma Group (STBSG) retrospective analysis. Acta Oncol,2017,56(1):88-92.

370. Deyrup AT, Tighiouart M, Montag AG, Weis SW. Epithelioid hemangioendothelioma of soft tissue: a proposal for risk stratification based on 49 cases. Am J Surg Pathol, 2008, 32: 924-927.

371. Otrock ZK, Al-Kutoubi A, Kattar MM, Zaatari G, Soweid A. Spontaneous complete regression of hepatic epithelioid haemangioendothelioma. Lancet Oncol,2006,7:439-441.

372. Caro MR, Stubenrauch CH Jr. Hemangioendothelioma of the skin. Arch Dermatol Syph,1945,51:295-304.

373. Wilson Jones E. Malignant angioendothelioma of the skin. Br J Dermatol,1964,76:21-39.

374. Lee FY, Wen MC, Wang J. Epithelioid angiosarcoma arising in a deep-seated plexiform schwannoma: a case report and literature review. Hum Pathol,2007,38:1096-1101.

375. Mentzel T, Katenkamp D. Intraneural angiosarcoma and angiosarcoma arising in benign and malignant peripheral nerve sheath tumours: clinicopathological and immunohistochemical analysis of four cases. Histopathology, 1999, 35: 114-120.

376. Li C, Chen Y, Zhang H, et al. Epithelioid angiosarcoma arising in schwannoma: report of three Chinese cases with review of the literature. Pathol Int,2012,62:500-505.

377. Rossi S, Fletcher CDM. Angiosarcoma arising in hemangioma/vascular malformation: report of four cases and review of the literature. Am J Surg Pathol,2002,26:1319-1329.

378. Pacheco C, Albalá MD, Blanco M, Hidalgo FJ. Multifocal epithelioid angiosarcoma of bone with lung metastases. Radiologia,2014,56:e12-16.

379. Cooper PH. Angiosarcomas of the skin. Semin Diagn Pathol, 1987,4:2-17.

380. Tatsas AD, Keedy VL, Florell SR, et al. Foamy cell angiosarcoma: a rare and deceptively bland variant of cutaneous angiosarcoma. J Cutan Pathol,2010,37:901-906.

381. McWilliam LJ, Harris M. Granular cell angiosarcoma of the skin: histology, electron microscopy and immunohistochemistry of a newly recognized tumor. Histopathology, 1985, 9: 1205-1216.

382. Miettinen M, Sarlomo-Rikala M, Wang ZF. Claudin-5 as an immunohistochemical marker for angiosarcoma and heman-gioendotheliomas. Am J Surg Pathol,2011,35:1848-1856.

383. Behjati S, Tarpey PS, Sheldon H, et al. Recurrent PTPRB and PLCG1 mutations in angiosarcoma. Nat Genet,2014,46: 376-379.

384. Huang SC, Zhang L, Sung YS, et al. Recurrent cic gene abnormalities in angiosarcomas: a molecular study of 120 cases with concurrent investigation of PLCG1, KDR, MYC, and FLT4 gene alterations. Am J Surg Pathol, 2016, 40: 645-655.

385. Conde-Taboada A, Flórez A, Dela Torre C, et al. Pseudoangiosarcomatous squamous cell carcinoma of skin arising adjacent to decubitus ulcers. Am J Dermatopathol,2005,27:142-144.

386. Paner GP, Cox RM, Richards K, et al. Pseudoangiosarcomatous urothelial carcinoma of the urinary bladder. Am J Surg Pathol,2014,38:1251-1259.

387. Bacchi CE, Silva TR, Zambrano E, et al. Epithelioid angiosarcoma of the skin: a study of 18 cases with emphasis on its clinicopathologic spectrum and unusual morphologic features. Am J Surg Pathol,2010,34:1334-1343.

388. Suchak R, Thway K, Zelger B, et al. Primary cutaneous epithelioid angiosarcoma: a clinicopathologic study of 13 cases of a rare neoplasm occurring outside the setting of conventional angiosarcomas and with predilection for the limbs. Am J Surg Pathol,2011,35:60-69.

389. Stewart FW, Treves N. Lymphagiosarcoma in postmastectomy lymphedema. A report of six cases in elephantiasis chirurgica. Cancer,1949,1:64-81.

390. Alessi E, Sala F, Berti E. Angisarcomas in lymphedematous limbs. Am J Dermatopathol,1986,8:371-378.

391. Chopra S, Ors F, Bergin D. MRI of angiosarcoma associated with chronic lymphoedema: Stewart Treves syndrome. Br J Radiol,2007,80:e310-313.

392. Manner J, Radlwimmer B, Hohenberger P, et al. MYC high level gene amplification is a distinctive feature of angiosarcomas after irradiation or chronic lymphedema. Am J Pathol, 2010,176:34-39.

393. Sharma A, Schwartz RA. Stewart-Treves syndrome: pathologenesis and management. J Am Acad Dermatol, 2012, 67: 1342-1348.

394. Meis-Kindblom JM, Kindblom LG. Angiosarcoma of soft tissue: a study of 80 cases. Am J Surg Pathol, 1998, 22: 683-697.

395. Donnell RM, Rosen PP, Lieberman PH, et al. Angiosarcoma and other vascular tumors of the breast. Pathologic analysis as a guide to prognosis. Am J Surg Pathol,1981,5:629-642.

396. Chen KT, Kirkegaard DD, Bocian JJ. Angiosarcoma of the breast. Cancer,1988,46:368-371.

397. Nascimento AF, Raut CP, Fletcher CD. Primary angiosarcoma of the breast: clinicopathologic analysis of 49 cases, suggesting that grade is not prognostic. Am J Surg Pathol,2008,

32:1896-904.

398. Scow JS, Reynolds CA, Degnim AC, et al. Primary and secondary angiosarcoma of the breast: the Mayo Clinic experience. J Surg Oncol, 2010, 101:401-407.

399. Kikawa Y, Konishi Y, Nakamoto Y, et al. Angiosarcoma of the breast-specific findings of MRI. Breast Cancer, 2006, 13:369-373.

400. Glazebrook KN, Magut MJ, Reynolds C. Angiosarcoma of the breast. AJR Am J Roentgenol, 2008, 190:533-538.

401. Ginter PS, Mosquera JM, Macdonald TY, et al. Diagnostic utility of *MYC* amplification and anti-MYC immunohistochemistry in atypical vascular lesions, primary or radiation-induced mammary angiosarcomas and primary angiosarcomas of other sites. Hum Pathol, 2014, 45:709-716.

402. Lucas DR. Angiosarcoma, radiation-associated angiosarcoma, and atypical vascular lesion. Arch Pathol Lab Med, 2009; 133:1804-1809.

403. Shah S, Rosa M. Radiation-associated angiosarcoma of the breast: clinical and pathologic features. Arch Pathol Lab Med, 2016, 140:477-481.

404. Daniels BH, Ko JS, Rowe JJ, et al. Radiation-associated angiosarcoma in the setting of breast cancer mimicking radiation dermatitis: A diagnostic pitfall. J Cutan Pathol, 2017, 44 (5):456-461.

405. Grady AM, Krishnan V, Cohen L. Postirradiation angiosarcoma of the head and neck: report of a case. J Oral Maxillofac Surg, 2002, 60:828-31.

406. Miura K, Kum Y, Han G, et al. Radiation-induced laryngeal angiosarcoma after cervical tuberculosis and squamous cell carcinoma: case report and review of the literature. Pathol Int, 2003, 53:710-715.

407. Morgan MA, Moutos DM, Pippitt CH Jr, et al. Vaginal and bladder angiosarcoma after therapeutic irradiation. South Med J, 1989, 82:1434-1436.

408. Chan WW, SenGupta SK. Postirradiation angiosarcoma of the vaginal vault. Arch Pathol Lab Med 1991, 115:527-528.

409. Chandan VS, Wolsh L. Postirradiation angiosarcoma of the prostate. Arch Pathol Lab Med, 2003, 127:876-878.

410. Billings SD, McKenney JK, Folpe AL, et al. Cutaneous angiosarcoma following breast-conserving surgery and radiation: an analysis of 27 cases. Am J Surg Pathol, 2004, 28:781-788.

411. Kadouri L, Sagi M, Goldberg Y, Lerer I, Hamburger T, Peretz T. Genetic predisposition to radiation induced sarcoma: possible role for *BRCA* and *p53* mutations. Breast Cancer Res Treat, 2013, 140:207-211.

412. Sheth GR, Cranmer LD, Smith BD, Grasso-Lebeau L, Lang JE. Radiation-induced sarcoma of the breast: a systematic review. Oncologist, 2012, 17:405-418.

413. Guo T, Zhang L, Chang NE, et al. Consistent MYC and FLT4 gene amplification in radiation-induced angiosarcoma but not in other radiation-associated atypical vascular lesions. Genes

Chromosomes Cancer, 2011, 50:25-33.

414. Ge Y, Ro JY, Kim D, et al. Clinicopathologic and immunohistochemical characteristics of adult primary cardiac angiosarcomas: analysis of 10 cases. Ann Diagn Pathol, 2011, 15:262-267.

415. Falk S, Krishnan J, Meis JM. Primary angiosarcoma of the spleen. A clinicopathologic study of 40 cases. Am J Surg Pathol, 1993, 17:959-970.

416. Neuhauser TS, Derringer GA, Thompson LR, et al. Splenic angiosarcoma: a clinicopathologic and immunophenotypic study of 28 cases. Mod Pathol, 2000, 13:978-987.

417. Thompson WM, Levy AD, Aguilera NS, et al. Angiosarcoma of the spleen: imaging characteristics in 12 patients. Radiology, 2005, 235:106-115.

418. 王健, 李强, 崔云龙, 等. 肝血管肉瘤:16 例回顾. 中华肝胆外科杂志, 2006, 12:532-535.

419. Allison KH, Yoder BJ, Bronner MP, et al. Angiosarcoma involving the gastrointestinal tract: a series of primary and metastatic cases. Am J Surg Pathol, 2004, 28:298-307.

420. Chen YB, Guo LC, Yang L, et al. Angiosarcoma of the lung: 2 cases report and literature reviewed. Lung Cancer, 2010, 70:352-356.

421. Dainese E, Pozzi B, Milani M, et al. Primary pleural epithelioid angiosarcoma. A case report and review of the literature. Pathol Res Pract, 2010, 206:415-419.

422. Kareti LR, Katlein S, Siew S, et al. Angiosarcoma of the adrenal gland. Arch Pathol Lab Med, 1988, 112:1163-1165.

423. Schammel DP, Tavassoli FA. Uterine angiosarcomas: a morphologic and immunohistochemical study of four cases. Am J Surg Pathol, 1998, 22:246-250.

424. Nucci MR, Krausz T, Lifschitz-Mercer B, Chan JK, et al. Angiosarcoma of the ovary: clinicopathologic and immunohistochemical analysis of four cases with a broad morphologic spectrum. Am J Surg Pathol, 1998, 22:620-630.

425. Webber RJ, Alsaffar N, Bissett D, Langlois NE. Angiosarcoma of the penis. Urology, 1998, 51:130-131.

426. Ferrari A, Casanova M, Bisogno G, et al. Malignant vascular tumors in children and adolescents: a report from the Italian and German Soft Tissue Sarcoma Cooperative Group. Med Pediatr Oncol, 2002, 39:109-114.

427. Deyrup AT, Miettinen M, North PE, et al. Angiosarcomas arising in the viscera and soft tissue of children and young adults: a clinicopathologic study of 15 cases. Am J Surg Pathol, 2009, 33:264-269.

428. Miettinen M, Sarlomo-Rikala M, Lasota J. KIT expression in angiosarcomas and fetal endothelial cells: lack of mutations of exon 11 and exon 17 of c-kit. Mod Pathol, 2000, 13:536-541.

429. Flethcer CDM, Beham A, Bekir S, et al. Epithelioid angiosarcoma of deep soft tissue: a distinctive tumor readily mistaken for an epithelial neoplasm. Am J Surg Pathol, 1991, 15:915-

924.

430. 赖日权,陈晓东,田野,等.上皮样血管肉瘤 4 例临床病理分析.诊断病理学杂志,2002,9:274-276.

431. 刘敏,巴恩平,赵坡,等.上皮样血管肉瘤的临床病理分析.中华病理学杂志,2002,31:407-410.

432. 周永清,陆洪芬,王坚.甲状腺上皮样血管肉瘤.临床与实验病理学杂志,2002,18:482-485.

433. Deshpande V,Rosenberg AE,O'Connell JX,et al. Epithelioid angiosarcoma of the bone:a series of 10 cases. Am J Surg Pathol,2003,27:709-716.

导读

概述
血管球瘤
非典型性和恶性血管球瘤

血管平滑肌瘤
鼻腔鼻窦血管外皮瘤样肿瘤

肌纤维瘤和肌纤维瘤病
肌周皮细胞瘤

第一节 概 述

血管周细胞(pericyte)是一种沿毛细血管和小血管分布的平滑肌样细胞,由 Rouget[1] 于 1873 年首先发现,后由 Zimmerman[2] 于 1923 年作了进一步的描述。血管周细胞包括周皮细胞和血管球细胞。周皮细胞位于内皮细胞和基膜之间,细胞扁平而有突起,其突起紧贴在内皮细胞的基底面,胞质内含有肌动蛋白和肌球蛋白,具有收缩功能,能调节血管的管径,调整毛细血管的通透性。当毛细血管损伤时,周皮细胞可增殖、分化成内皮细胞和纤维母细胞,参与组织再生。血管球细胞位于小球状动静脉吻合的苏-奥吻合管(Sucquet-Hoyer

管)壁周围,是一种变异的平滑肌细胞,分布于全身各处,以甲床、指趾侧面和手掌最多见,也可位于尾骨前(图 14-1)。血管球细胞对温度比较敏感,通过调节小动脉的血流量来调节体温。周皮细胞和血管球细胞主要表达 vimentin、α-SMA 和 MSA,部分表达Ⅳ型胶原和 desmin,CD34 表达不一。

Stout 和 Murray[3] 于 1942 年报道一组由短梭形细胞组成的肿瘤,提示来源于血管周细胞,命名为血管外皮瘤(hemangiopericytoma,HPC),并于 1949 年又增加报道了 25 例新病例[4]。在随后的半个世纪内,血管外皮瘤一直被视作独立的病种应用于临床病理诊断中。诊断血管外皮瘤的主要依据是肿瘤内的薄壁分支状血管结构,即所谓的血管外皮瘤样排列(hemangiopericytoma-like pattern)[5,6]。近年来,不少学者对血

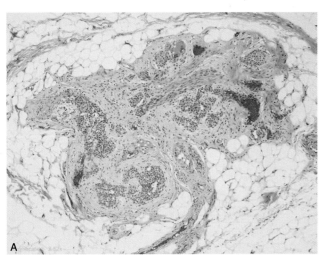
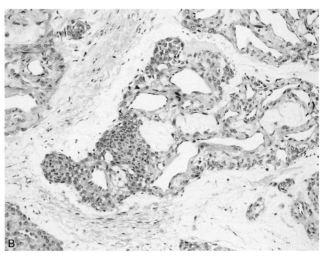

图 14-1 血管球

血管球细胞围绕在小血管(苏-奥吻合管)壁周围

管外皮瘤能否作为一种独立的病理类型提出了质疑[7,8]。随着20世纪90年代胸膜外孤立性纤维性肿瘤的大量报道，有理由认为以往所诊断的一些血管外皮瘤可能就是孤立性纤维性肿瘤[9]。"血管外皮瘤"从某种意义上讲更多地是代表了一种瘤细胞的排列结构。新版WHO分类（2013年）已废弃这一过时的诊断名称。具有血管外皮瘤样排列的肿瘤除孤立性纤维性肿瘤之外，还包括深部纤维组织细胞瘤、肌纤维瘤/肌纤维瘤病、梭形细胞型滑膜肉瘤、间叶性软骨肉瘤、恶性周围神经鞘瘤和平滑肌肉瘤等多种类型的软组织肿瘤[10]。

血管周细胞肿瘤（pericytic 或 perivascular tumors）原包括血管球瘤（包括亚型）、鼻窦球周皮细胞瘤和肌周皮细胞瘤三种类型。新近报道显示，血管平滑肌瘤和肌纤维瘤在形态上与肌周皮细胞瘤有过渡，新版WHO分类将这两种肿瘤也归入血管周细胞肿瘤内。另外需要指出的是，血管周细胞肿瘤与具有血管周上皮样细胞分化的肿瘤（PEComa）属于两种截然不同的肿瘤类型，二者在中文名称上相似，注意不要相互混淆。

第二节　血管球瘤

血管球瘤（glomus tumor, GT）是一种由类似正常血管球变异平滑肌细胞所组成的间质性肿瘤，最早被认为是血管肉瘤的一种。1924年Masson[11]将此肿瘤与正常血管球作了比较，认为血管球瘤是血管球的增生或过多生长。血管球瘤比较少见，据Mayo Clinic统计，其在所有软组织肿瘤中的比例不足2%[12]。血管球瘤与皮肤血管平滑肌瘤、血管脂肪瘤和创伤性神经瘤共称为"痛性皮下结节"。

【ICD-O 编码】

8711/0

【临床表现】

好发于20~40岁的成年人，球血管瘤多见于儿童。两性均可发生，但位于甲床下的病变以女性多见[13]。

好发于肢体远端的动静脉吻合支，即正常血管球细胞所在处，故血管球瘤最好发的部位为手指的甲床下，也常见于手掌、腕部、前臂和足的皮下或浅表软组织内[14-16]。消化道中以胃最常见[17]，偶可见于食管、小肠、结直肠、胰腺和肠系膜等。发生于胃部者临床上多以消化道出血或溃疡就诊。少数病例为偶然发现。胃镜或影像学检查显示肿瘤主要位于胃窦部，中位直径为2cm。一部分病例发生于正常血管球结构稀疏或缺如的部位，如眼睑、面部、鼻腔、气管、肺、纵隔、胸壁、腹壁、肾、宫颈、阴道、阴唇、卵巢、阴茎、尿道旁、神经和骨等处[18-35]。90%的病例为孤立性，10%为多发性[18,23,36-38]，后者多为儿童患者[38]。部分发生于甲床下的肿瘤可伴有Ⅰ型神经纤维瘤病[39-41]。

临床上表现为发作性疼痛，并从患处向外放射，受冷刺激或触摸时可引起疼痛发作。疼痛的机制尚未阐明，可能与肿瘤组织释放P物质有关。P物质是一种与疼痛相关的血管活性多肽。位于甲床下的病变有时在临床上难以发觉，此时应注意指甲是否有隆起或甲床是否有颜色改变。

【影像学】

B超显示为低回声肿块。X线检查在末端指节背侧面常可见圆形或椭圆形的软组织肿块。约15%~65%的病例可伴有溶骨性缺损，边缘密度增高（硬化性缘）。CT显示为甲下软组织密度的非特异性肿块，MRI有助于识别微小的病变，T_2WI常显示为同质性高信号[42]。发生于胃壁的血管球瘤可表现为边缘光整的明显强化结节影（图14-2）。

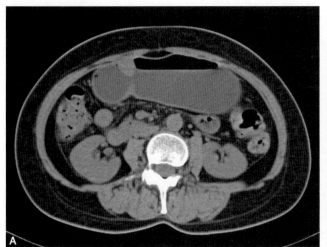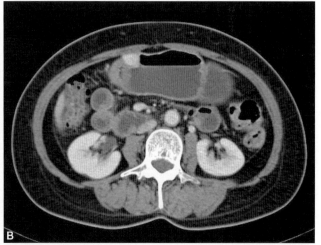

图14-2　胃窦部前壁CT（A 未强化，B 强化）
可见明显强化结节影，大小约19mm×12mm，边缘光整

【大体形态】

肿瘤体积较小，直径多在1~2cm以下，中位直径0.6cm，范围为0.2~5.6cm[16]，如芝麻或米粒大小，特别是位于甲床下者常为数毫米。

肿瘤周界清晰，多无包膜，质软，色红或灰红，似肉芽组织。

【组织形态】

根据瘤细胞、血管结构和平滑肌组织的不同比例，分为以下三种类型：①固有球瘤（glomus proper）：占75%，界限清楚，由形态一致的圆形细胞组成，呈片状分布在血管之间或呈环状围绕在血管周围（图14-3A~G），也可呈血管外皮瘤样排列

（图 14-3H）。高倍镜下,瘤细胞呈规则的圆形,胞质淡染透明状或呈淡嗜伊红色,细胞边界清晰(图 14-3I ~ K),PAS 染色更为明显(图 14-3L,M)。核圆形,位于细胞中央,肿瘤的间质可伴有玻璃样变性或呈黏液样(图 14-3N)。②球血管瘤(glomangioma):占 20%,界限不清,瘤内血管多为扩张的海绵状血管(图 14-3O ~ Q),血管周围的球细胞簇少而菲薄,血管腔内可有血栓或静脉石形成。③球血管肌瘤(glomangiomyoma):所占比例<10%,除规则圆形的球细胞之外,瘤内还含有平滑肌束,球细胞与平滑肌细胞相互之间有过渡现象(图 14-3R,S)。

除上述经典的形态外,部分病例中,瘤细胞的胞质可呈嗜酸性,也称嗜酸细胞性血管球瘤(oncocytic glomus tumor)[43]。有时瘤细胞还呈上皮样,也称上皮样血管球瘤(epithelioid glomus tumor)[44]。如瘤细胞的核因退变而具有明显的异型性时,可称为共质体性或奇异性血管球瘤(symplastic or bizarre glomus tumor)(图 14-3T)[45],但不见核分裂象或坏死,类似于陈旧性神经鞘瘤或奇异性平滑肌瘤。另一些病例中可见类似血管外皮瘤样的分支或鹿角状血管,瘤细胞可呈梭形,也称球周皮细胞瘤(glomangiopericytoma)[46],见后述。

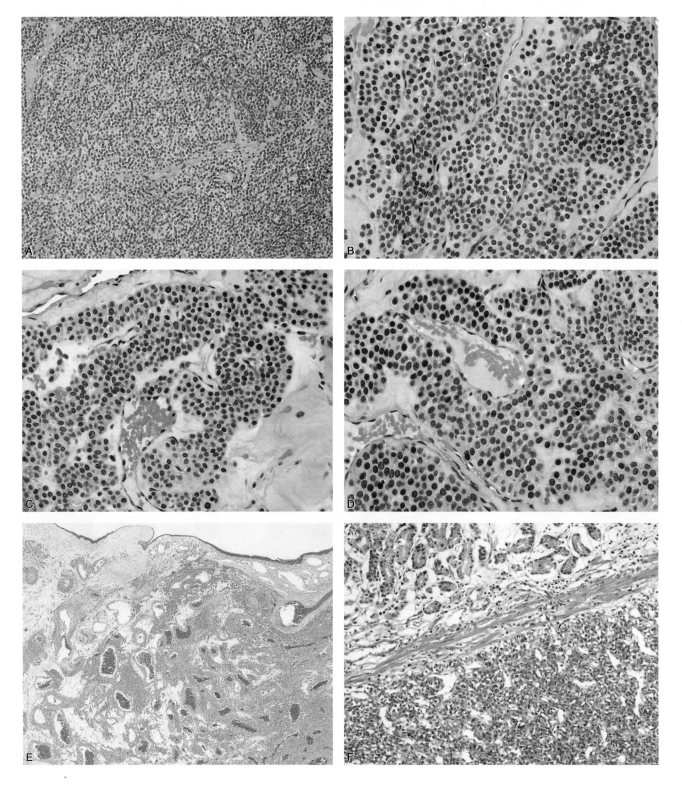

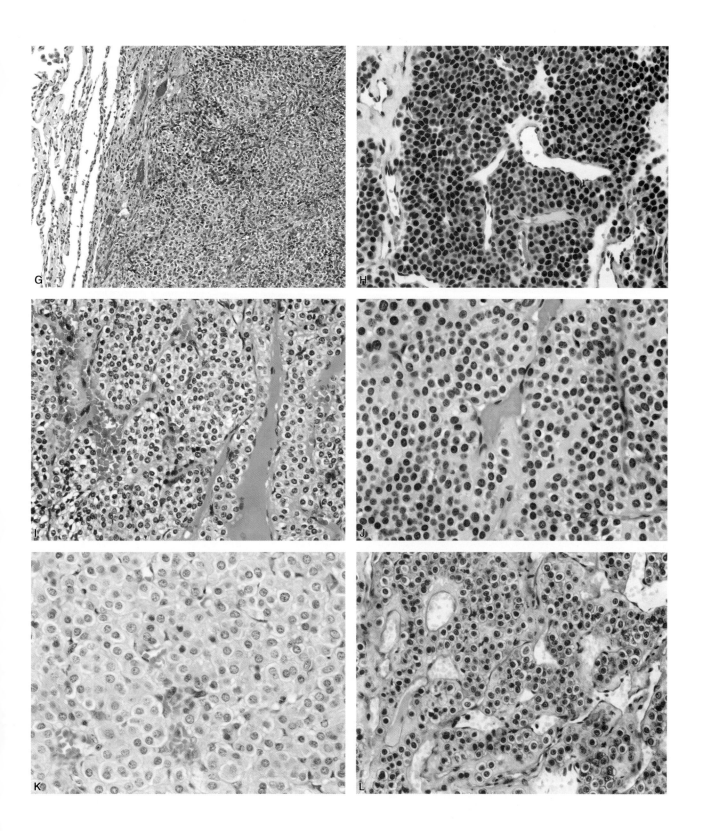

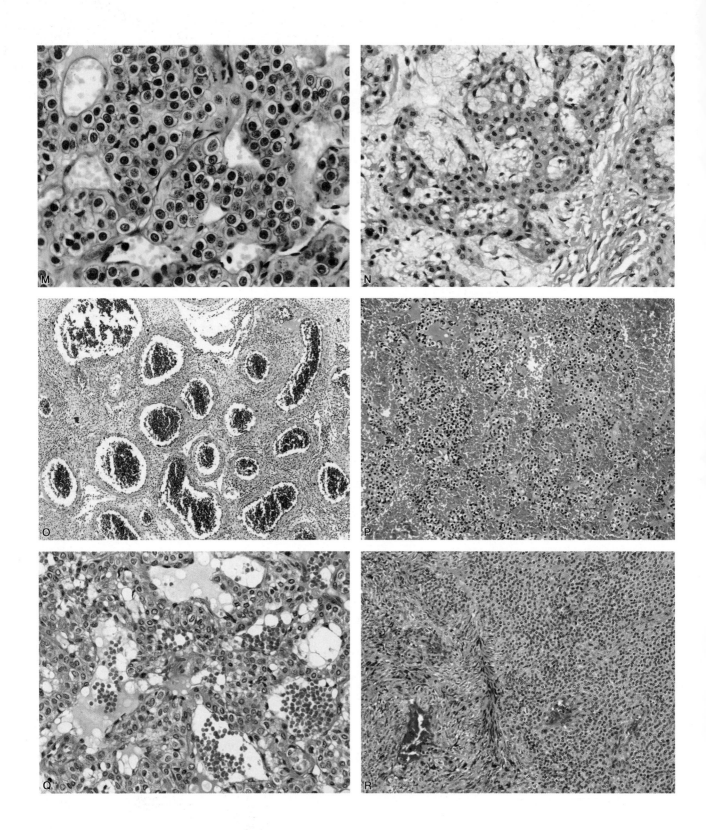

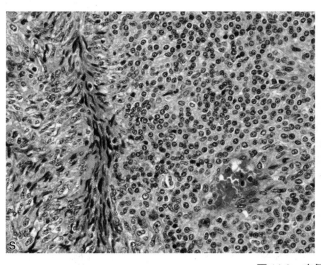
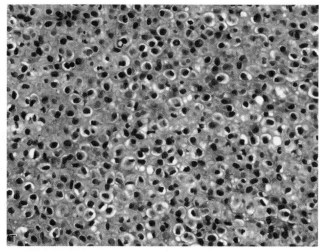

图 14-3　血管球瘤组织学

A、B. 圆形细胞成片分布于血管之间;C、D. 瘤细胞围绕在小血管周围;胃血管球瘤;E. 鼻腔血管球瘤;F. 胃血管球瘤;G. 肺血管球瘤;H~K. 瘤细胞呈规则的圆形,胞质淡染透明状或呈淡嗜伊红色,细胞边界清晰;L、M. PAS 染色;N. 间质可呈黏液样;O~Q. 球血管瘤内血管多为扩张的海绵状血管,血管周围的球细胞簇少而菲薄;R、S. 球血管肌瘤中含有平滑肌束,球细胞与平滑肌细胞相互之间有移行现象;T. 部分瘤细胞可以退变

【免疫组化】

瘤细胞表达 α-SMA、MSA、h-CALD、calponin、vimentin 和Ⅳ型胶原(图 14-4A~E)[47],其中Ⅳ胶原的表达呈鸡爪样(chicken-wire pattern),偶可表达 CD34(20%~30%)、NGFR 和髓鞘相关糖蛋白[48,49],一般不表达 desmin、AE1/AE3 和 S-100 蛋白。血管球瘤偶可表达 Syn(图 14-4F)[17],但不表达

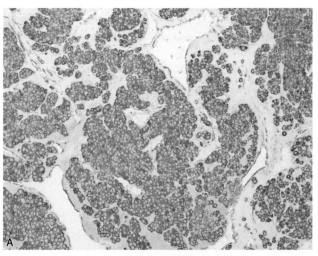
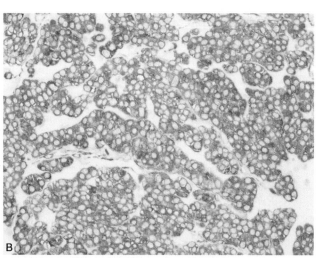
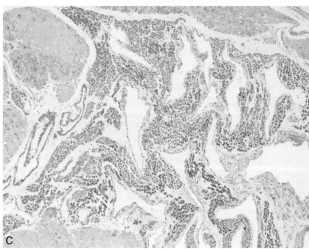
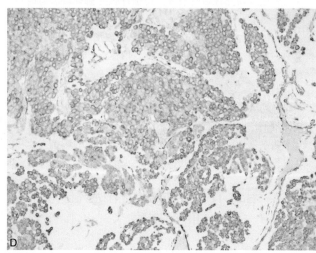

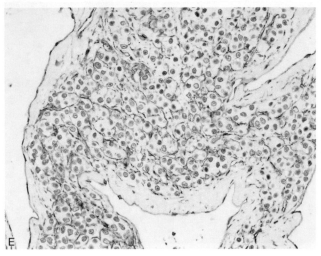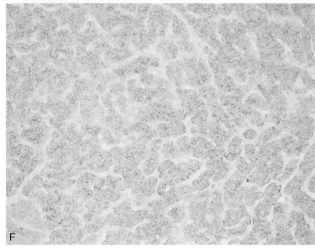

图 14-4　血管球瘤免疫组化

A、B. 固有球瘤 SMA 标记;C. 球血管瘤 SMA 标记;D. calponin 标记;E. Ⅳ型胶原纤维标记;F. Syn 标记

CgA,可被误诊为神经内分泌肿瘤,特别是发生于胃部者。

【超微结构】

形态上类似变异的平滑肌细胞,细胞呈圆形或多边形,核仁清晰,相邻细胞间有连接结构,细胞周围有基底膜,胞质内含有肌微丝、梭形致密体,近腔面可见吞饮囊泡[14,24]。

【细胞遗传学】

少数多发性病例具有家族性[50],为常染色体显性遗传,可能与编码 *GLMN*(glomulin)的基因突变有关(1p21-22)[51,52]。*GLMN* 基因的功能尚不明了,主要在血管平滑肌细胞中表达,可能在血管的生成和维持方面有重要作用。新近报道显示,在血管球瘤中可检测出 *MIR143-NOTCH* 融合性基因[53],其中 *MIR143* 基因定位于 5q32,*NOTCH2* 定位于 1p13,*NOTCH1* 定位于 9q34。

【鉴别诊断】

血管球瘤的诊断一般比较容易,但当病变内血管不明显而由弥漫成片的小圆细胞组成时,容易被误诊为其他类型的小圆细胞性肿瘤。位于一些实质脏器的血管球瘤有时可被误诊。如位于胃肠道的血管球瘤可被误诊为其他类型的小圆细胞性肿瘤,特别是神经内分泌肿瘤。位于肺的血管球瘤可被误诊为类瘤或硬化性血管瘤等。位于肾脏的血管球瘤有时可与球旁细胞瘤(juxtaglomerular cell tumor)相混淆。因球旁细胞瘤也多由弥漫成片的小圆形细胞或多边形组成,胞界也非常清晰,有时会被误认为是血管球瘤,但球旁细胞瘤的瘤细胞多表达 CD34。

【治疗】

局部切除。

【预后】

本病系良性肿瘤,局部切除多可治愈,10% 的病例发生局部复发,特别是在切除不净时。

第三节　非典型性和恶性血管球瘤

Folpe 等[45]于 2001 年提出恶性、共质体性、恶性潜能未定的血管球瘤和血管球瘤病的诊断标准,可供参考:

恶性血管球瘤(malignant glomus tumor)(ICD-O 编码 8711/3),也称球血管肉瘤(glomangiosarcoma),极其少见,文献上的报道不足 40 例[55-57],在血管球瘤中的比例不足 1%。恶性血管球瘤的诊断标准为:①核有明显的异型性,并可见核分裂象(多>5 个/50HPF);②可见非典型性核分裂象(图 14-5A~C)。恶性血管球瘤有两种类型:一种在形态上类似于平滑肌肉瘤或纤维肉瘤;另一种在总体结构上类似良性血管球瘤,肿瘤内常可见到良性血管球瘤区域,但其他区域瘤细胞由成巢或成片的高度恶性的圆形细胞组成,可见血管侵犯(图 14-5D)。不管哪一种类型,均需免疫组化标记 α-SMA 和Ⅳ型胶原证实(图 14-5E,F)。恶性血管球瘤是一种高侵袭性肿瘤,总转移率为 38%(图 14-6)。

如肿瘤仅符合下列指标中的一项,则宜诊断为恶性潜能未定的血管球瘤(glomus tumor of uncertain malignant potential,GT-UMP)(ICD-O 编码 8711/1)[45,58]:①肿瘤位于浅表,但核分裂象>5 个/50HPF;或②仅为体积较大(>2cm);或③仅为位置较深。GT-UMP 患者的预后均较好,但因文献中随访的病例数有限,且随访时间较短,故在实际工作中,应加强随访。

共质体性或奇异性血管球瘤的瘤细胞仅具有明显的核异型性[59],而无其他任何的恶性证据,如肿瘤体积大、位置深、出现核分裂象或坏死等。核的异型性代表了核的一种退行性改变,与奇异性平滑肌瘤和陈旧性神经鞘瘤相似,生物学行为上呈良性。

血管球瘤病(glomangiomatosis)(ICD-O 编码 8711/1),也称弥漫性血管球瘤(diffuse glomus tumor),极为罕见,占血管球瘤的 5%。肿瘤呈弥漫性生长,总体结构上与血管瘤病相似,但所不同的是,肿瘤内含有多个实性的血管球瘤结节(图 14-7)[60]。虽可呈弥漫性或浸润性生长,但形态上缺乏恶性血管球瘤或恶性潜能未定血管球瘤的标准,仍为良性肿瘤。

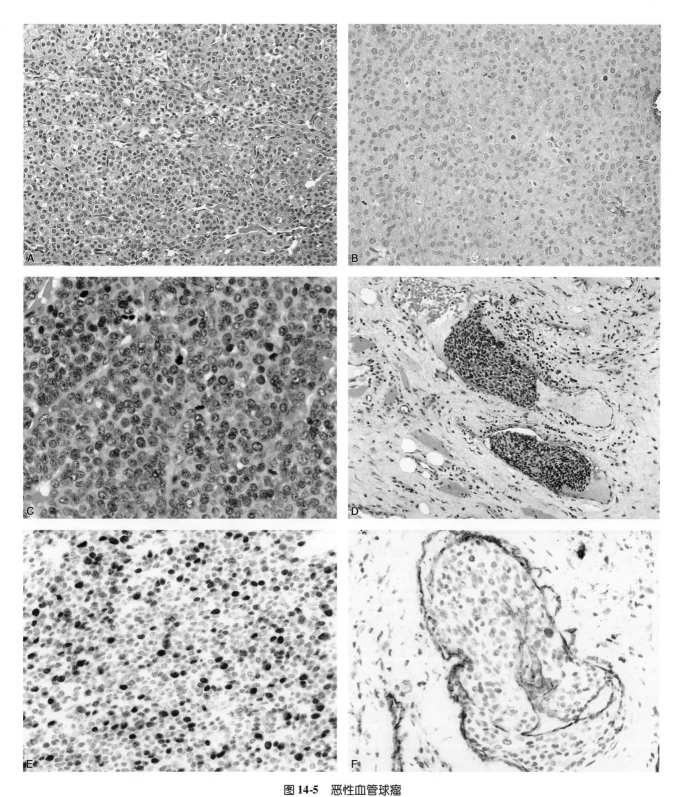

图 14-5　恶性血管球瘤

A. 瘤细胞呈片状分布；B、C. 核分裂象易见；D. 侵犯血管；E. Ki67 指数明显增高；F. CD34 标记示肿瘤侵犯血管

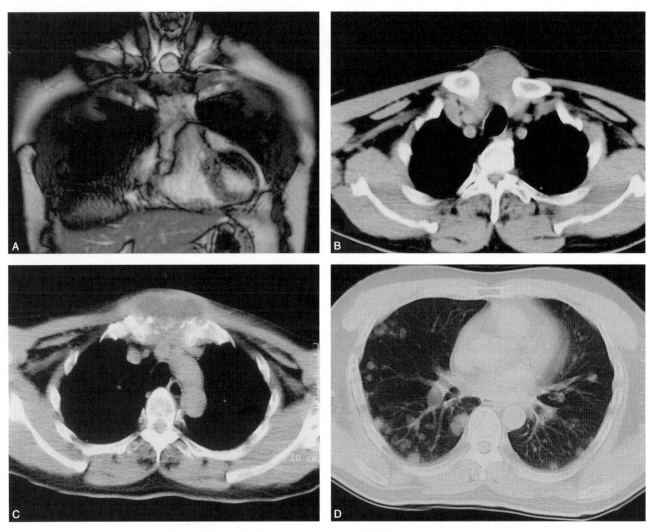

图 14-6　恶性血管球瘤

A. 胸骨部位恶性血管球瘤；B、C. 肿瘤复发；D. 肺转移

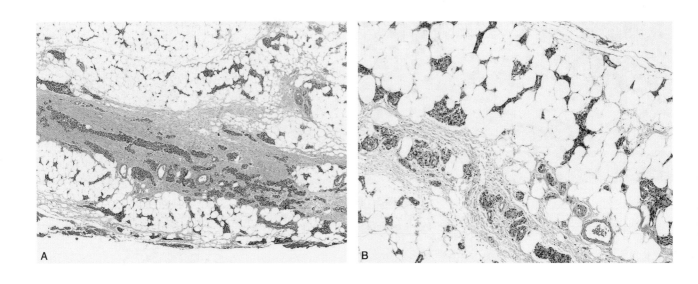

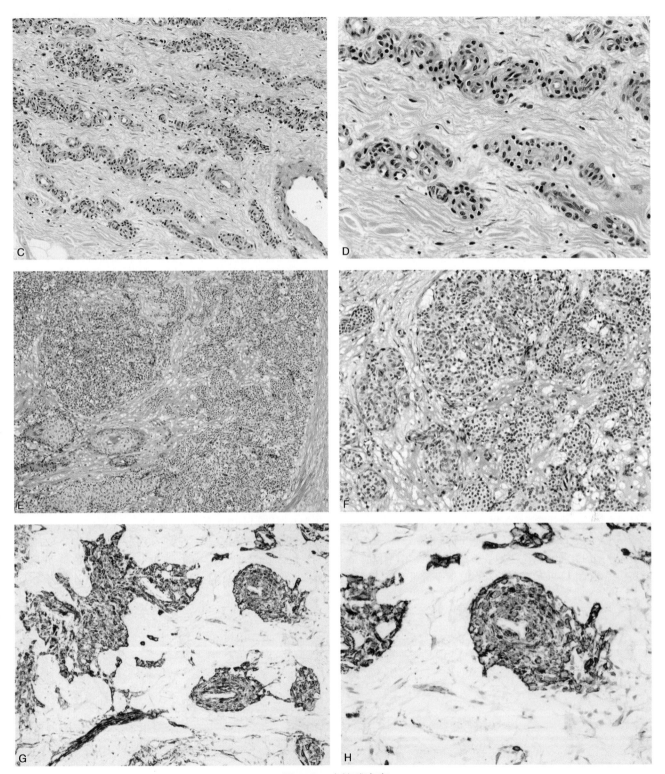

图 14-7　血管球瘤病

A～D. 肿瘤呈弥漫性生长；E～F. 经典血管球瘤区域；G、H. SMA 标记

第四节　血管平滑肌瘤

血管平滑肌瘤（angioleiomyoma）是一种周界清晰的良性肿瘤，由成束的成熟平滑肌和厚壁血管组成，位于皮下或真皮深层内，属皮肤痛性小结节之一，组织学上可与肌周皮细胞瘤有延续性。同义词包括血管肌瘤（angiomyoma）和血管平滑肌瘤（vascular leiomyoma）。

【ICD-O 编码】

8894/0

【临床表现】

本瘤比较常见，约占浅表平滑肌瘤的25%，占所有软组织良性肿瘤的4.4%。多发生于30~60岁成年人。

好发于下肢[61-63]，尤其是小腿、踝部和足；其次可发生于上肢，尤其是手和手指[64]；偶可位于躯干和头颈部[65]。两性均可发生，发生于下肢者以女性多见，发生于上肢者以男性多见。相对而言，组织学上为实体型血管平滑肌瘤者，多发生于下肢；海绵状型多发生于上肢；而静脉型血管平滑肌瘤则多发生于头颈部。

临床上表现为缓慢性生长的孤立性小结节，近半数病例伴有疼痛，部分病例可因温度刺激（如寒冷或风吹）、施压、怀孕或月经期加剧。

【大体形态】

周界清晰，类圆形，直径1~2cm，切面呈灰白色，有光泽（图14-8）。伴有钙化者，切时可有砂砾感。

【组织形态】

由分化成熟的平滑肌束和厚壁血管组成，可分为实体型、静脉型和海绵状型三种亚型：①实体型（solid type）最常见，约占66%，病变内血管虽数量较多，但口径多较小并呈裂隙样（图14-9A），周围围绕分化成熟的平滑肌细胞。有时肿瘤内可见退变性的钙化灶或脂肪组织，而瘤细胞成分相对稀疏，尤见于一些老年患者；②静脉型（venous type）约占23%，其内的血管为厚壁的静脉型血管（图14-9B），平滑肌常围绕血管呈漩涡状排列（图14-9C），瘤细胞与血管壁平滑肌细胞之间可

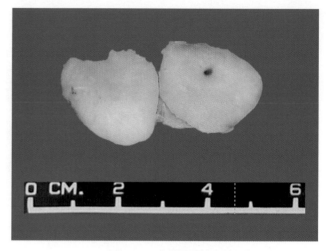

图14-8　血管平滑肌瘤

见移行；③海绵状型（cavernous type）约占11%，其内的血管由扩张的海绵状血管组成（图14-9D~F），间质可呈黏液样或玻璃样变性。少数病例内可含有脂肪成分，但不能诊断为"皮肤血管平滑肌脂肪瘤"，因肿瘤与肾脏或腹膜后的血管平滑肌脂肪瘤之间并无关系，临床上患者也不伴有结节性硬化（tuberous sclerosis）等症状。

除上述经典形态外，另有一小部分肿瘤的瘤细胞呈上皮样，也称上皮样血管平滑肌瘤（epithelioid angioleiomyoma）[66]，少数肿瘤内还可见成片的圆形周皮细胞成分，形态上类似血管球瘤（图14-9G~J）。偶尔，瘤细胞的核可增大、深染，但无核分裂象，可能代表了一种退变，与奇异性平滑肌瘤或共质性平滑肌瘤相似[67]。另一些病例形态上与血管周皮细胞瘤可有移行或重叠。

【免疫组化】

平滑肌束表达 α-SMA、MSA、h-CALD、calponin、desmin 和Ⅳ型胶原（图14-10），不表达 HMB45。

【细胞遗传学】

包括 6q21-23 和 21q21 丢失[8]，13 号染色体呈单倍体[69]，及 t（X;10）（q22;q23.2）[70]。新近的 CGH 研究显示，

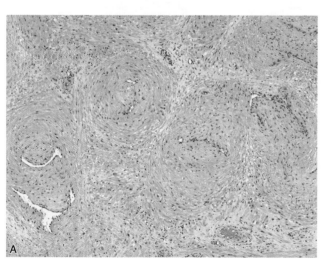

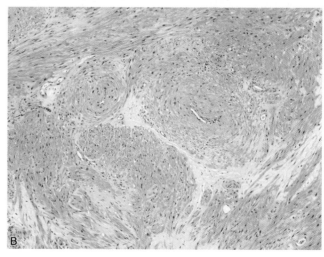

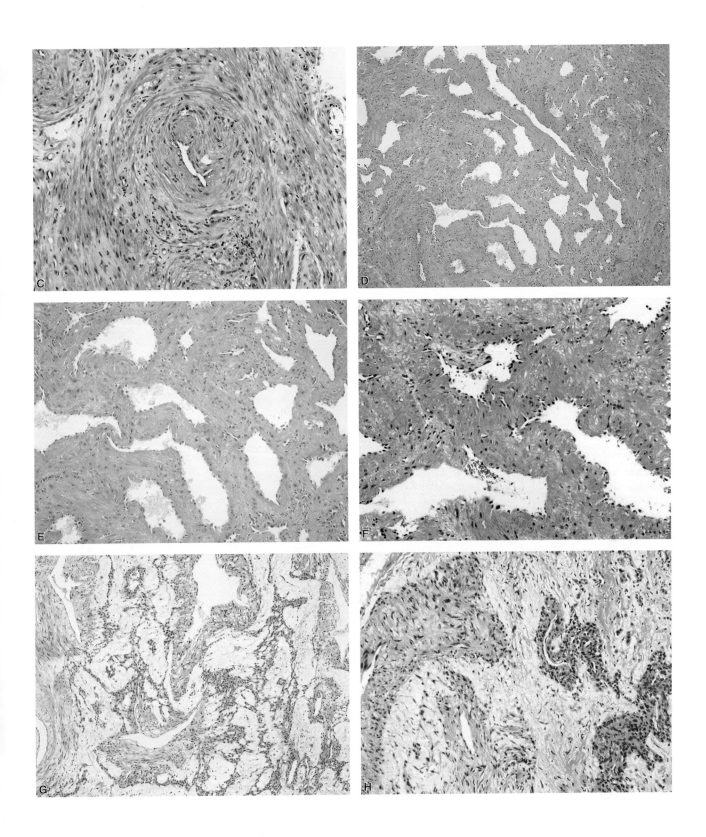

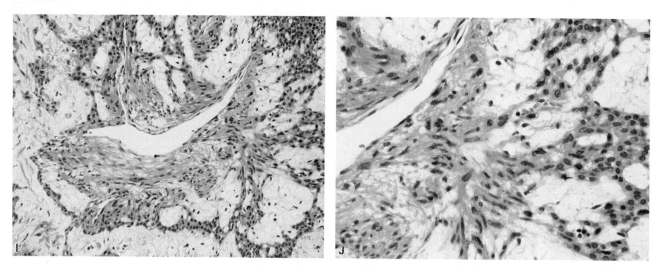

图 14-9　血管平滑肌瘤组织学
A. 实体型；B、C. 静脉型；D~F. 海绵状型；G~J. 部分病例内可见血管球瘤样区域

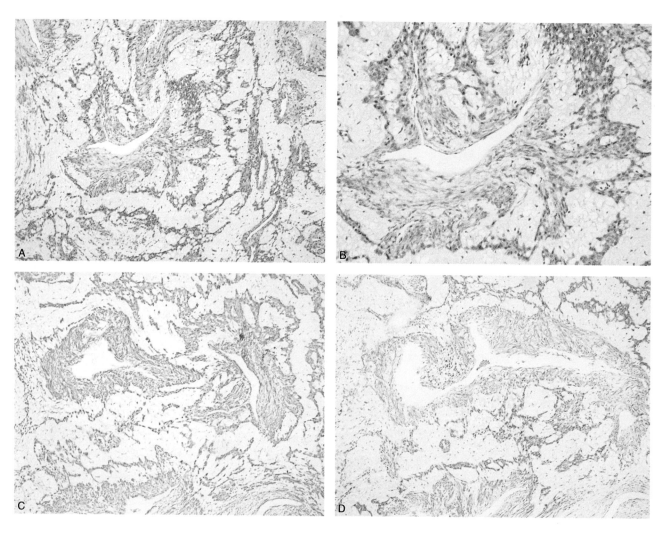

图 14-10　血管平滑肌瘤免疫组化
A、B. SMA 标记；C. calponin 标记；D. h-CALD 标记

部分病例22q11.2丢失和低水平的Xq扩增[71]。

【治疗】

局部切除。

【预后】

良性肿瘤,极少复发。

第五节 鼻腔鼻窦血管外皮瘤样肿瘤

鼻腔鼻窦血管外皮瘤样肿瘤(sinonasal hemangiopericytoma-like tumor)[72]是一种发生于鼻腔和鼻窦内的梭形细胞肿瘤,瘤细胞显示血管周肌样细胞(perivascular myoid cell)免疫表型,由Compagno和Hyams[73]于1976年首先描述,同义词包括球周皮细胞瘤(glomangiopericytoma)、鼻腔鼻窦型血管外皮瘤(sinonasal-type hemangiopericytoma)、鼻腔鼻窦血管外皮瘤(sinonasal hemangiopericytoma,S-HPC)和鼻腔鼻窦血管球瘤(sinonasal glomus tumor)[74-77]。此类型肿瘤比较少见,在鼻窦肿瘤中所占的比例不到0.5%。

【ICD-O编码】

9150/1

【临床表现】

可发生于任何年龄段,但好发于60~70岁的老年人,平均年龄为63岁,年龄范围为胎儿~86岁,两性均可发生,但以女性稍多见。

病变多位于鼻腔内,特别是鼻甲骨,可同时累及一个或多个鼻窦,左右两侧均可累及。其他部位包括筛窦、蝶窦、上颌窦和鼻咽等[78-80]。

临床上主要表现为鼻塞和鼻衄,其他症状包括头痛、鼻液溢、中耳炎和眼球突出等。体检时,可见肿块位于黏膜下,息肉状,棕色或红色,检查时易出血。

【影像学检查】

显示鼻腔或副鼻窦内息肉状混浊阴影或显示为占位性病变填塞鼻腔(图14-11),部分病例中肿瘤可侵蚀邻近骨结构。

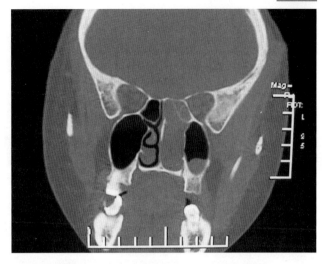

图14-11 左鼻腔鼻窦血管外皮瘤样肿瘤

【大体形态】

经手术完整切除的标本可呈息肉状,挖除的标本则常呈破碎状。深红色或灰红色,质软或中等,常伴有出血,直径1.5~8cm,平均为3.5cm。

【组织形态】

病变位于黏膜上皮下(图14-12A),周界清楚,但无包膜。瘤细胞由形态一致的短梭形细胞至卵圆形细胞组成,多呈交织的短条束状排列,部分病例中也可呈席纹状、漩涡状或栅栏状排列。肿瘤内含有丰富的血管,可为毛细血管型小血管,也可为圆形或卵圆形的扩张性大血管(图14-12B)。少数病例中也可见到分支状或鹿角状血管,管壁可伴有明显的玻璃样变性,类似血管外皮瘤。瘤细胞的异型性不明显或仅有轻度异型性,核分裂象也不多见,染色质呈空泡状或深染,胞质呈淡嗜伊红色,肌样(myoid),类似肌纤维母细胞或平滑肌细胞(图14-12C~F)。少数病例中可见多核瘤巨细胞。肿瘤内不见坏死。间质成分相对较少,有时可见肥大细胞和嗜酸性粒细胞。

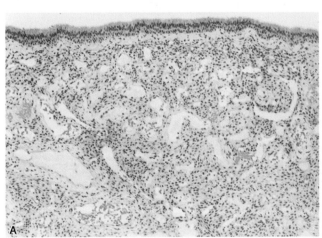

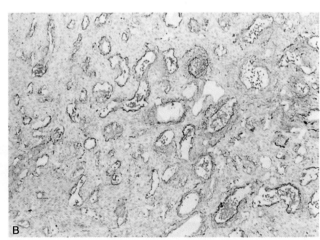

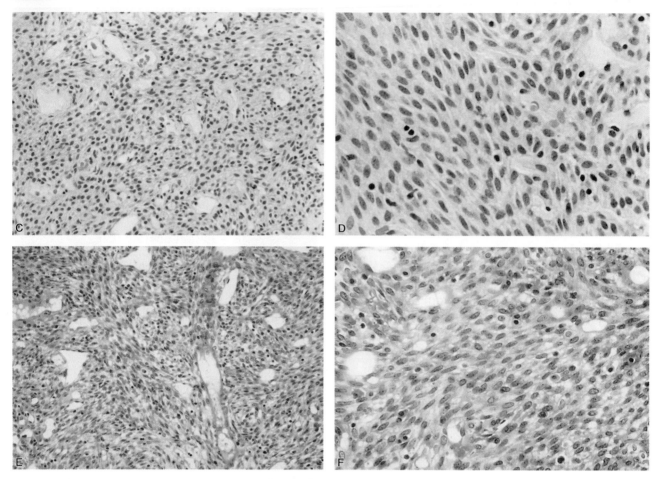

图 14-12 鼻腔鼻窦血管外皮瘤样肿瘤组织学
A. 肿瘤位于黏膜下；B. 网状纤维染色显示肿瘤内的血管；C～F. 形态一致的短梭形细胞至卵圆形细胞

【免疫组化】

除 vimentin 外，瘤细胞还表达 α-SMA（图 14-13A）、MSA 和 FⅩⅢa（图 14-13B），部分表达 laminin，不表达 CD34、bcl-2、CD99、CD117 和 desmin。此外，还可表达 cylinD1 和 β-catenin[81,82]。

【超微结构】

瘤细胞呈梭形，含有指状突起、桥粒和基底板，胞质内含有大量的中间丝和粗面内质网。

【鉴别诊断】

应注意与血管纤维瘤、孤立性纤维性肿瘤、平滑肌肉瘤、纤维肉瘤、恶性周围神经鞘膜瘤以及具有血管外皮瘤样结构的软组织肉瘤如单相纤维型滑膜肉瘤和间叶性软骨肉瘤等相

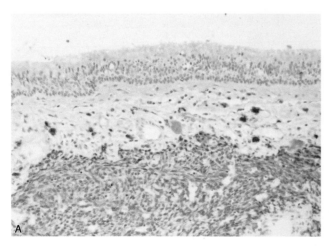

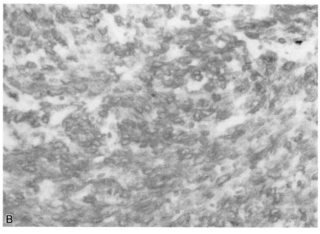

图 14-13 鼻窦血管外皮瘤样肿瘤免疫组化
A. α-SMA 标记；B. FⅩⅢa 标记

鉴别。

【治疗】

局部广泛切除。

【预后】

与发生于盆腔等部位的血管外皮瘤相比,预后较好,5 年生存率达 90% 以上,局部复发率为 18% ~ 30% ,对大多数病例而言,局部广泛切除能有效控制局部复发率。出现复发者仍可再次进行手术治疗。

下列情形提示预后不佳:肿瘤体积大(>5cm³) ,侵犯骨组织,瘤细胞有明显的异型性,核分裂象>4 个/10HPF,有坏死,增殖指数>10% 。

第六节　肌纤维瘤和肌纤维瘤病

肌纤维瘤/肌纤维瘤病(myofibroma/myofibromatosis)是一种好发于婴幼儿的良性间叶性肿瘤,由 Williams 和 Schrum[83] 于 1951 年首先报道,起初被命名为先天性纤维肉瘤(congenital fibrosarcoma)。1954 年 Stout[84] 将其更名为幼年性纤维瘤病(juvenile fibromatosis)或先天性系统性纤维瘤病(congenital generalized fibromatosis)。1981 年 Chung 和 Enzinger[85] 的报道显示,该肿瘤属于一种肌纤维母细胞性病变,故又将其重新命名为婴儿肌纤维瘤病(infantile myofibromatosis)。因肿瘤偶可发生于成年人[86-88] ,故在 2002 年版的 WHO 分类中,去掉了"婴儿"这一前缀,但肌纤维瘤病仍是婴幼儿和儿童最常见的一种纤维母细胞和肌纤维母性病变[89,90] 。在形态上,肌纤维瘤/肌纤维瘤病与肌周皮细胞瘤以及所谓的婴幼儿型血管外皮瘤有延续性[91] ,2013 年版 WHO 分类将其划归肌周皮细胞瘤名下。

【ICD-O 编码】

肌纤维瘤　8824/0

肌纤维瘤病　8824/1

【临床表现】

多发生于新生儿和婴幼儿,Chung 和 Enzinger 的报道显示,80% 的病例在 2 岁以下,其中 60% 的病例发生于出生时或出生后不久。少数病例发生于年龄较大的儿童和青少年,偶可发生于成年人。

临床上有三种类型:①孤立性(肌纤维瘤) ,常见,好发于皮肤[92] ,可延伸至皮下、肌肉和骨。多发生于头颈部(图 14-14) ,其次为躯干和四肢,偶可位于骨内[93] ,尤其是颅面骨,其次为椎骨、肋骨、股骨和胫骨。X 线多表现为长骨和扁骨内周界清晰的溶骨性病变,可有硬化性边缘,发生于内脏的孤立性肌纤维瘤十分罕见[94,95] 。本型多见于男性。②多中心性(肌纤维瘤病) ,不常见,包括两种亚型:一种为多个部位的软组织内和(或)骨内有病灶但不伴有内脏累及;另一种为除软组织外同时还伴有内脏累及,多位于肺、心脏、胃肠道、肝、胰腺和肾,偶可位于中枢神经系统,可导致严重的呼吸困难、呕吐和腹泻等症状。本型多见于女性。③成年型,少见,多表现为肢体和头颈部皮肤或口腔内缓慢性生长的无痛性肿块[96] ,两性均可发生,无明显差异。

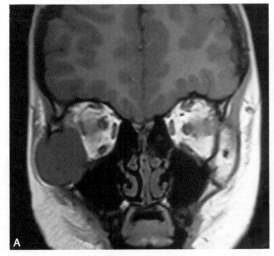
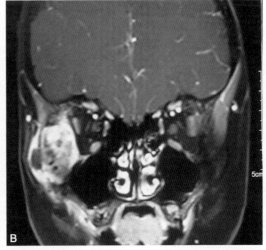

图 14-14　右颞部肌纤维瘤

【大体形态】

位于真皮及皮下者其周界比位于肌肉、骨骼及内脏者相对清晰,无包膜,直径为 0.5 ~ 7cm,多数在 0.5 ~ 1.5cm 之间。质地坚实,瘢痕样,切面呈灰白色。多灶性或多中心性病变的结节数目在病例之间多少不等,可为 2 ~ 100 多个。

【组织形态】

孤立性和多中心性的镜下形态相似,呈结节状或多结节状生长,并具有明显的区带现象:由淡染的周边区和深染的中央区组成(图 14-15A ~ F),两区在肿瘤内的比例多少不等,两区之间可见移行或过渡。周边区由结节状或短束状排列的胖梭形细胞组成,胞质呈嗜伊红色,形态上介于纤维母细胞和平滑肌细胞之间(肌纤维母细胞)(图 14-15G,H);中央区由圆形或小多边形的原始间叶细胞组成,呈实性片状分布,或围绕分支状的血管呈血管外皮瘤样排列(图 14-15I),可见核分裂象和坏死(图 14-15J),后者常伴有钙化,20% 的病例内还可见瘤细胞突向血管腔内生长(内皮下增生)。肿瘤的间质呈纤维黏液样,可伴有胶原化或玻璃样变性,部分病例内可见灶性出血和囊性变。

成人肌纤维瘤主要发生于皮下,呈结节状,主要由嗜伊红色的肌纤维母细胞组成,结节周边可见少量相对较为原始的间叶细胞成分,可有血管外皮瘤样排列结构(图14-15K～N)。

【免疫组化】

肌纤维母细胞性成分和原始间叶细胞性成分均可表达vimentin和α-SMA(图14-16),肌纤维母细胞性成分还可表达MSA,不表达desmin和S-100,以及EMA或CK。

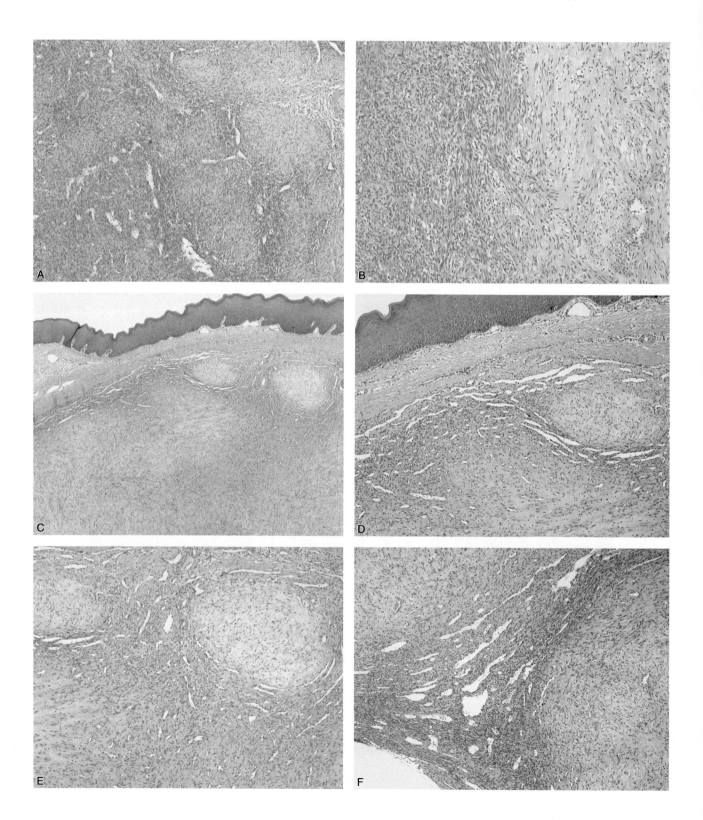

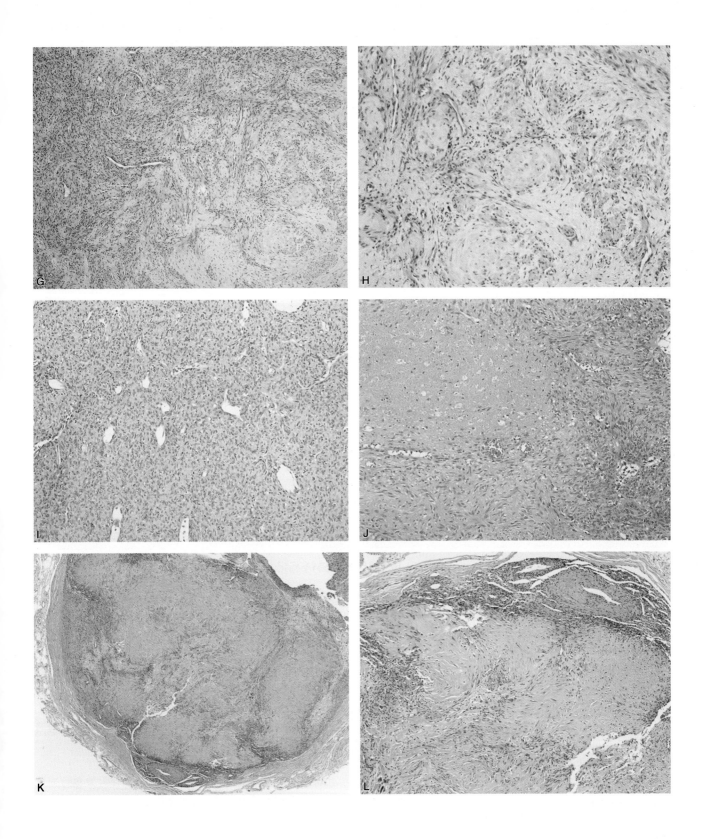

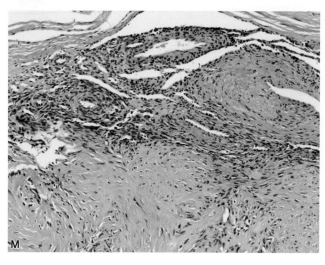
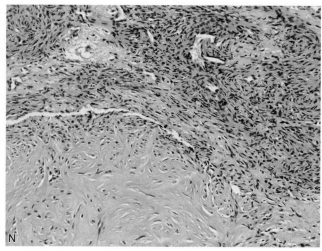

图 14-15 肌纤维瘤

A ~ F. 由淡染的周边区和深染的中央区组成;G、H. 肌样结节;I. 圆形或小多边形的原始间叶细胞,可呈血管外皮瘤样排列;J. 可伴有坏死;K ~ N. 发生于皮下的成人肌纤维瘤

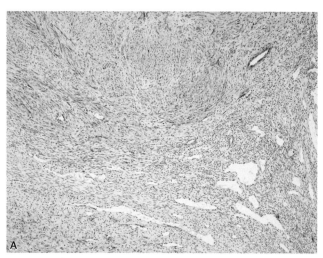
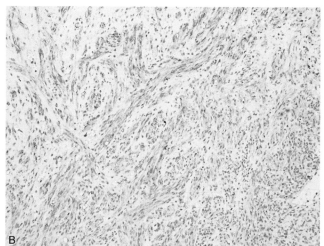

图 14-16 肌纤维瘤 SMA 标记

【超微结构】

梭形细胞的胞质内含有扩张的粗面内质网,纵行排列的微丝,伴有致密体或致密斑,少数病例内可见纤维连接复合体,提示有肌纤维母细胞分化。

【细胞遗传学】

部分病例具有家族性[97-99],提示为一种常染色体显性遗传性疾病。Stenman 等[100]报道的 1 例显示 del(6)(q12;q15)。Sirvent 等[101]报道的病例显示 9q 呈单倍体,16q 呈三倍体。新近报道显示,在婴儿肌纤维瘤(75%)和成人型肌纤维瘤(69%)中存在 PDGFRB 基因突变[102],但在血管平滑肌瘤和肌周皮细胞肿瘤中则无。

【鉴别诊断】

1. 婴幼儿型血管外皮瘤 与肌纤维瘤病属于同一种病变的不同瘤谱,或者说是一种具有血管外皮瘤样结构的肌纤维瘤病[103]。

2. 婴儿型纤维肉瘤 瘤细胞偏丰富,核分裂象多见,类似成年型纤维肉瘤。婴儿型纤维肉瘤具有 t(12;15)(p13;q25)及其产生的 ETV6-NRTRK3 融合性基因,可通过 FISH 或 RT-PCR 检测,有助于与婴幼儿肌纤维瘤病的鉴别诊断。

3. 具有血管外皮瘤样结构的肿瘤 包括骨外尤因肉瘤/外周原始神经外胚层瘤、间叶性软骨肉瘤和滑膜肉瘤等,当肌纤维瘤病以呈血管外皮瘤样排列的原始间叶细胞成分为主时,可与上述一些肿瘤相混淆,免疫组化标记和分子病理检测有助于鉴别诊断。

【治疗】

对孤立性病灶采用局部切除的方式,即使复发也可通过再次手术而获得治愈。

【预后】

本病系一种良性自限性病变,临床经过很大程度上取决于病变的范围。孤立性或仅累及软组织和骨的多灶性病变预后良好,30% ~ 60% 的病例可自发性消退,通常作保守性的局部切除即可,但累及内脏(特别是肺)和全身广泛性病变者,特别是新生儿和婴儿,对治疗常无反应,预后不佳,患儿多在数天或数周内死于心脏、呼吸道和消化道的并发症,如呼吸窘迫或腹泻等。

第七节　肌周皮细胞瘤

肌周皮细胞瘤(myopericytoma)是一种位于皮下的良性肿瘤,由卵圆形至梭形的肌样细胞组成,瘤细胞常呈同心圆状围绕血管生长。肌周皮细胞瘤的概念由 Granter 等人[103]于1998年提出,德国 Friedrichshafen 皮肤病理研究所的 Kutzner[104]于同年提出了血管周肌瘤(perivascular myoma)的概念,两者实质上指的是同一种肿瘤。瘤细胞具有血管周肌样细胞(myoid cell)或肌周皮细胞分化的特征。肌周皮细胞瘤与血管平滑肌瘤、肌纤维瘤、球周皮细胞瘤、血管球瘤和所谓的婴幼儿型血管外皮瘤共同组成一个瘤谱。

【临床表现】

可发生于任何年龄,但最常见于中年人。

多发生于皮下,常累及肢体远端,肢体近端、颈部、胸椎和肾脏等处也可发生[105,106]。

临床表现为皮下缓慢性生长的无痛性结节。病程可达数年。常为单个结节,多发性病灶也不少见,后者多为异时性发生,并累及一个特别的解剖区域,如足(图14-17)或头颈部[107]。

新近文献报道显示,少数病例可发生于 AIDS 病患者,并伴有 EBV 感染[108]。与发生于肢体等软组织不同的是,这些 EBV+ 的肌周皮细胞瘤多发生于一些相对比较特殊的部位,如支气管、舌和壶腹部周围等[109],并可呈多灶性。

【大体形态】

结节周界清晰,直径在2cm以下,恶性者可达数厘米。

【组织形态】

由相对一致的卵圆形至梭形肌样细胞组成,分布于大小不一的血管周围(图14-18A~D)。肌样细胞的胞质呈嗜伊红色,核染色质均匀,核异型性不明显,核分裂象少见,多<1

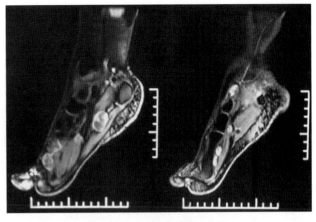

图14-17　足部肌周皮细胞瘤

个/10HPF。经典的肌周皮细胞瘤形态表现在大多数病例中,至少在局部区域可见多层肌样细胞围绕小至中等大的血管呈同心圆状或漩涡状生长(图14-18C~F),同心圆或漩涡之间的基质可伴有黏液样变性(图14-18G)。部分病例内,瘤细胞偏丰富,可呈片状分布。局部区域内,血管也可呈分支状,类似血管外皮瘤(图14-18H,I)。部分病例内尚可见嗜伊红色、漩涡状的肌样结节,可突向血管腔(图14-18J),类似肌纤维母细胞瘤/肌纤维母细胞瘤病。有时病变甚至可以完全位于静脉性血管腔内[110]。在另外一些病例中,瘤细胞相对稀疏,呈条束状或漩涡状排列,间质常伴有玻璃样变性,也称肌纤维瘤(myofibroma)。此外,在一部分病例中,瘤细胞也可呈圆形或卵圆形,胞质呈淡嗜伊红色或透明状,胞界清楚,类似血管球瘤(图14-18K),与经典的肌周细胞瘤区域在形态上有过渡,也称球周皮细胞瘤。一些瘤体兼具血管球瘤、肌纤维瘤和肌周皮细胞瘤形态(图14-18L~P)。故总的说来,本瘤在组织学上包括了肌周皮细胞瘤、婴幼儿型血管外皮瘤、肌纤维瘤和血管球瘤几种形态。曾有学者将肌周皮细胞瘤分成经典型、血管外皮瘤样、血管平滑肌瘤样、血管球瘤样、肌纤维瘤样和富于细胞性等几种形态学亚型。

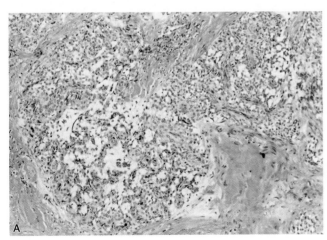

A

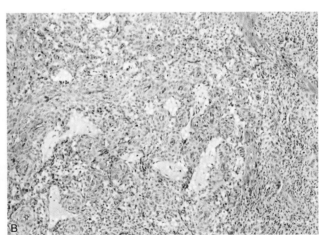

B

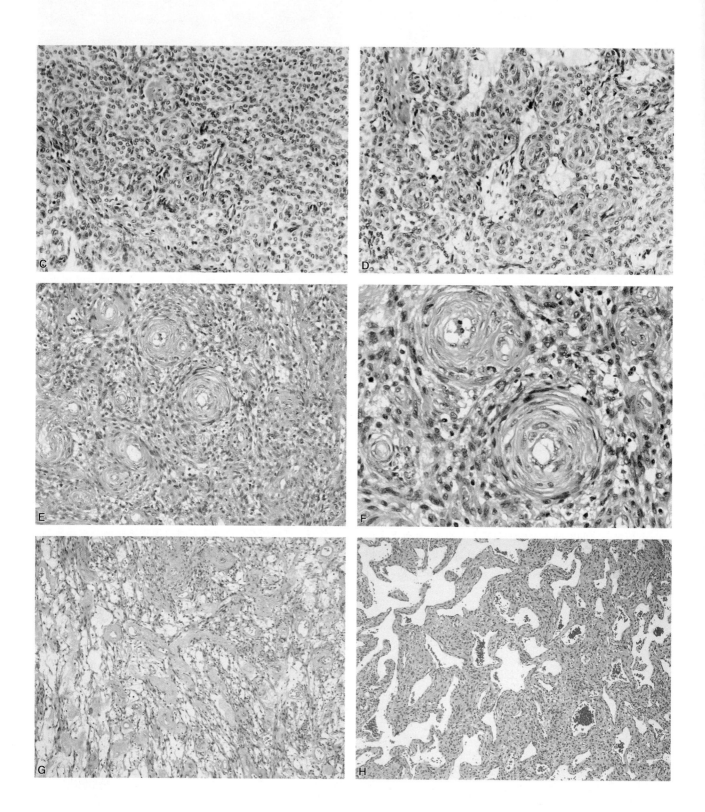

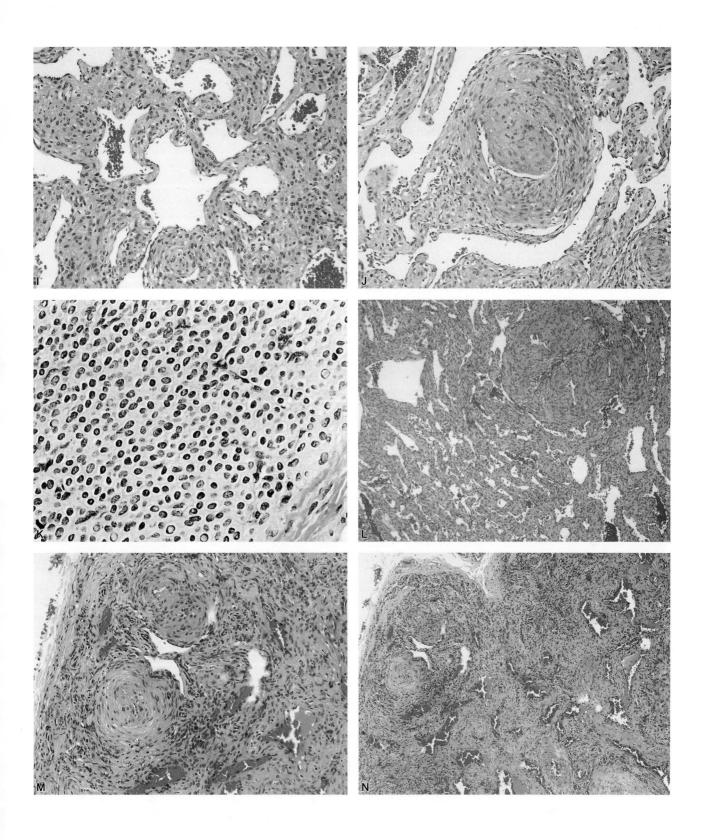

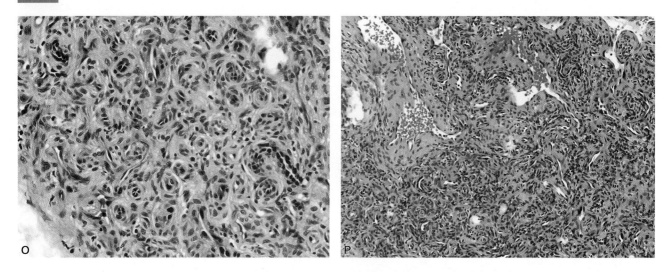

图 14-18　肌周皮细胞瘤组织学

A ~ D. 由相对一致的卵圆形至梭形肌样细胞组成,分布于大小不一的血管周围;C ~ F. 肌样细胞围绕小至中等大的血管呈同心圆状或漩涡状生长;G. 间质可伴有黏液样变;H、I. 血管外皮瘤样区域;J. 肌样结节突向血管腔;K. 部分区域类似血管球瘤;L ~ P. 部分肿瘤兼具血管球瘤、肌纤维瘤和肌周皮细胞瘤形态

【免疫组化】

瘤细胞弥漫表达 α-SMA 和 h-CALD(图 14-19),但在少数病例中也可为灶性表达,偶可灶性表达 desmin 和 CD34,不表达 S-100 和 CK。

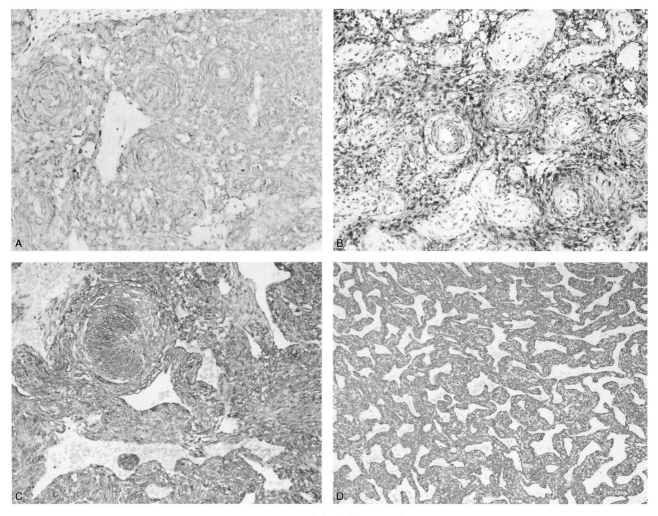

图 14-19　肌周皮细胞瘤 α-SMA 标记

【超微结构】

瘤细胞具周皮细胞分化[111]。

【细胞遗传学】

新近报道显示部分病例具有 t(7;12)(p21-22;q13-15)，导致位于7p22上的 *ACTB* 基因与位于12q13上的 *GLI* 基因融合[112]。

【治疗】

局部完整切除。

【预后】

多数肿瘤术后不复发，除非因肿瘤境界不清或切除不净所致。

McMenamin 和 Fletcher[113] 于2002年报道了5例恶性肌周皮细胞瘤，男性3例，女性2例，年龄范围为19～81岁，中位年龄为67岁。肿瘤发生于颈部、上臂、大腿和足。镜下观，肿瘤由卵圆形至梭形的肌样细胞组成，核分裂象易见，局部区域显示血管周分布，类似良性的肌周皮细胞瘤。3例局部区域，瘤细胞呈条束状排列，并可见薄壁分支状的血管。随访显示，4例发生转移，3例在1年内死亡，提示为一种高度侵袭性肿瘤。Mainville 等报道的1例左心房恶性肌周皮细胞瘤发生脑、骨和肝转移[114]。

参 考 文 献

1. Rouget C, Memoire suf le developpement, la structure, et proprietes physiologiques des capillaires sangguins et lymphatiques. Arch Physiol Norm Pathol, 1873, 5:603.

2. Zimmerman KW. Der feinere Bau der Blutkapillaren. Z Anat Entwicklungsgesch, 1923, 68:29-109.

3. Stout AP, Murray MR. Haemangiopericytoma: a vascular tumor featuring Zimmermann's pericytes. Ann Surg, 1942, 116:26-33.

4. Stout AP. Hemangiopericytoma. A study of twenty five new cases. Cancer, 1949, 2:1027-1035.

5. Enzigner FM, Smith BH. Hemangiopericytoma: an analysis of 106 cases. Hum Pathol, 1976, 7:61-82.

6. Angervall L, Kindblom LG, Moller Nielson JM, et al. Haemangiopericytoma, a clinicopathologic, aniographic and microangiographic study. Cancer, 1978, 42:2412-2427.

7. Fletcher CDM. Hemangiopericytoma-a dying breed? Reappraison of an "entity" and its variant: a hypothesis. Curr Diagn Pathol, 1994, 1:19-23.

8. Nappi O, Ritter JH, Pettinato G, et al. Hemangiopericytoma: histopathologiccal pattern or clinicopathologic entity. Semin Diagn Pathol, 1995, 12:221-232.

9. Chan JKC. Solitary fibrous tumor -everywhere, and a diagnosis in vogue. Histopathology, 1997, 31:568-576.

10. Tsuneyoshi M, Diamaru Y, Enjoji M. Malignant hemangiopericytoma and other sarcoma with hemangiopericytoma-like pattern. Pathol Res Pract, 1984, 178:446-453.

11. Masson P. Le glomus neuromyarterieal des regions tactiles et ses tumeurs. Lyon Chir, 1924, 21:257.

12. Shugart RR, Soule EH, Johnson EW. Glomus tumor. Surg Gynecol Obstet, 1963, 117:334.

13. Van Geertruyden J, Lorea P. Goldschmidt D, et al. Glomus tumours of the hand. A retrospective study of 51 cases. J Hand Surg[Br], 1996, 21:257-260.

14. Tsuneyoshi M, Enjoji M. Glomus tumor: a clinicopathologic and electron microscopic study. Cancer, 1982, 50:1601-1607.

15. Nuovo MA, Grimes MM, Knowles DM. Glomus tumor: a clinicopathologic and immunohistochemical analysis of forty cases. Surg Pathol, 1990, 3:31-45.

16. Mravic M, LaChaud G, Nguyen A, et al. Clinical and histopathological diagnosis of glomus tumor: an institutional experience of 138 cases. Int J Surg Pathol, 2015, 23:181-188.

17. Miettinen M, Paal E, Lasota J, et al. Gastrointestinal glomus tumors: a clinicopathologic, immunohistochemical, and molecular genetic study of 32 cases. Am J Surg Pathol, 2002, 26:301-311.

18. Magliulo G, Parnasi E, Savastano V, et al. Multiple familial facial glomus: case report and review of the literature. Ann Otol Rhinol Laryngol, 2003, 112:287-292.

19. Chu PG, Chang KL, Wu AY, et al. Nasal glomus tumors: report of two cases with emphasis on immunohistochemical features and differential diagnosis. Hum Pathol, 1999, 30:1259-1261.

20. Shek TW, Hui Y. Glomangiomyoma of the nasal cavity. Am J Otolaryngol, 2001, 22:282-285.

21. Gaertner EM, Steinberg DM, Huber M, et al. Pulmonary and mediastinal glomus tumors-report of five cases including a pulmonary glomangiosarcoma: a clinicopathologic study with literature review. Am J Surg Pathol, 2000, 24:1105-1114.

22. Koss MN, Hochholzer L, Moran CA. Primary pulmonary glomus tumor: a clinicopathologic and immunohistochemical study of two cases. Mod Pathol, 1998, 11:253-258.

23. Schneller J. Multifocal glomangiomyomas in the chest wall of a young man. Arch Pathol Lab Med, 2001, 125:1146-1147.

24. Almagro UA, Schulte WJ, Norback DH, et al. Glomus tumor of the stomach: histologic and ultrastructural features. Am J Clin Pathol, 1981, 75:415-419.

25. Papla B, Zielinski M. Glomus tumour of the oesophagus. Pol J Pathol, 2001, 52:133-135.

26. Miliauskas JR, Worthley C, Allen PW. Glomangiomyoma(glomus tumour) of the pancreas: a case report. Pathology, 2002, 34:193-195.

27. Miettinen M, Paal E, Lasota J, et al. Gastrointestinal glomus tumors: a clinicopathologic, immunohistochemical, and molecular genetic study of 32 cases. Am J Surg Pathol, 2002, 26:301-311.

28. 施作霖, 黄良祥, 唐秀如. 13例血管球瘤光镜和免疫组织化学观察. 中华病理学杂志, 1994, 23:241.

29. Albores-Saavedra J, Gilcrease M. Glomus tumor of the uterine cervix. Int J Gynecol Pathol, 1999, 18:69-72.

30. Blandamura S, Florea G, Brotto M, et al. Periurethral gloman-

giomyoma in women:case report and review of the literature. Histopathology,2000,36:571-572.

31. Saito T. Glomus tumor of the penis. Int J Urol,2000,7:115-117.

32. Gokten N,Peterdy G,Philpott T,et al. Glomus tumor of the ovary:report of a case with immunohistochemical and ultrastructural observations. Int J Gynecol Pathol,2001,20:390-394.

33. Sonobe H,Ro JY,Ramos M,et al. Glomus tumor of the female external genitalia:a report of two cases. Int J Gynecol Pathol,1994,13:359-364.

34. Sunderraj S,Al-Khalifa AA,Pal AK,et al. Primary intra-osseous glomus tumor. Histopathology,1989,16:532-535.

35. Payer M,Grob D,Benini A,et al. Intraosseous glomus tumor of the thoracic spine. Case illustration. J Neurosurg,2002,96(1 Suppl):137.

36. Goodman TF,Abele DC. Multiple glomus tumors. A clinical and electron microscopic study. Arch Dermatol,1971,103:11-23.

37. Blume-Peytavi U,Adler YD,Geilen CC,et al. Multiple familial cutaneous glomangioma:a pedigree of 4 generations and critical analysis of histologic and genetic differences of glomus tumors. J Am Acad Dermatol,2000,42:633-639.

38. Kohout E,Stout AP. The glomus tumor in children. Cancer,1961,14:555-566.

39. Sawada S,Honda M,Kamide R,et al. Three cases of subungual glomus tumors with von Recklinghausen neurofibromatosis. J Am Acad Dermatol,1995,32(2 Pt 1):277-278.

40. Okada O,Demitsu T,Manabe M,et al. A case of multiple subungual glomus tumors associated with neurofibromatosis type 1. J Dermatol,1999,26:535-537.

41. Kim YC. An additional case of solitary subungual glomus tumor associated with neurofibromatosis 1. J Dermatol,2000,27:418-419.

42. Murphey MD,Fairbairn KJ,Parman LM,et al. From the archives of the AFIP. Musculoskeletal angiomatous lesions:radiologic-pathologic correlation. Radiographics,1995,15:893-917.

43. Slater DN,Cotton DW,Azzopardi JG. Oncocytic glomus tumour:a new variant. Histopathology,1987,11:523-531.

44. Pulitzer DR,Martin PC,Reed RJ. Epithelioid glomus tumor. Hum Pathol,1995,26:1022-1027.

45. Folpe AL,Fanburg-Smith JC,Miettinen M,et al. Atypical and malignant glomus tumors. Analysis of 52 cases,with a proposal for the reclassification of glomus tumors. Am J Surg Pathol,2001,25:1-12.

46. Granter SR,Badizadegan K,Fletcher CD. Myofibromatosis in adults,glomangiopericytoma,and myopericytoma:a spectrum of tumors showing perivascular myoid differentiation. Am J Surg Pathol,1998,22:513-525.

47. Dervan PA,Tobbia IN,Casey M,et al. Glomus tumor:an im-munohistochemical profile of 11 cases. Histopathology,1989,14:483-491.

48. Mentzel T,Hugel H,Kutzner H. CD34-positive glomus tumor:clinicopathologic and immunohistochemical analysis of six cases with myxoid stromal changes. J Cutan Pathol,2002,29:421-425.

49. Porter PG,Bigler SA,McNutt M,et al. The immunophenotype of hemangiopericytoma and glomus tumors with special reference to muscle protein expression:an immunohistochemical study and review of the literature. Mod Pathol,1991,4:46-52.

50. Mayr-Kanhauser S,Behmel A,Aberer W. Multiple glomus tumors of the skin with male-to-male transmission over four generations. J Invest Dermatol,2001,116:475-476.

51. Boon LM,Brouillard P,Irrthum A,et al. A gene for inherited cutaneous venous anomalies("glomangiomas")localizes to chromosome 1p21-22. Am J Hum Genet,1999,65:125-133.

52. Brouillard P,Boon LM,Mulliken JB,et al. Mutations in a novel factor,glomulin,are responsible for glomuvenous malformations("glomangiomas"). Am J Hum Genet,2002,70:866-874.

53. Mosquera JM,Sboner A,Zhang L,et al. Novel MIR143-NOTCH fusions in benign and malignant glomus tumors. Genes Chromosomes Cancer,2013,52:1075-1087.

54. Brathwaite CD,Poppiti RJ Jr. Malignant glomus tumor. A case report of widespread metastases in a patient with multiple glomus body hamartomas. Am J Surg Pathol,1996,20:233-238.

55. Hishida T,Hasegawa T,Asamura H,et al. Malignant glomus tumor of the lung. Pathol Int,2003,53:632-636.

56. Lopez-Rios F,Rodriguez-Peralto JL,Castano E,et al. Glomangiosarcoma of the lower limb:a case report with a literature review. J Cutan Pathol,1997,24:571-574.

57. Matsumoto K,Kakizaki H,Yagihashi N,et al. Malignant glomus tumor in the branchial muscle of a 16-year-old girl. Pathol Int,2001,51:729-734.

58. Hirose T,Hasegawa T,Seki K,et al. Atypical glomus tumor in the mediastinum:a case report with immunohistochemical and ultrastructural studies. Ultrastruct Pathol,1996,20:451-456.

59. Kamarashev J,French LE,Dummer R,et al. Symplastic glomus tumor -a rare but distinct benign histological variant with analogy to other 'ancient' benign skin neoplasms. J Cutan Pathol,2009,36:1099-1102.

60. Jalali M,Netscher DT,Connelly JH. Glomangiomatosis. Ann Diagn Pathol,2002,6:326-328.

61. Fisher WC,Helwig EB. Leiomyomas of the skin. Arch Dermato,1963,88:510-520.

62. Hachisuga T,Hashimoto H,Enjoji M. Angioleiomyoma. A clinicopathologic reappraisal of 562 cases. Cancer,1984,54:126-130.

63. Yokoyama R,Hashimoto H,Daimaru Y,et al. Superficial leiomyomas. A clinicopathologic study of 34 cases. Acta Pathol

Jpn,1987,37:1415-1422.

64. Lawson GM, Salter DM, Hooper G. Angioleiomyomas of the hand. A report of 14 cases. J Hand Surg [Br],1995,20:479-493.

65. Brooks JK, Nikitakis NG, Goodman NJ, et al. Clinicopathologic characterization of oral angioleiomyomas. Oral Surg Oral Med Oral Pathol Oral Radiol Endod,2002,94:221-227.

66. Heffernan MP, Smoller BR, Kohler S. Cutaneous epithelioid angioleiomyoma. Am J Dermatopathol,1998,20:213-217.

67. Carla TG, Filotico R, Filotico M. Bizarre angiomyomas of superficial soft tissues. Pathologica,1991,83:237-242.

68. Heim S, Mandahl N, Kristoffersson U, et al. Structural chromosome aberrations in a case of angioleiomyoma. Cancer Genet Cytogenet,1986,20:325-330.

69. Nilbert M, Mandahl N, Heim S, et al. Cytogenetic abnormalities in an angioleiomyoma. Cancer Genet Cytogenet,1989,37:61-64.

70. Sonobe H, Ohtsuki Y, Mizobuchi H, et al. An angiomyoma with t(X;10)(q22;q23.2). Cancer Genet Cytogenet,1996,90:54-56.

71. Nishio J, Iwasaki H, Ohjimi Y, et al. Chromosomal imbalances in angioleiomyomas by comparative genomic hybridization. Int J Mol Med,2004,13:13-16.

72. Tse LL, Chan JK. Sinonasal haemangiopericytoma-like tumour:a sinonasal glomus tumour or a haemangiopericytoma? Histopathology,2002,40:510-517.

73. Compagno J, Hyams VJ. Hemangiopericytoma-like intranasal tumors. A clinicopathologic study of 23 cases. Am J Clin Pathol,1976,66:672-683.

74. Thompson LD, Miettinen M, Wenig BM. Sinonasal-type hemangiopericytoma:a clinicopathologic and immunophenotypic analysis of 104 cases showing perivascular myoid differentiation. Am J Surg Pathol,2003,27:737-749.

75. Catalano PJ, Brandwein M, Shah DK, et al. Sinonasal hemangiopericytomas:a clinicopathologic and immunohistochemical tudy of seven cases. Head Neck,1996,18:42-53.

76. Li XQ, Hisaoka M, Morio T, et al. Intranasal pericytic tumors(glomus tumor and sinonasal hemangiopericytoma-like tumor):Report of two cases with review of the literature. Pathol Int,2003,53:303-308.

77. Watanabe K, Saito A, Suzuki M, et al. True hemangiopericytoma of the nasal cavity. Arch Pathol Lab Med,2001,125:686-690.

78. Fletcher CD. Distinctive soft tissue tumors of the head and neck. Mod Pathol,2002,15:324-330.

79. Harrison JM, Fazekas MA, Palacios E. Sinonasal hemangiopericytoma. Ear Nose Throat J,2002,81:141.

80. Hekkenberg RJ, Davidson J, Kapusta L, et al. Hemangiopericytoma of the sinonasal tract. J Otolaryngol,1997,26:277-280.

81. Lasota J, Felisiak-Golabek A, Aly FZ, et al. Nuclear expression and gain-of-function β-catenin mutation in glomangiopericytoma(sinonasal-type hemangiopericytoma):insight into pathogenesis and a diagnostic marker. Mod Pathol,2015,28(5):715-720.

82. Jo VY, Fletcher CD. Nuclear β-Catenin expression is frequent in sinonasal hemangiopericytoma and its mimics. Head Neck Pathol,2017,11(2):119-123.

83. Williams JO, Schrum D. Congenital fibrosarcoma:report of a case in a newborn infant. AMA Arch Pathol,1951,51:548.

84. Stout AP. Juvenile fibromatosis. Cancer,1954,7:953-978.

85. Chung EB, Enzinger FM. Infantile myofibromatosis. Cancer,1981,48:1807-1818.

86. Daimaru Y, Hashimoto H, Enjoji M. Myofibromatosis in adults(adult counterpart of infantile myofibromatosis). Am J Surg Pathol,1989,13:859-865.

87. Beham A, Badve S, Suster S, et al. Solitary myofibroma in adults:clinicopathological analysis of a series. Histopathology,1993,22:335-341.

88. Guitart J, Ritter JH, Wick MR. Solitary cutaneous myofibromas in adults:report of six cases and discussion of differential diagnosis. J Cutan Pathol,1996,23:437-444.

89. Wiswell TE, Davis J, Cunningham BE, et al. Infantile myofibromatosis:the most common fibrous tumor of infancy. J Pediatr Surg,1988,23:314-318.

90. Coffin CM, Dehner LP. Fibroblastic-myofibroblastic tumors in children and adolescents:a clinicopathologic study of 108 examples in 103 patients. Pediatr Pathol,1991,11:569-588.

91. Mentzel T, Calonje E, Nascimento AG, et al. Infantile hemangiopericytoma versus infantile myofibromatosis. Study of a series suggesting a continuous spectrum of infantile myofibroblastic lesions. Am J Surg Pathol 1994,18:922-930.

92. Smith KJ, Skelton HG, Barrett TL, et al. Cutaneous myofibroma. Mod Pathol,1989,2:603-609.

93. Hasegawa T, Hirose T, Seki K, et al. Solitary infantile myofibromatosis of bone. An immunohistochemical and ultrastructural study. Am J Surg Pathol 1993,17:308-313.

94. Hastier P, Caroli-Bosc FX, Harris AG, et al. Solitary hepatic infantile myofibromatosis in a female adolescent. Dig Dis Sci,1998,43:1124-1128.

95. Fine SW, Davis NJ, Lykins LE, et al. Solitary testicular myofibroma:a case report and review of the literature. Arch Pathol Lab Med,2005,129:1322-1325.

96. Foss RD, Ellis GL. Myofibromas and myofibromatosis of the oral region:A clinicopathologic analysis of 79 cases. Oral Surg Oral Med Oral Pathol Oral Radiol Endod,2000,89:57-65.

97. Jennings TA, Duray PH, Collins FS, et al. Infantile myofibromatosis. Evidence for an autosomal-dominant disorder. Am J Surg Pathol,1984,8:529-538.

98. Venencie PY, Bigel P, Desgruelles C, et al. Infantile myofibromatosis. Report of two cases in one family. Br J Dermatol,1987,117:255-259.

99. Bracko M, Cindro L, Golouh R. Familial occurrence of infantile myofibromatosis. Cancer, 1992, 69:1294-1229.

100. Stenman G, Nadal N, Persson S, et al. del(6)(q12;q15) as the sole cytogenetic anomaly in a case of solitary infantile myofibromatosis. Oncol Rep, 1999, 6:1101-1104.

101. Sirvent N, Perrin C, Lacour JP, et al. Monosomy 9q and trisomy 16q in a case of congenital solitary infantile myofibromatosis. Virchows Arch, 2004, 445:537-540.

102. Agaimy A, Bieg M, Michal M, et al. Recurrent somatic *PDGFRB* mutations in sporadic infantile/solitary adult myofibromas but not in angioleiomyomas and myopericytomas. Am J Surg Pathol, 2017, 41(2):195-203.

103. Granter SR, Badizadegan K, Fletcher CD. Myofibromatosis in adults, glomangiopericytoma, and myopericytoma: a spectrum of tumors showing perivascular myoid differentiation. Am J Surg Pathol, 1998, 22:513-525.

104. Kutzner H. Perivascular myoma: a new concept for "myofibroblastic" tumors with perivascular myoid differentiation. Verh Dtsch Ges Pathol, 1998, 82:301-308.

105. Cox DP, Giltman L. Myopericytoma of the thoracic spine: A case report. Spine, 2003, 28:E30-E32.

106. Dhingra S, Ayala A, Chai H, et al. Renal myopericytoma: case report and review of literature. Arch Pathol Lab Med, 2012, 136:563-536.

107. Jung YI, Chung YK, Chung S. Multiple myopericytoma of the face and parotid gland. Arch Plast Surg, 2012, 39:158-161.

108. Lau PP, Wong OK, Lui PC, et al. Myopericytoma in patients with AIDS: a new class of Epstein-Barr virus-associated tumor. Am J Surg Pathol, 2009, 33:1666-1672.

109. Ramdial PK, Sing Y, Deonarain J, et al. Periampullary Epstein-Barr virus-associated myopericytoma. Hum Pathol, 2011, 42:1348-1354.

110. McMenamin ME, Calonje E. Intravascular myopericytoma. J Cutan Pathol, 2002, 29:557-561.

111. Díaz-Flores L, Gutiérrez R, García MP, et al. Ultrastructure of myopericytoma: a continuum of transitional phenotypes of myopericytes. Ultrastruct Pathol, 2012, 36:189-194.

112. Dahlen A, Fletcher CD, Mertens F, et al. Activation of the GLI oncogene through fusion with the beta-actin gene (ACTB) in a group of distinctive pericytic neoplasms: pericytoma with t(7;12). Am J Pathol, 2004, 164:1645-1653.

113. McMenamin ME, Fletcher CD. Malignant myopericytoma: expanding the spectrum of tumours with myopericytic differentiation. Histopathology, 2002, 41:450-460.

114. Mainville GN, Satoskar AA, Iwenofu OH. Primary malignant myopericytoma of the left atrium-a tumor of aggressive biological behavior: report of the first case and review of literature. Appl Immunohistochem Mol Morphol, 2015, 23(6):464-469.

第十五章

具有血管周上皮样细胞分化的肿瘤

导读

概述   淋巴管肌瘤和淋巴管肌瘤病   非特指性 PEComa

血管平滑肌脂肪瘤   肺透明细胞糖瘤   恶性 PEComa

第一节 概 述

一、血管周上皮样细胞

1991 年意大利病理学者 Pea 等[1] 在肺透明细胞糖瘤（pulmonary clear cell sugar tumor，CCST）和肾血管平滑肌脂肪瘤（angiomyolipoma，AML）中同时观察到一种胞质透亮至淡嗜伊红色的上皮样细胞。随后的一些研究发现，CCST 和 AML 均表达 HMB45，电镜检测也观察到胞质内含有前黑色素颗粒。鉴于此，Bonetti 等[2] 于 1992 年首次提出了血管周上皮样细胞（perivascular epithelioid cell，PEC）这一概念，并在随后的文章中指出 CCST 和 AML 关系密切，同属一个家族，这个家族以含有表达 HMB45 的 PEC 为特征[3]。正常人体中并没有 PEC，但大致可从 AML 或 CCST 中了解到 PEC 的形态特点。

在 AML 中，于厚壁血管周围常可见呈放射状排列的上皮样 PEC（图 15-1A，B），胞质透亮或淡嗜伊红色细颗粒状，主要表达 HMB45（图 15-1C），部分表达肌源性标记，远离血管的 PEC 多呈梭形，似平滑肌细胞（肌样细胞），主要表达 α-SMA（图 15-1D），部分表达色素细胞标记。以 AML 为例，上皮样 PEC 和梭形 PEC 在肿瘤内的比例因病例而异，部分病例以上皮样细胞为主（上皮样 AML），部分病例则以梭形细胞为主（肌瘤样 AML）。

二、具血管周上皮样细胞分化的肿瘤

1996 年 Zamboni 等[4] 报道了 1 例胰腺透明细胞肿瘤，其光镜形态和免疫表型与肺 CCST 极为相似，提示瘤细胞具 PEC 分化，遂提议采用 PEComa 来命名一些由 PEC 所组成的肿瘤。随后不久，文献相继报道了一些发生于腹腔、盆腔、子宫、胃肠

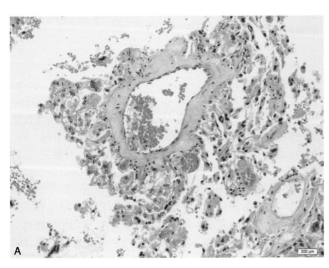

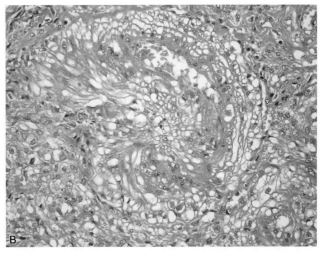

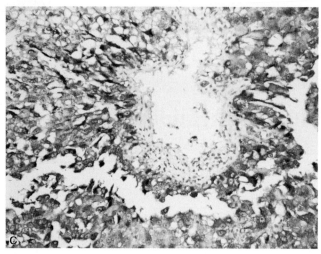
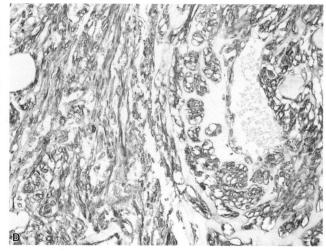

图 15-1 血管周上皮样细胞

A. 上皮样 PEC 围绕血管呈放射状排列；B. AML 常可显示 PEC 的形态特征；C. 上皮样 PEC 表达 HMB45；D. 上皮样 PEC 和梭形细胞 PEC 表达 α-SMA

道、膀胱、软组织和皮肤等部位的相似病例，但采用了不同的命名，包括肝镰状韧带/圆韧带透明细胞肌黑色素性细胞肿瘤（clear cell myomelanocytic tumor of the falciform ligament/ligamentum teres，CCMMT）[5]、原发性肺外糖瘤（primary extrapulmonary sugar tumor，PEST）[6]、腹盆腔 PEC 肉瘤（abdominopelvic sarcoma of perivascular epithelioid cells，PECS）[7]和单相上皮样 AML（monotypic epithelioid AML）[8]等。

三、PEComa 的定义和应用

2002 年版 WHO 软组织和骨肿瘤病理学和遗传学分类将 PEComa 定义为"一种在组织学和免疫表型上具有血管周上皮样细胞特征的间叶性肿瘤"[9]。2013 年版 WHO 分类将 PEComa 定义为"一种间叶性肿瘤，瘤细胞显示与血管壁有局部相关性并通常表达色素细胞标记和平滑肌标记"。PEComa 家族包括 AML、CCST、LAM 和一组起自于软组织和脏器的具有相似组织学和免疫表型的肿瘤"[10]。对于 AML、LAM 和 CCST 以外的 PEComa，可采用 PEComa 非特指性（PEComa-not otherwise specified，PEComa-NOS）来命名[11]，其他的名称如 CCMMT、PEST 和肾外单相上皮样 AML 等将作为 PEComa 的同义词使用。PECS 则改称为恶性 PEComa。

四、PEComa 的免疫组化

PEComa 主要表达色素细胞标记，包块 gp100（HMB45）、PNL2、Melan-A、tyrosinase 和 MiTF，一般不表达 S100 蛋白。部分病例可同时表达象征平滑肌分化的标记物，包括 SMA、MSA、desmin、calponin 和 h-CALD，具体表达情况因病例而异。PEComa 也可表达 capthesin K。一部分病例也可表达 TFE3。PEComa 偶可表达细胞角蛋白。

五、PEComa 的分子遗传学

肝肾 AML 和肺 LAM 常伴发 TSC[12]，而其他部位的 PEComa 伴发 TSC 的情况较为少见。TSC 是一种常染色体显性遗传病，与 TSC1（27%）、TSC2（73%）的突变有关。TSC1 位于 9q34，TSC2 位于 16p13.3。TSC 基因在调节 Rheb/mTOR/p70S6K 途径上发挥重要作用。TSC 基因的完全缺失导致了 mTORC1 活化的失调节，因此导致了包括 PEComa 在内的肿瘤的发生。采用 mTOR 抑制剂对部分 PEComa 病例有效。

新近研究显示，在一部分 PEComa 病例（约 23%）中存在 TFE3 基因的重排，包括形成 SFPQ/PSF-TFE3 和 DVL2-TFE3 等融合基因[13,14]，以及有 TFE3 重排但无相对应的融合基因。识别这一特殊的 PEComa 亚型对指导临床治疗很重要，因具有 TFE3 重排的 PEComa 的发病机制与经典型 PEComa 有所不同，采用 mTOR 抑制剂可能无效。除 TFE3 外，也有少数 PEComa 病例显示 RAD51B 基因的重排。

第二节 血管平滑肌脂肪瘤

一、肾血管平滑肌脂肪瘤

肾 AML 是 PEComa 家族的原型（prototype），以往曾被称为错构瘤，现已知 AML 是一种克隆性的间叶性肿瘤。肾 AML 多发生于肾或肾周围软组织，偶可累及区域淋巴结。肾 AML 可同时伴有肺淋巴管肌瘤病，提示两者之间关系密切。除淋巴管肌瘤病外，少数肾 AML 还可伴发肾细胞癌、嗜酸细胞瘤和神经纤维瘤等。

【ICD-O 编码】

8860/0

【临床表现】

约 20% ~ 40% 的肾 AML 患者伴有结节性硬化综合征（tuberous sclerosis complex，TSC）[12]，后者是一种常染色体显性遗传性疾病，由 TSC1（9q34）或 TSC2（16p13）基因突变引起。TSC 包括色素沉着、鲨革斑、甲旁纤维瘤、血管纤维瘤、肾囊肿、心脏横纹肌瘤、神经胶质增生和大脑皮质钙化等（图 15-2）。

伴有 TSC 的 AML 病例无明显的性别差异，平均年龄在 25 ~ 35 岁之间，患者多无症状，病变较小，常为双侧性和多灶性；不伴有 TSC 的散发性病例多发生于女性，平均年龄在 45 ~ 55 岁之间，病变多为孤立性和单侧性，肿瘤相对较伴有 TSC 者大，临床症状包括腹痛、胁肋部疼痛、血尿和肿块等，也可在

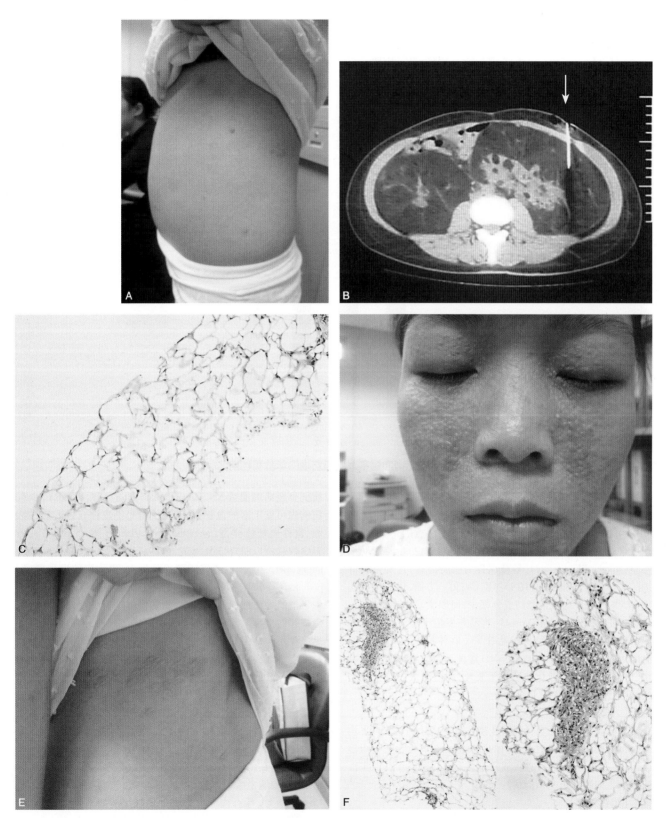

图 15-2　TSC 和 AML

A. 腹部膨隆；B. 当地医院 CT 示腹膜后双肾周围巨大脂肪密度灶；C. 外院穿刺活检，报告为脂肪组织；D. 面部血管纤维瘤；E. 鲨革样皮疹；F. 我院重新穿刺活检，显示为脂肪瘤样 AML

剖腹术中或尸检时偶然发现。位于腹腔内体积较大的病例可因肿块破裂出血产生急腹症，严重时可危及患者生命。

【病例介绍】

病例介绍（2016-39512）：患者女，25岁，自诉扪及腹部肿块（图15-2A）。当地医院腹部CT（平扫+增强）显示腹膜后双肾周围巨大脂肪密度灶（图15-2B），内见分隔及片絮状稍高密度影增强后可见轻度强化。双肾形态欠规则，肾实质内可见多发低密度影，左肾实质内可见大约22mm×18mm软组织密度影，增强后可见轻度强化。多发腰椎及附件骨质密度增高。外院行空芯针穿刺活检，病理报告为：脂肪组织（图15-2C）。后患者来院就诊。阅读病理活检切片以后，考虑为肿瘤性病变而非正常脂肪组织。体格检查发现，患者面部满布小丘疹样结节（图15-2D），躯干皮肤有硬斑（图15-2E），患者有惊厥史，提示患者有TSC。病理会诊结果为：高度怀疑脂肪瘤样型AML，建议重取活检。重新活检后，可见明确的小厚壁血管及其周围增生的PEC，符合脂肪瘤样AML（图15-2F）。我院PET-CT检测结果显示：腹腔、盆腔巨大脂肪密度灶，肝脏、肾脏多发脂肪密度灶，脑内多发硬化结节，全身骨骼多发硬化灶，两肺多发肺大疱。

复旦大学附属肿瘤医院2008～2016年间共诊断420例肾AML，其中男性125例，女性295例，男：女为2.4:1。年龄范围为13～81岁，平均年龄和中位年龄分别为47.3岁和48岁，高峰年龄段为40～60岁（图15-3）。右肾略多见，右肾:左肾为1.2:1，少数病例为双侧性。

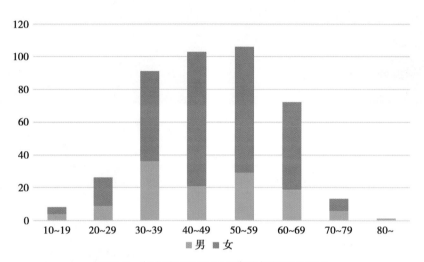

图15-3　肾血管平滑肌脂肪瘤的年龄和性别比

【影像学】

因AML常含有脂肪成分，故影像学检查（B超、CT和MRI）可在术前作出诊断（图15-4A）。需要注意的是，部分病例可含有大量脂肪组织，实质性成分可相对较少，也称脂肪瘤样型（lipoma-like variant），易被误诊为脂肪肉瘤，特别是当肿瘤的主体位于腹膜后时（图15-4B，C）；另一方面，也有一些病例（<5%），其肿瘤内的脂肪成分很少，而以实质性成分为主，也称乏脂型（fat-poor variant），容易与发生于肾脏内的其他实质性肿瘤（尤其是肾癌）相混淆[15]。在体积较大的肿瘤内，有时可见瘤内出血。上皮样AML常显示为软组织密度的肿块，富含血供，可有液化和坏死等表现，可被误认为其他类型的间叶性恶性肿瘤（图15-4D）。

【大体形态】

分叶状，无包膜，直径范围从镜下微小病灶到27cm，平均5～6cm。因肿瘤由灰红或灰白的肿瘤组织和黄色脂肪组织混合组成，并常伴有灶性出血，故常呈多彩状（图15-5），以实质成分为主的肿瘤可呈鱼肉状。

【组织形态】

肿瘤与肾关系密切，可位于肾实质内（图15-6A），也可位于肾周脂肪组织。由以下三种比例不等的成分组成：①成熟性脂肪组织；②厚壁、扭曲的血管，口径大小不一，多伴有玻璃样变性；③不规则片状或交叉的平滑肌样条束，常围绕血管分布。三种成分在肿瘤内所占比例因病例而异，大多数病例呈经典的混合型（classic mixed type）（图15-6B），少数病例内可见丰富的血管，血管周围可见上皮样或梭形肌样细胞，也称血管瘤样型（angiomatous variant）（图15-6C，D），另有少数病例以肌样成分为主，也称肌瘤样型（myomatous variant）（图15-6E，F），或以脂肪成分为主，也称脂肪瘤样型（lipomatous variant）（图15-6G～J），其中肌瘤样型容易被误诊为平滑肌肿瘤或肌源性肿瘤，脂肪瘤样型容易被误诊为脂肪瘤样脂肪肉瘤。除梭形细胞和上皮样细胞外，少数病例中可见多少不等的多核细胞（图15-6K，L）。另在部分病例中，肌样细胞深染、核形不规则，称为非典型性AML（atypical AML）[16]，可被误诊为恶性肿瘤（特别是平滑肌肉瘤等肌源性肉瘤）（图15-6M，N），但核分裂象罕见，深染的畸形瘤细胞相当于一种退变性改变。此外，还有一些AML病例主要由成巢或成片的上皮样细胞组成，胞质透亮或嗜伊红色，此型也称单相上皮样AML（图15-6O～R），可被误诊为肾细胞癌，特别是在术中冷冻切片会诊时；如瘤细胞呈大圆形或多边形，且胞质呈嗜伊红色，可被误诊为多形性横纹肌肉瘤（图15-6S～V）。伴有梭形细胞或上皮样细胞肉瘤变的AML表现为核显示明显的异型性，可见核分裂象和凝固性坏死（图15-6W，X），并可侵犯血管或浸润肾周脂肪组织。以下指标提示恶性AML：①非典型性上皮样细胞占到70%以上；②核分裂象>2个/10HPF；③可见非典型性核分裂象；④可见凝固性坏死。

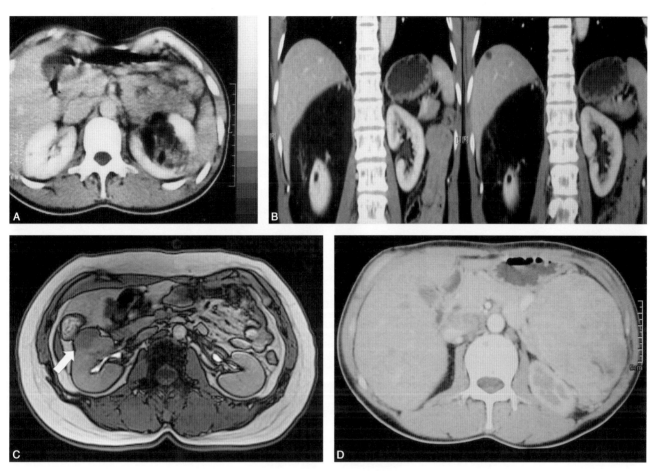

图 15-4　肾 AML 的影像学
A. 经典型 AML；B. 脂肪瘤样 AML；C. 肌瘤样 AML；D. 上皮样 AML

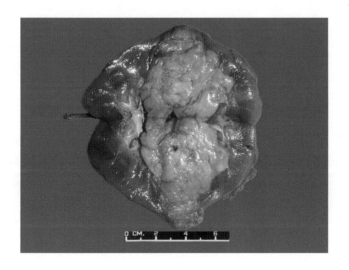

图 15-5　肾 AML 大体形态

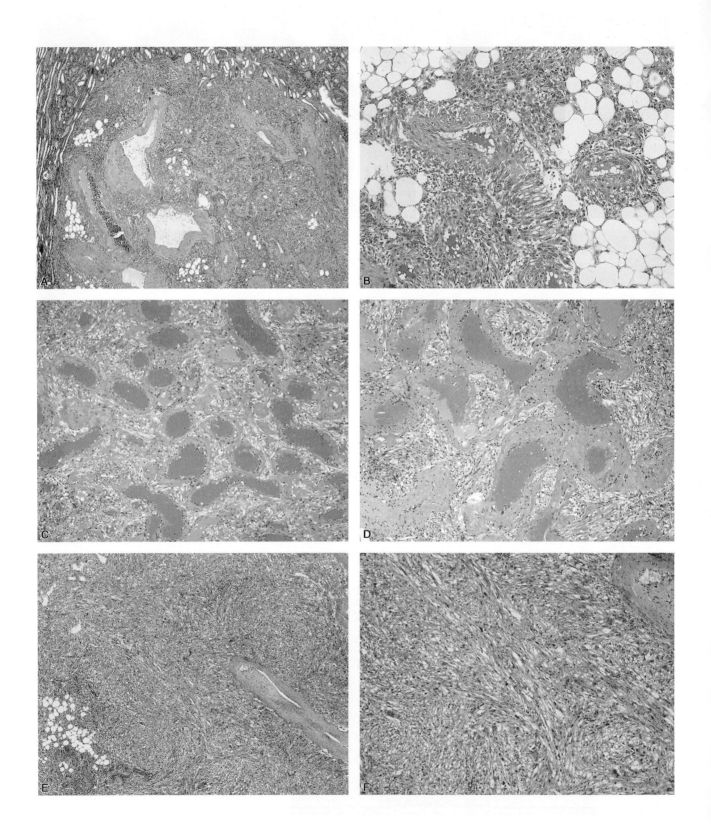

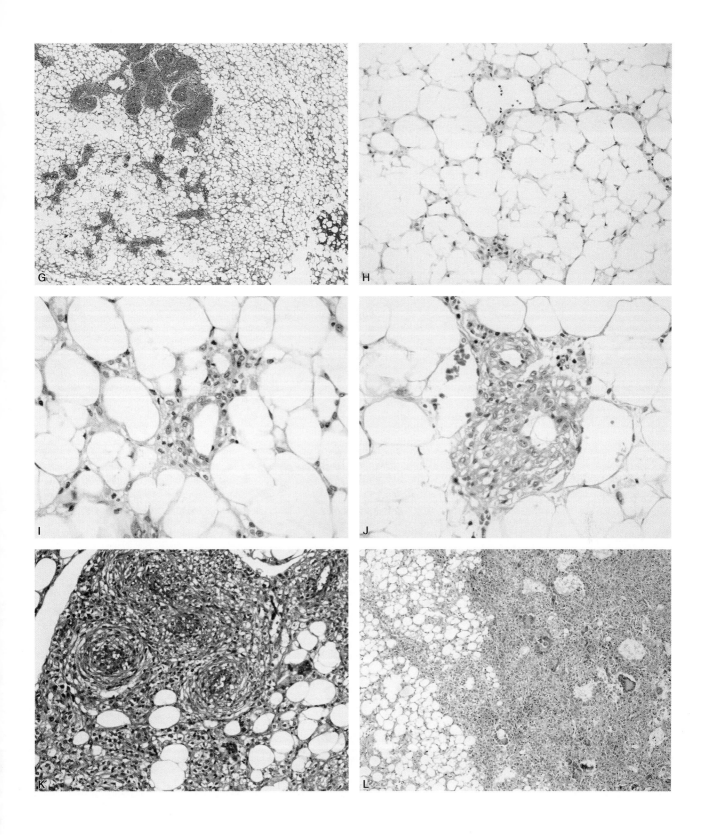

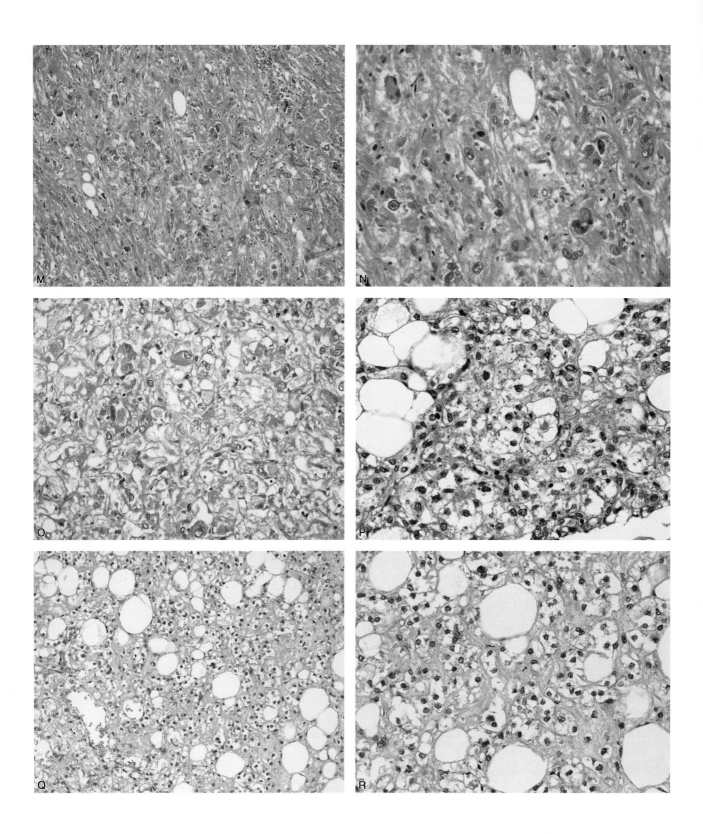

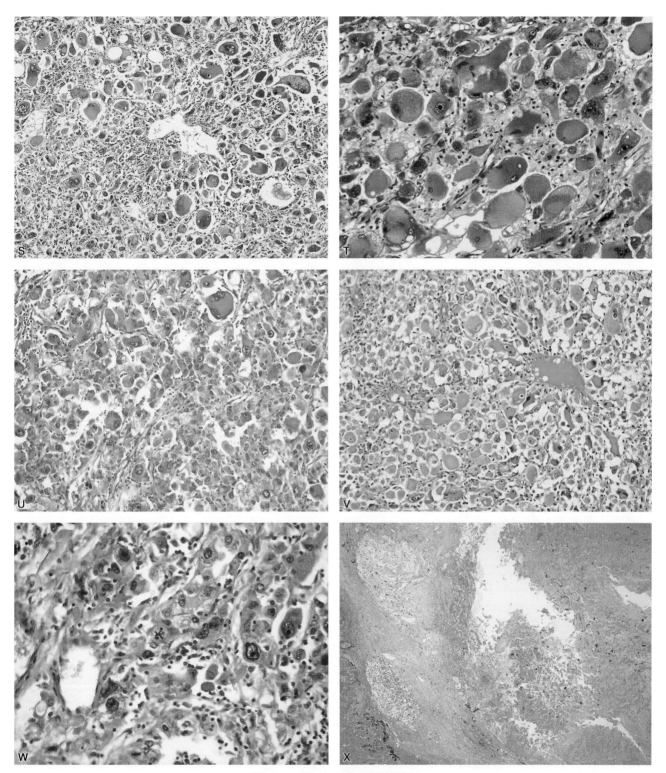

图 15-6 肾 AML 的组织学形态

A. 肾实质内 AML；B. 显示厚壁血管、肌样细胞（PEC）和脂肪组织，呈错构瘤样；C、D. 血管瘤样 AML；E、F. 肌瘤样 AML；G. 脂肪瘤样 AML 以脂肪成分为主；H. 脂肪细胞之间可见散在分布的 PEC，不明显时易被误诊为高分化脂肪肉瘤；I、J. 仔细观察，血管周围可见 PEC，可通过免疫组化证实；K、L. 部分肿瘤内可见散在的多核巨细胞；M、N. 部分病例中瘤细胞核深染、核形不规则，可被误认为是肌源性肉瘤；O～R. 上皮样 AML 中可见成片或成巢的上皮样 PEC，可被误诊为肾细胞癌；S～U. 部分上皮样 AML 可被误诊为其他类型肿瘤，包括横纹肌肉瘤等；V. 局部区域仍可见到围绕血管呈放射状排列的瘤细胞；W、X. 恶性上皮样 PEComa

【免疫组化】

瘤细胞显示平滑肌和色素细胞双相性分化(图 15-7),其中 α-SMA 主要在梭形瘤细胞中表达,desmin 的表达不一,HMB45 和 PNL2 主要在上皮样瘤细胞中表达,Melan-A 和 MiTF 的表达不一。此外,梭形细胞为主的病例可表达 ER 和 PR,部分病例还可表达 CD117。此外,瘤细胞还可表达 cathepsin K,可帮助诊断,特别是肾活检病例。转移性的 AML 有时可部分表达细胞角蛋白,可与癌相混淆。

【细胞遗传学】

AML 以往被认为是错构瘤,但近年来的遗传学研究显示

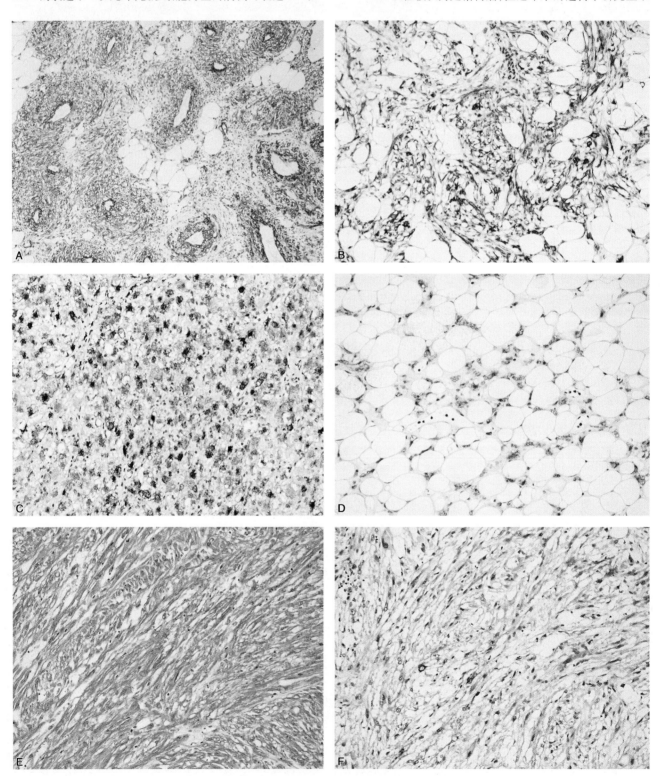

图 15-7　肾 AML 免疫组化

A. 经典型 AML 中的 α-SMA 标记;B. 经典型 HMB45;C. 上皮样 AML 中的 HMB45 标记;D. 脂肪瘤样 AML 中的 HMB45 标记;E. 肌瘤型 AML 中的 α-SMA 标记;F. 肌瘤型 HMB45 标记

为克隆性的肿瘤性病变。AML 主要涉及 9q34 上的 *TSC1* 基因和 16p13 上的 *TSC2* 基因。在散发性 AML 和伴有 TSC 的 AML 中发现有 16p13 的等位性丢失，在伴有 TSC 的 AML 中另有 *TSC1* 和 *TSC2* 基因功能缺失性突变所导致的 TSC1 蛋白（tuberin）和 TSC2 蛋白（hamartin）的丢失。TSC2 的缺失导致 mTOR（mammalian target of rapamycin，哺乳动物雷帕霉素靶蛋白）通路的激活。其他异常包括+7，少数散发性的 AML 病例显示+8，以及涉及 12q13-15 的重排和 5q33-34 的丢失等。上皮样 AML 病例中还可检测到 *TP53* 基因突变。

【鉴别诊断】

1. 高分化脂肪瘤样脂肪肉瘤　脂肪瘤样 AML 容易被误诊为高分化脂肪瘤样脂肪肉瘤，脂肪细胞之间和小血管周围胞质透亮的 PEC 细胞提示为 AML，加做 HMB45 标记可进一步证实。脂肪肉瘤成分单一，FISH 检测显示 *MDM2* 基因扩增。

2. 平滑肌肿瘤　肌瘤样 AML 容易被误诊为平滑肌瘤，当瘤细胞显示有一定的异型性时可被误诊为平滑肌肉瘤或肌源性肉瘤。但平滑肌瘤和平滑肌肉瘤不表达 HMB45 等色素细胞标记。另一方面，肌瘤样 AML 中一些厚壁血管及血管壁周围少量放射状排列的上皮样或梭形 PEC 细胞多提示 AML。

3. 透明细胞肾细胞癌　上皮样 AML 易被误诊为透明细胞肾细胞癌，特别是在作术中冷冻切片诊断时。采用上皮性标记和色素细胞标记有助于两者的鉴别诊断。

4. 多形性横纹肌肉瘤　以大圆形和大多边形细胞为主的 AML 可被误诊为多形性横纹肌肉瘤，但此型 AML 内有时可见多少不等的空泡状细胞，部分区域内可见瘤细胞围绕厚壁血管呈放射状排列，瘤细胞虽有一定的异型性，但核分裂象相对少见。免疫组化标记 Ki67 增殖指数也相对较低，desmin 标记多呈散在阳性，HMB45 等色素细胞标记为阳性。

【预后】

肾 AML 常呈浸润性生长，并可累及区域淋巴结，可复发。约 1/3 的上皮样血管平滑肌脂肪瘤可转移至淋巴结、肝、肺和

脊柱[17]。与肿瘤进展相关的危险因素包括伴有 TSC、肿瘤大于 7cm、肿瘤延伸至肾外或累及肾血管以及癌样生长方式[18]，如仅具有其中的 1 个因素，疾病发生进展的危险性为 15%，2 个或 3 个则为 65%，4 个或 5 个则为 100%，极少数病例可发生肉瘤变[19,20]。

二、肾外血管平滑肌脂肪瘤

肾外部位如肝、肺、心包、纵隔、胰腺、胃、脾脏、硬腭、皮肤和膀胱等处也可有经典型 AML 发生，其中肝 AML 是最常见的肾外 AML，约占所有 AML 的 8%。肝 AML 由 Ishak 等[21]于 1976 年首先报道。迄今为止，文献上的肝 AML 病例报道已超过 200 例[22-29]。6%~10% 的肝 AML 患者可伴有 TSC，常同时伴有肾 AML。

【临床表现】

肝 AML 主要发生于成年人，年龄范围为 26~86 岁，平均年龄为 49 岁。

两性均可发生，但多见于女性。

临床上，大多数患者并无明显症状，常为体检时发现，或因其他原因作肝脏检查或腹部手术时发现，尸解时也偶然发现。部分病例也可因肿块较大而产生相应的症状，如腹部不适、腹部疼痛、腹部肿块和低热等。极少数病例因肿块破裂而导致急腹症。肝炎病毒、甲胎蛋白、癌胚抗原和肝功能检查多为阴性。

复旦大学附属肿瘤医院 2008~2016 年共诊断 32 例肝 AML，其中男性 6 例，女性 26 例，男：女为 1:4.3，平均年龄和中位年龄分别为 44.7 岁和 44.5 岁，高峰年龄段为 40~49 岁，年龄范围为 22~71 岁。

【影像学】

常提示肝脏内占位性病变。其中 B 超多显示为异质性高回声，彩色多普勒显示点状或线状血管分布。CT 常显示为异质性肿块，在动脉期可有明显强化。MRI 可显示肿瘤内含有低密度的脂肪组织成分，但因脂肪组织在病变内所占的比例因病例而异，MRI 的表现也不尽相同（图 15-8A~D）[26]。血管造影显示肿瘤内血管非常丰富（图 15-8E,F）。

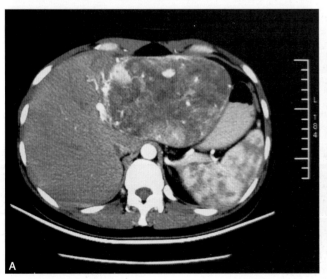

A

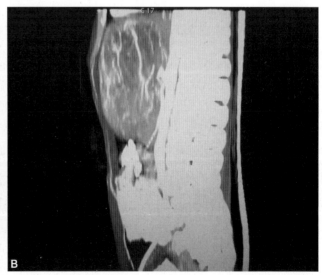

B

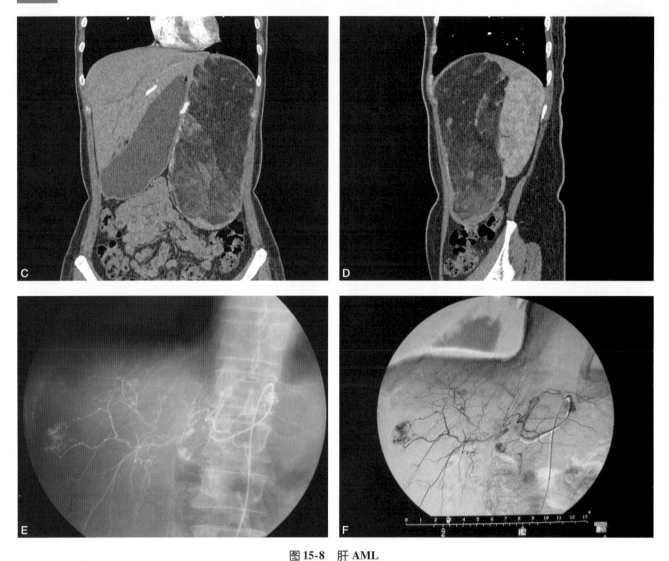

图 15-8　肝 AML

A. 经典型肝 AML;B. 肿瘤内可见血管影;C、D. 脂肪瘤样型肝 AML;E、F. 血管造影显示肿瘤内血管非常丰富

【大体形态】

多为单个结节,直径从数毫米至 36cm,平均 8.7cm,周界清楚,但无包膜。少数病例可为多结节性。肿瘤的切面呈灰黄、灰红或灰褐色(图 15-9),质软,可伴有出血和坏死,邻近肝组织无明显异常。

【组织形态】

与肾 AML 相似,也是由血管、平滑肌样细胞和脂肪细胞三种成分混合组成(图 15-10A)。Tsui 等[22]根据这三种成分在肿瘤内所占的比例将肝 AML 分为以下几种类型:①混合型,由肌样 PEC、岛屿状分布的脂肪细胞和厚壁血管混合组成,部分病例中可见造血细胞。②脂肪瘤样型,肿瘤内的脂肪成分≥70%,多为成熟的脂肪细胞,但在部分病例中可见到多泡状的脂肪母细胞样细胞(图 15-10B,C)。③肌瘤样型,以肌样 PEC 为主,脂肪成分≤10%,肌样 PEC 可呈上皮样、卵圆形和梭形(图 15-10D ~ F)[25],其中以上皮样细胞最常见,细胞呈圆形或多边形,中央的胞质呈嗜伊红色,周边的胞质呈透亮状,即所谓的蜘蛛状细胞(spider cell)(图 15-10G,H),核常偏位分布于嗜伊红色胞质的周边,呈圆形、卵圆形或不规则状,

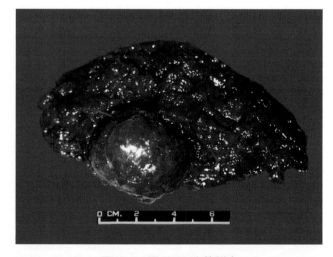

图 15-9　肝 AML 大体形态

部分细胞内可含有多个核,有时可见核内胞质性包涵体。部分病例中胞质内可见多少不等的褐色颗粒。少数病例中肌样

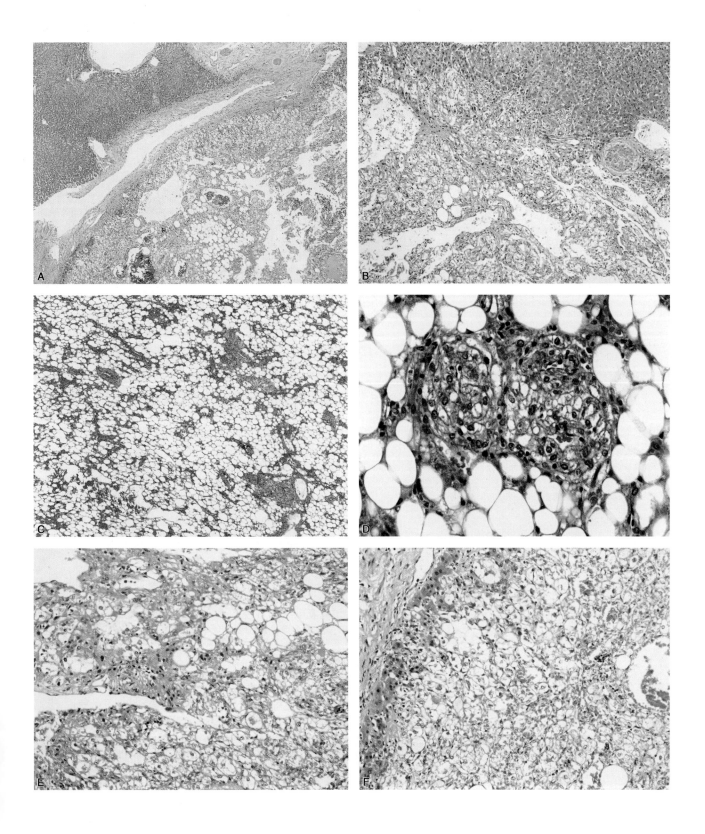

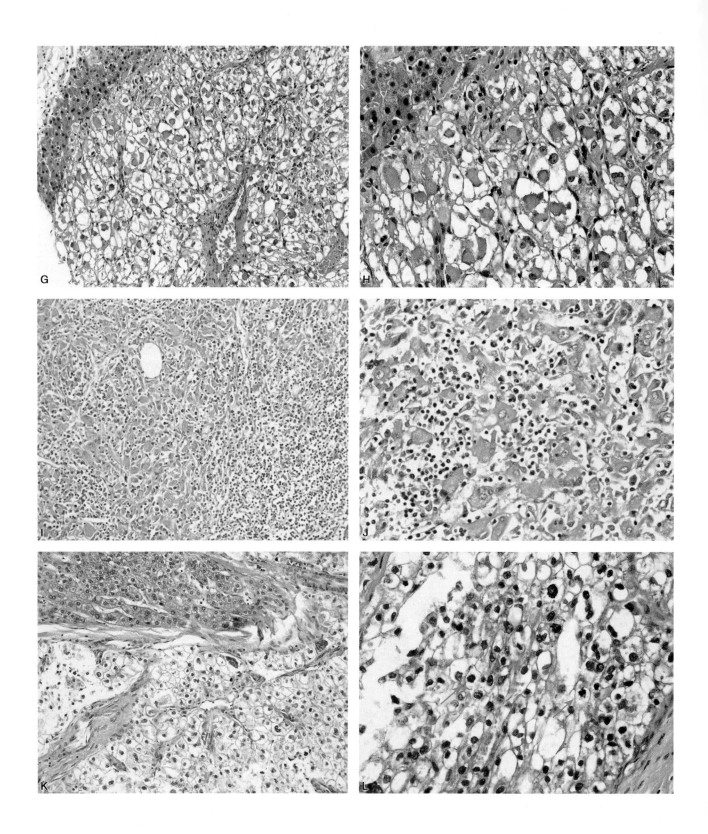

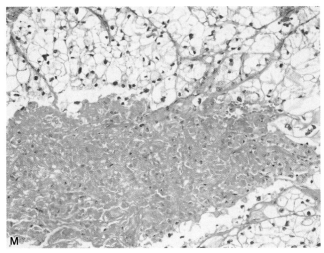
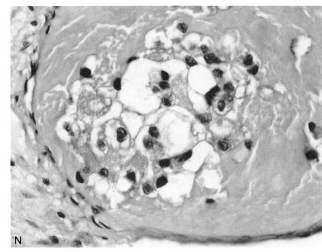

图 15-10　肝 AML 组织学形态

A、B. 肝经典型 AML;C、D. 肝脂肪瘤样 AML;E ~ H. 肝上皮样 AML;I、J. 炎性假瘤样 AML;K. 肝恶性上皮样 AML(恶性 PE-Coma);L. 瘤细胞密度增加,核有一定的异型性,可见核分裂象(箭头);M. 凝固性坏死;N. 血管内瘤栓

细胞可呈嗜酸性或多形性。肌样细胞多呈片状分布,但在少数病例中还可呈梁状排列,小梁之间为衬覆内皮的血窦样腔隙。在部分混合型或肌瘤样型 AML 中,还可形成肝紫癜样结构(pelioid pattern),此种排列方式常伴有出血。此外,在少数病例的间质内可见集聚的慢性炎症细胞,其内夹杂短梭形、胖梭形或多边形肌样细胞,类似炎性假瘤(图 15-10I,J)[22,27]。④血管瘤样型,此型较为少见,以肿瘤内含有丰富扭曲状的厚壁血管为特征,血管周围可见上皮样或梭形肌样细胞。

少数肝 AML 中的瘤细胞显示明显的异型性,可见核分裂象,包括病理性核分裂,并可见凝固性坏死,侵犯血管等(图 15-10K ~ N),提示肿瘤可能具有侵袭性行为。迄今为止,文献上报道了 5 例恶性肝 AML[28,29],这 5 例肿瘤除具有上述提示恶性的形态特征外,其直径均超过 10cm。

【免疫组化】

肌样细胞表达 HMB45(图 15-11A ~ D)、PNL2 和 Melan-A,不表达 AE1/AE3、CAM5.2、AFP 和 HepPar-1,也不表达 S-100 蛋白。恶性上皮样 AML 中的 Ki67 标记指数明显升高(图 15-11E,F)。

【超微结构】

胞质内可见膜包被的颗粒(前黑素体)和伴有致密体的细丝。

【细胞遗传学】

与肾 AML 相似,肝 AML 中存在 TSC1/2 杂合性缺失[30]。

【鉴别诊断】

发生于肝脏的 AML 常呈上皮样,易被误诊为肝细胞肝癌等恶性肿瘤,特别是在作术中冷冻切片会诊时。

【预后】

大多数肝 AML 病例呈良性经过。少数病例可呈侵袭性,包括发生局部复发和转移,后者可转移至大网膜和肺部。

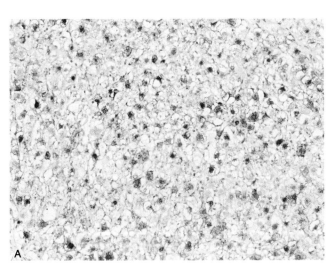
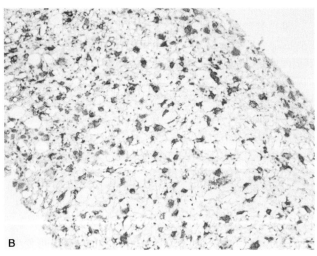

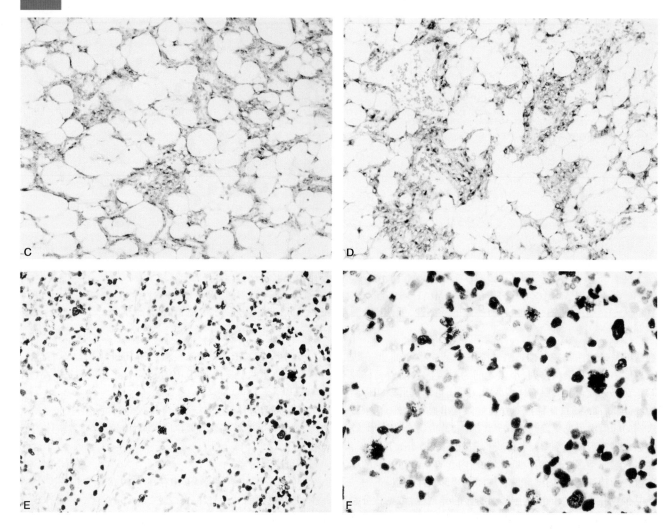

图 15-11 肝 AML
A、B. 上皮样 AML 中的 HMB45 标记;C、D. 脂肪瘤样 AML 中的 HMB45 标记;E、F. 恶性上皮样 AML 中的 Ki67 标记

第三节 淋巴管肌瘤和淋巴管肌瘤病

淋巴管肌瘤和淋巴管肌瘤病(lymphangioleiomyoma and lymphangioleiomyomatosis,LAM and LAMs)是一种由淋巴管及其周围增生的淋巴管肌细胞所组成的肿瘤[31],有时可见淋巴细胞聚集灶。局灶性病变称为淋巴管肌瘤,广泛累及淋巴管链伴或不伴有肺实质累及的,称为淋巴管肌瘤病。LAM 主要发生于肺部,肺外部位如纵隔、胸膜、肠系膜和盆腔等处也可发生。LAM 常伴有肾 AML。1991 年,Bonetti 等[32]发现 LAM 中的肌样细胞也表达 HMB45,推测 LAM 与 AML 及 CCST 关系密切,这一发现得到 Chan 等人[33]的进一步证实。

【临床表现】

几乎均发生于女性,且通常为生育期妇女,平均年龄为 40 ~ 45 岁[34],不少患者有口服避孕药史。

LAM 可伴有 TSC,约 0.1% ~ 2.3% 的 TSC 患者可发生 LAM。近半数病例累及肺实质,表现为进展性呼吸困难(气喘),其他症状包括自发性气胸、咯血和乳糜胸等。肺功能改变为阻塞性通气障碍和弥漫性障碍引起的低氧血症。位于腹腔和盆腔者,可表现为无痛性腹部肿块,或肿块所引起的一些非特异性症状,其他症状包括腹痛、乳糜腹和乳糜尿等。部分患者以腹部肿块为首发症状,随后才发现肺部病灶[35]。另有一些患者因妇科肿瘤手术(如宫颈癌或内膜癌)在盆腔清扫淋巴结时发现有 LAM。

【影像学】

早期无明显异常改变,进展期显示胸导管、中央乳糜管和大淋巴管阻塞,阻塞远端的淋巴管扩张,高分辨率胸片和 CT(High-resolution computed tomography,HRCT)可清晰显示肺部薄壁囊性病变(图 15-12A,B),呈蜂窝状,囊性变的程度和范围因病例而异。囊性变的大小从数毫米至数厘米。其他异常包括胸腔渗液(包括乳糜胸)、胸导管扩张、心包渗液和气胸等。肺外病变多数发生于纵隔内和腹膜后沿着淋巴管分布的淋巴结。超声和 CT 可显示纵隔、上腹部(包括肠系膜和肾门)和盆腔肿块,有时肿块可从上腹部延伸至盆腔(图 15-12C,D)。部分病例于肾脏内可见实性肿块(AML),可为多灶性,少数可为双侧性。其他异常包括腹水、腹腔和盆腔淋巴结肿大等。

【大体形态】

位于肺部的病变呈弥漫囊性,似严重的肺水肿样,囊腔直

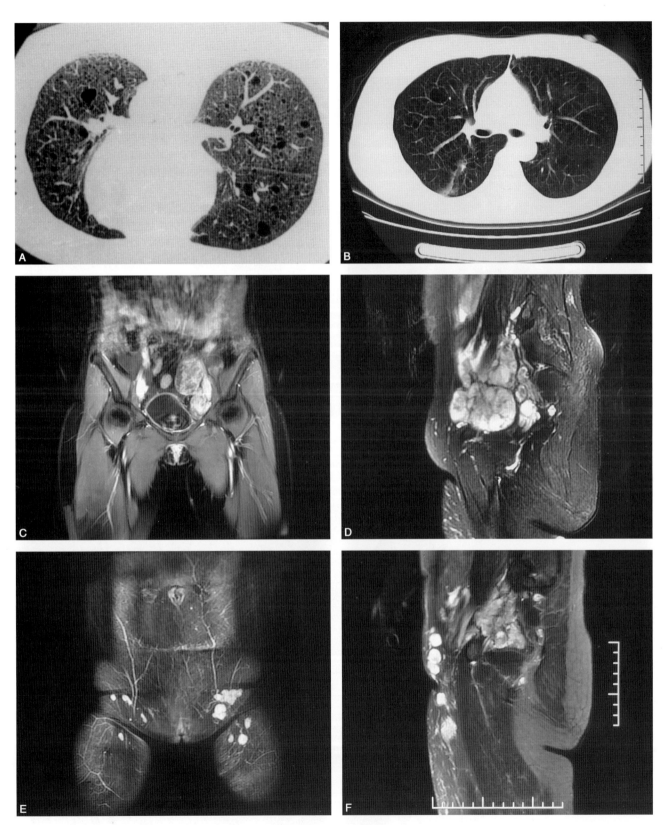

图 15-12 淋巴管肌瘤

A、B. 肺 LAM；C～F. 盆腔 LAM

径多在 0.5～2cm 之间,也可达 10cm,囊性变在解剖显微镜下更为清晰。位于肺外者,常见胸导管和纵隔淋巴结被红色至灰色的肿块所取代(图15-13),个别病例可沿着引流的淋巴管链从颈部一直扩展至腹股沟,呈多个融合性肿块,直径超过 3cm 者常呈多囊状,内含黄褐色的乳糜液。

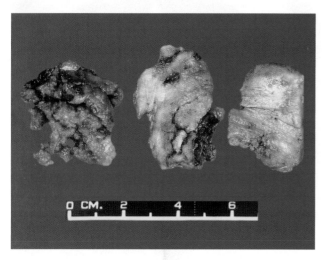

图15-13　盆腔淋巴管肌瘤

【组织形态】

位于肺部的病变,早期容易被忽视,LAM 细胞常呈小簇状或小巢状分布于囊肿的边缘(图 15-14A～D),或沿着血管、淋巴管和细支气管分布(图 15-14E～J)。增生期 LAM 细胞常呈结节状或紊乱状增生,有两种形态:一种为小的梭形细胞或卵圆形细胞,表达基质金属蛋白酶(MMPs);另一种为体积较大、胞质较丰富的上皮样细胞。前者多位于结节中央,后者多位于结节边缘。进展期的病变中,LAM 细胞排列更加不规则,常混杂有数量不等的结缔组织。肺部的囊性变是由气道的进行性扩张所致,与 Ⅱ 型肺泡细胞的增生和囊壁内弹力纤维和胶原纤维的破坏性改变相关。LAM 细胞所释放的蛋白溶解酶在囊肿的形成中起了重要作用。MMPs 可能起了部分的作用。

位于肺外者,由条束状、粗梁状或乳头状增生的 LAM 细胞和衬以扁平内皮的网状或窦样腔隙组成,腔隙大多是空虚的,有时可充满含有脂滴和少量淋巴细胞的淡嗜伊红色物质,也可含有红细胞。增生的 LAM 细胞之间有时可见灶性的淋巴细胞聚集灶,为淋巴结的残迹(图 15-14K～N)。LAM 细胞呈胖梭形,胞质嗜伊红色,核无异型性,核分裂象罕见,多围绕网状或窦样腔隙排列,有时可分布于血管周围(图 15-14O),与血管壁内细胞形态上似有移行(图 15-14P)。

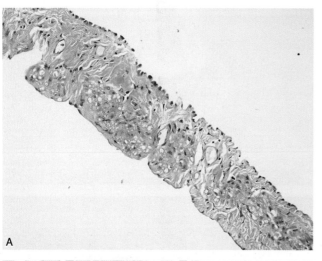

A

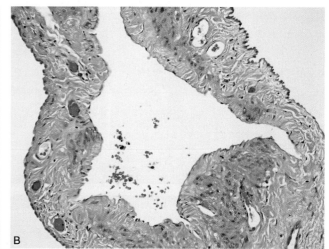

B

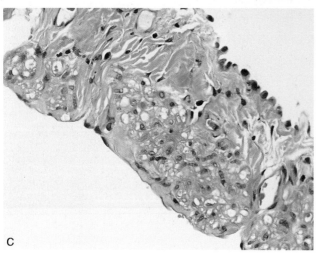

C

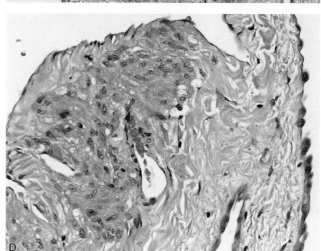

D

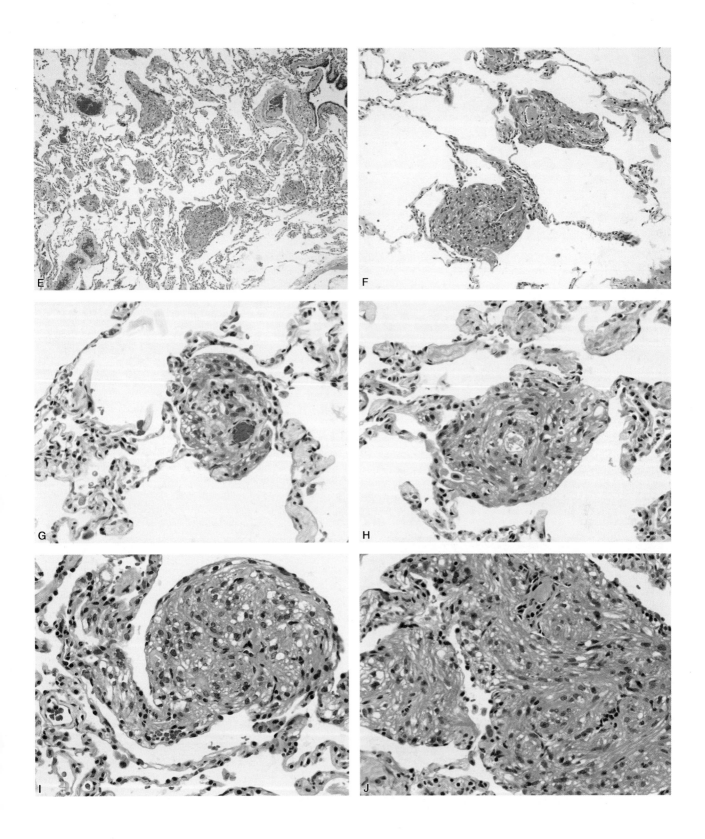

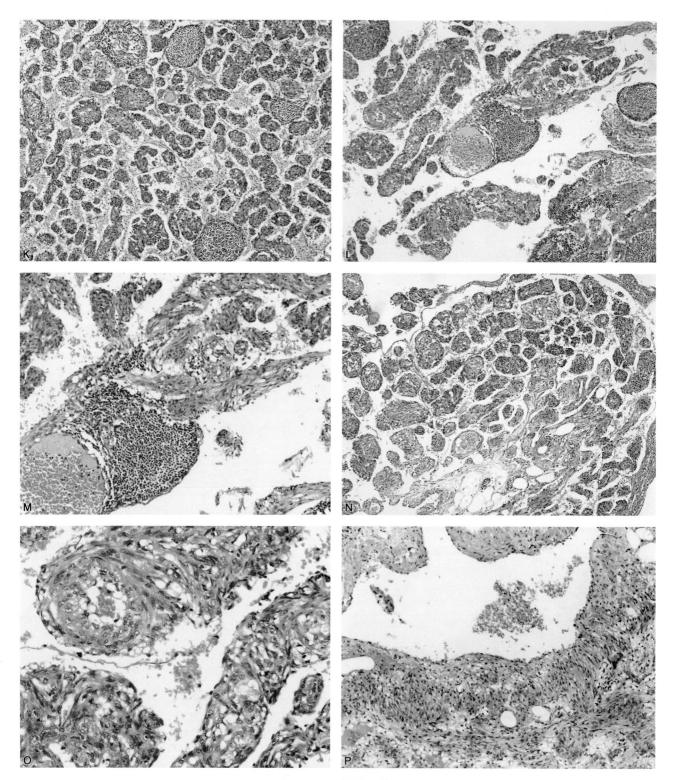

图 15-14　淋巴管肌瘤

A～J. 肺 LAM,LAM 细胞呈小簇状或小巢状沿着细支气管、血管和淋巴管分布;K～P. 盆腔 LAM,由条束状、粗梁状或乳头状增生的 LAM 细胞和衬以扁平内皮的网状或窦样腔隙组成

【免疫组化】

LAM 细胞表达 α-SMA 和 MSA,少部分细胞表达 desmin,多数上皮样 LAM 细胞表达 HMB45、Melan-A/MART1、ER 和 PR(图 15-15)。新近报道显示,LAM 可表达 β-catenin[36],且具有较高的特异性,可作为 LAM 的标记物之一。LAM 中的肌样细胞也可表达 cathepsin K。

【超微结构】

扫描电镜可显示肺部扩张的囊性腔隙和囊壁内 LAM 细胞结节。透射电镜显示,LAM 细胞周围有清晰的基底膜,胞质内含有数量不等的细丝(直径 6 ~ 8nm,免疫组化表达 α-

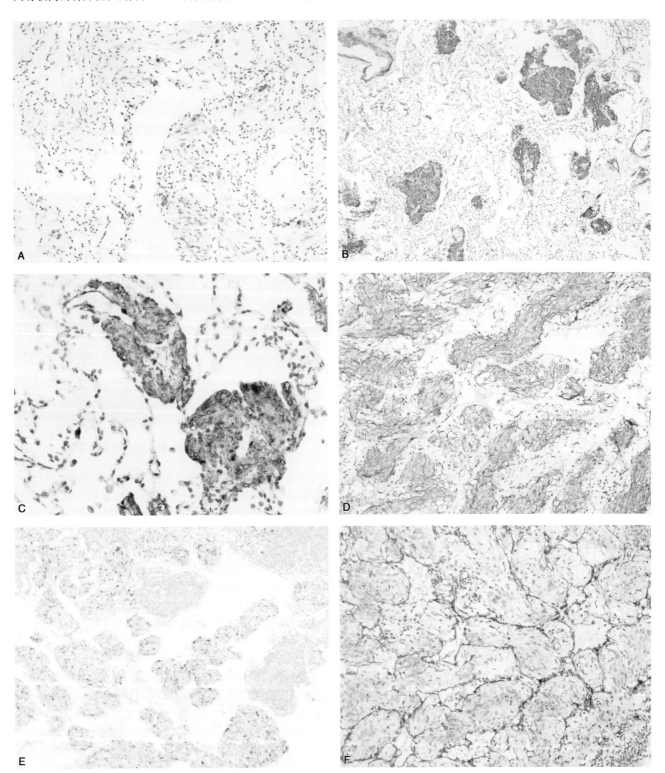

图 15-15 淋巴管肌瘤免疫组化

A. 肺 LAM 中的 HMB45 标记;B、C. 肺 LAM 中的 α-SMA 标记;D. 盆腔 LAM 中的 α-SMA 标记;E. 盆腔 LAM 中的 HMB45 标记;F. 盆腔 LAM 中的 CD34 标记

SMA),及常位于核旁的中间丝(直径 10nm,免疫组化表达 desmin)。胞质边缘部还可见类似心脏和骨骼肌 Z 线的致密体。此外,胞质内还含有丰富的粗面内质网,但线粒体较少。在上皮样 LAM 细胞内,可见大量糖原颗粒,并含有直径为 1 ~ 2μm 的胞质颗粒,被有限的膜所包绕,其内为平行层状排列、晶体蛋白样物质,免疫电镜提示为 I 期和 II 期的前黑素体。

【分子生物学】

与 AML 相似,部分 LAM 病例显示 *TSC2* 基因突变。

【鉴别诊断】

包括自发性肺纤维化、肺原发性平滑肌瘤、转移性平滑肌瘤和平滑肌肉瘤。

【治疗和预后】

局灶性病变切除后可长期生存,广泛累及肺实质者,常在 1 ~ 10 年内因发生肺功能不全而导致死亡,可考虑肺移植,但 LAM 仍可在移植肺中再发。LAM 的 5 年、10 年和 15 年生存率分别为 91%、79% 和 71%[37]。采用 mTOR 抑制剂西罗莫司可有一定的疗效,但停用后可复发[38]。新近文献也有联合采用 mTOR 抑制剂西罗莫司、多西环素(doxycycline)和辛伐他汀的报道[39]。

第四节　肺透明细胞糖瘤

肺透明细胞糖瘤(pulmonary clear cell sugar tumor,CCST)由 Liebow 和 Castleman[40]于 1963 年首先描述,并于 1971 年报道了 12 例[41]。Andrion 等[42]和 Gaffey 等[43]曾分别于 1985 年和 1990 年作了文献复习,至 1991 年时文献上大约有 50 例报道,其中一些病例曾被重复报道。CCST 比较少见,笔者仅诊断过 5 例,其中 1 例为恶性[44]。

【临床表现】

肺透明细胞糖瘤的患者多为中年人,年龄范围为 8 ~ 73 岁,2/3 的患者年龄介于 45 ~ 69 岁之间,平均年龄为 57 岁。

两性均可发生,女性稍多见。

临床上多无症状,常为体检或因其他原因行肺部检查时发现。部分患者可表现为胸痛、咳嗽或因肺炎就诊。

【影像学】

双侧肺部均可发生,但多位于右肺,一般位于肺的周边,境界清楚(图 15-16),X 线呈"硬币"或"钱币"样外观。部分病例在手术时,可见肿块从肺实质内"蹦跳出来"。

【大体形态】

多为孤立性结节,位于肺周边,距支气管或血管较远,也不累及胸膜。切面呈半透明状,灰红或灰白色(图 15-17),直径为 1.5 ~ 3.0cm,少数病例可达 6.5cm。除极少数恶性病例外通常无坏死。

【组织形态】

由巢状、腺泡状、器官样或片状排列的透明细胞组成(图 15-18A ~ E)。瘤细胞巢之间为丰富、纤细的血管网,网状纤维染色或 CD34 标记可清晰显示肿瘤内的纤维血管性间隔,瘤细胞可呈放射状围绕在血管周围(图 15-18F)。血管壁可伴有玻璃样变性。瘤细胞呈圆形或多边形,胞质呈透亮状或淡嗜伊红色(图 15-18G)。部分细胞可呈周边透亮、中央嗜伊红色的蜘蛛网状(图 15-18H)。部分瘤细胞的核内可见假包涵体(图 15-18I)。

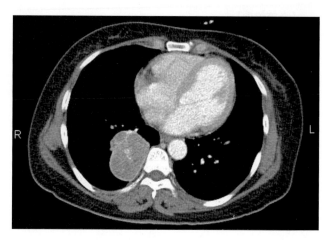

图 15-16　肺恶性 PEComaCT

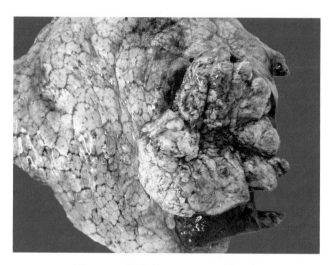

图 15-17　肺恶性 PEComa 大体形态

少数病例内,瘤细胞核增大、深染,核分裂象易见(包括异常核分裂),可见凝固性坏死(图 15-18J ~ L),肿瘤常呈浸润性生长,称为恶性透明细胞糖瘤或恶性 PEComa[44]。

【免疫组化】

瘤细胞主要表达 HMB45(图 15-19)、PNL2 和 Melan-A(A103),部分病例可表达 MiTF 和 α-SMA,desmin 和 S-100 多为阴性,不表达 AE1/AE3、EMA 和 TTF1。

【超微结构】

瘤细胞胞质内含有大量糖原颗粒,部分病例可见(前)黑色素体(图 15-20)。

【鉴别诊断】

1. 转移性透明细胞肾细胞癌　肾脏有癌肿,瘤细胞表达 EMA 和 AE1/AE3 上皮性标记,不表达 HMB45、PNL2 和 Melan-A。

2. 恶性黑色素瘤　多数 PEComa 中的瘤细胞异型性不明显,核分裂象罕见,无坏死,一般不表达 S-100。

3. 副神经节瘤　瘤细胞表达 CgA、Syn 和 NSE 等神经内分泌标记,不表达 HMB45 和 Melan-A。此外,细胞球或器官样结构周边可见 S-100 阳性的支持细胞。

4. 精原细胞瘤　瘤细胞具有明显异型性,间质内可见淋巴细胞,形成双相性细胞形态,瘤细胞表达 PLAP 和 CD117。

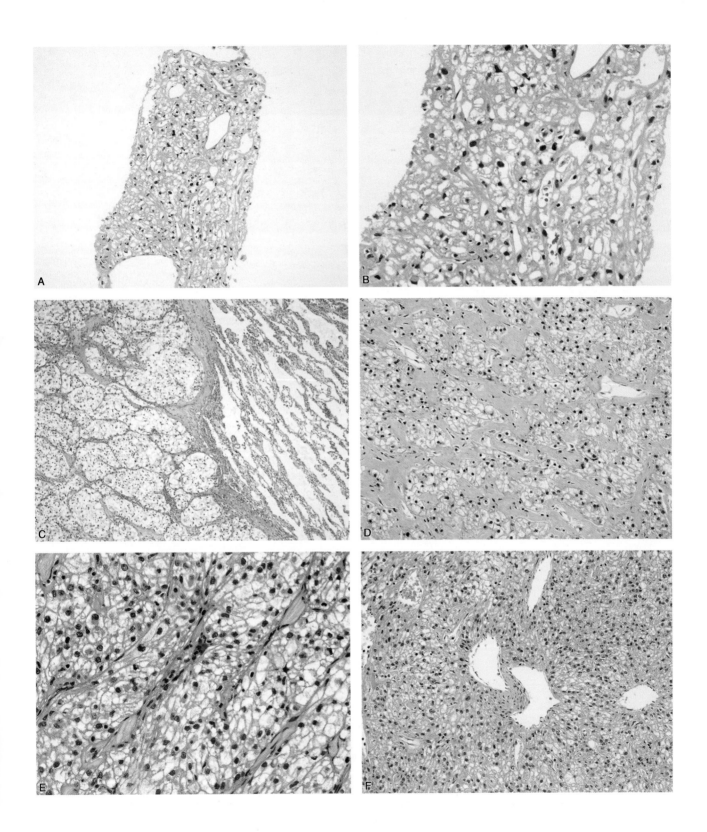

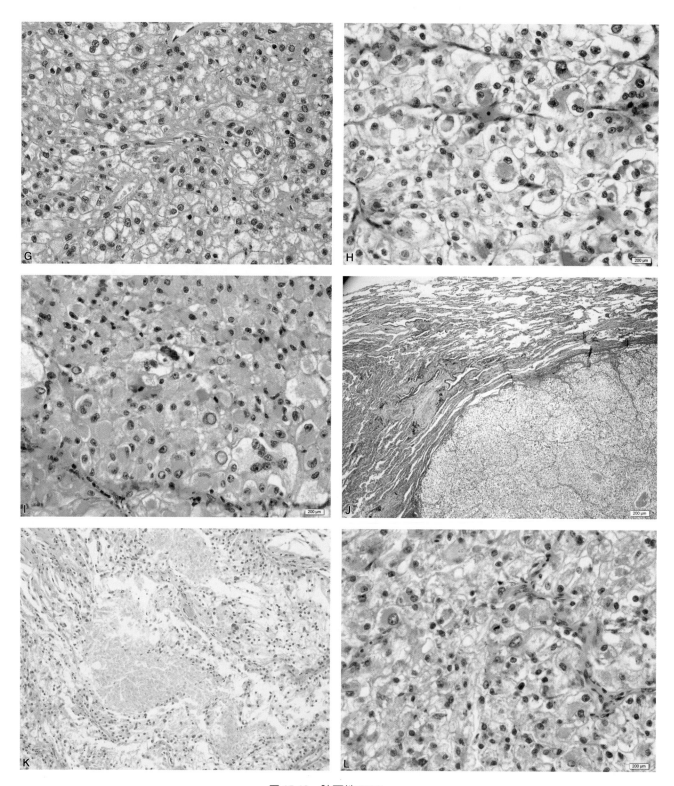

图 15-18　肺恶性 PEComa

A、B. 穿刺活检标本；C～E. 瘤细胞呈巢状分布于纤细的血管网之间，血管壁可伴有玻璃样变性；F. 瘤细胞呈放射状围绕着血管周围；G. 瘤细胞呈圆形或多边形，胞质呈透亮状或淡嗜伊红色；H. 蜘蛛网状细胞；I. 核内假包涵体；J. 恶性 PEComa，肿瘤与肺组织分界相对清楚，低倍镜下可见坏死；K. 瘤巢中央凝固性坏死，L. 可见核分裂象

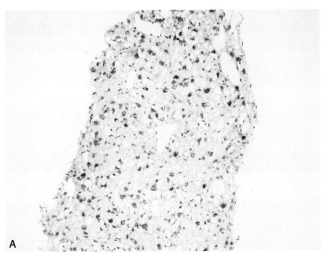
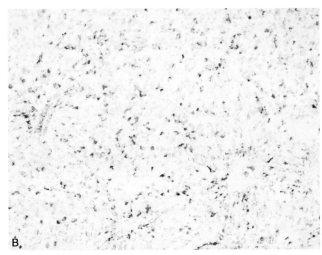

图 15-19　肺 PEComa 免疫组化
A. PNL2 标记；B. HMB45 标记

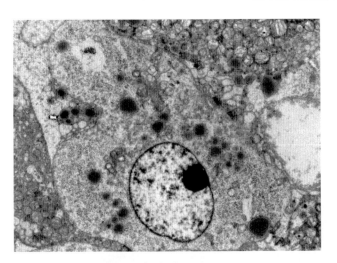

图 15-20　肺恶性 PEComa
胞质内可见前黑色素体

5. 透明细胞型腺泡状软组织肉瘤　常能见到经典的腺泡状软组织肉瘤成分，瘤细胞表达 MyoD1（胞质颗粒状染色），也表达 TFE3，但不表达 HMB45。

6. 内分泌肿瘤　癌细胞表达 AE1/AE3 和内分泌标记（Syn、CgA、NSE 和 CD56）。

【预后】

多数病例预后较好，Sale 等[45] 曾报道了 1 例肺透明细胞糖瘤在术后 10 年出现肝转移的病例，故应注重长期随访。若肿瘤体积较大（直径>8cm），呈现浸润性生长，瘤细胞密度明显增加，核增大、深染，核分裂象计数>1 个/50HPF，可见凝固性坏死时，要考虑有恶性的可能。

第五节　非特指性 PEComa

一、胰腺 PEComa

Zamboni 等[4] 于 1996 年报道了第 1 例发生于胰腺的透明细胞糖瘤，并首次提出了 PEComa 这一概念。胰腺 PEComa 十

分罕见，截至 2016 年[46-58]，文献上所报道的病例数约 15 例。

【临床表现】

主要发生于女性，已报道的 15 例病例中，13 例发生于女性，2 例发生于男性[50,51]，男∶女为1∶6.5。年龄范围为 17 ~ 74 岁，平均年龄为 49.4 岁。6 例位于胰头，6 例位于胰体，3 例为钩状突。

临床上多数患者因腹部疼痛或不适就诊，个别患者有腹泻、黑便、发热、腹部隆起等症状。部分病例术前曾被考虑为内分泌肿瘤[4,46]。

【影像学检查】

B 超和 CT 显示为胰腺均质性实性病变，可呈钱币样。细针穿刺可诊断为原发性或转移性透明细胞癌（可能来自于肾脏）。

【大体形态】

呈结节状，与周围胰腺分界清楚，直径为 1.5 ~ 10cm，平均为 3.9cm，切面呈灰白色，1 例伴有小灶性出血。

【组织形态】

肿瘤与周围胰腺组织分界清楚，瘤细胞呈小叶状或片状分布，小叶间和片状瘤细胞之间为纤维血管性间隔。高倍镜下，多数病例由形态一致的上皮样瘤细胞组成，部分病例还含有梭形细胞成分[49,53,56]，少数病例以梭形细胞为主[47,48,55]。上皮样瘤细胞含有大量透亮或嗜伊红色的颗粒状胞质，PAS 染色为阳性，可被淀粉酶消化。核多呈圆形至卵圆形，或呈不规则形而有切迹，常偏位分布，可见明显核仁，并可显示一定的多形性，部分核内可见嗜伊红色的胞质性包涵体。

【免疫组化】

瘤细胞表达 HMB45，不表达 AE1/AE3、CAM5.2、CgA、Syn、NSE、NF、脂肪酶和淀粉酶，ER 和 PR 也常为阴性，Ki67 指数<1%。

【超微结构】

电镜观察显示，在瘤细胞的胞质内可见内质网、线粒体和糖原颗粒。很多细胞内可见圆形或卵圆形膜包被颗粒，大小为 350 ~ 750nm，进一步放大显示，颗粒内含有密度不等的纤维颗粒样结构，免疫电镜显示颗粒内的物质表达 HMB45[48]。

【鉴别诊断】

胰腺 PEComa 需注意与胰腺原发性透明细胞癌、转移性

肾细胞癌和透明细胞型实性假乳头状肿瘤等相鉴别。

【治疗和预后】

手术切除。Nagata 等[50] 和 Mourra 等[54] 报道的病例发生肝脏转移。

二、肝镰状韧带/圆韧带透明细胞肌黑色素性肿瘤（CCMMT）

由 Folpe 等[5] 于 2000 年首先描述，此病是一种好发于儿童和青少年肝镰状韧带/圆韧带的 PEComa。CCMMT 曾被当作 PEComa 的同义词使用，文献上报道的发生于大腿、膀胱、皮肤或十二指肠等部位的 CCMMT 实际上就是发生于各部位的梭形细胞型 PEComa[59-61]。CCMMT 不再作为一个独立的病理学类型。

三、女性生殖系统 PEComa

子宫是 PEComa-NOS 的最好发部位，首例子宫 PEComa 由 Pea 等[62] 于 1996 年报道。迄今为止，子宫 PEComa 有 70 多例

报道，其中大多数病例位于宫体[63-66]，少数病例位于宫颈[67]。子宫 PEComa 可合并肺 LAM 和肾 AML[68]。除子宫外，PEComa 偶可发生于阔韧带、圆韧带和阴道[69-71]。部分病例可为 *TFE3* 易位相关性[72]。

【临床表现】

患者年龄范围在 9~79 岁之间，平均年龄为 45 岁。

临床症状包括不规则阴道流血和下腹部疼痛，病情严重者可有腹腔积血甚至子宫破裂，部分病例也可无任何症状而为体检时所偶然发现。少数病例可伴有 TSC，或伴发 LAM 和肾 AML。1 例宫颈 PEComa 合并 TSC 者，手术时发现在小肠黏膜固有层、子宫肌层以及卵巢上均有上皮样 PEC，被称作"PEComa 病（PEComatosis）"。

【影像学检查】

子宫 PEComa 的影像学表现各异，可均匀一致，类似良性平滑肌肿瘤，也可呈分叶状、不均质性，类似子宫内膜间质肿瘤。

临床症状和影像学检查均不能在术前提示 PEComa 的诊断（图 15-21）。除子宫外，阔韧带、输卵管系膜、外阴和阴道等

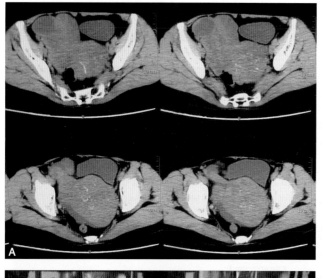
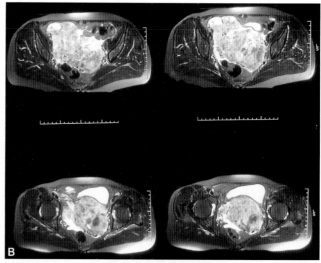
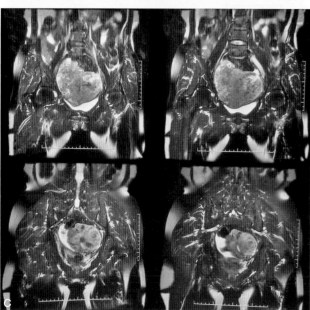
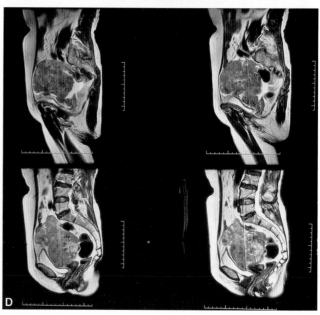

图 15-21   子宫 PEComa 影像学

也可发生 PEComa,但均较少见。

复旦大学附属肿瘤医院 2008～2016 年间诊断了 40 例子宫 PEComa,年龄范围为 17～71 岁,平均年龄和中位年龄分别为 44.5 岁和 47 岁,高峰年龄段为 40～49 岁(图 15-22)。

【大体形态】

肿瘤呈灰白色或灰褐色(图 15-23),直径 0.3～25cm,平均 8cm。

【组织形态】

Vang 和 Kempson[63]将子宫 PEComa 分为两组:A 组肿瘤境界不清,镜下显示成巢或成片的透明细胞(图 15-24A～D),细胞内偶可见色素(图 15-24E)[70],肿瘤呈舌状(tongue-like)生长,类似子宫内膜间质肉瘤;B 组肿瘤境界清楚,镜下透明细胞较少,瘤细胞的胞质可呈嗜伊红色,间质可呈明显玻璃样变(图 15-24F,G),也称硬化性 PEComa[71],部分病例内可见多核性瘤细胞(图 15-24H),部分病例可完全呈多形性肉瘤样(图 15-24I～L),可被误诊为子宫内膜间质肉瘤、未分化肉瘤

或转移性恶性黑色素瘤。

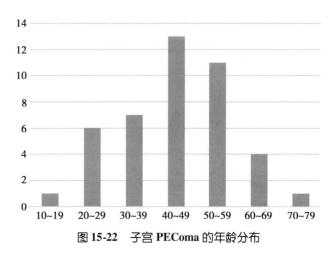

图 15-22　子宫 PEComa 的年龄分布

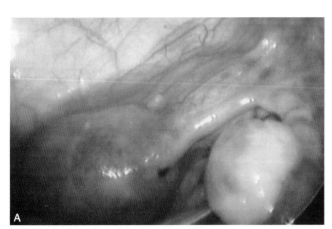

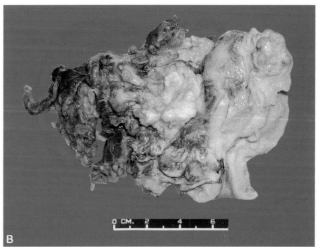

图 15-23　阔韧带 PEComa
A. 腔镜手术所见;B. 术后复发,累及子宫

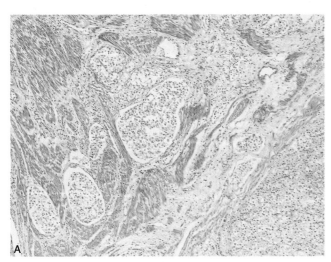

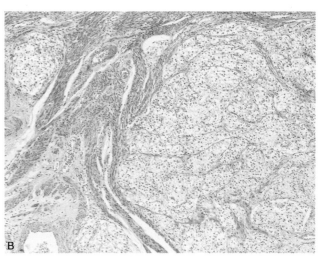

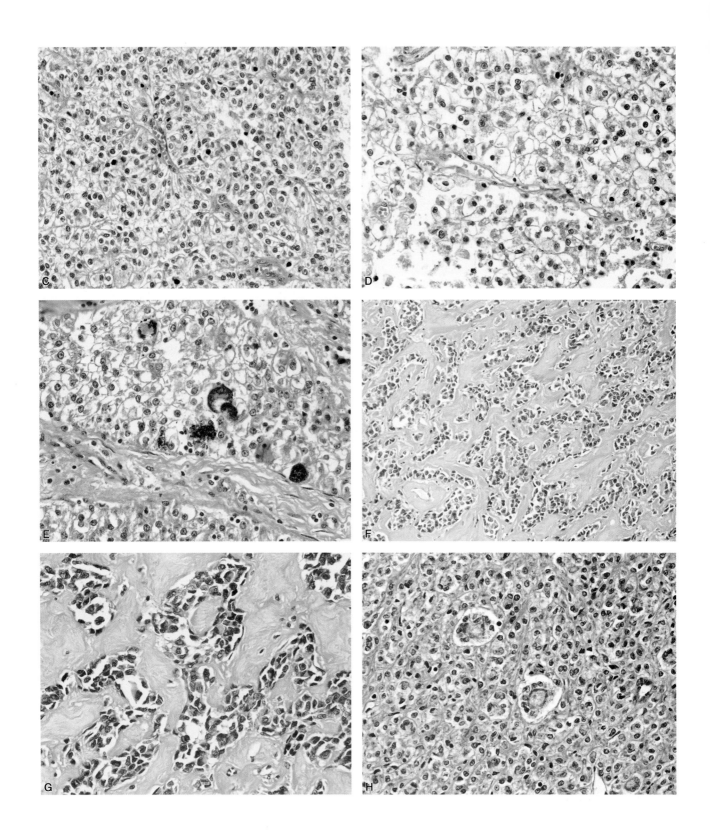

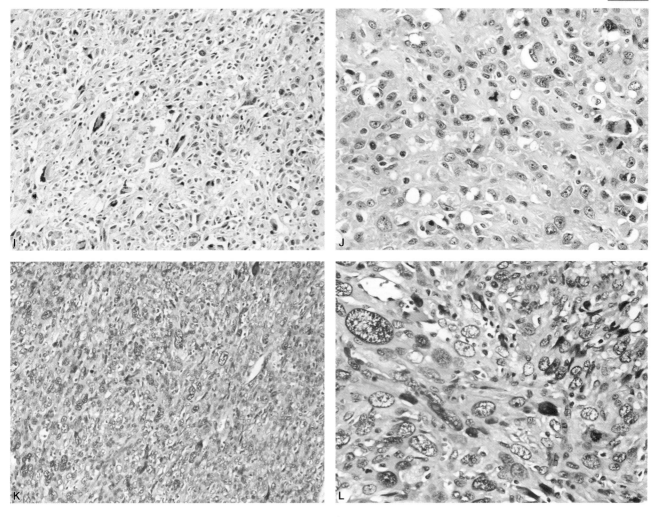

图 15-24　子宫 PEComa
A、B. 子宫肌壁内成巢排列的透明细胞；C. 血管周围放射状排列的透明细胞；D. 瘤细胞可呈蜘蛛网状；E. 部分瘤细胞的胞质内可见色素沉着；F、G. 呈巢状或梁索样排列的瘤细胞，间质伴有玻璃样变性；H. 部分病例内可见多核性瘤细胞；I ~ L. 肉瘤样 PEComa，可类似多形性未分化肉瘤

【免疫组化】

A 组瘤细胞主要表达 HMB45（图 15-25A），而很少表达肌源性标志物；B 组瘤细胞主要表达肌源性标志物（图 15-25B ~ D），而表达 HMB45 的细胞仅为一小部分。对于后者，文献上有争议，特别是不少学者将其认为是表达 HMB45 的上皮样平滑肌肉瘤[73]。子宫肉瘤样 PEComa 以表达色素细胞标记为主（图 15-25E,F）。

【鉴别诊断】

以透明细胞为主的 PEComa 主要与上皮样平滑肌瘤鉴别。有报道显示，PEComa 常表达 CD1a，而上皮样平滑肌瘤则多为阴性，这对两者的鉴别诊断有一定帮助[74]。以往所诊断的子宫上皮样平滑肌瘤中，不少病例实际上是 PEComa。形态上呈肉瘤样的恶性 PEComa 除与子宫内膜间质肉瘤鉴别外，诊断前还需除外转移性恶性黑色素瘤。

【预后】

子宫 PEComa 预后很不明确，病例之间存在一定差异，其中有不少病例在临床上呈侵袭性。在 Fadare 总结的 41 例子宫 PEComa 中，有 18 例恶性 PEComa 病例（15 例位于宫体，3

例位于宫颈）在随访中出现死亡或子宫外转移。

四、胃肠道 PEComa

胃肠道也是 PEComa 的好发部位之一，首例由 Prasad 等[75]于 2000 年报道，迄今为止文献上报道了 50 多例[75-81]。胃肠道 PEComa 约占 PEComa-NOS 的 20% ~ 25%。

【临床表现】

患者的平均年龄和中位年龄为 40 岁和 45 岁，年龄范围为 5.5 ~ 97 岁[82]，高峰年龄段为 40 ~ 49 岁，部分病例发生于儿童和青少年[81]。女性稍多见，女：男为 1.8:1。

肿瘤主要位于大肠，特别是降结肠、横结肠和直肠（图 15-26），部分病例位于小肠，少数病例位于胃、胆囊和阑尾。

临床上，患者可出现腹痛、便血或不全肠梗阻等症状。少数病例为偶然发现。除个别病例外[79]，大多数胃肠道 PEComa 与 TSC 无明显相关性。

【大体形态】

胃肠道 PEComa 大致可分为两种类型：一种为肿瘤位于浆膜面或肠系膜（图 15-27），肿瘤多较大（>5cm），可累及消化

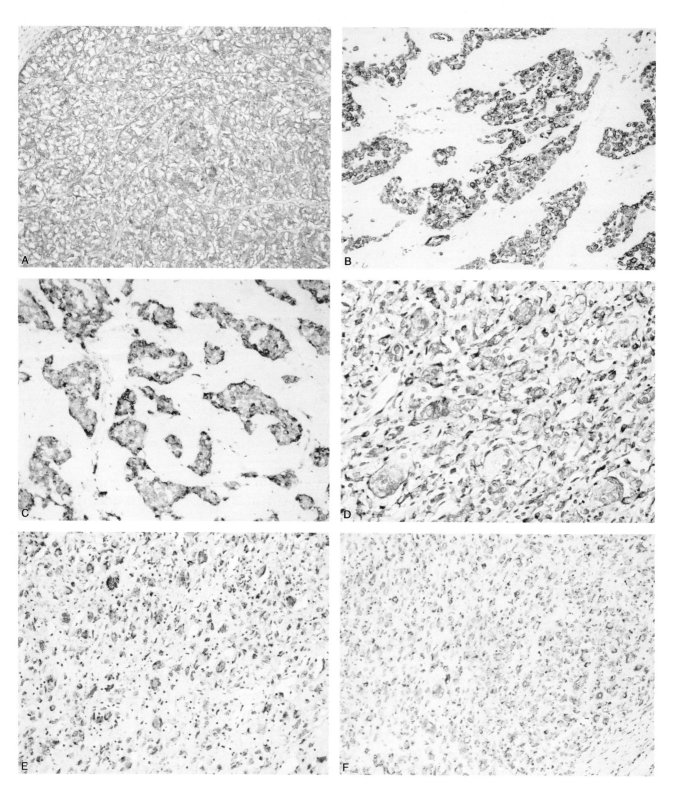

图 15-25　子宫 PEComa 免疫组化

A. HMB45 标记；B ~ D. desmin 标记；E、F. 肉瘤样 PEComaHMB45 标记

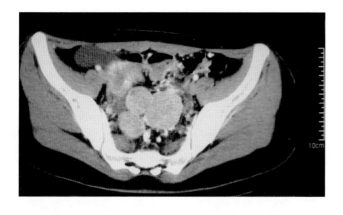

图 15-26　腹腔内 PEComaCT 影像

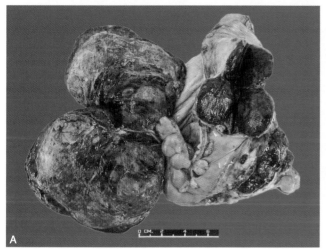
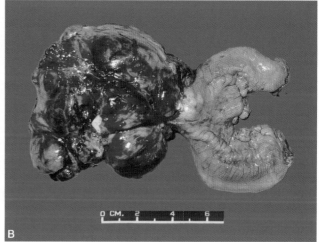

图 15-27　肠系膜 PEComa

道壁;另一种为肿瘤位于黏膜或黏膜下,常呈息肉状,尤其是一些位于盲肠和直肠的肿瘤,可延伸至肌层。平均直径为6cm,范围为 0.8~22cm。

【组织形态】

多数病例由成巢或成片的圆形、卵圆形或多边形上皮样细胞组成(图 15-28A~C),胞质丰富,透亮状或嗜伊红色,约1/4 的病例可见多核样细胞(图 15-28D),部分病例于胞质内可见棕褐色颗粒(图 15-28E、F)。成巢或成片的瘤细胞之间为纤细血管网。少数病例以梭形细胞为主,胞质呈淡嗜伊红色,略呈颗粒状。偶可为上皮样-梭形细胞混合型。部分病例中瘤细胞显示明显异型性,可见核分裂象(包括非典型性),可高达 36 个/10HPF[79]。

【免疫组化】

瘤细胞表达 HMB45、PNL2 和 Melan-A,部分病例还可表达 α-SMA 和 desmin,少数病例表达 TFE3。

【鉴别诊断】

1. 胃肠道间质瘤　胃肠道 PEComa 也可表达 CD117,可被误诊为胃肠道间质瘤,但无 c-kit 基因突变。与胃肠道 PEComa 不同的是,胃肠道间质瘤不表达 HMB45。

2. 胃肠道透明细胞肉瘤样肿瘤　也称胃肠道恶性神经外胚层肿瘤,多发生于小肠,瘤细胞呈片状、巢状或结节状分布,局部可呈假腺泡状。约半数病例中可见破骨样巨细胞。瘤细胞表达 S-100 和 SOX10,但不表达 HMB45 等其他色素细

胞标记。分子病理学检测显示有 EWSR1-CREB1 融合性基因。

3. 胃肠道原发性或恶性黑色素瘤　除表达 HMB45 等色素标记外,常同时表达 S100,而胃肠道 PEComa 多不表达 S100,但可表达 α-SMA 和(或)desmin。

4. 胃肠道转移性透明细胞癌　特别是转移性透明细胞肾细胞癌,不表达 HMB45,但表达 AE1/AE3、EMA 和 PAX8。

【预后】

胃肠道 PEComa 的生物学行为因病例而异,可从良性至恶性。Doyle 等人[79] 的报道显示,瘤细胞显示明显异型性和核分裂象≥2 个/10HPF 者发生转移的风险高。

五、腹盆腔和腹膜后 PEComa

发生于腹腔(包括大网膜或肠系膜)、盆腔、腹壁和腹膜后的 PEComa(abdominopelvic PEComa)多见于女性,女:男约为3:1,其中少数病例与 TSC 有关。

发生于腹盆腔或腹膜后的 PEComa 体积常较大,在临床上常呈侵袭性,可发生复发和远处转移,后者可转移至肝、肺、脑和骨,并可导致患者死亡,故曾被称为腹盆腔 PEC 肉瘤(图 15-29)[7]。

组织学上,除经典形态外(图 15-30A~D),发生于腹盆腔或腹膜后的 PEComa 可完全由梭形肌样细胞组成,易被误诊为平滑肌瘤或平滑肌肉瘤(图 15-30E、F)。部分病例中,间质可伴有明显玻璃样变性,也称硬化性 PEComa(sclerosing PEComa)(图 15-30G~J)[83]。

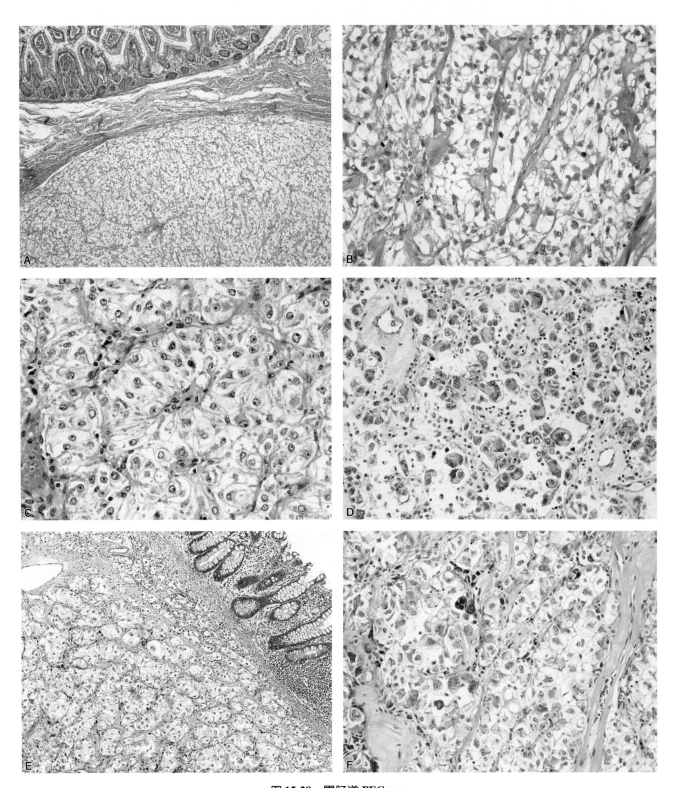

图 15-28　胃肠道 PEComa

A. 肿瘤位于肠壁内；B. 呈巢状分布,瘤巢间为血管网；C. 瘤细胞分布于血管周围,略呈放射状；D. 多边形瘤细胞；E、F. 部分瘤细胞胞质内可见色素颗粒

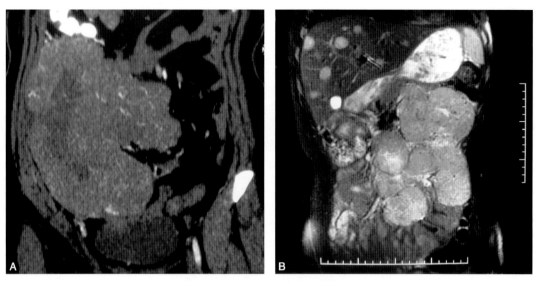

图 15-29 盆腹腔 PEComa 影像学
A. 盆腹腔巨大占位；B. 盆腹腔巨大占位伴肝脏转移

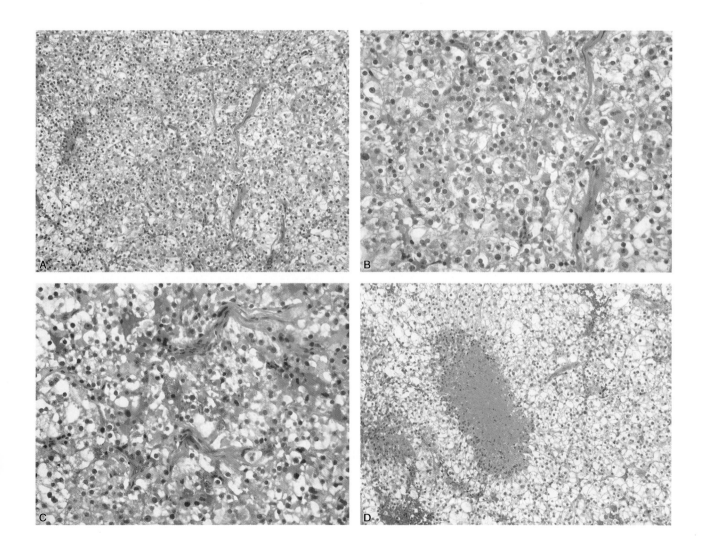

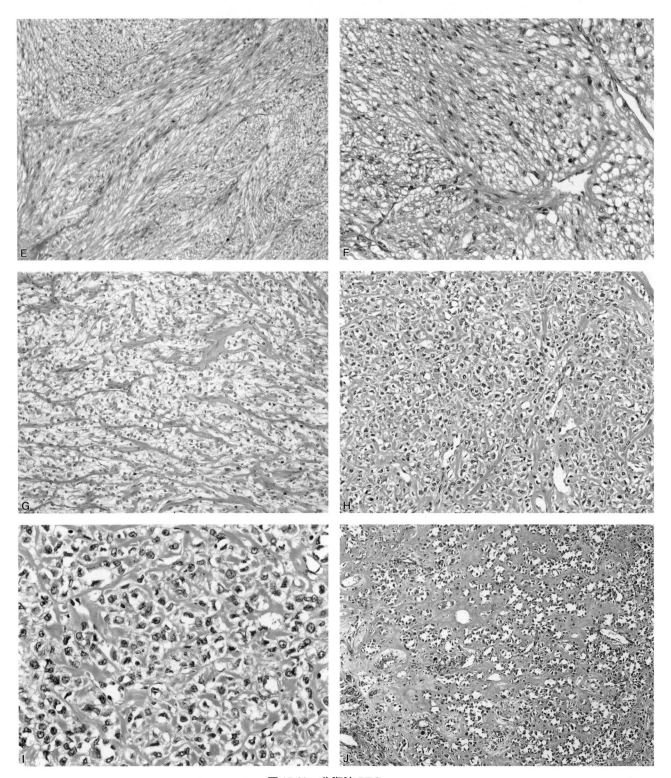

图 15-30 盆腹腔 PEComa

A、B. 瘤细胞呈巢状排列；C. 部分瘤细胞胞质内可见色素颗粒沉着；D. 瘤细胞巢中央坏死灶；E、F. 瘤细胞由梭形肌样细胞组成，易被误诊为平滑肌瘤或平滑肌肉瘤；G~J. 间质可伴有玻璃样变性

免疫组化标记显示平滑肌和色素细胞双相性分化（图15-31A～D），部分病例可表达 TFE3（图 15-31E），FISH 检测可显示有 *TFE3* 基因相关易位（图 15-31F）。

六、泌尿道 PEComa

除外肾 AML（包括上皮样型），截至 2014 年文献上报道的膀胱 PEComa 不到 20 例[84-87]，主要发生于中青年，年龄范围为 19～48 岁，中位年龄为 36 岁。与发生于其他部位的 PEComa 有所不同的是，膀胱 PEComa 好发于男性，男：女为2:1。

临床上患者多以血尿就诊，CT 可显示膀胱占位（图 15-32）。膀胱镜检测于膀胱壁上可见 1～5cm 的肿块。

组织学上可见肿瘤位于黏膜下或膀胱壁内，由条束状或

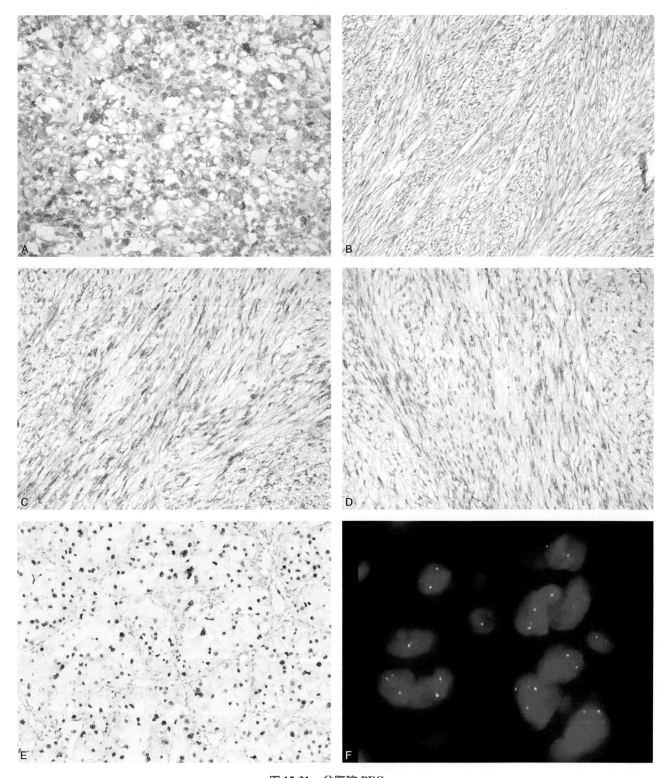

图 15-31　盆腹腔 PEComa
A. HMB45 标记；B. α-SMA 标记；C. HMB45 标记；D. PNL2 标记；E. TFE3 标记；F. FISH 检测 *TFE3*

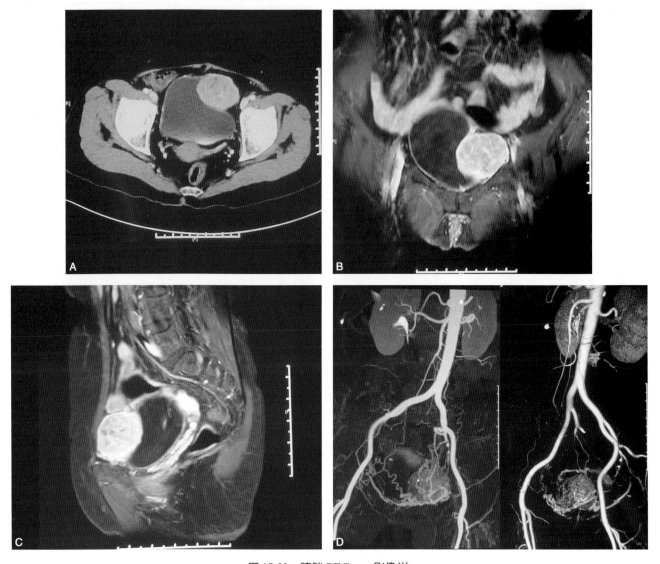

图 15-32　膀胱 PEComa 影像学

巢状排列的梭形至上皮样细胞组成,胞质透亮或淡嗜伊红色,间质可伴有明显胶原化(图 15-33)。

免疫组化标记与其他部位的 PEComa 相似(图 15-34)。

除膀胱外,Pan 等[88]于 2007 年报道了 1 例发生于 45 岁男性前列腺和精囊的恶性 PEComa,Eken 等[89]于 2014 年报道了 1 例前列腺良性 PEComa。Weinreb 等[90]于 2007 年报道的 4 例恶性 PEComa 中有 1 例发生于脐尿管囊肿壁。

七、皮肤 PEComa

皮肤 PEComa 比内脏和腹腔 PEComa 少见,约占 PEComa 的 8%,文献上报道了 40 多例[91-97],其中女性 16 例,男性 3 例,年龄范围为 15~81 岁,中位年龄为 52 岁。

临床上表现为皮肤缓慢性生长的无痛性结节或斑块,多发生于肢体,特别是下肢,少数病例位于前臂。

结节直径为 0.5~3.0cm,平均 1.5cm。镜下肿瘤均发生于真皮内,可延伸至皮下,但表皮不受累及,主要由胞质透亮的上皮样 PEC 组成(图 15-35)。

皮肤 PEComa 多呈良性经过,Calder 等[92]和 Greveling

等[94]各自报道了 1 例皮肤恶性 PEComa,分别发生于头皮和颊部皮肤。Llamas-Velasco 等人[95]的报道显示,皮肤 PEComa 不表达 TFE3,FISH 检测也为阴性。

八、其他部位的 PEComa

原发于骨的 PEComa 非常少见,首例由 Insabato 等[98]于 2002 年报道,至今文献上的报道近 20 例[99-103]。患者年龄为 28~92 岁,平均年龄和中位年龄分别为 50 岁和 40 岁。两性均可发生,女性稍多见。

可发生于腓骨、胫骨、肋骨、股骨、肩胛骨、髋骨、胸椎和腰椎等部位。

镜下形态与发生于其他部位的 PEComa 相似,由成片、成巢、器官样或条束状排列的上皮样 PEC 组成,少数瘤细胞的胞质内还可见棕褐色颗粒,部分病例中瘤细胞可呈梭形。瘤细胞之间为纤细的血窦样血管网。突破骨膜向周围软组织、血管侵犯。核分裂象和凝固性坏死等形态提示具有侵袭性。笔者在会诊中也遇到 1 例发生于左股骨下端的恶性 PEComa(图 15-36)[104]。

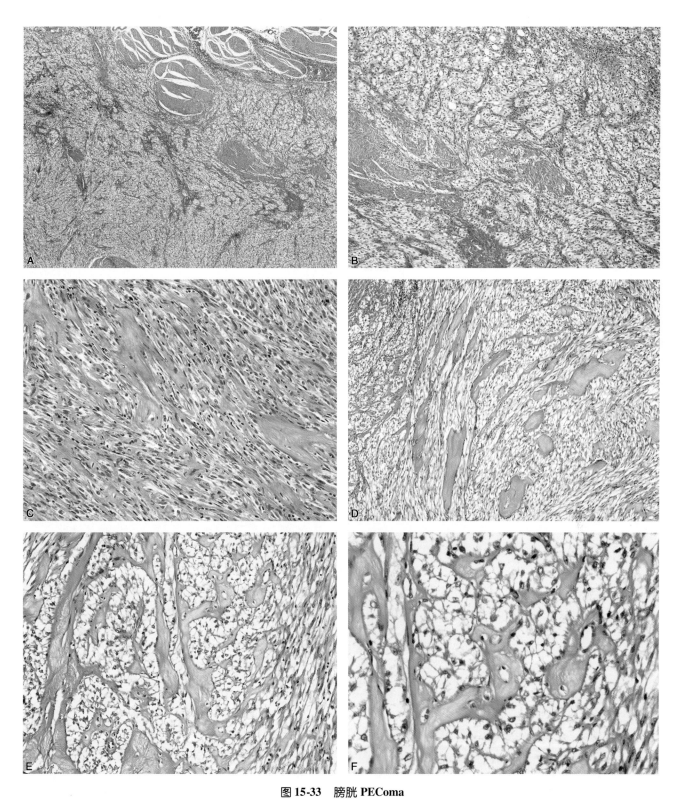

图 15-33 膀胱 PEComa

A、B. 瘤细胞穿插于膀胱壁平滑肌之间；C. 梭形细胞区域；D～F. 条束状或巢状排列的瘤细胞，胞质透亮，间质可胶原化

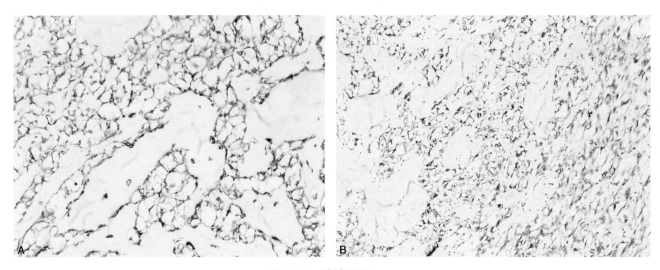

图 15-34   膀胱 PEComa
A. HMB45 标记；B. PNL2 标记

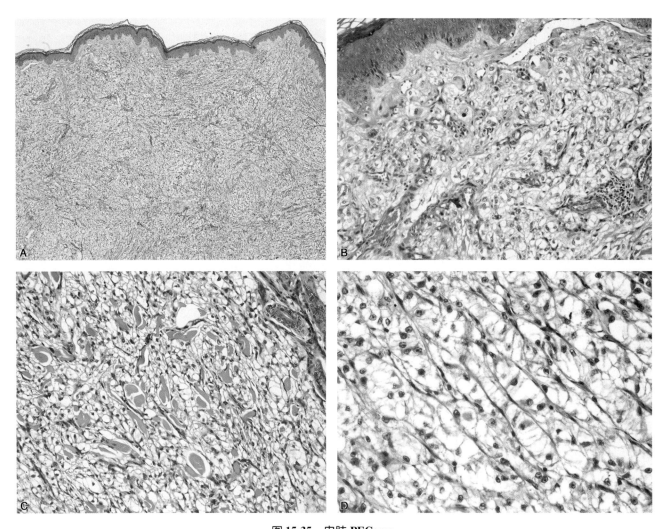

图 15-35   皮肤 PEComa
A. 肿瘤位于真皮内；B ~ D. 巢状或梁状排列的上皮样 PEC

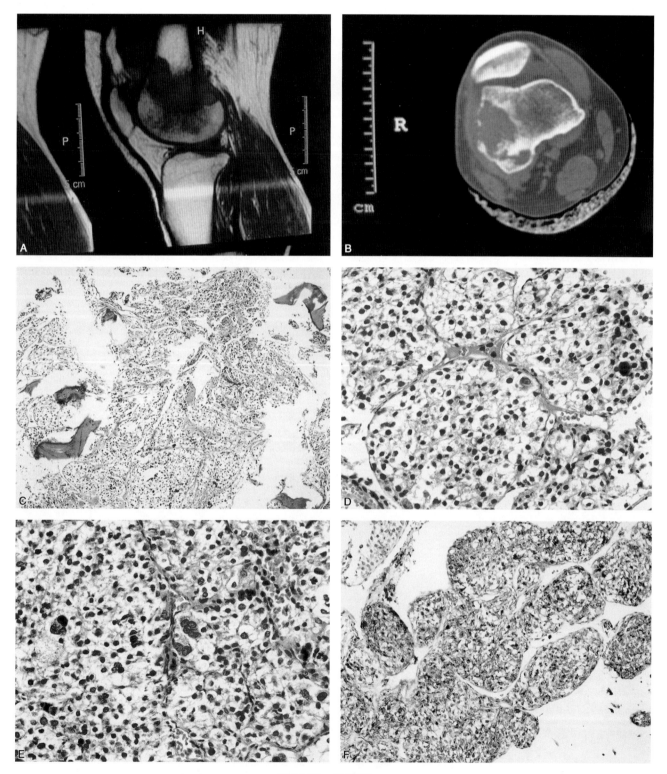

图 15-36　骨 PEComa
A、B. 影像学；C ~ E. 组织学形态；F. HMB45

其他少见部位还包括肾包膜、乳腺、颅底、口腔黏膜、鼻腔、心房间隔和眼球等部位[105-109]，相信还会有越来越多部位的PEComa被陆续报道。

第六节 恶性 PEComa

一、提示恶性 PEComa 的组织学参数

（一）肿瘤大小

恶性PEComa和良性PEComa在肿瘤大小上有明显差异，前者平均直径为9.6cm（范围4~30cm，中位7.25cm），后者平均直径为4.67cm（范围1~10cm，中位4.75cm）。虽无明确数值可供界定PEComa的良恶性，但总的来说，恶性者多大于5cm，而良性者不超过10cm。

（二）凝固性坏死

常出现于恶性PEComa中。凝固性坏死在恶性PEComa和非恶性PEComa的发生率分别为82%和11.8%，两者之间有显著性差异（$P=0.0002$）。值得指出的是，文献上报道的含有凝固性坏死的非恶性PEComa在诊断中可能有一定的问题，不排除其中的一些病例就是恶性PEComa的可能性。凝固性坏死是判断软组织肿瘤良恶性的一项十分重要的指标，PEComa中出现凝固性坏死，提示有恶性可能（图15-37A）。

（三）核分裂象

良性PEComa中核分裂象极为罕见，核分裂象多出现于恶性PEComa。如核分裂象>1个/50HPF，提示有恶性可能（图15-37B）。

（四）核异型性

良性PEComa无明显异型性，恶性PEComa细胞密度增高，并常显示程度不等的异型性（图15-37C，D），异型性明显时可完全呈肉瘤样（图15-37E，F）。

（五）浸润性生长

良性PEComa境界清楚，恶性PEComa可呈浸润性生长，如侵犯邻近正常组织、脉管，或转移至区域淋巴结和远处实质脏器等（图15-37G，H）。

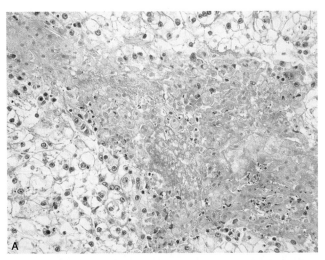

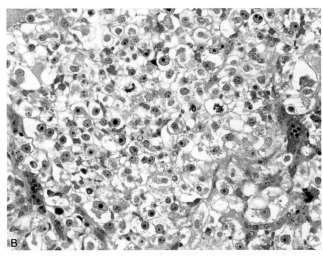

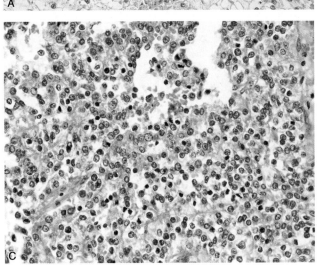

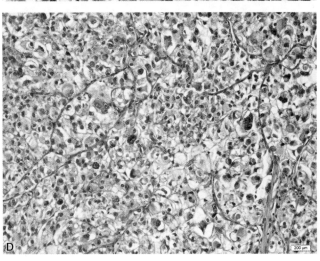

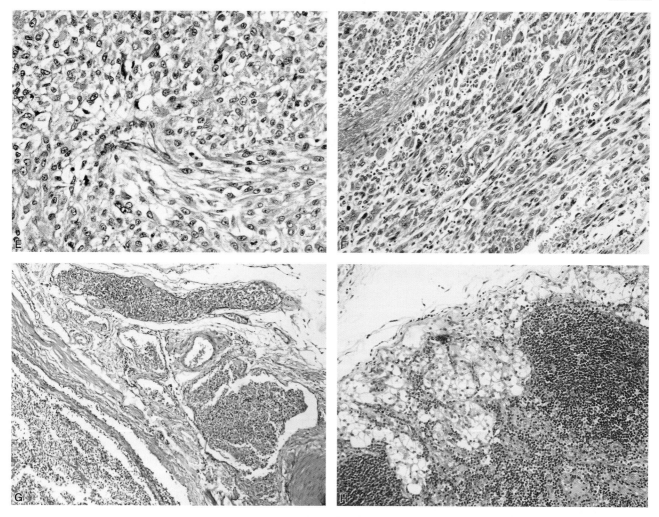

图 15-37　恶性 PEComa

A. 示凝固性坏死灶；B. 核分裂象易见；C. 瘤细胞密度高；D. 瘤细胞显示异型性；E、F. 肉瘤样形态；G. 侵犯脉管；H. 转移至区域淋巴结

二、恶性 PEComa 的鉴别诊断

以上皮样 PEC 为主的 PEComa 可被误诊为上皮性肿瘤，如肾上皮样 AML 和肝上皮样 AML 可分别被误诊为透明细胞肾细胞癌和肝细胞癌，发生于其他脏器的上皮样 PEComa 常可被误诊为转移性透明细胞癌；发生于胰腺的 PEComa 可被误诊为内分泌肿瘤，尤其是细针穿刺标本；以梭形细胞为主的 PEComa 可被误诊为平滑肌瘤或平滑肌肉瘤。此外，发生于胃肠道的 PEComa 还可被误诊为胃肠道透明细胞肉瘤和胃肠道间质瘤，尤其是一些表达 CD117 的 PEComa 病例。恶性 PEComa 还需注意与恶性黑色素瘤相鉴别，另一方面，恶性黑色素瘤也可反过来被误诊为恶性 PEComa。此外腺泡状软组织肉瘤和横纹肌肉瘤中的瘤细胞有时也可类似上皮样 PEC。

三、恶性 PEComa 的分子遗传学

肝肾 AML 和肺 LAM 常伴发 TSC，而其他部位的 PEComa 伴发 TSC 的情形较为少见。TSC 是一种常染色体显性遗传病，与 TSC1、TSC2 的突变有关。TSC1 和 TSC2 是两个肿瘤抑制因子，TSC 的发生是由于肿瘤抑制因子发生了经典的"二次打击论"，即在一个基因突变的基础上，其等位基因也以相同或不同的机制发生了突变，导致了 TSC1 或 TSC2 的完全缺失。TSC 基因在调节 Rheb/mTOR/p70S6K 途径上发挥重要作用（图 15-38）。当 Rheb 结合 GTP 时，与 mTOR 相互作用形成复合物 mTORC1，活化的 mTORC1 磷酸化 S6K 和 4E-BP1，促进核糖体聚合和蛋白质合成。TSC1 和 TSC2 蛋白可形成稳定的复合体，可将 Rheb-GTP 转变为 Rheb-GDP，从而抑制 mTORC1，减缓细胞生长。TSC 基因完全缺失导致了 mTORC1 活化的失调节，因此导致了包括 PEComa 在内的肿瘤的发生。Kenerson 等[110] 证实在 AML 中磷酸化的 p70S6K（mTOR 活性的标记物）高表达，磷酸化的蛋白激酶 B（AKT）的低表达与 TSC1 或 TSC2 功能破坏相一致，肾外 PEComas 中也有相似发现。一些生长因子例如营养成分水平的生长因子可以绕过 TSC 基因，通过一种独立于 Rheb 的途径作用于 mTORC1 上，导致细胞生长失调节。因此在一些不合并 TSC 的 PEComa 中，用免疫组化的方法检测到 p70S6K 高表达，证明 mTOR 通路的活性也增高。

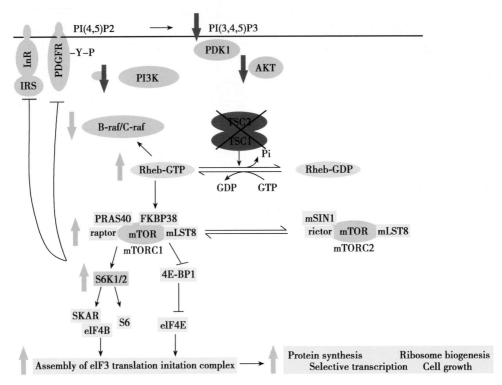

图 15-38　*TSC* 基因与 Rheb/mTOR/p70S6K 通路

四、PEComa 的治疗

对 PEComa 主要采取手术切除。除手术外,目前对恶性 PEComa 缺乏有效的治疗手段。Wagner 等[111] 采用口服的 mTOR 抑制剂西罗莫斯(sirolimus)(3mg/d)治疗了 3 例恶性 PEComa 患者,影像学检测显示肿瘤对西罗莫斯有反应,提示西罗莫斯可作为 PEComa 的靶向治疗药物。Itliano 等[112] 采用坦罗莫司(temsirolimus,西罗莫司脂化物)(25mg i. v. /1w)治疗 2 例子宫恶性 PEComa 的肺部转移灶,也取得了一定的疗效,但其中 1 例后因病情进展而停用,Benson 等[113] 报道的一些病例在治疗过程中也有发生疾病进展者,西罗莫斯作为恶性 PEComa 的靶向治疗药物仍有待于积累更多的临床试验。

参 考 文 献

1. Pea M,Bonetti F,Zamboni G,et al. Clear cell tumor and angiomyolipoma. Am J Surg Pathol,1991,15:199-202.

2. Bonetti F,Pea M,Martignoni G,et al. PEC and sugar. Am J Surg Pathol 1992,16:307-308.

3. Bonetti F,Pea M,Martignoni G,et al. Clear cell ("sugar") tumor of the lung is a lesion strictly related to angiomyolipoma—the concept of a family of lesions characterized by the presence of the perivascular epithelioid cells(PEC). Pathology,1994,26:230-236.

4. Zamboni G,Pea M,Martignoni G,et al. Clear cell 'sugar' tumor of the pancreas. A novel member of the family of lesions characterized by the presence of perivascular epithelioid cells. Am J Surg Pathol,1996,20:722-730.

5. Folpe AL,Goodman ZD,Ishak KG,et al. Clear cell myomelanocytic tumor of the falciform ligament/ligamentum teres:a novel member of the perivascular epithelioid clear cell family of tumors with a predilection for children and young adults. Am J Surg Pathol,2000,24:1239-1246.

6. Tazelaar HD,Batts KP,Srigley JR. Primary extrapulmonary sugar tumor(PEST):a report of four cases. Mod Pathol,2001,14:615-622.

7. Bonetti F,Martignoni G,Colato C,et al. Abdominopelvic sarcoma of perivascular epithelioid cells. Report of four cases in young women,one with tuberous sclerosis. Mod Pathol,2001,14(6):563-568.

8. Lau SK,Marchevsky AM,McKenna RJ,et al. Malignant monotypic epithelioid angiomyolipoma of the retroperitoneum. Int J Surg Pathol,2003,11:223-228.

9. Folpe AL. Neoplasms with perivascular epithelioid cell differentiation(PEComas). In:Fletcher CDM,Unni KK,Mertens F,eds. World Health Organization Classification of Tumours. Pathology and Genetics of Tumours of Soft Tissue and Bone. Lyon,France:IARCPress,2002:221-222.

10. Hornick JL,Pan CC. PEComa. In:Fletcher CDM,Bridge JA,Hogendoorn PCW,Mertens F,eds. World Health Organization Classification of Soft Tissue and Bone Tumours. Lyon,France:IARCPress,2013:230.

11. Armah HB,Parwani AV. Perivascular epithelioid cell tumor. Arch Pathol Lab Med,2009,133:648-654.

12. Henske EP,Neumann HP,Scheithauer BW,et al. Loss of heterozygosity in the tuberous sclerosis(TSC2)region of chromo-

some band 16p13 occurs in sporadic as well as TSC-associated renal angiomyolipomas. Genes Chromosomes Cancer, 1995,13:295-298.

13. Tanaka M, Kato K, Gomi K, et al. Perivascular epithelioid cell tumor with *SFPQ/PSF-TFE3* gene fusion in a patient with advanced neuroblastoma. Am J Surg Pathol, 2009, 33: 1416-1420.

14. Agaram NP, Sung YS, Zhang L, et al. Dichotomy of genetic abnormalities in pecomas with therapeutic implications. Am J Surg Pathol, 2015, 39:813-825.

15. Katabathina VS, Vikram R, Nagar AM, et al. Mesenchymal neoplasms of the kidney in adults: imaging spectrum with radiologic-pathologic correlation. Radiographics, 2010, 30: 1525-1540.

16. Delgado R, de Leon Bojorge B, Albores-Saavedra J. Atypical angiomyolipoma of the kidney: a distinct morphologic variant that is easily confused with a variety of malignant neoplasms. Cancer, 1998, 83:1581-1592.

17. Mai KT, Perkins DG, Collins JP. Epithelioid cell variant of renal angiomyolipoma. [see comments]. Histopathology, 1996, 28:277-280.

18. Nese N, Martignoni G, Fletcher CD, et al. Pure epithelioid PEComas(so-called epithelioid angiomyolipoma) of the kidney: a clinicopathologic study of 41 cases: detailed assessment of morphology and risk stratification. Am J Surg Pathol, 2011, 35:161-176.

19. Ferry JA, Malt RA, Young RH. Renal angiomyolipoma with sarcomatous transformation and pulmonary metastases. Am J Surg Pathol, 1991, 15:1083-1088.

20. Martignoni G, Pea M, Rigaud G, et al. Renal angiomyolipoma with epithelioid sarcomatous transformation and metastases: demonstration of the same genetic defects in the primary and metastatic lesions. Am J Surg Pathol, 2000, 24:889-894.

21. Ishak KG. Mesenchymal tumors of the liver. In: Okuda K, Peters RL, eds. Hepatocellular carcinoma. New York: Wiley Medical, 1976:247-307.

22. Tsui WMS, Colombari R, Portmann BC, et al. Hepatic angiomyolipoma. A clinicopathologic study of 30 cases and delineation of unusual morphologic variants. Am J Surg Pathol, 1999, 23:34-48.

23. 纪元,朱雄增,王坚,等. 肝血管平滑肌脂肪瘤10例临床病理观察并文献复习. 临床与实验病理学杂志, 2000, 16: 192-195.

24. Nonomura A, Enomoto Y, Takeda M, et al. Angiomyolipoma of the liver: a reappraisal of morphological features and delineation of new characteristic histological features from the clinicopathological findings of 55 tumours in 47 patients. Histopathology, 2012, 61:863-880.

25. Lo RC. Epithelioid angiomyolipoma of the liver: a clinicopathologic study of 5 cases. Ann Diagn Pathol, 2013, 17:412-415.

26. Prasad SR, Wang H, Rosas H, et al. Fat-containing lesions of the liver: radiologic-pathologic correlation. Radiographics, 2005, 25:321-331.

27. Kojima M, Nakamura S, Ohno Y, et al. Hepatic angiomyolipoma resembling an inflammatory pseudotumor of the liver. A case report. Pathol Res Pract, 2004, 200:713-716.

28. Nguyen TT, Gorman B, Shields D, et al. Malignant hepatic angiomyolipoma: report of a case and review of literature. Am J Surg Pathol, 2008, 32:793-798.

29. Deng YF, Lin Q, Zhang SH, et al. Malignant angiomyolipoma in the liver: a case report with pathological and molecular analysis. Pathol Res Pract, 2008, 204:911-918.

30. Huang SC, Chuang HC, Chen TD, et al. Alterations of the mTOR pathway in hepatic angiomyolipoma with emphasis on the epithelioid variant and loss of heterogeneity of TSC1/TSC2. Histopathology, 2015, 66:695-705.

31. Ferrans VJ, Yu ZX, Nelson WK, et al. Lymphangioleiomyomatosis(LAM): a review of clinical and morphological features. J Nippon Med Sch, 2000, 67:311-329.

32. Bonetti F, Pea M, Martignoni G, et al. Cellular heterogeneity in lymphangiomyomatosis of the lung. Hum Pathol, 1991, 22: 727-728.

33. Chan JK, Tsang WY, Pau MY, et al. Lymphangiomyomatosis and angiomyolipoma: closely related entities characterized by hamartomatous proliferation of HMB-45-positive smooth muscle. Histopathology, 1993, 22:445-455.

34. Ferrans VJ, Yu ZX, Nelson WK, et al. Lymphangioleiomyomatosis(LAM): a review of clinical and morphological features. J Nihon Med Sch, 2000, 67:311-329.

35. Matsui K, Tatsuguchi A, Valencia J, et al. Extrapulmonary lymphangioleiomyomatosis (LAM): clinicopathologic features in 22 cases. Hum Pathol, 2000, 31:1242-1248.

36. Flavin RJ, Cook J, Fiorentino M, et al. β-Catenin is a useful adjunct immunohistochemical marker for the diagnosis of pulmonary lymphangioleiomyomatosis. Am J Clin Pathol, 2011, 135:776-782.

37. Urban T, Lazor R, Lacronique J, et al. Pulmonary lymphangioleiomyomatosis: a study of 69 patients. Medicine, 1999, 78: 321-337.

38. Moir LM. Lymphangioleiomyomatosis: Current understanding and potential treatments. Pharmacol Ther, 2016, 158: 114-124.

39. Radzikowska E. Lymphangioleiomyomatosis: new treatment perspectives. Lung, 2015, 193:467-475.

40. Liebow AA, Castleman B. Benign clear cell tumors of the lung. Am J Pathol, 1963, 43:13A(abstr).

41. Liebow AA, Castleman B. Benign clear cell("sugar") tumors of the lung. Yale J Biol Med, 1971, 43:213-222.

42. Andrion A, Mazzucco G, Gugliotta P, et al. Benign clear cell (sugar) tumor of the lung. A light microscopic, histochemical, and ultrastructural study with a review of the literature. Cancer, 1985, 56:2657-2663.

43. Gaffey MJ, Mills SE, Ritter JH. Clear cell tumors of the lower respiratory tract. Semin Diagn Pathol, 1997, 14: 222-232.

44. Ye T, Chen H, Hu H, et al. Malignant clear cell sugar tumor of the lung: patient case report. J Clin Oncol, 2010, 28: e626-28.

45. Sale GE, Kulander BG. 'Benign' clear-cell tumor (sugar tumor) of the lung with hepatic metastases ten years after resection of pulmonary primary tumor. Arch Pathol Lab Med, 1988, 112: 1177-1178.

46. Ramuz O, Lelong B, Giovannini M, et al. "Sugar" tumor of the pancreas: a rare entity that is diagnosable on preoperative fine-needle biopsies. Virchows Arch, 2005, 446: 555-559.

47. Périgny M, Larochelle O, Hammel P, et al. Pancreatic perivascular epithelioid cell tumor (PEComa). Ann Pathol, 2008, 28: 138-142.

48. Hirabayashi K, Nakamura N, Kajiwara H, et al. Perivascular epithelioid cell tumor (PEComa) of the pancreas: immunoelectron microscopy and review of the literature. Pathol Int, 2009, 59: 650-655.

49. Baez JC, Landry JM, Saltzman JR, et al. Pancreatic PEComa (sugar tumor): MDCT and EUS features. JOP, 2009, 10: 679-682.

50. Nagata S, Yuki M, Tomoeda M, et al. Perivascular epithelioid cell neoplasm (PEComa) originating from the pancreas and metastasizing to the liver. Pancreas, 2011, 40: 1155-1157.

51. Zemet R, Mazeh H, Neuman T, et al. Asymptomatic pancreatic perivascular epithelial cell tumor (PEComa) in a male patient: report and literature review. JOP, 2011, 12: 55-58.

52. Finzi G, Micello D, Wizemann G, et al. Pancreatic PEComa: a case report with ultrastructural localization of HMB-45 within melanosomes. Ultrastruct Pathol, 2012, 36: 124-129.

53. Al-Haddad M, Cramer HM, Muram T, et al. Perivascular epithelioid cell tumor: an unusual pancreatic mass diagnosed by EUS-FNA. Gastrointest Endosc, 2013, 78: 165-167.

54. Mourra N, Lazure T, Colas C, et al. Perivascular epithelioid cell tumor: the first malignant case report in the pancreas. Appl Immunohistochem Mol Morphol, 2013, 21: e1-4.

55. Okuwaki K, Kida M, Masutani H, et al. A resected perivascular epithelioid cell tumor (PEComa) of the pancreas diagnosed using endoscopic ultrasound-guided fine-needle aspiration. Intern Med, 2013, 52: 2061-2066.

56. Petrides C, Neofytou K, Khan AZ. Pancreatic perivascular epithelioid cell tumour presenting with upper gastrointestinal bleeding. Case Rep Oncol Med, 2015, 431215.

57. Jiang H, Ta N, Huang XY, et al. Pancreatic perivascular epithelioid cell tumor: A case report with clinicopathological features and a literature review. World J Gastroenterol, 2016, 22: 3693-3700.

58. Mizuuchi Y, Nishihara K, Hayashi A, et al. Perivascular epithelial cell tumor (PEComa) of the pancreas: a case report and review of previous literatures. Surg Case Rep, 2016, 2: 59.

59. Pan CC, Yu IT, Yang AH, et al. Clear cell myomelanocytic tumor of the urinary bladder. Am J Surg Pathol, 2003, 27: 689-692.

60. Mentzel T, Reißhauer S, Rütten A, et al. Cutaneous clear cell myomelanocytic tumour: a new member of the growing family of perivascular epithelioid cell tumours (PEComas). Clinicopathological and immunohistochemical analysis of seven cases. Histopathology, 2005, 46: 498-504.

61. Thway K, Fisher C. PEComa: morphology and genetics of a complex tumor family. Ann Diagn Pathol, 2015, 19: 359-368.

62. Pea M, Martignoni G, Zamboni G, et al. Perivascular epithelioid cell. Am J Surg Pathol, 1996, 20: 1149-1153.

63. Vang R, Kempson RL. Perivascular epithelioid cell tumor ('PEComa') of the uterus. A subset of HMB-45-positive epithelioid mesenchymal neoplasms with an uncertain relationship to pure smooth muscle tumors. Am J Surg Pathol, 2002, 26: 1-13.

64. Fadare O. Perivascular epithelioid cell tumor (PEComa) of the uterus: an outcome-based clinicopathologic analysis of 41 reported cases. Adv Anat Pathol, 2008, 15: 63-75.

65. Folpe AL, Mentzel T, Lehr H-A, et al. Perivascular epithelioid cell neoplasms of soft tissue and gynecologic origin. A clinicopathologic study of 26 cases and review of the literature. Am J Surg Pathol, 2005, 29: 1558-1575.

66. Schoolmeester JK, Howitt BE, Hirsch MS, et al. Perivascular epithelioid cell neoplasm (PEComa) of the gynecologictract: clinicopathologic and immunohistochemical characterization of 16 Cases. Am J Surg Pathol, 2014, 38: 176-188.

67. Fadare O, Parkash V, Yilmaz Y, et al. Perivascular epithelioid cell tumor (PEComa) of the uterine cervix associated with intraabdominal 'PEComatosis': a clinicopathological study with comparative genomic hybridization analysis. World J Surg Oncol, 2004, 2: 35.

68. Yavuz EC, Cakr C, Tuzlal S, et al. Uterine perivascular epithelioid cell tumor coexisting with pulmonary lymphangioleiomyomatosis and renal angiomyolipoma. Appl Immunohistochem Mol Morphol, 2008, 16: 405-409.

69. Kim HJ, Lim SJ, Choi H, et al. Malignant clear-cell myomelanocytic tumor of broad ligament—a case report. Virchows Arch, 2006, 448: 867-870.

70. Rettenmaier MA, Zekry N, Chang M, et al. A heavily pigmented vaginal perivascular epithelioid cell neoplasm. J Obstet Gynaecol, 2009, 29: 676-677.

71. Yamada Y, Yamamoto H, Ohishi Y, et al. Sclerosing variant of perivascular epithelioid cell tumor in the female genital organs. Pathol Int, 2011, 61: 768-772.

72. Schoolmeester JK, Dao LN, Sukov WR, et al. TFE3 Translocation-associated perivascular epithelioid cell neoplasm (pecoma) of the gynecologic tract: morphology, immunophenotype, differential diagnosis. Am J Surg Pathol, 2015, 39: 394-404.

73. Silva EG, Deavers MT, Bodurka DC, et al. Uterine epithelioid

leiomyosarcomas with clear cells：reactivity with HMB-45 and the concept of PEComa. Am J Surg Pathol, 2004, 28：244-249.

74. Fadare O, Liang SX. Epithelioid smooth muscle tumors of the uterus do not express CD1a：a potential immunohistochemical adjunct in their distinction from uterine perivascular epithelioid cell tumors. Ann Diagn Pathol, 2008, 12：401-405.

75. Prasad ML, Keating JP, Teoh HH, et al. Pleomorphic angiomyolipoma of digestive tract：a heretofore unrecognized entity. Int J Surg Pathol, 2000, 8：67-72.

76. Yamamoto H, Oda Y, Yao T, et al. Malignant perivascular epithelioid cell tumor of the colon：report of a case with molecular analysis. Pathol Int, 2006, 56：46-50.

77. Shi HY, Wei LX, Sun L, et al. Clinicopathologic analysis of 4 perivascular epithelioid cell tumors (PEComas) of the gastrointestinal tact. Int J Surg Pathol, 2010, 18：243-247.

78. Ryan R, Nguyen VH, Gholoum S, et al. Polypoid PEComa in the rectum of a 15-year-old girl：case report and review of PEComa in the gastrointestinal tract. Am J Surg Pathol, 2009, 33：475-482.

79. Doyle LA, Hornick JL, Fletcher CD. PEComa of the gastrointestinal tract：clinicopathologic study of 35 cases with evaluation of prognostic parameters. Am J Surg Pathol, 2013, 37：1769-1782.

80. Kanazawa A, Fujii S, Godai TI, et al. Perivascular epithelioid cell tumor of the rectum：report of a case and review of the literature. World J Surg Oncol, 2014, 12：12.

81. Pizzi M, di Lorenzo I, d'Amore ES, et al. Pediatric gastrointestinal PEComas：a diagnostic challenge. Pediatr Dev Pathol, 2014, 17：406-408.

82. Chen Z, Han S, Wu J, et al. A systematic review：perivascular epithelioid cell tumor of gastrointestinal tract. Medicine (Baltimore), 2016, 95(28)：e3890.

83. Hornick JK, Fletcher CDM. Sclerosing PEComa：clinicopathologic analysis of a distinctive variant with a predilection for the retroperitoneum. Am J Surg Pathol, 2008, 32：493-501.

84. Sukov WR, Cheville JC, Amin MB, et al. Perivascular epithelioid cell tumor (PEComa) of the urinary bladder report of 3 cases and review of the literature. Am J Surg Pathol, 2009, 33：304-308.

85. Williamson SR, Bunde PJ, Montironi R, et al. Malignant perivascular epithelioid cell neoplasm (PEComa) of the urinary bladder with *TFE3* gene rearrangement：clinicopathologic, immunohistochemical, and molecular features. Am J Surg Pathol, 2013, 37：1619-1626.

86. Abou Ghaida R, Nasr R, Shahait M, et al. Bladder perivascular epithelioid cell tumours. BMJ Case Rep, 2013, 2013：200153.

87. Tarplin S, Osterberg EC, Robinson BD, et al. Perivascular epithelioid cell tumour of the bladder. BMJ Case Rep, 2014, Aug 14, 2014.

88. Pan CC, Yang AH, Chiang H. Malignant perivasucular epithelioid cell tumor involving the prostate. Arch Pathol Lab Med, 2007, 127：E96-98.

89. Eken A, Saglican Y. Primary perivascular epithelioid cell tumour (PEComa) of the prostate. Can Urol Assoc J, 2014, 8 (5-6)：E455-457.

90. Weinreb I, Howarth D, Latta E, et al. Perivascular epithelioid cell neoplasms (PEComas)：four malignant cases expanding the histopathological spectrum and a description of a unique finding. Virchows Arch, 2007, 450：463-470.

91. Liegl B, Hornick JL, Fletcher CDM. Primary cutaneous PEComa：distinctive clear cell lesions of skin. Am J Surg Pathol, 2008, 32：608-614.

92. Calder KB, Schlauder S, Morgan MB. Malignant perivascular epithelioid cell tumor ('PEComa')：a case report and literature review of cutaneous/subcutaneous presentations. J Cutan Pathol, 2008, 35：499-503.

93. Ieremia E, Robson A. Cutaneous PEComa：Arare entity to consider in an unusual site. Am J Dermatopathol, 2014, 36(12)：e198-201.

94. Greveling K, Winnepenninckx VJ, Nagtzaam IF, et al. Malignant perivascular epithelioid cell tumor：a case report of a cutaneous tumor on the cheek of a male patient. J Am Acad Dermatol, 2013, 69：e262-264.

95. Llamas-Velasco M, Mentzel T, Requena L, et al. Cutaneous PEComa does not harbour TFE3 gene fusions：immunohistochemical and molecular study of 17 cases. Histopathology, 2013, 63：122-129.

96. Charli-Joseph Y, Saggini A, Vemula S, et al. Primary cutaneous perivascular epithelioid cell tumor：a clinicopathological and molecular reappraisal. J Am Acad Dermatol, 2014, 71：1127-1136.

97. Zhang Y, Sui Y, Tu J, et al. [Primary cutaneous perivascular epithelioid cell tumor：report of a case]. Zhonghua Bing Li Xue Za Zhi, 2014, 43：280-281.

98. Insabato L, De Rosa G, Terracciano LM, et al. Primary monotypic epithelioid angiomyolipoma of bone. Histopathology, 2002, 40：286-290.

99. Torii I, Kondo N, Takuwa T, et al. Perivascular epithelioid cell tumor of the rib. Virchows Arch, 2008, 452：697-702.

100. Lian DWQ, Chuah KL, Cheng MHW, et al. Malignant perivascular epithelioid cell tumour of the fibula：a report and short review of bone perivascular epithelioid cell tumour. J Clin Pathol, 2008, 61：1127-1129.

101. Yamashita K, Fletcher CD. PEComa presenting in bone：clinicopathologic analysis of 6 cases and literature review. Am J Surg Pathol, 2010, 34：1622-1629.

102. Desy NM, Bernstein M, Nahal A, et al. Primary perivascular epithelioid cell neoplasm (PEComa) of bone：report of two cases and review of the literature. Skeletal Radiol, 2012, 41：1469-1474.

103. Kazzaz D, Khalifa M, Alorjan M, et al. Malignant PEComa of the lumbar vertebra: a rare bone tumour. Skeletal Radiol, 2012, 41:1465-1468.

104. Lao IW, Yu L, Wang J. Malignant perivascular epithelioid cell tumor(PEComa) of the femur: a case report and literature review. Diagn Pathol, 2015, 10:54.

105. Bandhlish A, Leon Barnes E, Rabban JT, et al. Perivascular epithelioid cell tumors(PEComas) of the head and neck: report of three cases and review of the literature. Head Neck Pathol, 2011, 5:233-240.

106. Govender D, Sabaratnam RM, Essa AS. Clear cell ' sugar' tumor of the breast: another extrapulmonary site and review of the literature. Am J Surg Pathol, 2002, 26:670-675.

107. Furusato E, Cameron JD, Newsom RW, et al. Ocular perivascular epithelioid cell tumor: report of 2 cases with distinct clinical presentations. Hum Pathol, 2010, 41:768-772.

108. Koutlas IG, Pambuccian SE, Jessurun J, et al. Perivascular epithelioid cell tumor of the oral mucosa. Arch Pathol Lab Med, 2005, 129:690-693.

109. Lehman NL. Malignant PEComa of the skull base. Am J Surg Pathol, 2004, 28:1230-1232.

110. Kenerson H, Fol pe AL, Takayama TK, et al. Activation of the mTOR pathway in sporadic angiomyolipomas and other epithelioid cell neoplasms. Hum Pathol, 2007, 38: 1361-1371.

111. Wagner AJ, Malinowska-kolodziej I, Morgan JA, et al. Clinical activity of mTOR inhibition with sirolimus in malignant perivascular epithelioid cell tumors: targeting the pathogenic activation of mTORC1 in tumors. J Clin Oncol, 2010, 28: 835-840.

112. Italiano A, Delcambre C, Hostein I, et al. Treatment with the mTOR inhibitor temsirolimus in patients with malignant PEComa. Annals of Oncology, 2010, 21:1135-1137.

113. Benson C, Vitfell-Rasmussen J. A retrospective study of patients with malignant PEComa receiving treatment with sirolimus or temsirolimus: the Royal Marsden Hospital experience. Anticancer Res, 2014, 34:3663-3668.

第十六章

滑膜腱鞘肿瘤

导读

滑膜的解剖学和组织学	其他肿瘤和瘤样病变	腱鞘和关节脂肪瘤
腱鞘巨细胞瘤	色素沉着性滑膜炎	滑膜软骨瘤病
恶性腱鞘巨细胞瘤	滑膜血管瘤	腱鞘纤维瘤

第一节 滑膜的解剖学和组织学

滑膜组织由两至三层滑膜细胞(synoviocyte)所组成的滑膜内层(intima)和疏松结缔组织所组成的滑膜外层(subintima)构成,两者之间无基底膜。

滑膜细胞属于间叶细胞,呈纤维母细胞样或巨噬细胞样。纤维母细胞样滑膜细胞(fibroblast-like cell,FLC)产生透明质酸和润滑素,形成滑液的主要成分,巨噬细胞样滑膜细胞负责清除滑液中不需要的物质。滑膜细胞衬覆于关节、腱鞘和滑囊,形成膜性结构,称为滑膜(synovium,synovial membrane)(图16-1)。滑膜细胞下方疏松的结缔组织含有比例不等的纤维母细胞、血管和脂肪,有炎症反应时可含有淋巴细胞和浆细

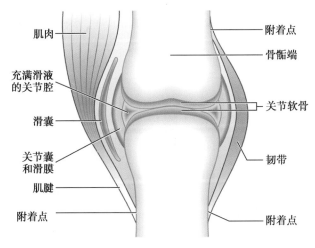

图16-1 滑膜解剖结构示意图

胞。滑膜的主要功能是分泌滑液,向关节提供营养,并起到润滑作用,减少关节骨之间的摩擦。处于静止期的滑膜细胞并不明显,常呈扁平状,细胞核深染,胞界不清。当滑膜细胞受到刺激(如风湿性关节炎)以后,细胞体积增大,胞质丰富、嗜伊红色,呈上皮样(图16-2)。

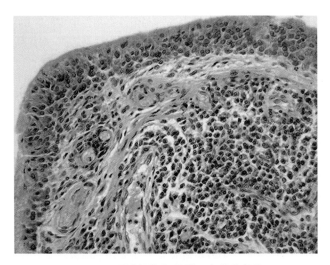

图16-2 滑膜细胞和滑膜下方的浆细胞

电镜下,位于腔面一侧滑膜细胞的核呈卵圆形,核仁不明显,延伸的胞质突起呈卷须放射状,细胞突起内含有扁平的粗面内质网、核糖体、发育良好的高尔基体和大量的质膜下吞饮囊泡。尽管胞质突起广泛交错,但细胞之间并无连接。这些位于滑膜表面的细胞传统上被认为是B型细胞。位于下方的卵圆形细胞和圆形细胞缺乏细胞突起,但具有短的丝状伪足,称为A型细胞。在A型细胞和B型细胞之间可有移行细胞。

肌肉 —— 附着点
—— 骨骺端
充满滑液的关节腔
—— 关节软骨
滑囊
关节囊和滑膜
—— 韧带
肌腱
附着点 —— 附着点

免疫组化标记显示,滑膜细胞表达 CD68(KP-1)和凝集素(clusterin)[1],但不表达细胞角蛋白、α-SMA、desmin、S-100 和 CD34。

一些良性肿瘤或瘤样病变可发生于滑膜,如滑膜软骨瘤病、滑膜血管瘤和滑膜脂肪瘤等,但滑膜肿瘤真正的代表类型是腱鞘巨细胞瘤。滑膜肉瘤是一种误名,本质是一种具有上皮样分化的软组织肿瘤,除好发于关节附件外,也可发生于无关节或滑膜结构部位,如心包和肾脏等。另有一些肿瘤虽无滑膜细胞分化,但好发于腱鞘和腱膜,如软组织透明细胞肉瘤。

第二节   腱鞘巨细胞瘤

腱鞘巨细胞瘤(giant cell tumor of tendon sheath,GCTTS),或称腱鞘滑膜巨细胞瘤(tenosynovial giant cell tumor,TSGCT),是一种起自于关节滑囊、滑膜和腱鞘的肿瘤。

按照肿瘤的生长方式分为局限型(localized type)和弥漫型(diffuse-type)/色素性绒毛结节性滑膜炎(pigmented villonodular synovitis,PVNS)两种类型;按部位可分为关节外和关节内,两种亚型在临床表现和生物学行为上有所不同,但发病机制相同,镜下形态相似。腱鞘巨细胞瘤是发生于手的第二种常见良性肿瘤,仅次于腱鞘囊肿。

GCTTS 的病因不明,多认为是炎症引起的反应性或修复性增生,但近年来的观点倾向于肿瘤性病变而非反应性,其依据是:①细胞遗传学上显示克隆性异常;②肿瘤过度表达集落刺激因子1(CSF1);③肿瘤呈自主性生长[1,2]。

一、局限型腱鞘巨细胞瘤

局限型腱鞘巨细胞瘤是一种局限性自主性增生的肿瘤,由滑膜样圆形单核细胞和多少不等的破骨样巨细胞、泡沫样组织细胞、含铁血黄素性吞噬细胞和炎症细胞组成,通常发生于手指。同义词包括滑膜纤维组织细胞瘤(fibrous histiocytoma of the synovium)、结节性腱鞘滑膜炎(nodular tenosynovitis)[3],以往也有人将其称为"滑膜瘤(synovioma)"。

【ICD-O 编码】

9252/0

【临床表现】

可发生于任何年龄,但好发于 30~50 岁的中青年[3-5],10 岁以下儿童和 60 岁以上老年人均较少见。女性略多见,男:女约为1:1.5。

主要发生于手指(50%~75%),尤其是示指和中指,其次为无名指(环指)、大拇指和小指,邻近腱鞘滑膜或指间关节,部分病例位于腕、踝、足和膝,极少数病例位于肘和臀部,偶可侵蚀骨或累及表面的皮肤。

临床上表现为缓慢性生长的无痛性小结节,多分布于手指的掌侧面。发生于手指者,指端偶可有轻微麻痹症状。结节大小在数年内可保持不变。术前病程从数周至 30 年不等,部分病例有外伤史。体检显示肿瘤多固定于深部组织结构,位于肿瘤近端一侧的表皮常可移动,而位于远端一侧的表皮可与肿瘤粘连。临床诊断包括腱鞘囊肿、腱鞘纤维瘤、异物肉芽肿、腱鞘黄色瘤和风湿病样小结等。

2008—2016 年复旦大学附属肿瘤医院共诊断 238 例腱鞘巨细胞瘤,其中男性 74 例,女性 164 例,男:女为1:2.2,平均年龄和中位年龄分别为 40 岁和 40.5 岁,年龄范围为 9~67 岁,本组高峰年龄段为 20~29 岁(图 16-3)。肿瘤主要发生于手(38%,特别是示指、中指和拇指,其次为手掌和无名指)和足(35%,特别是踝和足背,其次为足趾),其他部位包括膝、腕、椎体、大小腿和肘部等处(图 16-4)。

【影像学】

半数病例中,影像学检查可显示境界清楚的软组织肿块(图 16-5),其邻近骨可有不同程度的退变,约 10% 的病例可发生骨皮质的侵蚀或破坏[6]。MRI 之 T_1WI 和 T_2WI 通常显示为低信号。

【大体形态】

周界清晰,分叶状,有时在肿瘤底部可见由腱鞘形成的狭窄沟,瘤体较小,平均直径<2cm,位于足和踝部者,体积相对较大(通常≤5cm),且外形不规则。切面呈灰红或灰黄色,常伴黄色或棕色斑点,取决于肿瘤内所含脂质和含铁血黄素量,质地较坚实。

【组织形态】

周界清晰,常有纤维性包膜包绕,包膜可伸入肿瘤内,将肿瘤分隔成分叶状。低倍镜下,面向腱鞘和滑膜的一面相对平坦,面向表面的一面常呈隆起状(图 16-6A)。高倍镜下,肿瘤由比例不等的滑膜样圆形单核细胞、破骨样多核巨细胞和黄色瘤细胞组成(图 16-6B,C),间质可伴有不同程度的胶原化(图 16-6D,E),可见散在淋巴细胞和肥大细胞浸润。单核细胞有两种:一种体积相对较大,略呈上皮样形态,胞质丰富,嗜伊红色,核呈卵圆形,染色质呈空泡状,偏位分布(图 16-6F~H),可含有含铁血黄素;另一种为小单核细胞,胞质淡染,核呈圆形或肾形,部分细胞可见核沟(图 16-6I)。破骨样多核巨细胞散在分布于单核细胞之间,数量不一(图 16-6J),由单核细胞融合而成,核的数目从 3~4 个至 50~60 个不等(图 16-6K)。多数病例中可见到形态不一的裂隙、假腺腔或假腺泡样结构(图 16-6L),其内可见散在单核细胞和多核巨细胞。黄色瘤细胞多呈散的巢状、片状或地图状分布,可伴有杜顿巨细胞反应(图 16-6M),或聚集于结节周边或胆固醇结晶的周围,胞质内可见含铁血黄素性颗粒。部分病例内含有大量黄色瘤细胞,而单核细胞或多核巨细胞相对稀少,此型也称黄色瘤变型(xanthomatous variant)(图 16-6N)。少数病例瘤细

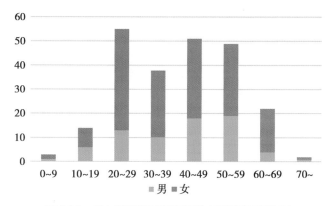

图 16-3   234 例腱鞘巨细胞瘤的年龄和性别分布

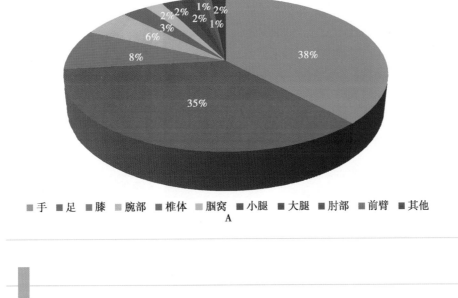

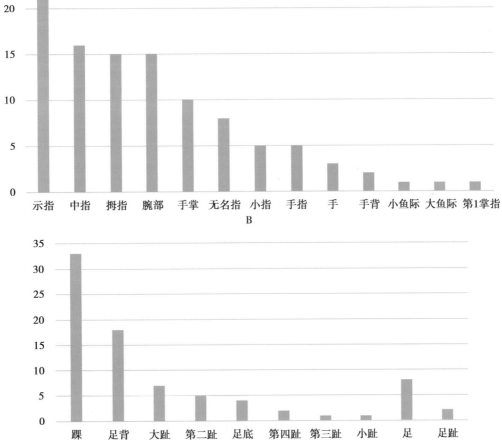

图 16-4 腱鞘巨细胞瘤的部位分布

A. 237 例腱鞘巨细胞瘤的总体分布;B. 105 例手部腱鞘巨细胞瘤的分布;C. 84 例足腱鞘巨细胞瘤的分布

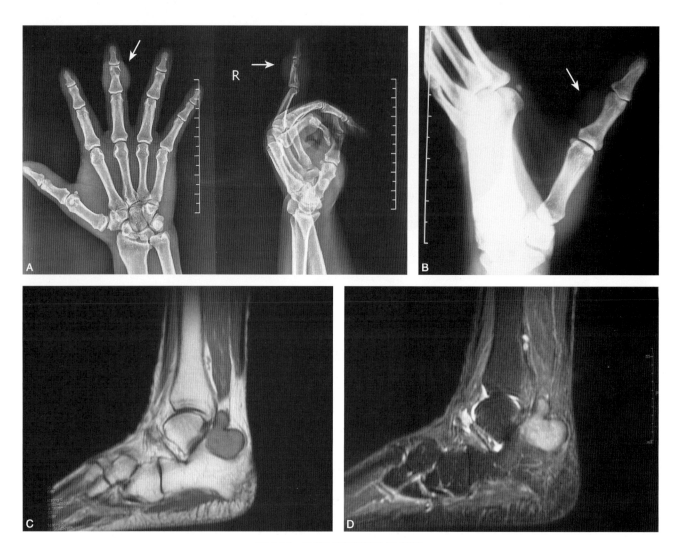

图16-5 腱鞘巨细胞瘤的影像学
A. 右手中指中节指骨远端旁结节；B. 左拇指中节指骨旁结节；C、D. 足跟结节

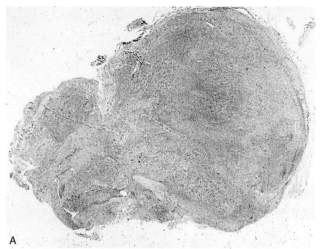

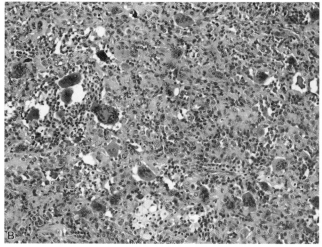

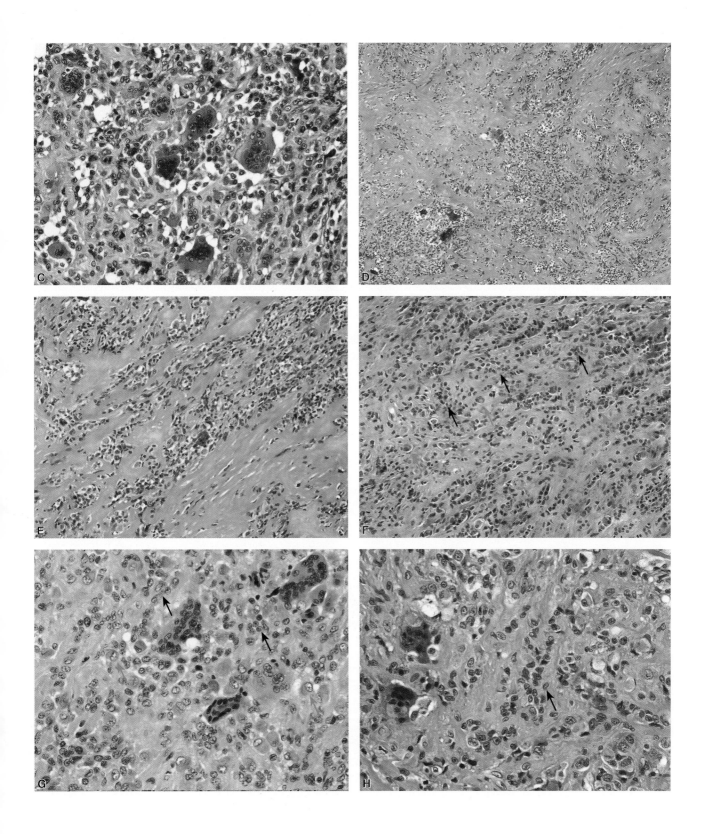

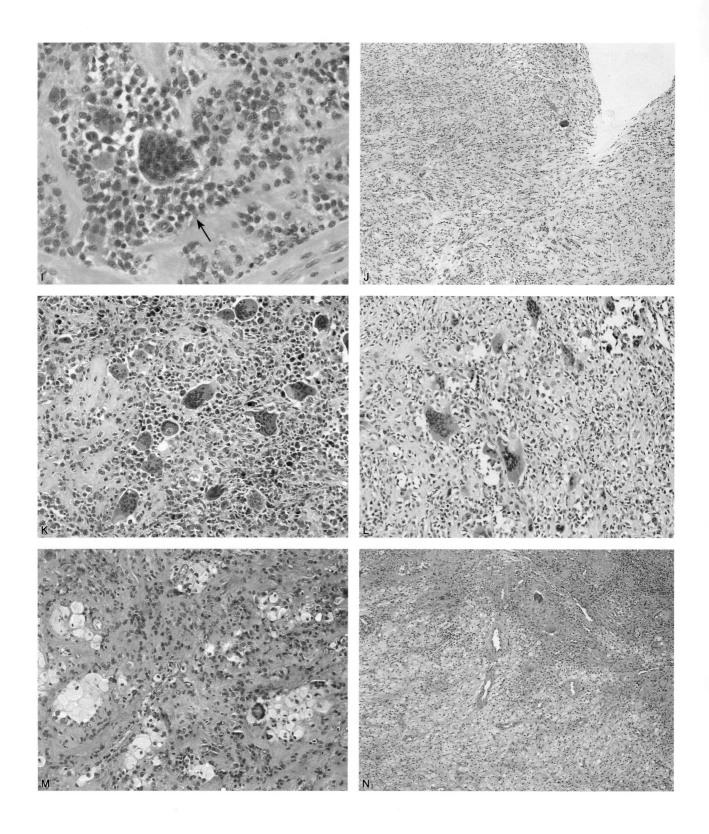

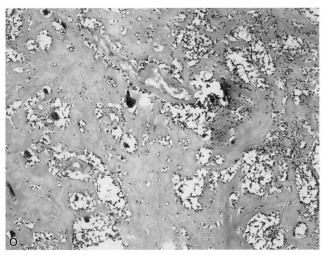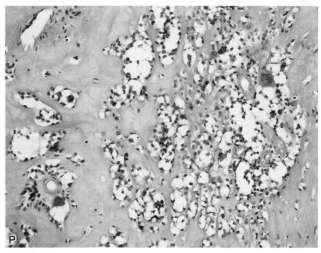

图 16-6 腱鞘巨细胞瘤

A. 低倍镜下常呈分叶状或多结节状生长；B. 由单核样细胞、多核巨细胞和少量泡沫样组织细胞混合组成；C. 高倍镜示单核样细胞和多核巨细胞；D、E. 间质胶原化；F～H. 体积较大的上皮样单核细胞（蓝色箭头）和体积较小的单核细胞（黑色箭头）；I. 小单核细胞的核常呈肾形，可见核沟；J. 部分病例以单核细胞为主，多核巨细胞稀少，可被误诊；K. 多核巨细胞的核可多少不等，本例可见含铁血黄素性吞噬细胞；L. 肿瘤内常可见裂隙样结构；M. 小巢状泡沫样组织，伴有杜顿巨细胞反应；N. 成片的泡沫样组织（黄色瘤样型），单核细胞和多核巨细胞成分较少或不明显时，可被误诊为黄色瘤等；O、P. 瘤细胞胞质可呈透亮状，可被误诊为软组织透明细胞肉瘤等

胞的胞质可呈空泡状或透亮状，可被误诊为其他类型肿瘤（图16-6O，P）。约半数病例可见核分裂象，1～20 个/10HPF，平均为 5 个/10HPF。1%～5% 的病例小静脉内可见瘤栓，但这并不意味着肿瘤能发生转移。少数病例的间质可伴有软骨样化生，可呈软骨黏液样、软骨-骨样或软骨-玻璃变性样，并可有蕾丝花边样钙化[7]。

【免疫组化】

单核样细胞表达 CD68（KP-1 或 PGM1）（图 16-7A），小的组织细胞样细胞可表达 CD163（图 16-7B），高达 50%～71% 的病例可表达 desmin，常呈树突状染色（图 16-7B）[8,9]，部分病例表达 CD21、CD35、MSA（HHF35）和 D2-40。破骨样多核巨细胞表达 CD68、CD45 和 TRAP。新近报道显示，上皮样单核细胞还可表达 clusterin，而正常的滑膜细胞也表达 clusterin，提示腱鞘巨细胞瘤具有滑膜分化[10]。与软组织巨细胞瘤不同的是，p63 在 GCTTS 中的阳性表达率较低（6.6%）[11]。

【超微结构】

肿瘤内的主要成分为单核组织细胞样细胞，其他一些细胞为纤维母细胞样细胞、中间型细胞、泡沫样组织细胞和多核巨细胞。

【细胞遗传学】

Dal Cin 等[12]的研究显示 t（1；2）（p11；q35-36）。Sciot 等[1]的研究显示，多数肿瘤内有 1p11-13 重排。Nilsson 等[12]应用 FISH 检测显示，1 号染色体的断裂点位于 1p11-13，2 号染色体的断裂点位于 2q35-37。Möller 等[13]的研究显示，腱鞘巨细胞瘤中的 t（1；2）（p11；q35-36）导致 CSF1-COL6A3 融合基因的形成。

【鉴别诊断】

1. 肉芽肿性病变 多伴有大量慢性炎症细胞浸润。

2. 腱鞘黄色瘤 患者临床上多有血脂升高，病变常为多灶性。主要由黄色瘤细胞组成，而多核巨细胞和炎症细胞稀

少；另一特征是病变内可见胆固醇裂隙，后者在腱鞘巨细胞瘤中不多见。

3. 腱鞘纤维瘤 由大量胶原组织和散在梭形纤维母细胞组成，而极少含有黄色瘤细胞和破骨样多核巨细胞。但腱鞘纤维瘤和腱鞘滑膜巨细胞瘤在临床和影像学上较为相似。

4. 软组织巨细胞瘤 较少发生于手指，镜下由成片单核样细胞和破骨样多核巨细胞组成，间质常伴有出血，肿瘤内可见灶性化生骨。

5. 上皮样肉瘤 少数情况下，可将上皮样肉瘤误诊为腱鞘巨细胞瘤，特别是当肿瘤内无明显坏死灶时。

6. 软组织透明细胞肉瘤 可含有多核性巨细胞，可被误诊为腱鞘巨细胞瘤，但瘤细胞表达 S-100、SOX10、HMB45、Melan-A 和 PNL2 等色素细胞标记。

【治疗】

将肿瘤完整切除，并保证切缘阴性，注意尽量避免损伤手足功能。对手术不能完全切除者，可考虑术后辅助放疗。

【预后】

本病系良性肿瘤，但可复发[15]，复发率为 4%～30%，平均为 20%～25%，特别是细胞丰富和核分裂活动比较活跃者，以及仅作肿瘤摘除而有残留者，但经过再次手术仍有获得治愈的可能。复发可在术后数年发生，但通常发生在 2 年内。

二、弥漫型腱鞘巨细胞瘤

弥漫型腱鞘巨细胞瘤与局限型相似，也是由滑膜样圆形单核细胞组成，但在局部呈破坏性增生。位于关节内者可呈绒毛状或结节状，也称色素性绒毛结节性滑囊炎（pigmented villonodular bursitis）[16]，或色素性绒毛结节性滑膜炎。位于关节外者在软组织内形成浸润性生长的肿块，可伴有或不伴有邻近关节的累及，也称关节外色素性绒毛结节性滑膜炎（extra-articular pigmented villonodular synovitis）。

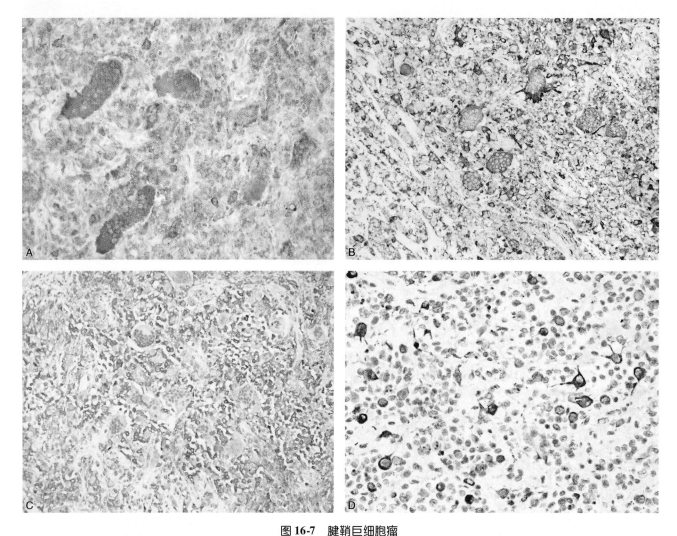

图 16-7   腱鞘巨细胞瘤
A. KP1 标记；B. PGM1 标记；C. CD163 标记；D. desmin 标记

【ICD-O 编码】

9251/0

【临床表现】

与局限型腱鞘巨细胞瘤相比,比较少见,且倾向发生于青年人,AFIP 的材料显示约半数病例在 40 岁以下[17],女性略多见。

发生于关节内者,主要位于膝部(75%),其次为臀部(15%)(图 16-8),以及踝、肘和肩部,少数病例发生于颞下颌区、骶髂和脊柱。发生于关节外者,主要位于膝、大腿和足,其他少见部位包括手指、腕、腹股沟、肘和趾。多数关节外肿瘤位于关节旁软组织内,但也可以完全位于肌肉内和皮下。

临床上患者多因患肢疼痛、触痛、肿胀和关节活动受限就诊,可伴有关节渗液和关节积血,病史较长,常达数年。

【影像学】

关节旁可见周界不清的肿块,常伴有邻近骨的退变。MRI 检查显示 T_1WI 或 T_2WI 加权均为低信号(图 16-9)。

【大体形态】

位于关节内者,于滑膜表面可有指状突起,可伴有直径为 0.5~2.0cm 的多个圆形结节;位于关节外者,肿块体积常较大,可超过 10cm,呈灰白色、灰黄色或棕褐色(图 16-10)。

【组织形态】

色素性绒毛结节性滑膜炎者于低倍镜下可见杂乱绒毛结构(图 16-11A~D),绒毛表面衬覆滑膜细胞。与局限型腱鞘巨细胞瘤不同的是,肿瘤周围无包膜包绕,而呈片状弥漫性生长,并浸润周围软组织,如横纹肌(图 16-11E,F)。肿瘤内常见裂隙样、假腺样或假腺泡状结构(图 16-11G)。细胞密度不一,致密区域与疏松区域交替分布。与局限性腱鞘巨细胞瘤相同,弥漫性腱鞘巨细胞瘤的单核细胞同样包括体积较大的圆形上皮样细胞和体积较小的组织细胞样细胞(图 16-11H,I)。上皮样单核细胞内常因含有含铁血黄素而呈深棕色(图 16-11J),对弥漫性腱鞘巨细胞瘤的诊断具有提示性作用,尤其在肿瘤成分较少的情况下。破骨样多核巨细胞的数量与局限型腱鞘巨细胞瘤相比较少,20% 的病例缺如或很少见到。除单核细胞和破骨样多核巨细胞外,还可见多少不等的泡沫样组织细胞,间质内常见淋巴细胞浸润。早期病变以形态一致的圆形单核细胞为主,核质比例大,核分裂活跃,进展期病变内,瘤细胞呈明显多样性。发生于颞颌关节的弥漫性腱鞘巨细胞瘤常由成片的上皮样单核细胞组成,并可有软骨化生[18],可被误诊为软骨母细胞瘤。

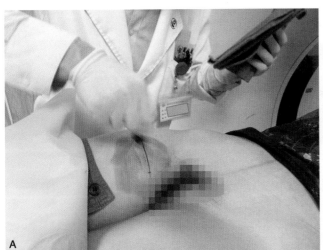
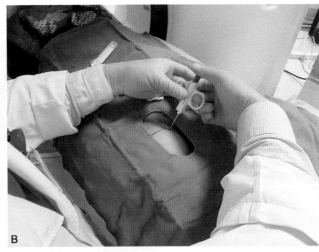

图 16-8　右大腿根部肿块穿刺活检

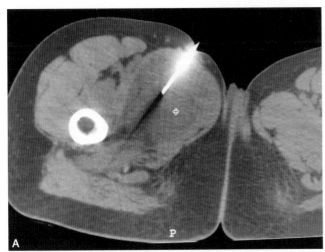
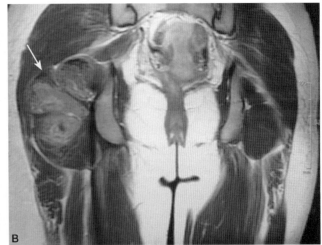
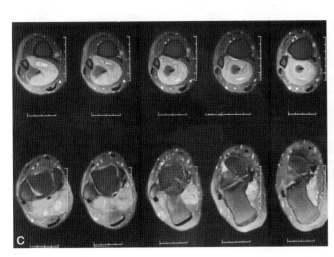
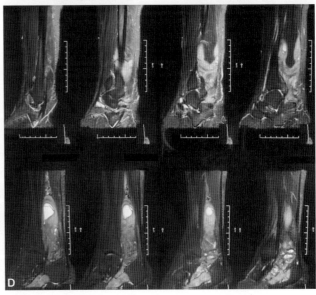

图 16-9　弥漫性腱鞘巨细胞瘤
A、B. 与图 16-8 为同一例；C、D. 踝关节弥漫性腱鞘巨细胞瘤

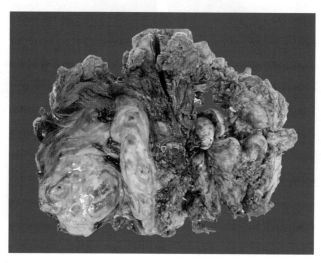

图 16-10 右大腿根部弥漫性腱鞘巨细胞瘤

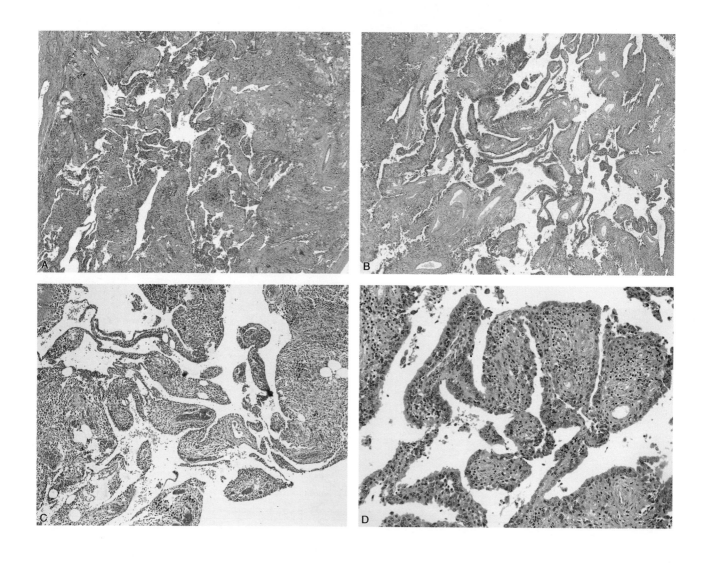

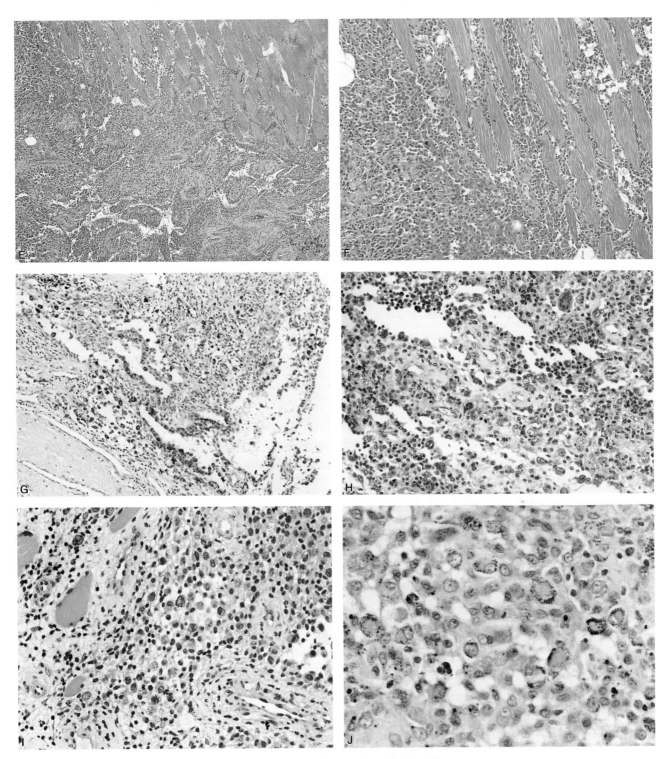

图 16-11 弥漫性腱鞘巨细胞瘤组织学

A ~ C. 低倍镜示绒毛结构；D. 绒毛表面衬覆滑膜细胞；E、F. 肿瘤侵犯邻近骨骼肌；G. 肿瘤内常见腺样或腺泡状结构，可被误诊为滑膜肉瘤；H、I. 体积较大的上皮样单核细胞和体积较小的组织细胞样单核细胞；J. 上皮样单核细胞内常含有含铁血黄素，可围绕核

【免疫组化】

与局限型腱鞘巨细胞瘤相同。

【细胞遗传学】

与局限型腱鞘巨细胞瘤相似,包括形成 *CSF1-COL6A3* 融合基因,但+5 和+7 仅见于弥漫型。

【鉴别诊断】

1. 局限型腱鞘巨细胞瘤　弥漫型腱鞘巨细胞瘤主要与局限型腱鞘巨细胞瘤鉴别(表 16-1)。

表 16-1　局限型腱鞘巨细胞瘤与弥漫型腱鞘巨细胞瘤的鉴别诊断

	局限型	弥漫型
发生率	常见	少见
年龄	30 ~ 50 岁	青年人
部位	手指	膝、臀、足
肿瘤大小	较小,多<3.0 ~ 4.0cm	较大,常>3.0cm
症状	无痛性小结节	患肢疼痛、关节渗液、出血等
生长方式	局限,境界清楚	弥漫成片,无包膜围绕
破骨样巨细胞	较多	较少
细胞多样性	不明显	明显
局部复发率	10% ~ 20%	40% ~ 50%

2. 软组织巨细胞瘤　呈多结节状,由胶原纤维带分隔。瘤细胞单一,由破骨样多核巨细胞和单核细胞组成,破骨样巨细胞均匀分布于单核细胞内,黄色瘤细胞少见,裂隙或假腺样结构也罕见。

3. 滑膜肉瘤　我们在会诊中发现,少数色素性绒毛结节性腱鞘滑膜炎可被误诊为滑膜肉瘤,而被过度治疗。

【治疗】

应视为具有局部侵袭性的肿瘤来处理,在不影响手足功能的情况下,尽可能将肿瘤切除干净。术后可辅以放疗。对一些复发病例也可尝试格列卫(或其他酪氨酸激酶抑制剂)治疗[19]。CSF1R 抑制剂可能具有应用前景[20]。

【预后】

易复发,但不转移。位于关节内者复发率为18% ~ 46%,位于关节外者为33% ~ 50%。

第三节　恶性腱鞘巨细胞瘤

恶性腱鞘巨细胞瘤(malignant giant cell tumor of tendon sheath)是一种极其罕见、由含有肉瘤性区域和良性腱鞘巨细胞瘤成分的肿瘤,肉瘤性区域通常类似于巨细胞型恶性纤维组织细胞瘤[21]。

【临床表现】

患者多为中老年人,年龄范围为 12 ~ 79 岁,平均 56 岁,男女均可发生。多发生于膝部,其次可见于足背、踝、大腿及大腿关节和颞颌关节等处[22-25]。临床表现为局部肿胀,部分患者可伴有疼痛,病程为 7 个月 ~ 17 年。

【影像学检查】

影像学检查显示软组织内肿块,部分病例在肿块边缘可见钙化区。

【大体形态】

呈多结节性,无包膜,直径为 3 ~ 13cm,累及滑膜,滑囊腔内可见大量息肉样肿瘤组织,灰黄色,质软或脆,多扩展至滑膜周围的腱鞘、肌肉和脂肪组织内。

【组织形态】

由浸润性生长的结节组成,结节可融合成片状(图 16-12A ~ C)。结节由成片的卵圆形或圆形细胞组成,细胞大而肥胖,胞质丰富、嗜伊红色,胞界不清,核大,核仁明显,具有轻度多形性,核分裂象多少不等,3 ~ 12 个/10HPF,可见典型及不典型的核分裂,核质比高(图 16-12D,E)。结节内细胞丰富而间质少,约半数病例中可见良性或恶性的多核性巨细胞,散在分布于单核细胞之间(图 16-12F),常伴有少量黄色瘤细胞和炎症细胞,有时可见不规则的裂隙样或假腺样腔隙。肿瘤内常见坏死。瘤细胞浸润滑膜周围组织,如骨骼肌、脂肪、脉管和滑膜等(图 16-12G,H),或累及骨。肿瘤性结节无中央向周边的区带成熟现象。

【免疫组化】

瘤细胞表达 KP-1(图 16-13)、α_1-AT、α_1-ACT、lysozyme 和 vimentin。

【鉴别诊断】

主要应与色素性绒毛结节性滑膜炎(PVNS)相鉴别。与 PVNS 相比,恶性腱鞘巨细胞瘤的细胞多样性不明显,瘤细胞大而肥胖,间质稀少,核大,核仁明显,核质比高,可见不典型核分裂。恶性腱鞘巨细胞瘤的瘤细胞主要呈结节状、片状或结节状-片状排列,裂隙样或假腺样结构明显减少。多核巨细胞及黄色瘤细胞数量在恶性腱鞘巨细胞瘤中明显减少,肿瘤无中央-周边区带成熟现象。恶性腱鞘巨细胞瘤常浸润至滑膜、滑囊及滑膜周围软组织,肿瘤内常见坏死。

【治疗和预后】

本病容易转移至肺,并导致患者死亡,应视为高度恶性肉瘤予以积极处理。

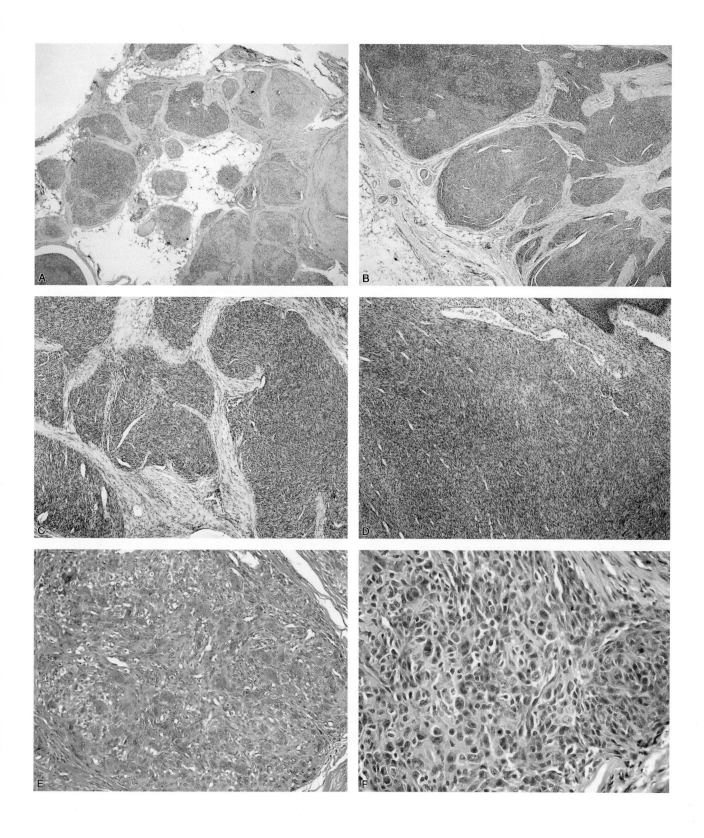

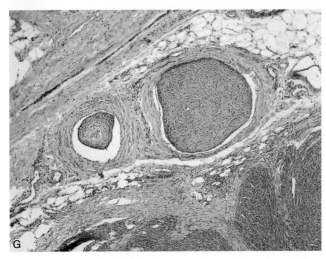
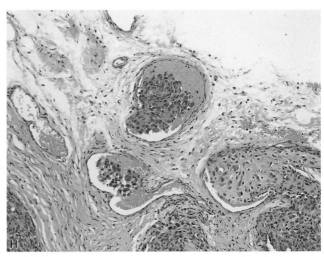

图 16-12   恶性腱鞘巨细胞瘤组织学
A、B. 低倍镜下呈浸润性结节状;C. 结节可融合成片状;D. 累及皮下,形态上类似纤维肉瘤;E. 单核样细胞显示明显异型性;F. 散布于单核细胞之间的多核巨细胞;G、H. 肿瘤侵犯血管

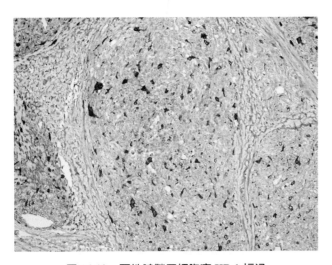

图 16-13   恶性腱鞘巨细胞瘤 KP-1 标记

第四节   其他肿瘤和瘤样病变

一、色素沉着性滑膜炎

色素沉着性滑膜炎(hemosiderotic synovitis)由关节内慢性出血所致[26,27],少数情况下由滑膜血管瘤引起。前者多发生于血友病患者,易出现关节血肿,特别是膝、肘和踝。

【临床表现】

患者多有疼痛感,关节僵直,由关节内慢性出血多导致的继发性骨关节炎引起。关节镜或术中可见滑膜变色。

【影像学】

显示为近骨骺的骨质疏松和骨膜下出血。

【大体形态】

滑膜呈弥漫棕色或铁锈色,早期滑膜可呈细小绒毛状,晚期在受到慢性出血性刺激后,滑膜增厚不透明,滑膜内和滑膜下纤维化。邻近关节软骨可呈墨绿色。

【组织形态】

滑膜表面增生的立方形滑膜细胞内含有棕黄色的色素颗粒,滑膜下结缔组织内可见吞噬含铁血黄素的巨噬细胞。无成片的单核样细胞、泡沫样组织细胞和破骨样巨细胞。关节软骨的软骨陷凹内可有含铁血黄素沉着,软骨细胞可有坏死性改变。

【治疗和预后】

色素沉着性滑膜炎常伴有关节软骨严重的退变性改变,治疗上根据关节炎的具体情况予以外科或保守性治疗。

二、滑膜血管瘤

滑膜血管瘤(synovial hemangioma)比较少见,文献上约有200 例报道。可发生于任何关节,但以膝关节最多见。患者常因疼痛或肿块就诊。大体上,平均直径为4cm,镜下可为毛细血管瘤、海绵状血管瘤或动静脉型血管瘤[28,29]。治疗上常行局部切除术,术后复发不常见。

三、腱鞘和关节脂肪瘤

发生于腱鞘和关节的脂肪瘤十分少见,主要包括两种:①沿着腱鞘生长的实性脂肪肿块,男女均可发生,好发于15～35 岁青少年,主要发生于腕和手,少数情况下发生于踝和足,约半数为双侧性,呈对称性,有时可同时累及手和足。术前病程常达数年,患者可因疼痛、扳机指和腕管综合征就诊。②滑膜绒毛状脂肪瘤样增生(villous lipmatous proliferation of synovial membrane)[30],也称树枝状脂肪瘤(lipoma arborescens),多发生于成年男性,可发生于任何关节,但多见于膝关节,特别是髌上囊,少数情况下发生于肩、髋和肘关节。临床上表现为膝关节隐匿性肿胀,伴有间隙性渗液,逐渐有疼痛和乏力感。多数病例仅涉及一侧膝关节,少数病例可为双侧性或累及多个关节。术前影像学有助于诊断。

大体上,整个滑膜呈黄色,结节状或绒毛状(图 16-14)。

镜下,整个滑膜弥漫性增厚,由衬覆滑膜和含有脂肪的绒毛组成(图16-15),可伴有骨化生或软骨化生。滑膜绒毛状脂肪瘤样增生可能是一种反应性增生,常伴有其他的关节慢性疾病,包括渗液、退变、膝关节半月板撕裂、滑膜囊肿、骨磨损和滑膜软骨瘤病等,一些对称性病变还常伴有不同形式的慢性腱鞘滑膜炎。

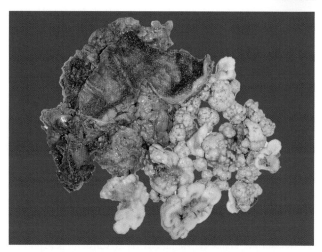

图 16-16　滑膜软骨瘤病

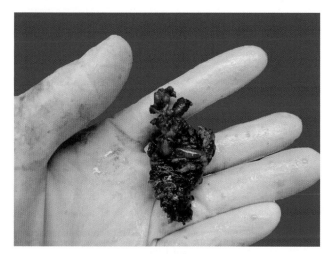

图 16-14　滑膜绒毛状脂肪瘤样增生

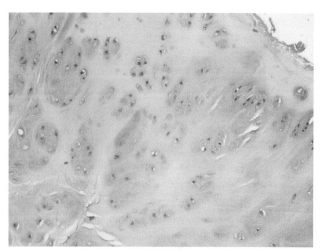

图 16-17　滑膜软骨瘤病

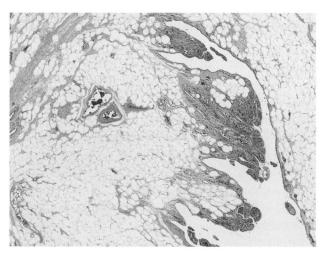

图 16-15　滑膜绒毛状脂肪瘤样增生

四、滑膜软骨瘤病

滑膜软骨瘤病(synovial chondromatosis)主要发生于一些大的关节内[31],如膝、髋、肘和肩关节等,表现为附着于腱鞘、滑膜或滑囊的多个大小不等的软骨结节,常在关节腔内呈游离状(图16-16),可发生钙化或骨化。镜下为分化成熟的透明软骨组织(图16-17)。

五、腱鞘纤维瘤

腱鞘纤维瘤是一种好发于腱鞘的良性纤维性肿瘤,相关内容请参见第六章。

参 考 文 献

1. Sciot R, Rosai J, Dal Cin P, et al. Analysis of 35 cases of localized and diffuse tenosynovial giant cell tumor：a report from the Chromosomes and Morphology（CHAMP）study group. Mod Pathol,1999,12：576-579.

2. West RB, Rubin BP, Miller MA, et al. A landscape effect in tenosynovial giant cell tumor from activation of CSF1 expression by a translocation in a minority of tumor cells. Proc Natl Acad Sci USA,2006,103：690-695.

3. Ushijima M, Hashimoto H, Tsuneyoshi M, et al. Giant cell tumor of tendon sheath（nodular tenosynovitis）：a study of 207 cases to compare the large joint group with the common digit group. Cancer,1986,57：875-874.

4. 郭坚,文国英,张根娣,等. 局限性和弥漫性腱鞘巨细胞瘤52例临床及病理. 诊断病理学杂志,2001,8：272-274.

5. Monaghan H, Salter DM, Al-Nafussi A. Giant cell tumour of tendon sheath（localised nodular tenosynovitis）：clinicopathological features of 71 cases. J Clin Pathol,2001,54：404-407.

6. Karasick D, Karasick S. Giant cell tumor of tendon sheath：

spectrum of radiologic changes. Skeletal Radiol,1992,21:219-224.

7. Hoch BL,Garcia RA,Smalberger GJ. Chondroid tenosynovial giant cell tumor:a clinicopathological and immunohistochemical analysis of 5 new cases. Int J Surg Pathol,2011,19:180-187.

8. Folpe AL,Weiss SW,Fletcher CDM,et al. Tenosynovial giant cell tumors:evidence for a desmin-positive dendritic cell subpopulation. Mod Pathol,1998,11:939-944.

9. O'Connell JX,Fanburg JC,Rosenburg AE. Giant cell tumor of tendon sheath and pigmented villonodular synovitis:immunophenotype suggests a synovial cell origin. Hum Pathol,1995,26:771-775.

10. Boland JM,Folpe AL,Hornick JL,et al. Clusterin is expressed in normal synoviocytes and in tenosynovial giant cell tumors of localized and diffuse types. Diagnostic and histogenetic implications. Am J Surg Pathol,2009,33:1225-1229.

11. de la Roza G. p63 expression in giant cell-containing lesions of bone and soft tissue. Arch Pathol Lab Med,2011,135:776-779.

12. Dal Cin P,Sciot R,Samson I,et al. Cytogenetic characterization of tenosynovial giant cell tumors(nodular tenosynovitis). Cancer Res,1994,54:3986-3987.

13. Nilsson M,Hoglund M,Panagopoulos I,et al. Molecular cytogenetic mapping of recurrent chromosomal breakpoints in tenosynovial giant cell tumors. Virchows Arch,2002,441:475-480.

14. Möller E,Mandahl N,Mertens F,et al. Molecular identification of COL6A3-CSF1 fusion transcripts in tenosynovial giant cell tumors. Genes Chromosomes Cancer,2008,47:21-25.

15. Reilly KE,Stern PJ,Dale JA. Recurrent giant cell tumors of the tendon sheath. J Hand Surg[Am],1999,24:1298-1302.

16. Abdul-Karim FW,el-Naggar AK. Diffuse and localized tenosynovial giant cell tumor and pigmented villonodular synovitis:a clinicopathologic and flow cytometric DNA analysis. Hum Pathol,1992,23:729-735.

17. Weiss SW,Goodblum JR. Enzinger and Weiss's Soft Tissue Tumors. 4th ed. St Lousi:Mosby CV,2001,1048.

18. Carlson ML,Osetinsky LM,Alon EE,et al. Tenosynovial giant cell tumors of the temporomandibular joint and lateral skull base:Review of 11 cases. Laryngoscope. 2016 Nov 26. doi:10.1002/lary.26435.[Epub ahead of print] PubMed PMID:27888510.

19. Cassier PA,Gelderblom H,Stacchiotti S,et al. Efficacy of imatinib mesylate for the treatment of locally advanced and/or metastatic tenosynovial giant cell tumor/pigmented villonodular synovitis. Cancer,2012,118(6):1649-1655.

20. Brahmi M,Vinceneux A,Cassier PA. Current systemic treatment options for tenosynovial giant cell tumor/pigmented villonodular synovitis:targeting the CSF1/CSF1R axis. Curr Treat Options Oncol,2016,17(2):10.

21. Carstens PHB,Howell RS. Malignant giant cell tumor of the tendon sheath. Virchows Arch Pathol Anat Histol,1979,382:237-243.

22. Ushijima M,Hashimoto H,Tsuneyoshi M,et al. Malignant giant cell tumor of the tendon sheath:report of a case. Acta Pathol Jpn,1985,35:699-709.

23. Nielsen AL,Klaer T. Malignant giant cell tumor of the synovium and locally destructive pigmented villonodular synovitis:ultrastructural and immunohistochemical study and review of the literature. Hum Pathol,1989,20:765-771.

24. Bertoni F,Unni K,Beabout JW,et al. Malignant giant cell tumor of the tendon sheaths and joints(malignant pigmented villonodular synovitis). Am J Surg Pathol,1997,21:153-163.

25. Shinjo K,Mihake N,Tahashi Y. Malignant giant cell tumor of the tendon sheath:an autopsy report and review of the literature. Jpn J Clin Oncol,1993,23:317-324.

26. Stein H,Duthie RB. The pathogenesis of chronic haemophilic arthropathy. J Bone Joint Surg Br,1981,63B:601-609.

27. Rippey JJ,Hill RRH,Lurie A,et al. Articular cartilage degradation and the pathology of hemophilic arthropathy. S Afr Med J,1978,54:345-351.

28. Devaney K,Vinh TN,Sweet DE. Synovial hemangioma:a report of 20 cases with differential diagnostic considerations. Hum Pathol,1993,24:737-745.

29. Greenspan S,Azouz EM,Matthews J,et al. Synovial hemangioma:imaging features in eight histologically proven cases,review of literature and differential diagnosis. Skeletal Radiol,1995,24:583-590.

30. Hallel T,Lew S,Bansal M. Villous lipomatous proliferation of the synovial membrane(lipoma arborescens). J Bone Joint Surg Am,1988,70:264-270.

31. Sviland L,Malcolm AJ. Synovial chondromatosis presenting as painless soft tissue mass:a report of 19 cases. Histopathology,1995,27:275-279.

第十七章

间皮肿瘤

导读

组织学和胚胎学　　　　　　　　良性间皮肿瘤　　　　　　　　原位间皮瘤
间皮肿瘤的分类　　　　　　　　多囊性间皮瘤　　　　　　　　恶性间皮瘤
间皮增生　　　　　　　　　　　腺瘤样瘤　　　　　　　　　　弥漫性恶性间皮瘤
　上皮型增生　　　　　　　　　惰性或低度恶性潜能的间皮肿瘤　局限性恶性间皮瘤
　梭形细胞增生　　　　　　　　高分化乳头状间皮瘤

第一节　组织学和胚胎学

间皮(mesothelium)是一种单层扁平上皮,分布于胸膜、腹膜和心包膜的脏层和壁层表面(图 17-1)[1],附着于基底膜上。间皮下为厚薄不等的结缔组织,对间皮起着支持作用。间皮含有丰富的胞质,核呈椭圆形或圆形,居于细胞中央,有时含有小核仁。从表面看,间皮细胞呈多边形,直径为 16～40μm,边缘呈锯齿状相互嵌合;从侧面看,细胞扁而薄,胞质较少,仅含核的部分略厚,细胞游离面伸出许多微细的指状突起,也称微绒毛,长约 3.0mm,直径为 0.1mm。微绒毛的胞质

中含有很多纵行微丝,为肌动蛋白。间皮细胞的胞质内含有核糖体、粗面内质网和线粒体,近胞膜面有时可见微吞饮囊泡[2]。相邻间皮细胞之间通过大量的连接复合体和桥粒相连,但这些连接结构并不连续,使一些分子物质能在细胞之间渗透。

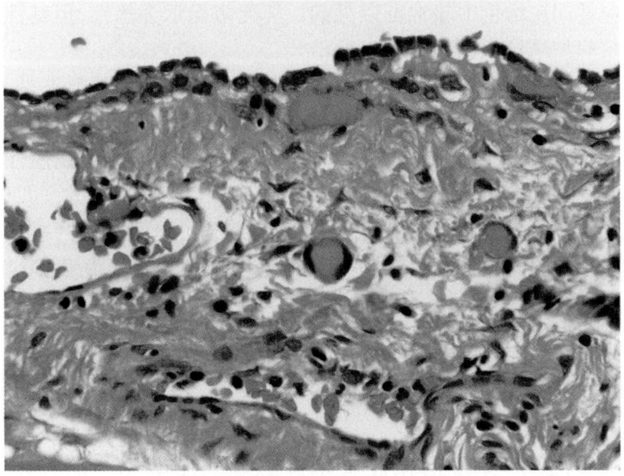

位于脏层和壁层之间的狭窄腔隙分别称为胸腔、腹腔和心包腔。以胸腔为例,正常情况下,脏层胸膜和壁层胸膜之间的宽度约为 5～10μm,在此间隙内含有少量液体,其主要成分是黏多糖,特别是透明质酸,起到润滑剂的作用,可保持脏器表面光滑,减少器官间的摩擦,而间皮在这些液体的传输中发挥重要作用[3]。

第二节　间皮肿瘤的分类

间皮是一种特殊的上皮,因此间皮肿瘤从严格意义上讲应属于上皮性肿瘤,但在传统上一直被视为软组织肿瘤。间皮肿瘤根据其生物学特性可分为良性、惰性或潜在低度恶性和恶性三种类型(表 17-1)。与 2004 年间皮瘤分类相比,2015 年 WHO 分类并无显著变化[4]。

图 17-1　表面单层排列的间皮细胞

表 17-1　间皮肿瘤

肿瘤类型	ICD-O 编码
良性	
多囊性间皮瘤	
腺瘤样瘤	9054/0
惰性或低度恶性潜能	
高分化乳头状间皮瘤	9052/1

续表

肿瘤类型	ICD-O 编码
恶性	
弥漫性恶性间皮瘤	
上皮样间皮瘤	9052/3
管状乳头状型（tubulopapillary）	
微乳头型（micropapillary）	
梁状（trabecular）	
小腺泡状/腺样型（acinar/glandular）	
腺瘤样/微腺样（adenomatoid/microglandular）	
腺样囊性型（adenoid cystic）	
实体型（solid）	
小细胞型（small cell）	
透明细胞型（clear cell）	
蜕膜样型（deciduoid）	
印戒细胞样型（signet ring cell-like）	
横纹肌样型（rhabdoid）	
多形性（pleomorphic）	
淋巴组织细胞样型（lymphohistiocytoid）*	
黏液样型（myxoid）	
肉瘤样间皮瘤	9051/3
梭形细胞型（spindle cell）	
促结缔组织增生性（desmoplastic）	9051/3
伴有异源性分化（with heterologous differentiation）	
双相性间皮瘤	9053/3
局限性恶性间皮瘤	
上皮样	9052/3
肉瘤样	9051/3
双相性	9053/3

* 曾被认为是肉瘤样间皮瘤，尚存争议

第三节　间皮增生

间皮增生可分为上皮型增生（epithelial-type proliferations）和梭形细胞增生（spindle cell proliferations）两种。

一、上皮型增生

（一）局限于胸膜表面的增生

1. 简单性增生（simple hyperplasia）　可见于任何刺激浆膜的情形，最常见于腹水、内膜异位、盆腔炎、卵巢肿瘤、疝囊和水囊肿，以及气胸时的胸膜反应等。增生的间皮细胞规则地分布于浆膜面（图17-2）。间皮细胞无异型性，但有时可见清晰的核仁。

2. 非典型性增生（atypical hyperplasia）　增生的间皮可呈单层立方状，也可在浆膜表面堆积成实性结节，后者多无乳头轴心，也无其他形态结构。间皮细胞显示程度不等的异型性，通常表现为核增大，可见明显的核仁（图17-3）。病理医师必须对一个间皮增生是良性增生还是恶性增生，或是不能确定为恶性增生做出判断。遗憾的是，在简单性增生和非典型性增生之间并无明确的形态学界限，常需结合其他方面。如自发性气胸和疝囊等良性疾病因炎症刺激，间皮也可出现非典型性增生，类似肿瘤性病变[5]，但在活检标本中见到炎症性反应则有助于良性诊断。相反的情形是，如在间皮显示非典型性增生的活检标本中，而间皮下结缔组织内无炎症反应时，或显示为致密纤维化时，要考虑有恶性的可能性。如无炎症或反应性情形存在，可诊断为非典型性增生，并注明如临床疑为肿瘤性病变，请重取活检，并尽可能提供更多的组织。

（二）侵袭至胸膜下方的间皮增生

间质浸润是诊断为恶性的最可靠标准，但在炎症时，肉芽组织或致密纤维组织内可见卷入的间皮细胞，形成浸润的假象，有时与真性间质浸润难以区别。如果活检标本中可见肿瘤性组织，区别较为容易，但当活检标本较小或瘤细胞异型性不明显时，判断较为困难。

Churg 等人[6]的报道显示，增生的间皮如仅累及胸膜的浅表时多为良性；如累及胸膜全层贴近胸壁脂肪组织时通常为恶性（图17-4）；如延伸至脂肪组织内则基本上可断定为恶性，除非有其他特殊情况；如累及至其他一些组织结构如肺或胸壁肌肉时，也是恶性的可靠提示。有时增生的间皮仅位于胸膜的深部，并不靠近胸膜表面，这种情形多提示为恶性，因在良性疾病如良性机化性渗出中，细胞密集的炎症反应灶多位于邻近胸膜的区域内，而被卷入的间皮细胞多分布于此区域内，远离胸膜时，细胞密度降低，逐渐演变为纤维，即在炎症性病变中存在清晰的机化模式（区带现象）。

单凭细胞学不能有效判断良恶性，因为上皮样间皮瘤的瘤细胞形态可以很单一，看上去似良性，而在机化性渗出中，炎症病灶内的间皮细胞可显示非典型性。尽管恶性间皮细胞常含有大的核仁，但有时也不易找到。是否有核分裂象也无多大帮助，因在上皮样间皮瘤中，核分裂象可以很少，但在反应性间皮增生中却常常可以见到。坏死常提示为恶性，但良性疾病如结核中也可出现坏死。

对鉴别间皮增生良恶性的另一个比较有帮助的形态是，恶性间皮增生在间质内可形成结节状的扩张（expansile stromal nodule），与周围间质分界清楚，这种情形不出现于反应性间皮增生中。

在炎症引起的间皮增生中，间皮细胞可呈线样排列或形成小的腺体，这种情形多不出现于恶性间皮增生中，后者多呈不规则分布。此外，良性反应性增生中，线样排列的间皮细胞多分布于同一深度，可通过 CK 标记清晰显示，即使病变内炎症反应不明显时，也有助于判断间皮增生的良恶性。相反的是，恶性间皮增生无明确方向性，常取代原有组织。

（三）免疫组化在鉴别良恶性间皮增生中的作用

以往认为相对反应性间皮增生而言，恶性间皮瘤常表达

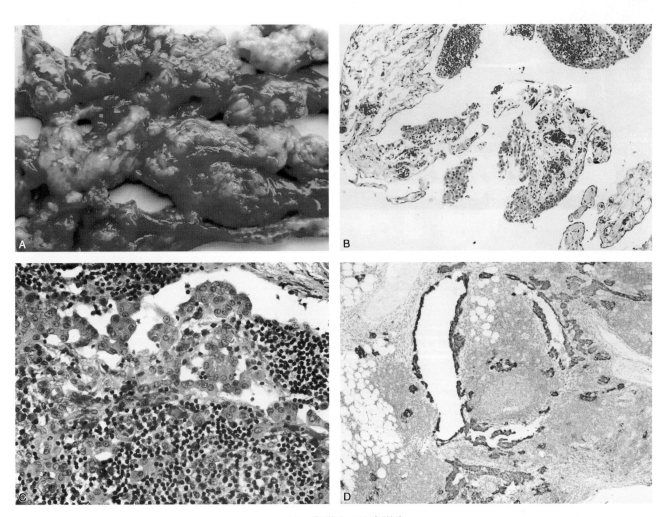

图 17-2 腹膜表面间皮增生

A. 腹膜表面粟粒样小结节；B、C. 间皮增生；D. calretinin 标记

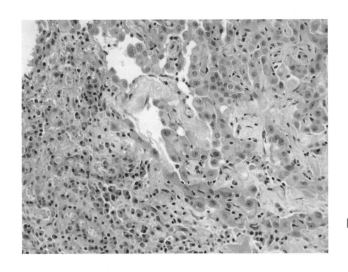

图 17-3 非典型性间皮增生

间皮细胞核增大,可见明显的核仁

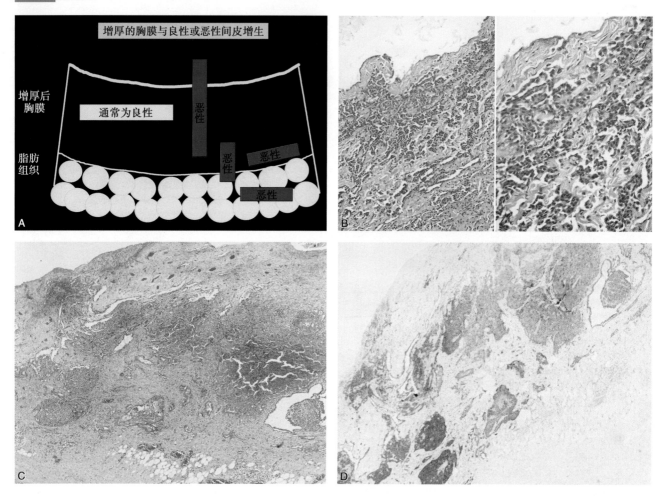

图 17-4　胸膜间皮增生

A. 良恶性间皮增生示意图；B、C. 恶性间皮增生累及胸膜全层并贴近胸壁脂肪组织；D. calretinin 标记

p53 和 EMA[7]，但 Robert 等[8]新近的报道显示，在大多数反应性间皮增生中也有 p53 和 EMA 的表达，而一些恶性间皮瘤却不表达 p53 和 EMA。同样，原先认为 desmin 是良性间皮增生的标记物（图 17-5A，B），尤其是在渗出液的细胞涂片中[9]，但 Hurlimann[10]的报道显示，在组织切片中，desmin 在间皮瘤中的表达率可达 56%（图 17-5C，D）。故免疫组化在鉴别良恶性间皮增生中的作用有限。Kato 等[11]的报道显示，良性间皮增生不表达 GLUT-1，而恶性间皮瘤的 GLUT-1 阳性表达率可达 100%（图 17-5E），故 GLUT-1 有助于良性间皮增生和恶性间皮瘤的鉴别。Lagana 等[12]的报道显示，GLUT1 总的敏感性和特异性分别为 53% 和 98%。新近 Shi 等[13]报道显示，胰岛素样生长因子 Ⅱ mRNA 结合蛋白 3（insulin-like growth factor Ⅱ mRNA-binding protein 3，IMP3）在恶性间皮瘤中的表达率可达 73%（图 17-5F），而在反应性间皮增生中无阳性表达。Lee 等人[14]的报道则显示，GLUT1 和 IMP3 在反应性增生中也分别有 13% 和 27% 的阳性表达，故推荐联合使用 GLUT1 和 IMP3 用于判断间皮增生的性质。但遗憾的是，这些抗体在良性间皮增生和恶性间皮瘤中均有重叠，对具体的病例并不一定适用。

新近研究显示，BRCA1 相关蛋白 1（BRCA1-associated protein 1，BAP1）在恶性间皮瘤中表达丢失（53% ~66%）[15,16]，

EZH2（enhancer of zeste 2 polycomb repressive complex 2 subunit）在恶性间皮瘤中高表达（66%）。联合应用 BAP1 标记和 FISH 检测 p16 有助于区分恶性间皮瘤和良性间皮增生[17]。盆腔和妇科浆液性腺癌极少出现 BAP1 丢失表达，故也应用于与腹腔间皮瘤的鉴别诊断[18]。肉瘤样癌 BAP1 表达不缺失，但一定比例的肉瘤样间皮瘤可有 BAP1 表达缺失，故对一个发生于胸膜（或腹膜）表达上皮性标记的肉瘤样梭形细胞肿瘤如 BAP1 表达缺失则提示肉瘤样间皮瘤的诊断[19]。

表 17-2 列出一些帮助鉴别反应性间皮增生和恶性间皮瘤的参数，仅供参考。

（四）分子病理在鉴别良恶性间皮增生中的作用

恶性间皮瘤显示 p16/CDKN2A 缺失（图 17-6），良性间皮细胞仅有点突变和 DNA 甲基化。因此，检测是否有 p16/CDKN2A 缺失可用于恶性间皮瘤和良性反应性间皮细胞[20,21]。

检测的方法包括 PCR 和 FISH，采用比较多的是 FISH，不仅适用于石蜡包埋的组织，也适用于细胞学标本[22]。新近报道显示，在邻近浸润性间皮瘤的胸膜表面的间皮增生常显示与其下方浸润性间皮瘤相同的 p16 缺失，提示有 p16 缺失的胸膜表面间皮增生可能为一种原位间皮瘤，或为下方的间皮瘤沿着胸膜表面生长所致[23]。故在仅含有胸膜或腹膜表面

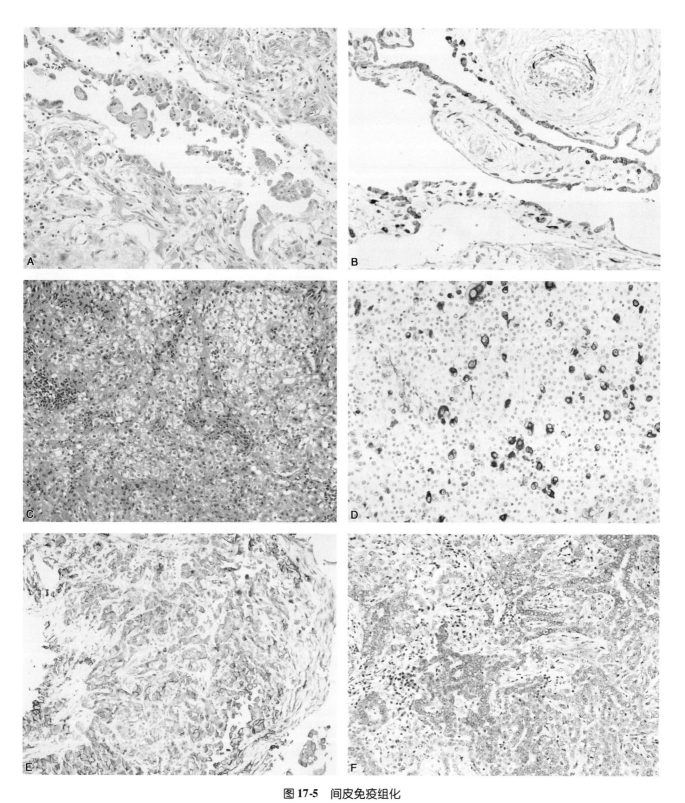

图 17-5　间皮免疫组化

A、B. 良性间皮增生和 desmin 标记；C、D. 上皮样间皮瘤和 desmin 标记；E. 恶性间皮瘤 GLUT1 标记；F. 恶性间皮瘤 IMP3 标记

表 17-2　反应性间皮增生和恶性间皮瘤的鉴别诊断

	反应性增生	恶性间皮瘤
间质浸润	-（但注意浅表可有被卷入的间皮）	+（脂肪/脏器）
细胞增生	有极性	无极性
核异型性	多不明显，但在机化性渗出中可有异型	明显，但不少间皮瘤可无异型性
核分裂象	可有	很少，但如有病理性则提示为恶性
坏死	-	如有提示为恶性
GLUT1	-	+
IMP3	-	+
BAP1	+	-
FISH 检测 p16	无缺失	缺失

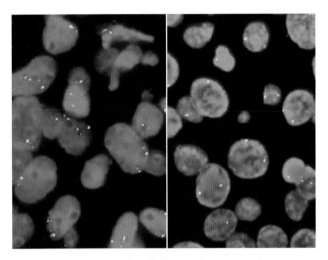

图 17-6　恶性间皮瘤 p16/CDKN2A 缺失

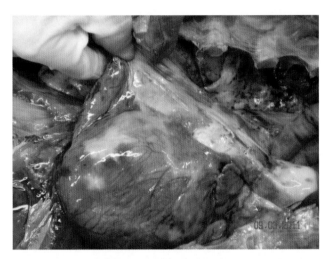

图 17-7　心包膜透明斑

间皮增生的活检标本中，如 FISH 检测 p16 显示为缺失，而临床和影像学又有证据显示为弥漫性病变时，可作出间皮瘤的诊断，并不一定要重取活检。然而，对于 p16 检测无缺失的病例，并不能排除间皮瘤的可能性。另需注意的是，其他类型恶性肿瘤（包括癌和肉瘤）中也有涉及染色体 9p21 的异常。FISH 检测 p16 可与 BAP1 标记联合使用。

二、梭形细胞增生

在机化性胸膜炎（organizing pleuritis）和肉瘤样间皮瘤（包括促结缔组织增生性间皮瘤）中均有梭形细胞增生。

机化性胸膜炎也称纤维性胸膜炎，当胸膜机化进展时，可形成致密纤维带包裹肺，导致纤维胸的形成。少数病例中，可累及心包（图 17-7）[24]。在机化性胸膜炎中，胸膜增厚，并显示清晰的区带现象，即在胸膜的游离面，细胞密集，逐渐远离胸膜表面时，细胞密度降低，纤维化开始显现（图 17-8）。这种区带分布现象有助于机化性胸膜炎与肉瘤样间皮瘤的鉴别诊断，因在肉瘤样间皮瘤中无区带现象，相反，在远离胸膜的区域，细胞却常较为丰富。广谱 CK 标记可显示机化性胸膜炎中的区带现象（图 17-9）。

机化性胸膜炎中，邻近胸膜的细胞可显示明显异型性，尤其是在有炎症时，这些细胞主要为梭形细胞，有时也可见到上皮细胞。随着向胸膜深部过渡时，这些细胞的异型性开始不明显，逐渐消失，直至被纤维组织所取代。

大多数情况下，机化性胸膜炎内的梭形细胞无特殊排列结构，但有时在一些区域可见到席纹状排列。席纹状排列并不是促结缔组织增生性间皮瘤的诊断依据，尽管在见到广泛的席纹状排列时应想到有促结缔组织增生性间皮瘤的可能。在陈旧或反复的机化性胸膜炎中，梭形细胞可呈与胸膜表面平行的层状排列，这种层状排列常提示为反应性增生（表 17-3）。

表 17-3　机化性胸膜炎与促结缔组织增生性间皮瘤的鉴别诊断

	机化性胸膜炎	促结缔组织增生性间皮瘤
区带现象	有	无
细胞异型性	邻近胸膜的细胞可以非常异型	常难以识别
毛细血管	与胸膜面垂直	不明显
间质或脂肪组织浸润	无	有
肉瘤灶	无	有
间质结节状扩张	有	有时有
席纹状结构	-	如有则提示为恶性

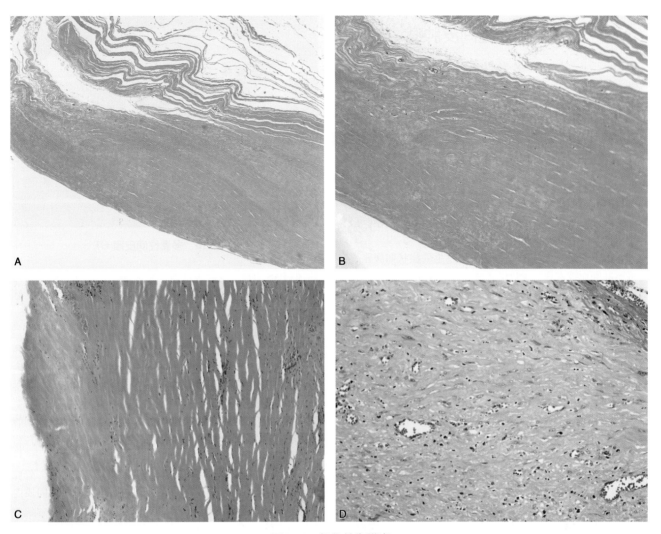

图 17-8　机化性胸膜炎

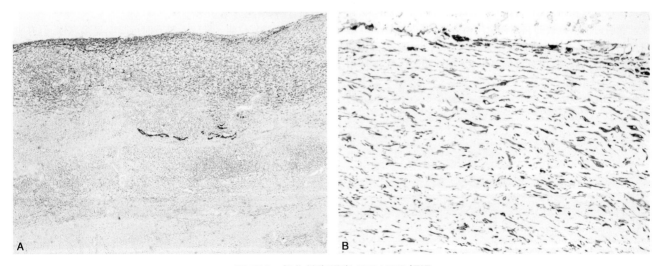

图 17-9　机化性胸膜炎 AE1/AE3 标记

第四节　良性间皮肿瘤

一、多囊性间皮瘤

多囊性间皮瘤（multicystic mesothelioma）由 Plaut[25] 于 1928 年首先描述，是一种良性或惰性的肿瘤，通常为多灶性，主要发生于中青年妇女的盆腔内，由衬覆间皮的多个囊腔组成，间质呈黏液样。有些学者认为本病是一种增生性、反应性的病变，倾向于采用多囊性或多房性包涵囊肿（multicystic or multilocular inclusion cysts）来命名[26]。

【临床表现】

主要发生于成年人，特别是青年和中年妇女[27-31]，偶可发生于男性[32]，中位年龄女性为 38 岁，男性为 47 岁。

常因下腹隐痛，或因部分肠道梗阻产生的症状如腹胀、恶心或呕吐等而被发现。少数患者因急腹症、腹水或疝气就诊。

术中见薄壁、透明的囊肿不均匀分布于壁层和脏层腹膜的浆膜面和浆膜下组织内，常形成多囊性的结节，偶尔肿瘤可脱落于腹腔内，呈游离状，好发于子宫直肠陷凹、膀胱或直肠的表面。除盆腔腹膜外，部分病例还可发生于胸膜、心包膜、大网膜、肝脏和精索等部位[33,34]，少数病例可同时伴发腺瘤样瘤[35]、腹腔播散性平滑肌瘤病和内膜异位[36]。

【影像学】

B 超或 CT 显示，病变常呈多囊状或蜂窝状（图 17-10），可伴有腹水或胸腔积液。

【大体形态】

囊肿直径大小不一，从数毫米至数厘米，内含清亮或血性液体。

【组织形态】

由大小不一、形状不规则的囊腔组成，囊壁内衬一层扁平或立方的间皮细胞（图 17-11A～D），胞质偶可呈透亮状（图 17-11E,F），有时可见刷状缘。少数情况下，间皮细胞肥胖，并像钉突样突入腔内，或形成乳头。有时还可见灶性的鳞状化生。囊腔之间由疏松的黏液样组织所分隔，其内含有肌纤维母细胞、急慢性炎症细胞和纤维素性沉着，偶见内陷的间皮细胞，似浸润性癌。腔内分泌物奥辛蓝（AB）和胶体铁染色阳

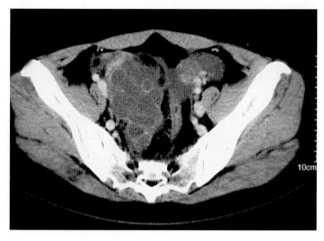

图 17-10　多囊性间皮瘤 CT

性，但 PAS 阴性。少数病例内可见玻璃小体。部分病例还可见到类似腺瘤样瘤的区域（图 17-11G～J），或合并分化良好的乳头状间皮瘤（图 17-11K,L）。

【免疫组化】

衬覆的间皮细胞表达 AE1/AE3、CK5/6、EMA、D2-40 和 calretinin（图 17-12），少数病例可灶性表达 ER 和 PR[27]，极个别病例可表达 CA19-9 和 CEA[33]。

【超微结构】

显示间皮的形态特征，包括在细胞的近腔面可见纤细的微绒毛、分化良好的基底板和紧密的桥粒连接。

【鉴别诊断】

1. 囊性淋巴管瘤　主要发生于男性儿童和青少年。管腔内衬细胞表达 CD34 和 VEGFR-3，不表达 CK 和 EMA，间质内常含有淋巴细胞聚集灶。

2. 胰腺微囊性腺瘤　由大小不等的小囊腔组成，囊壁内衬单层立方形或扁平细胞，胞质呈透亮状，胞核小，核仁不明显，灶区上皮呈乳头状向囊腔内突出。间质内含有丰富的毛细血管网。

3. 内膜异位症　异位内膜有时可呈明显多囊性，但有明显出血、含铁血黄素沉着和纤维化，囊状内膜腺体周围可见内膜间质细胞。

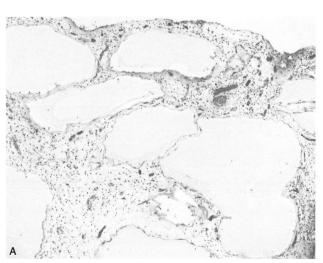

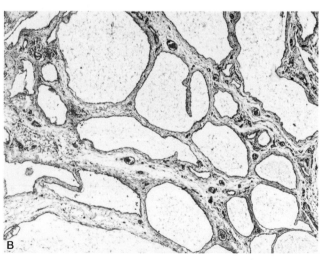

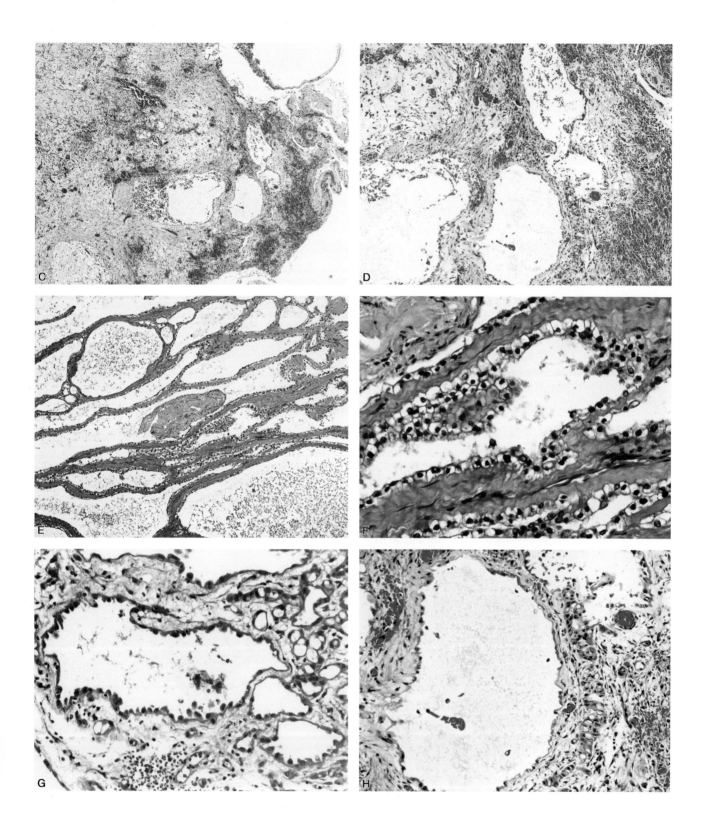

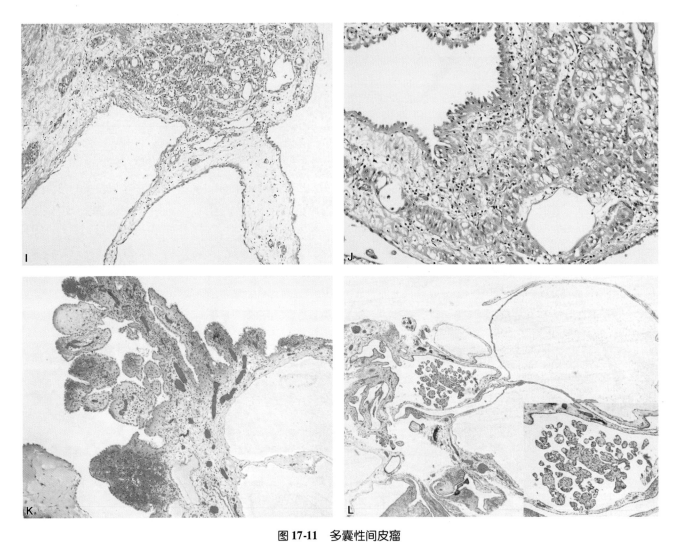

图 17-11　多囊性间皮瘤
A~D. 大小不一、形状不规则的囊腔；E、F. 间皮细胞偶呈透亮状；G~J. 合并腺瘤样瘤区域；K、L. 合并分化良好的乳头状间皮瘤

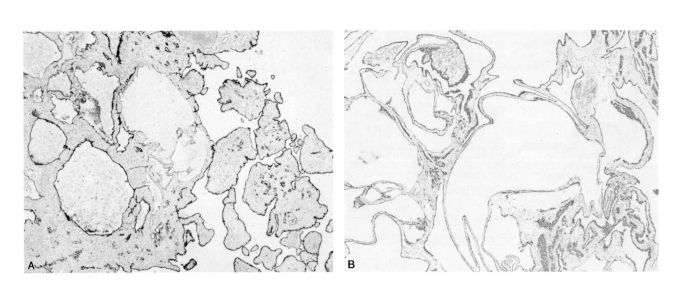

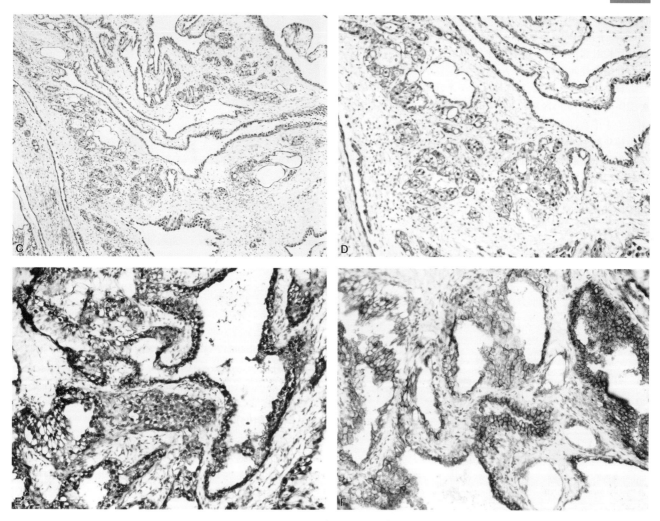

图 17-12 多囊性间皮瘤

A. D2-40 标记;B. calretinin 标记;C、D. 多囊性间皮瘤中类似腺瘤样瘤区域 calretinin 标记;E. 衬覆透亮细胞的多囊性间皮瘤 calretinin 标记;F. D2-40 标记

【治疗】

对局灶性病变宜作完整性切除,对数量特别多、难以切干净的病变,可作肿瘤减灭手术。

【预后】

本病系良性肿瘤,但如切除不净,可复发。

二、腺瘤样瘤

腺瘤样瘤(adenomatoid tumor)是一种局限性的良性间皮肿瘤,体积较小,通常发生于男性或女性生殖道,由排列成条索状、梁状、小管状或腺泡状的间皮细胞组成,可为巨检时或镜检时偶然发现。

【ICD-O 编码】

9054/4

【临床表现】

好发于 30~50 岁成年人,两性均可发生。

主要发生于生殖道,其中男性最常见于附睾,其次为精索、睾丸白膜、前列腺、射精管和睾丸实质;女性则最多见于子宫和输卵管,卵巢也可发生[38-43]。少数病例位于生殖道外,如小肠系膜、大网膜、纵隔、腹膜后、胰腺、肾上腺、胸膜、心脏和淋巴结等部位[44-48]。笔者曾诊断过一例发生于小肠壁的腺瘤样瘤(图 17-13)[49]。

临床上,腺瘤样瘤多表现为小的硬结或局部肿胀,生长缓

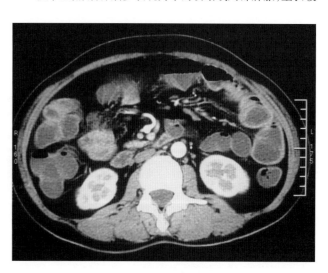

图 17-13 小肠腺瘤样瘤 CT

慢,无痛性,也无触痛感,常为体检中偶然发现,或在做其他手术(如因子宫肌瘤或内膜异位作腹腔镜手术或全子宫切除术)以及尸检时偶然发现。多为单个结节,少数可为双侧性。偶可合并多囊性间皮瘤[35]。

腺瘤样瘤较为常见,特别是发生于子宫者,复旦大学附属肿瘤医院病理科 2008 年~2016 年间共诊断 222 例,其中 178 例发生于子宫(80%),患者年龄范围为 21~71 岁,平均年龄和中位年龄均为 46 岁,高峰年龄段为 40~49 岁(图 17-14)。患者多因子宫肌瘤手术而发现,或因其他肿瘤手术如子宫肌腺症、宫颈癌、内膜癌和卵巢癌等而发现。除子宫外,腺瘤样瘤还好发于附睾和睾丸(26 例,12%),患者年龄范围为 22~72 岁,平均年龄和中位年龄均为 43.6 岁和 43 岁。其他部位如输卵管(6 例,2.7%),偶可发生于卵巢、肾上腺、大网膜、胸膜、腹膜后和小肠。

【大体形态】

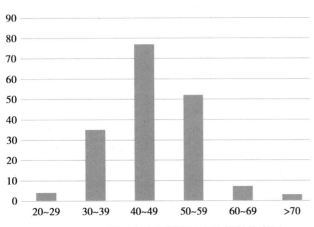

图 17-14　178 例子宫腺瘤样瘤患者的年龄分布图

呈圆形或卵圆形,境界多较清楚,质地坚实,直径多在 2cm 以下,也可达数厘米。切面光滑,湿润有光泽,灰白或灰黄色,少数病例可呈囊性变(图 17-15)。

【组织形态】

由不规则的扩张性管状腔隙和腺样结构组成(图 17-16A~

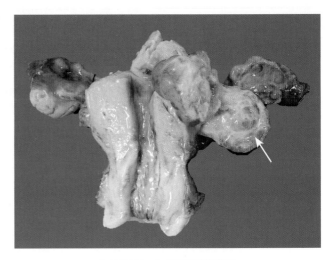

图 17-15　左卵巢腺瘤样瘤

N),内衬扁平或立方形间皮细胞。有时瘤细胞也可呈索状、梁状或实性小巢状、小片状排列,瘤细胞肥胖,胞质丰富,嗜伊红色,常见空泡。部分小腺管内可见跨越腺腔的丝线样桥带结构(cytoplasmic "bridging")(图 17-16K,M,N),对腺瘤样瘤的诊断有一定的提示性作用[50,51]。纤维性间质可多少不等,可见残留的平滑肌成分。部分病例可伴有明显囊性变,类似囊性间皮瘤,或合并囊性间皮瘤(图 17-11I,J)。

【免疫组化】

瘤细胞表达 calretinin、CK5/6、D2-40 和 WT1(图 17-17),提示具间皮细胞分化[52]。与其他类型间皮瘤不同的是,部分腺瘤样瘤也可表达 Ber-EP4[53],但这并不能除外腺瘤样瘤的诊断。

【鉴别诊断】

发生于子宫底部或峡部的腺瘤样瘤有时因呈空泡状而被误认为是脂肪细胞。

另一方面,以小管状或梁索状或实性小巢状为主时,可被误认为是浸润性或转移性腺癌。

腺瘤样瘤偶可因呈局部浸润性生长而被误诊为恶性间皮瘤。

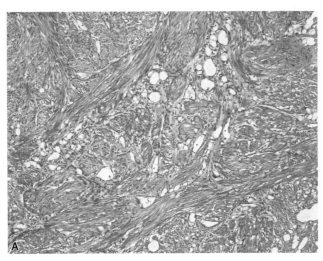

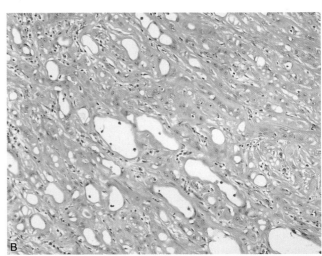

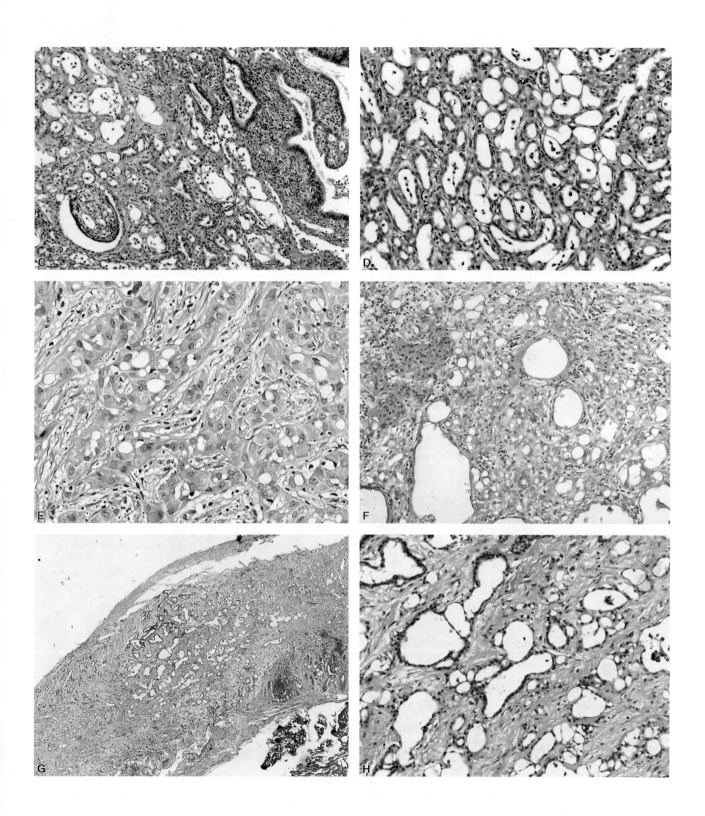

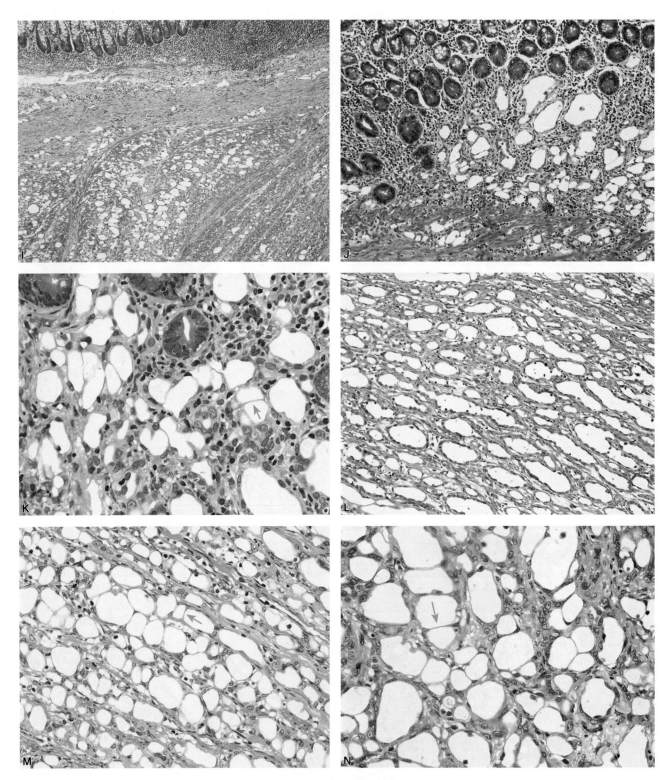

图 17-16　腺瘤样瘤镜下形态

A、B. 子宫腺瘤样瘤；C、D. 输卵管腺瘤样瘤；E. 附睾腺瘤样瘤；F. 肾上腺腺瘤样瘤；G、H. 胸膜腺瘤样瘤；I～L. 小肠腺瘤样瘤；M、N. 胞质丝线样桥带结构

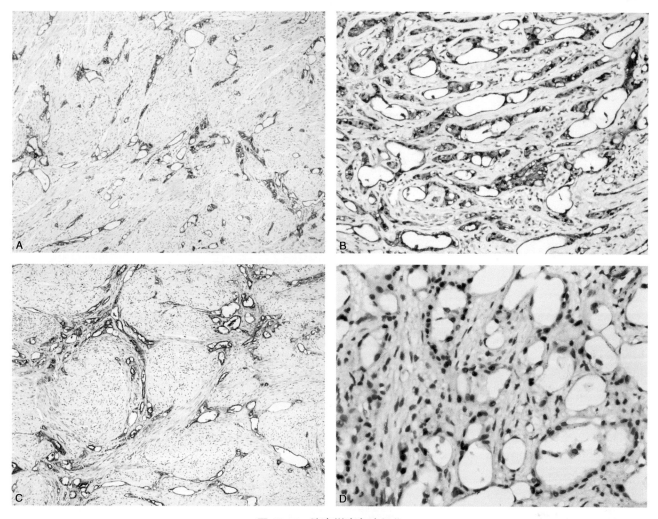

图 17-17　腺瘤样瘤免疫组化
A. AE1/AE3 标记；B. calretinin 标记；C. CK5/6 标记；D. WT1 标记

【治疗】

宜将肿瘤作完整性切除。

【预后】

本病系良性肿瘤。

第五节　惰性或低度恶性潜能的间皮肿瘤
一、高分化乳头状间皮瘤

高分化乳头状间皮瘤（well-differentiated papillary mesothelioma，WDPM）是一种惰性或具有潜在低度恶性的间皮肿瘤，主要发生于盆腔腹膜表面，偶可发生于胸膜，镜下以乳头状结构为特征，衬覆单层扁平或立方形间皮细胞，后者分化良好，无异型性，也无核分裂象。

【ICD-O 编码】

9052/1

【临床表现】

好发于 20～40 岁年轻妇女，多发生于盆腔腹膜[54-58]，少数病例也可发生于心包膜和胸膜[59,60]，偶可见于男性患者的睾丸鞘膜[61,62]。

大多数病例因其他原因行剖腹探查、腹腔镜或胸腔镜手术时偶然发现（图 17-18），或因其他肿瘤手术（如妇科肿瘤或消化道肿瘤）时发现[63-65]，少数患者以腹水为首发症状。发生于胸膜者，可表现为呼吸困难和反复性胸腔积液[59]，也可为偶然发现。部分患者有石棉接触史，特别是发生于胸膜者。少数病例可合并腺瘤样瘤或多囊性间皮瘤[58,66]。

高分化乳头状间皮瘤较为少见，复旦大学附属肿瘤医院病理科 2008～2016 年间共诊断 52 例，其中女性 41 例，男性 11 例，男∶女为 1∶3.7。患者平均年龄和中位年龄分别为 42 岁和 40 岁，高峰年龄段位 30～39 岁（图 17-19）。54 例中 51 例发生于腹膜（包括盆腔/盆底腹膜、子宫膀胱返折腹膜、道格拉斯窝、髂窝腹膜、大网膜、胃壁、肠壁、肠系膜、卵巢、输卵管、子宫、圆韧带和膀胱表面），2 例发生于胸膜，1 例发生于腹股沟疝。

【大体形态】

于盆腔腹膜、大网膜、肠系膜和胸膜表面可见单个或多个结节，直径为 0.2～2cm（图 17-20），有时可表现为卵巢浆膜面多个小灶性病变。少数病例中，仅可见到单个结节。

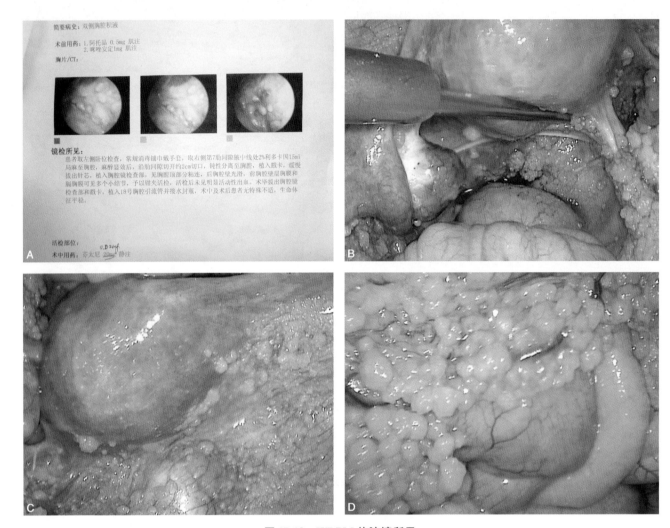

图 17-18　WDPM 的腔镜所见
A. 胸腔镜显示胸膜病灶；B~D. 腹腔镜显示腹膜弥漫粟粒样病灶

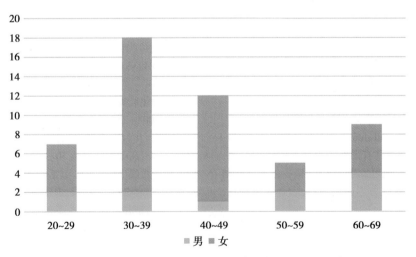

图 17-19　51 例高分化乳头状间皮瘤的年龄和性别分布

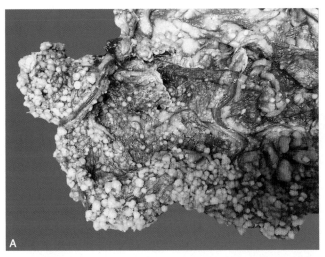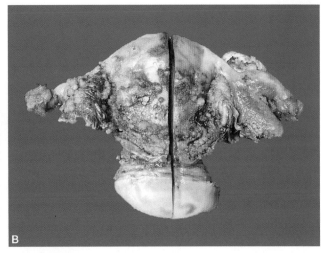

图 17-20　WDPM 的大体形态
A. 腹膜表面弥漫分布的小结节；B. 子宫浆膜面多个小结节

【组织形态】

由衬覆单层扁平或立方形间皮细胞的乳头组成（图 17-21A～K），少数病例中可在乳头轴心内或间皮下呈小管状、索状或实性排列。文献上有报道为微浸润者[60,67]。间

皮细胞形态一致，无明显异型性，核分裂象罕见或缺如。部分病例中可见砂砾体，少数病例可发生黏液样变性[68]。少数病例可合并腺瘤样瘤或多囊性间皮瘤（图 17-21L～N）[58,66]。

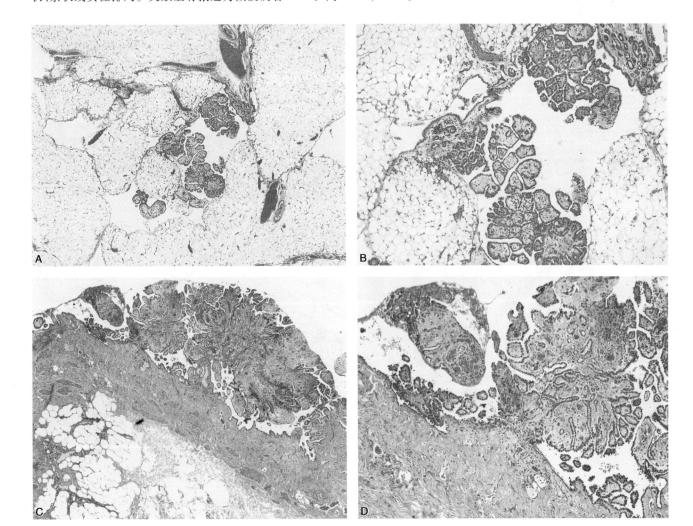

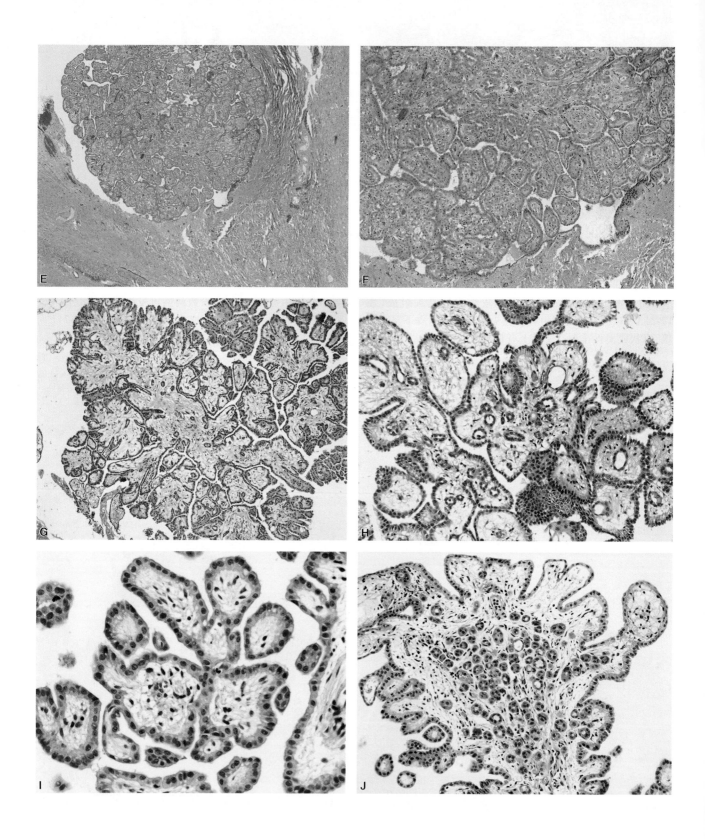

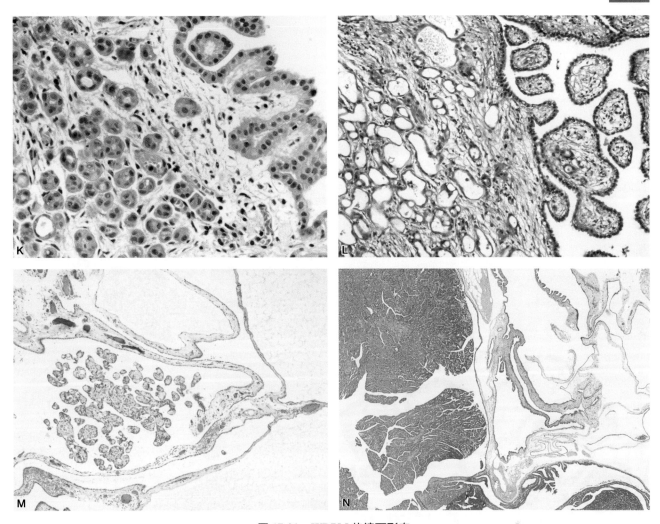

图 17-21　WDPM 的镜下形态

A、B. 腹膜 WDPM；C、D. 位于表面生长；E、F. 卵巢表面生长的 WDPM，曾被误诊为交界性浆液性肿瘤；G、H. 示乳头状结构；I. 乳头表面衬覆单层间皮细胞；J、K. 乳头轴芯间质内可见小管状排列的间皮细胞；L. 合并腺瘤样瘤；M、N. 合并多囊性间皮瘤

【免疫组化】

瘤细胞表达 calretinin、CK5/6、D2-40 和 WT1（图 17-22 A～F）。与恶性间皮瘤不同的是，WDPM 中的瘤细胞可表达 PAX8（图 17-22G、H），常不表达 EMA、desmin 和 p53。

【细胞遗传学】

Nemoto 等人[69] 的报道显示，*NF2* 杂合性缺失是 WDPM 的早期分子生物学改变。Ribeiro 等[70] 在一个葡萄牙家族中发现有 *BAP1* 体系突变。

【鉴别诊断】

1. 间皮增生　高分化乳头状间皮瘤具有明显的乳头结构，邻近浆膜无反应性改变，无手术病史，也无既往腹腔疾患病史。

2. 腹膜原发性浆液性癌　高分化乳头状间皮瘤中的瘤细胞呈单层排列，细胞无明显异型性，核分裂象罕见或无，间皮细胞表达 calretinin。腹膜原发性浆液性癌的癌细胞显示有异型性，并表达 ER、BerEP4 和 MOC-31，不表达 calretinin。

3. 交界性浆液性肿瘤　将 WDPM 误诊为交界性浆液性肿瘤并不少见，两者除在形态上有所不同外，免疫表型也不一致，虽都可表达 PAX8，但交界性浆液性肿瘤不表达 calretinin，而 WDPM 不表达 ER 和 PR。

4. 弥漫性恶性间皮瘤　少数恶性间皮瘤的局部区域可类似高分化乳头状间皮瘤（图 17-23），因此，WDPM 的诊断不能基于组织量很少的活检组织。对已诊断为 WDPM 但临床上病情进展迅速者，应注意是否有恶性间皮瘤的可能。此外，PAX8 可能有助于恶性间皮瘤和 WDPM 的鉴别诊断，前者一般不表达，而后者常为阳性。

【治疗】

将肿瘤完整性切除。

【预后】

绝大多数病例临床上呈良性经过，但需作长期随访。少数病例可在多年后发生恶性转化[71-73]，肿瘤呈侵袭性生长，肿瘤组织充满腹腔，引起完全性梗阻，导致患者死亡。针对后者，可尝试化疗。

二、原位间皮瘤

原位间皮瘤（mesothelioma in situ）是一种位于胸膜表面生

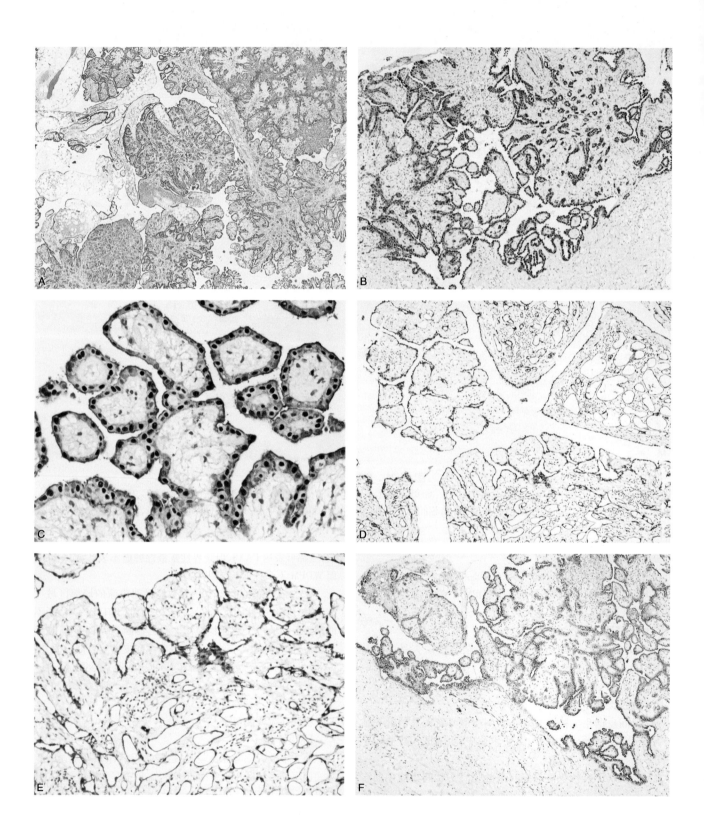

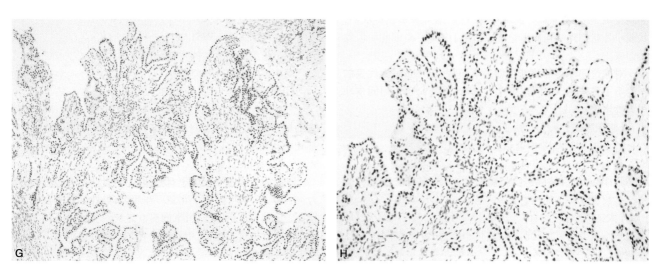

图 17-22　WDPM 的免疫组化

A ~ E. calretinin 标记；F. D2-40 标记；G. WT-1 标记；H. PAX8 标记

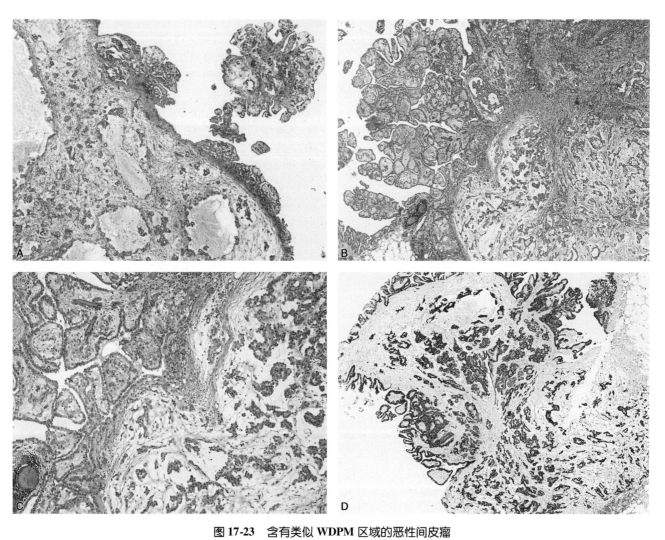

图 17-23　含有类似 WDPM 区域的恶性间皮瘤

A ~ C. 恶性间皮瘤的部分区域可类似 WDPM，但间质内可见明确的恶性间皮瘤成分；D. calretinin 标记

长的非浸润性间皮肿瘤,由单层或多层具有恶性组织学特征的间皮细胞组成,除扁平的单层外,可见细乳头形成,或有管状或小片状排列结构。理论上,恶性间皮瘤可能由此阶段发展而来。

对原位间皮瘤的诊断目前还有争议,以 Churg 为代表的学者不主张采用原位间皮瘤这一诊断,更倾向于采用间皮非典型性增生。

【临床表现】

好发于 39~72 岁中老年患者,男性多见[74-76]。

极为有限的病例报道显示,肿瘤均位于胸膜。

临床症状包括呼吸急促、胸痛和干咳,多伴有反复性胸水。多数患者有石棉接触史。

【大体形态】

于胸膜表面可见散在的灰白色小结节,扁平或呈圆顶状,沙粒样,直径为 2~8mm。

【组织形态】

胸膜表面间皮细胞增生,可呈单层或多层,两者间多相延续。增生的间皮细胞有明显异型性,核大,占细胞的近 2/3。除呈单层排列外,异型间皮细胞可呈手指状或细乳头状向胸膜腔内突出,也可形成管状-乳头状结构,或堆积成小簇或片状。局部区域可向胸膜下纤维组织内早期浸润,但绝大多数区域仍局限于原位生长。

Henderson 等[76]认为,原位间皮瘤必须符合:①间皮结构异常,如呈线样、乳头状或管状-乳头状排列;②间皮细胞有异型性;③间质内无明显炎症细胞浸润;④在其他区域内或在不同的时间段(异时性)可见到瘤细胞浸润间质。

【超微结构】

瘤细胞的游离面可见微绒毛。

【治疗】

宜将病变尽可能完整性切除。

【预后】

因报道有限,预后资料尚不全面。原位间皮瘤的生物学行为可能与高级别上皮内瘤(病)变相似。

第六节 恶性间皮瘤

一、弥漫性恶性间皮瘤

恶性间皮瘤是一种显示间皮细胞分化的恶性肿瘤,好发于胸膜和腹膜,少数病例也可发生于心包膜和睾丸鞘膜等部位,常简称为间皮瘤。因绝大多数肿瘤呈弥漫性生长,故又称为弥漫性恶性间皮瘤(diffuse malignant mesothelioma, DMM)。少数肿瘤(<1%)可呈局限性结节状生长,也称局限性恶性间皮瘤(localized malignant mesothelioma, LMM),参见后述。

恶性间皮瘤的细胞起源尚不清楚,传统上认为起自于间皮细胞,但也有研究提示肿瘤可能起自于间皮下细胞,该细胞可向不同方向分化[77,78]。

追溯历史,Adami[79] 于 1908 年最早采用间皮瘤这一名称,但由 Klemperer 和 Rabin[80] 于 1931 年对间皮瘤进行了完整定义,包括上皮样间皮瘤和纤维性间皮瘤,其中局限性纤维性间皮瘤现已被重新定义为孤立性纤维性肿瘤(SFT)。

【ICD-O 编码】

上皮样间皮瘤　　9052/3

肉瘤样间皮瘤　　9051/3

促结缔组织增生性间皮瘤　9051/3

双相型间皮瘤　　9053/3

【流行病学】

恶性间皮瘤主要发生于胸膜,约占 93.2%,发生于腹膜者约占 6.5%,其他部位的间皮瘤约占 0.3%。男性患者中 94.3% 为胸膜间皮瘤,5.3% 为腹膜间皮瘤;女性患者中 86.3% 为胸膜间皮瘤,13.7% 为腹膜间皮瘤[81]。

胸膜间皮瘤主要发生于 60 岁以上的男性患者,发病高峰为 45~75 岁,偶可发生于儿童。在北美,男性远多于女性,其男女之比约 9:1,但其他国家的男女之比约为 3~4:1。腹膜间皮瘤两性均可发生,其中女性患者中的年龄范围较广,但多发生于年轻女性[82]。

复旦大学附属肿瘤医院病理科 2008 年~2016 年间共诊断 104 例胸膜间皮瘤,其中男性 63 例,女性 41 例,男:女为 1.54:1,平均年龄和中位年龄分别为 56 岁和 55.5 岁,年龄范围为 19~80 岁(图 17-24)。腹膜间皮瘤 173 例,其中男性 63 例,女性 110 例,男:女为 1:75,平均年龄和中位年龄分别为 55 岁和 56 岁,年龄范围为 17~81 岁(图 17-25)。另有 8 例发生于睾丸鞘膜或输精管旁,2 例发生于纵隔,1 例发生于心包。

恶性间皮瘤的最主要致病因素是石棉纤维(asbestos)。Wedler[83] 于 1943 年报道了第 1 例与石棉暴露相关的间皮瘤。Wagner 等[84] 于 1960 年报道在南非西北开普省青石棉矿区的矿工和矿砂经营者中发现了 33 例胸膜恶性间皮瘤,其中 32 例有石棉接触史,这些病例仅为 4 年内调查所发现的病例,提示恶性间皮瘤的发生与石棉暴露密切相关。随后的一系列流行病学报道相继证实了这一观点。新近报道显示,在美国,男性胸膜间皮瘤病例中的 90% 以上有石棉接触史,女性腹腔间皮瘤病例中 60% 与石棉吸入有关[85]。自接触石棉至发病的潜伏期比较长,平均为 30~40 年[86],极少在 15 年以内发病[87]。

石棉是一组天然产生的具有纤维状结晶结构的无机硅酸盐矿物质的总称,分为①闪石层,包括青石棉(crocidolite)和铁石棉(amosite);②蛇石层,主要为温石棉(chrysolite)。不同类型石棉致恶性间皮瘤的危险性有所不同,温石棉:铁石棉:青石棉为 1:100:500。石棉的长度和直径与发生恶性间皮瘤的危险性也有一定的关系,长度超过 8mm,直径小于 0.25mm 的石棉纤维更容易被吸入胸腔而导致肿瘤发生。

石棉因具有拉力强、稳定性高、隔音、耐热和防火等特性而被广泛应用于工业中,如造船厂、绝缘产品的制造和安装、铁路机械设备与维修、防毒面具生产、建筑工业、建筑物维修保养和军工产品等。人类暴露于石棉的途径包括职业性暴露和非职业性暴露,前者指石棉厂矿和企业的职工在从事石棉开采、生产、运输以及石棉产品的制造、使用和维修等工作中能接触和吸入石棉粉尘,后者指生活在石棉厂矿或企业附近的居民接触受石棉尘污染的空气、水、土壤或工作服,或居住在含有石棉纤维建筑材料的房舍内(如石棉尾矿渣),或使用含有石棉矿尾渣的运动场地或道路等情形。恶性间皮瘤的发病危险性与石棉接触呈剂量效应关系,暴露石棉的时间长、暴

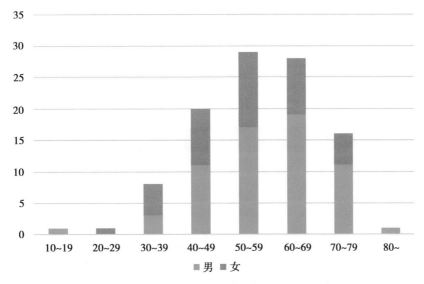

图 17-24　104 例胸膜间皮瘤的年龄和性别分布

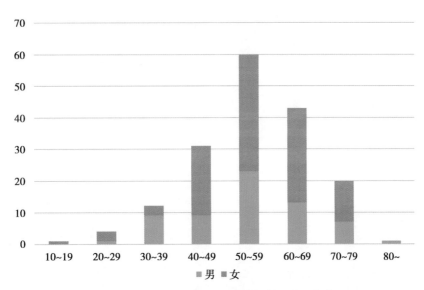

图 17-25　172 例腹膜间皮瘤的年龄和性别分布

露程度严重,恶性间皮瘤的发病率和死亡率均明显上升。

石棉纤维具有细胞毒性和基因毒性,进入人体后,可从肺组织移至胸膜,直接作用于间皮细胞,激活巨噬细胞,产生包括细胞内氧化在内的一系列效应,损伤细胞内遗传物质,引起基因表达、信号传导、增殖调控和细胞凋亡等异常,导致肿瘤发生(图 17-26)。

值得指出的是,尽管石棉是恶性间皮瘤的重要致病因子,但石棉接触史并不能作为恶性间皮瘤病理诊断的参考因素[88]。

非石棉纤维化学物包括毛沸石(erionite)、玻璃纤维、陶瓷纤维和一些化学制品等。毛沸石的矿物纤维存在于火山作用形成的凝灰岩内,在土耳其卡帕多西亚(Cappadocia)地区的村庄里,当地采用毛沸石作为建筑材料。毛沸石的致瘤能力是青石棉的 100~500 倍。卡帕多西亚地区暴露于毛沸石的村庄居民的恶性间皮瘤发病率高达 996/10⁵,村内居民半数以上死于恶性间皮瘤。

除纤维性化学物质外,猿猴病毒 40(SV40)感染与恶性间

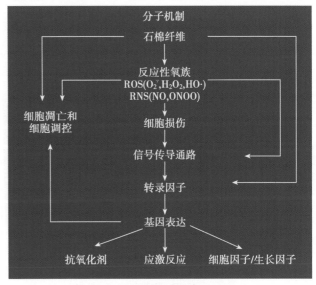

图 17-26　石棉纤维致瘤分子机制

皮瘤的发生可能有一定的关系。在 1955 年至 1962 年期间，北美和大多数欧洲国家人群中接种的一些脊髓灰质炎疫苗曾受到猿猴病毒 40（Simian virus 40，SV40）的污染。Carbone 等[89] 于 1994 年在胸膜恶性间皮瘤中检测到 SV40 样的 DNA 序列，这一发现得到了其他学者的证实。实验表明，SV40 病毒能导致间皮细胞的 DNA 链断裂，病毒所含有的大 T 抗原

（Tag）可使肿瘤抑制基因 TP53 和 RB 失活，小 T 抗原则通过与蛋白磷酸酶结合起到转化作用。SV40 隐性感染能否成为恶性间皮瘤的致病因子尚有待进一步研究。流行病学调查显示，目前并无证据表明接种过受 SV40 感染的脊髓灰质炎疫苗的人群其患恶性间皮瘤的危险率有明显提高。国内金木兰等人[90] 的研究提示，中国人恶性间皮瘤与 SV40 感染的关系可

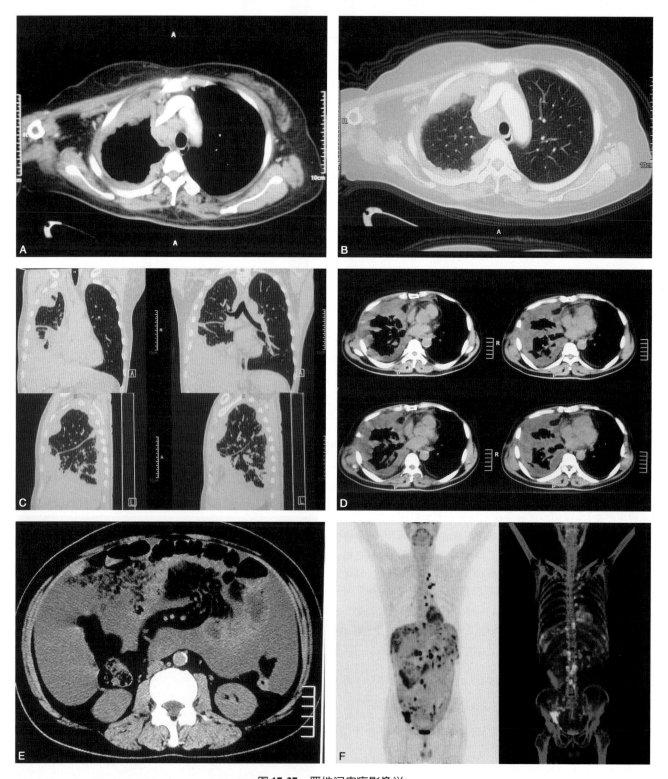

图 17-27 恶性间皮瘤影像学
A ~ D. 胸膜间皮瘤 CT 表现；E. 腹膜间皮瘤 CT 表现；F. 腹膜间皮瘤 PET-CT 表现

能不密切。

其他致病因素包括电离辐射、长期慢性炎症刺激和家族遗传易感性等。

【临床表现】

临床症状和体征取决于肿瘤发生的部位。

胸膜间皮瘤最常见的症状为呼吸困难、气促和持续性胸痛，多因大量胸腔积液所引起，且胸痛不随着胸腔积液的增加而减轻，一般的镇痛剂难以缓解。胸腔积液可成为间皮瘤患者体检时的唯一体征。患者常感到体重在短期内明显下降和身体不适，其他症状包括畏寒、出汗、乏力、虚弱、恶心和厌食等，晚期可出现恶病质。少数情况下可表现为自发性气胸、肺段或肺叶破裂。肿瘤累犯纵隔时可产生咽神经麻痹和上腔静脉压迫症状。当病变范围广泛，累及胸膜、胸膜内筋膜和横膈时，可形成"冰冻胸"，导致胸廓运动受限，呼吸困难，体检显示患者胸廓外展受限，呼吸音减弱。当肿瘤累及心包时，可导致心包积液、心包填塞和心律失常等。

腹膜间皮瘤表现为腹部不适、烧灼感或上腹痛，常于餐后加剧，多伴有便秘、恶心或呕吐，触诊显示腹部膨隆，密度增加，有时可触及界限不清的肿块。少数病例以局灶性的急性炎症病变为临床表现。

【影像学】

包括胸部平片、B超、CT、MRI和PET放射性核素成像检查。

X线平片是发现胸膜病变最基础的检查方法，早期恶性间皮瘤表现为单侧胸腔渗出性病变，呈反复性。需注意的是，有时大量胸腔积液可将肿块遮盖而不能被发现。

B超对胸腔积液较为敏感，可检测出10～30ml的胸腔积液，故适用于有胸腔积液的患者作胸腔穿刺、抽取胸水，寻找细胞学证据。恶性间皮瘤在B超影像上多表现为局限不规则的结节状或斑块状胸膜状增厚，但常不能鉴别胸膜增厚的性质，仅在胸膜增厚超过1cm时才提示恶性。此外，在B超引导

下可行细针穿刺活检，但如穿刺无阳性发现而又高度怀疑为间皮瘤时，仍需在CT引导下重新穿刺。

CT是胸膜病变最有价值、最可靠的检查手段[91,92]。薄层增强CT和高分辨率CT能观察到胸膜病变的范围，对术前诊断、制定治疗方案以及评价疗效等具有重要作用。弥漫性恶性间皮瘤在CT图像上表现为胸膜广泛增厚，可累及叶间裂（图17-27H～D），呈不规则状或结节状，胸膜腔下部较为明显，可伴有胸腔积液。部分病例可显示向周围组织侵犯，包括胸壁、肋骨、椎骨和纵隔等。随着多层螺旋CT和多平面重建技术的开展，可进一步提高恶性间皮瘤分期的准确性。

MRI与CT相似，表现为胸膜广泛不规则性增厚，其中T_1WI显示为中等信号，T_2WI信号强度稍有增高。静脉注射Gd-DTPA后可显示有明显强化。MRI在评价胸内筋膜侵犯、膈肌侵犯、心包侵犯以及确定病变是否可切除等方面优于CT，且在评价术后复发以及对化疗或放疗疗效上比CT具有更高的准确性。

PET目前尚不是恶性间皮瘤的常规检测手段，主要用于恶性间皮瘤的分期、预后和评价临床疗效等。

与胸膜间皮瘤相似，腹膜间皮瘤在腹部平片、CT和MRI上显示为脏层和壁层腹膜增厚，或显示有多个小结节（图17-27E，F），常伴有腹水。

不主张临床上对间皮瘤作术中冷冻切片会诊，应尽可能采取活检。胸膜间皮瘤可通过电视胸腔镜检查（videothoracoscopy, VATS）作胸膜活检，不主张采用胸廓切开术（thoracotomy），因会导致肿瘤播散。对于胸腔局部已被肿瘤所闭塞的病例，可经部分肋骨切除后直接作剖胸胸膜活检。腹膜间皮瘤也可通过腹腔镜进行活检。

恶性间皮瘤的临床分期常需结合CT、MRI和PET，但难以评估纵隔淋巴结的转移情况，后者常需行纵隔镜检查。

下文列出胸膜间皮瘤的TNM分期和临床分组（表17-4，表17-5）。

表17-4　胸膜间皮瘤的TNM分期

T—原发性肿瘤	— 累及任何肋骨
TX　原发性肿瘤不能评估	— 通过膈肌侵犯腹腔
T0　无原发性肿瘤	— 侵犯纵隔中的任何器官
T1　肿瘤累及单侧壁层胸膜，伴或不伴有局部脏层胸膜累及	— 直接蔓延至对侧胸腔
T1a　肿瘤累及单侧壁层胸膜（包括纵隔和膈肌部），不累及脏层胸膜	— 侵犯胸椎
	— 蔓延至心包内层
T1b　肿瘤累及单侧壁层胸膜（包括纵隔和膈肌部），伴有局部脏层胸膜累及	— 心包积液，细胞学检查为阳性
	— 侵犯心肌
	— 侵犯臂丛
T2　肿瘤累及任何单侧胸腔表面，伴有至少下列中的一项：	注明：T3*　描述的病变是局部区域呈进展性，但具有可被切除的可能性
— 胸膜脏层（包括叶、段间裂）有融合性肿块	T4*　描述的病变是局部区域呈进展性，技术上不能被切除
— 侵犯膈肌	
— 侵犯肺实质	N—区域淋巴结
T3*　肿瘤累及任何单侧胸腔表面，伴有至少下列中的一项：	NX　区域淋巴结不能评估
— 侵犯胸内筋膜	N0　无区域淋巴结转移
— 侵犯至纵隔脂肪内	N1　单侧支气管肺和（或）肺门淋巴结转移
— 肿瘤呈孤立性病灶，可完全切除，但侵犯胸壁软组织	N2　单侧隆突下淋巴结和（或）内乳淋巴结或纵隔淋巴结
— 累及心包但未侵及心肌	N3　对侧纵隔淋巴结，内乳淋巴结，或肺门淋巴结和（或）单侧或对侧锁骨上淋巴结或斜三角肌淋巴结
T4*　肿瘤累及任何单侧胸腔表面，伴有至少下列中的一项：	M—远处转移
— 弥漫性或多灶性侵犯胸壁软组织	MX　远处转移不能评估
	M0　无远处转移
	M1　有远处转移

表 17-5　胸膜间皮瘤的临床分组

临床分组	T	N	M
ⅠA	T1a	N0	M0
ⅠB	T1b	N0	M0
Ⅱ	T2	N0	M0
Ⅲ	T1,T2	N1	M0
	T1,T2	N2	M0
	T3	N0,N1,N2	M0
Ⅳ	T4	任何 N	M0
	任何 T	N3	M0
	任何 T	任何 N	M1

【大体形态】

早期病变于壁层和脏层胸膜面或腹膜面可见多个灰白色小结或斑块,随疾病进展,结节互相融合,并使壁层和脏层胸膜或腹膜粘连在一起,形成弥漫片状增厚,质地坚实或呈胶冻样,包裹和压迫肺、肠、胃、肝或脾等实质脏器。在胸腔,增厚的胸膜肿瘤以肺下部和隔面最显著,肺实质内一般不受累及。病程处于晚期时,肿瘤可沿叶间裂播散,侵犯横膈和胸壁软组织,也可累及纵隔,侵犯心包和其他中线结构,并进一步扩展到对侧胸膜腔。在腹腔,早期病变在肠系膜或大网膜上可见多个灰白色结节状肿块(图17-28),结节可以较小,也可以融合,晚期病变可见肿块包裹肠袢。

【细胞学形态】

细胞学在恶性间皮瘤中的特异性高达100%,但敏感性欠佳,文献报道从 30% ~75% 不等[93]。细胞学在恶性间皮瘤的诊断中存在局限性,主要包括取样误差和医生阅片两个方面,

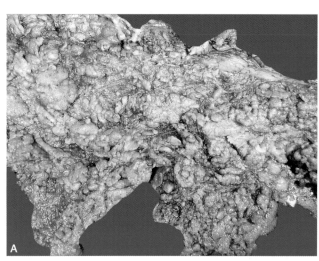
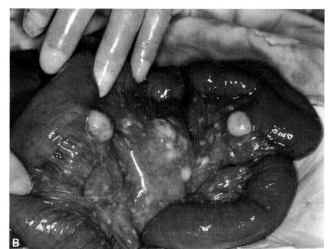

图 17-28　恶性间皮瘤
A. 腹膜多个灰白色结节;B. 肠系膜上多个灰白结节

前者主要在于细胞采集方法和技术上的欠缺。此外,某些类型的恶性间皮瘤(如肉瘤样间皮瘤)不易脱落至体腔积液标本中,导致其难以诊断。对体腔积液强调采集到数量充足且保存佳的标本,除手工涂片外,应增加制作薄层细胞学涂片和细胞块切片,辅以免疫组化等辅助检查可有效提高诊断正确率。对细胞病理医生而言,细胞学诊断的难点在于恶性间皮瘤中的瘤细胞与反应性间皮细胞以及腺癌等其他类型恶性肿瘤的瘤细胞在形态上存在一定的重叠,而侵犯邻近组织等组织学诊断恶性间皮瘤的重要依据在细胞学标本中观察不到。即便如此,恶性间皮瘤仍有一些独特的细胞学形态特征,通过不断积累经验,并结合临床表现和免疫细胞学,仍可作出相对可靠的细胞学诊断。此外,已经过组织学确诊的恶性间皮瘤病例,细胞学诊断可明确是否有复发或转移。

以下形态特征提示良性或反应性间皮细胞:①细胞呈散在单个或较小的簇状分布,细胞簇内相邻细胞之间可见线样"窗隙"样结构;②细胞圆,胞质丰富而致密,细胞外周有时可见蕾丝裙边样结构;③细胞核圆而多居中,可有双核,可见核仁。

细胞学所诊断的恶性间皮瘤主要为上皮样型,瘤细胞兼有上述良性或反应性间皮细胞的形态特征,例如圆形细胞和细胞间"窗隙"样结构等(图17-29)。恶性间皮瘤的瘤细胞虽有异型性,但并不十分显著。其他一些提示恶性间皮瘤的形态特征包括:①除单个和小簇分布的间皮细胞外,出现大的细胞团(>50个细胞),细胞团轮廓呈扇贝壳样(scalloped)或浆果样(berry-like),可见"窗隙"样结构;②细胞增大,核增大,可见双核细胞,甚至出现巨大的瘤细胞,但核质比仍较低;③核多居中,核轮廓不规则,核大小不一,但可不显著,可见明显的大核仁,核染色质深染不明显[88]。

在细胞块检查中有时可见到一些显示上皮样恶性间皮瘤分化的形态特点,如平切的乳头状结构,结合临床和免疫组化可帮助诊断(图17-30)。

与恶性间皮瘤不同的是,腺癌的癌细胞常显示明显异型性(图17-31)。此外,以下一些形态特征更提示腺癌:①出现大的细胞团,细胞团轮廓相对光滑平整,很少见到相邻细胞间的"窗隙"样结构;②出现核质比明显增高的细胞;③核大小不一,核轮廓不规则,核染色质深染;④出现核有明显异型性且

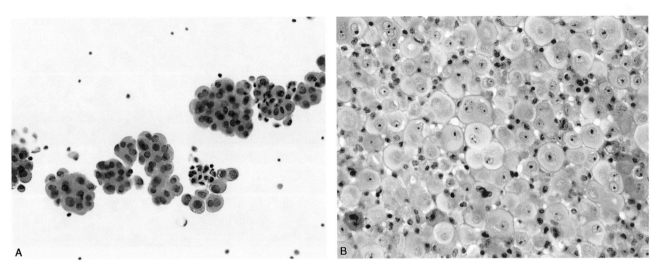

图 17-29　恶性间皮瘤的细胞学
A. 间皮细胞团,轮廓呈扇贝壳样或浆果样;B. 细胞周界清楚,可见明显核仁

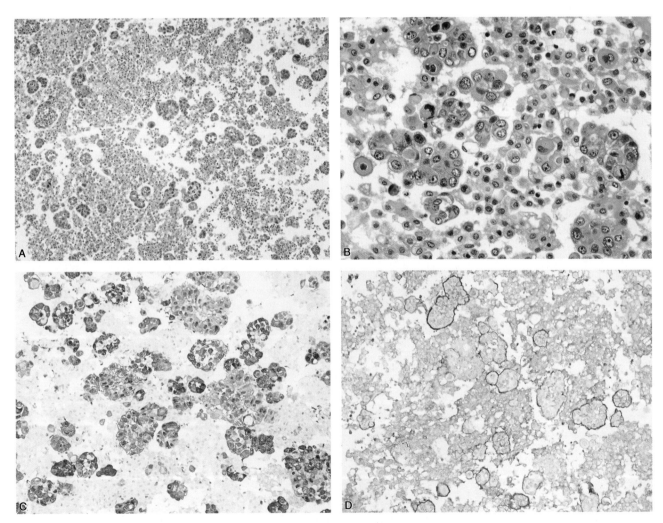

图 17-30　恶性间皮瘤的细胞块
A、B. 平切的乳头状结构;C. calretinin 标记;D. HMBE-1 标记

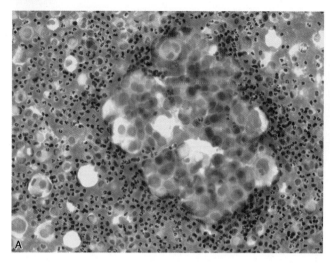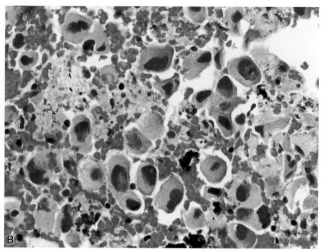

图 17-31   腺癌的细胞学

A. 核轮廓不规则,核染色质深染;B. 核有明显异型性且偏位性分布

偏位性分布的细胞;⑤如有砂砾体常提示为癌,但恶性间皮瘤中偶可见到砂砾体。此外,免疫细胞学有助于腺癌和恶性间皮瘤的鉴别诊断,参见后述。

需要指出的是,细胞学诊断有可能成为职业病相关法律诉讼的依据,因此细胞病理学医生在诊断恶性间皮瘤时需格外谨慎,必须结合临床表现和影像学检查。

【组织形态】

恶性间皮瘤的确诊必须基于组织学形态和免疫组织化学[88]。

根据组织学形态,恶性间皮瘤分为上皮样、肉瘤样和双相性三种主要亚型,其中上皮样间皮瘤包括了多种形态学变型,肉瘤样间皮瘤包括促结缔组织增生性间皮瘤和伴有异源性分化的间皮瘤(表17-1)。

1. 上皮样间皮瘤(epithelioid mesothelioma)   恶性间皮瘤中,50%的胸膜间皮瘤和75%的腹膜间皮瘤属于上皮性。

总的来说,上皮性间皮瘤的一个基本特点就是瘤细胞并无明显的异型性。在绝大多数的上皮性间皮瘤中,瘤细胞形态基本一致,呈立方状、多边形或扁平状,胞质丰富、多呈嗜伊红色(图 17-32A),在部分病例中也可呈空泡状。瘤细胞的核形也比较规则,尽管大多数肿瘤中可见到明显的大核仁,但也有一些病例核仁并不明显。核分裂在多数上皮性间皮瘤中均难以见到。瘤细胞的周界多比较清楚,瘤细胞如成片分布时,有点类似人行道上的铺路砖(图 17-32B)。

需注意以下几点:①病理诊断应具体到亚型,如诊断为"上皮样恶性间皮瘤"或"肉瘤样恶性间皮瘤",但不宜采用一些形态学变型来诊断,这些形态学变型可附于病理报告的备注当中;②熟悉恶性间皮瘤的形态学变型有助于诊断和鉴别诊断,其中一些变型具有预后意义,如多形性上皮样间皮瘤预后不佳;③同一例恶性间皮瘤可显示几种形态学特征;④受标本限制,基于穿刺活检的诊断可能较难进一步分型;⑤对恶性间皮瘤一般不分级,但新近报道显示,基于核分裂象、核异型性和 MIB 增殖指数的三级核

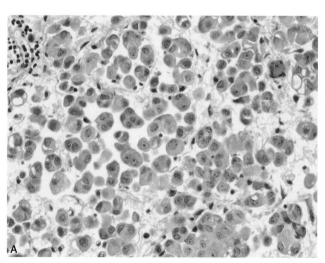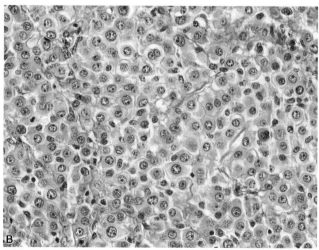

图 17-32   上皮样间皮瘤的形态学

A. 瘤细胞的形态基本一致,胞质丰富、嗜伊红色;B. 瘤细胞的周界多比较清楚

级评分可能具有预后意义[4,94]，但尚有待更多的研究报道加以验证。

（1）管状乳头状型（tubulopapillary variant）：最常见，以瘤细胞排列成管状和乳头状结构为特征（图 17-33A～H），乳头内含纤维血管性轴心，部分病例中还可见到梁状排列或类似腺癌的腺腔样结构。肿瘤间质呈黏液样、纤维黏液样或致密纤维化，后者可伴有玻璃样变性。少数病例中于乳头轴心

可见泡沫样组织细胞（图 17-33I），或在间质内见少量砂粒体（图 17-33J）。一般情况下，间皮瘤中间质内的黏液 AB 染色（pH 2.5）和胶体铁染色呈阳性，但可被透明质酸酶预处理，提示不是中性黏液，与腺癌有所不同。另在个别病例中，瘤细胞可沿着胸膜或腹膜的表面呈乳头状生长，类似高分化乳头状间皮瘤，但在其他区域常可见间质性浸润（图 17-23C）。

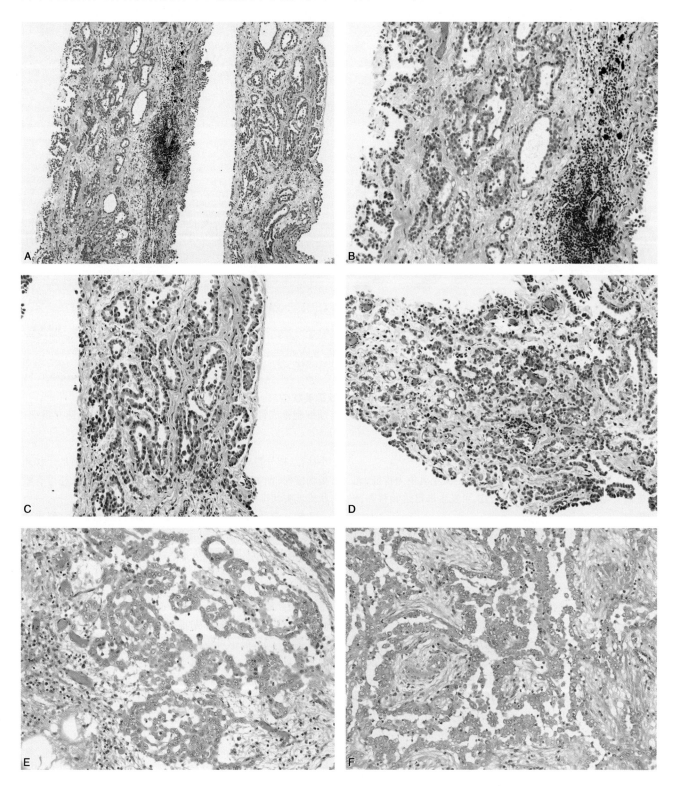

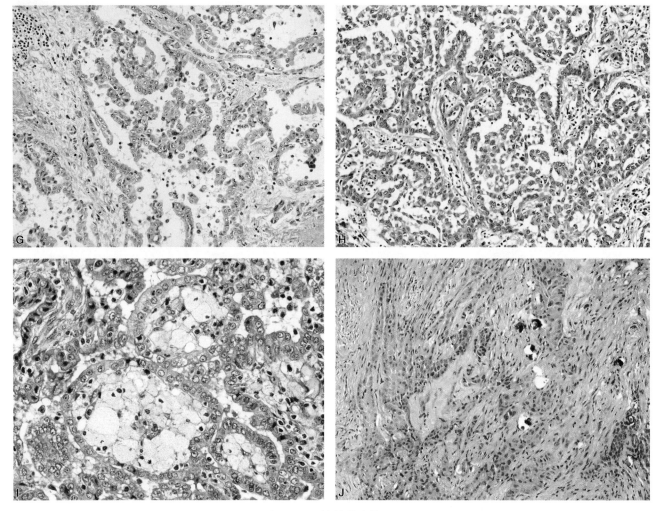

图 17-33 管状乳头状型

A～D. 胸膜间皮瘤活检,瘤细胞呈管状排列;E～H. 腹膜间皮瘤,瘤细胞排成管状-乳头状结构;I. 乳头轴心可见泡沫样组织细胞;J. 间质偶可有砂砾体

(2) 梁状型:以瘤细胞呈梁状排列为特征。

(3) 微乳头型:以瘤细胞形成簇状的微小乳头为特征,无纤维血管轴心,本型具有较高侵袭性,可发生淋巴道转移和肺内播散[95]。

(4) 小腺泡状/腺样型:由不规则的腺泡样或腺样结构组成(图 17-34),有时与浸润性腺癌难以区分,常需借助于免疫组化标记。

(5) 腺瘤样瘤型(adenomatoid variant):又称微腺型(microglandular),瘤细胞呈微囊状(microcystic pattern)或呈网格状(lace-like)排列,类似腺瘤样瘤(图 17-35)[96]。

(6) 腺样囊性型:瘤细胞呈管状和筛孔状排列,类似腺样囊性癌(图 17-36)[97]。

(7) 实体型(solid variant):瘤细胞呈实性巢状、片状或条索状排列(图 17-37A,B),可与其他变型合并存在(图 17-37D～F)。瘤细胞具明显异型性,核分裂象易见,有时可见瘤巨细胞,可与未分化癌、大细胞癌或淋巴瘤相混淆。

(8) 小细胞型:非常少见,所占比例不到1%,主要发生于胸膜。镜下瘤细胞体积小,核质比高,胞质较少,嗜伊红色,偶可呈空泡状,可融合成小囊腔样。核呈圆形或卵圆形,常见

小核仁,核分裂象较少见,多<5 个/10HPF。瘤细胞呈片状和巢状排列(图 17-38)[98],部分病例中除实性区域外,还可有梁状或乳头状排列结构。

(9) 透明细胞型(clear cell variant):瘤细胞大,胞质透明,排列成片状、小管状和乳头状,可与转移性肾透明细胞癌混淆(图 17-39)。电镜观察显示,胞质透明主要是胞质内积聚大量糖原所致,其他少见的情形包括含有脂滴、线粒体肿胀、胞质内有大量的小泡或胞质内腔隙等[99]。

(10) 蜕膜样型(deciduoid variant):比较少见,由 Taleman 等[100]于1985 年首先报道。肿瘤好发于年轻女性的腹腔内[101-104],但也可发生于中老年和男性患者[105],偶可发生于胸膜[106],临床上具有很高的侵袭性。镜下由大圆形、卵圆形或多边形的上皮样或组织细胞样细胞组成,胞质丰富,嗜伊红色,毛玻璃样,细胞周界清晰,核呈空泡状,可见明显嗜伊红色核仁,类似妊娠时的蜕膜细胞(图 17-40A,B)。

(11) 印戒细胞样型:瘤细胞的胞质内可含有空泡,含黏液,呈单排或列兵样排列,类似印戒细胞癌(图 17-41)[107,108]。

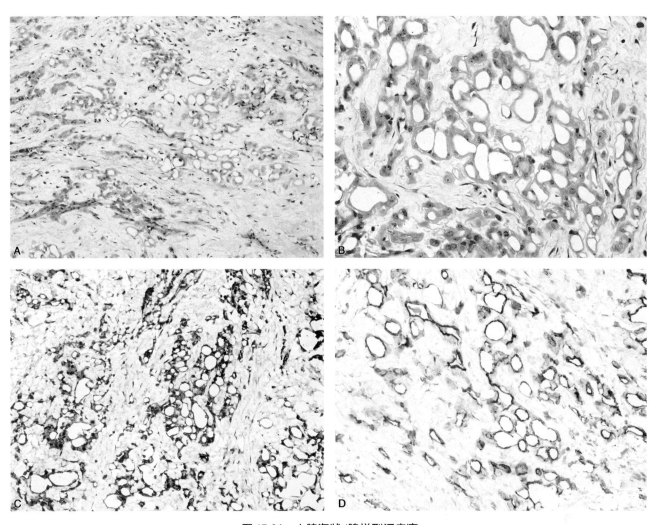

图 17-34 小腺泡状/腺样型间皮瘤
A、B. 镜下形态；C. calretinin 标记；D. D2-40 标记

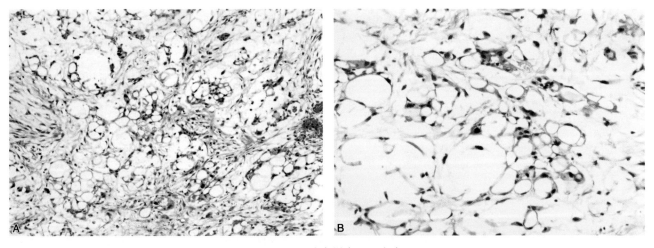

图 17-35 腺瘤样瘤型间皮瘤

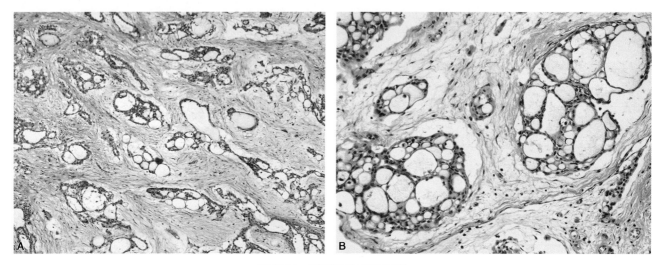

图 17-36　腺样囊性型间皮瘤

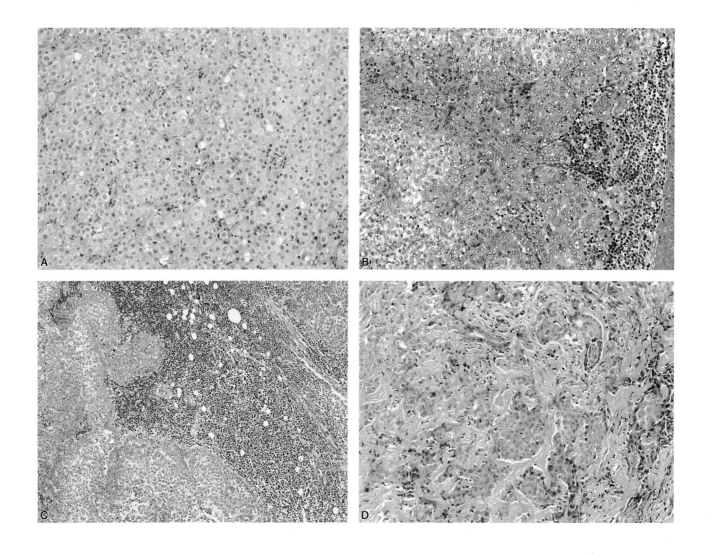

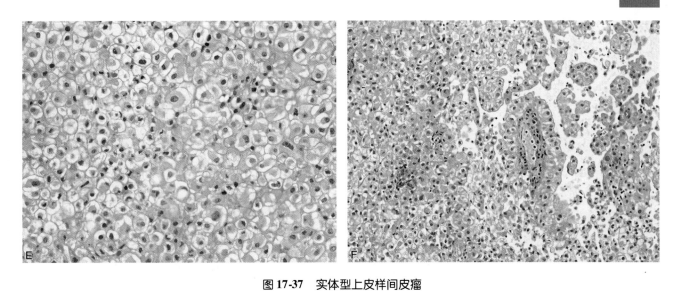

图 17-37 实体型上皮样间皮瘤
A ~ C. 瘤细胞呈实性片状或巢状排列;D. 局部区域可见腺管样结构;E. 实性区域;F. 局部区域可见乳头状结构

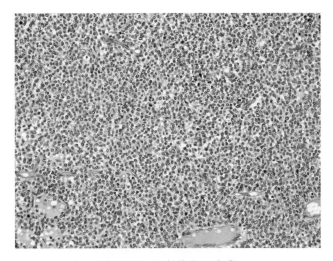

图 17-38 小细胞型间皮瘤
由成片的小圆细胞组成

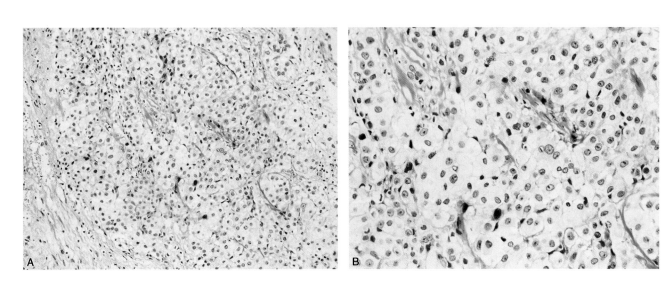

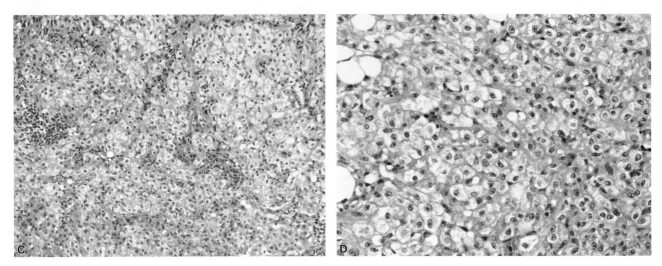

图 17-39　透明细胞型间皮瘤
由成片胞质透亮的瘤细胞组成

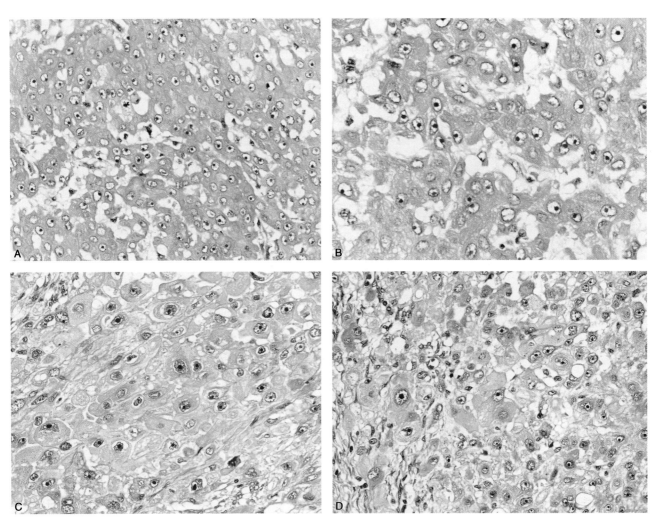

图 17-40　蜕膜样型间皮瘤
瘤细胞类似妊娠时的蜕膜细胞

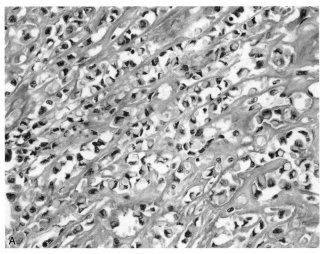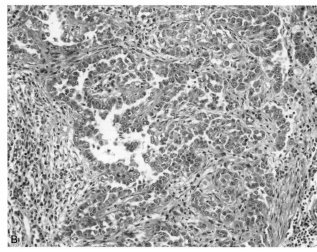

图 17-41　印戒细胞样型间皮瘤
A. 易被误诊为印戒细胞癌；B. 其他区域显示经典间皮瘤形态

（12）横纹肌样型：瘤细胞呈圆形或上皮样，不相黏附，胞质嗜伊红色，核圆形或卵圆形，偏位，可见明显的核仁（图 17-42），横纹肌样成分在肿瘤内所占的比例从 15% ~ 75% 不等[109]。

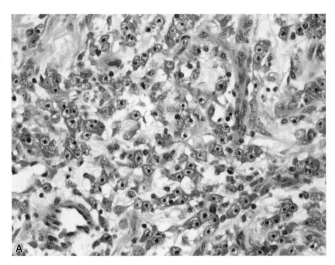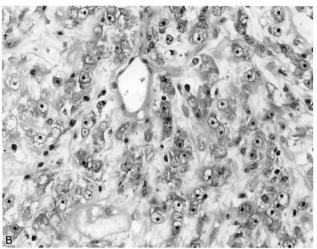

图 17-42　横纹肌样型间皮瘤
瘤细胞核偏位，染色质呈空泡状，可见明显的核仁

（13）多形性：瘤细胞体积大，显示明显异型性，核染色质粗、深染，核仁明显，核分裂象易见，可见瘤巨细胞，类似差分化癌，本型预后较差（图 17-43）[110]；

（14）淋巴组织细胞样型：曾被认为是肉瘤样间皮瘤[111,112]，但预后与上皮样间皮瘤相似，有学者认为归入上皮样间皮瘤可能更合适[113]，目前尚存争议。镜下由类似组织细胞的大圆形或卵圆形细胞组成，胞质嗜伊红色或淡染，核染色质细致，有时可见明显的核仁。瘤细胞呈片状或巢状分布，间质内伴有大量淋巴细胞浸润和组织细胞反应，淋巴细胞以 T 细胞为主（图 17-44）。

（15）黏液样型：肿瘤间质呈广泛黏液样变性（>50%）[114]，成巢或散在的上皮样间皮细胞漂浮在黏液样基质中（图 17-45）。间质内的黏液 AB 染色呈阳性，可被透明质酸酶消化。此型预后较好。

2. 肉瘤样间皮瘤（sarcomatoid mesothelioma）

（1）梭形细胞型：由条束状或杂乱状排列的纤维母细胞样梭形细胞组成，瘤细胞异型性明显，核分裂象易见，可有凝固性坏死，类似纤维肉瘤或多形性未分化肉瘤（图 17-46A ~ H）[115,116]。本型间皮瘤中可出现局灶上皮样分化，但所占比例<10%（图 17-46I ~ L）。

（2）促结缔组织增生性间皮瘤：以间质内含有大量宽大致密的胶原纤维为特征（胶原化区域占肿瘤 50% 以上）[117]，瘤细胞形态温和，夹杂在胶原纤维之间，可有坏死（图 17-47）。

（3）伴有异源性分化：少数肉瘤样间皮瘤中可出现骨肉瘤、软骨肉瘤、横纹肌肉瘤或其他类型肉瘤的异源性分化区域（图 17-48）[116,118]，通常这些区域范围较小，可见到经典的肉瘤样间皮瘤成分，但当这些异源性分化区域范围较广时，可与上述的一些肉瘤相混淆。

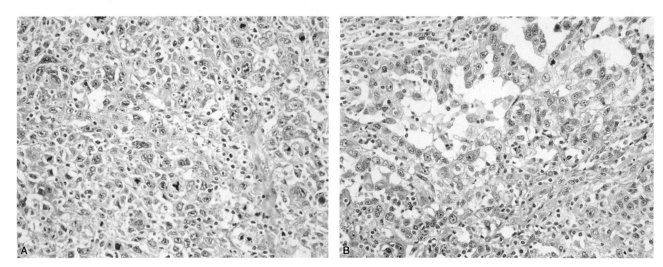

图 17-43　多形性间皮瘤
瘤细胞显示明显多形性,局部区域仍可见上皮样分化

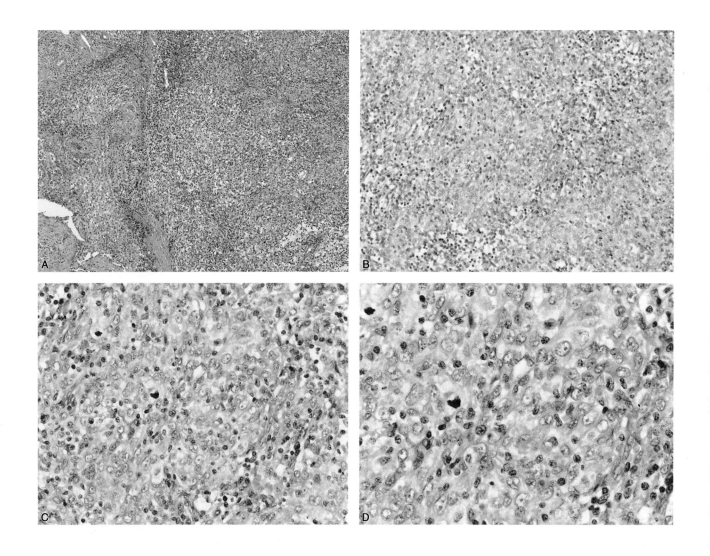

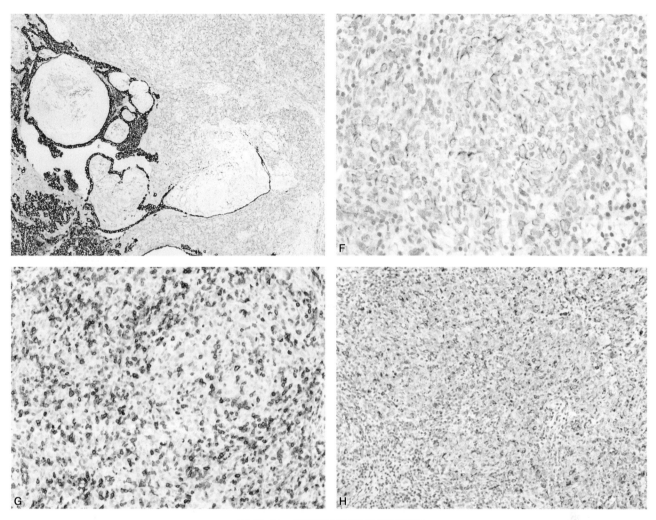

图 17-44　淋巴组织细胞样型间皮瘤

A～D. 由类似组织细胞的大圆形或卵圆形细胞组成,间质内伴有淋巴细胞浸润和组织细胞反应;E. AE1/AE3 标记,邻近的间皮细胞呈强阳性,瘤细胞呈弱阳性;F. 瘤细胞表达 AE1/AE3;G. CD3 标记;H. CD68 标记

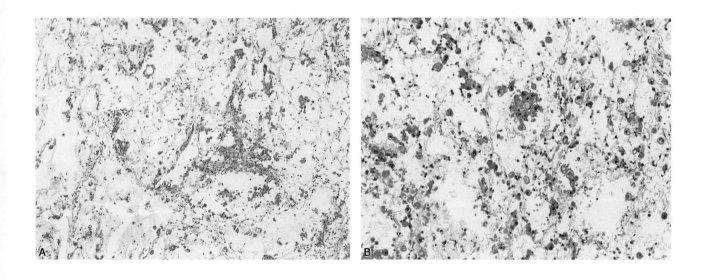

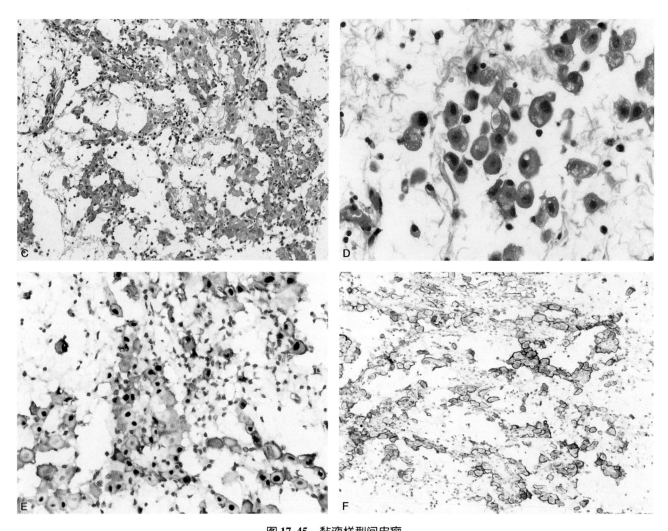

图 17-45　黏液样型间皮瘤
A ~ D. 瘤细胞漂浮在大量黏液样基质中；E. calretinin 标记；F. D2-40 标记

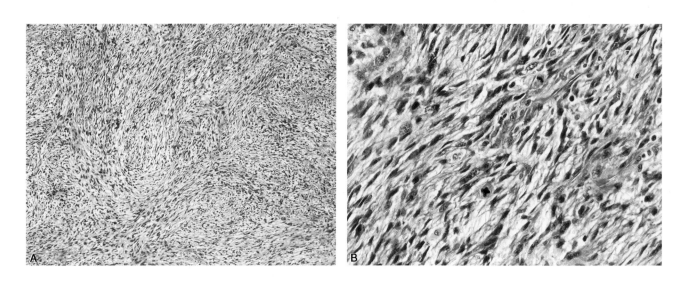

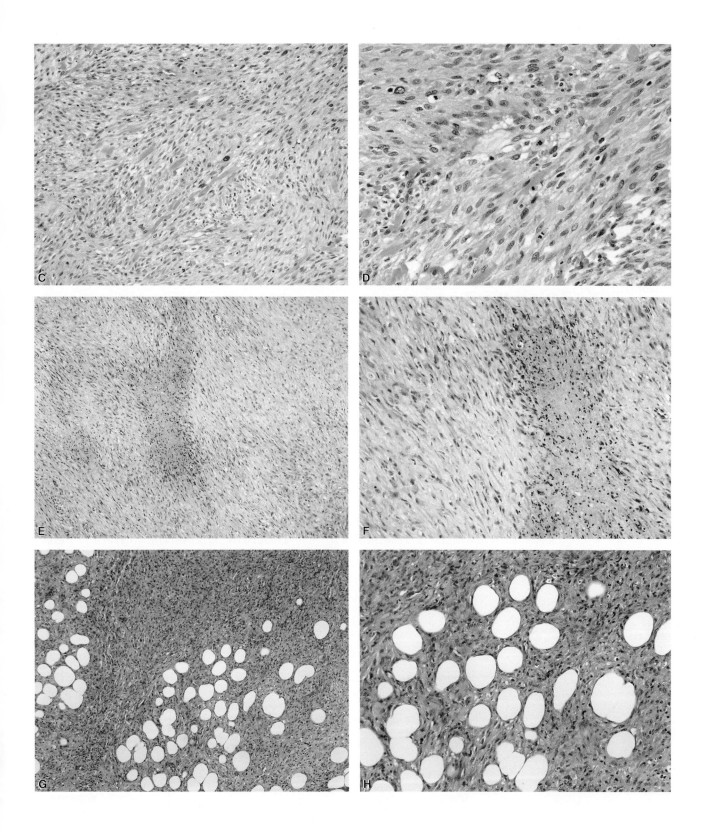

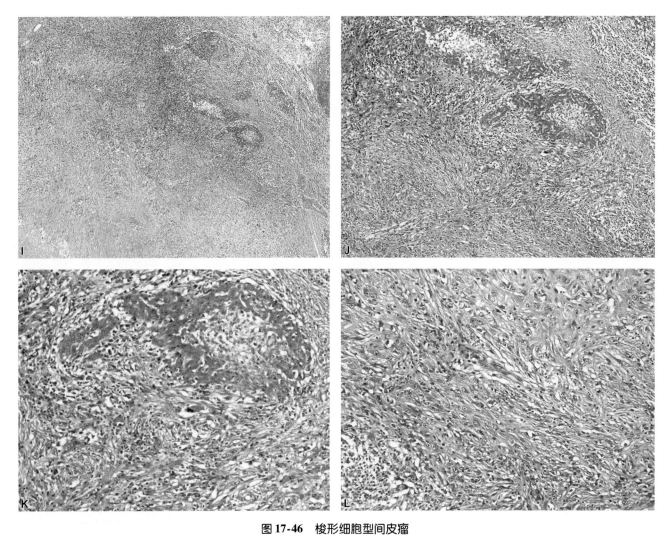

图 17-46　梭形细胞型间皮瘤

A～D. 由条束状或杂乱状排列的纤维母细胞样梭形细胞组成；E、F. 可伴有坏死；G、H. 常浸润脂肪组织（特别是位于胸膜者）；I～L. 局灶区域（<10%）可见上皮样分化

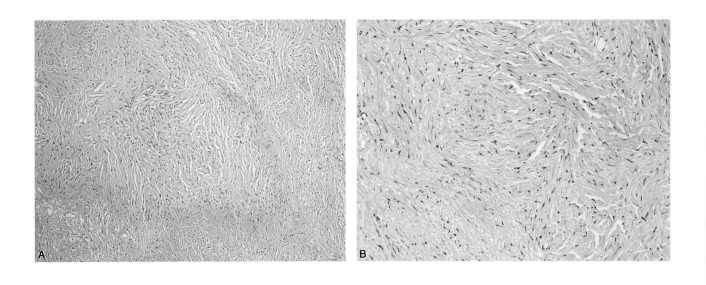

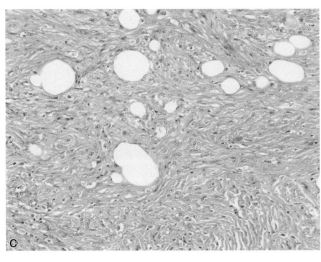
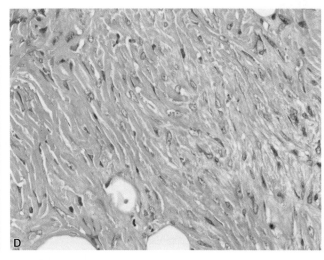

图 17-47　促结缔组织增生性间皮瘤

A ~ D. 以间质内含有大量宽大致密的胶原纤维为特征,可伴有坏死

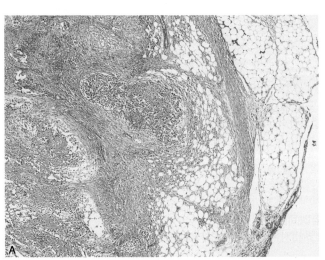
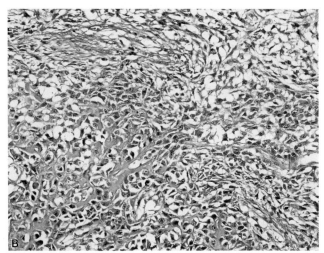

图 17-48　伴有异源性分化的肉瘤样间皮瘤

A、B. 伴有骨肉瘤样分化

3. 双相性间皮瘤(biphasic mesothelioma)　又称混合性间皮瘤(mixed mesothelioma),由上皮样和肉瘤样两种成分混合而成(图 17-49),每种成分至少超过肿瘤的 10%。

如果肿瘤取材越多,越仔细,双相性间皮瘤诊断的比例就会增高。双相性间皮瘤容易被误诊为滑膜肉瘤、癌肉瘤或肉瘤样癌。

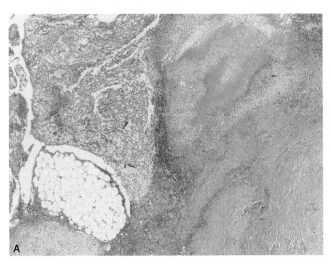
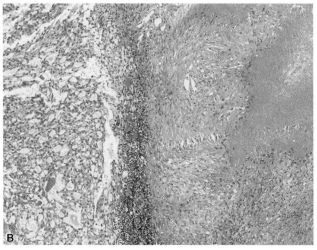

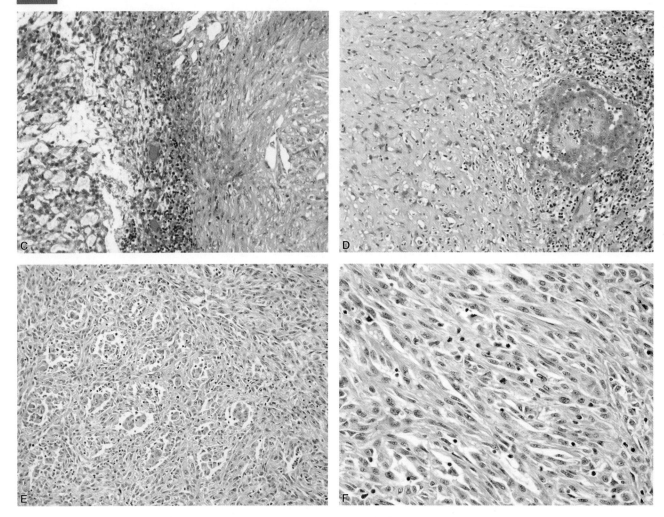

图 17-49　双相型间皮瘤

A~D. 由上皮样和肉瘤样两种成分混合而成,两者之间分界相对清楚;E. 上皮样和肉瘤样两种成分相互混杂;
F. 肉瘤样区域

【组织化学】

正常间皮和恶性间皮瘤的细胞内含有葡糖胺聚糖(透明质酸)和糖原颗粒,可用各种黏液染色和糖原染色来显示这些物质。通常用奥辛蓝(alcian blue)和胶体铁(colloidal iron)染色显示瘤细胞内黏液小滴,如预先用透明质酸酶处理,则转成阴性。此外,黏液卡红染色,甲苯胺蓝或硫堇染色也可以显示瘤细胞内黏液小滴。PAS 染色可将瘤细胞内糖原染成红色细颗粒状,而预先用淀粉酶消化,则呈阴性反应。因此,过去常用黏液染色和糖原染色来鉴别恶性间皮瘤和腺癌。然而,恶性间皮瘤活检标本置于水溶性固定液中固定,透明质酸和糖原颗粒可被部分移除,导致染色反应减弱或阴性,故有些恶性间皮瘤,尤其是分化差的病例,这些染色反应也可呈阴性。估计至少半数间皮瘤对黏液或糖原染色呈阴性反应,从而影响其诊断价值。实际工作中现已很少使用,而被免疫组织化学标记所取代。

【免疫组化】

间皮瘤和腺癌的鉴别诊断是外科病理中的难点之一,自Wang 等[119]于 1979 年第一次采用癌胚抗原(CEA)用来鉴别间皮瘤和肺腺癌以来,已有数十种抗体问世,但因各自采用的抗体型号不同,即便采用同一种类型的抗体,文献上的报道也有较大的差异。

目前多采用一组标记,其中所谓的"阳性间皮瘤标记"主要为钙网膜蛋白(calretinin)、CK5/6、WT1 和 D2-40 四种(图 17-50A~D)[120-124],以 calretinin 特异性最高(表 17-6),一般不轻易诊断 calretinin 阴性的间皮瘤。N-钙黏蛋白(N-cadherin)也有一定的价值,但尚待进一步评估。"阴性间皮瘤标记"包括 CEA(单抗)、MOC-31、Ber-EP4、PAX8、CD15、B72.3、BG-8 和甲状腺转录因子 1(thyroid transcription factor 1,TTF-1),前三种最常用。原被广泛认为是间皮瘤标记的血栓调节蛋白(thrombomodulin,TM)、HBME-1(所谓的间皮单抗)和间皮素(mesothelin)等抗体因在肺腺癌中也有较高的表达率,现已"退居"二线。淋巴组织细胞性间皮瘤常表达 AE1/AE3(图 17-50E)。肉瘤样间皮瘤和促结缔组织增生性间皮瘤也以表达 AE1/AE3 为主,而 calretinin 常为阴性(图 17-50F~I),或为灶性阳性(图 17-50J)。

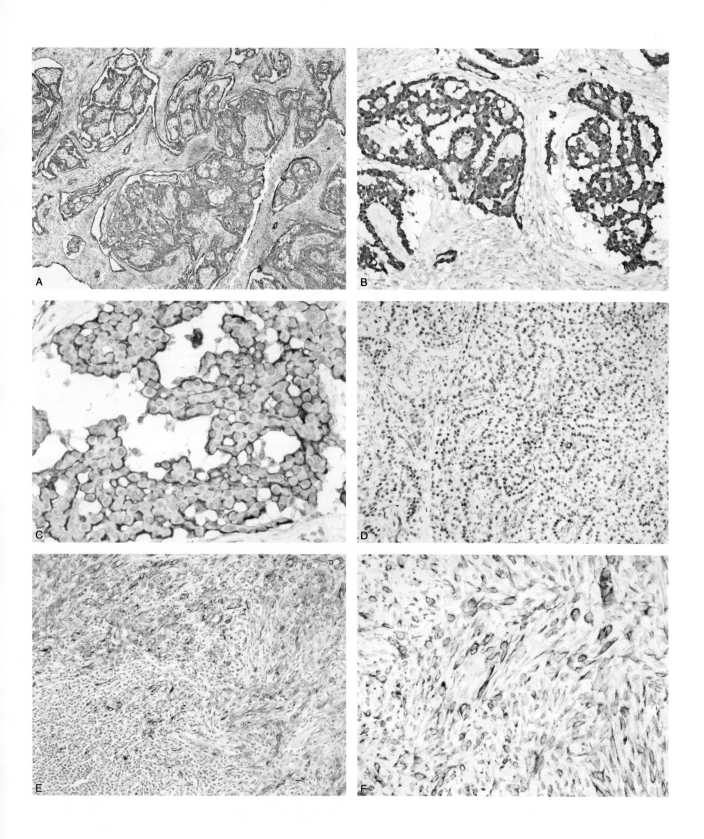

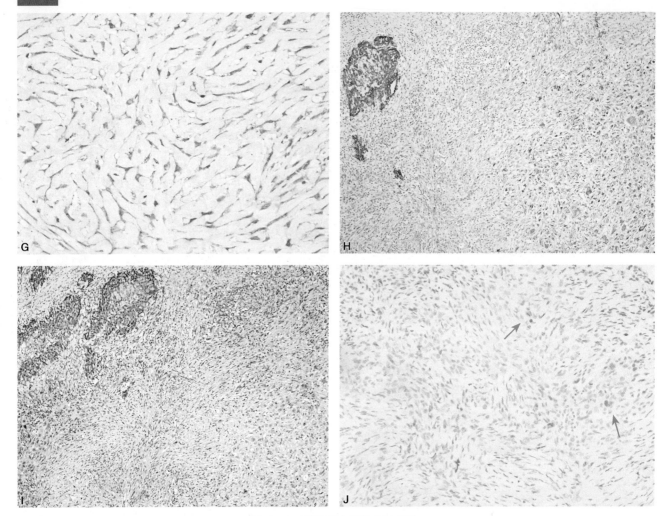

图 17-50 恶性间皮瘤的免疫组化

A、B. calretinin 标记；C. D2-40 标记；D. WT1 标记；E. 淋巴组织细胞性间皮瘤表达 AE1/AE3；F. 肉瘤样间皮瘤表达 AE1/AE3；G. 促结缔组织增生性间皮瘤表达 AE1/AE3；H. 上皮样区域和肉瘤样区域均表达 AE1/AE3；I. 上皮样区域表达 calretinin，肉瘤样区域失表达；J. 肉瘤样间皮瘤局灶性表达 calretinin

表 17-6 恶性间皮瘤阳性标记物的敏感性和特异性

抗体类型	敏感性	特异性
calretinin	>90%	90%～95%
CK5/6	70%～100%	80%～90%
WT1	70%～95%	～100%
D2-40	90%～100%	85%

【超微结构】

瘤细胞游离面可见大量细长微绒毛，在扫描电镜下更为清晰[125]。

【细胞和分子遗传学】

研究显示 1p21-22、3p14-25、4q、6q、9p21、13q13-14 和 14q 部分性丢失，22 号呈单倍体，以及 17p12-pter 重复性丢失等。位于 9p21 上的 CDKN2A/ARF 位点失活，而 CDKN2A/ARF 编码肿瘤抑制性基因片段 p16^INK4a 和 p14^ARF。其他异常包括 RASSF1A 肿瘤抑制基因的甲基化等。新近报道显示，有 2 例显示 t(14；22)(q32；q12)，产生 EWSR1-YY1 融合性基因[126]。

【鉴别诊断】

胸膜间皮瘤诊断时，需与各种累及胸膜的原发性和继发性病变相鉴别，其中最重要的是与从肺或胸壁局部侵犯到胸膜或从远处转移到胸膜的肿瘤鉴别，此外还需与各种原发于胸膜的局限性肿瘤和光镜下类似间皮瘤的病变鉴别。

在大多数情况下，依据光镜形态和免疫组织化学染色的特性作出正确诊断，但少数疑难病例和小的活检标本还需结合临床表现、影像学特点、胸腔镜或开胸术所见以及标本的大体表现才能作出正确诊断。

1. 上皮样间皮瘤

（1）肺腺癌：尤其是周围型肺腺癌常侵犯胸膜，偶尔可导致整个一侧胸腔的胸膜显著增厚而类似间皮瘤，称为假间皮瘤样腺癌（pseudomesotheliomatous adenocarcinoma）（图 17-51）[127]，此时需注意在影像学上是否存在肺实质内肿块，胸膜间皮瘤可侵犯肺组织，但很少在肺实质内形成明显肿块。镜下，间皮瘤的瘤细胞圆形或立方形，很少呈柱状，而肺腺癌的瘤细胞常呈柱状。然而，仅凭形态学常难以非常有把握地作出明确区分，可以借助于一组免疫化学标记物进行鉴别诊断。肺腺癌敏感性最高的标记物为 MOC-31 和 BG8（均为 93%），特异性最高的标记物为 CEA（97%）和 TTF-1（100%），而间皮瘤敏感性最高的标记物为 CK5/6（83%）和 HBME-1（85%），

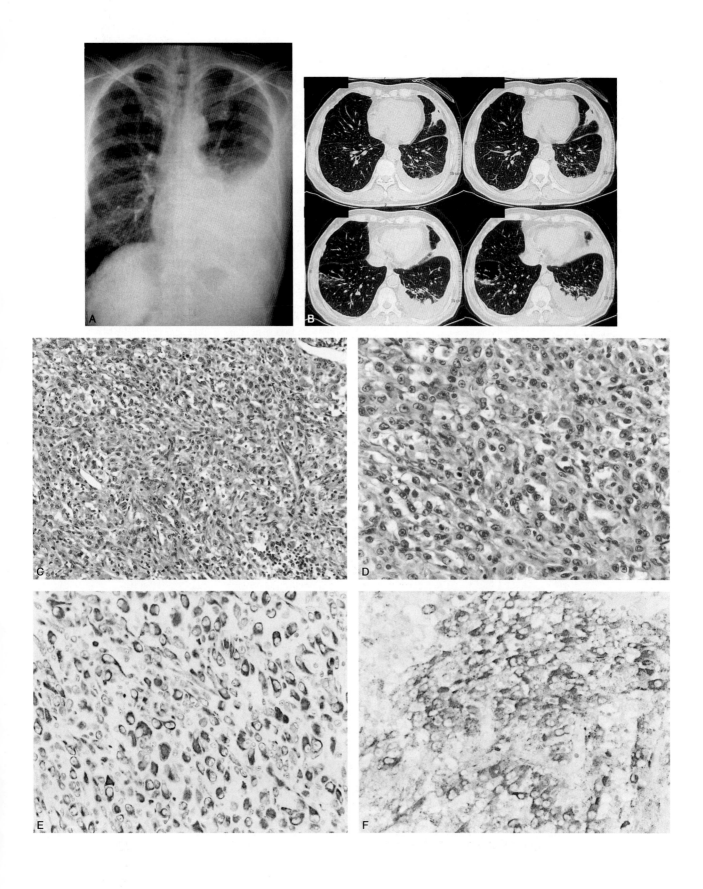

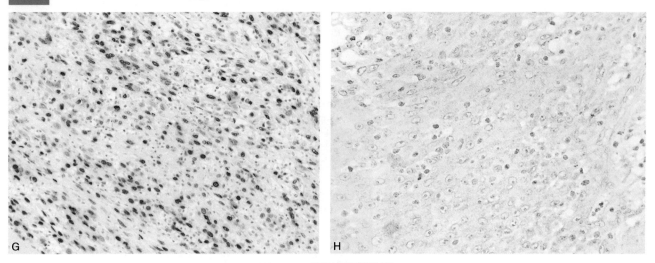

图 17-51　假间皮瘤样腺癌

A、B. 影像学可类似间皮瘤;C、D. 组织学上也可类似间皮瘤;E. CK7 标记;F. NapsinA 标记;G. TTF1 标记;H. calretinin 标记

特异性最高的标记物为 CK5/6(85%)和 WT1(96%)。胸膜间皮瘤可通过横膈累及腹膜,此时需与卵巢表面上皮癌,尤其是与浆液性乳头状癌鉴别。

(2)腹膜浆液性肿瘤:包括原发性浆液性乳头状癌(primary serous papillary carcinoma,PSPC)、盆腔交界性浆液性乳头状肿瘤和卵巢转移性浆液性癌/浆液性交界性肿瘤(图 17-52A)。PSPC

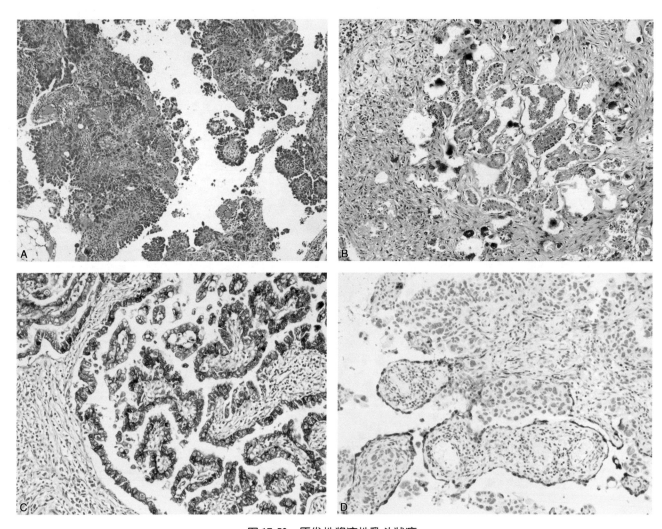

图 17-52　原发性浆液性乳头状癌

A. 可见乳头状结构;B. 间质内可见砂砾体;C. BerEP4 标记;D. PAX8 标记

常在腹膜表面形成多个小结节,外观上与早期间皮瘤难以区分。镜下,PSPC 中的乳头细长,形成乳头的瘤细胞可有多层,并显示中度异型性,与间皮瘤中瘤细胞形态一致、呈单层排列有所不同。此外,PSPC 中常可见砂砾体,部分病例中可含有大量的砂砾体,也称砂砾体癌(图 17-52B)。砂砾体在间皮瘤中较为少见。一般情况下,PSPC 与间皮瘤在光镜下即可鉴别,困难时可借助免疫组化,目前可采用 calretinin、BerEP4、ER 和 PAX8 四种标记(图 17-52C,D),如 calretinin 为阴性、PAX8 和 ER 为阳性,则不支持间皮瘤的诊断。CK5/6、CD44H、WT1、CA125 和 TM 在两种肿瘤中有很大的重叠。

下文列出上皮性间皮瘤与肺腺癌、腹腔浆液性癌的免疫组化鉴别诊断(表 17-7)。

表 17-7　恶性间皮瘤与肺腺癌及腹腔浆液
性癌的免疫组化鉴别诊断

标记物	间皮瘤	肺腺癌	腹腔浆液性癌
calretinin	+	-	-
CK5/6	+	-/(+)	-/(+)
WT1	+	-	+
CEA 单抗	-	+	-/(+)
MOC-31	-	+	+
B72.3	-	+	+
BG8	-	+	+/(-)
Ber-EP4	-	+	+
TTF1	-	+	/
ER	-	-/+	+
PAX8	-	+/-	+

其他部位的腺癌转移到胸膜也可引起与胸膜间皮瘤的鉴别诊断问题,除选择上述标记物外,还可选择一些部位特异性标记物。例如,乳头状甲状腺癌表达 TTF-1、PAX8 和甲状腺蛋白(TG),前列腺癌表达 PSA、PSAP 和 P501S,肝细胞癌表达 HepPar1 和 AFP,甲状腺髓样癌表达降钙素,大肠癌、尿路上皮癌和 Merkel 细胞癌表达 CK20,神经内分泌癌表达 CgA 和 Syn,恶性间皮瘤均不表达上述抗体(表 17-8)。

表 17-8　上皮性间皮瘤与转移性癌鉴别的
免疫组化标记物

原发部位	标记物
乳腺、宫内膜	ER、PR、Gata-3、mammaglobin
肺、甲状腺	TTF1
甲状腺 C 细胞	calcitonin、CEA
肝	HepPar1
肾细胞癌	PAX2、PAX8、RCC、CD15
前列腺	PSA、PSAP、P501S
大肠、尿路上皮、Merkel 细胞	CK20
鳞状细胞癌	P63、P40

(3) 反应性间皮增生:炎症、石棉纤维等慢性刺激可引起浆膜表面间皮损伤脱落,间皮下纤维母细胞样细胞增生,变圆,迁移到间皮表面,获得间皮细胞的免疫表型特征,同时表达 CK 和 vimentin,还可表达 desmin 和 MSA。这种反应性增生的间皮细胞可有一定程度异型性,与分化好的早期上皮样间皮瘤难以区分。

鉴别反应性与肿瘤性间皮增生时,需仔细评价临床和影像学特点。在胸腔镜和开胸活检时观察胸膜表面情况非常重要,如胸膜表面存在大片融合结节则强烈提示恶性间皮瘤。光镜下,反应性间皮细胞虽可显示不典型性,但不会显著异型,且无小管和乳头形成,后者提示恶性间皮瘤。恶性间皮增生最可靠的形态学标准是间质真正的浸润,尤其胸壁脂肪组织和骨骼肌的浸润,需注意的是反应性增生中间皮细胞可被卷入间质,不要误认为浸润,卷入的间皮细胞一般靠近胸膜表面,与其他脂肪组织分界明显。此外,在被卷入间质组织的周围常存在慢性炎症细胞浸润和反应性纤维组织增生。

当小块活检标本中,增生的间皮细胞部分显示分化好的上皮样间皮瘤的细胞学和组织学特征时,可诊断为非典型性间皮增生(atypical mesothelial hyperplasia)。如增生的间皮细胞在胸膜表面呈非浸润性生长,由单层或多层具有恶性细胞学特征,可呈小管、乳头和小片状生长,偶在局部区域可向胸膜下纤维组织内伸入。患者多为中老年男性,大多有石棉接触史,临床表现为呼吸困难,胸痛和干咳,多伴有反复胸水。胸腔镜下见胸膜表面有许多散在的灰白色小结节,直径 2 ~ 8mm。

恶性间皮瘤常 BAP1 表达缺失(53%)和高表达 EZH2 (66%)[16],联合应用这两种抗体,并结合 GLUT1 标记和 FISH 检测 *p16* 有助于与良性间皮增生相鉴别。

(4) 上皮样血管内皮瘤和上皮样血管肉瘤:这两种恶性血管源性肿瘤的瘤细胞呈上皮样,簇状生长,周围绕以致密纤维组织,可与分化差的上皮样间皮瘤或腺癌混淆(图 17-53)。如有石棉接触史和 CK 阳性,更易误诊。但仔细观察可见单个瘤细胞形成空腔,腔内可见红细胞或可见瘤细胞围成互相吻合的不规则血管腔。免疫组化染色如发现波形蛋白反应强度明显超过 CK 时,应进一步做内皮细胞标记,如 CD31 和 ERG 阳性,可作出上皮样血管内皮瘤或血管肉瘤的诊断。此外,在电镜下找到 Weibel-Palade 小体,也可支持内皮细胞来源的肿瘤。

(5) 蜕膜反应:多与怀孕有关,部分病例也可为自发性。尽管蜕膜细胞可显示一定的多型性,但异型性不如蜕膜样间皮瘤明显。蜕膜细胞表达 vimentin 和 desmin,不表达 AE1/AE3。

2. 肉瘤样间皮瘤　肉瘤样间皮瘤可相似于各种原发性或继发性梭形细胞肉瘤,包括纤维肉瘤、孤立性纤维性肿瘤、血管外皮瘤、恶性周围神经鞘膜瘤、恶性纤维组织细胞瘤和平滑肌肉瘤等。当出现骨和软骨成分时,又可与骨肉瘤和软骨肉瘤混淆。肉瘤样间皮瘤有时不表达 calretinin 和 CK5/6,但表达 AE1/AE3 和 vimentin,可与其他肉瘤鉴别。

肉瘤样间皮瘤与肺的肉瘤样癌(多形性癌)继发性累及胸膜或肉瘤样肾细胞癌转移到胸膜作鉴别时非常困难,形态学

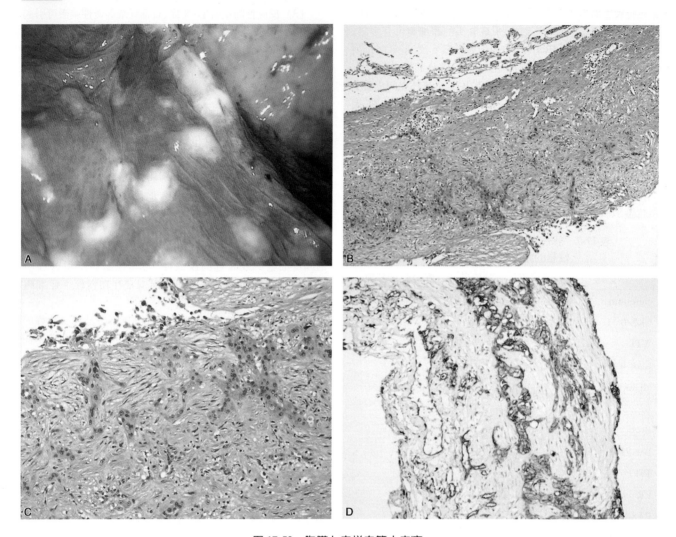

图 17-53　胸膜上皮样血管内皮瘤
A. 胸膜灰白色结节,累及间皮瘤;B、C. 胸膜穿刺活检,可见索状排列的上皮样细胞;D. CD31 标记

和免疫组织化学往往无法可靠地作出鉴别,此时需结合临床表现、X 线和大体形态才能作出正确诊断。

发生于胸膜和心包的梭形细胞滑膜肉瘤易被误诊为恶性间皮瘤(图 17-54A,B),但与肉瘤样间皮瘤相比,滑膜肉瘤中的瘤细胞形态相对比较一致(图 17-54C,D),免疫组化标记虽可表达 AE1/AE3 和 EMA,但常为局灶阳性(图 17-54E,F)。梭形细胞滑膜肉瘤常弥漫表达 bcl-2 和 CD99。分子检测显示有 SSX18 基因相关易位。

3. 促结缔组织增生性间皮瘤

(1) 机化性胸膜炎:又称纤维性胸膜炎,患者可有肺炎或胸膜慢性损伤病史,发热、胸腔积液等。影像学检查胸膜增厚,大体上胸膜增厚,质坚实,硬皮样,灰白色或棕色,镜下见纤维组织显著增生,其间可见 CK 阳性的梭形间皮细胞,可与促结缔组织增生性间皮瘤混淆。但机化性胸膜炎中增生的纤维组织有明显分带现象(zonation phenomenon),即胸膜表面富于 CK 阳性梭形间皮细胞,深层细胞少,胶原丰富,病变中常有纤维素沉积,慢性炎症细胞浸润和毛细血管增生,这些增生血管常与表面垂直生长,类似肉芽组织。多做切片仔细检查无侵犯脂肪组织、骨骼肌或肺组织,免疫组织化学染色能更清

楚显示卷入纤维组织中 CK 阳性梭形细胞仅限于胸膜表层。促结缔组织增生性间皮瘤则必须有明确的浸润方能作出诊断。

(2) 胸膜斑块(pleural plaque):不同于胸膜纤维化,绝大多数患者有石棉接触史,病变常位于胸腔下部和横膈的壁层胸膜,大体表现境界清楚,直径从数毫米到数厘米,质坚实似软骨样,常有钙化。镜下为细胞非常稀少的致密玻璃样胶原束,互相交叉成网络状。有时可误认为促结缔组织增生性间皮瘤,但胸膜斑块内的梭形细胞 CK 阴性,且无浸润证据。需注意的是恶性间皮瘤可起自胸膜斑块上。

(3) 孤立性纤维性肿瘤:孤立性纤维性肿瘤(SFF)曾被认为是一种局限性纤维性间皮瘤,但免疫组化和电镜研究显示瘤细胞具有树突状细胞分化的纤维母细胞特征,并无间皮细胞分化特征,这些肿瘤还可位于肝脏、脑膜、皮肤、软组织、呼吸道和甲状腺等许多部位。WHO 最新分类已将 SFT 和血管外皮瘤一起归入纤维母细胞性/肌纤维母细胞性肿瘤中,其恶性型也相应被命名为恶性孤立性纤维性肿瘤。SFT 表达 CD34 和 STAT6,不表达 calretinin 和 AE1/AE3,故可与真正的恶性间皮瘤作出鉴别。

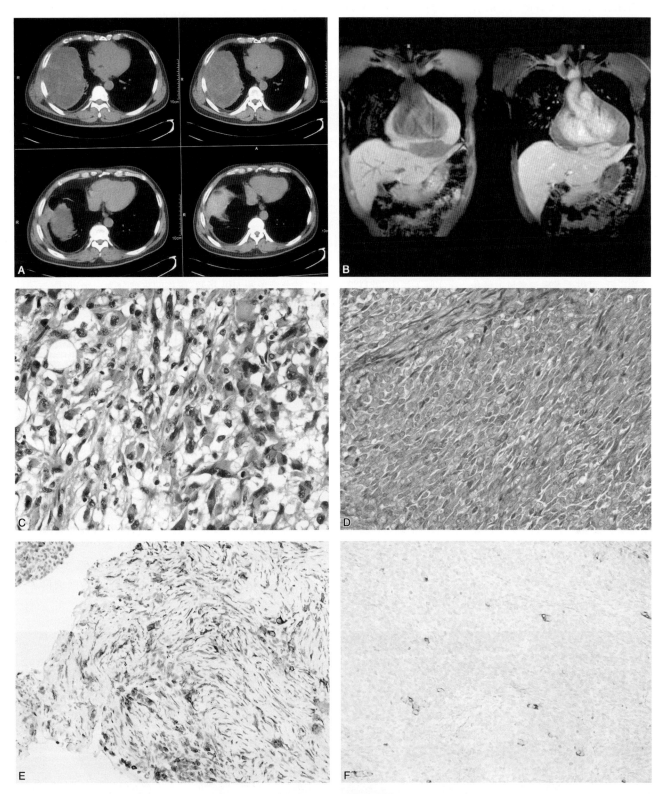

图 17-54 胸膜滑膜肉瘤
A、B. 滑膜肉瘤可原发于胸膜和心包,类似恶性间皮瘤;C、D. 与肉瘤样间皮瘤(C)相比,滑膜肉瘤(D)的瘤细胞形态相对一致;E、F. 与肉瘤样间皮瘤(E)相比,梭形细胞滑膜肉瘤 AE1/AE3 常为局灶阳性

（4）侵袭性纤维瘤病：胸壁纤维瘤病偶可累及壁层胸膜，可与促结缔组织增生性间皮瘤混淆，纤维瘤病中纤维母细胞虽可表达 α-SMA 和 β-catenin，但不表达 CK 和 calretinin，可与间皮瘤区别。

4. 双相性间皮瘤　双相性间皮瘤由上皮性和肉瘤样两种成分组成，容易作出诊断，但偶尔需与发生于胸膜或腹膜的滑膜肉瘤鉴别，后者常需经分子遗传学检测 t（X；18）或 *SS18-SSX* 融合性基因证实。肺的癌肉瘤偶可累及胸膜，相似于双相性间皮瘤，但癌肉瘤的两种成分也容易区分开，且表达上皮性抗原，不表达间皮细胞抗原。

【治疗】

对弥漫性恶性间皮瘤宜采取积极的手术、内科和放疗三联治疗（trimodality therapy），应由多学科医师组成的综合性专业团队根据患者的具体病情制定综合性治疗方案。

各种治疗方法中，外科手术是唯一可能获得根治性疗效的手段，然而遗憾的是，恶性间皮瘤一经确诊往往病变范围已较为广泛，可供手术根治者凤毛麟角。在实际工作中，外科治疗多以姑息性治疗为主，包括胸腔闭式引流术、胸膜固定术和胸膜剥脱术。

内科治疗中目前采用比较多的一线药物是抗叶酸多靶点药物培美曲塞（Pemetrexed，PMT，Alimata），常联合顺铂（Cisplatin，DDP），其中培美曲塞给予 $300 \sim 600mg/m^2$，顺铂给予 $60 \sim 100mg/m^2$，每 3 周一个周期，可有较高的缓解率（41.3%）、中位生存期（12.1 个月）和较长的疾病进展时间（5.7 个月）。治疗前服用维生素 B_{12} 和叶酸增补剂可使药物毒性反应减小，增强患者的耐受力。其他化疗方案包括雷替曲塞联合奥沙利铂，也有一定疗效。

放射治疗主要适用于胸膜外肺切除或胸膜切除术后的患者，不能手术但疼痛严重者，以及作为化疗后的后续治疗。对已做过穿刺活检的患者采用局部放疗对防止瘤细胞沿针道播散有一定的意义。

其他的治疗方法包括白介素-2、干扰素和粒细胞巨噬细胞集落刺激因子（GM-CSF）等在内的免疫治疗，光动力治疗（photodynamic therapy，PDT）以及基因治疗等均令人期待，尚有待于进一步的探索。

【预后】

恶性间皮瘤是一种高度恶性的肿瘤，对 176 例采用三联治疗后生存的患者调查显示，2 年和 5 年生存率分别为 38% 和 15%。

影响间皮瘤的一些因素包括：

1. 临床因素　临床上出现胸痛、呼吸困难和体重明显减轻的患者可能预后不佳，年纪轻、无胸痛、年龄在 50 岁以下的女性患者、组织学上呈上皮样型及临床上肿瘤能被切除者可能预后较好。

2. 组织学类型　上皮样间皮瘤相对较好，双相性间皮瘤和肉瘤样间皮瘤（特别是促结缔组织增生性间皮瘤）预后较差。上皮样间皮瘤中的多形性型预后较差[110,128,129]。好发生于腹腔的蜕膜样间皮瘤具有较高的侵袭性，死亡率达 75%，平均存活期为 7 个多月，少数病例存活期较长。

3. 组织学分级　Kadota 等人[94]的报道显示，根据核异型性、核分裂象和 MIB 指数，可将间皮瘤分为三级，可能与预后相关：Ⅰ级，中位生存 28 个月；Ⅱ级，中位生存 14 个月；Ⅲ级，中位生存 5 个月。有待于更多的病例报道。

4. 遗传学因素　尚无确切指标能提示预后，但 3p21 缺失多见于上皮性间皮瘤，-7q 可见于 20% 的肉瘤样间皮瘤。

二、局限性恶性间皮瘤

局限性恶性间皮瘤（localized malignant mesothelioma，LMM）是一种在局部呈结节状生长的恶性间皮瘤，在组织学、特殊染色、免疫表型和超微结构上均与弥漫性恶性间皮瘤相同，但大体上或显微镜下不伴有弥漫性的胸膜或腹膜播散。LMM 的生物学行为不同于 DMM，预后较好。

【临床表现】

多数病例为在胸部平片或 CT 扫描中偶然发现（图 17-55），少数病例因胸腔积液就诊。Allen 等[130]新近报道的一组病例（23 例）显示，患者的平均年龄为 63 岁，男性多见，男：女为 2∶1。大多数病例位于胸膜，少数病例位于腹膜。

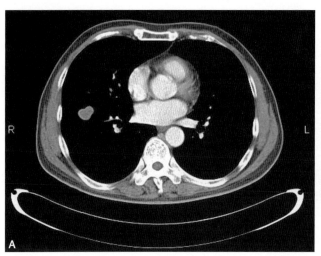

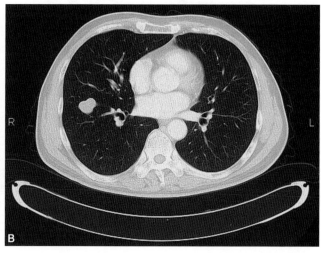

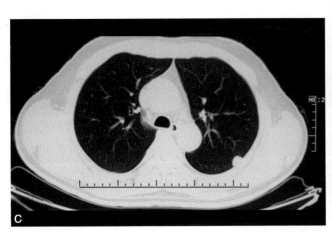

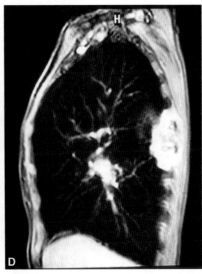

图 17-55 局限型间皮瘤 CT

【大体形态】

呈周界清晰的结节状,直径可大 10cm,与脏层或壁层胸膜相连(图 17-56),有蒂或无蒂,可延及邻近的肺组织。

【组织形态】

同弥漫性恶性间皮瘤,多数病例为上皮样间皮瘤(图 17-57A),部分病例为双相性,少数病例为肉瘤样(包括促结缔组织增生性间皮瘤)(图 17-57B)。

【免疫组化】

与弥漫性恶性间皮瘤相同(图 17-58)。

【鉴别诊断】

肉瘤样间皮瘤有时可被误诊为孤立性纤维性肿瘤,免疫组化标记可资鉴别。

【治疗】

部分病例可通过手术而获治愈。

【预后】

Allen 等[130] 随访的 21 例病例中,10 例在术后无瘤生存(18 个月至 11 年),复发性肿瘤可发生转移,但通常并不沿着

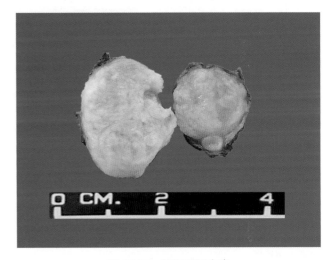

图 17-56 局限型间皮瘤

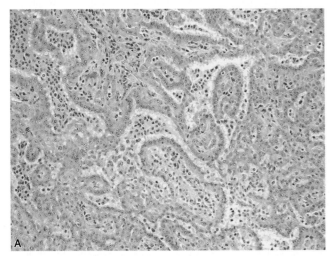

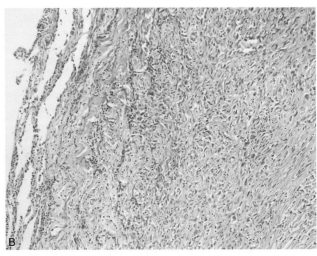

图 17-57 局限性间皮瘤
A. 上皮样间皮瘤;B. 促结缔组织增生性间皮瘤

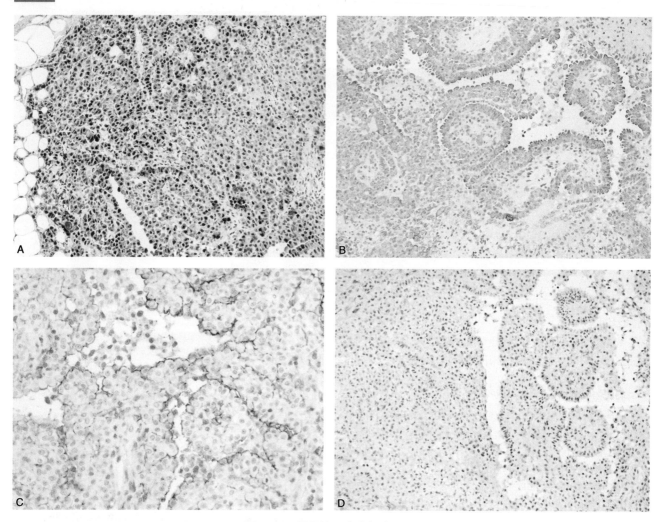

图 17-58　局限性间皮瘤免疫组化
A. calretinin 标记；B. CK5/6 标记；C. D2-40 标记；D. WT1 标记

胸膜表面扩散。

参 考 文 献

1. Carter D，True L，Oits C. Serous membranes. In：Stenberg SS，ed. Histology for pathologists. New York：Raven Press，1992：499-514.

2. Andrews PM，Porter KR. The ultrastructural morphology and possible functional significance of mesothelial microvilli. Anat Rec 1973，177：409-426.

3. Pistolesi M，Miniati M，Giuntini C. Pleural liquid and solute exchange. Am Rev Respir Dis，1989，140：825-847.

4. Galateau-Salle F，Churg A，Roggli V，et al. World Health Organization Committee for Tumors of the Pleura. The 2015 World Health Organization Classification of Tumors of the Pleura：advances since the 2004 classification. J Thorac Oncol，2016，11（2）：142-154.

5. Rosai J，Dehner LP. Nodular mesothelial hyperplasia in hernia sacs：a benign reactive condition simulating a neoplastic process. Cancer，1975，35：165-175.

6. Churg A，Colby TV，Cagle P，et al. The separation of benign and malignant mesothelial proliferations. Am J Surg Pathol，2000，24：1183-1200.

7. Cagle PT，Brown RW，Lebovitz RM. p53 immunostaining in the differentiation of reactive process from malignancy in pleural biopsy specimens. Hum Pathol，1994，25：443-448.

8. Roberts F，Harper CM，Downie I，et al. Immunohistochemical analysis still has a limited role in the diagnosis of malignant mesothelioma. A study of thirteen antibodies. Am J Clin Pathol，2001，116：253-262.

9. Davidson B，Nielsen S，Christensen J，et al. The role of desmin and N-cadherin in effusion cytology：a comparative study using established markers of mesothelial and epithelial cells. Am J Surg Pathol，2001，25：1405-1412.

10. Hurlimann J. Desmin and neural marker expression in mesothelial cells and mesotheliomas. Hum Pathol，1994，25：753-757.

11. Kato Y，Tsuta K，Seki K，et al. Immunohistochemical detection of GLUT-1 can discriminate between reactive mesothelium and malignant mesothelioma. Modern Pathol，2007，20：215-220.

12. Lagana SM, Taub RN, Borczuk AC. Utility of glucose transporter 1 in the distinction of benign and malignant thoracic and abdominal mesothelial lesions. Arch Pathol Lab Med, 2012, 136: 804-809.

13. Shi M, Fraire AE, Chu P, et al. Oncofetal protein IMP3, a new diagnostic biomarker to distinguish malignant mesothelioma from reactive mesothelial proliferation. Am J Surg Pathol, 2011, 35: 878-882.

14. Lee AF, Gown AM, Churg A. IMP3 and GLUT-1 Immunohistochemistry for distinguishing benign from malignant mesothelial proliferations. 2013, 37: 421-426.

15. Cigognetti M, Lonardi S, Fisogni S, et al. BAP1 (BRCA1-associated protein 1) is a highly specific marker for differentiating mesothelioma from reactive mesothelial proliferations. Mod Pathol, 2015, 28 (8): 1043-1057.

16. Shinozaki-Ushiku A, Ushiku T, Morita S, et al. Diagnostic utility of BAP1 and EZH2 expression in malignant mesothelioma. Histopathology, 2017, 70 (5): 722-733.

17. Churg A, Sheffield BS, Galateau-Salle F. New markers for separating benign from malignant mesothelial proliferations: are we there yet? Arch Pathol Lab Med, 2016, 140 (4): 318-321.

18. Andrici J, Jung J, Sheen A, et al. Loss of BAP1 expression is very rare in peritoneal and gynecologic serous adenocarcinomas and can be useful in the differential diagnosis with abdominal mesothelioma. Hum Pathol, 2016, 51: 9-15.

19. Hwang HC, Pyott S, Rodriguez S, et al. BAP1 Immunohistochemistry and p16 FISH in the diagnosis of sarcomatous and desmoplastic mesotheliomas. Am J Surg Pathol, 2016, 40 (5): 714-718.

20. Chiosea S, Krasinskas A, Cagle P T, et al. Diagnostic importance of 9p21 homozygous deletion in malignant mesotheliomas. Mod Pathol, 2008, 21: 742-747.

21. Husain A N, Colby T, Ordonez N, et al. International Mesothelioma Interest Group. Guidelines for pathologic diagnosis of malignant mesothelioma: 2012 update of the consensus statement from the International Mesothelioma Interest Group. Arch Pathol Lab Med, 2013, 137: 647-667.

22. Illei P B, Ladanyi M, Rusch V W, et al. The use of CDKN2A deletion as a diagnostic marker for malignant mesothelioma in body cavity effusions. Cancer, 2003, 99: 51-56.

23. Hwang H, Tse C, Rodriguez S, et al. p16 FISH deletion in surface epithelial mesothelial proliferations is predictive of underlying invasive mesothelioma. Am J Surg Pathol, 2014, 38: 681-688.

24. 刘绮颖, 崔凤云, 朱虹光. 透明胸膜斑尸检1例. 临床与实验病理学杂志, 2014, 30: 469-470.

25. Plaut A. Multiple peritoneal cysts and their histogenesis. Arch Pathol, 1928, 5: 574.

26. Drut R, Quijano G. Multilocular mesothelial inclusion cysts (so-called benign multicystic mesothelioma) of pericardium. Histopathology, 1999, 34: 472-474.

27. 高杰, 于国, 李冰, 等. 腹膜低度恶性囊性间皮瘤的病理诊断和鉴别诊断. 诊断病理学杂志, 2001, 8: 14-16.

28. Katsube Y, Mukai K, Silverberg SG. Cystic mesothelioma of the peritoneum: a report of five cases and review of the literature. Cancer, 1982, 50: 1615-1622.

29. Kjellevold K, Nesland JM, Holm R, et al. Multicystic peritoneal mesothelioma. Pathol Res Pract, 1986, 181: 767-773.

30. Weiss SW, Tavassoli FA. Multicystic mesothelioma. An analysis of pathologic findings and biologic behavior in 37 cases. Am J Surg Pathol, 1988, 12: 737-746.

31. Sawh RN, Malpica A, Deavers MT, et al. Benign cystic mesothelioma of the peritoneum: a clinicopathologic study of 17 cases and immunohistochemical analysis of estrogen and progesterone receptor status. Hum Pathol, 2003, 34: 369-374.

32. Yasuma T, Saito S. Adenomatoid tumor of the male genital tract-a pathological study of eight cases and review of the literature. Acta Pathol Jpn, 1980, 30: 883-906.

33. Ball NJ, Urbanski SJ, Green FH, et al. Pleural multicystic mesothelial proliferation. The so-called multicystic mesothelioma. Am J Surg Pathol, 1990, 14: 375-378.

34. Tobioka H, Manabe K, Matsuoka S, et al. Multicystic mesothelioma of the spermatic cord. Histopathology, 1995, 27: 479-481.

35. Chan JK, Fong MH. Composite multicystic mesothelioma and adenomatoid tumour of the uterus: different morphological manifestations of the same process? Histopathology, 1996, 29: 375-377.

36. Zotalis G, Nayar R, Hicks DG. Leiomyomatosis peritonealis disseminata, endometriosis, and multicystic mesothelioma: an unusual association. Int J Gynecol Pathol, 1998, 17: 178-182.

37. Holtzman RN, Heymann AD, Bordone F, et al. Carbohydrate antigen 19-9 and carcinoembryonic antigen immunostaining in benign multicystic mesothelioma of the peritoneum. Arch Pathol Lab Med, 2001, 125: 944-947.

38. 张仁元, 杜舜颖. 腺瘤样瘤. 中华病理学杂志, 1983, 112: 276-278.

39. 林建韶, 秦进喜, 王新允, 等. 腺瘤样瘤组织起源的免疫组织化学观察. 中华病理学杂志, 1986, 15: 295-296.

40. 朱力, 李宝珠. 子宫和卵巢腺瘤样瘤的临床病理分析. 中华病理学杂志, 2001, 30: 43-45.

41. de Klerk DP, Nime F. Adenomatoid tumors (mesothelioma) of testicular and paratesticular tissue. Urology, 1975, 6: 635-641.

42. Horstman WG, Sands JP, Hooper DG. Adenomatoid tumor of testicle. Urology, 1992, 40: 359-361.

43. Nogales FF, Isaac MA, Hardisson D, et al. Adenomatoid tumors of the uterus: an analysis of 60 cases. Int J Gynecol Pathol, 2002, 21: 34-40.

44. Craig JR, Hart WR. Extragenital adenomatoid tumor: Evidence for the mesothelial theory of origin. Cancer, 1979, 43: 1678-1681.

45. Plaza JA, Dominguez F, Suster S. Cystic adenomatoid tumor of the mediastinum. Am J Surg Pathol, 2004, 28: 132-138.

46. Raaf HN, Grant LD, Santoscoy C, et al. Adenomatoid tumor of the adrenal gland: a report of four new cases and a review of the literature. Mod Pathol, 1996, 9: 1046-1051.

47. Kaplan MA, Tazelaar HD, Hayashi T, et al. Adenomatoid tumors of the pleura. Am J Surg Pathol, 1996, 20: 1219-1223.

48. Natarajan S, Luthringer DJ, Fishbein MC. Adenomatoid tumor of the heart: report of a case. Am J Surg Pathol, 1997, 21: 1378-1380.

49. Lao IW, Wang J. Adenomatoid tumor of the small intestine: the first case report and review of the literature. Int J Surg Pathol, 2014, 22: 727-730.

50. Hes O, Perez-Montiel DM, Alvarado Cabrero I, et al. Thread-like bridging strands: a morphologic feature present in all adenomatoid tumors. Ann Diagn Pathol, 2003, 7: 273-277.

51. Kokoskova B, Daum O. Thread-like bridging strands in the adenomatoid tumor of the small intestine. Int J Surg Pathol, 2015, 23: 94.

52. Gaffey MJ, Mills SE, Swanson PE, et al. Immunoreactivity for BER-EP4 in adenocarcinomas, adenomatoid tumors, and malignant mesotheliomas. Am J Surg Pathol, 1992, 16: 593-599.

53. Otis CN. Uterine adenomatoid tumors: immunohistochemical characteristics with emphasis on Ber-EP4 immunoreactivity and distinction from adenocarcinoma. Int J Gynecol Pathol, 1996, 15: 146-151.

54. Bürrig KF, Pfitzer P, Hort W. Well-differentiated papillary mesothelioma of the peritoneum: a borderline mesothelioma. Report of two cases and review of literature. Virchows Arch A Pathol Anat Histopathol, 1990, 417: 443-447.

55. Daya D, McCaughey WT. Well-differentiated papillary mesothelioma of the peritoneum. A clinicopathologic study of 22 cases. Cancer, 1990, 65: 292-296.

56. Butnor KJ, Sporn TA, Hammar SP, et al. Well-differentiated papillary mesothelioma. Am J Surg Pathol, 2001, 25: 1304-1309.

57. Malpica A, Sant'Ambrogio S, Deavers MT, et al. Well-differentiated papillary mesothelioma of the female peritoneum: a clinicopathologic study of 26 cases. Am J Surg Pathol, 2012, 36: 117-127.

58. Chen X, Sheng W, Wang J. Well-differentiated papillary mesothelioma: a clinicopathological and immunohistochemical study of 18 cases with additional observation. Histopathology, 2013, 62: 805-813.

59. Galateau-Salle F, Vignaud JM, Burke L, et al. Mesopath group. Well-differentiated papillary mesothelioma of the pleura: a series of 24 cases. Am J Surg Pathol, 2004, 28: 534-540.

60. Shimizu S, Yoon HE, Ito N, et al. A case of solitary well-differentiated papillary mesothelioma with invasive foci in the pleura. Pathol Int, 2017, 67(1): 45-49.

61. Xiao SY, Rizzo P, Carbone M. Benign papillary mesothelioma of the tunica vaginalis testis. Arch Pathol Lab Med, 2000, 124: 143-147.

62. Tan WK, Tan MY, Tan HM, et al. Well-differentiated papillary mesothelioma of the tunica vaginalis. Urology, 2016, 90: e7-8.

63. Mangal R, Taskin O, Franklin R. An incidental diagnosis of well-differentiated papillary mesothelioma in a woman operated on for recurrent endometriosis. Fertil Steril, 1995, 63: 196-197.

64. Jatzko GR, Jester J. Simultaneous occurrence of a rectal carcinoma and a diffuse well differentiated papillary mesothelioma of the peritoneum. Int J, Colorectal Dis, 1997, 12: 326-328.

65. Gill SE, Ruple SM, Wolff CM, et al. Simultaneous occurrence of well differentiated papillary mesothelioma and endometrioid ovarian cancer: A case report. Gynecol Oncol Case Rep, 2013, 4: 53-55.

66. Hatano Y, Hirose Y, Matsunaga K, et al. Combined adenomatoid tumor and well differentiated papillary mesothelioma of the omentum. Pathol Int, 2011, 61: 681-685.

67. Churg A, Allen T, Borczuk AC, et al. Well-differentiated papillary mesothelioma with invasive foci. Am J Surg Pathol, 2014, 38(7): 990-8.

68. Diaz LK, Okonkwo A, Solans EP, et al. Extensive myxoid change in well-differentiated papillary mesothelioma of the pelvic peritoneum. Ann Diagn Pathol, 2002, 6: 164-167.

69. Nemoto H, Tate G, Kishimoto K, et al. Heterozygous loss of NF2 is an early molecular alteration in well-differentiated papillary mesothelioma of the peritoneum. Cancer Genet, 2012, 205: 594-598.

70. Ribeiro C, Campelos S, Moura CS, et al. Well-differentiated papillary mesothelioma: clustering in a Portuguese family with a germline BAP1 mutation. Ann Oncol, 2013, 24: 2147-2150.

71. Hejmadi R, Ganesan R, Kamal NG. Malignant transformation of a well-differentiated peritoneal papillary mesothelioma. Acta Cytol, 2003, 47: 517-518.

72. Washimi K, Yokose T, Amitani Y, et al. Well-differentiated papillary mesothelioma, possibly giving rise to diffuse malignant mesothelioma: a case report. Pathol Int, 2013, 63: 220-225.

73. Costanzo L, Scarlata S, Perrone G, et al. Malignant transformation of well-differentiated papillary mesothelioma 13 years after the diagnosis: a case report. Clin Respir J, 2014, 8: 124-129.

74. Cury PM, Butcher DN, Corrin B, et al. The use of histological and immunohistochemical markers to distinguish pleural malignant mesothelioma and in situ mesothelioma from reactive mesothelial hyperplasia and reactive pleural fibrosis. J Pathol, 1999, 189: 251-257.

75. Whitaker D, Henderson DW, Shilkin KB. The concept of mesothelioma in situ: implications for diagnosis and histogenesis. Semin Diagn Pathol, 1992, 9: 151-161.

76. Henderson DW, Shilkin KB, Whitaker D. Reactive mesothelial

hyperplasia vs mesothelioma, including mesothelioma in situ: a brief review. Am J Clin Pathol, 1998, 110: 397-404.

77. Bolen JW, Hammar SP, McNutt MA. Reactive and neoplastic serosal tissue. A light-microsocpic, ultrastructural and immunocytochemical study. Am J Surg Pathol, 1986, 10: 34-37.

78. BolenJW, HammarSP, McNuttMA. Serosal tissue: reactive tissue as model for understanding mesotheliomas. Ultrastructural Pathol, 1987, 11: 251-262.

79. Adami JG. Principles of pathology. Philadelphia: Lea & Febiger, 1908.

80. Klemperer P, Rabin CB. Primary neoplasms of the pleura: A report of five cases. Arch Pathol, 1931, 11: 385-412.

81. 廖美林主编. 恶性胸膜间皮瘤. 上海: 上海科技教育出版社, 2005.

82. Kerrigan SA, Turnnir RT, Clement PE, et al. Diffuse malignant mesothelioma of the peritoneum in women: a clinicopathologic study of 25 patients. Cancer, 2002, 94: 378-385.

83. Wedler HW. Asbestos und Lungenkrebs. Dtsch Med Wochenschr, 1943, 69: 575.

84. Wagner JC, Sleggs C, Marchand P. Diffuse pleural mesothelioma and asbestos exposure in the North Western Cape Province. Br J Ind Med, 1960, 17: 260-271.

85. Spirtas R, heineman EF, Bernstein L, et al. Malignant mesothelioma: attributable risk of asbestos exposure. Occup Environ Med, 1994, 51: 804-811.

86. Selikoff IJ, Hammond EC, Seidman H. Latency of asbestos disease among insulation workers in the United States and Canada. Cancer, 1980, 46: 2736-2740.

87. Lanphear BP, Buncher CR. Latent period for malignant mesothelioma of occupational origin. J Occup Med, 1992, 34: 718-721.

88. 刘绮颖, 平波, 王坚. 恶性间皮瘤的病理诊断. 临床与实验病理学杂志, 2014, 30: 1156-1160.

89. Carbone M, Pass HI, Rizzo P, et al. Simian virus 40-like DNA sequences in human pleural mesothelioma. Oncogene, 1994, 9: 1781-1790.

90. 金木兰, 李雪, 罗静, 等. 恶性间皮瘤可能与致瘤性猿猴病毒 SV40 无关. 中华病理学杂志, 2006, 35: 602-605.

91. Marom EM, Erasmus JJ, Pass HI, et al. The role of imaging in malignant pleural mesothelioma. Semin Oncol, 2002, 29: 26-35.

92. Wang ZJ, Reddy GP, Gotway MB, et al. Malignant pleural mesothelioma: evaluation with CT, MR imaging, and PET. Radiographics, 2004, 24: 105-119.

93. Sheaff M. Should cytology be an acceptable means of diagnosing malignant mesothelioma? Cytopathology, 2011, 22: 3-4.

94. Kadota K, Suzuki K, Colovos C, et al. A nuclear grading system is a strong predictor of survival in epithelioid diffuse malignant pleural mesothelioma. Mod Pathol, 2012, 25: 260-271.

95. Mogi A, Nabeshima K, Hamasaki M, et al. Pleural malignant mesothelioma with invasive micropapillary component and its association with pulmonary metastasis. Pathol Int, 2009, 59: 874-879.

96. Weissferdt A, Kalhor N, Suster S. Malignant mesothelioma with prominent adenomatoid features: a clinicopathologic and immunohistochemical study of 10 cases. Ann Diagn Pathol, 2011, 15: 25-29.

97. Allen T C. Recognition of histopathologic patterns of diffuse malignant mesothelioma in differential diagnosis of pleural biopsies. Arch Pathol Lab Med, 2005, 129: 1415-1420.

98. Ordonez NG. Mesotheliomas with small cell features: report of eight cases. Mod Pathol, 2012, 25: 689-698.

99. Ordonez NG. Mesothelioma with clear cell features: an ultrastructural and immunohistochemical study of 20 cases. Hum Pathol, 2005, 36: 465-473.

100. Talerman A, Montero JR, Chilcote RR, et al. Diffuse malignant peritoneal mesothelioma in a 13-year-old girl: report of a case and review of the literature. Am J Surg Pathol, 1985, 9: 73-80.

101. Gloeckner-Hormann K, Zhu X, Bertels H, et al. Deciduoid pleural mesothelioma affecting a young female without prior asbestos exposure. Respiration, 1999, 200: 67: 456-458.

102. Nascimento AG, Keeney GL, Fletcher CDM. Deciduoid peritoneal mesothelioma. An unusual phenotype affecting young females. Am J Surg Pathol, 1994, 18: 439-445.

103. Okonkwo A, Musunuri S, Diaz L Jr, et al. Deciduoid mesothelioma: a rare, distinct entity with unusual features. Ann Diagn Pathol, 2001, 5: 168-171.

104. Ordonez NG. Epithelial mesothelioma with deciduoid features: report of four cases. Am J Surg Pathol, 2000, 24: 816-823.

105. Shanks JH, Harris M, BanerjeeSS, et al. Mesotheliomas with deciduoid morphology. A morphologic spectrum and a variant not confined to young females. Am J Surg Pathol, 2000, 24: 285-294.

106. Serio G, Scattone A, Pennella A, et al. Malignant deciduoid mesothelioma of the pleura: report of two cases with long survival. Histopathology, 2002, 40: 348-352.

107. Hammar SP, Bockus DE, Remington FL, et al. Mucin-positive epithelial mesotheliomas: a histochemical, immunohistochemical, and ultrastructural comparison with mucin-producing pulmonary adenocarcinomas. Ultrastruct Pathol, 1996, 20: 293-325.

108. Cook DS, Attanoos RL, Jalloh SS, et al. "Mucin-positive" epithelial mesothelioma of the peritoneum: an unusual diagnostic pitfall. Histopathology, 2000, 37: 33-36.

109. Ordonez NG. Mesothelioma with rhabdoid features: an ultrastructural and immunohistochemical study of 10 cases. Mod Pathol, 2006, 19: 373-383.

110. Ordóñez NG. Pleomorphic mesothelioma: report of 10 cases. Mod Pathol, 2012, 25: 1011-1022.

111. Henderson DW, Attwood HD, Constance TJ, et al. Lympho-

histiocytoid mesothelioma：a rare lymphomatoid variant of predominantly sarcomatoid mesothelioma. Ultrastruct Pathol，1988，12：367-384.

112. Khalidi HS，Medeiros LJ，Battifora H. Lymphohistiocytoid mesothelioma. An often misdiagnosed variant of sarcomatoid malignant mesothelioma. Am J Clin Pathol，2000，113：649-654.

113. Galateau-Sallé F，Attanoos R，Gibbs AR，et al. Lymphohistiocytoid variant of malignant mesothelioma of the pleura：a series of 22 cases. Am J Surg Pathol，2007，31：711-716.

114. Shia J，Qin J，Erlandson R A，et al. Malignant mesothelioma with a pronounced myxoid stroma：a clinical and pathological evaluation of 19 cases. Virchows Arch，2005，447：828-834.

115. Klebe S，Brownlee NA，Mahar A，et al. Sarcomatoid mesothelioma：a clinical-pathologic correlation of 326 cases. Mod Pathol，2010，23：470-479.

116. 刘绮颖，陈庆明，王坚. 肉瘤样恶性间皮瘤的临床病理分析. 中华病理学杂志，2014，43：364-369.

117. Mangano WE，Cagle PT，Churg A，et al. The diagnosis of desmoplastic malignant mesothelioma and its distinction from fibrous pleurisy：a histologic and immunohistochemical analysis of 31 cases including p53 immunostaining. Am J Clin Pathol，1998，110：191-199.

118. Klebe S，Mahar A，Henderson DW，et al. Malignant mesothelioma with heterologous elements：clinicopathological correlation of 27 cases and literature review. Mod Pathol，2008，21：1084-1094.

119. Wang NS，Huang SN，Gold P. Absence of carcinoembryonic antigen-like material in mesothelioma：an immunohistochemical differentiation from other lung cancers. Cancer，1979，44：937-944.

120. Carella R，Deleonardi G，D'Errico A，et al. Immunohistochemical panels for differentiating epithelial malignant mesothelioma from lung adenocarcinoma. A study with logistic regression analysis. Am J Surg Pathol，2001，25：43-50.

121. Cury PM，Butcher DN，Fischer C，et al. Value of the mesothelium-associated antibodies thrombomodulin, cytokeratin 5/6，calretinin，and CD44H in distinguishing epithelioid pleural mesothelioma from adenocarcinoma metastatic to the pleura. Mod Pathol，2000，13：107-112.

122. Ordonez NG. Immunohistochemical diagnosis of epithelioid mesotheliomas：a critical review of old markers，new markers. Hum Pathol，2002，33：953-967.

123. Ordonez NG. D2-40 and podoplanin are highly specific and sensitive immunohistochemical markers of epithelioid malignant mesothelioma. Hum Pathol，2005，36：372-380.

124. King JE，Thatcher N，Pickering CA，et al. Sensitivity and specificity of immunohistochemical markers used in the diagnosis of epithelioid mesothelioma：a detailed systematic analysis using published data. Histopathology，2006，48：223-232.

125. Jandik WR，Landas SK，Bray CK，et al. Scanning electron microscopic distinction of pleural mesotheliomas from adenocarcinomas. Mod Patholo，1993，6：761-764.

126. Panagopoulos I，Thorsen J，Gorunova L，et al. RNA sequencing identifies fusion of the EWSR1 and YY1 genes in mesothelioma with t（14；22）（q32；q12）. Genes Chromosomes Cancer，2013，52：733-740.

127. Dessy E，Pietra GG. Pseudomesotheliomatous carcinoma of the lung. An immunohistochemical and ultrastructural study of three cases. Cancer，1991，68：1747-1753.

128. Kadota K，Suzuki K，Sima CS，et al. Pleomorphic epithelioid diffuse malignant pleural mesothelioma：a clinicopathological review and conceptual proposal to reclassify as biphasic or sarcomatoid mesothelioma. J Thorac Oncol，2011；6：896-904.

129. Brcic L，Jakopovic M，Brcic I，et al. Reproducibility of histological subtyping of malignant pleural mesothelioma. Virchows Arch，2014；465：679-685.

130. Allen TC，Cagle PT，Churg AM，et al. Localized malignant mesothelioma. Am J Surg Pathol，2005，29：866-873.

导读

组织学和胚胎学   ⅡB 肠道节细胞神经瘤病   脂肪母细胞性神经鞘膜瘤

周围神经肿瘤的分类   神经肌肉迷芽瘤   黏膜施万细胞错构瘤

良性增生性病变和肿瘤   神经囊肿   颗粒细胞瘤

 创伤性神经瘤   神经鞘瘤   先天性/牙龈颗粒细胞瘤

 Morton 神经瘤   神经纤维瘤和神经纤维瘤病 局部侵袭性肿瘤

 环层神经瘤   真皮神经鞘黏液瘤   恶性肿瘤

 孤立性局限性神经瘤   神经束膜瘤   恶性周围神经鞘膜瘤

 上皮鞘神经瘤   混杂性神经鞘膜肿瘤   恶性颗粒细胞瘤

 黏膜神经瘤、黏膜神经瘤病和 MEN

第一节　组织学和胚胎学

一、神 经 系 统

神经系统包括中枢神经系统和周围神经系统两大类,前者包括脑和脊髓,分别位于颅腔和椎管内,后者包括颅神经、脊神经和周围神经,其中颅神经与脑相连,共 12 对,脊神经与脊髓相连,共 31 对。

周围神经系统又分为躯体神经和内脏神经,前者分布于体表皮肤、黏膜、骨骼肌、骨和关节,后者分布于内脏、心血管和腺体。躯体神经和内脏神经均含有感觉神经和运动神经两种成分,感觉神经将神经冲动自周围的感觉器传至中枢,又称传入神经,运动神经将神经冲动自中枢传至周围的骨骼肌和腺体,又称传出神经。内脏神经中的传出神经支配心肌、平滑肌和腺体,不受人的意志控制,又称自主神经系统(植物神经系统),根据其功能,又分为交感神经和副交感神经[1]。

二、神 经 组 织

神经组织由神经细胞和神经胶质细胞组成。

神经细胞,也称神经元,是神经系统的结构和功能单位,具有接受刺激、整合信息和传导兴奋冲动的能力。神经元形态不一,可分为胞体、树突和轴突(axon)三个部分。神经元的突起通过神经元之间的特殊细胞连接结构——突触互相连接,形成复杂的神经网络。免疫组化上,神经元表达 NF。

周围神经系统的神经胶质细胞包括施万细胞(Schwann cell)和卫星细胞(satellite cell)两种,对神经元起支持、保护、营养和绝缘等作用。施万细胞参与神经纤维的构成,包裹在轴突的表面,是髓鞘的形成细胞。卫星细胞是神经节内包裹神经元胞体的一层扁平细胞。免疫组化上,施万细胞表达 S-100。因翻译上的差异,Schwann 的中文名称包括雪旺、施万、许旺或施旺数种,以采用雪旺和施万者居多。

三、神 经 纤 维

神经纤维由神经元的轴突或细长的树突及包绕在它们表面的神经胶质细胞组成。依据神经胶质细胞是否形成髓鞘,又分为有髓神经纤维和无髓神经纤维。

有髓神经纤维的髓鞘呈节段状,相邻节段间的狭窄区称郎飞结(Ranvier node),相邻两个郎飞结之间的部分称为结间体。髓鞘由施万细胞膜在髓鞘表面层层包裹形成,其主要的化学成分是髓磷脂。有髓神经纤维的兴奋传递呈跳跃式,从一个郎飞结传递至下一个郎飞结,故传导速度快。无髓神经纤维因无髓鞘和郎飞结,兴奋传递通过轴膜连续传导,故传导速度慢(图 18-1)。

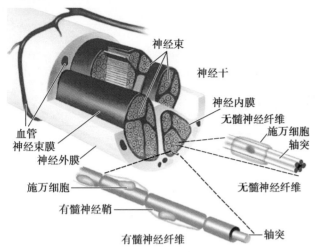

图 18-1　神经纤维解剖结构图
有髓神经纤维和无髓神经纤维

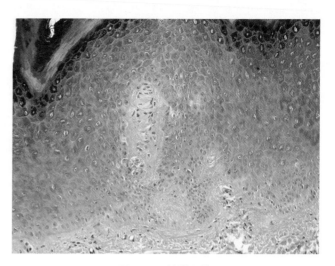

图 18-2　触觉小体

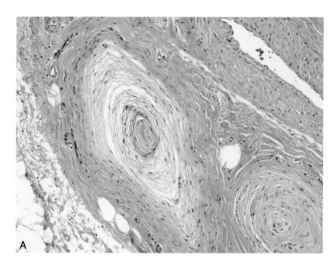

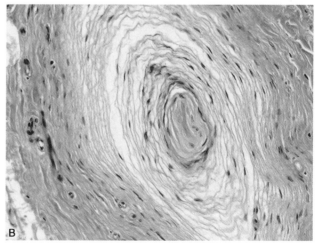

图 18-3　环层小体

四、神　经

神经由神经纤维束(nerve fascicle)集合而成。神经的表面包裹一层结缔组织,称神经外膜(epineurium),含有 I 型和 III 型胶原纤维及弹力纤维。大神经的神经外膜发育完好,尚有脂肪组织、营养性动脉、静脉和淋巴管,以及少量的肥大细胞。

神经(纤维)束表面有神经束膜细胞(perineurial cell),由几层扁平上皮细胞同心圆状围绕形成。免疫组化上,神经束膜细胞表达 EMA、GLUT1 和 claudin-1,不表达 S-100。神经束膜细胞和细胞之间的薄层胶原纤维共同构成神经束膜(perineurium)。神经束膜与蛛网膜相延续。

神经纤维束内的每条神经纤维的表面还有一薄层的结缔组织,含有纤维母细胞、巨噬细胞、肥大细胞和毛细血管,包裹施万细胞和轴突,称为神经内膜(endoneurium)。

五、神　经　末　梢

神经末梢是神经纤维的终末部分,遍布全身,形成末梢,依据功能分为感觉神经末梢和运动神经末梢两大类。

感觉神经末梢包括游离的神经末梢、触觉小体、环层小体和肌梭。

游离的神经末梢由有髓或无髓神经纤维末端反复分支而成,接近末梢处,髓鞘消失,末梢裸露的细支分布于表皮、角膜和毛囊的上皮细胞之间,及真皮、骨膜、血管外膜、韧带和筋膜等处,接受温度和应力刺激。

触觉小体(tactile or Meissner corpuscles)分布于真皮乳头层,以手指末端、手掌和足趾皮肤内最多。呈卵圆形,长轴与皮肤表面垂直,内有许多板层状排列的扁平状施万细胞(图18-2)。有髓神经纤维进入小体前脱去髓鞘,分支状围绕在施万细胞周围。触觉小体感受较小的应力刺激,如微小振动和触摸,参与产生触觉。

环层小体(lamellar or Pacinian corpuscles)分布于皮下、肠系膜、腹膜、韧带和关节囊等处。体积较大,呈卵圆形或圆形,由数十层同心圆状排列的扁平细胞组成(图18-3)。有髓神经

纤维进入小体时脱去髓鞘,轴突进入小体中央的圆柱体内。环层小体感受较强的应力刺激,如振动和压力。

肌梭(muscle spindles)是分布于肌肉内的梭形结构,内有若干条细小的骨骼肌纤维,称梭内肌纤维。神经纤维进入肌

梭前脱去髓鞘,轴突分成多支缠绕在梭内肌纤维上,调节骨骼肌的收缩变化。

运动神经末梢分为躯体运动神经末梢(又称运动板)和内脏运动神经末梢两种,前者分布于骨骼肌,后者分布于心肌、各种内脏、腺体和血管的平滑肌。

胚胎发育的第4~8周,脊索被侧中线的外胚层(神经外胚层)增厚呈板状,称神经板(neural plate)。神经板随脊索的生长而增长。随后,神经板中央形成神经沟(neural groove),沟的两侧边缘隆起,称神经褶(neural fold)。两侧的神经褶在神经沟中段靠拢并愈合,形成神经管(neural tube)。在神经沟闭合成神经管的过程中,神经外板外侧缘的一些细胞迁移到神经管背侧,形成一条纵行的细胞索。继而,细胞索分裂成两条,分别位于神经管的左右背外侧,称神经嵴(neural crest)。神经嵴是周围神经系统的原基,将分化成脑神经节、脊神经节、自主神经节和周围神经。

第二节　周围神经肿瘤的分类

周围神经肿瘤包括了一大组良性和恶性病变(表18-1)。周围神经肿瘤原放在WHO神经系统肿瘤分册内[2],2013年WHO软组织肿瘤分类将周围神经肿瘤纳入软组织肿瘤范畴。

表18-1　周围神经肿瘤

良性	局部侵袭性	恶性
创伤性神经瘤	脂肪纤维瘤病样神经肿瘤	恶性周围神经鞘膜瘤
Morton 神经瘤		经典型
环层神经瘤		上皮样
孤立性局限性神经瘤		伴有腺样分化
上皮鞘神经瘤		伴有横纹肌母细胞分化(恶性蝾螈瘤)
黏膜神经纤维瘤、黏膜神经纤维瘤病		色素性
和 MEN ⅡB 肠道节细胞神经瘤病		伴有血管肉瘤
神经肌肉迷芽瘤(良性蝾螈瘤)		恶性神经束膜瘤
神经鞘囊肿		恶性颗粒细胞瘤
黏膜施万细胞"错构瘤"		
神经鞘瘤		
经典型神经鞘瘤		
黏液样神经鞘瘤		
神经母细胞瘤样神经鞘瘤		
陈旧性或退变性神经鞘瘤		
富于细胞性神经鞘瘤		
丛状神经鞘瘤		
色素性神经鞘瘤		
上皮样神经鞘瘤		
胃肠道神经鞘瘤		
腺样神经鞘瘤和假腺样神经鞘瘤		
微囊性/网状神经鞘瘤		
先天性和儿童富于细胞性丛状神经鞘瘤		
神经鞘瘤病		
神经纤维瘤		
局限性皮肤神经纤维瘤		
弥漫性皮肤神经纤维瘤		

续表

良性	局部侵袭性	恶性
局限性神经内神经纤维瘤		
丛状神经纤维瘤		
软组织巨神经纤维瘤		
色素性神经纤维瘤		
非典型性和富于细胞性神经纤维瘤		
伴有假菊形团的树突状细胞神经纤维瘤		
神经纤维瘤病		
Ⅰ型神经纤维瘤病		
Ⅱ型神经纤维瘤病		
神经束膜瘤		
神经内神经束膜瘤		
软组织神经束膜瘤		
硬化性神经束膜瘤		
网状神经束膜瘤		
丛状神经束膜瘤		
混杂神经鞘膜肿瘤		
混杂性神经鞘瘤/神经纤维瘤		
混杂性神经鞘瘤/神经束膜瘤		
真皮神经鞘黏液瘤		
脂肪母细胞性神经鞘膜肿瘤		
黏膜施万细胞错构瘤		
颗粒细胞瘤		
先天性/齿龈颗粒细胞瘤		

第三节　良性增生性病变和肿瘤

一、创伤性神经瘤

创伤性神经瘤(traumatic neuroma)又称截断性神经瘤(amputation neuroma),是一种周围神经因外伤或手术导致部分或完全性截断所引起的神经再生,这种再生是神经束轴突、施万细胞和神经束膜纤维母细胞的紊乱性增生,属于一种不正常的重建,常在截断神经的一侧形成肿块[3]。

【临床表现】

病变多发生于躯干或肢体(如手指或截肢残端),表现为坚实的结节,偶可有触痛或疼痛感。结节多位于受伤或截断神经的近端,与受伤神经有延续性。少数病例也可无明显外伤[4]。创伤性神经瘤也可发生于实质脏器,尤其是胆囊和胆管等[5,6],多发生于胆囊切除数月或数年后,病变

偶可呈息肉状[7]。另一种少见的情况发生于子宫内多余指的自截,表现为小指近端尺侧面隆起的结节,也称残留性多指症或假多指(rudimentary polydactyly or false supernumerary digit)[8]。

【大体形态】

在截断神经的近端或沿着膨大受伤的神经形成结节状肿块,如受伤神经为神经丛,则可形成累及多个神经干的神经瘤。切面呈灰白色,直径一般不超过5cm。

【组织形态】

由再生的神经束包括轴突(多为无髓轴突)、施万细胞、神经束膜细胞和纤维母细胞组成,以上成分混杂在一起,分布于致密的胶原性间质内(图18-4)。

【免疫组化】

轴突表达 NF,施万细胞表达 S-100,神经束膜细胞表达 EMA。

【鉴别诊断】

本病应注意与 Morton 神经瘤、栅栏状包被性神经瘤、黏膜

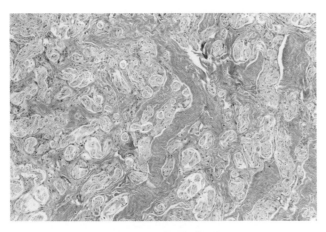

图 18-4　创伤性神经瘤
由增生的神经束组成

神经瘤、神经鞘瘤和神经纤维瘤相鉴别。

【治疗】

单纯性切除即可获得治愈。

二、Morton 神经瘤

Morton 神经瘤(Morton neuroma)又称局限性指间神经炎(localized interdigital neuritis)或跖骨间压迫性神经炎(intermetatarsal compression neuritis),是一种局限性的退变性病变,通常累及足趾神经,表现为受累神经的纤维化和水肿,引起足底发作性疼痛。本病是由于长期反复性的神经损伤以及血管和血管周纤维化引起的缺血所造成[9-11]。

【临床表现】

多发生于成年妇女,通常为单侧性,起病可能与穿鞋码不匹配的高跟鞋有关。

90% 的病例表现为位于第三和第四趾之间跖骨弓下方的阵发性疼痛,少数位于第二和第三跖骨弓之间,压迫跖间隙时有针点样痛感。

疼痛史可从数周至数年,多在运动时加剧,休息时缓解。少数病例也可发生于手部,多见于男性,与长期的职业性损伤有关。

【大体形态】

术中见第四足趾神经的分叉处增大呈梭形,质硬,神经鞘膜常黏附于跖骨的滑囊或邻近的血管。大多数病灶在 1cm 以下,肉眼上类似创伤性神经瘤或神经纤维瘤,切面呈灰白色,纤维样。

【组织形态】

与创伤性神经瘤不同的是,本病主要表现为神经纤维的一些退行性改变,包括神经外膜和神经束膜的纤维化,神经周围组织及神经内血管壁的玻璃样变性,而轴突和施万细胞成分少。早期病变内,神经纤维可发生水肿,病变进展时,纤维化明显,包绕神经外膜和神经束膜,并可延伸至周围组织内,另一非特征性的形态是神经内可见板层状的胶原小结,晚期病变内,间质内可见弹力纤维组织。

【治疗】

更换鞋码不配的高跟鞋或注射激素/麻醉药可缓解症

状[12],必要时将病变切除。

三、环层神经瘤

环层神经瘤(pacinian neuroma)又称为环层小体神经瘤(pacinian corpuscle neuroma)、环层瘤(pacinioma)或环层小体增生(hyperplasia of Pacini corpuscles),是一种环层小体的肥大或增生,可伴有或不伴有退行性改变。

【临床表现】

患者多为 50~70 岁中老年,女性多见。

多发生于手部,特别是示指和中指(多位于指端)[13,14],少数位于手掌[15]。

通常发生在损伤之后,并常引起疼痛。体检可触及一个或多个沿着指间神经的结节状凸起。除手指外,部分病例也可发生于骶尾部,可伴有隐形脊柱裂。

【大体形态】

肥厚或近似正常大小的环层小体似米粒样珍珠色的卵圆形小结节,分布于纤维蜂窝组织内。根据结节的数量、分布及与神经的关系,Rhode 和 Jennings[16]将其分成四种类型:A 型,增大的单个结节,位于神经外膜下;B 型,增大的多个结节,位于神经外膜下,呈前后状排列;C 型,环层小体似正常大小,如同一串葡萄样由一根细丝与指间神经相连;D 型,多个增大的结节,沿着受累神经分布。大多数病例属于 B 型,真正的 C 型和 D 型相当少见。

【组织形态】

由增大的环层小体组成,环层小体的形状不一,直径一般在 1.6mm,大多数超过 20 层。常见一些退行性改变,包括包膜和板层之间的胶原沉积,以及受累神经束膜和神经内衣的纤维化。

【免疫组化】

板层结构为表达 EMA 的神经束膜细胞,中央含有表达 S-100 的施万细胞和小的轴突。

【鉴别诊断】

注意不要将正常的环层小体误诊为环层小体瘤。

【治疗】

在不损伤邻近指间神经的情况下将病变切除。

四、孤立性局限性神经瘤

孤立性局限性神经瘤(solitary circumscribed neuroma,SCN)[17],也称栅栏状包被性神经瘤(palisaded encapsulated neuroma,PEN),由 Reed 等于 1972 年首先报道[18]。由于肿瘤并无包膜,栅栏状也不明显,SCN 常被误诊为神经纤维瘤。

【ICD-O 编码】

9570/0

【临床表现】

多发生于中青年,但年龄范围较广,以男性略多见[17-23]。

90% 的病例发生于面部,特别是面颊、鼻唇褶、前额、下颌和唇,少数病例位于口腔黏膜、眼睑和四肢皮肤,偶可发生于躯干和阴茎等部位。

表现为无症状的孤立性小结节,被覆皮肤平整光滑,没有毛发。本病的临床病程多较长。临床上,可类似色素痣、基底细胞癌或皮肤附件肿瘤。本病不伴有 NF1、NF2 或 MEN ⅡB。

一些病例可能与粉刺有关[19]。

【大体形态】

病变位于真皮内,周界清晰,直径多为数毫米(<1cm),范围1~2cm。

【组织形态】

低倍镜下病变位于真皮网状层内,由周界清晰的圆形或梨形结节组成(图18-5A,B),少数病例可为多个结节或呈丛状。少数情况下,结节周围可有一层菲薄的神经束膜和受挤压的结缔组织所形成的"包膜"(图18-5C)。结节由短束状排列的短梭形施万细胞组成,胞质淡嗜伊红色,胞界不清,核小,波浪状,瘤细胞无异型性,核分裂象也难以见到(图18-5D~F)。增生的施万细胞条束之间常可见裂隙,对本瘤的诊断有一定的提示性作用(图18-5G,H)。虽被命名为栅栏状神经瘤,但真正的栅栏状排列却很少见到。除施万细胞外,还可见到多少不等的轴突(与神经鞘瘤有所不同),HE染色下不易分辨,银染或NF标记多可清晰显示。间质多无黏液样变性和玻璃样变性。

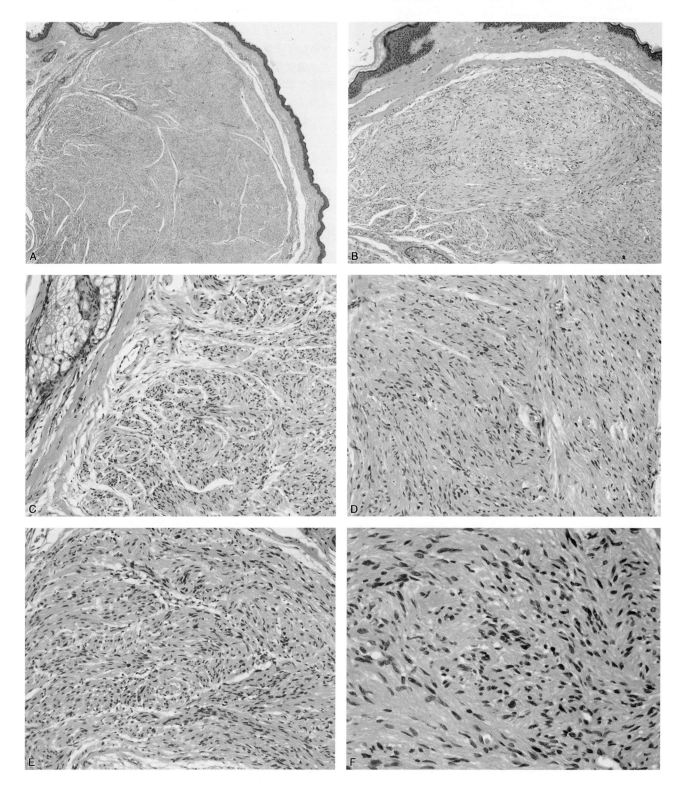

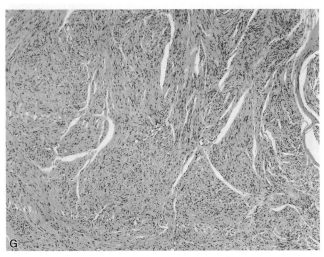
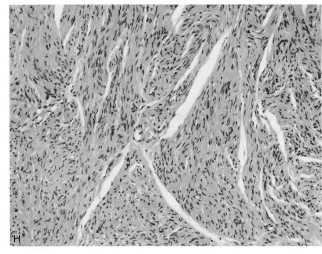

图 18-5　孤立性局限性神经瘤的组织学形态

A、B. 病变位于真皮内,呈圆形或结节状;C. 肿瘤周边可见胶原性包膜;D~F. 短束状排列的短梭形施万细胞;G、H. 施万细胞条束之间的裂隙

【免疫组化】

瘤细胞表达 S-100 和 SOX10(图 18-6);轴突表达 NF,有

时于病变边缘的薄层包膜内可见表达 EMA、GLUT1 或 claudin-1 的神经束膜细胞。

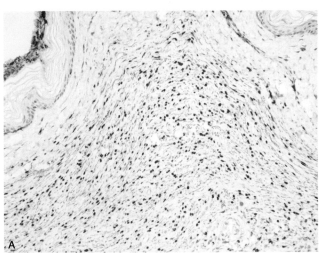
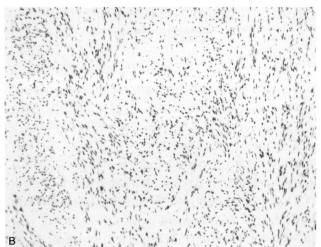

图 18-6　孤立性局限性神经瘤

A. S-100;B. SOX10

【鉴别诊断】

1. 神经鞘瘤　组织学上有束状区和网状区之分,常见栅栏状排列(包括 Verocay 小体),可见管壁玻璃样变的血管,间质呈玻璃样变性,可伴有出血、泡沫样组织细胞反应和含铁血黄素沉着,肿瘤内一般无轴突结构。

2. 神经纤维瘤　瘤细胞排列较疏松,间质常为黏液样,可见胶原纤维束,无裂隙样结构。

3. 黏膜神经瘤　多发生于口腔和消化道,周界欠清,镜下由显著增生的大小和形态不一致的神经束所组成,神经束膜厚而明显。

【预后】

属良性肿瘤,切除后一般不会发生局部复发,也无恶性变。

五、上皮鞘神经瘤

上皮鞘神经瘤(epithelial sheath neuroma,ESN)是一种发生于真皮浅层的良性肿瘤或反应性增生,由增生的神经束及其周围由鳞状上皮形成的鞘所组成,由 Requena 等[24]于 2000 年首先描述,比较少见,迄今为止,文献上的报道不足 10 例[25-27]。

【临床表现】

Requena 等报道的 4 例均发生于中老年人,年龄分别为 62、58、68 和 73 岁,其中女性 3 例,男性 1 例。

临床上表现为背部红斑样丘疹,直径为 0.6~2cm,可伴有疼痛或瘙痒感。病程为 6 个月至 3 年,临床诊断包括基底细胞癌、色素痣或感染性囊肿。

【组织形态】

病变位于真皮浅层,由大量增生的神经束组成,在这些增生的神经束周围可见由鳞状上皮所组成的鞘样结构围绕,上皮鞘中可见一些散在的角化不良的细胞。间质内可见纤维化及淋巴细胞浸润。

【免疫组化】

神经束表达 S-100 和 SOX10,上皮鞘表达 AE1/AE3 和 EMA 等上皮性标记。

【鉴别诊断】

我们在会诊中曾遇到 1 例发生于面部的鳞状细胞癌,肿瘤的生长方式与上皮鞘神经瘤极其相似。在原发性病变中,分化良好的鳞癌细胞像上皮鞘样围绕神经束。原单位曾考虑过上皮鞘神经瘤,后病变复发,围绕神经束的上皮细胞显示异型性,可见核分裂象,病变累及横纹肌,遂纠正诊断为鳞癌。此例曾寄给 Requena 会诊,结果也为鳞状细胞癌,而非上皮鞘神经瘤。

【治疗和预后】

良性肿瘤,局部切除后多可治愈。

六、黏膜神经瘤、黏膜神经瘤病和 MEN ⅡB 肠道节细胞神经瘤病

黏膜神经瘤(mucosal neuroma)、黏膜神经瘤病(mucosal neuromatosis)和 MEN ⅡB 肠道节细胞神经瘤病(intestinal ganglioneuromatosis of MEN ⅡB)多发生于多发性神经内分泌肿瘤ⅡB(multiple endocrine neoplasia ⅡB,MEN ⅡB)的患者当中,因自主神经和神经节的过度增生所致,形成散在的结节或弥漫性的丛状增大。MEN ⅡB 型是一种多系统的疾病,可为散发性,或为常染色体显性遗传,患者常会发生多中心性的甲状腺髓样癌、C 细胞增生、甲状旁腺增生和双侧肾上腺嗜铬细胞瘤[28],也称 Wagenmann-Froboese 综合征。MEN ⅡA 与 MEN ⅡB 的主要区别在于后者尚伴有黏膜神经瘤、肠道节细胞神经瘤病以及肌肉骨骼方面的异常[29,30],其中肌肉骨骼方面的异常有点类似 Marfan 综合征(马凡氏征象体型),包括肢体过长、关节疏松、脊柱侧凸、前胸壁畸形以及上腭突出,肌肉不发达和张力减退也较为常见,此外,MEN ⅡB 中甲状旁腺增生的程度要较 MEN ⅡA 中的轻一些。MEN ⅡB 与位于 10q11.2 上的 RET 基因突变有关,部分黏膜皮肤神经瘤也与位于 10q23.31 上的 PTEN 基因突变有关。对患者及其家属需要加做分子遗传学检测。

【临床表现】

患者多较年轻,年龄多在 30 岁以下,以女性略多见。

最常见的部位为唇、舌和眼睑黏膜(结膜和角膜),累及口唇时多使嘴唇弥漫性增大,累及舌时多发生于舌尖或舌的前 1/3,表现为很多针尖至数毫米大的半圆形小结节(图 18-7),发生于眼睑者与发生于唇和舌者相似。少数病例还可发生于颊黏膜、牙龈、软腭、鼻黏膜、喉和支气管。

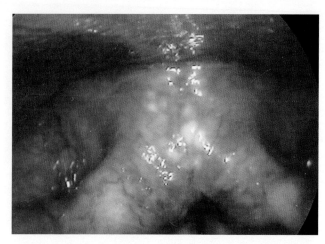

图 18-7　黏膜神经瘤

【组织形态】

病变位于黏膜下,由增生的不规则、扭曲的神经束所组成,其大小和形状不一致(图 18-8A),神经束膜多厚而明显。在胃肠道,位于黏膜下和肌间的神经丛均有增生,包括其内的施万细胞、神经元和节细胞成分,低倍镜下呈结节状或宽带状(图 18-8B ~ D)。

【免疫组化】

神经束表达 S-100(图 18-9)和 SOX10。

【治疗】

诊断黏膜神经瘤的重要意义在于识别 MEN ⅡB 和监测患者罹患甲状腺髓样癌和肾上腺嗜铬细胞瘤的可能性,定期进行实验室(降钙素、24 小时尿香草基扁桃酸和儿茶酚胺)和影像学检查。因 90% 的 MEN ⅡB 患者会发生甲状腺髓样癌,有些学者建议在患者年龄达到 5 岁以前行甲状腺预防性切除,此点仅供参考。

七、神经肌肉迷芽瘤

神经肌肉迷芽瘤(neuromuscular choristoma,NMC)由 Orlandi[31]于 1895 年首先报道,是一种极其罕见的病变,成熟骨骼肌插入神经内,好发于大的神经干[32,33]。文献上也有将其称为神经肌肉错构瘤(neuromuscular hamartoma)或良性蝾螈瘤(benign triton tumor)者[34]。部分病例可伴发纤维瘤病[35],特别是发生在外伤(如活检)以后[36],此型纤维瘤病也称 NMC 型纤维瘤病(NMC-type fibromatosis)。

【临床表现】

文献上的报道不足 20 例。大多数病例发生于儿童,多<2 岁,部分病例为先天性。无性别差异。

好发于大的神经干,特别是臂丛神经和坐骨神经,以及腰丛神经和腰骶神经,少数病例也可发生于小的神经,如胸壁神经、颅神经和动眼神经[37-39]。

临床上表现为渐进性神经病变或神经丛病,患者常伴有明显神经症状。发生于坐骨神经者可引起足畸形[40]。

【影像学】

肿瘤与肌肉或神经等密度(图 18-10),伴发的纤维瘤病呈低信号。

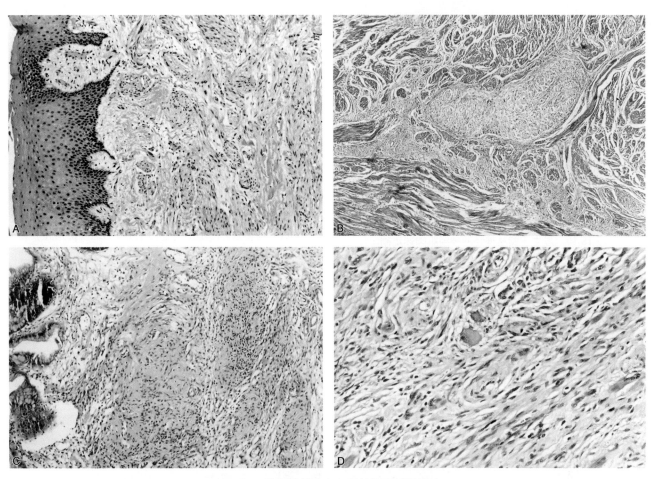

图 18-8 黏膜神经瘤和肠道节细胞神经瘤病
A. 增生的不规则、扭曲的神经束；B ~ D. 肠道节细胞神经瘤病

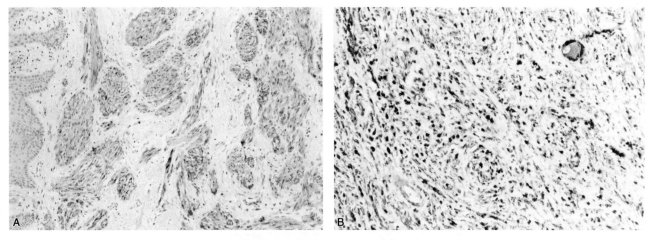

图 18-9 黏膜神经瘤 S-100 标记

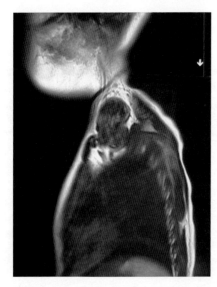

图 18-10　发生于臂丛神经的神经肌肉迷走瘤

【大体形态】

结节状,质地坚实,灰褐色。多为单个结节,常位于大的

神经内或附着于神经。切面呈结节状,因含有肌肉而呈红色,结节间为粗细不等的纤维性间隔。

【组织形态】

由杂乱增生的骨骼肌和周围神经组成,两者的比例不等,通常以骨骼肌为主,特别是在结节的中心部。骨骼肌分化良好,类似正常的骨骼肌,大小不等,随机分布于有髓或无髓神经中,不仅可位于神经束旁,也可位于神经束内(图 18-11)。神经束可通过银染如 Bielschowsky 或 Bodian 显示。三色 Trichrome 染色显示产生骨骼肌染成深红色,神经染成浅红色,胶原纤维染成蓝色。除骨骼肌和神经外,Van 等[41]报道的病例中还含有平滑肌成分。在 18% ~33% 的病例中可见伴发纤维瘤病,常位于 NMC 附近。

【免疫组化】

骨骼肌表达 desmin,神经纤维表达 S-100(图 18-12)。NMC 和 NMC 型纤维瘤病均可表达 β-catenin 和 ERβ[42]。

【细胞遗传学】

NMC 可显示 *CTNNB1* 突变:3 c. 134 C>T(p. S45F)和 1 c. 121 A>G(p. T41A)[42]。

【预后】

为良性病变,局部复发率为 33% ,复发病例多伴发纤维瘤病。

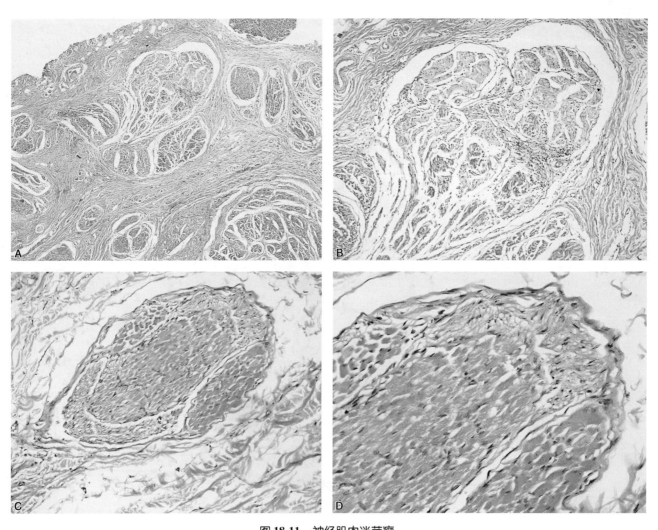

图 18-11　神经肌肉迷芽瘤

A ~ D. 由杂乱增生的骨骼肌和周围神经组成,骨骼肌常位于神经内

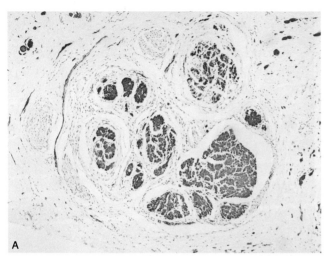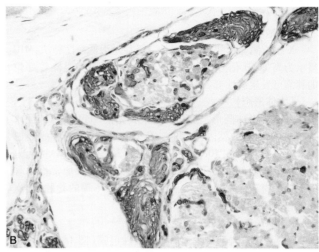

图 18-12　神经肌肉迷芽瘤
A. desmin 标记；B. S-100 标记

八、神经囊肿

神经囊肿（nerve cyst）是一种累及周围神经的单发性或多发性囊肿，单房或多房，囊内常充满黏液，囊壁为纤维组织，无上皮衬覆。英文同义词包括 nerve ganglion 或 nerve sheath ganglion。

【临床表现】

患者的平均年龄为 34 岁，年龄范围为 4～74 岁[43,44]。80% 为男性。

多数病例位于邻近腓骨小头的腓神经，据 Scherman 等[45]的统计，可占到 86%，其他部位包括腕部的尺神经、正中神经、后骨间神经、桡神经、肩胛上神经、胫神经、腘外神经和腓肠神经等[46-48]。

囊肿压迫神经，可引起运动神经障碍、疼痛或感觉丧失。腓神经囊肿可引起小腿前部肌肉萎缩、跨步态、小腿前侧面和足背疼痛感。触诊时可触及痛性并有波动感的肿块，叩诊时可引发阳性 Tinel 征。超声和 MRI 有时可提示神经囊肿的诊断[49]。

【大体形态】

神经受累程度不等，可在局部被移位或被囊肿所挤压。囊肿呈结节状或梭形，最大直径可达 10cm，单房或多房，刺破时有清亮液体流出。

【组织形态】

囊壁为纤维组织，无上皮内衬。囊壁内有时可见扭曲的神经，或者囊壁紧贴着神经束膜。早期病变，囊壁内为疏松排列的间质细胞，间质呈黏液样。病程较长的病例，囊壁内的纤维组织多发生胶原化。有时在囊腔内的黏液中可见到空泡细胞或组织细胞。黏液还可出现在神经内膜。

【治疗】

手术切除。

【预后】

65% 的患者术后可恢复神经功能。局部复发率为 7%～23%。

九、神经鞘瘤

（一）经典型神经鞘瘤

经典型神经鞘瘤（conventional schwannoma）是一种有包膜的良性周围神经鞘膜肿瘤，由排列有序、交替分布的富于细胞性束状区（Antoni A 区）和疏松黏液样网状区（Antoni B 区）组成，瘤细胞在免疫表型上显示施万细胞分化，超微结构上具有施万细胞的形态特征。英文同义词包括 neurilemoma，其意思为神经鞘膜瘤（nerve sheath tumor）[50]，因翻译的不同，也有将本瘤称为施万瘤或许旺瘤者。神经鞘瘤多为散发性（90%），10% 伴发综合征，包括 Ⅱ 型神经纤维瘤病（3%）、神经鞘瘤病（2%）[51]、伴发多发性脑膜瘤（5%）和 Ⅰ 型神经纤维瘤病（极少）。

【ICD-O 编码】

9560/0

【临床表现】

可发生于任何年龄，但最多见于 30～50 岁中青年，无明显性别差异，但发生于中枢神经系统的神经鞘瘤则以女性多见，女：男约为 2:1。

好发于头颈部和四肢的屈侧面，以颅感觉神经、脊髓根、颈神经、迷走神经、腓神经和尺神经最常受累，而运动神经和交感神经较少累及。位于纵隔、腹膜后和盆腔等深部者体积多较大。

多数病例表现为孤立性肿块，缓慢性生长，一般无症状，少数可伴有疼痛，特别是体积较大者及神经鞘瘤病。肿瘤不与皮肤粘连，累及小神经时，除接触点之外可自由推动，累及较大的神经时，多因肿瘤附着于神经的长轴而使活动受到限制。位于脊柱旁的肿瘤，可产生感觉障碍，位于后纵隔内的肿瘤，常起自于椎管，或延伸至椎管内而使肿瘤呈哑铃状，可压迫脊髓产生运动神经症状。位于皮肤的神经鞘瘤多比较小，大体上与神经无联系。发生于实质脏器的神经鞘瘤比较少见，多分布于胃肠道，偶可位于肾脏和胰腺等器官，另有少数病例位于骨内[52]。发生于 NF2 者累及听觉前庭神经（第八颅神经）。

【影像学】

X 线检测显示肿块周界清晰，CT 显示为低密度肿块，MRI 显示为高 T_2WI 信号（图 18-13）。发生于腹腔和纵隔等部位的肿瘤可发生囊性变。

【大体形态】

呈球形至卵圆形，表面光滑，包膜完整，位于中枢神经系统、实质脏器和黏膜内（如鼻腔、鼻窦和鼻咽等）的肿瘤一般无包膜。直径多在 10cm 以下，平均为 3.0~4.0cm。切面呈浅黄色或灰白色，半透明，有光泽，体积较大的肿瘤常显示程度不等的退变性改变，包括脂质沉积、大小不等的囊肿、出血和钙化灶（图 18-14）。

【组织形态】

肿瘤周界清晰，可见完整的纤维性包膜（图 18-15A），包膜来自于神经束膜和神经外膜组织。经典型神经鞘瘤由交替性分布的束状区（Antoni A 区）和网状区（Antoni B 区）组成（图 18-15B），两区的比例因病例而异，两区之间可见移行，也可以有清晰的分界。束状区由短束状平行排列的施万细胞组成，细胞核呈梭形，一端尖细，有时于核内可见假包涵体，特别是涂片中，但核仁通常不明显。胞质丰富、淡嗜伊红色，胞界

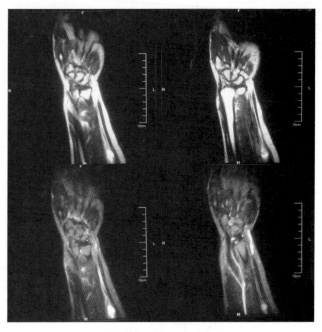

图 18-13　前臂尺神经结节

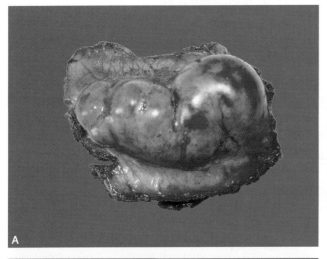

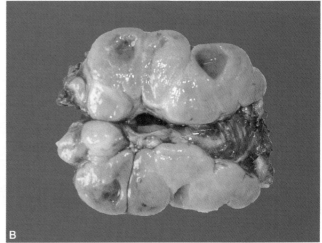

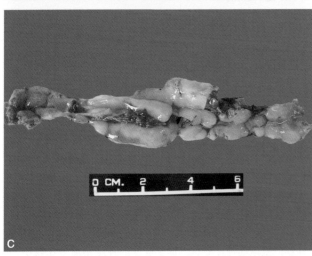

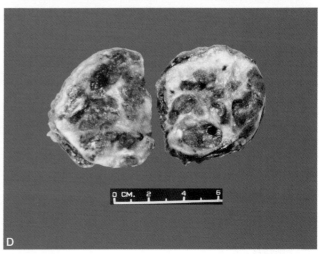

图 18-14　神经鞘瘤的大体形态

A. 有完整的包膜；B. 切面呈浅黄色，半透明或胶冻样；C. 可与神经关系密切；D. 退行性改变

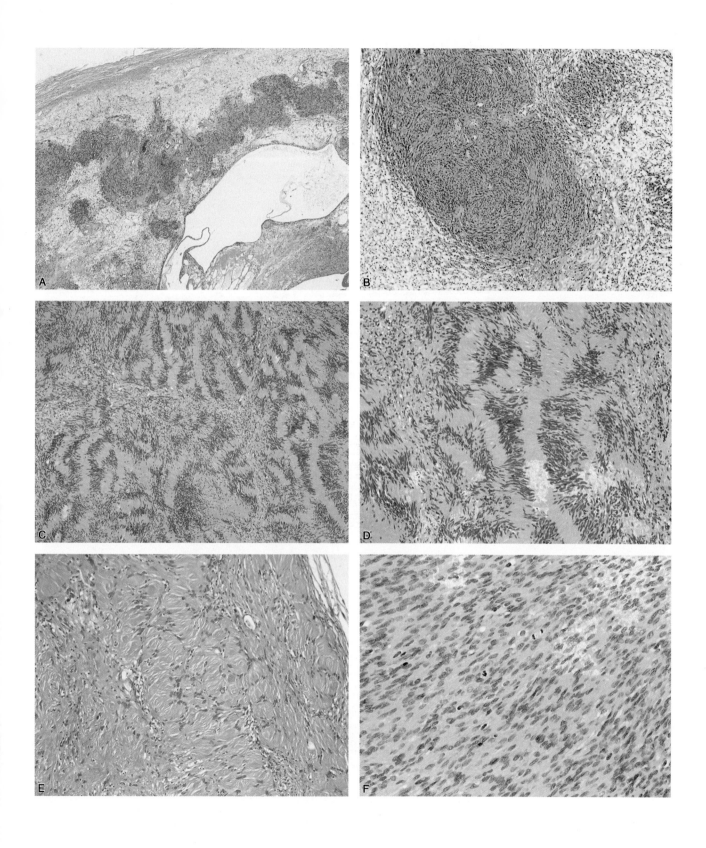

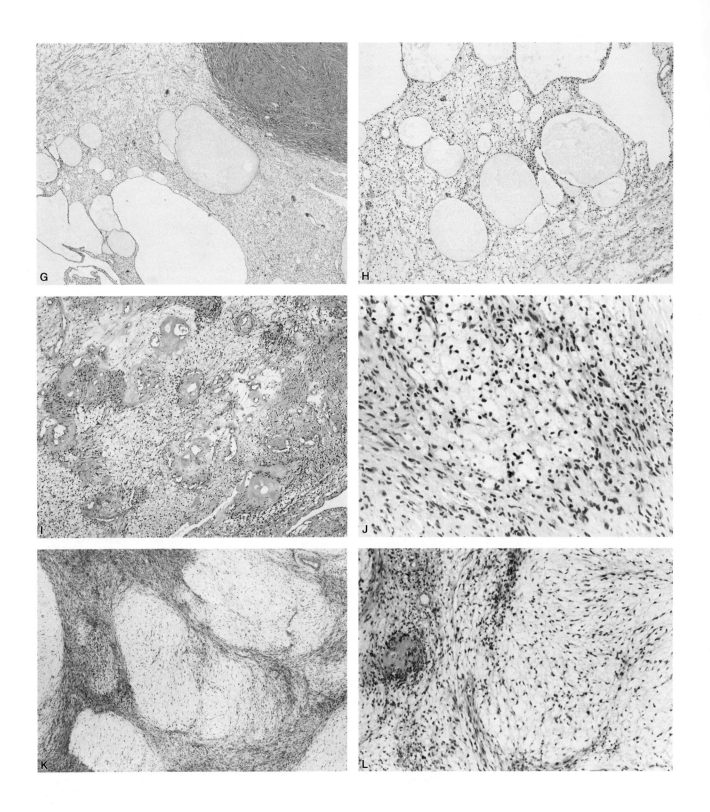

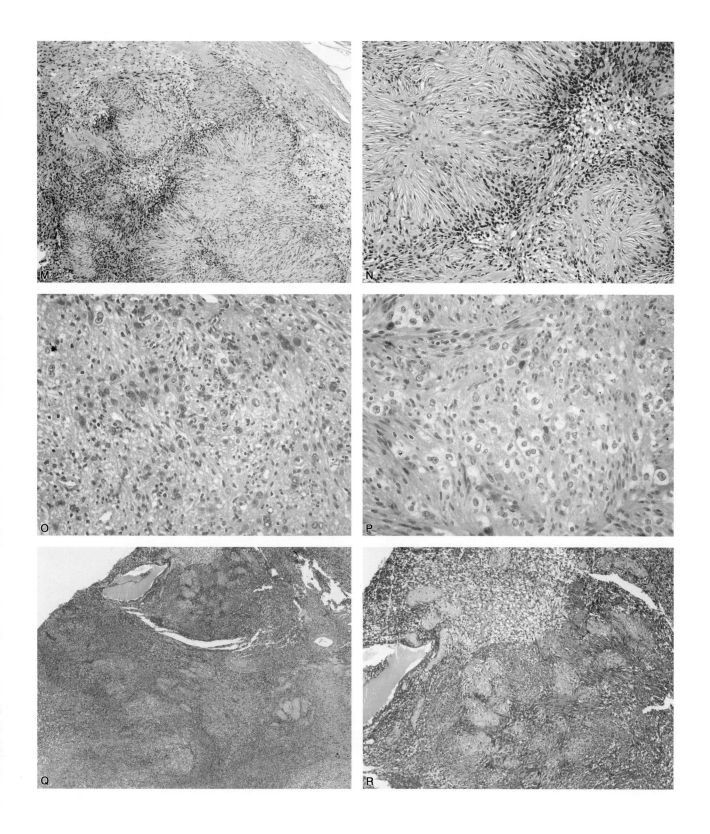

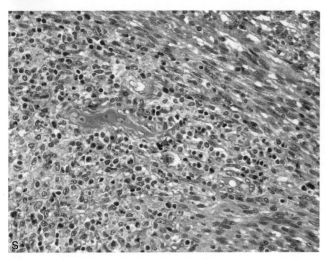 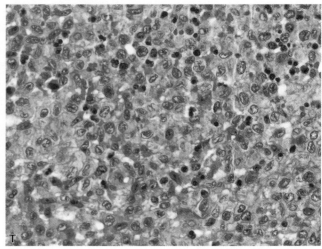

图 18-15 神经鞘瘤

A. 示完整的包膜;B. 束状区和网状区;C、D. 栅栏状排列;E. Verocay 小体;F. 束状区内偶可见核分裂象;G、H. 囊性变;I. 血管壁胶原变性;J. 聚集的泡沫样组织细胞;K、L. 黏液样变性;M、N. 神经母细胞瘤样神经鞘瘤;O、P. 上皮样神经鞘瘤;Q~T. 神经鞘瘤合并朗格汉斯细胞组织细胞增生症(福建省肿瘤医院病理科厉超医生提供病例)

不清。常见栅栏状排列结构(图 18-15C,D),有时瘤细胞可排列成洋葱皮样或漩涡状结构,或形成 Verocay 小体结构(图 18-15E)[53]。在术中快速冷冻切片中,束状区常常是诊断神经鞘瘤的形态依据。束状区内,偶可见核分裂象(图 18-15F)。网状区由排列疏松、零乱的施万细胞组成,核圆形或卵圆形,深染,有时可见核内假包涵体。网状区中可有微囊形成,囊性变明显时则可形成大小不等的囊腔(图 18-15G,H)。网状区中可见大而不规则的血管,管腔内常见血栓,管壁厚,多伴有程度不一的胶原变性(图 18-15I),有时在血管周围可见含铁血黄素性沉着及灶性泡沫样组织细胞反应(图 18-15J)。少数病例的间质内含有大量黏液,低倍镜下粗看上去类似神经鞘黏液瘤或其他黏液性软组织肿瘤(图 18-15K,L)。少数肿瘤内

还可见到一些较大的菊形团,其周围为环层状排列的小圆形施万细胞,核偏深染,形态类似神经母细胞瘤的瘤细胞,此型也称神经母细胞瘤样神经鞘瘤(neuroblastoma-like schwannoma)[54,55]或伴有菊形团的神经鞘瘤(schwannoma with rosettes)(图 18-15M,N)。另在少数神经鞘瘤中,部分瘤细胞可呈上皮样(图 18-15O,P)。罕见病例中,神经鞘瘤可合并其他类型肿瘤,如朗格汉斯细胞组织细胞增生症等(图 18-15Q~T)。

【免疫组化】

瘤细胞表达 S-100 和 SOX10(图 18-16),此外还可表达 vimentin、CD57 和 PGP9.5,约半数病例表达 GFAP;肿瘤边缘近包膜处、血管周围和退变区的纤维母细胞可表达 CD34,但在富于细胞区 CD34 为阴性。

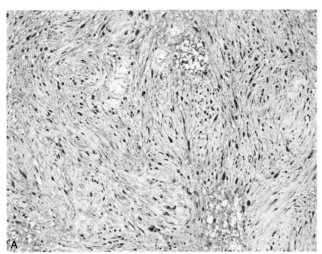 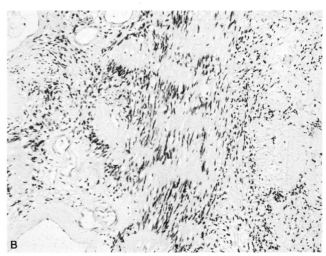

图 18-16 神经鞘瘤

A. S-100;B. SOX10

【超微结构】

束状区中的细胞由施万细胞组成,具有纤细的胞质突起,

突起之间为较为原始的连接结构,细胞周围含有电子致密物质组成的连续性基底板(图 18-17),核细长,染色质分布均匀,

可见 1~2 个小核仁,核旁含有小的高尔基体、散在的线粒体、粗面内质网、核糖体、初级和次级溶酶体及少量脂滴等。网状区细胞稀少,施万细胞分布于低电子密度的絮状基质内,其周围的基底板不完整,细胞核的染色质多呈凝集状,常可见到提示细胞退变的次级溶酶体和髓鞘图像。

【细胞遗传学】

60% 的病例有 *NF2* 基因的失活性突变[56],其他一些病例显示 22q 缺失[57]。Western 杂交或免疫组化显示无 Merlin 蛋白(也称雪旺素,schwannnomin)的表达。Merlin 蛋白功能的缺失在神经鞘瘤的发生过程中起了比较重要的作用。

【鉴别诊断】

包括神经纤维瘤(表 18-2)、恶性周围神经鞘瘤、节细胞神经瘤和栅栏状肌纤维母细胞瘤等。

【治疗】

将肿瘤完整切除,注意保留神经。

【预后】

切除不完整时,肿瘤可复发,特别是位于骶部的神经鞘瘤[58]。与神经纤维瘤相比,神经鞘瘤发生恶变的情形极为罕见。Woodruff 等[59]经过详细的文献复习之后仅发现了 9 例,其中 2 例为自己的病例。在超过 1000 例神经鞘瘤中,Weiss 等也仅发现了 1 例发生了真正的恶性转化。神经鞘瘤恶变多发生于上皮样神经鞘瘤中。在发生恶性转化的神经鞘瘤中,瘤细胞常呈上皮样,可能代表了恶性转化的早期病变[60]。另血管肉瘤(特别是上皮样血管肉瘤)可发生于周围神经或神经鞘瘤的基础上(图 18-18A~F),比较少见[61-63]。

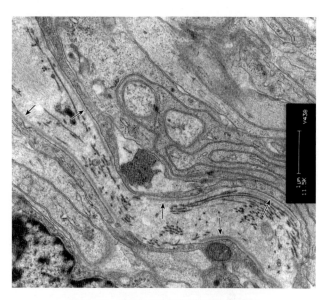

图 18-17　腹膜后神经鞘瘤的超微结构

瘤细胞有复杂的胞质突起,并有连续的基底板(由香港大学马童丽丽医师提供)

表 18-2　神经鞘瘤与神经纤维瘤的鉴别诊断*

神经鞘瘤	神经纤维瘤
患者多不伴有 NF1,双侧前庭神经鞘瘤可伴有 NF2	伴有 NF1,不伴有 NF2
常累及头颈部和四肢	常累及躯干
绝大多数为孤立性,少数可为多发性	常为孤立性,伴有 NF1 者可为多发性
常可见到受累神经	很少见到受累神经
大体上呈球形、类圆形	呈类圆形、椭圆形或弥漫状
有包膜	孤立性和丛状神经纤维瘤由纤细的神经束膜和神经外膜围绕,弥漫性神经纤维瘤则无包膜
非黏液状,质地软至坚实	黏液状,坚实
浅黄色至褐色,半透明,有光泽	灰白色或黄白色,有光泽
可有出血、囊性变或钙化等退变性改变	无退变性改变
由施万细胞组成	由施万细胞、神经束膜样细胞、纤维母细胞和移行细胞组成
交替性分布的束状区和网状区	细胞成分和排列相对一致
可见栅栏状排列和 Verocay 小体	可见 Wagner-Messsner 小体
束状区细胞密度比较高	细胞密度低至中等
间质内无或很少含有黏液	间质内富含黏液
无轴突	常见轴突
肥大细胞不常见	常见肥大细胞
极少发生恶性变	恶变少见(约 2%,为伴有 NF1 者)
S-100 蛋白标记定位于胞核和胞质	S-100 蛋白标记定位于胞核

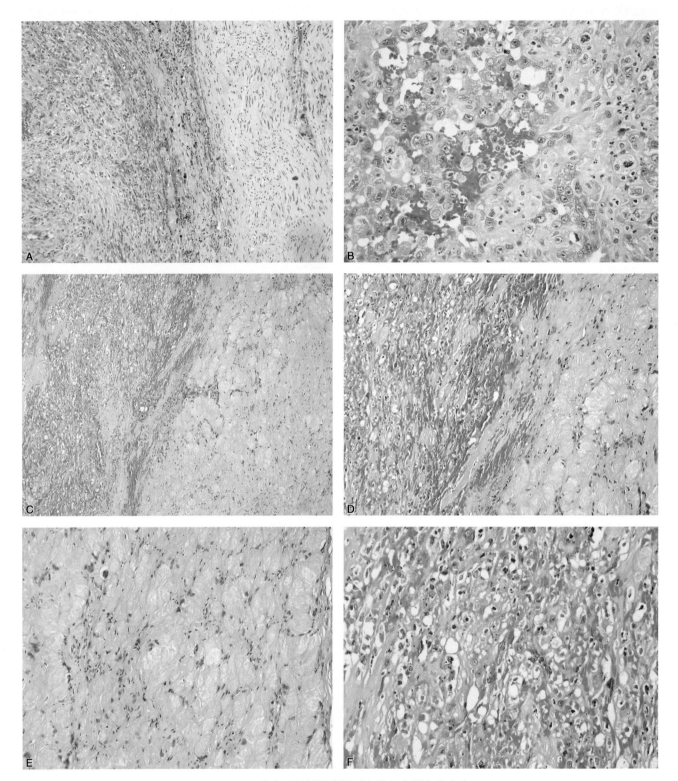

图 18-18　发生于神经鞘瘤基础上的上皮样血管肉瘤
A. 右侧为神经束；B. 上皮样血管肉瘤区域；C、D. 发生于颈部神经鞘瘤基础上的上皮样血管肉瘤；E. 神经鞘瘤区域；
F. 上皮样血管肉瘤区域

（二）陈旧性或退变性神经鞘瘤

陈旧性或退变性神经鞘瘤（ancient/degenerated schwannoma）是一种显示退行性改变的神经鞘瘤，通常发生于病程较长的肿瘤，多发生于深部软组织，如腹膜后。

退行性改变表现在肿瘤内的间质和血管，包括囊肿形成、钙化、陈旧性出血的机化、间质内或血管周围广泛而明显的玻璃样变性等（图 18-19A，B），肿瘤内常含有大量吞噬含铁血黄素的组织细胞[64]。此外，光镜下常可见一些核大深染的畸形瘤细胞，核常呈分叶状，可见核内包涵体，但核分裂象罕见（图 18-19C ~ F）。免疫组化标记显示瘤细胞表达 S-100 和 SOX10（图 18-19G，H）。

因发生退变的核具有一定的异型性，特别是在作术中快速冷冻切片时更加明显，应予以重视，勿将其误诊为恶性肿瘤。此外，扩张伴有玻璃样变的血管壁加上畸形细胞核，以及含铁血黄素沉着，还可被误诊为软组织多形性玻璃样变血管

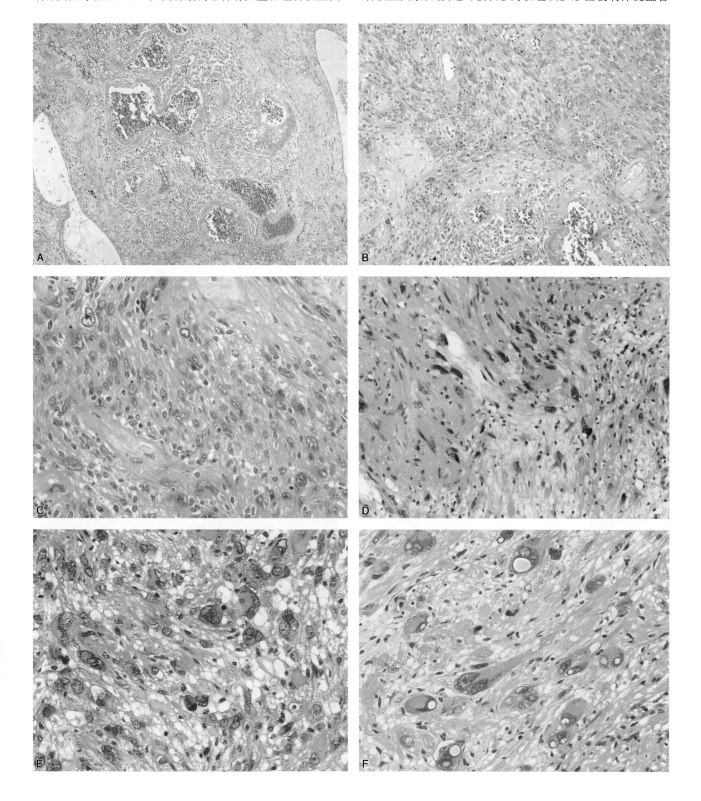

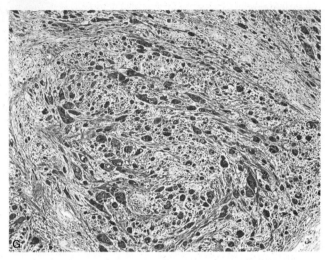
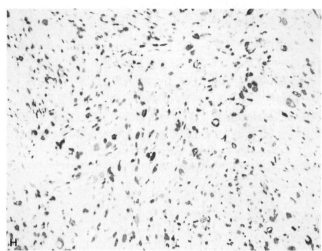

图 18-19 退变性神经鞘瘤

A、B. 血管壁玻璃样变性,间质内含铁血黄素沉着,C ~ F. 瘤细胞显示退行性改变,可见核内包涵体;G. S-100 标记;H. SOX10 标记

扩张性肿瘤。一些神经鞘瘤还可有广泛的玻璃样变,并伴有出血、囊性变和梗死,瘤细胞成分不明显。陈旧性或退变性神经鞘瘤在临床上与经典型神经鞘瘤并无明显的差异,上述的一些形态只是代表了肿瘤的退行性改变,故有学者认为不应将陈旧性神经鞘瘤视为神经鞘瘤的一种特殊亚型。

(三) 富于细胞性神经鞘瘤

富于细胞性神经鞘瘤(cellular schwannoma)是一种较为少见的周围神经良性肿瘤,由 Woodruff 等[65]于 1981 年首次报道,占所有良性神经鞘瘤的 5%。

由于该肿瘤主要由交织条束状排列的梭形细胞组成,缺乏经典型神经鞘瘤中常见的网状区、核的栅栏状排列和 Verocay 小体等结构,加上瘤细胞偏丰富,核染色质粗、深染,并可显示一定的多形性,部分病例内还可见到少量的核分裂象,以及肿瘤多位于纵隔和盆腔腹膜后等深部软组织内,加上部分肿瘤的体积可达 10cm 或以上,以及可以发生局部复发等诸多因素,使本瘤极易被误诊为各种类型的梭形细胞肉瘤,特别是低度恶性的恶性周围神经鞘膜瘤(low-grade MPNST),可能会给患者带来不必要的过度性治疗。

【临床表现】

主要发生于中年人,年龄范围为 15 个月 ~ 81 岁,女性多见,女:男比为 1.6:1。

好发于后纵隔、盆腔和腹膜后的脊柱旁区域,约 1/4 发生于肢体深部软组织内,少数病例可见于颅内、脊柱内、眼球后、鼻窦、下颌部、口腔、支气管、肾脏、降结肠和阴道等部位[66-71]。

多数病例表现为生长缓慢的无痛性肿块,常在无意中发现,有些病例起病隐匿,病程可长达 20 年。少数病例可以破坏周围骨组织或引起神经症状,包括疼痛、麻痹或无力,位于实质脏器可类似癌肿。绝大多数病例为孤立性病变。

2008 ~ 2016 年复旦大学附属肿瘤医院共诊断 104 例富于细胞性神经鞘瘤,其中男性 50 例,女性 54 例。平均年龄和中位年龄分别为 47.4 岁和 48 岁,高峰年龄段为 40 ~ 60 岁,年龄范围为 17 ~ 80 岁(图 18-20)。近半数以上病例发生于腹膜后、盆腔和骶前,部分病例发生于头颈部、后纵隔、椎管和躯干,少数病例发生于四肢、锁骨上和腹股沟等处(图 18-21)。

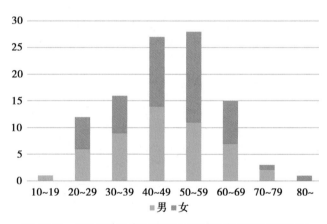

图 18-20 103 例富于细胞性神经鞘瘤的年龄和性别分布

■男 ■女

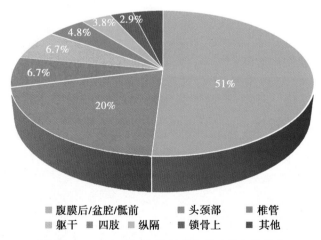

■ 腹膜后/盆腔/骶前　　■ 头颈部　　■ 椎管
■ 躯干　　■ 四肢　　■ 纵隔　　■ 锁骨上　　■ 其他

图 18-21 104 例富于细胞性神经鞘瘤的部位分布

【影像学】

无特异性,多表现为境界清楚的圆形或椭圆形肿块,体积可较大,易被误诊为恶性(图 18-22)。

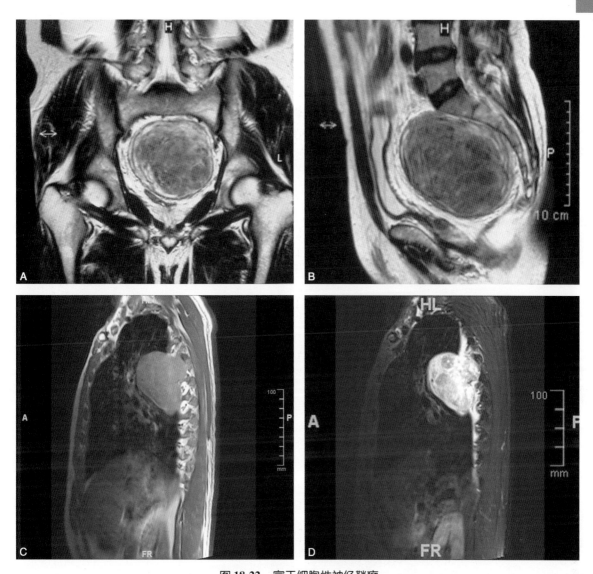

图 18-22 富于细胞性神经鞘瘤
A、B. 骶前肿瘤；C、D. 胸椎 T_{3-6} 右侧肿块，T_1WI 等信号，T_2WI 混杂高信号

【大体形态】

与经典型神经鞘瘤相似，周界清晰，具有完整的包膜，直径范围为 1~20cm，切面呈灰白色或灰黄色（图 18-23），可见灶性出血，但一般无囊性变，也无坏死。

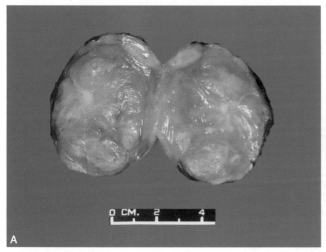

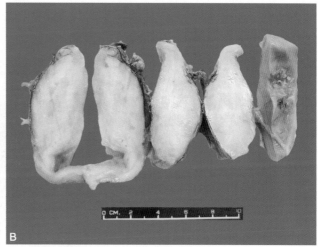

图 18-23 富于细胞性神经鞘瘤

【组织形态】

肿瘤具有完整的包膜,在肿瘤的包膜外或包膜下可见淋巴细胞聚集灶,形成袖套样结构(图18-24A)。肿瘤的实质由形态一致的梭形细胞组成,呈紧密的条束状或交织状排列(图18-24B～E),有点类似经典型神经鞘瘤中的束状区,但瘤细胞偏丰富,不见栅栏状排列或"Verocay"小体,肿瘤内也无经典型神经鞘瘤中与束状区交替分布的疏松网状区。高倍镜下,细胞核呈梭形或卵圆形,胞质丰富、嗜伊红色,细胞边界不清。部分区域内,细胞核染色质较粗、深染,并显示轻至中度多形性,在70%病例内可见少量

核分裂象(图18-24F),多为1～4个/10HPF,但不见病理性核分裂。仔细观察发现,除条束状或交织状排列的梭形瘤细胞外,在多数病例中能见到类似神经鞘瘤的一些形态特点,如在梭形瘤细胞之间可见多少不等的泡沫样组织细胞(黄色瘤细胞)聚集灶(图18-24G,H),以及伴有明显玻璃样变性的厚壁血管(图18-24I)。另一比较重要的特点是,在瘤内血管周围可见少量淋巴细胞浸润,形成淋巴血管套(图18-24J)。另在少数肿瘤的周边区,可见一些提示具有神经分化的漩涡状结构(图18-24K)。少数病例间质可伴有钙化或骨化(图18-24L)。

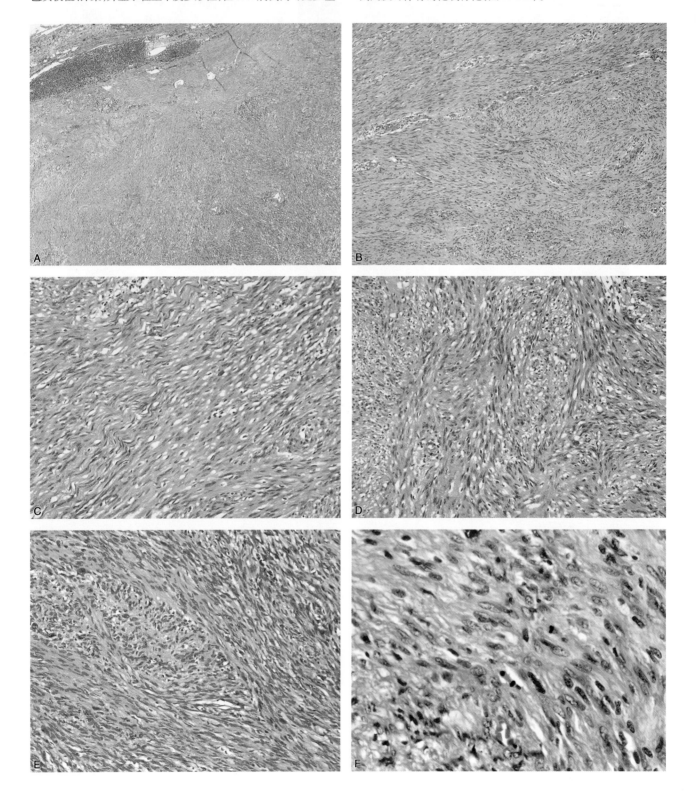

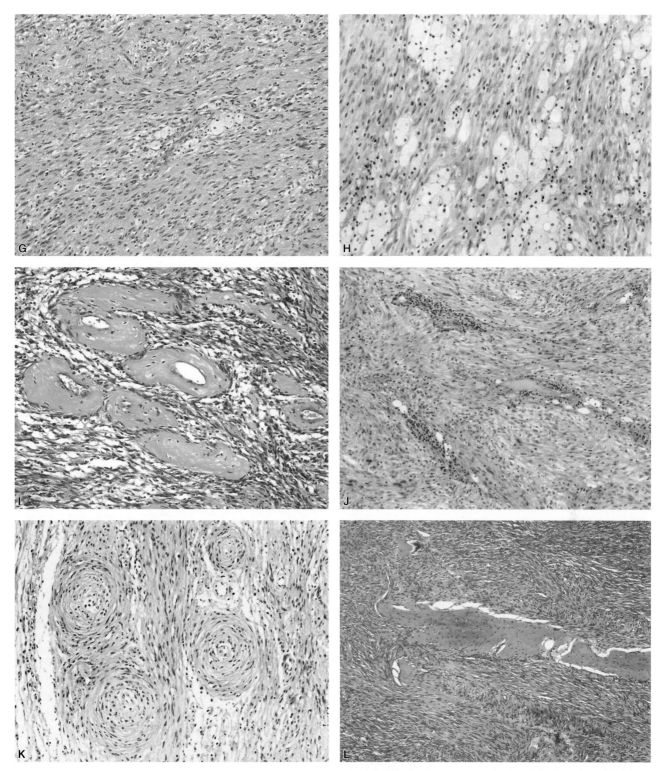

图 18-24　富于细胞性神经鞘瘤

A. 肿瘤境界清楚；周边可见淋巴细胞袖套样结构；B ~ E. 瘤细胞呈致密条束状排列；F. 可见少量核分裂象；G、H. 瘤细胞间可见多少不等的泡沫样组织细胞聚集灶；I. 血管壁玻璃样变性；J. 血管周围淋巴细胞套；K. 部分区域可见漩涡状结构；L. 间质伴有骨化

【免疫组化】

瘤细胞弥漫强阳性表达 S-100(图 18-25A)、SOX10、GFAP(图 18-25B)、CD57 和 PGP9.5,对诊断具有重要的价值[71]。

【鉴别诊断】

本瘤最主要应与低度恶性的恶性周围神经鞘膜瘤相鉴别。

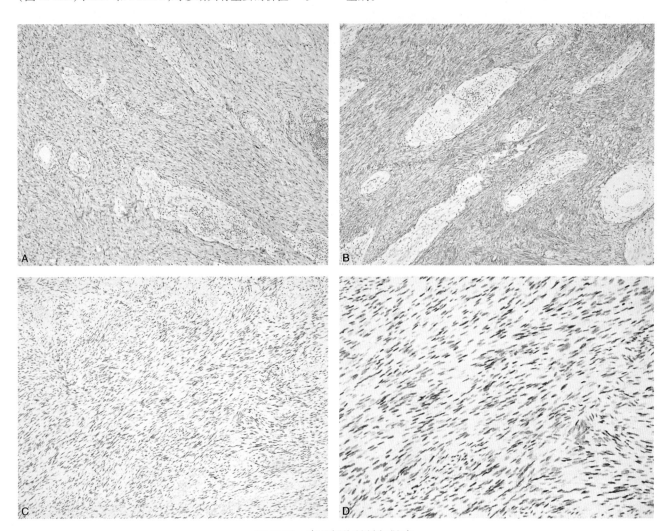

图 18-25 富于细胞性神经鞘瘤
A. S-100 标记;B. GFAP 标记;C、D. SOX10 标记

鉴别点在于,①半数以上的 MPNST 伴有 I 型神经纤维瘤病,或肿瘤直接起自于神经纤维瘤。②大体上,MPNST 与富于细胞性的神经鞘瘤也有所不同,MPNST 多起自于大神经,被覆的是一层假包膜,切面多呈灰褐色,常见明显坏死灶。③镜下,MPNST 的坏死灶呈地图状,其周围为具有异型性的分化较差的瘤细胞。富于细胞性神经鞘瘤中常见的血管壁玻璃样变性、血管周围的淋巴细胞聚集和瘤细胞之间的泡沫样组织细胞等形态在 MPNST 中均很少见到。MPNST 中除瘤细胞具有异型性外,核分裂象也较为常见,且常>10个/10HPF。此外,约 10% 的 MPNST 中还可见到一些异源性分化,如软骨和横纹肌等,而这些分化在富于细胞性神经鞘瘤内则很少见到。④免疫组化标记蛋白对两者的鉴别诊断也有帮助,富于细胞性神经鞘瘤多弥漫强阳性表达 S-100、SOX10、GFAP 和 CD57 等标记物,特别是 GFAP,而在 MPNST 中 S-100 标记常为灶性,一般很少出现弥漫强阳性,GFAP 标记为阴性。

【治疗】

应采取保守性治疗,完整切除肿块并尽可能保存神经干。

【预后】

富于细胞性神经鞘瘤是一种良性肿瘤,但局部复发率可达 5%~40%,多为切除不净所致,特别是一些位于颅内、脊柱内、脊柱旁或骶尾部的病例。不能因为肿瘤"原位复发"而武断地认为"该瘤是一种具潜在恶性的肿瘤"。迄今为止,尚未见有转移或因肿瘤而死亡的报道。

(四) 丛状神经鞘瘤

丛状神经鞘瘤(plexiform schwannoma)是一种在大体上和光镜下均显示多结节状生长的神经鞘瘤,主要发生于真皮和皮下,比较少见,约占神经鞘瘤的 5%。

【临床表现】

好发于 40 岁以下青年人,平均年龄为 34 岁,年龄范围为 50 天~80 岁[72-81],两性均可发生,少数患者伴有 I 型或 II 型神经纤维瘤病[74,78,79]。

90% 的病例发生于真皮和皮下组织内，以肢体最为常见，其次可见于躯干和头颈部（图 18-26），极少数病例位于口腔黏膜、外阴和阴茎[72,73,75]。少数病例可位于肢体、腹膜后/盆腔、躯干、腮腺和胃肠道等部位的深部软组织内[81]。

【大体形态】

周界相对清晰，呈多结节状，无包膜，切面呈灰白或灰黄色，直径为 1.2 ~ 2.4cm。

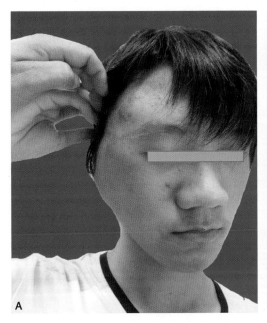
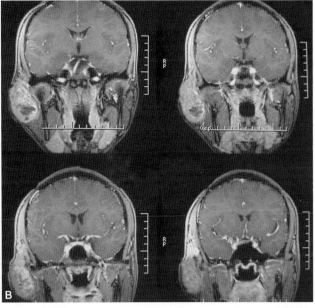

图 18-26　颞部丛状神经鞘瘤

【组织形态】

肿瘤位于真皮内或皮下（图 18-27A），由大小不一、多少不等的圆形至卵圆形结节组成（图 18-27B，C），结节之间为纤维结缔组织间隔，结节周围可见裂隙，为人为假象。每一个结节则由束状区的施万细胞所构成，常见栅栏状排列，形态上与经典型神经鞘瘤相似。少数病例内，瘤细胞的核有退变，表现为核大、深染或呈畸形（图 18-27D），也称奇异性或共质体性，但不见核分裂象。

【免疫组化】

瘤细胞表达 S-100（图 18-28）、SOX10 和 GFAP。

【细胞遗传学】

17 号染色体可呈三倍体。

【治疗】

局部完整切除。

【预后】

良性肿瘤，完整切除后多不复发，文献中复发的 1 例位于外阴，肿块最大径达 15cm，局部区域核分裂象高达 8 个/10HPF，先后复发两次，第 1 次为 3mm，第 2 次为 5mm，3 年后随访患者健在。

（五）色素性神经鞘瘤

色素性神经鞘瘤（melanotic schwannoma, MS）由 Millar 于 1931 年首先描述[82]，迄今为止约有 200 多例报道，多为个例或小系列报道[83-90]，最大的一组病例由 Torres-Mora 等于 2014 年报道（40 例）[91]。

原先认为色素性神经鞘瘤是神经鞘瘤的一种特殊亚型，但基因表达谱分析显示，MS 与经典型神经鞘瘤和恶性黑色素瘤均有明显不同。MS 可能起自于神经嵴，光镜和电镜下瘤细胞兼有施万细胞和色素细胞的形态特点。生物学行为上 MS 也不是一种良性肿瘤，其局部复发率和转移率可分别达 35% 和 44%。有鉴于此，Torres-Mora 等提议采用恶性色素性施万肿瘤（malignant melanotic schwannian tumor）或恶性色素性神经嵴肿瘤（malignant melanotic neural crest tumor）来重新命名[91]。

【ICD-O 编码】

9560/1

【临床表现】

多见于青年人，年龄范围 3 ~ 84 岁，高峰为 30 ~ 40 岁，中位年龄 37 岁，女性略多见，女：男为 1.2 ~ 1.4 : 1。

肿瘤好发于椎旁神经根，特别是颈段和胸段脊神经根最为常见（图 18-29），部分病例可发生于腰椎和骶尾部。其次可见于躯干和四肢软组织，一部分病例发生于消化道（包括胃、乙状结肠、直肠和食管）的自主神经[92]。组织学上前者多为非砂砾体性，而后者则以砂砾体性为主。文献上也有发生于三叉神经节、听神经、交感神经节和眼等报道[86]。其他少见的部位包括心脏、肝脏、支气管、周围软组织、腹膜后、骨、软腭和皮肤[87,88]。Carney 的报道显示 55% 的非砂砾体性色素性神经鞘瘤伴有 Carney 复合征[93]，包括心脏、皮肤和乳腺的黏液瘤，皮肤痣、蓝痣和上皮样蓝痣；Cushing 综合征，包括肢端肥大症（垂体腺瘤）和性早熟（睾丸支持细胞肿瘤）等。但其他学者报道有 Carney 复合征仅为 0 ~ 5%[91]。20% 左右的病例为多发性，其中多发性砂砾体性色素性神经鞘瘤病例中的 83% 伴有 Carney 复合征[94-96]。

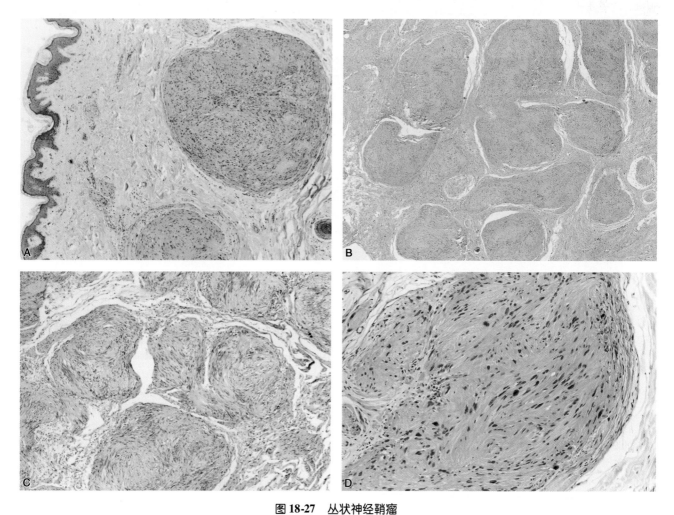

图 18-27　丛状神经鞘瘤

A. 肿瘤位于真皮内；B. 由多个圆形至卵圆形结节组成；C. 结节主要为束状区结构；D. 部分瘤细胞退行性改变

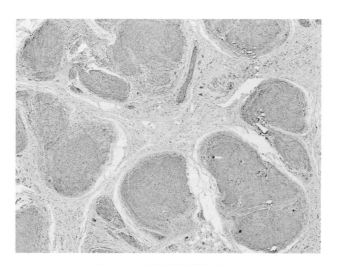

图 18-28　丛状神经鞘瘤 S-100

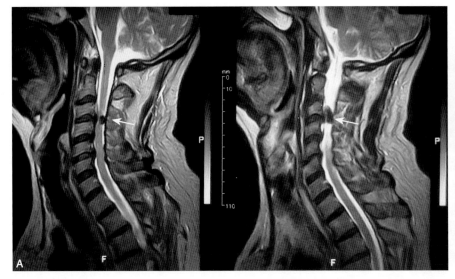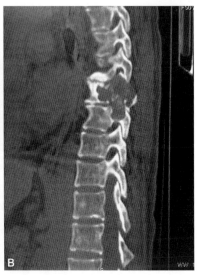

图 18-29　色素性神经鞘瘤
A. 颈段脊神经;B. $T_{7,8}$ 砂砾体色素性神经鞘瘤,伴有椎体及附件骨质破坏

临床症状取决于肿瘤所处的部位和肿瘤的生长速度,多数病例具有疼痛和神经性症状(包括肌无力、感觉迟钝和麻木等)。

【大体形态】

多数周界清晰或有包膜,圆形或卵圆形,直径为 0.5 ~ 26cm,中位直径 3 ~ 5cm,切面呈黑色、棕褐色或灰蓝色。

【组织形态】

低倍镜下可呈分叶状,常浸润邻近的纤维脂肪组织。部分病例(42%)可见肿瘤起自于神经节内或邻近神经节。瘤细胞由条束状或交织状排列的梭形细胞至上皮样细胞组成,胞质淡嗜伊红色,偶可呈空泡状,类似脂肪细胞。瘤细胞核呈梭形或卵圆形,可见小核仁,核分裂象相对较为少见,多 ≤ 1 个/10HPF,少数病例可 ≥ 2 个/10HPF。约 30% 的病例中可见坏死。所有的病例均含有色素,但量可多少不等,因病例而异(图 18-30A ~ C)。以外,约 40% 的病例中可见层状钙化性小球,多为局灶性,圆形或卵圆形,PAS 染色阳性,数量也可多少不等,此型曾被称为砂砾体色素性神经鞘瘤(psammomatous melanotic schwannoma)(图 18-30D ~ F)。

【免疫组化】

瘤细胞表达 S-100(图 18-31)、HMB45、Melan-A 和 tyrosinase,少数病例(17%)也可不表达 S-100,但均表达 HMB45,不表达 GFAP。

【细胞遗传学】

基因谱分析显示,在 MS 中存在乙酰血清素转甲基酶样(acetylserotonin methyltransferase-like, ASMTL)等基因的上调和 Runt 相关转录因子(Runt-related transcription factor 2, RUNX2)等基因的下调。

【鉴别诊断】

包括色素性神经纤维瘤、柔脑膜黑素细胞瘤(melanocytoma)、转移性恶性黑色素瘤和软组织透明细胞肉瘤。

【治疗】

宜将本瘤完整性切除,并确保切缘为阴性。

【预后】

Torres-Mora 等报道的一组病例显示,局部复发率为 35%,远处转移率为 42%,可转移至肺、胸膜、肝、淋巴结、软脑膜、脑、骨和软组织,转移多发生于 4 年以内。病死率为 27%。核分裂象 ≥ 2 个/10HPF 与转移相关(P=0.03)。

(六) 上皮样神经鞘瘤

上皮样神经鞘瘤(epithelioid schwannoma)由 Orosz 等[97]于 1993 年首先描述,后 Kindblom 等[98]在 1998 年又报道了 5 例[98]。Laskin 等[99]采用上皮样周围神经鞘瘤(epithelioid peripheral nerve sheath tumor)报道。

【临床表现】

患者年龄范围为 14 ~ 80 岁,中位年龄 38 岁。男性稍多见。

主要发生于四肢浅表软组织内(真皮或皮下)[100,101],偶可发生于深部软组织(包括肌肉内),少数病例发生于躯干,以及头皮、颈部、口唇和乳腺等部位。少数病例伴有神经鞘瘤病[102]或 NF1[99]。

【大体形态】

界限清晰或有神经束膜包绕,中位直径 2cm,范围 0.25 ~ 4.5cm。

【组织形态】

镜下由小圆形上皮样施万细胞组成,呈紧密小簇状、小巢状、条束状或片状排列,或呈单个散在分布(图 18-32A ~ F),间质呈胶原样或伴有黏液样变性。约 1/3 的病例可有梭形细胞成分,上皮样细胞和梭形细胞之间可有移行。一些病例内可见管壁呈玻璃样变的血管,少数病例内可见巨菊形团。部分病例(22%)可显示非典型性形态[99],包括核有异型性,核大小不一(可相差 3 倍以上),可见核分裂象(≥ 3 个/10HPF,2.37mm²)(图 18-32G)。

【免疫组化】

免疫组化标记示瘤细胞强阳性表达 S-100(图 18-31H)、SOX10、CD57 和 IV 型胶原,部分表达 GFAP,不表达 HMB45、Melan-A 和 MiTF 等色素细胞标记。

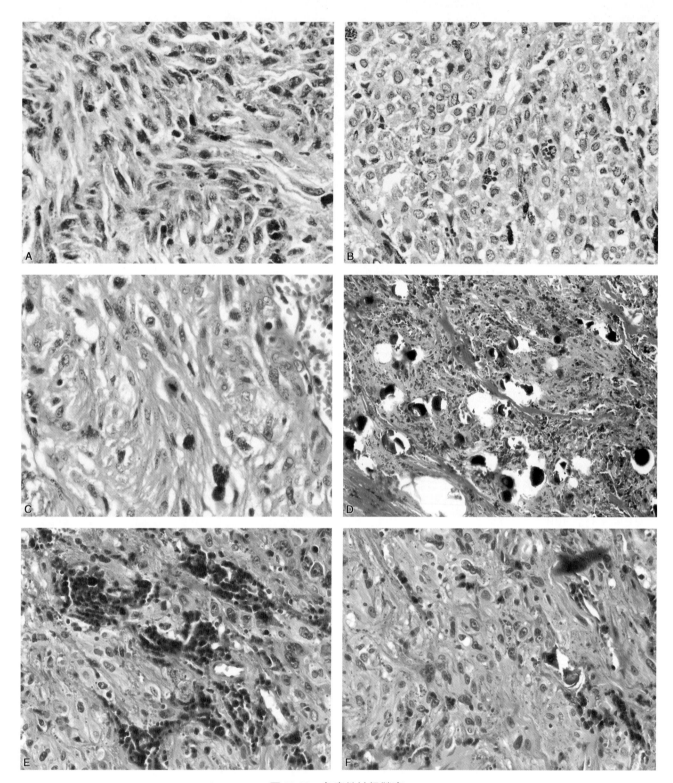

图 18-30 色素性神经鞘瘤

A ~ C. 经典型色素性神经鞘瘤；D ~ F. 砂砾体色素性神经鞘瘤

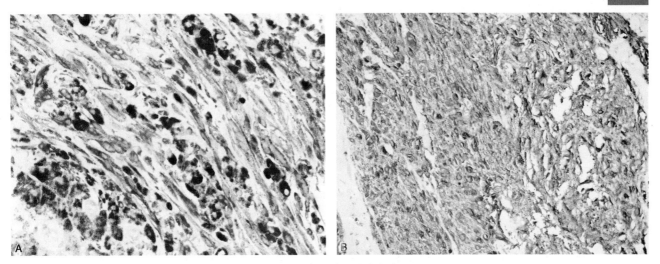

图 18-31 色素性神经鞘瘤免疫组化
A. S-100 标记;B. HMB45 标记

【鉴别诊断】

鉴别诊断包括发生于浅表的上皮样恶性周围神经鞘瘤、软组织肌上皮瘤、软组织透明细胞肉瘤和血管球瘤等。

【预后】

新近 Hart 等[101] 报道显示,上皮样神经鞘瘤属于一种良性肿瘤,与好发于深部软组织的上皮样恶性周围神经鞘瘤并不构成组织学上的连续性。即便是一些显示有非典型性形态的病例预后也较好。

(七) 胃肠道神经鞘瘤

胃肠道神经鞘瘤(gastrointestinal schwannoma)是一类发生于胃肠道的神经鞘瘤,组织学上不同于经典型神经鞘瘤,特别

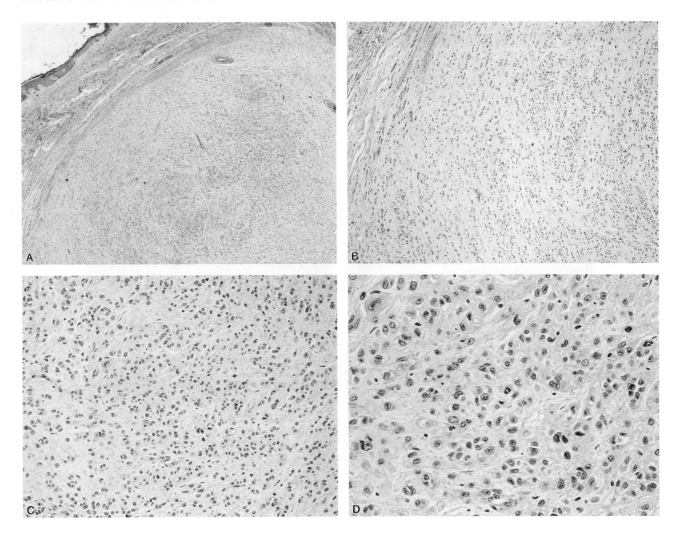

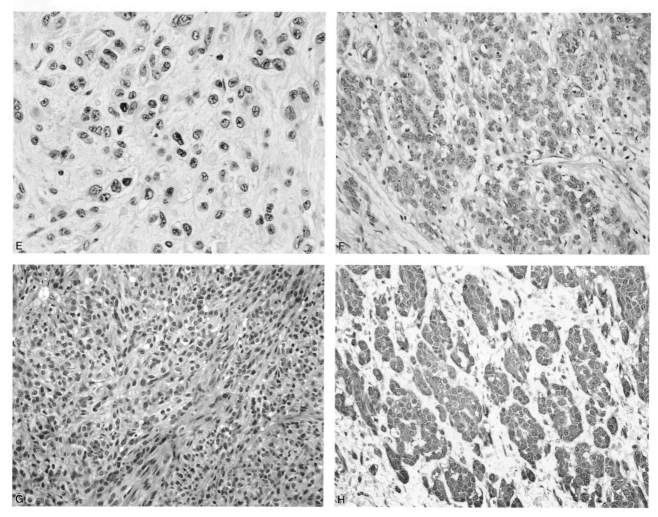

图 18-32　上皮样神经鞘瘤

A～E. 发生于浅表皮肤的上皮样神经鞘瘤,间质疏松,可呈黏液样;F. 发生于深部软组织的上皮样神经鞘瘤;G. 部分病例显示非典型性,可见核分裂象;H. 上皮样神经鞘瘤多弥漫性表达 S-100

容易被误诊为胃肠道间质瘤。

【临床表现】

好发于中老年人,女性多见。

最常位于胃(60%～70%),其次为结肠,少数可位于直肠,偶可位于食管和胆囊[103-107]。

临床上常表现为消化道出血,也可无症状,内镜检查时偶尔发现,表现为突起的半圆形肿块,黏膜面完好(图 18-33)。

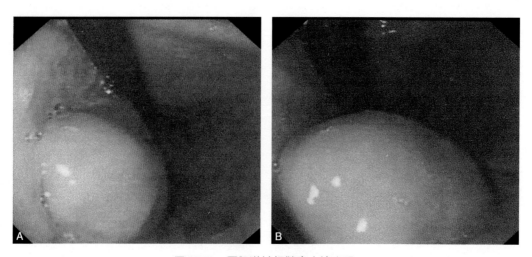

图 18-33　胃肠道神经鞘瘤内镜表现

复旦大学附属肿瘤医院2008—2016年共诊断87例胃肠道神经鞘瘤,其中男性27例,女性60例,男:女 为1:2.2,平均年龄和中位年龄分别为54.5岁和55岁,年龄范围为25~80岁,高峰年龄段为50~59岁(图18-34)。87例中,70例发生于胃(80%),8例位于食管(9%),3例位于结肠(3.4%),2例(2.3%)位于十二指肠,各有1例发生于小肠、回盲部、阑尾和胰体尾。

【影像学】

术前影像学检查易被诊断为胃肠道间质瘤(图18-35)。

【大体形态】

位于肌壁内,卵圆形结节,无包膜,直径2~10cm,平均4.7cm,切面呈实性,灰黄色,质地与经典型神经鞘瘤相似(图18-36),但无出血、坏死或囊性变等继发性改变。

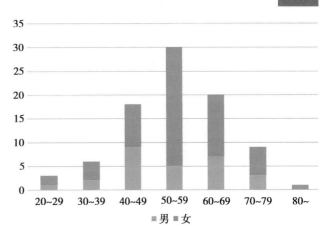

图 18-34 87例胃肠道神经鞘瘤的年龄和性别分布

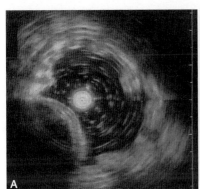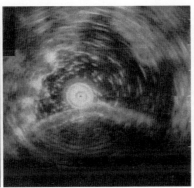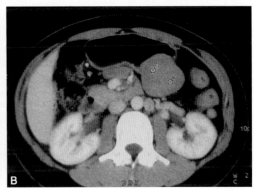

图 18-35 胃肠道神经鞘瘤影像学
A. 超声内镜;B. CT

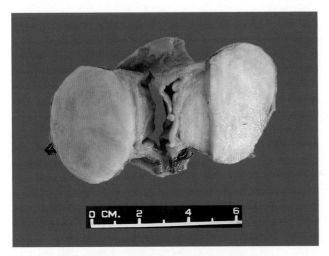

图 18-36 胃肠道神经鞘瘤的大体形态

【组织形态】

肿瘤与胃肠道固有平滑肌之间的分界清晰,大多数病例于肿瘤的周围可见淋巴细胞组成的淋巴细胞套(图18-37A,B),常可见生发中心形成。肿瘤的实质由梭形细胞组成,胞质淡嗜伊红色,核两端尖。瘤细胞的排列方式因病例而异,通常呈交叉的条束状或梁状排列,细胞之间可见多少不等的胶原纤维(图18-37C~H)。部分区域内瘤细胞呈波浪状,类似

神经纤维瘤,或呈器官样结构。漩涡状或栅栏状排列并不明显,常为局灶性(图18-37I,J)。部分瘤细胞的核可显示一定程度的异型性,但核分裂象罕见,提示为退变性改变。

【免疫组化】

瘤细胞弥漫强阳性表达 S-100、SOX10、GFAP、CD57 和 PGP9.5(图18-38),不表达 CD34、CD117 和 actins。

【超微结构】

瘤细胞具施万细胞形态特征。

【细胞遗传学】

不同于一般的神经鞘瘤,无 NF2 基因突变,反之,常有 NF1 等位基因缺失,提示胃肠道型神经鞘瘤与神经纤维瘤的关系比一般的神经鞘瘤更为密切[108]。

【鉴别诊断】

容易被误诊为胃肠道间质瘤,应注意鉴别诊断。

(八) 腺样神经鞘瘤和假腺样神经鞘瘤

1. 腺样神经鞘瘤(glandular schwannoma) 是一种含有类似于肠道、呼吸道或室管膜腺体的神经鞘瘤,比较少见,肿瘤的发生似与Ⅰ型神经纤维瘤病无关。

可发生于躯干和头颈部[109-111],肿瘤结节多较小。

镜下表现为在经典的神经鞘瘤背景中可见散在分布、大小和形态不一的腺样结构(图18-39),内衬的腺上皮呈立方形或柱状,胞质内可含有黏液,腔内有时可见淡嗜伊红色分泌样物质。

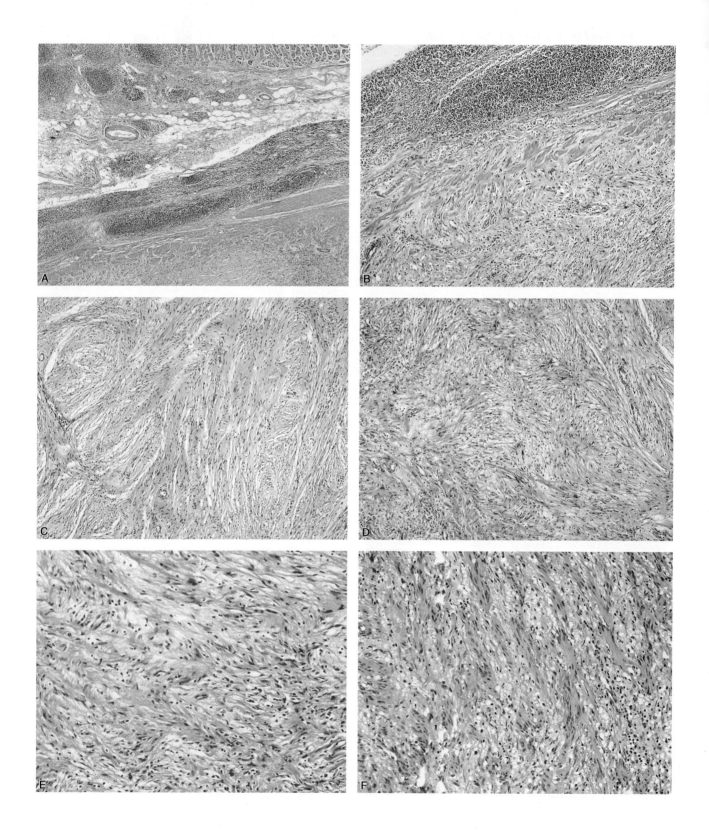

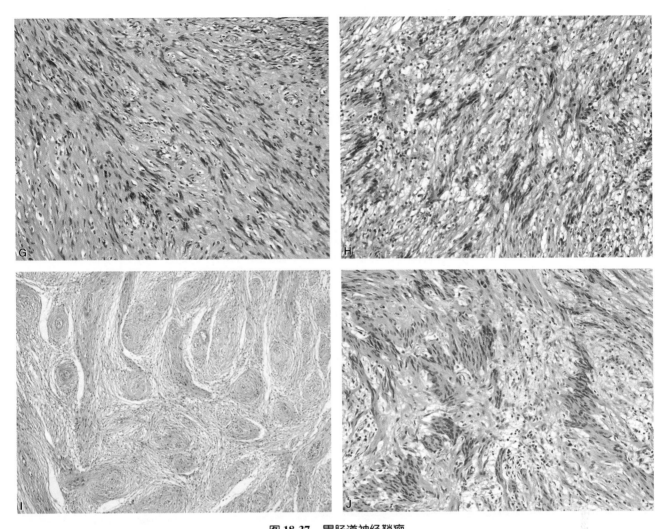

图 18-37　胃肠道神经鞘瘤

A、B. 肿瘤周围可见淋巴细胞组成的淋巴细胞套；C ~ H. 瘤细胞通常呈交叉条束状或梁状排列，细胞之间可见多少不等的胶原纤维；I、J. 漩涡状或栅栏状排列并不明显，常为局灶性

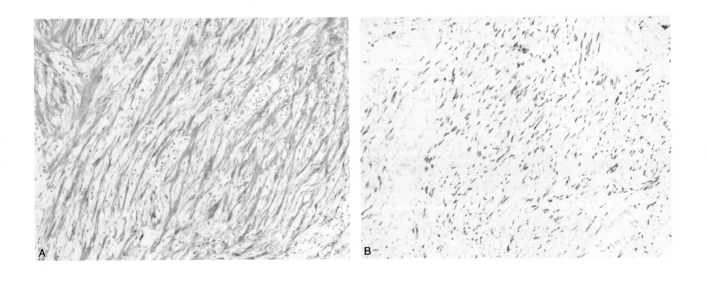

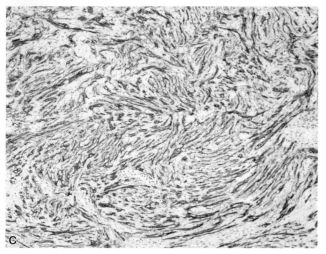
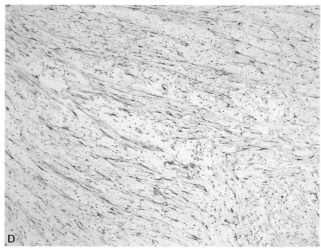

图 18-38 胃肠道神经鞘瘤
A. S-100 标记；B. SOX10 标记；C. GFAP 标记；D. PGP9.5 标记

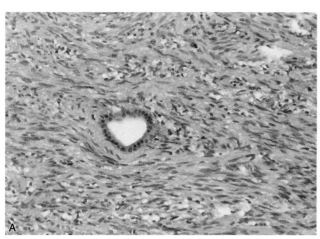
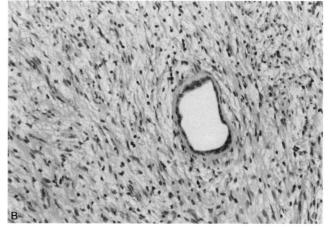

图 18-39 腺样神经鞘瘤
A、B. 在经典的神经鞘瘤背景中可见散在分布、大小和形态不一的腺样结构

免疫组化标记显示肿瘤内的梭形细胞表达 S-100 和 SOX10,腺样结构表达 AE1/AE3 和 EMA,部分表达 CEA,或 CgA、生长抑素(somatostatin)和 CD57,提示具神经内分泌分化。

2. 假腺样神经鞘瘤(pseudoglandular schwanoma) 是指在神经鞘瘤中出现类似腺体的囊腔或裂隙样结构(图 18-40A),免疫组化标记显示这些囊腔或裂隙的内衬细胞表达 S-100(图 18-40B),不表达 AE1/AE3 和 EMA,表明为施万细胞而非上皮细胞,故称为假腺样。假腺样结构多出现在颅内和椎管的神经鞘瘤中,并多发生于具有囊性变的肿瘤中[112-114],其发生率可高达 58%,而在周围软组织的神经鞘瘤中极为少见。

(九) 微囊性/网状神经鞘瘤

微囊性/网状神经鞘瘤(microcystic/reticular schwannoma)是一种新近报道的神经鞘瘤亚型,由 Liegl 等[115]于 2008 年报道,肿瘤显示特征性的微囊和网状结构。本亚型比较少见,迄今为止,文献上的报道约 20 例。

【临床表现】

主要发生于成年人,特别是中老年,两性均可发生,无明显差异。

肿瘤多发生于内脏,特别是位于胃肠道黏膜下(包括胃、小肠和结直肠)[115,116],其他部位也可发生,包括颈椎、颌下腺、下颌、食管、阑尾、上呼吸道(支气管)、胰腺、肠系膜、肾上腺、躯干和四肢表皮下、皮肤以及深部软组织[117-124]。随着报道病例的不断增多,可能会有更多的部位被报道。

位于实质脏器的病例是在做其他手术时偶然发现,或在做其他检查(如 CT)时发现(图 18-41)。位于支气管者表现为反复发作的肺炎症状。位于皮肤和皮下者表现为无痛性结节。位于深部软组织者表现为增大的肿块。目前报道显示无 1 例伴有 *NF1* 或 *NF2*。

【大体形态】

肿瘤大小为 0.4~23cm,中位直径为 4.3cm,切面呈灰白色。

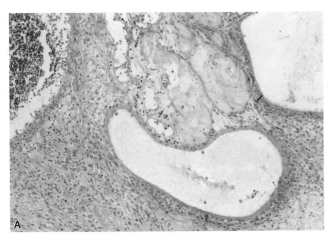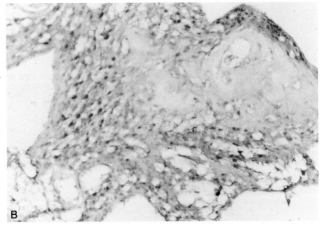

图 18-40 假腺样神经鞘瘤

A. 神经鞘瘤中出现类似腺体的囊腔或裂隙样结构;B. S-100 标记

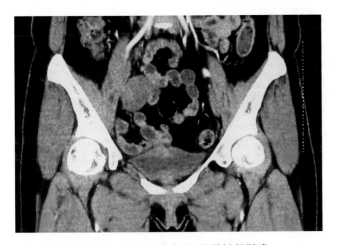

图 18-41 肠系膜微囊性/网状神经鞘瘤

【组织形态】

肿瘤周界多较清楚,但无包膜,少数病例可累及邻近的黏膜、平滑肌(位于胃肠道者)或横纹肌(位于深部者)。一些病例内同时含有经典型神经鞘瘤和微囊性/网状神经鞘瘤区域,两者之间有分界,也可有移行(图 18-42A~C)。瘤细胞呈梭形,胞质嗜伊红色,呈连通状或交织状排列,并形成特征性的微囊性或网状结构,可类似筛孔样,间质常呈黏液样或纤维黏液样(图 18-42D~J)。局部区域类似经典型神经鞘瘤中的束状区或退变性神经鞘瘤。高倍镜下,瘤细胞核呈圆形、卵圆形或一端尖细,核仁不明显,核分裂象<3 个/50HPF(中位 1 个/50HPF)。瘤细胞无异型性,肿瘤内也不见坏死。

【免疫组化】

瘤细胞强阳性表达 S-100 和 SOX10,程度不等地表达 GFAP(图 18-43)。

【鉴别诊断】

有时神经鞘瘤的网状区可发生程度不等的囊性变,可为大的囊性变,也可呈微小囊状,与微囊性/网状神经鞘瘤在形态上有一定的相似,但属于不同的类型。另神经束膜瘤也可含有疏松网状结构,应注意加以鉴别。

【治疗和预后】

属良性肿瘤,切除后可获治愈,迄今为止无复发或转移报道。

(十) 先天性和儿童富于细胞性丛状神经鞘瘤

Meis-Kindblom 和 Enzinger 于 1994 年报道了 9 例发生于新生儿和儿童的丛状恶性周围神经鞘膜瘤[125],主要发生于四肢浅表部位,位于真皮和皮下,可累及深部软组织。组织学上由呈丛状生长的梭形细胞组成,类似缠在一起的富于细胞的神经干。可见核分裂象(1~18 个/50HPF,中位 4 个/10HPF),但无坏死,也无血管侵犯等现象,免疫组化标记显示 S-100 弥漫阳性。尽管在形态上与发生于其他部位的儿童 MPNST 较难区分,但在生物学行为上有所不同,以局部复发为主,不发生远处转移。Meis-Kindblom 和 Enzinger 将其视为低度恶性的 MPNST。Woodruff 等[126]于 2003 年报道了 6 例相似病变,鉴于肿瘤显示一些令人担忧的形态,如细胞丰富、核深染和可见核分裂象,且易局部复发,但无转移潜能,应被视为良性肿瘤,为避免误诊为 MPNST 导致过多治疗,将其命名为丛状富于细胞性神经鞘瘤(plexiform cellular schwannoma)。Agaram 等[127]随后的报道显示,除可发生于浅表部位外,也可发生于深部软组织,包括内脏。此类肿瘤较为少见,笔者曾诊断过 5 例。

【病例介绍】

例 1,女,2 个月大时家属无意间发现左前臂有一包块,约米粒大小,略突出皮肤表面,当时未予特殊诊治。后随患儿生长发育肿物逐渐增大,在北京儿童医院行彩超提示考虑淋巴血管混合瘤,瘤体累及皮下脂肪层,延伸至肌肉,并部分累及尺骨远端骨骺。MRI:检查显示左腕部及前臂软组织肿块(图 18-44A),血管源性可能性大。体检显示左前臂远端尺侧可见一包块,4cm×3cm×3cm,高出皮面,无压痛,周围皮肤可见数个突起。2015 年 7 月 6 日在齐鲁医院手术,术中见肿瘤呈白色串珠状。术后病理:丛状神经纤维瘤。2016 年 4 月因肿瘤复发在菏泽市立医院再次手术,术后病理仍考虑为丛状神经纤维瘤,镜下见较多核分裂,除外恶性变。2017 年 2 月再次复发(图 18-44B),来我科会诊。

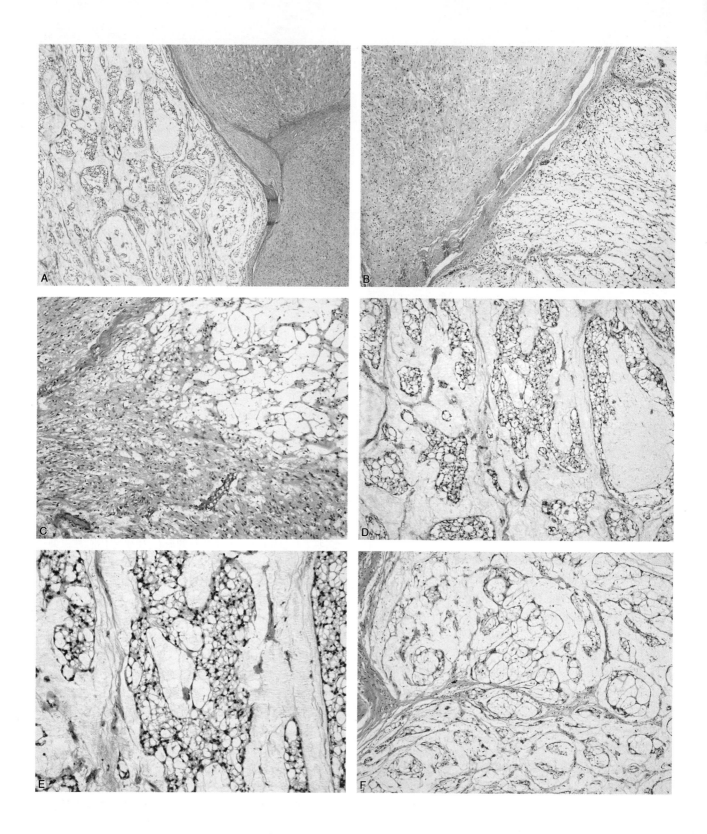

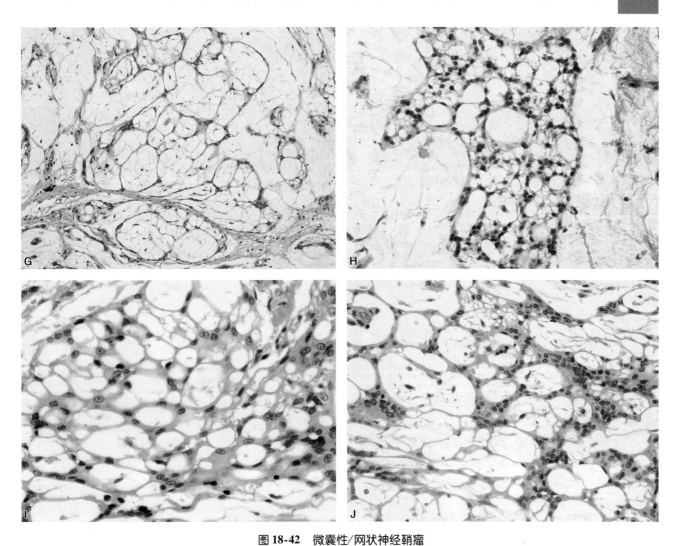

图 18-42　微囊性/网状神经鞘瘤

A、B. 左侧为微囊性区域,右侧为经典神经鞘瘤区域;C. 经典神经鞘瘤区域和微囊性区域之间有过渡;D~J. 特征性的微囊或网状结构,可类似筛孔样,间质呈黏液样

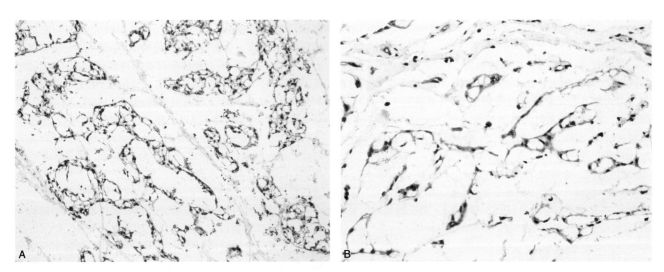

图 18-43　微囊性/网状神经鞘瘤

A. S-100 标记;B. GFAP 标记

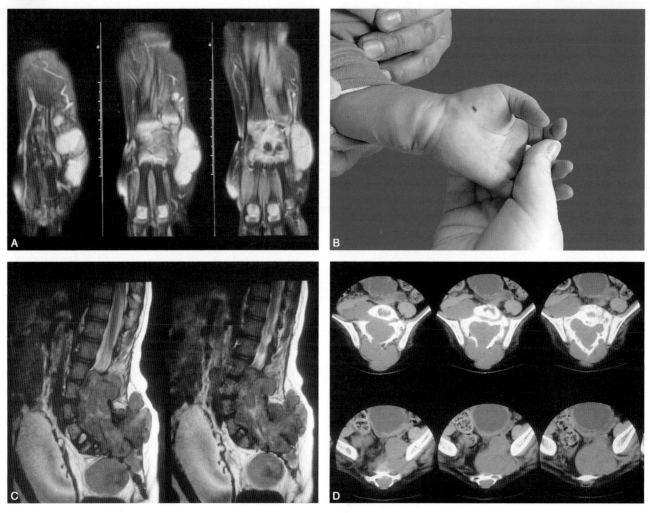

图 18-44 富于细胞性丛状神经鞘瘤影像学
A. 左腕部多结节性病变;B. 左腕部和前臂复发;C、D. 骶尾部多结节性占位

例 2,女,7 岁。适龄后不能走路,后去医院检查发现骶尾部占位。2011 年在上海市儿童医院手术,2015 年复发,肿瘤呈多结节性(图 18-44C,D),9 月再次手术,未能完全切除,家属放弃治疗。

大体上,病例 1 为带皮组织一块,皮肤表面多处灰白结节状突起,大者直径 1.1cm,小者直径 0.1cm,小者呈簇状分布。切面皮下组织遍布灰白质韧结节,大者直径 1.2cm,大部融合。病例 2 为灰红无包膜肿物一枚,5cm×4.5cm×2cm,切面灰白色,实性,质稍韧,另见灰黄碎组织一堆,6cm×6cm×2.5cm。

组织学上,低倍镜下肿瘤呈丛状生长方式(图 18-45A,B),由结节状或片状增生的梭形细胞组成(图 18-45C,D),细胞丰富,可见少量核分裂象(图 18-45E,F)。免疫组化标记显示,瘤细胞弥漫性表达 S-100 和 SOX10(图 18-46)。

(十一) 神经鞘瘤病

神经鞘瘤病(schwannomatosis)的发生率为 1/40,000 新生儿。大多数神经鞘瘤病为散发性。家族性神经鞘瘤病的遗传方式尚不明了,遗传给后代的概率约为 15%~25%。神经鞘瘤病的起病多发生于成年期。

Ferner 等[128]提出的诊断标准为以下两种情形可肯定为神经鞘瘤病:①患者年龄>30 岁,有 2 个以上非真皮内的神经鞘瘤,至少一个得到组织学证实,并在 MRI 上没有前庭肿瘤的证据;或②有一个非前庭的神经鞘瘤,并有一位一级亲属患有神经鞘瘤病。以下三种情形可能为神经鞘瘤病:①患者年龄<30 岁,有 2 个以上非真皮内的神经鞘瘤,至少一个得到组织学证实,并在 MRI 上没有前庭肿瘤的证据,无 NF 突变;或②患者年龄>45 岁,有 2 个以上非真皮内的神经鞘瘤,至少一个得到组织学证实,无第八神经(听神经)症状,无 NF2;③非前庭的神经鞘瘤,一级亲属中有神经鞘瘤病。部分性神经鞘瘤病(segmental schwannomatosis)的标准为:肯定为或怀疑为神经鞘瘤病,但病变局限于一侧肢体,或≤5 个椎体。

2007 年,Hulsebos 等[129]首先发现在家族性神经鞘瘤病中存在 SMARCB1 基因突变。SMARCB1(也称 INI1、hSNF5 或 BAF47),是一种肿瘤抑制基因,调节细胞周期、细胞生长和分化。约 40%~50% 的家族性和 8%~10% 的散发性神经鞘瘤病患者 SMARCB1 基因 1 号外显子有失活性胚系突变[130]。神经鞘瘤病的发生机制不仅仅决定于一个基因位点,可能经过四次突变:第一次突变为 SMARCB1 基因胚系突变,最常见的突变为 1 号外显子突变(c.41C >A)和 3′端非转录区域突变

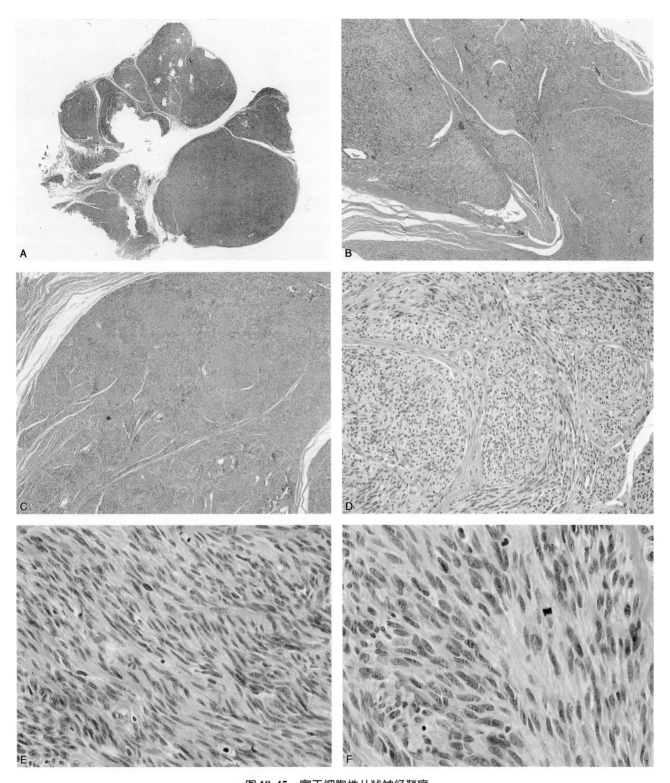

图 18-45 富于细胞性丛状神经鞘瘤
A、B. 低倍镜下肿瘤呈丛状或多结节状生长；C、D. 丛状增生的梭形施万细胞；E. 瘤细胞丰富；F. 可见核分裂象

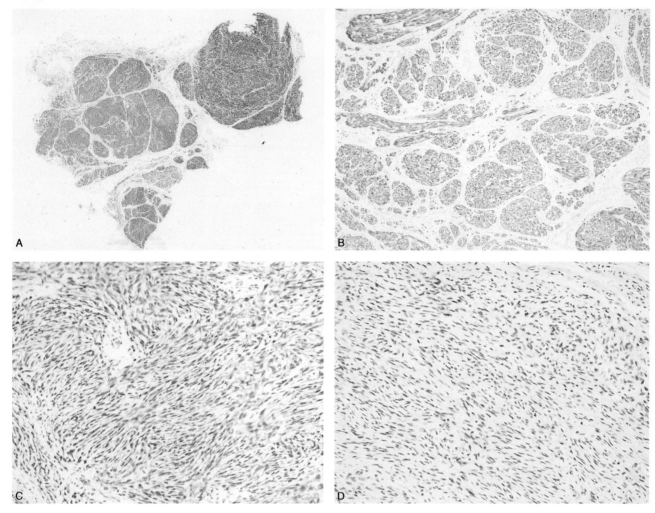

图 18-46　富于细胞性丛状神经鞘瘤
A ~ C. S-100 标记;D. SOX10 标记

(c. ＊82C ＞ T),也有 3 号外显子 2bp 插入者(c. 245_246insAT);第二次和第三次突变为丢失 22 号染色体的一部分区域,此区域含有第 2 个 SMARCB1 等位基因和一个 NF2 等位基因;第四次突变为 NF2 野生基因突变[131]。SMARCB1 基因突变的神经鞘瘤病可能与大脑非典型性畸胎瘤样肿瘤/恶性横纹肌样瘤(atypical teratoid tumor/rhabdoid tumor,AT/RT)之间有一定的相关性[132,133]。Carter 等[134]报道的 1 例神经鞘瘤病患者,其两个儿子均患有大脑 AT/RT。

迄今为止,50 多例神经鞘瘤病的平均年龄为 42 岁,年龄范围为 25 ~ 97 岁,女性略多见。16% 为家族性。MRI 检查显示,81% 患者中的肿瘤呈散在性分布,8% 患者中的肿瘤呈丛状,11% 患者中的肿瘤两者兼有。中位肿瘤数目为 4 个,范围为 1 ~ 27 个。临床上,患者常有疼痛感,疼痛机制不明。

十、神经纤维瘤和神经纤维瘤病

神经纤维瘤(neurofibroma)是一组良性的周围神经鞘膜肿瘤,由施万细胞、神经束膜样细胞、纤维母细胞以及形态介于神经束膜样细胞和其他细胞之间的移行细胞所混合组成,肿瘤内常夹杂残留的有髓和无髓神经纤维,细胞之间可见多少不等的胶原纤维,背景常呈黏液样或胶原黏液样。根据临床和组织学特点可分为局限性皮肤神经纤维瘤、弥漫性皮肤神经纤维瘤、局限性神经内神经纤维瘤、丛状神经纤维瘤、软组织巨神经纤维瘤、色素性神经纤维瘤、非典型性和富于细胞性神经纤维瘤及伴有假菊形团的树突状细胞神经纤维瘤八种类型。ICD-O 编码为 9540/0。

神经纤维瘤病(neurofibromatosis)分为 Ⅰ 型神经纤维瘤病和 Ⅱ 型神经纤维瘤病两种类型[135]。

Ⅰ 型神经纤维瘤病(neurofibromatosis type 1,NF1)也称周围型神经纤维瘤病或冯·瑞克林豪森斯病(von Recklinghausens's disease),是最常见的常染色体显性遗传性疾病,由 NF1 基因的功能丢失突变和缺失所致,NF1 基因位于 17 号染色体长臂,近着丝粒(17q11.2),邻近神经生长因子受体基因。DNA 长度为 3350kb,由 60 个外显子组成,编码神经纤维瘤蛋白(neurofibromin),后者由 2818 个氨基酸组成。有证据表明,NF1 部分起着肿瘤抑制基因的功能,在细胞的增殖和分化上可能起了一定的作用。NF1 可发生于任何种族,发生率为 1/3000,约半数患者具有家族史(图 18-47)。最早期的临床表现为皮肤上出现平整的色素性丘疹斑,随着时间推移,这些色素斑可增大及颜色变深。对 NF1 来说,以腋窝或腹股沟处的皮肤出现色素斑点特别具有意义。这些色素斑如果发生在皮肤白皙的人身上,则颜色偏淡,有点类似放有牛奶的咖啡,也称(牛奶)咖啡斑(café-au-lait spots)(图 18-48),而如果发生

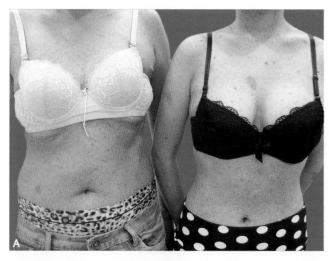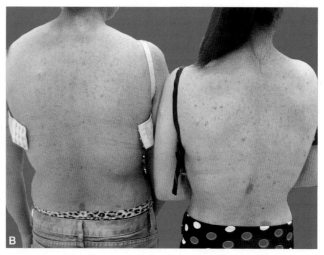

图 18-47　Ⅰ型神经纤维瘤病
A、B. 母女均患有 NF1

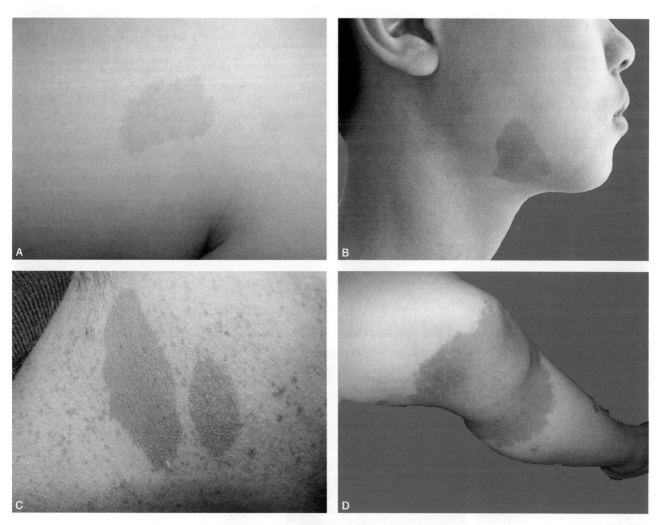

图 18-48　Ⅰ型神经纤维瘤病中的牛奶咖啡斑

在皮肤黝黑的人身上,则这些色素斑的颜色偏深,呈棕黑色或黑色。咖啡斑在组织学上主要表现为基底细胞色素沉着(图 18-49)。由于咖啡斑在正常的人群中也相当常见,并且也可见于一些与 NF1 无关的疾病当中(如 McCune-Albright 综合征,多骨性纤维结构不良),因此,在判断是否为 NF1 时,需要将咖啡斑的大小、形状以及数目这些因素考虑进去。例如,NF1 应出现 6 个或以上的咖啡斑,对成年人来讲,每个斑的直径应在 1.5cm 以上,对青春期之前的少年来讲,则应在 0.5cm 以上。

典型的 NF1 患者在容貌上也有一定的特征性,表现在前额比较宽,面颊呈三角形,眼眶内呈黑色。眼睛的虹膜表面还可见隆起的色素斑点或斑块,称为色素性虹膜错构瘤(pigmented iris hamartoma)(图 18-50)。除上述咖啡斑外,NF1 患者特征性表现神经纤维瘤病,周围神经和内脏神经均可发生,以累及皮肤

和皮下的小神经最为常见,临床上表现为身体皮肤表面长有多少不等的神经纤维瘤,少的仅为数个(图 18-51A,B),多的可达上百、上千甚至全身上下长满大小不一、难以计数的肿瘤(图 18-51C,D)。这些肿瘤最初多出现于青春期前后,仅有少数病例在出生时即有,其他的一些则可在晚些时候再发生。

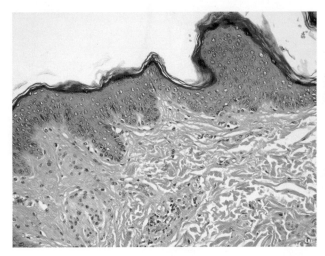

图 18-49 基底细胞色素沉着

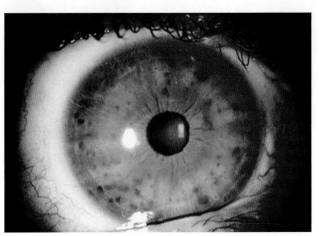

图 18-50 色素性虹膜错构瘤

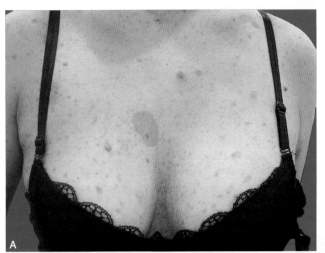

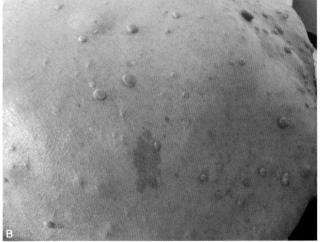

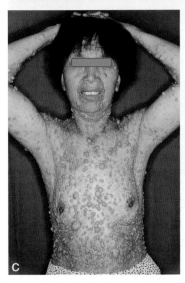

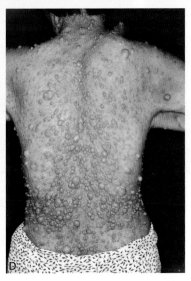

图 18-51 I 型神经纤维瘤病中的神经纤维瘤
A、B. 胸前和背部皮肤多个神经纤维瘤;
C、D. 躯体表面皮肤无数个神经纤维瘤

发生于 NF1 的神经纤维瘤主要有以下四种类型：①皮肤孤立性或弥漫性神经纤维瘤；②发生于周围神经的限局性神经内神经纤维瘤；③累及大神经干的丛状神经纤维瘤；④巨大的软组织神经纤维瘤，或称神经瘤性象皮病。各型神经纤维瘤详见后述。

发生于内脏的神经纤维瘤主要位于胃肠道，少数可发生于肝脏或膀胱，除神经纤维瘤外，发生于内脏并与 NF1 相关的其他一些病变还包括节细胞神经瘤病、胃肠道自主神经瘤和各种神经内分泌肿瘤。

表 18-3 列出 I 型神经纤维瘤病的诊断标准供参考。

表 18-3　I 型神经纤维瘤病的诊断标准

患者必须符合以下两个或两个以上的情形：

具有 6 个或以上的(牛奶)咖啡斑

　青春期后者达 1.5cm 或以上

　青春期前者达 0.5cm 或以上

　　两个或多个任何类型的神经纤维瘤，或一个或多个丛状神经纤维瘤

　　腋窝或腹股沟出现雀斑

　　视神经胶质瘤

　　两个或多个 Lisch 结节(良性虹膜色素性错构瘤)

　　骨病变

　蝶骨结构不良

　长管状骨结构不良或皮质变薄

与 NF1 患者具有直系亲属关系

II 型神经纤维瘤病(neurofibromatosis type 2,NF2)也称为中枢型或双侧性听神经纤维瘤病，相对 NF1 来说，比较少见，发生率为 1/40 000。NF2 属于一种常染色体显性遗传性疾病，50% 的病例显示 22q12 位点突变(NF2 基因)。多数患者的年龄在 10～30 岁间，部分患者发病较晚，如到 60 岁左右才发病。临床上诊断为 II 型神经纤维瘤病的依据为患有双侧前庭神经的神经鞘瘤(图 18-52)，或患者患有一侧前庭神经的神经鞘瘤，但具有 NF2 的家族史，年龄在 30 岁以下，或具有下列疾患中的两项：脑膜瘤、神经胶质瘤、神经鞘瘤、青少年后被膜下晶状体混浊/青少年皮质性白内障。表 18-4 列出 NF2 的诊断标准供参考。

表 18-4　II 型神经纤维瘤病的诊断标准

符合下列条件者可诊断为 NF2

双侧的前庭神经神经鞘瘤

或具有 NF2 的家族史(系直系亲属)

　加上

　1. 单侧前庭神经的神经鞘瘤或

　2. 下列中的任何两项：脑膜瘤、神经胶质瘤、神经鞘瘤、青少年后被膜下晶状体混浊/青少年皮质性白内障

符合下列条件者需检查是否有 NF2(可能为 NF2)

单侧前庭神经的神经鞘瘤，年龄<30 岁加上至少下列中的一项：脑膜瘤、神经胶质瘤、神经鞘瘤、青少年后被膜下晶状体模糊/青少年皮质性白内障

多发性脑膜瘤(两个以上)加上单侧前庭神经的神经鞘瘤，年龄<30 岁或下列中的一项：神经胶质瘤、神经鞘瘤、青少年后被膜下晶状体模糊/青少年皮质性白内障

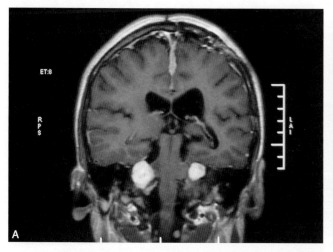
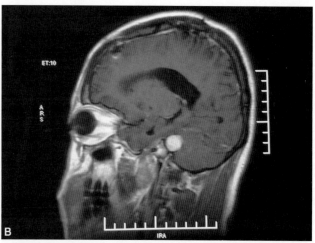

图 18-52　双侧前庭神经神经鞘瘤(NF2)

(一) 局限性皮肤神经纤维瘤

局限性皮肤神经纤维瘤(localized cutaneous neurofibroma)是最常见的一种神经纤维瘤，可以是单个孤立性的病变，也可以表现为多个病变。

【ICD-O 编码】

9540/0

【临床表现】

常累及躯体真皮和皮下，无特殊好发部位。

多表现为略隆起于皮肤的结节状或息肉状肿块，缓慢性生长，无痛性，能自由推动，直径多在 1～2cm。90% 的病变为孤立性，患者不伴有 I 型神经纤维瘤病(NF1)，好发于 20～30 岁的青年人，无性别差异。伴有 NF1 的患者常为多灶性，且肿瘤常常自青春期开始发生，以后肿瘤的数量逐渐增加，直径也

增大,少数病例中,患者全身布满息肉状结节。

【大体形态】

周界相对清晰,无包膜。切面色泽较为一致,灰白色或黄白色,有光泽,无神经鞘瘤中的出血或囊性变等退行性改变。

【组织形态】

孤立性结节和多发性结节镜下形态相似。病例之间可因肿瘤内所含瘤细胞、黏液及胶原量的多少而异。典型病例由交织状排列的梭形细胞束组成,细胞边界不清,胞质淡嗜伊红色,核深染,两端尖,波浪状或弯曲状(图18-53A～D),部分病例中于瘤细胞之间可见胡萝卜丝样胶原纤维(图18-53E～H),瘤细胞和胶原束之间为少至中等量黏液。因横切面的关系,部分瘤细胞呈小淋巴细胞样,特别是在作细胞学穿刺时,容易被误认为是淋巴细胞。间质内可见散在的肥大细胞、淋巴细胞和少量泡沫样组织细胞。少数病例局部区域内的瘤细胞可呈上皮样,又称上皮样神经纤维瘤(epithelioid neurofibroma)[136]。

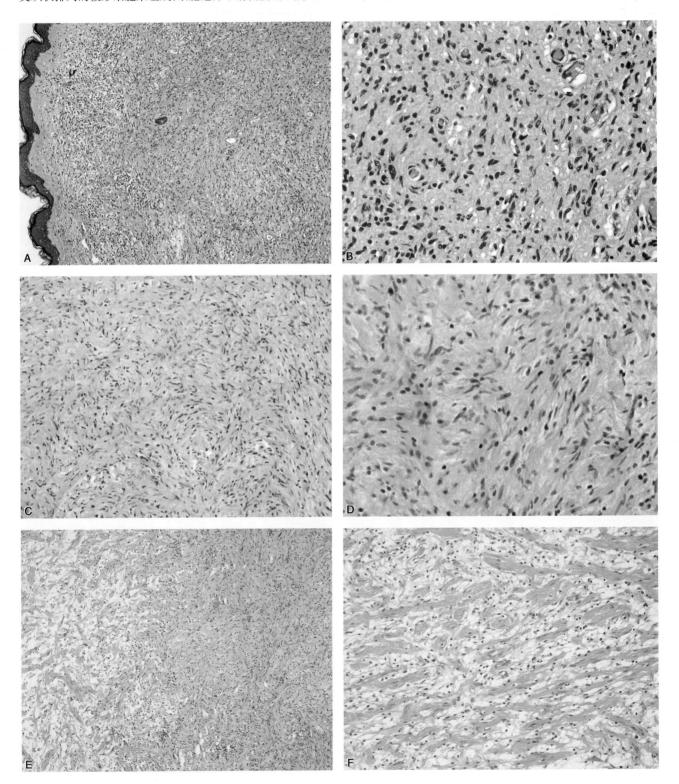

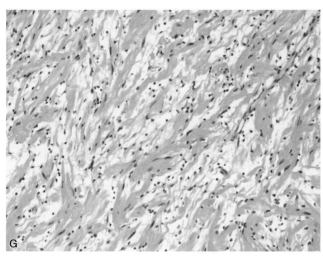
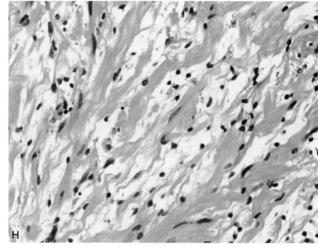

图 18-53　局限性皮肤神经纤维瘤

A. 肿瘤位于真皮内；B. 核一端尖细，拖尾巴状或弯曲状，类似蝌蚪；C、D. 交织状或条束状排列的瘤细胞；E、F. 部分区域或部分病例间质可呈黏液样；G、H. 可有绳索样胶原纤维

【治疗】

局部切除多可治愈。

【预后】

不伴有 NF1 者极少发生恶变。

（二）弥漫性皮肤神经纤维瘤

弥漫性皮肤神经纤维瘤（diffuse cutaneous neurofibroma）是一种在真皮内和皮下弥漫性生长的神经纤维瘤。

【临床表现】

好发于儿童和青年人，多发生在头颈部，其次为躯干和四肢，表现为皮肤表面斑块状隆起。位于头颈部尤以眼睑处的肿块常较小，而位于躯干和四肢的肿块常超过 5cm，病变边界不清。10% 的患者伴有 NF1。

【大体形态】

切面显示位于真皮和浅表筋膜间的皮下组织增厚，为灰白色的肿瘤组织所替代（图 18-54），质地从柔软的黏液样至坚实的橡皮样。

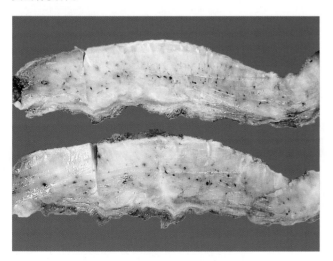

图 18-54　弥漫性皮肤神经纤维瘤

【组织形态】

病变位于真皮层及皮下，周界不清，常沿结缔组织间隔和脂肪小叶间隔扩展性生长（图 18-55A ~ F），可包绕皮肤附件组织，瘤细胞的生长方式有点类似隆凸性皮肤纤维肉瘤。与孤立性神经纤维瘤有所不同的是，瘤细胞并不呈细长的波浪状，而是呈短梭形或卵圆形，间质也多为均匀一致的原纤维状，常见含有色素的树突状细胞，另一形态特征是，肿瘤内可见成簇的 Wagner-Meissner 样小体（假 Meissnerian 小体）（图 18-55G ~ J），可与隆凸性皮肤纤维肉瘤相鉴别。

【免疫组化】

瘤细胞表达 S-100 和 SOX10（图 18-56）。

（三）局限性神经内神经纤维瘤

局限性神经内神经纤维瘤（localized intraneural neurofibroma）是一种局限于神经内的神经纤维瘤，发生率仅次于局限性皮肤性神经纤维瘤，可以累及任何神经，包括脊神经和颅神经，从神经根到细小的分支，也可累及自主神经链。多灶性的病变一般见于 NF1 患者[137]。

【临床表现】

位于浅表的病变多以肿块就诊，位于深部者，沿受累神经的方向常有麻刺感或疼痛感。一部分病例为偶然发现或在做影像学检查时被发现。

【大体形态】

多表现为梭形肿块，但无神经鞘瘤中的厚包膜，受累神经多弥漫性增大，发生于大神经者，常可见肿瘤穿进和穿出神经束（图 18-57）。肿瘤的颜色和质地取决于肿瘤内所含胶原量的多少，及含脂质的黄色、囊性变或灶性出血等形态。

【组织形态】

由束状或波浪状排列的长梭形细胞组成，因切面的关系，细胞也可呈小圆形，类似淋巴细胞。基质呈黏液样，可见多少不等的胶原纤维，常见肿瘤组织与神经束之间有移行现象（图18-58）。

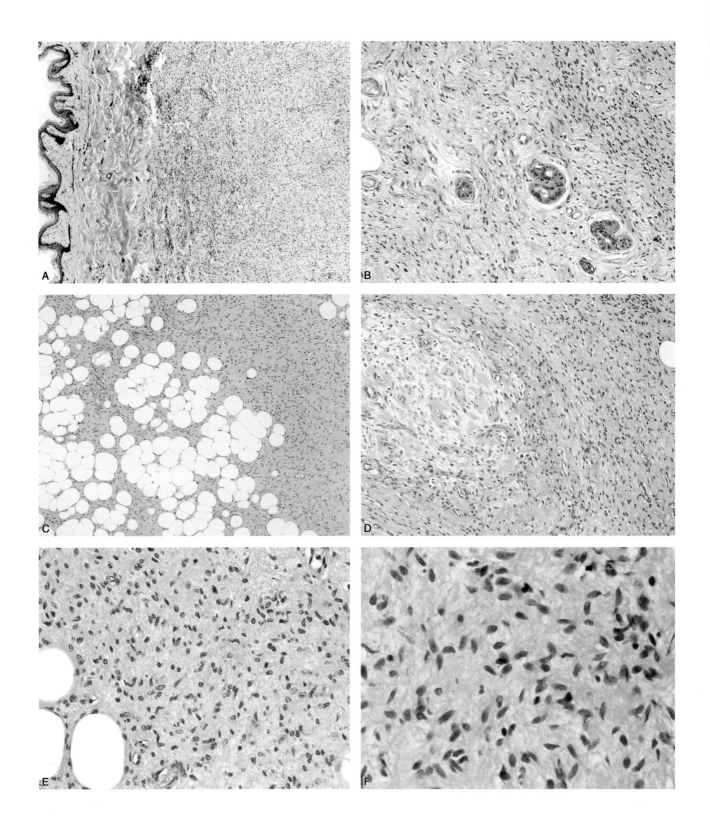

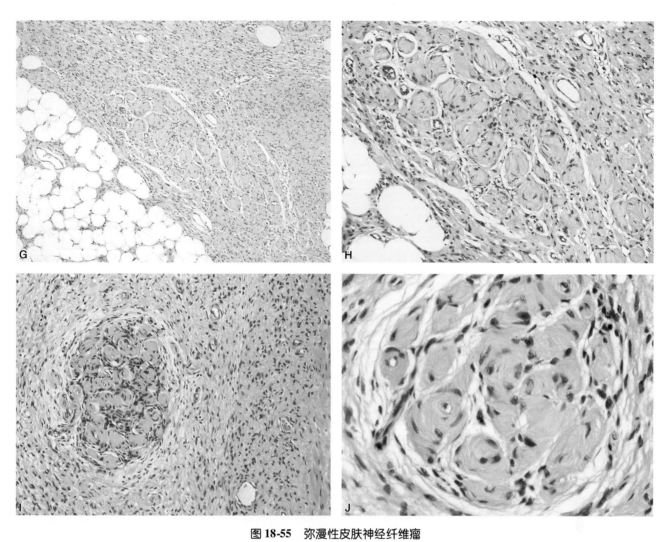

图 18-55　弥漫性皮肤神经纤维瘤

A. 肿瘤位于真皮内；B. 包绕皮肤附件；C. 累及皮下脂肪组织；D. 部分区域间质黏液样变；E、F. 高倍镜示瘤细胞形态；
G ~ J. 假 Meissner 小体

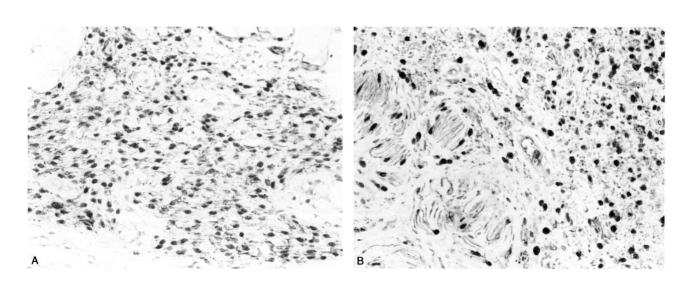

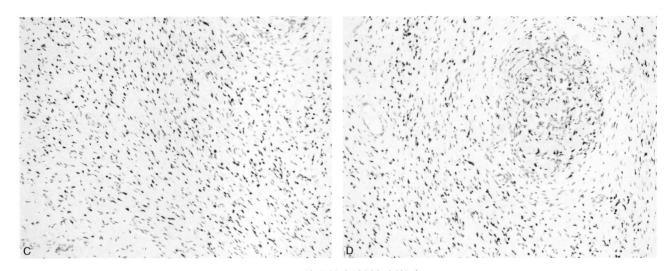

图 18-56 弥漫性皮肤神经纤维瘤

A、B. S-100 标记；C、D. SOX10 标记

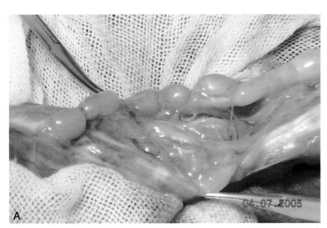
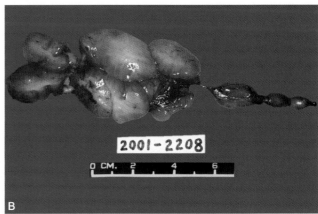

图 18-57 神经内神经纤维瘤

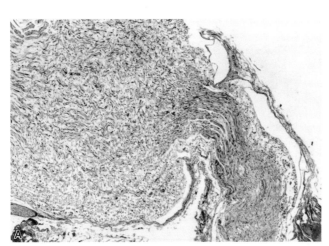
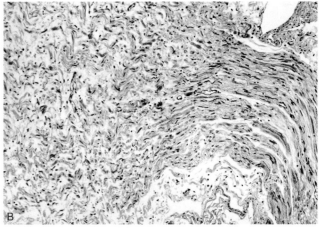

图 18-58 神经内神经纤维瘤

A. 肿瘤组织与神经束之间有移行；B. 束状或波浪状排列的长梭形细胞

（四）丛状神经纤维瘤

丛状神经纤维瘤（plexiform neurofibroma）（ICD-O 编码 9550/0）比较少见，常发生于儿童，好发于头颈部，也可发生于四肢和躯干（图 18-59），多累及大神经，特别是神经丛。

大体上从神经干及其分支上可见扭曲、迂回类似蠕虫的肿块（图 18-60A，B）。几乎均发生于伴有 NF1 的患者，并有恶变的倾向。软组织巨神经纤维瘤中的神经纤维瘤常为丛状神经纤维瘤。丛状神经纤维瘤可发生恶变[138,139]。

镜下由迂曲、膨大的神经束组成，呈丛状或多结节状，间质多伴有黏液样变性（图 18-61A～D），阿辛蓝染色阳性。因切面的不同，神经束的直径可大小不一。少数病例内可伴有异源性分化，如上皮性成分。

（五）软组织巨神经纤维瘤

软组织巨神经纤维瘤（massive soft tissue neurofibroma）最

少见，仅发生于伴有 NF1 的患者，常含有丛状神经纤维瘤的成分，累及整个肢体时可形成巨肢症（图 18-62），曾称为神经瘤性象皮病（elephantiasis neuromatosa），或引起局部软组织的弥漫性增大。本型很少恶变。

（六）色素性神经纤维瘤

色素性神经纤维瘤（pigmented neurofibroma）是一种含有散在树突状色素细胞的神经纤维瘤，比较少见，占神经纤维瘤的 1% 不到，50% 的患者伴有 NF1[140]。好发于黑人，年龄范围较广，多见于男性。最常位于头颈部、臀部或小腿。

组织学上病变位于真皮或皮下，偶可扩展至肌肉，常为弥漫性神经纤维瘤（图 18-63），有时肿瘤可兼具弥漫性和丛状神经纤维瘤的两种形态。色素性细胞呈树突状，散在分布于肿瘤内，但有成簇及位于肿瘤浅表部的倾向。本瘤主要应与色素性隆凸性皮肤纤维肉瘤（Bednar 瘤）相鉴别。

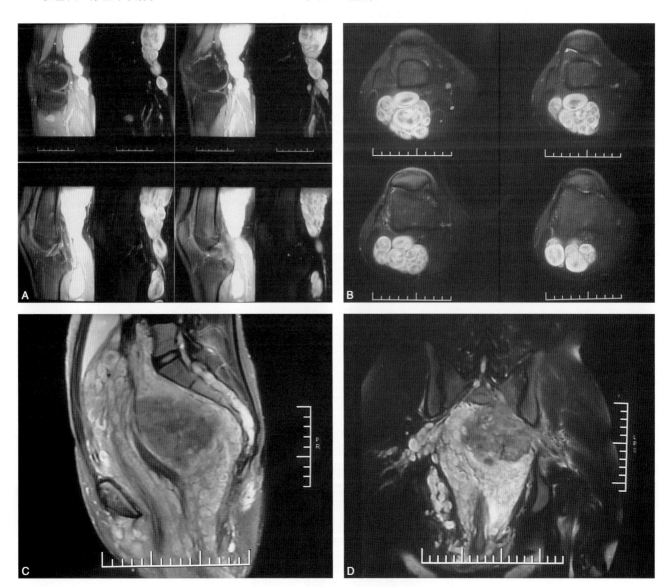

图 18-59　丛状神经纤维瘤影像学
A、B. 下肢病变；C、D. 腹盆腔病变

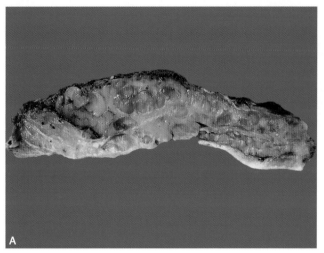
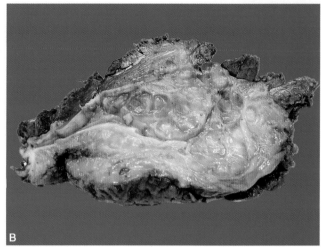

图18-60   丛状神经纤维瘤

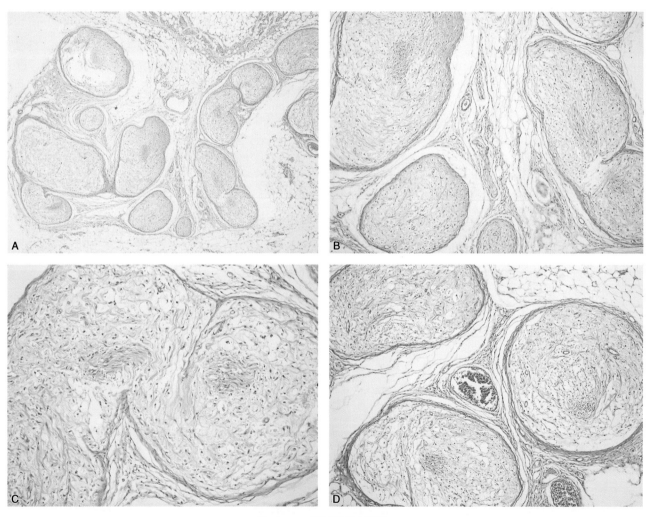

图18-61   丛状神经纤维瘤
A～D. 由迂曲、膨大的神经束组成,呈丛状或多结节状

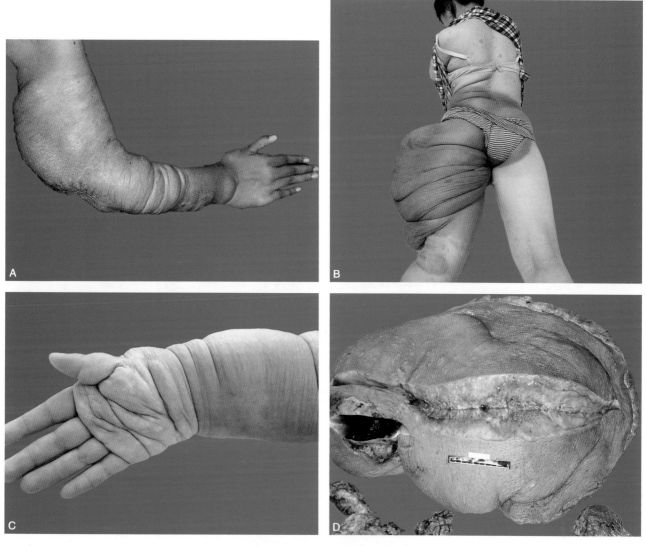

图 18-62 软组织巨神经纤维瘤

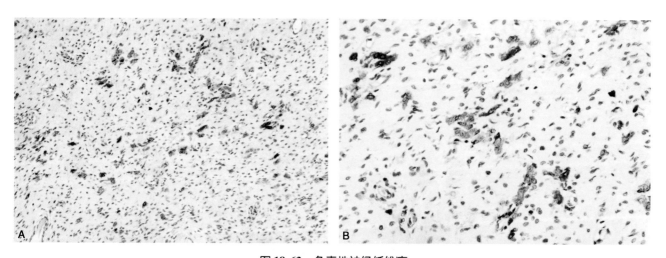

图 18-63 色素性神经纤维瘤
A、B. 肿瘤内可见色素性树突细胞

（七）非典型性和富于细胞性神经纤维瘤

有时在体积较大或病程较长的神经纤维瘤内可见散在的核有异型的细胞,类似退变性或陈旧性神经鞘瘤。这些散在的畸形细胞核大深染,核内可见胞质性的包涵体,染色质呈污浊状(smudgy),核仁不明显,不见核分裂,称为非典型性或奇异性神经纤维瘤(atypical or bizarre neurofibroma)[141](图18-64)。

有时在神经纤维瘤的部分区域内,细胞偏丰富(图18-

65A),偶见核分裂象(图18-65B),但尚不足以诊断为MPNST,称为富于细胞性神经纤维瘤(cellular neurofibroma)。因MPNST常发生于神经纤维瘤的基础上,故对富于细胞的神经纤维瘤需要多取材,多作切片,以确认是否合并有恶性周围神经鞘膜瘤的区域,如瘤细胞密度显著增高,异型性明显,核分裂象易见,可见病理性核分裂等。

神经纤维瘤恶变(也称恶性神经纤维瘤)通常发生于NF1患者,常表现为近期内局部结节或肿块生长迅速、增大明显(图18-66A,B)。NF1患者一生中所患神经纤维瘤发生恶变

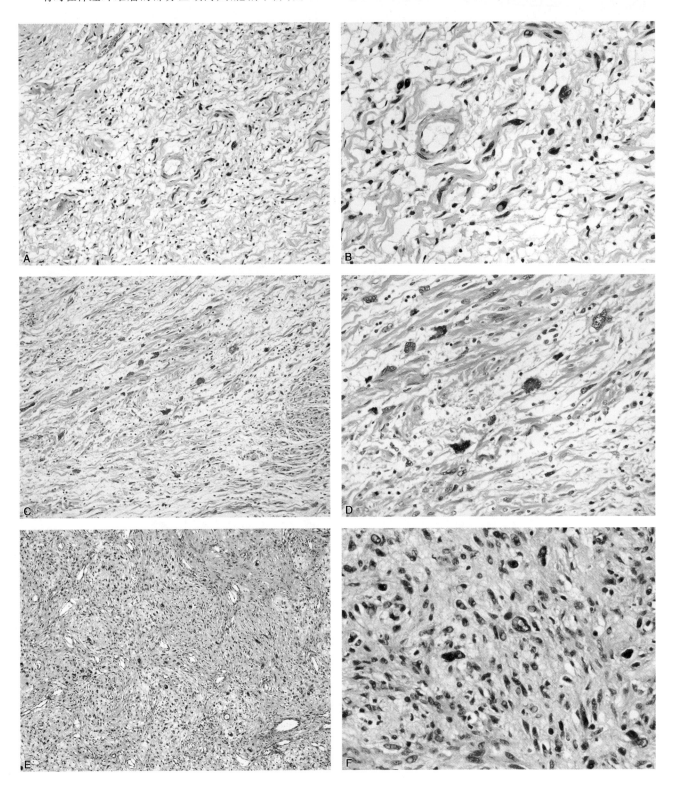

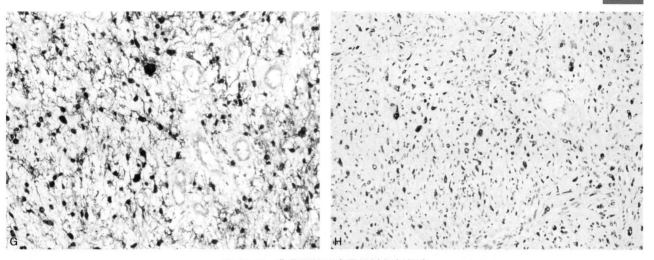

图 18-64　非典型性或奇异性神经纤维瘤
A～F. 神经纤维瘤背景中见散在核大深染的退变细胞；G. S-100 标记；H. SOX10 标记

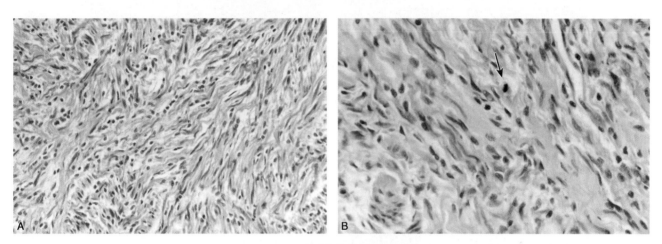

图 18-65　富于细胞性神经纤维瘤

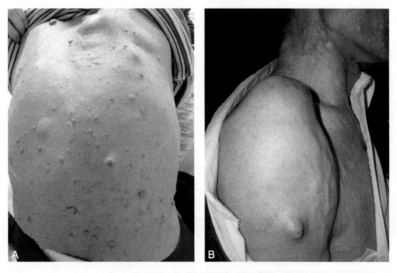

图 18-66　神经纤维瘤恶变临床表现

的可能性约为 2%～4%。影像学显示肿瘤可位于软组织深部,体积常较大,与非特殊类型的软组织肉瘤相似(图 18-67A,B)。镜下形态与经典型恶性周围神经鞘膜瘤相同(见后

述)。部分病例由神经纤维瘤(尤其是丛状神经纤维瘤)逐渐演变为恶性周围神经鞘膜瘤(图 18-68),可为原发性或同时性,也可为继发性或异时性。

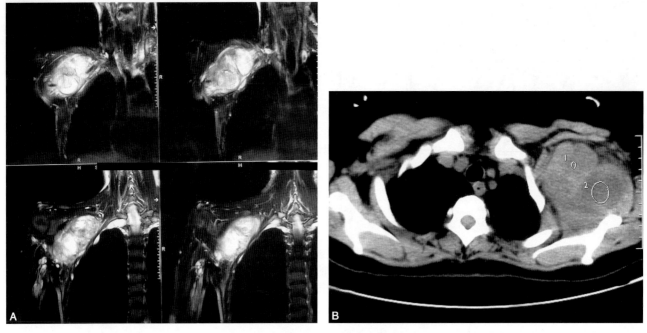

图 18-67　神经纤维瘤恶变影像学表现

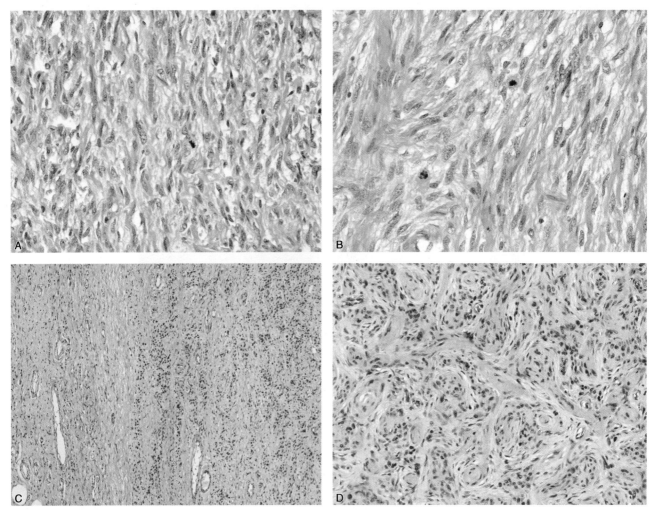

图 18-68　神经纤维瘤恶变组织学形态

A、B. 可见核分裂象;C、D. 瘤细胞密度明显增加,并有异型性

表 18-5 列出非典型性神经纤维瘤、富于细胞性神经纤维瘤和低度恶性的恶性周围神经鞘膜瘤的诊断标准供参考。

表 18-5　非典型性神经纤维瘤、富于细胞性神经纤维瘤和低度恶性 MPNST 诊断标准

	核异型性	富于细胞	核分裂象
非典型性神经纤维瘤	局部	−	−
富于细胞性神经鞘瘤	−/+	+	−/+
低度恶性 MPNST	+	+	+

（八）伴有假菊形团的树突状细胞神经纤维瘤

伴有假菊形团的树突状细胞神经纤维瘤（dendritic cell neurofibroma with pseudorosettes）是一种新近描述的亚型，由 Michal 等[142]于 2001 年首先报道。

【临床表现】

患者均为成年人，年龄范围为 24～73 岁，平均 44 岁。报道的 18 例病例中，男性 10 例，女性 8 例。5 例位于头部（颊、下眼睑、鼻、右耳后），4 例位于手部，2 例位于胸部，颈部、肩部、背部、臀部、下肢和足各 1 例。

临床上表现为皮肤浅表周界清晰的孤立性肿块，3～17mm，平均 6.2mm。所有病例均不伴有 I 型神经纤维瘤病。

【组织形态】

镜下显示，病变主要位于真皮浅层，2 例伴有被覆表皮的假上皮瘤样增生。肿瘤形成卵圆形结节，其长轴与表皮垂直，其深部常呈多结节状。主要由两种细胞组成：I 型细胞体积小，深染，核略不规则，胞质稀少，淋巴细胞样；II 型细胞体积较大，核染色质淡染，空泡状，常见核裂和核内包涵体，胞质丰富、淡染。I 型细胞呈同心圆状围绕在 II 型细胞的周围，形成假菊形团结构。

【免疫组化】

免疫组化显示，I 型细胞和 II 型细胞均表达 S-100 和 CD57，其中 II 型细胞的 CD57 标记显示细胞胞质丰富，具有纤细的胞质突起，呈树突状。两型细胞均不表达 CgA、Syn、GFAP、CK、CD1a、CD21、α-SMA、desmin 和 HMB45。

【超微结构】

电镜观察两型细胞均含有细长的胞质突起，其中，II 型细胞的胞质突起常呈同心圆状。两型细胞内均看不到神经分泌颗粒。

【细胞遗传学】

本病无 NF2 基因 1-15 号外显子突变[127]。

【鉴别诊断】

鉴别诊断包括丛状神经纤维瘤、神经母细胞样神经鞘瘤、节细胞神经瘤和节细胞迷走瘤。

十一、真皮神经鞘黏液瘤

真皮神经鞘黏液瘤（dermal nerve sheath myxoma，DNSM）是一种局限于真皮的梭形细胞肿瘤，常呈小叶状分布，间质内含有大量的黏液。以往文献报道的 Neurothekeoma（NTK）现认为属于不同的病变类型。真皮神经鞘黏液瘤由 Harkin 和 Reed[144]于 1969 年首先描述，后由 Pulitzer 和 Reed[145]于 1985 年详细报道。镜下的形态特征表现为瘤细胞呈清晰的小叶状分布，小叶内的间质呈黏液样，小叶之间为纤维性间隔。免疫组化和电镜观察提示瘤细胞具施万细胞或神经支持（细胞）（neurosustentacular）分化。

【ICD-O 编码】

9562/0

【临床表现】

真皮神经鞘黏液瘤好发于 20～50 岁成年人，中位年龄为 34 岁，男性稍多见。

可发生于躯体任何部位的皮肤，但以四肢远端尤其是手指、手、前臂、小腿和膝部最多见[146]，发生于躯干部和头颈部者较为少见，偶可发生于口腔黏膜和脊髓腔。

临床上表现为皮肤缓慢性生长的无痛性结节（图 18-69），颜色与皮肤相近或呈透明状，能被推动。患者无神经纤维瘤病史。

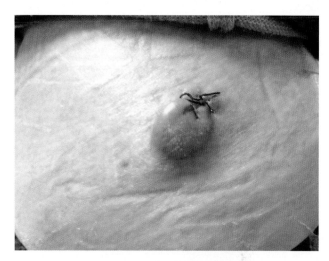

图 18-69　真皮神经鞘黏液瘤

【大体形态】

呈周界清晰的结节状肿块，无包膜，直径在 0.4～4.5cm，多<2.5cm。切面呈灰白色，质软或呈黏液样。

【组织形态】

位于真皮内，由大小不等的小叶组成，小叶间为纤维结缔组织间隔（图 18-70A，B）。小叶内的细胞成分稀少（图 18-70C，D），主要由星状或梭形细胞组成，偶见圆形上皮样细胞，可呈多核的合体样（图 18-70E～H）。瘤细胞排列疏松，间质内含有大量的透明质酸或硫酸黏液，AB 染色为阳性。瘤细胞的胞质呈淡嗜伊红色，常见细长的胞质突起，胞质内有时也可见到空泡。小叶内的瘤细胞无异型性，核分裂象罕见。极少数病例内可见 Verocay 样小体，提示肿瘤具施万细胞分化。

【免疫组化】

真皮神经鞘黏液瘤中的瘤细胞通常表达 S-100（图 18-71）、低亲和性神经生长因子受体（low-affinity nerve growth factor receptor，NGFR）、PGP9.5、CD57、GFAP 和 S100a6[146,147]。

【超微结构】

瘤细胞具施万细胞分化。

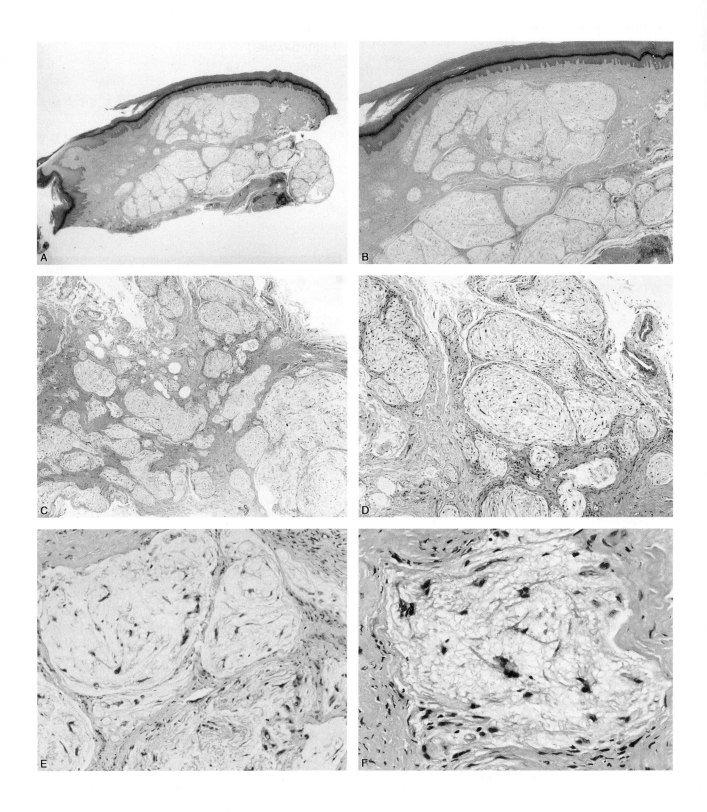

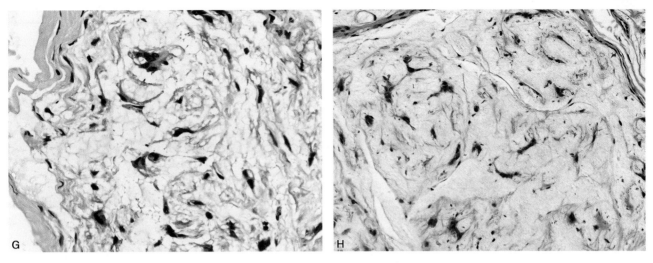

图 18-70　真皮神经鞘黏液瘤

A、B. 位于真皮内，由大小不等的小叶组成，小叶间为纤维结缔组织间隔；C、D. 间质内含有大量的透明质酸或硫酸黏液；
E～H. 小叶内的瘤细胞排列疏松，可呈合体样

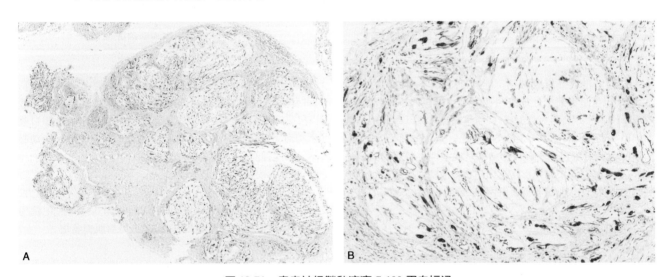

图 18-71　真皮神经鞘黏液瘤 S-100 蛋白标记

【鉴别诊断】

1. Neurothekeoma（NTK）　NTK 最初被认为是 DNSM 的一种亚型。随后的报道显示 NTK 有一瘤谱，包括了黏液型和富于细胞型，其中黏液型 NTK 表达 S-100，而富于细胞型 NTK 不表达 S-100。NTK 也演变为神经鞘黏液瘤的代表性名词，表达 S-100 的 DNSM 被视为经典型或黏液型 NTK，不表达 S-100、富于细胞的 NTK 被称为富于细胞型 NTK。一段时间内，DNSM 和 NTK 在文献上被作为同义词使用[148]，但随后也有部分学者的报道显示，部分黏液型和混合型 NTK 病例并不表达 S-100[149]。新近对大系列 DNSM 和 NTK 的报道表明[146,150,151]，NTK 和 DNSM 属于两种完全不同的肿瘤类型，DNSM 代表了真正的神经鞘黏液瘤，而 NTK 并不具有施万细胞分化。对 DNSM 和 NTK 基因表达谱的进一步分析显示[152]，在 DNSM 和真皮神经鞘瘤中涉及周围神经鞘维护或发育的基因上调，包括 *S100B*、*SOX10*、*MPZ* 和 *MBP* 等，而在 NTK 和皮肤纤维组织细胞瘤中则为编码金属蛋白酶和糖蛋白的基因上调，包括 *DPT*、*ADAM12*、*MMP1* 和 *POSTN* 等，这些基因涉及细胞外基质产生和重塑以及纤维母细胞和巨噬细胞的细胞黏附。

研究结果提示 DNSM 与神经鞘瘤相近，而 NTK 与纤维组织细胞性肿瘤相近。下文列出 DNSM 和 NTK 的鉴别诊断供参考（表 18-6）。

2. Carney 综合征中的皮肤黏液瘤　好发于耳和眼睑等部位，临床上常有黏膜（如唇部）色素沉着，并可合并内分泌疾病和砂砾体性色素性神经鞘瘤。镜下境界不清，可累及至邻近组织，肿瘤内常可见细长、薄壁曲线样血管，瘤细胞为纤维母细胞性，不表达 S-100。

3. 手指黏液样囊肿　多发生于手指背侧，镜下主要为黏液样病变，含有少量的梭形和星状纤维母细胞。

4. 黏液样神经纤维瘤　肿瘤的周界不清，无清晰的小叶状结构，由纤细、弯曲或波浪状梭形或短梭形细胞组成，间质呈黏液样或胶原黏液样，常可见胶原纤维束。

5. 丛状神经纤维瘤　与神经鞘黏液瘤的鉴别有一定困难，但肿瘤内一般无成簇分布的星状细胞、类圆形上皮样细胞和多核的合体样细胞，免疫组化显示，肿瘤内含有少量 NF 阳性的轴突。

表18-6 DNSM与NTK的鉴别诊断

	DNSM	NTK
平均年龄	36岁	21~25岁
性别	男女发病率相近	女性多见
好发部位	手指,小腿(胫前)	头部,四肢,躯干
肿瘤周界	清晰,周围致密纤维组织带	可相对不清晰
瘤细胞排列方式	多结节状或小叶状	小叶状,巢状,漩涡状,条束状
小叶黏液样变	+++	富于细胞型,混合型,黏液样型
瘤细胞组成	梭形、星状、上皮样、空泡状	单核组织细胞样,梭形纤维母细胞样
合体样细胞/环状细胞	+	-
多核性巨细胞	-	-/+
瘤细胞异型性	-	轻至中度
核分裂象	-	0~>20/25WHPF*
免疫组化表型	S-100,GFAP,SOX10	NKI/C3,CD10,MiTF
基因谱分析	与神经鞘瘤相近	与纤维组织细胞瘤相近

*WHPF,目镜22mm,40倍

6. 浅表指端纤维黏液瘤 常位于手指末端,特别是甲下,镜下也可呈小叶状分布,但小叶主要由稀疏的梭形或星状纤维母细胞和纤细的血管组成,间质呈黏液样或纤维黏液样,瘤细胞可表达CD34,但不表达S-100。

7. 黏液纤维肉瘤Ⅰ级 肿瘤多呈浸润性生长,除梭形细胞外,常可见核深染的畸形多核细胞和多泡状假脂肪母细胞,肿瘤内可见纤细、弧线状的血管网,瘤细胞不表达S-100。

【治疗】

局部完整切除。

【预后】

均为良性肿瘤,极少数Neurothekeoma病例发生局部复发,特别是位于面部者,主要是切除不净所致。

十二、神经束膜瘤

神经束膜瘤(perineurioma)是一种显示神经束膜细胞分化的梭形细胞肿瘤,可分为神经内神经束膜瘤、软组织神经束膜瘤、硬化性神经束膜瘤、网状神经束膜瘤和丛状神经束膜瘤五种类型。ICD-O编码为9571/0。

(一) 神经内神经束膜瘤

神经内神经束膜瘤(intraneural perineurioma)是一种发生于神经内完全由神经束膜细胞组成的肿瘤,以往常被误认为是肢体局限性肥大性神经病(localized hypertrophic neuropathy of the limbs)[153],非常罕见,迄今为止,文献上约有50多例报道。

【ICD-O编码】

9571/0

【临床表现】

好发于青少年,平均和中位年龄分别为23岁和20岁,年龄范围为2~64岁。女性稍多见。

多发生于上肢神经,包括尺神经(17%)、正中神经(11%)、骨间后神经(9%)、桡神经(8%)和臂丛神经(8%),也可发生于下肢神经,包括腓神经(9%)、坐骨神经(8%)、股神经(6%)和胫神经(4%)[154-158]。部分病例还可发生于口腔(舌神经,6%)[159]。文献上也有发生于颊黏膜、面神经、动眼神经、下颌神经、颈动脉体区域、C8/T1神经根、手腕掌侧和颅神经等处的个例报道[160,161]。

临床上,81%的患者有运动异常,表现为进展性肌无力,25%的病例同时伴有感觉异常,平均病程为53个月,中位为30个月,范围为2~300个月,体检显示局部肌肉萎缩。

【大体形态】

受累神经呈对称性梭形增大,直径常增至数倍以上,平均和中位分别为5.4cm和4cm,范围为0.5~18cm。

【组织形态】

受累神经呈梭形增大(图18-72A),常延伸至数厘米长。神经束膜细胞呈同心圆状围绕退变的轴突和少量施万细胞,形成特征性的"洋葱头"样结构(图18-72B,C),尤以横断面最为清晰。细胞无异型性,核分裂象罕见。

【免疫组化】

神经束膜细胞表达EMA,施万细胞表达S-100,中央的轴突表达NF。

【超微结构】

由两种细胞成分组成,一种为非肿瘤性的有髓或无髓轴突和施万细胞,另一种为围绕周围的多层肿瘤性神经束膜细胞。

【细胞遗传学】

报道较少,1例显示45,XX,add(14)(p13),-22,add(22)(q11.2)[cp15]/46,XX,add(22)(q11.2)[1][162],22q11.2qter的纯合性缺失,而另1例中有半数以上的细胞显示14或22号染色体呈单倍体。采用FISH检测显示1例BCR(22q11)的缺失[163]。

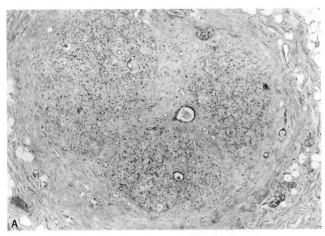
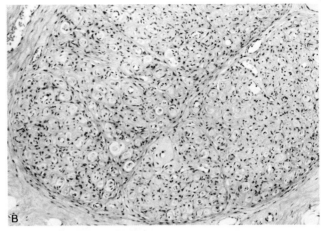
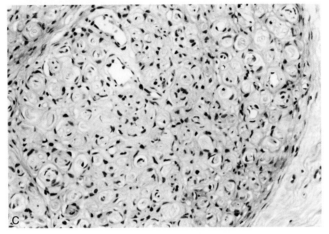

图 18-72 神经内神经束膜瘤

A ~ C. 受累神经呈梭形增大,神经束膜细胞呈同心圆状围绕退变的轴突和少量施万细胞,形成特征性的"洋葱头"样结构

【治疗】

尽可能避免切除受累神经。

【预后】

本病系良性肿瘤,不会复发或转移。

(二) 软组织神经束膜瘤

软组织神经束膜瘤(soft tissue perineurioma)是一种由分化性神经束膜细胞组成的良性肿瘤,与神经内神经束膜瘤不同的是,本病与神经无关系,也称为神经外神经束膜瘤(extraneural perineurioma)。因在形态上与纤维母细胞难以鉴别,常被误诊为席纹状神经束膜纤维瘤(storiform perineurial fibroma)。迄今为止,国外文献上的报道也比较有限[164-166]。可能由于本病较难识别,国内罕见报道[167]。

【临床表现】

患者多为中年人,也可发生在青少年,女性略多见。

好发于肢体、躯干和手部皮下组织内,常因局部肿块就诊。患者不伴有 NF1 或 NF2。Hornick 和 Fletcher[168]新近报道,部分病例还可发生于肠道,特别是结肠,呈无蒂息肉状。

【大体形态】

周界清晰,直径在 1 ~ 7cm,偶可至 12cm 或以上,切面呈灰白色,质韧或硬,可有砂砾感,偶可有黏液样变性。

【组织形态】

肿瘤周界清晰,被覆纤维性包膜。由纤细的纤维母细胞样梭形细胞组成,可呈束状、板层状、波浪状、漩涡状和席纹状排列,因病例而异。瘤细胞的密度在不同病例之间差异很大:富于细胞者间质较少,瘤细胞多呈类似隆凸性皮肤纤维肉瘤或良性纤维组织细胞瘤中的席纹状排列,特别是围绕小血管(图 18-73);细胞稀疏而含有大量黏液样间质者,瘤细胞被黏液样间质所分隔开,并常伸出细长的突起。在间质大量胶原化的病例内,瘤细胞呈纤细的梭形,并为粗大的胶原纤维所分隔,常形成一种挤压性假象。大多数肿瘤中的瘤细胞无异型性,也无核分裂象,但在 Hornick 和 Fletcher 报道的 81 例神经束膜瘤中,有 14 例显示一些非典型性的形态,包括可见核分裂象(可高达 13 个/30HPF),偶见多形性细胞,局灶区域内瘤细胞偏丰富,以及浸润骨骼肌(1 例)[166]。除 2 例局部复发外,无 1 例发生转移。

【免疫组化】

梭形细胞表达 EMA、GLUT1 和 claudin-1[169](图 18-74),并可程度不等地表达 CD34,但不表达 S-100。EMA 标记可清晰显示神经束膜细胞细长、延伸的胞质特点,其表达可呈弱阳性。

【超微结构】

由神经束膜细胞组成,分布于胶原性或胶原黏液性间质内。

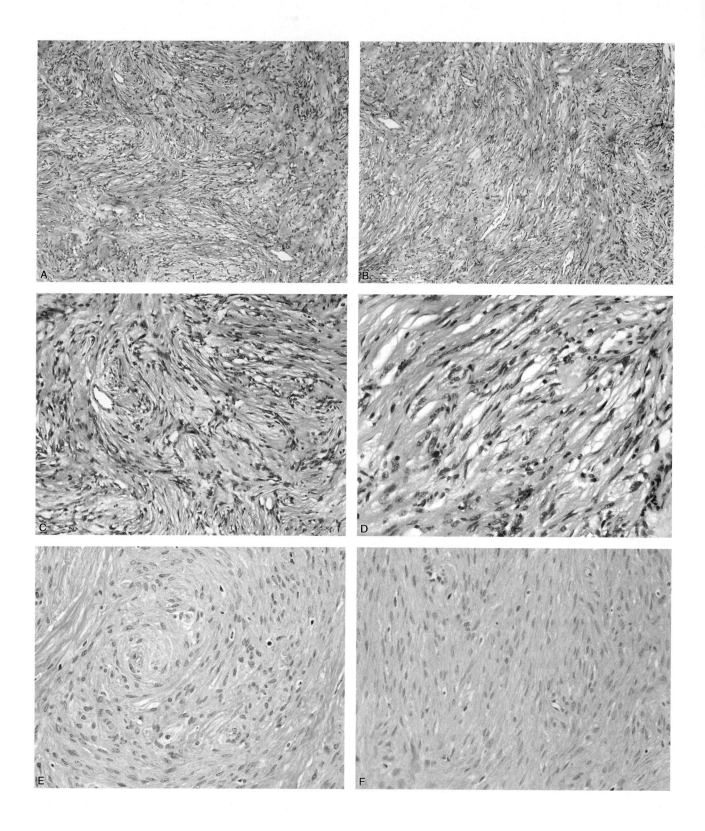

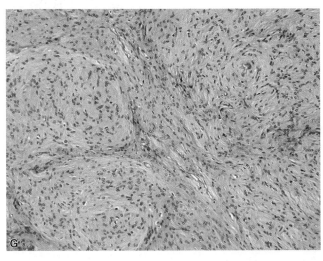
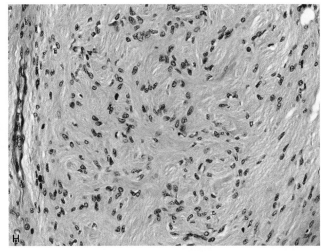

图 18-73 软组织神经束膜瘤
纤细梭形至卵圆形的神经束膜细胞可呈漩涡状、席纹状、束状和板层状排列

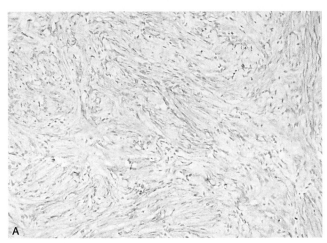
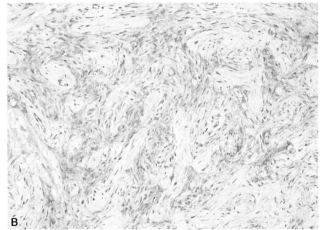

图 18-74 软组织神经束膜瘤
A. EMA 标记;B. GLUT1 标记

【细胞遗传学】

22 号染色体呈单倍体,包括 *NF2* 基因(位于 22q11-13.1)丢失[170,171]。

【治疗】

局部完整切除。

【预后】

良性肿瘤,局部完整切除后一般不复发。

(三)硬化性神经束膜瘤

硬化性神经束膜瘤(sclerosing perineurioma)是软组织神经束膜瘤的一种特殊亚型,由 Fetsch 等于 1997 年首先报道[172],国内报道尚十分有限[173]。

【临床表现】

好发于 20~30 岁青年人,两性均可发生,但以男性多见。

多发生于手指,包括大拇指、示指、中指和环指,偶可位于手掌和鱼际,少数病例可为双侧性和多发性[174,175],其他少见部位还包括手臂、口腔、盆腔、背部和耳垂等肢端以外部位[176,177]。

临床上常表现为浅表皮下缓慢性生长的无痛性肿块,术前病程常达数年之久。临床上多考虑为腱鞘纤维瘤、腱鞘巨细胞瘤、囊肿和脂肪瘤等。

【大体形态】

境界清楚的灰白色结节,质地坚实,直径 0.7~3.3cm,中位直径 1.5cm,通常<2cm。

【组织形态】

肿瘤的周界相对较清楚,以间质内含有大量嗜伊红色的胶原纤维为特征,在胶原纤维之间可见分布不均的小圆形、卵圆形或胖梭形瘤细胞。在细胞相对稀少的区域内,瘤细胞常呈单排的条索样分布于胶原纤维之间;在细胞相对密集的区域内,瘤细胞常呈平行的条索状或梁状排列,或呈小簇状分布。高倍镜下,这些小圆形至卵圆形的瘤细胞在形态上略呈上皮样,胞质淡染,胞膜不清,细胞核呈圆形或卵圆形,染色质细腻,多数核内可见一个细小居中的核仁。瘤细胞无异型性,也无核分裂象。胶原纤维之间可见少量与其平行走向的纤维细胞。此外,间质内可见相对较为丰富的薄壁小血管,偶可见散在的肥大细胞(图 18-75)。

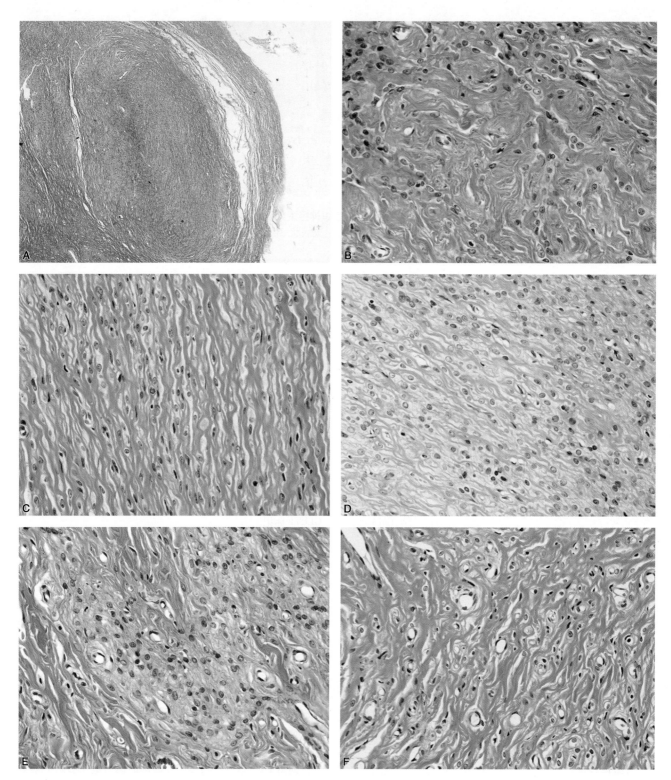

图 18-75　硬化性神经束膜瘤
A. 肿瘤周界清楚；B ~ D. 卵圆形或胖梭形瘤细胞呈单排条索样分布于胶原纤维之间；E. 瘤细胞呈小簇状；F. 间质内可见相对较为丰富的薄壁小血管

【免疫组化】

瘤细胞以表达 EMA、GLUT1 和 claudin-1 为主（图 18-76）[178]，可表达 CD34[177]，约 29% 的病例可表达 CK，但多为灶性阳性。另近半数病例尚可表达 α-SMA 或 MSA。

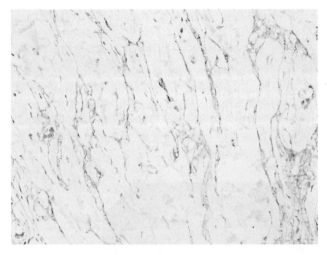

图 18-76　硬化性神经束膜瘤 EMA 标记

【超微结构】

显示神经束膜细胞的特征：细胞呈梭形或上皮样，胞质内的细胞器较为稀少，但具有相互交错的细长细胞突起。

【细胞遗传学】

研究表明硬化性神经束膜瘤与 22 号染色体改变有关。Sciot 等[179]发现 22 号染色体上 5' BCR 和 NF2 的位置隐性缺失，10 号染色体呈单倍体。

【治疗和预后】

属良性肿瘤，局部切除可获治愈。

（四）网状神经束膜瘤

网状神经束膜瘤（reticular perineurioma）最初由 Ushigome 于 1986 年描述，Michal[180]于 1999 年采用网状神经束膜瘤这一名称报道。

【临床表现】

患者为成年人，平均年龄为 43 岁，女性略多见[181,182]。

好发于上肢，特别是手和指，其他部位包括牙龈和腹壁。临床上表现为皮下缓慢性增大的无痛性肿块。

【大体形态】

大体上，多数肿瘤周界清晰，直径为 0.5～10cm，中位为 4.3cm。切面质地坚韧，黄色至灰白色，无出血或坏死。

【组织形态】

镜下见多数肿瘤由一层纤维性假包膜围绕，少数呈浸润性生长。瘤细胞呈特征性的网格状排列（图 18-77），可形成大小不一的假囊腔，间质呈黏液样（AB 染色呈阳性）、纤维黏液样或可见较多嗜伊红色的胶原纤维，后者可伴有玻璃样变性。高倍镜下，瘤细胞呈梭形，胞界不清，胞质淡嗜伊红色，核多居中，卵圆形，核仁不明显，局部区域可显示轻至中度多形性，少数病例内尚可见多核性细胞。

【免疫组化】

免疫组化标记显示瘤细胞表达 EMA、collgen Ⅳ 和 laminin，不表达 S-100，少数病例灶性表达 AE1/AE3 和 CD34。

【超微结构】

电镜观察显示神经束膜细胞分化。

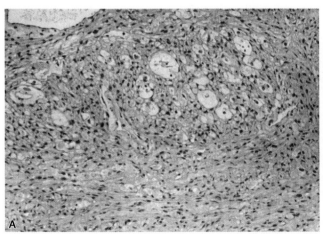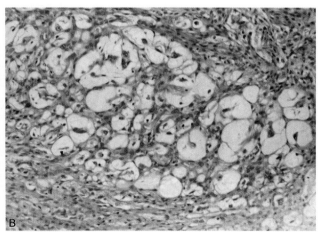

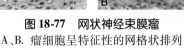

图 18-77　网状神经束膜瘤

A、B. 瘤细胞呈特征性的网格状排列

【鉴别诊断】

本瘤应注意与肌上皮瘤、软组织骨化性纤维黏液样肿瘤、骨外黏液样软骨肉瘤、黏液样恶性周围神经鞘膜瘤和黏液样滑膜肉瘤相鉴别。

（五）丛状神经束膜瘤

丛状神经束膜瘤（plexiform perineurioma）是神经束膜瘤的少见亚型[183]，以瘤细胞呈多个小结节状或丛状排列为特征，瘤细胞形态和免疫表型与软组织神经束膜瘤完全相同。

神经束膜瘤的其他少见亚型还包括硬化性环球小体样（sclerosing pacinian-like）、脂肪瘤样（lipomatous）、骨化性（ossifying）和颗粒细胞样（with granular cells）等[184-187]。

十三、混杂性神经鞘膜肿瘤

近年来国外学者陆续报道了一些显示神经纤维瘤、神经鞘瘤和神经束膜瘤混合性形态的良性肿瘤，如 Feany 等[188]于

1998 年报道了 9 例混合性神经纤维瘤/神经鞘瘤，Bundock 和 Flecther[189] 于 2004 年在美加病理学联会上发表了一篇关于混杂性神经鞘瘤/神经束膜瘤的摘要。随后不久，Michal 等[190] 报道了 6 例发生于手指的混合性神经鞘瘤/网状神经束膜瘤。Kazakov 等[191] 报道了混合性神经鞘瘤/神经束膜瘤和神经纤维瘤/神经束膜瘤。但在 Michal 等和 Kazakov 等报道的病例中，神经鞘瘤或神经纤维瘤与神经束膜瘤之间均具有相对清楚的境界，严格意义上来说应为混合性而非真正的混杂性。Hornick、Bundock 和 Fletcher[192] 于 2009 年详细报道了 42 例混杂性神经鞘瘤/神经束膜瘤（hybrid schwannoma/perineurioma），主要发生于皮肤。笔者于 2013 年报道了 10 例，其中部分病例可发生于鼻腔和胃肠道[193]。这些肿瘤均由相互混杂的胖梭形施万细胞和纤细的神经束膜细胞组成，以前者为主，后者在光镜下不易识别，但经免疫组化 EMA 标记后则可清晰显示。

【临床表现】

患者发病年龄较广（2～85 岁），但多数患者介于 10～50 岁之间，平均年龄为 38 岁。两性均可发生，无明显差异，但以女性略多见。

肿瘤主要发生于上肢（45%）和下肢（29%），其次为头颈部（14%）和躯干（10%）。大多数肿瘤位于皮下，少数病例位于肌肉内，偶可位于腭、鼻窦、结肠和直肠等少见部位（图 18-78）[168]。

临床上，大多数病例（74%）表现为无痛性结节，部分病例（19%）可为痛性结节，少数病例有感觉异常或便秘等症状。术前病程为数周～20 年。临床诊断包括囊肿、脂肪瘤、肉瘤、腱鞘囊肿、黏液囊肿、恶性黑色素瘤、神经鞘瘤、神经纤维瘤、痒疹结节、感染和结肠癌等。

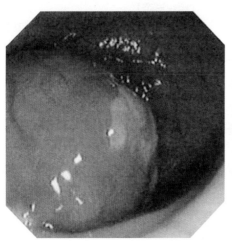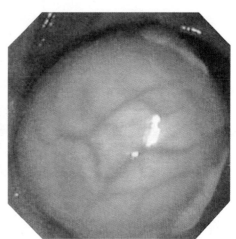

图 18-78　肠道混杂型神经鞘瘤/神经束膜瘤内镜表现

【大体形态】

肿瘤境界清楚，直径多在 1～4cm，平均直径和中位直径分别为 3cm 和 2cm，范围为 0.7～17.5cm。质地坚实，橡皮样，切面呈灰黄色至灰白色，部分病例呈半透明或黏液样。

【组织形态】

1. 混杂性神经鞘瘤/神经纤维瘤（hybrid schwannoma/neurofibroma）　在神经纤维瘤内可见散在性分布的显示施万细胞分化的结节，这两种成分之间的分界相对较为清楚（图 18-79）。

2. 混杂性神经鞘瘤/神经束膜瘤　肿瘤周界清晰，但无包膜（图 18-80A，B）。部分肿瘤的边缘可见被包裹的皮肤附件和脂肪组织，另在部分肿瘤内可见小的神经束或轴突（图 18-80C），后者可通过 NF 标记显示。低倍镜下，肿瘤主要由梭形细胞组成，呈交织状或席纹状排列，部分区域还可显示漩涡状结构，细胞之间可有多少不等的胶原纤维，形态上类似神经束膜瘤（图 18-80D～G），也可被误认为是纤维组织细胞性或纤维母细胞性，包括隆凸性皮肤纤维肉瘤和孤立性纤维性肿瘤。高倍镜下，粗略阅片，这些梭形细胞主要由胖梭形细胞组成，核胖而饱满，其一端逐渐变扁；仔细观察，在胖梭形细胞之间夹杂了一些细梭形细胞，其核细长，胞质呈双极性，细而长，但在光镜下不易识别（图 18-80H）。此外，25% 的病例

中可见大而深染的退变性核，与退变性神经鞘瘤和神经纤维瘤中的退变性核相似（图 18-80I），有时还可见核内包涵体。肿瘤内偶可见核分裂象（图 18-80J）。部分病例神经鞘瘤成分可呈上皮样[194]。

【免疫组化】

在混杂的梭形细胞中，胖梭形细胞主要表达 S-100，细梭形细胞主要表达 EMA，可以通过双色染色标记同时显示。此外，细梭形细胞还可表达 claudin-1 和 CD34（图 18-81）。

【鉴别诊断】

除需与神经纤维瘤和神经鞘瘤鉴别外，因在混杂性神经鞘瘤/神经束膜瘤中可见到席纹状或条束状排列，且肿瘤内的神经束膜细胞成分也可表达 CD34，故更需与包括良性纤维组织细胞瘤、隆凸性皮肤纤维肉瘤和孤立性纤维性肿瘤等在内的其他类型皮肤软组织肿瘤鉴别。最主要的鉴别点在于混杂性神经鞘瘤/神经束膜瘤内含有 S-100 阳性的胖梭形施万细胞和 EMA 阳性的细梭形神经束膜细胞，此外，肿瘤内少量散在的退变性施万细胞对诊断或鉴别诊断也有一定的提示性作用。

【治疗和预后】

本病在生物学行为上属于良性，经完整性切除多可获得治愈，极少数切缘阳性的病例有局部复发的潜在可能性。

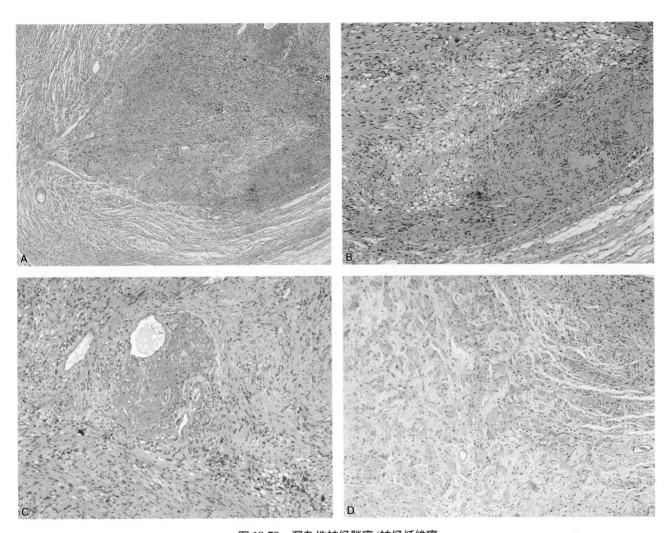

图 18-79　混杂性神经鞘瘤/神经纤维瘤
A ~ D. 神经鞘瘤和神经纤维瘤之间的分界相对较为清楚

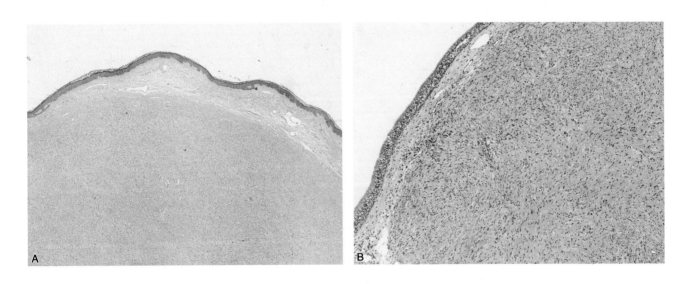

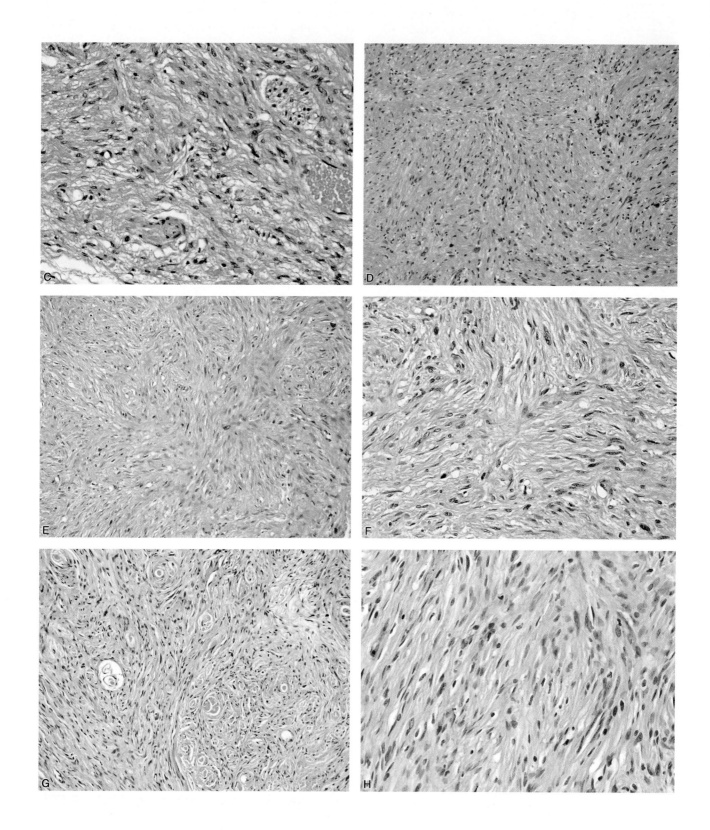

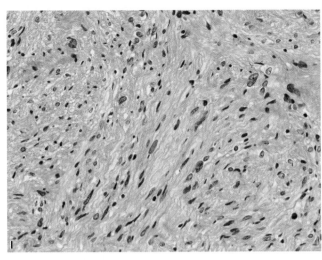
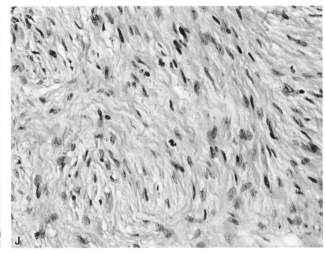

图 18-80　混杂型神经鞘瘤/神经束膜瘤

A、B. 肿瘤的周界清晰;C. 肿瘤周边偶可见到小的神经轴束;D ~ F. 梭形细胞呈交织状或席纹状排列,部分细胞核略大深染;G、H. 梭形细胞呈条束状排列,仔细观察可见到胖梭形细胞和纤维梭形细胞;I. 大而深染的退变性核,与退变性神经鞘瘤和神经纤维瘤中的退变性核相似;J. 偶见核分裂象

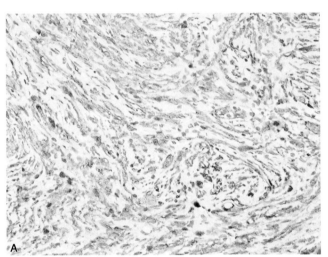
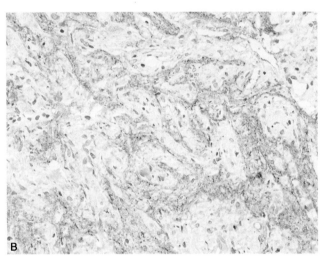

图 18-81　混杂型神经鞘瘤/神经束膜瘤

A. S-100;B. EMA

十四、脂肪母细胞性神经鞘膜瘤

　　脂肪母细胞性神经鞘膜瘤(lipoblastic nerve sheath tumors)是一种新近报道的周围神经鞘膜肿瘤,肿瘤的主体类似神经鞘瘤或神经纤维瘤,但肿瘤内含有多少不等的印戒样脂肪细胞。本瘤少见,迄今为止文献上仅报道了 6 例[195,196],尚需积累更多的病例,以确定是否能作为一个独立的病理学类型。

　　【临床表现】

　　在 Plaza 等[195]最初报道的 5 例中,男性 4 例,女性 1 例,年龄范围为 31 ~ 57 岁,平均 45 岁。

　　发生部位包括腹股沟、大腿、腹膜后和肩部。除 1 例位于浅表外,其余 4 例均位于深部。

　　【大体形态】

　　肿瘤周界清楚,有纤维性包膜包绕,直径为 6 ~ 12cm,切面呈灰白色至灰褐色,质软至韧,黏液样。

　　【组织形态】

　　肿瘤的周边可见一层薄的纤维性包膜,肿瘤的主体由形态一致的梭形细胞组成,胞核纤细,略呈波浪状,胞质较少,嗜伊红色,胞界不清。5 例中 4 例显示神经鞘瘤样形态,但无栅栏状排列,1 例显示神经纤维瘤样形态。高倍镜下,瘤细胞无异型性,也无核分裂象。间质呈黏液样或纤维黏液样,无凝固性坏死或出血。局部区域可见淋巴细胞、浆细胞和泡沫样组织细胞,但无砂砾体,也无色素沉着。本瘤的特征性形态表现为在肿瘤内可见数量不等的成熟脂肪细胞与梭形细胞相混杂(图 18-82),这些脂肪细胞形态上类似印戒细胞或印戒样脂肪母细胞,并在肿瘤内呈随机性分布,且多位于肿瘤的深部,而非周边,即非内陷的脂肪组织。部分病例中瘤细胞可显示有一定的退变性改变[196]。

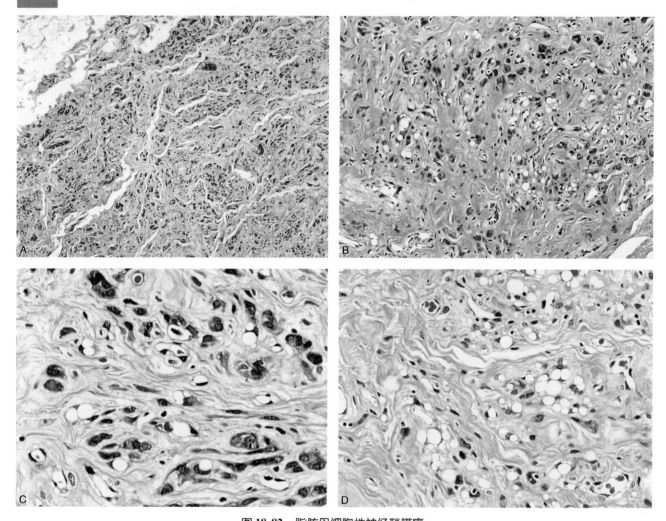

图 18-82　脂肪母细胞性神经鞘膜瘤
A ~ D. 瘤细胞含有空泡,类似印戒细胞或印戒样脂肪母细胞

【免疫组化】

梭形细胞和印戒样脂肪细胞表达 S-100(图 18-83)和 vimentin,不表达 CD34、α-SMA、desmin 或 AE1/AE3。

【超微结构】

印戒样脂肪细胞的胞质内含有大的脂肪空泡,将核推挤

在细胞的一边,形成新月形或印戒样。梭形细胞含有细长的细胞突起,外有一层薄的基底板,提示施万细胞分化。

【鉴别诊断】

包括具有印戒样细胞的肿瘤,如印戒细胞癌、具有印戒样形态的转移性恶性黑色素瘤和黏液样脂肪肉瘤等。

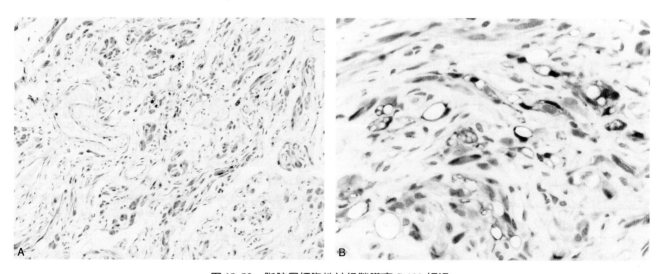

图 18-83　脂肪母细胞性神经鞘膜瘤 S-100 标记

【治疗和预后】

目前的报道显示为良性或惰性的软组织肿瘤,主要通过手术切除治疗。

十五、黏膜施万细胞错构瘤

黏膜施万细胞错构瘤(mucosal Schwann cell"hamartoma")多发生于中老年人,平均年龄为62岁,女性略多见。主要发生于大肠黏膜,特别是直肠和乙状结肠,其次为降结肠,少数病例发生于横结肠和升结肠,多为肠镜检查时偶然发现[197,198],偶可发生于胃[199]。

内镜下呈无蒂息肉样(图18-84A),1~6mm(平均2.5mm)。镜下,病变位于黏膜固有层内,由增生的梭形细胞所组成,可呈片状分布于黏膜内腺体之间,细胞的密度相对较低。梭形细胞无异型性,核一端尖细,胞质丰富但胞界不清(图18-84B,C),偶可见Tactoid小体[200],免疫组化标记显示S-100呈阳性,提示为施万细胞(图18-84D)。由于认识不足,黏膜施万细胞错构瘤可被误认为普通的息肉样病变。

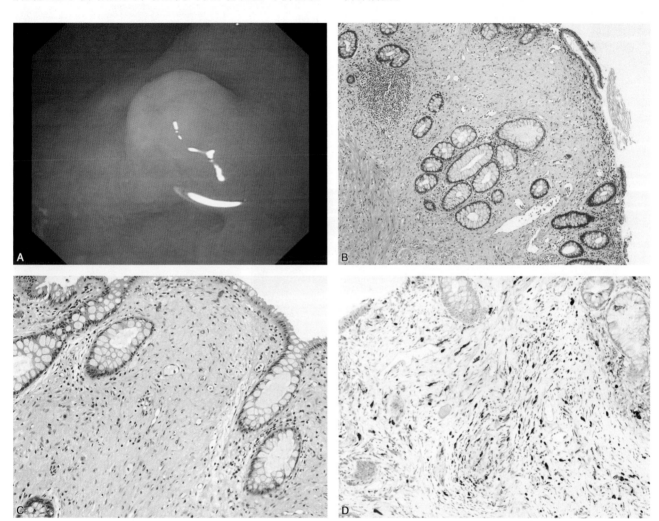

图18-84　黏膜施万细胞错构瘤
A. 内镜下呈息肉状;B、C. 病变位于黏膜固有层内,由增生的梭形细胞所组成;D. S-100标记

十六、颗粒细胞瘤

颗粒细胞瘤(granular cell tumor,GCT)是一种由胞质呈嗜伊红色细颗粒状的圆形或多边形细胞组成的良性肿瘤,由Abrikossoff[201]于1926年首先描述,也称Abrikossoff瘤,起先被认为是颗粒性肌母细胞瘤(granular cell myoblastoma)[202],但由于肿瘤与周围神经关系密切,且电镜检测及免疫组化均提示瘤细胞具施万细胞分化,故GCT被确认为一种周围神经性肿瘤,其他名称包括颗粒细胞神经鞘瘤(granular cell schwannoma)和颗粒细胞神经纤维瘤(granular cell neurofibro-ma),但有别于神经鞘瘤和神经纤维瘤。

【临床表现】

ICD-O编码　9580/0

【临床表现】

可发生于任何年龄,但多见于40~70岁成年人,女性稍多见。

可发生于很多部位,但大多数病例位于头颈部、躯干和四肢的皮肤和皮下组织[203,204],部分病例位于外阴[205,206]。最常见的单发部位为舌,约占1/4。位于乳腺者占到5%~15%[207,208],临床和影像学上可类似乳腺癌,术中冰冻有时也会被误诊为浸润性癌[209]。实质脏器也可发生，但相对不常见，其中位于上呼吸道者以喉和支气管最多见，位于胃肠道者多见于食管、大肠和肛周[210-212]，胃、小肠和胆管也可发生，但较为少见[213-215]，少数病例还可发生于甲状腺和膀胱等处[216,217]。

颗粒细胞瘤在临床上表现为缓慢性生长的孤立性、无痛性小结节，位于皮肤、皮下或肌肉内（图18-85A，B），或发生于神经（图18-85C），或位于黏膜下（图18-85D）。10% ~ 15%的病例可为多灶性，与Noonan综合征相关。

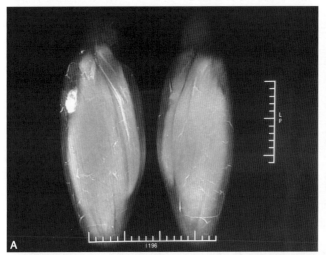
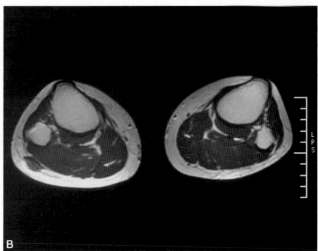
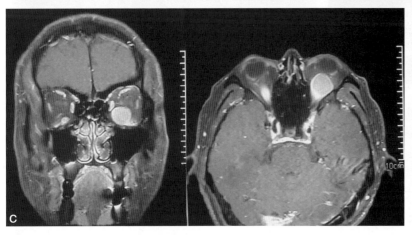
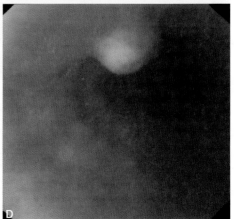

图18-85 颗粒细胞瘤
A. 皮下；B. 肌肉内；C. 发生于视神经；D. 食管

2008 ~ 2016年间复旦大学附属肿瘤医院共诊断142例软组织颗粒细胞瘤，其中男性40例，女性102例，男∶女为1∶2.6，平均年龄和中位年龄分别为45岁和46岁，年龄范围为13 ~ 79岁，高峰年龄段为40 ~ 49岁（图18-86）。肿瘤主要发生于躯干（腹壁、胸壁、腰部）、头颈部（舌、头皮、甲状腺、眼/眼眶、腮腺和颈部软组织）和四肢（大腿），部分病例发生于外阴、消化道（主要为食管，少数为结肠）和乳腺，少数病例位于臀部、腹股沟、骶尾部、气管、阴囊和肛旁等处（图18-87）。

【大体形态】
周界不清，直径多在3cm以下，切面呈淡黄色或灰黄色（图18-88）。

【组织形态】
肿瘤位于真皮、皮下或黏膜下，界限不清，由呈巢状、片状或宽带状排列的圆形或多边形细胞组成，瘤细胞间为宽窄不等的纤维结缔组织间隔，表面被覆鳞状上皮常伴有棘细胞增生或呈假上皮瘤样增生（图18-89A，B）。瘤细胞核小、圆形，居于细胞中央，染色质呈固缩状或空泡状，无异型性，也无核

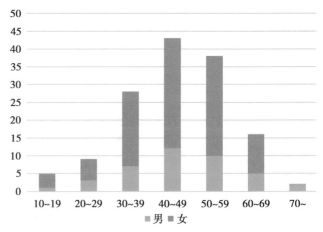

图18-86 142例软组织颗粒细胞瘤的年龄和性别分布

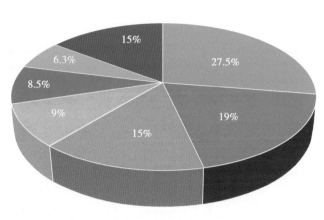

图 18-87　142 例软组织颗粒细胞瘤的部位分布

■ 躯干　■ 头颈　■ 四肢　■ 外阴　■ 消化道　■ 乳腺　■ 其他

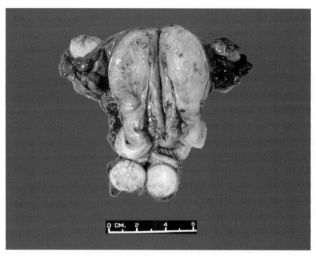

图 18-88　阴道壁颗粒细胞瘤

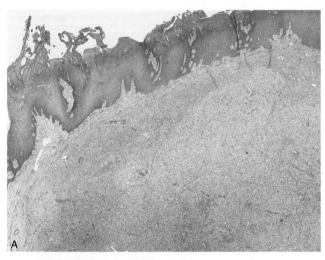

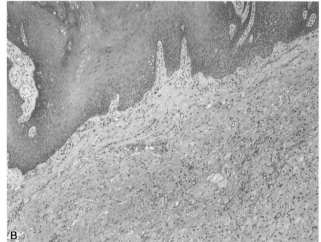

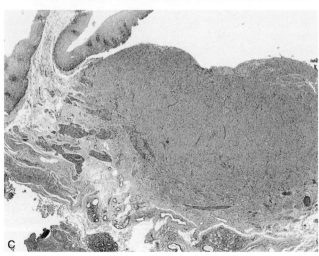

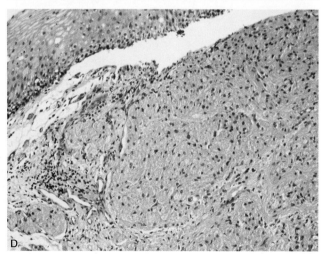

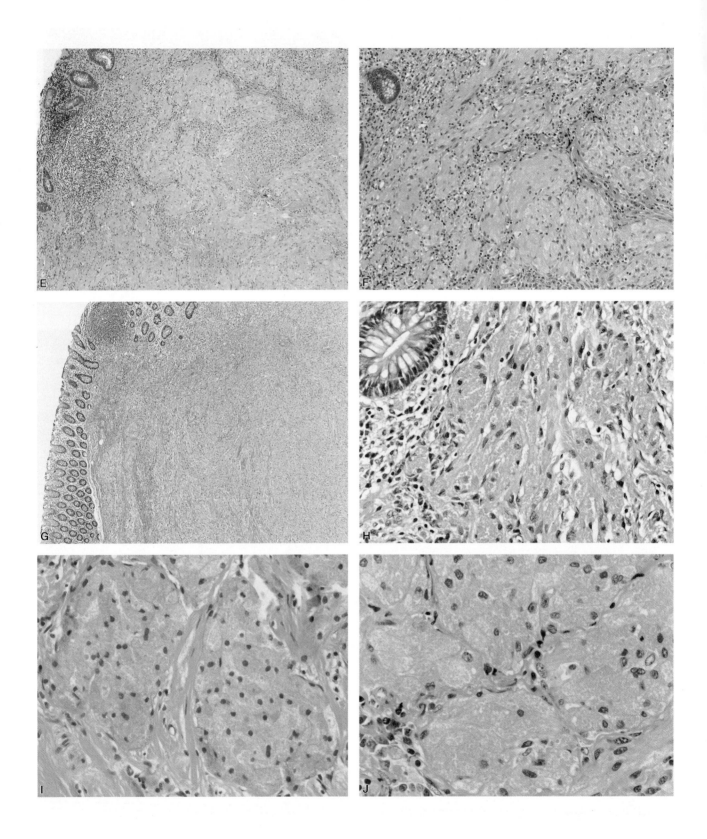

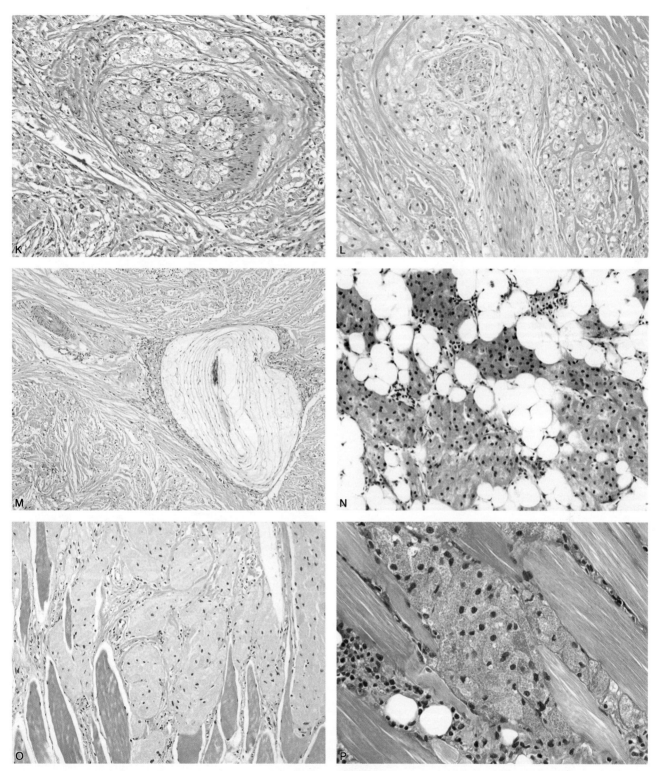

图 18-89 颗粒细胞瘤

A、B. 被覆鳞状上皮常伴有棘细胞增生;C、D. 食管颗粒细胞瘤;E～H. 肠道颗粒细胞瘤;I、J. 瘤细胞核小固缩状,胞质呈颗粒状;K、L. 瘤细胞和神经束关系密切;M. 瘤细胞围绕环状小体;N. 瘤细胞累及脂肪;O、P. 瘤细胞累及肌肉

分裂象。胞质丰富,呈嗜伊红色细颗粒状(图 18-89C ~ J),有时可见嗜伊红色小球,PAS 染色阳性,耐淀粉酶消化。部分病例中,瘤细胞与周围神经小束枝在形态上有移行或包绕小神经(图 18-89K ~ M)。局部区域瘤细胞有时显示轻到中度异型性。少数情况下,瘤细胞沿骨骼肌纤维生长或延伸至肌鞘内,或累及脂肪组织,似浸润性生长,但均不足以诊断为恶性(图 18-89N ~ P)。

【免疫组化】

瘤细胞表达 S-100 和 SOX10(图 18-90A ~ C)[218-220],部分病例尚表达 KP-1、α-inhibin、calretinin、MiTF、TFE3 和 nestin(图 18-90D ~ F)[221,222]。

【超微结构】

胞质内充满膜包被的溶酶体复合物,也可含有胞质内船形结晶,称为成角小体(augulated bodies)。

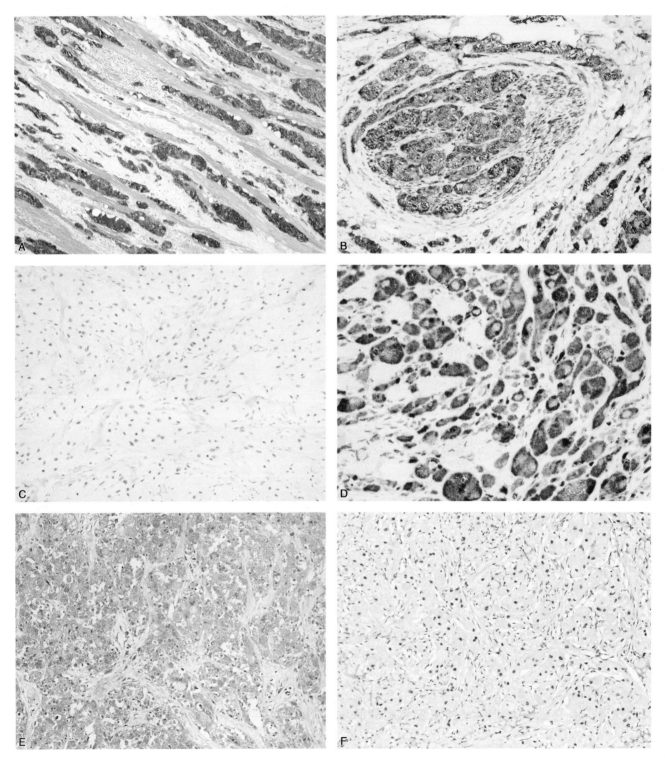

图 18-90　颗粒细胞瘤

A. S-100 标记;B. 瘤细胞与神经束有移行;C. SOX10 标记;D. KP-1 标记;E. α-inhibin 标记;F. TFE3 标记

【鉴别诊断】

包括恶性颗粒细胞瘤、颗粒性平滑肌瘤、横纹肌瘤和牙龈颗粒细胞瘤。

【治疗】

局部完整切除。

【预后】

本病系良性肿瘤。

十七、先天性/牙龈颗粒细胞瘤

先天性/牙龈颗粒细胞瘤(congenital/gingival graunular cell tumor,C/GGCT)也称先天性龈瘤(congenital epulis)、先天性颗粒细胞肌母细胞瘤(congenital granular cell myoblastoma),以及颗粒细胞纤维母细胞瘤(graunular cell fibroblastoma)。

与成年型颗粒细胞瘤不同的是,C/GGCT 主要发生于婴幼儿或出生后不久的新生儿[223],且好发于上部牙龈唇面。90% 的病例发生于女婴,10% 的病例为多灶性。

临床上表现为突起的圆形或卵圆形结节,直径为 1~2cm,底部附着于牙龈,表面被覆完整的黏膜。

镜下,C/GGCT 也是由多边形的颗粒细胞组成,但肿瘤内富于血管,且常可见残留的牙源性上皮,瘤细胞具磷酸酶活性,不表达 S-100,表面上皮也不伴有假上皮瘤样增生。

第四节　局部侵袭性肿瘤

以脂肪纤维瘤病样神经肿瘤为例,脂肪纤维瘤病样神经肿瘤(lipofibromatosis-like neural tumor,LPF-NT)是一种新近报道的软组织肿瘤类型,由 Agaram 等[224]于 2016 年报道。

【临床表现】

作者报道了 14 例,其中男性 8 例,女性 6 例,中位年龄为 13.5 岁,年龄范围为 4~38 岁。

肿瘤主要发生于皮下,部位包括上肢(6 例,上臂、前臂、肘窝、手)、下肢(5 例,臀部、大腿、小腿、足)、头颈部(2 例,头皮、颈部)和腰部(1 例)。

【大体形态】

肿瘤最大径为 1.3~5.4cm。

【组织形态】

镜下由条束状增生的梭形细胞组成,浸润皮下脂肪组织,少数病例中的梭形细胞浸润骨骼肌,类似脂肪纤维瘤病。瘤细胞形态相对一致,胞质淡染,核可显示轻度异型性,核仁不明显,核分裂象罕见(多<2 个/10HPF)。

【免疫组化】

免疫组化标记显示,瘤细胞常双表达 S-100 和 CD34,部分病例可灶性表达 α-SMA,不表达 HMB45、desmin、SOX10 和 GFAP。H3K27me3 表达无丢失。

【细胞遗传学】

分子检测显示有 NTRK1 基因重排,多形成 LMNA-NTRK1 融合基因,少数病例涉及 TPR-NTRK1 融合基因和 TPM3-NTRK1 融合基因。具有 NTRK1 重排的病例多表达 NTRK1,可通过免疫组化帮助识别。

【预后】

随访显示,5 例局部复发(42%),均发生于切缘阳性病例。无病例发生转移,但 Agaram 等补充报道的一例发生于成人的梭形细胞肉瘤,疑似 LPF-NT(免疫组化和分子检测均符合),随访 33 个月显示肺转移,推测可能因久未经手术切除,在其他遗传学异常的协同作用下,肿瘤发生肉瘤变并进而获得转移潜能。

【病例介绍】

女,5 岁。颈部皮肤红斑多年治疗后局部结节十月余。患儿 2016 年 3~4 月份发现左颈部红斑区逐渐形成肿块,行相关药物(普萘洛尔和激素)口服及平阳霉素和博莱霉素注射,无明显疼痛麻木感。体检:患者左侧颈部可见明显突起肿物,表面发红,约 3cm 大小(图 18-91A),质中偏硬,基底欠清。曾行 MRI 检查(图 18-91B)。外院活检病理示:隆凸性皮肤纤维肉瘤。后行手术切除,术后病理原单位考虑:①神经纤维瘤;②隆凸性皮肤纤维肉瘤;③脂肪来源肿瘤。建议肿瘤医院会诊。镜下显示,肿瘤由轻度异型的梭形细胞组成,浸润皮下脂肪组织,并穿插于脂肪细胞之间,类似脂肪纤维瘤病(图 18-91C~F)。免疫组化标记显示,瘤细胞弥漫性表达 S-100 和 CD34(图 18-91G,H)。

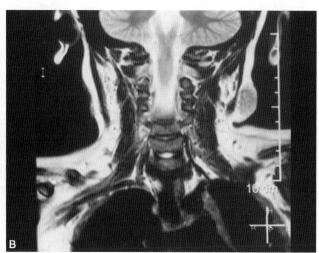

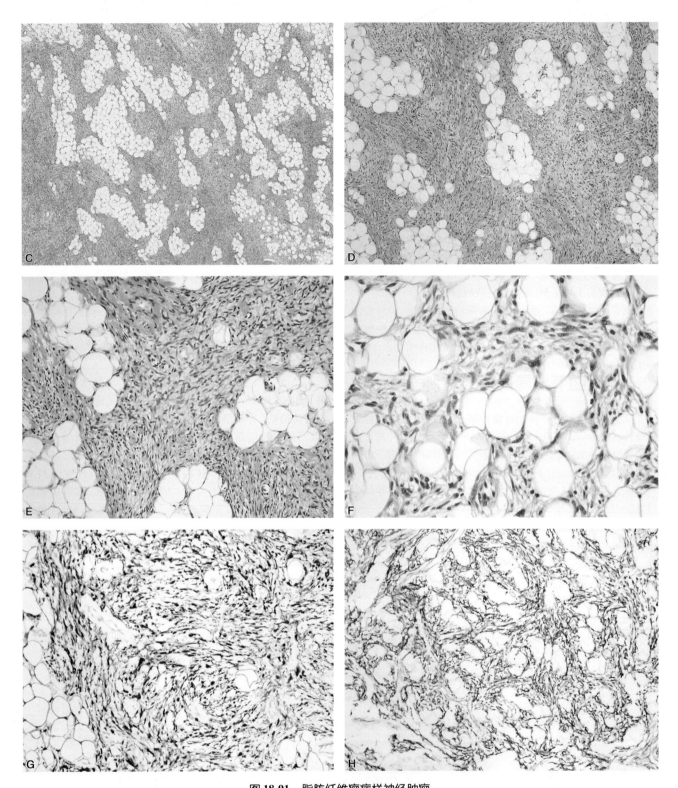

图 18-91 脂肪纤维瘤病样神经肿瘤

A. 左侧颈部结节；B. MRI；C～F. 由轻度异型的梭形细胞组成，穿插于脂肪细胞之间；G. 瘤细胞表达 S-100；H. 瘤细胞表达 CD34

第五节　恶性肿瘤

一、恶性周围神经鞘膜瘤

（一）经典型恶性周围神经鞘膜瘤

经典型恶性周围神经鞘膜瘤（malignant peripheral nerve sheath tumor，MPNST）是一种起自于周围神经或显示神经鞘不同成分分化的梭形细胞肉瘤，曾被称为神经源性肉瘤（neurogenic sarcoma）、神经纤维肉瘤（neurofibrosarcoma）、恶性神经鞘瘤（malignant schwannoma）或神经源性肉瘤（neurogenic sarcoma）。MPNST是一种比较少见的梭形细胞肉瘤，约占软组织肉瘤的3%～10%，近半数病例起自于Ⅰ型神经纤维瘤病（NF1基因位于17号染色体），不到10%为放疗诱发（放疗后肉瘤），其余为病因未明的散发性病例（sporadic form）。

恶性周围神经鞘膜瘤的诊断必须符合以下条件之一：①肿瘤起自于NF1（图18-71）[225]，尤其是丛状神经纤维瘤[226-228]，少数情况下可发生于弥漫性神经纤维瘤[229]；②肿瘤起自于周围神经；③从良性神经肿瘤发展而来，特别是神经纤维瘤，少数情况下起自于上皮样神经鞘瘤、节细胞神经瘤、节细胞神经母细胞瘤或嗜铬细胞瘤等[230-232]；④患者虽不伴有NF1，但瘤细胞的组织学形态与大多数MPNST相同，免疫组化和（或）电镜观察也提示瘤细胞具施万细胞分化[233-236]。

起自于神经鞘瘤、节细胞神经瘤、节细胞神经母细胞瘤或嗜铬细胞瘤的MPNST在临床和组织学上与经典MPNST有明显不同，将予以分别论述。

【ICD-O编码】

经典型MPNST　9540/3

【临床表现】

多发生于30～60岁成年人[237-240]，中位年龄为37岁，年龄范围为7～94岁。儿童和青少年也可发生[241]，但较为少见，约占13%，6岁以下极少发生。男性略多见。

MPNST发生于NF1者，其年龄比不伴有NF1者年轻10岁左右，平均年龄前者为28～36岁，后者为40～44岁。除遗传因素外，10%的MPNST可能与放射治疗有关（放疗后肉瘤），平均在放疗后15.6年或18.1年发生[242]。多数肿瘤的发生与周围神经干（如坐骨神经、骶神经和臂丛神经）关系密切，因此，肿瘤最常见于臀部、大腿、上臂和脊柱旁（图18-92），而位于头颈部者则较为罕见（多发生于三叉神经和听神经）。位于实质脏器者罕见，多发生于伴有NF1的患者，并多由神经纤维瘤发展而来。

临床上多表现为逐渐增大的肿块，可伴有疼痛，特别是在伴有NF1的患者。肿瘤多发生于深部软组织，偶可发生于浅表部位[243]。

2008年～2016年复旦大学附属肿瘤医院共诊断176例MPNST，其中男性95例，女性81例，男：女为1.2：1，平均年龄和中位年龄分别为44.7岁和46岁，年龄范围4～86岁，高峰年龄段为40～49岁和50～59岁（图18-93）。肿瘤主要发生于四肢（40%）（特别是大腿、前臂和上臂），其次为躯干（21%）（特别是肩胛部和胸壁），以及头颈、腋下和臀部，少数病例发生于纵隔（图18-94）。

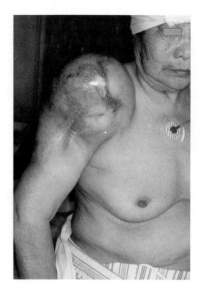

图18-92　恶性周围神经鞘膜瘤

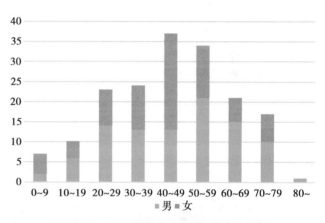

图18-93　174例MPNST的年龄和性别分布

■男　■女

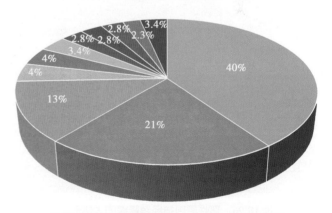

■四肢　■躯干　■头颈　■腋下　■臀部　■盆腔/腹膜后
■脊柱/椎管　■腹股沟　■髋部/骶尾　■纵隔　■其他

图18-94　176例MPNST的部位分布

【影像学】

影像学上与其他类型的软组织肉瘤相似，无特殊性，表现为密度不均的肿块，外形不规则，可呈浸润性生长，能提示MPNST诊断的影像学特点是肿瘤与大神经干或神经丛关系密切（图18-95）。

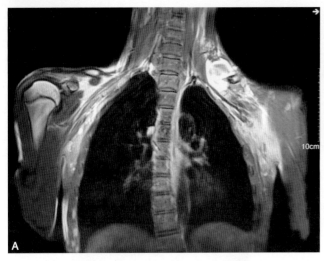
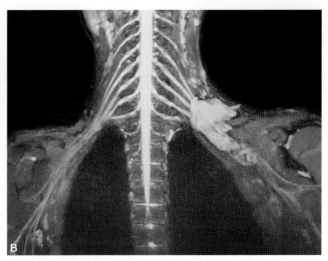

图18-95 恶性周围神经鞘膜瘤影像学
A、B. 肿瘤与臂丛神经关系密切

【大体形态】

典型的病例可见肿瘤直接起自于周围神经,表现为梭形、类圆形或不规则的球形肿块;一些病例由孤立性神经纤维瘤或丛状神经纤维瘤进展而来,患者可伴有或不伴有NF1;部分肿瘤在肉眼上可以看不到与神经有关系或有良性神经源性肿瘤的存在。肿块体积通常较大,平均直径超过5.0cm,有时可超过25cm,多被覆一层厚薄不均的纤维性假包膜。伴有NF1者相对不伴有NF1者要大一些。切面呈灰白或灰红色(图18-96),常伴有出血和坏死。

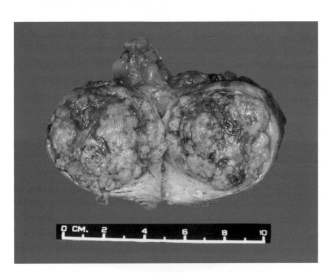

图18-96 恶性周围神经鞘膜瘤的大体形态

【组织形态】

与其他类型的梭形细胞肉瘤相比,MPNST的组织学形态比较复杂,在常规HE切片上常难以判断为"神经源性",MPNST的诊断必须符合上述几个标准之一。镜下能提示MPNST诊断的一些形态包括可见肿瘤起自于神经(图18-97 A~D),或在神经内扩展,或累及神经节(图18-97E),或在肿瘤内能看到神经纤维瘤的成分(图18-97F~H),后者也称低度恶性的MPNST(low-grade MPNST),或恶性神经纤维瘤(ma-

lignant neurofibroma),或起自于节细胞神经瘤、节细胞神经母细胞瘤或嗜铬细胞瘤。

大多数MPNST由排列紧密、条束状增生的梭形细胞组成(图18-98A~C)。MPNST常呈弥漫状生长或形成交替性分布的细胞丰富区和稀疏细胞区,于血管周围常见密集的瘤细胞,尤其是在疏松或黏液样区域内的血管周围(图18-98D)。高倍镜下,瘤细胞再现施万细胞的形态特点,核深染,核形不规则、不对称,核端呈圆形或锥形,逗点样、蝌蚪样或子弹头样(图18-98E~G),核分裂象易见,在稀疏细胞区内多呈细长的波浪状(图18-98H),瘤细胞的胞质多呈淡嗜伊红色或双色性。与纤维肉瘤不一样的是,1/3的MPNST内可见具有明显多形性的大细胞(图18-98I,J),并常见多核巨细胞,易与多形性未分化肉瘤相混淆。有时在同一肿瘤内可见核级不同的区域(图18-98K,L)。除条束状排列外,肿瘤内有时可见漩涡状结构,类似触觉小体(图18-98M,N),但栅栏状排列非常罕见,且常为局灶性(图18-98O,P)。肿瘤内血管丰富,为厚壁血管,血管非常丰富时,可在局部区域形成血管外皮瘤样结构。部分病例内可见异源性成分,如横纹肌母细胞(恶性蝾螈瘤)、软骨、骨、腺体、鳞状细胞和神经内分泌成分等(图18-98Q,R)。MPNST也可呈高度恶性的梭形细胞肉瘤样,显示鱼骨样或长条束状排列结构,与成年型纤维肉瘤或高级别的梭形细胞型滑膜肉瘤在形态上难以区分(图18-98S,T)。多数MPNST均为高度恶性的肉瘤,核分裂象易见,常超过4个/10HPF,并可见病理性核分裂,约2/3的病例可见地图状坏死。与其他类型梭形细胞肉瘤相似,部分病例内可见血管外皮瘤样结构。

【免疫组化】

50%~70%的肿瘤程度不等地表达S-100,常为局灶性,总的来说,恶性程度越高、瘤细胞分化越原始,S-100的表达率越低(图18-99A,B)[244,245]。除S-100外,还可程度不等地表达SOX10(图18-99C,D)[246],偶可局灶性表达CK8和CK18,但不表达CK7和CK19。MPNST常表达P53,Ki-67(MIB-1)指数为5%~65%,而神经纤维瘤P53多为阴性[247],Ki-67指数多在1%以下。对S-100和SOX10标记呈弥漫性阳性者需注

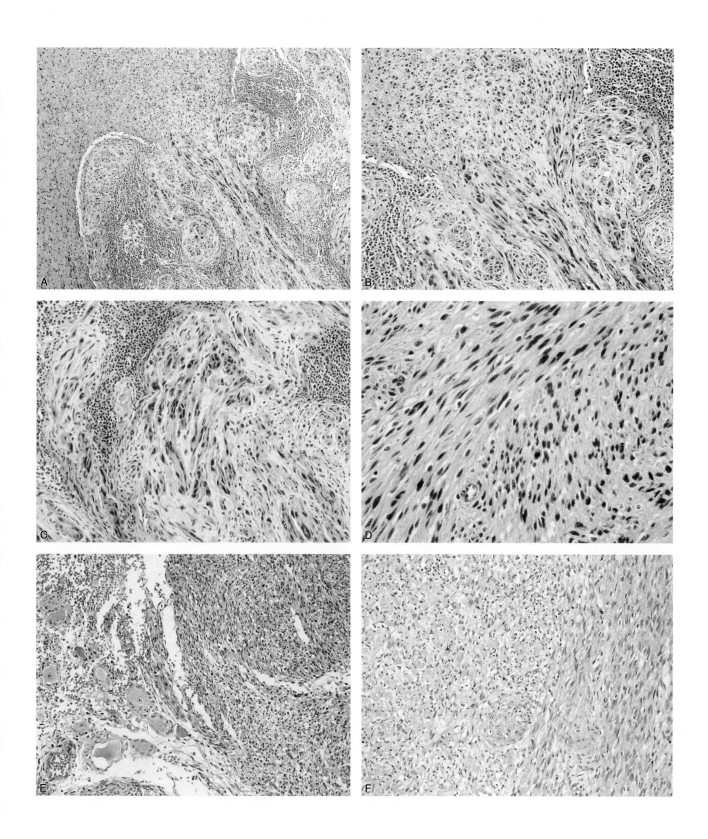

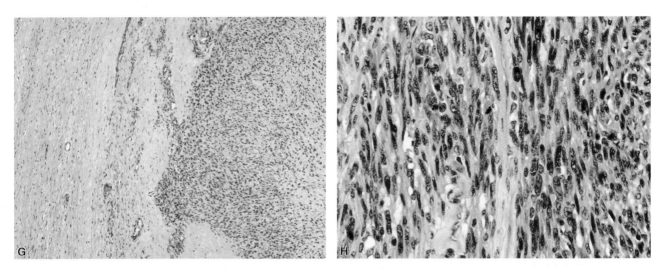

图 18-97　恶性周围神经鞘膜瘤
A~D. 肿瘤起自于周围神经;E. 肿瘤累及神经节;F~H. 肿瘤内可见神经纤维瘤成分

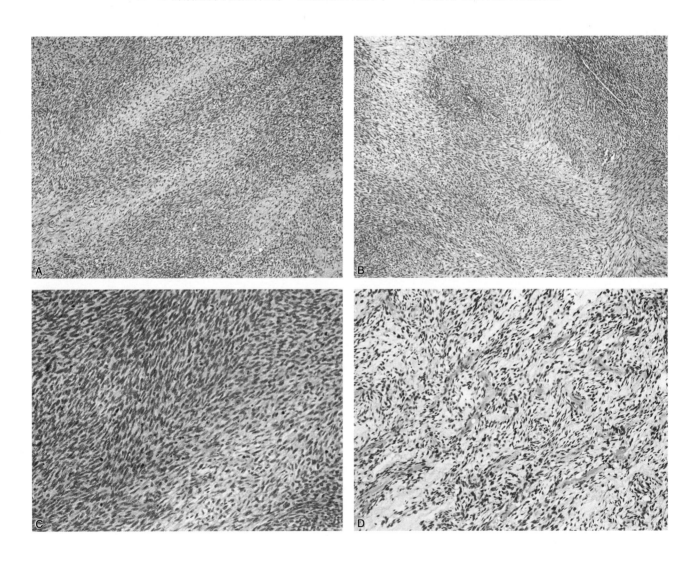

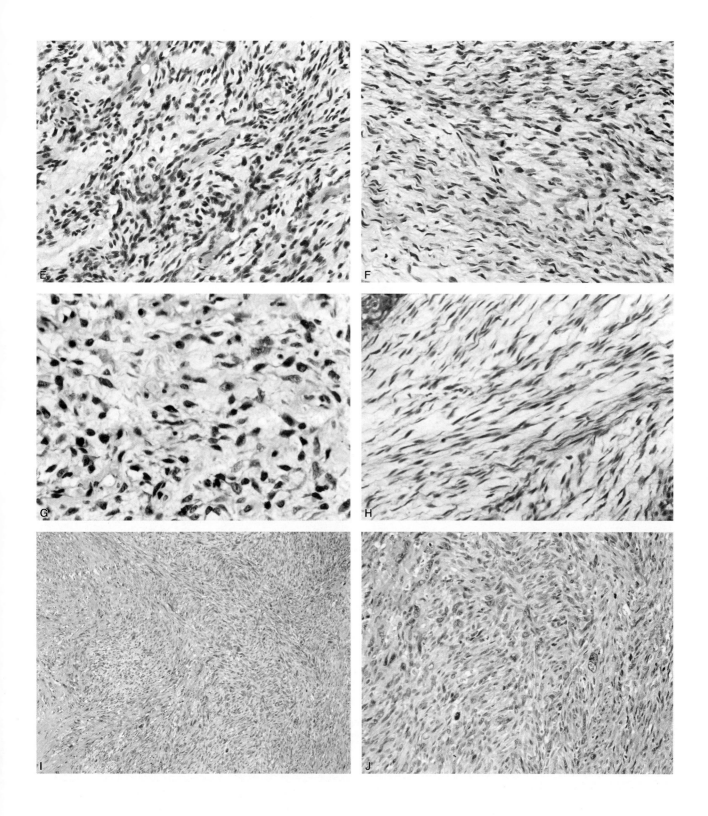

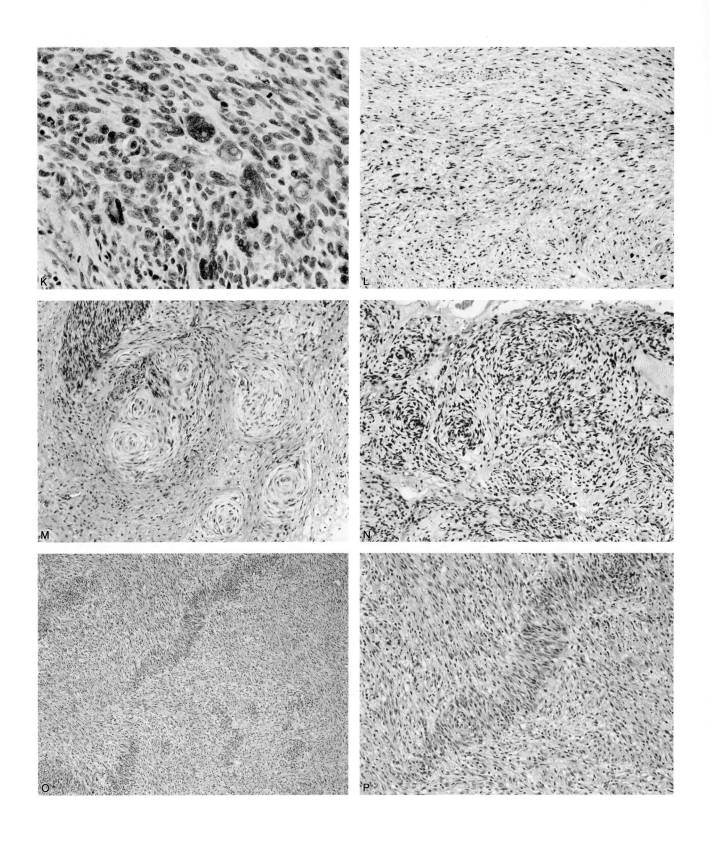

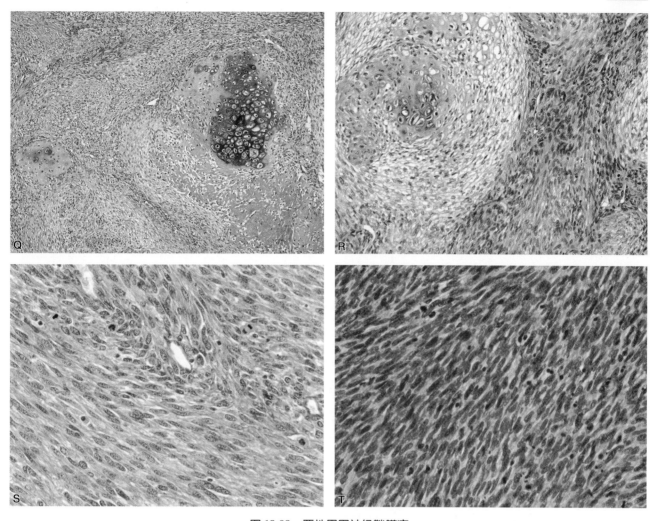

图 18-98　恶性周围神经鞘膜瘤

A～D. 由排列紧密、条束状增生的梭形细胞组成,呈疏密交替的镶嵌状分布;E～G. 瘤细胞核端呈圆形或锥形,逗点样、蝌蚪样或子弹头样;H. 疏松区域内可呈波浪状排列;I～K. 瘤细胞显示有多形性;L. 部分区域可见低级别肿瘤成分;M、N. 肿瘤内有时可见漩涡状结构;O、P. 偶见栅栏状排列;Q、R. 部分病例内可见异源性成分,如软骨;S、T. 瘤细胞形态较为一致时与滑膜肉瘤或纤维肉瘤难以区分

意是否有其他类型肿瘤的可能性,如富于细胞性神经鞘瘤、恶性黑色素瘤、透明细胞肉瘤和交指树突细胞肉瘤等。新近报道显示,约 50% 多的 MPNST 存在 H3K27 三甲基化的缺失,虽不如 S-100 蛋白和 SOX10 抗体特异,但对与其他类型肉瘤的鉴别有一定的价值[248,249]。采用单克隆抗体(C36B11)的效果可能比多克隆抗体更好些[250]。

【超微结构】

瘤细胞核不对称,一端钝圆,另一端尖,瘤细胞常有分支状的胞质突起,内含微管和神经丝,细胞间可见中间连接或连接样结构。在分化较好的肿瘤中,细胞及其胞质突起的周围多有基板围绕,有时卷曲的胞质突起在细胞的周围可形成类似轴系膜样的结构,这些形态特征均提示施万细胞分化。一小部分肿瘤中,还可显示神经束膜细胞或纤维母细胞性分化。在分化较差的肿瘤中,大多数的瘤细胞均为未分化的细胞[251]。

【细胞遗传学】

比较复杂,研究显示位于 17q11.2 上的 *NF1* 和 17p13 上的

TP53 缺失,其中 *P53* 基因异常可能在神经纤维瘤向 MPNST 进展过程中起了一定的作用。此外,50% 的 MPNST 显示有 *CDKN2A* 的纯合性缺失[252],神经纤维瘤(NF1)在向 MPNST 转化的过程中,*CDKN2A/p16* 失活[253]。Kourea 等人[254]的报道显示,在 MPNST 中存在 *INK4A* 基因丢失,而在神经纤维瘤中则无此异常。另 Osullivan 等[255]因将 S-100 阳性的梭形细胞型滑膜肉瘤误诊为 MPNST,故而得出 MPNST 具有 t(X;18),并能检测出 *SST(SS18)-SSX* 融合性 mRNA 的错误结论。

【鉴别诊断】

MPNST 比较少见,但在实际工作中,常将其他类型的梭形细胞肿瘤误诊为 MPNST[240,256]。

1. 纤维肉瘤(包括黏液纤维肉瘤)　与 MPNST 相比,瘤细胞核相对对称,瘤细胞只表达 vimentin,偶可表达 actins,而包括 S-100 和 SOX10 等在内的神经性标记多为阴性。

2. 梭形细胞滑膜肉瘤　瘤细胞表达 AE1/AE3、EMA、bcl-2 和 CD99 标记,需注意的是,30% 的滑膜肉瘤也可表达 S-100,不能仅依靠 S-100 而诊断为 MPNST。细胞和分子遗传学

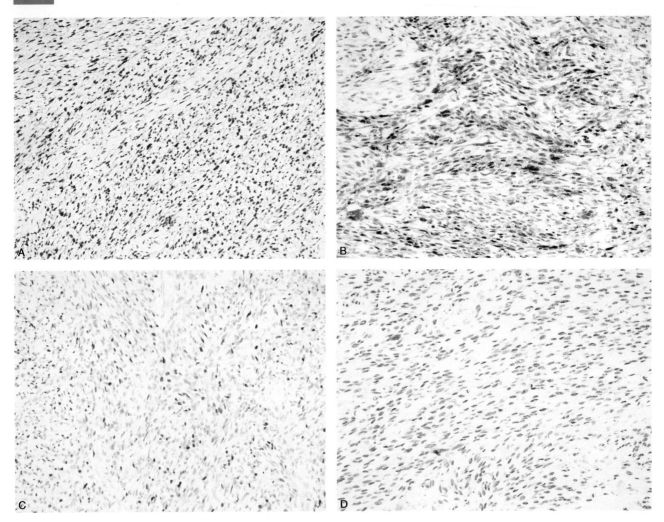

图 18-99　恶性周围神经鞘膜瘤

A、B. S-100 标记；C、D. SOX10 标记

检测分别显示 t(X;18) 和 *SS18-SSX1/2* 融合性基因，可通过 FISH 或 RT-PCR 检测。值得指出的，滑膜肉瘤可发生于大的神经干，极少数情况下，也可发生于 NF1 患者，易被误诊为 MPNST。

3. 平滑肌肉瘤　胞质呈嗜伊红色，胞核呈杆状、雪茄样，或可见核端空泡，特殊染色如 Masson 三色及免疫组化标记有助于鉴别诊断。

4. 恶性孤立性纤维性肿瘤　部分肿瘤内可见经典的孤立性纤维性肿瘤的成分。瘤细胞表达 CD34、bcl-2、CD99 和

STAT6，而瘤细胞 S-100 和 SOX10 为阴性。

5. 富于细胞性神经纤维瘤　如见到核分裂象提示有恶性可能，但还需结合瘤细胞的丰富程度和细胞异型程度等因素综合决定。

6. 富于细胞性神经鞘瘤　肿瘤界限相对清晰或具有完整的包膜。瘤细胞异型性不明显，虽可见核分裂象，但多在 4 个/10HPF 以下，且无病理性核分裂。S-100 呈弥漫强阳性，Ki67 增殖指数多<20%[257]（表 18-7）。

表 18-7　富于细胞性神经鞘瘤与恶性周围神经鞘膜瘤的鉴别诊断

	富于细胞性神经鞘瘤	恶性周围神经鞘膜瘤
肿瘤周边有包膜	+	−
包膜下淋巴细胞	+	−
肿瘤内富含泡沫样组织细胞	+	−/+
血管周瘤细胞聚集	−	+
肿瘤突向血管腔	−	+
坏死	−	+
S-100 和 SOX10	+	−/+

续表

	富于细胞性神经鞘瘤	恶性周围神经鞘膜瘤
EGFR	+	−
Neurofibromin,p16	+	−
H3K27me3	+	−
Ki67	<20%	≥20%

7. 双表型鼻腔鼻窦肉瘤(biphenotypic sinonasal sarcoma)是一种新近报道的肉瘤,好发于鼻腔和鼻窦,以双表达 S-100 和肌源性标记为特征,分子遗传学检测可显示 *PAX3-MAML3*、*PAX3-NCOA1* 或 *PAX3-FOXO1* 融合基因[258-260]。

【治疗】

应视为高度恶性的肉瘤处理,手术为主,辅以放疗或化疗。

【预后】

位于下肢和臀部者局部复发率为 0%～40%,位于脊柱旁者局部复发率为 68%,总的局部复发率为 42%～54%,远处转移率为 28%～43%,最常见的转移部位为肺,其次为骨、肝和脑[261]。5 年及 10 年生存率分别为 34%～52% 和 23%～34%。肿瘤位于脊柱旁、直径超过 5cm、手术切缘阳性、组织学分级为高度恶性、P53 阳性及患者伴有 NF1 者预后差。一组法国学者的报道显示[240],伴有 NF1 的 5 年生存率为 34.8%,不伴有 NF1 的 5 年生存率为 68.5%,提示 NF1 为一独立的预后不佳因素。

(二) 上皮样恶性周围神经鞘膜瘤

上皮样恶性周围神经鞘膜瘤(epithelioid MPNST,EMPNST)由 McCormack 等[262]于 1954 年首先报道,是一种 MPNST 的少见亚型,所占比例不到 5%,多发生于下肢、躯干和上肢,部分病例可发生于头颈部和内脏[263]。主要发生于皮下(60%),部分病例位于筋膜下(24%)和真皮(8%)[263,264]。镜下常显示多结节状生长方式,主要由片状、巢状或结节状分布的上皮瘤细胞组成,瘤巢或结节周围围绕黏液样和(或)纤维性间质[265],免疫组化标记显示瘤细胞弥漫强阳性表达 S-100。临床上,除个别病例外,绝大多数

EMPNST 均不伴有 NF1,部分病例(约 14%)可起自于神经鞘瘤(经典型或上皮样)[266,267],近 1/2～2/3 的病例显示 *SMARCB1/INI1* 缺失[268]。

【ICD-O 编码】

9542/3

【临床表现】

发病高峰期为 20～50 岁,中位年龄为 44 岁,年龄范围为 6～80 岁。两性均可发生,无明显差异。

好发于下肢(48%)和躯干(25%)[269],其次为上臂、颈部和腹股沟,以及一些实质脏器(包括回肠、前列腺、胸膜、纵隔、腹膜后和子宫)。

【大体形态】

周界相对清楚,结节状,中位直径为 3cm,范围为 0.4～20cm。

【组织形态】

多数病例显示多结节状生长方式,由成簇或成片的上皮样瘤细胞组成(图 18-100),瘤细胞也可呈梁状或宽束状排列,个别病例显示网状/微囊状排列[270],间质呈纤维样或黏液样。瘤细胞形态较为一致,圆形、卵圆形或多边形,核大,圆形,空泡状,含有明显核仁,可见核分裂象(1～46 个/10HPF,中位 5 个/10HPF),部分病例中可见病理性核分裂,瘤细胞的胞质丰富,淡染、嗜伊红色或嗜双色性,间质可呈黏液样。约 1/3 病例于局灶区域内可见与经典型恶性周围神经鞘膜瘤相似的梭形细胞成分,在上皮样细胞和梭形细胞之间常可见逐渐移行的现象。

【免疫组化】

瘤细胞通常弥漫强阳性表达 S-100(图 18-101),不表达 HMB45、Melan-A 和 MiTF,部分病例可表达 GFAP(60%)和 EMA(14%),但不表达 CK。

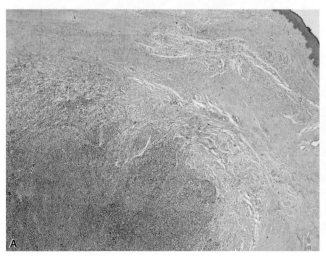

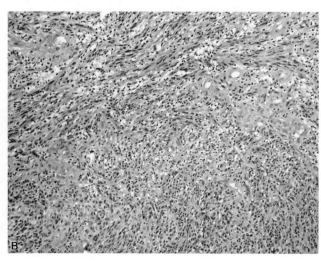

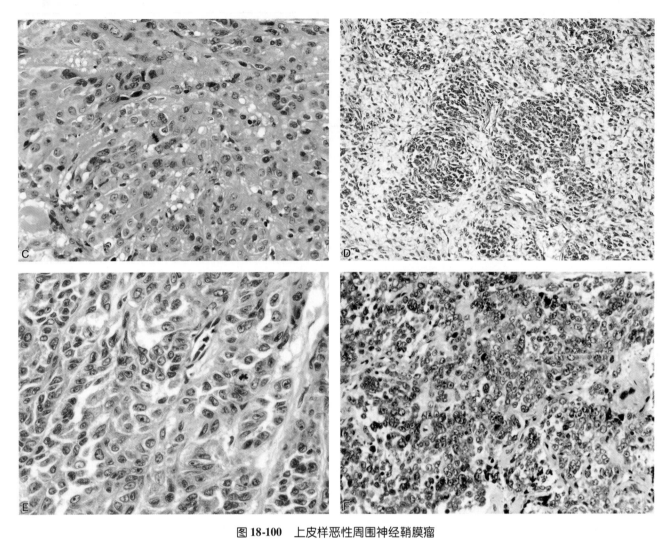

图 18-100   上皮样恶性周围神经鞘膜瘤

A. 浅表上皮样 MPNST;B. 肿瘤周边可见梭形细胞成分;C. 片状分布的上皮样瘤细胞,可见核分裂象;D～F. 发生于深部软组织的上皮样 MPNST,瘤细胞呈巢状、梁状或小片状排列

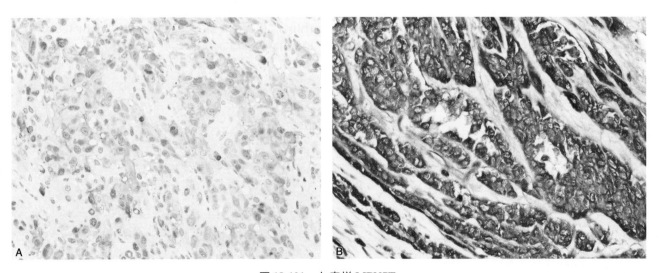

图 18-101   上皮样 MPNST

A、B. 瘤细胞常弥漫性表达 S-100

【细胞遗传学】

50%～67%的病例 *SMARB1/INI1* 表达缺失。

【鉴别诊断】

本病应注意与恶性黑色素瘤（包括转移性）、软组织透明细胞肉瘤、转移性癌、肌上皮瘤、上皮样黏液纤维肉瘤和上皮样肉瘤等相鉴别。

【预后】

新近 Jo 和 Flecther 的报道显示，EMPNST 的局部复发率、远处转移率和致死率分别为29%、16%和13%[269]。

（三）伴有腺样分化的恶性周围神经鞘膜瘤

MPNST 内可见上皮性腺体，称为伴有腺样分化的 MPNST（MPNST with glandular differentiation），这一现象由 Garre[271] 在一百多年前首先描述。

【临床表现】

患者年龄范围为19个月至68岁，平均年龄为29岁，无性别差异[272,273]。75%的患者伴有 NF1。

多发生于大腿和腹膜后，肿瘤体积多较大，平均直径可达 10cm。

【组织形态】

在 MPNST 的背景内可见散在或小灶性的腺体结构。腺体由立方形或柱状细胞组成，胞质透亮，偶含杯状细胞，特殊染色可显示细胞内或细胞外黏液。鳞状化生较少见，但神经内分泌分化较常见[274]，后者或单个出现于腺体的底部，或由上皮样的巢组成。极少数情况下，腺体显示恶性特征。约1/4 的恶性腺样 MPNST 除经典的 MPNST 外，还含有横纹肌肉瘤样成分，此类肿瘤称为"多方向（分化）MPNST"（pluridirectional MPNST）[275,276]。

【免疫组化】

腺体表达 CK、EMA、CEA 和 CK20，而 CK7 阴性，腺体底部神经内分泌分化的细胞表达 CgA 等内分泌标记。

【超微结构】

腺上皮多显示肠上皮性特征，部分细胞胞质内可见致密颗粒。

【鉴别诊断】

本病主要应与双相型滑膜肉瘤进行鉴别（表18-8）。

表18-8　伴有腺样分化的 MPNST 与双相型滑膜肉瘤的鉴别诊断

	伴有腺样分化的 MPNST	双相型滑膜肉瘤
起源于神经	是	否
杯状细胞	50%	无
神经内分泌分化	91%	无
CK	CK20(+)，CK7(−)	CK20(−)，CK7(+)
EMA	腺体(+)，梭形细胞(−)	腺体和梭形成分均(+)
CEA	常见于腺体	不常见于腺体
t(X;18)	无	有
FISH-*SS18*	−	+

【治疗】

同经典 MPNST。

【预后】

预后较差，Woodruff 和 Christensen 的报道显示，75%的患者死于肿瘤，平均生存期为2年[272]。

（四）伴有横纹肌母细胞分化的恶性周围神经鞘膜瘤

伴有横纹肌肉瘤的 MPNST（MPNST with rhabdomyoblastic differentiation）也称恶性蝾螈瘤（malignant triton tumor），由 Woodruff 等[277] 于1973年首先描述，是一种伴有横纹肌母细胞成分的 MPNST，比较少见。

【ICD-O 编码】

9561/3。

【临床表现】

患者年龄范围较广，从新生儿至75岁，平均为34岁，男女均可发生。57%的患者伴有 NF1。

肿瘤分布较广，但多发生于头颈部、躯干和大腿[277-279]，我们曾会诊过分别位于乳腺和鼻腔的恶性蝾螈瘤。

临床表现与 MPNST 一样，表现为进行性增大的肿块，可产生神经症状。

【大体形态】

大体上，肿瘤呈灰白色，结节状（图18-102）。

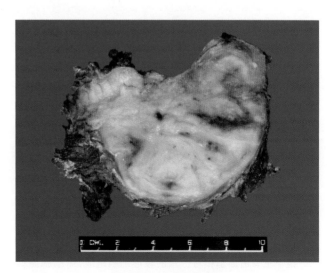

图 18-102　恶性蝾螈瘤

【组织形态】

镜下特征性形态表现为 MPNST 的梭形细胞背景中可见散在横纹肌母细胞（图 18-103A,B），其数量在不同肿瘤内或同一肿瘤不同区域内可多少不等。横纹肌母细胞相对成熟，圆形或多边形，含有大量的嗜伊红色胞质，类似分化好的胚胎性横纹肌肉瘤。

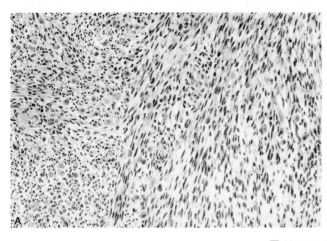
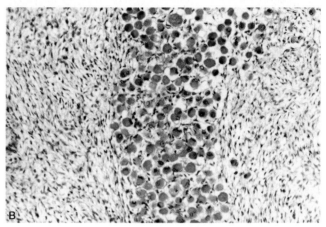

图 18-103　恶性蝾螈瘤
A、B. 在 MPNST 的梭形细胞背景中可见散在的横纹肌母细胞

【免疫组化】

免疫组化显示梭形瘤细胞表达 S-100（图 18-104A），横纹肌母细胞表达 desmin（图 18-104B）、myogenin 和 MyoD1[280]。超微结构显示肿瘤内除具有施万细胞分化的梭形细胞外，还含有骨骼肌分化的细胞[281]。

【预后】

恶性蝾螈瘤为高度恶性，Brooks 等[278]的报道显示，局部复发率为 60%，转移率为 48%。Woodruff 和 Perino 的报道显示，68% 的患者死于肿瘤[282]。2 年和 5 年生存率为 33% 和 12%。

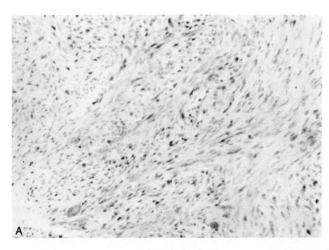
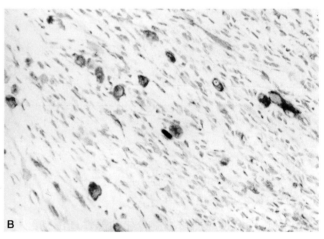

图 18-104　恶性蝾螈瘤
A. S-100 标记；B. desmin 标记

（五）恶性色素性神经鞘瘤

参见色素性神经鞘瘤。

肿瘤主要发生于成年人，平均年龄为 41 岁，年龄范围为 11~84 岁，女性略多见[91]。好发于椎体旁脊神经根（图 18-105A），少数病例可发生于纵隔、骶尾、马尾、主动脉旁和臀部等处。少数患者可伴有 Carney 综合征，特别是失表达 PRKAR1A 者。

镜下主要由形态相对一致的梭形细胞组成，瘤细胞显示有一定的异型性，并可见核分裂象，特征性形态表现为瘤细胞胞质内可见色素（图 18-105B~F），部分病例可有砂砾体形成。

免疫组化标记显示，瘤细胞可表达 S-100、HMB45、Melan-A 和酪氨酸激酶（tyrosinase），与恶性黑色素瘤有所重叠，但两者的基因表达谱有所不同。INI1（SMARCB1）表达无缺失，37% 的病例 PRKAR1A 表达缺失，提示有 Carney 综合征的可能。Ki67 多<5%，约 8% 的病例 Ki67 为 5%~10%。局部复发率为 35%，转移率为 44%，特别是核分裂象超过 2 个/10HPF 者，可转移至肺[283]。

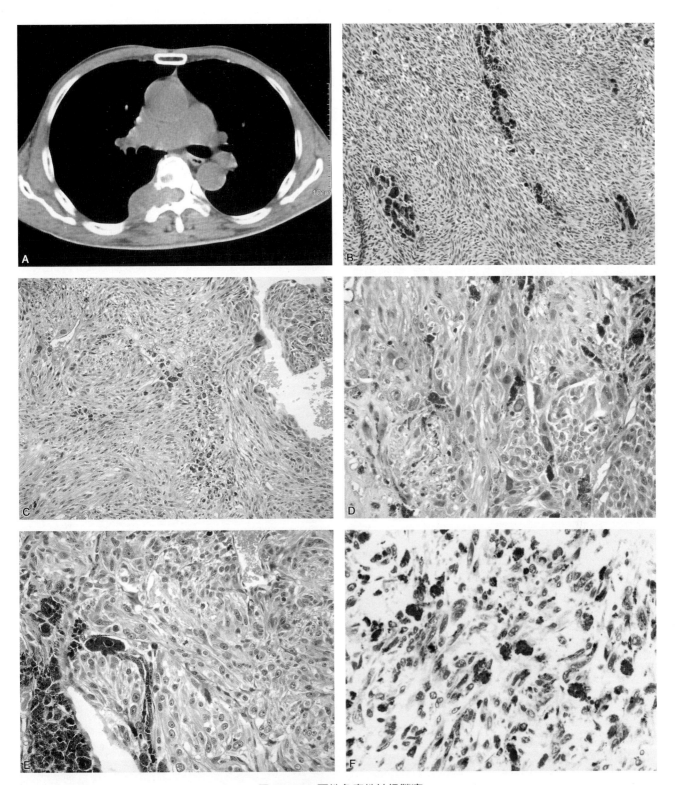

图 18-105 恶性色素性神经鞘瘤

A. 肿瘤呈侵袭性生长;B ~ E. 由形态相对一致的梭形细胞组成,瘤细胞显示有一定的异型性,并可见核分裂象,特征性形态表现为瘤细胞的胞质内可见色素;F. S-100 标记

（六）伴有血管肉瘤的恶性周围神经鞘膜瘤

首例伴有血管肉瘤的 MPNST（MPNST with angiosarcoma）由 Russell 和 Rubinstein[284] 于 1963 年描述。

迄今为止，文献上约有 15 例发生于周围神经鞘膜肿瘤的血管肉瘤，其中 13 例伴有 NF1。患者的年龄范围为 6～65 岁，平均为 26 岁，男性多见。

肿瘤分别发生于腹膜后、颈部、大腿、臀部、背部和肝脏[285,286]，其中 6 例可见肿瘤起自于大的神经干，如臂丛、坐骨神经和桡神经等。

组织学上，肿瘤内的血管肉瘤成分由衬覆核深染的扁平或肥胖内皮细胞的不规则性血管腔隙组成，常为上皮样血管肉瘤，其所占比例可仅为局灶性，也可弥漫成片[287]。

免疫组化显示内皮细胞表达一个或多个内皮性标记物，如 CD31、ERG 和 Fli1，而 S-100 阴性。

（七）起自于神经鞘瘤、节细胞神经瘤、节细胞神经母细胞瘤和嗜铬细胞瘤的恶性周围神经鞘膜瘤

1. 起自于经典型神经鞘瘤（MPNST ex schwannoma）的 MPNST　极其罕见，文献上的病例报道不足 20 例[288]。患者年龄范围为 31～75 岁，平均为 56 岁。男性 5 例，女性 3 例，1 例性别不详。所有患者均不伴有 NF1。临床上并无特异好发部位。

大体上，肿瘤直径多超过 5cm。镜下，所有病例中均可见到经典神经鞘瘤的形态结构，如 Antoni A 区和 Antoni B 区，其中部分病例可见 Verocay 小体。恶性成分呈上皮样，由圆形、多边形和卵圆形细胞组成（图 18-106），可见明显核仁，胞质呈深嗜伊红色，其中的 2 例，恶性成分似乎起自于 Antoni A 区。另外 2 例恶性成分由小圆形细胞组成，类似 PNET。

2. 起自于节细胞神经瘤和节细胞神经母细胞瘤的 MPNST（MPNST ex glioneuroma，ganglioneuroblastoma）　到目前为止有 8 例报道[289-292]，但实际病例可能还不止这些，肿瘤常发生于腹膜后（图 18-107）。

大体上，这两者成分之间可以有清晰的分界线（图 18-108）。镜下，有时可见到灶性节细胞神经瘤紧邻 MPNST 成分或融入到 MPNST 中。在 MPNST 的梭形细胞成分内，也可见到散在的节细胞（图 18-109）。

3. 起自于嗜铬细胞瘤的 MPNST（MPNST ex pheochromocytoma）　有 3 例报道[293,294]，均发生于成年人，仅有 1 例伴有 NF1。3 例均位于左肾上腺，其中 1 例可能为双侧性。3 例中均可见到残留的肾上腺和嗜铬细胞瘤成分。

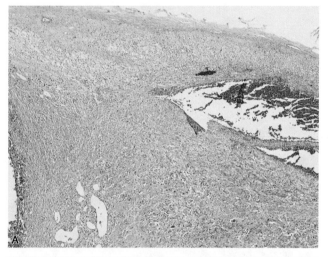

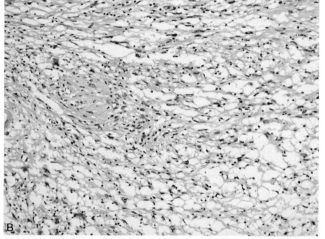

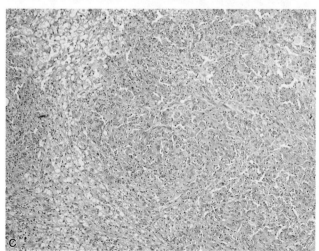

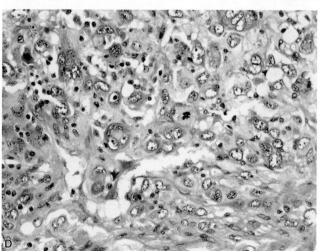

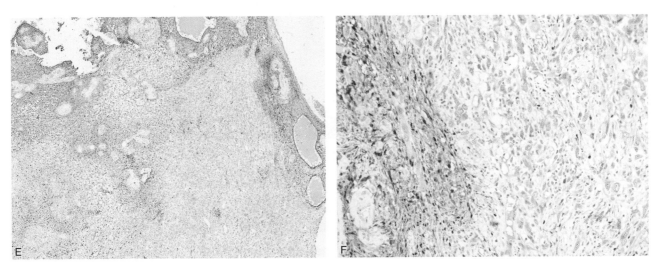

图 18-106　起自于神经鞘瘤的 MPNST

A. 肿瘤周界清楚；B. 经典神经鞘瘤区域；C、D. 恶性成分由巢状或片状排列的圆形和多边形上皮样细胞组成，可见核分裂；E、F. 恶性成分周边经典神经鞘瘤区域表达 S-100

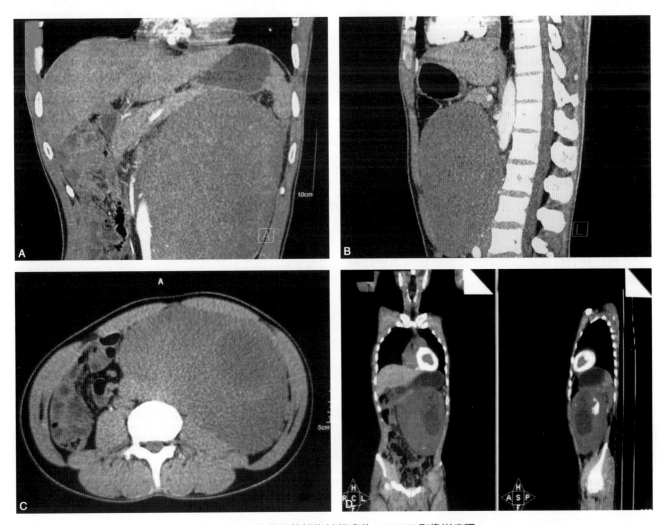

图 18-107　起自于节细胞神经瘤的 MPNST 影像学表现

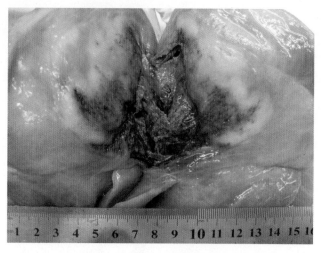

图 18-108　起自于节细胞神经瘤的 MPNST 大体形态

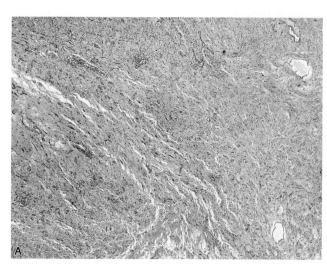
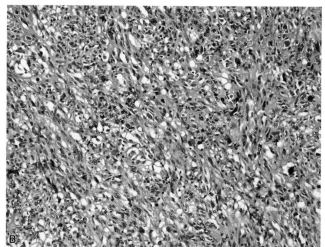

图 18-109　起自于节细胞神经瘤的 MPNST
A. 节细胞神经瘤；B. MPNST

（八）伴有神经束膜细胞分化的恶性周围神经鞘膜瘤

伴有神经束膜细胞分化的 MPNST（MPNST showing perineurial cell differentiation）也称为恶性神经束膜瘤（malignant perineurioma），由 Hirose 等[295]于 1989 年首先描述了 7 例，近年来文献上陆续有了一些报道[296-299]，镜下由形态基本一致的梭形细胞组成，略呈席纹状排列（图 18-110A），可见较多的核分裂象，免疫组化标记显示瘤细胞弥漫强阳性表达 EMA（图 18-110B）。

复习文献显示，肿瘤好发于中青年，年龄范围为 11～83 岁，两性均可发生。好发部位依次为躯干、四肢、腹膜后和纵隔，少数病例可位于头颈部、支气管、胰腺、盆腔和前列腺等部位。肿瘤位于皮下或深部肌肉内，多与神经无关。患者也多无神经纤维瘤病病史。肿瘤生长较快。

组织学上主要由梭形细胞组成，细胞形态和大小较为一致，核分裂象多少不等，间质呈黏液样或纤维黏液样，可见嗜伊红色的胶原纤维束。瘤内细胞密度变化较大，在富于细胞的区域，瘤细胞呈交织束状、漩涡状或席纹状排列，有时可见"洋葱头"样排列结构，或围绕血管呈血管外皮瘤样排列，或呈类似神经纤维瘤的波浪状排列。

免疫组化标记显示瘤细胞表达 EMA 和 vimentin，不表达 S-100、α-SMA、desmin、NF 和 GFAP。新近研究显示，瘤细胞尚表达紧密连接相关蛋白 claudin-1，能有助于神经束膜肿瘤的诊断。

本瘤应主要与隆凸性皮肤纤维肉瘤、孤立性纤维性肿瘤、神经纤维瘤、梭形细胞型滑膜肉瘤、多形性未分化肉瘤、颅外脑膜瘤及滤泡树突状细胞肉瘤相鉴别。

二、恶性颗粒细胞瘤

恶性颗粒细胞瘤（malignant granular cell tumor, MGCT）是一种在组织学上或生物学上显示恶性特征的颗粒细胞瘤，极易被误诊为良性颗粒细胞瘤。属罕见肿瘤，占所有软组织颗粒细胞瘤的 2% 以下。

【ICD-O 编码】
9580/3

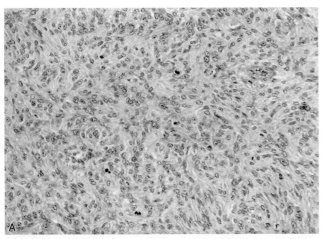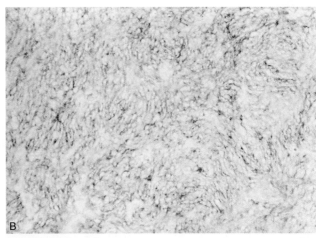

图 18-110　伴有神经束膜细胞分化的 MPNST
A. 瘤细胞呈交织束状、漩涡状或席纹状排列；B. EMA

【临床表现】

多发生于 30～70 岁成年人，平均年龄为 50 岁，范围为 3～82 岁。女性多见，女：男为2:1。

发生部位包括四肢(37%)、躯干(29%)、头颈部(11%)和腹盆腔(7%)，少数病例位于外阴(4%)和乳腺(4%)，偶可见于食管、垂体、咽、喉、支气管、气管、后纵隔、胃、直肠和膀胱等[300-302]。最常见的部位依次为大腿、躯干和腹/盆腔。临床症状取决于肿瘤所处的部位。

多数患者表现为皮下或深部软组织内无痛性的肿胀、孤立性结节或肿块(图18-111)。部分病例有肿块于近期内生长迅速的病史。发生于周围神经的肿瘤常伴有周围神经症状，如患侧肢体麻木、感觉过敏或受累神经麻痹的症状。发生于气管、胃肠道、腹腔或膀胱者可相应的有咳嗽、腹胀、腹痛、不适、便血或血尿等症状。与良性颗粒细胞瘤相比，肿瘤位于深部软组织(如肌内或腹/盆腔)及近期生长迅速这两点有助于恶性的诊断，而其他参数如年龄、性别和部位则意义不大，因与良性颗粒细胞瘤有很大的重叠。

【大体形态】

与良性颗粒细胞瘤相似，表现为实性的结节状肿块，切面呈灰白或灰黄色(图18-112)。恶性肿瘤的直径范围为 0.5～19cm，平均 5cm，相比之下，良性肿瘤的直径均在 3cm 以下。部分病例内可见坏死灶。

【组织形态】

肿瘤周界不清，常浸润至邻近的脂肪和(或)肌肉组织内。所有病例均由成片或成巢的多边形细胞组成，其间为粗细不等的纤维结缔组织间隔。瘤细胞胞质丰富，嗜伊红色细颗粒状，部分病例于胞质内可见嗜伊红色小体(图18-113A)，其周围为一圈空晕。胞质 PAS 染色阳性，并耐淀粉酶消化。肿瘤至少在局部区域显示以下三种形态：瘤细胞核增大，染色质呈空泡状并可见明显核仁；瘤细胞显示一定的多形性；核质比增大，瘤细胞呈梭形，可见核分裂象(>5 个/50HPF)，可见凝固性坏死(图18-113B～F)。少数肿瘤内尚可见散在的多核性瘤细胞(图18-113G)。在部分肿瘤内，瘤细胞紧密包绕周围神经束，或与神经束的施万细胞在形态上有过渡现象(图18-113H)[303,304]。

【免疫组化】

与良性颗粒细胞瘤相同，瘤细胞强阳性表达 S-100(图18-114A)、SOX10、NSE 和 PGP9.5，部分病例尚表达 CD68、α-inhibin、calretinin 和 TFE3，不表达 GFAP、NF、MSA、desmin、α_1-AT、α_1-ACT 和 lysozyme。细胞增殖性指标如 Ki67(MIB1)(图18-114B)和肿瘤抑制基因产物 P53 被证实与恶性关系密切。

【超微结构】

瘤细胞周围有一层不连续的基底板围绕。核呈卵圆形或可见核沟，染色质粗，聚集于核膜边缘，核的中央可见明显核仁(图18-115A)，胞质内充满大量退变的复合性溶酶体，部分呈空泡状(吞噬小体，或称自噬空泡)，可见一些小至中等的颗粒融合成大的颗粒(图18-115B)[266,269]。

【DNA 倍体】

迄今为止，共有 9 例恶性颗粒细胞瘤作了 DNA 倍体研究，结果 4 例为非整倍体，2 例为多倍体，3 例为双倍体。相比之下，所有的良性颗粒细胞瘤均为双倍体或多倍体。这些数据提示，如一个颗粒细胞肿瘤为非整倍体则多为恶性，但双倍体或多倍体并不能排除恶性的可能。

【细胞遗传学】

2 例显示 5p-，1 例显示为 44～47，XY，+X，del(1)(p?)，del(5)(p?)，add(20)(q13)，−22，+mar[cp11]，与恶性周围神经鞘膜瘤相似，提示两者在组织发生上有相关性，这一推测尚有待于更多的病例研究。

【鉴别诊断】

主要与良性的颗粒细胞瘤相鉴别。Gamboa[306] 曾将恶性颗粒细胞瘤分为两组，一组是临床上呈恶性但组织学上却呈"良性"(Gamboa Ⅰ型)，另一组是临床上为恶性组织学上也为恶性(Gamboa Ⅱ型)。文献上对 Gamboa 分型仍有不同的看法。Brooks[307] 复习 23 例恶性颗粒细胞瘤显示，几乎所有的原发性肿瘤在组织学上均呈"良性"形态，而 Fanburg-Smith 等[300] 在最大的一组病例报道(46 例)中，却未发现 1 例具有"良性"形态的恶性颗粒细胞瘤。我们认为具"良性"形态的恶性颗粒细胞瘤确实存在，包括 Ravich 等[308] 所报道的第一例在内，文献上有为数不少的病例在最初均诊断为良性颗粒细胞瘤，但经过一段时间后，肿瘤发生复发和(或)广泛转移。

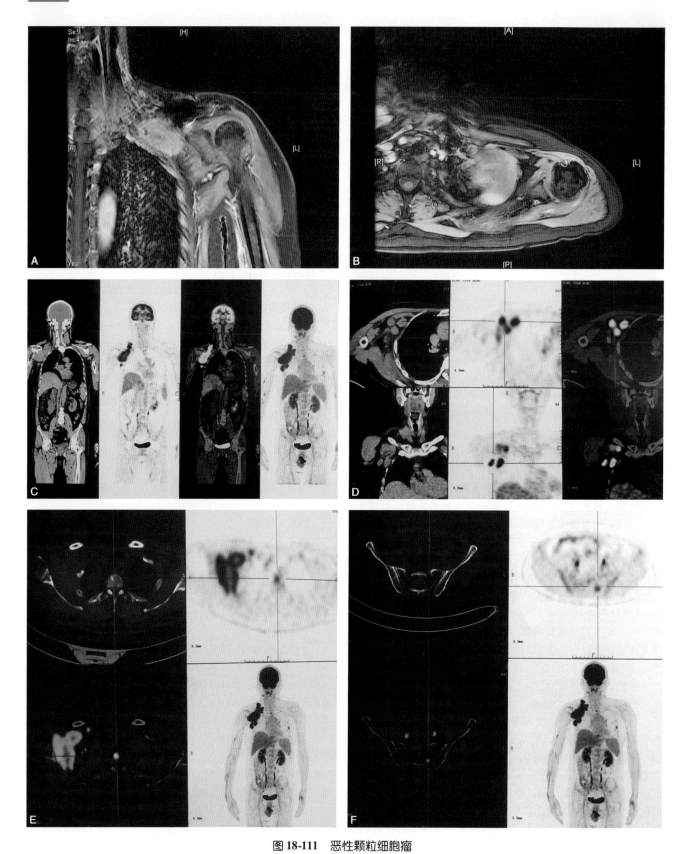

图 18-111 恶性颗粒细胞瘤

A、B. 发生于臂丛的恶性颗粒细胞瘤;C. 右肩胛骨内侧不规则软组织密度肿块;D. 淋巴结转移;E. 胸椎转移;F. 髂窝淋巴结转移和髂骨转移

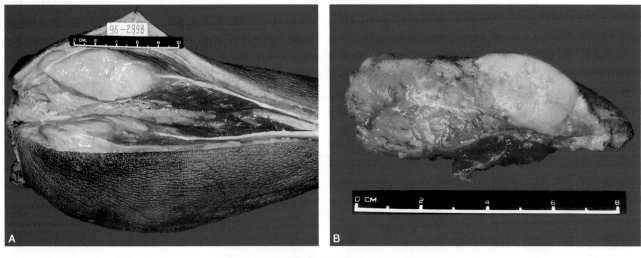

图 18-112 恶性颗粒细胞瘤的大体形态

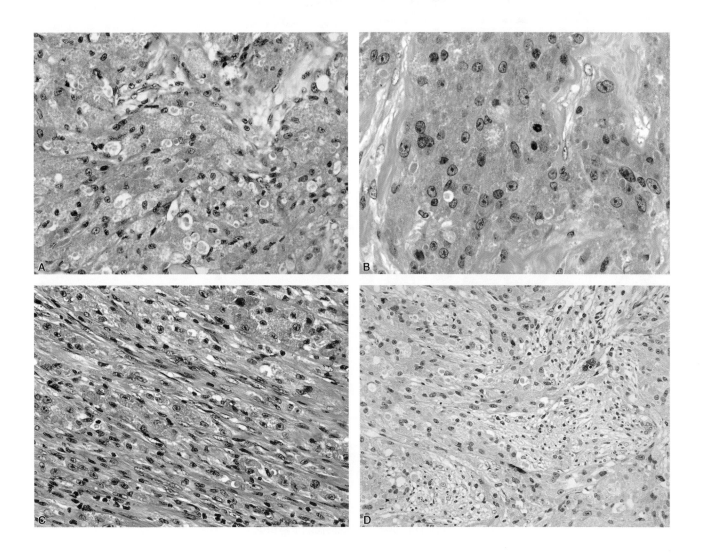

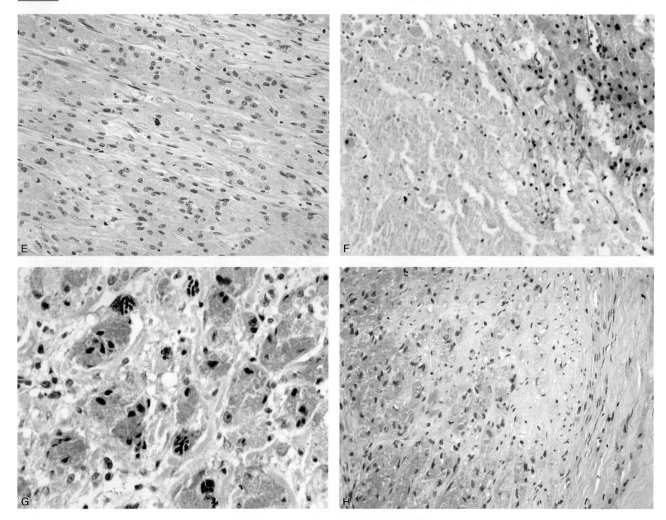

图 18-113 恶性颗粒细胞瘤的组织学形态
A. 胞质内可见嗜伊红色小体;B. 核增大,染色质呈空泡状,可见明显核仁和核分裂象;C. 瘤细胞呈梭形;D. 瘤细胞显示异型性;E. 核分裂象;F. 凝固性坏死;G. 多核性瘤细胞;H. 神经束有过渡

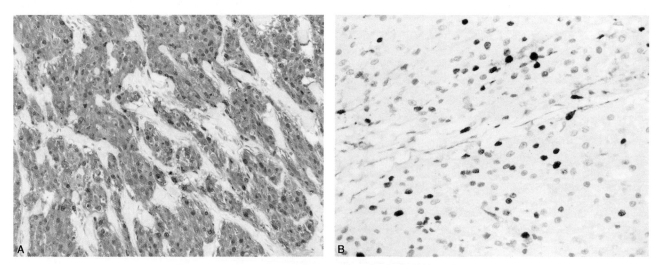

图 18-114 恶性颗粒细胞瘤的免疫组化
A. S-100 标记;B. Ki67 标记

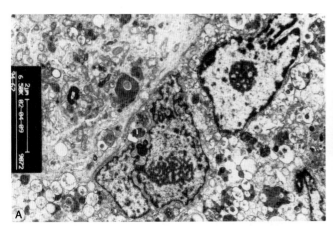
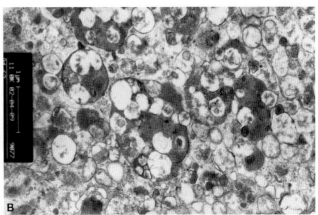

图 18-115 恶性颗粒细胞瘤超微结构
胞质内充满大量退变的复合性溶酶体

Sonobe 等[309]所作的文献复习显示,54% 的恶性颗粒细胞瘤属 Gamboa Ⅰ型,46% 的病例为 Gamboa Ⅱ型。两型恶性颗粒细胞瘤在预后上无明显差异。

对病理医生来讲,Gamboa Ⅱ型比较容易诊断,而 Gamboa Ⅰ型的诊断则非常困难,因长期以来缺乏明确的组织学标准。1994 年,Jardine 等[310]在复习 30 例恶性颗粒细胞瘤以后,提出以下一些形态与恶性关系密切:坏死,核呈空泡状并可见明显核仁(对比良性肿瘤的固缩状核),瘤细胞成片生长,瘤胞变梭形,可见核分裂象。尽管这些形态在每一例肿瘤内并不是很容易见到,但仍被大多数学者所认可。1998 年 Fanburg-Smith 等[300]在此基础上又增加了两项:高核质比和多形性。Fanburg-Smith 等在 73 例发生于软组织的恶性、非典型性和多中心性颗粒细胞瘤中检测了以下六个指标:肿瘤性坏死,梭形细胞,空泡状核及大核仁,核分裂象(>2 个/10HPF,200 倍),高核质比和多形性。结果显示,46 例满足上述 3 个或 3 个以上的形态而诊断为恶性颗粒细胞瘤,21 例满足 1 个或 2 个上述形态而诊断为非典型性颗粒细胞瘤,6 例仅显示灶性多形性而诊断为良性颗粒细胞瘤。Fanburg-Smith 等提出的标准比较适用,具有较高的可重复性。但是,仍有极少数病例,如按照上述标准不能诊断为恶性,但临床上却出现复发和转移。对于这些个例的诊断,我们认为仍必须参考肿瘤的大小、有无坏死和肿瘤的位置(深浅)等参数,并紧密结合临床生物学行为。

关于核分裂象的标准,文献上也存在差异。Tuschida 等[311]认为核分裂象是诊断恶性的一项最为重要的指标,但很多学者如 Ravich 等[308]、Usui 等[312]、Shimamura 等[313]、Klima 等[314]和 Parayno 等[315]所报道的肿瘤中均见不到核分裂象,但肿瘤发生广泛性转移。

值得提出的是,肿瘤边界不清,累及邻近结构及侵犯神经,这些指标如放在其他类型的肿瘤中往往提示为恶性,但在颗粒细胞瘤中却不适用,因为这些形态也可见于良性颗粒细胞瘤当中。

【治疗】

现已证实,化疗和放疗并不能明显改善恶性颗粒细胞瘤的临床病程。目前,局部广泛切除,必要时加上区域淋巴结清扫仍为最主要的治疗手段。术前影像学检查如 CT 扫描和磁共振有助于识别微小或隐匿的局部或远处转移灶。

【预后】

恶性颗粒细胞瘤是一种高度恶性的肉瘤,在附有随访记载的 90 例病例中,31 例局部复发(34%),56 例转移(62%),最常见的转移部位为区域淋巴结(图 18-116)和肺,其他部位包括肝、脾、胰、骨、心脏和肾脏。34 例(38%)死于肿瘤,中位生存期为 3 年(~ 9 年)。

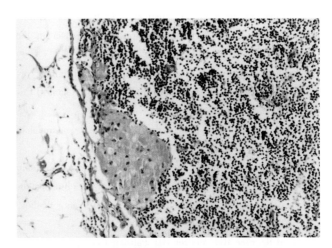

图 18-116 恶性颗粒细胞瘤转移至区域淋巴结

参 考 文 献

1. Angervine JB. The nervous tissue. In: Bloom and Fawcett. A textbook of histology. New York: Chapman and Hall,1994:309-364.

2. Kleihues P,Cavenee WK. World Health Organization Classification of Tumours. Pathology and Genetics. Tumours of the Nervous System. IARCPress:Lyon,2000.

3. Sieratzki JS. Traumatic neuroma. Hum Pathol,1986,17:866.

4. Nomura H, Harimaya K, Orii H, et al. Traumatic neuroma of the anterior cervical nerve root with no subjective episode of trauma. Report of four cases. J Neurosurg, 2002, 97 (3 Suppl): 393-396.

5. Elhag AM, Al Awadi NZ. Amputation neuroma of the gallbaldder. Histopathology, 1992, 21:586-587.

6. Nagata Y, Tomioka T, Chiba K, et al. Traumatic neuroma of the common hepatic duct after laparoscopic cholecystectomy. Am J Gastroenterol, 1995, 90:1887-1888.

7. Sano T, Hirose T, Kagawa N, et al. Polypoid traumatic neuroma of the gallbladder. Arch Pathol Lab Med, 1985, 109:574-576.

8. Shapiro L, Juhlin E, Brownstein MH. Rudimentary polydactyly: an amputation neuromna. Arch Dermatol, 1973, 108:223-225.

9. Scotti TM. The lesion of Morton's metatarsalgia (Morton's toe). Arch Pathol, 1957, 63:91-102.

10. Reed RJ, Bliss BO. Morton's neuroma: regressive and productive intermetatarsal elastofibrosis. Arch Pathol, 1973, 95:123-129.

11. Wu KK. Morton's interdigital neuroma: a clinical review of its etiology, treatment, and results. J Foot Ankle Surg, 1996, 35:112-9, discussion187-188.

12. Bennett GL, Graham E, Mauldin DM, et al. Morton's interdigital neuroma: a comprehensive treatment protocol. J Foot Ankle Surg, 1995, 16:760-763.

13. Flethcer CD, Theaker JM. Digital pacinian neuroma: a distinctive hyperplastic lesion. Histopathology, 1989, 15:249-256.

14. Jones NF, Eadie P. Pacinian corpusle hyperplasia in the hand. J Hand Surg, 1991, 16A:865-869.

15. Fraitag S, Gherardi R, Wechsler J. Hyperplastic pacinian corpuscles: an uncommonly encountered lesion of the hand. J Cutan Pathol, 1994, 21:457-460.

16. Rhode CM, Jenning WD Jr. Pacinian corpuscle neuroma of digital nerves. South Med J, 1975, 68:86-89.

17. Fletcher CDM. Solitary circumscribed neuroma of the skin (so-called palisaded, encapsulated neuroma): a clinicopathologic and immunohistochemical study. Am J Surg Pathol, 1989, 13:574-580.

18. Reed RJ, Fine RM, Meltzer HD. Palisaded encapsulated neuroma of the skin. Arch Dermatol, 1972, 106:865-870.

19. Dover JS, From L, Lewis A. Palisaded encapsulated neuromas. A clinicopathologic study. Arch Dermatol, 1989, 125:386-389.

20. Dakin MC, Leppard B, Theaker JM. The palisaded encapsulated neuorma (solitary circumscribed neuroma). Histopathology, 1992, 20:405-410.

21. Albrecht S, Kahn HJ, From L. Palisaded encapsulated neuroma: an immunohistochemical study. Mod Pathol, 1989, 2:403-406.

22. Megahed M. Palisaded encapsulated neuroma (solitary circumscribed neuroma). A clinicopathologic and immunohistochemical study. Am J Dermatopathol, 1994, 16:120-125.

23. Argenyi ZB, Cooper PH, SantaCruz D. Plexiform and other unusual variants of palisaded encapsulated neuroma. J Cutan Pathol, 1993, 20:34-39.

24. Requena L, Grosshans E, Kutzner H, et al. Epithelial sheath neuroma: a new entity. Am J Surg Pathol, 2000, 24:190-196.

25. Kutzner H. For Valentine's Day: epithelial sheath neuroma. Cancer, 2001, 91:804-805

26. Zelger BG, Zelger B. Epithelial sheath neuroma: a benign neoplasm? Am J Surg Pathol, 2001, 25:696-698.

27. Hirano-Ali SA, Bryant EA, Warren SJ. Epithelial sheath neuroma: evidence supporting a hyperplastic etiology and epidermal origin. J Cutan Pathol, 2016, 43:531-534.

28. Gorlin RJ, Sedano HO, Vickers FA, et al. Multiple mucosal neuromas, pheochromocytoma and medullary carcinoma of thyroid-a syndrome. Cancer, 1968, 22:293-299.

29. Carney JA, Go VL, Sizemore GW, et al. Alimentery-tract ganglioneuromatosis: a major component of the syndrome of multiple endocrine neoplasia, type 2b. N Engl J Med, 1976, 295:287-291.

30. d'Amore ES, Manivel JC, Pettinato G, et al. Intestinal ganglioneuromatosis: mucosal and transmural types. A clinicopathologic and immunohistochemical study of six cases. Hum Pathol, 1991, 22:276-286.

31. Orlandi E. A case of rhabdomyoma of the sciatic nerve. Arch Scienze Med, 1895, 19:113-137.

32. Awasthi D, Kline DG, Beckman EN. Neuromuscular hamartoma (benign Triton tumor) of the brachial plexus. J Neurosurg, 1991, 75:795-797.

33. Boman F, Palan C, Floquet A, et al. Neuromuscular hamartoma. Ann Pathol, 1991, 11:36-41.

34. Markel SF, Enzinger FM. Neuromuscular hamartoma-a benign "Triton" tumor composed of mature neural and striated muscle elements. Cancer, 1982, 49:140-144.

35. Heber-Blousin MN, Scheithauer BW, Amrami KK, et al. Fibromatosis: a potential sequela of neuromuscular choristoma. J Neurosurg, 2012, 116:399-408.

36. Niederhauser BD, Spinner RJ, Jentoft ME, et al. Neuromuscular choristoma: characteristic magnetic resonance imaging findings and association with post-biopsy fibromatosis. Skeletal Radiol, 2013, 42:567-577.

37. Bonneau R, Brochu P. Neuromuscular choristoma. A clinicopathological study of two cases. Am J Surg Pathol, 1983, 7:521-528.

38. Zwick DL, Livingston K, Clapp L. Intracranial nerve rhabdomyoma/choristoma in a child: a case report and discussion of possible histogenesis. Hum Pathol, 1989, 20:390-392.

39. Kawamoto S, Matsuda H, Ueki K, et al. Neuromuscular choris-

toma of the oculomotor nerve：case report. Neurosurgery，2007，60：E777-8.

40. Bassett GS，Monforte-Munoz H，Mitchell WG，et al. Cavus deformity of the foot secondary to a neuromuscular choristoma（hamartoma）of the sciatic nerve. A case report. J Bone Joint Surg Am，1997，79：1398-1401.

41. Van Dorpe JV，Sciot R，De Vos R，et al. Neuromuscular choristomar（hamartoma）with smooth and striated muscle component：case report with immunohistochemical and ultrastructural analysis. Am J Surg Pathol，1997，21：1090.

42. Carter JM，Howe BM，Hawse JR，et al. CTNNB1 mutations and estrogen receptor expression in neuromuscular choristoma and its associated fibromatosis. Am J Surg Pathol，2016，40（10）：1368-74.

43. Nicholoson TR，Gohen RC，Grattan-Smith PJ. Intraneural ganglion of the common peroneal nerve in a 4-year-old boy. J Child Neurol，1995，10：213-215.

44. Nucci F，Artico M，Santoro A，et al. Intraneural synovial cyst of the peroneal nerve. Report of two cases and review of the literature. Neurosurgery，1990，26：339-344.

45. Scherman BM，Bilbao JM，Hudson AR，et al. Intraneural ganglion. A case report with electron microscopic observations. Neruosurgery，1981，8：487-490.

46. Bowers WH，Doppelt SH. Compression of the deep branch of ulnar nerve by an intraneural cyst. J Bone Joint Surg，1979，61：612-613.

47. Friedlander HL. Intraneural ganglion of the tibial nerve. A case report. J Bone Joint Surg，1967，49：519-522.

48. Herrin E，Lepow GM，Bruyn JM. Mucinous cyst of the sural nerve. J Foot Surg，1986，25：14-18.

49. Masciocchi C，innacoli M，Cisternino S，et al. Myxoid intraneural cysts of external popliteal ischiatic nerve. Report of two cases studied with ultrasound，computed tomography and magnetic resonance imaging. Eur J Radiol，1992，14：52-55.

50. Scheithauer BW，Woodruff JM，Erlandson RA. Tumors of the peripheral nervous system. Atlas of Tumor Pathology，3rs Series，Fascicle 24. Washington，D. C. ：Armed Foreces Instodude of Pathology，1999.

51. MacCollin M，Woodfin W，Kronn D，et al. Schwannomatosis：a clinical and pathologic study. Neurology，1996，46：1072-1079.

52. Emory TS，Unni KK. Intraosseous neurilemmoma：a clinicopathologic study of 26 cases［Abstract］. Am J Clin Pathol，1993，100：328-329.

53. Verocay J. Zur Kenntnis der"Neurofibrome." Beitr patho Anat allg Path，1910，48：1-69.

54. Goldblum JR，Beals TF，Weiss SW. Neuroblastoma-like neurilemoma. Am J Surg Pathol，1994，18：266-273.

55. Lewis ZT，Geisinger KR，Pichardo R，et al. Schwannoma with neuroblastoma-like rosettes：an unusual morphologic variant. Am J Dermatopathol，2005，27：243-246.

56. Jacoby LB，MacColllin M，Barone R，et al. Frequency and distribution of NF2 mutations in schwannomas. Genes Chromosomes Cancer，1996，17：45-55.

57. Bello MJ，de Campos JM，Kusak ME，et al. Clonal chromosomes aberrations in neurinomas. Genes Chromosomes Cancer，1993，6：206-211.

58. Albernathy CD，Onofrio BM，Scheitharuer BW，et al. Surgical management of giant sacral schwannomas. J Neurosurg，1986，65：286-295.

59. Woodruff JM，Selig AM，Crowlely K，et al. Schwannoma with malignant transformation：a rare distinctive peripheral nerve tumor. Am J Surg Pathol，1994，18：882-895.

60. McMenamin ME，Fletcher CD. Expanding the spectrum of malignant change in schwannomas：epithelioid malignant change，epithelioid malignant peripheral nerve sheath tumor，and epithelioid angiosarcoma：a study of 17 cases. Am J Surg Pathol，2001，25：13-25.

61. Li C，Chen Y，Zhang H，et al. Epithelioid angiosarcoma arising in schwannoma：Report of three Chinese cases with review of the literature. Pathol Int，2012，62：500-505.

62. Mahajan V，Rao S，Gupta P，et al. Angiosarcoma developing in a vagal schwannoma：a rare case report. Head Neck Pathol，2015，9：405-411.

63. Iannaci G，Crispino M，Cifarelli P，et al. Epithelioid angiosarcoma arising in schwannoma of the kidney：report of the first case and review of the literature. World J Surg Oncol，2016，14：29.

64. Argenyi ZB，Balogh K，Abraham AA. Degenerative（"ancient"）changes in benign cutaneous schwannoma. A light microscopic，histochemical and immunohistochemical study. J Cutan Pathol，1993，20：148-153.

65. Woodruff JM，Susin M，Godwin TA，et al. Cellular schwannoma. A variety of schwannoma sometimes mistaken for a malignant tumor. Am J Surg Pathol，1981，5：733-744.

66. Lodding P，Kindblum LG，Angervall L，et al. Cellular schwannoma. A clinicopathologic study of 29 cases. Virchow Arch［A］，1990，416：237-248.

67. White W，Shiu MH，Rosenblum MK，et al. Cellular schwannoma. A clinicopathologic study of 57 patients and 58 tumors. Cancer，1990，66：1266-1275.

68. Megahed M，Ruzicka T. Cellular schwannoma. Am J Dermatopathol，1994，16：418-421.

69. Casadei GP，Scheithauer BW，Hirose T，et al. Cellular schwannoma. A clinicopathologic，DNA flow cytometric，and proliferation marker study of 70 patients. Cancer，1995，75：1109-1119.

70. Alberghini M，Zanella L，Bacchini P，et al. Cellular schwanno-

ma：a benign neoplasm sometimes overdiagnosed as sarcoma. Skeletal Radiol,2001,30:350-353.

71. 向华,王群,王坚,等. 富于细胞性神经鞘瘤的临床病理学观察. 中华病理学杂志,2005,34:234-235.

72. Woodfuff JM, Marshall ML, Godwin TA, et al. Plexiform（multinodular）schwannoma. A tumor simulating the plexiform neurofibroma. Am J Surg Pathol,1983,7:691-697.

73. Barbosa J, Hansen LS. Solitary multinodular schwannoma of the oral cavity. J Oral Med,1984,39:232-235.

74. Fletcher CD, Davies SE. Benign plexiform（multinodular）schwannoma：a rare tumour unassociated with neurofibromatosis. Histopatholog,1986,10:971-980.

75. Iwashita T, Enjoji M. Plexiform neurilemoma：a clinicopathological andimmunohistochemical analysis of 23 tumors from 20 patients. Virchows Arch［A］,1987,411:305-309.

76. Kao GF, Laskin WB, Olsen TG. Solitary cutaneous plexiform neurilemoma（schwannoma）：a clinicopathologic, immunohistochemical, and ultrastructural study of 11 cases. Mod Pathol, 1989,2:20-26

77. Megahed M. Related Articles Plexiform schwannoma. Am J Dermatopathol,1994,16:288-293.

78. Reith JD, Goldblum JR. Multiple cutaneous plexiform schwannomas. Report of a case and review of the literature with particular with particular reference to the association with types 1 and 2 neurofibromatosis and schwannomatosis. Arch Pathol Lab Med,1996,120:339-401.

79. Val-Bernal JF, Figols J, Vazquez-Barquero A. Cutaneous plexiform schwannoma associated with neurofibromatosis type 2. Cancer,1995,76:1181-1186.

80. Hirose T, Scheithauer BW, Sano T. Giant plexiform schwannoma：a report of two cases with soft tissue and visceral involvement. Mod Pathol,1997,10:1075-1081.

81. Agaram NP, Praksash S, Antonescu CR. Deep-seated plexiform schwannoma：a pathologic study of 16 cases and comparative analysis with the superficial variety. Am J Surg Pathol, 2005,29:1042-1048.

82. MillarWG. A malignant melanotic tumor of ganglion cells arising from thoracic sympathetic ganglion. J Pathol Bacteriol, 1932;35:351-357.

83. Killeen RM, Davy CL, Bauserman SC, et al. Melanocytic schwannoma. Cancer,1988,62:174-183.

84. Abbott AE Jr, Hill RE, Flynn MA, et al. Melanotic schwannoma of the spinal sympathetic ganglia：pathologic and clinical characteristics. Ann Thoracic Surg,1990,49:1006-1008.

85. Di Bella C, Declich P, Assi A, et al. Melanotic schwannoma of the sympathetic ganglia：a histologic, immunohistochemical and ultrastructural study. J Neurooncol,1997,35:149-152.

86. Miller RT, Sarikaya H, Sos A. Melanotic schwannoma of the acoustic nerve. Arch Pathol Lab Med,1986,110:153-154.

87. Rowlands D, Edwards C, Collins F. Malignant melanotic schwannoma of the bronchus. J Clin Pathol,1987,40:1449-1455

88. Font RL, Truong LD. Melanotic schwannoma of soft tissues：electron microscopic observations and review of the literature. Am J Surg Pathol,1984,8:129-138.

89. Zhang HY, Yang GH, Chen HJ, et al. Clinicopathological, immunohistochemical, and ultrastructural study of 13 cases of melanotic schwannoma. Chin Med J,2005;118:1451-1461.

90. Khoo M, Pressney I, Hargunani R, et al. Melanotic schwannoma：an 11-year case series. Skeletal Radiol,2016,45:29-34.

91. Torres-Mora J, Dry S, Li X, et al. Malignant melanotic schwannian tumor：a clinicopathologic, immunohistochemical, and gene expression profiling study of 40 cases, with a proposal for the reclassification of "melanotic schwannoma". Am J Surg Pathol,2014,38:94-105.

92. Chetty R, Vajpeyi R, Penwick JL. Psammomatous melanotic schwannoma presenting as colonic polyps. Virchows Arch, 2007,451:717-720.

93. Carney JA. The Carney complex（myxomas, spotty pigmentation, endocrine overactivity, and schwannomas）. Dermatol Clin,1995,13:19-26.

94. Utiger CA, Headington JT. Psammomatous melanotic schwannoma. A new cutaneous marker for Carney's complex. Arch Dermatol,1993,129:202-204.

95. Carney JA. Psammomatous melanotic schwannoma：a distinctive heritable tumor with special associations including cardiac myxoma and the Cushing syndrome. Am J Surg Pathol,1990, 14:206-222.

96. Leger F, Vital C, Rivel J, et al. Psammomatous melanotic schwannoma of a spinal nerve root. Relationship with the Carney complex. Pathol Res Pract,1996,192:1142-1146, discussion1147.

97. Orosz Z, Sapi Z, Szentirmay Z. Unusual benign neurogenic soft tissue tumor. Epithelioid schwannoma or an ossifying fibromyxoid tumor? Path Res Pract,1993,189:601-607.

98. Kindlblom LG, Meis-kindblom JM, Havel G, et al. Benign epithelioid schwannoma. Am J Surg Pathol,1998,22:762

99. Laskin WB, Fetsch JF, Lasota J, et al. Benign epithelioid peripheral nerve sheath tumors of the soft tissues. Clinicopathologic spectrum of 33 cases. Am J Surg Pathol,2005,29:39-51.

100. Smith K, Mezebish D, Williams JP, et al. Cutaneous epithelioid schwannomas：a rare variant of benign peripheral nerve sheath tumor. J Cutan Pathol,1998,25:50.

101. Hart J, Gardner JM, Edgar M, et al. Epithelioid schwannomas：an analysis of 58 cases including atypical variants. Am J Surg Pathol,2016,40:704-713.

102. Swenson JJ, Keyser J, Coffin CM, et al. Familial occurrence

of schwannomas and malignant rhabdoid tumor associated with duplication in SMARCB1. J Med Genet,2009,46:68-72.

103. Daimaru Y,Hideki K,Hashimoto H,et al. Benign schwannoma of the gastrointestinal tract:a clinicopathologic and immunohistochemical study. Hum Pathol,1988,19:257-264.

104. Sarlomo-Rikala M,Miettinen M. Gastric shcwannoma-a clinicopathologic analysis of six cases. Histopathology,1995,27:355-360.

105. Prevot S,Bienvenu L,Vaillant JC,et al. Benign schwannoma of the digestive tract:a clinicopathologic and immunohistochemical study of five cases,including a case of esophageal tumor. Am J Surg Pathol,1999,23:431-436.

106. Miettinen M,Shekitka KM,Sobin LH. Schwannomas in the colon and rectum:a clinicopathologic and immunohistochemical study of 20 cases. Am J Surg Pathol,2001,25:846-855.

107. Kwon MS,Lee SS,Ahn GH. Schwannomas of the gastrointestinal tract:clinicopathological features of 12 cases including a case of esophageal tumor compared with those of gastrointestinal stromal tumors and leiomyomas of the gastrointestinal tract. Pathol Res Pract,2002,198:605-613.

108. Lasota J,Wasag B,Miettinen M. Lack of NF gene alterations and LOH of NF1 in gastronintestinal schwannoma [Abstract]. Mod Pathol 2002,15:134A.

109. Brooks JJ,Draffen RM. Benign glandular schwannoma. Arch Pathol Lab Med,1992,116:192-195.

110. Woodruff JM. Benign glandular schwannoma. Am J Clin Pathol,1994,101:550-551.

111. Kim YC,Park HJ,Cinn YW,et al. Benign glandular schwannoma. Br J Dermatol,2001,145:834-837.

112. 张福林,朱静静. 神经鞘瘤假腺性结构的本质. 临床与实验病理学杂志,2001,17:365-367.

113. 张胜泉. 假腺性神经鞘瘤. 临床与实验病理学杂志,2001,17:368-371.

114. Chan JK,Fok KO. Pseudoglandular schwannoma. Histopathology,1996,29:481-483.

115. Liegl B,Bennett MW,Fletcher CDM. Microcystic/reticular schwannoma:a distinct variant with predilection for visceral locations. Am J Surg Pathol,2008,32:1080-1087.

116. Lee SM,Goldblum J,Kim KM. Microcystic/reticular schwannoma in the colon. Pathology,2009,41(6):595-596.

117. 李百周,王加伟,魏红权. 微囊性/网状神经鞘瘤的临床病理特点. 中华病理学杂志,2010,39(6):396-399.

118. Liegl B,Bodo K,Martin D,et al. Microcystic/reticular schwannoma of the pancreas:a potential diagnostic pitfall. Pathol Int,2011,61:88-92.

119. Trivedi A,Ligato S. Microcystic/reticular schwannoma of the proximal sigmoid colon:case report with review of literature. Arch Pathol Lab Med,2013,137:284-288.

120. Tang SX,Sun YH,Zhou XR,et al. Bowel mesentery (mesoappendix) microcystic/reticular schwannoma:Case report and literature review. World J Gastroenterol,2014,20:1371-1376.

121. Luzar B,Tanaka M,Schneider J,et al. Cutaneous microcystic/reticular schwannoma:a poorly recognized entity. J Cutan Pathol,2016,43(2):93-100.

122. Yin Y,Wang T,Cai YP,et al. Microcystic/reticular schwannoma of the mandible first case report and review of the literature. Medicine (Baltimore),2015,94(45):e1974.

123. Lau RP,Melamed J,Yee-Chang M,et al. Microcystic/reticular schwannoma arising in the submandibular gland:a rare benign entity that mimics more common salivary gland carcinomas. Head Neck Pathol,2016,10(3):374-8.

124. Luzar B,Tanaka M,Schneider J,et al. Cutaneous microcystic/reticular schwannoma:a poorly recognized entity. J Cutan Pathol,2016,43:93-100.

125. Meis-Kindblom JM,Enzinger FM. Plexiform malignant peripheral nerve sheath tumor of infancy and childhood. Am J Surg Pathol,1994,18:479-485.

126. Woodruff JM,Scheithauer BW,Kurtkaya-Yapicier O,et al. Congenital and childhood plexiform (multinodular) cellular schwannoma:a troublesome mimic of malignant peripheral nerve sheath tumor. Am J Surg Pathol,2003,27:1321-1329.

127. Agaram NP,Prakash S,Antonescu CR. Deep-seated plexiform schwannoma:a pathologic study of 16 cases and comparative analysis with the superficial variety. Am J Surg Pathol,2005,29:1042-1048.

128. Ferner,Rosalie E.,Susan M. Huson,and D. Gareth R. Evans. Neurofibromatoses in clinical practice. Springer,2011.

129. Hulsebos TJ,Plomp AS,Wolterman RA,et al. Germline mutation of INI1/SMARCB1 in familial schwannomatosis. Am J Hum Genet,2007,80:805-810.

130. Smith MJ,Wallace AJ,Bowers NL,et al. Frequency of SMARCB1 mutations in familial and sporadic schwannomatosis. Neurogenetics,2012,13:141-145.

131. Plotkin SR,Blakeley JO,Evans DG,et al. Update from the 2011 International Schwannomatosis Workshop:From genetics to diagnostic criteria. Am J Med Genet A,2013,161A:405-416.

132. Rizzo D,Fréneaux P,Brisse H,et al. SMARCB1 deficiency in tumors from the peripheral nervous system:a link between schwannomas and rhabdoid tumors? Am J Surg Pathol,2012,36:964-972.

133. Smith MJ,Wallace AJ,Bowers NL,et al. SMARCB1 mutations in schwannomatosis and genotype correlations with rhabdoid tumors. Cancer Genet,2014,207:373-378.

134. Carter JM,O'Hara C,Dundas G,et al. Epithelioid malignant peripheral nerve sheath tumor arising in a schwannoma,in a

patient with "neuroblastoma-like" schwannomatosis and a novel germline SMARCB1 mutation. Am J Surg Pathol, 2012,36:154-160.

135. Gutmann DH, Aylsworth A, Carney JC, et al. The diagnostic evaluation and multidisciplinary management of neurofibromatosis I and neurofromatosis 2. JAMA,1997,278:51-57.

136. Laskin WB, Fetsch JF, Lasota J, et al. Benign epithelioid peripheral nerve sheath tumors of the soft tissues:clinicopathologic spectrum of 33 cases. Am J Surg Pathol,2005,29:39-51.

137. Halliday AL, Sobel RA, Martuza RL. Benign spinal nerve sheath tumors:their occurrence sporadically and in neurofibromatosis types 1 and 2. J Neurosurg,1991,74:248-253.

138. McCarron KF, Goldblum JR. Plexiform neurofibroma with and without associated malignant peripheral nerve sheath tumor:a clinicopathologic and immunohistochemical analysis of 54 cases. Mod Pathol,1998,11:612-617.

139. Williams GD, Hoffman S, Schwartz IS. Malignant transformation in a plexiform neurofibroma of the median nerve. J Hand Surg,1984,9A:583-587.

140. Fetsch JF, Michal M, Miettinen M. Pigmented (melanotic) neurofibroma. A clinicopathologic and immunohistochemical analysis of 19 lesions form 17 patients. Am J Surg Pathol, 2000,24:331-343

141. Lin BT, Weiss LM, Medeiros LJ. Neurofibroma and cellular neuroblastoma with atypia:a report of 14 tumors. Am J Surg Pahtol,1997,21:1443-1449.

142. Michal M, FanburgSmith JC, Mentzel T, et al. Dendritic cell neurofibroma with pseudorosettes. A report of 18 cases of a distinct and hitherto unrecognized neurofibroma. Am J Surg Pathol,2001,25:587-594.

143. Kazakov DV, Vanecek T, Sima R, et al. Dendritic cell neurofibroma with pseudorosettes lacks mutations in exons 1-15 of the neurofibromatosis type 2 gene. Am J Dermatopathol, 2005,27(4):286-289.

144. Harkin JC, Reed RJ. Myxoma of nerve sheath. Tumors of the peripheral nervous system. Atlas of Tumor Pathology, 2nd Series, Fascicle 3. Washington, D. D. :Armed Forces Institute of Pathology,1969:60-65.

145. Pulitzer Reed RJ. Nerve sheath myxoma (perineurial myxoma). Am J Dermatopathol,1985,7:409-421.

146. Fetsch JF, Laskin WB, Miettinen M. Nerve sheath myxoma:a clinicopathologic and immunohistochemical analysis of 57 morphologically distinctive, S-100 protein-and GFAP-positive, myxoid peripheral nerve sheath tumors with a predilection for the extremities and a high local recurrence rate. Am J Surg Pathol,2005,29:1615-1624.

147. Fullen DR, Lowe L, Su LD. Antibody to S100a6 protein is a sensitive immunohistochemical marker for neurothekeoma. J Cutan Pathol,2003,30:118-122.

148. Argenyi ZB, LeBoit PE, Santa Cruz D, et al. Nerve sheath myxoma (neurothekeoma) of the skin:light microscopic and immunohistochemical reappraisal of the cellular variant. J Cutan Pathol,1993,20:294-303.

149. Laskin WB, Fetsch JF, Miettinen M. The"neurothekeoma": immunohistochemical analysis distinguishes the true nerve sheath myxoma from its mimics. Hum Pathol, 2000, 31: 1230-1241.

150. Hornick JL, Fletcher CD. Cellular neurothekeoma:detailed characterization in a series of 133 cases. Am J Surg Pathol, 2007,31:329-340.

151. Fetsch JF, Laskin WB, Hallman JR, et al. Neurothekeoma:an analysis of 178 tumors with detailed immunohistochemical data and long-term patient follow-up information. Am J Surg Pathol,2007,31:1103-1114.

152. Sheth S, Li X, Binder S, et al. Differential gene expression profiles of neurothekeomas and nerve sheath myxomas by microarray analysis. Mod Pathol,2011,24:343-354.

153. Bilbao JM, Khoury NJ, Hudson AR, et al. Perineurioma (localized hypertrophic neuropathy). Arch Pathol Lab Med, 1984,108(7):557-560.

154. Hamazaki S, Fujiwara K, Okada S. Intraneural perineurioma involving the ulnar nerve. Pathol Int,2004,54:371-375.

155. Jazayeri MA, Robinson JH, Legolvan DP. Intraneural perineurioma involving the median nerve. Plast Reconstr Surg, 2000,105:2089-2091.

156. Cortes W, Cheng J, Matloub HS. Intraneural perineurioma of the radial nerve in a child. J Hand Surg [Am],2005,30: 820-825.

157. Boyanton BL Jr, Jones JK, Shenaq SM, et al. Intraneural perineurioma:a systematic review with illustrative cases. Arch Pathol Lab Med,2007,131:1382-1392.

158. Nacey NC, Almira Suarez MI, Mandell JW, et al. Intraneural perineurioma of the sciatic nerve:an under-recognized nerve neoplasm with characteristic MRI findings. Skeletal Radiol, 2014,43:375-379.

159. da Cruz Perez DE, Amanajas de Aguiar FC Jr, Leon JE, et al. Intraneural perineurioma of the tongue:a case report. J Oral Maxillofac Surg,2006,64:1140-1142.

160. Li D, Schauble B, Moll C, et al. Intratemporal facial nerve perineurioma. Laryngoscope,1996,106:328-333.

161. Almefty R, Webber BL, Arnautovic KI. Intraneural perineurioma of the third cranial nerve:occurrence and identification. Case report. J Neurosurg,2006,104:824-827.

162. Emory TS, Scheithauer BW, Hirose K, et al. Intraneural perineurioma:a clonal neoplasm associated with abnormalities of chormosome 22. Am J Clin Pathol,1995,103:696-704.

163. Huguet P, de la Torre J, Pallares J, et al. Intraosseous intran-

eural perineurioma: report of a case with morphological, immunohistochemical and FISH study. Med Oral, 2004, 9: 64-68.

164. Tsang WYW. Perineuriomas: perineurial cell neoplasms with distinctive extra-and intraneural forms. Adv Anat Pathol, 1996, 3: 212-222.

165. Rankine AJ, Filion PR, Platten MA, et al. Perineurioma: a clinicopathological study of eight cases. Pathology, 2004, 36: 309-315.

166. Hornick JL. Fletcher CD. Soft tissue perioneurioma: clinicopathologic analysis of 81 cases including those with aytpical histologic features. Am J Surg Pathol, 2005, 29: 845-858.

167. 杨伟铭, 赵彩琼, 曹学伟, 等. 手掌部巨大软组织神经束膜瘤一例. 中华手外科杂志, 2013, 29: 192.

168. Hornick JL, Fletcher CD. Intestinal perineuriomas: clinicopathologic definition of a new anatomic subset in a series of 10 cases. Am J Surg Pahtol, 2005, 29: 859-865.

169. Folpe AL, Billings SD, McKenney JK, et al. Expression of claudin-1, a recently described tight junction-associated protein, distinguishes soft tissue perineurioma from potential mimics. Am J Surg Pathol, 2002, 26: 1620-1626.

170. Giannini C, Scheithauer BW, Jenkins RB, et al. Soft-tissue perineurioma: evidence for an abnormality of chromosome 22, criteria for diagnosis, and review of the literature. Am J Surg Pathol, 1997, 21: 164-173.

171. Brock JE, Perez-Atayde AR, Kozakewich HP, et al. Cytogenetic aberrations in perineurioma: variation with subtype. Am J Surg Pathol, 2005, 29: 1164-1169.

172. Fetsch JF, Miettinen M. Sclerosing perineurioma: a clinicopathologic study of 19 cases of a distinctive soft tissue lesion with a predilection for the fingers and palms of young adults. Am J Surg Pathol, 1997, 21: 1433-1422.

173. 成宇帆, 王坚. 硬化性神经束膜瘤一例. 中华病理学杂志, 2011, 40: 635-636.

174. Huang HY, Sung MT. Sclerosing perineuriomas affecting bilateral hands. Br J Dermatol, 2002, 146: 129-33.

175. Rubin AI, Yassaee M, Johnson W, et al. Multiple cutaneous sclerosing perineuriomas: an extensive presentation with involvement of the bilateral upper extremities. J Cutan Pathol, 2009, 36 (Suppl 1): 60-65.

176. González-Arriagada WA, Leon JE, Vargas PA, et al. Intraoral sclerosing perineurioma: a case report and review of the literature. Oral Surg Oral Med Oral Pathol Oral Radiol Endod, 109: e46-e52.

177. Fox MD, Gleason BC, Thomas AB, et al. Extra-acral cutaneous/soft tissue sclerosing perineurioma: an under-recognized entity in the differential of CD34-positive cutaneous neoplasms. J Cutan Pathol, 2010, 37: 1053-1056.

178. Kaku Y, Fukumoto T, Louise Opada G, et al. A clinicopatho-logic and immunohistochemical study of 7 cases of sclerosing perineurioma. Am J Dermatopathol, 2015, 37: 122-128.

179. Sciot R, Dal Cin P, Hagemeijer A, et al. Cutaneous sclerosing perineurioma with cryptic NF2 gene deletion. Am J Surg Pathol, 1999, 23(7): 849-853.

180. Michal M. Extraneural retiform perineuriomas. A report of four cases. Pathol Res Pract, 1999, 195: 759-763.

181. Graadt van Roggen JF, McMenamin ME, Belchis DA, et al. Reticular perineurioma: a distinctive variant of soft tissue perineurioma. Am J Surg Pathol, 2001, 25: 485-493.

182. 朱延波, 金晓龙, 朱平. 软组织网状神经束膜瘤1例报道并文献复习. 临床与实验病理学杂志, 2003, 19: 462-164.

183. Mentzel T, Kutzner H. Reticular and plexiform perineurioma: clinicopathological and immunohistochemical analysis of two cases and review of perineural neoplasms of skin and soft tissues. Virchow Arch, 2005, 447: 347-353.

184. Burgues O, Monteagudo C, Noguera R, et al. Cutaneous sclerosing Pacinian-like perineurioma. Histopathology, 2001, 39: 498-502.

185. Zamecnik M. Perineurioma with adipocytes (lipomatous perineurioma). Am J Dermatopathol, 2003, 25: 171-173; author reply 173-174.

186. Díaz-Flores L, Alvarez-Argüelles H, Madrid JF, et al. Perineurial cell tumor (perineurioma) with granular cells. J Cutan Pathol, 1997, 24: 575-579.

187. Rodriguez FJ, Folpe AL, Giannini C, et al. Pathology of peripheral nerve sheath tumors: diagnostic overview and update on selected diagnostic problems. Acta Neuropathol, 2012, 123: 295-319.

188. Feany MB, Anthony DC, Fletcher CD. Nerve sheath tumours with hybrid features of neurofibroma and schwannoma: a conceptual challenge. Histopathology, 1998, 32: 405-410.

189. Bundock EA, Fletcher CDM. Nerve sheath tumors with hybrid features of perineurioma and schwannoma [abstract]. Mod Pathol, 2004, 17(suppl 1): 12A.

190. Michal M, Kazakov DV, Belousova I, et al. A benign neoplasm with histopathological features of both schwannoma and retiform perineurioma (benign schwannoma/perineurioma): a report of six cases of a distinctive soft tissue tumor with a predilection for the fingers. Virchows Arch, 2004, 445: 347-353.

191. Kazakov DV, Pitha J, Sima R, et al. Hybrid peripheral nerve sheath tumors: schwannoma/perineurioma and neurofibroma/perineurioma. A report of three cases in extradigital locations. Ann Diagn Pathol, 2005, 9: 16-23.

192. Hornick JL, Bundock EA, Fletcher CDM. Hybrid schwannoma/perineurioma. Clinicopathologic analysis of 42 distinctive benign nerve sheath tumor. Am J Surg Pathol, 2009, 33: 1554-1561.

193. Yang X, Zeng Y, Wang J. Hybrid schwannoma/perineurioma: report of 10 Chinese cases supporting a distinctive entity. Int J Surg Pathol, 2013, 21: 22-28.

194. Kacerovska D, Michal M, Kazakov DV. Hybrid epithelioid schwannoma/perineurioma. Am J Dermatopathol, 2016, 38: e90-92.

195. Plaza JA, Wakely PE, Suster S, et al. Lipoblastic nerve sheath tumors. Report of a distinctive variant of neural soft tissue neoplasm with adipocytic differentiation. Am J Surg Pathol, 2006, 30: 337-344.

196. Fedda FA, Tawil AN, Boulos FI. Nerve sheath tumor with degenerative atypia and multivacuolated lipoblasts. Int J Surg Pathol, 2012, 20: 208-210.

197. Gibson JA, Hornick JL. Mucosal Schwann cell "hamartoma": clinicopathologic study of 26 neural colorectal polyps distinct from neurofibromas and mucosal neuromas. Am J Surg Pathol, 2009, 33: 781-787.

198. Pasquini P, Baiocchini A, Falasca L, et al. Mucosal Schwann cell "Hamartoma": a new entity? World J Gastroenterol, 2009, 15: 2287-2289.

199. Hytiroglou P, Petrakis G, Tsimoyiannis EC. Mucosal Schwann cell hamartoma can occur in the stomach and must be distinguished from other spindle cell lesions. Pathol Int, 2016, 66: 242-243.

200. de Beça FF, Lopes J, Maçoas F, et al. Tactoid body features in a Schwann cell hamartoma of colonic mucosa. Int J Surg Pathol, 2013, 30: 22: 438-441.

201. Abrikossoff A. Ueber Myome ausgehened von der quergestreiften willkuerlichen Muskulatur. Virchows Arch [Pathol Anat], 1926, 260: 215.

202. Fisher ER, Wechsler H. Granular cell myoblastoma-a misnomer. Electron microscopic and histochemical evidence concering its Schwann cell derivation and nature (granular cell schwannoma). Cancer, 1962, 15: 936-957.

203. Ordonez NG. Granular cell tumor: a review and update. Adv Anat Pathol, 1999, 6: 183-203.

204. Lack EE, Worsham GF, Callihan MD, et al. Granular cell tumor. A clinicopathologic study of 110 patients. J Surg Oncol, 1980, 13: 301-316.

205. Horowitz IR, Copas P, Majmudar B. Granular cell tumors of the vulva. Am J Obstet Gynecol, 1995, 173: 1710-1713; discussion 1713-1714.

206. Levavi H, Sabah G, Kaplan B, et al. Granular cell tumor of the vulva: six new cases. Arch Gynecol Obstet, 2006, 273: 246-249.

207. DeMay RM, Kay S. Granular cell tumor of the breast. Pathol Annu, 1984, 19 Pt 2: 121-148.

208. Damiani S, Koerner FC, Dickersin GR, et al. Granular cell tumour of the breast. Virchows Arch A Pathol Anat Histopathol, 1992, 420: 219-226.

209. Delaloye JF, Seraj F, Guillou L, et al. Granular cell tumor of the breast: a diagnostic pitfall. Breast, 2002, 11: 316-319.

210. Xu GQ, Chen HT, Xu CF, et al. Esophageal granular cell tumors: report of 9 cases and a literature review. World J Gastroenterol, 2012, 18: 7118-7121.

211. Nie L, Xu G, Wu H, et al. Granular cell tumor of the esophagus: a clinicopathological study of 31 cases. Int J Clin Exp Pathol, 2014, 7: 4000-4007.

212. Na JI, Kim HJ, Jung JJ, et al. Granular cell tumours of the colorectum: histopathological and immunohistochemical evaluation of 30 cases. Histopathology, 2014, 65: 764-774.

213. Patti R, Almasio PL, Di Vita G. Granular cell tumor of stomach: a case report and review of literature. World J Gastroenterol, 2006, 12: 3442-3445.

214. Onoda N, Kobayashi H, Satake K, et al. Granular cell tumor of the duodenum: a case report. Am J Gastroenterol, 1998, 93: 1993-1994.

215. Murakata LA, Ishak KG. Expression of inhibin-alpha by granular cell tumors of the gallbladder and extrahepatic bile ducts. Am J Surg Pathol. 2001, 25: 1200-1203.

216. Espinosa-de-Los-Monteros-Franco VA, Martínez-Madrigal F, Ortiz-Hidalgo C. Granular cell tumor (Abrikossoff tumor) of the thyroid gland. Ann Diagn Pathol, 2009, 13: 269-271.

217. Abbas F, Memon A, Siddiqui T, et al. Granular cell tumors of the urinary bladder. World J Surg Oncol, 2007, 5: 33.

218. Stefanson K, Wollmann RL. S-100 protein in granular cell tumors (granular cell myoblastoma). Cancer, 1982, 49: 1834-1838.

219. Mazur MT, Shultz JJ, Myers JL. Granular cell tumor. Immunohistochemical analysis of 21 benign tumors and one malignant tumor. Arch Pathol Lab Med, 1990, 114: 692-696.

220. Karamchandani JR, Nielsen TO, van de Rijn M, et al. Sox10 and S100 in the diagnosis of soft-tissue neoplasms. Appl Immunohistochem Mol Morphol, 2012, 20: 445-450.

221. Fine SW, Li M. Expression of calretinin and the alpha-subunit of inhibin in granular cell tumors. Am J Clin Pathol, 2003, 119: 259-264.

222. Chamberlain BK, McClain CM, Gonzalez RS, et al. Alveolar soft part sarcoma and granular cell tumor: an immunohistochemical comparison study. Hum Pathol, 2014, 45: 1039-1044.

223. Conrad R, Perez MC. Congenital granular cell epulis. Arch Pathol Lab Med, 2014, 138: 128-131.

224. Agaram NP, Zhang L, Sung YS, et al. Recurrent NTRK1 gene fusions define a novel subset of locally aggressive lipofibromatosis-like neural tumors. Am J Surg Pathol, 2016, 40(10): 1407-1416.

225. Woodruff JM. Pathology of tumors of the peripheral nerve

sheath in type 1 neurofibromatosis. Am J Med Genet,1999, 89:23-30.

226. Megahed M. Histopathological variants of neurofibroma. A study of 114 lesions. Am J Dermatopathol,1994;16:486-495.

227. Antonescu CR,Scheithauer BW,Woodruff JM. Malignant tumors of the peripheral nerves. AFIP Atlas of Tumor Pathology:Tumors of the Peripheral Nervous System,Fourth Series,Fascicle 19. Silver Spring,Maryland:American Registry of Pathology,2013:381-474.

228. Widemann BC. Current status of sporadic and neurofibromatosis type 1-associated malignant peripheral nerve sheath tumors. Curr Oncol Rep,2009,11:322-328.

229. Schaefer IM,Fletcher CD. Malignant peripheral nerve sheath tumor (MPNST) arising in diffuse-type neurofibroma:clinicopathologic characterization in a series of 9 cases. Am J Surg Pathol,2015,39:1234-1241.

230. Woodruff JM,Selig AM,Crowley K,et al. Schwannoma with malignant transformation. A rare,distinctive peripheral nerve tumor. Am J Surg Pathol,1994,18:882-895.

231. Ricci A Jr,Parham DW,Woodfuff JM,et al. Malignant peirpheral nerve sheath tumors arising from ganglioneuromas. Am J Surg Pathol,1984,8:19-29.

232. Min KW,Clemens A,Bell J,et al. Malignant peripheral nerve sheath tumor and pheochromocytoma. A composite tumor of the adrenal. Arch Pathol Lab Med,1988,112:266-270.

233. Matsunou H,Shimoda T,Kakimoto S,et al. Histopathologic and immunohistochemical study of malignant tumors of peripheral nerve sheath (malignant schwannoma). Cancer, 1985,56:2269-2279.

234. Chen KT,Latorraca R,Fabich D,et al. Malignant schwannoma. A light microscopic and ultrastructural study. Cancer, 1980,45:1585-1593.

235. Chitale AR,Dickerson GR. Electron microscopy in the diagnosis of malignant schwannoma:a report of six cases. Cancer,1983,51:1448-1461.

236. Arpornchayanon O,Hirota T,Itabashi M,et al. Malignant peripheral nerve tumors:a clinicopathologic and electron microscopic study. Jpn J Clin Oncol,1984,14:57-74.

237. Ducatman BS,Scheithauer BW,Piepgras DG,et al. Malignant peripheral nerve sheath tumors. A clinicopathologic study of 120 cases. Cancer,1986,57:2006-2021.

238. 陈丽荣,张仁元.恶性神经鞘膜瘤病理性研究-附69例分析.中国癌肿杂志,1992,2:1-3.

239. Ducatman BS,Scheithauer BW,Piepgras DG,et al. Malignant peripheral nerve tumors in childhood. J Neuro-Oncology,1984,2:241-248.

240. Le Guellec S,Decouvelaere AV,Filleron T,et al. Malignant peripheral nerve sheath tumor is a challenging diagnosis:a systematic pathology review,immunohistochemistry,and molecular analysis in 160 patients from the french sarcoma group database. Am J Surg Pathol,2016,40(7):896-908.

241. Meis JM,Enzinger FM,Martz KL,et al. Malignant peripheral nerve sheath tumors (malignant schwannoma) in children. Am J Surg Pathol,1992,16:684-707.

242. Ducatman BS,Scheithauer BW. Post-irradiation neurofibrosarcoma. Cancer,1983,51:1028-1033.

243. Allison KH,Patel RM,Goldblum JR,et al. Superficial malignant peripheral nerve sheath tumor:a rare and challenging diagnosis. Am J Clin Pathol,2005,124:685-692.

244. Weiss SW,Langloss JM,Enzinger FM,et al. Value of S-100 protein in the diagnosis of soft tissue tumors with particular reference to benign and malignant Schwann cell tumors. Lab Invest,1983,49:299-308.

245. Wick MR,Swanson PE,Scheithauer BW,et al. Malignant peripheral nerve sheath tumor. An immunohistochemical study of 62 cases. Am J Clin Pathol,1987,87:425-433.

246. Kang Y,Pekmezci M,Folpe AL,et al. Diagnostic utility of SOX10 to distinguish malignant peripheral nerve sheath tumor from synovial sarcoma,including intraneural synovial sarcoma. Mod Pathol,2014,27:55-61.

247. Halling KC,Scheithauer BW,Halling AC,et al. p53 expression in neurofibroma and malignant peripheral nerve sheath tumor. An immunohistochemical study of sporadic and NF-1 associated tumors. Am J Clin Pathol,1996,106:282-288.

248. Schaefer IM,Fletcher CD,Hornick JL. Loss of H3K27 trimethylation distinguishes malignant peripheral nerve sheath tumors from histologic mimics. Mod Pathol,2016,29:4-13.

249. Cleven AH,Sannaa GA,Briaire-de Bruijn I,et al. Loss of H3K27 tri-methylation is a diagnostic marker for malignant peripheral nerve sheath tumors and an indicator for an inferior survival. Mod Pathol,2016,29(6):582-590.

250. Asano N,Yoshida A,Ichikawa H,et al. Immunohistochemistry for trimethylated H3K27 in the diagnosis of malignant peripheral nerve sheath tumours. Histopathology,2017,70(3): 385-393.

251. Dickersin GR. The electron microscopic spectrum of nerve sheath tumors. Ultrastruct Pathol,1987,11:103-146.

252. Mertens F,Dal Cin P,De Wever I,et al. Cytogenetic characterization of peripheral nerve sheath tumours:a report of the CHAMP study group. J Pathol,2000,190:31-38.

253. Nielsen GP,Stemmer-Rachmaninov AO,Ino Y,et al. Malignant transformation of neurofibromas in neurofibromatosis 1 is associated with CDKN2A/p16 inactivation. Am J Pathol, 1999,155:1879-1884.

254. Kourea HP,Orlow I,Scheithauer BW,et al. Deletions of the INK4A gene occur in malignant peripheral nerve sheath

tumors but not in neurofibromas. Am J Pathol, 1999, 155: 1855-1860.

255. O'Sullivan MJ, Kyriakos M, Zhu X, et al. Malignant peripheral nerve sheath tumors with t(X;18). A pathologic and molecular genetic study. Mod Pathol, 2000, 13:1336-1346.

256. Lehnhardt M, Daigeler A, Homann HH, et al. Importance of specialized centers in diagnosis and treatment of extremity-soft tissue sarcomas. Review of 603 cases. Chirurg, 2009, 80: 341-347.

257. Pekmezci M, Reuss DE, Hirbe AC, et al. Morphologic and immunohistochemical features of malignant peripheral nerve sheath tumors and cellular schwannomas. Mod Pathol, 2015, 28:187-200.

258. Wang X, Bledsoe KL, Graham RP, et al. Recurrent PAX3-MAML3 fusion in biphenotypic sinonasal sarcoma. Nat Genet, 2014, 46:666-668.

259. Huang SC, Ghossein RA, Bishop JA, et al. Novel PAX3-NCOA1 fusions in biphenotypic sinonasal sarcoma with focal rhabdomyoblastic differentiation. Am J Surg Pathol, 2016, 40:51-59.

260. Wong WJ, Lauria A, Hornick JL, et al. Alternate PAX3-FOXO1 oncogenic fusion in biphenotypic sinonasal sarcoma. Genes Chromosomes Cancer, 2016, 55:25-29.

261. Vauthey JN, Woodruff JM, Brennan MF. Extremity malignant peripheral nerve sheath tumors (neurogenic sarcomas): a 10-year experience. Ann Surg Oncol, 1995, 2:126-131.

262. McCormack LJ, Hazard JB, Dickson JA. Malignant epithelioid neurilemoma (schwannoma). Cancer, 1954; 7:725-728.

263. Jo VY, Fletcher CD. Epithelioid malignant peripheral nerve sheath tumor: clinicopathologic analysis of 63 cases. Am J Surg Pathol, 2015, 39(5):673-682.

264. Luzar B, Shanesmith R, Ramakrishnan R, et al. Cutaneous epithelioid malignant peripheral nerve sheath tumour: a clinicopathological analysis of 11 cases. Histopathology, 2016, 68:286-296.

265. Laskin WB, Weiss SW, Brathaurer GL. Epithelioid variant of malignant peripheral nerve sheath tumor (malignant epithelioid schwannoma). Am J Surg Pathol, 1991, 15:1136-1145.

266. Lodding P, Kindblom LG, Angervall LG. Epithelioid malignant schwannoma. A study of 14 cases. Virchows Arch [A], 1986, 409:433-451.

267. McMenamin ME, Fletcher CD. Expanding the spectrum of malignant change in schwannomas: epithelioid malignant change, epithelioid malignant peripheral nerve sheath tumor, and epithelioid angiosarcoma: a study of 17 cases. Am J Surg Pathol, 2001, 25:13-25.

268. Carter JM, O'Hara C, Dundas G, et al. Epithelioid malignant peripheral nerve sheath tumor arising in a schwannoma, in a patient with "neuroblastoma-like" schwannomatosis and a novel germline SMARCB1 mutation. Am J Surg Pathol, 2012, 36:154-160.

269. Jo VY, Fletcher CD. Epithelioid malignant peripheral nerve sheath tumor: clinicopathologic analysis of 63 cases. Am J Surg Pathol, 2015, 39:673-682.

270. Agaimy A, Stachel KD, Jüngert J, et al. Malignant epithelioid peripheral nerve sheath tumor with prominent reticular/microcystic pattern in a child: a low-grade neoplasm with 18-years follow-up. Appl Immunohistochem Mol Morphol, 2014, 22:627-633.

271. Garre C. Uber sekundar maligne Neurome. Beitr Z Klin Chir Z, 1892, 9:465-495.

272. Woodruff JM, Christensen WN. Glandular peripheral nerve sheath tumors. Cancer, 1993, 72:3618-3628.

273. Huang L, Espinoza C, Welsh R. Malignant peripheral nerve sheath tumor with divergent differentiation. Arch Pathol Lab Med, 2003, 127:e147-150.

274. Christensen WN, Strong EW, Bains MS, et al. Neuroendocrine differentiation in the glandular peripheral nerve sheath tumor. Pathologic distinction from the biphasic synovial sarcoma with glands. Am J Surg Pathol, 1988, 12:417-426.

275. Rose SC, Wilkins MJ, Birch R, et al. Malignant peripheral nerve sheath tumor with rhabdomyoblastic and glandular differentiation: immunohistochemical features. Histopathology, 1992, 21:287-290.

276. Thway K, Hamarneh W, Miah AB, et al. Malignant peripheral nerve sheath tumor with rhabdomyosarcomatous and glandular elements: rare epithelial differentiation in a Triton tumor. Int J Surg Pathol, 2015, 23:377-783.

277. Woodruff JM, Chernik N, Smith M, et al. Peripheral nerve sheath tumors with rhabdomyosarcomatous differentiation (malignant "Triton" tumors). Cancer, 1973, 32:426-469.

278. Brooks JJ, Freeman M, Enterline HT. Malignant triton tumors. Natural history and immunohistochemistry of nine new cases with literature review. Cancer, 1985, 55:2543-2549.

279. Victoria L, McCulloch TM, Callaghan EJ, et al. Malignant triton tumor of the head and neck: A case report and review of the literature. Head Neck, 1999, 21:663-670.

280. Daimaru Y, Hashimoto H, Enjoji M. Malignant Triton tumors: a clinicopathologic and immunohistochemical study of nine cases. Hum Pathol, 1984, 15:768-777.

281. Lagace R. Triton tumor (malignant schwannoma with rhabdomyoblastic differentiation). Ultrastruct Pathol, 1987, 11:777-780.

282. Woodruff JM, Perino G. Non-germ cell or teratomatous malignant tumors showing additional rhabdomyoblastic differentiation, with emphasis on the malignant Triton tumor. Semin Diagn Surg Pathol, 1994, 11:69-81.

283. Faria MH, Dória-Netto RH, Osugue GJ, et al. Melanotic schwannoma of the cervical spine progressing with pulmonary metastasis：case report. Neurol Med Chir（Tokyo），2013，53：712-716.

284. Russelll DS, Rubinstein LJ. Pathology of tumours of the nervous system. 5th ed. Baltimore：Williams & Wilkins，1989：769-784.

285. Lederman SM, Martin EC, Laffey KT, et al. Hepatic neurofibromatosis, malignant schwannoma, and angiosarcoma in von Recklinghausen's disease. Gastroenterology，1987，92：234-239.

286. Brown RW, Tornos C, Evans HL. Angiosarcoma arising from malignant schwannoma in a patient with neurofibromatosis. Cancer，1992，70：1141-1144.

287. Morphopoulos GD, Banerjee SS, Ali HH, et al. Malignant peripheral nerve sheath tumour with vascular differentiation：a report of four cases. Histopathology，1996，28：401-410.

288. Nayler SJ, Leiman G, Omar T, et al. Malignant transformation in a schwannoma. Histopathology，1996，29：189-192.

289. Chandrasoma P, Shibata D, Radin R, et al. Malignant peripheral nerve sheath tumor arising in an adrenal ganglioneuroma in an adult male homosexual. Cancer，1986，57：2022-2025.

290. Fletcher CD, Eernando IN, Braimbridge MV, et al. Malignant peripheral nerve sheath tumor arising in a ganglioneuroma. Histopathology，1988，12：445-448.

291. Damiani S, Manetto V, Carrillo G, et al. Malignant peripheral nerve sheath tumor arising in a"de novo" ganglioneuroma. A case report. Tumori，1991，77：90-93.

292. de Chadarevian JP, MaePascasio J, Halligan GE, et al. Malignant peripheral nerve sheath tumor arising from an adrenal ganglioneuroma in a 6-year-old boy. Pediatr Dev Pathol，2004，7：277-284.

293. Min KW, Clemens A, Bell J, et al. Malignant peripheral nerve sheath tumor and pheochromocytoma. A composite tumor of the adrenal. Arch Pathol Lab Med，1988，112：266-270.

294. Miettinen M, Saari A. Pheochromocytoma combined with malignant schwannoma：unusual neoplasm of the adrenal medulla. Ultrastruct Pathol，1988，12：513-527.

295. Hirose T, Sumitomo M, Kudo E, et al. Malignant peripheral nerve sheath tumor（MPNST）showing perineurial cell differentiation. Am J Surg Pathol，1989，13：613-620.

296. Hirose T, Maeda T, Furuya K, et al. Malignant peripheral nerve sheath tumor of the pancreas with perineurial cell differentiation. Ultrastruct Pathol，1998，22：227-231.

297. Hirose T, Scheithauer BW, Sano T. Perineurial malignant peripheral nerve sheath tumor（MPNST）：a clinicopathologic, immunohistochemical, and ultrastructural study of seven cases. Am J Surg Pathol，1998，22：1368-1378.

298. Rosenberg AS, Langee CL, Stevens GL, et al. Malignant peripheral nerve sheath tumor with perineurial differentiation："malignant perineurioma". J Cutan Pathol，2002，29：362-367.

299. Zamecnik M, Michal M. Malignant peripheral nerve sheath tumor with perineurial cell differentiation（malignant perineurioma）. Pathol Int，1999，49：69-73.

300. Fanburg-Smith JC, Meis-Kindblom JM, Fante R, et al. Malignant granular cell tumor of the soft tissue：diagnostic criteria and clinicopathologic correlation. Am J Surg Pathol，1998，22：779-794.

301. 王坚，朱雄增，张仁元. 恶性颗粒细胞瘤10例临床病理学观察及文献复习. 中华病理学杂志，2004，33：497-502.

302. Imanishi J, Yazawa Y, Saito T, et al. Atypical and malignant granular cell tumors in Japan：a Japanese Musculoskeletal Oncology Group（JMOG）study. Int J Clin Oncol，2016，21：808-816.

303. Shimamura K, Osamura RY, Ueyama Y, et al. Malignant granular cell tumor of the right sciatic nerve. Report of an autopsy case with electron microscopic, immunohistochemical, and enzyme histochemical studies. Cancer，1984，53：524-529.

304. Di Tommaso L, Magrini E, Consales A, et al. Malignant granular cell tumor of the lateral femoral cutaneous nerve：report of a case with cytogenetic analysis. Hum Pathol，2002，33：1237-1240.

305. Kindblom LG, Olsson KM. Malignant granular cell tumor. A clinicopathologic and ultrastructural study of a case. Pathol Res Pract，1981，172：384-393.

306. Gamboa LG. Malignant granular-cell myoblastoma. AMA Arch Pathol，1955，60：663-668.

307. Brooks JJ. Malignant granular cell tumors"myoblastomas". In：Wiliams CJ, Krikorian JG, Green MR, eds. Textbook of Uncommon Cancer. Sussex：John Wiley & Sons，1988. 669-682.

308. Ravich A, Stout AP, Ravich RA. Malignant granular cell myoblastoma involving the urinary bladder. Ann Surg，1945，121：361-372.

309. Sonobe H, Iwata J, Furihata M, et al. Malignant granular cell tumor：report of a case and review of the literature. Pathol Res Pract，1998，194：507-513.

310. Jardines L, Cheung L, LiVolsi V, et al. Malignant granular cell tumors：report of a case and review of the literature. Surgery，1994，116：49-54.

311. Tsuchida T, Okada K, Itoi E, et al. Intramuscular malignant granular cell tumor. Skeletal Radiol，1997，26：116-121.

312. Usui M, Ishii S, Yamawaki S, et al. Malignant granular cell tumor of the radial nerve：an autopsy observation with electron microscopic and tissue culture studies. Cancer，1977，

39:1547-1555.

313. Shimamura K, Osamura RY, Ueyama Y, et al. Malignant granular cell tumor of the right sciatic nerve. Report of an autopsy case with electron microscopic, immunohistochemical, and enzyme histochemical studies. Cancer, 1984, 53: 524-529.

314. Klima M, Peters J. Malignant granular cell tumor. Arch Pathol Lab Med,1987,111:1070-1073.

315. Parayno PP, August CZ. Malignant granular cell tumor. Report of a case with DNA ploidy analysis. Arch Pathol Lab Med,1996,120:296-300.

第十九章

神经外胚层肿瘤

导读

神经母细胞瘤   骨外尤因肉瘤   嗅神经母细胞瘤

节细胞神经母细胞瘤   小圆细胞未分化肉瘤   婴儿色素性神经外胚层瘤

节细胞神经瘤

第一节　神经母细胞瘤

神经母细胞瘤(neuroblastoma,NB)是一种发生于婴幼儿的胚胎性肿瘤,起自于自主神经链(交感神经系统,sympathetic nervous system,SNS)或肾上腺髓质的迁徙原始神经外胚层细胞或多潜能交感干细胞(pluripotent sympathetic cells),后者起自于神经嵴。

神经母细胞瘤是婴幼儿最常见的颅外恶性实体肿瘤,我国小儿实体肿瘤协作组1997~1998年的资料显示,426例恶性实体肿瘤中,神经母细胞瘤为91例,占21.4%,居小儿恶性实体肿瘤发病首位[1,2]。在儿童恶性肿瘤中,神经母细胞瘤列于白血病、脑肿瘤和恶性淋巴瘤之后,居第四位[3]。美国的资料显示,神经母细胞瘤占儿童恶性肿瘤的7.8%,每年有650例新病例。根据SEER(Surveillance,Epidemiology,and End Report)的统计,神经母细胞瘤的发病率为9.5例/百万儿童[4]。

大多数神经母细胞瘤为散发性,一部分病例具有家族史,呈常染色体显性遗传方式[5],由ALK基因的胚系突变所致。患儿的中位年龄为9个月,20%的病例表现为双侧性或多灶性病变。

神经母细胞瘤的病因尚不明确,推测其因素包括患儿父母长期或母亲在怀孕期间服用镇静类药物(如苯巴比妥)、过度饮酒、自然流产、工作在具有电磁场的环境中或接触某些化学物质(如染发剂)等[6,7],但均未得到证实。

首例发生于腹腔内的神经母细胞瘤由德国医生魏尔啸(Rudolf Virchow)于1864年首先描述,但最初被报道为胶质瘤(glioma)。1891年德国病理医生Felix Marchand发现肿瘤起自于交感神经系统和肾上腺髓质。1910年James Homer Wright发现肿瘤起自于神经嵴,并将其命名为神经母细胞瘤。

【ICD-O 编码】

9500/3

【临床表现】

多发生于婴幼儿,确诊时40%的病例在2岁以内,90%在5岁以内,96%在10岁以内,3.5%在10~20岁之间[8],发病高峰期为18个月,中位年龄为22个月。偶可发生于尚未发育成熟的胎儿,多由产前超声检查发现[9]。两性均可发生,男性略多见,男:女约为1.3:1。

发生部位与交感神经节的分布和肾上腺髓质密切相关,可发生在自颅底至盆腔的任何部位,位于中线旁,其中40%的病例位于腹膜后/肾上腺髓质,25%位于腹腔,15%位于胸腔/后纵隔,5%位于盆腔/骶部,2%~3%发生于颈部的交感神经链。发生于胸腔/纵隔以及颈部者多见于婴儿,发生于腹腔者多见于儿童。

临床症状不具特征性,位于腹膜后和腹腔的肿块,可表现为发热、面色苍白、腹痛、腹胀、食欲缺乏、呕吐、腹泻、贫血和体重减轻等,或因偶尔发现的腹部肿块就诊,有时于腹股沟处可触及转移的淋巴结。胎儿患者可表现为水肿。位于盆腔/骶部的肿块,因压迫邻近脏器如直肠和膀胱而引起相应的症状,如排便困难、排尿不畅或尿潴留;位于纵隔内的肿块,早期可无症状,常为X线或CT检查时所发现,当肿瘤体积较大时,可产生胸痛、咳嗽或咯血等症状,体检时患侧锁骨上窝有饱满感,有时可触及肿瘤或转移的淋巴结;位于胸腔或腹腔的肿瘤,有时可延伸至脊椎内,压迫脊索而产生相应的症状;发生于颈部者,容易被患儿父母发现,但临床上容易被误诊为淋巴结炎症、恶性淋巴瘤或其他疾病,肿瘤常因压迫颈神经节而产生颈交感神经麻痹综合征(Horner's综合征)[10],表现为单侧瞳孔缩小和眼睑下垂等,发生于胸腔者也可延伸至颈部产生Horner综合征;发生于眼眶者可引起突眼症状;发生于双侧肾上腺或多发性神经母细胞瘤的患儿,可伴发 Cushing 综合征,表现为满月脸、水牛腰和毛发显著增多等[11]。2% 的神经母细胞瘤可伴有"肌阵挛-视性眼阵挛(myoclonus-opsoclonus)"综合征[12],表现为眼睛在水平和垂直方向无规则的快速运动以及四肢的肌阵挛,可能与血液循环中的抗肿瘤因子与小脑细胞发生交叉反应有关。报道显示,发生于此综合征的神经母细胞瘤多较局限,患儿长期预后较好[13]。一部分发生于 6 个月以内的病例,原发灶很小,但肿瘤转移至肝、皮肤和骨(Ⅳ-S 期)。转移至皮肤的病灶呈蓝-红色,类似蓝莓,可与先天性风疹相混淆[14]。如皮肤病灶多而严重时,可诊断为蓝莓松饼婴儿(blueberry muffin baby)。此外,神经母细胞瘤还可伴有重症肌无力和神经纤维瘤病等[15,16]。约 4% 的病例还可因肿瘤分泌血管活性肠肽(vasoactive intestinal peptide,VIP)而产生腹泻症状。

【实验室检查】

对怀疑患有神经母细胞瘤的患儿应作生化检查,包括乳酸脱氢酶(LDH)、铁蛋白、外周血和肝功能,尿中香草扁桃酸 VMA 和高香草酸 HVA 的测定。80% ~90% 的患儿尿中儿茶酚胺及其代谢产物(甲氧基-羟基-苯-乙二醇 MHPG、香草扁桃酸 VMA、高香草酸 HVA)明显升高,对术前诊断和监控治疗有帮助。

【影像学】

包括 B 超、X 线平片、CT、MRI、^{131}I-偏-碘苯甲胍(^{131}I-meta-iodo-benzylguanidine,MIBG)等(图 19-1),常可显示病变内有点彩状钙化灶,并有助于确定病变范围及有无转移灶。^{99}Tc 骨扫描可确定是否有骨转移。

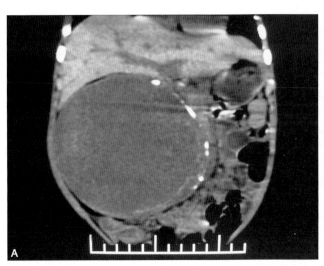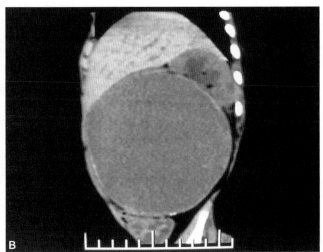

图 19-1　腹膜后神经母细胞瘤 CT
腹膜后巨大占位

【临床分期】

60% ~70% 的神经母细胞瘤病例在就诊时已处于进展期(Ⅳ 期或Ⅳ-S 期)。下文列出神经母细胞瘤的临床分期(International Neuroblastoma Staging System,INSS)(表 19-1)。

表 19-1　神经母细胞瘤的 INSS 分期

Ⅰ 期	肿瘤局限于发生部位;能完整切除,伴或不伴镜下残留灶;同侧和对侧淋巴结镜下阴性
Ⅱ A 期	单侧,不能完整切除;同侧和对侧淋巴结镜下阴性
Ⅱ B 期	单侧,能或不能完整切除;同侧区域淋巴结镜下阳性,对侧淋巴结镜下阴性
Ⅲ 期	肿瘤浸润穿越中线,伴或不伴区域淋巴结累及;或,单侧肿瘤伴有对侧淋巴结累及;或,肿瘤位于中线,双侧淋巴结阴性
Ⅳ 期	肿瘤播散至远处淋巴结、骨、骨髓、肝和(或)其他器官
Ⅳ-S 期	肿瘤局限,与 Ⅰ 期和 Ⅱ 期定义相同,伴有播散,限于肝、皮肤和(或)骨髓

【大体形态】

分叶状肿块,质地柔软,鱼肉状,直径 1 ~10cm,平均 6 ~8cm,肿瘤与肾上腺或交感神经链紧密相连。切面呈灰黄或灰白色,常见出血灶和钙化灶,可伴有坏死。经过化疗以后的病例标本,常显示纤维化、钙化和坏死等治疗后改变。

【组织形态】

未经治疗的原发性肿瘤最适合作组织学检查和预后分析。

送检的标本因临床取材而异,包括对原发性肿瘤或转移性肿瘤的切取活检和细针穿刺活检(FNAB)[17],以及骨髓活检。因 FNAB 的标本不能作组织学分型和预后分析,故 FNAB 仅在临床不能采用空芯针穿刺活检或肿瘤切取活检时采用。对神经母细胞瘤的标本应首先满足病理诊断的需要,其次留取一部分速冻组织以备分子生物学检测之需,此外,常需制作一些印片,以便于 FISH 检测 N-MYC 和 1p。

国际神经母细胞瘤病理委员会(international neuroblastoma pathology committee,INPC)根据肿瘤内有无施万细胞性间质和节细胞分化,可将神经母细胞瘤分为未分化、差分化和分化型三种亚型[18]:

1. 未分化型(undifferentiated NB)　由巢状或小叶状分布的小至中等大神经母细胞所组成,瘤巢或小叶之间为纤细的纤维血管性间隔,肿瘤内无节细胞分化,无神经纤维网(神经毯)(图 19-2A,B),常见出血和坏死,瘤细胞核深染,胞质稀少,可见核分裂象,此型的诊断常需借助一些特殊检查,如免疫组化、电镜和细胞遗传学等,易被误诊为其他类型的小圆细胞恶性肿瘤,包括骨外尤因肉瘤、横纹肌肉瘤和恶性淋巴瘤等。

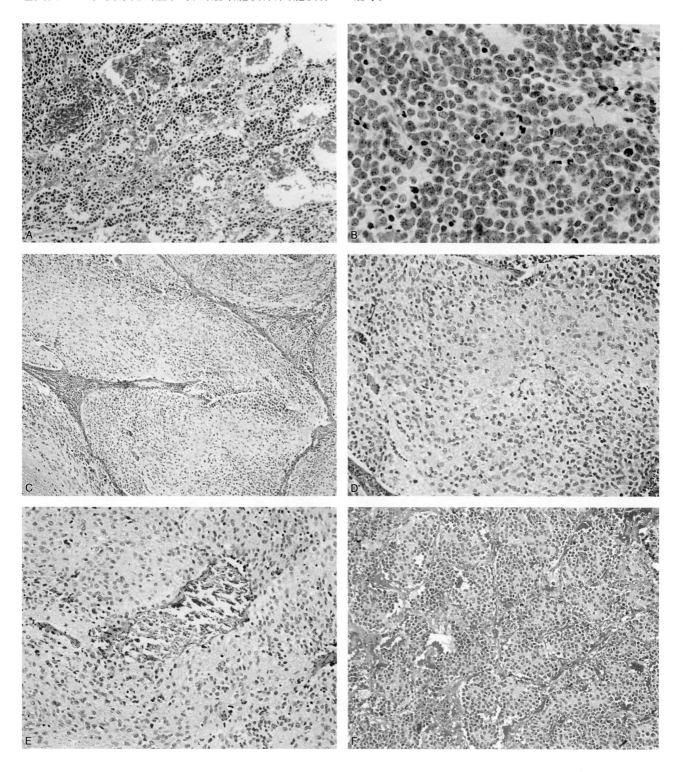

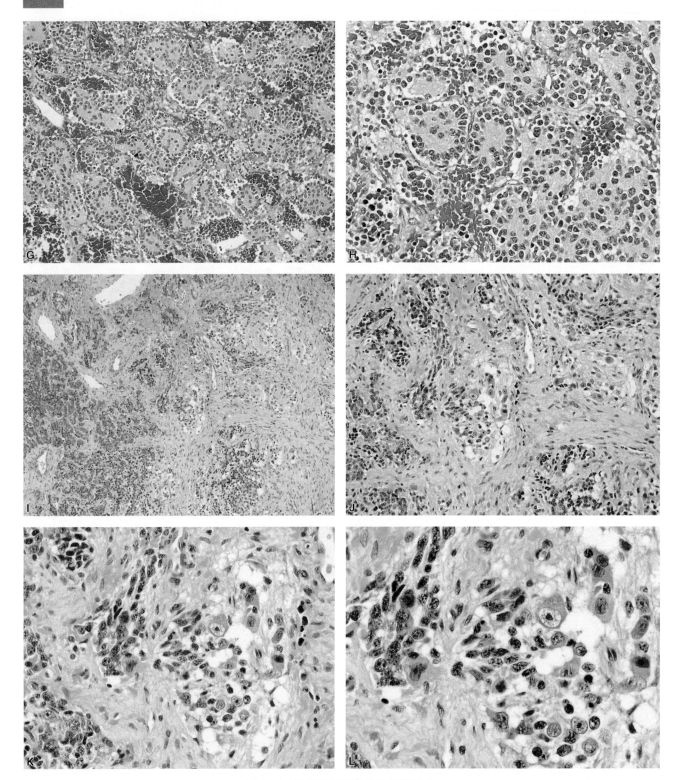

图 19-2　神经母细胞瘤的组织学形态

A、B. 未分化型,主要由幼稚的小圆细胞组成,无神经纤维网,间质可伴有出血;C、D. 差分化型,有神经纤维网;E. 间质伴有钙化;F ~ H. 可见 Homer-Wright 假菊形团;I ~ L. 分化型,局部区域可见节细胞分化

2. 差分化型(poorly differentiated NB) <5% 的肿瘤细胞显示节细胞分化,有神经纤维网(神经毯)(图 19-2C ~ E),或可见 Homer-Wright 假菊形团(菊形团的中心为纤丝状的胞突)(图 19-2F ~ H),无或很少施万细胞间质。尽管神经纤维网或节细胞分化比较少,但此型在光镜下多可做出明确诊断。

3. 分化型(differentiated NB) >5% 的肿瘤细胞显示节细胞分化(图 19-2I ~ L),有较多的神经纤维网(神经毯),常显示明显施万细胞间质,但<50%。

少数神经母细胞瘤的瘤细胞具有明显的多形性,核深染、不规则,也称间变性神经母细胞瘤(anaplastic neuroblastoma)[19,20]。另有一小部分肿瘤富于血管,瘤细胞的胞质内含有糖原,也称血管瘤样神经母细胞瘤(angiomatoid neuroblastoma)[21]。新近 Tornoczky 等[22]报道了一种大细胞神经母细胞瘤(large cell neuroblastoma),瘤细胞核膜清晰,内含 1~4 个明显核仁,此型侵袭性高,预后较差。

【免疫组化】

瘤细胞表达 NB84、NSE 和 NF,不同程度表达 Syn、CgA、CD56 和 PGP9.5,而 CD99、GFAP、MBP 和 β-2 微球蛋白均为阴性。文献中提及的针对神经母细胞瘤的单克隆抗体 NB84 在与其他小圆细胞肿瘤的鉴别诊断中有一定的价值[23],但不特异。NSE 虽然敏感性高和特异性较差,但在神经母细胞中的表达常呈弥漫强阳性,对诊断仍具有较高的辅助价值(图 19-3)。

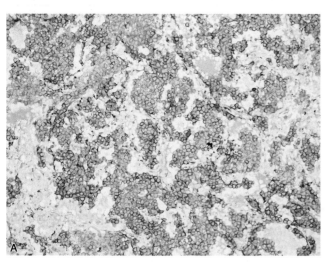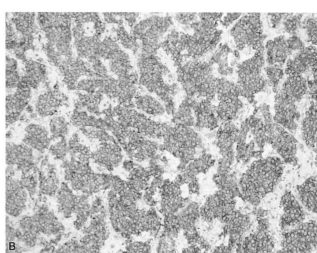

图 19-3　神经母细胞瘤 NSE 标记

【超微结构】

分化差瘤细胞的胞质稀少,细胞器稀少,与其他原始小圆细胞肿瘤难以区分。分化好的瘤细胞可见神经丝、微管及多少不等的致密核心颗粒(直径为 50~200nm)。节细胞分化表现为细胞体积增大,胞质内细胞器增多。此外,还可见施万细胞。

【细胞遗传学】

应用 DNA 多态性分析显示 30%~40%的神经母细胞瘤有 1p 杂合性丢失,特别是 1p36.1-2[24],少数病例为 t(1;17)(p36;q12)[25]。DNA 多态性和 CGH 研究显示,30%~50%的病例有 11q23 等位缺失(allelic loss)[26],0%~25%的病例有 14q 杂合性丢失(loss of heterozygosity,LOH)[27]。11q23 等位缺失和 14q 杂合性丢失之间关系密切,并与 1p 丢失和 N-myc 扩增呈反向关系。其他异常包括 17q 呈三倍体[28]、均质染色区(homogeneously staining regions,HSR)和双微染色体(double minutes,DM)[29],其中 17q 三倍体提示预后较差,5 年生存率为 30.6%,17q 正常者为 86%[30]。

25%~30%未经治疗的神经母细胞瘤显示 N-MYC 基因扩增,特别是在具有一致性染色区和双微染色体的病例中。N-MYC 定位于 2p24。N-MYC 的过度表达提示预后不佳[31-34]。

新近研究表明,神经母细胞瘤表达神经营养素受体(neurotrophin receptor,NTR)。神经营养素受体的产物有 TrkA、TrkB 和 TrkC 三种,是酪氨酸激酶,编码神经生长因子(nerve growth factor)家族的受体。Trk 的配体是 p75NTR 和大脑衍生神经营养因子(brain-derived neurotrophic factor,BDNF)。

82%的神经母细胞瘤过度表达 TrkA[35],特别是在一些早期病例和 N-MYC 阴性的病例中。TrkA 的表达与 N-MYC 呈反向关系,TrkA 的高表达提示预后较好,特别是处于 I 期、II 期和 IV-S 期的患者。表达全长 TrkB 及其配体 BDNF 者预后不佳,可能存在自分泌或旁分泌环性生长刺激。TrkC 的表达与 TrkA 相似,也多见于早期肿瘤,且无 MYCN 扩增[36-40]。

另在一些预后不佳的肿瘤中发现有端粒酶 RNA 的高表达,新近研究显示,端粒的长度可识别高风险组中预后较好的一组病人[41]。肿瘤细胞表面缺乏 CD44 的表达也提示预后不佳[33,42]。

【DNA 倍体】

尽管大多数神经母细胞瘤为双倍体,但有一部分特别是早期病例可表现为高双倍体和近三倍体[43]。

【鉴别诊断】

1. 差分化胚胎性横纹肌肉瘤或实体型腺泡状横纹肌肉瘤　差分化胚胎性横纹肌肉瘤中的瘤细胞可显示有一定的多形性,除小圆形细胞外,还可有卵圆形或短梭形细胞,分化较为原始的肿瘤常有挤压伤,显示横纹肌分化的肿瘤内则常可见到多少不等的嗜伊红色横纹肌母细胞。瘤细胞显示疏密交替分布,血管周围常见瘤细胞聚焦,部分区域内间质可呈黏液样。实体型腺泡状横纹肌肉瘤中的瘤细胞呈巢状排列,部分病例中瘤细胞胞质可呈透亮细胞状,部分病例中偶可见到少量多核状肌巨细胞。这两种类型的横纹肌肉瘤中均无神经纤维网(神经毡),也无 Homer-Wright 假菊形团。免疫组化标记显示瘤细胞表达 desmin、myogenin 和 MyoD1。实体型腺泡状横纹肌肉瘤 FISH 检测可显示 FOXO1 基因易位。

2. 骨外尤因肉瘤 患者年龄较神经母细胞瘤大。瘤细胞核规则,染色质细腻,胞质内多含有糖原,肿瘤内多无神经纤维网,也无节细胞样分化或施万细胞间质。瘤细胞常弥漫性表达 CD99 和 NKX2.2,FISH 检测显示有 *EWSR1* 基因易位,RT-PCR 可检测出 *EWSR1-FLI-1* 融合性基因。

3. 小细胞癌或恶性淋巴瘤 前者常弥漫性表达 Syn 等神经内分泌标记,并可程度不等地表达上皮性标记,后者表达 LCA 和其他淋巴细胞标记物。

4. 髓母细胞瘤和视网膜母细胞瘤 分别发生在中枢神经系统和视网膜。

【治疗】

根据 INSS 分期、患儿年龄、*N-MYC* 的扩增情况、Shimada 组织学表现和 DNA 倍体将神经母细胞瘤分为低危、中危和高危三个组(表 19-2)。

表 19-2 神经母细胞瘤的危险性分组

INSS	年龄(岁)	*N-MYC* 扩增	Shimada 组织学	DNA 倍体	危险性分组
I	0~21	任何	任何	任何	低
IIA/IIB	<1	任何	任何	任何	低
	≥1~21	无扩增	任何	—	低
	≥1~21	扩增	分化较好	—	低
	≥1~21	扩增	分化不好	—	高
III	<1	无扩增	任何	任何	中
	<1	扩增	任何	任何	高
	≥1~21	无扩增	分化较好	—	中
	≥1~21	无扩增	分化不好	—	高
	≥1~21	扩增	任何	—	高
IV	<1	无扩增	任何	任何	中
	<1	扩增	任何	任何	高
	≥1~21	任何	任何	—	高
IV-S	<1	无扩增	分化较好	>1	低
	<1	无扩增	任何	=1	中
	<1	无扩增	分化不好	任何	中
	<1	扩增	任何	任何	高

1. 低度危险组的治疗原则 对 I 期患儿,主要采取手术治疗,宜将肿瘤完整切除,一般不需要化疗,除非为复发者。总的生存率在 95% 以上。约 1%~2% 的病例可自发性消退或成熟化,主要发生在 1 岁以下的婴儿[44]。对 IIA 和 IIB 期患儿,如患儿在 1 岁以内,组织学上分化良好,无淋巴结转移,无明显 *N-MYC* 扩增,高双倍体,完整切除肿瘤多可获得治愈。

2. 中度危险组的治疗原则 宜采用手术、化疗和(或)放疗。这一组包括年龄在 1 岁以内,INSS 为 III 期、IV 期和 IV-S 期,无 *N-MYC* 扩增。如患儿年龄在 1 岁以上,组织学分化良好,无 *N-MYC* 扩增,也属于本组。根据组织学和 DNA 倍体,采用化疗,包括环磷酰胺、阿霉素、长春新碱、THP-阿霉素和顺铂等,4~8 个周期。如手术和化疗后仍有肿瘤残留,可辅以放疗。

3. 高度危险组的治疗原则 本组包括 IIA 和 IIB 期,年龄在 1 岁以上,有 *N-MYC* 扩增,组织学分化较差;III 期、IV 期和 IV-S 期,年龄在 1 岁以内,有 *N-MYC* 扩增;III 期,年龄在 1 岁以上,*N-MYC* 扩增或无扩增,组织学分化较差。IV 期,年龄

在 1 岁以上。对本组患儿治疗宜采取多药物性化疗、手术和放疗。

【预后】

国际儿童肿瘤协作组的资料显示,肿瘤转移较早,1 岁以下婴幼儿就诊时远处转移率 57%,而 1 岁以上的患儿就诊时的转移率达 78%,最常见于骨、淋巴结、肝脏、皮肤、肺和睾丸。

患儿年龄在 1 岁以内者预后较好。肿瘤位于肾上腺者比位于肾上腺外者(特别是胸腔/纵隔)预后要好。临床分期为 I 期和 II 期者比 III 期和 IV 期要好。

下列指标提示预后较好:年龄<2 岁,临床分期为 I、II 和 IV-S 期,组织学上为分化型,无 *N-MYC* 扩增,TrkA 过度表达,低血清铁蛋白,高双倍体,香草扁桃酸与高香草酸比值(VMA:HVA)>1.5 等。

下列指标提示预后不佳:患者年龄大,临床处于进展期,肿瘤分化差,Ki-67 指数>25%,肿块位置深,血清NSE>100ng/ml,乳酸脱氢气酶(LDH)>1500IU/L,铁蛋白>142ng/ml,VMA:HVA <1,*N-MYC* 扩增,患者对化疗不敏感(表 19-3)。

表 19-3　国际神经母细胞瘤病理分类（Shimada 系统）

预后好
　差分化性神经母细胞瘤，低或中度 MKI，年龄<1.5 岁
　分化性神经母细胞瘤，低 MKI，年龄<5 岁
　分化性神经母细胞瘤，中度 MKI，年龄<1.5 岁
　节细胞神经母细胞瘤，混合型（富于施万细胞基质），任
何年龄
　节细胞神经瘤，任何年龄
预后差
　未分化性神经母细胞瘤，任何 MKI，任何年龄
　差分化性神经母细胞瘤，高 MKI，任何年龄
　差分化性神经母细胞瘤，低或中度 MKI，年龄>1.5 岁
　分化性神经母细胞瘤，高 MKI，任何年龄
　分化性神经母细胞瘤，中度 MKI，年龄>1.5 岁
　分化性神经母细胞瘤，低度 MKI，年龄>5 岁
预后差或预后好
　节细胞神经母细胞瘤，结节型，任何年龄

MKI（mitosis/karyorrhexis index，核分裂/核碎裂指数）：低度，<100/5,000 细胞；中度 100-200/5,000 细胞；高度>200/5,000 细胞

近年认为 17q24 染色体的变化是预后不良型神经母细胞瘤的一个重要特点。P73、TrkA、TrkB、IGF-Ⅱ、CD44、端粒长度和端粒酶等相关因子的检测被认为与神经母细胞瘤的预后密切相关。

第二节　节细胞神经母细胞瘤

节细胞神经母细胞瘤（ganglioneuroblastoma，GNB）是一种局部区域瘤细胞向节细胞分化的神经母细胞瘤，介于神经母细胞瘤和节细胞神经瘤之间。

【临床表现与影像学】

节细胞神经母细胞瘤的临床和影像学表现与神经母细胞瘤相似（图 19-4）。

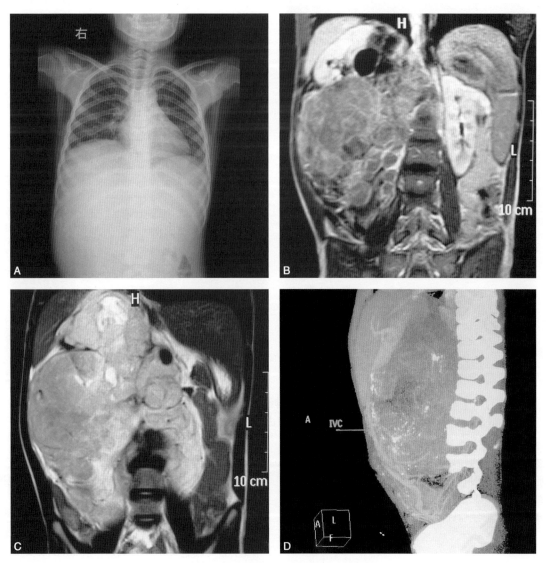

图 19-4　节细胞神经母细胞瘤的影像学
腹膜后巨大占位，伴有钙化

【大体形态】

大体上,节细胞神经母细胞瘤呈分叶状或结节状,可有假包膜,切面呈灰白色,可有斑点状钙化(图19-5)。

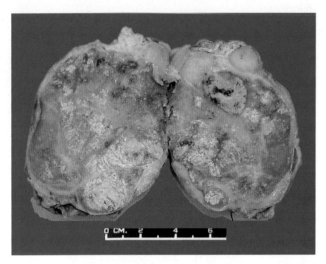

图19-5　节细胞神经母细胞瘤的大体形态

【组织形态】

组织学上分结节型节细胞神经母细胞瘤(ganglioneuro-blastoma,nodular,GNBn)和混杂型节细胞神经母细胞瘤(ganglioneuroblastoma,intermixed,GNBi)两种类型[45,46](图19-6)。

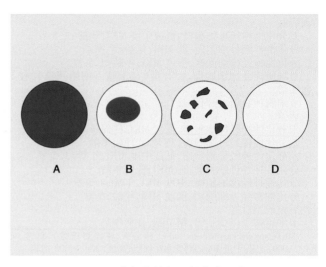

图19-6　节细胞神经母细胞瘤示意图

A. 神经母细胞瘤;B. 结节型节细胞神经母细胞瘤;
C. 混杂型节细胞神经母细胞瘤;D. 节细胞神经瘤

1. 结节型节细胞神经母细胞瘤　其定义为在大体上能看到神经母细胞性结节,通常为出血性,镜下神经母细胞性成分与节细胞神经瘤成分之间有清晰的分界线(图19-7)。

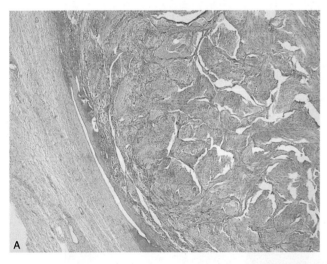
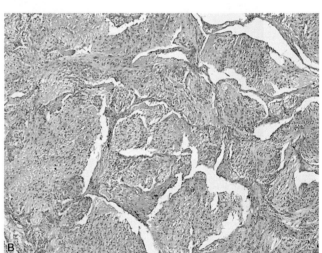

图19-7　结节型节细胞神经母细胞瘤的组织学形态

A. 低倍镜下神经母细胞性成分与节细胞神经瘤成分之间有清晰的分界线;B. 神经母细胞性区域

2. 混杂型节细胞神经母细胞瘤　其节细胞分化>50%,神经母细胞显示不同程度的分化,常由分化的神经母细胞和成熟的节细胞组成,但只能在镜下识别,呈灶状或小巢状不规则性分布于节细胞神经瘤性间质(施万细胞性间质)内(图19-8)。

【预后】

节细胞神经母细胞瘤的预后主要取决于肿瘤的分化程度,介于神经母细胞瘤和节细胞神经瘤之间,分化较差者类似神经母细胞瘤,呈局部侵袭性生长,或发生远处转移,我们在

会诊中曾遇到2例发生于腹膜后的节细胞神经母细胞瘤转移至腹股沟淋巴结(图19-9);分化较好者类似节细胞神经瘤,曾有经治疗后向节细胞神经瘤转化的报道。

新近的报道参照国际神经母细胞瘤病理分类标准(包括患者年龄、神经母细胞分化的程度、核分裂/核碎裂指数)将结节型神经母细胞瘤分为预后较好组(favorable subset,FS)和预后不好组(unfavorable subset,US)两组[46]。后续报道显示,FS组的8年无瘤生存率(event free survival,EFS)为86.1%,US组为32.2%,总的生存率FS组为90.5%,US组为33.2%[47]。

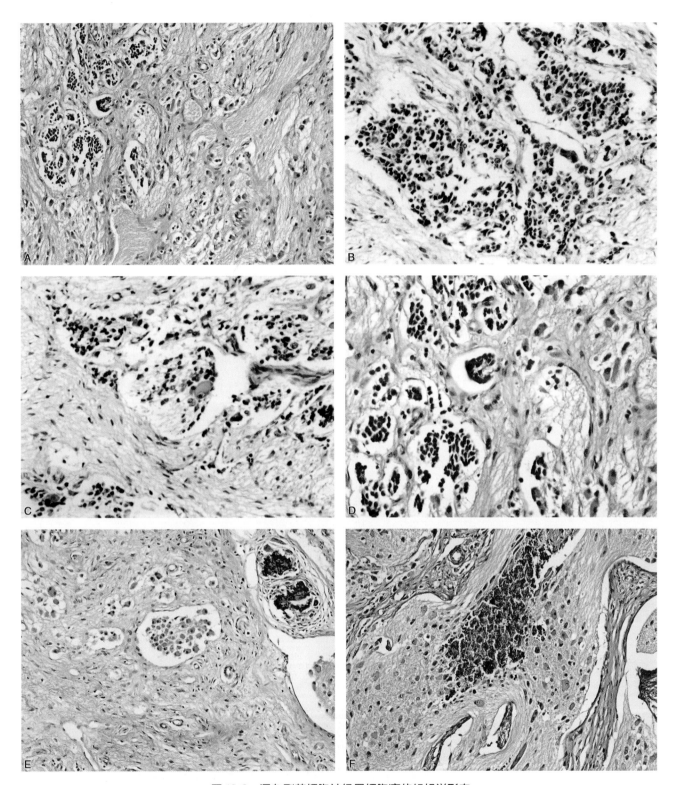

图 19-8　混杂型节细胞神经母细胞瘤的组织学形态

A ~ F. 神经母细胞成分呈小巢状分别于节细胞神经瘤性间质内,可有向节细胞分化现象,间质可伴有钙化

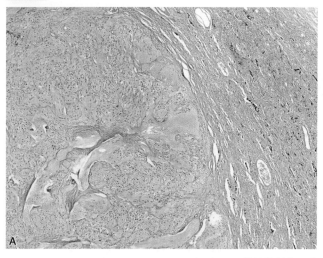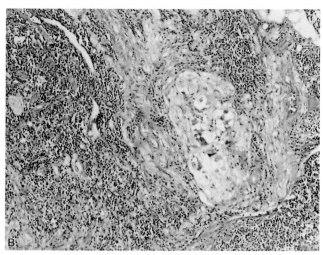

图 19-9　节细胞神经母细胞瘤转移至腹股沟淋巴结

第三节　节细胞神经瘤

节细胞神经瘤(ganglioneuroma, GN)是一种由相对成熟的节细胞和神经纤维组成的良性肿瘤。

【临床表现】

多发生于 10 岁以上的患者。

好发于后纵隔[48],其次为腹膜后[49],特别是骶前区,少数病例发生于肾上腺[49],极少数病例还可发生于颈部、皮肤、膀胱、前列腺、睾丸旁、卵巢和胃肠道[50-54]。发生于胃肠道者可呈息肉状,可伴发 Cowden 综合征、结节性硬化、家族性肠息肉病和幼年性息肉[55,56]。节细胞神经瘤性息肉病可见于 I 型神经纤维瘤病和多发性内分泌肿瘤 II b 型(MEN II b)。

临床上,节细胞神经瘤多表现为纵隔或腹膜后的大肿块,位于纵隔者通常在体检或因其他原因(如肺炎)而摄片时发现,少数患者可有腹泻、出汗及高血压等症状,或更为少见的男性化征象和重症肌无力。CT 显示肿瘤为低回声,血管稀少,肿瘤也可体积巨大(图 19-10)。

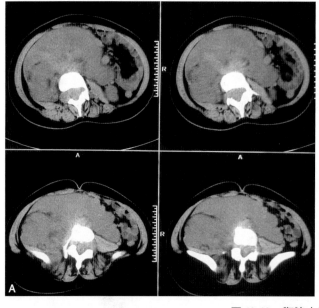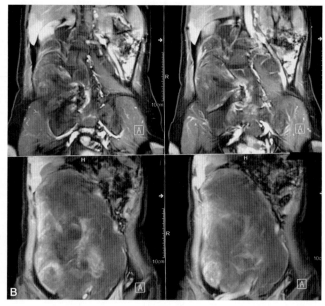

图 19-10　腹腔内巨大节细胞神经瘤

【大体形态】

周界清晰,有纤维性包膜,直径可达 10cm 以上。切面灰白或灰黄色(图 19-11),质软或质韧。

【组织形态】

根据 Shimada 分类分为正在成熟型(maturing subtype)和成熟型(mature subtype)两种。正在成熟型主要由节细胞神经瘤性间质和少量散在的规则或不规则分布的分化性神经母细胞和(或)正在成熟的节细胞组成,肿瘤内可见到完全成熟的节细胞。成熟型则由不规则纵横交错的施万细胞束和节细胞组成,节细胞常呈小簇状或小巢状分布,或单个孤立性地分布于神经纤维之间(图 19-12)。节细胞并不完全成熟,缺乏卫星细胞和尼氏小体(Nissl bodies)。节细胞的胞质丰富,呈亮的淡嗜伊红色,内含 1~3 个核仁。肿瘤内偶可见钙化灶。

少数节细胞神经瘤可合并副神经节瘤或嗜铬细胞瘤[57,58](图 19-13)。

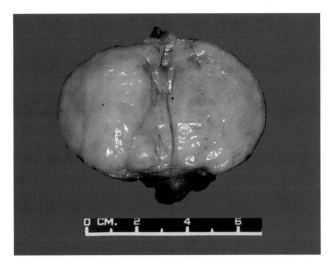

图 19-11　节细胞神经瘤的大体形态

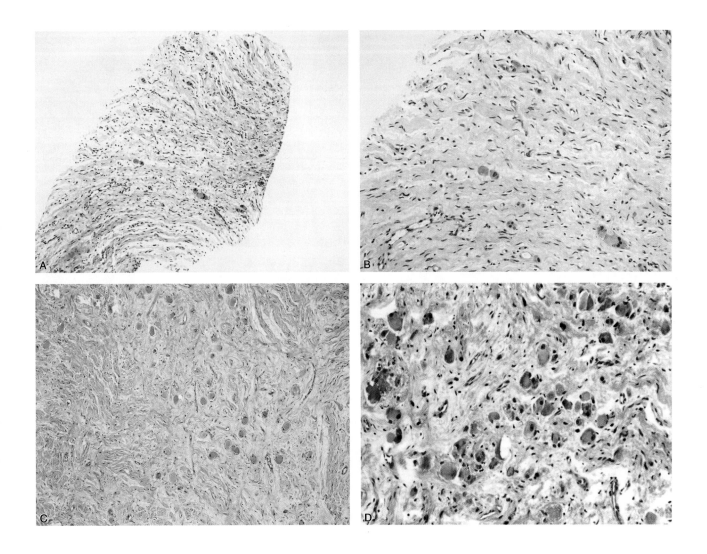

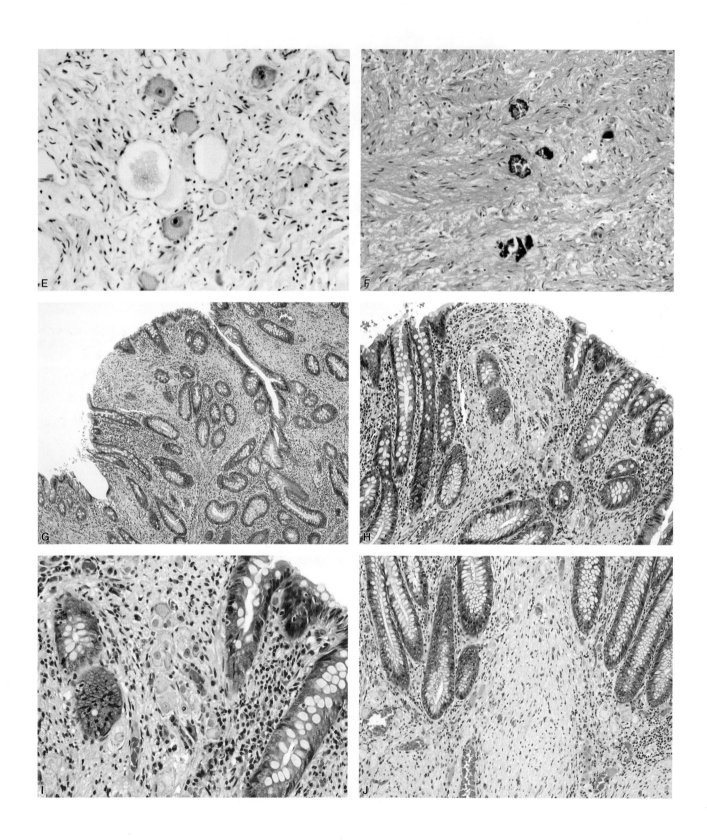

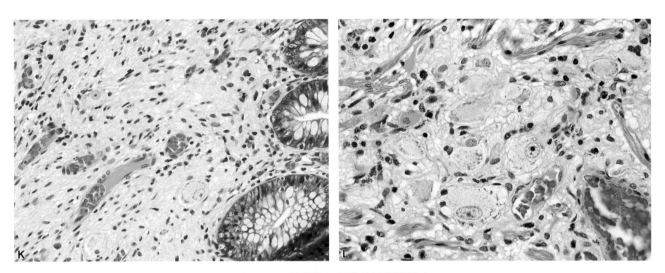

图 19-12　节细胞神经瘤的组织学形态

A、B. 空芯针穿刺活检；C～E. 由节细胞神经瘤性间质和少量散在的规则或不规则分布的节细胞组成；F. 间质伴有钙化，G～L. 肠黏膜节细胞神经瘤

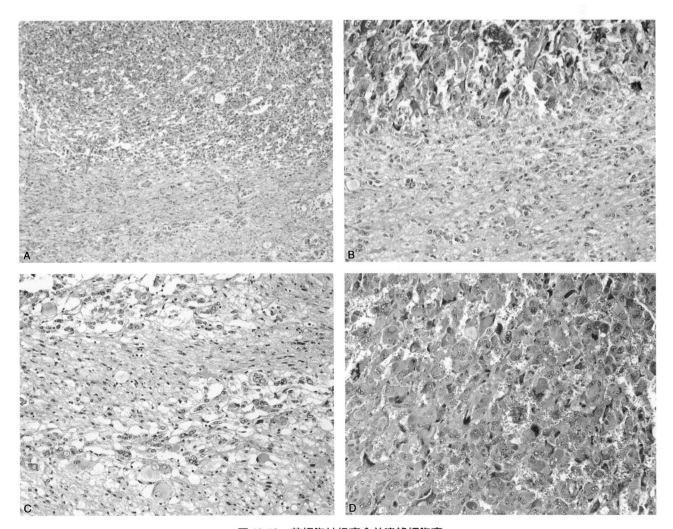

图 19-13　节细胞神经瘤合并嗜铬细胞瘤

A、B. 两种成分交界处；C. 节细胞神经瘤区域；D. 嗜铬细胞瘤区域

【免疫组化】

节细胞表达 NSE 和 PGP9.5，施万细胞性间质表达 S-100（图 19-14）。

【鉴别诊断】

节细胞神经瘤有时节细胞数量较少，如阅片不仔细或取材不全面，易误诊为神经纤维瘤（图 19-15），尤其是在

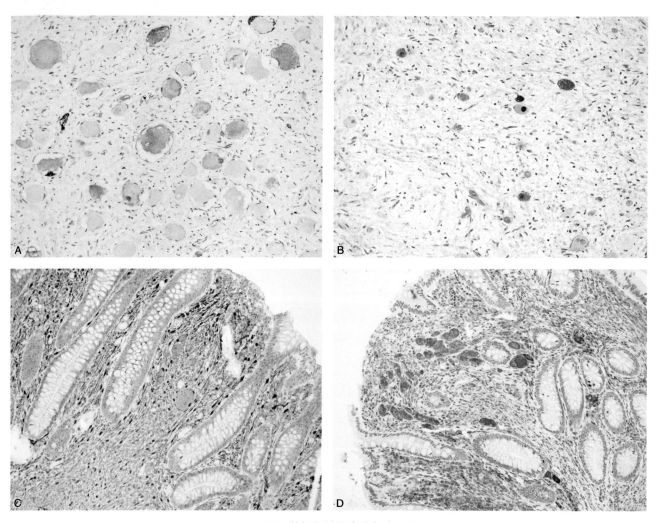

图 19-14　节细胞神经瘤的免疫组化
A. PGP9.5 标记；B. NSE 标记；C. S-100 标记；D. NSE 标记

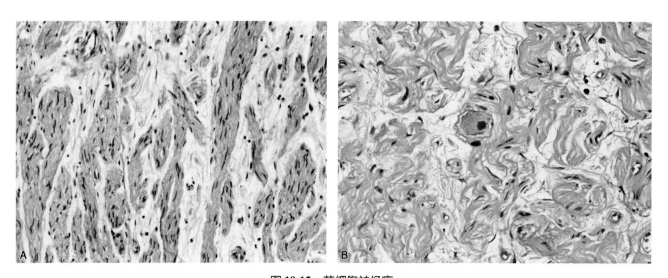

图 19-15　节细胞神经瘤
A. 节细胞不明显时，可被误诊为神经纤维瘤；B. 肿瘤内其他区域可见少量节细胞

作术中冰冻诊断时,如取材局限使得切片内未见明确的节细胞时,易被误认为是神经纤维瘤或神经鞘瘤,应予以注意。

【治疗】

手术切除。

【预后】

节细胞神经瘤是一种良性肿瘤,一般不发生转移,少数"转移至淋巴结的节细胞神经瘤"实际上是神经母细胞瘤发生成熟化所致。

少数节细胞神经瘤可向恶性转化,以转化为恶性周围神经鞘膜瘤最为常见(图19-16)[60]。

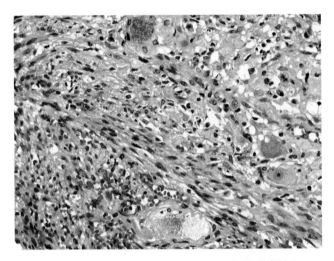

图19-16　节细胞神经瘤向恶性周围神经鞘膜瘤转化

第四节　骨外尤因肉瘤

骨外尤因肉瘤(extraskeletal Ewing's sarcoma,E-EWS)是软组织小圆细胞肿瘤的代表类型,首例由Stout[61]于1918年报道,Angervall和Enzinger[62]于1975年首次提出骨外尤因肉瘤这一名称。骨外尤因肉瘤具有相对特异的细胞和分子遗传学异常,位于22号染色体上的EWSR1基因与ETS转录因子家族形成融合基因,在肿瘤的发生中起了重要的作用。

外周原始神经外胚层瘤(peripheral primitive neuroecto-dermal tumor,pPNET)与骨外尤因肉瘤在临床表现、组织形态、免疫表型、细胞和分子遗传学上相同,往往不能完全区分,在实际工作中常联合使用E-EWS/pPNET这一诊断名称。胸肺部恶性小圆细胞肿瘤(malignant small-cell tumor of the thoracopulmonary region,Askin tumor)本质上就是发生于胸壁或肺胸区的E-EWS/pPNET。E-EWS、pPNET和Askin同属尤因肉瘤家族(Ewing sarcoma family of tumours,EFT),2013年版WHO分类统称为骨外尤因肉瘤。

【ICD-O编码】

9260/3

【临床表现】

骨外尤因肉瘤好发于青年人,年龄范围多在15~30岁,很少超过40岁,男性略多见[62-65]。

主要发生在脊椎旁和胸壁软组织,与椎骨、肋骨和肋间神经密切相连[66-69],也可发生于臀部和大腿上方(与坐骨神经有关),以及肩部、上肢(与臂丛神经、尺神经、桡神经及正中神经有关)和下肢(与胫神经和腓神经有关)[70,71],部分可位于眼眶及马尾等处[72,73]。1/3的病例中,肿瘤紧密附着于大神经,并产生神经功能减退性症状。极少数病例可发生于实质脏器内,如胃肠道、胰腺、肺、肾、前列腺和子宫等[74-80],偶可位于外阴[81]。

临床上表现为软组织深部生长迅速的肿块,1/3的患者伴有疼痛,如脊索受累及,可产生进展性感觉和运动障碍。除深部软组织外,一些病例可发生于浅表皮下,预后相对较好。

复旦大学附属肿瘤医院2008~2016年共诊断376例骨外尤因肉瘤,其中男性221例,女性155例,男:女为1.4:1,患者的平均年龄和中位年龄分别为25岁和24岁,年龄范围为5个月~68岁(图19-17)。肿瘤主要发生于躯干(特别是胸壁和肩背部),其次为头颈、四肢和脊柱(椎管内或椎旁),其他部位包括腹盆腔、腹膜后、肾脏、胃肠道、纵隔、胸腔、子宫和外阴等处(图19-18)。

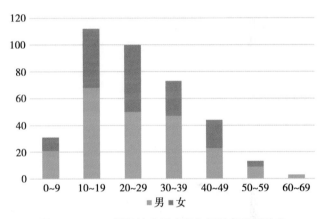

图19-17　376例骨外尤因肉瘤的年龄和性别分布

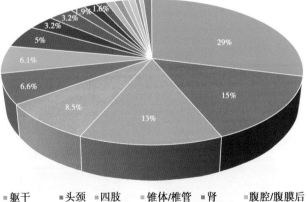

■躯干　■头颈　□四肢　■锥体/椎管　■肾　■腹腔/腹膜后
■盆腔　■臀部　■胃肠道　■胸腔/胸膜　■子宫　■纵隔
■阴囊/睾丸　■腋下　■外阴　■骶尾部　■锁骨上　■乳腺
■其他

图19-18　376例骨外尤因肉瘤的部位分布

【影像学】

CT或MRI有助于确认为骨外病变(图19-19)。

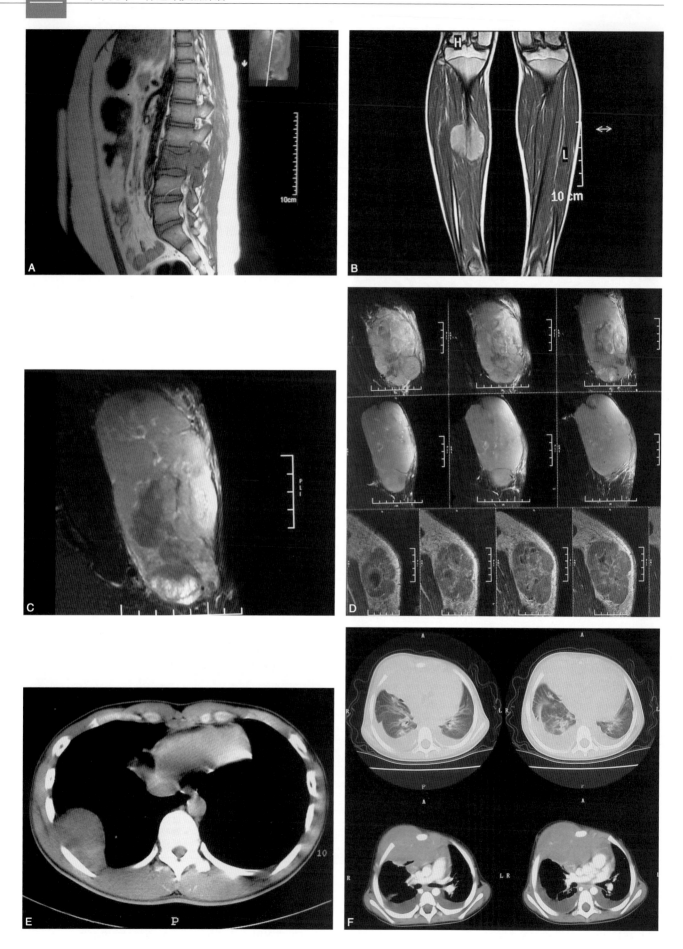

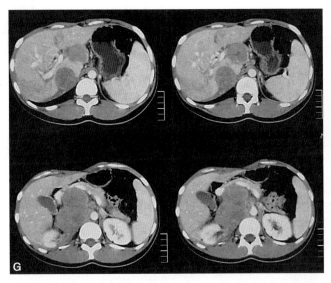
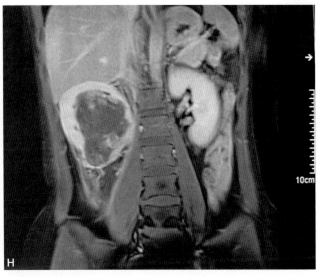

图 19-19　各部位骨外尤因肉瘤的影像学

A. 椎旁；B. 小腿；C、D. 上臂巨大肿块；E、F. 胸壁；G、H. 腹腔内

【大体形态】

呈多结节状或分叶状,质软或脆,直径一般不超过10cm。切面呈灰黄色或灰红色,常伴有坏死、囊肿形成或出血,但钙化少见。

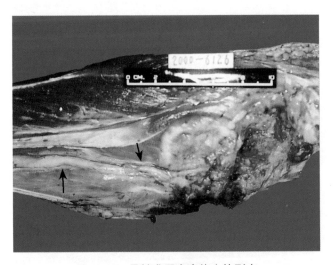

图 19-20　骨外尤因肉瘤的大体形态

【组织形态】

由紧密成片或呈小叶状分布的小圆细胞组成,小叶间为宽窄不等的纤维结缔组织间隔(图 19-21A ～ D)。瘤细胞核的形态因病例而异,核形可较规则,圆形或卵圆形,核膜清晰,核染色质细致、均匀,似粉尘样或椒盐样(图 19-21E),染色质也可凝聚、深染状(图 19-21F),核分裂象多少不等。大多数病例中,胞质稀少或不清,但部分病例胞质边缘可呈透亮或空泡状(图 19-21G,H),PAS 染色阳性(图 19-21I),可被淀粉酶消化,提示存在糖原。一部分肿瘤的瘤细胞相对较大,细胞核形不规则,可见明显核仁,称

为非典型性尤因肉瘤(图 19-21J,K)[82]。在经典的病例内可见 Homer-Wright 菊形团形成,其轴心为神经微纤维物质(图 19-21L ～ O)。需要注意的是,不要将一些中心为血管腔的假菊形团误认为是 Homer-Wright 菊形团(图 19-21P,Q)。除呈分叶状或片状分布外,部分病例内还可见到其他排列结构,包括类似副神经节瘤或腺泡状软组织肉瘤中的器官样或腺泡状、血管瘤样、血管外皮样(图 19-21R ～ T)。在 10% ～ 20% 的病例内还可出现梭形细胞成分(图 19-21U),类似恶性周围神经鞘膜瘤或纤维肉瘤。

肿瘤内富于血管(图 19-21V),瘤细胞可围绕血管生长,周边的瘤细胞可有退变和坏死,或因瘤细胞受挤压而深染(图 19-21W),清晰的血管结构多出现在坏死性区域内。文献中所描述的所谓银丝状结构(filigree pattern)是由因受挤压而相对深染的瘤细胞和相对淡染的瘤细胞所组成的双相性形态,多出现在血管丰富的区域或坏死性区域。肿瘤内常见凝固性坏死。肿瘤不仅可以浸润深部邻近的横纹肌及骨膜,也可浸润至浅表皮下组织。血管或神经侵犯也较为常见。

一些发生于髂窝或髂骨的肿瘤,因间质大量增生,而瘤细胞可呈巢状或宽梁状排列,可被误诊为促结缔组织增生性小圆细胞肿瘤(DSRCT)(图 19-21X)。少数病例(5%)可呈造釉细胞瘤样[83-85],主要发生于骨内的尤因肉瘤。

【免疫组化】

瘤细胞表达 vimentin、MIC-2(CD99)和 Fli1 蛋白[86],其中 CD99 表现为弥漫强阳性膜表达(图 19-22A),Fli1 为核染色(图 19-22B)。因瘤细胞的神经外胚层分化程度不等,可不同程度表达 Syn、NSE 和 Leu-7(图 19-22C)[87],而 S-100 和 NF 常为阴性。少数病例还可表达 desmin 和 CK(图 19-22D)[88]。新近报道显示,骨外尤因肉瘤还表达 NKX2.2[89],可与 CD99 和 Fli1 联合使用[90]。

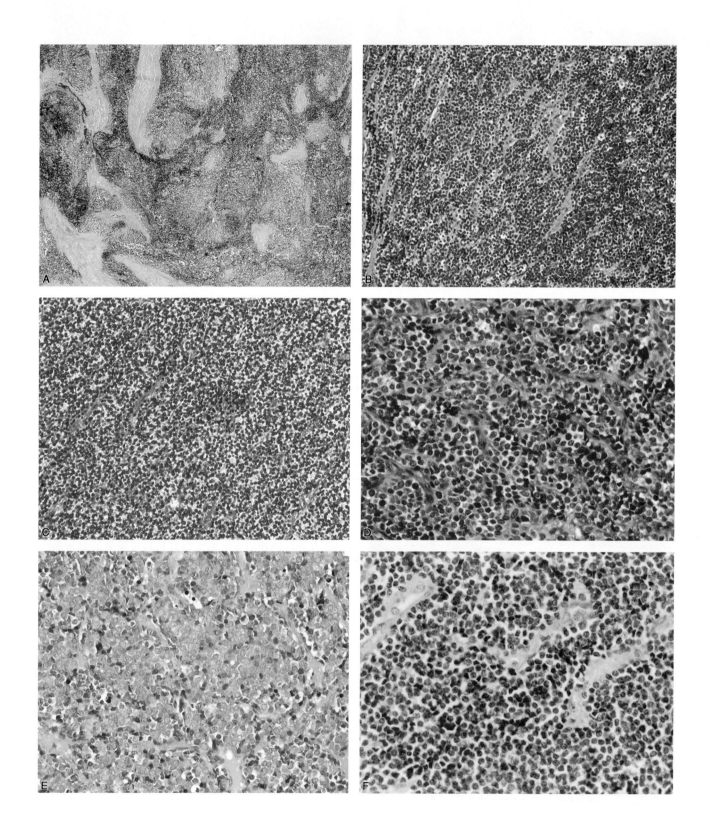

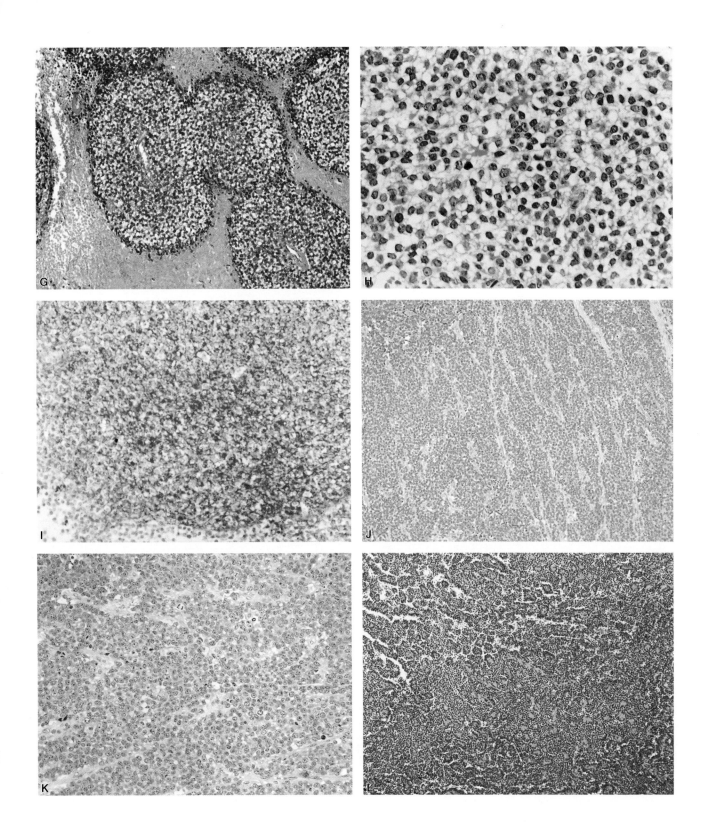

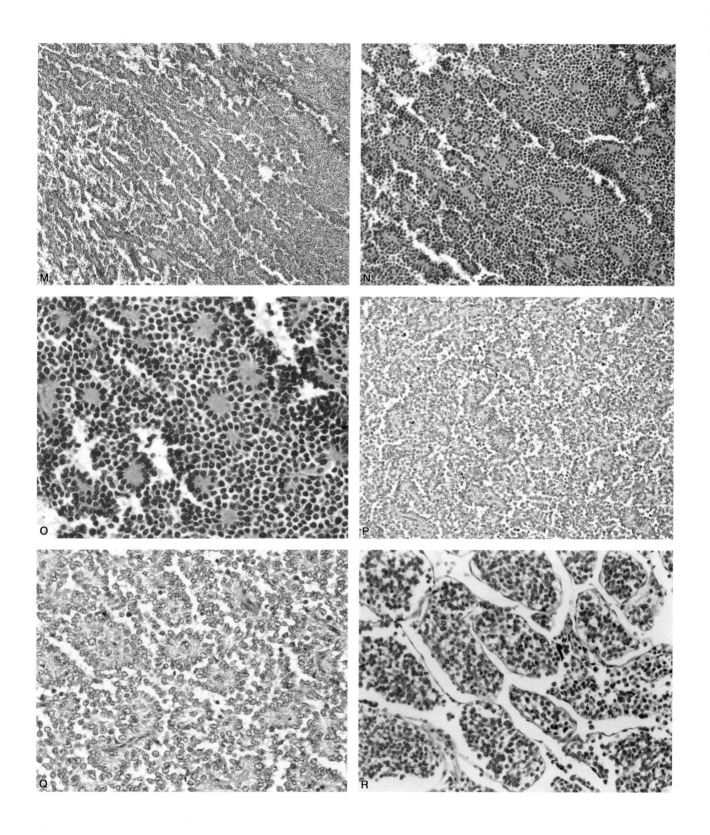

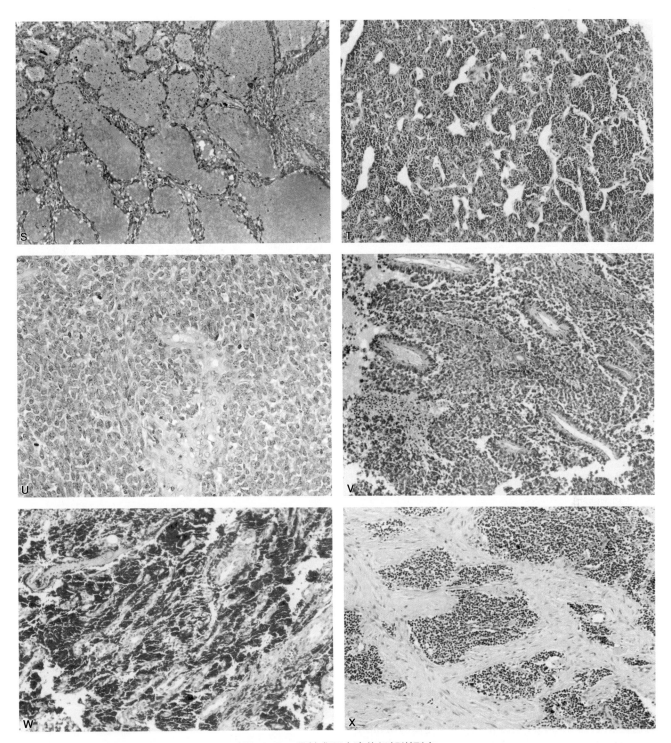

图 19-21　骨外尤因肉瘤的组织学形态

A. 低倍镜下呈小叶状分布；B ~ D. 瘤细胞巢间为纤维血管性间隔；E. 染色质细致，呈粉尘样或椒盐样；F. 染色质凝聚，深染状；G、H. 瘤细胞胞质呈透亮状；I. PAS 染色；J、K. 非典型性尤因肉瘤，可见小核仁，核分裂象易见；L ~ O. Homer-Wright 菊形团；P、Q. 中心为血管腔的假菊形团；R. 腺泡状；S. 血管瘤样；T. 血管外皮瘤样；U. 含有梭形细胞成分；V. 肿瘤富于血管；W. 常有瘤细胞挤压伤现象；X. 间质增生，可类似 DSRCT

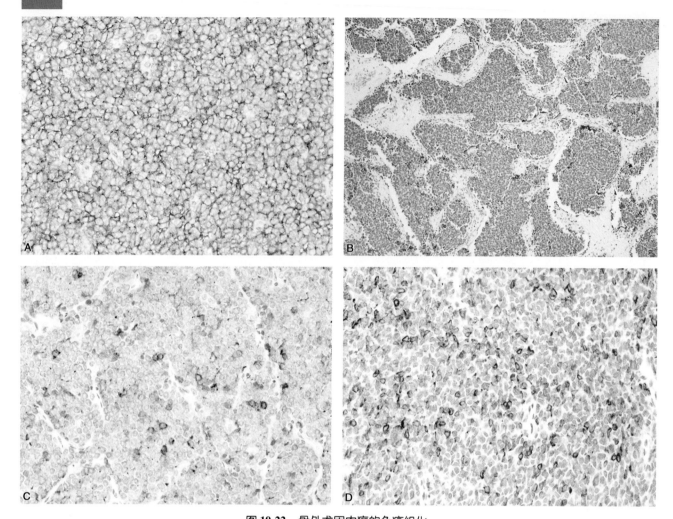

图 19-22　骨外尤因肉瘤的免疫组化
A. CD99 标记；B. Fli1 标记；C. Syn 标记；D. AE1/AE3 标记

【超微结构】

瘤细胞内的细胞器稀少,高尔基体不发达,胞质内可见糖原颗粒,部分病例内可见延伸的细胞突起和胞质内致密的核心颗粒,偶见微管[91]。

【细胞遗传学】

85% 的病例存在 t(11;22)(q24;q12)(图 19-23),导致位于 11q24 上的 FLI1 基因与位于 22q12 上的 EWSR1 基因融合,产生 EWSR1(5'端 7 号外显子)-FLI1(3'端,6 号外显子 I 型,或 5 号外显子 II 型)融合性基因(图 19-24)[92]。 I 型 EWSR1-FLI1 预后相对较好。EWSR1 基因的功能尚有待阐明。FLI1 基因是 ETS 原癌基因家族的一员,含有 DNA 结合领域。EWSR1-FLI1 使 EWSR1 的 N 末端反式激活域与 FLI1 的 C 末端 DNA 结合域融合,融合蛋白起着转录促进子的作用,或者抑制靶基因,如 EWS-FLI1 负调节 TGF-II 型受体(TGFBR2)。5% 的病例存在 t(21;22)(q22;q12),并产生 EWS-ERG 融合性基因,<1% 的病例存在 t(7;22)(p22;q12),t(17;22)(q21;q12),t(2;22)(q33;q12),22q 倒置,t(16;21)(p11;q22),并分别产生 EWSR1-ETV1、EWSR1-E1AF、EWSR1-FEV、EWSR1-ZSG 和 FUS-ERG 融合性基因。少数病例显示 EWSR1 基因与非 ETS 转录因子家族基因(包括 NFATC2、PATZ1、SP3、SMARCA5 和 POU5F1)融合(表 19-4)。EWSR1-FLI1 和 t(11;22)可通过 RT-PCR 和 FISH 检测(图 19-25)[93,94],并适用于

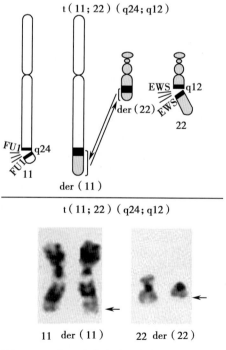

t(11;22)(q24;q12)

t(11;22)(q24;q12)

11　der(11)　　22　der(22)

图 19-23　尤因肉瘤中的染色体易位示意图

石蜡包埋组织。需注意的是,除尤因肉瘤外,其他一些非尤文肿瘤也可涉及 *EWSR1* 基因易位,如血管瘤样纤维组织细胞瘤、促结缔组织增生性小圆细胞肿瘤和软组织透明细胞肉瘤等,故 FISH 检测结果需要与组织学和免疫组化标记相结合。

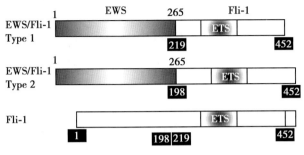

图 19-24　尤因肉瘤中 *EWSR1-FLI1* 融合基因示意图

表 19-4　尤因肉瘤中的染色体易位及其融合性基因

EWSR1-ETS family		
t(11;22)(q24;q12)	*EWSR1-FLI1*	95%
t(21;22)(q22;q12)	*EWSR1-ERG*	5%
t(7;22)(p22;q12)	*EWSR1-ETV1*	<1%
t(17;22)(q21;q12)	*EWSR1-EIAF*	
t(2;22)(q36;q12)	*EWSR1-FEV*	
FUS rearrangement		
t(16;21)(p11;q22)	*FUS-ERG*	
(2;16)(q36;p11)	*FUS-FEV*	
EWSR1-non ETS family		
t(20;22)(q13;q12)	*EWSR1-SNFATC2*	
inv(22)(q12q12)	*EWSR1-PATZ1*	
t(2;22)(q31;q12)	*EWSR1-SP3*	
t(4;22)(q31;12)	*EWSR1-SMARCA5*	
t(6;22)(p21;q12)	*EWSR1-POU5F1*	

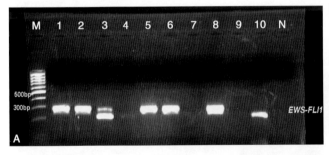

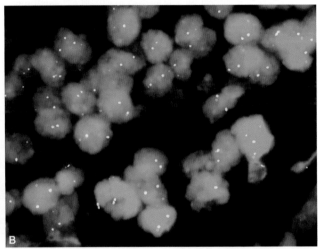

图 19-25　尤因肉瘤中融合基因检测
A. RT-PCR 检测 *EWSR1-FLI1* 融合基因;B. FISH 检测 *EWSR1* 基因相关易位(分离探针法)

【鉴别诊断】

1. 转移性神经母细胞瘤　年龄较骨外尤因肉瘤患者小。根据肿瘤的分化程度,肿瘤内可见到多少不等的神经纤维网、节细胞性分化和施万细胞间质,并多伴有钙化灶。免疫组化标记显示 NB84、NSE 和 NF 弥漫阳性,CD99 为阴性。肿瘤内检测不到 *EWSR1-FLI1*(RT-PCR)或 *EWSR1* 基因易位(FISH),但在 25% 的病例中可有 *N-MYC* 基因扩增。

2. 腺泡状横纹肌肉瘤　腺泡状横纹肌肉瘤分化差的区域可出现成片或成巢的小圆形细胞,类似骨外尤因肉瘤,但如多作切片,通常能见到腺泡状结构。20%~30% 的病例内能见到胞界嗜伊红色的横纹肌母细胞及核居周边分布的多核性巨细胞。免疫组化标记显示瘤细胞表达 desmin、myogenin 和 MyoD1,FISH 检测可显示 *FOXO1* 基因易位。

3. 转移性小细胞癌或皮肤麦克尔细胞癌　实质性脏器有占位并经穿刺活检等证实为小细胞癌,免疫组化标记显示转移性瘤细胞表达上皮性标记(可呈点状染色)和神经内分泌标记,部分病例可表达 TTF1,多不表达 CD99。皮肤麦克尔细胞癌多发生于 60 岁以上的老年患者,除神经内分泌标记外,瘤细胞常强阳性表达 CK20。

4. 淋巴母细胞性淋巴瘤　除 CD99 外,瘤细胞尚表达 LCA、TDT 和其他淋巴细胞标记(如 T 细胞或 B 细胞标记)。

5. 促结缔组织增生性小圆细胞肿瘤(DSRCT)　主要发生于青年男性的腹盆腔内,常为多结节性,镜下以巢状分布的小圆细胞和大量的纤维性间质为特征,免疫组化标记显示,DSRCT 中的瘤细胞表达 AE1/AE3、desmin(核旁点状染色)和内分泌标记,并表达 WT1(羧基末端),一般不表达 CD99。除少数病例外,绝大多数骨外尤因肉瘤不表达 AE1/AE3 和 desmin,但弥漫强阳性表达 CD99。尽管 FISH 检测均可显示 *EWSR1* 基因易位,但 RT-PCR 显示 DSRCT 具有 *EWSR1-WT1* 融合基因,而骨外尤因肉瘤为 *EWSR1-FLI1* 融合基因。

6. 小细胞性无色素性黑色素瘤　瘤细胞表达 S-100、SOX10、HMB45 和 Melan-A 等黑色细胞标记。

7. 差分化滑膜肉瘤　差分化滑膜肉瘤中的瘤细胞可呈卵圆形或短梭形，免疫组化标记显示上皮性标记可为阴性，而CD99 和 bcl-2 可为阳性表达，此时与骨外尤因肉瘤较难区分，需借助于 FISH 检测 SS18 或 EWSR1 帮助鉴别。

8. 间叶性软骨肉瘤　肿瘤的小圆细胞成分与骨外尤因肉瘤相似，但常显示血管外皮瘤样排列，主要的关键点在于间叶性软骨肉瘤内含有软骨岛，分子检测显示有 HEY1-NCOA2 融合性基因[95]。

【治疗】

宜采取手术、化疗和放疗综合性治疗。

【预后】

预后往往与肿瘤所处的部位、肿瘤大小和临床分期相关。EWS-FLI1 融合基因为 I 型者的预后较其他类型相对较好，可能与 EWS-FLI1 编码功能上较弱的反式激活子有关。

第五节　小圆细胞未分化肉瘤

一些发生于青少年和儿童的小蓝圆细胞肿瘤（small blue round cell tumours，SBRCT）或未分化圆细胞肉瘤（undifferentiated round cell sarcomas，URCS）包括了一组异质性的肿瘤类型，这些肿瘤在临床表现、组织学形态和免疫表型上与尤因肉瘤相似，相互之间有一定的重叠，但细胞和分子遗传学研究发现，尤因肉瘤家族（EFT）存在 EWSR1 基因与其他 ETS 转录因子家族基因（包括 FLI1、ERG、ETV1、ETV4 和 FEV）融合的情形，而在 SBRCT/URCS 中则无，也不涉及 FUS 基因的融合基因（包括 FUS-ERG 和 FUS-FEV）[96]（表 19-5）。一些 SBRCT/URCS 显示有 CIC-DUX4、BCOR-CCNB3、BCOR-MAML3 和 ZC3H7B-BCOR 等融合类型，其中约 2/3 为 CIC-DUX4，其余一小部分（约 13%）涉及 BCOR 易位，这一组被称为尤因样肉瘤（Ewing-like sarcoma）的 SBRCT/URCS 与尤因肉瘤家族不同，形态上有稍许差异，虽然也是以小圆形细胞为主，但细胞核有一定的多形性，核形不规则或有成角现象，可见核仁，胞质相对较丰富，肿瘤内可含有梭形细胞成分，间质可呈疏松的黏液样或水肿样（图 19-26），常灶性或弱阳性表达 CD99 标记。

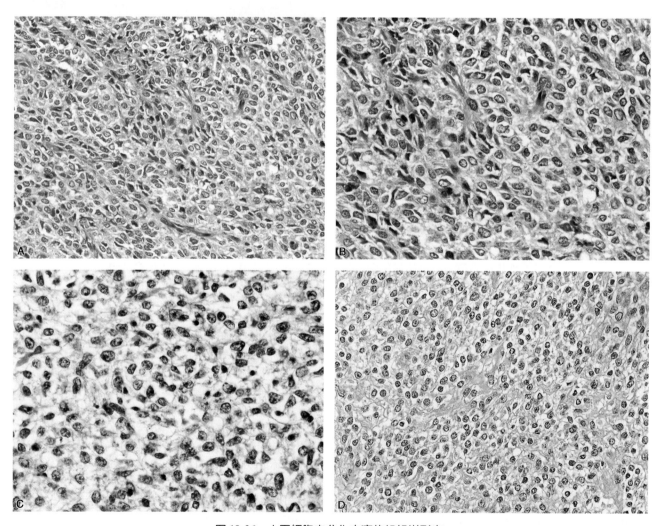

图 19-26　小圆细胞未分化肉瘤的组织学形态

A、B. 与尤因肉瘤相比，核有一定的多形性，核形不规则或有成角现象；C、D. 间质疏松，可呈黏液样；E、F. 常可见核仁，核分裂象易见

表 19-5　小圆细胞未分化肉瘤中的染色体易位和融合性基因

t(4;19)(q35;q13)	CIC-DUX4
t(10;19)(q26.3;q13)	CIC-DUX4
t(X;19)(q13;q13.3)	CIC-FOXO4
inv(X)(p11.4p11.22)	BCOR-CCNB3
t(X;4)(p11.4;q31.1)	BCOR-MAML3
t(X;22)(p11.4;q13)	ZC3H7B-BCOR

一、CIC-DUX4 肉瘤

1996 年,Richkind 等[97]报道了一例原始间叶性肿瘤,细胞遗传学检测显示 t(4;19)(q35;q13)。2006 年起,陆续有学者报道了在一部分 SBRCT/URCS 中发现具有 t(4;19)(q35;q13)或 t(10;19)(q26;q13),均产生 CIC-DUX4 融合性基因[98-102]。迄今为止,共有 44 例报道,其中 33 例为 t(4;19)(q35;q13),11 例为 t(10;19)(q26;q13)。CIC(capicua transcriptional repressor)是一种转录抑制因子,位于 19q13,DUX4(double homeobox 4)是一双同源框转录因子,位于 4q35 或 10q26.3。CIC-DUX4 上调 ETV1 和 ETV6 表达。与 CD99 在尤因肉瘤中弥漫阳性表达不同的是,CIC-DUX4 肉瘤常灶性弱阳性表达 CD99。由于缺乏相对比较特异的标记物,常规工作较难识别 CIC-DUX4 肉瘤。CIC-DUX4 肉瘤的诊断主要还是依赖于分子遗传学检测,包括 RT-PCR 和 FISH。Specht 等人[103]的报道显示,33 例 EWSR1 阴性的 SBRCT/URCS 中经 FISH 检测有 21 例具有 CIC 基因易位,约占 64%。

【临床表现】

CIC-DUX4 肉瘤(CIC-DUX4 sarcoma)多发生于青年人,平均年龄为 27 岁,年龄范围为 6~62 岁,男∶女约为 1∶1.31。

肿瘤主要发生于深部软组织(>95%),包括四肢(50%)、躯干和头颈部,可累及骨,部分病例可发生于浅表软组织。

【组织形态】

镜下由弥漫片状或略呈分叶状排列的未分化细胞组成,实性片状或分叶状分布的瘤细胞之间为纤维性间隔或为大片地图状坏死。高倍境下,瘤细胞胞界不清,核呈圆形或卵圆形,常呈成角状,染色质呈空泡状,可见核仁。尤因肉瘤中的瘤细胞形态一致,而 CIC-DUX4 肉瘤常显示有一定的多形性。核分裂象易见,平均为 40 个/10HPF。一些病例中,除圆形或卵圆形未分化肉瘤细胞外,还可见混杂的短梭形或胖梭形瘤细胞区域,间质可呈黏液样。与尤因肉瘤不同的是,CIC-DUX4 肉瘤中无菊形团结构。

【免疫组化】

免疫组化标记显示,约 86% 的病例表达 CD99,但通常为灶性或斑驳状(<25%),阳性强度为弱至中等,14% 的病例 CD99 为阴性。此外,瘤细胞还可表达 Fli1 和 WT1,后者常为核并胞质染色。部分病例表达 ERG(18%)。其他标记包括 S-100 蛋白、GFAP、Syn 和 CgA 等均为阴性。除个例外,细胞角蛋白也多为阴性。与 CIC-DUX4 肉瘤不同的是,尤因肉瘤常弥漫强阳性表达 CD99,Fli1 也为强阳性表达,但 WT1 多为

阴性。免疫组化标记的作用主要是排除其他类型的小圆形细胞肿瘤。

【治疗和预后】

CIC-DUX4 肉瘤具有高侵袭性,中位生存期<2 年(15.4 个月),仅有 6 例生存期达 22~48 个月[104],转移率高达 59%,常转移至肺(~41%),其他转移部位包括骨、脑和盆腔。初期对化疗有反应,但可有耐药。放疗对局控和缓解症状有一定作用。

二、BCOR-CCNB3 肉瘤

2002 年 Pierron 等[105]人采用全转录配对末端下一代 RNA 测(whole transcriptome paired-end next-generation RNA sequencing,RNA-seq)对 594 例未分化肉瘤进行筛查性研究发现,24 例(4%)具有 BCOR-CCNB3 融合性基因。BCOR 基因(编码 BCL6 transcriptional co-repressor)和 CCNB3 基因(编码睾丸特异性 cyclin B3)分别位于 Xp11.4 和 Xp11.22。BCOR-CCNB3 融合蛋白包括全长的 BCOR 和 CCNB3 的羧基端,前者是一种转录因子,后者是一种细胞周期蛋白。

【临床表现】

BCOR-CCNB3 肉瘤(BCOR-CCNB3 sarcoma)多发生于 6~18 岁青少年(87%),平均年龄和中位年龄分别为 13 岁和 14 岁,年龄范围为 6~26 岁,男性多见,男∶女为 3.4∶1。

与 CIC-DUX4 肉瘤不同的是,BCOR-CCNB3 肉瘤主要发生于骨,包括股骨、髂骨和髂前上嵴、骶骨、耻骨、椎骨、胫腓骨、锁骨、肋骨和距骨等,部分病例发生于软组织内,如股四头肌、腓肠肌、腰大肌、颈部、椎旁、胸壁和腹壁等处[106-109]。

【组织形态】

组织学上,BCOR-CCNB3 肉瘤可有相对较广的瘤谱。多数病例与尤因肉瘤相似,由分化较为原始的小圆形或卵圆形细胞组成,核可成角,类似以往所说的非典型性尤因肉瘤,部分病例(25%~50%)则主要由短梭形或梭形细胞组成,或梭形细胞与小圆细胞成分混合,间质可呈黏液样。复发和转移的病例瘤细胞密度增加并有明显的多形性。

【免疫组化】

免疫组化标记显示,CD99 标记常为弱阳性或阴性(特别是梭形细胞形态者)。几乎所有的 BCOR-CCNB3 肉瘤均表达 CCNB3,主要定位于细胞核上。可通过此标记在类似尤因肉瘤的未分化肉瘤中筛查出 BCOR-CCNB3 肉瘤。

除免疫组化 CCNB3 标记外,还可通过 FISH 和 RT-PCR 进一步证实 BCOR-CCNB3 肉瘤的诊断。

【鉴别诊断】

以原始小圆细胞为主的 BCOR-CCNB3 肉瘤需注意与其他类型的 USRCS 或 SBRCT 相鉴别,以梭形或短梭形细胞为主的 BCOR-CCNB3 肉瘤则需注意与滑膜肉瘤相鉴别。

【治疗和预后】

临床治疗上与尤因肉瘤相似。发生于中轴骨及其软组织的 BCOR-CCNB3 肉瘤预后略差,而发生于四肢的 BCOR-CCNB3 稍好。

新近 Specht 等[110]报道了涉及 BCOR 重排的新融合亚型,包括 BCOR-MAML3 和 ZC3H7B-BCOR。

第六节 嗅神经母细胞瘤

嗅神经母细胞瘤(olfactory neuroblastoma)是神经外胚层肿瘤的一种特殊类型,发生在上鼻甲、筛状板和鼻腔的上1/3,可能起自于嗅基板神经外胚层细胞或嗅黏膜感觉神经元。同义词包括 esthesioneuroblastoma、嗅神经细胞瘤(esthesioneurocytoma)、嗅神经上皮瘤(esthesioneuroepithelioma)和嗅基板肿瘤(olfactory placode tumour)。嗅神经母细胞瘤约占鼻腔和鼻窦肿瘤的2%～3%。

【ICD-O 编码】

9522/3

【临床表现】

患者多为成年人,很少发生于儿童,年龄范围为2～90岁[111-119],有两个发病高峰,分别为20～30岁和50～60岁,两性均可发生,无明显差异。

肿瘤多起自于上鼻甲、筛状板和鼻腔上1/3黏膜(图19-27)。

临床上,肿瘤生长缓慢,术前病史可达数年之久,表现为持续性的单侧鼻阻塞(70%)和流涕不畅(46%),可伴有嗅觉减退或嗅觉丧失,病变广泛者可有前额痛和复视等。Kadish等[120]推荐的临床分期为:(A)肿瘤局限于鼻腔内;(B)肿瘤限于鼻腔和鼻旁窦;(C)肿瘤向周围组织或结构浸润;(D)发生转移,多转移至颈部淋巴结和肺。

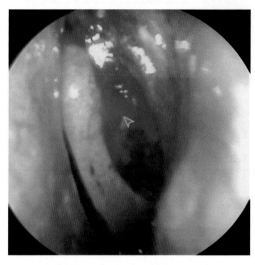

图19-27 鼻腔境显示左中道新生物

【影像学】

CT 和 MRI(图19-28)检查有助于确定病变范围及是否有骨侵蚀或破坏。

【大体形态】

肿块多呈息肉状,可伴有出血和坏死。

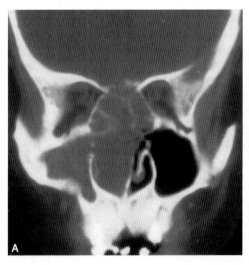
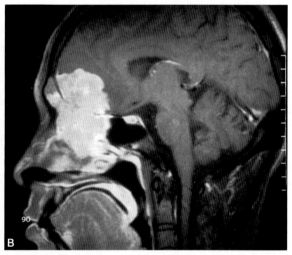

图19-28 嗅神经母细胞瘤的影像学
A. CT 示右鼻腔占位;B. MRI 示肿瘤肿瘤向周围组织或结构浸润

【组织形态】

肿瘤位于黏膜下。多数病例由分叶状或成巢的小圆细胞组成(图19-29A～D),小叶或瘤巢之间为富含血管的纤维结缔组织间隔,少数病例中,瘤细胞呈弥漫片状分布。各病例之间瘤细胞的形态差异可以很大,分化较好的病例瘤细胞形态一致,核无明显异型性,染色质细致,核仁不明显,核分裂象少见,间质内可见较多的神经原纤维网;分化差的病例,核异型性明显,核分裂象易见,间质内神经纤维网稀少或缺如,并可见大量的坏死。30%的病例中可见Homer-Wright 菊形团(假菊形团):瘤细胞呈环状排列,围绕神经纤维基质,无清晰的细胞膜可见(图19-29E);5%的病例中可见 Flexner-Wintersteiner 菊形团(真的神经菊形团):瘤细胞呈腺样环状排列,可见清晰的细胞膜,多出现于视网膜母细胞瘤中。部分病例中,可见中心为血管的假菊形团(图19-29F～H)。部分病例由结节状的多边形细胞组成,细胞中等大小,核呈卵圆形,核仁不明显,胞质略丰富,淡嗜伊红色,类似副节瘤中的瘤细胞。其他一些少见的形态包括间质内可见钙化、可见含有色素的细胞和异源性分化,后者包括腺样(腺癌样)、鳞状上皮、畸胎瘤和横纹肌母细胞性分化。

下文列出嗅神经母细胞瘤的 Hyams 组织学分级(表19-6)。

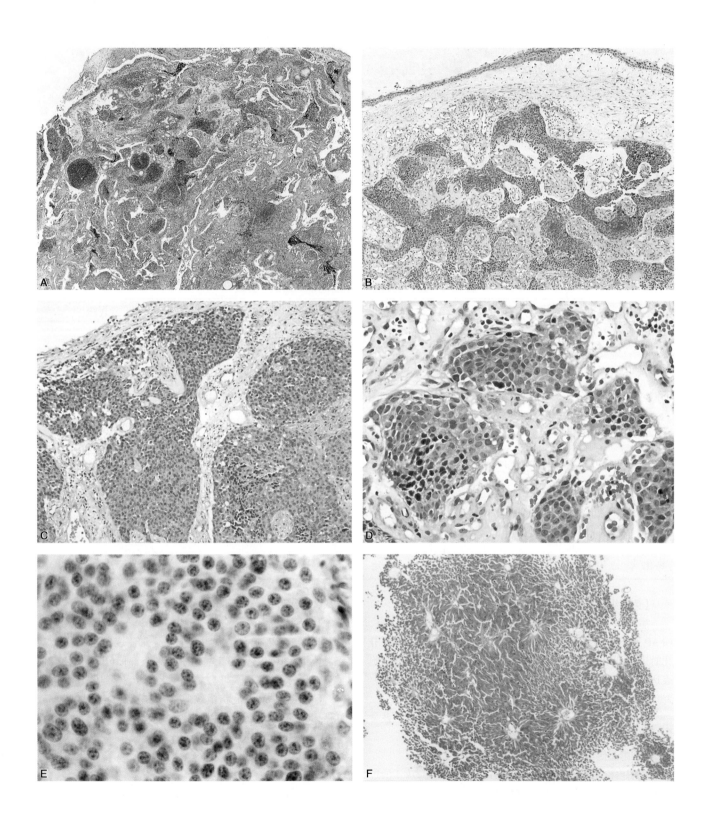

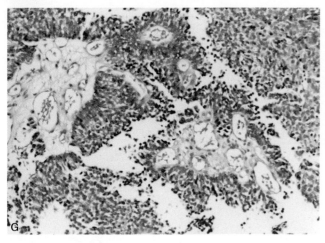
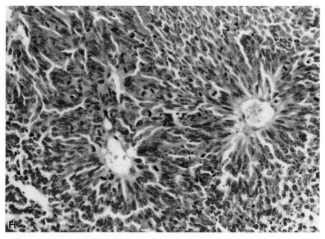

图 19-29 嗅神经母细胞瘤的组织学形态

A、B. 肿瘤位于黏膜下,由分叶状或成巢的小圆细胞组成;C. 也可呈片状排列;D、E. Homer-Wright 菊形团;F~H. 以血管为中心的假菊形团

表 19-6 嗅神经母细胞瘤的 Hyams 组织学分级

	Ⅰ级	Ⅱ级	Ⅲ级	Ⅳ级
小叶	+	+	±	±
多形性	无或轻度	有	明显	显著
神经纤维基质	明显	有 可以有	无	
菊形团	Homer Wright	Homer Wright	Flexner-Wintersteiner	Flexner-Wintersteiner
核分裂	无	有	明显	显著
坏死	无	无	有	明显
腺体	可以有	可以有	可以有	可以有
钙化	不定	不定	无	无

【免疫组化】

瘤细胞主要表达 NSE,其他阳性标记物包括 Syn、NF、GFAP、CD57 和 CgA(图 19-30A,B),不表达 CD99,伴有上皮分化时表达 CK。瘤细胞过度表达野生型 TP53 蛋白。支持细胞表达 S-100(图 19-30C,D)。

【超微结构】

可见直径为 50~250nm 的致密核心神经内分泌颗粒及含有神经丝和神经管的神经轴突样细胞体突起[121,122]。

【细胞遗传学】

肿瘤内检测不到 1p 缺失,也无 N-MYC 扩增或 Trk-A 的过度表达,提示与神经母细胞瘤之间并无关系。有学者认为肿瘤可能与 EWSR1-FLI1 相关[123],包括含有 t(11;22)(q24;q12),但细胞遗传学的结果不恒定。新近的一些报道显示,瘤细胞并不表达 CD99,应用 Southern 印迹或 RT-PCR 也检测不到 EWSR1-FLI1 融合性 mRNA[124,125]。

【鉴别诊断】

1. 鼻型 NK/T 细胞性淋巴瘤 瘤细胞表达 CD56 等 NK 细胞标记,并可表达 GB 和 TIA-1 等细胞毒标记,原位杂交检测 EBER 为阳性。

2. 胚胎性或腺泡状横纹肌肉瘤 瘤细胞表达 desmin、MSA 和 myogenin 等肌源性标记。

3. 小细胞癌或神经内分泌癌 瘤细胞表达 CK 和 EMA 等上皮性标记,以及 CgA、Syn 和 NSE 等神经内分泌标记。

【治疗】

手术治疗仍然是最主要的手段,术后辅以放疗,对不能切除的进展期病变和(或)有病变播散者,可采用化疗。

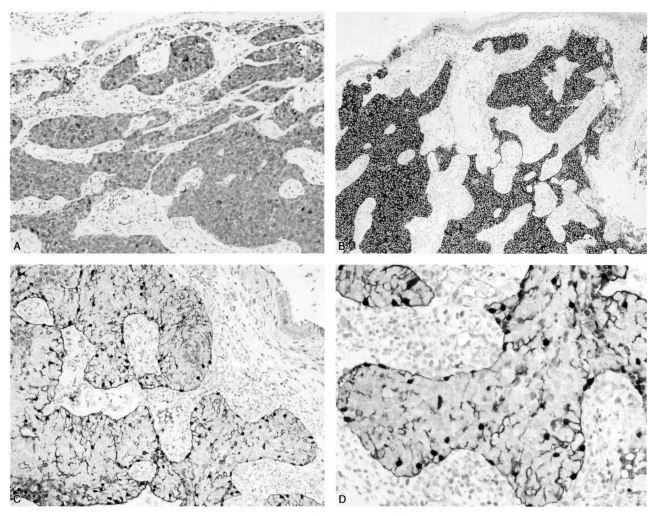

图 19-30　嗅神经母细胞瘤的免疫组化
A. NSE 标记；B. Syn 标记；C、D. S-100 标记

【预后】

预后与临床分期相关,5 年生存率 A 期患者达 75% ~
91%,B 期则为 68% ~71%,C 期(超过鼻腔和鼻旁窦)为
41% ~47%。总的 5 年、10 年和 15 年生存率分别为 78%、71%
和 68%。TP53 过度表达者,易发生复发和转移。组织学分级
为低级别(Ⅰ级、Ⅱ级)者比高级别者(Ⅲ级、Ⅳ级)预后好。

第七节　婴儿色素性神经外胚层瘤

婴儿色素性神经外胚层瘤(melanotic neuroectodermal
tumor of infancy,MNET)是一种黑色素性神经上皮瘤,主要发
生在婴幼儿的颌骨部位,由神经母细胞性小圆细胞和含色素
的上皮性大细胞组成,多呈巢状或腺泡状排列,间质内常伴有
大量的纤维组织增生。也称视网膜始基瘤(retinal anlage
tumor),色素性突变瘤(melanotic progonoma),色素性成釉细胞
瘤(melanotic ameloblastoma)。MNET 由 Krompecher[126] 于
1918 年首先报道,比较少见,国外报道相对较多[127-135],国内
报道较少,李原等[136]和陈艳等[137]曾分别于 2003 年和 2008

年报道了 6 例和 13 例,其他则多为短篇个案报道。

【ICD-O 编码(如为良性)】

9363/0

【临床表现】

好发于 1 岁以下的婴儿,85% 在 6 个月以下,平均为 5 个
月,女婴多见。

多数病例发生在上颌骨(70%)、下颌骨(10%)和颅骨
(10%),部分病例发生在附睾(4%)[139],少数病例位于颅脑
硬膜、眼眶、颊部软组织、纵隔、大脑、子宫、卵巢、大腿、长骨及
肩胛等处[140-142],肿瘤与视网膜并无关系。

临床上表现为迅速增大的肿块,可致上唇突出,影响婴儿
吃奶。起病之初肿块呈白色,逐渐长大后可变为紫红色、灰黑
色或蓝黑色。

【影像学】

CT 或 MRI 常可显示病灶下方的骨有溶骨性破坏(图 19-
31)。术前易被误诊。

【大体形态】

呈界限清楚的分叶状肿块,无包膜,周围多被骨刺围绕,
直径 1 ~10cm,平均 3.5cm,质韧或坚实,灰色或蓝黑色。

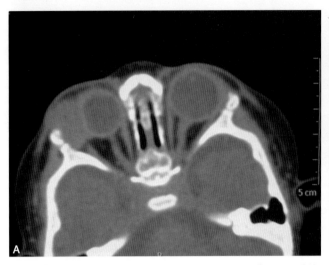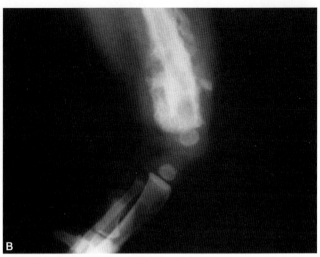

图 19-31   婴儿色素性神经外胚层瘤
A. 右眼眶占位；B. 左股骨病变

【组织形态】

由两种细胞类型组成：原始的小圆形或小立方神经母细胞瘤样细胞及体积较大、胞质内含黑色素颗粒的上皮性细胞，前者核深染、固缩状，后者核呈空泡状，核分裂象罕见或不见。神经母细胞样小细胞多呈巢状或假腺泡状排列，周围环绕色素性上皮细胞，巢之间为致密的纤维结缔组织，有时于神经母细胞样细胞之间可见神经纤维网样物质。位于颅面部的肿瘤常可见到骨小梁。部分病例中，假腺泡状结构不明显，而主要由不规则片状、巢状或梁束状的色素性上皮细胞组成，或呈受挤压状的管状结构，仅含有很少的小圆细胞（图 19-32）。

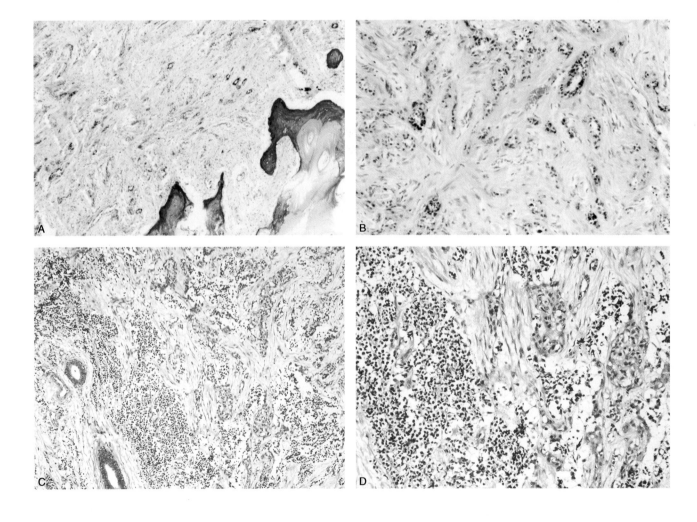

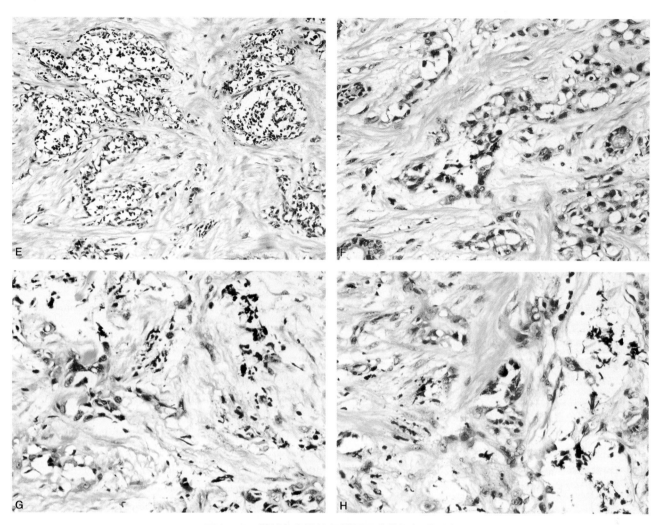

图 19-32　婴儿色素性神经外胚层瘤的组织学形态
A、B. 骨小梁见巢状或小腺泡状排列的瘤细胞；C～E. 黏膜下成巢排列的小圆细胞；F～H. 部分细胞内可见色素颗粒

【免疫组化】

上皮性细胞表达 CK、EMA、HMB45、vimentin、NSE 和 Leu7

（图 19-33），小圆细胞表达 NSE 和 Leu 7，部分病例表达 Syn、GFAP 和 S-100。

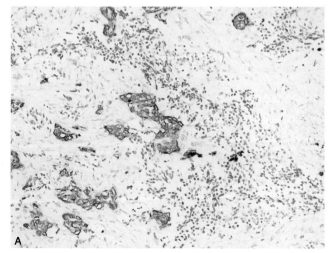

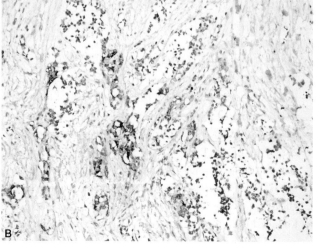

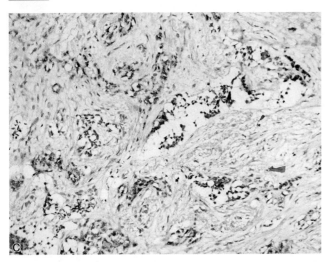 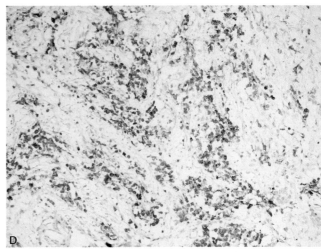

图 19-33　婴儿色素性神经外胚层瘤的免疫组化

A. AE1/AE3 标记；B. HMB45 标记；C. PNL2 标记；D. Syn 标记

【超微结构】

显示为原始的小圆细胞类似神经母细胞，上皮性细胞含有桥粒、胞质突起、基底板及不同发育阶段的黑色素颗粒。

【鉴别诊断】

1. 转移性神经母细胞瘤　肿瘤内富含神经纤维网，可见菊形团结构，而极少含有色素。

2. 恶性黑色素瘤　瘤细胞具明显的异型性，核分裂象易见。瘤细胞 CK 及 EMA 阴性。

3. 胚胎性横纹肌肉瘤　肿瘤内很少含有色素，间质背景常呈疏松黏液样。瘤细胞表达 desmin 及 myogenin 等肌源性标记，而不表达 CK、HMB45 或 NSE。

【治疗】

将肿瘤完整切除，避免采用放疗或化疗，除非发生转移者。

【预后】

尽管肿块生长迅速，并破坏骨，但多数病例临床上呈良性经过，局部复发率在 10%~60%，转移率为 6.6%。

参 考 文 献

1. 小儿实体肿瘤协作组. 小儿恶性实体肿瘤的发病与治疗现状. 中华小儿外科杂志,1999,20:6.

2. 高解春. 提高我国神经母细胞瘤的研究与诊治水平. 中华小儿外科杂志,2000,21:136.

3. Ross JA,Severson RK,Pollock BH,et al. Childhood cancer in the United States. A geographical analysis of cases from the Pediatric Cooperative Clinical Trials groups. Cancer, 1996, 77: 201-207.

4. National Cancer Institute:SEER Pediatric Monograph. Available at:http://www-seer. ims. nci. nih. gov/Publications/Ped-Mono/sympathetic. 2002.

5. Kushner BH,Gilbert F,Helson L. Familial neuroblastoma. Case reports, literature review, and etiologic considerations. Cancer, 1986,57:1887-1893.

6. Kramer S,Ward E,Meadows AT,et al. Medical and drug risk factors associated with neuroblastoma:a case-control study. J Natl Cancer Inst,1987,78:797-804.

7. Bunin GR,Ward E,Kramer S,et al. Neuroblastoma and parental occupation. Am J Epidemiol,1990,131:776-780.

8. Brodeur GM,Castleberry RP:Neuroblastoma. In:Principles and Practices of Pediatric Oncology, Pizzo PA, Poplack DG(eds), 3rd ed. J. B. Lippincott:Philiadelphia,2006,933.

9. Acharya S,Jayabose S,Kogan SJ,et al:Prenatally diagnosed neuroblastoma. Cancer,1997,80:304-310.

10. Mahoney NR, Liu GT, Menacker SJ, et al. Pediatric horner syndrome:etiologies and roles of imaging and urine studies to detect neuroblastoma and other responsible mass lesions. Am J Ophthalmol,2006,142:651-659.

11. Espinasse-Holder M,Defachelles AS,Weill J,et al. Paraneoplastic Cushing syndrome due to adrenal neuroblastoma. Med Pediatr Oncol,2000,34:231-233.

12. Gambini C,Conte M,Bernini G,et al. Neuroblastic tumors associated with opsoclonus-myoclonus syndrome:histological, immunohistochemical and molecular features of 15 Italian cases. Virchows Arch,2003,442:555-562.

13. Rudnick E,Khakoo Y,Antunes NL,et al. Opsoclonus-myoclonus-ataxia syndrome in neuroblastoma:clinical outcome and antineuronal antibodies-a report from the Children's Cancer Group Study. Med Pediatr Oncol,2001,36:612-622.

14. Evans AE,Chatten J,D'Angio GJ,et al. A review of 17 IV-S neuroblastoma patients at the children's hospital of philadelphia. Cancer,1980,45:833-839.

15. Robinson MJ,Howard RM. Neuroblastoma,presenting as myasthenia gravis in a child aged 3 years. Pediatrics,1969,43: 111-113.

16. Kushner BH,Hajdu SI,Helson L. Synchronous neuroblastoma and von Recklinghausen's disease:a review of the literature. J Clin Oncol,1985,3:117-120.

17. Silverman JF,Joshi W. FNA biopsy of small round cell tumors

of childhood:cytomorphologic features and the role of ancillary studies. Diagn Cytopathol,1994,10:245-255.

18. Shimada H, Ambros IM, Dehner LP, et al. The International Neuroblastoma Pathology Classification (the Shimada system). Cancer,1999,86:364-372.

19. Cozzutto C, Carbone A. Pleomorphic(anaplastic) neuroblastoma. Arch Pathol Lab Med,1988,112:621-625.

20. Navarro S, Noguera R, Pellin A, et al. Pleomorphic anaplastic neuroblastoma. Med Pediatr Oncol,2000,35:498-502.

21. Koppersmith DL, Powers JM, Hennigar GR. Angiomatoid neuroblastoma with cytoplasmic glycogen:a case report and histogenetic considerations. Cancer,1980,45:553-560.

22. Tornoczky T, Kalman E, Kajtar PG, et al. Large cell neuroblastoma:a distinct phenotype of neuroblastoma with aggressive clinical behavior. Cancer,2004,100:390-397.

23. Miettinen M, Chatten J, Paetau A, et al. Monoclonal antibody NB84 in the differential diagnosis of neuroblastoma and other small round cell tumors. Am J Surg Pathol, 1998, 22:327-332.

24. Weith A, Martinsson T, Cziepluch C, et al. Neuroblastoma consensus deletion maps to 1p36. 1-2. Genes Chromosomes Cancer,1989,1:159-166.

25. Laureys G, Speleman F, Opdenakker G, et al. Constitutional translocation t(1;17)(p36;q12-21) in a patient with neuroblastoma. Genes Chromosomes Cancer,1990,2:252-254.

26. Lastowska M, Nacheva E, McGuckin A, et al. Comparative genomic hybridization study of primary neuroblastoma tumors. United Kingdom Children's Cancer Study Group. Genes Chromosomes Cancer,1997,18:162-169.

27. Suzuki T, Yokota J, Mugishima H, et al. Frequent loss of heterozygosity on chromosome 14q in neuroblastoma. Cancer Res,1989,49:1095-1098.

28. Plantaz D, Mohapatra G, Matthay KK, et al. Gain of chromosome 17 is the most frequent abnormality detected in neuroblastoma by comparative genomic hybridization. Am J Pathol, 1997,150:81-89.

29. Solovei I, Kienle D, Little G, et al. Topology of double minutes (dmins)and homogeneously staining regions(HSRs)in nuclei of human neuroblastoma cell lines. Genes Chromosomes Cancer,2000,29:297-308.

30. Bown N, Cotterill S, Lastowska M, et al. Gain of chromosome arm 17q and adverse outcome in patients with neuroblastoma. N Engl J Med,1999,340:1954-1961.

31. Fong CT, Dracopoli NC, White PS, et al. Loss of heterozygosity for the short arm of chromosome 1 in human neuroblastomas:correlation with N-myc amplification. Proc Natl Acad Sci U S A,1989,86:3753-3757.

32. Goto S, Umehara S, Gerbing RB, et al. Histopathology(International Neuroblastoma Pathology Classification) and MYCN status in patients with peripheral neuroblastic tumors:a report from the Children's Cancer Group. Cancer,2001,92:2699-2708.

33. 胡惠丽,何乐健. 神经母细胞瘤 MYCN 基因扩增和 CD44 的表达. 中华病理学杂志,2004,33:332-336.

34. Burgues O, Navarro S, Noguera R, et al. Prognostic value of the International Neuroblastoma Pathology Classification in Neuroblastoma(Schwannian stroma-poor)and comparison with other prognostic factors:a study of 182 cases from the Spanish Neuroblastoma Registry. Virchows Arch,2006,449:410-420.

35. Nakagawara A, Arima N, Scavarda NJ, et al. Association between high levels of expression ofthe TRK gene and favorable outcome in human neuroblastoma. N Engl J Med,1993,328:847-854.

36. Kogner P, Barbany G, Dominici C, et al. Coexpression of messenger RNA for TRK protooncogene and low affinity nerve growth factor receptor in neuroblastoma with favorable prognosis. Cancer Res,1993,53:2044-2050.

37. Borrello MG, Bongarzone I, Pierotti MA, et al. trk and ret proto-oncogene expression in human neuroblastoma specimens:high frequency of trk expression in non-advanced stages. Int J Cancer,1993,54:540-545.

38. Tanaka T, Hiyama E, Sugimoto T, et al. trk A gene expression in neuroblastoma. The clinical significance of an immunohistochemical study. Cancer,1995,76:1086-1095.

39. Yamashiro DJ, Liu XG, Lee CP, et al. Expression and function of Trk-C in favourable human neuroblastomas. Eur J Cancer,1997,33:2054-2057.

40. Svensson T, Ryden M, Schilling FH, et al. Coexpression of mRNA for the full-length neurotrophin receptor trk-C and trk-A in favourable neuroblastoma. Eur J Cancer,1997,33:2058-2063.

41. Ohali A, Avigad S, Ash S, et al. Telomere length is a prognostic factor in neuroblastoma. Cancer,2006,107:1391-1399.

42. Combaret V, Gross N, lasset C, et al. Clinical relevance of CD44 cell-surface expression and N-myc geneamplification in a multicentric analysis of 121 pediatric neuroblastomas. J Clin Oncol,1996,14:25-34.

43. Huddart SN, Muir KR, Parkes SE, et al. Retrospective study of prognostic value of DNA ploidy and proliferative activity in neuroblastoma. J Clin Pathol,1993,46:1101-1104.

44. Evans AE, Gerson J, Schnaufer L. Spontaneous regression of neuroblastoma. NCI Monogr,1976,44:49-54.

45. Shimada H, Ambros IM, Dehner LP, et al. Terminology and morphologic criteria of neuroblastic tumors:recommendations by the International Neuroblastoma Pathology Committee. Cancer,1999,86:349-363.

46. Umehara S, Nakagawa A, Matthay KK, et al. Histopathology defines prognostic subsets of ganglioneuroblastoma, nodular. Cancer,2000,89,1150-1161.

47. Peuchmaur M, d'Amore ES, Joshi VV, et al. Revision of the International Neuroblastoma Pathology Classification:confirmation of favorable and unfavorable prognostic subsets in gan-

glioneuroblastoma, nodular. Cancer, 2003, 98: 2274-2781.

48. Stout AP. Ganglioneuroma of the sympathetic nervous system. Surg Gynecol Obstet, 1947, 84: 101.

49. Gale AW, Jelihovsky T, Grant AF, et al. Neurogenic tumors of the mediastinum. Ann Thorac Surg, 1974, 17: 434-443.

50. Radin R, David CL, Goldfarb H, et al. Adrenal and extra-adrenal retroperitoneal ganglioneuroma: imaging findings in 13 adults. Radiology, 1997, 202: 703-707.

51. 王玖华, 王坚. 颈部节细胞神经瘤一例. 中华放射学杂志, 2001, 35: 156-157.

52. Pardalidis NP, Grigoriadis K, Papatsoris AG, et al. Primary paratesticular adult ganglioneuroma. Urology, 2004, 63: 584-585.

53. Gultekin M, Dursun P, Salman C, et al. Ganglioneuroma mimicking ovarian tumor: a report of a case and review of the ganglioneuromas. Arch Gynecol Obstet, 2005, 271: 66-68.

54. Hammond RR, Walton JC. Cutaneous ganglioneuromas: a case report and review of the literature. Hum Pathol, 1996, 27: 735-738.

55. Srinivasan R, Mayle JE. Polypoid ganglioneuroma of colon. Dig Dis Sci, 1998, 43: 908-909.

56. Lashner BA, Riddell RH, Winans CS. Ganglioneuromatosis of the colon and extensive glycogenic acanthosis in Cowden's disease. Dig Dis Sci, 1986, 31: 213-216.

57. Carney JA, Go VL, Sizemore GW, et al. Alimentary-tract ganglioneuromatosis. A major component of the syndrome of multiple endocrine neoplasia, type 2b. N Engl J Med, 1976, 295: 1287-1291.

58. Choi EK, Kim WH, Park KY. A case of a composite adrenal medullary tumor of pheochromocytoma and ganglioneuroma masquerading as acute pancreatitis. Korean J Intern Med, 2006, 21: 141-145.

59. Usuda H, Emura I. Composite paraganglioma-ganglioneuroma of the urinary bladder. Pathol Int, 2005, 55: 596-601.

60. Drago G, Pasquier B, Pasquier D. Malignant peripheral nerve sheath tumor arising in a "de novo" ganglioneuroma: a case report and review of the literature. Med Pediatr Oncol, 1997, 28: 216-222.

61. Stout AP. Tumor of ulnar nerve. Proc NY Pathol Soc, 1918, 18: 2.

62. Angervall L, Enzinger FM. Extraskeletal neoplasm resembling Ewing's sarcoma. Cancer, 1975, 36: 240-251.

63. Soule EH, Newton W Jr, Moon TE, et al. Extraskeletal Ewing's sarcoma: a preliminary review of 26 cases encountered in the Intergroup Rhabdomyosarcoma Study. Cancer, 1978, 42: 259-264.

64. Gillespie JJ, Roth LM, Wills ER, et al. Extraskeletal Ewing's sarcoma. Histologic and ultrastructural observations in three cases. Am J Surg Pathol, 1979, 3: 99-108.

65. de Alava E, Pardo J. Ewing tumor: tumor biology and clinical applications. Int J Surg Pathol, 2001, 9: 7-17.

66. Hashimoto H, Enjoji M, Nakajima T, et al. Malignant neuroepithelioma (peripheral neuroblastoma). A clinicopathologic study of 15 cases. Am J Surg Pathol, 1983, 7: 309-318.

67. Askin FB, Rosai J, Sibley RK, et al. Malignant small cell tumor of the thoracopulmonary region in childhood: a distinctive clinicopathologic entity of uncertain histogenesis. Cancer, 1979, 43: 2438-2451.

68. Bourque MD, Di Lorenzo M, Collin PP, et al. Malignant small-cell tumor of the thoracopulmonary region: 'Askin tumor'. J Pediatr Surg, 1989, 24: 1079-1083.

69. Contesso G, Llombart-Bosch A, Terrier P, et al. Does malignant small round cell tumor of the thoracopulmonary region (Askin tumor) constitute a clinicopathologic entity? An analysis of 30 cases with immunohistochemical and electron-microscopic support treated at the Institute Gustave Roussy. Cancer, 1992, 69: 1012-1020.

70. Jurgens H, Bier V, Harms D, et al. Malignant peripheral neuroectodermal tumors: a retrospective analysis of 42 patients. Cancer, 1988, 61: 349-357.

71. Schmidt D, Herrmann C, Jurgens H, et al. Malignant peripheral primitive neuroectodermal tumor and its necessary distinction from Ewing's sarcoma: A report from the Kiel Pediatric Tumor Registry. Cancer 1991, 68: 2251-2259.

72. Kano T, Sasaki A, Tomizawa S, et al. Primary Ewing's sarcoma of the orbit: case report. Brain Tumor Pathol, 2009, 26: 95-100.

73. Lozupone E, Martucci M, Rigante L, et al. Magnetic resonance image findings of primary intradural Ewing sarcoma of the cauda equina: case report and review of the literature. Spine J, 2014, 14: e7-e11.

74. Soulard R, Claude V, Camparo P, et al. Primitive neuroectodermal tumor of the stomach. Arch Pathol Lab Med, 2005, 129: 107-110.

75. Shek TW, Chan GC, Khong PL, et al. Ewing sarcoma of the small intestine. J Pediatr Hematol Oncol, 2001, 23: 530-532.

76. Bose P, Murugan P, Gillies E, et al. Extraosseous Ewing's sarcoma of the pancreas. Int J Clin Oncol, 2012, 17: 399-406.

77. Takahashi D, Nagayama J, Nagatoshi Y, et al. Primary Ewing's sarcoma family tumors of the lung a case report and review of the literature. Jpn J Clin Oncol. 2007, 37: 874-877.

78. Jimenez RE, Folpe AL, Lapham RL, et al. Primary Ewing's sarcoma/primitive neuroectodermal tumor of the kidney: a clinicopathologic and immunohistochemical analysis of 11 cases. Am J Surg Pathol, 2002, 26: 320-327.

79. Cenacchi G, Pasquinelli G, Montanaro L, et al. Primary endocervical extraosseous Ewing's sarcoma/PNET. Int J Gynecol Pathol, 1998, 17: 83-88.

80. Shibuya T, Mori K, Sumino Y, et al. Rapidly progressive primitive neuroectodermal tumor of the prostate: A case report and review of the literature. Oncol Lett, 2015, 9: 634-636.

81. Cetiner H, Kir G, Gelmann EP, et al. Primary vulvar Ewing

sarcoma/primitive neuroectodermal tumor：a report of 2 cases and review of the literature. Int J Gynecol Cancer，2009，19：1131-1136.

82. Lum CA，Motamed NA，Hwang CD，et al. Pleomorphic atypical extraosseous ewing sarcoma in a 25-year-old woman：a cytogenetic diagnosis. Appl Immunohistochem Mol Morphol，2005，13：201-204.

83. Folpe AL，Goldblum JR，Rubin BP，et al. Morphologic and immunophenotypic diversity in Ewing family tumors：a study of 66 genetically confirmed cases. Am J Surg Pathol，2005，29：1025-1033.

84. Llombart-Bosch A，Machado I，Navarro S，et al. Histological heterogeneity of Ewing's sarcoma/PNET：an immunohistochemical analysis of 415 genetically confirmed cases with clinical support. Virchows Arch，2009，455：397-411.

85. Bishop JA，Alaggio R，Zhang L，et al. Adamantinoma-like Ewing family tumors of the head and neck：a pitfall in the differential diagnosis of basaloid and myoepithelial carcinomas. Am J Surg Pathol，2015，39：1267-1274.

86. Stevenson AJ，Chatten J，Bertoni F，et al. CD99（p30/p32 MIC2）neuroectodermal/Ewing's sarcoma antigen as an immunohistochemical marker. Review of more than 600 tumors asnd the literature experience. Applied Immunohistochemistry，1994，2：231-240.

87. Folpe AL，Hill CE，Parham DM，et al. Immunohistochemical detection of FLI-1 protein expression：a study of 132 round cell tumors with emphasis on CD99-positive mimics of Ewing's sarcoma/primitive neuroectodermal tumor. Am J Surg Pathol，2000，24：1657-1662.

88. Gu M，Antonescu CR，Guiter G，et al. Cytokeratin immunoreactivity in Ewing's sarcoma：prevalence in 50 cases confirmed by molecular diagnostic studies. Am J Surg Pathol，2000，24：410-4416.

89. Yoshida A，Sekine S，Tsuta K，et al. NKX2. 2 is a useful immunohistochemical marker for Ewing sarcoma. Am J Surg Pathol，2012，36：993-999.

90. Shibuya R，Matsuyama A，Nakamoto M，et al. The combination of CD99 and NKX2. 2，a transcriptional target of EWSR1-FLI1，is highly specific for the diagnosis of Ewing sarcoma. Virchows Arch，2014，465：599-605.

91. Suh CH，Ordonez NG，Hicks J，et al. Ultrastructure of the Ewing's sarcoma family of tumors. Ultrastruct Pathol，2002，26：67-76.

92. Sandberg AA，Bridge JA. Updates on cytogenetics and molecular genetics of bone and soft tissue tumors：Ewing sarcoma and peripheral primitive neuroectodermal tumors. Cancer Genet Cytogenet，2000，123：1-26.

93. Adams B，Hany MA，Schmid M，et al. Detection of t（11；22（q24；q12）translocation breakpoint in paraffin-embedded tissue of the Ewing's sarcoma family by nested reverse transcription-polymerase chain reaction. Diagn Mol Pathol，1996，5：107-113

94. Monforte-Munoz H，Lopez-Teffada D，Affendie H，et al. Documentation of EWS gene rearrangement by fluorescence in-situ hybridization（FISH）in frozen sections of Ewing's sarcoma-peripheral primitive neuroectodermal tumor. Am J Surg Pathol，1999，23：309-315.

95. Wang L，Motoi T，Khanin R，et al. Identification of a novel，recurrent HEY1-NCOA2 fusion in mesenchymal chondrosarcoma based on a genome-wide screen of exon-level expression data. Genes Chromosomes Cancer，2012，51：127-139.

96. Antonescu C. Round cell sarcomas beyond Ewing：emerging entities. Histopathology，2014，64：26-37.

97. Richkind KE，Romansky SG，Finklestein JZ. t（4；19）（q35；q13. 1）：a recurrent change in primitive mesenchymal tumors？ Cancer Genet Cytogenet，1996，87：71-74.

98. Kawamura-Saito M，Yamazaki Y，Kaneko K，et al. Fusion between CIC and DUX4 up-regulates PEA3 family genes in Ewing-like sarcomas with t（4；19）（q35；q13）translocation. Hum Mol Genet，2006，15：2125-2137.

99. Yoshimoto M，Graham C，Chilton-Ma cNeill S，et al. Detailed cytogenetic and array analysis of pediatric primitive sarcomas reveals a recurrent CIC-DUX4 fusion gene event. Cancer Genet Cytogenet，2009，195：1-11.

100. Graham C，Chilton-MacNeill S，Zielenska M，et al. The CIC-DUX4 fusion transcript is present in a subgroup of pediatric primitive round cell sarcomas. Hum Pathol，2012，43：180-189.

101. Italiano A，Sung YS，Zhang L，et al. High prevalence of CIC fusion with doublehomeobox（DUX4）transcription factors in EWSR1-negative undifferentiated small blue round cell sarcomas. Genes Chromosomes Cancer，2012，51：207-218.

102. Choi EY，Thomas DG，McHugh JB，et al. Undifferentiated small round cell sarcoma with t（4；19）（q35；q13. 1）CIC-DUX4 fusion：a novel highly aggressive soft tissue tumor with distinctive histopathology. Am J Surg Pathol，2013，37：1379-1386.

103. Specht K，Sung YS，Zhang L，et al. Distinct transcriptional signature and immunoprofile of CIC-DUX4 fusion-positive round cell tumors compared to EWSR1-rearranged Ewing sarcomas：further evidence toward distinct pathologic entities. Genes Chromosomes Cancer，2014，53：622-633.

104. Haidar A，Arekapudi S，DeMattia F，et al. High-grade undifferentiated small round cell sarcoma with t（4；19）（q35；q13. 1）CIC-DUX4 fusion：emerging entities of soft tissue tumors with unique histopathologic features-a case report and literature review. Am J Case Rep，2015，16：87-94.

105. Pierron G，Tirode F，Lucchesi C，et al. A new subtype of bone sarcoma defined by BCOR-CCNB3 gene fusion. Nat Genet，2012，44：461-466.

106. Puls F，Niblett A，Marland G，et al. BCOR-CCNB3（Ewing-like）sarcoma：a clinicopathologic analysis of 10 cases, in

comparison with conventional Ewing sarcoma. Am J Surg Pathol,2014,38:1307-1318.

107. Cohen-Gogo S,Cellier C,Coindre JM,et al. Ewing-like sarcomas with BCOR-CCNB3 fusion transcript:a clinical,radiological and pathological retrospective study from the Société Française des Cancers de L'Enfant. Pediatr Blood Cancer,2014,61:2191-2198.

108. Peters TL,Kumar V,Polikepahad S,et al. BCOR-CCNB3 fusions are frequent in undifferentiated sarcomas of male children. Mod Pathol,2015,28:575-586.

109. Shibayama T,Okamoto T,Nakashima Y,et al. Screening of BCOR-CCNB3 sarcoma using immunohistochemistry for CCNB3:A clinicopathological report of three pediatric cases. Pathol Int,2015,65:410-414.

110. Specht K,Zhang L,Sung YS,et al. Novel BCOR-MAML3 and ZC3H7B-BCOR gene fusions in undifferentiated small blue round cell sarcomas. Am J Surg Pathol,2016,40(4):433-42.

111. 杨元华,曾庆富. 嗅神经母细胞瘤的光镜、电镜和免疫组织化学观察. 中华病理学杂志,1995,24:39-42.

112. 刘红刚,张盛忠,何春燕. 嗅神经母细胞瘤的病理形态特点及其诊断和鉴别诊断. 中华病理学杂志,2003,32:432-436.

113. Mills SE,Frierson HF Jr. Olfactory neuroblastoma. A clinicopathologic study of 21 cases. Am J Surg Pathol,1985,9:317-327.

114. Arnesen MA,Scheithauer BW,Freeman S. Cushing's syndrome secondary to olfactory neuroblastoma. Ultrastruct Pathol,1994,18:61-68.

115. Banerjee AK,Sharma BS,Vashista RK,et al. Intracranial olfactory neuroblastoma:evidence for olfactory epithelial origin. J Clin Pathol,1992,45:299-302.

116. Devaney K,Wenig BM,Abbondanzo SL. Olfactory neuroblastoma and other round cell lesions of the sinonasal region. Mod Pathol,1996,9:658-663.

117. Silva A,Stankiewicz J,Raslan W. Pathologic quiz case 2. Esthesioneuroblastoma of the nasal cavity. Arch Otolaryngol Head Neck Surg,1994,120:462-3,465-466.

118. Simon JH,Zhen W,McCulloch TM,et al. Esthesioneuroblastoma:the University of Iowa experience 1978-1998. Laryngoscope,2001,111:488-493.

119. Girod D,Hanna E,Marentette L. Esthesioneuroblastoma. Head Neck,2001,23:500-505.

120. Kadish S,Goodman M,Wang CC. Olfactory neuroblastoma. A clinical analysis of 17 cases. Cancer,1976,37:1571-1576.

121. Taxy JB,Bharani NK,Mills SE,et al. The spectrum of olfactory neural tumors. A light-microscopic immunohistochemical and ultrastructural analysis. Am J Surg Pathol,1986,10:687-695.

122. Hirose T,Scheithauer BW,Lopes MB,et al. Olfactory neuroblastoma. An immunohistochemical,ultrastructural,and flow cytometric study. Cancer,1995,76:4-19.

123. Sorensen PH,Wu JK,Berean KW,et al. Olfactory neuroblastoma is a peripheral primitive neuroectodermal tumor related to Ewing sarcoma. Proc Natl Acad Sci USA,1996,93:1038-1043.

124. Kumar S,Perlman E,Pack S,et al. Absence of EWS/FLI1 fusion in olfactory neuroblastomas indicates these tumors do not belong to the Ewing's sarcoma family. Hum Pathol,1999,30:1356-1360.

125. Mezzelani A,Tornielli S,Minoletti F,et al. Esthesioneuroblastoma is not a member of the primitive peripheral neuroectodermal tumour-Ewing's group. Br J Cancer,1999,81:586-591.

126. Krompecher E. Zur Histogenese und morphologie der adamantinome und sonstiger kiefergeschewulste. Beitr Pathol Anat,1918,64:165-197.

127. Johnson RE,Scheithauer BW,Dahlin DC. Melanotic neuroectodermal tumor of infancy:a malignant tumor of the femur. Mayo Clin Proc,1982,57:719-722.

128. Johnson RE,Scheithauer BW,Dahlin DC. Melanotic neuroectodermal tumor of infancy. A review of seven cases. Cancer,1983,52:661-666.

129. Carpenter BF,Jimenez C,Robb IA. Melanotic neuroectodermal tumor of infancy. Pediatr Pathol,1985,3:227-244.

130. Crockett DM,McGill TJ,Healy GB,et al. Melanotic neuroectodermal tumor of infancy. Otolaryngol Head Neck Surg,1987,96:194-197.

131. Mirich DR,Blaser SI,Harwood-Nash DC,et al. Melanotic neuroectodermal tumor of infancy:clinical,radiologic,and pathologic findings in five cases. AJNR Am J Neuroradiol,1991,12:689-697.

132. Pettinato G,Manivel JC,d'Amore ES,et al. Melanotic neuroectodermal tumor of infancy. A reexamination of a histogenetic problem based on immunohistochemical,flow cytometric,and ultrastructural study of 10 cases. Am J Surg Pathol,1991,15:233-245.

133. De Chiara A,Van Tornout JM,Hachitanda Y,et al. Melanotic neuroectodermal tumor of infancy. A case report of paratesticular primary with lymph node involvement. Am J Pediatr Hematol Oncol,1992,14:356-360.

134. Kapadia SB,Frisman DM,Hitchcock CL,et al. Melanotic neuroectodermal tumor of infancy. Clinicopathological,immunohistochemical,and flow cytometric study. Am J Surg Pathol,1993,17:566-573.

135. Barrett AW,Morgan M,Ramsay AD,et al. A clinicopathologic and immunohistochemical analysis of melanotic neuroectodermal tumor of infancy. Oral Surg Oral Med Oral Pathol Oral Radiol Endod,2002,93:688-698.

136. 李原,王秀丽,王丽,等. 婴儿黑色素神经外胚瘤的临床病理及免疫组化观察临床口腔医学杂志,2003,19:459-461.

137. 陈艳,李铁军,俞光岩,等. 口腔婴儿色素性神经外胚瘤的诊断和治疗. 北京大学学报(医学版),2008,40(1):19-23.

138. Denadai ER,Zerati Filho M,Verona CB,et al. Tumor of the testicle:a case of melanotic neuroectodermal tumor of infancy. J Urol,1986,136:117-118.

139. Henley JD,Ferry J,Ulbright TM. Miscellaneous rare paratesticular tumors. Semin Diagn Pathol,2000,17:319-339.

140. Omodaka S,Saito R,Kumabe T,et al. Melanotic neuroectodermal tumor of the brain recurring 12 years after complete remission:case report. Brain Tumor Pathol,2010,27(1):51-57.

141. Lacy SR,Kuhar M. Melanotic neuroectodermal tumor of infancy presenting in the subcutaneous soft tissue of the thigh. Am J Dermatopathol,2010,32(3):282-286.

142. Rekhi B,Suryavanshi P,Desai S,et al. Melanotic neuroectodermal tumor of infancy in thigh of an infant-a rare case report with diagnostic implications. Skeletal Radiol,2011,40(8):1079-1084.

第二十章

副神经节瘤

导读

副神经节和副神经节瘤
嗜铬细胞瘤
肾上腺外副神经节瘤
　颈动脉体副神经节瘤
　颈静脉球鼓室副神经节瘤

迷走神经副神经节瘤
喉部副神经节瘤
位于头颈部其他部位的副神经节瘤
主动脉肺动脉副神经节瘤

肾上腺外交感神经副神经节瘤
节细胞性副神经节瘤
马尾副神经节瘤
恶性副神经节瘤

第一节　副神经节和副神经节瘤

一、副神经节

　　副神经节起自于原始神经嵴,起始于妊娠时,在发育过程中逐渐形成具有特殊形态和生化功能的细胞团,即副神经节结构。

　　副神经节分为肾上腺髓质副神经节(paraganglia of adrenal medulla)和肾上腺外副神经节(extra-adrenal paraganglia)两种。肾上腺髓质副神经节位于肾上腺髓质内。肾上腺外副神经节主要沿着脊柱旁和主动脉旁的轴心分布,从颅底延伸至盆底,与交感神经链关系密切,呈紧密平行状分布,包括迷走神经体(vagal body)、颈动脉体(carotid body)、主动脉体(aortic body)以及散在分布于纵隔、腹腔和腹膜后的副神经节(图20-1)。

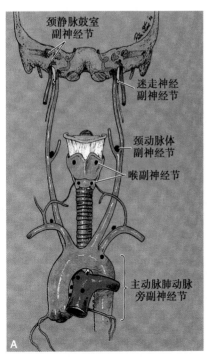
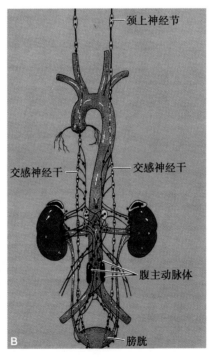

图 20-1　副神经节
A. 头颈部/胸腔;B. 腹/盆腔

1162

Glenner 和 Grimley[1] 根据起源的解剖部位将肾上腺外的副神经节分为以下四组：①鳃节副神经节(branchiomeric paraganglia)，主要分布于头颈部，与动脉和颅神经关系密切，包括颈静脉鼓室副神经节(jugulotympanic paraganglia)和颈动脉体，以及分布于鼻腔、眼眶、喉、锁骨下和肺主动脉的副神经节；②迷走神经内副神经节(intravagal paraganglia)，分布于迷走神经的神经束膜内，通常位于颈静脉和颅底结状神经节水平；③主动脉交感神经副神经节(aorticosympathetic paraganglia)，与交感神经关系密切，尤其是在主动脉分叉处，也可沿着髂血管、股血管和胸腔内的血管分布；④脏器-自律性副神经节(visceral-autonomic paraganglia)，与实质脏器和血管关系密切。与其他同样起自于神经嵴的组织所不同的是，在人体的四肢内未发现有副神经节的结构存在。

肾上腺外副神经节比较小，除位于腹腔的腹主动脉旁副神经节(Zuckerkandl 体)外，一般只能在显微镜下识别。在胎儿和新生儿的主动脉旁、肠系膜上动脉起始部、双侧肾动脉和腹主动脉分叉处可见到副神经节。

正常的副神经节由主细胞(chief cell)和支持细胞(sustetacular cell)两种细胞组成。主细胞呈圆形或多边形，胞质淡染，细胞边界不清，核圆形或卵圆形，染色质分布均匀。主细胞多呈巢团状排列，形成一种特征性的细胞球或称器官样结构(Zellballen pattern，Zellballen 为德文，Zell 为细胞，ballen 为球)(图 20-2)，或呈吻合的梁束状分布。支持细胞是一种变异的施万细胞，呈扁平状，围绕在主细胞巢团的周围。在主细胞巢团之间为纤细的血窦样毛细血管网。因主细胞质内含有致密核心颗粒(100～200nm)、儿茶酚胺和神经多肽，故可表达神经内分泌标记，如 CgA、Syn、NSE 和 CD56，故副神经节发生的肿瘤属于神经内分泌肿瘤。支持细胞主要表达 S-100，有时可表达 GFAP。

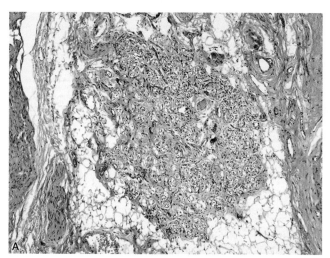
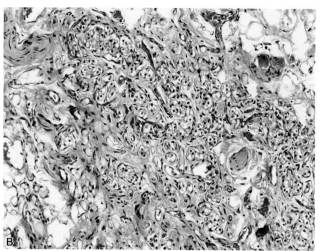

图 20-2　副神经节
A、B. 主细胞多呈巢团状排列，形成器官样结构，周边为扁平的支持细胞

二、副神经节瘤

副神经节瘤包括特指发生于肾上腺髓质内的嗜铬细胞瘤(pheochromocytoma)(多具有功能性)以及发生于肾上腺以外部位的副神经节瘤，也称肾上腺外副神经节瘤(extra-adrenal paraganglioma)，统称为副神经节瘤(paraganglioma，PGL)。

肾上腺外副神经节瘤又可分为交感神经副神经节瘤(sympathetic paraganglioma)和副交感神经副神经节瘤(parasympathetic paraganglioma)。副交感神经副神经节瘤位于头颈部，常为无功能性；交感神经副神经节瘤沿着腹腔交感神经干分布，常分泌儿茶酚胺。

嗜铬细胞瘤和副神经节瘤可为散发性，也可发生于一些遗传性肿瘤综合征，包括多发性内分泌肿瘤Ⅱ型(MENⅡ，RET 基因突变引起)、von Hippel-Lindau(VHL)病(VHL 胚系突变引起)、神经纤维瘤病Ⅰ型(NF1 基因胚系突变引起)和嗜铬细胞瘤-副神经节瘤综合征(SDHB、SHBC 或 SDHD 基因胚系突变引起)[2,3]，相应的遗传性诊断路径参见图 20-3，嗜铬细胞瘤相关综合征及其相应的基因改变见表 20-1。

表 20-1　嗜铬细胞瘤相关综合征和基因改变

综合征	涉及基因
遗传性副神经节瘤-嗜铬细胞瘤综合征	SDH 基因亚单位胚系突变
多发性内分泌瘤综合征(MEN Ⅱ)	RET 基因胚系突变
von Hippel-Lindau 综合征	VHL 基因胚系突变
Ⅰ型神经纤维瘤病	NF1 基因突变
Carney-Stratakis 综合征 (SDH 缺陷型 GIST 和多中心性副神经节瘤)	SDH 基因亚单位突变
Carney 三联症 (SDH 缺陷型 GIST、副神经节瘤和肺软骨瘤)	SDH 基因亚单位突变

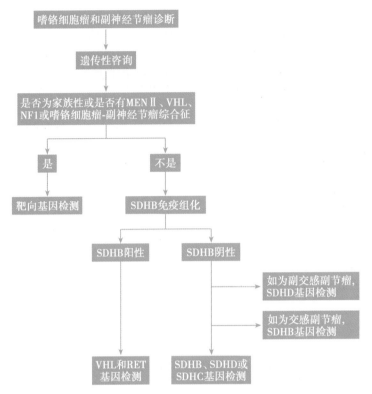

图 20-3 嗜铬细胞瘤和副神经节瘤的遗传性检测

第二节 嗜铬细胞瘤

嗜铬细胞瘤的英文 pheochromocytoma 起自于希腊语，phaios 意为"dark"，chroma 意为"color"，kytos 意为"cell"，-oma 意为"tumor"。嗜铬细胞瘤起自于肾上腺髓质的嗜铬细胞（chromaffin cells），后者起自于神经嵴。

【临床表现】

嗜铬细胞瘤多发生于 30~50 岁成年人，有家族史者则相对较为年轻。约 10% 的病例发生于儿童。两性均可发生，无明显差异。

约 2/3 的嗜铬细胞瘤为功能性，患者有症状，最常见的症状为高血压和心动过速，其他症状可包括皮肤感觉异常、胁肋部疼痛、心悸、焦虑、发汗、头痛、面色苍白和体重减轻等。患者可有血糖升高。血清学检测甲氧基肾上腺素，尿液检测去甲肾上腺素、肾上腺素和 3-甲氧基肾上腺素对嗜铬细胞瘤的诊断有一定的提示性意义。80% 的嗜铬细胞瘤为单发性，以右侧多见，10% 为双侧性，10% 为肾上腺外。儿童患者中 1/4 为双侧性，另 1/4 发生于肾上腺外。

【遗传学】

约 25% 的病例可为家族性，可由 *VHL*、*RET*、*NF1*、*SDHB* 和 *SDHD* 基因突变引起。嗜铬细胞瘤是 MEN ⅡA 和 MEN ⅡB 的肿瘤组成成分之一，其他肿瘤包括甲状旁腺腺瘤和家族性髓样癌，由 *RET* 基因突变所致。

【大体形态】

境界相对清楚，可附带肾上腺，直径 2~10cm，切面呈灰白色、淡褐色或暗红色，部分病例可伴有出血和坏死，偶可有囊性变和钙化。

【组织形态】

由腺泡状、巢状、梁状或实性片状分布的多边形嗜铬细胞组成，胞质可呈嗜伊红色、双染性或嗜碱性颗粒状（图 20-4），核深染，可显示明显的多形性，约 1/3 的病例内可见核内假包涵体。约 47% 的病例于胞质内可见嗜伊红色玻璃样小体，PAS 染色阳性，耐淀粉酶消化。嗜铬细胞瘤可合并其他肾上腺肿瘤，如节细胞神经瘤（图 20-5）、神经母细胞瘤或节细胞神经母细胞瘤，甚至是恶性周围神经鞘瘤，也称为复合性嗜铬细胞瘤（composite pheochromocytoma）[4-7]。少数嗜铬细胞瘤可含有色素，也称色素性嗜铬细胞瘤（pigmented pheochromocytoma）（图 20-6）[8]。

恶性嗜铬细胞瘤的诊断标准是出现远处转移。局部广泛浸润和成片凝固性坏死提示可能具有恶性行为。

【免疫组化】

瘤细胞表达神经内分泌标记，包括 Syn、CgA、NSE 和 CD56（图 20-7A，B），不表达上皮性标记，巢状或腺泡状排列的瘤巢周围支持细胞可表达 S-100。复合型嗜铬细胞瘤中的嗜铬细胞瘤区域表达内分泌标记，节细胞神经瘤样区域可表达 S-100、NSE 和 PGP9.5 等标记（图 20-7C~F）。

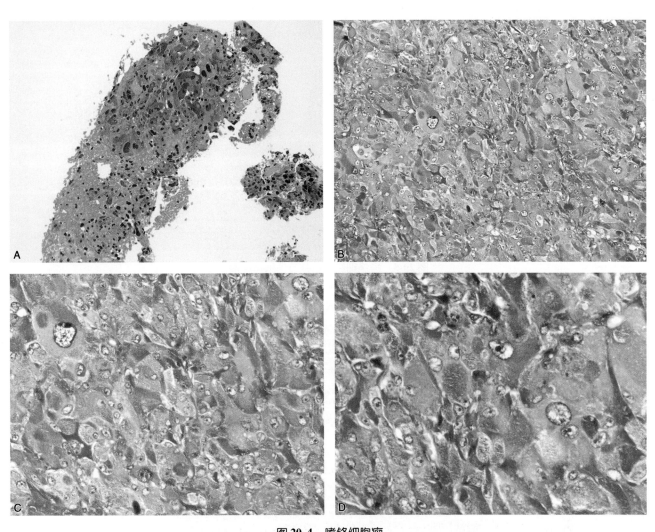

图 20-4　嗜铬细胞瘤

A. 穿刺活检标本；B~D. 手术切除标本，由片状分布的多边形细胞组成，胞质呈淡紫色（薰衣草色），颗粒状

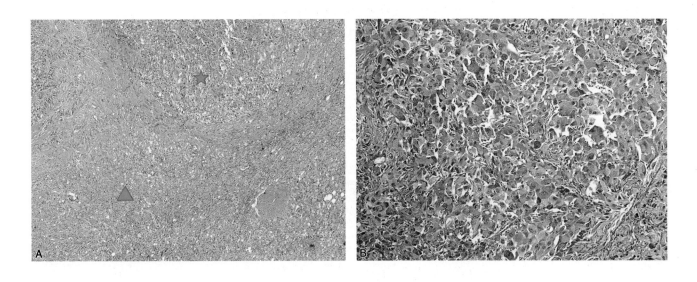

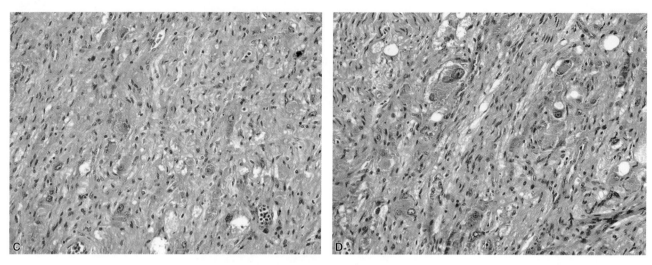

图 20-5　嗜铬细胞瘤合并节细胞神经瘤

A. 低倍镜,五角星区域为嗜铬细胞瘤,三角形区域为节细胞神经瘤;B. 嗜铬细胞瘤区域;C、D. 节细胞神经瘤区域

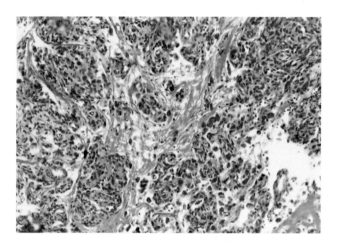

图 20-6　色素性嗜铬细胞瘤

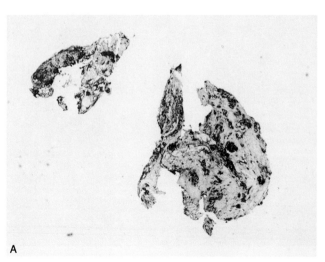

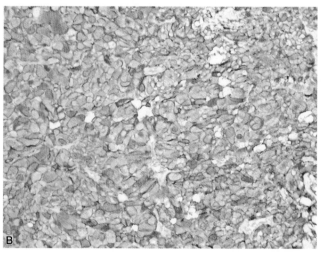

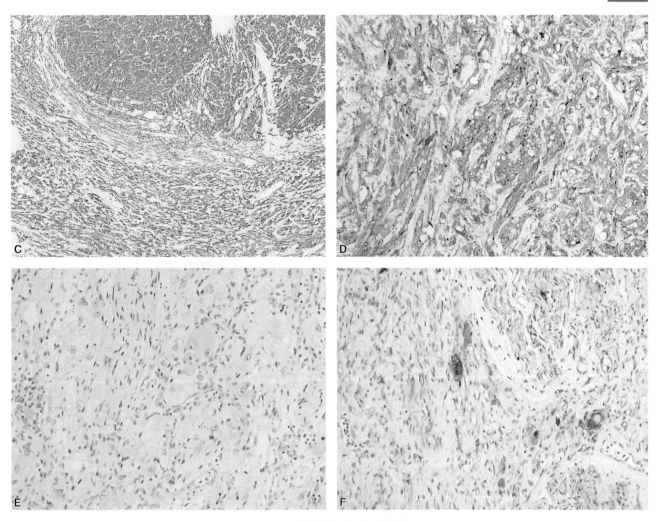

图 20-7　嗜铬细胞瘤的免疫组化

A. 穿刺活检标本 Syn 标记；B. 切除标本 Syn 标记；C. 复合型嗜铬细胞瘤中的嗜铬细胞瘤区域表达 Syn；D. 节细胞神经瘤区域的施万细胞间质表达 S-100；E. 节细胞神经瘤区域的施万细胞间质表达 SOX10；F. 节细胞神经瘤区域中的节细胞表达 PGP9.5

【预后】

具有恶性生物学行为的嗜铬细胞瘤常见于 *SDHB* 胚胎性突变者。

第三节　肾上腺外副神经节瘤

肾上腺外副神经节瘤可发生于自颅底至盆底的任何部位，多与人体正常副神经节的分布区域相一致，其命名主要依据肿瘤发生的解剖部位。自 1891 年 Marchand[9] 首次报告颈动脉体副神经节瘤以来，迄今为止，文献中报告肾上腺外副神经节瘤的发生部位包括头颈部、胸腔、纵隔、腹腔、盆腔和泌尿生殖道。少数肿瘤可发生于人体无副神经节的部位，如肺、胆囊、甲状腺、子宫和阴道壁等处。

头颈部副神经节瘤较多见，仅次于腹膜后者，约占所有副神经节瘤的 25%，大多数为非功能性，仅 10%～20% 为功能性。头颈部副神经节瘤中又以颈动脉体副神经节瘤最多见，其次为颈静脉球、迷走神经体和中耳，其他部位包括蝶鞍、松果体、海绵窦、咽、眼眶、鼻腔、喉、舌、软腭、气管、食管和甲状

腺，偶可位于面颊部。

纵隔副神经节瘤罕见，起自于与肺动脉、主动脉弓相连或与交感神经链有关的副神经节。前者位于前纵隔，称为主动脉体副神经节瘤；后者位于后纵隔，与腹膜后副神经节瘤相似。主动脉体副神经节瘤在组织学上与位于头颈部者相同，但预后稍差，约 10% 发生转移。后纵隔副神经节瘤远较主动脉体副神经节瘤少见，发病年龄较轻，平均为 29 岁，组织学形态介于颈动脉体瘤和腹膜后副神经节瘤之间，约 7% 的病例临床上呈侵袭性。纵隔副神经节瘤患者多以咳嗽和胸痛为首发症状，CT 和 MRI 可显示纵隔内占位。除纵隔外，文献上还有发生于肺、支气管和心脏的病例报道。

位于腹膜后的副神经节瘤约占副神经节瘤的 55%，最多见于腹主动脉旁和肠系膜下动脉起始处，其次见于肾周和骶尾部，少数病例可发生于胆囊、肝脏和胰腺。临床上多表现为腹部无痛性包块，功能性者可伴有阵发性高血压。

泌尿生殖道的副神经节瘤主要发生于膀胱，约占副神经节瘤的 7%，其次见于子宫和卵巢，偶可位于阴道和外阴。位于膀胱的副神经节瘤临床上以反复发作的血尿和高血压为主

要表现。

表 20-2 列出肾上腺外副神经瘤的有关检查项目供参考[10]。

表 20-2　肾上腺外副神经节瘤的检查项目

1. 解剖部位
2. 病理诊断,依据肿瘤起自部位(如颈主动脉体瘤、迷走神经体瘤和膀胱副神经节瘤等)
3. 手术切除类型(活检、局切、完整切除)
4. 肿瘤大小(长径×纵径×横径)和重量
5. 大体形态,外观及切面情况
6. 术中会诊结果,包括冷冻切片、细胞涂片/印片
7. 镜下检查:有无核分裂象,并计数,区域淋巴结有无转移,手术切缘情况
8. 有无坏死及坏死的范围
9. 浸润性生长(血管、邻近组织/脏器)
10. 其他少见的病理形态:有无合并节细胞神经瘤、节细胞神经母细胞瘤、神经母细胞瘤和恶性周围神经鞘瘤形态
11. 特殊检查:电镜、特殊染色、免疫组化
12. DNA 定量、细胞遗传学

一、颈动脉体副神经节瘤

颈动脉体副神经节瘤(carotid body paraganglioma,CBP)是一种起自于颈动脉体副神经节主细胞的副神经节瘤,简称颈动脉体瘤,由 Marchand[9] 于 1891 年首先报道。曾被称为化学感受器瘤(chemodectoma)[12],但并无证据表明肿瘤在化学感受方面具有功能作用。CBP 是最常见的肾上腺外副神经节瘤,在 Lack 等[13] 报道的材料中,CBP 占头颈部副神经节瘤的60%,在复旦大学附属肿瘤医院 125 例材料中,CBP 占头颈部副神经节瘤的 78% ,占所有副神经节瘤的 20% 。

正常的颈动脉体位于颈总动脉分叉的后方,常埋于血管外膜内[11]。颈动脉体是一种特殊的化学感受器,能感知血液中的氧压力和 pH 值,能影响呼吸频率和呼吸深度。颈动脉体副神经节是人体内体积最大的副神经节之一,常在尸体解剖时发现,约米粒大小。在患有慢性肺疾病的患者中,或在居住于高海拔地区(如南美的秘鲁、墨西哥、美国的科罗拉多和我国的西藏地区)的人群中,颈动脉体可代偿性增生。颈动脉体由圆形或多边形的主细胞组成,周围围绕纤细的支持细胞。主细胞的确切功能尚不清楚,推测其可能影响自主神经的活动水平。支持细胞是一种变异的施万细胞,引导神经附着于主细胞的突触末端上。尽管主细胞和支持细胞被认为是起自于神经脊,但颈动脉体的支持结构却起自于间叶组织。

【ICD-O 编码】

8692/1

【临床表现】

可发生于任何年龄,发病高峰为 40~50 岁[12-17],发生于儿童者较少见,但文献上也有发生于 1 岁以内新生儿的报道[18]。颈动脉体瘤在高海拔地区的人群中有较高的发病率。Saldana 等[19] 的报道显示,颈动脉体瘤在秘鲁高海拔地区的发生率为低海拔地区的 10 倍,提示因缺氧而形成的颈动脉体长期增生最终可导致肿瘤的发生。男性发病率与女性相似,但

在高海拔地区则以女性明显多见[20]。

临床上多表现为下颌角附近缓慢性生长的无痛性肿块(图 20-8),极少数患者可有疼痛感或有触痛。检查时,肿块在水平方向上可被推动,但不能作上下移动。可扪及搏动感,听诊时可闻及杂音,压迫肿块时可引起心跳加快。累及第Ⅶ、Ⅹ和Ⅻ颅神经时可引起相应的神经麻痹症状,如累及迷走神经可产生声带麻痹或吞咽困难。偶可累及颈交感神经链而产生 Horner 综合征。极少数肿瘤为功能性,产生高血压症状[21]。偶可伴有 von Hippel-Lindau 综合征[22]。2%~5% 的病例为双侧性[23,24]。7%~9% 的病例具有家族性[25,26],并好发于年轻人,平均年龄为 38.8 岁。临床上,CBP 可被误诊为颌下腺肿大/肿瘤、淋巴结肿大、鳃裂囊肿或动脉瘤等疾病,但在经验丰富者,常可在术前即能做出正确的诊断。

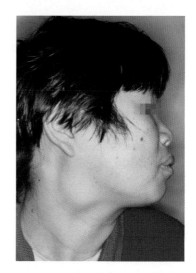

图 20-8　右下颌角颈动脉体瘤

【影像学】

B 超和多普勒检查显示肿块呈实性,富含血管,边界清,低回声,推移颈内外动脉,动脉波形呈低阻、快血流[27]。因肿瘤血供丰富,故血管造影、CT 或 MRI 检查对术前诊断有一定的价值(图 20-9)[28]。

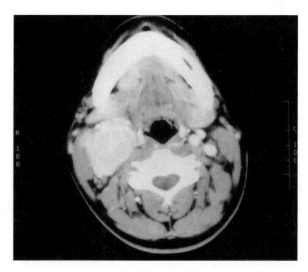

图 20-9　颈动脉体瘤 CT

【大体形态】

术中见肿瘤位于颈内动脉和颈外动脉分叉处,部分附着于血管或包绕血管,分叶状,多被覆纤维性假包膜,有时在肿瘤的外表可见血管压迹(图 20-10A),直径范围为 1.0~8.5cm,平均为 3.8cm,切面呈实性,灰红、灰褐或灰白色,有时可见出血或囊性变(图 20-10B)。根据肿瘤与血管的关系,可分为三组:Ⅰ组,占 26%,肿瘤与血管外膜并无明显粘连,体积较小,中位体积为 7cm³;Ⅱ组,占 46.5%,肿瘤与血管外膜有粘连,并部分包绕一个或两个颈动脉,中位体积为 11cm³;Ⅲ组,占 27.6%,肿瘤将颈动脉分叉处完全包裹,中位体积为 22cm³。

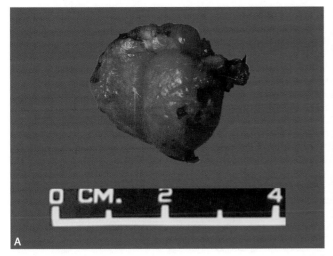
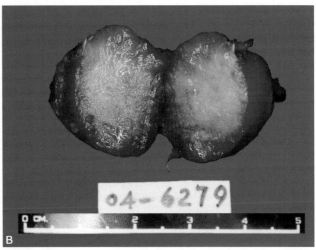

图 20-10　颈动脉体瘤大体形态

【组织形态】

低倍镜下,肿瘤周围有一层纤维性假包膜,部分区域包膜不连续,形成肿瘤浸润包膜的假象(图 20-11A)。肿瘤实质由排列成器官样或细胞球结构的卵圆形或多边形主细胞(Ⅰ型细胞)和位于主细胞周围的梭形支持细胞(Ⅱ型细胞)所组成(图 20-11B~F),网状纤维染色能清晰显示器官样或细胞球结构(图 20-11G)。与正常颈动脉体中的细胞球或器官样结构相比,颈动脉体瘤中的细胞球或器官样结构体积偏大且形状不规则,其内的主细胞也偏大,并有一定的异型性。细胞球或器官样结构的大小和形状在不同的区域可有较大的变化,特别大的细胞球中央可伴有变性或坏死。器官样或细胞球结构之间为纤维血管性间质,有时因组织固定收缩的关系,形成瘤细胞巢与纤维血管性间质分隔的假象(图 20-11H),或形成腺泡状结构(图 20-11I)。高倍镜下,主细胞的胞质呈嗜伊红色,略呈颗粒状,细胞边界多不清,胞质内有时可见到玻璃小体样物质(图 20-11J)。部分病例中,主细胞胞质也可呈空泡状,形成假腺腔样的小腔隙(pseudoacini)(图 20-11K)或呈透亮状(图 20-11L)。核染色质较均匀,有时可见核内假包涵体,核可出现程度不一的多形性(图 20-11F、M),但核分裂象一般难以找到。部分病例中,间质可出现明显胶原化,此时器官样结构不明显,瘤细胞呈宽窄不等的条束状排列,夹杂在胶原纤维之间(图 20-11N),易被误诊。另在部分病例中,细胞球之间可伴有明显的出血(图 20-11O)。少数病例内可含有扩张的血管,挤压主细胞时,可形成血管外皮瘤样结构。根据组织学结构,LeCompte[29]曾将本瘤分成经典型、腺瘤样型和血管瘤样(图 20-11P)三种亚型。Lack[13]还曾遇到过 1 例瘤细胞呈梭形的 CBP,但在其他切片中能见到经典的 CBP 区域。

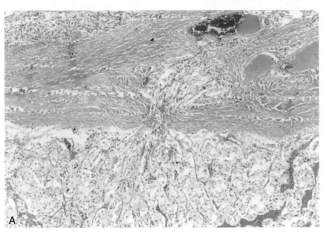
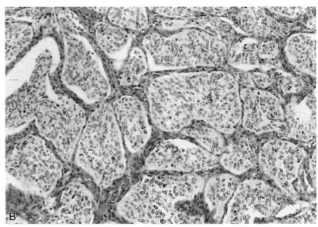

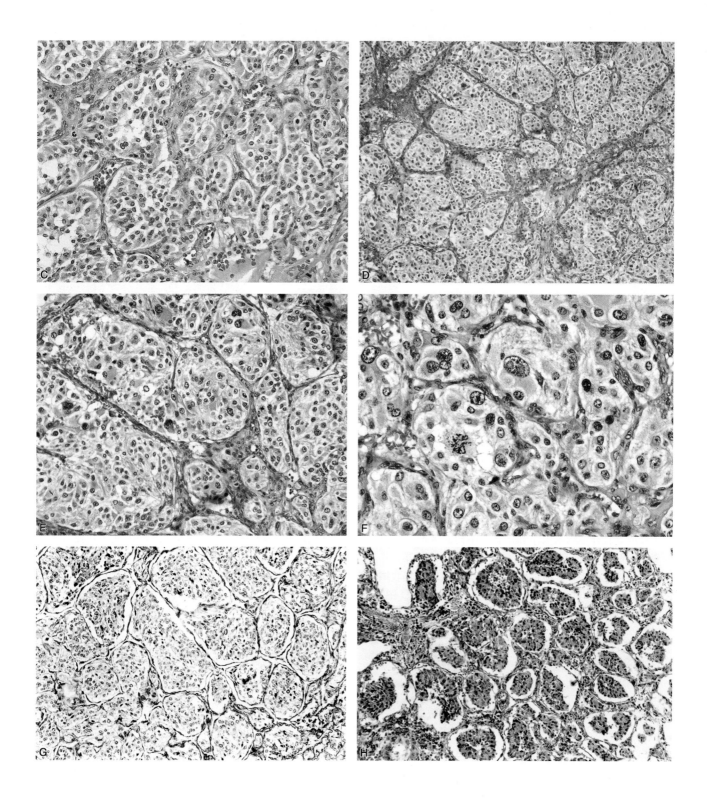

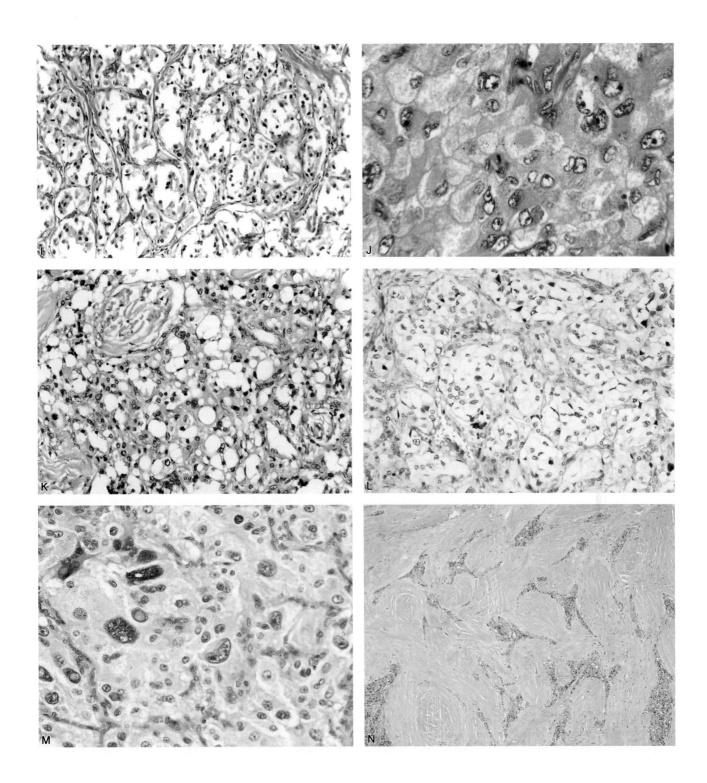

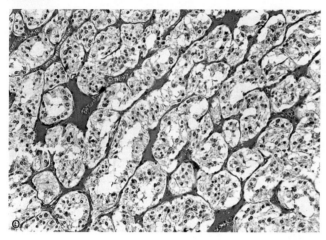
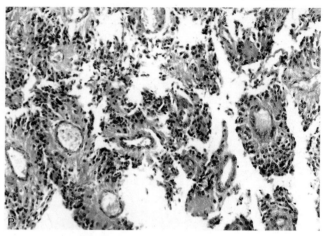

图 20-11　颈动脉体瘤的组织学形态

A. 浸润包膜；B～F. 器官样或细胞球结构；G. 网状纤维染色；H. 瘤细胞巢与纤维血管性间质分隔的假象；I. 腺泡样结构；J. 胞质内玻璃小体；K. 胞质呈空泡状；L. 胞质呈透亮状；M. 核可出现程度不一的多形性；N. 间质胶原化；O. 细胞球之间伴有明显的出血；P. 血管瘤样

Weiss[30]认为一些不典型性形态可提示恶性颈动脉体瘤的诊断，如肿瘤内的细胞球或器官样结构非常大，并与片状分布有核分裂的多形性瘤细胞相融合，细胞球中央可见凝固性坏死，以及血管侵犯等。但值得指出的是，因核的多形性也可以出现于良性肿瘤内，故不能单凭核的多形性而诊断为恶性。另一方面，在一些已经发生转移的颈动脉体瘤中，可难以找到足以诊断为恶性的组织学形态[31]。

【免疫组化】

主细胞表达 CgA、Syn、NSE 和 CD56（图 20-12A～C）[32,33]，其他阳性的神经内分泌标记物包括 NF、5-羟色胺、脑啡肽、胃泌素、P 物质、血管活性肠肽、生长抑素、蛙皮素和 PGP9.5 等，不表达 AE1/AE3 和 EMA；支持细胞表达 S-100（图 20-12D），有时还可表达 GFAP。具有 *SDHB/C/D* 突变者失表达 SDHB[2]。

【超微结构】

瘤细胞巢边界清晰，有时可见菲薄的连续或不连续的支持细胞胞质。主细胞的核不规则或有皱褶，明显时则可形成光镜下所见的核内假包涵体。具有特征性的形态是，主细胞胞质内可见有膜包绕的致密核心神经内分泌型颗粒，大小和形态较为一致，直径为 100～200nm[34]。

【细胞遗传学】

研究显示，家族性病例与 11q22.3-q23.2 相关[35]，该区域含有 *PGL* 肿瘤抑制基因[36]。新近研究显示，副神经节瘤中的基因突变 50% 为位于 11q23 上的 *PGL1*（*SDHD*），20% 为位于 1p36 上的 *PGL4*（*SDHB*），少数为位于 1q21 上的 *PGL3*（*SDHC*）[37,38]。

【鉴别诊断】

1. 腺泡状软组织肉瘤　多发生于四肢，特别是大腿。值得注意的是，部分腺泡状软组织肉瘤也可发生于颈部，可与副神经节瘤相混淆，尤其是在作术中冰冻诊断时。鉴别点在于，腺泡状软组织肉瘤虽然也可位于颈部，但多位于肌肉组织内，与正常情况下副神经节的分布有所差异。组织学上，腺泡状软组织肉瘤的瘤细胞巢大小不一，中央常松散，瘤细胞胞质内可见 PAS 阳性棒状结晶物质，免疫组化显示瘤细胞可表达 TFE3 和 MyoD1，不表达 CgA、Syn 和 NSE。

2. 神经内分泌肿瘤　多发生于实质脏器，除神经内分泌标记外，瘤细胞尚可表达上皮性标记[33]。

【治疗】

采用手术方法将肿瘤完整切除，术前应完善一些相关检查，如血管造影、CT 和（或）MRI 及儿茶酚胺水平的测定等。如肿瘤与血管之间并无明显粘连，可作颈动脉外膜下切除肿瘤而保留血管结构。如肿瘤呈弥漫性生长，包绕血管而难以分离，可将血管连同肿瘤一并切除，并作血管移植[39]。为防止术中大量失血，可在术前进行肿瘤栓塞[40]。最常见的手术并发症为颅神经损伤[41]。对一些不能切除的病例，可采用放射治疗[42]。

【预后】

副神经节瘤生长相对缓慢，每年增大约 1mm[43]。多数病例临床上呈良性经过，可通过完整切除肿瘤而获得治愈。约 6%～12.5% 的病例可发生转移，其中半数转移至区域淋巴结，远处转移多转移至肝、肺和骨，后者常在较长的一段时间后发生，如 Gustilo 等[44]报道的 1 例在术后 35 年发生盆腔转移，故对颈动脉体瘤应注重长期随访。伴有区域淋巴结转移者其 5 年生存率为 80%，明显高于伴有远处转移者，后者的 5 年生存率为 10%[45]。

一些组织学形态可提示肿瘤具侵袭性或预后不佳，如肿瘤呈浸润性生长，瘤细胞巢（细胞球）巨大，中央可见坏死灶；瘤细胞核有异型性并易见核分裂象；肿瘤侵犯血管；支持细胞减少或缺如等。恶性副神经节瘤多见于 *SDHB* 突变者[46]。

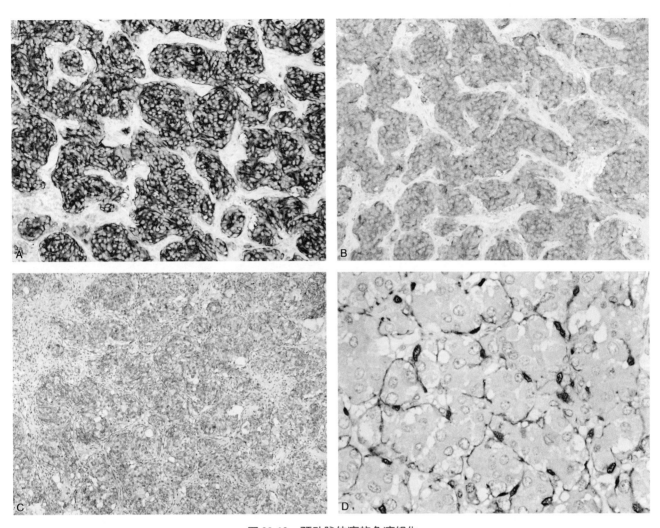

图 20-12　颈动脉体瘤的免疫组化
A. CgA 标记；B. Syn 标记；C. CD56 标记；D. S-100 标记

二、颈静脉球鼓室副神经节瘤

颈静脉球鼓室副神经节瘤(jugulotympanic paraganglioma，JTP)是一种起自于分散于颅底和中耳副神经节的副神经节瘤，由 Rosenwasser 于 1945 年首先报道[47]，在头颈部副神经节瘤中仅次于颈动脉体瘤，居于第二位。

【ICD-O 编码】

8690/1

【临床表现】

多发生于 50~60 岁成年人[48]，平均年龄为 52~55 岁，偶可发生于儿童[49]，女性明显多见。两侧均可发生，并无明显差异。

鼓室副神经节瘤多沿着中耳室内第Ⅸ颅神经鼓室分支(Jacobson 神经)或第Ⅹ颅神经耳支(Arnold 神经)分布，是中耳最常见的肿瘤，一般位于耳蜗岬的上方。患者多伴有耳鸣，累及听小骨时可引起传导性听觉丧失，其他症状包括耳鼓胀、疼痛、耳溢液、眩晕以及慢性中耳炎等。一小部分患者有面瘫。肿瘤一般较小，附着于中耳岬上，体积较大时，可充满中耳室，包裹听小骨，突出或穿透鼓膜，形成从外耳道可视的粉红色或紫色息肉状肿块。术前 CT 和 MRI 检查有助于确定肿瘤的大小及部位。手术时易出血。

颈静脉球副神经节瘤累及颅底的颞骨一侧，可生长在颞骨岩部，有时延伸至颅内，类似小脑脑桥或中颅窝肿瘤。肿瘤可通过颈静脉孔而呈哑铃状生长，因压迫第Ⅸ、Ⅹ、Ⅺ和Ⅻ颅神经而产生麻痹性症状。肿瘤偶可阻塞颈内静脉上段部分和颈静脉球，有时可呈腊肠样突入颈内静脉腔内，并可延伸至右心室内。肿瘤也可侵蚀颈静脉窝上方菲薄的骨板，形成中耳道息肉。少数情况下，还可引起腮腺区肿胀，类似腮腺肿瘤[50]。向上颈部生长时，可引起鼻咽部软组织背离中线。活检时可误诊为脑膜瘤。

【大体形态】

位于中耳的副神经节瘤体积多小于 1cm²，肿瘤较大时，可侵犯颞骨岩部。

【组织形态】

与发生于其他部位的副神经节瘤相似，但肿瘤内血管比较丰富，器官样结构的数量比较少，形状不一致，且体积较小，巢内主细胞也较小，并以间质胶原化为特征，肿瘤可侵蚀邻近骨结构(图 20-13)。

【免疫组化】

与颈动脉体瘤相同(图 20-14)。

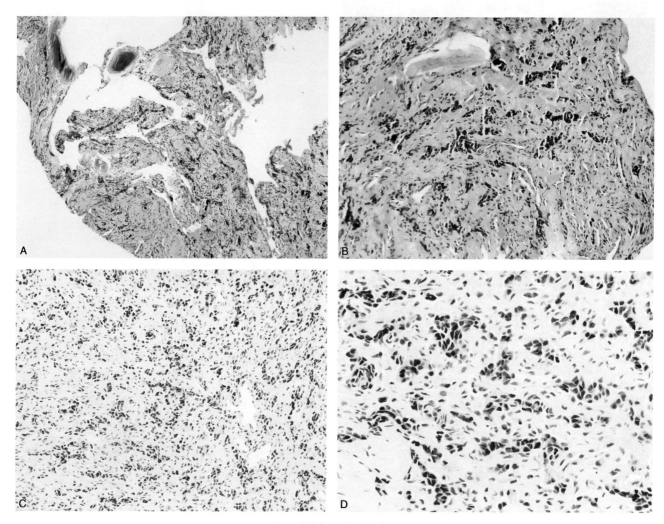

图 20-13   颈静脉球鼓室副神经节瘤的组织学形态

A ~ D. 器官样结构的数量比较少,以间质胶原化为特征

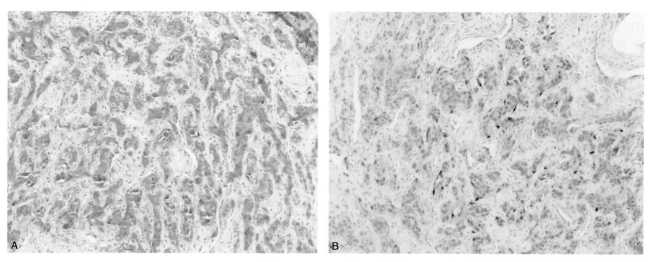

图 20-14   颈静脉球鼓室副神经节瘤的免疫组化

A. 主细胞表达 Syn;B. 支持细胞表达 S-100

【鉴别诊断】

应注意与中耳腺瘤、腺瘤样病变及脑膜瘤等相鉴别。发生于中耳的副神经节瘤可因含丰富的血管而被误诊为血管瘤,特别是在经外耳道行活检时。

【治疗】

取决于临床分期。有两种分类方法,即 Fisch 分类[51]和 Glascock/Jackson 分类[52],前者将鼓室副神经节瘤和颈静脉球瘤合并,后者则分为两组(表20-3 ~ 表20-5)。

表 20-3　Fisch 颈静脉球鼓室副神经节瘤分类

A	肿瘤局限于中耳裂(鼓室)
B	肿瘤局限于鼓室乳突区域,无颞骨上迷路部分的骨质破坏
C	肿瘤累及颞骨上迷路部分
C1	肿瘤累及颈静脉孔和颈静脉球
C2	颈总动脉管的垂直部分
C3	颈总动脉管的水平部分
D1	延伸至颅内,直径<2cm
D2	延伸至颅内,直径>2cm

表 20-4　Glascock/Jackson 鼓室副神经节瘤分类

I	局限于隆凸的小肿瘤
II	肿瘤完全充满中耳
III	肿瘤充满中耳,并延伸至乳突
IV	肿瘤充满中耳,延伸至乳突或通过鼓膜充满外耳道;可从前方延伸至颈内动脉

表 20-5　Glascock/Jackson 颈静脉球副神经节瘤分类

I	累及颈静脉球、中耳和乳突的小肿瘤
II	肿瘤延伸至内耳道(+/−颅内延伸)
III	肿瘤延伸至岩峰(+/−颅内延伸)
IV	肿瘤越过岩峰进入斜坡或颞骨上窝(+/−颅内延伸)

对于能经手术切除的病例,所采取的具体手术方式取决于肿瘤发生的部位、肿瘤的大小以及肿瘤与大血管的关系[53]。如难以通过手术完全切除的肿瘤或术后有肿瘤残留者,可考虑放射治疗[54]。

【预后】

发生于鼓室和颈静脉的副神经节瘤其临床上常呈良性经过,特别是早期可通过手术完整切除的病例。晚期病例因在局部呈侵袭性生长,可破坏邻近骨及向颅内延伸,不易完整切除,可发生局部复发,并可致患者死亡。发生远处转移者较为少见,所占比例仅为<1% ~ 4%,多转移至肺、椎骨和肝,少数病例可转移至区域淋巴结[55]。

三、迷走神经副神经节瘤

迷走神经副神经节瘤(vagal paraganglioma, VP)是一种起自于分布于迷走神经内或紧附着于迷走神经副神经节的副神经节瘤,也称迷走神经体瘤(vagal body tumor),多位于结状神经节及其下至颈动脉分叉以上的迷走神经内。自 Stout 于 1935 年首次报道以来,迄今为止文献上已有近 200 多例,在头颈部副神经瘤中仅次于颈动脉体瘤和鼓室颈静脉球瘤而居于第三位[56-64]。临床上和病理上,迷走神经体瘤可被误诊为颈动脉体瘤。

【ICD-O 编码】

8693/1

【临床表现】

多发生于 30 ~ 50 岁中年人,女性多见,男：女为1：2。

肿块发生于上颈部,位于胸锁乳突肌与下颌角之间的咽旁间隙内(图 20-15A),表现为缓慢性生长的无痛性肿块,可伴有舌无力、声音嘶哑、吞咽困难、饮水或进食时呛咳以及按压肿块时引起咳嗽等迷走神经麻痹症状,部分病例可伴有单侧 Horner 综合征[60,61]。少数病例可为功能性[62]。约 10% ~ 15% 的病例为双侧性(图 20-15B),可具有家族性[63]。笔者曾会诊过 1 例双侧性迷走神经体瘤。迷走神经体瘤可伴发其他部位的副神经节瘤。血管造影可见肿瘤位于颈动脉分叉的上方,并不累及颈动脉分叉处(图 20-15C),与颈动脉体瘤有所不同。CT 或 MRI 影像学检查对术前诊断也有一定的帮助,肿瘤多位于颈动脉间隙,将颈内动脉向前内方推挤,颈内静脉受压变形并被推挤至外半周[64]。手术时常见肿瘤包裹迷走神经(图 20-15D),有时可见张开的神经束附着于肿瘤表面,后者肿瘤多起自于迷走神经内的副神经节[65]。术后患者有声音嘶哑。

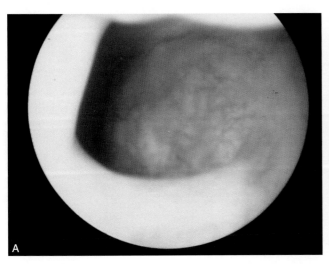

A

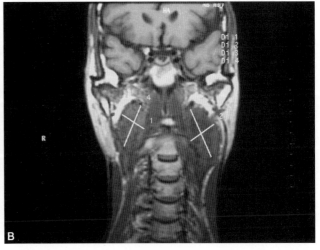

B

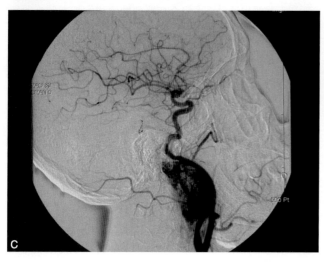

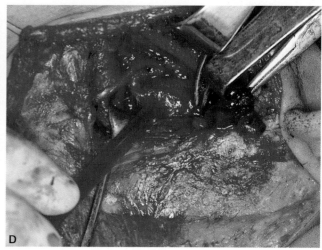

图 20-15 迷走神经体瘤
A. 肿瘤位于咽旁间隙内；B. 双侧性病变；C. 血管造影显示肿瘤位于颈动脉分叉以上；D. 术中所见

【大体形态】

呈梭形或球状肿块，可延伸至颅底。呈灰白色或灰红色，直径多为 4~5cm，通常小于 6cm。肿块位于神经束膜的下方，表面常可见附着的迷走神经（图 20-16），有时也可位于神经内。

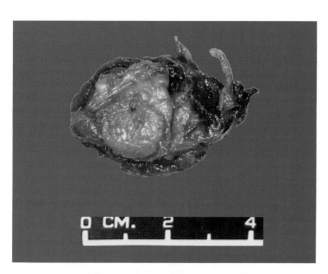

图 20-16 迷走神经体瘤的大体形态

【组织形态】

与发生于其他部位的副神经节瘤相似，略有不同的是，瘤细胞巢比较小，有时不明显，此时可通过网状纤维染色显示。此外，肿瘤常被致密的纤维组织所穿插，肿瘤周边区域内可见较大的神经束，肿瘤实质内有时也可见到穿入的神经（图 20-17），偶可见瘤细胞在神经束内生长。有时还可见到神经节结构。

【免疫组化和超微结构】

均与颈动脉体瘤相似。

【治疗】

采用手术将肿瘤完整切除，常不能保留迷走神经。对于一些难以手术的病例，可采用放射治疗。

【预后】

10%~20% 的病例可发生转移，多转移至区域淋巴结，也可转移至肺和骨等远处部位[66-68]。Heinrich 等[66] 复习 151 例 VP 病例显示，15 例为恶性（10.6%），其中 11 例转移至区域淋巴结，4 例转移至肺和骨。肿瘤如浸润颈内动脉或延伸至颅内，则会给疾病的控制带来困难。

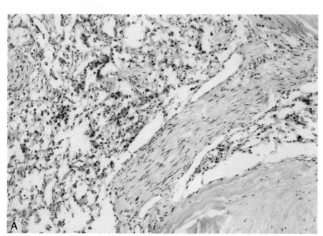

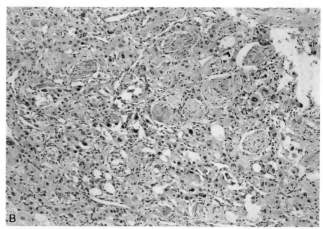

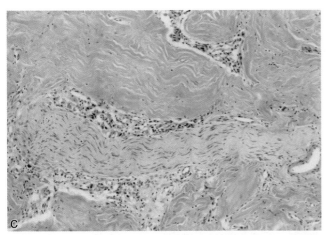
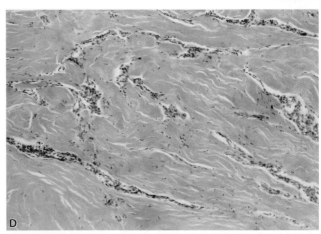

图 20-17　迷走神经体瘤的组织学形态
肿瘤周边区域或肿瘤实质内常可见较大的神经束,间质可伴有纤维化

四、喉部副神经节瘤

喉部副神经节瘤(laryngeal paraganglioma,LP)起自于喉部的两对副神经节,上一对位于甲状软骨水平,下一对位于甲状腺和环状软骨交界处。

【ICD-O 编码】

8693/1

【临床表现】

患者以女性多见,平均年龄为 47 岁,年龄范围为 14～80 岁。

多发生于右侧,表现为声门上喉黏膜下肿块。

患者的主要症状表现为声音嘶哑和吞咽困难,其他症状包括呼吸困难、喘鸣、发声困难和咯血等[69-71]。部分病例表现为喉部疼痛[72]。

【大体形态】

表现为黏膜下肿块,部分病例可呈哑铃状,平均直径为2.5cm,范围为 0.5～6cm,切面呈红色或灰红色。

【组织形态】

与经典的副神经节瘤相似,但因受活检限制,当所取组织较少或伴有挤压伤时易被误诊。

【鉴别诊断】

喉副神经节瘤有时可被误诊为非典型性类癌或中分化神经内分泌癌,主要的鉴别点在于类癌或神经内分泌癌除表达神经内分泌标记外,还表达 CD56 以及 EMA、AE1/AE3 和 CEA等上皮性标记[73]。

【治疗】

将肿瘤完整切除。

【预后】

Barnes[70]复习文献显示,LP 的局部复发率为 17%,仅有1 例为恶性,术后 16 年转移至腰椎。

五、位于头颈部其他部位的副神经节瘤

(一) 眼眶副神经节瘤

眼眶副神经节瘤(orbital paragangloma,OP)由 Fisher 和 Hazard[74]于 1952 年首先报道,肿瘤可能起自于与睫神经节相关的副神经节。

患者的年龄范围为 3～68 岁,无性别差异。肿瘤可位于眼眶任一象限,也可位于眼球后方,两侧均可发生[75-77]。少数病例可合并颈动脉体瘤[78]。临床上表现为眼球突出,伴有搏动性疼痛,可导致视力丧失、一个或多个颅神经功能受损。

组织学上,OP 与位于其他部位的副神经节瘤相似,但有时可被误诊为腺泡状软组织肉瘤、类癌和神经内分泌癌等肿瘤。OP 的局部复发率为 40%,但一般不转移。

(二) 鼻腔和鼻咽副神经节瘤

少数副神经节瘤可发生于鼻腔和鼻咽以及软腭和翼突腭窝等处。鼻咽副神经节瘤起自于散在分布于鼻咽黏膜的副神经节,非常罕见,迄今为止,文献上报道的不超过 30 例[79-83]。患者多为女性,多以声音沙哑、吞咽困难、鼻出血或鼻腔阻塞等就诊。

肿瘤呈息肉状或呈外生性肿块,直径 1.5～4cm。

(三) 甲状腺副神经节瘤

少数副神经节瘤可发生于甲状腺实质内或邻近甲状腺的区域(图 20-18)[84-86],易被误诊为甲状腺髓样癌或玻璃样变梁状腺瘤。

(四) 其他部位

副神经节瘤偶可发生于面部、外耳、舌、颊部和气管等处[87-90]。

六、主动脉肺动脉副神经节瘤

主动脉肺动脉副神经节瘤(aorticpulmonary paraganglioma,APP)起自于心脏底部和大血管附近的副神经节,这些副神经节可位于心脏内(通常位于心房水平)、心包内或弥散分布于主动脉弓的上方或下方。APP 可分为心脏副神经节瘤和心脏外副神经节瘤。

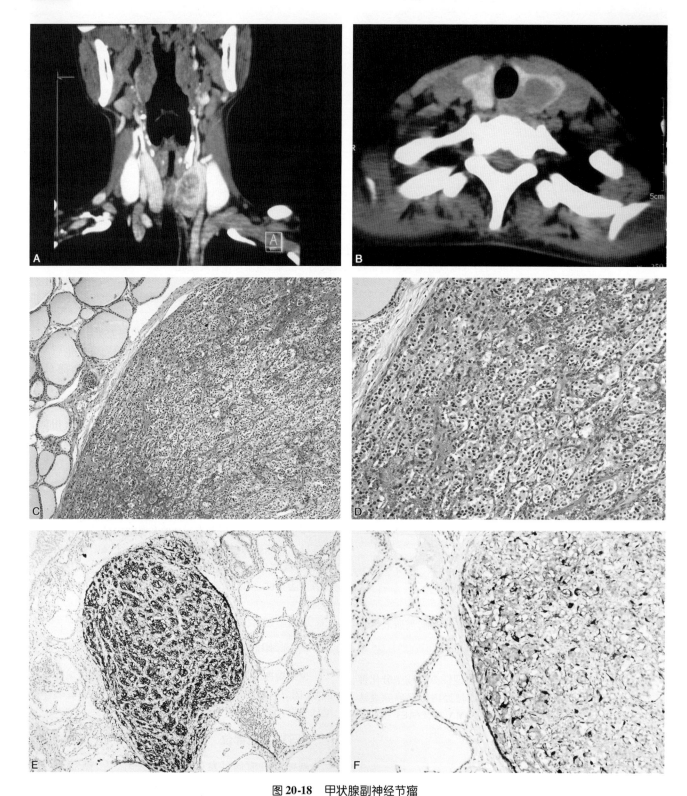

图 20-18　甲状腺副神经节瘤

A、B. CT 显示甲状腺左叶占位；C、D. 组织学形态，可见器官样结构；E. Syn 标记；F. S-100 标记

【ICD-O 编码】

8691/1

【临床表现】

1. 心脏副神经节瘤（cardiac paraganglioma, CP）　多见于女性[91,92]，平均年龄为 45 岁，临床上表现为胸骨后疼痛、喀血

和心悸，检查时可发现心脏肥大，听诊有杂音。约半数病例出现因儿茶酚胺分泌而产生的症状或体征，包括头痛、高血压和出汗等。

2. 心脏外副神经节瘤（extracardiac paraganglioma, ECP）肿瘤发生于心包腔外，患者的年龄和性别与 CP 相似[93-96]，症状包括声音嘶哑、吞咽困难、咳嗽、胸痛或胸部不适等,偶可伴有上腔静脉综合征。

CP 和 ECP 有时可伴发其他部位的副神经节瘤,包括嗜铬细胞瘤和腹腔内肾上腺外副神经节瘤,一部分患者可有家族史[97]。

【大体形态】

APP 可呈周界清晰的圆形至卵圆形,也可呈周界不清的扁平状或扩展状附着于脏器,后者不仅难以被完整切除,也因易被压成扁平状而被漏诊。APP 的直径为 1.2~17cm,但通常为 5~7cm。

【组织形态】

与其他部位的经典型副神经节瘤相似(图 20-19),但取材较局限或组织受挤压时,诊断较困难,常需借助于免疫组化。

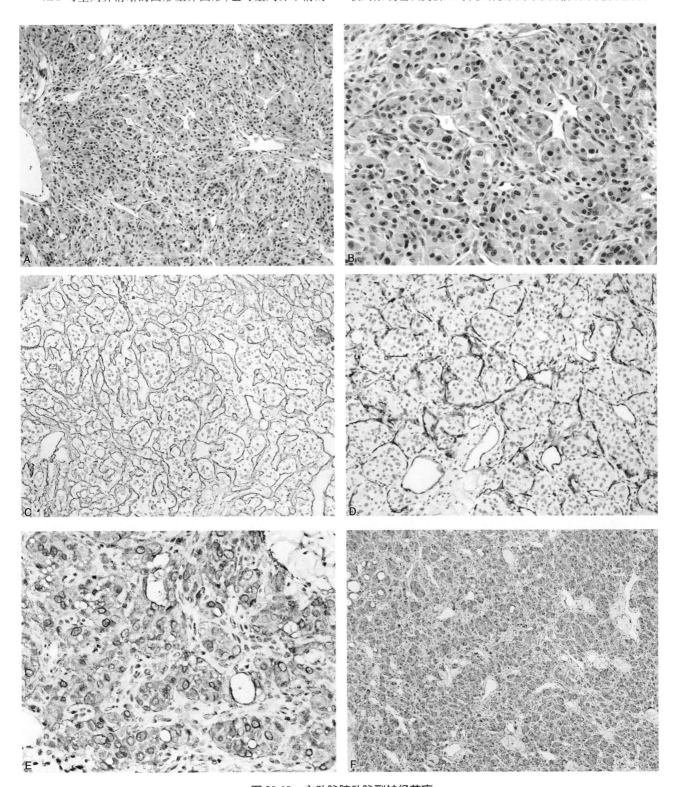

图 20-19 主动脉肺动脉副神经节瘤
A、B. 组织学形态;C. 网状纤维染色;D. CD34 显示丰富的血窦;E. Syn 标记;F. CgA 标记

【治疗】

手术完整切除肿瘤,可能需要一些特殊的心脏外科技术,如血管重建、搭桥和自体移植等[98],必要时辅以放疗。

【预后】

13%~20%的病例临床上呈恶性经过[94,99],如发生转移。

七、肾上腺外交感神经副神经节瘤

肾上腺外交感神经副神经节瘤(extra-adrenal sympathetic paraglioma)的分布沿着脊柱旁交感神经链,上自上颈部,下至盆底,包括颈部副神经节瘤、胸腔内副神经节瘤、腹膜后副神经节瘤、发生于膀胱等实质脏器的副神经节瘤、节细胞性副神经节瘤和马尾副神经节瘤。

【ICD-O 编码】

8693/1

【临床表现】

发生于颈部交感神经链的副神经节瘤非常少见,文献上的报道不足 10 例[100],约半数病例伴有其他部位的副神经节瘤[101]。男性略多见。临床上可伴有 Horner 综合征。

胸腔内副神经节瘤与交感神经轴关系密切,肿瘤通常位于中胸部、后纵隔[102]。约半数病例为功能性,分泌大量的儿茶酚胺。多发生于男性,平均年龄为 29 岁。也有发生于儿童的报道[103]。大多数肿瘤发生于右侧胸廓,平均直径为 5.7cm,最大可达 13cm。7%~13% 的病例临床上呈恶性经过,肿瘤可累及脊髓腔,产生脊索压迫症状[102,104]。20% 的病例呈多灶性。副神经节瘤偶可发生于肺部(图 20-20)。

腹膜后肾上腺外副神经节瘤大致可分为三组[105-107],其中最大的一组病例(45%)分布于上段腹主动脉旁(superior para-aortic),包括肾上腺周围、肾门和肾门周围以及肾蒂;第二组病例(30%)分布于下段腹主动脉旁(inferior para-aortic),位于肾下极的下方,并沿着腹主动脉向髂血管延伸,其中大多数病例起自于位于肠系膜下动脉水平的腹主动脉体(Zucker-kandl 体)[107](图 20-21A~J);第三组病例起自于散在分布于膀胱、尿道、前列腺和精索的副神经节[107-115],文献上还有发生于子宫、卵巢、外阴和阴道的个例报道[116-120]。我们也曾诊断过 2 例位于阴道的副神经节瘤(图 20-22)和 1 例位于直肠的恶性副神经节瘤(图 20-23)[121]。

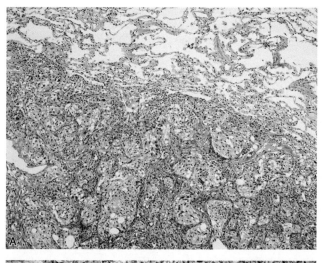

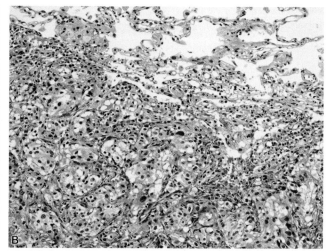

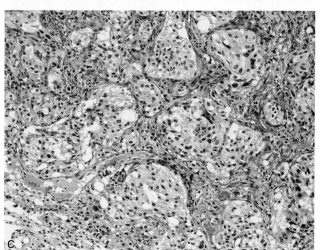

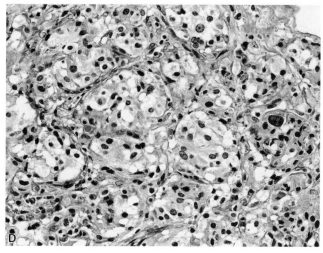

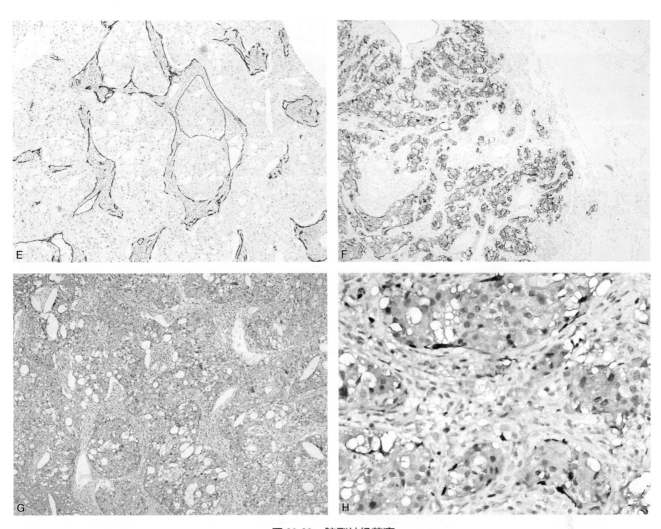

图 20-20　肺副神经节瘤

A ~ D. 组织学形态,可见器官样结构;E. 网状纤维染色;F. Syn 标记;G. CgA 标记;H. S-100 标记

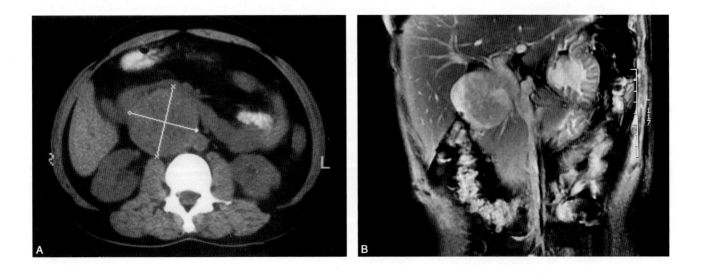

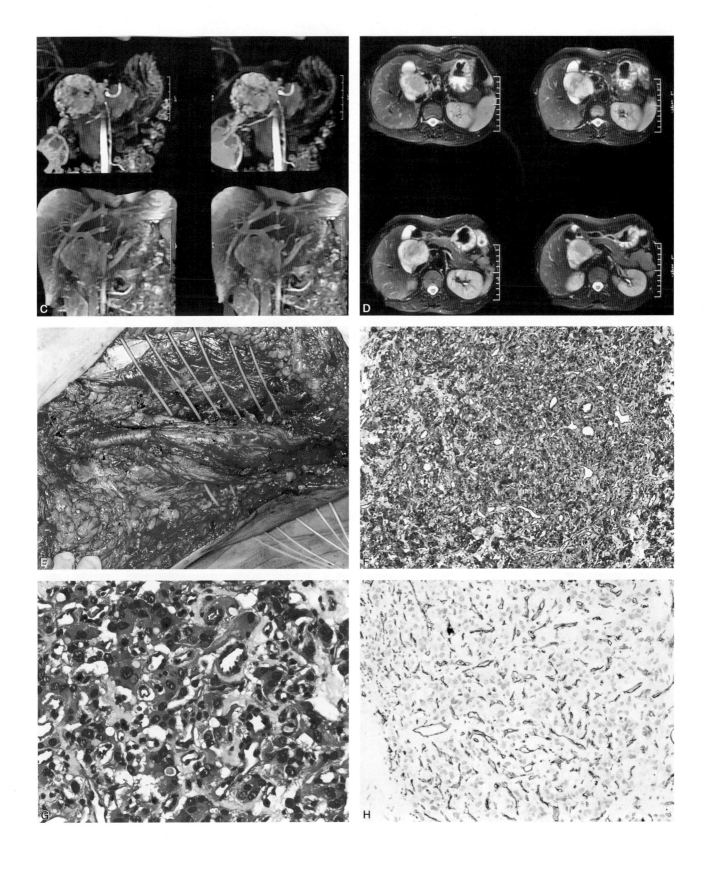

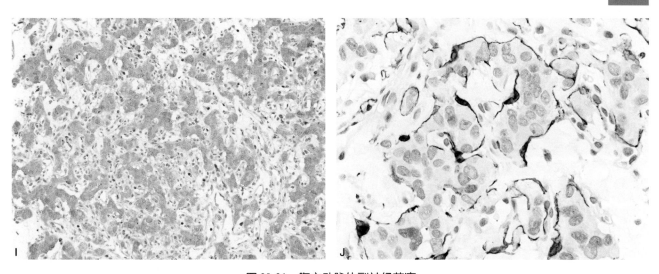

图 20-21 腹主动脉体副神经节瘤

A~D. 影像学；E. 术中所见；F、G. 组织学形态；H. CD34 标记；I. Syn 标记；J. S-100 标记

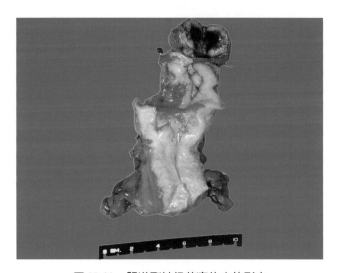

图 20-22 阴道副神经节瘤的大体形态

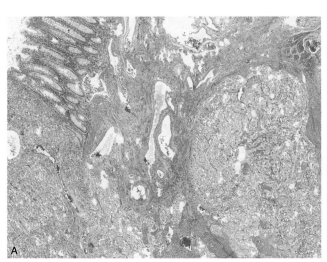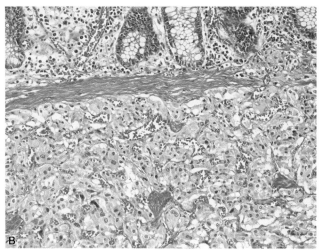

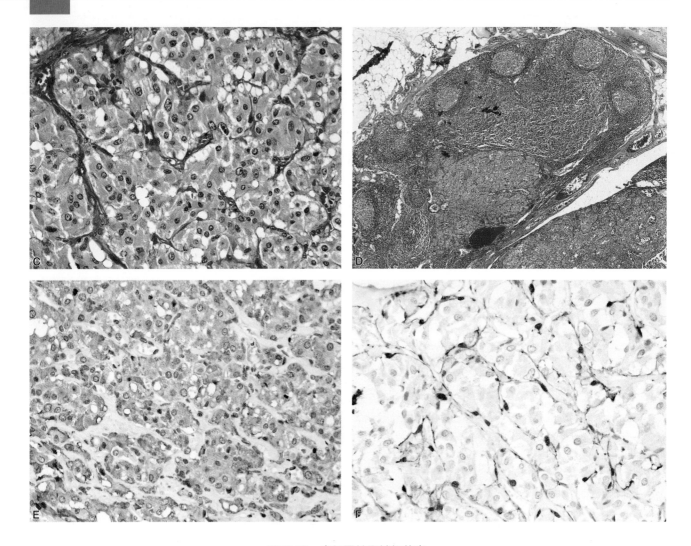

图 20-23 直肠恶性副神经节瘤

A ～ C. 肿瘤位于肠壁内,可见器官样结构;D. 肿瘤转移至区域淋巴结;E. Syn 标记;F. S-100 标记

腹膜后副神经节瘤可发生于任何年龄,但发病高峰为 30 ～ 50 岁,两性无明显差异。有时肿瘤可呈多灶性[122],或同时伴有其他部位的副神经节瘤[123],或伴有胃肠道间质瘤、肺软骨瘤而成为 Carney 三联征的一部分[124,125]。偶可伴有 Cushing 综合征和男性化[126]或神经纤维瘤病[127]。大多数患者以腹痛为首发症状,部分病例可触及肿块,影像学检查可显示腹腔内巨大肿块(图 20-24)。25% ～ 70% 的患者因去甲肾上腺素的作用[112],产生慢性或间隙性高血压、头痛和心悸等症状。约 10% 的患者在就诊时,肿瘤已播散。另有 20% 的病例为尸体解剖时偶然发现。一部分病例可因肿块压迫输尿管而产生肾盂积水症状,位于肾门者可有血尿。肾上腺外副神经节瘤一般难以在术前得到确诊,除非肿瘤为功能性,后者可在术前通过检测尿儿茶酚胺得到确诊,并可通过血管造影或 I[131] 聚苯碘胍闪烁造影(MIBG)[128]定位。CT 和 MRI 有助于识别小肿瘤[129,130],其中 MRI 检测 T_2WI 加强呈高密度信号[131]。

膀胱副神经节瘤仅占膀胱肿瘤的 0.06% ～ 0.5%[132,133],患者平均年龄为 41 岁,年龄范围为 10 ～ 81 岁。多数报道显示男女发病相等,但 Cheng 等[134]的报道以女性多见,女∶男为 3∶1,肿瘤多位于邻近尿道口的膀胱三角处。少数病例可呈多灶性[135]或伴有其他部位的副神经节瘤[136],或具有家族性[137]。文献上也有伴有神经纤维瘤病的报道[138]。临床上患者可表现为发作性或持续性高血压、肉眼间隙性血尿和类似嗜铬细胞瘤的排尿性发作(micturitional attacks)三联症,但最近的报道显示,患者多以高血压或血尿就诊。超声、CT、MRI 和 MIBG 有助于肿瘤定位。恶性占 5% ～ 19%[134,139,140]。血清或尿儿茶酚胺检测可有不同程度的升高,以去甲肾上腺素为主,而肾上腺素正常或接近正常[141]。

【大体形态】

颈部或胸腔内副神经节瘤境界比较清楚或被有包膜,灰白或灰红色,切面可有灶性或弥漫性出血。肿瘤可紧密黏附于邻近的组织,偶可浸润至邻近组织。

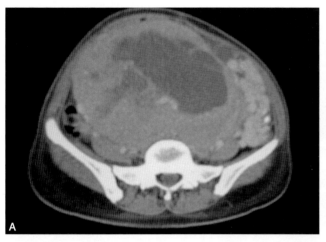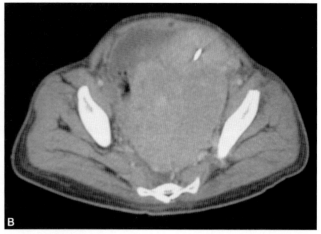

图 20-24　腹膜后副神经节瘤 CT

腹膜后副神经节瘤体积多较大,平均直径 11.5cm,范围为 4~24cm,近半数有包膜(图 20-25),多为单个圆形或卵圆形结节,部分病例可有 2 个或 2 个以上的结节[130],也称副神经节瘤病(paragangliomatosis)。切面多呈实性,灰白或灰红色,均质状,常见出血和囊性变。

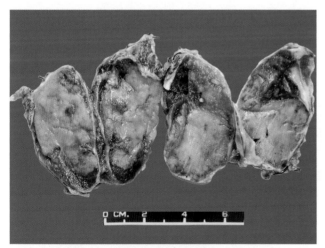

图 20-25　腹膜后副神经节瘤的大体形态

膀胱副神经节瘤体积多较小,平均直径为 1.9cm,但也可以有 4~5cm 大。肿瘤可突向膀胱腔内。

【组织形态】

发生于纵隔和肺部的副神经节瘤与经典的副神经节瘤相似,可见器官样结构(图 20-26A~C)。

腹膜后副神经节瘤的瘤细胞常相互吻合成粗大的梁束状结构(图 20-26D~F),梁状结构之间为纤细的血管网,瘤细胞也可呈弥漫状、腺泡状或器官样排列,肿瘤的内血管网可通过网状纤维或 CD34 等标记清晰显示。与嗜铬细胞瘤相似,瘤细胞也可有不同程度的异型性或多形性,常见瘤巨细胞,偶见核分裂象,但这些形态并不能作为诊断恶性的依据[135]。瘤细胞胞质丰富,嗜伊红色颗粒状,有时呈透明状。多数肿瘤内间质增生,并常出现胶原化或玻璃样变性,纤维组织可挤压瘤细胞而成不规则条束状,部分区域可出现黏液样变性。瘤内血管丰富,当内皮细胞较为肥胖时,可被误诊为血管性肿瘤。提示恶性的形态学特点是:肿瘤性坏死,缺乏玻璃样小球,血管侵犯,而核分裂象和排列结构无明显价值。

膀胱副神经节瘤多发生于黏膜下,瘤细胞可巢状、片状、束状、梁状或器官样排列(图 20-27),常需免疫组化标记证实。

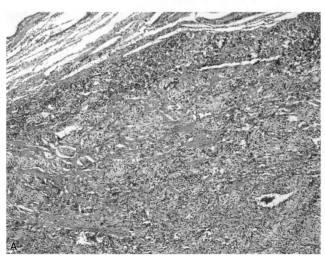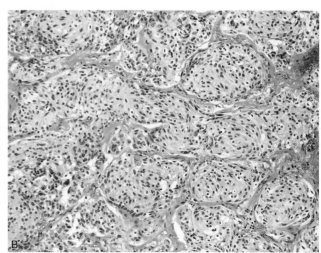

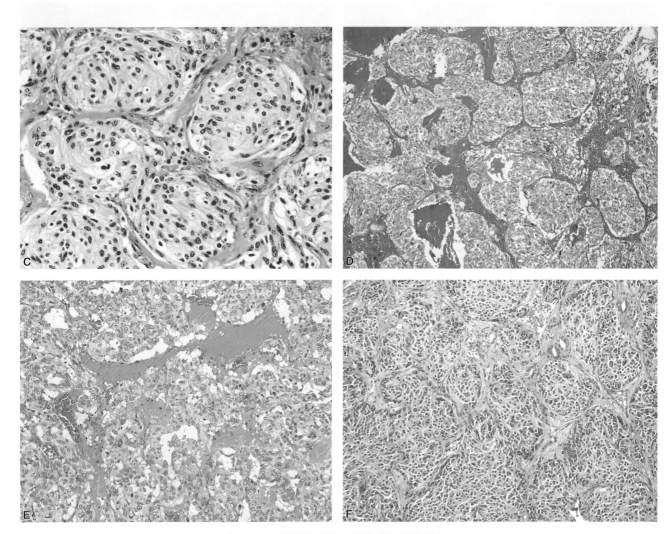

图 20-26　腹膜后副神经节瘤的组织学形态
A ~ C. 纵隔副神经节瘤；D ~ F. 腹膜后副神经节瘤

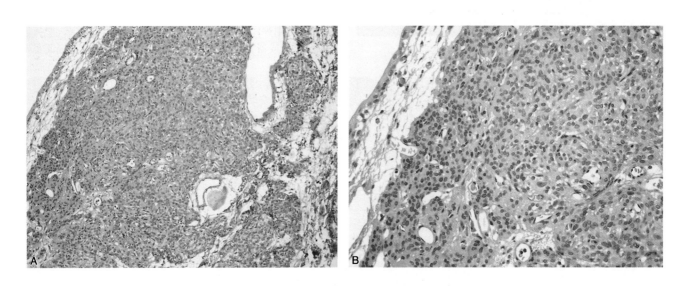

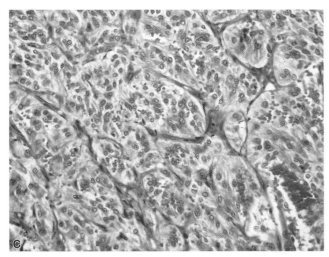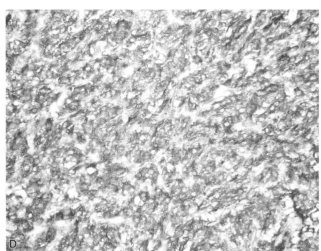

图 20-27　膀胱副神经节瘤

A ~ C. 组织学形态;D. Syn 标记

【鉴别诊断】

发生于腹膜后的副神经节瘤应注意与膀胱神经内分泌癌鉴别,有时还可被误诊为胃肠道间质瘤。

膀胱副神经节瘤有时会被误诊为移行细胞癌或颗粒细胞瘤,免疫组化标记如显示肿瘤具有神经内分泌分化,则有助于膀胱副神经节瘤的诊断。

【治疗】

手术完整切除,必要时辅以放疗。

【预后】

相比其他部位的副神经节瘤,腹膜后的副神经节瘤侵袭性较高[143],恶性肿瘤的发生率各家报道不一,从 14% ~ 50%,5 年生存率约 36%[144]。

AFIP 的材料显示,58 例膀胱副神经节瘤中 3 例转移[133]。Davaris 等[145]复习 87 例膀胱副神经节瘤显示,12 例发生区域淋巴结转移,2 例发生远处转移。凭组织学或 MIB-1 不能有效区分良性和恶性。临床分期为 ≥T3 的患者,发生复发和转移的危险度高于临床分期为 T1 或 T2 的患者,后两者经完整切除肿瘤后,预后较好。

八、节细胞性副神经节瘤

节细胞性副神经节瘤(gangliocytic paraganglioma,PGP)由 Dahl[146]于 1957 年首先报道,极为少见,95% 的病例发生于十二指肠的降部[147-150],幽门、空肠、胰腺和马尾也可发生,偶可位于鼻咽、阑尾和支气管[151-153],文献中还有肿瘤起自于卵巢成熟性囊性畸胎瘤的报道[154]。

【ICD-O 编码】

8683/0

【临床表现】

患者的平均年龄为 56 岁,男性多见。半数病例以胃肠道出血症状就诊。内镜检测显示肿瘤呈息肉状或无蒂,位于黏膜下,可使表面的黏膜变形。影像学检查显示肿块信号均匀一致(图 20-28)[155]。

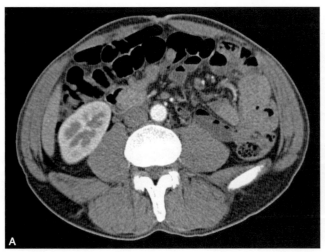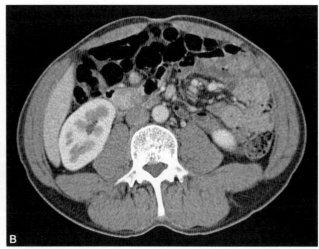

图 20-28　十二指肠节细胞性副神经节瘤 CT

A. 动脉期;B. 门脉期

【大体形态】

通常较少,1~3cm,极少>10cm。

【组织形态】

病变主要分布于十二直肠黏膜下(图 20-29A,B)或肌层内,由比例不等的三种成分组成:①上皮样细胞(神经内分泌),排列成实性片状、巢状、器官样(Zellballen)、缎带状或梁状(图 20-29C~F),可类似神经内分泌肿瘤(类癌);②梭形的施万细胞,呈条束状或片状围绕在上皮样细胞周围(图 20-29G);③散在的神经节细胞(图 20-29H,I)。核分裂象罕见,也无坏死。偶可累及淋巴结(图 20-29J)。

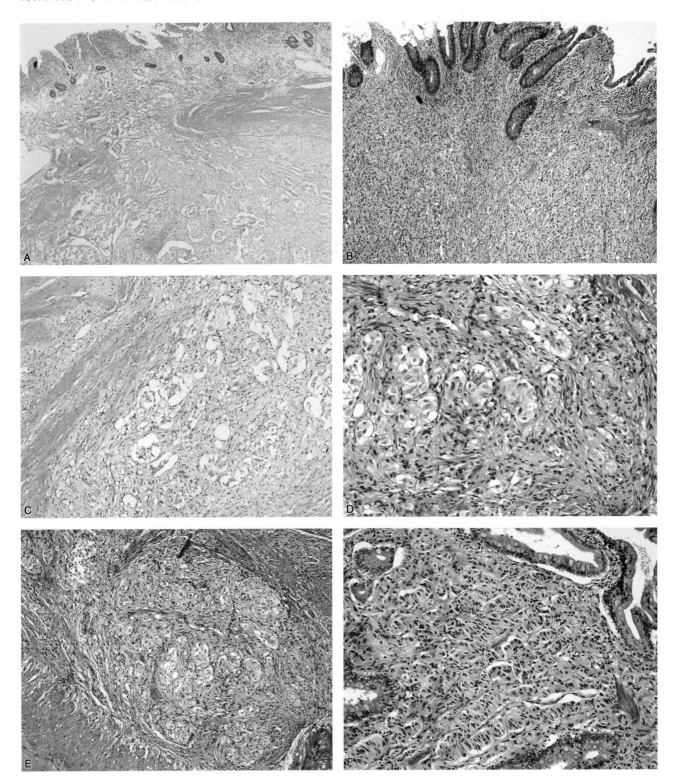

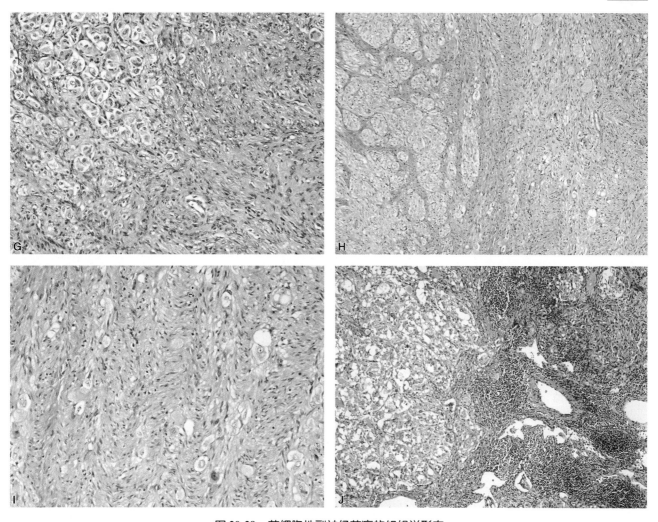

图 20-29 节细胞性副神经节瘤的组织学形态

A、B. 病变位于黏膜下,可累及黏膜;C ~ F. 上皮样瘤细胞呈巢状、器官样或梁状排列,类似神经内分泌肿瘤;G. 梭形施万细胞;H、I. 散在的节细胞;J. 累及区域淋巴结

【免疫组化】

上皮样细胞可表达 Syn、CgA、NSE 和 CK(图 20-30A,B),梭形施万细胞表达 S-100(图 20-30C),瘤细胞巢周围的支持细胞也表达 S-100(图 20-30D),节细胞表达 NSE、Syn 和 PGP9.5。

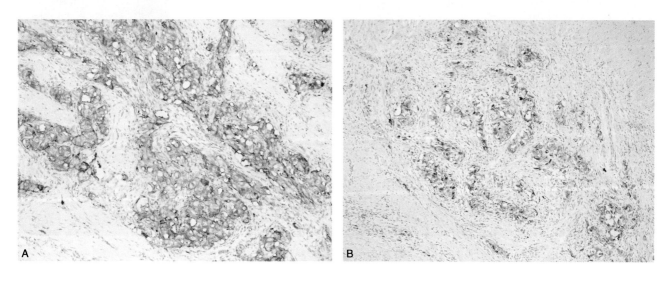

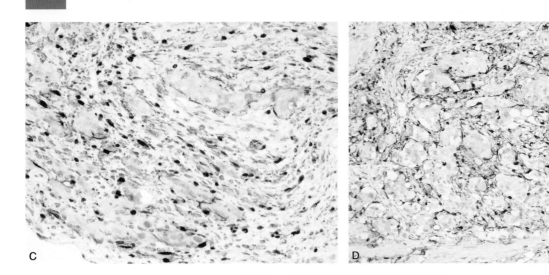

图 20-30　节细胞性副神经节瘤的免疫组化
A、B. Syn 标记；C、D. S-100 标记

【鉴别诊断】

1. 神经内分泌肿瘤　瘤细胞形态相对一致，虽可表达 CK 和 Syn、CgA 和 NSE 等神经内分泌标记，但肿瘤内无 S-100 阳性的梭形施万细胞和节细胞。

2. 副神经节瘤　多发生于交感神经干旁，瘤细胞呈巢状或器官样排列，其周边虽可有 S-100 阳性的支持细胞，但无束状或片状排列的施万细胞，也无节细胞，瘤细胞主要表达神经内分泌标记，一般不表达 CK。

3. 胃肠道间质瘤　瘤细胞成分单一，无施万细胞和节细胞，瘤细胞表达 CD117 和 DOG1。

【治疗】

将肿瘤完整切除。

【预后】

临床上几乎多呈良性经过，极少数病例可发生局部复发和淋巴结转移[156-158]。

九、马尾副神经节瘤

马尾副神经节瘤（paraganglioma of Cauda Equina）比较少见，迄今为止文献上报道了约 120 例[159-164]。

【ICD-O 编码】

8631/1

【临床表现】

多发生于 50 ~ 60 岁中年人，平均年龄为 47 岁，年龄范围为 13 ~ 71 岁，男性多见，男：女为 4：1。

临床上，患者多以坐骨神经痛或马尾综合征就诊，表现为骶尾部疼痛、感觉或运动功能丧失、下肢无力、排便或排尿不畅，严重者可导致截瘫。

【影像学检查】

影像学上无特异性表现，CT 常显示为等密度的肿块（图 20-31A），MRI 的 T_1WI 加权显示为低密度影或密度接近于脊

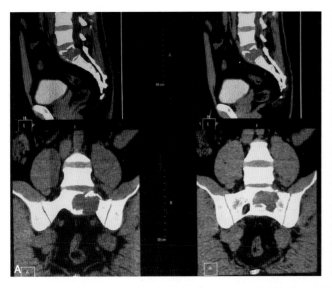
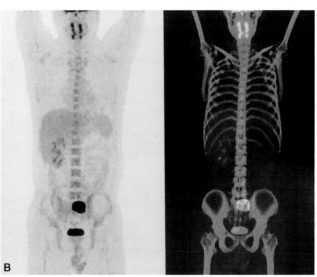

图 20-31　马尾副神经节瘤
A. CT 示骶 1 椎体骨质破坏；B. PET-CT 示 FDG 摄取增高

索,而 T_2WI 加权为高密度信号。PET-CT 示 FDG 摄取增高(图 20-31B)。

【大体形态】

肿瘤多位于硬膜内,与终末丝相连,偶也可与尾神经根相连,少数肿瘤位于硬膜外。肿块呈卵圆形或香肠状,外被包膜,直径 1.5~13cm,可伴有囊性变。

【组织形态】

与发生于其他部位的副神经节瘤相似(图 20-32),但半数病例中可见节细胞分化。部分肿瘤还可显示类似类癌的一些形态,包括血管瘤样、腺瘤样和假菊形团样结构等。其他少见的形态还包括肿瘤以梭形细胞成分为主、瘤细胞内含有色素(黑色素性副神经节瘤)或瘤细胞呈嗜伊红色颗粒状(嗜酸性)等。

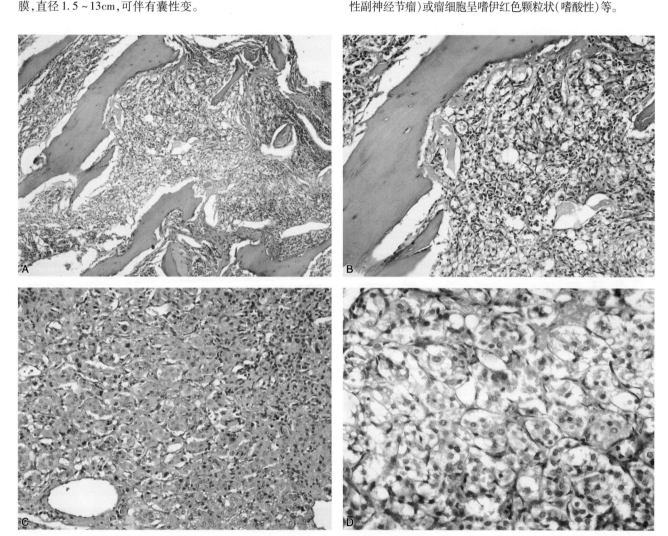

图 20-32　马尾副神经节瘤

【治疗】

局部完整切除。

【预后】

马尾副神经节瘤生长缓慢,一般通过局部完整切除即可获得治愈,局部复发率约 4%。

第四节　恶性副神经节瘤

恶性副神经节瘤(malignant paraganglioma)的发生率取决于肿瘤起源的解剖部位,颈动脉体瘤为 2%~18%,迷走神经体瘤为 10.6%,颈静脉鼓室副神节瘤为 3%,喉部副神经节瘤为 3%,后纵隔副神经节瘤为 15%,腹膜后副神经节瘤为 24%~50%,膀胱副神经节瘤<7%。

诊断恶性副神经节瘤最为可靠的标准为"除原发性肿瘤外,在躯体正常情况下本无副神经节结构的组织内还可见到副神经节瘤的存在",意即副神经节瘤发生转移才能诊断为恶性。

【病例介绍】

1. 患者,男 59 岁。2007 年 6 月因"腹部疼痛 2 小时,加重 1 小时"入院。CT 检查显示膀胱左前壁约 6.2cm×4.8cm 类圆形肿块,密度不均。当月手术,术中证实肿瘤位于膀胱左壁,约 6cm×5cm×4cm 大小,未浸透膀胱外膜,膀胱黏膜亦无异常。术后病理显示为膀胱副神经节瘤,部分区域伴有片状坏死(图 20-33A~D)。2013 年 2~3 月发现右肩胛骨、多发椎体异常信号并 L_3 压缩、两肺小结节(图 20-33E~H)。行 L_3 椎体切除,术后病理证实为转移性(图 20-33I~L)。

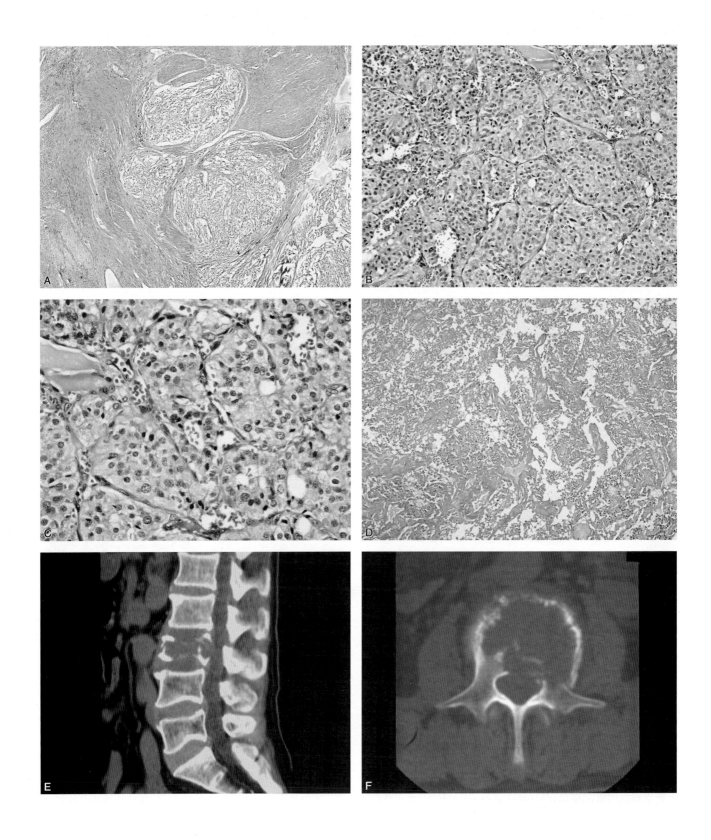

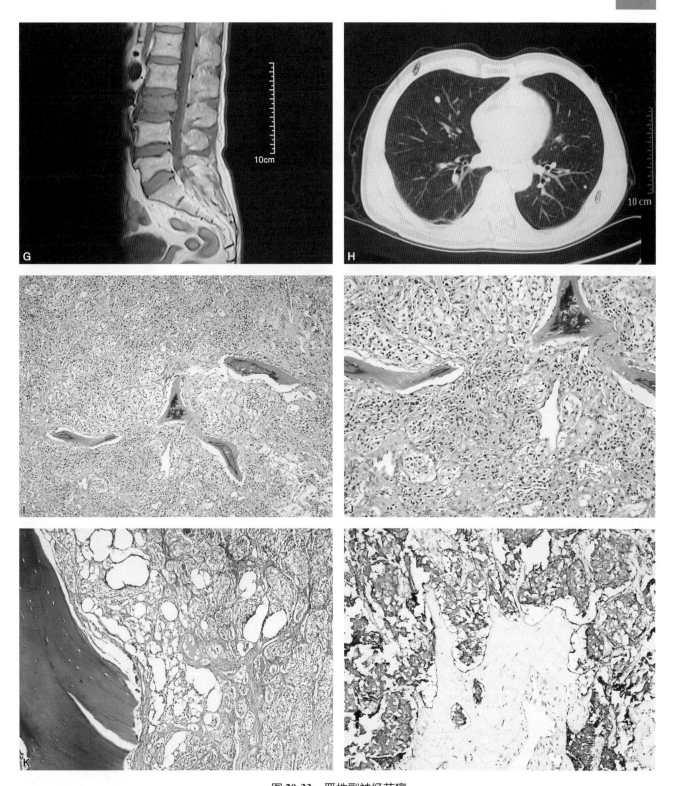

图 20-33 恶性副神经节瘤

A ~ D. 膀胱壁恶性副神经节瘤;E ~ G. L3 转移;H. 双肺转移;I ~ K. L3 转移灶,L. Syn 标记

2. 患者,女,36 岁。外院体检 CT 显示胰头和肝脏占位(图 20-34A,B)。门诊拟"胰头肿瘤"收治入院。术中见肝右后叶可扪及 6cm 肿块一枚,腹膜后可及一囊实性占位 8.5cm× 6cm×5cm。术后病理示腹膜后肿瘤,内可见两种区域(图 20-34C,D),一种为经典的副神经节瘤样区域,可见器官样排列结构(图 20-34E),另一种区域主要由异型的梭形细胞组成,

核分裂象易见,类似梭形细胞肉瘤(图 20-34F)。肝脏肿瘤为转移性病灶,显示经典的副神经节瘤形态(图 20-34G,H)。免疫组化标记显示,经典副神经节瘤样区域弥漫强阳性表达 Syn,肉瘤样区域为弱阳性表达(图 20-34I),S-100 阳性支持细胞在肉瘤样区域内缺失(图 20-34J),Ki67 增殖指数较高(图 20-34K,L)。

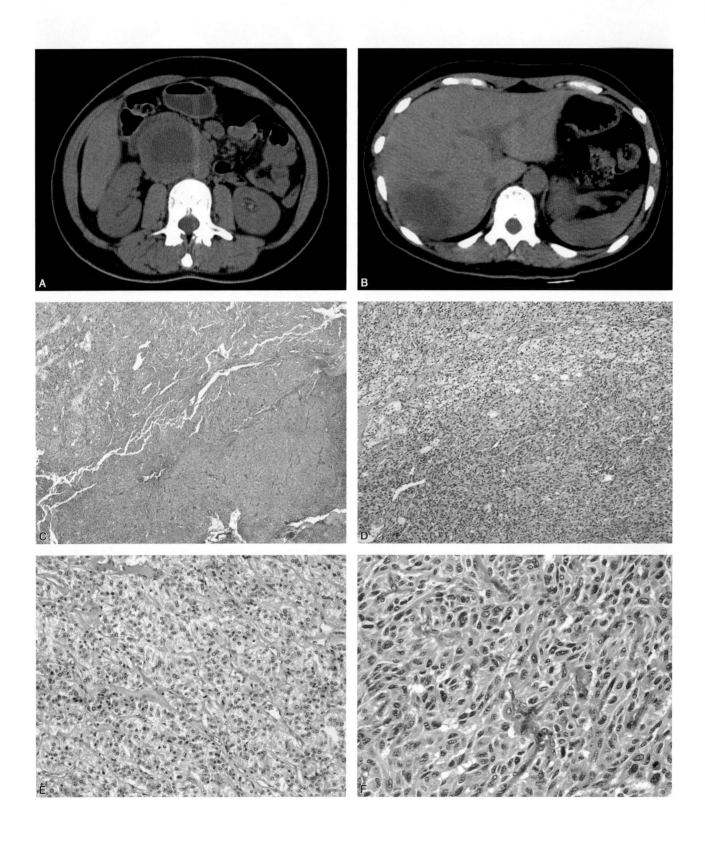

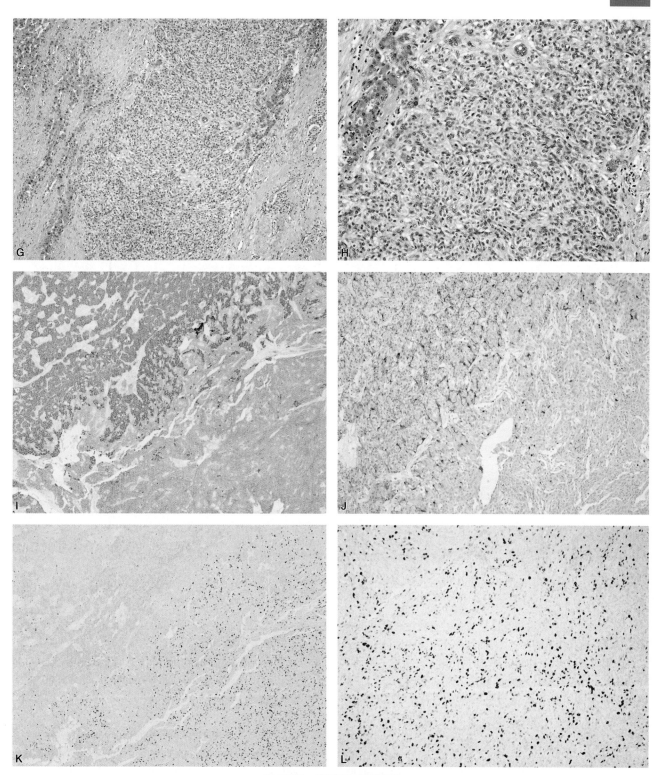

图 20-34　恶性副神经节瘤

A、B. CT 显示胰头和肝脏占位；C、D. 肿瘤内可见副神经节瘤样区域（左上），另可见梭形细胞区域（右下）；E. 副神经节瘤样区域；F. 梭形细胞肉瘤样区域；G、H. 肝脏转移灶显示副神经节瘤形态；I. 肉瘤样区域弱阳性表达 Syn；J. 肉瘤样区域 S-100 阳性支持细胞缺失；K、L. 肉瘤样区域 Ki67 指数较高

　　仅依据组织学形态常难以对副神经节瘤作出良恶性判断。Lack 等对 71 例发生于头颈部的副神经节瘤研究显示，临床上呈恶性的副神经节瘤至少出现以下情形中的两种：坏死（呈融合性或位于增大的细胞球中央）（图 20-35A），血管广泛侵犯（图 20-35B），可见核分裂象。Linnoila 等[165]对 120 例副神经节瘤的分析统计显示，以下四种情形提示肿瘤具有恶性倾向：肿瘤位于肾上腺外，原发性肿瘤呈粗结节状，出现融合性坏死，缺乏玻璃样小球。尽管恶性副神经节瘤在体积上比

较大,核分裂象增多,但这些参数并无明显统计学意义[166]。

副神经节瘤既可以通过血道转移,又可以通过淋巴道转移,以转移至区域淋巴结(图20-35C,D)、肝、肺和骨最为常见,少数情况下以骨的溶骨性病变为首发症状。

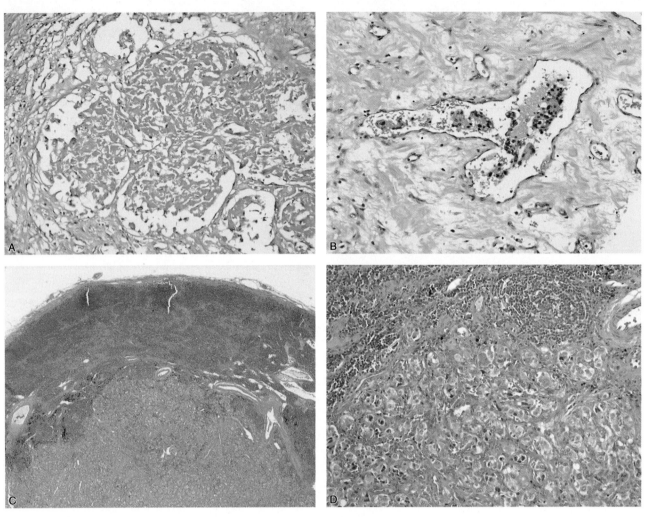

图20-35 副神经节瘤
A. 成片凝固性坏死;B. 侵犯血管;C、D. 转移至区域淋巴结

有些学者提出,免疫组化标记可能对判断良恶性有所帮助。与良性副神经节瘤相比,恶性副神经节瘤表达的神经多肽类激素明显减少,平均为2种,而良性副神经节瘤平均为5种。还有一些学者的研究显示,恶性副神经节瘤中表达S-100的支持细胞其数量和密度均明显减少[166-168],但也有例外情况。

参 考 文 献

1. Glenner GG, Grimley PM. Tumors of the extra-adrenal paraganglia system(including chemoreceptors). In: Atlas of Tumor Pathology, Fascicle 9, 2nd Series. Washington, DC: Armed Forces Institute of Pathology, 1974.

2. van Nederveen FH, Gaal J, Favier J, et al. An immunohistochemical procedure to detect patients with paraganglioma and phaeochromocytoma with germline SDHB, SDHC, or SDHD gene mutations: a retrospective and prospective analysis. Lancet Oncol, 2009, 10(8): 764-771.

3. Chetty R. Familial paraganglioma syndromes. J Clin Pathol, 2010, 63(6): 488-491.

4. Franquemont DW, Mills SE, Lack EE. Immunohistochemical detection of neuroblastomatous foci in composite adrenal pheochromocytoma-neuroblastoma. Am J Clin Pathol, 1994, 102 (2): 163-170.

5. Matias-Guiu X, Garrastazu MT. Composite phaeochromocytoma-ganglioneuroblastoma in a patient with multiple endocrine neoplasia type IIA. Histopathology, 1998, 32(3): 281-282.

6. Kragel PJ, Johnston CA. Pheochromocytoma-ganglioneuroma of the adrenal. Arch Pathol Lab Med, 1985, 109(5): 470-472.

7. Min KW, Clemens A, Bell J, et al. Malignant peripheral nerve sheath tumor and pheochromocytoma. A composite tumor of the adrenal. Arch Pathol Lab Med, 1988, 112(3): 266-270.

8. Chetty R, Clark SP, Taylor DA. Pigmented pheochromocytomas of the adrenal medulla. Hum Pathol, 1993, 24(4): 420-423.

9. Marchand F. Beiträge zur kennntniss der normalen und patholo-

gischen anantomie der glandula carotica und er nebennieren. Festschr für Rudolf Virchow,1891,1:535-581.

10. Lack EE,Lloyd R,Carney JA,et al. Recommendations for the reporting of extra-adrenal paraganglioma. The association of directors of anatomic and surgical pathology. Hum Pathol, 2003,34:112-113.

11. Biscoe TJ. Carotid body:structure and function. Phyisol Rev, 1971,51:437.

12. Shamblin WR,ReMine WH,Sheps SG,et al. Carotid body tumor(chemodectoma):clinicopathologic analysis of 90 cases. Am J Pathol,1971,122:732.

13. Lack EE, Cubilla AL, Woodruff JM. Paragangliomas of the head and neck region. A pathologic study of tumors from 71 patients. Hum Pathol,1979,10:191-218.

14. Dickinson PH, Griffin SM, Guy AJ, et al. Carotid body tumour:30 years experience. Br J Surg,1986,73:14-16.

15. Hodge KM,Byers RM,Peters LJ. Paragangliomas of the head and neck. Arch Otolaryngol Head Neck Surg,1988,114:872-877.

16. Wax MK,Briant TD. Carotid body tumors:a review. J Otolaryngol,1992,21:277-285.

17. Luna-Ortiz K, Rascon-Ortiz M, Villavicencio-Valencia V, et al. Carotid body tumors:review of a 20-year experience. Oral Oncol,2005,41:56-61.

18. Perel Y,Schlumberer M,Marguerite G,et al. Pheochoromocytoma and paraganglioma in children:a report of 24 cases of the French Society of Pediatric Oncology. Pediatr Hematol Oncol,1997,14:413.

19. Saldana MJ,Salem LE,Travezan R. High altitude hypxia and chemodectomas. Hum Pathol,1973,4:251.

20. Rodriguez-Cuevas S,Lopez-Garza J,Labastida-Almendaro S. Carotid body tumors in inhabitants of altitudes higher than 2000 meters above sea level. Head Neck,1998,20:374-378.

21. Crowell WT,Grizzle WE,Siegel AL. Functional carotid paragangliomas. Biochemical, ultrastructural, and histochemical correlation with clinical symptoms. Arch Pathol Lab Med, 1982,106:599-603

22. Zanelli M,van der Walt JD. Carotid body paraganglioma in von Hippel-Lindau disease:a rare association. Histopathology,1996,29:178-181

23. Probst LE, Shankar L, Borowy Z. Bilateral carotid body tumors. J Otolaryngol,1992,21:160-162

24. Granger JK,Houn HY. Bilateral familial carotid body paragangliomas. Report of a case with DNA flow cytometric and cytogenetic analyses. Arch Pathol Lab Med, 1990, 114:1272-1275.

25. Grufferman S,Gillman MW,Pasternak LR,et al. Familial carotid body tumors:case report and epidermological review. Cancer,1982,46:2116.

26. Sobol SM,Dailey JC. Familial multiple cervical paragangliomas:report of a kindred and review of the literature. Otolaryngol Head Neck Surg,1992,102:382.

27. Arslan H,Unal O,Kutluhan A,et al. Power Dopperscanning in the diagnosis of carotid body tumors. J Ultrasound Med,2000, 19:367-370

28. Rao AB, Koeller KK, Adair CF. From the Arichives of the AFIP. Paragangliomas of he head and neck:radiologic-pathologic correlation. RadioGraphics,1999,19:1605-1632

29. Le Compte PM. Tumors of the carotid body. Am J Pathol, 1948,24:305-316

30. Weiss SW, Goldblum JR. Paraganglioma. In:Enzinger and Weiss's Soft Tissue Tumors. 4th ed,Mosby:1995,1331.

31. Kawai A,Healey JH,Wilson SC,et al. Carotid body paraganglioma metastatic to bone:report of two cases. Skeletal Radiol,1998,27:103-107.

32. Kimura N,Sasano N,Yamada R,et al. Immunohistochemical study of chromogranin in 100 cases of pheochromocytoma,carotid body tumour,medullary thyroid carcinoma and carcinoid tumour. Virchows Arch A Pathol Anat Histopathol,1988,413:33-38.

33. Martinez-Madrigal F,Bosq J,Micheau C,et al. Paragangliomas of the head and neck. Immunohistochemical analysis of 16 cases in comparison with neuro-endocrine carcinomas. Pathol Res Pract,1991,187:814-823.

34. Warren WH, Lee I, Gould VE, et al. Paragangliomas of the head and neck:ultrastructural and immunohistochemical analysis. Ultrastruct Pathol,1985,8:333-343.

35. Milunsky J,DeStefano AL,Huang XL. Familial paragangliomas:linkage to chromosome 11q23 and clinical implications Am J Med Genet,1997,72:66.

36. Van Schothorst EM,Jansen JC,Bardoel AR,et al. Confinement of PGL, an imprinted gene causing hereditary paraganglimas, II-cM interval on 11q22-q23 and exclusion of DRD2 and NCM as candidate genes. Eur J Hum Genet,1996,4:267.

37. Baysal BE,Willett-Brozick JE,Lawrence EC,et al. Prevalence of SDHB,SDHC, and SDHD germlinemutations in clinic patients with head and neck paragangliomas. J Med Genet, 2002,39:178-183.

38. Niemann S, Muller U. Mutations in SDHC cause autosomal dominant paraganglioma, type 3. Nat Genet, 2000, 26:268-270.

39. Matticari AS,Credi G,Pratesi C,et al. Diagnosis and surgical treatment of carotid body tumors J Cardiovasc Surg,1995,86:233.

40. Tikkakoski T,Lutonen J,Leinonen S,et al. Preoperativce embolization in management of neck paragangliomas. Laryngoscope,1997,107:821.

41. Netterville JL,Reilly KM,Robertson D,et al. Carotid body tumors:a review of 30 patients with 46 tumors. Laryngoscope, 1995,105:115-126.

42. Valdagni R,Amichitti M. Radiation therapy of carotid body tumors. Am J Clin Oncol,1990,13:45.

43. Jansen JC, van den Berg R, Kuiper A, et al. Estimation of growth rate in patients with head and neck paragangliomas influenceces the treatment proposal. Cancer, 2000, 88: 2811-2816.

44. Gustilo RB, Lober PH, Salvic EL. Chemodectoma metastasizing to bone: case report. J Bone Joint Surg Am, 1965, 47: 155.

45. Lee JH, Barich F, Karnell LH, et al. National Cancer Data Base report on malignant paragangliomas of the head and neck. Cancer, 2002, 94: 730-737.

46. Boedeker C C, Neumann H P, Maier W, et al. Malignant head and neck paraganglioma in SDHB mutation carriers. Otolaryngol Head Neck Surg, 2007, 137: 126-129.

47. Rosemwasser H. Carotid body tumor of the middle ear and mastoid. Arch Otolaryngol, 1945, 41: 64-67.

48. Brown JS. Glomus jugulare tumors revisited: a ten-year statistical follow-up of 231 cases. Laryngoscope, 1985, 95: 284-288.

49. Choa DI, Colman BH. Paraganglioma of the temporal bone in infancy. A congenital lesion? Arch Otolaryngol Head Neck Surg, 1987, 113: 421-424.

50. Brandrick JT, Das Gupta AR, Singh R. Jugulotympanic paraganglioma(glomus jugulare tumour) presenting as a parotid neoplasm(a case report and review of the literature). J Laryngol Otol, 1988, 102: 741-744.

51. Oldring D, Fisch U. Glomus tumors of the temporal region: surgical therapy. Am J Otol, 1979, 1: 7.

52. Jackson CG. Skull base surgery. Am J Otol, 1981, 3: 161.

53. Jackson CG, Cueva RA, Thedinger BA, et al. Conservation surgery for glomus jugulare tumors: the value of early diagnosis. Larygoscope, 1990, 100: 1031.

54. De Jong AL, Coker NJ, Jenkins HA, et al. Radiation therapy in the management of paragangliomas of the temporal bone. Am J Otol, 1995, 16: 283.

55. Johnstone PA, Foss RD, Desilets DJ. Malignant jugulotympanic paraganglioma. Arch Pathol Lab Med, 1990, 114: 976-979

56. Eriksen C, Girdhar-Gopal H, Lowry LD. Vagal paragangliomas: a report of nine cases. Am J Otolaryngol, 1991, 12: 278-287.

57. Urquhart AC, Johnson JT, Myers EN, et al. Glomus vagale: paraganglioma of the vagus nerve. Laryngoscope, 1994, 104: 440-445.

58. Netterville JL, Jackson CG, Miller FR, et al. Vagal paraganglioma: a review of 46 patients treated during a 20-year period. Arch Otolaryngol Head Neck Surg, 1998, 124: 1133-1140.

59. Miller RB, Boon MS, Atkins JP, et al. Vagal paraganglioma: the Jefferson experience. Otolaryngol Head Neck Surg, 2000, 122: 482-487.

60. Borba LAB, AL-Mefty O. Intravagal paraganliomas: report of four cases. Neurosurgery, 1996, 38: 569.

61. Leonetti P, Brackmann DE. Glomus vagale tumor: the significance of early vocal cord paralysis. Otolaryngol Head Neck Surg, 1989, 100: 533.

62. Tannir NM, Cortas N, Allam C. A functioning catecholamine-secreting vagal body tumor: a case report and review of the literature. Cancer, 1983, 52: 932.

63. Kahn LB. Vagal body tumor(nonchromaffin paraganglioma, chemodectoma, and carotid body-like tumor) with cervical node metastasis and familial association: ultrastructural study and review. Cancer, 1976, 38: 2367-277.

64. 王敏, 王弘士, 朱雄增. 迷走神经副神经节瘤的临床病理学研究. 中华病理学杂志, 2006, 35: 348-351.

65. Biller HF, Lawson W, Som P, et al. Glomus vagal tumors. Ann Otol Rhinol Laryngol, 1989, 98(1 Pt 1): 21-26.

66. Heinrich MC, Harris AE, Bell WR. Metastatic intravagal paraganglioma: case report and review of the literature. Am J Med, 1985, 78: 1017.

67. Someren A, Karcioglu Z. Malignant vagal paraganglioma: report of a case and review of literature. Am J Clin Pathol, 1977, 68: 400-408.

68. Walsh RM, Leen EJ, Gleeson MJ, et al. Malignant vagal paraganglioma. J Laryngol Otol, 1997, 111: 83-88.

69. Wetmore RF, Tronzo RD, Lane RJ, et al. Nonfunctional paraganglioma of the larynx: clinical and pathological considerations. Cancer, 1981, 48: 2717-2723.

70. Barnes L. Paraganglioma of the larynx. A critical review of the literature. ORL J Otorhinolaryngol Relat Spec, 1991, 53: 220-234.

71. Myssiorek D, Rinaldo A, Barnes L, et al. Laryngeal paraganglioma: an updated critical review. Acta Otolaryngol, 2004, 124: 995-999.

72. Stanley RJ, Weiland LH. Neel HB III. Pain-inducing laryngeal paraganglioma: report of the ninth case and review of the literature. Otolaryngol Head Neck Surg, 1986, 95: 107-112.

73. Ferlito A, Milroy CM, Wenig BM, et al. Laryngeal paraganglioma versus atypical carcinoid tumor. Ann Otol Rhinol Laryngol, 1995, 104: 78.

74. Fisher ER, Hazard JB. Nonchromaffin paraganglioma of the orbit. Cancer, 1952, 5: 521-524.

75. 张仁元, 宿明先. 眼眶睫状神经体瘤的临床病理分析. 中华病理学杂志, 1984, 20: 197-200.

76. Archer KF, Hurwitz JJ, Balogh JM, et al. Orbital nonchromaffin paraganglioma: a case report and review of the literature. Ophthalmology, 1989, 96: 1659.

77. Bednar MM, Trainer TD, Aitken PA, et al. Orbital paraganglioma: case report and review of the literature. Br J Ophthalmol, 1992, 76: 183-185.

78. Lattes R, McDonald JJ, Sproul E. Non-chromaffin paraganglioma of carotid body and orbit. Ann Surg, 1954, 139: 382-384.

79. Chambers EF, Norman D, Dedo HH, et al. Primary nasopharyngeal chemodectoma. Neuroradiology, 1982, 23: 285-288.

80. Himelfarb MZ, Ostrzega NL, Samuel J, et al. Paraganglioma of

the nasal cavity. Laryngoscope,1983,93:350-352.

81. Kuhn JA,Aronoff BL. Nasal and nasopharyngeal paraganglioma. J Surg Oncol,1989,40:38-45.

82. Kanoh N,Nishimura Y,Nakamura M,et al. Primary nasopharyngeal paraganglioma:a case report. Auris Nasus Larynx, 1991,18:307-314.

83. Nguyen QA,Gibbs PM,Rice DH. Malignant nasal paraganglioma:a case report and review of the literature. Otolaryngol Head Neck Surg,1995,113:157-161.

84. de Vries EJ,Watson CG. Paraganglioma of the thyroid. Head Neck,1989,11:462-465.

85. Mitsudo SM,Grajower MM,Balbi H,et al. Malignant paraganglioma of the thyroid gland. Arch Pathol Lab Med,1987,111: 378-380.

86. Yu BH,Sheng WQ,Wang J. Primary paraganglioma of thyroid gland:a clinicopathologic and immunohistochemical analysis of three cases with a review of the literature. Head Neck Pathol,2013,7:373-380.

87. Milroy HJ. Chemodectoma(non-chromaffin paraganglioma) of the face. Brit J Surg,1969,56:510-512.

88. DeLozier HL. Chemodectoma of the cheek. A case report. Ann Otol Rhinol Laryngol,1983,92:109-112.

89. Volchek GB,Bolotnaia RD. Chemodectoma of the auricular concha. Vestnik Otorinolaryngol,1970,32:103-104.

90. Horree WA. An unusual primary tumour of the trachea(chemodectoma). Prat Oto Rhino Laryngol,1963,25:125-126.

91. Johnson TL,Lloyd RV,Shapiro B,et al. Cardiac paraganglimas. A clinicopathologic and immunohistochemical study of four cases. Am J Surg Pathol,1985,9:827-834.

92. Hui G,McAllister HA. Left atrial paraganglioma:report of a case and review of the literature. Am Heart J,1987,113: 1230-1234.

93. Aggarwal P,Wali JP,Venugopal P,et al. Functional,malignant intrathoracic paraganglioma. Postgrad Med J,1989,65: 177-179

94. Lack EE,Stillinger RA,Colvin DB,et al. Aortico-pulmonary paragganglima:report of a case with ultrastructural study and review ofthe literature. Cancer,1979,43:269-278.

95. Assaf HM,al-Momen AA,Martin JG. Aorticopulmonary paraganglioma. A case report with immunohistochemical studies and literature review. Arch Pathol Lab Med,1992,116:1085-1087.

96. Bird DJ,Seiler MW. Aorticopulmonary paraganglioma(aortic body tumor):report of a case. Ultrastruct Pathol,1991,15: 475-479.

97. Del Fante FM,Watkins E Jr. Chemodectoma of the heart in a patient with multiple chemodectomas and familial story. Case report and survey of literature. Lahey Clin Found Bull,1967, 16:224-229.

98. Cooley DA,Reardon MJ,Frazier OH,et al. Human cardiac explantation and autotransplantation:application in a patient

with a large cardiac pheochromocytoma. Tex Heart Inst J, 1985,12:171-176.

99. Zak FG,Lawson W. The paraganglionic chemoreceptor system:physiology,pathology and clinical medicine. New York: Springer-Verlag,1982.

100. Fries JG,Chamberlin JA. Extra-adrenal pheochromocytoma: literature review and report of a cervical pheochromocytoma. Surgery,1968,63:268-279.

101. Gibbs MK,Carney JA,Hayles AB,et al. Simultaneous adrenal and cervical pheochromocytomas in childhood. Ann Surg,1977,185:273-278.

102. Gallivan MV,Chun B,Rowden G,et al. Intrathoracic paravertebral malignant paraganglioma. Arch Pathol Lab Med, 1980,104:46-51.

103. Hodgkinson DJ,Telander RL,Sheps SG,et al. Extra-adrenal intrathoracic functioning paraganglioma(pheochromocytoma) in childhood. Mayo Clin Proc,1980,55:271-276.

104. Odze R,Bégin LR. Malignant paraganglioma of the posterior mediastinum. A case report and review of the literature. Cancer,1990,65:564-569.

105. Lack EE,Cubilla AL,Woodruff JM,et al. Extra-adrenal paragangliomas of the retroperitoneum. A clinicopathologi study of 12 tumors. Am J Surg Pathol,1980,4:109-120.

106. Kryger-Baggesen N,Kjaergaard J,Sehested M. Non-chromatffin paraganglioma of the retroperitoneum. J Urol,1985,134: 536-538.

107. Glenn F,Gray GF. Functional tumors of the organ of Zuckerkandl. Ann Surg,1976,183:578-586.

108. Anderson CB,Ward S,Lee J,et al. Extra-adrenal retroperitoneal paraganglioma. Am Surg,1974,40:636-642..

109. Hirano T. Paraganglioma of the gallbladder:report of a rare case. Am J Gastroenterol,2000,95:1607-1608.

110. 陈乐真.七例膀胱嗜铬细胞瘤的光镜、电镜及免疫组织化学观察.中华病理学杂志,1991,20:60-62.

111. 王鸿雁,张学斌,李晓燕,等.膀胱副神经节瘤的临床病理学特征.中华病理学杂志,2004,33:557-558.

112. Badalament RA,Kenworthy P,Pellegrini A,et al. Paraganglioma of urethra. Urology,1991,38:76-78.

113. Beham A,Schmid C,Fletcher CD,et al. Malignant paraganglioma of the uterus. Virchows Arch A Pathol Anat Histopathol,1992,420:453-457.

114. Dennis PJ,Lewandowski AE,Rohner TJ Jr,et al. Pheochromocytoma of the prostate:an unusual location. J Urol,1989, 141:130-132.

115. Bacchi CE,Schmidt RA,Brandao M,et al. Paraganglioma of the spermatic cord. Report of a case with immunohistochemical and ultrastructural studies. Arch Pathol Lab Med,1990, 114:899-901.

116. Denford A,Vaughan M,Mayall F. Paraganglia as an unusual mimic of carcinoma in the prostate. Br J Urol,1997,80:677-678.

117. Colgan TJ, Dardick I, O'Connell G. Paraganglioma of the vulva. Int J Gynecol Pathol, 1991, 10:203-208.

118. Hassan A, Bennet A, Bhalla S, et al. Paraganglioma of the vagina: report of a case, including immunohistochemical and ultrastructural findings. Int J Gynecol Pathol, 2003, 22:404-406.

119. Young TW, Thrasher TV. Nonchromaffin paraganglioma of the uterus. A case report. Arch Pathol Lab Med, 1982, 106:608-609

120. Parkes SE, Raafat F, Morland BJ. Paraganglioma of the vagina: the first report of a rare tumor in a child. Pediatr Hematol Oncol, 1998, 15:545-551.

121. Yu L, Wang J. Malignant paraganglioma of the rectum: the first case report and a review of the literature. World J Gastroenterol, 2013, 19:8151-8155.

122. Karasov RS, Sheps SG, Carney JA, et al. Paragangliomatosis with numerous catecholamine-producing tumors. Mayo Clin Proc, 1982, 57:590-595.

123. Mena J, Bowen JC, Hollier LH. Metachronous bilateral nonfunctional intercarotid paraganglioma (carotid body tumor) and functional retroperitoneal paraganglioma: report of a case and review of the literature. Surgery, 1993, 114:107.

124. Carney JA. The triad of gastric epithelioid leiomyosarcoma, functioning extra-adrenal paraganglioma, and pulmonary chondroma. Cancer, 1979, 43:374-382.

125. Carney JA. Gastric stromal sarcoma, pulmonary chondroma, and extra-adrenal paraganglioma (Carney Triad): natural history, adrenocortical component, and possible familial occurrence. Mayo Clin Proc, 1999, 74:543-552.

126. Kitahara M, Mori T, Seki H, et al. Malignant paraganglioma presenting as Cusing's syndrome with virilism in childhood. Production of cortisol, androgens, and adrenocorticotrophic hormone by the tumor. Cancer, 1993, 72:3340-3345.

127. Skander MP, Lee FI, Vasudev KS. Retroperitoneal paraganglioma in a patient with von Recklinghausen's disease. Am J Gastroenterol, 1986, 81:812-815.

128. Maurea S, Cuocolo A, Reynolds JC, et al. Iodine-131-metaiodobenzylguanidine scintigraphy in preoperative and postoperative evaluation of paragangliomas: comparison with CT and MRI. J Nucl Med, 1993, 34:173.

129. Lane RH, Stephens DH, Reiman HM. Primary retroperitoneal neoplasms: CT findings in 90 cases with clinical and pathologic correlation. Am J Roentgenol, 1989, 152:83-89.

130. Hayes WS, Davidson AJ, Grimley PM, et al. Extraadrenal retroperitoneal paraganglioma: clinical, pathologic, and CT findings. AJR Am J Roentgenol, 1990, 155:1247-1250.

131. Jalil ND, Pattou FN, Combemale F, et al. Effectiveness and limits of preoperative, imaging studies for the localization of phenochromocytomas and paraganglimas: a review, of 282 cases. French Association of Surgery (APC), and the French Association of Endocrine Surgeons (AFCEN). Eur J Surg, 1998, 164:23.

132. Albores-Saavedra J, Maldonado ME, Ibarra J, et al. Pheochromocytoma of the urinary bladder. Cancer, 1969, 23:1110-1118.

133. Leestma JE, Price EB Jr. Paraganglioma of the urinary bladder. Cancer, 1971, 28:1063-1073.

134. Cheng L, Leibovich BC, Cheville JC, et al. Paraganglioma of the urinary bladder: can biologic potential be predicted? Cancer, 2000, 88:844-852.

135. Lotz PR, Bohdasarian RS, Thompson NW, et al. Paragangliomas of the head, neck, urinary bladder, and pelvis in a hypertensive woman. Am J Roentgenol, 1979, 132:1001-1004.

136. Spring DB, Palubinskas AJ. Familial pheochromocytoma: a rare case of hydronephrosis and hydroureter in two generations. Br J Radiol, 1977, 50:596-599.

137. Burton EM, Schellhammer PF, Weaver DL, et al. Paraganglioma of urinary bladder in patient with neurofibromatosis. Urology, 1986, 27:550-552.

138. Chao S, Mullins ME, Slanetz PJ. Posterior mediastinal pheochromocytoma. AJR Am J Roentgenol, 2001, 176:1408.

139. Deklerk DP, Catalona WJ, Nime FA, et al. Malignant pheochromocytoma of the bladder: the late development of renal cell carcinoma. J Urol, 1975, 113:864-868.

140. Frydenberg M, Ferguson R, Langdon P, et al. Malignant phaeochromocytoma of the bladder-active or inactive. Br J Urol, 1991, 67:548-549.

141. Karasov RS, Sheps SG, Carney JA, et al. Paragangliomatosis with numerous catecholamine-producing tumors. Mayo Clin Proc, 1982, 57:590-595.

142. Lack EE. Pathology of adrenal and extra-adrenal paraganglia. Major problems in pathology, Vol 29. Philadelphia: WB Saunders, 1994.

143. Linnoila RI, Keiser HR, Steinberg SM, et al. Histopathology of benign versus malignant sympathoadrenal paragangliomas: clinicopatholgoic study of 120 cases including unusual histolgoic features. Hum Pathol, 1990, 21:1168-1180.

144. Sclafani LM, Woodruff JM, Brennan MF. Extra-adrenal retroperitoneal paragangliomas: natural history and response to treatment. Surgery, 1990, 108:1124-1130.

145. Davaris P, Petraki K, Arvanitis D, et al. Urinary bladder paraganglioma (U. B. P.). Path Res Pract, 1986, 181:101-105.

146. Dahl EV, Waugh JM, Dahlin DC. Gastrointesinal ganglioneuromas. Brief review with report of a duodenal ganglioneuroma. Am J Pathol, 1957, 33:953-965.

147. Scheithauer BW, Nora FE, Lechago J, et al. Duodennal gangliocytic paraganglioma. Clinicopathologic and immunocytochemical study of 11 cases. Am J Clin Pathol, 1986, 86:559-565.

148. Burke AP, Helwig EB. Gangliocytic paraganglioma. Am J Clin Pathol, 1989, 92:1-9.

149. Barbareschi M, Frigo B, Aldovini D, et al. Duodenal gangliocytic paraganglioma. Report of a case and review of the literature. Virchows Arch A Pathol Anat Histopathol, 1989, 416: 81-89.

150. Altavilla G, Chiarelli S, Fassina A. Duodenal periampullary gangliocytic paraganglioma: report of two cases with immunohistochemical and ultrastructural study. Ultrastruct Pathol, 2001, 25: 137-145.

151. Sinkre P, Lindberg G, Albores-Saavedra J. Nasopharyngeal gangliocytic paraganglioma. Arch Pathol Lab Med, 2001, 125: 1098-1100.

152. van Eeden S, Offerhaus GJ, Peterse HL, et al. Gangliocytic paraganglioma of the appendix. Histopathology, 2000, 36: 47-49

153. Kee AR, Forrest CH, Brennan BA, et al. Gangliocytic paraganglioma of the bronchus: a case report with follow-up and ultrastructural assessment. Am J Surg Pathol, 2003, 27: 1380-1385.

154. Mahdavi A, Silberberg B, Malviya VK, et al. Gangliocytic paraganglioma arising from mature cystic teratoma of the ovary. Gynecol Oncol, 2003, 90: 482-485.

155. Buetow PC, Levine MS, Buck JL, et al. Duodenal gangliocytic paraganglioma: CT, MR imaging, and US findings. Radiology, 1997, 204: 745-747.

156. Hashimoto S, Kawasaki S, Matsuzawa K, et al. Gangliocytic paraganglioma of the papilla of Vater with regional lymph node metastasis. Am J Gastroenterol, 1992, 87: 1216-1218.

157. Dookhan DB, Miettinen M, Finkel G, et al. Recurrent dueodenal gangliocytic paranglioma with lymph node metastases. Histopathology, 1993, 22: 399-401.

158. Tomic S, Warner T. Pancreatic somatostain-secreting gangliocytic paraganglioma with lymph node metastases. Am J Gastroenterol, 1996, 91: 607-608.

159. Horoupian DS, Kerson LA, Sainotz H, et al. Paraganglioma of cauda equina. Clinicopathologic and ultrastructural studies of an unusual case. Cancer, 1974, 33: 1337-1348.

160. Soffer D, Pittaluga S, Caine Y, et al. Paraganglioma of cauda equina. A report of a case and review of the literature. Cancer, 1983, 51: 1907-1910.

161. Ironside JW, Royds JA, Taylor CB, et al. Paraganglioma of the cauda equina: a histological, ultrastructural and immunocytochemical study of two cases with a review of the literature. J Pathol, 1985, 145: 195-201.

162. Sonneland PR, Scheithauer BW, LeChago J, et al. Paraganglioma of the cauda equina region. Clinicopathologic study of 31 cases with special reference to immunocytology and ultrastructure. Cancer, 1986, 58: 1720-1735.

163. Straus C, Molcard S, Visot A, et al. Chemodectoma of the cauda equna. Rev RHum Engl Ed, 1997, 64: 345-347.

164. Miliaras GC, Kyritsis AP, Polyzoidis KS. Cauda equina paraganglioma: a review. J Neurooncol, 2003, 65: 177-190.

165. Linnoila RI, Keiser HR, Steinberg SM, et al. Histopathology of benign versus malignant sympathoadrenal paragangliomas: clinicopathologic study of 120 cases including unusual histologic features. Hum Pathol, 1990, 21: 1168-1180.

166. Linnoila RI, Lack EE, Steinberg SM, et al. Decreased expression of neuropeptides in malignant paragangliomas: an immunohistochemical study. Hum Pathol, 1988, 19: 41-50.

167. Kliewer KE, Wen DR, Cancilla PA, et al. Paragangliomas: assessment of prognosis by histologic, immunohistochemical, and ultrastructural techniques. Hum Pathol, 1989, 20: 29-39.

168. Achilles E, Padberg BC, Holl K, et al. Immunocytochemistry of paragangliomas-value of staining for S-100 protein and glial fibrillary acid protein in diagnosis and prognosis. Histopathology, 1991, 18: 453-458.

第二十一章

软组织软骨和骨肿瘤

导读

概述　　　　　　　　　　　　软组织软骨瘤　　　　　　　　　骨外高分化软骨肉瘤
骨外软骨肿瘤　　　　　　　　　骨外黏液样软骨肉瘤　　　　　　骨外骨肉瘤
　婴儿鼻软骨间叶样错构瘤　　　骨外间叶性软骨肉瘤

第一节　概　　述

　　发生于软组织内的软骨肿瘤和骨肿瘤均较少见。

　　发生于婴幼儿颈部软组织的良性软骨肿瘤应注意与鳃节起源的软骨残留相鉴别,发生于周围软组织的软骨瘤应注意与一些含有软骨成分或显示软骨分化的良性肿瘤如钙化性腱膜纤维瘤和软骨样脂肪瘤等鉴别。

　　发生于软组织内的软骨肉瘤主要有黏液样软骨肉瘤和间叶性软骨肉瘤两种类型。新近的细胞遗传学和分子遗传学研究显示,在黏液样软骨肉瘤中存在特征性的染色体异位,即75%以上的病例含有 t(9;22)(q22;q12.2),产生 EWSR1-NR4A3(CHN、TEC 或 NOR1)融合性基因,少数病例含有 t(9;17)(q22;q11),产生 RBP56(TAF2N)-NR4A3 融合性基因,在间叶性软骨肉瘤中则有 HEY1-NCOA2 融合性基因。这些异常的细胞和分子遗传学表型可通过 FISH 和 RT-PCR 检测,在骨外黏液样软骨肉瘤和间叶性软骨肉瘤的诊断和鉴别诊断上有一定的价值[1,2]。

　　原发于软组织的高分化软骨肉瘤比较罕见,多为原发于骨的软骨肉瘤浸润或转移至软组织所致,少数情况下,可由滑膜软骨瘤病发展而来,也可发生于因其他疾病而接受放射治疗的患者,后者通常为治疗多年以后才发生。偶可发生于上呼吸道如鼻腔、咽、气管和支气管。发生于实质脏器如膀胱、子宫和乳腺的"软骨肉瘤",多数为恶性中胚叶混合瘤、肉瘤样癌、化生性癌或癌肉瘤。腮腺恶性混合瘤中的恶性成分主要为上皮性,如鳞状细胞癌和腺癌,而软骨成分极少发生恶变。

　　发生于软组织的骨肿瘤主要是骨外骨肉瘤,骨化性肌炎和指趾纤维骨性假瘤属于一种假肉瘤性的肌纤维母细胞性增生,已归入到纤维母细胞和肌纤维母细胞增生性病变中。骨外骨肉瘤仅占所有软组织肉瘤的 1%~2%,与原发于骨的骨肉瘤相比,患者年龄偏大。在一些实质脏器如乳腺、肾脏和膀胱等发生的恶性肿瘤内,虽也常常见到骨肉瘤样区域,但这些肿瘤内多含有癌的成分,按照目前的观点,其中的大多数病例应诊断为肉瘤样癌或化生性癌。

第二节　骨外软骨肿瘤

一、婴儿鼻软骨间叶样错构瘤

　　婴儿鼻软骨间叶样错构瘤(nasal chondromesenchymal hamartoma of infancy,NCMH)是一种好发于新生儿鼻腔和鼻窦的软骨-基质增生性病变,曾被称为"软骨样错构瘤"、"间叶瘤"和"鼻错构瘤"等不同名称,McDermott 等[3] 于 1998 年将之命名为 NCMH 并沿用至今,成为一个独立的病种。因临床上 NCMH 可呈膨胀性生长,具有局灶破坏性,甚至可扩散至颅腔,组织学上由成熟不等的软骨和梭形细胞间叶成分混合组成,导致 NCMH 易被误诊。NCMH 极为罕见,迄今为止,国际上也仅报道了 33 例,且多为个例报道或小样本病例[3-11],国内也有少量的个例报道[12]。

【临床表现】

　　NCMHI 主要发生在新生儿或婴儿的鼻腔,偶可发生于成年人[5,7]。

　　临床表现和症状取决于肿瘤的大小、部位以及周围结构的累犯情况。眼眶受累时可能导致眼球突出、内陷或眼部运动障碍;肿瘤颅内扩散可导致神经系统症状,包括脑积水和眼球运动障碍;其他相关症状包括呼吸和感觉困难、鼻漏、鼻出血、上睑下垂、视觉障碍及中耳炎。少数病例可继发于胸肺母细胞瘤[13,14]，后者可有 *DICER1* 胚系或体细胞性突变[15]。

【影像学】

CT 和 MRI 可作为非浸润性病变的术前评价（图 21-1）。Finitsis 等[10]总结 23 例患者的 CT 检测结果，其中 60.8% 有鼻旁窦累及，52% 有骨重塑、骨质变薄或侵蚀，43.4% 通过筛板扩散至颅内；11 例疑有眶内扩散者中，经手术证实 9 例（81.8%）阳性。另外，CT 检查发现 45.4% 病例有钙化，30.4% 可见有囊性成分。由此可见，虽然是良性肿瘤，但其影像学表现显示周围骨质的侵蚀、皮质变薄或被取代以及颅内侵犯，因此易怀疑为恶性。

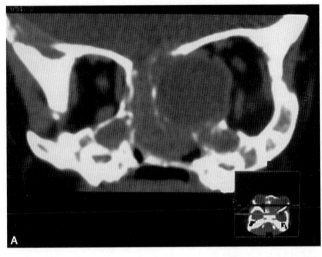
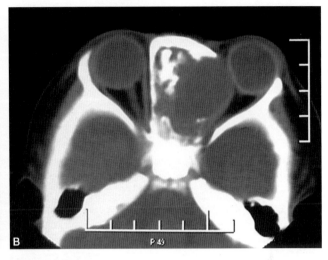

图 21-1　婴儿鼻软骨间叶样错构瘤 CT
左侧鼻腔和鼻窦巨大占位，病灶累及左侧筛窦和眼眶，部分突入颅内

【大体形态】

多数 NCMH 境界欠清，但无包膜，多为实性，部分呈囊性。肿瘤大小 1.4 ~ 5.5cm。

【组织形态】

病变位于黏膜下，主要由软骨结节和梭形间叶性细胞组成（图 21-2）。软骨结节呈不规则岛屿状或分叶状，其中成熟的透明软骨结节与周围的梭形细胞间叶成分之间分界清楚，部分不成熟的透明软骨结节与周围梭形细胞之间分界欠清，两者之间似有移行。梭形间叶性细胞成分疏密不均，间质伴有黏液样变性，并可见相互混杂的胶原纤维，后者可呈宽大的梁状。梭形细胞多呈条束状排列，部分区域也可呈漩涡状、或杂乱状分布。高倍镜下，梭形细胞形态上类似纤维母细胞，核呈卵圆形或长梭形，染色质深染，细胞质丰富、嗜伊红色。部分梭形细胞的胞质内可见空泡样结构，似与不成熟的软骨细胞有移行。局部区域内梭形细胞偏丰富，呈交织状排列，有轻度异型，偶见核分裂象，并伴有微囊形成和红细胞外渗，形态上类似结节性筋膜炎或纤维组织细胞瘤。肿瘤的间质内可见狭长的血管，血管周围的间质常伴有黏液样变性。

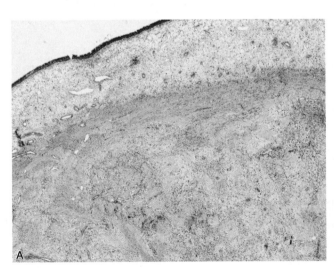
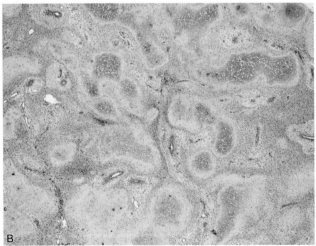

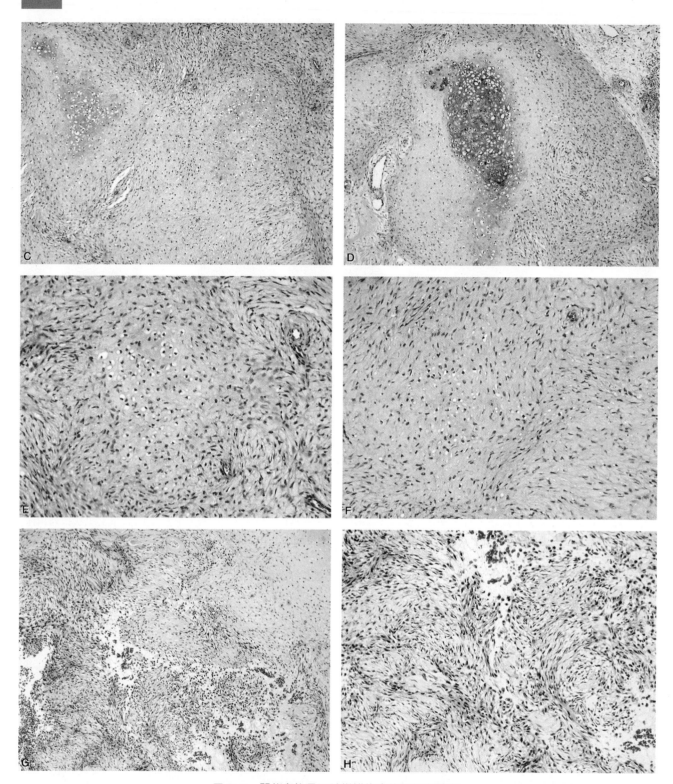

图 21-2　婴儿鼻软骨间叶样错构瘤的组织学形态

A. 病变位于黏膜下；B ~ D. 由软骨结节和梭形间叶性细胞组成；E、F. 软骨结节与周围梭形细胞之间似有移形；G、H. 部分区域梭形细胞呈交织状排列，并伴有微囊形成和红细胞外渗，形态上类似结节性筋膜炎

【免疫组化】

软骨细胞表达 vimentin 和 S-100，软骨结节周围的部分梭形细胞表达 S-100（图 21-3A）；细胞丰富区域内的瘤细胞 α-SMA（图 21-3B），两种细胞成分均不表达 desmin、AE1/AE3 和 EMA。

【细胞遗传学】

发生于胸肺母细胞瘤的 1 例 NCMH 显示有 t（12；17）（q24.1；q21）[14]。

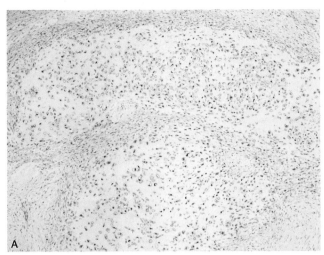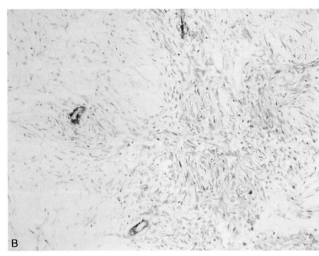

图 21-3　婴儿鼻软骨间叶样错构瘤

A．S-100 标记；B．α-SMA 标记

【鉴别诊断】

包括纤维结构不良和结节性筋膜炎等。

【治疗和预后】

完整切除后不会复发,因此不需要辅助治疗。仅局限于鼻腔的 NCMHI 适合内镜手术切除;但由于该肿瘤常呈浸润性生长,故完整切除并保证切缘干净非常困难。不完全切除或有镜下残留者可能发生复发,目前仅有 2 例发生复发的报道。

二、软组织软骨瘤

软组织软骨瘤(soft tissue chondroma),也称骨外软骨瘤(extraskeletal chondroma),是一种发生于软组织特别是手足部位的良性软骨肿瘤,主要由成熟的透明软骨组成。

【ICD-O 编码】

9220/0

【临床表现】

多发生于 30～60 岁成年人,儿童很少发生。

主要位于手足部位的软组织内,与深部的骨之间并无关系,其中手指占到 80%,其他部位包括手、趾、足和躯干,极少数病例位于硬脑膜、喉、咽、口腔、涎腺、皮肤和输卵管等处[16-21]。

临床上表现为缓慢性生长的孤立性结节或肿块,无痛性,也无触痛感,常与腱膜、腱鞘或关节囊相连。

【影像学检查】

X 线显示结节境界清楚,不累及骨,常见分散的、不规则的、指环样或曲线状钙化。

【大体形态】

肿瘤周界清晰,圆形或卵圆形,质地坚硬(图 21-4)。瘤体较小,直径多<3cm,中位直径 1.6cm。

【组织形态】

大多数肿瘤由排列成分叶状的成熟性透明软骨组成(图 21-5),部分病例可伴有纤维化、钙化、骨化或黏液样变性。另有一些病例内软骨细胞相对较为丰富,且细胞体积较大,可见核沟或核裂,含有多少不等的软骨样基质,常伴有钙化,并可围绕软骨细胞,肿瘤内常可见散在分布的破骨样巨细胞,该型

软骨瘤形态上类似软骨母细胞瘤,也称软骨母细胞瘤样软骨瘤(chondroblastoma-like chondroma)[22-24]。

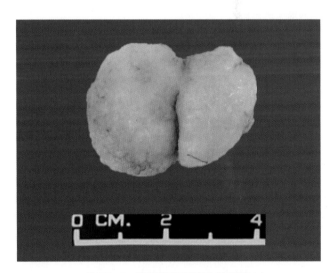

图 21-4　软组织软骨瘤大体形态

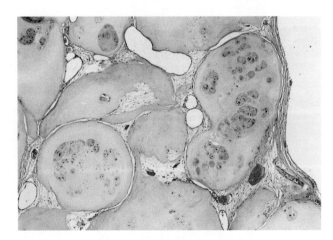

图 21-5　软组织软骨瘤组织学形态

【免疫组化】

瘤细胞表达 S-100 和 ERG。

【细胞遗传学】

包括 12q13-15 重排、+5、11 号染色体和 HMGA2 异常。

【鉴别诊断】

应注意与钙化性腱膜纤维瘤、肿瘤样钙盐沉着症、假性痛风石、骨旁软骨瘤、巨细胞瘤、骨软骨瘤和具有软骨化生的皮肤混合瘤等相鉴别。

【治疗】

局部完整切除。

【预后】

少数病例可复发，一般不会发生肉瘤变。

三、骨外黏液样软骨肉瘤

骨外黏液样软骨肉瘤(extraskeletal myxoid chondrosarcoma, EMC)曾被称为脊索样肉瘤(chordoidi sarcoma)是分化方向不明的恶性间叶性肿瘤，镜下呈分叶状，含有大量的黏液样基质，瘤细胞形态较为一致，含有少至中等量的嗜伊红色胞质，呈相互连接的条索状、小梁状或网格样排列，细胞和分子遗传学显示有特异性染色体易位 t(9;22)(q22-31;q11-12)，并形成 *EWSR1-NR4A3* 融合性基因。骨外黏液样软骨肉瘤比较少见，在软组织肉瘤中所占病例不足 3%。

【ICD-O 编码】

9231/3

【临床表现】

多发生于 35 岁以上的成年人[25-27]，高峰年龄为 50~70 岁，偶可发生于儿童和青少年[28]，年龄范围为 1~82 岁，中位年龄为 50 岁，男性多见，男：女为 2:1。

好发于肢体近端，特别是下肢(大腿和腘窝)，部分病例位于躯干和远端肢体，少数病例位于头颈部、颅内、腹腔内、腹膜后或盆腔。多数位于深部组织内，少数位于皮下。

临床上表现为生长缓慢的肿块，1/3 的病例可引起疼痛或触痛。

复旦大学附属肿瘤医院 2008—2016 年共诊断 53 例骨外黏液样软骨肉瘤，其中男性 36 例，女性 17 例，男：女为 2.1:1，平均年龄和中位年龄分别为 44.8 岁和 45 岁，本组年龄高峰为 20~29 岁及 50~59 岁，年龄范围为 16~72 岁(图 21-6)。肿瘤主要发生于四肢，尤其是大腿，其他部位包括臀部、腹股沟、头颈、会阴、骶尾部以及盆腔等处(图 21-7)。

【影像学】

CT 或 MRI 检查多显示为软组织内境界较清的分叶状或结节状肿块(图 21-8)[29]。

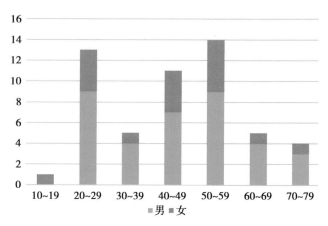

图 21-6　53 例骨外黏液样软骨肉瘤的年龄和性别分布

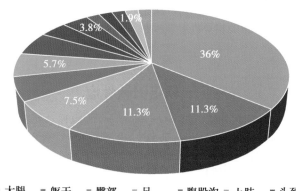

图 21-7　53 例骨外黏液样软骨肉瘤的部位分布

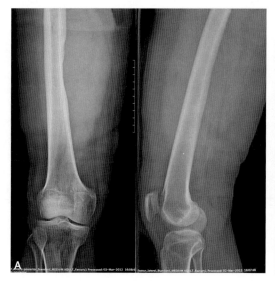

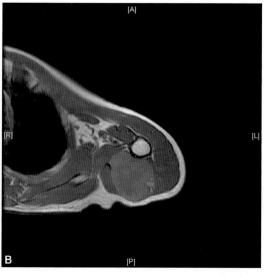

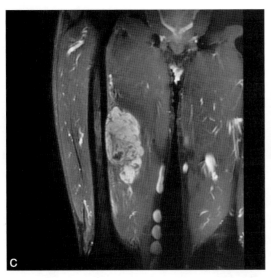
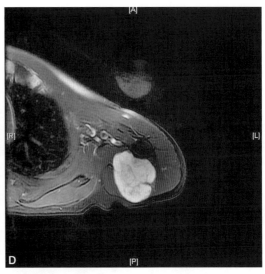

图 21-8　骨外黏液样软骨肉瘤的影像学
A. X 平片示大腿软组织肿胀影;B ~ D. CT 或 MRI 检查显示为分叶状肿块

【大体形态】

　　呈卵圆形、分叶状或结节状,周界清晰,常有一层清晰的纤维型包膜,直径从 1 ~ 30cm,但多在 4 ~ 7cm 之间,中位直径为 6.8cm,质软至质韧。切面呈胶冻样,灰白至棕褐色(图 21-9),取决于出血灶的多少。

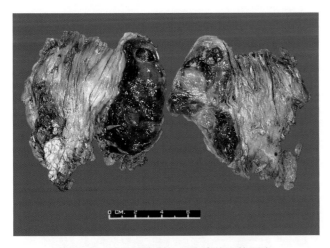

图 21-9　骨外黏液样软骨肉瘤的大体形态

【组织形态】

　　低倍镜下呈分叶状或多结节状,小叶或结节之间为宽窄不一的纤维结缔组织间隔(图 21-10A)。肿瘤性结节由形态基本一致的圆形、卵圆形或短梭形细胞组成,细胞之间为大量黏液样或黏液软骨样基质,其内含硫酸软骨素和硫酸角质素,阿辛蓝、胶体铁和甲苯胺蓝染色阳性,并耐淀粉酶消化,黏液卡红染色也可呈阳性。瘤细胞核小而深染,胞质多少不等,深嗜伊红色,有时可呈空泡状,核分裂象罕见,多<2 个/10HPF。瘤细胞多呈纤细交织、相互连接的绶带状、上皮样条索状、梁状、花边样或网格状排列(图 21-10B ~ E),有时也可成群或小巢状排列(图 21-10F,G)。常可见空泡(图 21-10H),肿瘤内一般看不到透明软骨形成,间质可伴有出血或坏死等继发性改变(图 21-10I)。约 29% 的病例中黏液样基质稀少或无,瘤细胞丰富且分化较差,称为富于细胞型(cellular variant)或高级别骨外黏液样软骨肉瘤(图 21-10J,K)[30,31],可见较多的核分裂象,部分病例内瘤细胞可呈横纹肌样形态(rhabboid feature)(图 21-10L)。

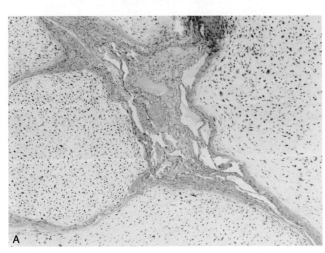
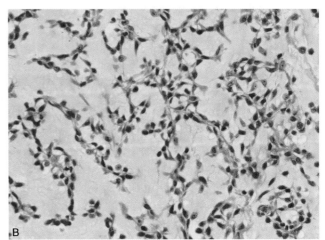

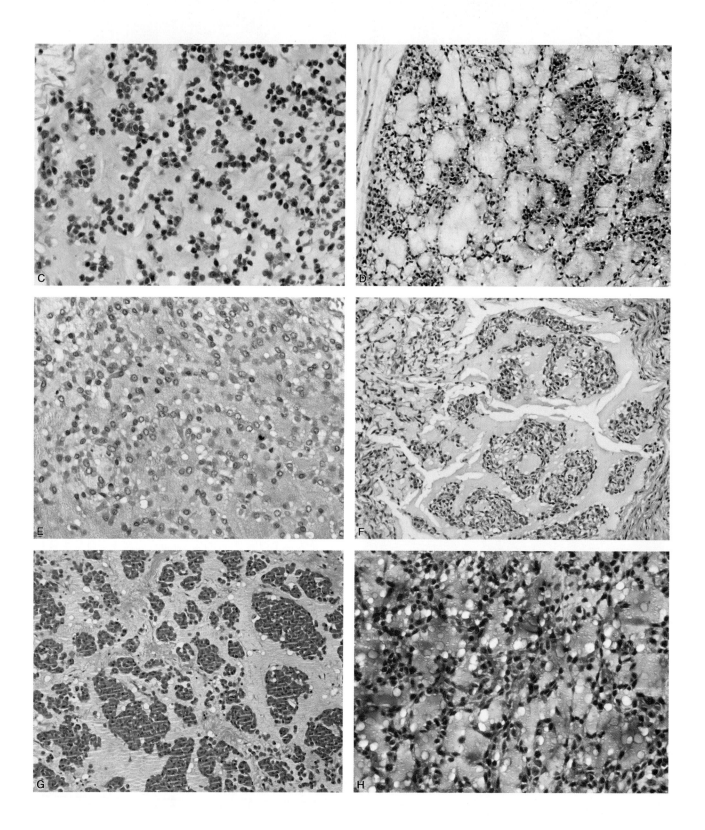

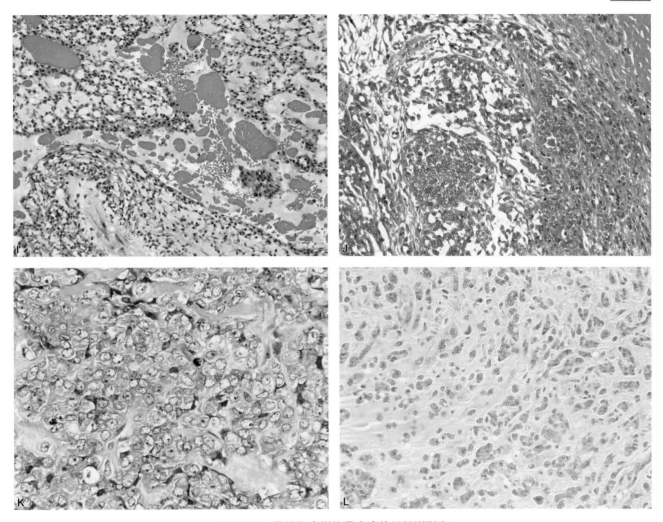

图 21-10 骨外黏液样软骨肉瘤的组织学形态

A. 低倍镜下呈分叶状；B ~ E. 由形态基本一致的圆形、卵圆形或短梭形细胞组成，呈纤细交织、相互连接的缎带状、上皮样条索状、梁状、花边样或网格状排列；F、G. 可呈小巢状排列；H. 常可见空泡；I. 间质可伴有出血；J、K. 富于细胞型；L. 部分病例可呈横纹肌样形态

【免疫组化】

瘤细胞主要表达 vimentin，0 ~ 20% 表达 S-100（图 21-11A），0 ~ 30% 表达 CD117，多为灶性和弱阳性，部分病例表达 Syn（图 21-11B）、NSE、PGP9. 5、peripherin（外周蛋白）和 ERG（图 21-11C）[32,33]。具横纹肌样形态的病例 SMARCB1（INI1）表达缺失。

【细胞遗传学】

75% 以上的病例含有 t（9；22）（q22-31；q11-12），65% 可检测到 EWSR1-NR4A3 融合性基因[34,35]，可通过 FISH 检测（采用 NR4A3 探针）（图 21-12）[36,37]。EWSR1-NR4A3 活化 PPARG 核受体基因，后者在肿瘤的发生中可能起了重要的作用[38]。少数病例含有 t（9；17）（q22；q11.2），并产生 TAF15 ［也称 TAF2N，RBP56，TAF（II）]-NR4A3 融合性基因[39,40]，以及 t（9；15）（q22；q21）产生的 NR4A3-TCF12/HTF4[41]，以及 t（3；9）（3q12.2；q22）产生的 TFG-NR4A3[42]。具有横纹肌样形态的骨外黏液样软骨肉瘤常无 EWSR1-NR4A3 融合性基因[43]。

【鉴别诊断】

需注意与软组织肌上皮瘤（癌）/混合瘤、软骨黏液样纤维瘤、关节旁软骨肉瘤、黏液瘤、非骨化性的骨化性纤维黏液样肿瘤和黏液样脂肪肉瘤等肿瘤进行鉴别，其中检测 NR4A3 基因重排有助于骨外黏液样软骨肉瘤和软组织肌上皮瘤（癌）/混合瘤的鉴别诊断[44]。

【治疗】

宜作广泛性局部切除，必要时辅以放疗。

【预后】

多数肿瘤为低到中度恶性，局部复发率为 37% ~ 48%，转移率为 13% ~ 46%，多转移至肺。5 年、10 年和 15 年生存率分别为 82% ~ 90%、65% ~ 70% 和 58% ~ 60%。老年人、肿瘤 >10cm、肿瘤位于近端、瘤细胞丰富且有明显异型性以及具有横纹肌样形态者提示预后不佳。

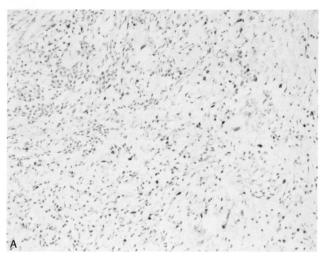
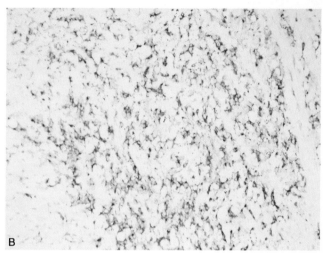
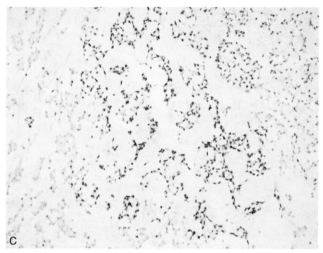

图 21-11　骨外黏液样软骨肉瘤的免疫组化
A. S-100 标记；B. Syn 标记；C. ERG 标记

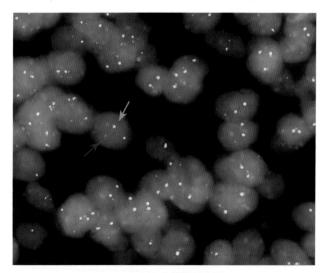

图 21-12　骨外黏液样软骨肉瘤的 NR4A3 基因易位

四、骨外间叶性软骨肉瘤

骨外间叶性软骨肉瘤（extraskeletal mesenchymal chondro-

sarcoma）是一种由分化较成熟的透明软骨小岛和未分化原始间叶细胞组成的软骨肉瘤，原始间叶细胞常呈血管外皮瘤样排列，遗传学检测显示有 *HEY1-NCOA2* 融合基因。发生于骨外者约占间叶性软骨肉瘤的 1/3。

【ICD-O 编码】

9240/3

【临床表现】

好发于 15~35 岁青少年，无明显的性别差异。

主要发生于头颈部，特别是眼眶、颅内、脊髓硬膜和颈枕部[45-49]，其次是下肢，特别是大腿[50]，少数可位于纵隔、躯干、胸膜、盆腔和外阴等处[51-53]，偶发生于脑内、甲状腺、胰腺和肾脏等实质脏器[54-57]。

位于眼眶者可产生突眼、视物痛和头痛，颅内及髓内肿瘤可引起呕吐、头痛及各种运动和感觉缺失，位于四肢者多表现为肌肉内生长缓慢的无痛性肿块。

复旦大学附属肿瘤医院 2008—2016 年共诊断 50 例骨外黏液样软骨肉瘤，其中男性 20 例，女性 30 例，男：女为 1：1.5，平均年龄和中位年龄分别为 32 岁和 31 岁，本组年龄高峰为 20~29 岁及 30~39 岁，年龄范围为 9~68 岁（图 21-

13）。肿瘤主要发生于头颈部,尤其是眼眶,其次为椎管(脊髓硬膜)和大腿,其他部位包括小腿、盆腔、腹股沟、躯干和臀部等处(图21-14)。

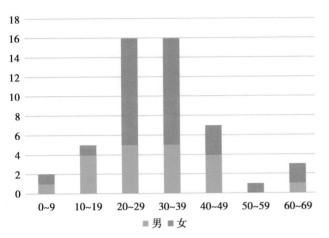

图 21-13 50 例骨外间叶性软骨肉瘤的年龄和性别分布

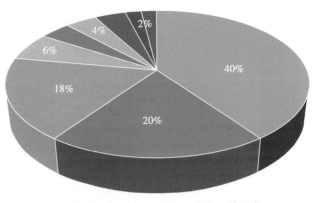

图 21-14 50 例骨外间叶性软骨肉瘤的部位分布

【影像学】

CT 检查显示境界清楚的分叶状肿块,可伴有斑点状阴影(钙化或骨化),磁共振(MRI)T_1WI 可显示为稍低信号,T_2WI 稍高信号,信号不均(图21-15)[58,59]。

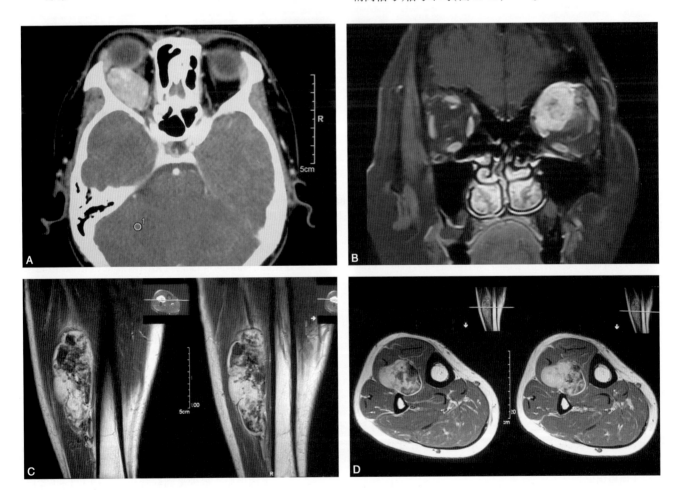

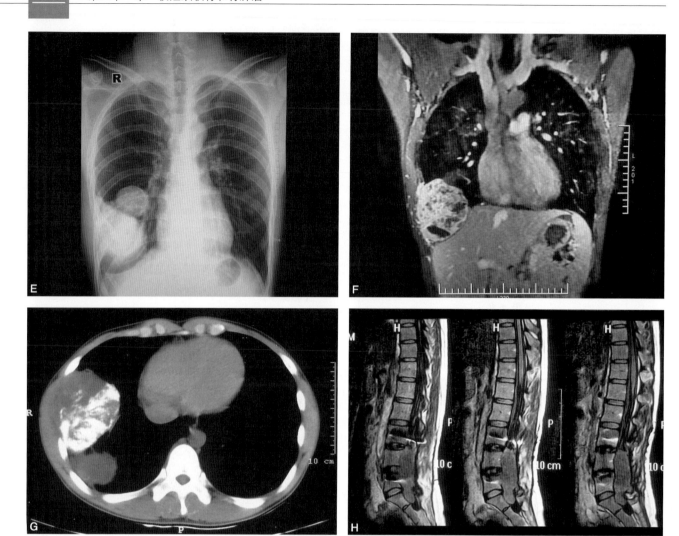

图 21-15 发生于各部位骨外间叶性软骨肉瘤的影像学表现
A、B. 眼眶;C、D. 大腿;E ~ G. 胸壁;H. 椎管内

【大体形态】

为分叶状肿块,境界清楚,2.5 ~ 37cm,平均 7.5cm。切面显示在灰白色鱼肉样肿瘤组织中散在大小不一、形状不规则的软骨灶,有时可见灶性出血或坏死区。

【组织形态】

由成片圆形、卵圆形或小短梭形未分化间叶细胞和散在的软骨小岛组成(图 21-16A ~ F)。未分化间叶细胞核深染,呈圆形、卵圆形或短梭形,胞质稀少而不清,呈片状分布,类似骨外尤因肉瘤,或呈血管外皮瘤样排列(图 21-16G,H)。软骨小岛相对成熟,大小和形态不一,可伴有钙化,与未分化间叶细胞之间的分界多较清晰,但有时可与间叶细胞相混杂,或与间叶细胞逐渐过渡,软骨灶中央常伴有钙化或骨化。

【免疫组化】

未分化间叶细胞表达 NSE、Leu7 和 CD99(图 21-17A),软骨小岛表达 S-100(图 21-17B)。新近研究显示,瘤细胞还表达 SOX9 蛋白[60],但不表达 FLI1,在小圆细胞肿瘤的鉴别诊断中具有一定的价值。另肿瘤内的软骨小岛可表达 ERG,但原始间叶性细胞不表达[61]。

【超微结构】

未分化的小圆形间叶细胞与尤因肉瘤细胞相似,但胞质内无糖原颗粒。

【细胞遗传学】

2 例显示 der(13;21)(q10;q10),1 例显示 t(11;22)(q24;q12)[62,63]。新近报道显示间叶性软骨肉瘤中存在 *HEY1-NOCA2* 融合性基因[64],可通过 RT-PCR 或 FISH 检测[2,65]。与普通型软骨肉瘤不同的是,间叶性软骨肉瘤中无 *IDH1* 或 *IDH2* 点突变。

【鉴别诊断】

1. 恶性孤立性纤维性肿瘤 极少出现软骨小岛,钙化或骨化也很少见,瘤细胞间常可见绳索样胶原纤维,瘤细胞表达 CD34、bcl-2、CD99 和 STAT6。

2. 骨外尤因肉瘤 很少见到软骨小岛。约 1/3 ~ 1/2 的病例 PAS 染色阳性。部分肿瘤内可见菊形团结构。免疫组化表达 CD99、NKX2.2 及多少不等的神经内分泌性标记物,如 Syn 等。采用 EWSR1 分离探针可通过 FISH 检测出 *EWSR1* 基因相关易位,或通过 RT-PCR 可检测出 *EWS-FLI-1* 或 *EWS-ERG* 融合基因。

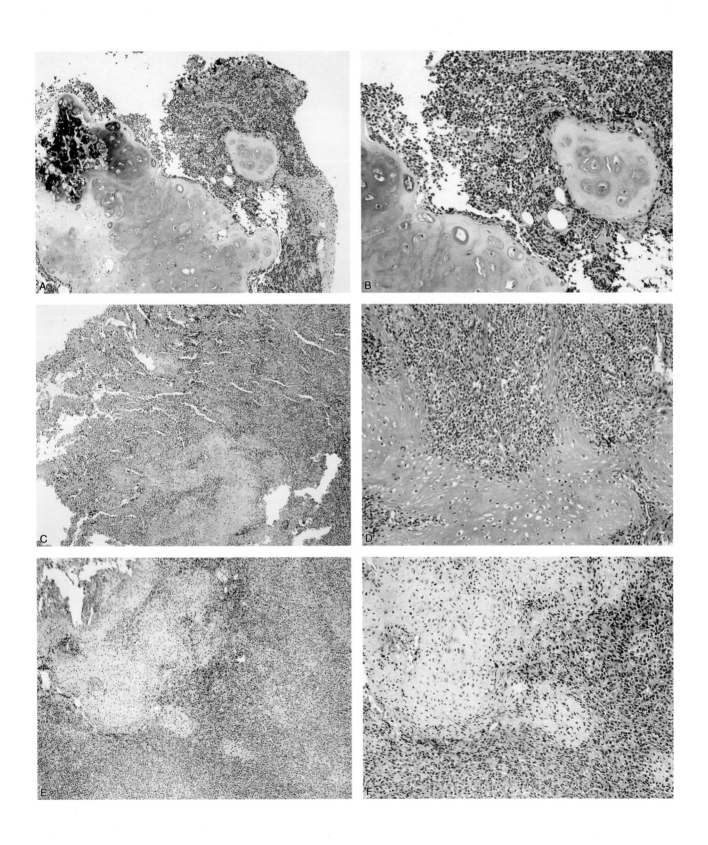

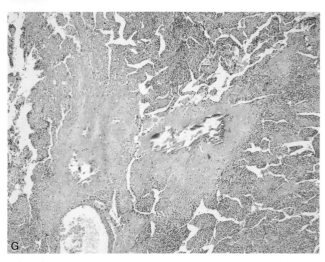
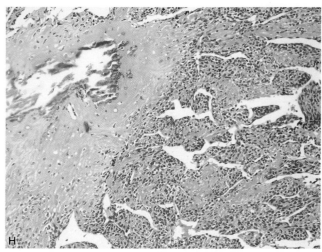

图 21-16 骨外间叶性软骨肉瘤的组织学形态

A～F. 由散在的软骨小岛和成片圆形、卵圆形或小短梭形未分化间叶细胞和组成;G、H. 间叶细胞呈血管外皮瘤样排列,
软骨小岛可伴有钙化

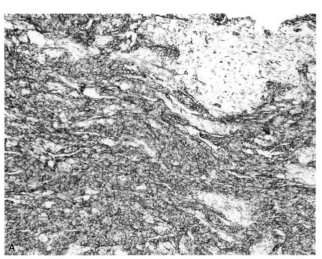
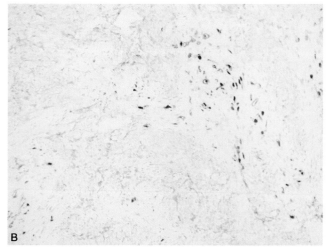

图 21-17 骨外间叶性软骨肉瘤的免疫组化

A. 间叶细胞可表达 CD99;B. 软骨小岛表达 S-100

3. 差分化滑膜肉瘤 好发于四肢大关节旁。肿瘤内虽可出现血管外皮瘤样区域或伴有钙化,但瘤细胞多表达 EMA 和 CK。采用 SS18(SYT)分离探针可通过 FISH 检测出 SS18 基因相关易位,或通过 RT-PCR 可检测出 SS18-SSX 融合基因。

4. 差分化恶性周围神经鞘瘤 也可伴有软骨化生,但瘤细胞多呈梭形,核分裂象易见。50% 的病例可表达 S-100 和 SOX10,H3K27me3 表达缺失,电镜显示施万细胞分化。

5. 小细胞性骨肉瘤 肿瘤内可见到明确的肿瘤性骨样组织,瘤细胞可表达 SATB2。

6. 小细胞癌 当肿瘤发生于头面部如颌骨区域时,可累及腭及牙龈黏膜等部位,如在活检标本中软骨小岛的数量很少,常易被忽视,而导致误诊,应引起注意。

【治疗】

宜作广泛性局部切除,并辅以放疗或化疗。

【预后】

属高度恶性肿瘤,复发率可高达 70.6%,转移率为 23.5%,死亡率为 35.3%,5 年生存率为 54.6%,10 年生存率为 27.3%。

五、骨外高分化软骨肉瘤

骨外高分化软骨肉瘤(extraskeletal well-differentiated chondrosarcoma)是一种发生于软组织内以分化性透明样软骨为主要特征的软骨肉瘤(图 21-18),比较少见,多由发生于骨内的软骨肉瘤向软组织内扩展或转移所致。少数病例起自于滑膜,或由滑膜软骨瘤病发生肉瘤变而来,也可在临床作放疗或注射放射性物质若干年以后发生。极少数病例可发生于呼吸道,如鼻腔、喉、气管和支气管。发生于心和大的血管特别是肺动脉者也有报道,而发生于膀胱和子宫的肿瘤多为恶性中胚叶混合瘤的组成成分。

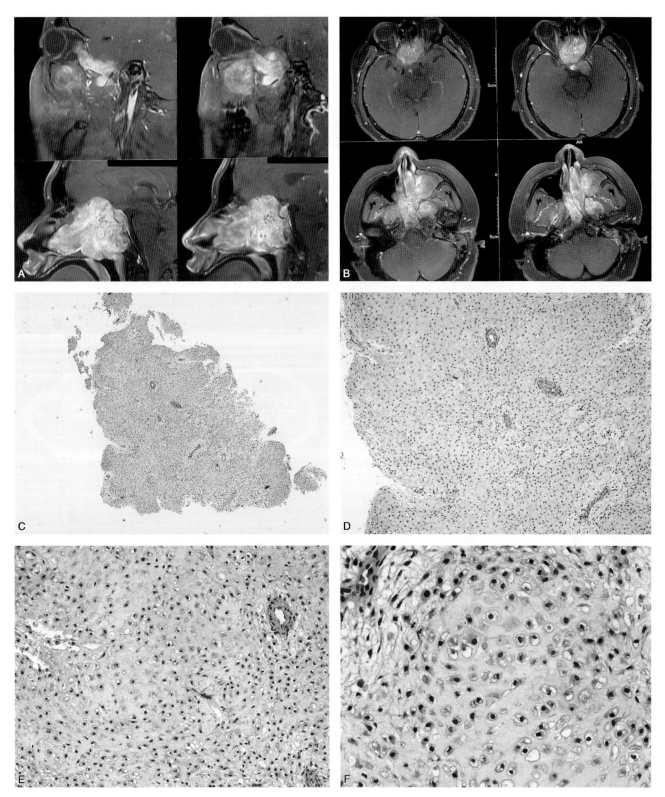

图 21-18　骨外软骨肉瘤

第三节　骨外骨肉瘤

骨外骨肉瘤（extraskeletal osteosarcoma）是一种原发于软组织的骨肉瘤，也称软组织骨肉瘤（soft tissue osteo-sarcoma），以肿瘤细胞产生肿瘤性骨样组织为特征，可伴有矿物沉积。除骨母细胞型外，部分病例可为软骨母细胞型或纤维母细胞型。骨外骨肉瘤非常少见，在软组织肉瘤中的比例仅为 1% ~ 2%，在骨肉瘤中的比例仅为 2% ~ 5%。

【ICD-O 编码】

9180/3

【临床表现】

多发生于中老年,年龄范围为 16~87 岁,平均年龄 54.6

岁,男性多见,男:女约为2:1。

分布较为广泛,但多见于大腿部肌肉和腹膜后,影像学可显示有矿物沉积(图 21-19)[66-72],其次为臀部及肩部大肌群,部分病例可发生于乳腺[73],少数病例可发生于腹腔内肠系膜[74,75]。

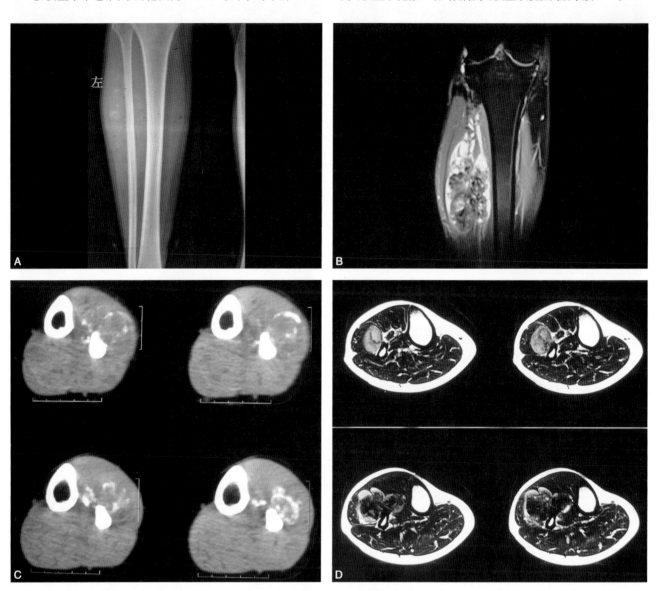

图 21-19　骨外骨肉瘤的影像学

临床上表现为深部软组织内进行性增大的肿块,约 1/3 的患者伴有疼痛感。实验室检查多在正常范围之内,但血清碱性磷酸酶在出现转移灶时可升高。

复旦大学附属肿瘤医院 2008~2016 年间共诊断 47 例骨外骨肉瘤,其中男性 2 例,女性 25 例,本组女性略多见,平均年龄和中位年龄分别为 52 岁和 54 岁,年龄范围为 20~81 岁,高峰年龄段为 50~59 岁(图 21-20)。肿瘤主要发生于下肢,特别是大腿(43%),其次为躯干(21%),包括肩背部和胸腹壁,部分病例发生于上肢和头颈等处,偶可见于臀部、乳腺、纵隔和肾脏等处(图 21-21)。

【大体形态】

多数病例边界多清楚,可被覆假包膜,部分病例边界不清,呈浸润性生长,直径多在 5~10cm,范围为 1~50cm,切面呈颗粒状、灰白色,质地多较硬,可见黄色坏死区或伴有出血

性改变。

【组织形态】

与发生于骨内的骨肉瘤相似,以产生肿瘤性的骨样组织、骨组织和软骨组织为特征,其中骨样组织多呈纤细的网格状或花边状,骨样组织的多少因病例而已,可以很明显,也可仅为局灶性。根据瘤组织内主要成分的不同,可分为纤维母细胞型、骨母细胞型和软骨母细胞型三种主要类型(图 21-22A~F)。也有一些骨外骨肉瘤形态上呈未分化肉瘤样,但在局部可见多少不等的肿瘤性成骨(图 21-22G,H)。有时瘤内可见多少不等的良性或恶性多核巨细胞(破骨细胞型或巨细胞型骨肉瘤),此型常伴有出血。一小部分病例可类似血管扩张型骨肉瘤、分化好的骨肉瘤和小细胞性骨肉瘤(图 21-22I~L)。肿瘤内也可见到所谓的血管外皮瘤样排列结构。

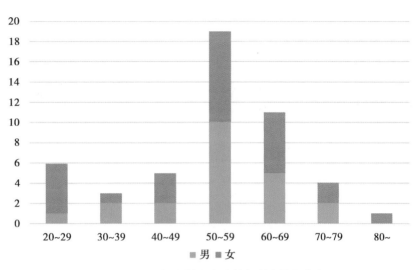

图 21-20　47 例骨外骨肉瘤的年龄和性别分布

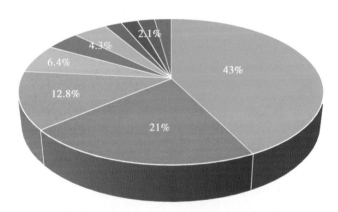

图 21-21　骨外骨肉瘤的部位分布

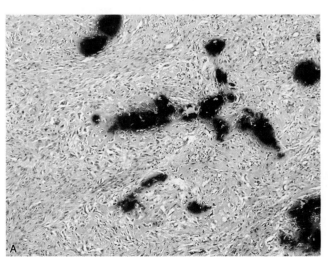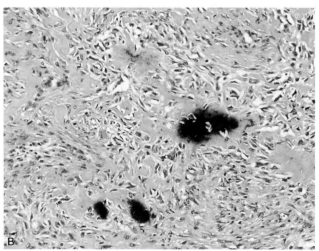

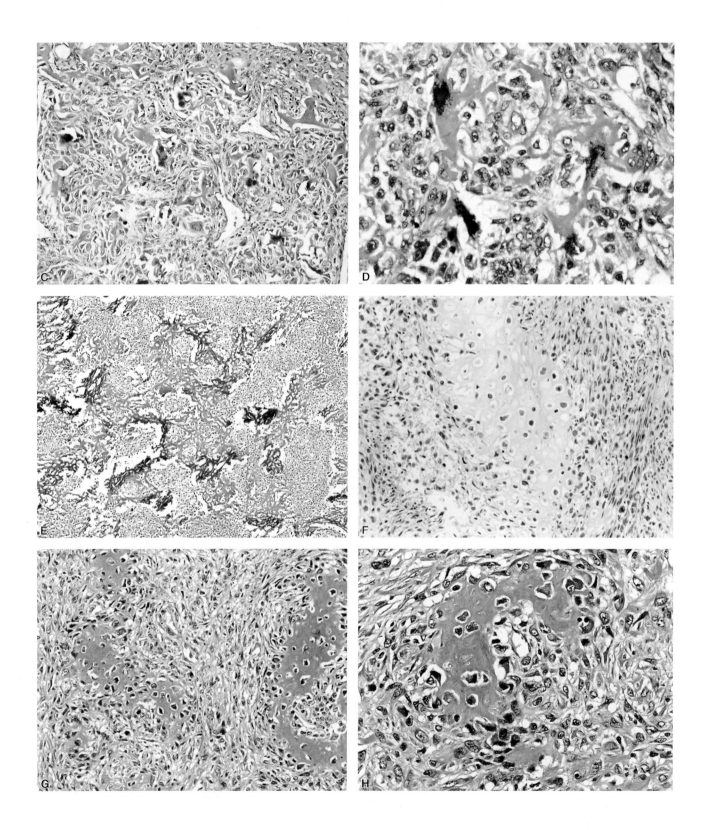

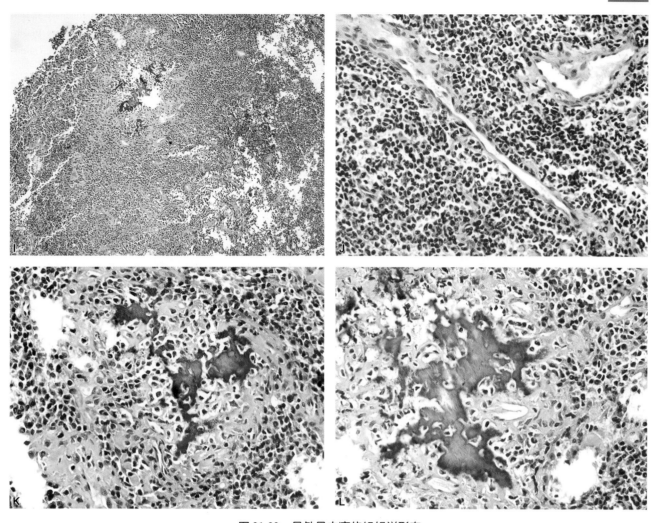

图 21-22　骨外骨肉瘤的组织学形态

A～H. 肿瘤内可见诊断性瘤骨组织,呈纤细的网格状或花边状;I～L. 小细胞性骨肉瘤

【免疫组化】

骨样组织可表达 osteocalcin 和 osteonectin[76],但常有背景染色,实用价值不大。新近报道显示,骨肉瘤的瘤细胞可表达 SATB2(图 21-23)[77],在骨母细胞型骨肉瘤中表达较强,在软骨母细胞型和纤维母细胞型骨肉瘤中表达较弱。

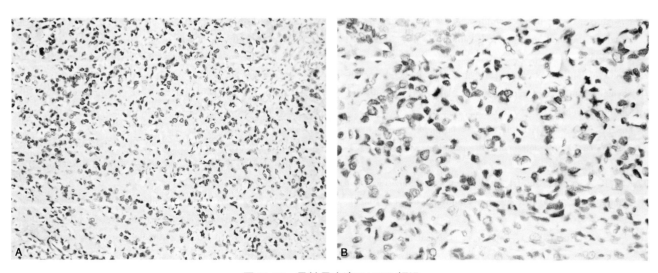

图 21-23　骨外骨肉瘤 SATB2 标记

【鉴别诊断】

应注意与包括多形性未分化肉瘤(恶性纤维组织细胞瘤)在内的一些多形性软组织肉瘤相鉴别,最为重要的鉴别点在于诊断软组织骨肉瘤时,一定要见到明确的肿瘤性骨样组织。有时不规则的胶原组织与骨样组织难以区分,此时作免疫组化 SATB2 标记可能有所帮助。发生于腹膜后的骨肉瘤需注意是否有去分化脂肪肉瘤的可能性。

【治疗】

手术完整切除,术后辅以放疗和(或)化疗。

【预后】

本病属高度恶性,预后不佳,多数患者在 2~3 年内出现远处转移[78],75% 的患者生存期不超过 5 年。肿瘤较小(<5cm),病理分级为低级别者预后相对较好。

参 考 文 献

1. Downs-Kelly E, Goldblum JR, Patel RM, et al. The utility of fluorescence in situ hybridization (FISH) in the diagnosis of myxoid soft tissue neoplasms. Am J Surg Pathol, 2008, 32:8-13.

2. Nakayama R, Miura Y, Ogino J, et al. Detection of HEY1-NCOA2 fusion by fluorescence in-situ hybridization in formalin-fixed paraffin-embedded tissues as a possible diagnostic tool for mesenchymal chondrosarcoma. Pathol Int, 2012, 62: 823-826.

3. McDermott MB, Ponder TB, Dehner LP. Nasal chondromesenchymal hamartoma: an upper respiratory tract analogue of the chest wall mesenchymal hamartoma. Am J Surg Pathol, 1998, 22:425-433.

4. Kato K, Ijiri R, Tanaka Y, et al. Nasal chondromesenchymal hamartoma of infancy: the first Japanese case report. Pathol Int, 1999, 49:731-736.

5. Hsueh C, Hsueh S, Gonzalez-Crussi F, et al. Nasal chondromesenchymal hamartoma in children: report of 2 cases with review of the literature. Arch Pathol Lab Med, 2001, 125:400-403.

6. Ozolek JA, Carrau R, Barnes EL et al. Nasal chondromesenchymal hamartoma in older children and adults: series and immunohistochemical analysis. Arch Pathol Lab Med, 2005, 129: 1444-1450.

7. Alrawi M, McDermott M, Orr D, et al. Nasal chondromesenchymal hamartoma presenting in an adolescent. Int J Pediatr Otorhinolaryngol, 2003, 67:669-672.

8. Low SE, Sethi RK, Davies E, et al. Nasal chondromesenchymal hamartoma in an adolescent. Histopathology, 2006, 49: 321-323.

9. Kim JE, Kim HJ, Kim JH, et al. Nasal Chondromesenchymal Hamartoma: CT and MR Imaging Findings. Korean J Radiol, 2009, 10:416-419.

10. Finitsis S, Giavroglou C, Potsi S, et al. Nasal chondromesenchymal hamartoma in a child. Cardiovasc Intervent Radiol, 2009, 32:593-597.

11. PriestJR, Williams GM, Mize WA, et al. Nasal chondromesenchymal hamartoma in children with pleuropulmonary blastoma—A report from the International Pleuropulmonary Blastoma Registry registry. International Journal of Pediatric Otorhinolaryngology, 2010, 74:1240-1244.

12. 于宝华, 李诗敏, 王坚. 婴儿鼻软骨间叶性错构瘤 2 例临床病理学分析. 临床与实验病理学杂志, 2013, 6:649-655.

13. Priest JR, Williams GM, Mize WA, et al. Nasal chondromesenchymal hamartoma in children with pleuropulmonary blastoma—A report from the International Pleuropulmonary Blastoma Registry registry. Int J Pediatr Otorhinolaryngol, 2010, 74 (11):1240-1244.

14. Behery RE, Bedrnicek J, Lazenby A, et al. Translocation t (12;17) (q24.1;q21) as the sole anomaly in a nasal chondromesenchymal hamartoma arising in a patient with pleuropulmonary blastoma. Pediatr Dev Pathol, 2012, 15 (3):249-253.

15. Stewart DR, Messinger Y, Williams GM, et al. Nasal chondromesenchymal hamartomas arise secondary to germline and somatic mutations of DICER1 in the pleuropulmonary blastoma tumor predisposition disorder. Hum Genet, 2014, 133 (11):1443-1450.

16. Fletcher CD, Krausz T. Cartilaginous tumours of soft tissue. Appl Pathol, 1988, 6:208-220.

17. DelSignore JL, Torre BA, Miller RJ. Extraskeletal chondroma of the hand. Case report and review of the literature. Clin Orthop, 1990, (254):147-152.

18. Isayama T, Iwasaki H, Kikuchi M. Chondroblastomalike extraskeletal chondroma. Clin Orthop, 1991, (268):214-217.

19. Kransdorf MJ, Meis JM. From the archives of the AFIP. Extraskeletal osseous and cartilaginous tumors of the extremities. Radiographics, 1993, 13:853-884.

20. O'Malley MJ, Faller GT, Craig CC. Extraskeletal chondroma of the foot. Orthopedics, 1996, 19:256-258.

21. Kudawara I, Ueda T, Araki N. Extraskeletal chondroma around the knee. Clin Radiol, 2001, 56:779-782.

22. Cates JM, Rosenberg AE, O'Connell JX, et al. Chondroblastoma-like chondroma of soft tissue: an underrecognized variant and its differential diagnosis. Am J Surg Pathol, 2001, 25: 661-666.

23. Raparia K, Lin JW, Donovan D, et al. Chondroblastoma-like chondroma of soft tissue: report of the first case in the base of skull. Ann Diagn Pathol, 2013, 17:298-301.

24. Kuprys TK, Bindra R, Borys D, et al. Chondroblastoma-like chondroma of the hand: case report. J Hand Surg Am, 2014, 39:933-936.

25. Antonescu CR, Argani P, Erlandson RA, et al. Skeletal and extraskeletal myxoid chondrosarcoma. A comparative clinicopathologic, ultrastructural, and molecular study. Cancer, 1998, 83:1504-1521.

26. Meis-Kindblom JM, Bergh P, Gunterberg B, et al. Extraskeletal myxoid chondrosarcoma: a reappraisal of its morphologic

spectrum and prognostic factors based on 117 cases. Am J Surg Pathol,1999,23:636-650.

27. Drilon AD,Popat S,Bhuchar G,et al. Extraskeletal myxoid chondrosarcoma:a retrospective review from 2 referral centers emphasizing long-term outcomes with surgery and chemotherapy. Cancer,2008,113:3364-3371.

28. Hachitanda Y,Tsuneyoshi M,Daimuru Y,et al. Extraskeletal myxoid chondrosarcoma in young children. Cancer,1998,61:2521-2526.

29. Kapoor N,Shinagare AB,Jagannathan JP,et al. Clinical and radiologic features of extraskeletal myxoid chondrosarcoma including initial presentation,local recurrence,and metastases. Radiol Oncol,2014,48:235-242.

30. 林梅绥,王坚.细胞型骨外黏液样软骨肉瘤1例报道并文献复习.诊断病理学杂志,2004,11:249-251.

31. Lucas DR,Fletcher CD,Adsay NV,et al. High-grade extraskeletal myxoid chondrosarcoma:a high-grade epithelioid malignancy. Histopathology,1999,35:201-208.

32. Goh YW,Spagnolo DV,Platten M,et al. Extraskeletal myxoid chondrosarcoma:a light microscopic,immunohistochemical, ultrastructural and immuno-ultrastructural study indicating neuroendocrine differentiation. Histopathology,2001,39:514-524.

33. Okamoto S,Hisaoka M,Ishida T,et al. Extraskeletal myxoid chondrosarcoma:a clinicopathologic,immunohistochemical, and molecular analysis of 18 cases. Hum Pathol,2001,32:1116-1124.

34. Hirabayashi Y,Ishida T,Yoshida MA,et al. Translocation(9;22)(q22;q12):a recurrent chromosome abnormality in extraskeletal myxoid chondrosarcoma. Cancer Genet Cytogenet, 1995,81:33-37.

35. Clark J,Benjamin H,Gill S,et al. Fusion of the EWS gene to CHN,a member of the steroid/thyroid receptor gene superfamily,in a human myxoid chondrosarcoma. Oncogene,1996, 12:229-235.

36. Noguchi H,Mitsuhashi T,Seki K,et al. Fluorescence in situ hybridization analysis of extraskeletal myxoid chondrosarcomas using EWSR1 and NR4A3 probes. Hum Pathol,2010, 41:336-342.

37. Wang WL,Mayordomo E,Czerniak BA,et al. Fluorescence in situ hybridization is a useful ancillary diagnostic tool for extraskeletal myxoid chondrosarcoma. Mod Pathol,2008,21:1303-1310.

38. Filion C,Motoi T,Olshen AB,et al. The EWSR1/NR4A3 fusion protein of extraskeletal myxoid chondrosarcoma activates the PPARG nuclear receptor gene. J Pathol,2009,217:83-93.

39. Bjerkehagen B,Dietrich C,Reed W,et al. Extraskeletal myxoid chondrosarcoma:multimodal diagnosis and identification of a new cytogenetic subgroup characterized by t(9;17)(q22;q11)Virchows Arch,1999,435:524-530.

40. Harris M,Coyne J,Tariq M,et al. Extraskeletal myxoid chondrosarcoma with neuroendocrine differentiation:a pathologic, cytogenetic,and molecular study of a case with a novel translocation t(9;17)(q22;q11.2). Am J Surg Pathol,2000,24:1020-102.

41. Sjogren H,Wedell B,Meis-Kindblom JM,et al. Fusion of the NH2-terminal domain of the basic helix-loop-helix protein TCF12 to TEC in extraskeletal myxoid chondrosarcoma with translocation t(9;15)(q22;q21). Cancer Res,2000,60:6832-6835.

42. Benini S,Cocchi S,Gamberi G,et al. Diagnostic utility of molecular investigation in extraskeletal myxoid chondrosarcoma. J Mol Diagn,2014,16:314-323.

43. Agaram NP,Zhang L,Sung YS,Set al. Extraskeletal myxoid chondrosarcoma with non-EWSR1-NR4A3 variant fusions correlate with rhabdoid phenotype and high-grade morphology. Hum Pathol,2014,45:1084-1091.

44. Flucke U,Tops BB,Verdijk MA,et al. NR4A3 rearrangement reliably distinguishes between the clinicopathologically overlapping entities myoepithelial carcinoma of soft tissue and cellular extraskeletal myxoid chondrosarcoma. Virchows Arch, 2012,460:621-628.

45. Scheithauer BW,Rubinstein LJ. Meningeal mesenchymal chondrosarcoma:report of 8 cases with review of the literature. Cancer,1978,42:2744-2752.

46. Graves VB,Ullman RH. Extraskeletal mesenchymal chondrosarcoma of the orbit. J Comput Assist Tomogr,1982,6:1196-1197.

47. Jacobs JL,Merriam JC,Chadburn A,et al. Mesenchymal chondrosarcoma of the orbit. Report of three new cases and review of the literature. Cancer,1994,73:399-405.

48. 张仁元,谈景输,朱雄增,等. 间叶性软骨肉瘤55例临床病理分析以及免疫组化和超微结构的研究. 中国癌症杂志, 1991,1:33-37.

49. Bagchi M,Husain N,Goel MM,et al. Extraskeletal mesenchymal chondrosarcoma of the orbit. Cancer,1993,72:2224-2226.

50. Nakashima Y,Unni KK,Shives TC,et al. Mesenchymal chondrosarcoma of bone and soft tissue. A review of 111 cases. Cancer,1986,57:2444-2453.

51. Johnson DB,Breidahl W,Newman JS,et al. Extraskeletal mesenchymal chondrosarcoma of the rectus sheath. Skeletal Radiol,1997,26:501-504.

52. Chetty R. Extraskeletal mesenchymal chondrosarcoma of the mediastinum. Histopathology,1990,17:261-263.

53. Lin J,Yip KM,Maffulli N,et al. Extraskeletal mesenchymal chondrosarcoma of the labium majus. Gynecol Oncol,1996, 60:492-493.

54. Bingaman KD,Alleyne CH Jr,Olson JJ. Intracranial extraskeletal mesenchymal chondrosarcoma:case report. Neurosurgery, 2000,46:207-211.

55. Abbas M, Ajrawi T, Tungekar MF. Mesenchymal chondrosarcoma of the thyroid-a rare tumour at an unusual site. APMIS, 2004,112:384-389.

56. Oh BG, Han YH, Lee BH, et al. Primary extraskeletal mesenchymal chondrosarcoma arising from the pancreas. Korean J Radiol,2007,8:541-544.

57. Malhotra CM, Doolittle CH, Rodil JV, et al. Mesenchymal chondrosarcoma of the kidney. Cancer,1984,54:2495-2499.

58. Shapeero LG, Vanel D, Couanet D, et al. Extraskeletal mesenchymal chondrosarcoma. Radiology,1993,186:819-826.

59. Murphey MD, Walker EA, Wilson AJ, et al. From the archives of the AFIP: imaging of primary chondrosarcoma: radiologic-pathologic correlation. Radiographics,2003,23:1245-1278.

60. Wehrli BM, Huang W, De Crombrugghe B, et al. Sox9, a master regulator of chondrogenesis, distinguishes mesenchymal chondrosarcoma from other small blue round cell tumors. Hum Pathol,2003,34:263-269.

61. Shon W, Folpe AL, Fritchie KJ. ERG expression in chondrogenic bone and soft tissue tumours. J Clin Pathol,2015,68:125-129.

62. Szymanska J, Tarkkanen M, Wiklund T, et al. Cytogenetic study of extraskeletal mesenchymal chondrosarcoma. A case report. Cancer Genet Cytogenet,1996,86:170-173.

63. Naumann S, Krallman PA, Unni KK, et al. Translocation der (13;21)(q10;q10) in skeletal and extraskeletal mesenchymal chondrosarcoma. Mod Pathol,2002,15:572-576.

64. Wang L, Motoi T, Khanin R, et al. Identification of a novel, recurrent HEY1-NCOA2 fusion in mesenchymal chondrosarcoma based on a genome-wide screen of exon-level expression data. Genes Chromosomes Cancer,2012,51:127-139.

65. Andersson C, Osterlundh G, Enlund F, et al. Primary spinal intradural mesenchymal chondrosarcoma with detection of fusion gene HEY1-NCOA2: A paediatric case report and review of the literature. Oncol Lett,2014,8:1608-1612.

66. 隆益军,赵永年. 软组织骨肉瘤. 中华病理学杂志,1985,14:75-76.

67. Sordillo PP, Hajdu SI, Magill GB, et al. Extraosseous osteogenic sarcoma: a review of 48 patients. Cancer,1983,51:727-734.

68. Chung EB, Enzinger FM. Extraskeletal osteosarcoma. Cancer,1987,60:1132-1142.

69. Bane BL, Evans HL, Ro JY, et al. Extraskeletal osteosarcoma. A clinicopathologic review of 26 cases. Cancer, 1990, 66:2762-2770.

70. Fang Z, Yokoyama R, Mukai K, et al. Extraskeletal osteosarcoma: a clinicopathologic study of four cases. Jpn J Clin Oncol, 1995,25:55-60.

71. Lee JSY, Fetsch JF, Wasdhal DA, et al. A review of 40 patients with extraskeletal osteosarcoma. Cancer, 1995, 76:2253-2259.

72. Lidang Jensen M, Schumacher B, Myhre Jensen O, et al. Extraskeletal osteosarcomas. A clinicopathologic study of 25 cases. Am J Surg Pathol,1998,22:588-594.

73. Silver SA, Tavassoli FA. Primary osteogenic sarcoma of the breast: a clinicopathologic analysis of 50 cases. Am J Surg Pathol,1998,22:925-933.

74. Choudur HN, Munk PL, Nielson TO, et al. Primary mesenteric extraskeletal osteosarcoma in the pelvic cavity. Skeletal Radiol,2005,34:649-52.

75. Heukamp LC, Knoblich A, Rausch E, et al. Extraosseous osteosarcoma arising from the small intestinal mesentery. Pathol Res Pract,2007,203:473-477.

76. Fanburg-Smith JC, Bratthauer GL, Miettinen M. Osteocalcin and osteonectin immunoreactivity in extraskeletal osteosarcoma: a study of 28 cases. Hum Pathol,1998,30:32-38.

77. Conner JR, Hornick JL. SATB2 is a novel marker of osteoblastic differentiation in bone and soft tissue tumours. Histopathology,2013,63:36-49.

78. Simank HG, Welkerling H, Bernd L, et al. Extraskeletal osteosarcoma with a highly malignant course. A case report. Int Orthop,1995,19:251-254.

第二十二章
杂类瘤样病变和分化尚不确定的软组织肿瘤

导读

概述
良性肿瘤
　瘤样钙盐沉着症
　砂砾性假痛风
　淀粉样瘤
　指趾纤维黏液瘤
　心脏黏液瘤
　肌内黏液瘤
　关节旁黏液瘤
　浅表性血管黏液瘤
　深部"侵袭性"血管黏液瘤
　胃丛状血管黏液样肌纤维母细胞

性肿瘤
　肺微囊性纤维黏液瘤
　异位错构瘤样胸腺瘤
　软组织骨化性纤维黏液样肿瘤
　软组织混合瘤/肌上皮瘤
　外胚层间叶性软骨黏液样肿瘤
　磷酸盐尿性间叶性肿瘤
　真皮透明细胞间叶性肿瘤
　副神经节瘤样真皮色素细胞肿瘤
中间性肿瘤
　软组织多形性玻璃样变血管扩张性
　肿瘤

含铁血黄素沉着性纤维脂肪瘤样
　肿瘤
　非典型性纤维黄色瘤
　血管瘤样纤维组织细胞瘤
生物学行为尚不明了的肿瘤
　婴儿原始黏液样间叶性肿瘤
　胃母细胞瘤
恶性肿瘤
　伴有 *EWSR1* 易位的肺原发性黏液
　样肉瘤
　双表型鼻窦鼻腔肉瘤

第一节 概　　述

　　本章所描述的病变大致包括了三种类型：①瘤样病变，如瘤样钙盐沉着症、砂砾性假痛风和淀粉样瘤等；②一些可能具有纤维母细胞和肌纤维母细胞性分化的肿瘤，如指趾纤维黏液瘤、胃丛状血管黏液样肌纤维母细胞肿瘤（胃丛状纤维黏液瘤）、心脏黏液瘤、肌内黏液瘤、关节旁黏液瘤、浅表性血管黏液瘤、深部（侵袭性）血管黏液瘤、肺微囊性纤维黏液瘤和婴儿

原始黏液样间叶性肿瘤；③一些分化方向尚不明确的肿瘤，如软组织多形性玻璃样变血管扩张性肿瘤、含铁血黄素沉着性纤维脂肪瘤样肿瘤、异位错构瘤样胸腺瘤、非典型性纤维黄色瘤、血管瘤样纤维组织细胞瘤、软组织混合瘤、软组织骨化性纤维黏液样肿瘤、磷酸盐尿性间叶性肿瘤、副神经节瘤样真皮色素细胞肿瘤和真皮透明细胞间叶性肿瘤等，这些肿瘤虽然其瘤细胞的分化方向不定或不能归入到其他细胞分化方向明确的肿瘤内，但可成为相对独立的病理学类型，有些病种报道仍很少，尚有待于更多病例的积累（表22-1）。

表22-1　分化尚不确定的肿瘤

良性	胃丛状血管黏液样肌纤维母细胞性肿瘤
瘤样钙盐沉着症	肺微囊性纤维黏液瘤
砂砾性假痛风	异位错构瘤样胸腺瘤
淀粉样瘤	软组织骨化性纤维黏液样肿瘤
指趾纤维黏液瘤	软组织混合瘤,非特指性
心脏黏液瘤	软组织肌上皮瘤
肌内黏液瘤	外胚层叶间性软骨黏液样肿瘤
关节旁黏液瘤	良性磷酸盐尿性间叶性肿瘤
浅表性血管黏液瘤	真皮透明细胞间叶性肿瘤
深部(侵袭性)血管黏液瘤	副神经节瘤样真皮色素细胞肿瘤

中间性局部侵袭型	婴儿原始黏液样间叶性肿瘤
软组织多形性玻璃样变血管扩张性肿瘤	胃母细胞瘤
含铁血黄素沉着性纤维脂肪瘤样肿瘤	恶性肿瘤
中间性偶有转移型	恶性磷酸盐尿性间叶性肿瘤
非典型性纤维黄色瘤	伴有 *EWSR1* 基因易位的肺原发性黏液样肉瘤
血管瘤样纤维组织细胞瘤	双表型鼻窦鼻腔肉瘤
生物学行为尚不明了	

第二节　良性肿瘤

一、瘤样钙盐沉着症

瘤样钙盐沉着症(tumoral calcinosis, TC)是一种发生于大关节周围软组织内的钙盐沉着,形成类似肿瘤的结节样钙化灶。本病最早由法国皮肤病学者 Girad[1] 于 1898 年描述。Duret[2] 于 1899 年报道了 1 例发生于 17 岁女性和同胞兄弟臀部和肘部关节的多发性钙化灶。德国学者 Teutschlaender[3] 于 1935 年详细报道了 1 例发生于 11 岁男孩肩部和肘部的病例,起病于 2 岁。Teutschlaender 认为 TC 是脂肪坏死的继发性改变,故将其称为脂肪钙盐沉着症(lipid calcinosis)。因 Teutschlaender 曾于 1930 ~ 1950 年间对 TC 作了大量的报道和研究[3-5],在欧洲文献中也被称为 Teutschlaender 病。除 TC 和脂肪钙盐沉着症外,文献上所采用的名称还包括钙化性滑膜炎(calcifying bursitis)、脂肪钙化肉芽肿病(lipocalcinogranulomatosis)、钙化性胶原溶解症(calcifying collagenolysis)、肿瘤样脂肪钙盐沉着症(tumoral lipocalcinosis)和 Kikuyu 滑囊(Kikuyu bursa,Kikuyu 为非洲肯尼亚最大的班图民族)等。在新几内亚,当地人把它称为臀石(hip stones)。

1943 年,Inclan 和 Leon[6] 首次将这种遗传性疾病与其他类型的钙化(如代谢性和营养不良性等)区分开来,并将其正式命名为瘤样钙盐沉着症。自采用瘤样钙盐沉着症这一命名以后,文献上的报道日渐增多,特别是在 20 世纪 60 ~ 70 年代[7-10]。国内在 20 世纪 90 年代也曾有过小系列报道[11,12]。

TC 的病因不明,可能与先天性磷障碍、种族(非洲和中东)、遗传和外伤等因素有关。约 30% ~ 40% 的病例具有家族性,称为家族性瘤样钙盐沉着症(familial TC)[13],是一种常染色体隐性遗传,分为正常磷血症型(normophosphatemic FTC,NFTC)和高磷血症型(hyperphosphatemic FTC,HFTC)两种亚型。尽管临床上认为这两种亚型属于同一瘤谱,但实际上属于不同的类型,在遗传学上也不相同,前者由 *FGF23* 和 *GALNT3* 基因突变引起,后者显示 *SMAD9* 基因突变。

【临床表现】

有以下三种类型[14]:

1. 原发性正常磷血症型,患者血磷和血钙均正常,患病前无引起软组织钙化的相关性疾病。

2. 原发性高磷血症型,有高磷血症但无高钙血症,患病前也无引起软组织钙化的相关性疾病。此型即为狭义的瘤样钙盐沉着症,多起病于 20 岁以内的青少年,患者年龄很少超过 50 岁。20 岁以下的患者中以男性略多见,男:女为1.5:1[15],在成人患者中则以女性多见,男:女为1:2。好发于非洲黑人[16],包括肯尼亚和乌干达,并见于中东地区[10]。近半数发生于同胞兄弟或姐妹,有时一个家族内有几代人均可患有此病。

肿块多位于肢体大关节附近,特别是臀部、股骨大转子、肘部后方和肩关节侧面,少数可发生于肢体远端,包括足、指、踝和腕部[17],偶可位于头颈部[18]。

临床上常表现为关节附近皮下缓慢性生长、质地坚实的肿块,也可表现为局部软组织肿胀,常与其下的筋膜、肌肉或肌腱紧密相连,但骨和关节均不累及。约 2/3 的病例呈多灶性,部分病例为双侧性或呈对称性。除肿块或肿胀外一般无症状,极少数病例可有局部不适、疼痛或触痛。发生于腕部者可引起腕管综合征[19]。一些体积较小、位置深的肿块容易被忽视,常因其他原因检查时偶然发现。

3. 继发性瘤样钙盐沉着症,严格意义上,不属于 TC 范畴,患者有引起软组织钙化的疾病,钙化常继发于肾功能衰竭、高维生素 D 血症和乳-碱综合征(milk-alkali syndrome,Burnett syndrome)等疾病,临床上可伴有高钙血症或高磷血症。

【影像学】

X 线显示在关节旁软组织内可见圆形或卵圆形的钙化结节影(图 22-1),结节边缘规则,可呈分叶状,结节间为低密度分隔影,结节内可有囊性变和液平面形成[20],钙化灶及液平面在 CT 影像上更为清晰。MRI 在 T_1WI 上显示为不均质的低信号密度,在 T_2WI 上显示为不均质的高信号密度,可有大量的钙化[21]。

【大体形态】

肿块直径为 5 ~ 15cm,也有达 30cm 及以上者,无包膜,常延伸至邻近的肌肉和肌腱内,与表皮不粘连。切面见大小不等的灰白色结节(图 22-2),质地坚实橡皮样,部分区域可见纤维结缔组织分隔的囊腔,囊内含有灰黄色糊状、白粉笔样或石灰样物质(羟磷灰石),可有白色乳液样液体,易被洗掉。

【组织形态】

三型病理改变相同。

镜下分为活动期和非活动期,可同时存在于同一病变内。活动期病变的中央为无定形或颗粒状钙化物(羟磷灰石结晶),周边环绕增生的单核巨噬细胞、多核巨细胞、纤维母细胞和慢性炎症细胞(图 22-3A ~ D)[14]。有时钙化物形成同心圆样排列的砂砾体样钙化小体,类似寄生虫卵(图 22-3E)。非活动期病变仅有钙化物质,其周围为致密的纤维组织(图 22-3F)。

早期病变可表现为分布于血管周围的反应性实性细胞巢,境界不清,伴有单核细胞和巨噬细胞反应,或为境界较清楚、大小不等的纤维组织细胞样结节,分布于致密的胶原性间质内[15]。

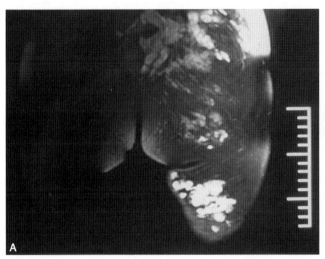
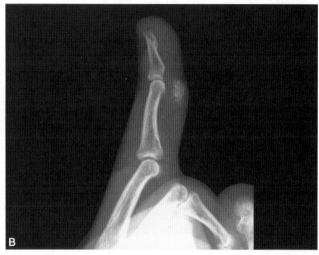

图 22-1　瘤样钙盐沉着症 X 线
关节旁软组织内可见圆形或卵圆形钙化结节影

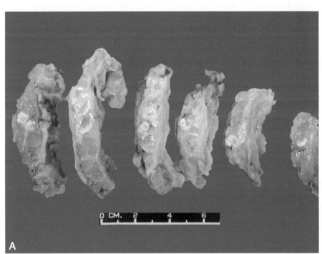
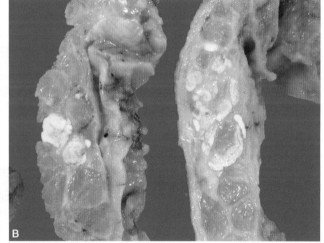

图 22-2　瘤样钙盐沉着症的大体形态
切面可见多个灰白色结节

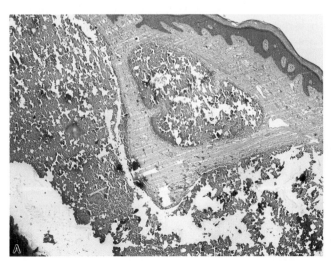
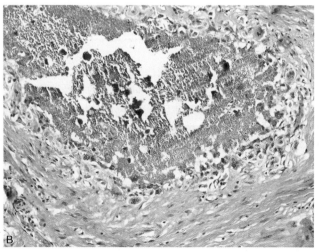

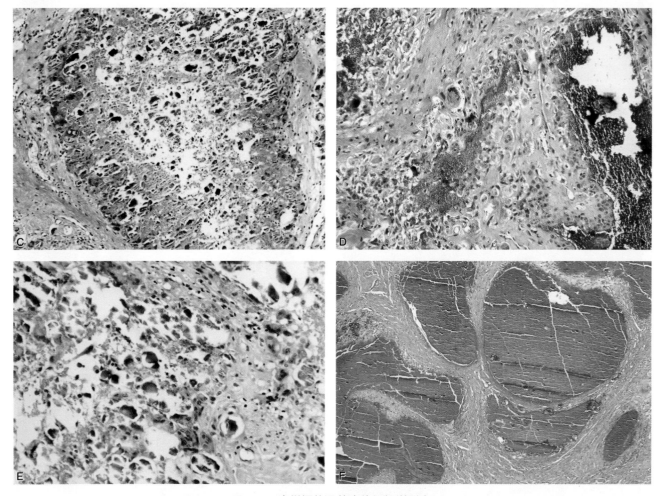

图 22-3 瘤样钙盐沉着症的组织学形态

A ~ D. 活动期显示钙化结节周围环绕增生的单核巨噬细胞、多核巨细胞;E. 砂砾体样钙化小体,类似寄生虫卵;F. 非活动期仅有钙化物质

【免疫组化】

组织细胞表达 CD68(KP-1、PGM1)和 Mac387,多核巨细胞表达 KP-1、α1-AT 和 α1-ACT。

【超微结构】

钙化灶内的巨噬细胞含有无脂质包含物,多核巨细胞的胞质内含有多个水泡,内有针形羟磷灰石结晶,其结晶在小泡内聚集,呈一个中间致密核心结构或层状的钙化球[22]。

【遗传学】

HFTC 属于一种常染色体隐性遗传,主要涉及 3 个基因的突变:GALNT3(编码末端含有 ppGaINacT3 的糖基转移酶)、FGF23(编码分化磷酸盐的蛋白质)或 KL(编码 Klotho)[23],高血磷水平上调 ppGaINacT3 和 FGF23 的活性。无高磷血症者显示 SMAD9 基因突变(一种潜在的肿瘤抑制基因和抗感染蛋白)。

【鉴别诊断】

本病应注意与全身性或局灶性钙盐沉着症、退行性钙化、高维生素 D 血症、原发性甲状旁腺功能亢进、骨疾患等引起的软组织钙化、痛风石、白垩性假痛风以及类似 TC 的肢端石灰样病变(见下述)等相鉴别。

Laskin 等[24]于 2007 年报道了 46 例发生于肢端的 TC 样病变,但病变较小。多数病例可能与正常血磷型 TC 或继发性 TC 密切相关。主要发生于白人,并多见于女性。患者的年龄范围为 1 ~ 91 岁(平均 39 岁,中位 42 岁)。病变主要位于手指,其他部位包括足、腕、手、趾和踝。均为孤立性病变,直径为 0.3 ~ 4.5cm(平均 1.6cm,中位 1.4cm)。临床上主要表现为痛性或无痛性肿块,以及关节活动受限。部分病例可有外伤史、硬皮病、骨关节炎、骨畸形和慢性肾衰。大多数病变位于腱鞘滑膜和筋膜组织,但有 13 例累及真皮,1 例位于关节内。镜下,病变由多个囊样或裂隙样腔隙组成,其周边为组织细胞、多核巨细胞和多少不等的慢性炎症细胞,可含有纤维素、颗粒状钙化残渣和钙化小球。10 例中伴有软骨化生,12 例中可见出血或特异性损伤。随访 22 例,17 例无复发或再发新病变。3 例有硬皮病者再发 TC 样病变。

【治疗】

对第一种和第二种类型应尽早采取外科手术切除,对第三种类型应纠正磷代谢异常,包括减少含磷食物的摄入、降低血清磷水平、低钙透析液透析、肾移植和甲状旁腺切除等。

【预后】

如切除不净可复发,或继发感染和囊肿形成。

二、砂砾性假痛风

砂砾性假痛风或白垩性假痛风（tophaceous pseudogout），也称瘤样焦磷酸钙结晶沉积病（tumoral calcium pyrophosphate crystal deposition disease，TCPPD），是一种焦磷酸钙盐结晶沉积于关节内纤维软骨或透明软骨及其周围滑膜、韧带、肌腱和关节囊的总称。在关节滑液和切除标本中可见钙盐结晶，在偏振光显微镜下呈弱双折光性。

砂砾性假痛风的致病因素包括衰老、遗传（常染色体显性遗传）、代谢异常（碱性磷酸酶浓度下降、高钙血症、铁离子浓度和铜离子浓度升高及低镁血症等）、骨关节炎和关节损伤等。

【临床表现】

多发生于中老年，年龄范围为43～82岁，平均年龄为60岁，女性略多见，男：女约为1:2，无家族史。

可发生于所有纤维软骨的关节，但好发于膝关节、腕关节和耻骨联合，也可发生于手指和足趾，少数病例位于掌指关节、颈部、肩关节、肘关节、颞下颌关节、腰部和髋部等处[25-29]。

临床上，除少数病例表现为受累关节的急性发作、关节肿胀、疼痛、局部温度升高和关节功能受限外，多数病例无特异性，与骨关节炎或类风湿关节炎相似，或表现为无痛性肿块或肿胀。

McCarty[30]曾将TCPPD分为以下几种类型：①A型（假痛风型），以关节炎的急性或亚急性发病为特征，关节红、肿、热、痛，与痛风相似；②B型（假类风湿关节炎型），类风湿因子可呈阳性；③C+D型（假骨关节炎型），临床显示骨关节炎症状，包括关节疼痛、活动受限、伴或不伴关节绞锁，临床体征包括局部压痛、过伸过屈试验阳性等；④E型（无症状型），最常见，表现为无痛性的肿块或肿胀；⑤F型（假神经营养性关节炎型）；⑥其他类型。TCPPD的自然病史较长，随病程发展可呈现出多种不同类型的表现。

【影像学】

最具特征性的两种异常表现是软骨钙质沉着和关节间隙损害，软骨钙质沉着可累及纤维软骨和透明软骨，前者最常见膝关节半月板、腕部三角软骨，为较厚、凹凸不平的、不规则的小透X线区域，特别是在关节腔的中央部位。后者最常见于腕、膝、肘和踝，为较薄、线性的、不透X线区域[29]。

【大体形态】

肿块呈灰白色，白粉笔样，直径为1～6cm。

【组织形态】

由岛屿状的嗜碱性紫蓝色钙盐结晶物质组成，多呈菱形，为焦磷酸钙盐结晶沉积（CPPD）。在细胞丰富的区域，于结晶物质周围可见大量的组织细胞和多核巨细胞反应，在细胞稀疏的区域，可见化生性软骨，部分病例中，软骨母细胞可有一定的异型性，类似软骨肉瘤（图22-4）。

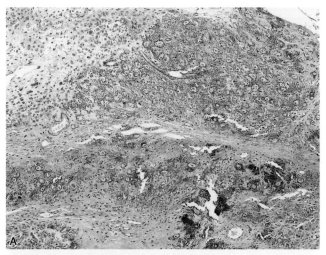
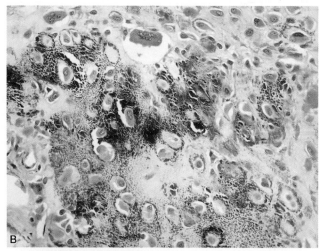
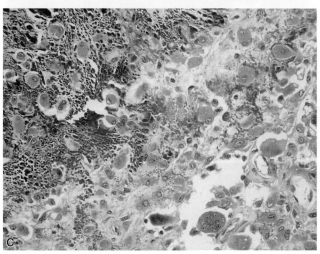
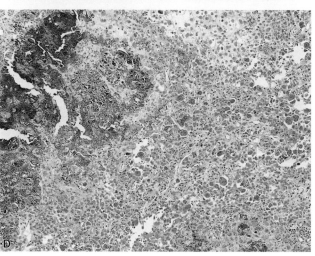

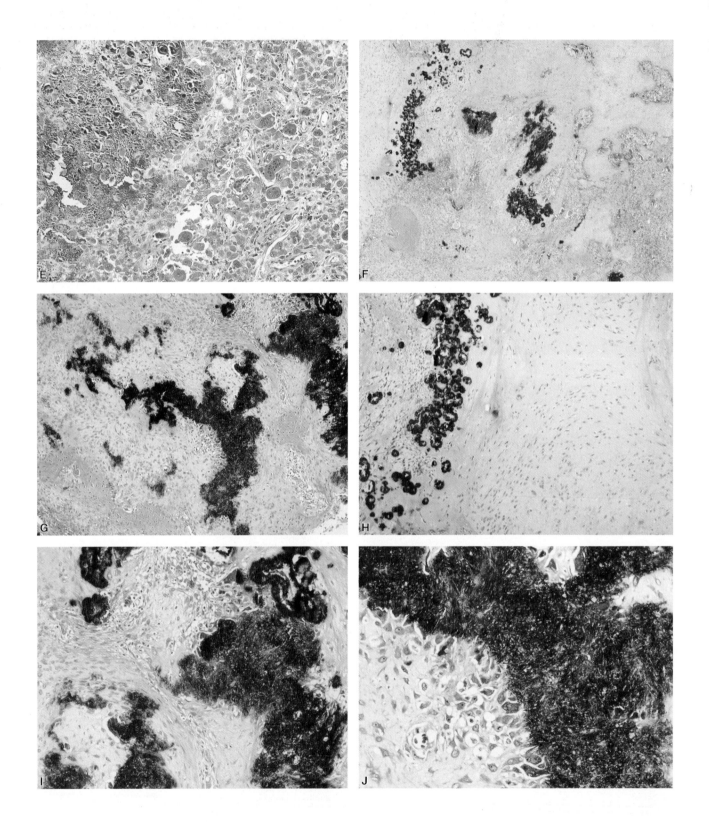

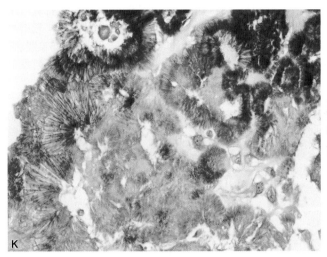
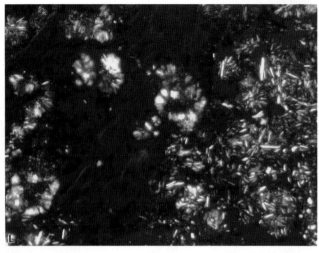

图 22-4 瘤样焦磷酸钙结晶沉积病

A ~ E. 嗜碱性紫蓝色钙盐结晶物质及其周围大量的组织细胞和异物巨细胞反应；F ~ H. 化生性软骨可有一定的异型性，可误诊为软骨肉瘤；I ~ K. 菱形结晶；L. 偏振光下呈弱双折光性

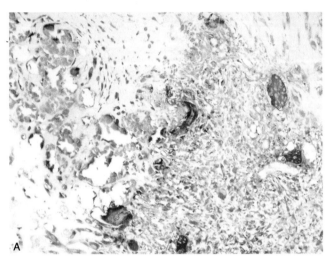
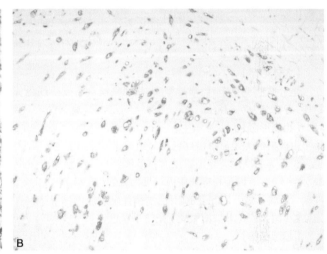

图 22-5 瘤样焦磷酸钙结晶沉积病的免疫组化
A. KP1 标记；B. S-100 标记

【免疫组化】

组织细胞和多核巨细胞表达 KP1（图 22-5A），化生性软骨表达 S-100（图 22-5B）。

【鉴别诊断】

本病应注意与痛风、瘤样钙盐沉着症、软骨瘤、软骨肉瘤和骨肉瘤等相鉴别。

【治疗】

对负重的腰椎间盘、髋、膝关节采取积极的手术治疗，取出引起炎性反应的结晶体。发生于膝部的 CPPD 可尝试创伤较小的关节镜手术。目前尚无针对 CPPD 的特效药物。非甾体类抗炎药可缓解其症状。

三、淀粉样瘤

淀粉样瘤（amyloid tumor 或 amyloidoma），也称瘤样淀粉样物质沉积（tumoral amyloidosis），是一种淀粉样物质在局部组织内所形成的瘤样聚集，可发生于躯体任何部位。

【发病机制】

包括局灶性（localized）、系统性（systemic）和 β₂-微球蛋白（β₂-microglobulin）沉积型：①局灶性，发生于局部器官和组织内，较少见，无相关性疾病；②系统性，根据淀粉样物质内蛋白的类型又分为以下三种类型：AL 型（κ 和 λ 轻链），又称原发性，因免疫细胞失调引起，见于免疫细胞性肿瘤，包括多发性骨髓瘤和淋巴浆细胞性淋巴瘤等，淀粉样物质由 AL 蛋白（Ig 轻链）组成，在偏振光显微镜下观察显示为苹果绿色双折光，耐高锰酸钾预处理；AA 型，又称继发性，主要因慢性感染、炎症（包括风湿性关节炎、强直性脊柱炎、骨髓炎和结核等）或非免疫细胞肿瘤等引起，淀粉样物质由 AA 蛋白（amyloid A protein）组成，在偏振光下观察显示为苹果绿色双折光，可被高锰酸钾预处理去除；ATTR 型（家族性），比较少见，属于常染色体显性遗传，淀粉样沉积物由转甲状腺素蛋白（transthyretin，TTR）组成；③β₂-微球蛋白沉积型，因长期血液透析引起，沉积物由 β₂-微球蛋白组成。

【临床表现】

多发生于中老年人,年龄范围为 36～85 岁,两性均可发生。

发生于脏器者多表现为胃肠道、泌尿生殖道和呼吸道的单个或多个结节,皮肤、乳腺、心脏、腮腺、肝脏、脾脏、中枢神经系统、淋巴结、骨和关节等处也可发生。发生于局部软组织和实质脏器内的淀粉样瘤较为少见[31,32],其中发生于软组织者多见于肢体特别是下肢,也可见于纵隔、腹膜后、肠系膜、眼眶(图 22-6)、颈部和腹股沟等部位,表现为无痛性肿块,发生于纵隔和腹腔者可发生淋巴浆细胞性淋巴瘤。

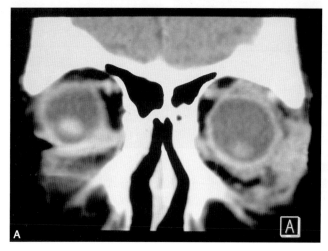
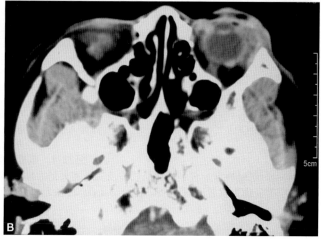

图 22-6 眼眶部淀粉样物质沉积

【大体形态】

呈分叶状或结节状,质地坚实,切面呈淡黄色或淡红色,蜡样,直径多为 6～15cm。

【组织形态】

由淡染的无定形嗜伊红色物质组成,淀粉样物质周围可见多少不等的慢性炎症细胞浸润和多核异物巨细胞反应(图 22-7A～E)。有时淀粉样物质内可见钙化灶(图 22-7F)、化生性软骨及骨形成。PAS 染色阳性,刚果红呈砖红色,甲基紫呈异染性(图 22-7G,H),偏振光下呈苹果绿色。

【超微结构】

淀粉样物质在电镜下显示为无分支的细纤维样,直径70～100nm。

【鉴别诊断】

包括弹力纤维瘤、石棉样纤维、纤维素、痛风石和瘤样钙盐沉着症等。

【治疗和预后】

局部完整切除后可治愈。伴有多发性骨髓瘤和淋巴浆细胞性淋巴瘤者预后较差。

四、指趾纤维黏液瘤

指趾纤维黏液瘤(digital fibromyxoma)也称浅表性肢端纤维黏液瘤(superficial acral fibromyxoma,SAF),是一种好发于成年人手指和脚趾浅表软组织(甲下和甲床)的间叶性肿瘤,由 Fetsch 等[33]于 2001 年首先描述,近几年来,国外学者相继对 SAF 作了大量的报道[34-35],但国内报道尚十分有限,且多为个例报道[36,37]。McNiff 等[38]报道的富于细胞性指趾纤维瘤(cellular digital fibroma)属于同一瘤谱。

【ICD-0 编码】

8810/0

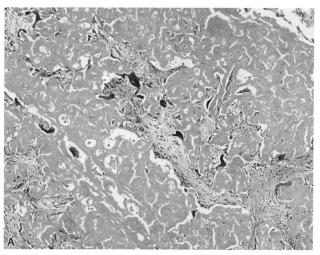
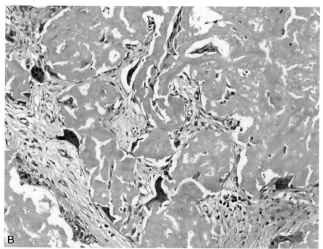

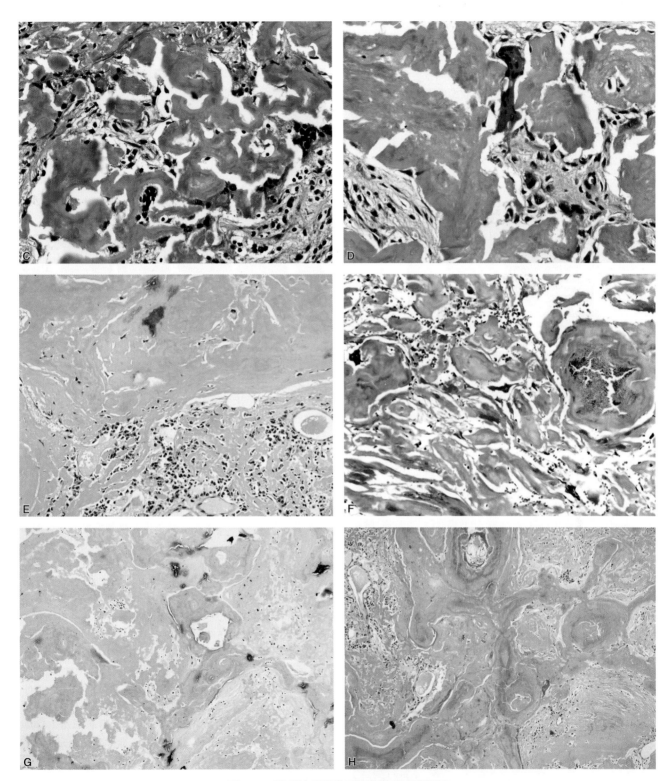

图 22-7　瘤样淀粉样物质沉积的组织学形态

A～D. 大量的淀粉样物质沉积伴多核巨细胞反应；E. 淀粉样物质周围可见多少不等的慢性炎症细胞浸润；F. 淀粉样物质内可见钙化；G. 刚果红染色；H. 甲基紫染色

【临床表现】

好发于成年人,平均年龄和中位年龄分别为48岁和49岁,高峰年龄段为40~60岁,年龄范围为4~91岁。男性多见,男:女为1.3~2:1。

好发于足趾(54%,133/247)和手指(46%,114/247),其中足趾部位尤以大脚趾最为多见[39],手指则主要发生于大拇指(图22-8)、示指、中指和无名指,而较少位于小指。约有2/3~3/4的肿瘤与甲床关系密切:或位于指甲下,或邻近甲床,或累及甲床。除手指和足趾外,部分病例也可发生于手掌、足跟和大腿[34,35]。

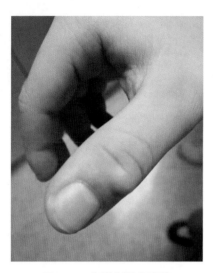

图22-8 指趾纤维黏液瘤

临床上,多数病例表现为缓慢性生长的孤立性结节或肿块,多为无痛性,但40%的病例有疼痛感。术前病程不等,数月至30年,中位病程约为3年。部分病例(约25%)有外伤史。术前诊断多样化,包括纤维瘤、脂肪瘤/纤维脂肪瘤、腱鞘巨细胞瘤、囊肿(包括腱鞘囊肿)、骨软骨瘤、内生性指(趾)和异物反应等。

【影像学】

少数病例可侵蚀深部的远节指骨或趾骨(图22-9)。

【大体形态】

常呈外生性生长,呈类圆形或息肉状的孤立性病变,质地

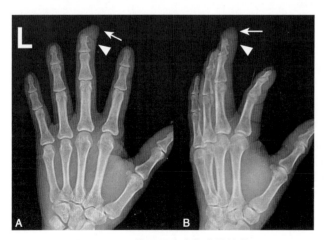

图22-9 X线显示左中指末端结节

坚实或有韧性,切面呈灰白色(图22-10)。部分病例的界限较清楚,结节状或分叶状,但无包膜,另一些病例则周界不规则或周界不清。肿块大小为0.5~5cm,平均直径为2cm,中位直径为1.5cm。

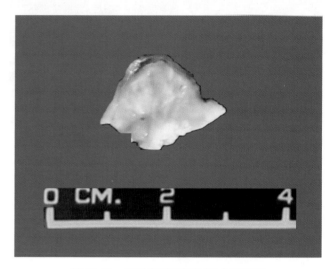

图22-10 指趾纤维黏液瘤的大体形态

【组织形态】

低倍镜下显示,肿瘤主要位于真皮层内(图22-11A),部分病例可累及至皮下组织,少数病例还可浸润至筋膜和骨膜。肿瘤的边缘可呈推挤式,也可呈不规则形或浸润状。肿瘤略呈分叶状(图22-11B)。被覆上皮特别是累及甲床的病例可伴有角化过度、角化不全和棘层细胞乳头状增生,与病毒感染后乳头状瘤病变类似。高倍镜下,瘤细胞主要由梭形和星形的纤维母细胞样细胞组成,间质可因所含黏液量的不等而呈黏液样、纤维黏液样或胶原纤维样(图22-11C~F)。瘤细胞多呈杂乱状分布,局部区域可呈条束状排列或形成疏松的席纹状结构。在大多数病例中,瘤细胞仅显示轻度异型性。高倍镜下,染色质均匀、细致,核仁小或不明显,核分裂象罕见,多<1个/50HPF。少数病例中,瘤细胞异型性较为明显,核分裂象可达1个/10HPF或7个/50HPF,但均无非典型性或病理性核分裂。SAF的另一形态特点是,间质内含较丰富的纤细薄壁血管,并可见散在的肥大细胞,部分病例还可见到红细胞外渗。此外,近半数病例内还可见散在分布的多核性间质细胞。部分病例中的多核性细胞可显示一定的异型性,但均无病理性核分裂。有作者采用非典型性肢端纤维黏液瘤(atypical SAF)。上述的这些非典型性形态对肿瘤的预后意义尚不明确。除上述形态外,少数病例还含有脂肪成分。Luzar等[40]还报道了一种富于细胞性的SAF,即部分病例完全以梭形细胞和纤维为主,而黏液极少。所有报道的病例中均不见肿瘤性坏死。

【免疫组化】

除vimentin外,绝大多数的SAF均表达CD34,多数病例还表达CD99,部分病例灶性表达EMA、CD10和nestin。SAF中的瘤细胞不表达α-SMA、MSA和desmin,提示不具肌纤维母细胞性分化。也不表达AE1/AE3、S-100、HMB45、载脂蛋白D、Claudin和MUC4。

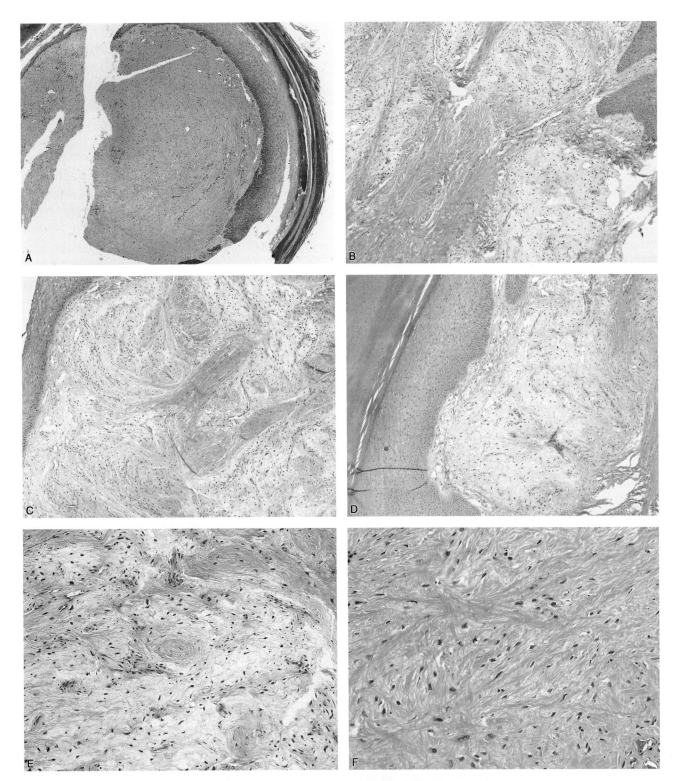

图 22-11 指趾纤维黏液瘤的组织学形态

A. 低倍镜示病变位于真皮层内;B. 略呈分叶状;C ~ F. 由梭形和星形的纤维母细胞样细胞组成,间质可因所含黏液量的不等而呈黏液样、纤维黏液样或胶原纤维样

【细胞遗传学】

无 GNAS 突变。

【鉴别诊断】

1. 黏液样隆凸性皮肤纤维肉瘤 SAF 的局部区域可呈疏松席纹状排列,加上 CD34 阳性,可被误诊为 DFSP。但 DFSP 极少发生于指或足趾,除 CD34 外,DFSP 还表达 Apo D,而 SAF 不表达 Apo D,可助鉴别。

2. 获得性指纤维角皮瘤、甲周/甲下纤维瘤 也好发于手指和足趾,并可起自于甲床,偶可位于手掌、足底和足跟。被覆表皮可伴有增生和过度角化。与 SAF 相比,病变内细胞和血管均稀疏,表现为真皮内大量垂直性增生的胶原组织,间质可伴有水肿,并可有少量炎症细胞浸润。

3. 指趾黏液性囊肿 是一种良性的腱鞘囊肿,好发于指间关节或近端甲襞,病变内细胞密度低,疏松黏液样,有时可见囊性区域,特别是病变的中心部位。

4. 浅表血管黏液瘤 形态上与以黏液样基质为主的 SAF 相似,但不同的是,浅表性血管黏液瘤好发于躯干、头颈、下肢和生殖区的浅表真皮或皮下,并常为 Carney 综合征的表现之一,肿瘤内可含有上皮性成分,梭形细胞 CD34 多为阴性。

5. 皮肤硬化性神经束膜瘤 好发于青年人(中位年龄 24.5 岁)的手指,偶可位于手掌,病变内含有大量的胶原纤维,可见上皮样和梭形细胞,呈条索状、梁状或漩涡状(洋葱皮样)排列,一般不表达 CD34。

6. 低度恶性纤维黏液样肉瘤 极少发生于手指和足趾,瘤细胞不表达 CD34,具有特征性的 t(7;16)(q33-34;p11),并产生 *FUS-CREB3L2* 融合性基因,可通过免疫组化 MUC4 标记或 FISH 检测 *FUS* 基因易位证实。

7. 其他 包括指趾纤维瘤病和(肢端)黏液炎性纤维母细胞性肉瘤等,熟悉 SAF 的临床病理学特征和免疫表型后,可与上述肿瘤相鉴别。早期报道的一些甲周/甲下黏液性神经纤维瘤不能排除 SAF 的可能性。

【治疗】

局部完整切除。

【预后】

新近的报道表明,部分 SAF 可发生局部复发,Prescott 等[34] 报道的 12 例随访病例中有 5 例复发,复发率高达 42%;在 Hollmann 等[35] 报道的 47 例随访病例中有 10 例复发(24%)。局部复发的病例多因首次手术切除不净所致(切缘阳性)。迄今为止尚无发生区域淋巴结或远处转移的报道。对部分所谓非典型性 SAF(核分裂象 ≥1 个/10HPF 或瘤细胞显示明显的异型性)或多核性细胞异型性较高的病例进行随访显示,并未发现细胞异型性与复发之间有明显联系,但仍有待于更多病例的积累。

五、心脏黏液瘤

心脏黏液瘤(cardiac myxoma)是心脏最常见的良性肿瘤,多数有蒂,可发生于心房或心室,最常见于左心房,约占 75%。多数肿瘤有蒂与心房壁相连,90% 的左房黏液瘤附着于心房间隔卵圆窝处。肿瘤可随心脏的收缩、舒张而活动。绝大多数病例为散发性,少数病例为家族性[41],可成为 Carney 综合征的一部分。肿瘤可为单发,也可为多发。可发生于任何年龄,但多见于 30~60 岁成年人,女性多见,女:男为2:1。心血管造影可显示心房或心室内占位性充盈缺损。

大体上肿瘤可呈圆球形和卵圆形,也可呈息肉状或菜花状,或为不规则形,常有深浅不一的切迹。切面呈半透明胶冻状,质地柔软。直径可从数毫米至十几厘米。镜下由稀疏的不规则梭形、星状或多边形纤维母细胞组成,可有 1 个或多个小的深染核,瘤细胞呈散在或小簇分布,多位于血管周围,可呈同心圆状(洋葱皮样),间质疏松黏液样(图 22-12),AB 染色阳性。

免疫组化标记以表达 vimentin 为主,可表达 CD34,并可程度不等地表达 α-SMA、desmin 和 calretinin,PRKAR1-α 蛋白表达缺失。

治疗以手术切除为主。

六、肌内黏液瘤

肌内黏液瘤(intramuscular myxoma)是一种良性的软组织

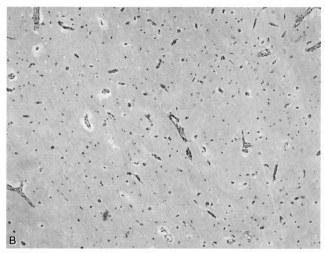

图 22-12 心脏黏液瘤
主要由散在的纤维母细胞、大量的黏液样基质和血管组成

肿瘤,由稀疏散在、排列紊乱的梭形和星状纤维母细胞以及大量黏液样的基质组成。组织发生不明,当同时伴有邻近骨的纤维结构不良时,也称 Mazabraud 综合征[42]。

【ICD-O 编码】

8840/0

【临床表现】

好发于 40～70 岁成年人,儿童和青少年罕见,多见于女性(57%)。

多发生于大腿(51%)、上臂(9%)、肩(7%)和臀(7%)的大肌肉内[43-46],或肿块的一侧紧贴肌筋膜,部分病例可位于头颈部、胸壁和小腿。

多数病例表现为孤立性的无痛性肿块,常有波动感,偶可产生麻痹症状或引起肿瘤远端的肌肉萎缩。少数病例可有 2 个或 2 个以上的肿块,这部分患者几乎均伴有骨的纤维结构不良(Mazabraud 综合征),通常位于同一区域内,后者往往先出现,数年后才出现黏液瘤。

【影像学】

MRI 检查 T$_2$ 加权像呈水样高信号(图 22-13),T$_1$ 加权与邻近肌肉相比呈低密度[47-49]。血管造影显示肿瘤内血管稀少。

【大体形态】

肿块位于肌肉组织之间,呈卵圆形或球形(图 22-14),周界相对清楚,但无包膜。直径多在 5～10cm 之间,有达 20cm 者。肿块可累及邻近的骨骼肌,其周边常可见萎缩的肌肉组

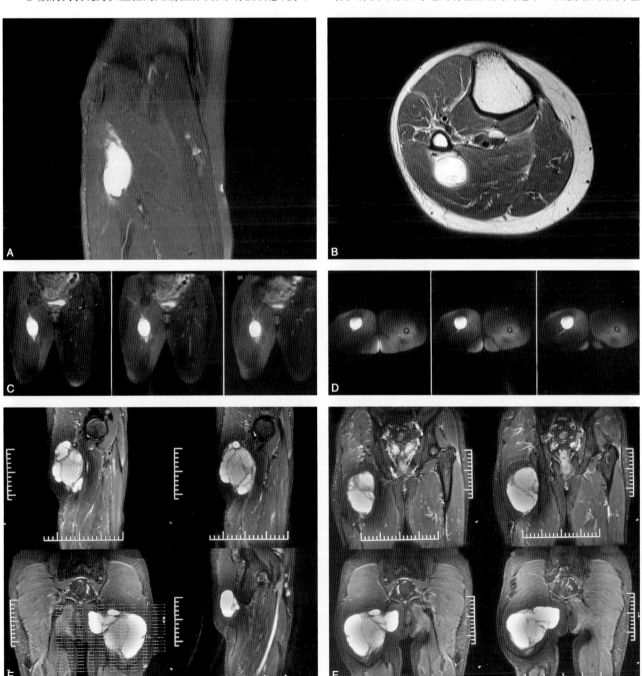

图 22-13 肌内黏液瘤 MRI

织。切面呈白色,有光泽,胶冻样,部分病例中可见小的囊腔。

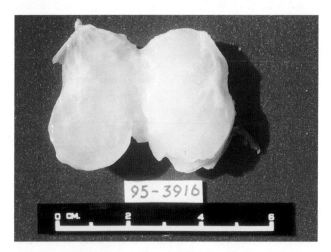

图22-14　肌内黏液瘤大体形态

【组织形态】

肿瘤的细胞密度低,由稀疏散在的小卵圆形、梭形和星状纤维母细胞样细胞以及大量黏液样基质组成(图22-15A～D)。细胞核小,深染、固缩状,不见核仁,胞质少而不清,含有多个纤细的细胞突起,细胞之间为疏松的网状纤维

网。基质内的黏液阿辛蓝、黏液卡红和胶体铁染色阳性,可被透明质酸酶消化。部分病例中可见微囊性腔隙,可含有黏液,呈小多泡状。病变内血管和成熟的胶原纤维均十分稀少。病变的周边区域可见萎缩的肌纤维,常可见黏液样基质浸润或穿插于萎缩的肌纤维间,可形成棋盘样结构(checkerboard pattern)。

另有一些病例具有肌内黏液瘤的特点,但细胞密度偏高,间质内可见较多的血管,局部可含有胶原纤维,被称为富于细胞性黏液瘤(cellular myxoma)或具有复发潜能的低度恶性黏液样肿瘤(图22-15E～L)[50,51]。此型多发生于成年人,好发于四肢(下肢和上肢),肿瘤位于筋膜和肌肉内,易被误诊为低度纤维黏液样肉瘤。

【免疫组化】

梭形细胞主要表达vimentin,不同程度表达CD34、desmin和actin,不表达S-100。富于细胞性黏液瘤不表达MUC4。

【超微结构】

梭形细胞具纤维母细胞和肌纤维母细胞分化。

【细胞遗传学】

对1例肌内黏液瘤的研究显示18号染色体呈三倍体,GNAS1基因(Gsα)点突变较为常见[52]。

【鉴别诊断】

肌内黏液瘤应注意与黏液样脂肪肉瘤、黏液样软骨肉瘤、

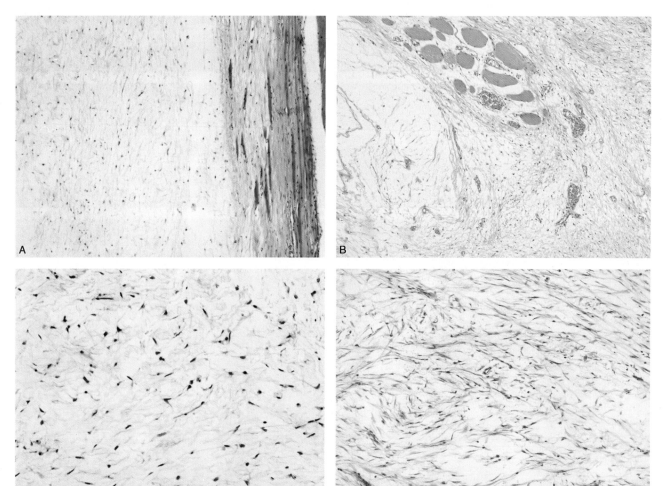

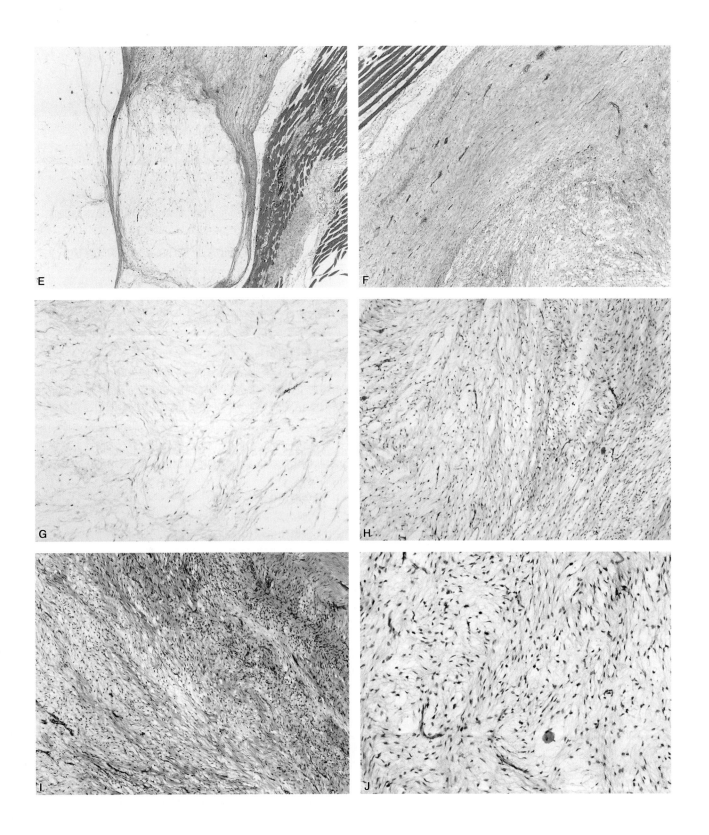

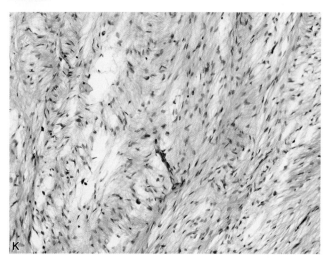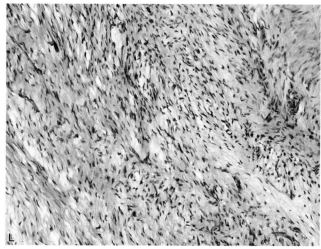

图 22-15 肌内黏液瘤的组织学形态

A ~ D. 由稀疏散在的小卵圆形、梭形和星状纤维母细胞样细胞以及大量黏液样基质组成,黏液样基质可浸润或穿插于周边萎缩的肌纤维间;E ~ L. 富于细胞性黏液瘤

黏液样神经纤维瘤和黏液纤维肉瘤相鉴别(表22-2)。富于细胞性黏液瘤则需注意与低度恶性纤维黏液样肉瘤相鉴别,困难时可借助免疫组化 MUC4 标记和 FISH 检测 *FUS* 基因相关易位或 RT-PCR 检测 *FUS-CREB3L2* 融合基因[53,54]。

表 22-2 肌内黏液瘤的鉴别诊断

	细胞多形性	血管	基质
肌内黏液瘤	-	不明显	透明质酸
黏液样脂肪肉瘤	+	细致,丛状	透明质酸
黏液样软骨肉瘤	+	不规则	硫酸软骨素
黏液纤维肉瘤	+++	粗,曲线状	透明质酸

【治疗】

宜将病变完整切除。

【预后】

肌内黏液瘤一般术后不复发。富于细胞性黏液瘤可复发,但复发率<5%[51]。

七、关节旁黏液瘤

关节旁黏液瘤(juxta-articular myxoma,JAM)是一种少见的软组织良性肿瘤,好发于大关节旁,形态上与富于细胞性黏液瘤相似,常伴有腱鞘囊肿样的囊性变。

【ICD-O 编码】

8840/0

【临床表现】

好发于 21 ~ 50 岁成年人[55],年龄范围为 16 ~ 83 岁,中位年龄 43 岁。

多见于男性,男:女为 3:1,好发于膝关节附近(约占 90%),其他部位包括肘部、肩部、踝和臀部。

多表现为局部肿胀或肿块,可以有疼痛感或触痛,术前病程从数周至数年。影像学表现与肌内黏液瘤相似[56]。

【大体形态】

黏液样,可有囊性变,直径 0.6 ~ 12cm,平均为 3.8cm,中位为 3.2cm。

【组织形态】

关节旁黏液瘤在形态上与富于细胞的肌内黏液瘤相似,由梭形至星状纤维母细胞样细胞和大量的黏液样基质组成(图 22-16A ~ C),此外,约 89% 的病例内可见类似腱鞘囊肿样的囊性变(图 22-16D),囊壁内衬一层纤细的纤维素或厚的胶原纤维。局部区域可见出血、含铁血黄素沉着、慢性炎症细胞浸润、机化性纤维素和纤维母细胞性增生,特别是在一些复发的病例内。

【免疫组化和超微结构】

同肌内黏液瘤。

【细胞遗传学】

Sciot 等[57]报道的病例显示 inv(2)(p15q36)和 +7,t(8;22)(q11-12;q12-13),提示为肿瘤性病变,而非反应性。关节旁黏液瘤无 *GNAS1* 基因点突变,与肌内黏液瘤有所不同[52]。

【鉴别诊断】

包括浅表性血管黏液瘤、肌内黏液瘤、黏液样神经纤维瘤、侵袭性血管黏液瘤、黏液纤维肉瘤和低度恶性纤维黏液样肉瘤等。

【治疗】

局部切除。

【预后】

关节旁黏液瘤的局部复发率为 34%,尚无向恶性转化的报道。

八、浅表性血管黏液瘤

浅表性血管黏液瘤(superficial angiomyxoma,SA)是一种发生于浅表真皮或皮下的良性肿瘤,由散在的短梭形或星状纤维母细胞组成,间质内含有大量的黏液样物质。部分病例临床上有 Carney 综合征的表现。

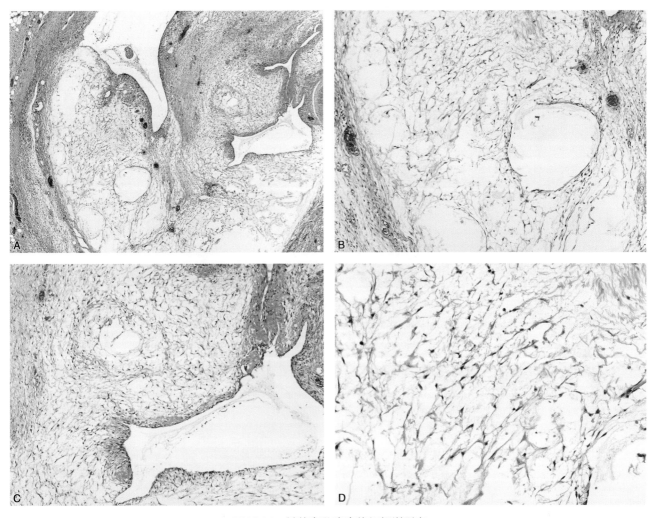

图 22-16　关节旁黏液瘤的组织学形态
镜下形态与肌内黏液瘤相似,但常可见类似腱鞘囊肿样的囊性变

【临床表现】

患者多为成年人,但可发生于任何年龄段,平均年龄为 41.2 岁,男性略多见。

好发于躯干、头颈、下肢和生殖区[58,59]。

临床上呈缓慢性生长的息肉样或稍隆起的结节或丘疹,临床上多诊断为囊肿、脂肪瘤、神经纤维瘤、皮赘或脓肿等。

浅表性血管黏液瘤可成为 Carney 综合征的组成部分[60]。Carney 综合征包括黏液瘤(心脏黏液瘤、皮肤黏液瘤、乳腺黏液瘤和外耳道黏液瘤)、皮肤斑点状色素沉着(如雀斑和蓝痣)、内分泌功能亢进性疾病(如甲状腺皮质腺瘤、垂体肿瘤和睾丸肿瘤)和砂砾体性色素性神经鞘瘤,其中皮肤黏液瘤好发于耳、眼睑(图 22-17A)和乳头,呈小的丘疹样至大的手指样突起,常为多灶性,并多起自于青年;着色斑主要分布于面部,特别是嘴唇的朱红缘(图 22-17B)。当年轻患者有多发性的浅表性血管黏液瘤时,应想到是否有 Carney 综合征的可能。

【大体形态】

结节直径 1~5cm,平均 2.3cm。质地柔软,切面呈灰白色,胶冻样。

【组织形态】

病变位于真皮网状层(图 22-18A,B),常累及皮下,位于面部者可累及深部的肌肉组织。界限不清,呈局灶性的小叶样或多结节性,常弥漫延伸至邻近组织。约 25%~30% 的肿瘤内含有上皮性成分,如衬覆鳞状上皮的囊肿、基底细胞样芽或鳞状细胞条索,可被误诊为基底细胞癌或毛母细胞瘤(图 22-18C~E)。小叶或结节由散在的短梭形或星状纤维母细胞组成,细胞无异型性,核分裂象罕见,背景为大量的黏液样基质(图 22-18F~H),AB 染色阳性,能被透明质酸酶消化,内含薄壁、狭长的血管,间质内可见少量的炎症细胞浸润,特别是中性粒细胞。

【免疫组化】

瘤细胞表达 actins 和 CD34,偶尔局灶性表达 S-100,不表达 AE1/AE3。

【鉴别诊断】

本病应注意与 Carney 综合征中的皮肤黏液瘤、局灶性皮肤黏液化、胫前黏液性水肿、黏液性附件瘤、神经鞘黏液瘤、指趾黏液囊肿、浅表性肢端纤维黏液瘤和侵袭性血管黏液瘤等病变相鉴别。

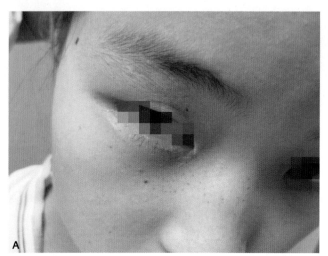
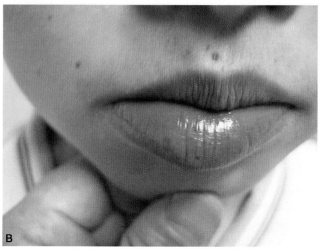

图 22-17 Carney 综合征
A. 眼睑浅表性血管黏液瘤;B. 嘴唇着色斑

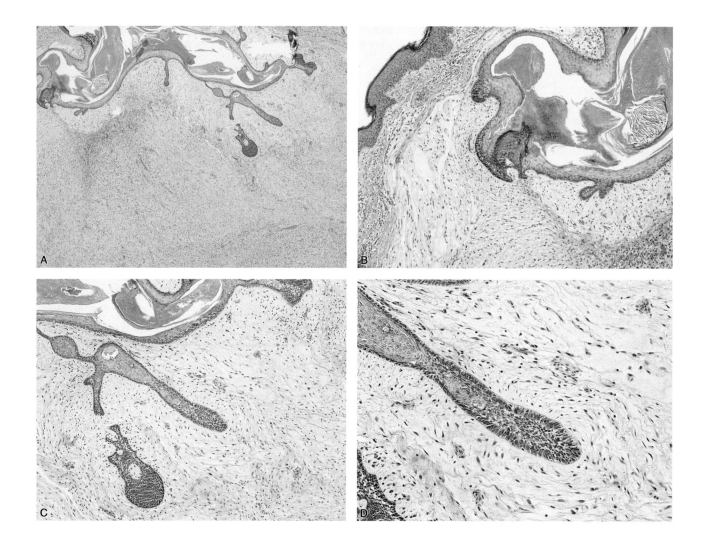

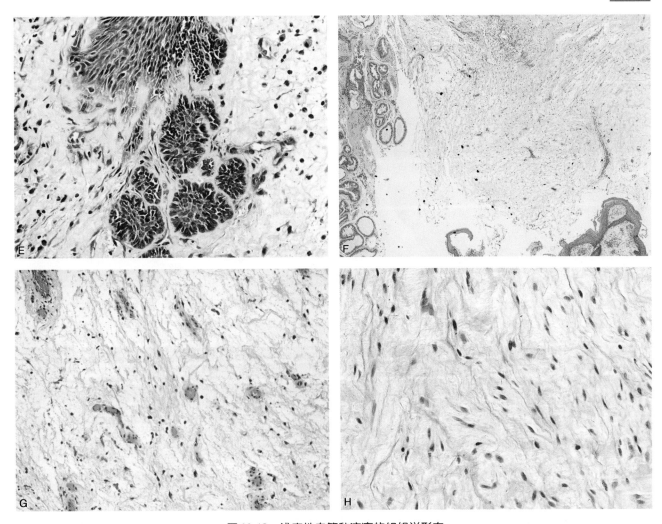

图 22-18　浅表性血管黏液瘤的组织学形态

A、B. 病变位于真皮网状层;C ~ E. 含有基底细胞样芽上皮性成分,可被误诊为基底细胞癌或毛母细胞瘤;F ~ H. 小叶
或结节由散在的短梭形或星状纤维母细胞组成,间质内含有大量的黏液,可见薄壁狭长的血管

【治疗】

手术完整切除。

【预后】

局部复发率为 30% ~ 40% ,多属切除不全所致。

九、深部"侵袭性"血管黏液瘤

深部"侵袭性"血管黏液瘤(deep ' aggressive ' angiomyx-
oma,AA)是一种好发于中青年妇女盆腔和会阴部的黏液样肿
瘤,由无明显异型性的短梭形、卵圆形或星状细胞和大量的黏
液样基质组成,间质内含有丰富的血管,后者可从毛细血管至
厚壁的大血管。本病具有局部侵袭性,切除不净可发生局部
复发,但极少转移。

【ICD-O 编码】

8841/0

【临床表现】

主要发生于女性,特别是 30 ~ 40 岁中青年妇女[61,62],年
龄范围为 16 ~ 70 岁,中位年龄为 34 岁,男性偶可发生,但多
见于 60 ~ 70 岁老年人。

好发于盆腔和会阴部的软组织,其次见于外阴、臀部和腹

股沟。男性患者则多位于阴囊、腹股沟、精索和盆腔[63,64]。

多数患者能自觉到肿块,并常伴有局部疼痛,有压力感和
搏动感,部分患者则表现为盆腔和下腹隐痛、尿频、外阴鼓胀
及性交时疼痛等。临床检查常难以确定肿块的实际大小。术
中见盆腔巨大肿块(图 22-19)。

【影像学】

CT 图像显示为盆底低密度的肿块(图 22-20A ~ C),T_2加
权 MR 和增强 CT 可显示肿瘤内漩涡状或分层状结构(图 22-
20D ~ F)[65]。

【大体形态】

呈分叶状,其周界在部分区域相对清楚,在另一些区域则
黏附于或浸润至邻近的脂肪、纤维、肌肉或脏器组织,瘤体较
大,直径多在 10cm 以上。切面呈黏液状或胶冻样,灰白色或
淡褐色(图 22-21),可见灶性出血,部分可伴有囊性变。

【组织形态】

周界不清,常浸润至周围组织(图 22-22A,B),主要由形
态基本一致的星芒状、卵圆形或短梭形的瘤细胞组成,胞质少
而不清,核无异型性,核分裂象也罕见。瘤细胞均匀分布于含
有大量黏液的间质内(图 22-22C ~ F),有时瘤细胞之间可见

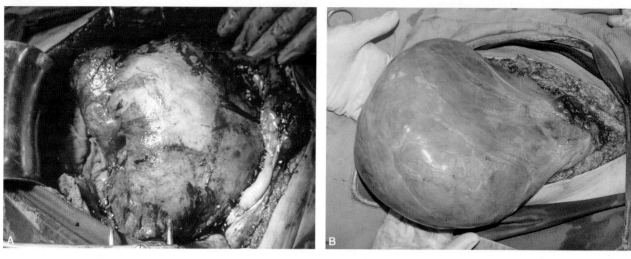

图 22-19 盆腔内巨大深部血管黏液瘤

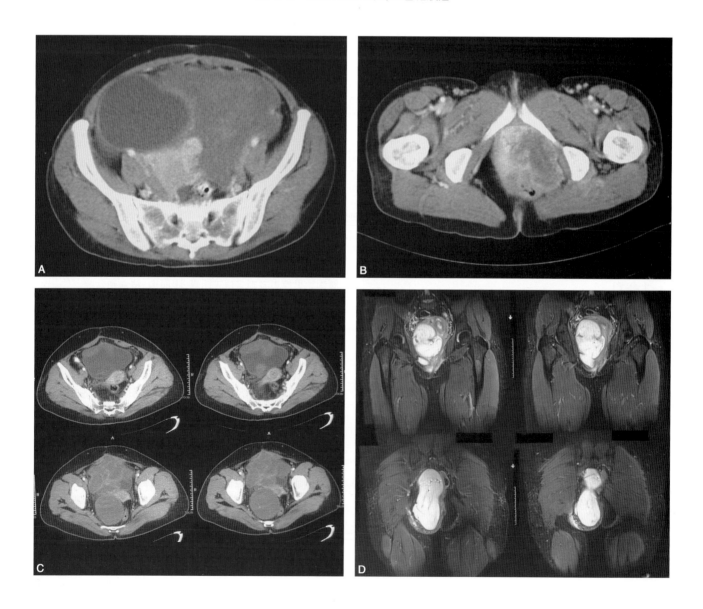

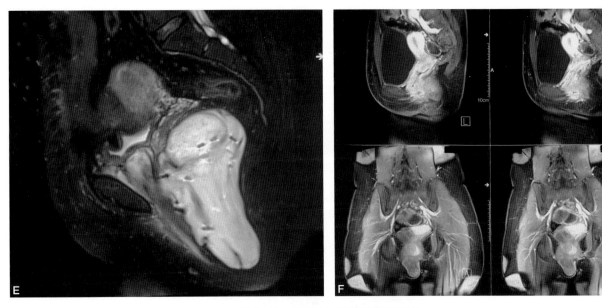

图 22-20　深部血管黏液瘤的影像学

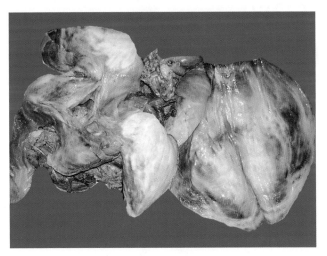

图 22-21　深部血管黏液瘤的大体形态

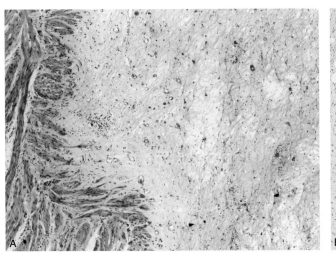
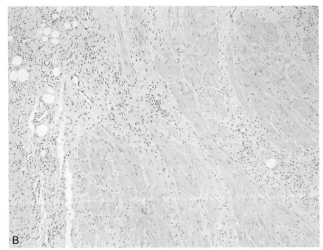

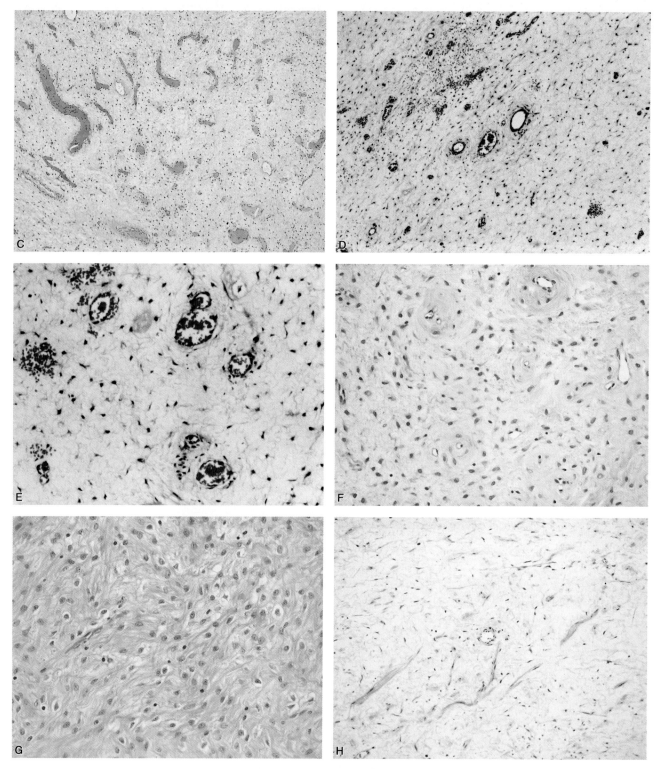

图 22-22　深部血管黏液瘤的组织学形态

A、B. 局部呈浸润性生长,累及子宫肌壁平滑肌;C～F. 细胞密度低,主要由形态基本一致的星芒状、卵圆形或短梭形的瘤细胞组成,均匀分布于黏液样基质内,肿瘤内含有扩张的薄壁血管;G. 部分区域瘤细胞间可见胶原纤维;H. 示带状肌样细胞

多少不等的纤细的胶原纤维(图22-22G)。肿瘤内含有扩张的薄壁或厚壁血管,口径大小不一,管壁或其周围可伴有透明样变性,间质内常见灶性出血。此外,多数病例中,在一些血管或大神经周围可见疏松排列的肌样细胞(myoid cells)(图22-22H)。

【免疫组化】

　　瘤细胞表达 vimentin、desmin、ER 和 PR(图22-23),部分表达 MSA 和 α-SMA,一部分肿瘤尚可表达 CD34 和 FXⅢa,不表达 S-100。瘤细胞可表达 HMGA2,为核表达[66]。

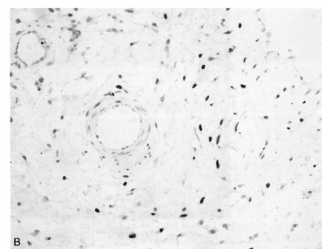

图22-23　深部血管黏液瘤的免疫组化
A. desmin 标记;B. ER 标记

【超微结构】

　　瘤细胞具纤维母细胞、肌纤维母细胞和平滑肌细胞形态[67]。

【细胞遗传学】

　　新近的研究显示 t(8;12)(p12;q15),导致 *HMGIC* 基因(*HMGA2*)异常表达[68]。

【鉴别诊断】

　　本病应注意与浅表性血管黏液瘤、肌内黏液瘤、血管肌纤维母细胞瘤和盆腔纤维瘤病相鉴别,尤其是血管肌纤维母细胞瘤[69-71],有关内容参见第六章。

【治疗】

　　局部广泛切除。文献上有报道采用促性腺激素释放激素(gonadotropin-releasing hormone,GnRH)激动剂治疗获得显著疗效者[72,73]。

【预后】

　　本病易复发,局部复发率达36%,属于低度恶性。迄今为止,文献上仅有2例发生肺转移[74,75],其中1例导致患者死亡。

十、胃丛状血管黏液样肌纤维母细胞性肿瘤

　　胃丛状血管黏液样肌纤维母细胞性肿瘤(plexiform angio-myxoid myofibroblastic tumor of the stomach,PAMT)是一种新近报道的软组织肿瘤,由 Takahashi 等[76]首先报道。Fukunaga 等[77]曾于2004年报道了胃纤维黏液瘤(gastric fibromyxoma),可能属于同一病变。Miettinen 等[78]采用胃丛状纤维黏液瘤(gastric plexiform fibromyxoma)这一名称。PAMT 比较少见,迄今为止,文献上报道的病例尚不足40例,国内有少量病例报道[79,80]。

【临床表现】

　　患者多为成年人,偶可发生于儿童和青少年[81],年龄范围为7~75岁,中位年龄和平均年龄分别为42.5岁和41.9岁。两性均可发生,无明显差异。

　　临床症状不具特征性,以上消化道症状为主,可表现为贫血(由胃肠道慢性出血引起)、急性胃肠道出血、胃溃疡、幽门梗阻、体重减轻、腹部肿块和急腹症(拟诊为胃溃疡穿孔)等,部分病例为其他手术(如胆囊结石)时偶然发现。

【影像学检查】

　　胃镜或影像学检查显示肿瘤位于黏膜下(图22-24),表面黏膜多光滑、完整,部分中央有脐样凹陷、溃疡形成,周边黏膜隆起。绝大多数病变位于胃窦,可累及幽门或延伸至十二指肠球部。

【大体形态】

　　肿瘤大小为3~15cm,中位直径为5.5cm,病变主要位于胃壁内,可累及至浆膜外。切面呈淡褐色(图22-25),黏液样,伴有出血。

【组织形态】

　　病变位于胃壁内,呈特征性的丛状或结节状生长(图22-26),部分病例表面的胃黏膜伴有溃疡形成。低倍镜下,结节呈淡染的黏液样,结节的大小和形状不一,直径约为1~7mm。高倍镜下,结节内可见增生的梭形、胖梭形至卵圆形的纤维母细胞和肌纤维样细胞,胞质呈淡嗜伊红色,核染色质细致,核仁不明显,核分裂象罕见。结节内的间质呈明显的黏液样,可见分枝状的纤细毛细血管,间质内还可见散在的肥大细胞,黏液样间质 AB 染色呈阳性。在少数病例内,丛状结节因含多少不等的胶原纤维而呈纤维黏液样或纤维样。丛状结节之间为胃壁平滑肌束。

【免疫组化】

　　多数病例表达和 MSA(图22-27),不表达 CD34、CD117、DOG1、h-CALD 和 S-100,desmin 也多为阴性,多数病例也不表

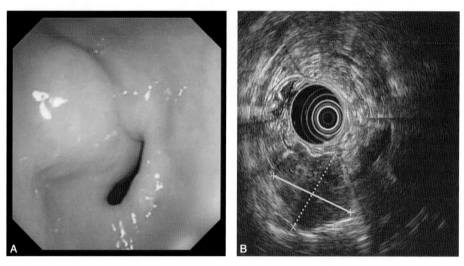

图 22-24 胃丛状血管黏液样肌纤维母细胞性肿瘤的胃镜表现

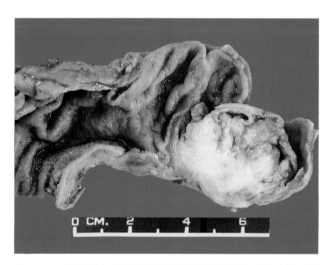

图 22-25 胃丛状血管黏液样肌纤维母细胞性肿瘤的大体形态

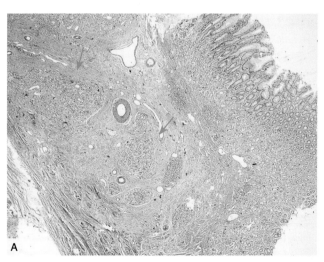

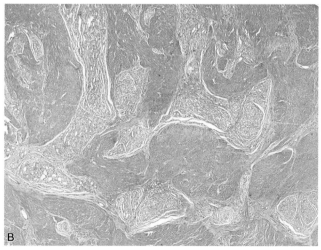

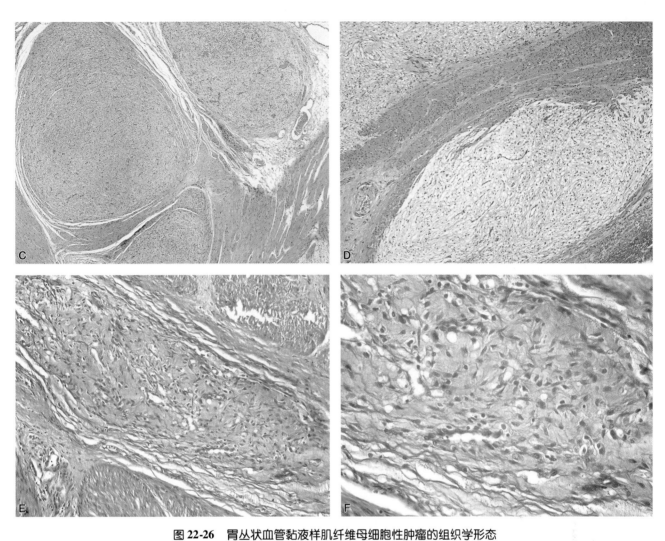

图 22-26 胃丛状血管黏液样肌纤维母细胞性肿瘤的组织学形态

A. 病变位于胃壁内；B、C. 呈特征性的丛状或结节状生长；D～F. 结节由梭形肌纤维母细胞、黏液样至纤维黏液样基质和纤细毛细血管组成

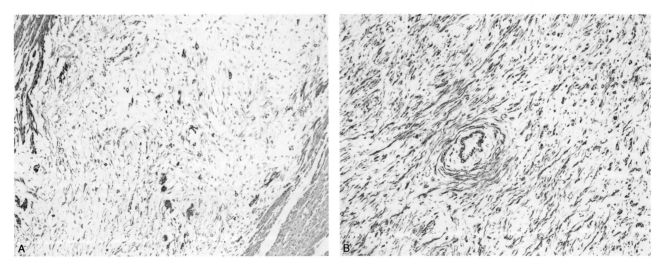

图 22-27 胃丛状血管黏液样肌纤维母细胞性肿瘤的免疫组化

α-SMA 标记

达 AE1/AE3。

【超微结构】

提示部分瘤细胞具肌纤维母细胞分化。

【细胞和分子遗传学】

新近在部分病例中发现有 t(11;12)(q11;q13)，形成 *MALAT1-GLI1* 融合基因[82]。*GLI1* 过表达或 *GLI1* 上调，从而激活音猬因子(sonic hedgehog)信号通路，在一部分肿瘤的发生过程中可能起了作用。

【鉴别诊断】

包括伴有黏液样变性的胃肠道间质瘤、胃错构瘤、炎性纤维性息肉和黏液瘤等。

【治疗和预后】

大多数病例施行远端胃切除，部分病例行胃楔形切除。临床上呈良性经过，至今尚无发生局部复发或远处转移的报道。

十一、肺微囊性纤维黏液瘤

肺微囊性纤维黏液瘤(pulmonary microcystic fibromyxoma, PMF)由 Shilo 等[84]于 2006 年报道，3 例均为成年人，2 女 1 男，年龄分别为 45、65 和 33 岁，肿瘤直径为 1~2.3cm(平均

1.4cm)。

低倍镜下，病变周界清楚，可见较多扩张的囊腔(图 22-28)，囊腔之间为疏松分布的梭形至星状纤维母细胞样细胞，细胞无异型性，也无核分裂象，间质内含有大量的黏液。临床经过呈良性。

十二、异位错构瘤样胸腺瘤

异位错构瘤样胸腺瘤(ectopic hamartomatous thymoma, EHT)是一种发生于下颈部浅表或深部软组织内的良性肿瘤，由梭形细胞、上皮细胞岛和脂肪组织混合组成，由 Smith 和 McClure[84]于 1982 年首先描述，同年 Rosai 和 Levine[85]报道了 4 例相似的病例，描述为梭形细胞胸腺原基肿瘤(spindle cell thymic analage tumor)，后命名为异位错构瘤样胸腺瘤[86]。虽命名为胸腺瘤，但并无确切的胸腺分化证据，2013 年版 WHO 分类将其列入到分化尚不确定的一类肿瘤当中，并认为肿瘤可能起自于鳃囊(branchial pouch)。因免疫组化显示肿瘤内的梭形细胞具肌上皮分化，电镜检测也显示梭形细胞具上皮性分化，表明肿瘤的主要成分是由上皮细胞和肌上皮细胞混合组成，故 Fetsch 等[86]提议将肿瘤重新命名为鳃原基混

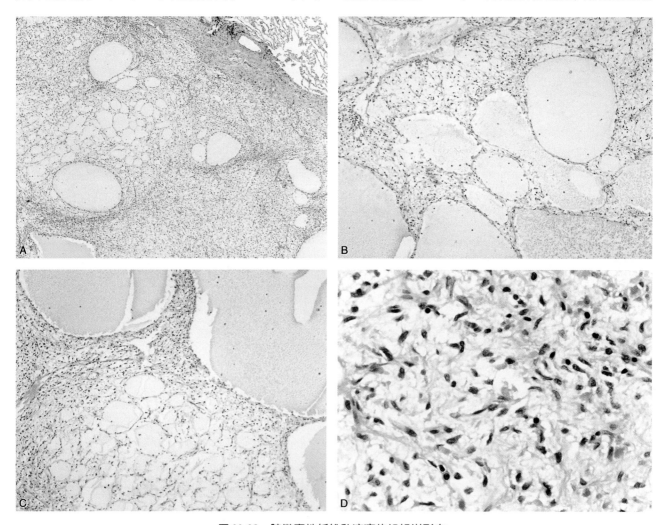

图 22-28　肺微囊性纤维黏液瘤的组织学形态
A~C. 肿瘤内含有扩张的囊腔；D. 囊腔之间为疏松分布的梭形至星状纤维母细胞样细胞
(病例由南京医科大学第一附属医院范钦和医生提供)

合瘤(branchial anlage mixed tumor,BAMT),并认为肿瘤可能起自于 His 颈窦(cervical sinus of His)。EHT 比较少见,文献上的报道不足 50 例。

【ICD-O 编码】

8587/0

【临床表现】

患者多为成年人,年龄范围为 20 ~ 79 岁,平均年龄 47 岁,中位年龄 40 岁,明显多见于男性(男:女>10:1)。

肿瘤好发生于下颈部,包括锁骨上、胸骨上和胸骨前[87-96]。

肿块位于浅表或深部,术前病程多较长,范围为 2 个月至 30 年。临床上多诊断为囊肿、脂肪瘤、淋巴结肿大、甲状腺肿或肿块。

【影像学】

CT 和 MRI 常可见肿瘤内含有脂肪组织,有时还可见到囊性变,对术前诊断有一定的价值(图 22-29)[88]。

【大体形态】

周界清晰,平均直径和中位直径分别为 5cm 和 4cm,范围 3.5 ~ 19cm。切面呈灰白色、粉红色或黄色,质地柔软至中等,可有小囊腔形成(图 22-30)。

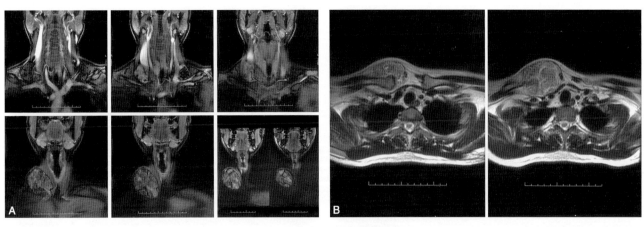

图 22-29 异位错构瘤样胸腺瘤 MRI

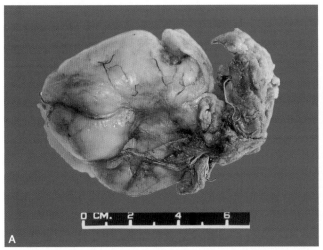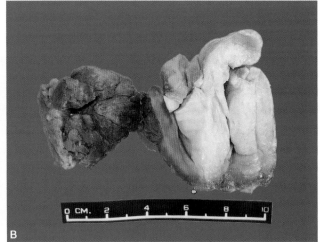

图 22-30 异位错构瘤样胸腺瘤的大体形态

【组织形态】

肿瘤由梭形细胞、上皮细胞岛和成熟脂肪组织三种成分混合组成(图 22-31A)。梭形细胞在肿瘤中所占的比例为 20% ~ 95%,约半数以上的病例超过 50%,梭形细胞多呈条束状排列,也可呈编织状或席纹状排列(图 22-31B,C)。核呈胖梭形或成细长梭形,染色质细致或呈空泡状,可见小核仁。核无异型性,核分裂象平均为 1.1 个/50HPF(0 ~ 7 个/50HPF)。胞质淡染,部分细胞的胞质可呈比较鲜艳的嗜伊红色,似肌样细胞(图 22-31D),在少数病例中,肌样分化可以很明显。上皮细胞岛在肿瘤中所占的比例为 45% ~ 60%,常呈岛屿状或

小巢团状排列(图 22-31E),也可呈扩张的囊肿样。上皮细胞团可伸出类似造釉细胞瘤或汗腺腺瘤样的上皮细胞条索,并相互吻合成纤细的网格状(图 22-31F)。上皮细胞多显示鳞状上皮分化,除少数病例外,一般无角化现象,但胞质可呈透亮状。多数病例均伴有多少不等的腺管形成(图 22-31G),有些腺腔内还含有嗜伊红色分泌样物质。近半数病例中,于腺体周围可见一层类似肌上皮的细胞。部分病例中,腺体可呈微囊状或筛孔状,或腺体呈嗜酸性。少数病例中于扩张囊肿的内衬上皮内可见杯状细胞(黏液性上皮)(图 22-31H)。上皮细胞与梭形细胞在形态上可见移行,在梭形细胞成分中常

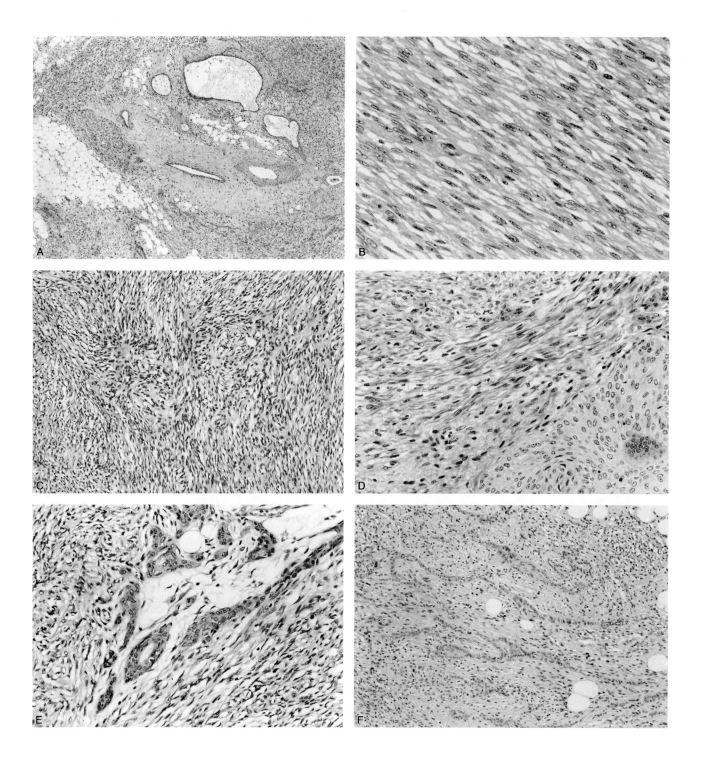

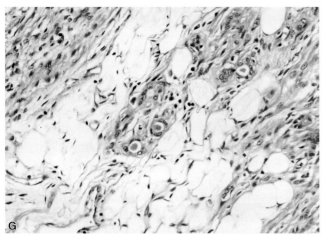
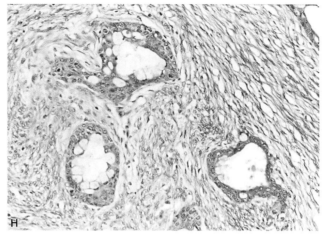

图 22-31 异位错构瘤样胸腺瘤的组织学形态

A. 肿瘤由梭形细胞、上皮细胞和成熟脂肪组织三种成分混合组成;B、C. 条束状或编织状排列的梭形细胞;D. 嗜伊红色的肌样细胞;E、F. 岛屿状和梁索样排列的上皮细胞;G. 腺管形成;H. 黏液性上皮

可见纤细的上皮细胞条索。绝大多数病例中,上皮细胞无异型性,但在 Michal 等[92]报道的两例病例中,上皮细胞发生了癌变,主要发生于筛孔状腺瘤样腺体区域,胞质呈颗粒状。脂肪组织呈不规则性分布,在肿瘤内所占的比例可从<5% 至 50%。

【免疫组化】

鳞状上皮细胞可表达 AE1/AE3、CK5、CK6、CK10、CK13 和 EMA(图 22-32A),具有腺样分化的上皮细胞还可表达 CK7、CK8 和 CK18。两种上皮细胞均不表达 CK20、TTF-1、CD5 和 PAX8。梭形细胞除上皮性标记外,还表达 CD10 和 CD34,并部分表达 α-SMA(图 22-32B)、MSA 和 calponin,但不表达 desmin、S-100 和 STAT6。

【超微结构】

梭形细胞的胞质内可见成簇的张力丝,而细胞之间由发育完好的桥粒相连,提示肿瘤内的梭形细胞具上皮分化。

【鉴别诊断】

1. 伴有胸腺样成分的梭形上皮肿瘤(spindle cell tumor with thymus-like elements,SETTLE) 好发于青年人,平均年龄为 15 岁,两性均可发生,无明显差异。肿瘤多发生于甲状腺周围,镜下由梭形细胞和黏液性上皮形成的腺腔混合组成,部分病例中,梭形细胞成分内可见较多的核分裂象,有时尚可见坏死。肿瘤具有发生远处转移的倾向,但通常发生在数年或数十年之后。

2. 双相型滑膜肉瘤 也可发生于头颈部,但梭形细胞具有明显的异型性,一般不表达 actins,而上皮性成分也多显示非鳞状上皮的形态。FISH 可检测出 SS18(SYT)基因相关易位。

3. 上皮样恶性周围神经鞘膜瘤 梭形细胞也具有明显的异型性,并表达 S-100 和 SOX10 等神经性标记。

4. 其他肿瘤 如畸胎瘤、多形性腺瘤、皮肤附件瘤、肉瘤样癌和梭形细胞脂肪瘤等,熟悉 EHT 的临床病理学特点,多能与这些病变做出正确的鉴别诊断。

【治疗】

局部完整切除。

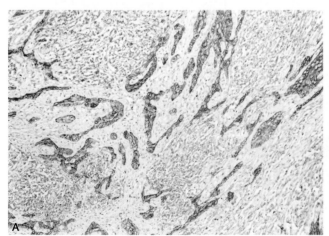
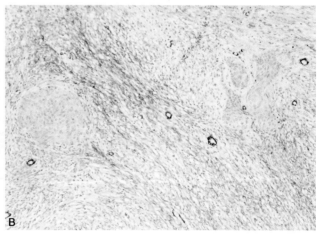

图 22-32 异位错构瘤样胸腺瘤的免疫组化

A. 上皮细胞和梭形细胞均表达 AE1/AE3;B. 梭形细胞还可表达 α-SMA

【预后】

为良性病变,完整切除后一般不复发或转移,少数病例发生的局部复发多为未彻底切除肿瘤所致。

十三、软组织骨化性纤维黏液样肿瘤

软组织骨化性纤维黏液样肿瘤(ossifying fibromyxoid tumor of soft tissue,OFMT)是一种周界相对清晰的软组织肿瘤,肿瘤的周边由一层厚的纤维性假包膜所包绕,其内常含有一层由成熟骨小梁所组成的不连续性骨壳,位于中心的肿瘤则由网格状或短条索状、梁状排列的嗜伊红色卵圆形细胞至梭形细胞组成,间质呈纤维黏液样,免疫组化和电镜观察提示瘤细胞具施万细胞分化。新近研究显示,在 OFMT 中存在 *PHF1* 基因重排。

【ICD-O 编码】

骨化性纤维黏液样肿瘤　8842/0

恶性骨化性纤维黏液样肿瘤　8842/3

【临床表现】

主要发生于成年人[97-101],尤以中老年居多,发病高峰在 40~70 岁间,平均年龄为 47 岁,中位年龄为 50 岁,偶可发生于婴幼儿或儿童[102,103]。男性多见,男女之比约为 1.5~2:1。

肿瘤好发于四肢近端,如上肢的上臂和肩部,下肢的大腿和臀部等,其次可见于头颈部和躯干,少数病例位于肢体的远端(如手、足)、纵隔或腹膜后。多表现为位于皮下组织内的孤立性肿块,部分病例可位于肌肉内。少数病例可呈多结节性。

临床上大多数病例表现为局部缓慢性生长的肿块,术前病程往往较长,常在数年以上,可长达 20~40 年,中位期为 4 年。

【影像学】

因多数肿瘤的边缘含有一层骨壳样结构,X 线或 CT 检查在术前诊断上具有一定的价值[104](图 22-33)。OFT 通常表现为软组织内的肿块,位于肿块下方的骨不受累及,也无骨膜反应。

【大体形态】

卵圆形、结节状或分叶状肿块(图 22-34),边界清楚,外被纤维性包膜,多数含有一层明显的不完整性骨壳,质硬而脆,部分病例触之如蛋壳样,切时有砂砾感,直径 1~21cm,多为 3~5cm,平均 4.6cm,中位直径 5.4cm。切面呈黄白色或灰白色石灰样,灶性区域呈黏液样。

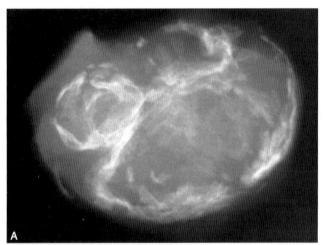
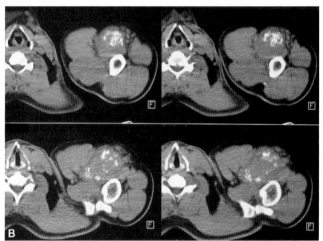
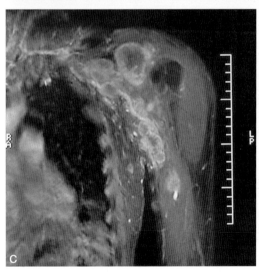
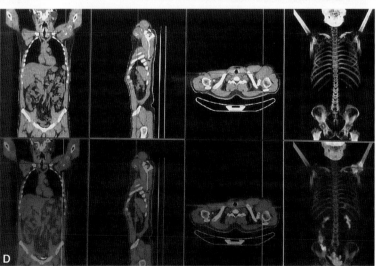

图 22-33　骨化性纤维黏液样肿瘤的影像学

A. X 线;B~D. 右腋下恶性 OFT

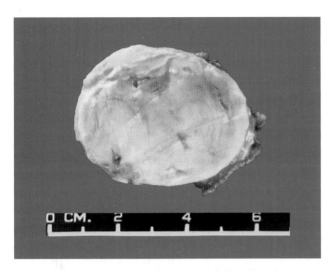

图 22-34　骨化性纤维黏液样肿瘤的大体形态

【组织形态】

周界清晰,卵圆形或结节状,表面被覆一层厚的纤维性假包膜,近 80% 的病例于包膜内可见一层薄的不连续性骨壳(图 22-35A),由不连续的化生性板层骨所组成,骨小梁可向内深入肿瘤实质内。极个别病例中,骨组织位于肿瘤的中央。肿瘤的实质由多个大小不一、细胞密度不均的小叶组成,小叶

间为粗细不等的纤维性间隔,小叶内的瘤细胞呈圆形、卵圆形或短梭形,胞质淡染或呈嗜伊红色,核染色质细致,核分裂象一般均较少见(<1 个/10HPF),极少数病例中可见较多的核分裂象。瘤细胞呈巢状、短条束状、纤细的网格状或花边状排列,有时也可呈镶嵌状(图 22-35B~F),细胞间基质多呈纤维黏液样,或可见多少不等的胶原纤维(图 22-35G),部分区域显示明显的玻璃样变性,可类似骨样组织(图 22-35H)。局灶区域有时可见钙化或软骨化生。少数病例瘤细胞的形态和排列结构与典型的 OFT 相同,但包膜内缺乏一层骨壳结构,此型也称为非骨化性 OFT(图 22-35I~L)[105]。

约 10%~20% 的病例为非典型性和恶性 OFT[106,107],表现为外层骨壳不明显或仅为局灶性外,瘤细胞的密度明显增加,细胞有明显的异型性,且核分裂象常>2 个/50HPF(图 22-36A~C),少数病例于局部区域可见骨样组织,形态上类似高分化骨肉瘤(图 22-35D~F)。

【免疫组化】

瘤细胞主要表达 vimentin、S-100(图 22-37)和 CD10,其中 S-100 的阳性率约为 70%[108],部分病例还可表达 NSE、Leu7和 GFAP,另 20%~40% 的病例可表达 desmin,少数病例还可表达 CK。

【超微结构】

胞质内含有大量的粗面内质网,中等量的线粒体,以及较

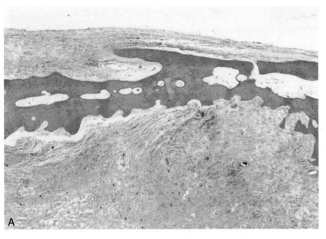

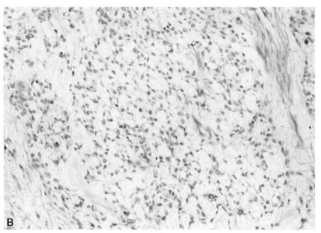

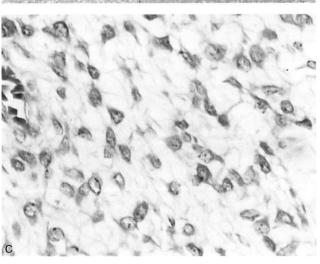

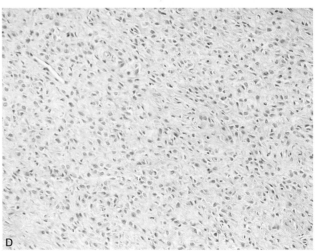

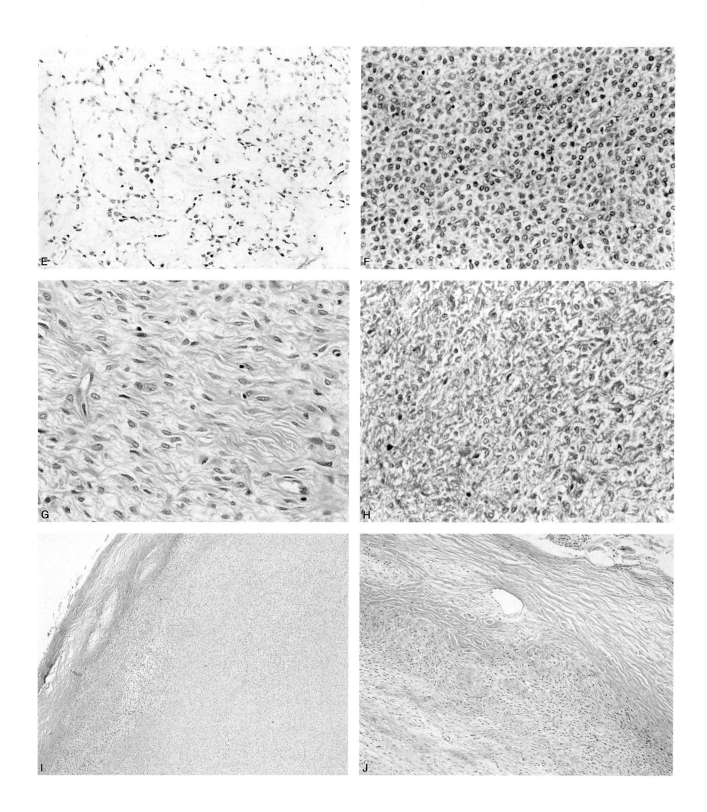

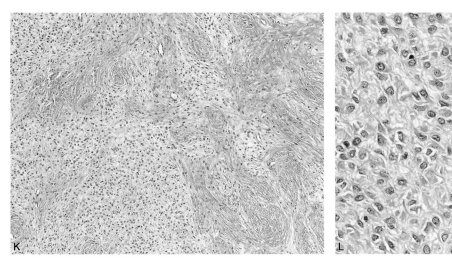

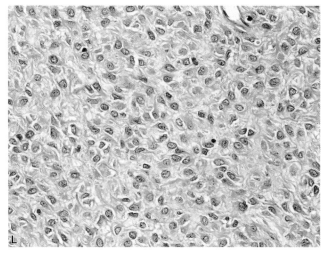

图 22-35 骨化性纤维黏液样肿瘤的组织学形态

A. 肿瘤周边有一层骨壳;B~F. 瘤细胞呈网格状排列;G. 瘤细胞间可见胶原纤维;H. 可类似骨样组织;I~L. 非骨化性 OFT

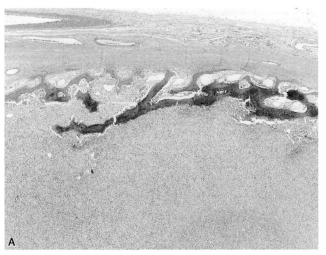

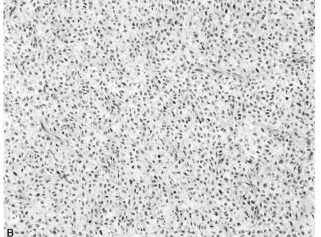

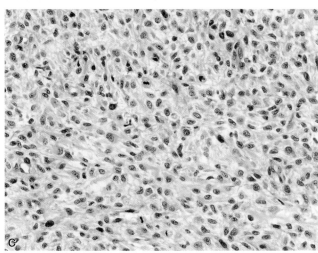

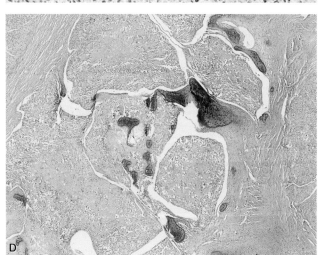

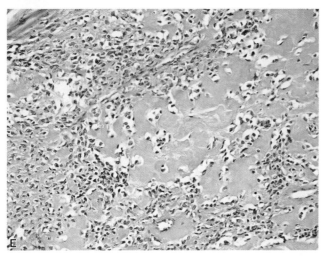

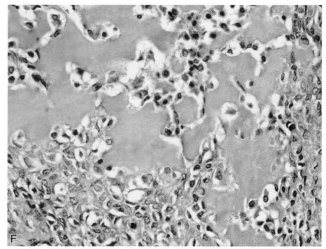

图 22-36　恶性骨化性纤维黏液样肿瘤
A. 此例肿瘤周边仍可见少量骨壳;B、C. 瘤细胞有异型性,且核分裂象易见;D ~ F. 部分区域可见骨样组织

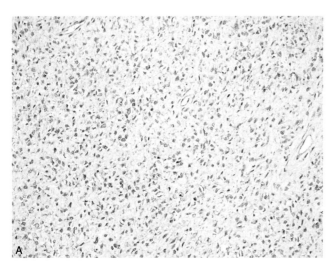

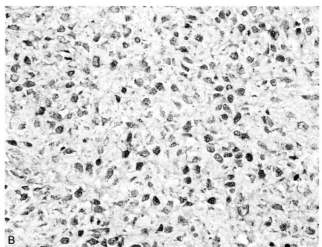

图 22-37　骨化性纤维黏液样肿瘤 S-100 标记

多聚集于核旁的微丝,少数病例中可见到纤维连接丛结构,但免疫组化并不支持肌纤维母细胞性分化[109]。

【细胞遗传学】

1 例显示 der(6;14)(p10;q10),add(12)(q24.3)[110],另 1 例显示较为复杂的异常,包括 t(3;11)(p21;p15)、t(5;13)(q13;q34)、-8p21、-9p22 和-12q13[111]。新近报道显示,OFMT 显示有 PHF1 基因重排[112],采用 FISH 可在 50% 的病例中检测出 PHF1 基因重排[113]。约 40% 的病例显示有 EP400-PHF1 融合基因产生[114],少数病例特别是 S-100 标记阴性和恶性病例具有 ZC3H7B-BCOR 和 MEAF6-PHF1 融合基因,另有 2 例显示 EPC1-PHF1 融合基因,与子宫内膜间质肉瘤相似[115]。

【鉴别诊断】

1. 神经鞘瘤　肿瘤有包膜但多无化生性骨壳,组织学上可见典型的束状区和网状区。

2. 真皮神经鞘黏液瘤　多位于浅表真皮内,瘤细胞呈梭形或星状,常见合体样细胞,间质疏松黏液样,无化生性骨壳。

3. 骨外黏液样软骨肉瘤　肿瘤周边无骨壳,瘤细胞 S-100 阳性率不高(38%),且为弱阳性或灶性表达。黏液样基质内因含硫酸软骨素,故能耐透明质酸酶消化,与 OFT 有所不同。此外,近 80% 的病例能检测到 t(9;22)产生的 EWSR1-CHN 融合性 mRMA,FISH 可检测出 EWSR1 基因相关易位。

4. 骨外骨肉瘤　瘤细胞丰富且异型性明显,核分裂象常见,肿瘤内能见到肿瘤性骨样组织。肿瘤恶性程度高,临床进展快,患者预后差。

【治疗】

宜采取局部广泛性切除。

【预后】

在 WHO 分类中本病被归入良性肿瘤,但随访显示本病具有复发的潜能,可将其视为属于一种中间型肿瘤。局部复发率为 18%,可在多年以后(如 10 ~ 20 年或更长时间)发生。切片中如见包膜内或包膜外有浸润性瘤细胞结节,应提醒临床有复发的可能性。恶性病例可发生远处转移,转移率为 16% ~ 27%,病死率为 8%。病例内如出现瘤细胞密度增加、瘤细胞有明显异型性和核分裂象超过 2 个/50HPF 应视为恶性处理。

十四、软组织混合瘤/肌上皮瘤

软组织混合瘤/肌上皮瘤（soft tissue mixed tumor/myoepithelioma）是一种发生于软组织内的混合瘤和肌上皮瘤[116]，形态上与发生于唾液腺内的肿瘤相似。以往报道的副脊索瘤（parachordoma）[117,118]属于同一瘤谱，不再作为独立的病种。

【ICD-O 编码】

混合瘤，非特指性 8940/1

恶性混合瘤，非特指性 8940/3

肌上皮瘤 8982/0

肌上皮癌 8982/3

【临床表现】

软组织混合瘤/肌上皮瘤患者多发生于中青年，20%的病例可发生于儿童，年龄范围为 4～86 岁，平均年龄 35 岁，无明显性别差异。

肌上皮癌主要发生于儿童。好发于肢体，特别是下肢（包括足、踝、大腿、臀部和腹股沟）和上肢（包括手、前臂、上臂、肩部和腋窝），部分病例可发生于躯干（包括腹壁、胸壁、背部和腰部）和头颈部[116-123]，少数病例可原发于骨和内脏[124,125]。多数发生于皮下，部分位于真皮内、筋膜下或深部软组织（图22-38），肌上皮瘤可发生于皮肤。大多数病例表现为逐渐增大的无痛性肿块，持续数周至数年。

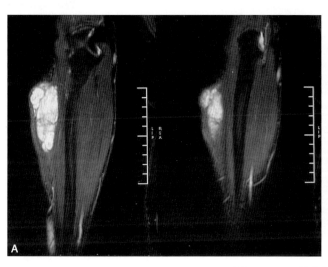
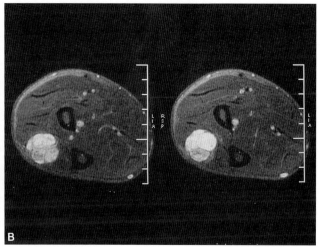

图 22-38 下肢软组织肌上皮瘤 MRI

【大体形态】

分叶状，周界清晰，直径 0.7～20cm，平均 4～6cm，切面呈淡灰白色，可呈黏液样。

【组织形态】

与涎腺混合瘤和肌上皮瘤相似，软组织混合瘤和肌上皮瘤的镜下形态因病例而异。典型病例中，肿瘤被纤维组织分隔成结节状，瘤细胞呈网格状或梁索状排列。

混合瘤中的成分相对较杂，主要由上皮细胞和肌上皮细胞混合组成，两种细胞的比例在各病例之间或在肿瘤的不同区域之间多少不等，少数病例内可见鳞化或导管样分化，肿瘤内的基质呈黏液样、软骨黏液样或伴有玻璃样变性（图22-39A～J），部分病例中可见软骨、骨样组织或化生性骨形成。

肌上皮瘤中的成分单一，基本上由肌上皮细胞所组成，细胞可呈圆形或卵圆形上皮样，也可呈梭形。上皮样细胞中，核偏位，胞质嗜伊红色，形态上类似浆细胞，多呈巢状或片状分布，也可呈条索状、网格状或缎带样分布于黏液样基质内。部

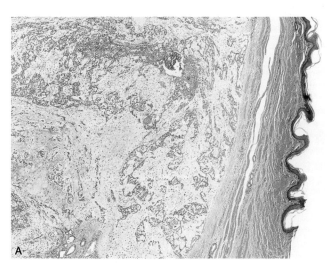
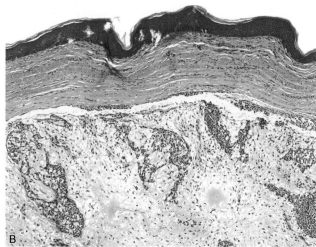

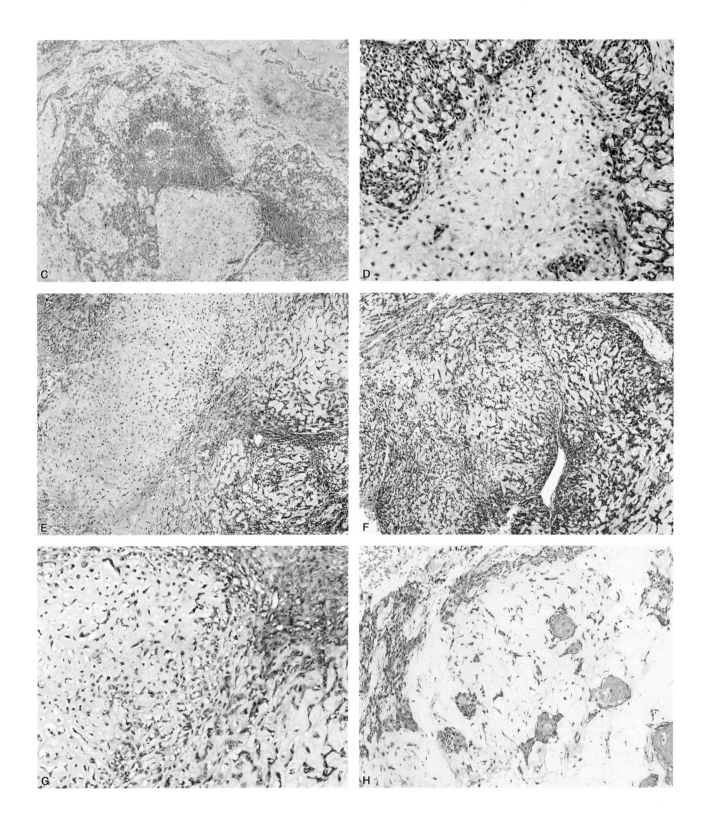

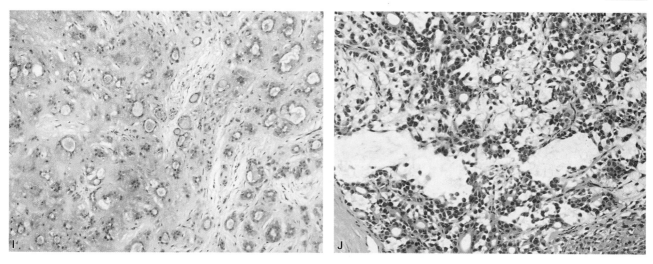

图 22-39　软组织混合瘤的组织学形态

A. 肿瘤周界清楚；B ~ G. 由网格状、梁索状或巢状排列的上皮细胞/肌上皮细胞以及黏液软骨样基质组成；H. 可有鳞状化生；I、J. 可有小管腔形成

分病例中，肌上皮细胞的胞质也可呈透亮或空泡状，以往也被称为副脊索瘤（图 22-40A ~ P）。

与肌上皮瘤和混合瘤相比，肌上皮癌和恶性混合瘤内的瘤细胞显示中至重度的异型性，呈巢状或片状分布，瘤细胞常

呈圆形，染色质呈空泡状或粗大，可见大而明显的核仁，核分裂象多见（图 22-41A ~ D），肿瘤内可见坏死。发生于儿童的肌上皮癌可由分化较为原始的卵圆形或小圆形细胞组成（图 22-41E ~ H）[126]。

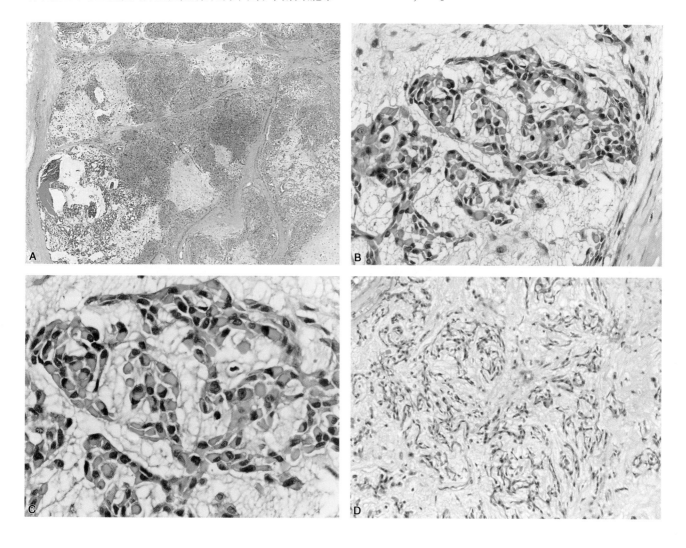

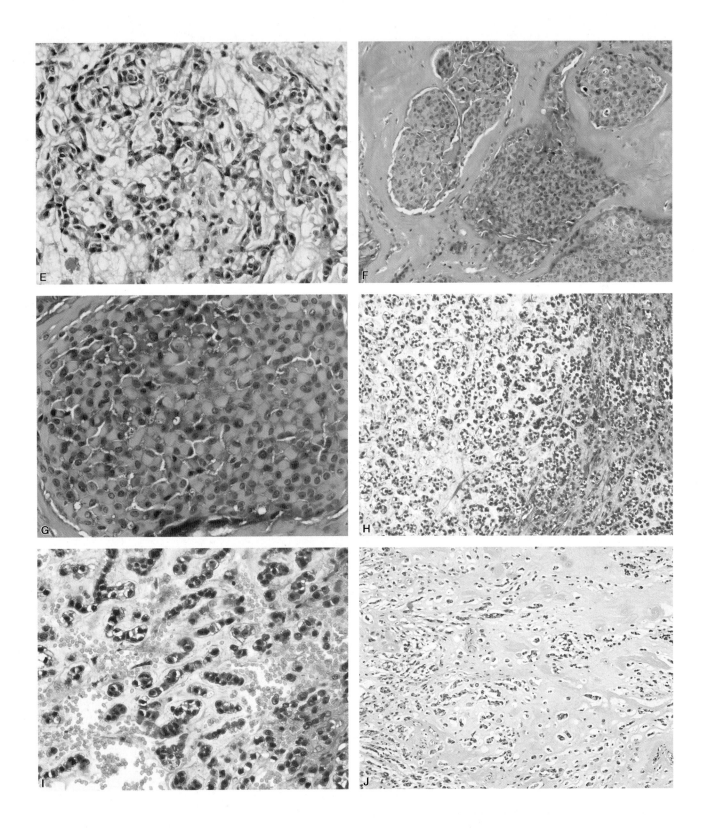

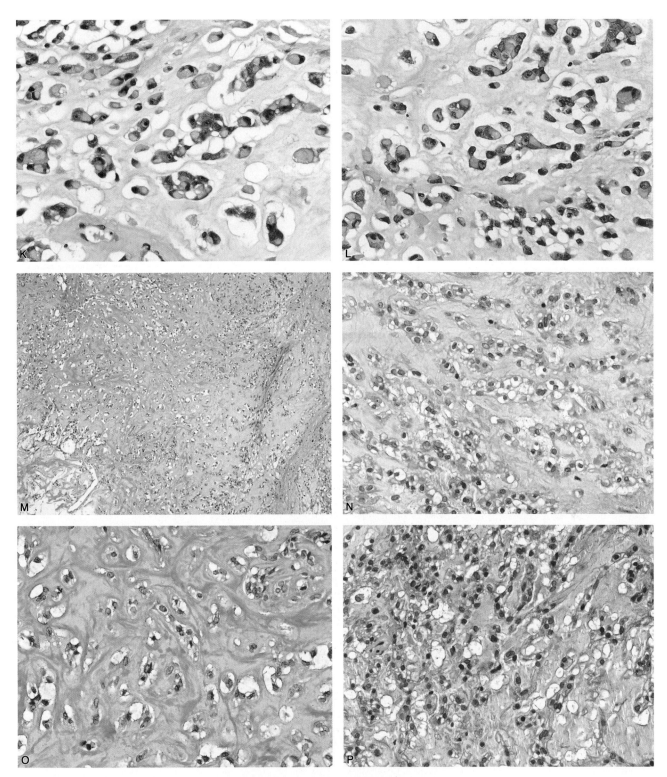

图 22-40　软组织肌上皮瘤的组织学形态

A. 低倍镜下呈结节状；B、C. 瘤细胞呈浆细胞样；D、E. 瘤细胞呈条索状或网格状排列,间质呈黏液样；F、G. 瘤细胞呈结节状排列；H ~ M. 瘤细胞呈小巢状、条索状或缎带样排列,间质呈黏液样、黏液软骨样或纤维黏液样；N ~ P. 胞质呈透亮或空泡状(所谓的副脊索瘤样)

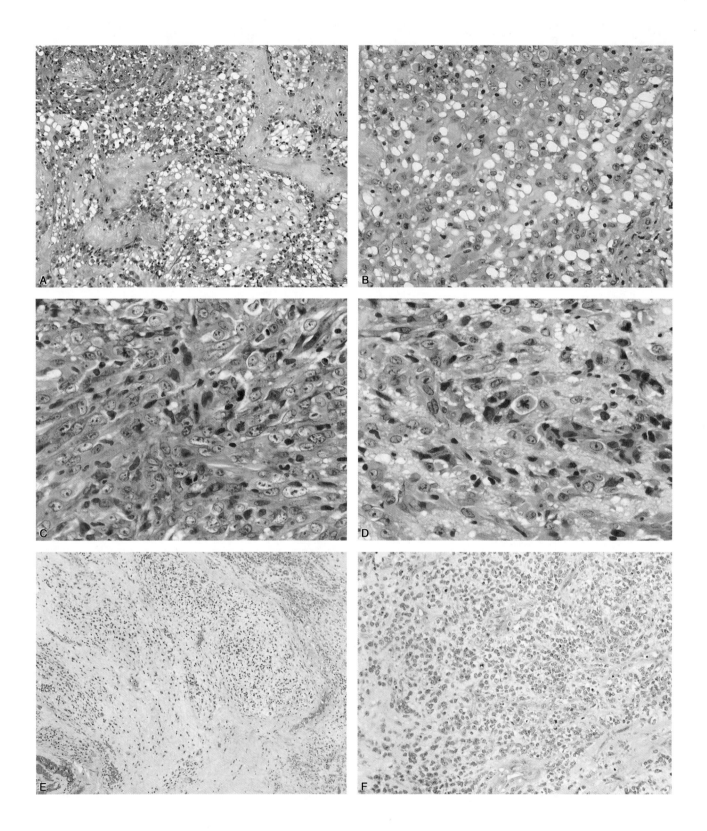

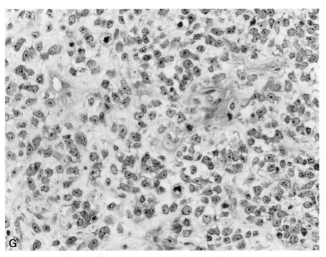
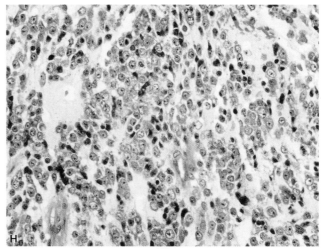

图 22-41　软组织肌上皮癌的组织学形态

A～D. 成人型镜下形态与肌上皮瘤相似,但瘤细胞显示有异型性,可见核分裂象,包括病理性;E～H. 儿童型主要由原始的卵圆形或小圆形细胞组成

【免疫组化】

瘤细胞表达 AE1/AE3、S-100 和 calponin,部分表达 α-SMA、MSA、GFAP、EMA 和 P63(图 22-42)[127],但阳性反应不太恒定。不表达 CD34 和 rachyury,一部分肌上皮癌 INI1(SMARCB1)表达缺失[128]。

【超微结构】

胞质内可见分化良好的粗面内质网、大量的中间丝、微绒毛样的胞质突起、吞饮囊泡和桥粒样连接结构等。

【细胞遗传学】

软组织肌上皮瘤中常见 EWSR1 基因相关易位,可产生 EWSR1-POU5F1、EWSR1-PBX1 融合性基因[129-131],前者多见于发生于肢体深部、胞质透亮且具有上皮样形态的肌上皮瘤,后者多见于形态上似良性和间质伴有硬化的肿瘤。少数病例还可形成 EWSR1-ZNF444 融合性基因[132],另有发生于骨内的病例可显示 FUS-POU5F1 融合基因[133]。EWSR1 检测阴性者多发生于浅表部位的良性肿瘤,且常伴有导管分化,这一部分形态上与涎腺肿瘤相似的病例涉及 PLAG1 基因重排,提示可能与发生于涎腺内的肿瘤具有相关性[134]。

【鉴别诊断】

1. 骨外黏液样软骨肉瘤　容易与软组织混合瘤/肌上皮瘤相混淆,采用分离探针的 FISH 检测均可显示 EWSR1 基因相关易位。不同点在于,骨外黏液样软骨肉瘤中的瘤细胞成分单一,细胞多呈短梭形或卵圆形,胞质嗜伊红色,无浆细胞样形态,基质呈黏液样,无软骨样化生,免疫组化标记不表达广谱上皮性标记,S-100 蛋白也常为阴性,也不表达 GFAP 和 P63 等肌上皮标记。

2. 脊索瘤　主要发生于颅底蝶枕部和骶尾部,免疫组化标记显示瘤细胞表达广谱上皮性标记和 brachury。

3. 转移性癌　笔者曾诊断一例发生小腿转移的乳腺产基质癌(matrix produing carcinoma),形态上和免疫表型上与肌上皮癌难以区分,需要借助病史加以鉴别(图 22-43)。

【治疗】

外科手术为主,保证切缘阴性。

【预后】

大多数肿瘤呈良性经过,但也有少数病例可发生局部复发和远处转移,后者可转移至肺、骨、淋巴结和软组织,有时难以根据病理学参数对具体病例的生物学行为进行预测。肌上皮癌具有高侵袭性,患者预后不佳,Gleason 和 Fletcher 报道的一组发生于儿童的病例显示,局部复发率、远处转移率和病死率分别为 53%、52% 和 43%,中位生存期为 9 个月[126]。

十五、外胚层间叶性软骨黏液样肿瘤

外胚层间叶性软骨黏液样肿瘤(ectomesenchymal chondromyxoid tumor,ECMT)是一种发生于口腔内的间叶性肿瘤,由 Smith 等于 1995 年首先报道[135],迄今为止约有 60 多例报道[136-139]。

【临床表现】

主要发生于成年人,平均年龄为 37 岁,年龄范围为 7～78 岁。两性均可发生,无明显差异。

绝大多数病例(93%)发生于前舌背侧,少数病例位于后舌[138]。

临床上表现为局部缓慢性生长的无痛性肿块。术前病程为 2 周～20 年,42% 的病例超过 1 年。临床上可被诊断为颗粒细胞瘤、黏液囊肿、神经纤维瘤和间叶性肿瘤等。

【大体形态】

肿瘤直径 0.3～3.5cm。

【组织形态】

低倍镜下显示,肿瘤呈分叶状或结节样,瘤细胞由卵圆形或短梭形细胞组成,呈网状排列(图 22-44),胞质淡嗜伊红色,核染色质均匀,核仁不明显或见小核仁,核分裂象罕见,肿瘤的间质常呈黏液样或黏液软骨样。少数病例可显示多形性,并可见多核性细胞。

【免疫组化】

瘤细胞主要表达 S100,并可表达 GFAP 和 CD57,部分病例可表达 CD56,以及程度不等表达 CK、α-SMA 和 desmin 等。

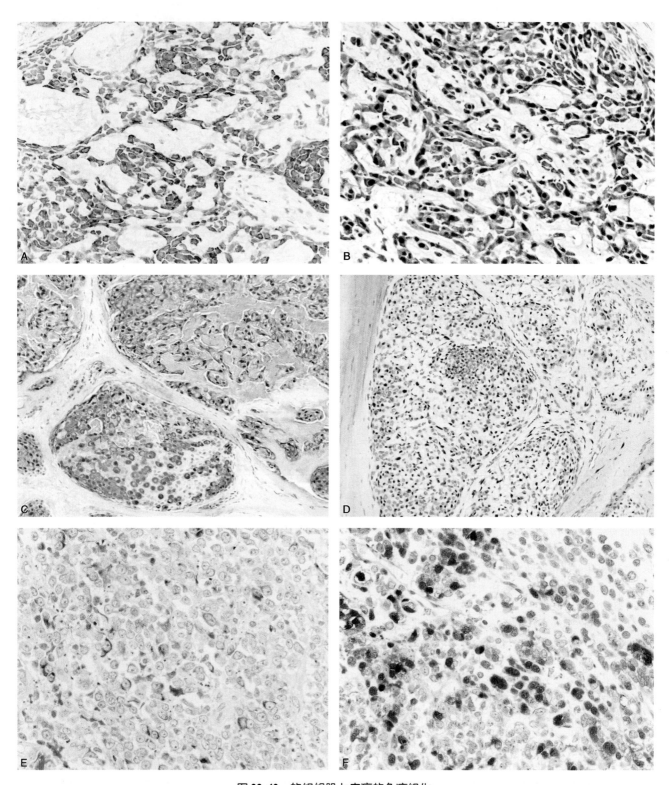

图 22-42　软组织肌上皮瘤的免疫组化
A. AE1/AE3 标记；B、C. S-100 标记；D. SOX10 标记；E. 儿童肌上皮癌 AE1/AE3 标记；F. 儿童肌上皮癌 S-100 标记

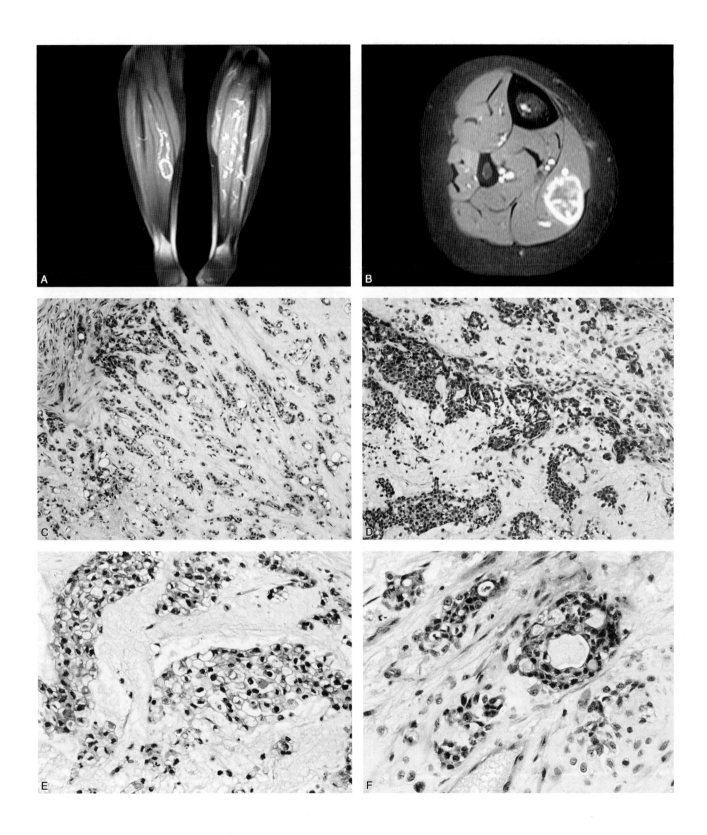

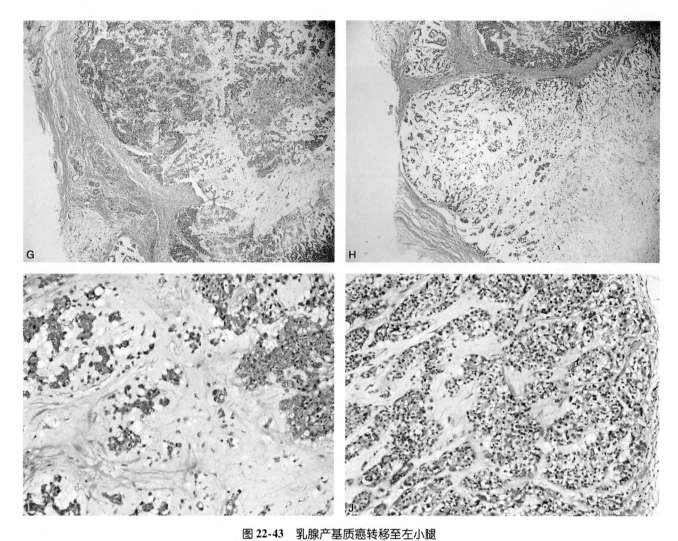

图 22-43　乳腺产基质癌转移至左小腿

A、B. 影像学；C ~ F. 左小腿肿瘤镜下形态与软组织肌上皮瘤/肌上皮癌非常相似；G ~ J. 乳腺原发性肿瘤，镜下与左小腿肿瘤相同

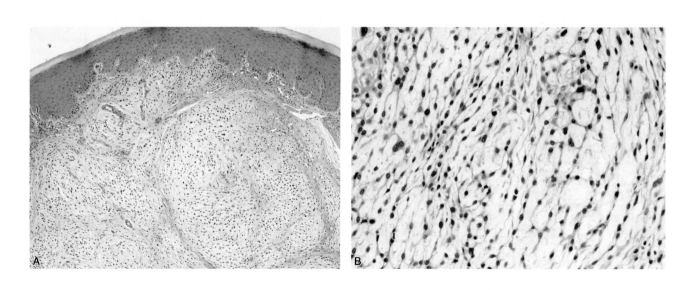

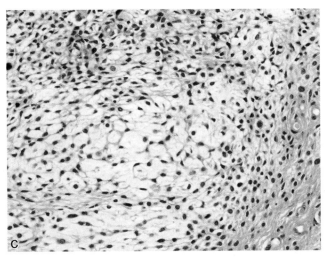
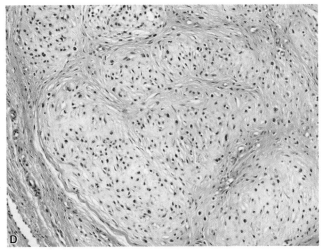

图 22-44　外胚层间叶性软骨黏液样肿瘤的组织学形态
A、B. 肿瘤呈分叶状或结节样；C、D. 瘤细胞呈网状排列

【细胞遗传学】

一部分病例显示有 *EWSR1* 基因重排,提示可能与肌上皮肿瘤相关[139]。

【鉴别诊断】

包括肌上皮瘤、软组织黏液瘤、非骨化性 OFT、软骨样迷走瘤、真皮神经鞘黏液瘤、Neurothekeoma、多形性腺瘤和黏液囊肿等。

【治疗和预后】

ECMT 属良性肿瘤,局部完整切除多可获得治愈,少数病例可发生局部复发。

十六、磷酸盐尿性间叶性肿瘤

磷酸盐尿性间叶性肿瘤(phosphaturic mesenchymal tumor, PMT)是一种罕见的良性间叶性肿瘤,可诱发骨软化症(tumor-induced osteomalacia, TIO),也称骨软化症相关性间叶性肿瘤(osteomalacia-associated mesenchymal tumor, OMT),可引起副瘤综合征-肿瘤源性骨软化症(oncogenic or oncogenous osteomalacia, OO)。OO 在临床上表现为骨痛、骨折、磷酸盐自尿中丢失、低磷酸盐血症和血清骨化三醇水平降低,口服补活性维生素 D_3 效果不佳。

McCance[140]首先发现 OO,但未发现引起 OO 的股骨肿瘤。Prader 等[141]于 1957 年首先发现引起 OO 的肿瘤,但被报道为巨细胞性修复肉芽肿。随后文献上陆续报道了 100 多例,但多为个例或小系列报道,且采用的肿瘤名称较多,除巨细胞修复肉芽肿外,还包括了血管外皮瘤、巨细胞瘤、血管瘤和骨母细胞瘤等。Weidner 和 Santa Cruz[142]于 1987 年报道了 17 例,认为以往所报道的引起 OO 的多种肿瘤均属于同一个病理学类型,提出了磷酸盐尿性间叶性肿瘤-混合结缔组织亚型(mixed connective tissue variant, PMT-MCT)这一更为合适的诊断名称。PMT-MCT 属罕见病种,在 AFIP 超过 15 万的间叶性肿瘤病例中,也仅有 9 例,世界上的报道不足 250 例,国内的报道也十分有限[143,144],可能与大多数临床医生和病理医生对这一病种尚不熟悉有关。

【ICD-O 编码】

磷酸盐尿性间叶性肿瘤　8990/0

恶性磷酸盐尿性间叶性肿瘤　8990/3

【发病机制】

PMT 中的瘤细胞过度表达纤维母细胞生长因子-23(fibroblast growth factor-23, FGF-23)(磷酸盐素, phosphatonin),FGF-23 具有磷酸盐尿活性,抑制肾小管对磷酸盐的吸收和 25-羟基维生素 D_3(25-hydroxyvitamin D)向骨化三醇(1, 25-dihydroxyvitamin D_3)的转化[145],导致大量磷酸盐自尿中丢失(renal phosphate wasting),引起低磷酸盐血症和骨软化症。

【临床表现】

临床上主要表现为骨软化症、磷酸盐尿以及发生于软组织和骨的肿瘤(PMT-MCT)。骨软化症包括全身不明确的骨痛、骨折和肌无力导致的步态障碍等。影像学检查可显示骨质疏松,部分患者可发生骨折,临床上可误认为是缺钙引起,但生化检查常显示为低磷血症和尿磷升高。骨软化症和磷酸盐尿的病史较长,范围为 9 个月至超过 20 年。绝大多数 PMT-MCT 患者临床上均有 OO 的表现。在 Folpe 和 Fanburg-Smith 等[146]报道的 32 例 PMT-MCT 中 29 例临床上有 OO,其中 18 例发生于软组织,9 例发生于骨,2 例发生于鼻窦,另有 3 例临床上无 OO 的表现。18 例软组织 PMT 中,男性 7 例,女性 11 例,年龄范围为 25~77 岁(中位年龄 54 岁)。软组织 PMT 多发生于大腿,其次为足,也可发生于手、腰部、臀部、背部、三角肌、下肢和腹壁。骨 PMT 中,男性 3 例,女性 6 例,年龄范围为 9~61 岁(中位年龄 39 岁)。9 例骨 PMT 未显示特别的好发部位,PMT 可发生于股骨(2 例),以及骶骨、指骨、掌骨、髂骨、C1 腰椎、下颌骨和胫骨(各 1 例)等处。另 3 例临床上无 OO 者分别发生于 80 岁男性的坐骨、62 岁男性的小腿和 48 岁女性的盆腔软组织。

【大体形态】

软组织 PMT 1.7~14cm(中位 5.6cm),骨 PMT 2~4cm。

【组织形态】

肿瘤的形态呈多样性,易被误诊为其他各种类型的间叶性肿瘤。归纳起来有以下几个特点:①肿瘤由梭形、卵圆形至星状细胞组成,细胞核较小,核仁不明显,核分裂象多<1 个/HPF,细胞密度低;②瘤细胞产生烟熏样基质,钙化后呈不寻常的絮凝状、绒毛状或肮脏样(图 22-45),可类似原始软骨样或骨样组织;③这些絮凝状的钙化激发破骨样多核巨细胞反应,可伴有含铁血黄素沉着;④有大量钙化性基质的肿瘤内,可有类似纤维组织细胞样反应,即可见席纹状或成束状排列的梭形瘤细胞以及编织骨形成;⑤肿瘤内常见微囊变,形成筛孔样或网状结构;⑥肿瘤内含有丰富的血管,可为毛细血管、

鹿角状血管或厚壁血管(可有玻璃样变),部分区域可类似血管外皮瘤/孤立性纤维性肿瘤;⑦肿瘤内可含有脂肪组织。

少数病例内瘤细胞密度高,细胞异型性明显(高核级),核分裂象易见(>5 个/10HPF),临床上呈侵袭性,也称恶性磷酸盐尿性间叶性肿瘤(图 22-46)。

【免疫组化】

瘤细胞表达 FGF-23 和 FGFR1,不表达 CD34、S-100、desmin 和 CK。

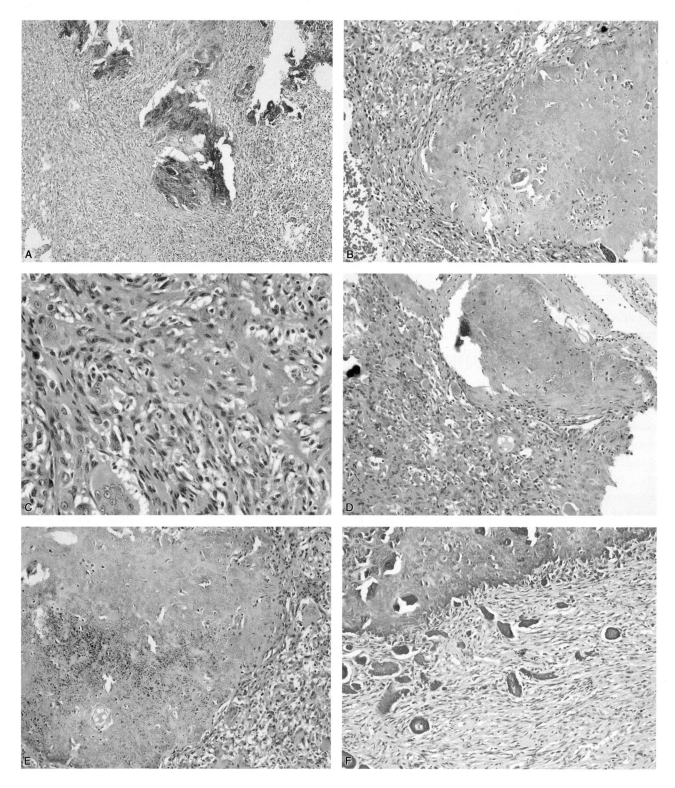

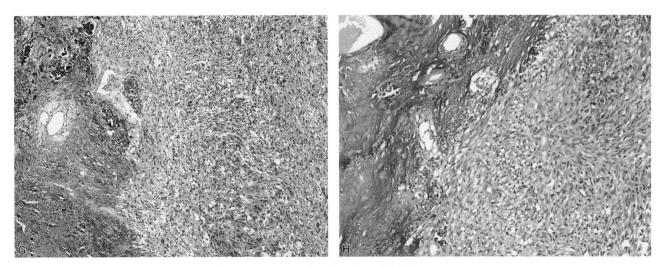

图 22-45 磷酸盐尿性间叶性肿瘤

由梭形至卵圆形的瘤细胞和烟熏样基质组成,另可见少量多核巨细胞

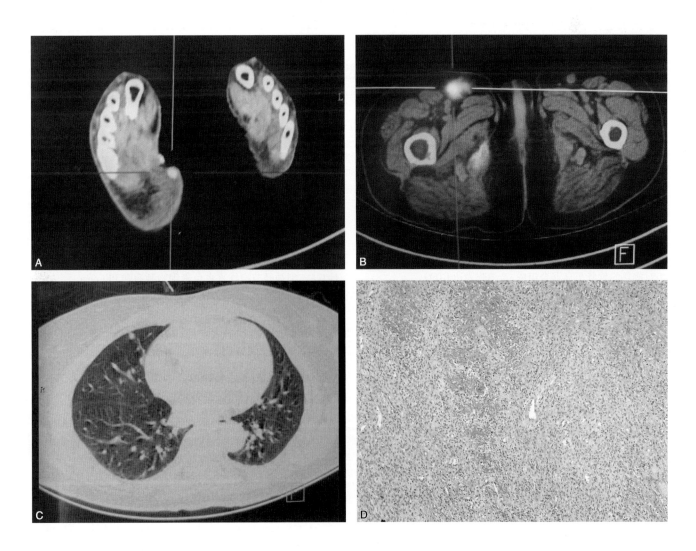

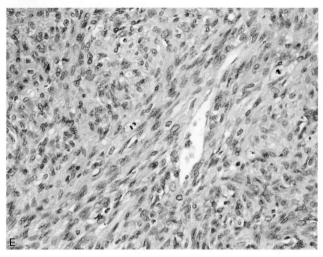
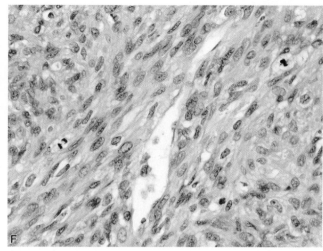

图 22-46 恶性磷酸盐尿性间叶性肿瘤

A ~ E. 右足复发性病灶;B. 右髂血管旁淋巴结转移;C. 肺转移性小结节;D. 可见凝状钙化;E、F. 梭形细胞区域呈纤维肉瘤样,核分裂象易见

【超微结构】

电镜下见梭形细胞内含数量不等的细颗粒状电子致密物,其中部分为结晶样高电子致密度颗粒。

【细胞遗传学】

RT-PCR 显示 *FGF23* 扩增[147]。新近报道显示,约 42% 的病例可检测出 *FN1-FGFR1* 融合基因,少数病例(6%)显示 *FN1-FGF1* 融合基因[148]。

【鉴别诊断】

1. 其他肿瘤引起的骨软化症 如转移性癌、骨肉瘤和骨血管瘤等,组织学上完全不同于 PMT-MCT。

2. 孤立性纤维性肿瘤/血管外皮瘤和鼻窦型血管外皮瘤 肿瘤内无基质,前者的瘤细胞表达 CD34,后者的瘤细胞表达 α-SMA。

3. 软组织和骨巨细胞瘤 主要由单核样细胞和破骨样多核巨细胞组成,可见化生性骨,但无基质。

4. 间叶性软骨肉瘤 由原始、幼稚的小圆形细胞和分化相对成熟的软骨小岛混合组成,瘤细胞表达 CD99。

【治疗】

口服补磷及大剂量活性维生素 D_3 长期维持治疗疗效均不佳,但当肿瘤切除以后,血磷浓度可恢复正常,临床症状缓解,患者可获治愈。

【预后】

少数恶性病例可发生复发和转移,并可导致患者死亡[149-151]。

十七、真皮透明细胞间叶性肿瘤

真皮透明细胞间叶性肿瘤(dermal clear cell mesenchymal neoplasm,DCCMN)是一种发生于真皮的透明细胞肿瘤,肿瘤起源不明,免疫组化标记提示瘤细胞具组织细胞分化。本病较为少见,迄今为止文献上报道的尚不足 10 例[152,153],有待于更多病例的积累。

【临床表现】

多发生于 35 岁以上的成年人,年龄范围为 38 ~ 75 岁,平均为 45 岁。

多发生于下肢,表现为皮肤结节。术前病程从数周至 5 年不等。

【大体形态】

结节无包膜,直径 0.3 ~ 3cm。

【组织形态】

肿瘤位于真皮内,两侧边缘界限不清,但底部相对较为平整,局灶可累及皮下脂肪组织。由大圆形或多边形细胞组成,胞质丰富、透亮状,核染色质呈空泡状,核分裂象罕见(<1 个/25HPF)(图 22-47)。部分病例可显示有异型性和多形性,并可见核分裂象。

【免疫组化】

瘤细胞表达 NKI-C3,部分病例表达 CD68 和 vimentin。不表达 CD34、FⅩⅢa、S-100、HMB45、PNL2、α-SMA 和 AE1/AE3。

【鉴别诊断】

包括透明细胞肉瘤、透明细胞鳞状细胞癌、透明细胞纤维性丘疹、副神经节瘤样真皮色素细胞肿瘤和 PEComa。

【治疗】

完整性切除。

【预后】

本病可能为良性或低度恶性肿瘤。

十八、副神经节瘤样真皮色素细胞肿瘤

副神经节瘤样真皮色素细胞肿瘤(paraganglioma-like dermal melanocytic tumor,PDMT)是一种发生于真皮的色素细胞肿瘤,瘤细胞呈巢状排列,形态上类似副神经节瘤。本病比较少见,迄今为止,文献上也仅报道了 10 例[154,155],有待于积累更多的病例。

【临床表现】

主要发生于青年人,年龄范围为 18 ~ 53 岁,平均年龄为 35 岁。多见于女性。

肿瘤多发生于肢体,特别是大腿、膝部和小腿,表现为皮

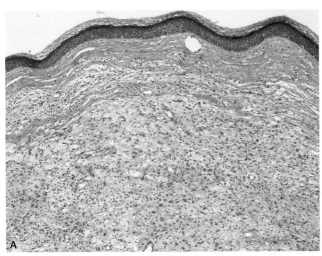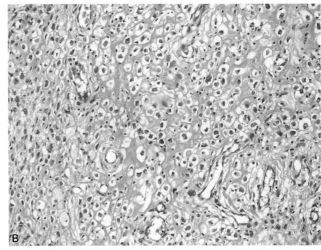

图 22-47　真皮透明细胞间叶性肿瘤的组织学形态

肤结节,多无色素。患者无 Carney 综合征,也无恶性黑色素瘤病史。

【大体形态】

结节大小为 0.5～4.2cm,平均 1.4cm。

【组织形态】

肿瘤位于真皮内,呈对称的结节状,周界清楚,但无包膜。部分病例在病变边缘可见局灶浸润状。肿瘤由排列成紧密巢状的卵圆形组成,胞质丰富、透亮状,也可呈颗粒状或双染性,核呈圆形和卵圆形,含有小核仁,核分裂象可见,但通常较少(1～4 个/10HPF)。瘤细胞巢间为纤细的纤维性间隔,形态上类似副神经节瘤。部分病例于胞质内可见色素颗粒。

【免疫组化】

瘤细胞表达 S-100,可表达 HMB45、Melan-A 和 MiTF,不表达 AE1/AE3。

【鉴别诊断】

包括透明细胞/气球样恶性黑色素瘤、软组织透明细胞肉瘤、血管周上皮样细胞肿瘤(PEComa)和原发性真皮恶性黑色素瘤。

【治疗】

手术切除。

【预后】

可能为一种良性肿瘤,但不排除低度恶性的可能性。

第三节　中间性肿瘤

一、软组织多形性玻璃样变血管扩张性肿瘤

软组织多形性玻璃样变血管扩张性肿瘤(pleomorphic hyalinizing angiectatic tumor of soft parts,PHAT)是一种发生于软组织内、瘤细胞分化方向未定的非转移性肿瘤,由 Smith 等[156]于 1996 年首先描述,其组织学特征正如其命名,即肿瘤由多形性的瘤细胞组成(核分裂象罕见)、肿瘤内含有扩张的薄壁血管、血管壁附有一层厚的纤维素。PHAT 比较少见,在 PHAT 命名之前,多数病例被诊断为神经鞘瘤或恶性纤维组织

细胞瘤。

【ICD-O 编码】

8802/1

【临床表现】

患者均为成年人,年龄范围为 10～83 岁,平均 59 岁,无明显性别差异。

好发于下肢,特别是踝和足,其次见于臀部、胸壁、上臂、颈部和腹膜后等处[157-164]。肿瘤多位于皮下组织内,部分病例可位于肌内。

临床上表现为局部缓慢性生长的肿块,临床上多诊断为血肿、卡波西肉瘤或各种良性肿瘤。

【大体形态】

结节状,界限相对清楚,无包膜,直径 2～10cm,大多数为 4～6cm。切面呈灰白或灰红色,可见出血性囊腔(图 22-48)。

【组织形态】

低倍镜下可见成簇分布、扩张性的薄壁血管(图 22-49A～C),血管口径大小不等,血管壁多附有一层厚的嗜伊红色无定形物质(图 22-49D),周围围绕板层状的胶原纤维,胶

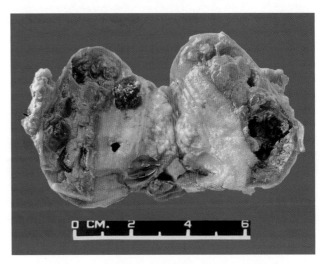

图 22-48　软组织多形性玻璃样变血管扩张性肿瘤的大体形态

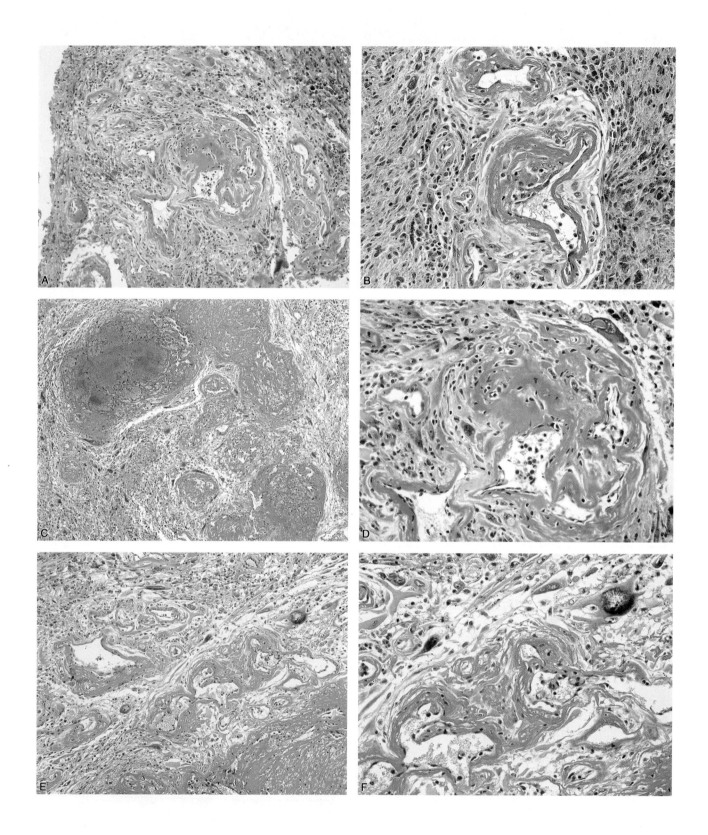

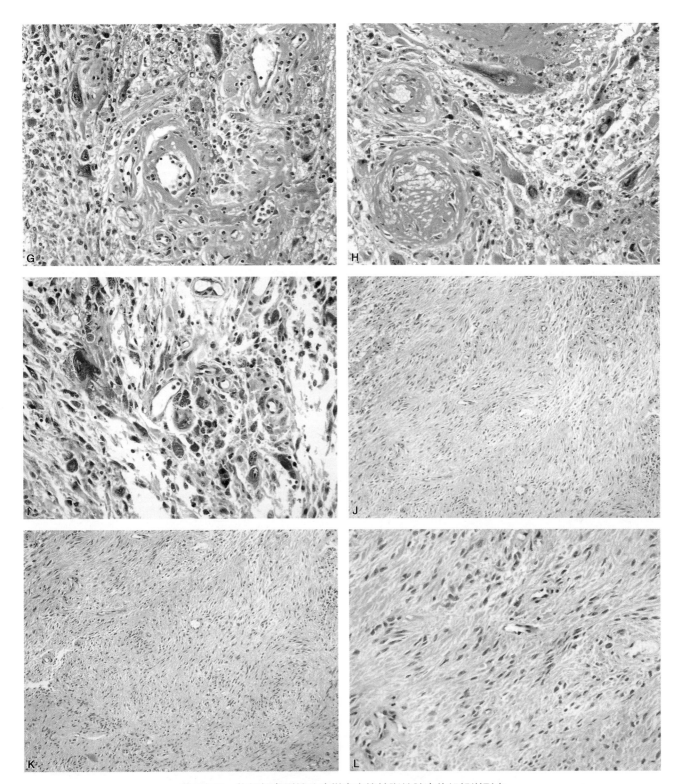

图 22-49　软组织多形性玻璃样变血管扩张性肿瘤的组织学形态

A～C. 成簇分布、扩张性的薄壁血管；D. 血管壁附有一层嗜伊红色无定形物质；E～G. 可见核大深染的多形性细胞；
H. 核内可见包涵体；I. 可见含铁血黄素沉着；J～L. 梭形细胞，类似神经鞘瘤

原纤维常从血管壁延伸至肿瘤间质内。肿瘤的实质由胖梭形或圆形的瘤细胞组成，呈片状或条束状分布于扩张的血管之间。瘤细胞具有明显的多形性（图 22-49E ~ G），类似多形性未分化肉瘤中的瘤细胞，但核分裂象罕见（<1 个/50HPF），核内常见胞质性质的包涵体（图 22-49H），位于扩张血管附近的瘤细胞胞质内，有时胞质内还可见含铁血黄素沉着（图 22-49I）。间质内可见多少不等的炎症细胞浸润。肿瘤的另外一些区域可见条束状排列的梭形瘤细胞，异型性不明显，有时可见栅栏样排列，类似神经鞘瘤的束状区（图 22-49J ~ L）。

Folpe 和 Weiss[164] 曾提出了早期 PHAT 的概念，并认为 PHAT 由这些前躯病变发展而来。所谓的早期 PHAT 由条束状的梭形细胞组成，可见散在的含铁血黄素沉着，梭形细胞浸润脂肪组织，并围绕在受损的小血管周围。早期的 PHAT 在形态上类似后述的含铁血黄素沉着性纤维脂肪瘤样肿瘤（hemosiderotic fibrolipomatous tumour, HFLT）[165]。一些病例可同时显示 PHAT 和 HFLT 的形态特点（图 22-50），也称混杂性病变（hybrid PHAT-HFLT）[166]。PHAT 中还可见类似黏液炎性纤维母细胞性肉瘤（myxoinflammatory fibroblastic sarcoma, MIFS）的区域[167]，提示 PHAT 和 MIFS 也属于同一瘤谱。

【免疫组化】

瘤细胞表达 vimentin，多数还表达 CD34（图 22-51）[166]，偶表达 EMA，但 S-100 为阴性，也不表达 actin、desmin、CK、F8 和 CD31。

【细胞遗传学】

可显示有 t(1;3)(p31;q12) 和 t(1;10)(p31;q25) 染色体易位[168]，也存在于 HFLT 和 MIFS 中[169]。新近报道显示，在 PHAT、HFLT 和 MIFS 中均可检测出 TGFBR3 或 MGEA5 基因重排，特别是一些具有 HFLT/MIFS 混杂形态的病例[170-172]。PHAT、HFLT 和 MIFS 可能属于同一瘤谱。

【鉴别诊断】

本病易被误诊为神经鞘瘤和多形性未分化肉瘤（恶性纤维组织细胞瘤），主要的鉴别点在于，神经鞘瘤中可见到交替分布的束状区和网状区，瘤细胞表达 S-100，而多形性未分化肉瘤中易见核分裂象（包括非典型性），并可见肿瘤性坏死。

【治疗】

宜采取局部广泛切除。

【预后】

30% ~ 50% 的病例可发生局部复发，但经补充局部广泛切除以后局部复发可得到控制，尚无发生转移的报道。WHO 分类将其纳入良性肿瘤名下，但 ICD-O 编码为 8802/1，宜视为中间性肿瘤处理。

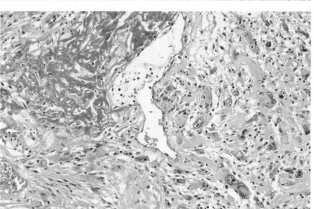

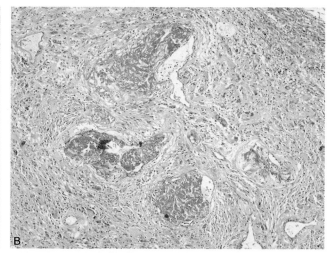

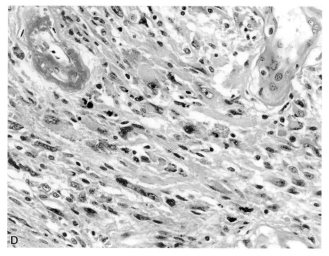

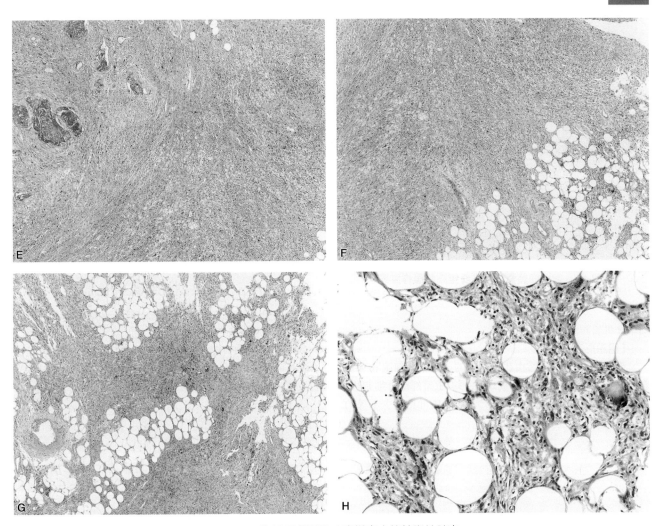

图 22-50　软组织多形性玻璃样变血管扩张性肿瘤
A~D. PHAT 区域;E~H. HFLT 样区域(病例由广东医学院附属二院梅开勇医生惠赠)

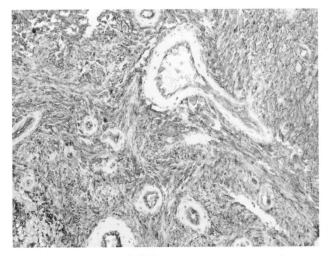

图 22-51　软组织多形性玻璃样变血管扩张性肿瘤 CD34 标记

二、含铁血黄素沉着性纤维脂肪瘤样肿瘤

含铁血黄素沉着性纤维脂肪瘤样肿瘤(hemosiderotic fi-brolipomatous tumour,HFLT)也称含铁血黄素沉着性纤维组织细胞脂肪瘤样病变(haemosiderotic fibrohistiocytic lipomatous lesion),是一种好发于踝/足区域的肿瘤,呈局部侵袭性生长,由成熟的脂肪组织和伴有含铁血黄素性沉着的纤维母细胞样梭形细胞组成,并可见吞噬含铁血黄素的组织细胞和多核样细胞。HFLT 由 Marshall-Taylor 和 Fangburg-Smith[173] 于 2000 年首先描述,比较少见,迄今为止文献上报道的病例不足 40 例[174,175]。

【临床表现】

可发生于任何年龄段(年龄范围为 8 个月~74 岁),但好发于中老年,平均年龄为 45~50 岁,女性多见。

主要发生于足背部,其次为踝和足侧面,少数病例可发生于手背部和小腿,偶可发生于大腿和面颊部。半数以上的病例有外伤史,少数病例还可发生于静脉淤滞的基础上。

【影像学】

肿瘤因含有混杂的脂肪和纤维性成分而在 T_1WI 和 T_2WI 上呈异质性(图 22-52)[176]。

【大体形态】

肿瘤周界清楚,大小为 1~17cm,平均为 4.5~7.7cm,切

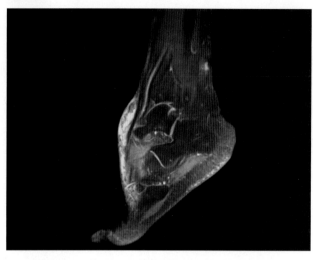

图22-52 含铁血黄素沉着性纤维脂肪瘤样肿瘤
左侧足背皮下软组织内团片状混杂 T_1 长 T_2 信号影
面呈纤维脂肪瘤样。

【组织形态】

低倍境下呈分叶状,由比例不等的成熟脂肪细胞和穿插在脂肪小叶间的梭形细胞组成,后者形态上呈纤维母细胞样,常可见含铁血黄素沉着。除梭形细胞外,还可见多少不等的

含铁血黄素性巨噬细胞和多核性巨细胞(图22-53A~D)。少数病例内可见类似 MIFS 的区域,也称混杂性 HFLT/MIFS(图22-53E,F)[177]。

【免疫组化】

梭形细胞主要表达 vimentin 和 CD34(图22-54),不表达 S-100、α-SMA、caldesmon 和 desmin。

【细胞遗传性】

与 PHAT 和 MIFS 有重叠。在混杂性 HFLT/MIFS 中常可检测出 *TGFBR* 和 *MGEA5* 重排(图22-55)[172]。

【治疗】

局部完整切除。

【预后】

可发生局部复发,局部复发率为33%~50%,但不发生远处转移。

三、非典型性纤维黄色瘤

非典型性纤维黄色瘤(atypical fibroxanthoma, AFX)是一种好发于老年人头颈部皮肤的中间性肿瘤,患处皮肤曾因日光暴晒或放射治疗而受过损伤。镜下,AFX 局限于真皮内,由多形性的梭形细胞组成,不累及皮下,体积常小于2cm。AFX 曾被称为浅表性恶性纤维组织细胞瘤(superficial malignant fibrous histiocytoma)。

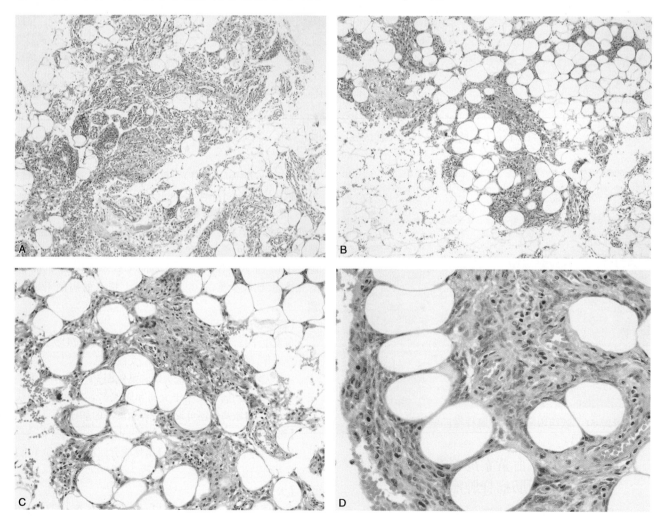

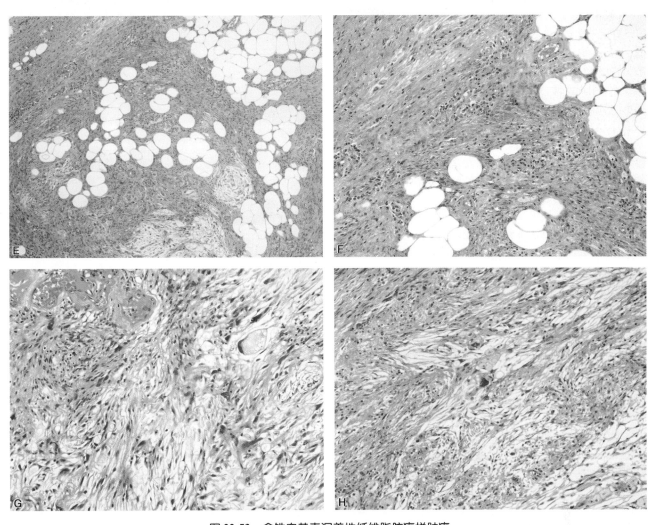

图 22-53 含铁血黄素沉着性纤维脂肪瘤样肿瘤

A. 低倍镜显示由成熟脂肪细胞和穿插在脂肪小叶间的实质性成分组成；B~D. 脂肪小叶间的实质性成分为纤维母细胞样细胞，可见含铁血黄素沉着；E. 部分病例可含有 MIFS 样区域；F. HFLT 区域；G、H. MIFS 区域

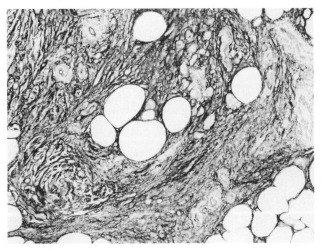

图 22-54 HFLT 的瘤细胞表达 CD34 标记

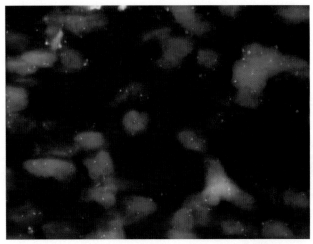

图 22-55 混杂性 HFLT/MIFS 中的 TGFBR 基因重排

【ICD-O 编码】

8830/1

【临床表现】

好发于老年人头颈部皮肤,多因日光暴晒或放射治疗引起,主要分布于鼻、颊、耳和头皮[178,179],表现为半圆形的小结节,肉色或红色,可伴有溃疡或出血(图 22-56),周围的皮肤常因日光照射而变薄、变红。有时结节也可因色素沉着而呈灰黑色。结节生长迅速,但极少超过 2cm 或 3cm,病程多在数周或数月,大多数患者多在 6 个月以内就诊,临床上易被误诊为基底细胞癌、鳞状细胞癌、化脓性肉芽肿或恶性黑色素瘤等[180,181]。少数情况下,AFX 可伴发基底细胞癌和恶性黑色素瘤[182,183]。另有文献报道,AFX 在 AIDS 患者和器官移植免疫抑制患者中有较高的发病率[184,185]。

【大体形态】

呈单个结节状肿块或为溃疡性病变,体积较小,直径常在 2cm 以下。切面呈灰白色,界限不清,质地坚实。

【组织形态】

被覆表皮萎缩,可伴有溃疡形成。肿瘤位于真皮内(图 22-57A～C),由数量不等、具有明显多形性的胖梭形纤维母细胞、圆形或多边形组织细胞样细胞、畸形细胞以及单核或多核瘤巨细胞组成(图 22-57B),可见核分裂象,包括病理性核分裂。瘤细胞多呈杂乱状增生,有时也可呈条束状排列,形态上类似多

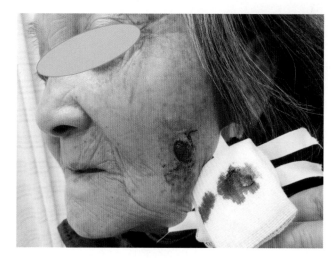

图 22-56　面部非典型性纤维黄色瘤

形性未分化肉瘤(图 22-57D,E)。部分病例可完全由条束状排列的梭形细胞组成,瘤细胞并无明显的多形性,也称梭形细胞非多形性型 AFX(spindle cell non-pleomorphic AFX)[186]。少数病例中含有色素,也称色素性非典型性纤维黄色瘤(pigmented AFX)[187]或含有破骨样多核巨细胞的 AFX(AFX with osteoclast-like giant cells)(图 22-57F)[188],或胞质呈透明样(clear

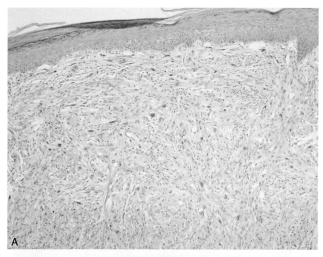

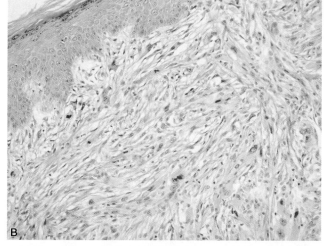

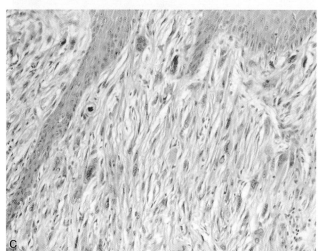

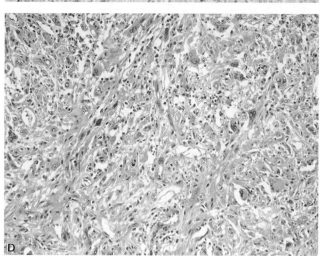

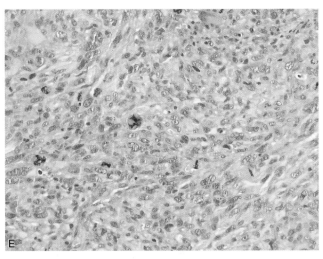
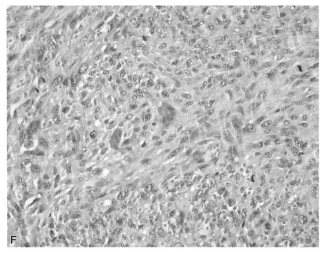

图 22-57　非典型性纤维黄色瘤的组织学形态
A ~ E. 肿瘤位于真皮内,形态上类似多形性未分化肉瘤;F. 可见少见的多核巨细胞

cell AFX)[189,190]和颗粒样(AFX with granular cells)[191]。少数病例可有出血,伴有含铁血黄素沉着,可被误诊为血管肉瘤,也称假血管瘤样或出血性亚型(pseudoangiomatous/haemorrhagic variant)[192],此外,一些病例内间质还可发生明显的胶原化或硬化[193]。

【免疫组化】

瘤细胞表达 vimentin 和 LN-2(CD74)[194],部分病例尚可表达 MSA、calponin 和 CD99[195],不表达 CD34、S-100 和 h-caldesmon[196]。破骨样多核巨细胞可表达 KP-1。新近 Mirza 和 Weedon[179]的报道显示,AFX 中的瘤细胞还可表达 CD10(图22-58),可作为 AFX 的有用标记。

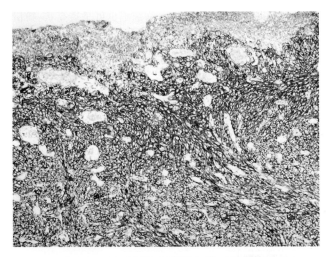

图 22-58　非典型性纤维黄色瘤 CD10 标记

【超微结构】

瘤细胞的形态与恶性纤维组织细胞瘤中的瘤细胞相似,显示纤维母细胞样或组织细胞样细胞分化。

【鉴别诊断】

1. 多形性未分化肉瘤(UPS)　AFX 与 UPS 在形态上相似,但 AFX 体积较小,直径多<2cm,镜下显示病变局限于真皮层内,不累及皮下或更深部的软组织,无脉管和神经侵犯,也

无坏死。Lazova 等人[194]的研究提示,LN-2 标记可能有助于两者的鉴别诊断。

2. 非典型性纤维组织细胞瘤(AtFH)　临床上 AFX 好发于老年人的头颈部,多与日光照射而致皮肤损伤有关,而 AFH 多发生于青年人,其中近 1/3 的病例发生于 20 岁以下,且肿瘤多位于下肢和躯干。组织学上,绝大多数非典型纤维组织细胞瘤仅显示瘤细胞有明显的多形性,而核分裂象罕见,而 AFX 除瘤细胞显示明显的多形性外,常可见核分裂象,包括病理性核分裂。非典型纤维组织细胞瘤在生物学行为上多呈良性经过,完整切除后一般不复发,而 AFX 易复发,少数病例可发生转移。对一些瘤细胞具有明显的多形性和异型性,可见核分裂象和坏死者,我们认为宜诊断为 AFX。

3. 多形性真皮肉瘤(pleomorphic dermal sarcoma,PDS)镜下形态与 AFX 相似,但肿瘤直径多在 3cm 以上,除外位于真皮内,肿瘤还常累及皮下筋膜、肌腱或深部肌肉组织,并可侵犯血管和神经,肿瘤内也可有坏死。除可发生局部复发外,也可发生转移,且转移率明显高于 AFX[197,198]。PDS 相当于发生在浅表的多形性未分化肉瘤。

4. 其他梭形细胞病变　包括鳞状细胞癌、恶性黑色素瘤和平滑肌肉瘤等,免疫组化标记多能作出鉴别诊断[199]。

【治疗】

将肿瘤完整切除,并保证切缘和基底阴性。对部分病例,特别是位于头颈部者,可考虑采用 Mohs 微地图手术(Mohs micrographic surgery,MMS),与局部广泛切处相比,可降低局部复发率。

【预后】

少数病例可复发,偶可发生局部皮肤转移和远处转移[200,201]。

四、血管瘤样纤维组织细胞瘤

血管瘤样纤维组织细胞瘤(angiomatoid fibrous histiocytoma,AnFH)是一种好发于儿童和青少年四肢浅表部位的间叶性肿瘤,由结节状或成片排列的梭形细胞和(或)组织细胞样细胞组成,多数肿瘤内含有不规则囊状扩张的假血管性腔

隙,肿瘤周边常可见淋巴浆细胞浸润带,类似残留的淋巴结。分子遗传学检测显示,多数肿瘤具有 *EWSR1-CREB1* 融合性基因。

AnFH 由 Enzinger[202] 于 1979 年首先描述,最初被命名为血管瘤样恶性纤维组织细胞瘤(angiomatoid MFH),并作为 MFH 的一种亚型,但随后的报道显示,AnFH 在生物学行为上呈低度恶性或中间性[203,204],故 1994 年版 WHO 分类将其归入中间型纤维组织细胞瘤中[205]。因瘤细胞分化方向不明确,2002 年版和 2013 年版 WHO 分类均将 AnFH 归入分化方向未定的一类肿瘤中。

【ICD-O 编码】

8836/1

【临床表现】

主要发生于儿童和青少年[202-208],平均年龄为 20 岁,40 岁以后极少发生,女性略多见。

多位于四肢,部分病例位于躯干和头颈部。约 2/3 的病变位于有正常淋巴结的区域,如肘窝、腘窝、腋窝、腹股沟、锁骨上窝、颈前和颈后,表现为真皮深层或皮下缓慢性生长的肿块,呈结节状、多结节状或为囊性,无痛性,可被误认为血肿。一些病例可发生于少见部位,包括颅内、肺、纵隔、腹膜后、骨和卵巢等[209-214]。少数患者有外伤史。偶尔,患者可伴有系统性症状,包括发热、贫血和体重减轻,可能与肿瘤所分泌的细胞因子有关。

复旦大学附属肿瘤医院 2008～2016 年共诊断 55 例 An-FH,其中男性 29 例,女性 26 例,本组男性略多见,年龄范围为 3 个月～65 岁,平均年龄和中位年龄分别为 23 岁和 17 岁,高峰年龄段为 10～19 岁(图 22-59)。肿瘤主要发生于躯干和四肢(图 22-60)。

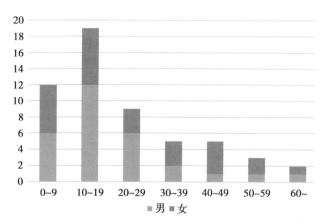

图 22-59　血管瘤样纤维组织细胞瘤的年龄和性别分布

【影像学】

CT 或 MRI 显像可显示病灶内有液平面,类似动脉瘤样骨囊肿(图 22-61)。

【大体形态】

周界清晰,直径 0.7～12.0cm,平均 2.0cm。切面呈灰褐色,质地坚实,可见不规则的出血性囊腔。

【组织形态】

经典 AnFH 显示以下三种特征性形态:①肿瘤周边可见慢性炎症细胞浸润带,主要为淋巴细胞和浆细胞,偶见

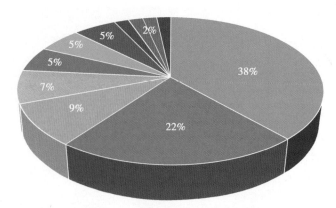

图 22-60　55 例血管瘤样纤维组织细胞瘤的部位分布

淋巴滤泡或生发中心形成。炎症细胞常形成套样结构,可与外被的一层纤维性假包膜相混合,以至于在低倍镜下容易被误认为是淋巴结(图 22-62A～F)。②位于中心的肿瘤性实质由结节状、不规则成片或成巢的梭形至卵圆形组织细胞样细胞组成(图 22-62G,H),常显示合体样生长方式,核染色质细致,可见核分裂象,但多<5 个/10HPF,胞质呈淡嗜伊红色,常含有含铁血黄素性颗粒。近 1/5 的病例中,瘤细胞可显示明显的多形性(图 22-62I),并可见多核巨细胞或瘤巨细胞。③肿瘤内含有多灶性的出血性囊腔,无内皮细胞内衬,为假血管性腔隙(图 22-62J～M)。除上述经典的形态外,部分病例也可无出血性囊腔,称为实体性(solid AnFH)(图 22-62N～Q)[215],间质可伴有黏液样变性(myxoid AnFH)(图 22-62R)[216,217]或伴有明显的硬化(sclerosing AnFH)等[213,214],瘤细胞也可呈透亮状、嗜伊红色肌样或小细胞性形态等[214,217]。

【免疫组化】

瘤细胞主要表达 EMA、CD99 和 desmin(图 22-63)[218],部分病例还可表达 CD30,其中 desmin 标记常呈树突状,CD68 标记主要显示病变内的组织细胞。瘤细胞不表达 AE1/AE3、CD34、CD31、CD21、CD35、S-100 和 HMB45。

【细胞遗传学】

80%～90% 以上的病例显示 t(2;22)(q33;q12),产生 *EWSR1-CREB1* 融合性基因[219],少数病例显示 t(12;22)(q13;q12)和 t(12;16)(q13;p11),分别产生 *EWSR1-ATF1* 和 *FUS-ATF-1* 融合性基因[220,221]。可采用 FISH 检测应用于 An-FH 的辅助诊断中(图 22-64)[222]。

【鉴别诊断】

AnFX 在名称上易与动脉瘤性纤维组织细胞瘤相混淆,但两者属于完全不同的病变。AnFX 偶可被误诊为组织细胞肉瘤。发生于肺部的 AnFX 需注意与原发于肺内的黏液样肉瘤相鉴别,后者也显示有 *EWSR1-CREB1* 融合性基因[223],两者有一定的重叠,相关之间的关系或是否为同一瘤谱尚有待于进一步研究[224]。

【治疗】

宜采取局部广泛切除。

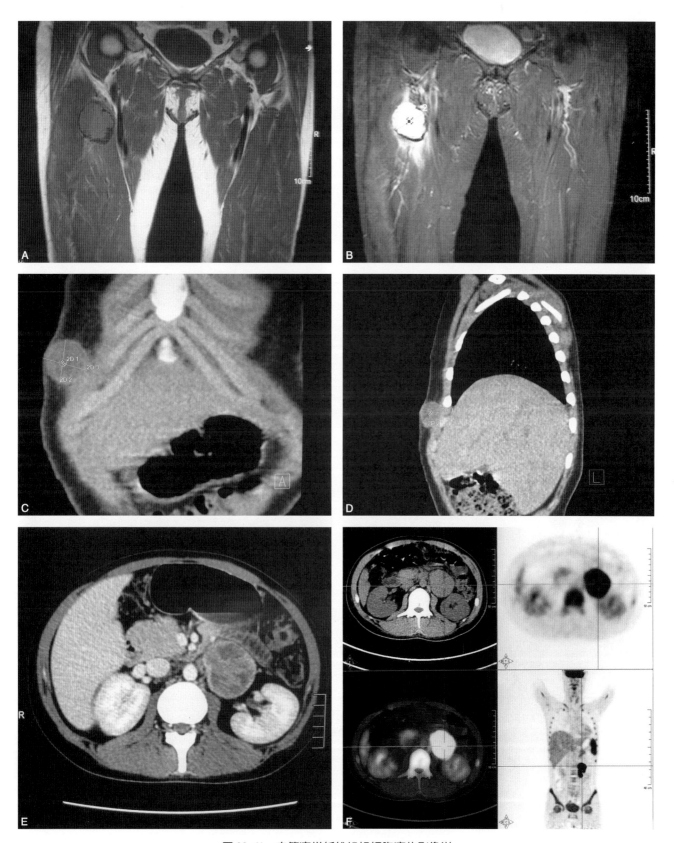

图 22-61 血管瘤样纤维组织细胞瘤的影像学

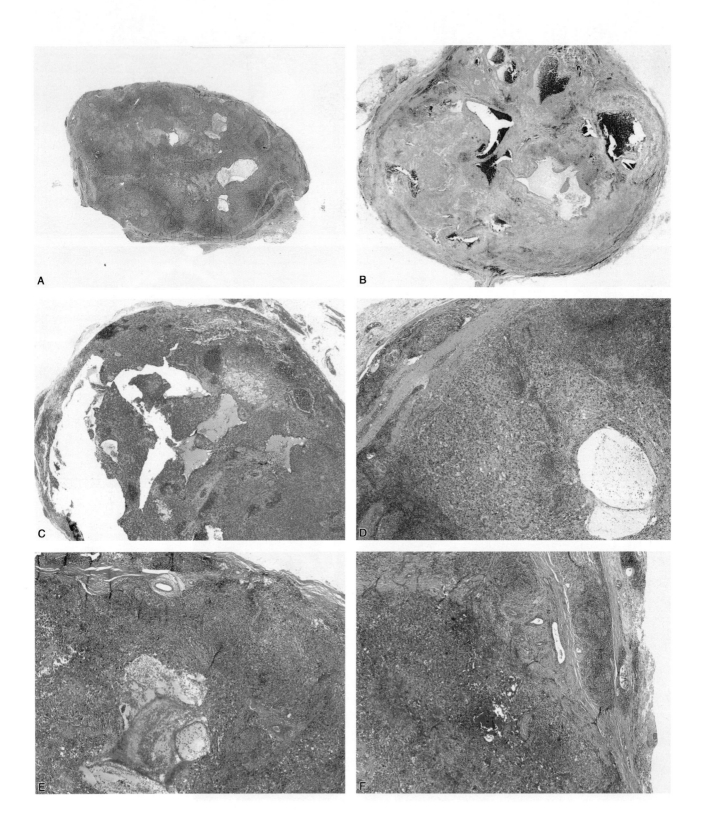

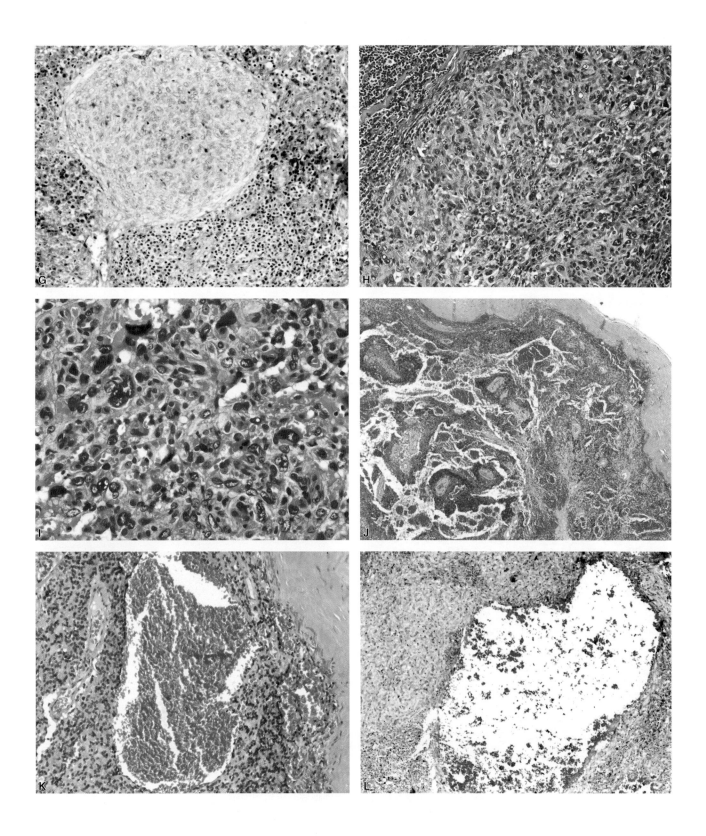

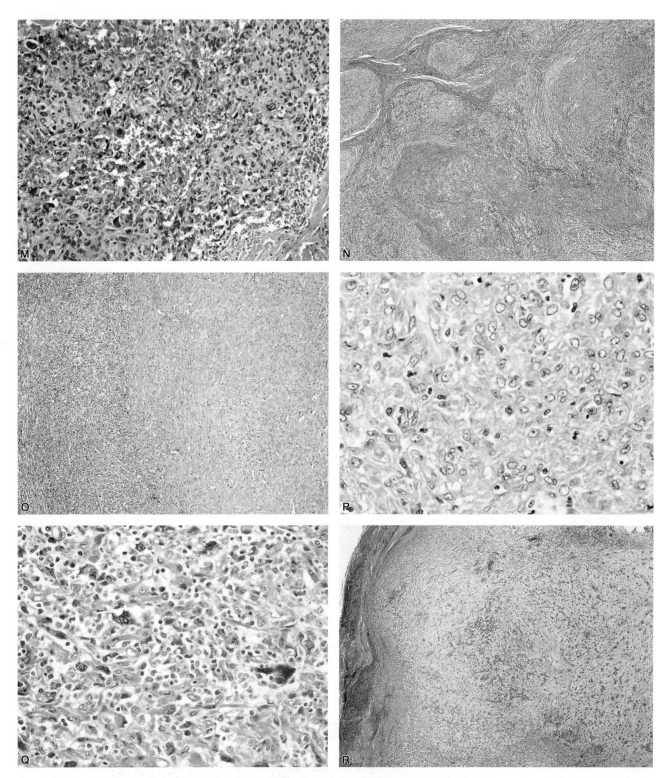

图 22-62   血管瘤样纤维组织细胞瘤的组织学形态

A ~ F. 肿瘤境界清楚,周边有多少不等的淋巴组织,可被误认为淋巴结;G、H. 肿瘤实质由结节状、不规则成片或成巢的梭形至卵圆形组织细胞样细胞组成;I. 可显示有多形性;J ~ M. 肿瘤内含有不规则形出血性囊腔;N ~ Q. 部分病例可为实体性;R. 或伴有黏液样变性

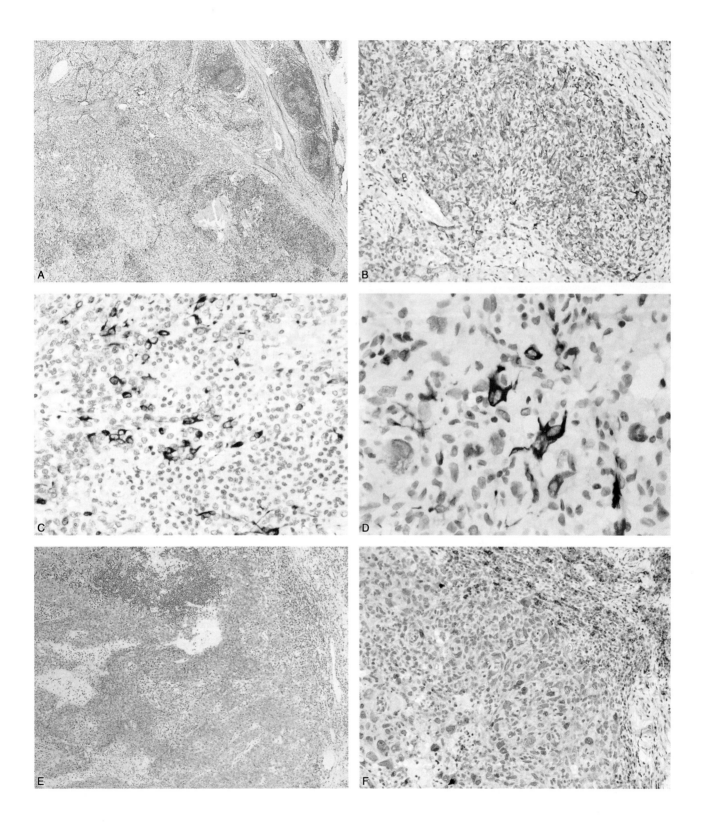

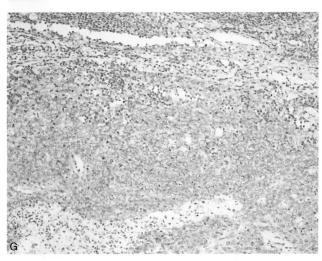 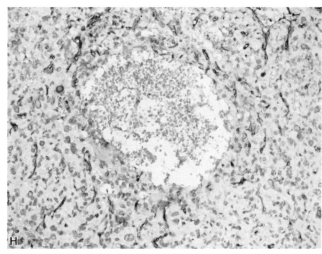

图 22-63　血管瘤样纤维组织细胞瘤的免疫组化

A ~ D. desmin 标记,呈树突状;E、F. EMA 标记;G. CD99 标记;H. CD34 标记示假血管腔隙

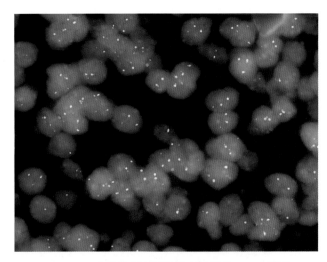

图 22-64　血管瘤样纤维组织细胞瘤的 FISH 检测

EWSR1 基因分离

【预后】

局部复发率为 2% ~ 11% ,仅不到 1% 的病例可发生转移,一般转移至区域淋巴结[225],偶在晚期发生远处转移而导致死亡[226],无明确的组织学参数可用于预测肿瘤的生物学行为。

第四节　生物学行为尚 不明了的肿瘤

一、婴儿原始黏液样间叶性肿瘤

Alaggio 等[227]于 2006 年报道了 6 例发生于婴儿的间叶性肿瘤,因瘤细胞分化较为原始,肿瘤间质呈明显的黏液样,故将其描述为婴儿原始黏液样间叶性肿瘤(primitive myxoid mesenchymal tumor of infancy,PMMTI)。本病较为少见,迄今为止文献上报道的尚不足 20 例[228-232],是否能作为一个独立的病理学类型仍有待于更多病例的积累。

【临床表现】

多于新生儿期或婴儿期发现,目前文献报道均发生在 1 岁以内,其中男性 10 例,女性 5 例。约半数病例于出生时或出生后不久被发现,提示可能为一种先天性的婴儿型肿瘤。

主要发生于头颈部(图 22-65)、躯干和四肢,少数病例可发生于腹腔和骶尾部。

【大体形态】

结节状,无包膜,局部有浸润,灰白、灰红至灰褐色,质软,直径 3.5 ~ 15cm,平均直径和中位直径分别为 5.8cm 和 5cm。

【组织形态】

肿瘤由结节状或弥漫性生长的原始短梭形细胞、小卵圆形或小多边形细胞组成,间质呈黏液样,可见纤细的血管网,部分区域可有囊腔样结构。高倍镜下,瘤细胞的形态相对温和,细胞核染色质均匀,核仁不明显,核分裂象 0 ~ 10 个/50HPF 不等(图 22-66)。

【免疫组化】

瘤细胞主要表达 vimentin,其他标记包括 α-SMA、MSA、desmin、S-100 或 myogenin 等均为阴性。

【免疫组化】

显示为分化较为原始的纤维母细胞。

【鉴别诊断】

1. 先天性婴幼儿纤维肉瘤　以长条束状、鱼骨样或相互交织状排列的梭形细胞为特征,间质偶可伴有黏液样变性,但瘤细胞的密度远高于 PMMTI,分子检测可显示 *ETV6-NTRK3* 融合基因。

2. 脂肪母细胞瘤　好发于 3 岁以下婴幼儿,镜下分叶状,由成熟程度不等的脂肪细胞组成,与 PMMTI 不同的是,脂肪母细胞瘤内多能见到确定的脂肪成分。分化较为原始的黏液样脂肪母细胞瘤可借助 FISH 检测显示 *PLAG1* 重排与 PMMTI 相鉴别[233]。

3. 低度恶性纤维黏液样肉瘤　偶可发生于儿童,但极少发生于新生儿。镜下以交替性分布的纤维样和黏液样区域为特征,免疫组化标记显示瘤细胞弥漫性表达 MUC4,分子检测显示 *FUS-CEB3L2* 融合性基因。

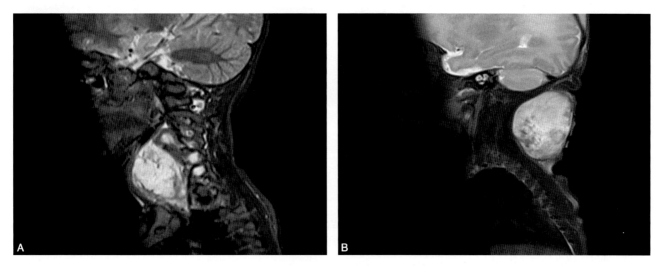

图 22-65 头颈部婴儿原始黏液样间叶性肿瘤 MRI

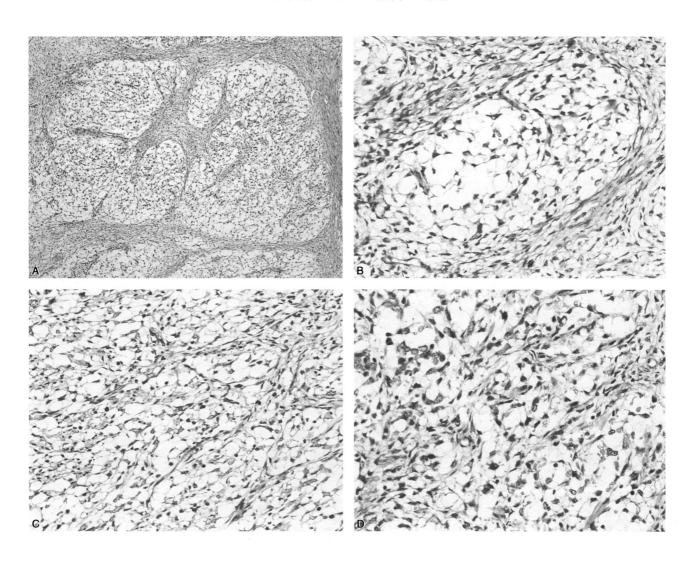

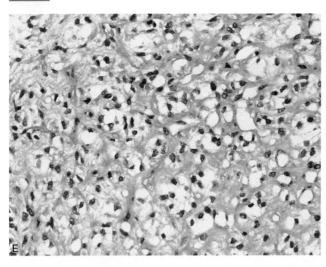

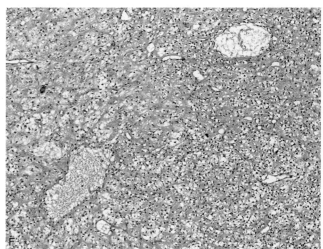

图 22-66　婴儿原始黏液样间叶性肿瘤的组织学形态

A. 低倍镜下呈结节状;B ~ E. 由原始短梭形细胞、小卵圆形或小多边形细胞组成,间质呈黏液样,可见纤细的血管网;
F. 部分区域可见囊腔样结构

4. 其他间叶性肿瘤　包括胚胎性横纹肌肉瘤和炎性肌纤维母细胞瘤等,可通过免疫组化和分子检测帮助鉴别。

【治疗】

宜采取局部扩大切除。

【预后】

手术切除不净易致复发,局部复发率可达 50% ,1 例疑似发生转移,2 例死亡,提示本病可能属于中间型或低度恶性肿瘤。

二、胃母细胞瘤

胃母细胞瘤(gastroblastoma)是一种好发于胃的上皮-间叶双相性肿瘤(epitheliomesenchymal biphasic tumor),由 Miettinen 等[234]于 2009 年首先描述,迄今为止,文献上报道的病例数尚十分有限[235-239],仍有待于更多的病例积累。

【临床表现】

多发生于青年人,少数可发生于儿童,男性略多见。

大多数病例发生于胃内,1 例位于十二指肠[237]。

临床上主要表现为非特异性的腹部症状,少数病例可表现为贫血(隐性胃肠道出血)。

【大体形态】

呈多结节状或分叶状,直径 5 ~ 15cm,切面呈灰黄色或灰红色,可伴有溃疡形成。

【组织形态】

含有间叶和上皮两种成分,以间叶成分为主,其中间叶成分由形态一致、条束状排列的梭形至胖梭形细胞组成,胞质呈淡嗜伊红色,核分裂象 0 ~ 30 个/50HPF 不等,上皮性成分通常为局灶性,在肿瘤的局部形成上皮样细胞簇,与梭形细胞成分形成双相性结构。两种成分之间界限相对较清楚,但可见移行现象。除上皮样细胞簇外,少数病例中可见较为原始的腺腔样结构,腔内为嗜伊红色的分泌样物质(图 22-67)。

【免疫组化】

梭形细胞表达 vimentin 和 CD10,上皮性成分表达 AE1/

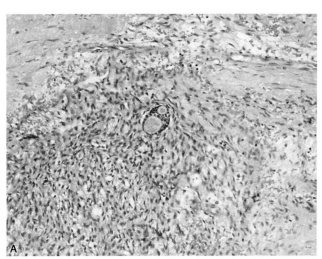

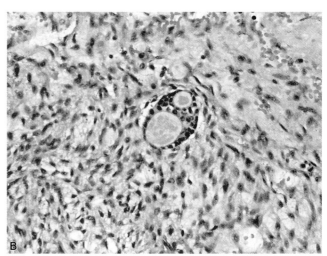

图 22-67　胃母细胞瘤的组织学形态

A、B. 梭形间叶细胞成分内见少量腺管样结构

AE3 和 CK18,不表达 CK20。两种成分均不表达 CD34 和 CD117,也不表达 α-SMA、desmin、calretinin、CD99、CgA、Syn 和 CDX2。

【细胞遗传学】

FISH 检测显示,无滑膜肉瘤中的 *SYT*(SS18)基因重排。

【鉴别诊断】

1. 癌肉瘤 主要发生于老年人,肿瘤内可见腺癌、低分化癌或未分化癌成分,肉瘤成分常也显示有明显的异型性。

2. 滑膜肉瘤 极少发生于胃内,FISH 检测常显示 SS18 基因有重排。

3. 胃肠道间质瘤(GIST) 胃母细胞瘤可被误诊为 GIST,但后者常表达 CD117 和(或)CD34,部分 GIST 虽可呈上皮样或为上皮-梭形细胞混合型,但无胃母细胞瘤中明确的上皮样细胞簇或腺腔样结构。

【治疗和预后】

予以完整性切除。其生物学行为尚不清楚,少数病例可发生淋巴结转移[239],推测至少属于一种低度恶性的肿瘤。

第五节 恶性肿瘤

一、伴有 *EWSR1* 易位的肺原发性黏液样肉瘤

伴有 EWSR1 易位的肺原发性黏液样肉瘤(primary pulmonary myxoid sarcoma with EWSR1-CREB1 fusion,PPMS)由 Thway 等[223]于 2011 年首先报道,迄今为止文献上报道的病例不足 20 例。

【临床表现】

主要发生于成年人,女性多见。两肺均可发生(图 22-68),常发生于支气管内。

【大体形态】

大体上,直径为 1.5~13cm。

【组织形态】

镜下病变呈特征性的黏液样,由网状或条索状排列的短梭形、卵圆形至星状纤维母细胞样细胞所组成(图 22-69),可类似骨外黏液样软骨肉瘤[240],瘤细胞的异型性和核分裂象在各病例之间多少不等,肿瘤周边也可见慢性炎症细胞浸润。

【免疫组化】

免疫组化标记主要表达 vimentin,部分病例可弱阳性表达 EMA 和 α-SMA(图 22-70)。

【细胞遗传学】

分子检测显示有 *EWSR1-CREB1* 融合性基因,但无 *EWSR1-ATF1* 或 *EWSR1/TAF15/TFG-NR4A3* 融合性基因。

【预后】

随访显示,部分病例可发生转移,包括转移至脑和对侧肺[241]。PPMS 与原发于支气管内的血管瘤样纤维组织细胞瘤(特别是黏液样型)在分子表型上有一定的重叠[211]。

二、双表型鼻窦鼻腔肉瘤

双表型鼻窦鼻腔肉瘤(biphenotypic sinonasal sarcoma,BSNS)是一种好发于鼻腔鼻窦的低度恶性梭形细胞肉瘤,以双表达 S-100 和肌源性标记(主要是 α-SMA)为特征。BSNS 由 Lewis 等[242]于 2012 年首先报道,新近文献报道显示,在 BSNS 中存在特异性的染色体易位 t(2;4)(q35;q31.1),涉及 PAX3 基因重排,其中半数以上病例显示有 PAX3-MAML3 融合基因[243],少数病例显示有 PAX3-NCOA1 和 PAX3-FOXO1 融合基因[244-245]。

【临床表现】

患者多为成年人,平均年龄 52 岁,年龄范围 24~85 岁。女性多见,女:男为 3:1。

主要发生于鼻腔和(或)筛窦。

临床症状无特异性,包括鼻塞和嗅觉下降等[242]。专科检查可显示鼻腔内有新生物,可呈息肉样(图 22-71)。

【影像学】

可显示鼻腔和鼻窦软组织样占位(图 22-72)。

【组织形态】

位于黏膜下,由形态相对一致的梭形细胞组成,异型性并不明显,核分裂象少见,呈条束状或鱼骨样排列,在黏膜下内陷的呼吸上皮之间穿插、浸润性生长(图 22-73)。

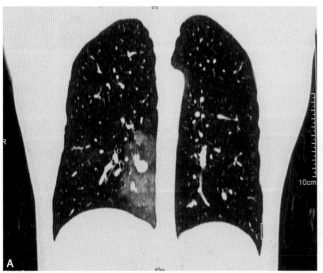
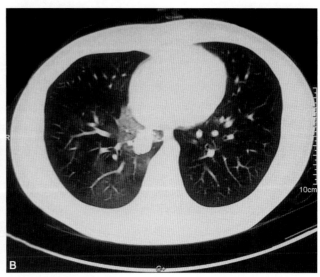

图 22-68 肺原发性黏液样肉瘤的 CT

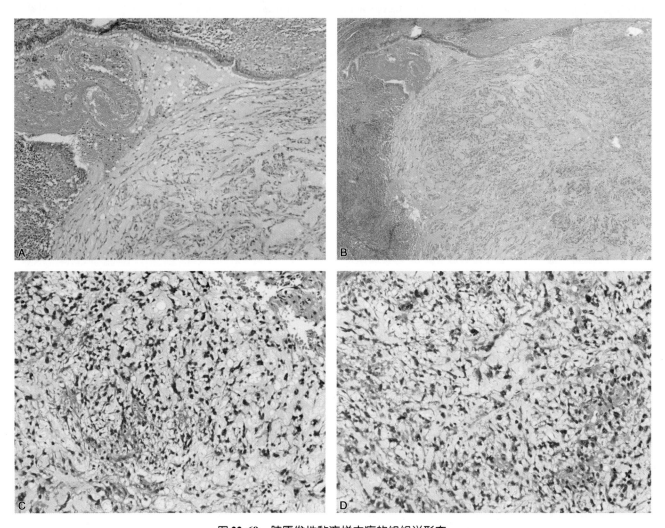

图 22-69 肺原发性黏液样肉瘤的组织学形态
A、B. 肿瘤发生与支气管关系密切;C、D. 卵圆形至星状纤维母细胞样细胞和黏液样基质

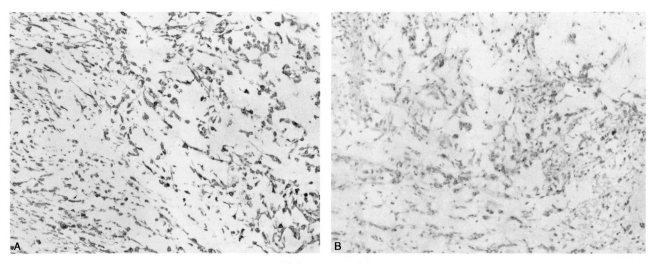

图 22-70 肺原发性黏液样肉瘤的免疫组化
A. vimentin 标记;B. EMA 标记

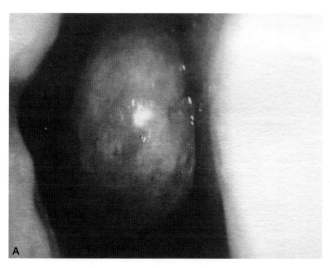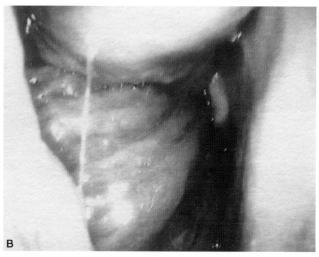

图 22-71 鼻腔镜显示鼻腔内灰白色息肉样新生物

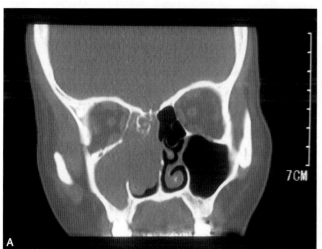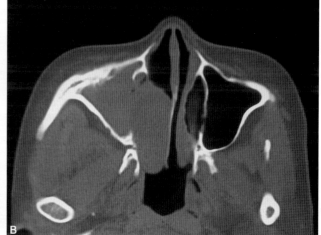

图 22-72 CT 影像
右侧上颌窦、筛窦、蝶窦和右侧鼻腔内见软组织高密度影

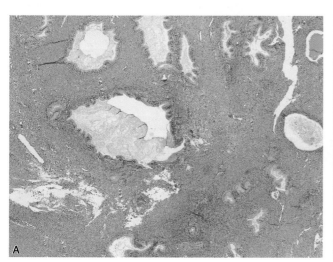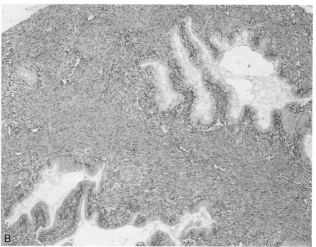

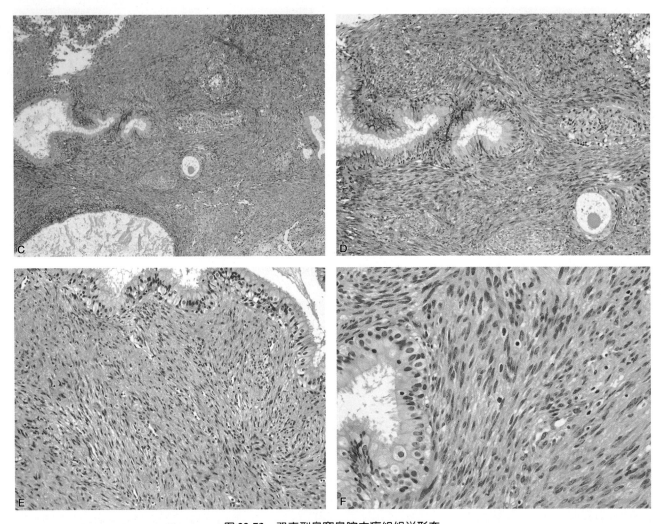

图 22-73   双表型鼻窦鼻腔肉瘤组织学形态
A. 内陷的呼吸道上皮;B、C. 呼吸上皮之间为增生的梭形瘤细胞;D~F. 梭形瘤细胞显示轻度异型性

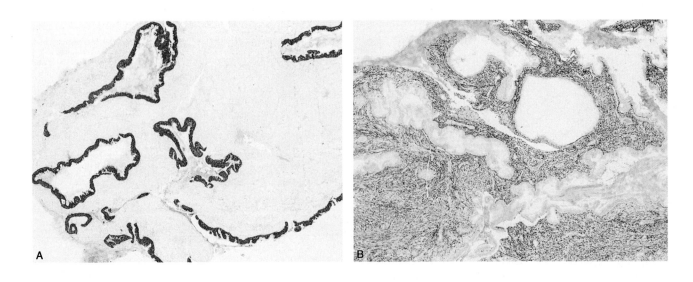

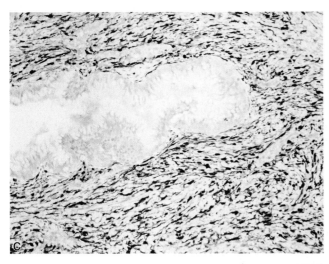
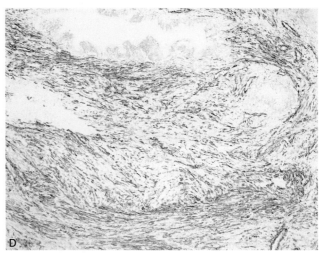

图 22-74　双表型鼻窦鼻腔肉瘤免疫组化
A. AE1/AE3 标记显示呼吸上皮；B、C. 梭形瘤细胞表达 S-100；D. 梭形瘤细胞还表达 α-SMA

【免疫组化】

瘤细胞表达 S-100 和 α-SMA（图 22-74），并可表达 β-catenin[246,247]，不表达 SOX10。少数病例显示有横纹肌分化，表达 desmin 和 myogenin。

【细胞和分子遗传学】

55% 的病例显示有 PAX3-MAML3 融合基因，34% 的病例显示 PAX3 重排，但不涉及 MAML3 基因，其中部分病例涉及 NOCA1 或 FOXO1 基因[248]。也有少数病例融合基因检测为阴性。

【鉴别诊断】

1. 恶性蝾螈瘤　瘤细胞显示明显的异型性，在梭形细胞肉瘤的背景中可见散在的分化相对成熟的横纹肌母细胞。

2. 神经纤维瘤或神经鞘瘤　BSNS 不表达 SOX10，除表达 S-100 外，还常表达 α-SMA 和 β-catenin。

3. 其他鼻腔鼻窦梭形细胞肿瘤　包括鼻腔鼻窦血管外皮瘤样肿瘤等。

【预后】

约 40% 的病例可发生局部复发，但迄今为止无转移或死亡报道。

参 考 文 献

1. Giard A. Sur la calcification hibernale. C R Soc Biol, 1898, 10: 1013-1015.

2. Duret MH. Tumours multiples et singulieres des bourses sereuses (endotheliomes, peutetre d'origine parasitaire). Bull Mem Soc Anat Paris, 1899, 74: 725-733.

3. Tseutschlaender O. Uber progressive lipogranulomatose der muskulatur. Zugleich ein beitrag zur pathogenese der myopathia osteoplystica progressive. Klin Wochenschr, 1935, 13: 451-453.

4. Teutschlaender O. Die lipoido-calcinosis oder lipoidkalkgicht. Beitr Pathol Ana, 1949, 110: 402-432.

5. Teutschlaender O. Aur kenntnis der lipoido-calcinosis progrediens. Zentralbl Allg Pathol, 1951, 87: 1-15.

6. InclanA, Leon P, Camejo MG. Tumoral calcinosis. J Am Med Assoc, 1943, 121: 490-495.

7. Harkess JW, Peters HJ. Tumoral calcinosis: a report of six cases. J Bone Joint Surg Am, 1967, 49: 721-731.

8. McClatchie S, Bremner AD. Tumoral calcinosis—an unrecognized disease. Br Med J, 1969, 1: 153-155.

9. Maathuis JB, Koten JW. Kikuyu-Bursa and tumoral calcinosis. Trop Geogr Med, 1969, 21: 389-396.

10. Hacihanefioğlu U. Tumoral calcinosis. A clinical and pathological study of eleven unreported cases in Turkey. J Bone Joint Surg Am, 1978, 60: 1131-1135.

11. 丁顺禄, 卞昭仪, 李瑞宗. 五例肿瘤样钙盐沉着症的临床病理分析. 中华病理学杂志, 1991, 20: 228.

12. 李涤臣, 承泽龙, 章可仪, 等. 瘤样钙质沉着症 7 例临床病理分析. 临床与实验病理学杂志, 1993, 9: 47-48.

13. Slavin RE, Wen J, Kumar D, et al. Familial tumoral calcinosis: a clinical, histopathologic, and ultrastructural study with an analysis of its calcifying process and pathogenesis. Am J Surg Pathol, 1993, 17: 788-802.

14. Smack D, Norton SA, Fitzpatrick JE. Proposal for a pathogenesis-based classification of tumoral calcinosis. Int J Dermatol, 1996, 35: 265-271.

15. Pakasa NM, Kalengayi RM. Tumoral calcinosis: a clinicopathological study of 111 cases with emphasis on the earliest changes. Histopathology, 1997, 31: 18-24.

16. McKee PH, Liomba NG, Hutt MS. Tumoral calcinosis: a pathological study of fifty-six cases. Br J Dermatol, 1982, 107: 669-674.

17. Kim HS, Suh JS, Kim YH, et al. Tumoral calcinosis of the hand: three unusual cases with painful swelling of small joints. Arch Pathol Lab Med, 2006, 130: 548-551.

18. Gal G, Metzker A, Garlick J, et al. Head and neck manifestations of tumoral calcinosis. Oral Surg Oral Med Oral Pathol, 1994, 77: 158-166.

19. Cofan F, Garcia S, Combalia A, et al. Carpal tunnel syndrome

secondary to uraemic tumoral calcinosis. Rheumatology (Oxford) ,2002,41:701-703.

20. Hug I, Guncaga J. Tumoral calcinosis with sedimentation sign. Br J Radiol,1974,47:734-736.

21. Olsen KM, Chew FS. Tumoral calcinosis:pearls,polemics,and alternative possibilities. Radiographics,2006,26:871-885.

22. Kindblom LG, Gunterberg B. Tumoral calcinosis. An ultra-structural analysis and consideration of pathogenesis. APMIS, 1988,96:368-376.

23. Sprecher E. Familial tumoral calcinosis:from characterization of a rare phenotype to the pathogenesis of ectopic calcification. J Invest Dermatol,2010,130:652-660.

24. Laskin WB, Miettinen M, Fetsch JF. Calcareous lesions of the distal extremities resembling tumoral calcinosis (tumoral calcinosis like lesions) :clinicopathologic study of 43 cases emphasizing a pathogenesis-based approach to classification. Am J Surg Pathol,2007,31:15-25.

25. Ling D, Murphy WA, Kyriakos M. Tophaceous pseudogout. Am J Roentgenol,1982,138:162-165.

26. Ishida T, Dorfman HD, Bullough PG. Tophaceous pseudogout (tumoral calcium pyrophosphate dihydrate crystal deposition disease). Hum Pathol,1995,26:587-593.

27. Yamakawa K, Iwasaki H, Ohjimi Y, et al. Tumoral calcium pyrophosphate dihydrate crystal deposition disease. A clinicopathologic analysis of five cases. Pathol Res Pract,2001,197:499-506.

28. 蒋智铭,张惠箴. 焦磷酸钙结晶沉积病(假性痛风)二例. 中华病理学杂志,2009,38:848-849.

29. 叶伟胜,张建国,王淑丽,等. 焦磷酸钙结晶沉积症的临床诊断与治疗. 中华骨科杂志,2007,27:915-919.

30. McCarty DJ. Calcium pyrophosphate dihydrate crystal deposition disease. Arthritis Rheum,1975,19 Supple 3:275-285.

31. Lipper S, Kahn LB. Amyloid tumor. A clinicopathologic study of four cases. Am J Surg Pathol,1978,2:141-145.

32. Krishnan J, Chu WS, Elrod JP, et al. Tumoral presentation of amyloidosis(amyloidomas) in soft tissues. A report of 14 cases. Am J Clin Pathol,1993,100:135-144.

33. Fetsch JF, Laskin WB, Miettinen M. Superficial acral fibromyxoma:a clinicopathologic and immunohistochemical analysis of 37 cases of a distinctive soft tissue tumor with a predilection for the fingers and toes. Hum Pathol, 2001, 32:704-714.

34. Prescott RJ, Husain EA, Abdellaoui A, et al. Superficial acral fibromyxoma:a clinicopathological study of new 41 cases from the U. K. :should myxoma(NOS) and fibroma(NOS) continue as part of 21st-century reporting? Br J Dermatol,2008,159:1315-1321.

35. Hollmann TJ, Bove' e JVMG, Fletcher CDM. Digital fibromyxoma(superficial acral fibromyxoma):a detailed characterization of 124 cases. Am J Surg Pathol,2012,36:789-798.

36. 王奇峰,浦勇,吴玉玉,等. 浅表肢端纤维黏液瘤的临床病

理学观察并文献复习. 中华病理学杂志,2009,38:682-685.

37. 梁文勇,聂志奎,牛建兵,等. 手指浅表纤维黏液瘤一例. 中华手外科杂志,2009,25:285.

38. McNiff JM, Subtil Λ, Cowper SE, et al. Cellular digital fibromas:distinctive CD34-positive lesions that may mimic dermatofibrosarcoma protuberans. J Cutan Pathol, 2005, 32:413-418.

39. Ashby-Richardson H, Rogers GS, Stadecker MJ. Superficial acral fibromyxoma:an overview. Arch Pathol Lab Med,2011, 135:1064-1066.

40. Luzar B, Calonje E. Superficial acral fibromyxoma:clinicopathological study of 14 cases with emphasis on a cellular variant. Histopathology,2009,54:375-377.

41. Di Vito A, Mignogna C, Donato G. The mysterious pathways of cardiac myxomas:a review of histogenesis, pathogenesis and pathology. Histopathology,2015,66:321-332.

42. Cabral CE, Guedes P, Fonseca T, et al. Polyostotic fibrous dysplasia associated with intramuscular myxomas:Mazabraud's syndrome. Skeletal Radiol,1998,27:278-282.

43. Enzinger FM. Intramuscular myxoma. A review and follow-up study of 34 cases. Am J Clin Pathol,1965,43:104-113.

44. Kindblom LG, Stener B, Angervall L. Intramuscular myxoma. Cancer,1974,34:1737-1744.

45. Miettinen M, Hockerstedt K, Reitamo J, et al. Intramuscular myxoma—a clinicopathological study of twenty-three cases. Am J Clin Pathol,1985,84:265-272.

46. Hashimoto H, Tsuneyoshi M, Diamaru, et al. Intramuscular myxoma. A clinicopathologic, immunohistochemical and electron microscopic study. Cancer,1986,58:740-747.

47. Schwartz HS, Walker R. Recognizable magnetic resonance imaging characteristics of intramuscular myxoma. Orthopedics, 1997,20:431-435.

48. Bancroft LW, Kransdorf MJ, Menke DM, et al. Intramuscular myxoma:characteristic MR imaging features. AJR Am J Roentgenol,2002,178:1255-1259.

49. Petscavage-Thomas JM, Walker EA, Logie CI, et al. Soft-tissue myxomatous lesions:review of salient imaging features with pathologic comparison. Radiographics,2014,34:964-980.

50. Nielsen GP, O'Connell JX, Rosenberg AE. Intramuscular myxoma:a clinicopathologic study of 51 cases with emphasis on hypercellular and hypervascular variants. Am J Surg Pathol,1998,22:1222-1227.

51. van Roggen JF, McMenamin ME, Fletcher CD. Cellular myxoma of soft tissue:a clinicopathological study of 38 cases confirming indolent clinical behaviour. Histopathology,2001,39:287-297.

52. Okamoto S, Hisaoka M, Meis-Kindblom JM, et al. Juxta-articular myxoma and intramuscular myxoma are two distinct entities. Activating Gs alpha mutation at Arg 201 codon does not occur in juxta-articular myxoma. Virchows Arch, 2002, 440:

12-15.

53. Yamashita H, Endo K, Takeda C, et al. Intramuscular myxoma of the buttock mimicking low-grade fibromyxoid sarcoma: diagnostic usefulness of MUC4 expression. Skeletal Radiol, 2013,42:1475-1479.

54. Patel RM, Downs-Kelly E, Dandekar MN, et al. FUS(16p11) gene rearrangement as detected by fluorescence in-situ hybridization in cutaneous low-grade fibromyxoid sarcoma: a potential diagnostic tool. Am J Dermatopathol, 2011, 33: 140-143.

55. Meis JM, Enzinger FM. Juxta-articular myxoma: a clinical and pathologic study of 65 cases. Hum Patholm 1992, 23: 639-646.

56. King DG, Saifuddin A, Preston HV, et al. Magnetic resonance imaging of juxta-articular myxoma. Skeletal Radiol, 1995, 24: 145-147.

57. Sciot R, Dal Cin P, Samson I, et al. Clonal chromosomal changes in juxta-articular myxoma. Virchows Arch, 1999, 434: 177-180.

58. Allen PW, Dymock RB, MacCormac LB. Superficial angiomyxomas with and without epithelial components. Report of 30 tumors in 28 patients. Am J Surg Pathol, 1988, 12: 519-530.

59. Fetsch JF, Laskin WB, Tavassoli FA. Superficial angiomyxoma (cutaneous myxoma): a clinicopathologic study of 17 cases arising in the genital region. Int J Gynecol Pathol, 1997, 16: 325-334.

60. Takahashi H, Hida T. Carney complex: report of a Japanese case associated with cutaneous superficial angiomyxomas, labial lentigines, and a pituitary adenoma. J Dermatol, 2002, 29: 790-796.

61. Steeper TA, Rosai J. Aggressive angiomyxoma of the female genital pelvis and perineum: report of nine cases of a distinctive type of gynecologic soft-tissue neoplasm. Am J Surg Pathol, 1983, 7: 463-475.

62. Fetsch JF, Laskin WB, Lefkowitz M, et al. Aggressive angiomyxoma. A clinicopathologic study of 29 female patients. Cancer, 1996, 78: 79-90.

63. Tsang WYW, Chan JKC, Lee KC, et al. Aggressive angiomyxoma. A report of four cases occurring in men. Am J Surg Pathol, 1992, 16: 1059-1065.

64. Carlinfante G, De Marco L, Mori M, et al. Aggressive angiomyxoma of the spermatic cord. Two unusual cases occurring in childhood. Pathol Res Pract, 2001, 197: 139-144.

65. Outwater EK, Marchetto BE, Wagner BJ, et al. Aggressive angiomyxoma: findings on CT and MR imaging. Am J Roentgenol, 1999, 172: 435-438.

66. Dreux N, Marty M, Chibon F, et al. Value and limitation of immunohistochemical expression of HMGA2 in mesenchymal tumors: about a series of 1052 cases. Mod Pathol, 2010, 23: 1657-1666.

67. Martinez MA, Ballestin C, Carabias E, et al. Aggressive angio-myxoma: an ultrastructural study of four cases. Ultrastruct Pathol, 2003, 27: 227-233.

68. Nucci MR, Weremowicz S, Neskey DM, et al. Chromosomal translocation t(8,12) induces aberrant HMGIC expression in aggressive angiomyxoma of the vulva. Genes Chromosomes Cancer, 2001, 32: 172-176.

69. Granter SR, Nucci MR, Fletcher CD. Aggressive angiomyxoma: reappraisal of its relationship to angiomyofibroblastoma in a series of 16 cases. Histopathology, 1997, 30: 3-10.

70. Zamecnik M, Michal M. Comparison of angiomyofibroblastoma and aggressive angiomyxoma in both sexes: four cases composed of bimodal CD34 and factor XⅢa positive dendritic cell subsets. Pathol Res Pract, 1998, 194: 736-738.

71. Bigotti G, Coli A, Gasbarri A, et al. Angiomyofibroblastoma and aggressive angiomyxoma: two benign mesenchymal neoplasms of the female genital tract. An immunohistochemical study. Pathol Res Pract, 1999, 195: 39-44.

72. Fine BA, Munoz AK, Litz CE, et al. Primary medical management of recurrent aggressive angiomyxoma of the vulva with a gonadotropin-releasing hormone agonist. *Gynecol Oncol*, 2001, 81: 120-122.

73. McCluggage WG, Jamieson T, Dobbs SP, et al. Aggressive angiomyxoma of the vulva: dramatic response to gonadotropin-releasing hormone agonist therapy. Gynecol Oncol, 2006, 100: 623-625.

74. Siassi RM, Papadopoulos T, Matzel KE. Metastasizing aggressive angiomyxoma. N Engl J Med, 1999, 341: 1772.

75. Blandamura S, Cruz J, Faure Vergara L, et al. Aggressive angiomyxoma: a second case of metastasis with patient's death. Hum Pathol 2003, 34: 1072-1074.

76. Takahashi Y, Shimizu S, Ishida T, et al. Plexiform angiomyxoid myofibroblastic tumor of the stomach. Am J Surg Pathol, 2007, 31: 724-728.

77. Fukunaga M. Gastric fibromyxoma, a distinct entity of pure fibroblastic tumor—an ultrastructural study. APMIS, 2004, 112(4-5): 304-308.

78. Miettinen M, Makhlouf HR, Sobin LH, et al. Plexiform fibromyxoma: a distinctive benign gastric antral neoplasm not to be confused with a myxoid GIST. Am J Surg Pathol, 2009, 33: 1624-1632.

79. 毕蕊,殷舞,刘馨莲,等. 胃丛状血管黏液样肌纤维母细胞性肿瘤临床病理学观察. 中华病理学杂志, 2012, 41: 756-760.

80. 蔡媛,贾旭春;李擒龙,等. 胃丛状血管黏液样肌纤维母细胞瘤2例临床病理观察. 诊断病理学杂志, 2012, 1: 36-38.

81. Duckworth LV, Gonzalez RS, Martelli M, et al. Plexiform fibromyxoma: report of two pediatric cases and review of the literature. Pediatr Dev Pathol, 2014, 17: 21-27.

82. Spans L, Fletcher CD, Antonescu CR, et al. Recurrent MALAT1-GLI1 oncogenic fusion and GLI1 up-regulation define a subset of plexiform fibromyxoma. J Pathol, 2016, 239(3):

335-343.

83. Shilo K, Miettinen M, Travis WD, et al. Pulmonary microcystic fibromyxoma; Report of 3 cases. Am J Surg Pathol, 2006, 30: 1432-1435.

84. Smith PS, McClure J. Unusual subcutaneous mixed tumour exhibiting adipose, fibroblastic, and epithelial components. J Clin Pathol, 1982, 35: 1074-1077.

85. Rosai J, Levine GD, Limas C. Spindle cell thymic analage tumor; Four cases of previously underscribed benign neoplasm of the lower neck. Lab Invest, 1982, 46: 70A.

86. Rosai J, Limas C, Husband EM. Ectopic hamartomatous thymoma. A distinctive benign lesion of lower neck. Am J Surg Pathol, 1984, 8: 501-513.

87. Fetsch JF, Laskin WB, Michal M, et al. Ectopic hamartomatous thymoma; a clinicopathologic and immunohistochemical analysis of 21 cases with data supporting reclassification as a branchial anlage mixed tumor. Am J Surg Pathol, 2004, 28: 1360-1370.

88. Cheng YS, Zhou ZR, Wang J. Ectopic hamartomatous thymoma; radiographic and clinicopathological features. Chin Med J(Engl), 2013, 126: 798-799.

89. Fetsch JF, Weiss SW. Ectopic hamartomatous thymoma; clinicopathologic, immunohistochemical, and histogenetic considerations in four new cases. Hum Pathol, 1990, 21: 662-668.

90. Saeed IT, Fletcher CD. Ectopic hamartomatous thymoma containing myoid cells. Histopathology, 1990, 17: 572-574.

91. Chan JK, Rosai J. Tumors of the neck showing thymic or related branchial pouch differentiation; a unifying concept. Hum Pathol, 1991, 22: 349-367.

92. Michal M, Neubauer L, Fakan F. Carcinoma arising in ectopic hamartomatous thymoma. An ultrastructural study. Pathol Res Pract, 1996, 192: 610-618.

93. Michal M, Mukensnabl R. Clear cell epithelial cords in an ectopic hamartomatous thymoma. Histopathology, 1999, 35: 89-90.

94. Marschall J, Kanthan R. The sarcomatous guise of cervical ectopic hamartomatous thymoma. Head Neck, 2002, 24: 800-804.

95. 王坚, 张仁元. 异位错构瘤性胸膜瘤的临床病理学观察和免疫组织化学研究. 中华病理学杂志, 2005, 34: 397-401.

96. Weissferdt A, Kalhor N, Petersson F, et al. Ectopic Hamartomatous thymoma-new insights into a challenging entity; a clinicopathologic and immunohistochemical study of 9 cases. Am J Surg Pathol, 2016, 40(11): 1571-1576.

97. Enzinger FM, Weiss SW, Liang CY. Ossifying fibromyxoid tumor of soft parts; a clinicopathologic analysis of 59 cases. Am J Surg Pathol, 1989, 13: 817-827.

98. 王坚, 陆洪芬, 朱雄增, 等. 软组织骨化性纤维黏液样瘤八例临床病理性分析. 中华病理学杂志, 2001, 30: 173-176.

99. Miettinen M, Finnell V, Fetsch JF. Ossifying fibromyxoid tumor of soft parts—a clinicopathologic and immunohisto-chemical study of 104 cases with long-term follow-up and a critical review of the literature. Am J Surg Pathol, 2008, 32: 996-1005.

100. Schneider N, Fisher C, Thway K. Ossifying fibromyxoid tumor; morphology, genetics, and differential diagnosis. Ann Diagn Pathol, 2016, 20: 52-58.

101. Bakiratharajan D, Rekhi B. Ossifying Fibromyxoid Tumor; An Update. Arch Pathol Lab Med, 2016, 140(4): 371-375.

102. Ekfors TO, Kulju T, Aaltonen M, et al. Ossifying fibromyxoid tumor of soft parts; report of four cases including one mediastinal and one infantile. APMIS, 1998, 106: 1124-1130.

103. Ijiri R, Tanaka Y, Misugi K, et al. Ossifying fibromyxoid tumor of soft parts in a child; a case report. J Pediatr Surg 1999, 34: 1294-1296.

104. Schaffler G, Raith J, Ranner G, et al. Radiographic appearance of an ossifying fibromyxoid tumor of soft parts. Skeletal Radiol, 1997, 26: 615-618.

105. White WL. Self assessment-1993. Non-ossifying variant of ossifying fibromyxoid tumor of soft parts. J Cutan Pathol, 1994, 21: 571-573.

106. Kilpatrick SE, Ward WG, Mozes M, et al. Atypical and malignant variants of ossifying fibromyxoid tumor. Clinicopathologic analysis of six cases. Am J Surg Pathol, 1995, 19: 1039-1046.

107. Folpe AL, Weiss SW. Ossifying Fibromyxoid tumor of soft parts; a clinicopathologic study of 70 cases with emphasis on atypical and malignant variants. Am J Surg Pathol, 2003, 27: 421-431.

108. Donner LR. Ossifying fibromyxoid tumor of soft parts; evidence supporting Schwann cell origin. Hum Pathol, 1992, 23: 200-202.

109. Schofield JB, Krausz T, Stamp GWH, et al. Ossifying fibromyxoid tumor of soft parts; immunohistochemical and ultrastructural analysis. Histopathology, 1993, 22: 101-112.

110. Sovani V, Velagaleti GV, Filipowicz E, et al. Ossifying fibromyxoid tumor of soft parts; report of a case with novel cytogenetic findings. Cancer Genet Cytogenet, 2001, 127: 1-6.

111. Nishio J, Iwasaki H, Ohjimi Y, et al. Ossifying fibromyxoid tumor of soft parts. Cytogenetic findings. Cancer Genet Cytogenet, 2002, 133: 124-128.

112. Gebre-Medhin, Nord KH, Moller E, et al. Recurrent reagrangement of the PHF1 gene in ossifying fibromyxoid tumors. Am J Pathol, 2012, 181: 1069-1077.

113. Graham RP, Weiss SW, Sukov WR, et al. PHF1 rearrangements in ossifying fibromyxoid tumors of soft parts; A fluorescence in situ hybridization study of 41 cases with emphasis on the malignant variant. Am J Surg Pathol, 2013, 37: 1751-1755.

114. Endo M, Kohashi K, Yamamoto H, et al. Ossifying fibromyxoid tumor presenting EP400-PHF1 fusion gene. Hum Pathol, 2013, 44: 2603-2608.

115. Antonescu CR, Sung YS, Chen CL, et al. Novel ZC3H7B-BCOR, MEAF6-PHF1, and EPC1-PHF1 fusions in ossifying fibromyxoid tumors—molecular characterization shows genetic overlap with endometrial stromal sarcoma. Genes Chromosomes Cancer, 2014, 53:183-193.

116. Hornick JL, Fletcher CD. Myoepithelial tumors of soft tissue: a clinicopathologic and immunohistochemical study of 101 cases with evaluation of prognostic parameters. Am J Surg Pathol, 2003, 27:1183-1189.

117. Dabska M. Parachordoma: a new clinicopathologic entity. Cancer, 1977, 40:1586-1592.

118. Fisher C, Miettinen M. Parachordoma: a clinicopathologic and immunohistochemical study of four cases of an unusual soft tissue neoplasm. Ann Diagn Pathol, 1997, 1:3-10.

119. Kutzner H, Mentzel T, Kaddu S, et al. Cutaneous myoepithelioma: an under-recognized cutaneous neoplasm composed of myoepithelial cells. Am J Surg Pathol, 2001, 25:348-355.

120. Michal M, Miettinen M. Myoepitheliomas of the skin and soft tissues. Report of 12 cases. Virchows Arch, 1999, 434:393-400.

121. Sasaguri T, Tanimoto A, Arima N, et al. Myoepithelioma of soft tissue. Pathol Int, 1999, 49:571-576.

122. Jo VY. Myoepithelial Tumors: An Update. Surg Pathol Clin, 2015, 8:445-466.

123. Jo VY, Fletcher CD. Myoepithelial neoplasms of soft tissue: an updated review of the clinicopathologic, immunophenotypic, and genetic features. Head Neck Pathol, 2015, 9:32-38.

124. Kurzawa P, Kattapuram S, Hornicek FJ, et al. Primary myoepithelioma of bone: a report of 8 cases. Am J Surg Pathol, 2013, 37:960-968.

125. Antonescu CR, Zhang L, Chang NE, et al. EWSR1-POU5F1 fusion in soft tissue myoepithelial tumors. A molecular analysis of sixty-six cases, including soft tissue, bone and visceral lesions, showing common involvement of the EWSR1 gene. Genes Chromosomes Cancer, 2010, 49:1114-1124.

126. Gleason BC, Fletcher CD. Myoepithelial carcinoma of soft tissue in children: an aggressive neoplasm analyzed in a series of 29 cases. Am J Surg Pathol, 2007, 31:1813-1824.

127. Rekhi B, Sable M, Jambhekar NA. Histopathological, immunohistochemical and molecular spectrum of myoepithelial tumours of soft tissues. Virchows Arch, 2012, 461:687-697.

128. Le Loarer F, Zhang L, Fletcher CD, et al. Consistent SMARCB1 homozygous deletions in epithelioid sarcoma and in a subset of myoepithelial carcinomas can be reliably detected by FISH in archival material. Genes Chromosomes Cancer, 2014, 53:475-486.

129. Antonescu CR, Zhang L, Chang NE, et al. EWSR1-POU5F1 fusion in soft tissue myoepithelial tumors. A molecular analysis of sixty-six cases, including soft tissue, bone, and visceral lesions, showing common involvement of the EWSR1 gene. Genes Chromosomes Cancer, 2010, 49:1114-1124.

130. Brandal P, Panagopoulos I, Bjerkehagen B, et al. Detection of a t(1;22)(q23;q12) transolocation leading to an EWSR1-PBX1 fusion gene in a myoepithelioma. Genes Chromosomes Cancer, 2008, 47:558-564.

131. Flucke U, Palmedo G, Blankenhorn N, et al. EWSR1 gene rearrangement occurs in a subset of cutaneous myoepithelial tumors: a study of 18 cases. Mod Pathol, 2011, 24:1444-1450.

132. Brandal P, Panagopoulos I, Bjerkehagen B, et al. t(19;22)(q13;q12) Translocation leading to the novel fusion gene EWSR1-ZNF444 in soft tissue myoepithelial carcinoma. Genes Chromosomes Cancer, 2009, 48:1051-1056.

133. Puls F, Arbajian E, Magnusson L, et al. Myoepithelioma of bone with a novel FUS-POU5F1 fusion gene. Histopathology, 2014, 65:917-922.

134. Bahrami A, Dalton JD, Krane JF, et al. A subset of cutaneous and soft tissue mixed tumors are genetically linked to their salivary gland counterpart. Genes Chromosomes Cancer, 2012, 51:140-148.

135. Smith BC, Ellis GL, Meis-Kindblom JM, et al. Ectomesenchymal chondromyxoid tumor of the anterior tongue. Nineteen cases of a new clinicopathologic entity. Am J Surg Pathol, 1995, 19:519-530.

136. Aldojain A, Jaradat J, Summersgill K, et al. Ectomesenchymal chondromyxoid tumor: a series of seven cases and review of the literature. Head Neck Pathol, 2015, 9:315-322.

137. Yoshioka Y, Ogawa I, Tsunematsu T, et al. Ectomesenchymal chondromyxoid tumor of the tongue: insights on histogenesis. Oral Surg Oral Med Oral Pathol Oral Radiol, 2013, 115:233-240.

138. Aldojain A, Jaradat J, Summersgill K, et al. Ectomesenchymal Chondromyxoid Tumor: A Series of Seven Cases and Review of the Literature. Head Neck Pathol, 2015, 9(3):315-322.

139. Argyris PP, Bilodeau EA, Yancoskie AE, et al. A subset of ectomesenchymal chondromyxoid tumors of the tongue shows EWSR1 rearrangements and is genetically linked to soft tissue myoepithelial neoplasms: a study of 11 cases. Histopathology, 2016, 69(4):607-613.

140. McCance RA. Osteomalacia with Looser's nodes (Milkman's Syndrome) due to a raised resistance to Vitamin D acquired about the age of 15 years. Q J Med, 1947, 16:33-46.

141. Prader A, Illig R, Uehlinger RE, et al. Rachitis infolge knochentumors [Rickets caused by bone tumors]. Helv Pediatr Acta, 1959, 14:554-565.

142. Weidner N, Santa Cruz D. Phosphaturie mesenchymal tumors. A polymorphous group causing osteomalacia or rickets. Cancer, 1987, 59:1442-1454.

143. 钟定荣,刘彤华,杨堤,等. 骨软化或佝偻病相关的间叶组织肿瘤临床病理分析. 中华病理学杂志, 2005, 34:724-728.

144. 聂秀,邓仲端,杨秀萍,等. 软组织磷酸盐尿性间叶肿瘤的临床病理分析. 临床与实验病理学杂志,2007,23:557-561.

145. Bowe AE,Finnegan R,Jan de Beur SM,et al. FGF-23 inhibits renal tubular phosphate transport and is a PHEX substrate. Biochem Biophys Res Commun,2001,284:977-981.

146. Folpe AL,Fanburg-Smith JC,Billings SD,et al. Most osteomalacia-associated mesenchymal tumors are a single histopathologic entity:an analysis of 32 cases and a comprehensive review of the literature. Am J Surg Pathol,2004,28:1-30.

147. Bahrami A,Weiss SW,Montgomery E,et al. RT-PCR analysis for FGF23 using paraffin sections in the diagnosis of phosphaturic mesenchymal tumors with and without known tumor induced osteomalacia. Am J Surg Pathol,2009,33:1348-1354.

148. Lee JC,Su SY,Changou CA,et al. Characterization of FN1-FGFR1 and novel FN1-FGF1 fusion genes in a large series of phosphaturic mesenchymal tumors. Mod Pathol,2016,29(11):1335-1346.

149. Sidell D,Lai C,Bhuta S,et al. Malignant phosphaturic mesenchymal tumor of the larynx. Laryngoscope,2011,121:1860-1863.

150. Morimoto T,Takenaka S,Hashimoto N,et al. Malignant phosphaturic mesenchymal tumor of the pelvis:A report of two cases. Oncol Lett,2014,8:67-71.

151. Uchihashi K,Nishijima-Matsunobu A,Matsuyama A,et al. Phosphaturic mesenchymal tumor,nonphosphaturic variant,causing fatal pulmonary metastasis. Hum Pathol,2013,44:2614-2618.

152. Lazar AJ,Fletcher CD. Distinctive dermal clear cell mesenchymal neoplasm:clinicopathologic analysis of five cases. Am J Dermatopathol,2004,26:273-279.

153. Gavino AC,Pitha JV,Bakshi NA. Atypical distinctive dermal clear cell mesenchymal neoplasm arising in the scalp. J Cutan Pathol,2008,35:423-427.

154. Deyrup AT,Althof P,Zhou M,et al. Paraganglioma-like dermal melanocytic tumor:a unique entity distinct from cellular blue nevus,clear cell sarcoma,and cutaneous melanoma. Am J Surg Pathol,2004,28:1579-1586.

155. Cimpean AM,Ceauşu R,Raica M. Paraganglioma-like dermal melanocytic tumor:a case report with particular features. Int J Clin Exp Pathol,2009,3:222-225.

156. Smith ME,Fisher C,Weiss SW. Pleomorphic hyalinizing angiectatic tumor of soft parts. A low-grade neoplasm resembling neurilemoma. Am J Surg Pathol,1996,20:21-29.

157. Fukunaga M,Ushigome S. Pleomorphic hyalinizing angiectatic tumor of soft parts. Pathol Int,1997,47:784-788.

158. Matsumoto K,Yamamoto T. Pleomorphic hyalinizing angiectatic tumor of soft parts:A case report and literature review. Pathol Int,2002,52:664-668.

159. 王坚,盛伟琪,施达仁,等. 软组织多形性透明变性血管扩张性肿瘤. 临床与实验病理学杂志,2000,16:1-3.

160. Folpe AL,Weiss SW. Pleomorphic hyalinizing angiectatic tumor:analysis of 41 cases supporting evolution from a distinctive precursor lesion. Am J Surg Pathol,2004,28:1417-1425.

161. 彭均,张二春,蟛国铮,等. 软组织多形性透明变性血管扩张性肿瘤1例及文献复习. 临床与实验病理学杂志,2005,21:185-188.

162. Ke Q,Erbolat,Zhang HY,et al. Clinicopathologic features of pleomorphic hyalinizing angiectatic tumor of soft parts. Chin Med J(Engl),2007,120:876-881.

163. 董兵卫,何会女,张粉娟,王坚. 软组织多形性玻璃样变血管扩张性肿瘤的临床病理学观察. 临床与实验病理学杂志,2009,25:465-469.

164. Folpe AL,Weiss SW. Pleomorphic hyalinizing angiectatic tumor:analysis of 41 cases supporting evolution from a distinctive precursor lesion. Am J Surg Pathol,2004,28:1417-1425.

165. Luzar B,Gasljević G,Juricić V,et al. Hemosiderotic fibrohistiocytic lipomatous lesion:early pleomorphic hyalinizing angiectatic tumor? Pathol Int,2006,56:283-286.

166. Tardío JC. CD34-reactive tumors of the skin. An updated review of an ever-growing list of lesions. J Cutan Pathol,2009,36:89-102.

167. Michal M,Kazakov DV,Hadravsky L,et al. Pleomorphic hyalinizing angiectatic tumor revisited:all tumors manifest typical morphologic features of myxoinflammatory fibroblastic sarcoma,further suggesting 2 morphologic variants of a single entity. Ann Diagn Pathol,2016,20:40-43.

168. Wei S,Pan Z,Siegal GP,et al. Complex analysis of a recurrent pleomorphic hyalinizing angiectatic tumor of soft parts. Hum Pathol,2012,43:121-126.

169. Hallor KH,Sciot R,Staaf J,et al. Two genetic pathways,t(1;10) and amplification of 3p11-12,in myxoinflammatory fibroblastic sarcoma,haemosiderotic fibrolipomatous tumour,and morphologically similar lesions. J Pathol,2009,217:716-727.

170. Antonescu CR,Zhang L,Nielsen GP,et al. Consistent t(1;10) with rearrangements of TGFBR3 and MGEA5 in both myxoinflammatory fibroblastic sarcoma and hemosiderotic fibrolipomatous tumor. Genes Chromosomes Cancer,2011,50:757-764.

171. Carter JM,Sukov WR,Montgomery E,et al. TGFBR3 and MGEA5 rearrangements in pleomorphic hyalinizing angiectatic tumors and the spectrum of related neoplasms. Am J Surg Pathol,2014,38:1182-1192.

172. Zreik RT,Carter JM,Sukov WR,et al. TGFBR3 and MGEA5 rearrangements are much more common in "hybrid" hemosiderotic fibrolipomatous tumor-myxoinflammatory fibroblastic sarcomas than in classical myxoinflammatory fibroblastic

sarcomas：a morphological and fluorescence in situ hybridization study. Hum Pathol,2016,53：14-24.

173. Marshall-Taylor C, Fanburg-Smith JC. Hemosiderotic fibrohistiocytic lipomatous lesion：ten cases of a previously undescribed fatty lesion of the foot/ankle. Mod Pathol,2000,13：1192-1199.

174. Browne TJ, Fletcher CD. Haemosiderotic fibrolipomatous tumour(so-called haemosiderotic fibrohistiocytic lipomatous tumour)：analysis of 13 new cases in support of a distinct entity. Histopathology,2006,48：453-461.

175. Wilk M, Zelger BG, Zelger B. Hemosiderotic fibrolipomatous tumor. Am J Dermatopathol,2016,38(9)：714-716.

176. O'Driscoll D, Athanasian E, Hameed M, et al. Radiological imaging features and clinicopathological correlation of hemosiderotic fibrolipomatous tumor：experience in a single tertiary cancer center. Skeletal Radiol,2015,44：641-8.

177. Marušić Z, Čengić T, Džombeta T, et al. Hybrid myxoinflammatory fibroblastic sarcoma/hemosiderotic fibrolipomatous tumor of the ankle following repeated trauma. Pathol Int, 2014,64(4)：195-197.

178. Gru AA, Santa Cruz DJ. Atypical fibroxanthoma：a selective review. Semin Diagn Pathol,2013,30：4-12.

179. Mirza B, Weedon D. Atypical fibroxanthoma：A clinicopathological study of 89 cases. Australas J Dermatol,2005,46：235-238.

180. Kuwano H, Hashimoto H, Enjoji M. Atypical fibroxanthoma distinguishable from spindle cell carcinoma in sarcoma-like skin lesions. A clinicopathologic and immunohistochemical study of 21 cases. Cancer,1985,55：172-180.

181. Diaz-Cascajo C, Weyers W, Borghi S. Pigmented atypical fibroxanthoma：a tumor that may be easily mistaken for malignant melanoma. Am J Dermatopathol,2003,25：1-5.

182. Speiser JJ, Aggarwal S, Wold L, et al. A Rare Collision in Dermatopathology：Basal Cell Carcinoma and Atypical Fibroxanthoma. Am J Dermatopathol,2015,37(12)：950-3.

183. Specchio F, Argenziano G, Zalaudek I, et al. Photoletter to the editor：Collision tumor of melanoma and atypical fibroxanthoma of the scalp. J Dermatol Case Rep,2014,8：84-85.

184. Kanitakis J, Euvrard S, Montazeri A, et al. Atypical fibroxanthoma in a renal graft recipient. J Am Acad Dermatol,1996, 35(2 Pt 1)：262-264.

185. Perrett CM, Cerio R, Proby CM, et al. Atypical fibroxanthoma in a renal transplant recipient. Histopathology, 2005, 47：326-327.

186. Calonje E, Wadden C, Wilson-Jones E, et al. Spindle-cell non-pleomorphic atypical fibroxanthoma：analysis of a series and delineation of a distinctive variant. Histopathology, 1993,22：247-254.

187. Diaz-Cascajo C, Weyers W, Borghi S. Pigmented atypical fibroxanthoma：a tumor that may be easily mistaken for malignant melanoma. Am J Dermatopathol,2003,25(1)：1-5.

188. Tomaszewski MM, Lupton GP. Atypical fibroxanthoma. An unusual variant with osteoclast-like giant cells. Am J Surg Pathol,1997,21：213-218.

189. Requena L, Sangueza OP, Sanchez Yus E, et al. Clear-cell atypical fibroxanthoma：an uncommon histopathologic variant of atypical fibroxanthoma. J Cutan Pathol, 1997, 24：176-182.

190. Crowson AN, Carlson-Sweet K, Macinnis C, et al. Clear cell atypical fibroxanthoma：a clinicopathologic study. J Cutan Pathol,2002,29：374-381.

191. Orosz Z. Atypical fibroxanthoma with granular cells. Histopathology,1998,33：88-89.

192. Thum C, Husain EA, Mulholland K, et al. Atypical fibroxanthoma with pseudoangiomatous features：a histological and immunohistochemical mimic of cutaneous angiosarcoma. Ann Diagn Pathol,2013,17：502-507.

193. Bruecks AK, Medlicott SA, Trotter MJ. Atypical fibroxanthoma with prominent sclerosis. J Cutan Pathol,2003,30：336-339.

194. Lazova R, Moynes R, May D, et al. LN-2(CD74). A marker to distinguish atypical fibroxanthoma from malignant fibrous histiocytoma. Cancer,1997,79：2115-2124.

195. Monteagudo C, Calduch L, Navarro S, et al. CD99 immunoreactivity in atypical fibroxanthoma：a common feature of diagnostic value. Am J Clin Pathol,2002,117：126-131.

196. Sakamoto A, Oda Y, Yamamoto H, et al. Calponin and h-caldesmon expression in atypical fibroxanthoma and superficial leiomyosarcoma. Virchows Arch,2002,440：404-409.

197. Miller K, Goodlad JR, Brenn T. Pleomorphic dermal sarcoma：adverse histologic features predict aggressive behavior and allow distinction from atypical fibroxanthoma. Am J Surg Pathol,2012,36：1317-1326.

198. Brenn T. Pleomorphic dermal neoplasms：a review. Adv Anat Pathol,2014,21：108-130.

199. Henderson SA, Torres-Cabala CA, Curry JL, et al. p40 is more specific than p63 for the distinction of atypical fibroxanthoma from other cutaneous spindle cell malignancies. Am J Surg Pathol,2014,38：1102-1110.

200. Lee SS, Lewis JM, Liaw K, et al. Recurrent atypical fibroxanthoma with satellite metastasis. J Cutan Pathol,2015,42：56-60.

201. Wang WL, Torres-Cabala C, Curry J, et al. Metastatic atypical fibroxanthoma：A series of 11 cases including with minimal and no subcutaneous involvement. Am J Dermatopathol, 2015,37(6)：455-461.

202. Enzinger FM. Angiomatoid malignant fibrous histiocytoma：A distinct fibrohistiocytic tumor of chikdren and young adults simulating a vascular neoplasm. Cancer, 1979, 44：2147-2157.

203. Costa MJ, Weiss SW. Angiomatoid malignant fibrous histiocytoma. A follow-up study of 108 cases with evaluation of

possible histologic predictors of outcome. Am J Surg Pathol, 1990,14:1126-1132.

204. Fletcher CD. Angiomatoid fibrous histiocytoma. Am J Surg Pathol,1992,16:426-427.

205. Weiss SW. Histological Typing of Soft Tissue Tumors. 2nd ed. New York,NY:Spinger-Verlag,1994.

206. 范钦和,Allen PW. 血管瘤样恶性纤维组织细胞瘤. 中华病理学杂志,1996,25:30-32.

207. Calonje E,Fletcher CDM. Angiomatoid fibrous histiocytoma: Clinicopathologic analysis of 40 cases of a tumour frequently misdiagnosed as a vascular neoplasm. Histopathology,1995, 26:323-331.

208. Fanburg-Smith JC,Miettinen M. Angiomatoid"malignant"fibrous histiocytoma:a clinicopathologic study of 158 cases and further exploration of the myoid phenotype. Hum Pathol, 1999,30:1336-1343.

209. Dunham C,Hussong J,Seiff M, et al. Primary intracerebral angiomatoid fibrous histiocytoma:report of a case with a t(12;22)(q13;q12)causing type 1 fusion of the EWS and ATF-1 genes. Am J Surg Pathol,2008,32:478-484.

210. Ren L,Guo SP,Zhou XG, et al. Angiomatoid fibrous histiocytoma:first report of primary pulmonary origin. Am J Surg Pathol,2009,33:1570-1574.

211. Thway K,Nicholson AG,Wallace WA, et al. Endobronchial pulmonary angiomatoid fibrous histiocytoma:two cases with EWSR1-CREB1 and EWSR1-ATF1 fusions. Am J Surg Pathol,2012,36:883-888.

212. Asakura S,Tezuka N,Inoue S,et al. Angiomatoid fibrous histiocytoma in mediastinum. Ann Thorac Surg,2001,72:283-285.

213. Mangham DC,Williams A,Lalam RK,et al. Angiomatoid fibrous histiocytoma of bone:a calcifying sclerosing variant mimicking osteosarcoma. Am J Surg Pathol,2010,34:279-285.

214. Chen G,Folpe AL,Colby TV,et al. Angiomatoid fibrous histiocytoma:unusual sites and unusual morphology. Mod Pathol,2011,24:1560-1570.

215. 王正,范钦和,王坚,等. 实性型血管瘤样纤维组织细胞瘤临床病理观察. 中华病理学杂志,2013,42:744-747.

216. Schaefer IM,Fletcher CD. Myoid variant of so-called angiomatoid"malignant fibrous histiocytoma":clinicopathologic characterization in a series of 21 cases. Am J Surg Pathol, 2014,38:816-823.

217. Bohman SL,Goldblum JR,Rubin BP,et al. Angiomatoid fibrous histiocytoma:an expansion of the clinical and histological spectrum. Pathology,2014,46:199-204.

218. Fletcher CD. Angiomatoid"malignant fibrous histiocytoma": an immunohistochemical study indicative of myoid differentiation. Hum Pathol,1991,22:563-568.

219. Antonescu CR,Dal Cin P,Nafa K,et al. EWSR1-CREB1 is the predominant gene fusion in angiomatoid fibrous histiocytoma. Genes Chromosomes Cancer,2007,46:1051-1060.

220. Waters BL,Panagopoulos I,Allen EF. Genetic characterization of angiomatoid fibrous histiocytoma identifies fusion of the FUS and ATF-1 genes induced by a chromosomal translocation involving bands 12q13 and 16p11. Cancer Genet Cytogenet,2000,121:109-116.

221. Rossi S,Szuhai K,Ijszenga M,et al. EWSR1-CREB1 and EWSR1-ATF1 fusion genes in angiomatoid fibrous histiocytoma. Clin Cancer Res,2007,13:7322-7328.

222. Tanas MR,Rubin BP,Montgomery EA,et al. Utility of FISH in the diagnosis of angiomatoid fibrous histiocytoma:a series of 18 cases. Mod Pathol,2010,23:93-97.

223. Thway K,Nicholson AG,Lawson K,et al. Primary pulmonary myxoid sarcoma with EWSR1-CREB1 fusion:a new tumor entity. Am J Surg Pathol,2011,35:1722-1732.

224. Smith SC,Palanisamy N,Betz BL,et al. At the intersection of primary pulmonary myxoid sarcoma and pulmonary angiomatoid fibrous histiocytoma:observations from three new cases. Histopathology,2014,65:144-146.

225. Thway K,Stefanaki K,Papadakis V,et al. Metastatic angiomatoid fibrous histiocytoma of the scalp,with EWSR1-CREB1 gene fusions in primary tumor and nodal metastasis. Hum Pathol,2013,44:289-293.

226. Chow LT,Allen PW,Kumta SM,et al. Angiomatoid malignant fibrous histiocytoma:report of an unusual case with highly aggressive clinical course. J Foot Ankle Surg,1998, 3:235-238.

227. Alaggio R,Ninfo V,Rosolen A,et al. Primitive myxoid mesenchymal tumor of infancy:a clinicopathologic report of 6 cases. Am J Surg Pathol,2006,30(3):388-394.

228. Lam J,Lara-Corrales I,Cammisuli S,et al. Primitive myxoid mesenchymal tumor of infancy in a preterm infant. Pediatr Dermatol,2010,27:635-637.

229. Mulligan L,O'Meara A,Orr D,et al. Primitive myxoid mesenchymal tumor of infancy:a report of a further case with locally aggressive behavior. Pediatr Dev Pathol,2011,14:75-79.

230. Gong Q,Wang Z,Li X,et al. Primitive myxoid mesenchymal tumor of infancy:report of two cases and review of the literature. Pathol Int,2012,62:549-553.

231. Cipriani NA,Ryan DP,Nielsen GP. Primitive myxoid mesenchymal tumor of infancy with rosettes:a new finding and literature review. Int J Surg Pathol,2014,22:647-651.

232. 王晗,刘绮颖,王坚,等. 婴儿原始黏液样间叶性肿瘤的临床病理分析. 中华病理学杂志,2014,43:375-378.

233. Warren M,Turpin BK,Mark M,et al. Undifferentiated myxoid lipoblastoma with PLAG1-HAS2 fusion in an infant;morphologically mimicking primitive myxoid mesenchymal tumor of infancy(PMMTI)—diagnostic importance of cytogenetic and molecular testing and literature review. Cancer Genet, 2016,209(1-2):21-29.

234. Miettinen M, Dow N, Lasota J, et al. A distinctive novel epitheliomesenchymal biphasic tumor of the stomach in young patients("gastroblastoma"). A series of 3 cases. Am J Surg Pathol, 2009, 33:1370-1377.

235. Shin DH, Lee JH, Kang HJ, et al. Novel epitheliomesenchymal biphasic stomach tumour (gastroblastoma) in a 9-year-old: morphological, ultrastructural and immunohistochemical findings. J Clin Pathol, 2010, 63:270-274.

236. Wey EA, Britton AJ, Sferra JJ, et al. Gastroblastoma in a 28-year-old man with nodal metastasis: proof of the malignant potential. Arch Pathol Lab Med, 2012, 136:961-964.

237. Poizat F, de Chaisemartin C, Bories E, et al. A distinctive epitheliomesenchymal biphasic tumor in the duodenum: the first case of duodenoblastoma? Virchows Arch, 2012, 461:379-383.

238. Ma Y, Zheng J, Zhu H, et al. Gastroblastoma in a 12-year-old Chinese boy. Int J Clin Exp Pathol, 2014, 7:3380-3384.

239. Fernandes T, Silva R, Devesa V, et al. AIRP best cases in radiologic-pathologic correlation: gastroblastoma: a rare biphasic gastric tumor. Radiographics, 2014, 34:1929-1933.

240. Matsukuma S, Hisaoka M, Obara K, et al. Primary pulmonary myxoid sarcoma with EWSR1-CREB1 fusion, resembling extraskeletal myxoid chondrosarcoma: Case report with a review of Literature. Pathol Int, 2012, 62:817-822.

241. Jeon YK, Moon KC, Park SH, et al. Primary pulmonary myxoid sarcomas with EWSR1-CREB1 translocation might originate from primitive peribronchial mesenchymal cells undergoing (myo) fibroblastic differentiation. Virchows Arch, 2014, 465:453-461.

242. Lewis JT, Oliveira AM, Nascimento AG, et al. Low-grade sinonasal sarcoma with neural and myogenic features: a clinicopathologic analysis of 28 cases. Am J Surg Pathol, 2012, 36:517-525.

243. Wang X, Bledsoe KL, Graham RP, et al. Recurrent PAX3-MAML3 fusion in biphenotypic sinonasal sarcoma. Nat Genet, 2014, 46:666-668.

244. Huang SC, Ghossein RA, Bishop JA, et al. Novel PAX3-NCOA1 fusions in biphenotypic sinonasal sarcoma with focal rhabdomyoblastic differentiation. Am J Surg Pathol, 2016, 40(1):51-59.

245. Wong WJ, Lauria A, Hornick JL, et al. Alternate PAX3-FOXO1 oncogenic fusion in biphenotypic sinonasal sarcoma. Genes Chromosomes Cancer, 2016, 55(1):25-29.

246. Powers KA, Han LM, Chiu AG, et al. Low-grade sinonasal sarcoma with neural and myogenic features-diagnostic challenge and pathogenic insight. Oral Surg Oral Med Oral Pathol Oral Radiol, 2015, 119:e265-269.

247. Rooper LM, Huang SC, Antonescu CR, et al. Biphenotypic sinonasal sarcoma: an expanded immunoprofile including consistent nuclear β-catenin positivity and absence of SOX10 expression. Hum Pathol, 2016, 55:44-50.

248. Fritchie KJ, Jin L, Wang X, et al. Fusion gene profile of biphenotypic sinonasal sarcoma: an analysis of 44 cases. Histopathology, 2016, 69(6):930-936.

第二十三章

软组织恶性肿瘤杂类

导读

滑膜肉瘤
腺泡状软组织肉瘤
上皮样肉瘤

肾外恶性横纹肌样瘤
促结缔组织增生性小圆细胞肿瘤

软组织透明细胞肉瘤
胃肠道透明细胞肉瘤样肿瘤

本章所描述的肿瘤主要包括滑膜肉瘤、腺泡状软组织肉瘤、上皮样肉瘤、肾外恶性横纹肌样瘤、促结缔组织增生性小圆细胞肿瘤、软组织透明细胞肉瘤和胃肠道透明细胞肉瘤样肿瘤。这些肿瘤无明确的分化方向，或者说在人体中无相对应的正常细胞。

WHO 分类中被划入分化未定类肿瘤者还包括骨外黏液样软骨肉瘤、骨外尤因肉瘤、血管周上皮样细胞肿瘤和动脉内膜肉瘤，本书将这些肿瘤分别放在软骨和骨肿瘤、神经外胚层肿瘤、血管周上皮样细胞肿瘤和未分化或未分类肉瘤等章节内叙述，另好发于肝脏的未分化胚胎性肉瘤放入未分化或未分类肉瘤章节内。

第一节　滑膜肉瘤

滑膜肉瘤（synovial sarcoma，SS）是一种具有间叶和上皮双相性分化的恶性肿瘤，在细胞遗传学上具有特异性的 t(X;18)(p11;q11)，并产生 SS18(SYT)-SSX 融合性基因。尽管绝大多数的滑膜肉瘤发生于大关节附近，但其组织发生与滑膜并无关系，而且部分肿瘤也可发生于人体内无滑膜的部位，如心包、肺、胸膜、腹腔、肾和前列腺等处，因此严格意义上讲滑膜肉瘤并不是滑膜肿瘤，滑膜肉瘤是一种错用名称（misnomer）[1]。滑膜肉瘤中的瘤细胞可能起自于未知的多潜能干细胞，后者可向间叶和上皮分化。曾有学者建议使用"软组织癌"或"结缔组织癌肉瘤"来代替滑膜肉瘤[2]，但因在日常工作中滑膜肉瘤已成为习惯性用法而被广泛接受，若再采用新的诊断名称势必会引起误解或混乱。

滑膜肉瘤较为少见，约占软组织肉瘤的 5%～10%[3-5]，在 M. D. Anderson 6000 多例的软组织肉瘤中，滑膜肉瘤占 6%[6]。我们的病例库中滑膜肉瘤约占 7.5%。

【ICD-O 编码】

滑膜肉瘤

非特指性　9040/3
滑膜肉瘤，梭形细胞型　9041/3
滑膜肉瘤，双相型　9043/3

【临床表现】

1. 年龄和性别　滑膜肉瘤好发于 15～35 岁青少年，Cadman 等[3] 报道的系列中，83.6% 的患者年龄在 10～50 岁之间，中位年龄为 31.3 岁。滑膜肉瘤可发生于 10 岁以下的儿童[6,7]，文献上也有发生于新生儿的报道[8,9]。滑膜肉瘤较少发生于 60 岁以上的老年人[10]，所占比例不到 10%，且组织学上多为差分化型，并发生一些不常见的部位，如肺、胸膜、躯干和头颈部等处。滑膜肉瘤以男性略多见，男：女约为 1.2：1。

2008～2016 年间复旦大学附属肿瘤医院共诊断 782 例滑膜肉瘤，其中男性 414 例，女性 368 例，男：女为 1.13：1，年龄范围为 2～81 岁，平均年龄和中位年龄均为 36.5 岁和 36 岁，年龄在 10～40 岁间者占 59%，10～50 岁间者占 80%，10 岁以下和 60 岁以上者分别占 2.4% 和 6.9%（图 23-1）。

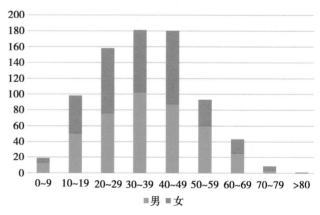

图 23-1　782 例滑膜肉瘤的年龄和性别分布

2. 部位　80%~95%的病例发生于肢体[11]，其中约50%~60%的病例发生于下肢，特别是大腿和膝关节周围(图23-2A)，其次为足(图23-2B)、小腿和踝部，以及髋部、臀部和腹股沟区；约15%~25%的病例位于上肢，平均分布于前臂、手腕、肩、上臂、肘部和手部。发生于肢体者，肿瘤多位于关节旁软组织内，与腱膜、腱鞘和滑囊结构紧密相连。少数情况

下，附着于筋膜、韧带和骨间膜，而真正发生于关节腔内者(intraartcular SS)非常少见(<5%)[12]。除四肢外，约5%~12%的病例发生于头颈部[13]，多位于椎体旁，表现为咽部和喉部的孤立性肿块(图23-2C)，其他少见的部位还包括面颊部(图23-2D，E)、耳后、颌下、软腭、舌、颞下窝、上颌窦、扁桃体、头皮(图23-2F)和涎腺等[14-19]。位于这些特殊部位的滑

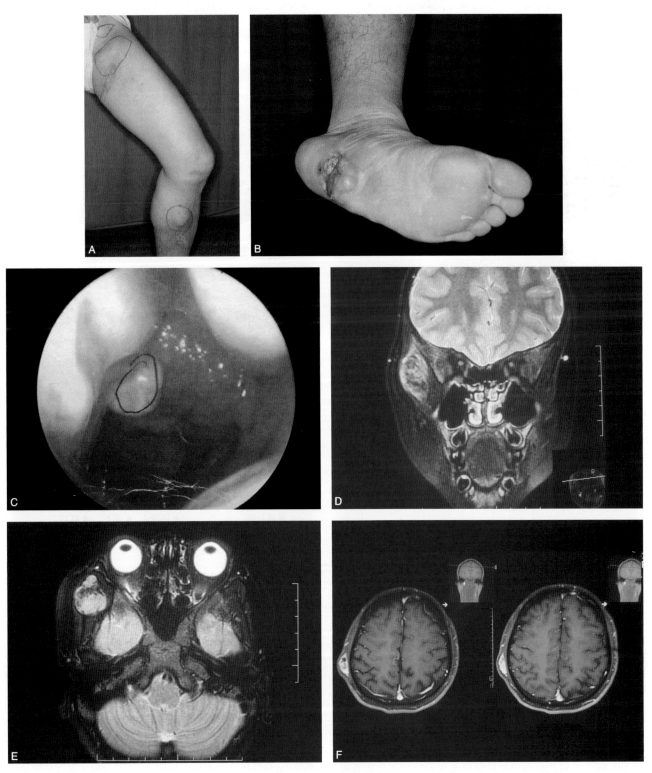

图 23-2　滑膜肉瘤

A. 肿瘤位于左小腿内侧和左腹股沟；B. 肿瘤位于左足底；C. 肿瘤位于鼻咽；D、E. 肿瘤位于右颊部；F. 肿瘤位于头皮下

膜肉瘤容易被误诊其他肿瘤，如肉瘤样癌或恶性周围神经鞘膜瘤等。5%～10%的病例位于躯干，包括胸壁、胸膜、心包、纵隔、腹壁、腹腔、盆腔和腹膜后[20-24]，其中一些病例可发生囊性变。位于这些部位的滑膜肉瘤常需经分子遗传学证实[25,26]。另<5%的病例可发生于实质脏器，如心脏、肺、肾脏、前列腺、食管、胃和小肠等[27-31]，偶可发生于皮肤、外阴、阴茎、血管内（intravascular SS）、周围神经内（intranerual SS）、骨内和中枢神经系统等部位[32-36]，也常需经分子遗传学证实。

尽管发生于Ⅰ型神经纤维瘤病的神经纤维瘤可恶变为恶性周围神经鞘膜瘤，但滑膜肉瘤偶也可发生于Ⅰ型神经纤维瘤病（NF1）患者[37]，即发生于Ⅰ型神经纤维瘤病的梭形细胞肉瘤不一定全部都是恶性周围神经鞘膜瘤。

复旦大学附属肿瘤医院诊断的782例滑膜肉瘤中，位于四肢或四肢带者509例，占65%。位于下肢/下肢带和上肢/上肢带者分别占总数的49%和16%，其次为头颈部和肺胸区（图23-3）。

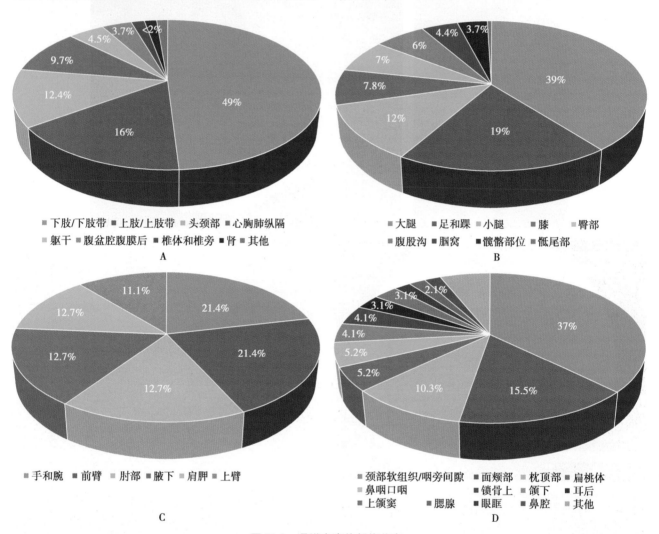

图23-3　滑膜肉瘤的部位分布
A. 782例滑膜肉瘤部位分布；B. 383例下肢/下肢带滑膜肉瘤的部位分布；C. 126例上肢/上肢带滑膜肉瘤的部位分布；D. 97例头颈部滑膜肉瘤的部位分布

3. 症状和体征　临床上起病隐匿，多表现为深部软组织内缓慢性生长的肿块，术前病程多为2～4年，有长达20年者，可伴有或不伴有疼痛或触痛。一些位于特殊部位的病例可表现出相应的症状，如位于咽喉部者，可表现为吞咽和呼吸困难或声音嘶哑等。病程较长的病例常被误诊为良性疾患，如关节炎、滑膜炎或滑囊炎等。位于手、足或腕部的病例，如肿瘤较小时，可被误诊为腱鞘囊肿或良性病变。少数发生囊性变的病例还可被误诊为滑膜囊肿、淋巴管瘤或甲状舌管囊肿等疾病[38]。这些情形均可延误诊断和治疗。部分患者可有程度不等的外伤史[39]，另有一些患者曾有金属植入史[40]，或曾接受过放射治疗[41]。

【影像学】

不具特征性，主要表现为大关节附近软组织肿块影，也可分布于咽、胸膜和心包膜等处（图23-4A～I）。CT显示，肿块呈圆形、卵圆形或呈程度不等的分叶状，中等密度或软组织密度。约15%～30%的病例可显示钙化，在大多数病例呈细致的点彩状，部分病例可有明显的钙化（图23-4J～L）[42]。临床上对一个位于大关节附近并伴有钙化的软组织肿瘤，要考虑有滑膜肉瘤的可能。MRI有助于确定肿瘤所处的具体部位及其范围，对临床分期有很大帮助[43,44]，并有助于发现多结节性的病变或肿瘤内一些异质性的改变，如出血、坏死、有液平面或有间隔等。体积较小的肿瘤T_1WI常显示为均质性，信号强

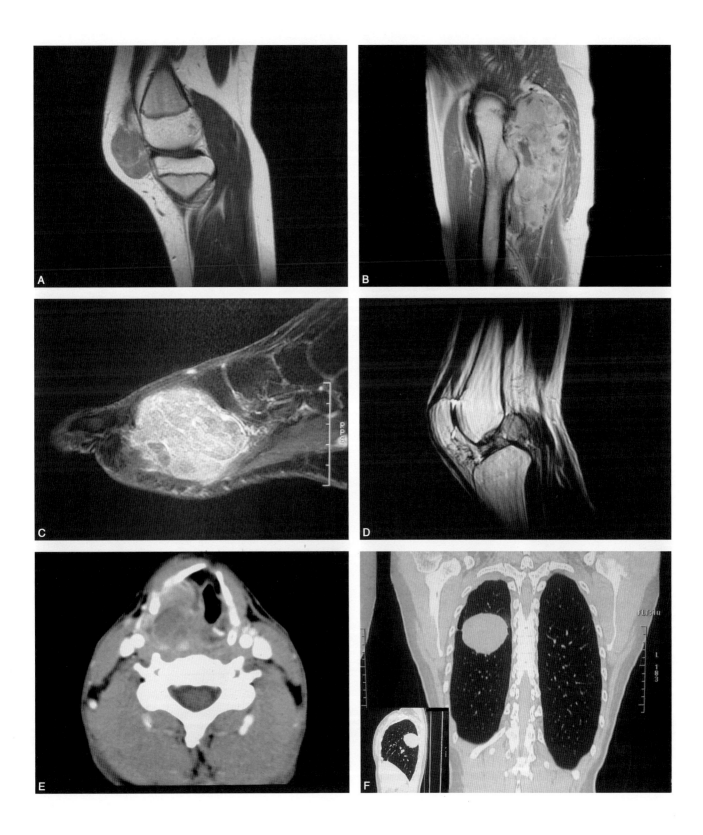

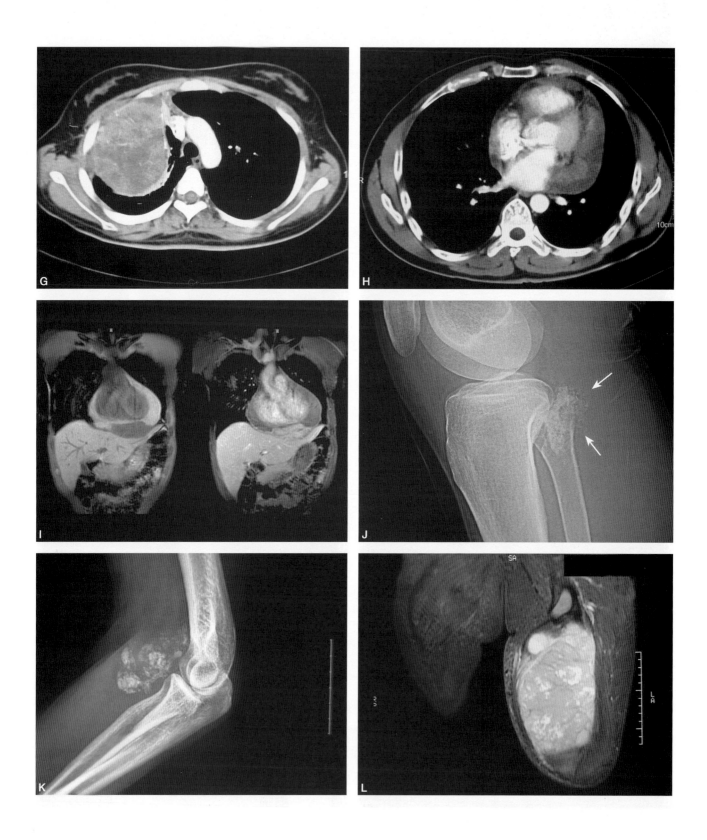

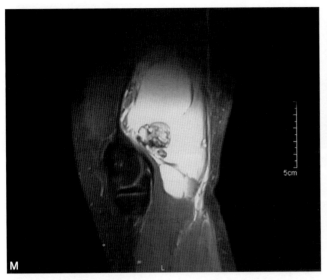
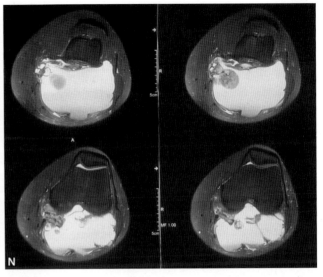

图 23-4　滑膜肉瘤影像学

A. 关节旁肿块；B. 髋关节旁巨大肿块；C. 足底肿块；D. 膝关节内肿块；E. 咽旁肿块；F、G. 胸膜肿块；H、I. 心包肿块；J～L. 肿瘤内伴有钙化；M、N. 肿瘤伴有囊性变，可有液平面

度与邻近的肌肉相似，体积较大的肿瘤因常伴有出血和坏死而显示为异质性，中等信号强度。滑膜肉瘤在 T_2WI 影像上呈高信号，与脂肪组织相似或高于脂肪组织。约有 1/3 的滑膜肉瘤在 T_2WI 上显示高、中、低混杂的三信号模式（triple signal pattern）：①高信号，因肿瘤内含有液体并伴有囊性变，可有液平面（图 23-4M，N）；②与肌肉组织相似的中等信号；③类似纤维组织的略低信号。因滑膜肉瘤可以缓慢性生长，肿瘤体积可较小（如<5cm），且部分病例可以有清楚的周界，故影像学上可被误诊为良性病变[44]。

【大体形态】

临床上呈缓慢性生长的病例，其肿瘤周界多较清晰，可被覆纤维性假包膜，另一些病例则呈浸润性生长。术中见肿瘤多紧密附着于邻近的腱、腱鞘或关节囊的外壁，呈实性结节状，少数病例可呈囊状。位于肢体末端（手足）者体积多较小，其直径可小于1cm[45]；位于肢体近端者（如大腿、臀、膝、肩和

肘），直径通常为 3～10cm，大者可达 15cm 或 20cm。切面呈灰白色或灰红色，鱼肉样（图 23-5），分化较差者可见坏死。伴有钙化或骨化的病例取材时可有砂砾感。

【组织形态】

分为双相型（biphasic type）、梭形细胞型（spindle cell type）、单相上皮型（monophasic epithelial type）和差分化型（poorly differentiated type）四种亚型，以梭形细胞型最常见，其次为双相型。差分化型和单相上皮型均十分少见，均需经分子遗传学检测证实。

1. 双相型滑膜肉瘤　约占滑膜肉瘤的 20%～30%，由比例不等的上皮样细胞和梭形细胞组成，上皮样细胞和梭形细胞之间可有移形。上皮样细胞呈立方形或高柱状，细胞核较大，呈圆形或卵圆形，染色质细致或呈空泡状，胞质丰富，可呈嗜伊红色、淡染或透亮状，胞界清楚。上皮样细胞常形成腺样结构，腺腔内可见嗜伊红色的分泌样物质（图 23-6A，B），PAS

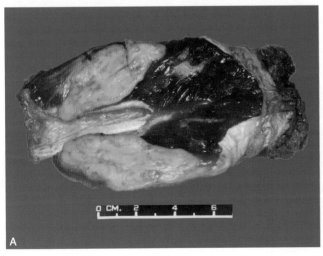
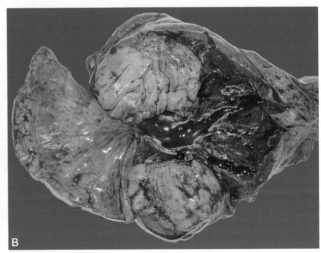

图 23-5　滑膜肉瘤

A. 肿瘤位于肌肉内；B. 肺滑膜肉瘤，切面呈鱼肉状

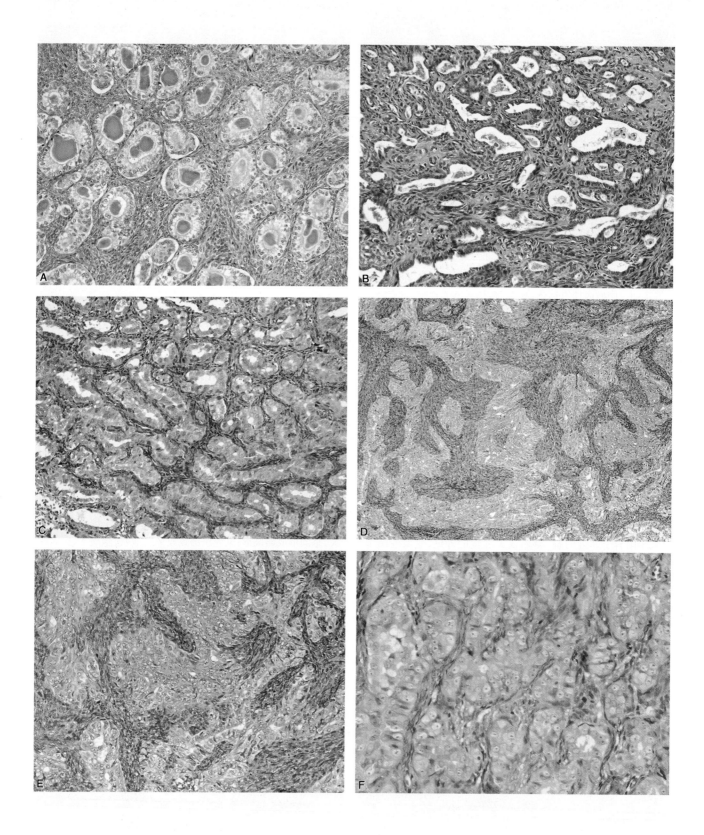

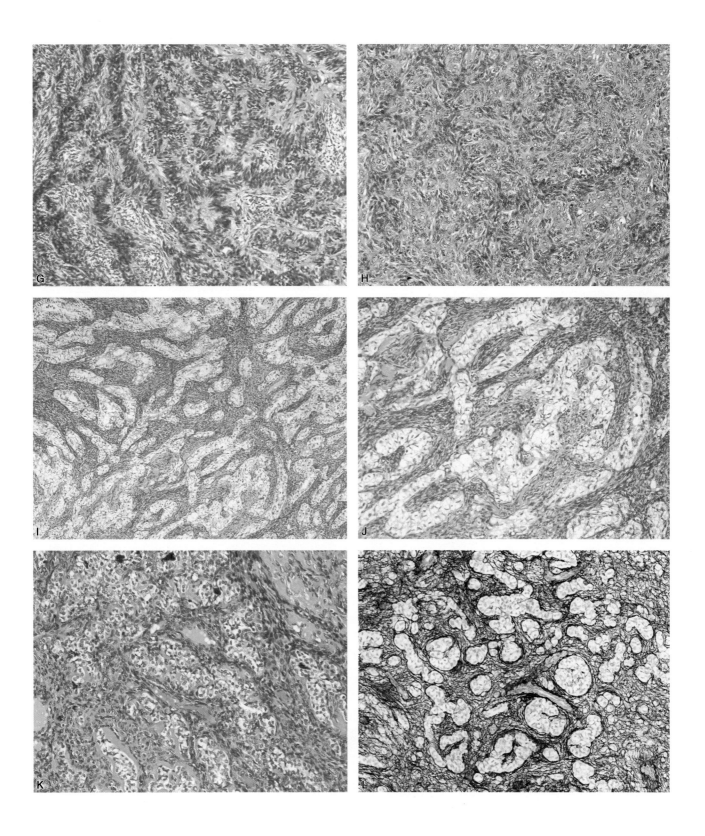

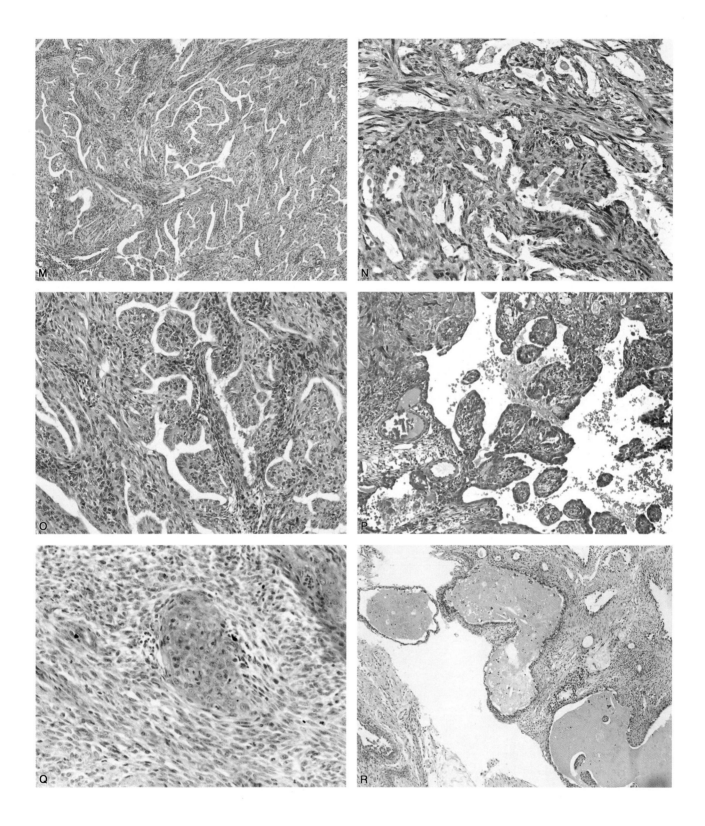

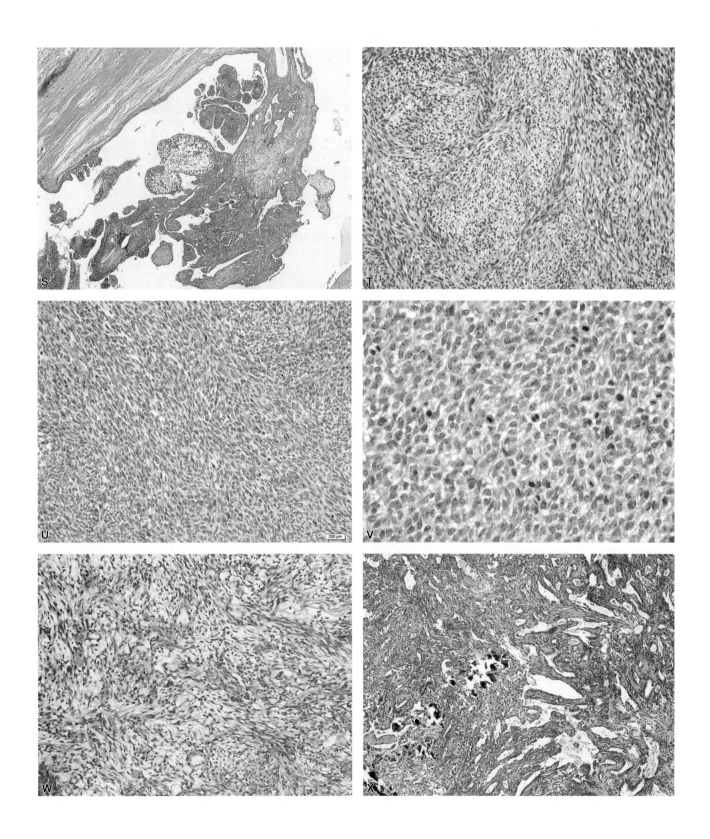

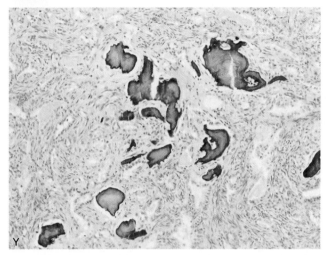
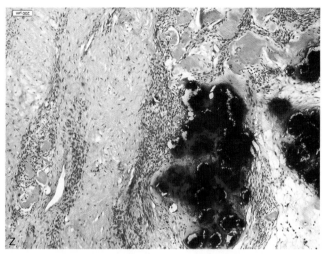

图 23-6　双相型滑膜肉瘤组织学

A、B. 腺腔样结构,腔内可见嗜伊红色分泌样物质;C. 腺腔内也可无分泌物;D ~ G. 巢状、梁状排列的上皮样瘤细胞;
H. 上皮样瘤细胞和梭形瘤细胞之间可以分界欠清或有移行;I ~ K. 上皮样瘤细胞可呈透亮状;L. 网状纤维染色;
M ~ P. 乳头状结构;Q. 上皮样细胞鳞状化生;R. 囊腔样结构;S. 囊性变(与图 23-4M 和 N 为同一例);T、U. 梭形细胞
区域;V. 核分裂;W. 疏密交替;X、Y. 钙化;Z. 钙化广泛时可掩盖肿瘤细胞

染色可呈阳性,腔内也可无分泌物(图 23-6C)。上皮样细胞
还呈实性条束状、梁状或巢团状排列(图 23-6D ~ G)。上皮样
细胞和梭形细胞之间可以分界清晰,也可以分界不清或有移
行(图 23-6H)。少数病例中,上皮样瘤细胞还可呈透明样(图
23-6I ~ K)。网状纤维染色多能清晰显示肿瘤内的上皮样成
分(图 23-6L)。上皮样细胞也还可形成乳头状结构,其轴心
为梭形瘤细胞,而非纤维结缔组织(图 23-6M ~ P)。约 1% 的
病例中,上皮样细胞可伴有鳞状化生(图 23-6Q),并可有角
化[46]。另在部分病例中,特别是在病变的边缘,可见囊腔样
结构,囊壁内衬立方形或扁平的上皮样细胞,可被误认为是滑
囊结构,并进而认定肿瘤起自于滑膜(图 23-6R、S)。梭形细
胞在形态上基本一致,梭形或胖梭形,核呈梭形或卵圆形,核
深染核仁不明显,或染色质细致可见小核仁,胞质少而不清
晰。梭形细胞多呈条束状、交织状或漩涡状排列(图 23-6T、
U),也可呈条束状,核分裂象一般较少见,除非是在分化较差
的肿瘤内,后者的核分裂象常超过 2 个/10HPF(图 23-6V)。
梭形细胞的密度可以不均匀(图 23-6W),可呈疏密交替状分
布,间质内还可含有多少不等的胶原纤维。20% ~ 30% 的病
例中还可见钙化或骨化(图 23-6X、Y),对滑膜肉瘤的诊断具
有提示性作用。钙化较为广泛时,也称钙化性滑膜肉瘤(cal-
cifying synovial sarcoma)[47,48](图 23-6Z),提示预后较好。需
要注意的是,有时大片的钙化灶可掩盖肿瘤性组织,导致漏诊
或误诊。滑膜肉瘤偶可有软骨化生,但多邻近钙化或骨化灶。
部分病例中还可见到肥大细胞,可通过 Giemsa 染色或 CD117
标记显示,对滑膜肉瘤的诊断有一定的提示作用。双相型滑
膜肉瘤中可含有分化较为原始的区域,类似骨外尤因肉瘤。

2. **梭形细胞型滑膜肉瘤**　以往也称单相纤维型滑膜肉
瘤(monophasic fibrous type),是滑膜肉瘤中最常见的一种类
型,也是最容易被误诊的一种类型,约占滑膜肉瘤的 50% ~
60%。梭形细胞型滑膜肉瘤主要由交织短条束状或漩涡状排
列的梭形纤维母细胞样细胞组成(图 23-7A),瘤细胞也可呈

长条束状、鱼骨样或人字形排列,类似纤维肉瘤(图 23-7B ~
E)。核分裂象因病例而异,可以很少见到,一般来说,在分化
较差的肿瘤内,核分裂象易见,可超过 15 个/10HPF。在梭形
瘤细胞之间有时可见散在的肥大细胞(图 23-7F),Giemsa 染
色或 CD117 标记可清晰显示(图 23-7G),对滑膜肉瘤的诊断
具有提示意义。部分病例内于梭形瘤细胞之间可见多少不等
的胶原纤维(图 23-7H、I),主要见于伴有玻璃样变性的滑膜
肉瘤、钙化性滑膜肉瘤以及经放疗后的复发性病例。梭形瘤
胞的密度可不均匀,可呈疏密交替状分布,易被误诊为恶性周
围神经鞘膜瘤(图 23-7J ~ L)。少数病例内,间质伴有明显的
黏液样变性,也称黏液样滑膜肉瘤(图 23-7M、N)[49]。血管在
各病例之间多少不等,部分病例内可呈血管外皮瘤样(图 23-
7O ~ R),特别是分化较差的肿瘤中,对滑膜肉瘤的诊断具有
一定的提示性作用。少数病例可呈囊状,瘤细胞位于增厚的
囊壁内,易被漏诊或误诊为滑膜囊肿或淋巴管瘤等良性病变
(图 23-7S)[50]。大多数的梭形细胞型滑膜肉瘤经广泛取材后
多能找到灶性的上皮样区域,表现为小巢或小团块状的上
皮样细胞(图 23-7T),胞质淡染或呈嗜伊红色,核与邻近梭形
细胞的核相似,这部分细胞往往可表达上皮性标记物,严格意
义上属于双相型滑膜肉瘤。完全由梭形细胞组成的病例与其
他类型的梭形细胞肉瘤(如纤维肉瘤、恶性周围神经鞘膜瘤或
恶性孤立性纤维性肿瘤等)在光镜下难以鉴别。此外,梭形
细胞型滑膜肉瘤中也可含有分化较差的区域,常需借助于免疫
组化标记和分子遗传学检测。

3. **单相上皮型**　罕见,在滑膜肉瘤中的比例<5%,主要
由腺样排列的上皮样细胞组成,形态上类似腺癌(图 23-8A ~
C),经广泛取材和切片后,常能在局部区域见到梭形瘤细胞成
分(图 23-8D)[51,52],但也有纯上皮而不见梭形细胞成分
者[53]。此型也常需经分子遗传学证实。

4. **差分化型**　约 62% 的滑膜肉瘤内可出现分化较差的
区域。差分化区域在肿瘤内所占的比例多少不等,可为局灶

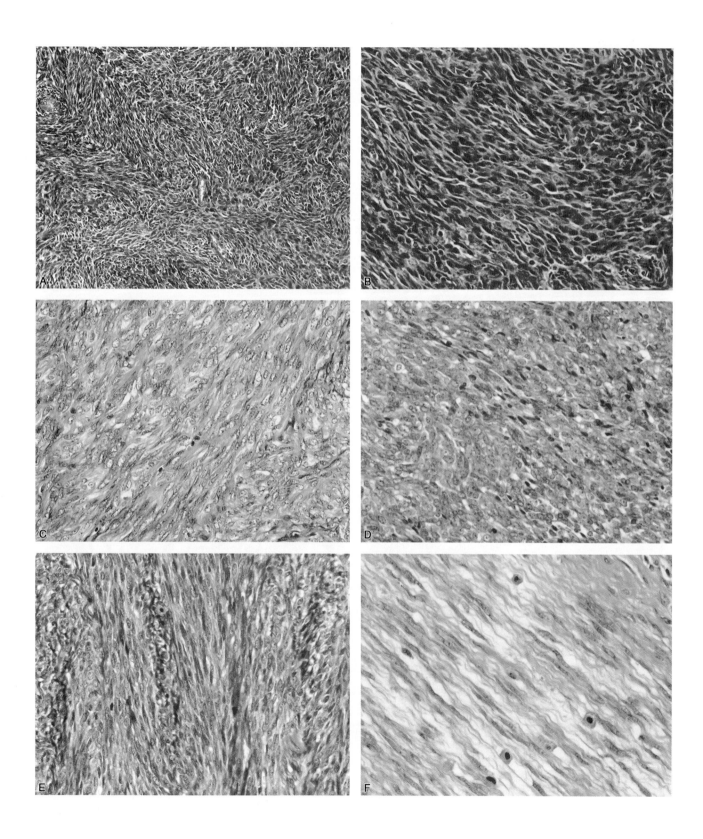

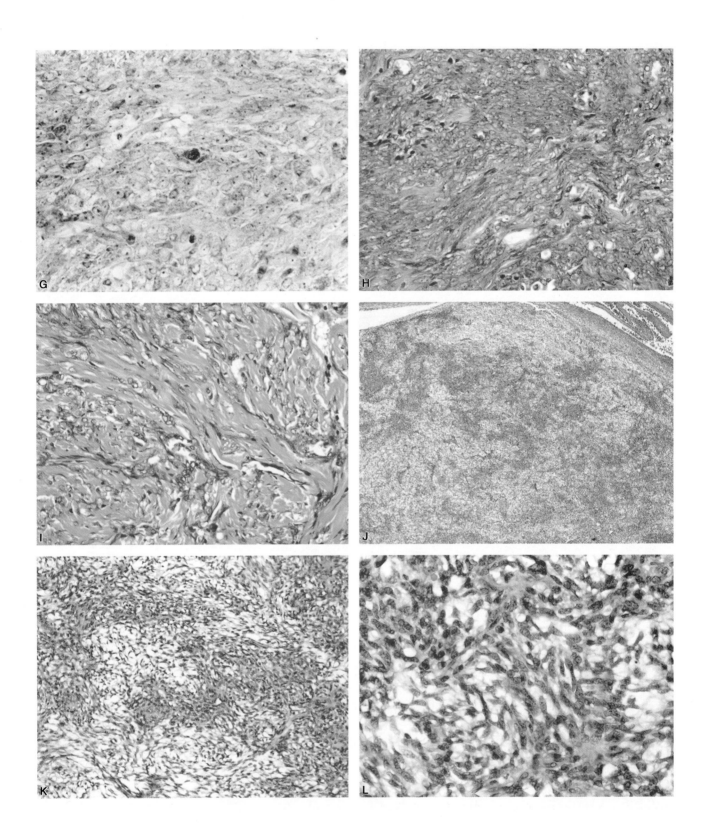

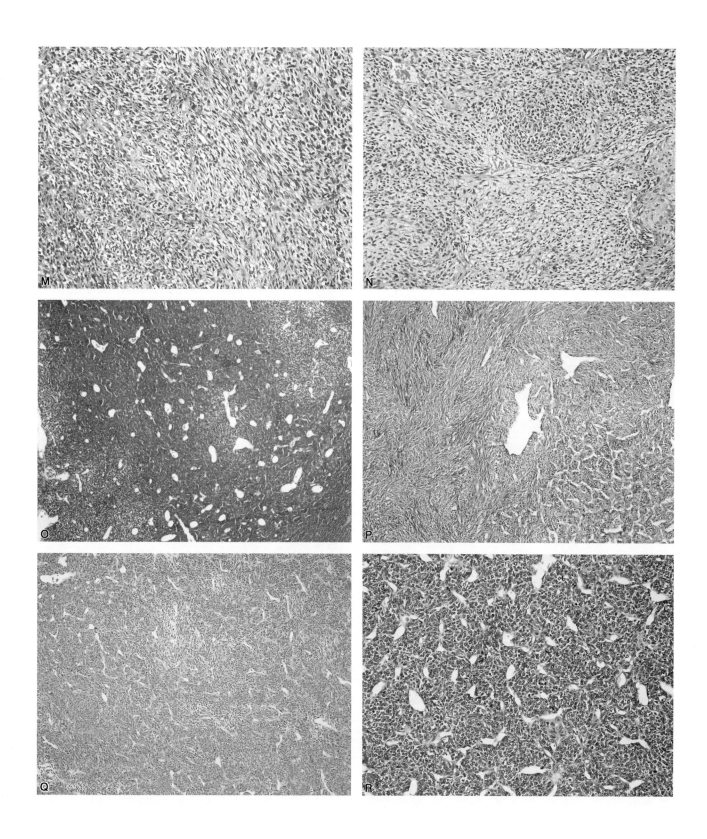

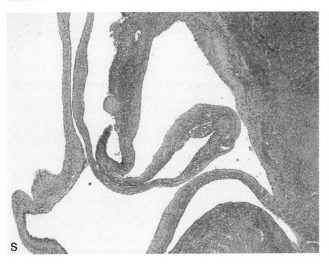
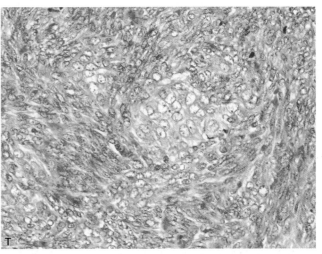

图 23-7　梭形细胞型滑膜肉瘤组织学

A. 由交织短条束状或漩涡状排列的梭形纤维母细胞样细胞组成；B～E. 瘤细胞也可呈长条束状、鱼骨样或人字形排列；F. 肥大细胞；G. Gimsa 染色；H、I. 瘤细胞之间可见多少不等的胶原纤维；J～L. 瘤细胞可呈疏密交替状分布，易被误诊为恶性周围神经鞘膜瘤；M、N. 间质黏液样变性；O～R. 肿瘤内血管外皮瘤样结构；S. 囊性变；T. 局部区域可见上皮样分化

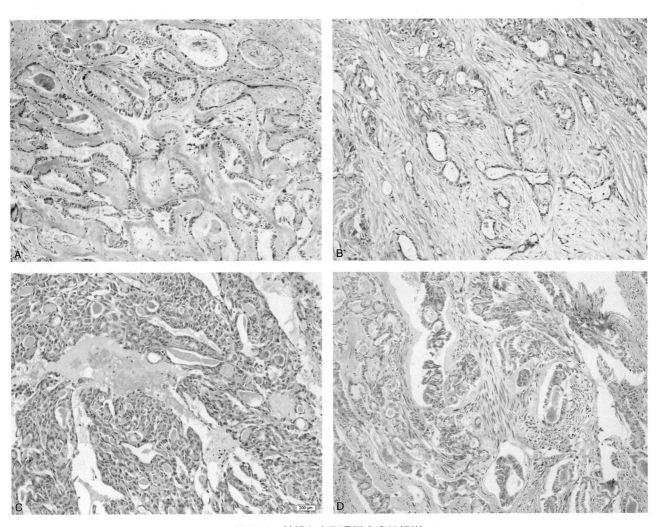

图 23-8　单相上皮型滑膜肉瘤组织学

A～C. 肿瘤主要由腺体样结构组成，类似转移性腺癌；D. 局部区域可见梭形瘤细胞成分

性,也可占到肿瘤的 20% 以上,有的病例可达 90%,后者比较少见,约占滑膜肉瘤的 10% ~ 15%。因差分化型滑膜肉瘤具有更高的侵袭性和转移率,故识别此型滑膜肉瘤有着实际性意义。组织学上,差分化滑膜肉瘤又包括三种形态学亚型,分别由分化差的小圆形细胞、大圆形细胞和高度恶性的胖梭形细胞组成(图 23-9A,B)[54,55],另在少数

病例中,瘤细胞还可呈横纹肌样(rhabdoid-like)形态(图 23-9C,D)[56]。三种亚型的瘤细胞均具有明显的异型性,核分裂象易见,可超过 15 个/10HPF,可见血管外皮瘤样结构,并常伴有坏死,易被误诊为骨外尤因肉瘤、恶性周围神经鞘膜瘤、纤维肉瘤和恶性肾外横纹肌样瘤等其他各种类型的软组织肉瘤[57]。

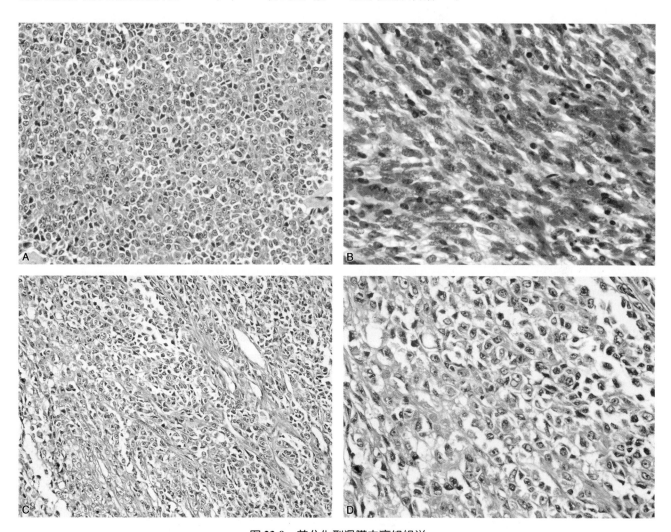

图 23-9　差分化型滑膜肉瘤组织学
A. 小圆细胞型,可类似骨外尤因肉瘤;B. 梭形细胞型;C、D. 瘤细胞呈横纹样

【免疫组化】

双相型滑膜肉瘤中的上皮样细胞表达 AE1/AE3、CAM5.2、EMA、CK7、CK19(图 23-10A,B)和 vimentin[58],伴有角化者尚可表达 CK10。上皮样细胞还可表达 E-cadherin、BerEP4、基质金属蛋白酶-2(matrix metalloproteinase-2,MMP-2)和 MUC4[59,60]。

双相型滑膜肉瘤和梭形细胞型滑膜肉瘤中的梭形细胞表达 AE1/AE3、CAM5.2、EMA、CK7 和 CK19,表达的程度和强度因病例而异常(图 23-10C,D),常为灶性表达,其中 EMA 的阳性率高于细胞角蛋白(图 23-10E,F)。除上皮性标记外,梭形细胞还表达 vimentin、bcl-2 和 CD99(图 23-10G,H)。约 30% 的病例还可表达 S-100 蛋白(定位于胞质和胞核)(图 23-10I)[61],易被误诊为恶性周围神经鞘膜瘤。62% 的病例尚可

表达 CD99,其中上皮样细胞定位于胞质,梭形细胞定位于胞膜[62]。滑膜肉瘤一般不表达 CD34,也不表达 desmin,少数病例可灶性表达 α-SMA 和 MSA。新近报道显示,瘤细胞可表达 calponin 和 h-CALD,其中 calponin 对滑膜肉瘤的诊断具有一定的价值(图 23-10J)[63]。此外,滑膜肉瘤还可表达某些间皮性标记[64],如双相型滑膜肉瘤中的上皮样细胞可表达 HBME1,70% 的滑膜肉瘤可表达 calretinin,特别是双相型中的梭形细胞、单相纤维型和差分化型,易与恶性间皮瘤相混淆。滑膜肉瘤不表达凝血调节素(thrombomodulin,CD141)和 WT1。新近报道显示,WNT 信号通路上的核转录因子 TLE1(transducin-like enhancer of split 1)可作为滑膜肉瘤的诊断性标记(图 23-10K)[65],敏感性较高,但特异性差,我们并不采用。此外,滑膜肉瘤可表达 INI1,尤其是差分化型滑膜肉瘤[66]。肿瘤间质

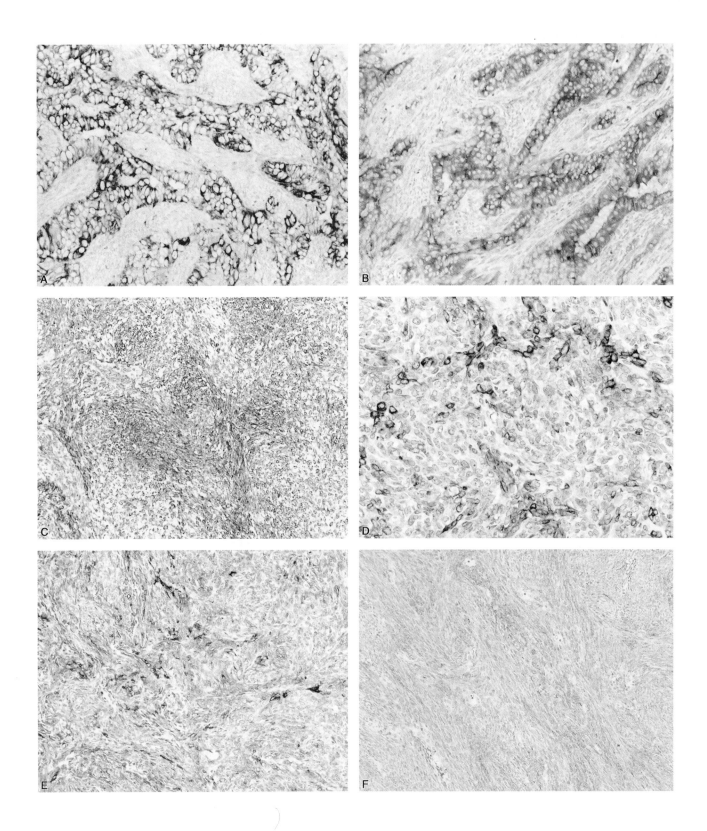

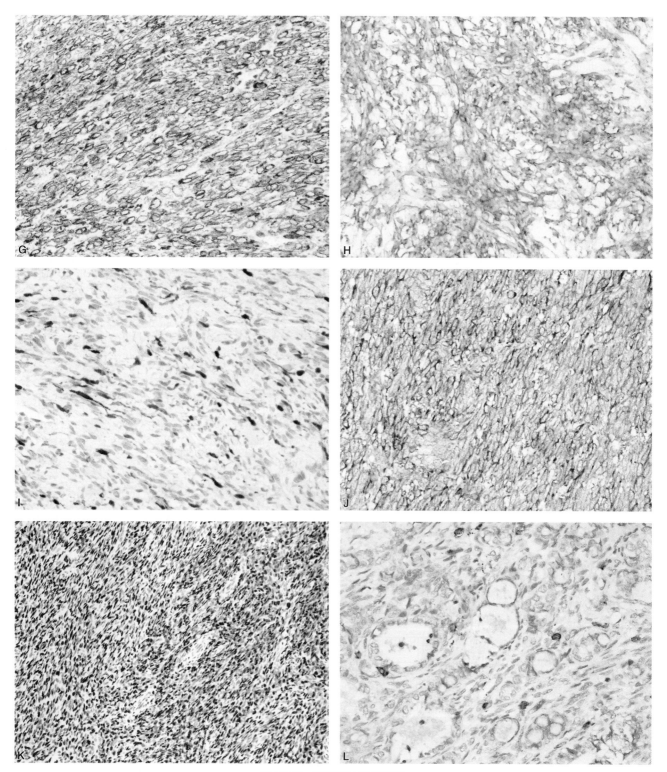

图 23-10　滑膜肉瘤免疫组化
A. 双相型 AE1/AE3 标记；B. 双相型 EMA 标记；C、D. 单相型 AE1/AE3 标记，在病例之间表达不一；E、F. 单相型 EMA 标记；G. bcl-2 标记；H. CD99 标记；I. S-100 标记；J. calponin 标记；K. TLE1 标记；L. CD117 标记，示肥大细胞

内的肥大细胞可通过 CD117 标记显示（图 23-10L）。另新近报道显示，滑膜肉瘤可表达 NY-ESO-1（49%），对滑膜肉瘤的诊断和鉴别诊断有一定的价值[67]。

【超微结构】

双相型滑膜肉瘤中含有上皮样细胞、梭形细胞和介于两者之间的移形细胞。上皮样细胞类似腺癌细胞，细胞核呈卵圆形，核周边可见纤细、致密的染色质，胞质丰富，内含线粒体、高尔基复合体、少量位于核旁的中间丝、溶酶体、滑面和粗面内质网。在伴有鳞状化生的细胞内，还可见到张力丝。上皮样细胞聚集成簇状或排列成腺样结构，细胞的腺腔面可见微绒毛或绒毛样伪足，细胞之间由连接复合体、粘着小带或桥粒样结构相连，腺样结构的周围有一层连续的基底板与梭形细胞分隔开[68]。梭形细胞类似纤维母细胞，其核形不规则，染色质位于核的边缘，可见小的核仁。梭形细胞的胞质较少，内含线粒体和高尔基复合体，但粗面内质网不发达。细胞之间很少有间隙。伴有钙化的病例，在线粒体内可见针样钙化。梭形细胞型滑膜肉瘤中的梭形细胞与双相型滑膜肉瘤中的梭形细胞相似，有时可见早期的上皮性分化，如细胞间有裂隙样腔隙、可见多个微绒毛和发育不佳的细胞间连接等，细胞的外围并无清晰的基底板所围绕，但有时可见到基底板的片段或凝聚的基底物质。

【细胞遗传学】

90% 以上的病例具有 t（X；18）（p11.2；q11.2）（图 23-11），使位于 X 号染色体上的 SSX 基因（SSX1、SSX2 或 SSX4）与位于 18 号染色体上的 SS18 基因（或称 SYT）发生融合，产生 SS18（SYT）-SSX 融合性基因[69]。SSX 基因家族包含 5 个成员，编码具有高同源序列的 188 个氨基酸。SS18 基因编码分子量为 55KDa 的蛋白质（418 个氨基酸）。SSX1 和 SSX2 基因的 5' 部分编码的区域与 Kruppel 相关盒（Kruppel-associated box，KRAB）的氨基酸序列 40% 相同，而 KRAB 是锌-指转录因子的转录抑制区，可抑制转录活动。SS18（SYT）与 SSX1/2 的融合，是由失去 3' 端的 SS18 替代 SSX1/2 的 5' 端部分（图 23-12），其编码的融合蛋白的氨基端为 SS18 编码的 396 个氨基酸，羧基端为残存的 SSX1/2 编码的 78 个氨基酸。在 SS18（SYT）-SSX 融合基因中，SS18 的原有 QPGY 域遭到截断，并失去了 SSX 基因中原有的 KRAB 域。因此，融合基因编码的产物是由 SS18 的转录激活区替代了 SSX1 或 SSX2 的转录抑制区，起到转录激活因子的作用，参与转录，导致靶基因的转录和表达失控。依赖于 SS18（SYT）-SSX 的 cyclin D1 的表达可能在滑膜肉瘤中的发生和进展中也起了重要的作用[70]。

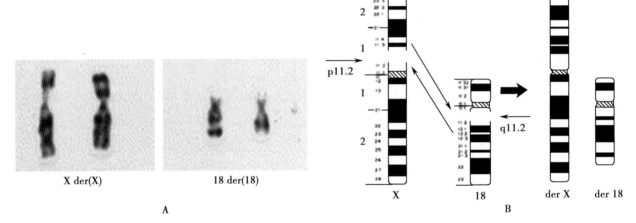

图 23-11　滑膜肉瘤细胞遗传学
A. t（X；18）；B. t（X；18）（p11.2；q11.2）模式图

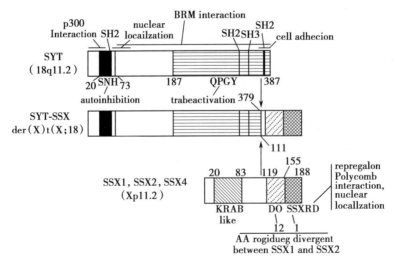

图 23-12　滑膜肉瘤 SS18-SSX 示意图

滑膜肉瘤中,2/3 为 *SS18(SYT)-SSX1*,1/3 为 *SS18(SYT)-SSX2*,散在病例为 *SS18(SYT)-SSX4*[71]。约 1/3 左右的病例以 t(X;18)(p11.2;q11.2)为唯一的染色体异常,其余病例还具有其他的一些染色体异常,如−3、+7、+8 和+12,以及+2、+3、+9、−11、−14、−17、+15、+21、−22 和 der(22)t(17;22)(q12;q12)等。

SS18(SYT)-SSX 可通过 RT-PCR 检测,并可适用于石蜡组织,可作为滑膜肉瘤的分子遗传学诊断标记(图 23-13)[72,73]。应用激光显微切割显示,在上皮样细胞和梭形细胞成分中均能检测出 *SS18(SYT)-SSX*mRNA[74]。值得一提的是,O'Sullivan 等[75] 在 2000 年曾报道 75% 的恶性周围神经鞘膜瘤中也能检测到 *SS18(SYT)-SSX*mRNA,但遭到了包括 Ladanyi 等在内的一些著名细胞遗传学家的强烈质疑[76]。笔者[77] 的研究

结果和 Tamborini 等[78] 人的报道均清楚地表明,在真正的 MPNST 中检测不到 *SS18(SYT)-SSX*。另一方面,Mertens 等[79] 所作的细胞遗传学研究也明确显示,恶性周围神经鞘膜瘤中根本不存在 t(X;18)(p11.2;q11.2),也从细胞遗传学角度否定了 O'Sullivan 等人的错误观点。*SS18(SYT)-SSX* 融合类型与滑膜肉瘤的组织学类型关系密切,表达 *SYT-SSX1* 的滑膜肉瘤多为双相型,而表达 *SS18(SYT)-SSX2* 者多为梭形细胞型[80]。笔者对滑膜肉瘤的进一步研究表明,*SS18(SYT)* 的断裂点最常位于内含子 10,而 *SSX2* 的断裂点位于内含子 4[81]。

SS18(SYT)-SSX 也可通过 FISH 检测,可采用 SS18(SYT)分离探针或 SS18(SYT)和 SSX 融合探针检测(图 23-14),常规工作中多采用前者。

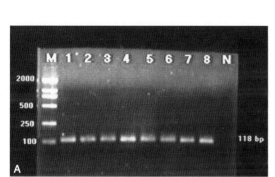

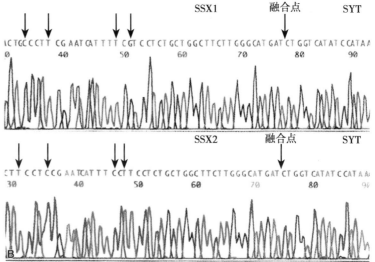

图 23-13　RT-PCR 检测 *SS18-SSX*

A. 凝胶电泳;B. 测序

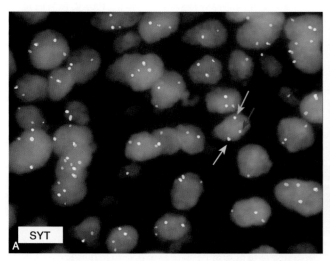

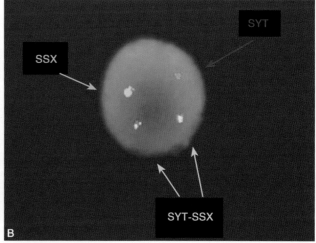

图 23-14　FISH 检测 *SS18* 基因相关易位

A. 分离探针(采用 SS18 探针),黄棕信号分离提示有 *SS18* 基因易位;B. 融合探针(采用 SS18 和 SSX 探针),黄棕信号融合(黄色)提示有 *SS18-SSX* 融合基因形成

【鉴别诊断】

双相型滑膜肉瘤比较容易诊断,但如肿瘤发生于心包、胸膜和腹腔等间皮肿瘤好发的部位时,易被误诊为恶性间皮瘤。因滑膜肉瘤也可表达包括 CK5、calretinin 和 HBME1 在内的间皮性标记,故位于这些特殊部位滑膜肉瘤的诊断往往需要通过分子遗传学来证实。单相上皮型滑膜肉瘤比较少见,需注意与转移性腺癌相鉴别,但经全面取材和切片后,多能找到梭形细胞区域。单相上皮型滑膜肉瘤的诊断在排除转移性腺癌后还需经分子遗传学证实。

滑膜肉瘤的鉴别诊断主要涉及梭形细胞型和差分化型这两种亚型。

1. 梭形细胞型滑膜肉瘤的鉴别诊断

(1) 纤维肉瘤:绝大多数病例仅表达 vimentin,部分病例可灶性表达 actins,所有病例均不表达 AE1/AE3、CAM5.2、EMA、CK7 和 CK19,也不表达 bcl-2。细胞遗传学分析显示 2q14-22 异常,FISH 检测 SS18(SYT) 易位或 RT-PCR 检测 SS18(SYT)-SSX 融合性基因均为阴性。需要引起注意的是,发生于婴幼儿的滑膜肉瘤易被误诊为先天性或婴儿型纤维肉瘤,故在诊断先天性或婴儿型纤维肉瘤之前需除外梭形细胞型滑膜肉瘤的可能性。

(2) 恶性周围神经鞘膜瘤(MPNST):滑膜肉瘤也可以显示疏密交替,间质也可有黏液样变性,镜下有时与 MPNST 难以区别,可被误诊为 MPNST。但总的来说,滑膜肉瘤的瘤细胞形态相对较为一致,而 MPNST 可显示程度不等的多形性,有时在 MPNST 中可见不同核级的梭形细胞成分,即可同时含有高级别梭形细胞肉瘤区域和低级别梭形细胞区域,部分由神经纤维瘤恶变的病例中还可见神经纤维瘤区域。因高达 30% 的滑膜肉瘤也可表达 S-100,故 S-100 标记不能有效地鉴别这两种肿瘤。包括细胞角蛋白在内的上皮性标记物有助于滑膜肉瘤与 MPNST 的鉴别诊断[82]。新近报道显示,新的周围神经标记物 SOX10 在 MPNST 中有程度不等的表达,而滑膜肉瘤基本不表达 SOX10,有一定的鉴别诊断价值[83]。另约 50% 左右的 MPNST 失表达 H3K27me3,而梭形细胞滑膜肉瘤表达 H3K27me3[84]。Lai 等[85]发现 NY-ESO-1 在滑膜肉瘤中有较高的表达率(76%),而在包括 MPNST、平滑肌肉瘤和 SFT 等在内的其他梭形细胞间叶性肿瘤内表达率低或不表达,对滑膜肉瘤的鉴别诊断有一定的意义。此外,FISH 检测 SS18(SYT) 基因易位可有效地区分两者。滑膜肉瘤和 MPNST 的鉴别参见表 23-1。

(3) 孤立性纤维性肿瘤:梭形细胞型滑膜肉瘤中的间质也可伴有胶原化,瘤细胞间可见多少不等的胶原纤维,且肿瘤内常可见到血管外皮瘤样排列结构,可被误诊为孤立性纤维性肿瘤,特别是当肿瘤发生于胸膜或肺等部位时。免疫组化标记显示两者均可表达 bcl-2 和 CD99,但孤立性纤维性肿瘤中的瘤细胞表达 CD34 和 STAT6,而滑膜肉瘤均为阴性,但可程度不等地表达 AE1/AE3、EMA、CK7 和 CK19 等上皮性标记。

(4) 上皮样肉瘤:因肿瘤好发于肢体,瘤细胞也可表达 AE1/AE3、CAM5.2、EMA 和 vimentin,故有时可与滑膜肉瘤相混淆,但在组织学形态上,上皮样肉瘤中瘤细胞的多形性较滑膜肉瘤明显,除梭形细胞外,还可见多边形或圆形的瘤细胞,

表 23-1　梭形细胞型滑膜肉瘤和恶性周围神经鞘膜瘤的鉴别诊断

	梭形细胞滑膜肉瘤	恶性周围神经鞘膜瘤
瘤细胞形态	较为一致	可显示程度不等的多形性
低级别梭形细胞区域	-	+
神经纤维瘤样区域	-	+/-
AE1/AE3,EMA	+	-
CD99	+	-
S-100 蛋白	-/+	-/+
SOX10	-	+/-
CD34	-	+/-
TLE1	弥漫+	局灶+
H3K27me3	+	-(~50%)
NY-ESO-1	+/-	-
FISH(SS18)	+	-

胞质呈深嗜伊红色,瘤细胞常呈结节状或地图状分布,结节中央常见坏死或胶原化。50%~70% 的上皮样肉瘤可表达 CD34,并可弱阳性表达 ERG,且有 INI1 缺失,而滑膜肉瘤不表达 CD34,无 INI1 缺失。

(5) 梭形细胞恶性黑色素瘤:形态上可类似纤维肉瘤或梭形细胞型滑膜肉瘤,但瘤细胞表达 HMB45、PNL2、MelanA、S-100 和 SOX10。

2. 差分化滑膜肉瘤的鉴别诊断

(1) 骨外尤因肉瘤(E-EWS):滑膜肉瘤中的瘤细胞也可表达 CD99,但多为胞质阳性或弱阳性,而 E-EWS 中的 CD99 标记常呈膜强阳性表达。除 CD99 外,还可表达 NKX2.2 以及包括 Syn 等在内的部分神经内分泌标记,PAS 染色有时可见胞质内含有糖原成分。E-EWS 的瘤细胞一般不表达象征上皮分化的 CK7 和 CK19。分子遗传学检测显示,E-EWS 显示 EWSR1 基因相关易位,而滑膜肉瘤显示 SS18(SYT) 基因相关易位。

(2) CIC 肉瘤或 BCOR 肉瘤:有时从镜下形态上与差分化滑膜肉瘤较难区分,需依赖于分子检测相应的融合基因或相关基因易位[86]。

(3) 差分化恶性周围神经鞘膜瘤:同梭形细胞型滑膜肉瘤与 MPNST 的鉴别诊断。

(4) 恶性横纹肌样瘤:瘤细胞呈强阳性表达 AE1/AE3 标记,并呈特征性的核旁球团状染色,INI1 标记显示缺失,分子检测显示 INI1 突变,可与差分化滑膜肉瘤相鉴别。

(5) 其他小圆细胞性恶性肿瘤:包括分化原始的横纹肌肉瘤和恶性淋巴瘤等,主要依赖于免疫组织化学标记。

【治疗】

采取局部根治性切除,根据肿瘤的大小和所在的解剖位置,分别施行整块肌肉切除或肌群切除,尽可能采用保肢性手术。因肿瘤常位于大关节附近,难以清除,故常在术后辅以放

疗[87]。新近也有一些学者尝试辅助化疗的方法,采用的药物包括阿霉素、顺铂和异环磷酰胺等[88]。对肺部一个或多个转移灶也可施行楔形切除或肺段切除。新近 Hosaka 等人[89]的报道显示,血管生成抑制剂帕唑帕尼(pazopanib)可通过抑制 PI3K-AKT 通路而抑制滑膜肉瘤细胞的生长。基于 NY-ESO-1 的靶向治疗也在研究中[85]。

【预后】

如仅作局部切除,且未在术后加做放射治疗,局部复发率可分别高达 70% 和 83%。如切除彻底并在术后辅以放射治疗,复发率多在 40% 以下。转移率为 40% ~ 50%,最常见的转移部位为肺(图 23-15),其次为淋巴结和骨髓。儿童患者较成人患者预后好。5 年和 10 年生存率在儿童和青少年患者(<19 岁)为 83% 和 75%,在成人患者为

62% 和 52%。位于肢体的滑膜肉瘤预后较位于躯干和头颈部者要好。患者年龄大,肿瘤分化差,50% 或以上的瘤细胞具有横纹肌样形态,肿瘤体积大,坏死超过 50% 者,预后不佳,van de Rijn 等人[54]的报道显示,近半数患者平均在 33 个月内死亡。患者年龄<25 岁,肿瘤体积<5cm,组织学上无差分化区域,间质内含有较多的肥大细胞,总的生存率可达 88%[90]。多因素分析显示,肿瘤的大小是儿童和青少年滑膜肉瘤最主要的预后因素[91]。有明显钙化的病例其 5 年和 10 年生存率可分别达 82% 和 66%[47]。细胞遗传学表型为 *SYT-SSX2* 者,无转移存活率比 *SYT-SSX1* 者高,提示预后较好[92]。新近 Izumi 等人[93]的报道显示,抗黏附素(dysadherin)可作为一个预后指标,表达 dysaderin 者生存期短。

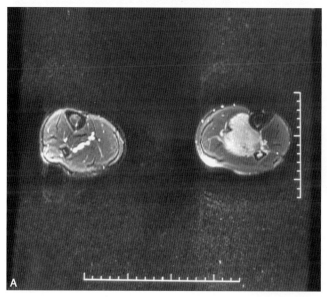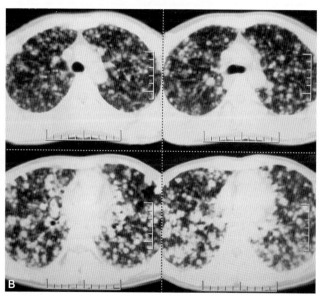

图 23-15　滑膜肉瘤肺转移
A. 右小腿滑膜肉瘤;B. 双肺广泛转移

第二节　腺泡状软组织肉瘤

腺泡状软组织肉瘤(alveolar soft part sarcoma, ASPS)是一种分化方向尚不明确的恶性肿瘤,好发于青少年,由 Smetana 和 Scott[94] 于 1951 年首先报道,但最初被描述为恶性非嗜铬性副神经节瘤(malignant tumor of nonchromaphin paraganglioma)或器官样恶性颗粒细胞瘤。Christopherson 等[95]于次年采用 ASPS 这一描述性名称。组织学上 ASPS 由嗜伊红色的大多边形上皮样细胞组成,呈特征性的器官样或腺泡状排列,腺泡之间为衬覆单层扁平内皮细胞的裂隙状或血窦样毛细血管网,瘤细胞胞质内含有 PAS 阳性并耐淀粉酶的结晶物质。ASPS 具有特异性的染色体易位 der(17)t(X;17)(p11.2;q25),产生 *TFE3-ASPSCR1* 融合性基因。ASPS 比较少见,仅占所有软组织肉瘤的 0.4% ~ 1.0%。

【ICD-O 编码】

9581/3

【临床表现】

好发于青少年,发病高峰年龄为 15 ~ 35 岁,约占 65%,而 5 岁以下或 50 岁以上均较少见。30 岁以下者以女性多见,女:男约 2:1,30 岁以上者则以男性略多见。

发生于成人者,肿瘤多位于四肢和躯干[96-98],尤以大腿、臀部和小腿最为多见(图 23-16),约占半数,发生于上肢者多位于上臂、前臂和腋下,偶可位于肘部、手和足,位于躯干者多见于胸壁、背部、腰部和髂窝。一部分病例也可发生于枕颈部软组织内,偶可发生于咽、喉、扁桃体、鼻腔和鼻旁窦[99]。发生于婴幼儿和儿童者则多位于头颈部,特别是眼眶和舌部[100]。因常在早期就被发现,故发生于头颈部的肿瘤相对较小[101]。少数病例可发生于女性生殖道(特别是子宫)、乳腺、肺、胃、纵隔、腹膜后、肾、膀胱、前列腺、骨和中枢神经系统(特别是脑膜)等处[102-108]。

肿瘤多位于深部肌肉组织内,表现为缓慢性生长的无痛性肿块,术前病程可长达 10 年。由于血管丰富可有搏动感,手术时易发生大出血。因肿瘤容易发生早期转移,故一部分患者以肺、脑或骨转移为首发症状[109],近半数患者就诊时已

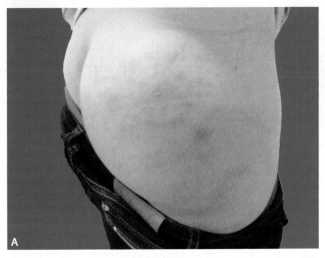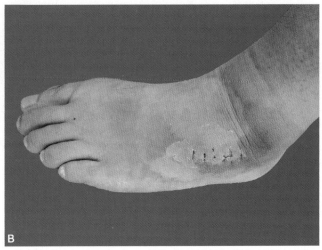

图 23-16　腺泡状软组织肉瘤
A. 臀部；B. 足部

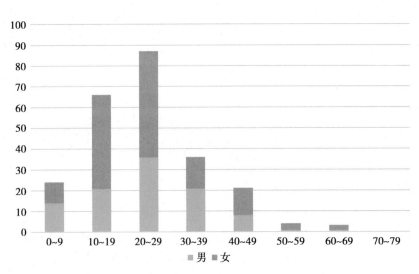

图 23-17　242 例腺泡状软组织肉瘤的年龄分布

有肺等处转移灶。

　　复旦大学附属肿瘤医院 2008—2016 年间共诊断 242 例 ASPS，其中男性 101 例，女性 141 例，男：女为 1：1.4，平均年龄和中位年龄分别为 24 岁和 23 岁，年龄范围为 1～70 岁，高峰年龄段为 20～29 岁（图 23-17）。肿瘤主要发生于大腿，其次为头颈部、躯干、小腿和臀部，部分病例位于上肢、子宫、乳腺和手足等处（图 23-18）。

【影像学】

　　血管造影和 CT 常显示肿瘤有丰富的血供[110]，MRI-T_1WI 显示为中-高信号强度，T_2WI 为很高的信号强度（图 23-19）[111,112]。

【大体形态】

　　肿块呈圆形、椭圆形或结节状，位于头颈部的肿瘤多较小，直径多为 1～3cm，而位于四肢的肿瘤多较大，中位直径约 6.5cm，范围为 1～24cm，少数有包膜者于包膜上可见曲张的静脉。切面呈灰褐色、灰红色、暗红色或灰白色（图 23-20），质实而软，体积较大的病变常伴有出血、坏死或囊性变。

【组织形态】

　　低倍镜下，肿瘤由排列成"器官样"或"腺泡状"的瘤细胞

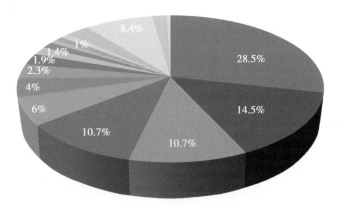

■ 大腿　■ 头颈　■ 躯干　■ 小腿　■ 臀部　■ 上臂　■ 前臂　■ 子宫　■ 腋下
■ 腘窝　■ 乳腺　■ 手　　足　　■ 其他　■ 肺M　■ 骨M　■ 肝M

图 23-18　242 例腺泡状软组织肉瘤的部位分布

巢组成，细胞巢之间为宽窄不等的纤维性间隔，腺泡之间为衬覆单层扁平内皮细胞的裂隙状或血窦样毛细血管网（图 23-21A～D），网状纤维染色可清晰显示腺泡状结构（图 23-21E,F）。

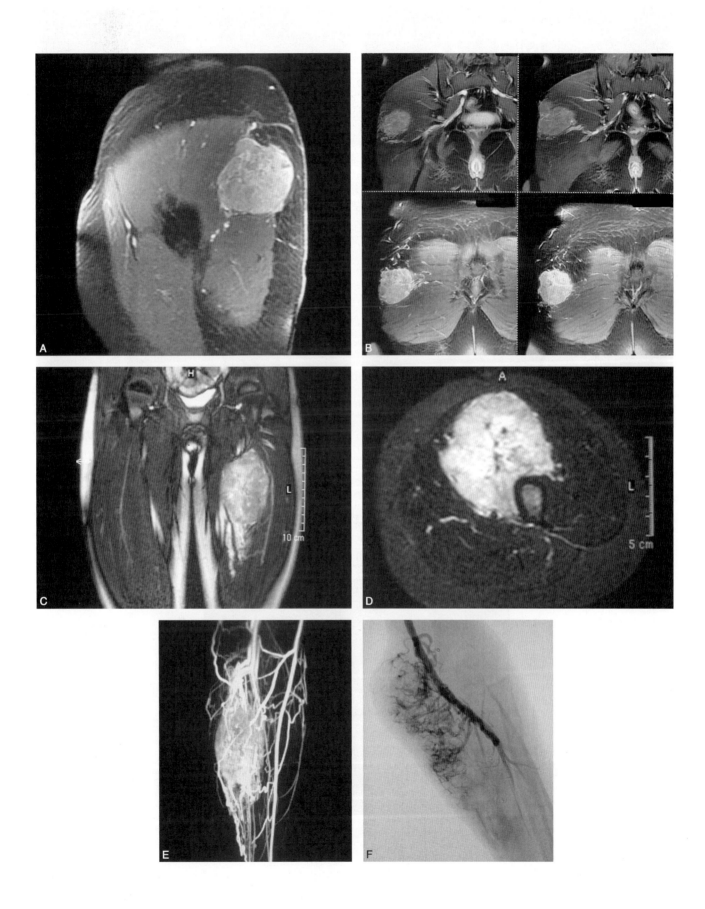

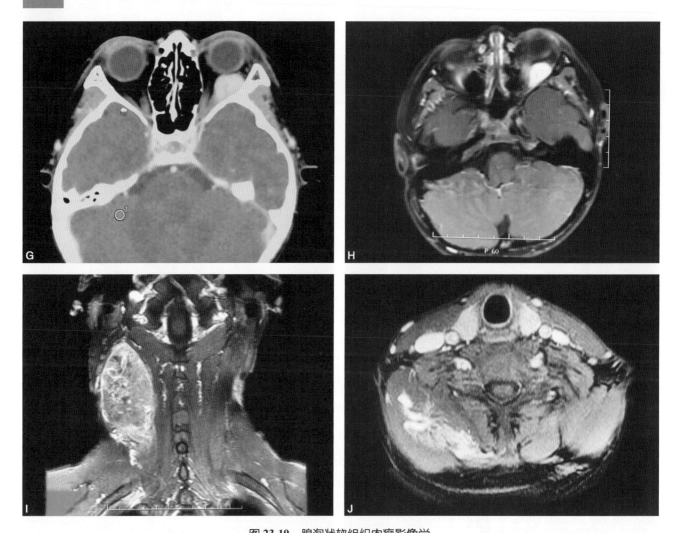

图 23-19　腺泡状软组织肉瘤影像学

A、B. 臀部,与图 23-16A 为同一例;C、D. 大腿;E、F. 血管造影,显示肿瘤富于血管;G、H. 眼眶;I、J. 颈部软组织内

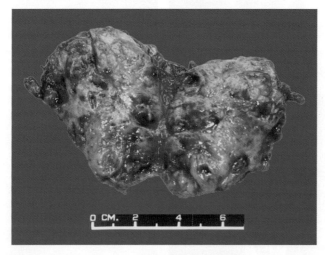

图 23-20　腺泡状软组织肉瘤
切面呈灰红灰白色

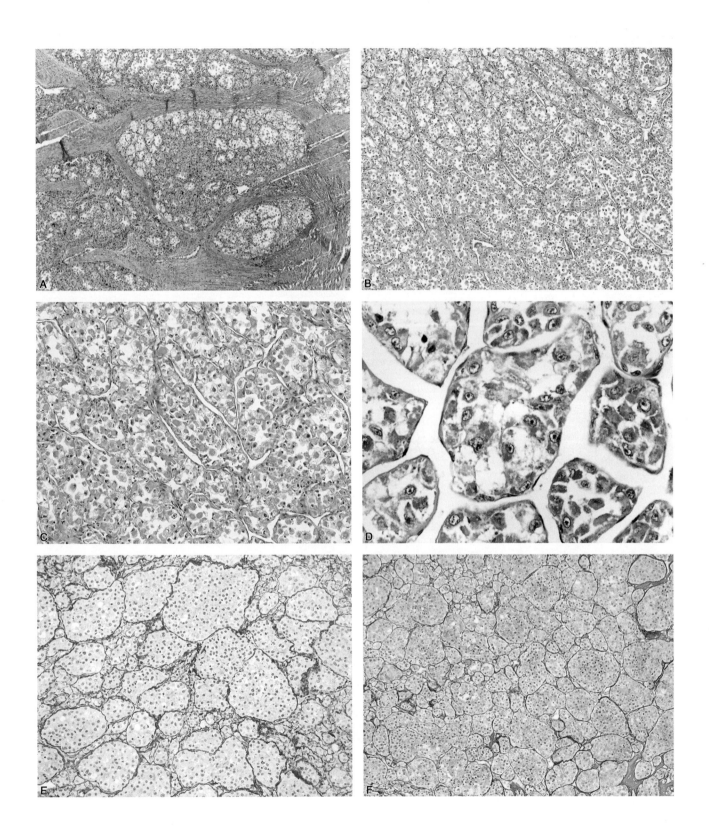

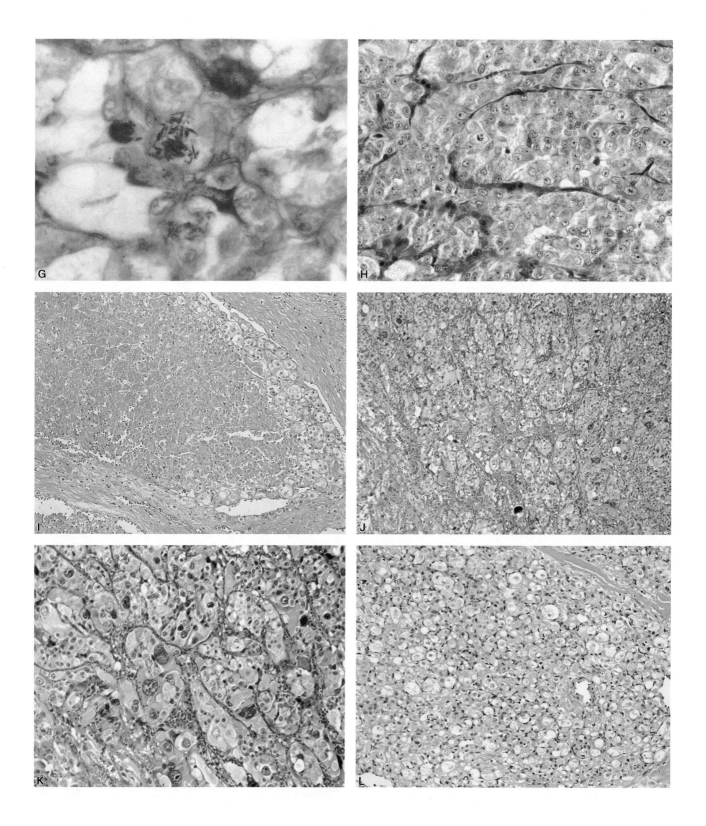

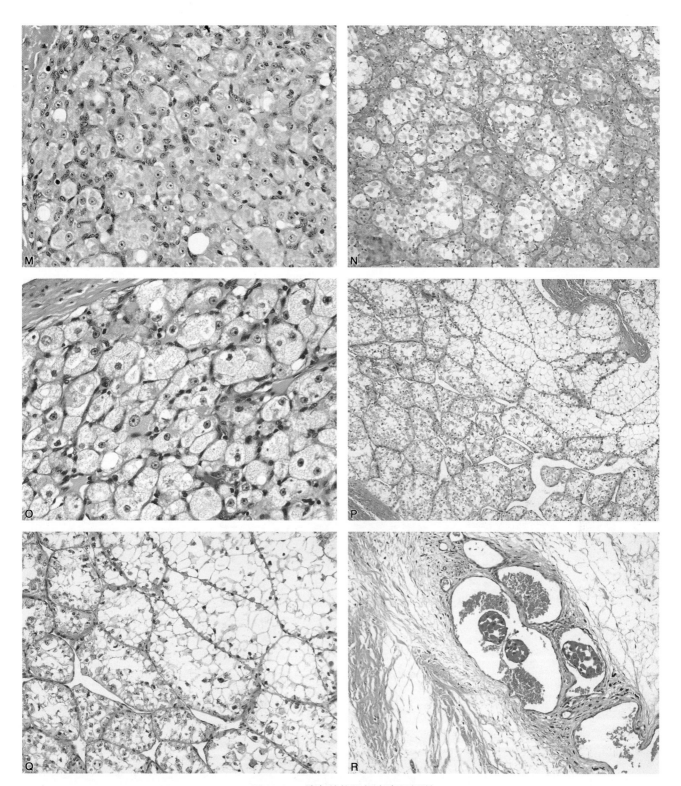

图 23-21　腺泡状软组织肉瘤组织学

A. 低倍镜下肿瘤由排列成"器官样"或"腺泡状"的瘤细胞巢组成,瘤巢间为纤维性间隔;B~D. 显示腺泡状结构,腺泡间为血窦样毛细血管网;E、F. 网状纤维染色;G. 胞质内 PAS 阳性针状或棒状结晶物;H. 偶见核分裂象;I. 肿瘤性坏死;J、K. 少数病例显示有明显的异型性;L、M. 实体性;N~Q. 部分瘤细胞可呈透亮状;R. 血管内瘤栓

腺泡结构的形成是由位于细胞巢中央的细胞失去黏附性发生脱落所致。高倍镜下,瘤细胞的大小和形状较为一致,呈大圆形或多边形,胞质丰富,内含嗜伊红色颗粒,细胞边界清晰。70%~80%的病例于胞质内可见 PAS 阳性的针状或棒状结晶物,耐淀粉酶消化(图 23-21G)。瘤细胞的核大,染色质细致或呈空泡状,可见明显的核仁,但核分裂象不多见(图 23-21H),坏死也不常见(图 23-21I)。少数病例瘤细胞可有明显异型性(图 23-21J,K),并可见核分裂象[113]。发生于婴幼儿和儿童的病例,瘤细胞多呈小多边形,腺泡状结构较少或较小,低倍镜下瘤细胞常呈实性的片状排列(图 23-21L,M)。部分病例内,瘤细胞胞质也可呈透亮状或空泡状,易被误诊为转移性肾透明细胞癌(图 23-21N~Q)。肿瘤周边常可见扩张的静脉,血管内常见瘤栓,是肿瘤早期即可发生转移的主要原因(图 23-21R)。

【免疫组化】

大多数病例表达 TFE3(定位于核)(图 23-22A、表 23-2)[114],并常表达 MyoD1(胞质颗粒状染色)(图 23-22B)[115]。胞质内结晶物表达一羟酸盐转运蛋白 1(monocarboxylate transporter 1, MCT1)和 CD147[116]。52% 的病例还可表达 desmin(尤其是冰冻切片)(图 23-22C)[117,118],但不表达 myogenin。近 1/4 的病例还可表达 S-100 蛋白和 NSE,但并无诊断意义。瘤细胞不表达 AE1/AE3、EMA、CgA、Syn 和 NF。CD34 标记可显示腺泡状结构(图 23-22D)。新近报道显示,包括 ASPS 在内的 TFE3 相关性肿瘤可表达 Cathepsin K[119]。除 ASPS 外,其他一些肿瘤也可表达 TFE3 或有 TFE3 基因易位。

【超微结构】

瘤细胞巢由一层不连续的基底板围绕,细胞之间可见散在分布的发育欠佳的细胞间连接,瘤细胞的胞质内含有较多的线粒体、大量的粗面内质网和发育完好的高尔基复合体,特征性结构表现为,在部分瘤细胞的胞质内可见大量大小不等的棒状或菱形高电子密度结晶体,有膜包被或呈游离状,结晶内部可见深浅交替、周期为 10nm 的平行微丝条纹[120]。

【细胞遗传学】

新近的研究显示,ASPS 具有 der(17)(X;17)(p11.2;q25)[121]。t(X;17)(p11.2;q25)使位于 Xp11.2 上的 TFE3 转录因子基因与位于 17q25 上的 ASPSCR1 基因(也称 ASPL 或 RCC17 基因)融合,产生 TFE3-ASPSCR1 融合性基因[122],可通过 FISH[123] 或 RT-PCR 检测[124]。在一部分发生于儿童和青

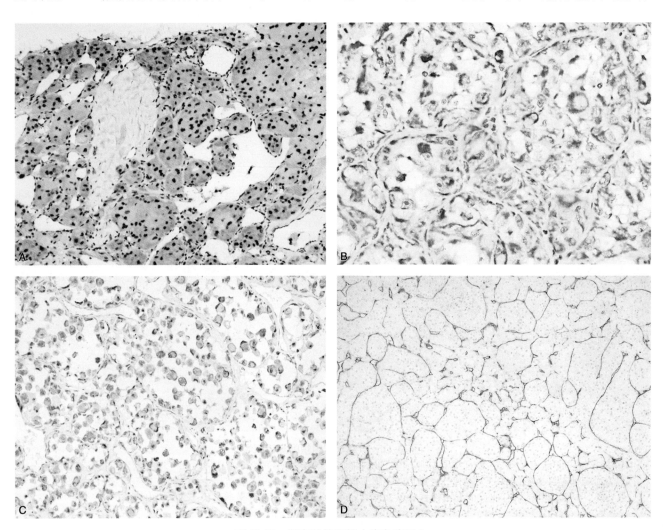

图 23-22 腺泡状软组织肉瘤免疫组化
A. TFE3 标记;B. MyoD1 标记;C. desmin 标记;D. CD34 标记显示腺泡状结构

表 23-2　TFE3 易位相关性肿瘤及其易混淆的肿瘤

	TFE3	Cathepsin K
腺泡状软组织肉瘤	+	+
TFE3 易位相关性肾癌	+	-
TFE3 易位相关性上皮样血管内皮瘤	+	
PEComa	+	+
颗粒细胞瘤	+	+
软组织透明细胞肉瘤	-	+/-
恶性黑色素瘤	-	+

少年的肾细胞癌中也可检测出该融合性基因的 mR-NA[125]，但 ASPS 中 t(X;17) 仅涉及 17q 末端的一个拷贝的丢失和 Xp 的获得，是一种非平衡的易位，不同于儿童肾癌的平衡性易位。Saito 等人[126] 的研究提示 *hMSH2/hM-LH1* 的 DNA 错义性修复可能在腺泡状软组织肉瘤抑制基因的失活中起到了重要的作用。除 t(X;17) 外，CGH 研究显示，ASPS 还具有 1q、8q 和 12q 的获得等异常[127]。ASPS 中的 *TFE3* 相关融合基因可能激活间质-上皮转化因子(MET)受体酪氨酸激酶通路，故诊断 ASPS 的靶向治疗可能涉及 MET 信号通路[128]。

【鉴别诊断】

1. 副神经节瘤　发生于头颈部和腹腔的 ASPS 有时可与副神经节瘤相混淆，特别是在作术中冰冻切片诊断时，因两者均可显示"器官"样或腺泡状排列结构。与副节瘤的鉴别诊断除明确肿瘤发生的具体部位外，免疫标记有很大帮助。副节瘤是一种内分泌肿瘤，故肿瘤内的主细胞表达 CgA、Syn、NSE 和 CD56 等神经内分泌性标记，支持细胞表达 S-100，而 TFE3 和 MyoD1 等标记均为阴性，肿瘤内也检测不到 *TFE3* 或 *ASPL*

基因相关易位。

2. 转移性肾细胞癌　患者有肾癌的临床表现，影像学检查示肾脏内有占位性病变，免疫标记显示瘤细胞表达 AE1/AE3 和 EMA 等上皮性标记，并表达 CD10、PAX2、PAX8 和碳酸酐酶 9(carbonic anhydrase Ⅸ,CA9)。

3. PEComa　瘤细胞也可呈巢状或器官样排列，但瘤细胞表达 HMB45 和 PNL，部分病例也可表达 TFE3 和 Cathepsin K，故需特别小心。

【治疗】

局部根治性切除，对发生转移的病例也应给予包括手术在内的积极性治疗。放疗和化疗的效果均不肯定。近有采用靶向药物苏尼替尼(苏坦,sunitinib-sutent) 治疗者，机制上可能涉及 PDGFR、VEGFR 和 RET[129]。PDL1 抑制剂是否对 ASPS 有效，有待于临床实验。

【预后】

肿瘤生长相对较为缓慢，对发生于局部的孤立性病灶进行广泛性切除后很少复发，但肿瘤容易发生早期转移，并先于原发性肿瘤而成为首发症状。一组麻省总院的报道显示，就诊时 43% 的患者已有转移灶[130]。也有少数病例在原发病灶切除数十年后才出现转移灶，如 Lillehei 等[131] 报道的 1 例 ASPS 在术后 33 年出现脑转移。ASPS 总的复发率为 18.6%，转移率为 75.8%，常见的转移部位为肺(图 23-23)，其次为脑、肝、皮肤、乳腺、胰腺和纵隔等处，而转移至淋巴结者较为少见。美国纽约纪念医院的病例报道显示[132]，5 年生存率为 45.9% ~ 60%，10 年生存率为 38%，20 年生存率降为 15%。病灶局限者(无转移)5 年生存率为 71% ~ 82%，转移者为 20% ~ 27%[130]。患者年龄偏大和肿块体积较大，发生转移的危险度较高;患者为婴幼儿和儿童，肿块直径小于 5cm，预后相对较好[133]。儿童 5 年生存率可达 83%[134]。组织学形态对判断预后价值不大，但有作者认为发生于婴幼儿和儿童的实体型 ASPS 预后较好，而瘤细胞具有明显的异型性及可见较多核分裂象者预后较差。

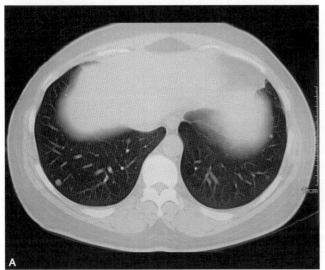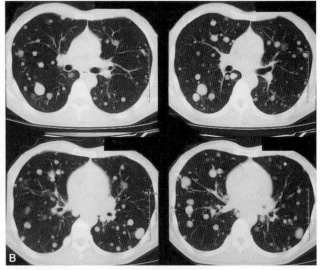

图 23-23　腺泡状软组织肉瘤肺转移
A. 双肺散在转移性结节;B. 双肺弥漫转移性结节

第三节　上皮样肉瘤

上皮样肉瘤（epithelioid sarcoma，ES）是一种瘤细胞分化方向尚不明确的恶性肿瘤，早先的病例曾被诊断为"滑膜肉瘤"、"腱鞘大细胞肉瘤"和"腱鞘肉瘤"等[135,136]。1970年Enzinger[137]对其临床病理学特征和生物学行为进行了详细的描述，起初曾命名为嗜酸性筋膜肉瘤（acidophilic fascial sarcoma），后正式命名为上皮样肉瘤。上皮样肉瘤是 Enzinger 最著名的成就之一，Richard 和 Reed 曾将其冠之以"Franzoma"[138]。上皮样肉瘤比较少见，在软组织肉瘤中所占的比例不到5%。临床上，上皮样肉瘤易被误诊为溃疡和脓肿，病理上则易被误诊为肉芽肿、类风湿结节和鳞状细胞癌等各种良性和恶性病变。

【ICD-O 编码】

8804/3

【临床表现】

临床上可分为经典型和近端型两种亚型。

1. 经典型上皮样肉瘤（classic type）　多发生于10~40岁[139,140]，中位年龄为26~28岁，偶可发生于儿童和老年人，但极为少见[141,142]。男性多见，男：女为2：1。肿瘤好发于手指、手掌、腕部、前臂伸侧面和肘部（图23-24A，B），其次为膝、小腿胫前区、踝、足底和趾（图23-24C）[143,144]，部分病例位于大腿、躯干、腹股沟和头颈部（包括头皮、舌和唇等处）（图23-24D）[145,146]。20%~25%的病例有外伤史。肿瘤多发生于浅表真皮或皮下，部分病例位于肢体深部软组织内，可沿着神经或筋膜。位于真皮者肿瘤常浸润表皮形成溃疡，临床上常被误诊为"硬结性溃疡"、"流脓性脓肿"和"感染性疣"等，久治不愈。位于皮下者呈骨痂样或木质样。位于深部者，体积多较大，并常与腱、腱鞘或筋膜结构紧密相连，表现为周界不清的硬结或多结节状肿块。术前病程平均为1.5~2年，可长达数年，最长者可达25年[139]。

2. 近端型上皮样肉瘤（proximal type）　由 Guillou 等于1997年首先报道[147]，患者的平均年龄（40岁）和中位年龄（35.5岁）均较经典型者大，年龄范围为13~80岁，男性略多见。多发生于盆腔、会阴肛旁区、腹股沟、耻骨区、外生殖区（包括阴茎、阴囊和外阴）、臀部、大腿和腋窝，以及肩部、腰部、背部和胸壁等部位[148-151]。临床上主要表现为软组织深部肿

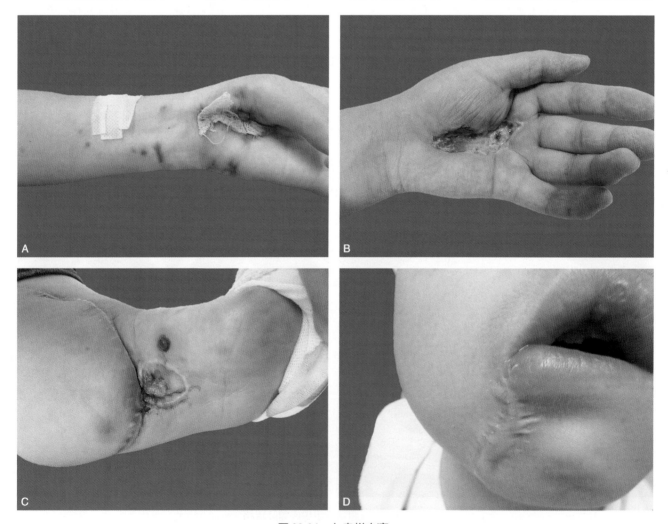

图 23-24　上皮样肉瘤
A. 前臂皮下多个小结节；B. 手掌部溃疡经久不愈；C. 足底肿块复发；D. 唇部肿块复发

块,与其他类型的软组织肉瘤并无明显不同。

2008—2016 年间复旦大学附属肿瘤医院病理科诊断经典型上皮样肉瘤 204 例,其中男性 125 例,女性 79 例,男:女为 1.6:1,平均年龄和中位年龄分别为 37.6 岁和 36 岁,年龄范围为 4 岁 6 个月至 82 岁(图 23-25)。肿瘤主要发生于手(包括手指、手掌、大鱼际和手腕)、前臂和大腿,其次为头皮/头颈、小腿、腹股沟、上臂、足和臀部,少数病例可发生于唇、舌和阴茎等处(图 23-26)。

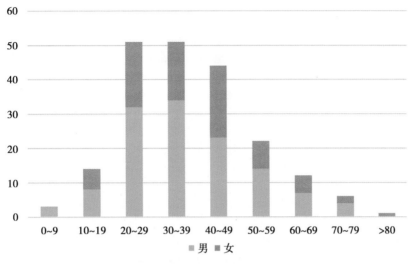

图 23-25　204 例经典型上皮样肉瘤的年龄和性别分布

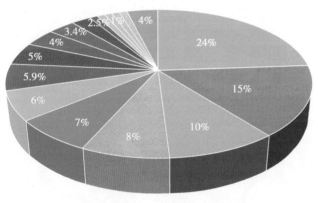

图 23-26　204 例经典型上皮样肉瘤的部位分布

近端型上皮样肉瘤 55 例,男性 30 例,女性 25 例,男:女为 1.2:1,平均年龄和中位年龄均为 41 岁,年龄范围为 19~64 岁(图 23-27)。肿瘤主要发生于外阴(包括阴阜、阴唇和耻骨联合)、会阴和肛周,部分病例位于大腿根部、腹股沟和臀部,少数病例位于阴囊、阴茎、盆腔、阴道壁和腹膜后等处(图 23-28)。需注意的是,近端型上皮样肉瘤的诊断不是因为肿瘤位于近端部位而诊断,主要是依据镜下瘤细胞形态特点,结合肿瘤发生部位。近端部位也可发生经典型的上皮样肉瘤。

【影像学】

无特异性,文献上的报道也不多。影像学检查的主要目的是了解病变范围、周围软组织受累情况以及术后复查的评价(图 23-29A~D)。近端型上皮样肉瘤常表现为会阴、肛旁

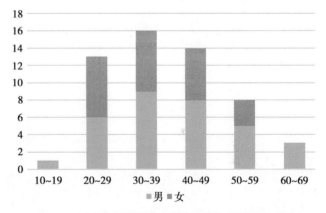

图 23-27　55 例近端型上皮样肉瘤的年龄和性别分布

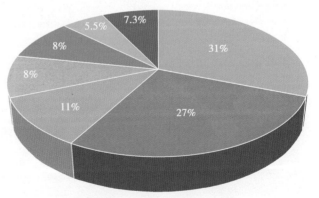

图 23-28　55 例近端型上皮样肉瘤的部位分布

或外阴皮下或深部软组织内结节状肿块,可伴有淋巴结转移(图 23-29E,F)[152]。

【大体形态】

结节直径 0.5~5.0cm,切面呈灰白色或灰褐色,可伴有出血坏死(图 23-30A、B)。近端型上皮样肉瘤与其他类型的肉瘤相似,常为灰白色结节状肿块(图 23-30C),直径

1~20cm,平均为 7.8cm,部分病例的切面可见出血和坏死。

【组织形态】

主要分为经典型(classic type)和近端型(proximal type)两种亚型。Mirra 等人于 1992 年描述的纤维瘤样型上皮样肉瘤[153]在临床表现和镜下形态上与新近报道的假肌源性血管

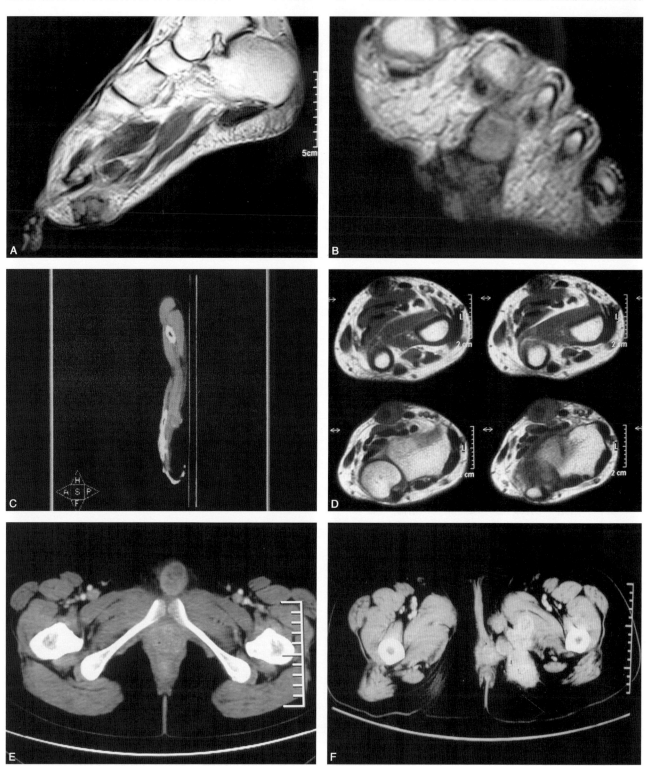

图 23-29　上皮样肉瘤影像学
A、B. 足底肿块;C、D. 前臂肿块;E. 阴阜下肿块;F. 会阴肿块

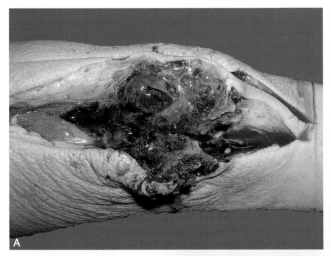
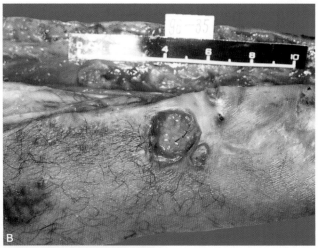
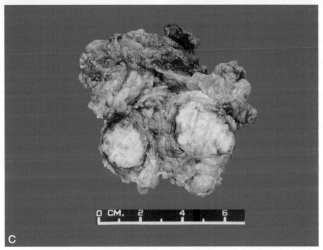

图 23-30　上皮样肉瘤
A、B. 小腿皮下多个结节,伴有出血坏死;C. 会阴部灰白色结节

内皮瘤(上皮样肉瘤样血管内皮瘤)相近,虽未经免疫组化检测证实(可能受当时的条件限制,尚无 CD31 和 ERG 标记),但推测为同一类型病变[154,155]。

1. 经典型　低倍镜下,肿瘤位于真皮内,瘤细胞呈结节状或花环样(garland pattern)排列,结节由胶原纤维围绕,结节中央常伴有坏死(图 23-31A ~ C),类似肉芽肿,可被误认为类风湿结节或环状肉芽肿,多个结节可融合呈地图状。部分病例中,结节中央也可为玻璃样变性的胶原组织(图 23-31D ~ G)。肿瘤由两种类型的瘤细胞混合组成,一种为上皮样细胞,呈多边形、卵圆形或胖梭形,胞质丰富,深嗜伊红色,是形成肿瘤性结节的主要成分(图 23-31H ~ K),另一种为梭形细胞,多位于周边,与上皮样细胞在形态上有移行(图 23-31L,M)。当肿瘤主要由梭形细胞组成时,可被误诊为其他类型的肿瘤[156],特别是纤维性肿瘤(图 23-31N,O),但局部区域瘤细胞显示上皮样形态特点(图 23-31P)。部分病例内,瘤细胞可呈小巢状或片状分布,或呈条索状夹杂在纤维组织或胶原纤维之间,瘤细胞的核仅显示轻度异型性,染色质呈空泡状,可见小核仁(图 23-31Q),核分裂象通常较少,多<5 个/10HPF,可被误诊为良性肿瘤。少数情况下,间质可伴有黏液样变性(图 23-

31R,S)[157]。另在约 10% ~ 20% 的病例中可见钙化或骨化。神经旁和血管旁常见瘤细胞浸润(图 23-31T)。瘤细胞结节中央可伴有明显的出血和囊性变,镜下呈扩张的血管样,可被误诊为血管肉瘤或上皮样血管肉瘤(图 23-31U ~ X)[158],也称血管瘤样型(angiomatoid variant)。少数病例内,可见破骨样多核巨细胞(图 23-31Y,Z)。肿瘤的周边常见慢性炎症细胞浸润。

2. 近端型　在镜下常呈多结节性的生长方式,也可呈巢状或片状,常伴有坏死(图 23-32A ~ F)。肿瘤由大圆形的上皮样细胞组成,细胞有明显的异型性,染色质呈空泡状,可见明显核仁。部分区域内,瘤细胞呈横纹肌样形态(rhabdoid-like feature)(图 23-32G,H)。当肿瘤内的瘤细胞以横纹样细胞为主时,与恶性肾外横纹肌样瘤难以区分[151,159-161],故本型也可理解为具有横纹肌样形态的上皮样肉瘤。在一部分病例中,也可以见到梭形细胞区域。部分病例的间质可伴有黏液样变性。

【免疫组化】

瘤细胞表达 AE1/AE3、CAM5.2、CK19、EMA 和 vimentin(图 23-33A ~ F),50% ~ 70% 的病例尚表达 CD34(图 23-33G ~ J)[162],偶可表达 MSA、α-SMA、S-100 蛋白、NSE 和 D2-

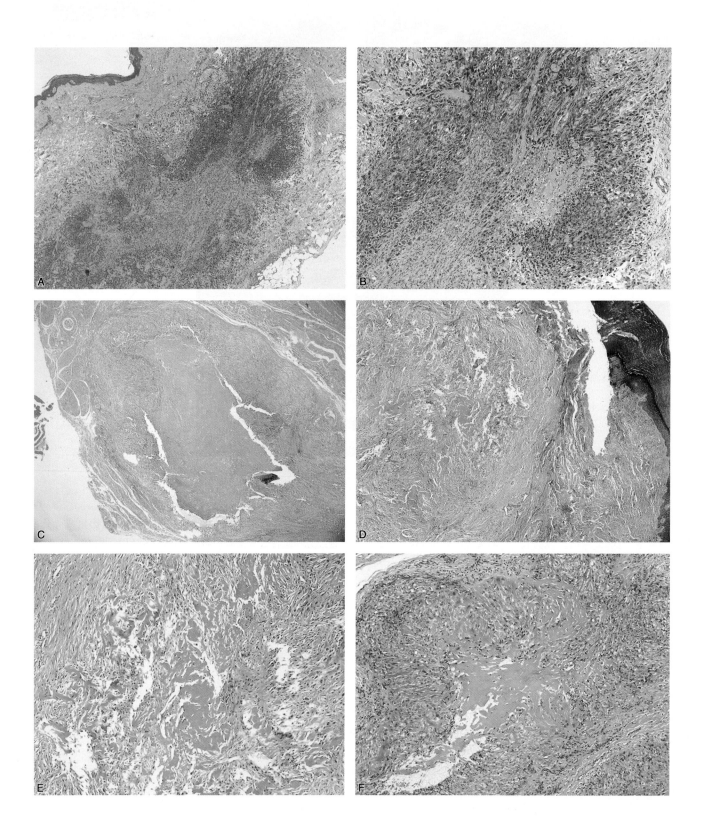

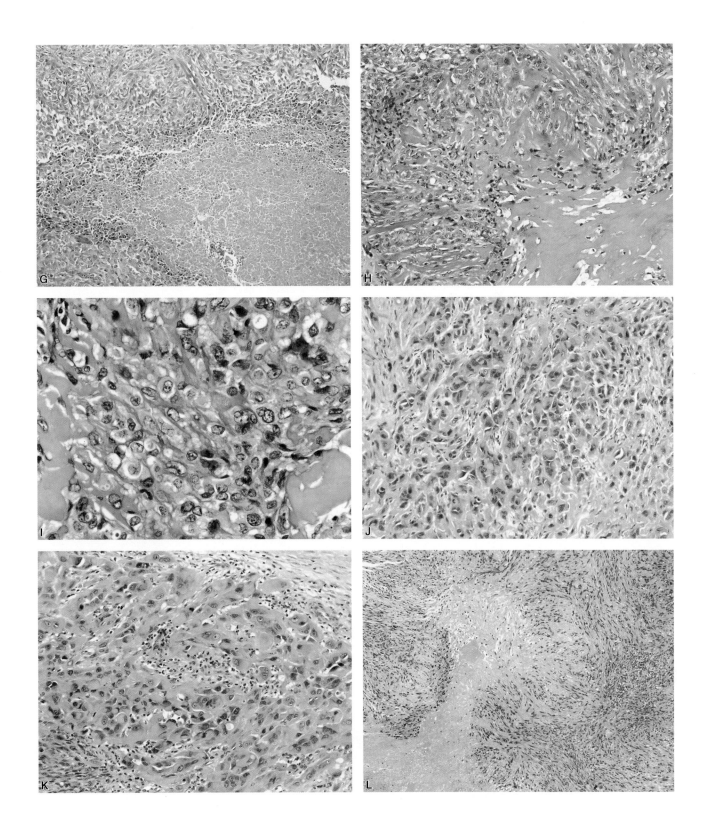

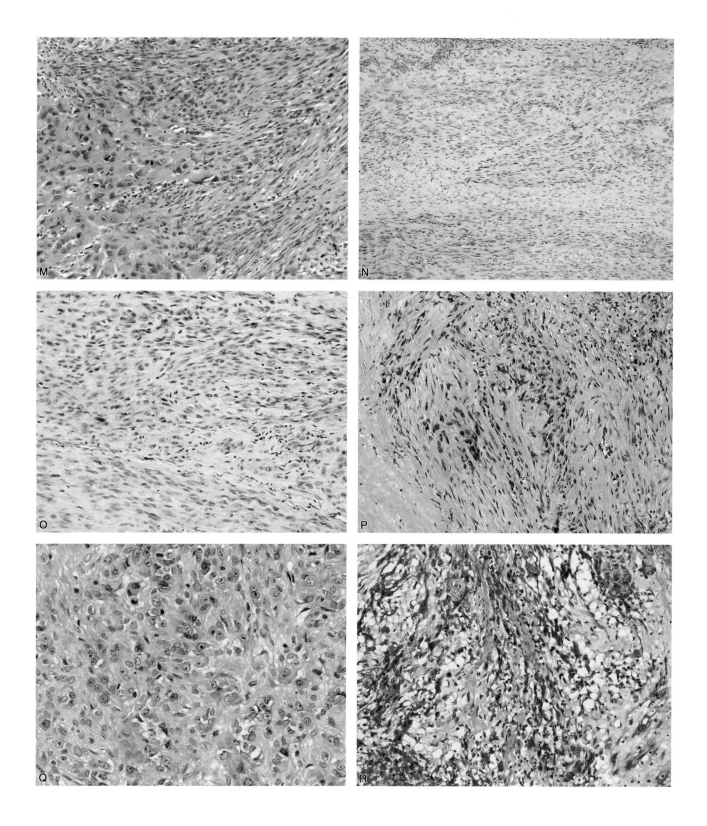

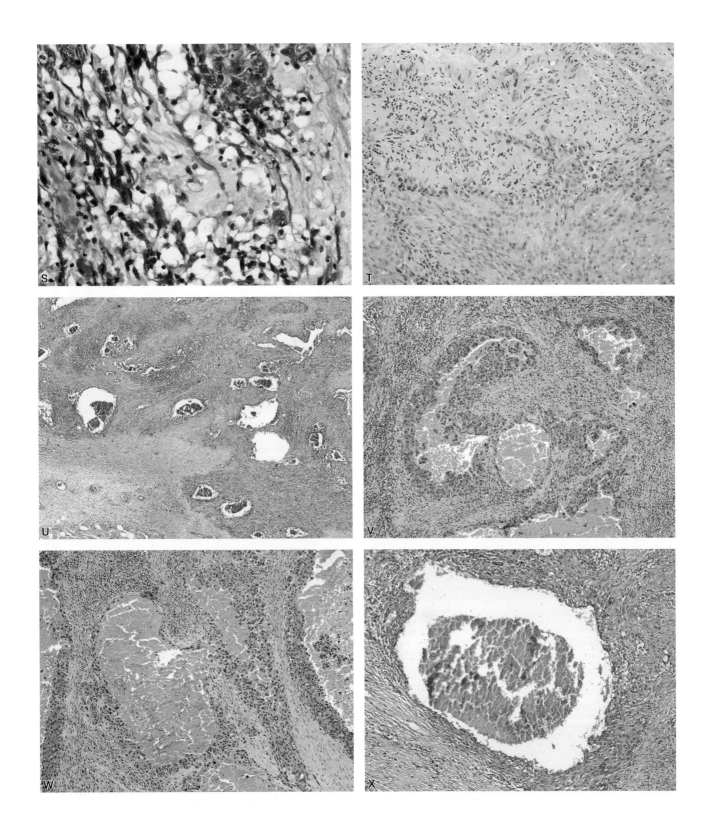

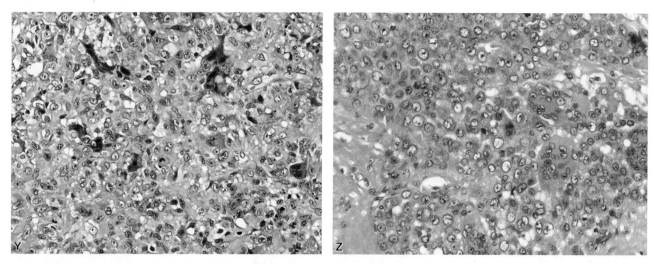

图 23-31 上皮样肉瘤组织学

A ~ C. 瘤细胞呈结节状或花环样排列,中央为坏死灶;D ~ F. 结节中央为胶原化;H ~ K. 结节周边瘤细胞常呈上皮样;L、M. 肿瘤内还含有梭形细胞成分,与上皮样细胞之间可有移行;N、O. 梭形细胞成分为主时可被误诊为其他类型肿瘤,特别是纤维性肿瘤;P. 部分瘤细胞仍显示上皮样形态特点;Q. 瘤细胞异型性不明显时可被误诊为良性肿瘤;R、S. 部分上皮样肉瘤的间质可伴有明显的黏液样变性;T. 发生于神经周的上皮样肉瘤侵犯神经束;U ~ X. 结节中央可伴有明显的出血和囊性变,可被误诊为血管肉瘤;Y、Z. 部分上皮样肉瘤内可见多核巨细胞

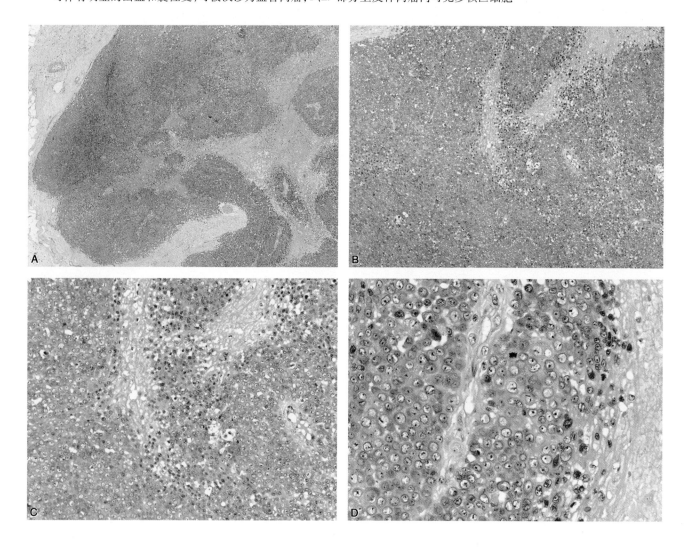

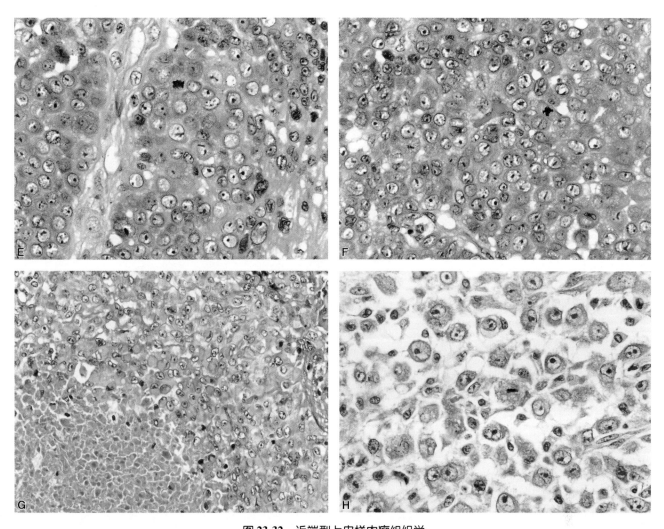

图 23-32 近端型上皮样肉瘤组织学

A、B. 瘤细胞呈结节状或片状分布,常伴有坏死;C～F. 肿瘤由圆形上皮样细胞组成,染色质呈空泡状,可见明显核仁,可见核分裂象包括病理性;G、H. 瘤细胞可呈横纹肌样形态

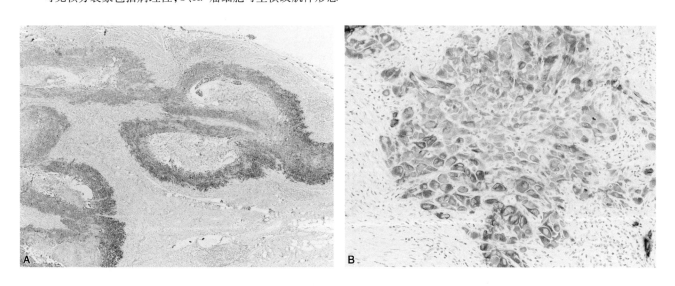

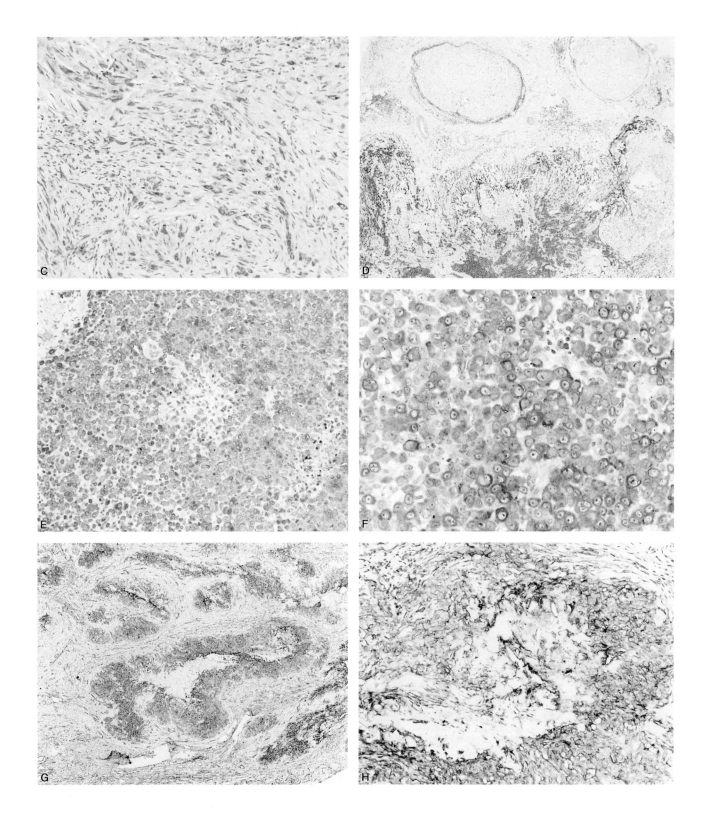

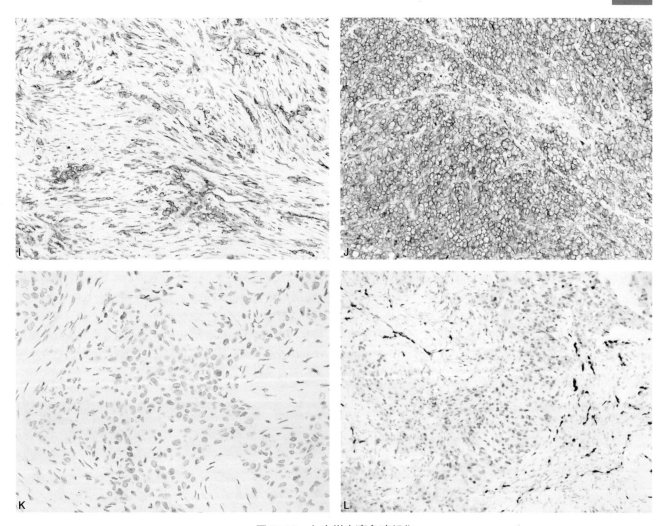

图 23-33　上皮样肉瘤免疫组化

A. 低倍镜下肿瘤性结节表达 AE1/AE3；B. 经典型上皮样瘤细胞 AE1/AE3 标记；C. 经典型梭形瘤细胞 AE1/AE3 标记；D. EMA 标记示神经旁浸润；E. 近端型 AE1/AE3 标记；F. 近端型 EMA 标记；G、H. 经典型肿瘤性结节 CD34 标记；I. 经典型内散在的瘤细胞 CD34 标记；J. 近端型 CD34 标记；K. INI1 表达缺失；L. ERG 标记

40。新近报道显示,瘤细胞还可表达 CK7(～20%)、CK14(～48%,灶性)、g-catenin(～47%)、CK5/6(～30%,灶性)、cal-retinin(～20%,灶性)和 P63(～15%,灶性)[163]。一般不表达 CK20、CK5/6、desmin、NF、CEA 和 CD31。与其他上皮性肿瘤不同的是,上皮样肉瘤不表达 E-cadherin,但可表达 V-cad-herin[164]。上皮样肉瘤也不表达 SMARCB1 基因产物(hSNF5,INI1)(图 23-33K),属 SMARCB1 缺陷型肿瘤之一,有助于与其他类型软组织肉瘤鉴别诊断[165]。新近文献报道显示,上皮样肉瘤可弱阳性表达 ERG 和 Fli1(图 23-33L)[166],不可因此而将其误诊为血管肿瘤。

【超微结构】

显示从上皮样的细胞至纤维母细胞/肌纤维母细胞样的间质性细胞分化。上皮样细胞分化表现为细胞之间可见质粒样连接,细胞表面可见微绒毛,肌纤维母细胞性分化表现为胞质内可见张力丝(tonofilaments)[167]。

【细胞遗传学】

无特异性异常,5 例显示 8p-/i(8)(q10),4 例显示-4、+7/+7p、-9/9p-或 9q-、-13、-16/16p-或 16q-、-18/18p-及+20,3 例显示 1p-、7q-、+8q 和-22/22q-[168],1 例显示 t(8;22)(q22;q11)[169],1 例显示 t(18;22)(q11;p11.2)[170]。近端型上皮样肉瘤的异常包括 i(8q)、5q32-qter、12q24-qter、22q 获得和 t(10;22)等[171-173]。FISH 检测显示 SMARCB1 缺失[174]。

【鉴别诊断】

1. 炎性肉芽肿　由多少不等的组织细胞、多核巨细胞和炎症细胞组成,组织细胞和多核巨细胞无异型性,表达 KP-1,不表达 AE1/AE3、EMA 和 CD34。

2. 恶性黑色素瘤　瘤细胞表达 S-100 和 HMB45,而 CK 和 EMA 多为阴性。

3. 上皮样血管肉瘤　皮样肉瘤伴有出血及囊性变时,容易与本病相混淆,因两者均可表达 CD34,且上皮样肉瘤可弱阳性表达 ERG 和 FLI1,但上皮样血管肉瘤除 CD34 以外尚表达 CD31。

4. 恶性横纹肌样瘤　有时难以与近端型上皮样肉瘤区别,多数病例可能是具有横纹样形态的上皮样肉瘤。新近文献报道显示,联合采用 ERG 和 SALL4 对两者的鉴别有一定的帮助[175]。

5. 滑膜肉瘤　多发生于大关节附近,较少累及皮肤及形成溃疡。多数肿瘤内可见到或多或少的双相性分化,如腺腔结构等。与上皮样肉瘤不同的是,滑膜肉瘤 CK7 标记多阳性,而 CD34 为阴性。另一方面,细胞和分子遗传学显示滑膜肉瘤具有特异性的 t(X;18)和 SS18-SSX1/2 融合性基因。

6. 鳞状细胞癌　常可见到鳞状细胞癌的特征,如细胞角化和细胞间桥等。有时可见到癌组织与表皮之间有延续性,或溃疡周边的鳞状上皮也有异型性。癌细胞表达 CK,但 vimentin 和 CD34 多为阴性。P63、CK5/6 和 INI1 对上皮样肉瘤和浸润性鳞癌的鉴别诊断也有一定的价值,与上皮样肉瘤相比,P63 和 CK5/6 在鳞状细胞癌中的表达更高。

7. 假肌源性血管内皮瘤(上皮样肉瘤样血管内皮瘤)　在临床表现上与上皮样肉瘤相似,好发于青年男性的肢体远端,并常呈多灶性,可累及皮肤、皮下和肌肉多个组织平面,并可累及骨膜。镜下由成片或条束状的胖梭形细胞至多边形上皮样组成,局部可呈席纹状排列。瘤细胞的胞质呈嗜伊红色,可类似横纹肌母细胞。多数病例内,核分裂象罕见,也无肿瘤性坏死,但间质内可见较多的中性粒细胞浸润,可形成炎性液化性坏死。免疫组化标记显示,瘤细胞表达 AE1/AE3,但不表达 EMA 和其他的光谱 CK,此外表达 CD31、ERG 和 Fli1 等内皮性标记,而 CD34 通常为阴性。与上皮样肉瘤不同的是,假肌源性血管内皮瘤中的瘤细胞表达 INI1(无缺失)。假肌源性血管内皮瘤属中间性肿瘤,以局部复发为主,极少数病例可发生区域或远处转移。

【治疗】

对本病宜采取局部根治性切除和区域淋巴结清扫,必要时行截指、截趾或截肢术,术后可辅以放疗和(或)化疗[176],但效果不肯定。

【预后】

局部复发率为 34% ~77%,远处转移率为 45%,死亡率为 32%[177]。最常见的转移部位区域淋巴结(34%)(图 23-34)和肺(51%),其他少见的部位包括皮肤(特别是头皮)、中枢神经系统、骨和软组织。因部分患者是在多年以后才发生局部复发或远处转移,故临床上应注意长期随访。总的 5 年生存率为 60% ~80%,10 年生存率为 42% ~62%。预后不佳的因素包括:瘤细胞具明显的异型性,瘤细胞具横纹样形态,核分裂象多见,肿瘤侵犯血管或神经,首诊即出现区域淋巴结转移,男性患者(生存率为 64%,而女性患者为 78%),肿瘤位于肢体近端和躯干,肿瘤直径>5cm;肿瘤位于深部,已发生多次局部复发者[178]。

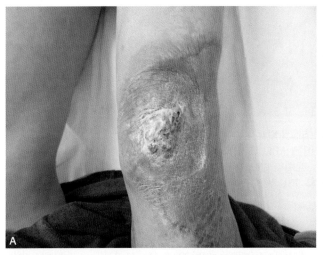

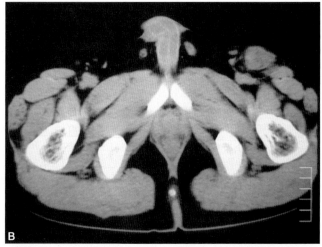

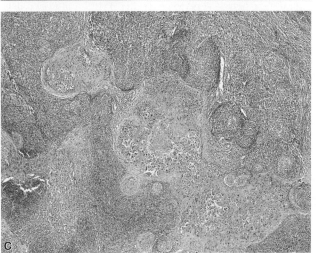

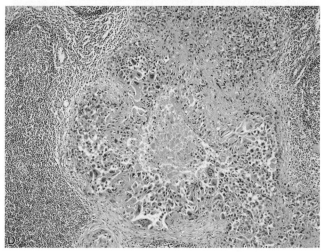

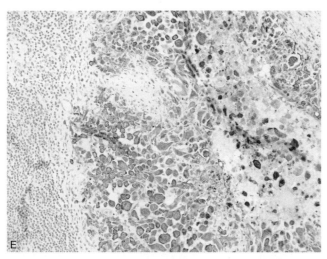

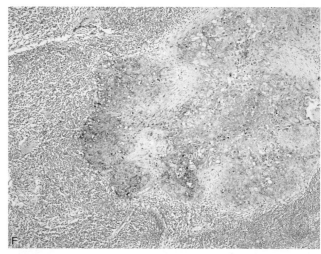

图 23-34 上皮样肉瘤

A. 膝部上皮样肉瘤复发;B. 转移至腹股沟淋巴结;C、D. 淋巴结内转移灶;E. AE1/AE3 标记;F. CD34 标记

第四节　肾外恶性横纹肌样瘤

肾外恶性横纹肌样瘤(extrarenal malignant rhabdoid tumor,E-MRT)是一种好发于婴幼儿和儿童的高度恶性小圆细胞肿瘤,由成片或成巢的圆形或多边形横纹样细胞(rhabdoid cell)组成,细胞遗传学检测显示位于 22 号染色体上的 INI1/SMARB1 基因丢失或突变。发生于中枢神经系统者又称为非典型性畸胎样/横纹肌样瘤(atypical teratoid/rhabdoid tumor)。

1978 年,Beckwith 和 Palmer[179] 在作 Wilms 瘤的大组报道时描述了 Wilms 瘤的一些新类型,包括间变性 Wilms 瘤、横纹肌肉瘤样 Wilms 瘤和透明细胞 Wilms 瘤。其中,横纹肌肉瘤样 Wilms 瘤即现在所说的恶性横纹肌样瘤,透明细胞 Wilms 瘤现命名为肾透明细胞肉瘤。最初报道的恶性横纹肌样瘤多集中在肾脏[180,181],随后发现肾外软组织、中枢神经系统和一些实质脏器也可发生[182-186],且不限于婴幼儿和儿童,偶可发生于成年人[187]。值得注意的是,横纹样形态可出现于多种类型的肿瘤中,如具有横纹样形态的滑膜肉瘤[188]、差分化癌[189]、恶性黑色素瘤[190]和间变性大细胞淋巴瘤[191]等等,也称为复合性横纹肌样瘤(composite rhabdoid tumor),故诊断肾外横纹样瘤的前提是必须除外具有横纹肌样形态的其他类型肿瘤[192,193],但其中不乏一些肿瘤表现出与 E-MRT 相同的遗传学异常,故可能属于同一瘤谱,即 SMARCB1(INI1)缺陷性肿瘤〔SMARCB1(INI1)-deficient neoplasia〕[194]。肾外恶性横纹肌样瘤非常少见,在软组织肉瘤中所占的比例低于 1%。

【ICD-O 编码】

8963/3

【临床表现】

与发生于肾内的恶性横纹肌样瘤相比,发生于肾外者年龄范围较广,可发生于成年人,但仍以婴幼儿和儿童最多见。年龄从 6 个月至 19 岁不等,无明显性别差异。

肾外恶性横纹肌样瘤多发生于深部软组织,特别是骶前、椎体旁、颈部和腹盆腔,也可发生于四肢(尤其是大腿和上臂)(图 23-35),偶可发生于皮肤、心脏、胃肠道、肝和泌尿生殖

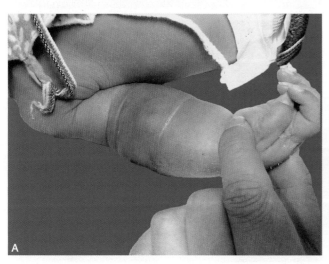

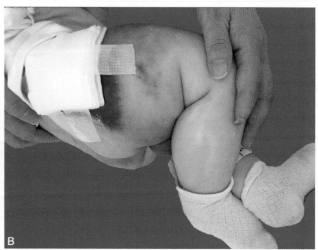

图 23-35 婴儿肾外恶性横纹肌样瘤

A. 右前臂巨大肿块;B. 右侧臀部巨大肿块

道[195-204]。部分病例为先天性或具有家族史[202]。

临床上表现为生长迅速的肿块,就诊时体积常较大,部分病例可伴有皮肤多发性病灶。

【影像学】

文献上的报道也非常少,MRI 的 T_1WI 表现为非特异性的低信号强度,T_2WI 表现为异质性高信号强度,可伴有异质性增强(图 23-36)。PET-CT 在临床分期和疗效评价等方面有一定的帮助[205]。

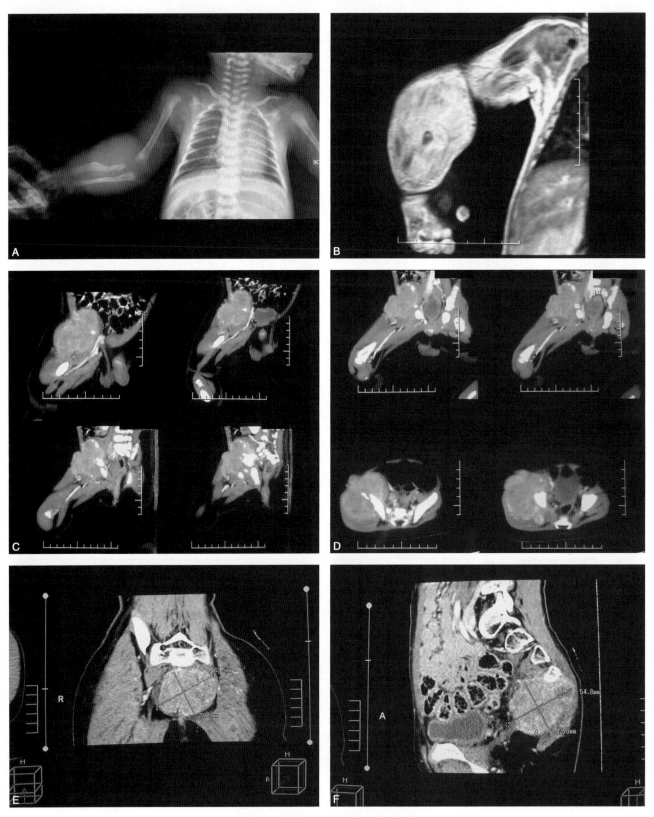

图 23-36　肾外恶性横纹肌样瘤影像学
A、B. 右前臂;C、D. 右大腿根部;E、F. 骶尾部

【大体形态】

结节状或不规则形肿块,无包膜,质软,直径 5～10cm,切面呈灰白色或灰褐色,常伴有出血和坏死。

【组织形态】

与发生于肾内的恶性横纹肌样瘤相似,由不相黏附的巢状或实性片状的大圆形或多边形横纹样细胞组成(图 23-37),其特点是瘤细胞核大,圆形、卵圆形或肾形,偏位,染色质呈空泡状,内含明显的大核仁,核分裂象易见(10 个/10HPF),胞质丰富,嗜伊红色,内含 PAS 阳性的球形毛玻璃样包涵体。部分病例可由分化原始的小圆细胞组成,或可含有梭形细胞成分。肿瘤内常见坏死。部分病例内的间质还可呈黏液样。

【免疫组化】

瘤细胞表达 AE1/AE3、CAM5.2、vimentin 和 EMA(图 23-38A～C),其中 vimentin 呈核旁球状染色[206],部分病例还可表达 CD99、Syn 和 NSE,或灶性表达 S-100 和 actins,但不表达 desmin 和 CD34。此外,还可表达 SALL4。新近报道显示,hSNF5/INI1 能有助于恶性横纹肌样瘤与其他类型的软组织肉

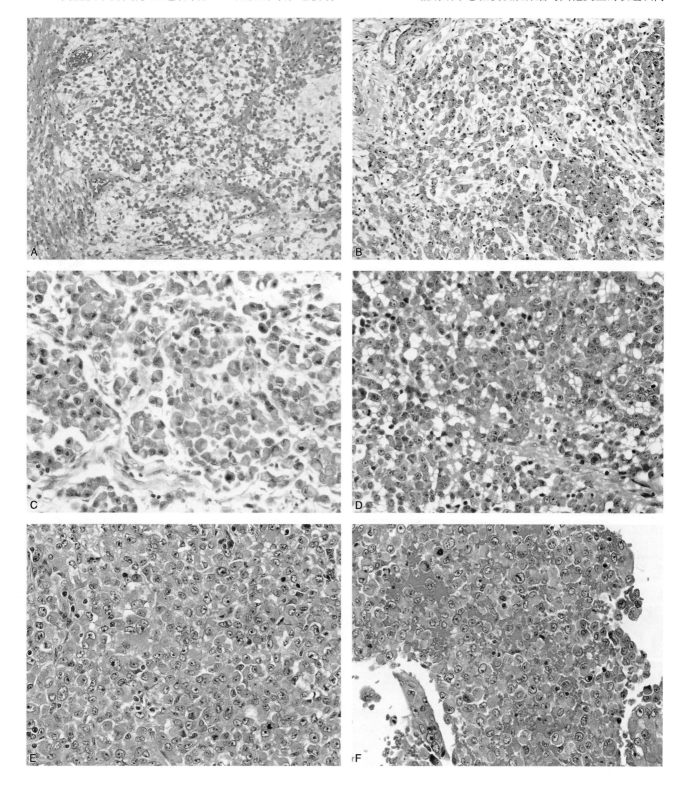

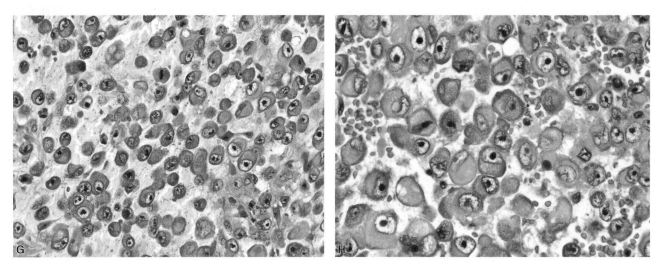

图 23-37 肾外恶性横纹肌样瘤组织学

A、B. 瘤细胞排列疏松（失黏附性），间质可呈黏液样；C ~ H. 横纹肌样细胞，胞核偏位，染色质空泡状，核仁明显，胞质嗜伊红色，可呈包涵体样

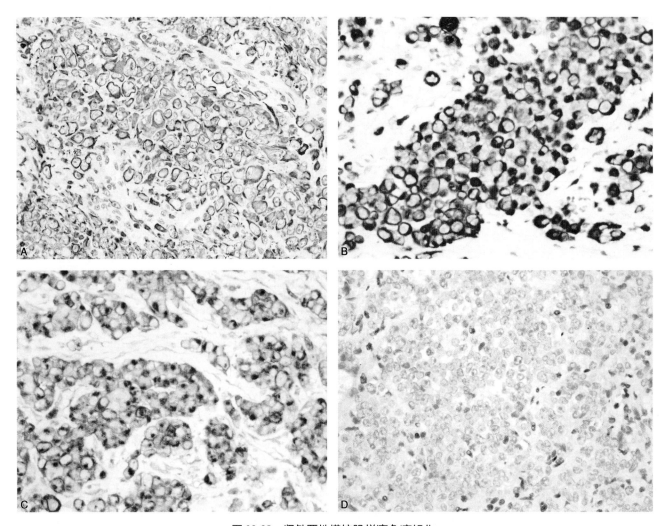

图 23-38 肾外恶性横纹肌样瘤免疫组化

A、B. AE1/AE3 标记，常呈核旁团块状染色；C. vimentin 标记，核旁球状染色；D. INI1 标记

瘤鉴别,恶性横纹肌样瘤 INI1 表达缺失(图 23-38D),而骨外尤因肉瘤、肾母细胞瘤、促结缔组织增生性小圆细胞肿瘤、透明细胞肉瘤、滑膜肉瘤、横纹肌肉瘤、上皮样血管肉瘤和未分化肉瘤等多种类型的软组织肿瘤均可表达 INI1[207]。

【超微结构】

瘤细胞多为分化较为原始的细胞,胞质内细胞器稀少。本瘤的特征性形态表现为核旁可见直径为 8~10nm 的中间丝团[206]。

【细胞遗传学】

80% 的病例显示 22q11.2-12.2 缺失[208,209],肿瘤抑制基因 SMARCB1(hSNF5/INI1)的突变可能在恶性横纹肌样瘤中的发生过程中起了一定的作用。

【鉴别诊断】

肾外恶性横纹肌样瘤的诊断必须是在除外具有横纹样细胞形态的各种肿瘤以后,这些肿瘤包括各种类型的癌(如肾细胞癌、膀胱尿路上皮细胞癌和肉瘤样癌、甲状腺滤泡性癌、肺癌、胃肠道癌、胸腺癌、胰腺神经内分泌癌、脉络丛癌、皮肤麦克尔细胞癌和阴茎癌等)、肾透明细胞肉瘤、恶性黑色素瘤、肌上皮癌、恶性间皮瘤、骨外黏液样软骨肉瘤、上皮样平滑肌肉瘤、横纹肌肉瘤、上皮样恶性周围神经鞘瘤、滑膜肉瘤、上皮样肉瘤、胃肠道间质瘤、神经母细胞瘤、脑膜瘤和间变性大细胞淋巴瘤等[210-229]。

近端型上皮样肉瘤和恶性横纹肌样瘤在镜下形态和免疫表现上有一定的重叠,免疫组化标记显示两者均有 INI1 缺失,但近端型上皮样肉瘤可表达 CD34 和 ERG,而恶性横纹肌样瘤多为阴性。

【治疗】

宜采取局部根治性切除,可辅以化疗和放疗,但效果不理想。

【预后】

肾外恶性横纹肌样瘤系高度恶性的软组织肉瘤,较早发生转移,病死率高,5 年生存率<15%。

第五节　促结缔组织增生性小圆细胞肿瘤

促结缔组织增生性小圆细胞肿瘤(desmoplastic small round cell tumor,DSRCT)是一种好发于青少年腹腔、盆腔内的高度恶性小圆细胞肿瘤,由 Gerald 和 Rosai[230] 于 1989 年首先描述,并于 1991 年正式命名[231]。DSRCT 由大小和形状不一的小圆细胞巢和大量增生的纤维结缔组织间质组成。DSRCT 中的瘤细胞显示多向性分化(polyphenotypic differentiation),可表达上皮性标记(AE1/AE3 和 EMA)、desmin(核旁点状染色)、神经内分泌标记(CD57 和 NSE 等)和 WT1,细胞遗传学上具有特异性的 t(11;22)(p13;q12)[232],并产生 EWSR1-WT1 融合性基因[233,234]。DSRC 非常见,在软组织肉瘤中所占的比例不到 1%。

【ICD-O 编码】

8806/3

【临床表现】

患者多为青少年和儿童,平均年龄为 22 岁,年龄范围为 3~52 岁,男性多见,男女之比约为 3~5∶1。

95% 以上的病例发生于腹腔和盆腔内[235-240],不足 5% 的病例发生于胸膜、睾丸旁、颅内、肝、肺、纵隔、卵巢、鼻旁窦和胰腺等处[241-245]。

临床上患者多以腹胀、腹部不适、腹痛和腹部包块就诊,常伴有便秘、排尿困难或脐疝等压迫性症状,少数患者可发生肠梗阻。部分患者可表现为急腹症,或因腹痛而不能直立行走。多数患者体重较患病前明显减轻,可有面色苍白和衰弱等重症表现。体检时,于患者的中下腹可触及明显的肿块,可有压痛。肿块周界不清,质地偏硬,活动度差。部分患者血清 CA-125 明显增高,经积极治疗后下降或恢复至正常。

复旦大学附属肿瘤医院 2004~2016 年间共诊断 60 例 DSRCT,其中男性 46 例,女性 14 例,男∶女为 3.3∶1。年龄范围为 2~50 岁,平均年龄为 28.7 岁,中位年龄为 28.5 岁,年龄在 15~35 岁间者占 74%(图 23-39)。除 4 例分别位于纵隔、胸腔、附睾和宫颈外,其余病例均发生于腹腔或盆腔内。

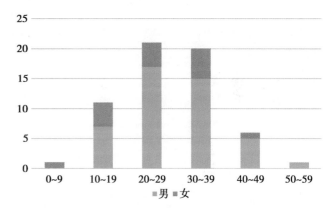

图 23-39　60 例促结缔组织增生性小圆细胞肿瘤的年龄和性别分布

【影像学】

B 超、CT 和 MRI 常显示盆腔或腹腔内体积较大的多结节状肿块(图 23-40)[246],多位于大网膜上或肠系膜上,而实质脏器并无明确的原发性病灶。多数病例为多灶性,部分病例也可表现为单个结节状病变。部分病例中,脊柱旁可见肿瘤累及。少数病例的腹膜呈弥漫性、结节状增厚,类似间皮瘤。肿块的中央常呈低衰减信号,提示为出血或坏死。部分病例中可见肝转移灶,少数病例还可伴有腹水。

【大体形态】

术中见大网膜或肠系膜上往往有一个灰白色的大肿块(图 23-41),多结节状或分叶状,外表光滑,质地坚实,常沿浆膜面向周围播散性生长,并在盆腔和腹膜上形成多个小的种植性结节,结节最大径可达 40cm,切面可见出血、囊性变或坏死灶。

【组织形态】

由大小不一、外形不规则的小圆细胞巢组成(图 23-42A~F),部分大的瘤细胞巢中央可见灶性坏死或伴有囊性变(图 23-42G)。巢内瘤细胞排列紧密,核呈圆形或卵圆形,深染,核仁不清,核分裂象易见,胞质稀少,胞界不清。瘤细胞巢之间及其周围为大量增生的致密纤维结缔组织,由增生的纤维母细胞和肌纤维母细胞组成,可伴有玻璃(透明)样变性(图 23-42H),有时可呈纤维黏液样(图 23-42I)。瘤细胞可排

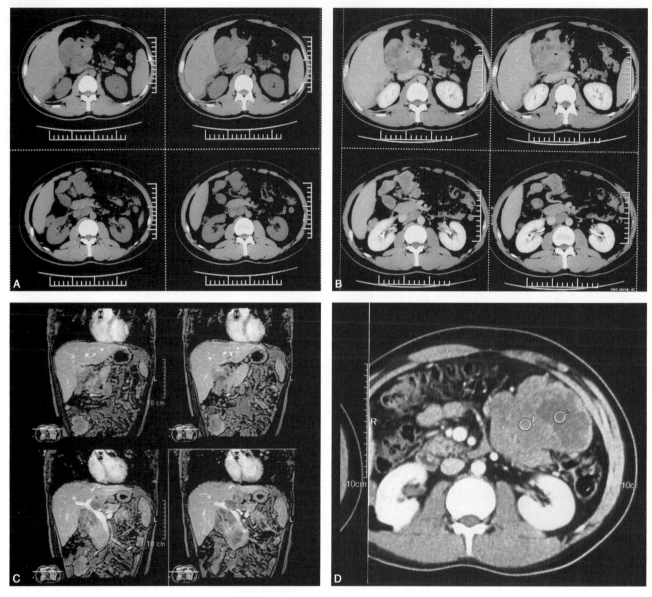

图 23-40 促结缔组织增生性小圆细胞肿瘤影像学

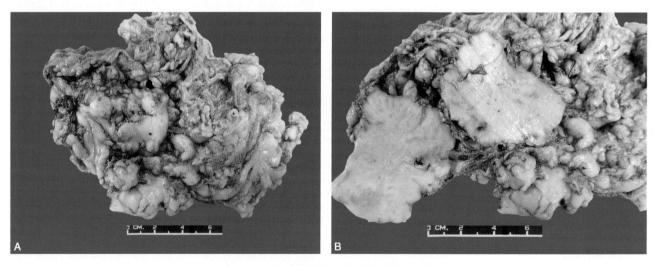

图 23-41 促结缔组织增生性小圆细胞肿瘤
大网膜上灰白色结节状肿块

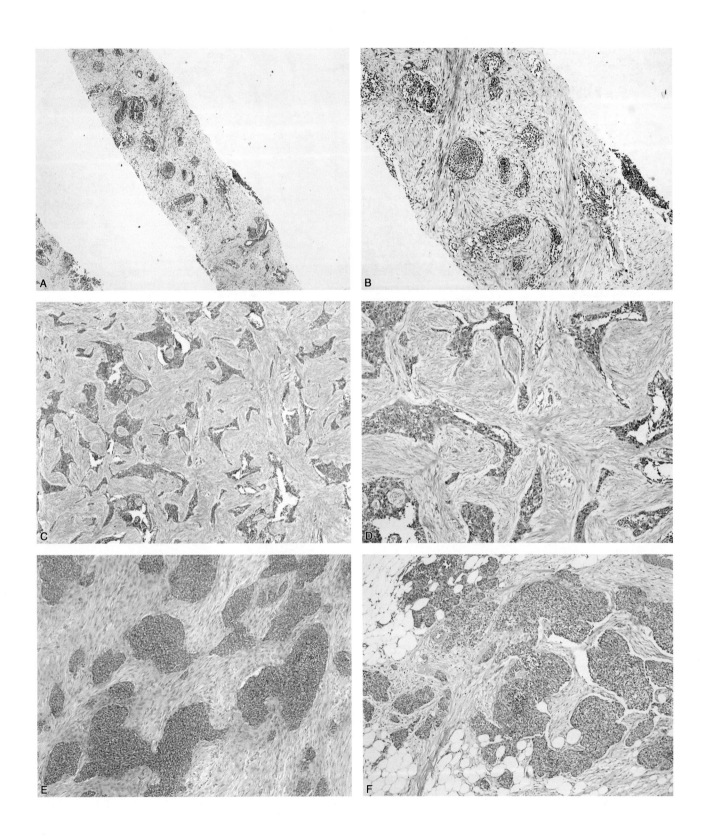

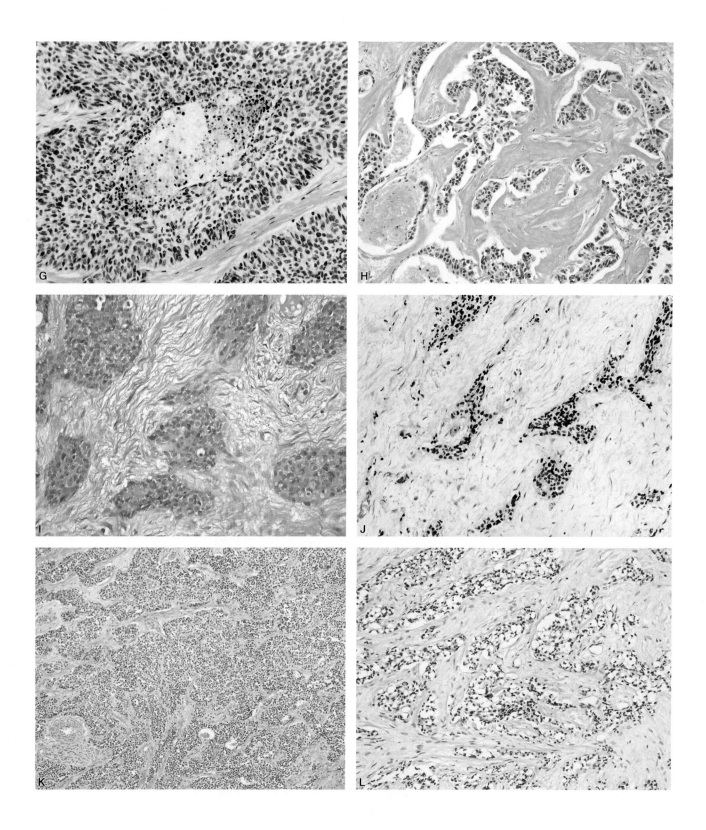

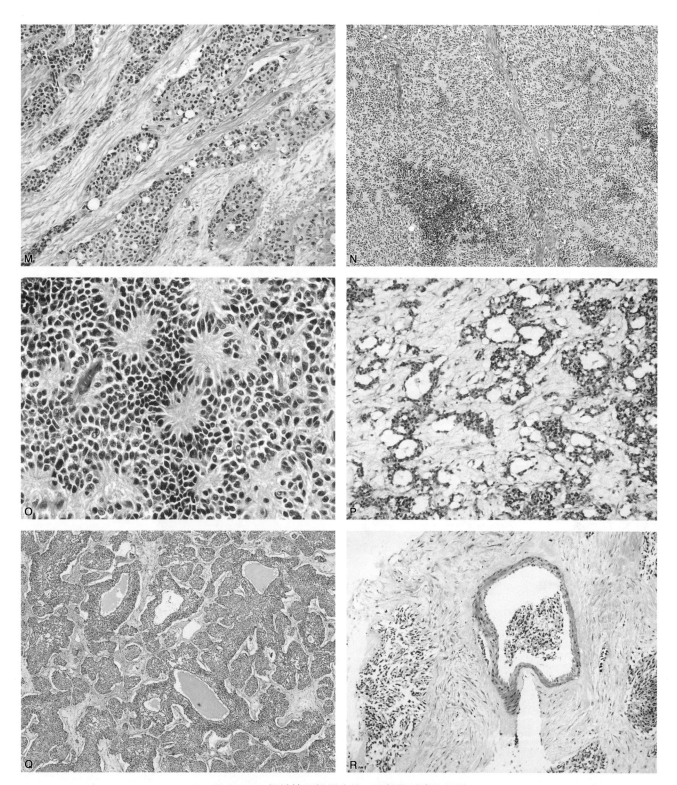

图 23-42　促结缔组织增生性小圆细胞肿瘤组织学

A、B. 空芯针穿刺活检,在纤维性间质内可见成巢的小圆细胞;C、D. 瘤细胞呈不规则形;E、F. 圆形或类圆形瘤细胞巢;G. 瘤细胞巢内可见坏死灶;H. 间质胶原化;I. 间质可呈纤维黏液样;J. 瘤细胞呈梁索状;K. 瘤细胞可呈大的巢状或片状;L. 瘤细胞呈透亮状;M. 部分瘤细胞呈印戒样;N、O. 瘤巢内可见 Homer-Wright 样菊形团;P. 瘤细胞巢内可有管腔样结构;Q. 可呈滤泡样;R. 血管内瘤栓

列成单排状、条索样或梁状,类似乳腺的浸润性小叶癌(图23-42J)。部分病例中,瘤细胞可呈实性片状分布(图23-42K),而纤维性间质不明显[247]。少数病例内还可出现一些形态变异[248],如瘤细胞呈透亮空泡状、印戒细胞样(图23-42L,M)或横纹肌样(rhabdoid-like),或瘤细胞呈梭形,有时巢内还可见Homer-Wright样菊形团(图23-42N,O),或可见管腔样结构

(图23-42P),或呈腺样囊性癌样,或呈滤泡样(图23-42Q)。个别病例中,瘤细胞可呈大细胞性[249]。在部分病例中,于血管内可见瘤栓(图23-42R)。肿瘤可转移至区域淋巴结。

【免疫组化】

瘤细胞显示多向性分化[250],但主要表达AE1/AE3、CAM5.2、EMA、desmin、vimentin和NSE(图23-43A~D),部分

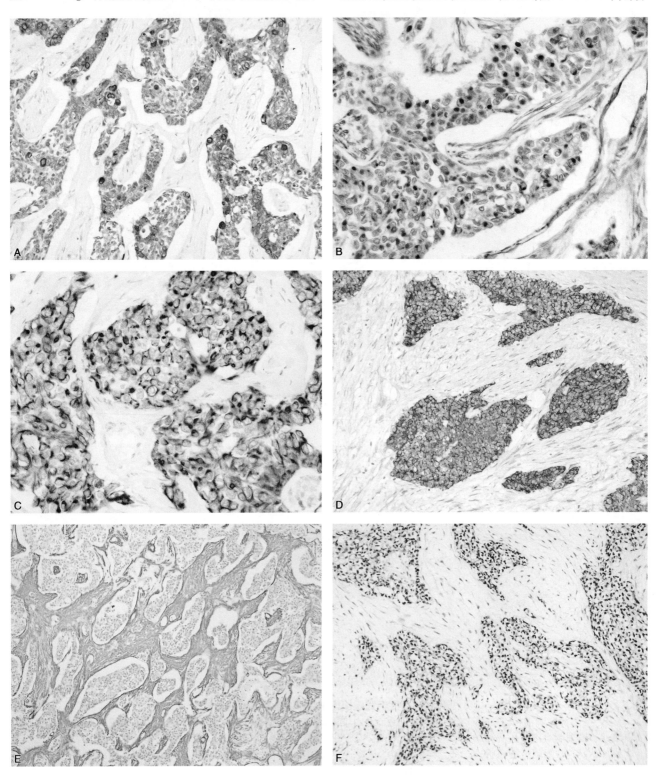

图23-43 促结缔组织增生性小圆细胞肿瘤免疫组化

A. AE1/AE3标记;B. desmin标记;C. vimentin标记;D. CAM5.2标记;E. α-SMA标记;F. WT1标记

病例还表达 CgA、Syn 和 Leu-7（CD57）等标记，其中 vimentin 和 desmin 为特征性的核旁点状染色，对细胞学涂片和组织学切片均具有诊断价值。间质内的肌纤维母细胞表达 a-SMA（图 23-43E）。根据 *WT1* 基因羧化末端研制的抗体 C-19，在与其他类型小圆细胞肿瘤特别是骨外尤因肉瘤的鉴别诊断中具有重要的作用（图 23-43F）[251]，但在少数横纹肌肉瘤中也有弱阳性表达（主要是胞质染色）。Rachfal 等人的新近报道显示，DSRCT 中的瘤细胞、纤维母细胞和血管内皮细胞均可表达结缔组织生长因子（connective tissue growth factor，CCN2）[252]。正常情况下，*CCN2* 基因的转录受到 *WT1* 基因的抑制，但在 DSRCT 中，*WT1* 基因抑制其他基因转录的功能失活，引起自分泌性（autocrine）和旁分泌性（paracrine）调节的瘤细胞增殖、间质生成和血管形成。DSRCT 中的瘤细胞不表达 CK20、CK5/6、thromboglobulin、myogenin 和 MyoD1。少数病例可不表达 CK，此时的诊断多需经 RT-PCR 或 FISH 加以证实[253]。

【超微结构】

瘤细胞紧密排列，并被一层薄的基底板所围绕，多数病例可见核旁漩涡状中间丝团[250]，对应于免疫组化中 vimentin 和 desmin 的核旁点状染色，表达神经内分泌标记的病例中还可见到致密核心颗粒。光镜下所见到的印戒样细胞，电镜下为胞质内空泡。间质内的梭形细胞显示纤维母细胞和肌纤维母细胞分化。

【细胞遗传学】

90% 以上的病例含有特异性的 t（11；22）（p13；q12）[254]（图 23-44），使位于 22q12 上的 *EWSR1* 基因（5'末端，断裂点多位于 7 号外显子，少数位于 8、9 和 10 号外显子）与位于 11p13 上的 *WT1*（3'末端，断裂点位于 7 号外显子，少数位于 8 号外显子）基因融合，融合性基因中含有 *EWSR1* 基因的最初 7 个外显子（编码潜在的转录调节区）和 *WT1* 基因的 8、9、10 号外显子（编码 DNA 结合域的最后三个锌-指）[255]（图 23-45）。

EWSR1 基因编码 656 个氨基酸的蛋白质，后者由与真核 RNA 多聚酶 II 同源的氨基末端区和与 RNA 结合区同源的羧化末端区组成。*EWSR1* 的功能不详，*EWSR1* 的融合产物起着

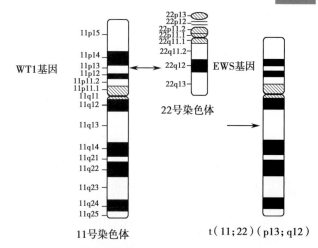

图 23-44　促结缔组织增生性小圆细胞肿瘤染色体易位图

转录激活子的作用，能转化 NIH3T3 细胞。

WT1 基因是一种肿瘤抑制性基因，在 Wilms 瘤的发生过程中起了重要的作用[256]。*WT1* 基因有 10 个外显子，转录约 3kb 的 mRNA，因外显子 5、9 的不同剪切方式而形成不同的转录体。大部分的剪切体在 9 外显子的末端加上编码赖氨酸、苏氨酸、丝氨酸（KTS）的 9 个核苷酸。WT1 蛋白的富含脯氨酸和谷氨酸序列及 4 个锌指结构的特点使其成为一个序列特异性的转录调节因子，如调节早期生长反应蛋白-1（early growth response-1 protein，Egr-1）、早期生长反应蛋白-2（early growth response-2 protein，Egr-2）等。同时，WT1 蛋白还可以和其他转录调节因子如 P53、P73、P63、HSP70 等结合，参与转录调节。最近还发现 WT1 还涉及 RNA 的转录后处理但相关的功能区尚没有被证实。

EWSR1-WT1 的融合体包含 *WT1* DNA 结合区域的三个锌指结构和 *EWS* 的氨基端，可以发挥其转录调节作用。但是，与野生 WT1 蛋白起转录抑制作用相反，EWS-WT1 融合蛋白诱导内源性血小板衍化生长因子 A（platelet-derived growth factor-A，PDGFA）的产生，后者的促进子含有 WT1 的结合位点。

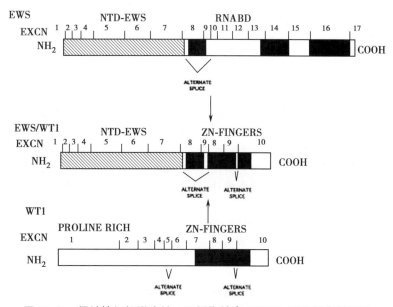

图 23-45　促结缔组织增生性小圆细胞肿瘤 *EWSR1-WT1* 融合基因图

PDGFA 是一种纤维母细胞的生长因子,据此可理解 DSRCT 中为何含有大量增生的纤维结缔组织[257]。此外,EWS-WT1 融合蛋白还转录活化胰岛素样生长因子 I(insulin-like growth factor I)基因增强子,与肿瘤的发生关系密切[258]。

EWSR1-WT1 融合性基因可通过 RT-PCR 或 FISH 检测,具有较高的敏感性和特异性,不仅适用于新鲜或冻存的组织,还可适用于细针穿刺吸取、腹水离心的细胞和石蜡包埋的组织(图 23-46)[259]。

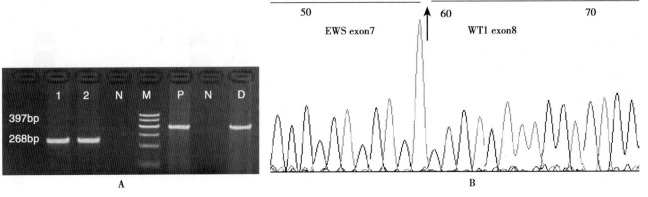

图 23-46 促结缔组织增生性小圆细胞肿瘤
A. RT-PCR;B. DNA 测序结果

【鉴别诊断】

1. 骨外尤因肉瘤(E-EWS) 有时易与 DSRCT 相混淆,特别是当肿瘤内含有大量增生的纤维结缔组织时,非常容易被误诊为 DSRCT,但 E-EWS 的瘤细胞不表达 AE1/AE3、EMA、desmin、NSE 和 WT1[260],但强阳性表达 CD99。新近报道显示,E-EWS 常弥漫性表达 cyclinD1,而 DSRCT 仅灶性表达 cyclinD1,可能有一定的鉴别诊断价值[261]。此外,RT-PCR 可检测出 *EWS-FLI-1*,而 *EWS-WT1* 为阴性。

2. 胚胎性或腺泡状横纹肌肉瘤 多发生于腔道器官或者四肢。除小圆细胞外,肿瘤内可见形态和大小不一的横纹肌母细胞。瘤细胞除 desmin 外,尚表达 myogenin 和 MyoD1,一般不表达 AE1/AE3 和 EMA,腺泡状横纹肌肉瘤还可表达 ALK。另 75% 的腺泡状横纹肌肉瘤含有特征性的 t(2;13)(q35;q14),RT-PCR 可检测出 *PAX3/7-FKHR*。

3. 小细胞差分化性滑膜肉瘤 多发生在大关节附近,腹腔内极少发生。瘤细胞表达 AE1/AE3、EMA 和 bcl-2,不表达 desmin。90% 以上的病例可检测出 *SS18* 基因相关易位,而无 *EWSR1* 基因相关易位。

4. 神经母细胞瘤 多发生在 5 岁以下的婴幼儿。肿瘤间质内富含神经纤维网,瘤细胞的胞质呈原纤维状,可见菊形团形成,部分病例中可见节细胞性分化。瘤细胞弥漫性表达 NSE 和 Syn,不表达 AE1/AE3、desmin 和 WT1。

5. 神经内分泌癌 DSRCT 中的瘤细胞表达上皮性标记,并可表达一些神经内分泌标记,故容易被误诊为神经内分泌癌,特别是在穿刺活检标本中。但神经内分泌癌不表达 desmin。

6. 恶性间皮瘤 DSRCT 中的瘤细胞不表达 calretinin 等间皮性标记,而恶性间皮瘤中的瘤细胞无 desmin 核旁点状染色特征,虽也可表达 WT1,但抗体型号不是 C19,而是 6F-H2(Dako 公司)。

7. 胃肠道间质瘤 少数 DSRCT 病例可浸润肠壁,从而被误诊为 GIST,但后者多表达 CD117、DOG1 和 CD34,不表达 AE1/AE3 和 desmin。

【治疗】

目前尚缺乏针对 DSRCT 的有效治疗手段,多采用综合性治疗,包括术前诱导性化疗、手术(细胞减灭术或减瘤术,cytoreductive or debulking surgery)和放疗。Quaglia 和 Brennan[262]倡导术前行诱导性化疗,能增加手术概率。Goodman 等人[263]报道了应用全腹腔、盆腔外照射治疗 21 例患者,联合手术和化疗,具有一定的可行性。

【预后】

DSRCT 侵袭性高,病程进展迅速,早期容易发生种植性播散,以及血道和淋巴道转移,主要转移至肝、肺和淋巴。患者预后差,Lae 等人[238]报道的一组资料显示,在 35 例有随访的患者中,25 例于诊断后 8 ~ 50 个月死亡,平均 25.2 个月,均死于肿瘤广泛转移,另外 10 例带瘤生存,最长仅为 31 个月。如肿瘤为单个结节,手术时能完整切除者,预后相对较好。

第六节 软组织透明细胞肉瘤

软组织透明细胞肉瘤(clear cell sarcoma of soft tissue,CCS-ST)是一种具有色素细胞分化的软组织肿瘤,由 Enzinger[264]于 1965 年首先报道。因其组织学和免疫表型相似于恶性黑色素瘤,以往也称为软组织恶性黑色素瘤(malignant melanoma of soft parts)。但在遗传学上,透明细胞肉瘤具有不同于恶性黑素瘤的特异性染色体易位 t(12;22)(q13;q12),并产生 *EWSR1-ATF-1* 融合性基因[265],故采用软组织透明细胞肉瘤比软组织黑色素瘤更好。需注意的是,发生于婴幼儿肾脏的透明细胞肉瘤虽然在名称上相同,却是一种不同的肿瘤类型。

【ICD-O 编码】

9044/3

【临床表现】

多发生于 20 ~ 40 岁青年人,女性较多见。

好发于四肢末端,尤以足和踝最为常见[266-270],其次为膝、大腿、手和前臂(图23-47),偶可发生于躯干和头颈部。位置多较深,常与腱鞘或腱膜紧密相连,可累及至皮下,但表皮多完好。

临床上表现为生长缓慢的肿块,病程从数周至数年不等,1/3～1/2的患者可有疼痛或触痛感。

复旦大学附属肿瘤医院2008～2016年间共诊断166例软组织透明细胞肉瘤,其中男性80例,女性86例,平均年龄和中位年龄分别为34.4岁和32.5岁,年龄范围为6～68岁,高峰年龄段为20～29岁,年龄在20～50岁之间者占75%,年龄和性别分布参见图23-48。166例中60例(36%)位于足(包括足跟、足底、足背和足趾)/踝(包括内踝或外踝),其次为手(包括手掌和手指)/腕(15%),以及躯干(包括肩背部、胸壁、腰部和腹壁,9%)、膝/腘窝(8.4%)、前臂/肘部(8.4%)和大腿(7.2%),少数病例位于头颈部、臀部、肛周、椎管、腹腔和阴茎等处(23-49)。

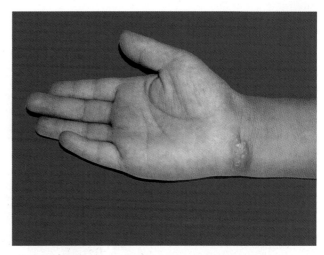

图23-47　右手腕部软组织透明细胞肉瘤

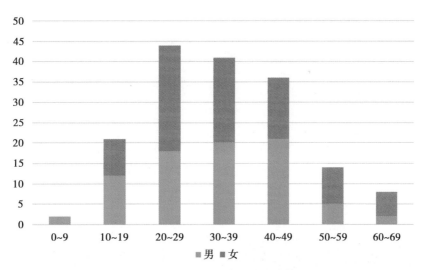

图23-48　166例软组织透明细胞肉瘤的年龄和性别分布

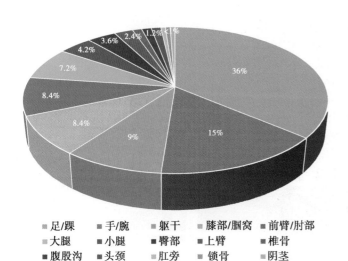

图例:足/踝　手/腕　躯干　膝部/腘窝　前臂/肘部　大腿　小腿　臀部　上臂　椎骨　腹股沟　头颈　肛旁　锁骨　阴茎

图23-49　166例软组织透明细胞肉瘤的部位分布

【影像学】

X线和CT检查显示局部有软组织肿块影(图23-50),

MRI和放射性核素检查有时可发现转移灶。

【大体形态】

大多数肿瘤比较小,直径多在2～6cm之间,平均为4.8cm,偶可达15cm。周界清晰,无包膜,分叶状或结节状,质地坚实,常附着于腱鞘或腱膜,与被覆皮肤不相连。切面呈灰白色(图23-51),可见灶性出血、坏死或囊性变,约20%的病例可见点状或斑状暗褐色或黑色区。

【组织形态】

肿瘤与腱鞘或腱膜关系密切(图23-52A),由束状、巢状或片状的瘤细胞组成,其间为纤细或致密的纤维结缔组织间隔(图23-52B),网状纤维染色能清晰显示巢状或器官样排列结构。瘤细胞呈多边形、卵圆形或胖梭形,胞质常呈淡嗜伊红色,真正呈透亮状者较少见(图23-52C),核呈圆形或卵圆形,淡染或呈空泡状,可见明显的嗜伊红色或嗜双色性核仁(图23-52D～H),核分裂象并不多见,多<3～5个/10HPF。1/3～1/2的病例内可见多核巨细胞,胞核位于胞质周边排列(花环状)(图23-52I～L)。HE染色下,约20%病例于瘤细胞内可见黑色素颗粒(图23-52M)。少数病例间质可伴有黏液样变

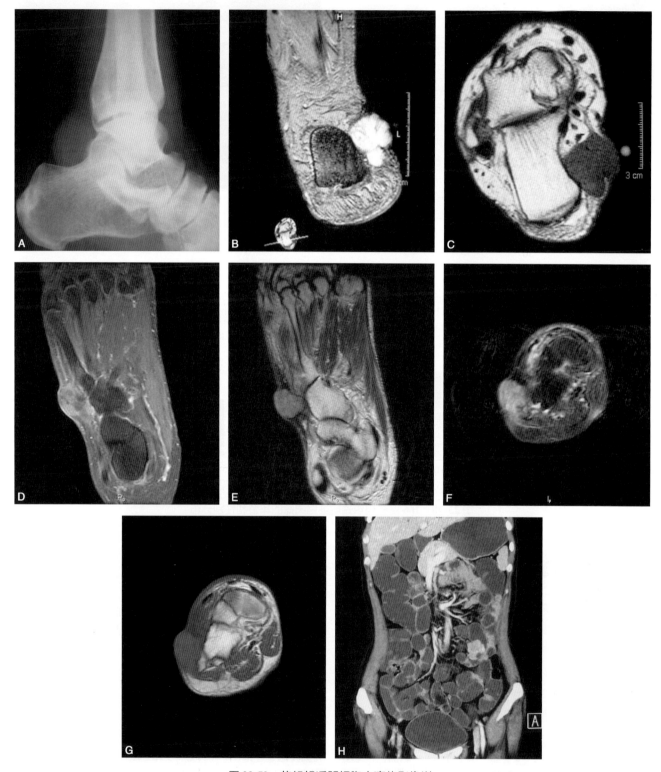

图 23-50　软组织透明细胞肉瘤的影像学

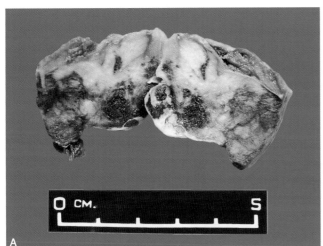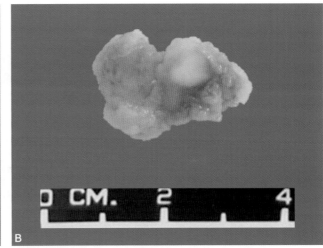

图 23-51　软组织透明细胞肉瘤

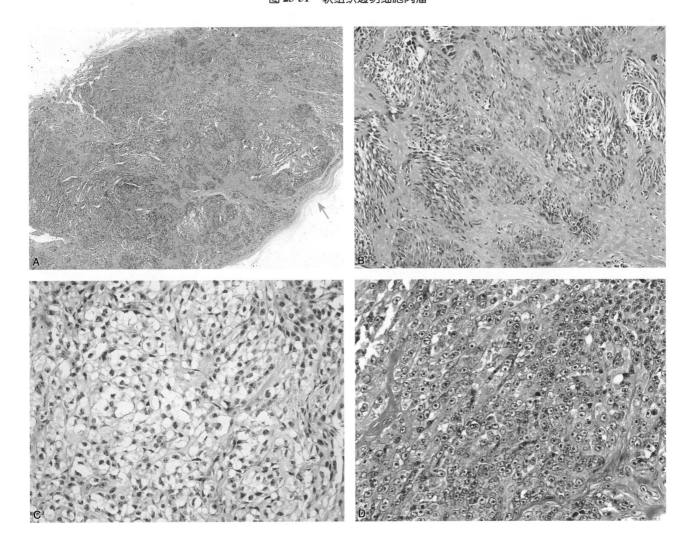

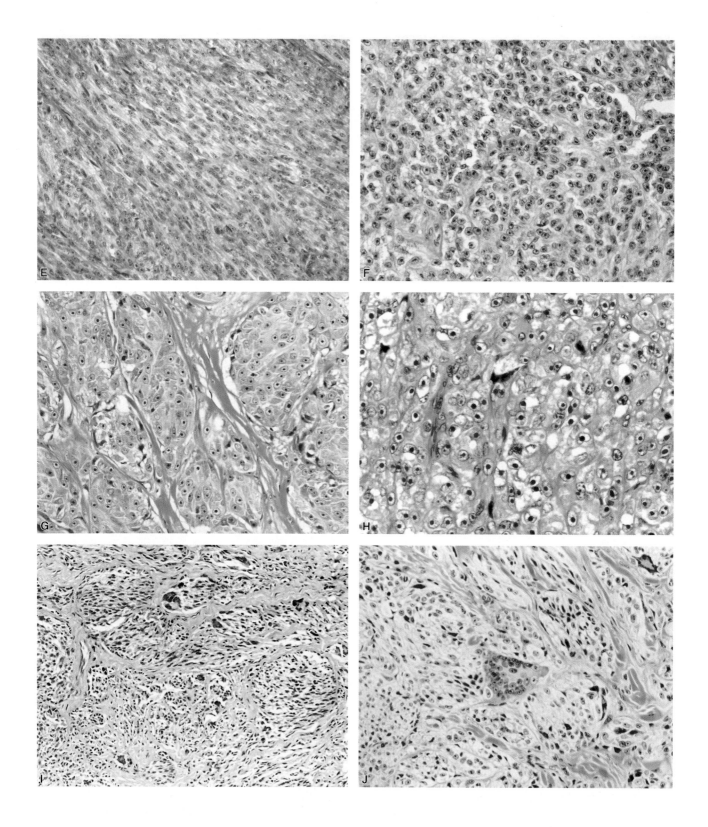

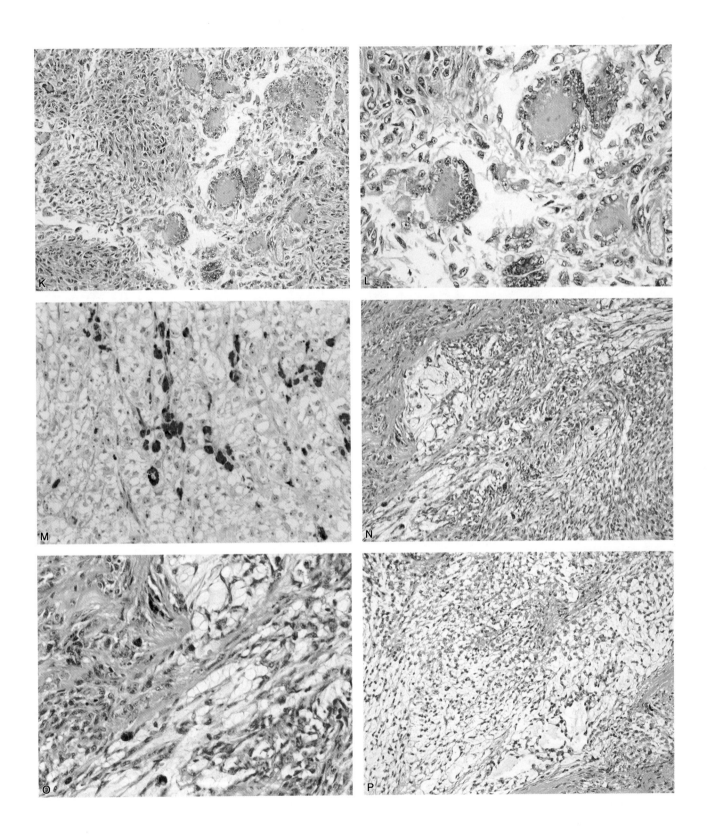

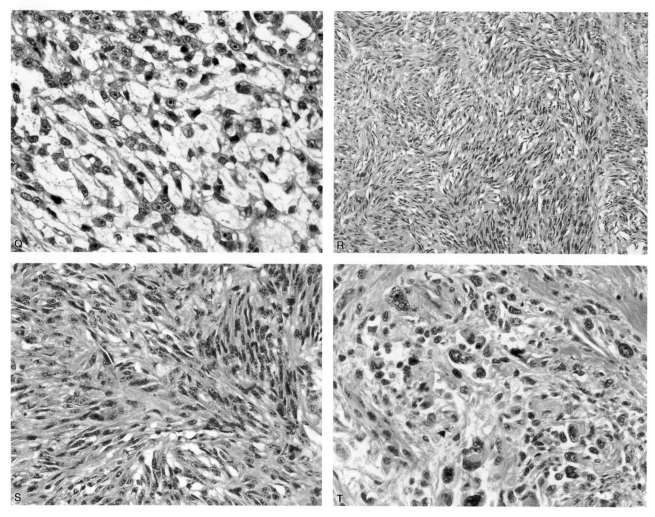

图 23-52　软组织透明细胞肉瘤组织学

A. 肿瘤与腱鞘和腱膜关系密切；B. 瘤细胞呈巢状排列，瘤巢之间为纤维性间隔；C. 胞质透亮者非常少见；D ~ H. 多数病例胞质呈淡嗜伊红色，可见明显核仁，部分区域瘤细胞可呈束状排列；I ~ L. 部分病例内可见多核性巨细胞；M. 部分病例内可见色素沉着；N ~ Q. 间质可伴有黏液样变性；R、S. 部分病例可类似其他类型的梭形细胞肉瘤；T. 个别病例显示明显的异型性

性（图 23-52N ~ Q）。少数病例由交织条束状排列的梭形细胞组成，可被误诊为其他类型的梭形细胞肉瘤（图 23-52R，S）。复发或转移性肿瘤中，瘤细胞可显示明显的异型性（图 23-52T）。

【免疫组化】

瘤细胞表达 S-100、HMB45、SOX10、MelanA（A103）、Mel-CAM、MiTF[271]、酪氨酸激酶、CD57 和 NSE 等标记（图 23-53）。

【超微结构】

大多数病例内，于瘤细胞的胞质内可见处于不同分化阶段的黑素体（图 23-54）。

【细胞遗传学】

75% 以上的病例具有 t（12;22）（q13;q12）（图 23-55），使位于 22q12 上的 EWSR1 基因（5'端）与位于 12q13 上的 ATF1 基因（3'端）融合，产生 EWSR1-ATF1 融合性基因（图 23-56）[273,274]，导致 EWSR1 基因 N 末端的 325 个氨基酸与 ATF1 基因 C 末端的 206 个氨基酸融合，后者含有激活转录因子 1（activating transcription factor 1，ATF1）。ATF1 基因是 bZIP 转

录因子的亚群，后者还包括 cAMP-应答-成分-结合蛋白（cAMP-response-element-binding protein，CREB）和 cAMP-应答-成分-调节子（cAMP-response-element-modulator，CREM）的激活形式。EWSR1-ATF1 起着潜在的转录激活 cAMP 诱导促进子的作用，可能促使细胞转化。除 t（12;22）外，6% 的病例显示 t（2;22）（q32.3;q12），产生 EWSR1-CREB1 融合性基因。一些病例还有其他的染色体异常，包括 +8、+7 和 22 号染色体结构和数量上的异常。t（12;22）（q13;q12）和 EWSR1-ATF-1 可通过 FISH 和 RT-PCR 检测（图 23-57）[275,276]。

【鉴别诊断】

1. 纤维肉瘤　肿瘤内不见多核巨细胞，也不见细胞内黑色素颗粒。免疫组化标记不表达 S-100、HMB45 或 Melan-A 等标记。

2. 恶性周围性神经鞘膜瘤　肿块多与大神经相连，或患者具有神经纤维瘤病的表现。瘤细胞极少含有糖原，核染色质深染，可见较多的核分裂象。

3. 恶性黑色素瘤　与皮肤关系密切，被覆或邻近的皮肤

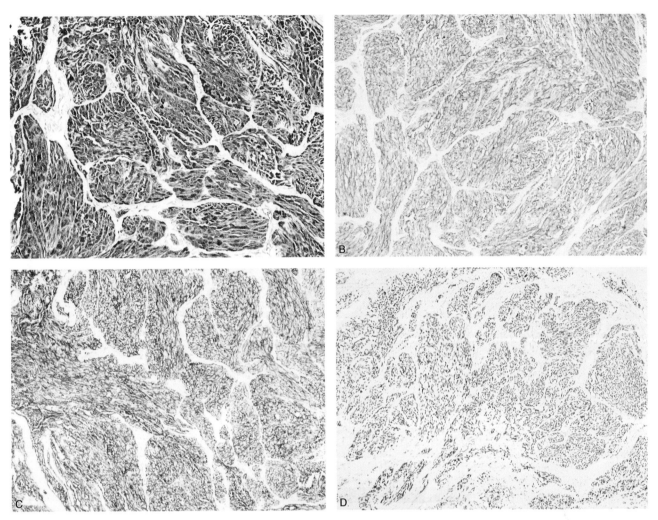

图 23-53　软组织透明细胞肉瘤免疫组化
A. S-100 标记；B. HMB45 标记；C. PNL2 标记；D. SOX10 标记

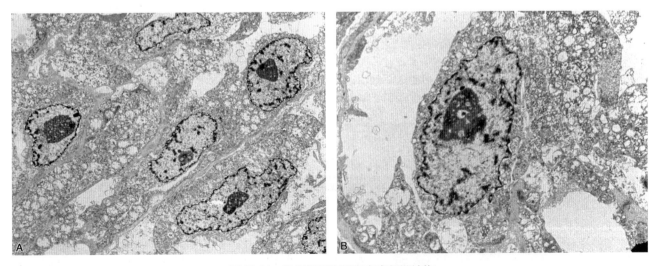

图 23-54　软组织透明细胞肉瘤超微结构

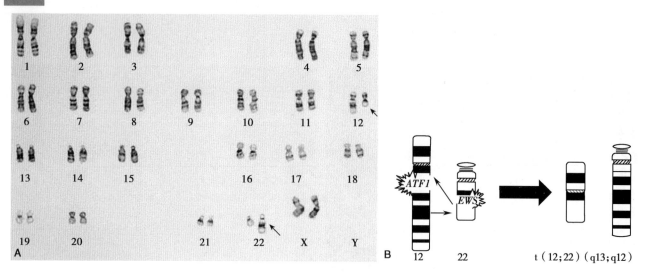

图 23-55 软组织透明细胞肉瘤染色体易位

A. 染色体易位；B. 染色体易位示意图

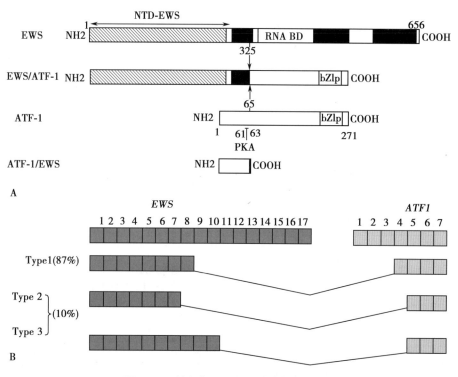

图 23-56 软组织透明细胞肉瘤融合基因

A. *EWS-ATF1* 融合基因示意图；B. 融合亚型

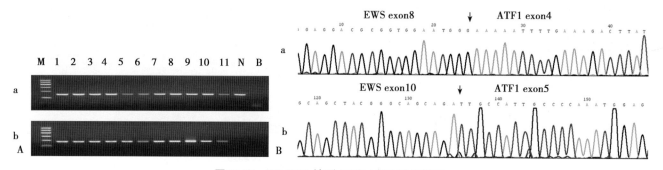

图 23-57 RT-PCR 检测 *EWS-ATF1* 融合基因

A. M：100bp DNA 分子量标记，1-11：阳性病例号，N：阴性对照，B：空白对照；B. 测序结果

常有色素性或交界性病变存在。瘤细胞多形性和异型性均较明显,核分裂象易见,瘤内常见较多的黑色素,而多核巨细胞却相对少见。RT-PCR 检测 *EWSR1-ATF-1* 融合性基因有助于两种的鉴别诊断[277](表 23-3)。

表 23-3　软组织透明细胞肉瘤和恶性黑色素瘤的鉴别诊断

	软组织透明细胞肉瘤	恶性黑色素瘤
年龄	青年人	青中年和老年
部位	四肢末端,位置深,与腱鞘和腱膜紧密相连	四肢末端,躯干,黏膜相关器官,位置浅,皮肤、黏膜
细胞形态	比较一致,有时可见多核巨细胞 约20%的病例可见黑色素颗粒	多形性明显 多可见到黑色素颗粒
分子遗传学	t(12;22)(q13;q12) *EWS-ATF1* 融合	1q,6q,7 和 8 号染色体多份拷贝 基因位于 1p
BRAF 基因突变	罕见	常见
微卫星不稳定性	阴性	3% ~30%

4. 转移性肾透明细胞癌　瘤细胞核仁不明显。免疫组化标记表达上皮性标记,也可表达 S-100,但不表达 HMB45。

【治疗】

将肿瘤完整切除,必要时加上区域淋巴结清扫。

【预后】

CCS 的恶性程度高,致死率为 37% ~59%。多数病例发生复发和转移,最常见的转移部位为淋巴结(图 23-58A,B),其次为肺(图 23-58C,D)和骨。Mayo Clinic 的资料显示,5 年、

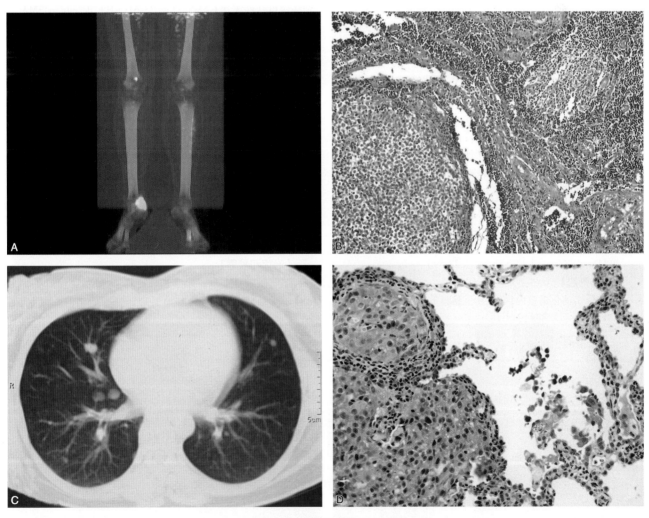

图 23-58　软组织透明细胞肉瘤
A、B. 转移至区域淋巴结;C、D. 转移至肺

10 年和 20 年的生存率分别为 67%、33% 和 10%。Kawai 等[278]最近的报道显示,5 年和 10 年生存率分别为 47% 和 36%。复发的病例、直径在 5cm 以上或伴有坏死者预后不佳[279]。

第七节 胃肠道透明细胞肉瘤样肿瘤

胃肠道透明细胞肉瘤样肿瘤(clear cell sarcoma-like tumor of the gastrointestinal tract,CCSLGT),也称胃肠道恶性神经外胚层肿瘤(malignant gastrointestinal neuroecderal tumor,MGINET),是一种发生于胃肠道壁内的恶性间叶源性肿瘤。最早由 Alpers 和 Beckstead 于 1985 年首先报道,但最初被报道为具有破骨样巨细胞的恶性神经内分泌肿瘤[280]。Ekfors 等[281]于 1993 年报道了首例发生于十二指肠的软组织透明细胞肉瘤。Zambrano 等[282]于 2003 年又报道了 6 例,指出该瘤的组织学形态与软组织透明细胞肉瘤(CCS)相类似。近年来的报道显示,CCSLGT 虽与软组织透明细胞肉瘤在镜下形态和分子遗传上相似,且均表达 S-100,但 CCSLGT 在免疫表型上和超微结构上均无色素细胞分化。现已明确,CCSLGT 与 CCS 属于两种不同的病理学类型[283-286]。CCSLGT 较为少见,迄今为止,国外文献上的报道尚不超过 40 例,国内偶见个例报道[287,288]。

【临床表现】

主要发生于青年人,中位年龄为 35 岁(范围 10～81 岁)。无性别差异。

多发生于小肠壁(空肠和回肠),其次为胃、大肠和盆腔。患者多以腹痛、腹胀、肠梗阻就诊,可伴有发热,位于大肠或直肠者可有便血症状,部分病例为影像学检查所偶然发现。

患者也可表现出一些非特异性的症状,包括厌食、体重减轻、贫血、嗜睡或呕吐等。体检可有上腹部及脐周压痛,部分病例可触及包块。少数病例可合并胃癌、肠癌和尤因肉瘤[289],以及腹腔内 IgG4 相关硬化性疾病。

【影像学】

可显示小肠腔内占位性病变(图 23-59)。

【大体形态】

肿瘤位于消化道壁内,可累及至黏膜下或浆膜下,或可呈哑铃状突向腔内,表面黏膜可伴有溃疡。肿瘤中位直径 4.5cm(范围 2.4～15cm),呈多结节状,在壁内呈浸润性生长,切面呈灰白或灰褐色,可伴有出血和坏死,有时可有囊性变。肠系膜淋巴结可有肿大。

【组织形态】

经典病例由中等大的卵圆形、多边形至上皮样细胞组成,在消化道壁内呈巢状或片状浸润性生长(图 23-60A～G),表面黏膜可有溃疡形成。除巢状或片状外,瘤细胞还可围绕血管呈假乳头状或假菊形团状(图 23-60H～K)。瘤细胞含有中等量的胞质,淡嗜伊红色或透亮状,核居中,染色质呈空泡状,核仁通常较小或不明显,但也可大而明显。部分病例中可含有破骨样巨细胞(图 23-60L),但并不是所有的病例均含有破骨样巨细胞。与胃肠道恶性黑色素瘤不同的是,肿瘤内不见色素。多数病例内,核分裂易见。部分病例可伴有坏死。少数病例可呈嗜酸性[290],或可呈囊性,可与其他肿瘤相混淆。

【免疫组化】

瘤细胞弥漫强阳性表达 S-100(图 23-61A～C,并可表达 SOX10(图 23-61D,E),但不表达 HMB45、PNL2、Melan-A、tyrosinase 和 MiTF。部分病例可表达神经内分泌标记(图 23-61F)。不表达 CD117、DOG1 和 CD34,也不表达 AE1/AE3,个别病例可灶性表达 CAM5.2(图 23-61G,H)、desmin、α-SMA 和 CD99。

【超微结构】

瘤细胞呈多边形,含有多个相互交叉的细胞突起,细胞之间由粘着斑或原始的连接结构相连接。胞质内无黑素小体或黑素小体样结构。

【细胞遗传学】

多数病例可显示 EWSR1-CREB1 或 EWSR1-ATF1 融合基因,可通过 FISH 检测 EWSR1 基因相关易位,或通过 RT-PCR 检测具体的融合亚型。

【鉴别诊断】

包括胃肠道无色素性恶性黑色素瘤、胃肠道间质瘤、神经内分泌肿瘤、腺癌、平滑肌肉瘤、滑膜肉瘤和转移性透明细胞癌等。

【治疗和预后】

主要是外科手术。化疗和放疗均不肯定。CCSLGT 容易发生淋巴结转移,也可转移至肝脏。在有随访的 25 例病例

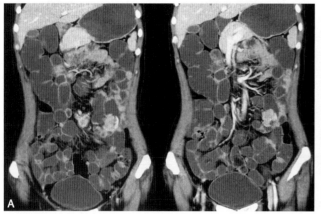
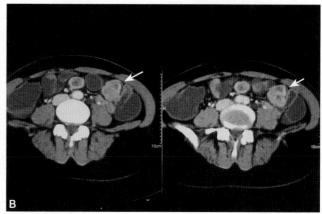

图 23-59 小肠透明细胞肉瘤样肿瘤

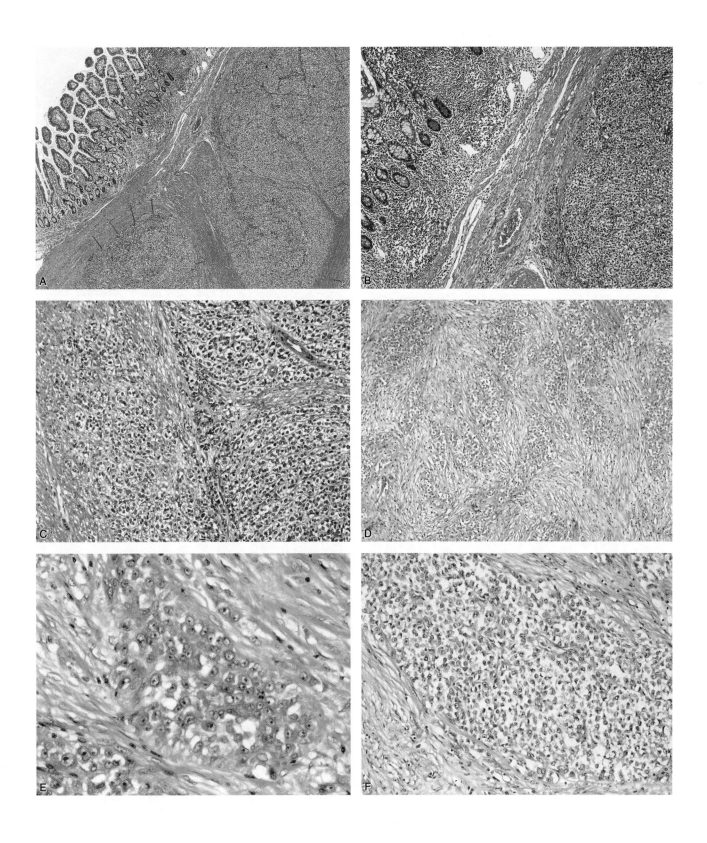

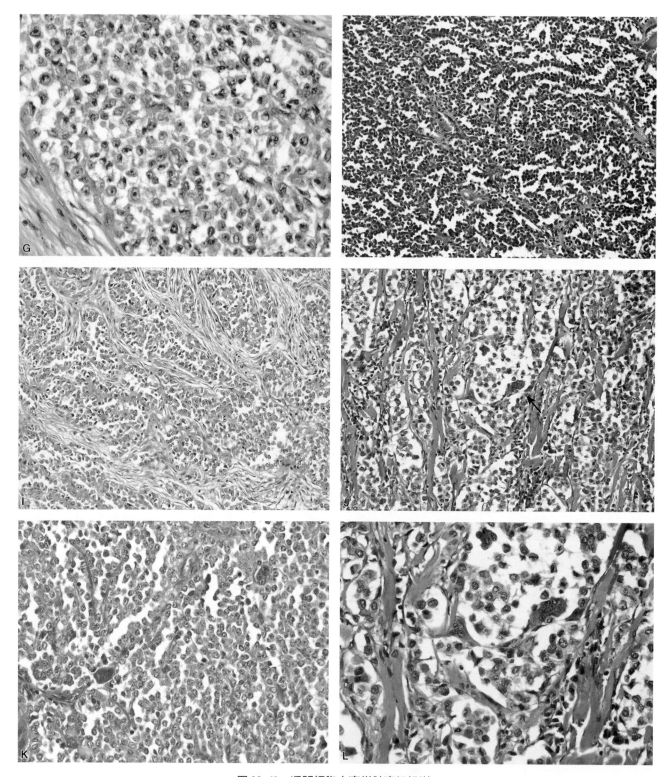

图 23-60 透明细胞肉瘤样肿瘤组织学

A ~ G. 瘤细胞呈巢状排列；H ~ I. 瘤细胞可围绕血管呈假乳头状；J ~ L. 部分病例内可见多核性巨细胞

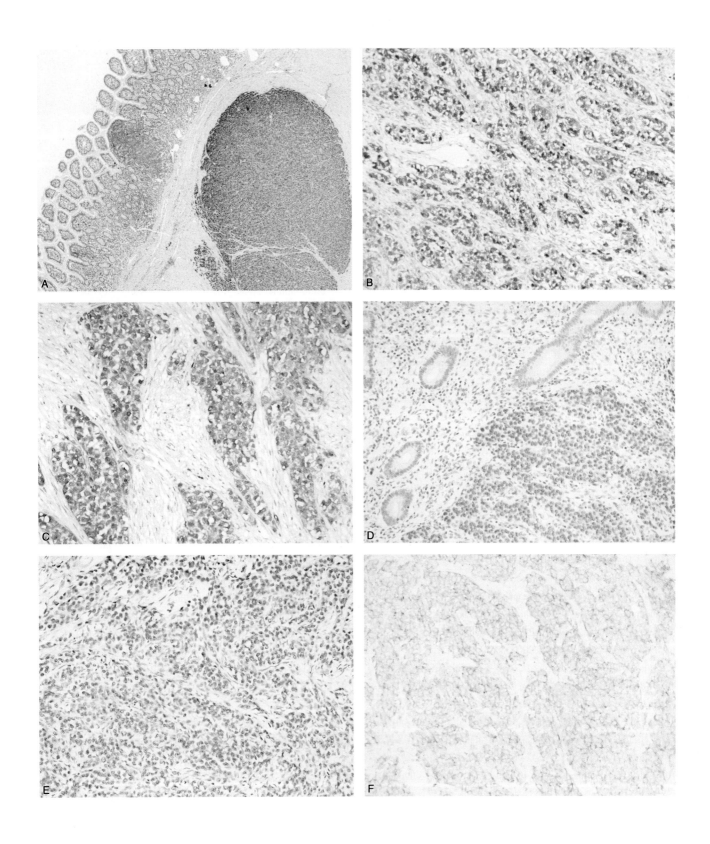

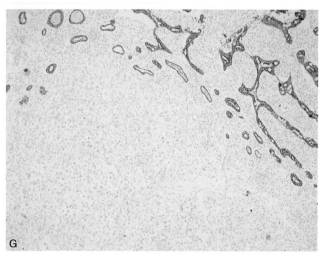

图 23-61 透明细胞肉瘤样肿瘤免疫组化
A ~ C. S-100 标记；D、E. SOX10 标记；F. Syn 标记；G. AE1/AE3 标记；H. CAM5. 2 标记

中,8 例复发,其中 2 例肝转移,8 位患者死亡,中位生存期为 18.5 个月(范围 3 ~ 106 个月)。新近 Subbiah 等人采用克唑替尼和帕唑帕尼治疗一例取得部分疗效[291]。

参 考 文 献

1. Miettinen M, Virtanen I. Synovial sarcoma-a misnomer. Am J Pathol,1984,117:18-25.

2. Ghadially FN. Is synovial sarcoma a carcinosarcoma of connective tissue? Ultrastruct Pathol,1987,11:147-151.

3. Cadman NL,Soule EH,Kelly PJ. Synovial sarcoma:an analysis of 134 tumors. Cancer,1965,18:613-627.

4. Tsuneyoshi M,Yokoyama K,Enjoji M. Synovial sarcoma. A clinicopathologic and ultrastructural study of 42 cases. Acta Pathol Jpn,1983,33:23-36.

5. Kransdorf MJ. Malignant soft tissue tumors in a large referral population:distribution of diagnoses by age,sex,and location. Am J Roentgenol,1995,164:129-134.

6. Herzog CE. Overview of sarcomas in theadolescent and yound adult population. J Pediatr Heamtol Oncol,2005,27:215-218.

7. Okamoto S,Ishida T,Ohnishi H,et al. Synovial sarcomas of three children in the first decade:clinicopathological and molecular findings. Pathol Int,2000,50:818-823.

8. Schmidt D,Thum P,Harms D,et al. Synovial sarcoma in children and adolescents. A report from the Kiel Pediatric Tumor Registry. Cancer,1991,67:1667-1672.

9. Ladenstein R,Treuner J,Koscielniak E,et al. Synovial sarcoma of childhood and adolescence. Report of the German CWS-81 study. Cancer,1993,71:3647-3655.

10. Chan JA,McMenamin ME,Fletcher CD. Synovial sarcoma in older patients:clinicopathological analysis of 32 cases with emphasis on unusual histological features. Histopathology, 2003,43:72-83.

11. Machen SK,Easley KA,Goldblum JR. Synovial sarcoma of the extremities. A clinicopathologic study of 34 cases,including semi-quantitative analysis of spindled, epithelial, and poorly differentiated areas. Am J Surg Pathol,1999,23:268-275.

12. McKinney CD,Mills SE,Fechner RE. Intraarticular synovial sarcoma. Am J Surg Pathol,1992,16:1017-1020.

13. Bukachevsky RP,Pincus RL,Shechtman FG,et al. Synovial sarcoma of the head and neck. Head Neck,1992,14:44-48.

14. Massarelli G,Tanda F,Salis B. Synovial sarcoma of the soft palate:report of a case. Hum Pathol,1978,9:341.

15. Barkan GA,El-Naggar AK. Primary synovial sarcoma of the parotid gland. Ann Diagn Pathol,2004,8:233-236.

16. Carrillo R,el-Naggar AK,Rodriguez-Peralto JL,et al. Synovial sarcoma of the tongue:case report and review of the literature. J Oral Maxillofac Surg,1992,50:904-906.

17. Engelhardt J,Leafstedt SW. Synovial sarcoma of tonsil and tongue base. South Med J,1983,76(2):243-244.

18. Shmookler BM,Enzinger FM,Brannon RB. Orofacial synovial sarcoma:a clinicopathologic study of 11 new cases and review of the literature. Cancer,1982,50:269-276.

19. Hu P,Chen M,Wang J. Primary synovial sarcoma of the scalp:Report of case with a clinicopathological and molecular cytogenetic study. Exp Mol Pathol,2016,101(1):100-104.

20. Duran-Mendicuti A,Costello P,Vargas SO. Primary synovial sarcoma of the chest:radiographic and clinicopathologic correlation. J Thorac Imaging,2003,18:87-93.

21. Suster S,Moran CA. Primary synovial sarcoma of the mediastinum:a clinicopathologic, immunohistochemical, and ultrastructural study of 15 cases. Am J Surg Pathol,2005,29:569-578.

22. Cheng Y,Sheng W,Zhou X,et al. Pericardial synovial sarcoma,a potential for misdiagnosis:clinicopathologic and molecular cytogenetic analysis of three cases with literature review. Am J Clin Pathol,2012,137(1):142-149.

23. Fetsch JF,Meis JM. Synovial sarcoma of the abdominal wall. Cancer,1993,72:469-477.

24. Fisher C, Folpe AL, Hashimoto H, et al. Intra-abdominal synovial sarcoma: a clinicopathological study. Histopathology, 2004, 45:245-253.

25. Aubry MC, Bridge JA, Wickert R, et al. Primary monophasic synovial sarcoma of the pleura: five cases confirmed by the presence of SYT-SSX fusion transcript. Am J Surg Pathol, 2001, 25:776-781.

26. Kashima T, Matsushita H, Kuroda M, et al. Biphasic synovial sarcoma of the peritoneal cavity with t(X;18) demonstrated by reverse transcriptase polymerase chain reaction. Pathol Int, 1997, 47:637-641.

27. Koletsa T, Kotoula V, Hytiroglou P, et al. Synovial sarcoma of the heart. Virchows Arch, 2004, 444:477-479.

28. Okamoto S, Hisaoka M, Daa T, et al. Primary pulmonary synovial sarcoma: A clinicopathologic, immunohistochemical, and molecular study of 11 cases. Hum Pathol, 2004, 35:850-856.

29. Argani P, Faria PA, Epstein JI, et al. Primary renal synovial sarcoma: molecular and morphologic delineation of an entity previously included among embryonal sarcomas of the kidney. Am J Surg Pathol, 2000, 24:1087-1096.

30. Iwasaki H, Ishiguro M, Ohjimi Y, et al. Synovial sarcoma of the prostate with t(X;18)(p11. 2; q11. 2). Am J Surg Pathol, 1999, 23:220-226.

31. Chan GS, Yuen ST, Chan KW. Synovial sarcoma presenting as a polypoid jejunal mass. Histopathology, 2004, 44:191-193.

32. Flieder DB, Moran CA. Primary cutaneous synovial sarcoma: a case report. Am J Dermatopathol, 1998, 20:509-512.

33. Nielsen GP, Shaw PA, Rosenberg AE, et al. Synovial sarcoma of the vulva: a report of two cases. Mod Pathol, 1996, 9:970-974.

34. Al-Rikabi AC, Diab AR, Buckai A, et al. Primary synovial sarcoma of the penis-case report and literature review. Scand J Urol Nephrol, 1999, 33:413-415.

35. Robertson NJ, Halawa MH, Smith ME. Intravascular synovial sarcoma. J Clin Pathol, 1998, 51:172-173.

36. Zenmyo M, Komiya S, Hamada T, et al. Intraneural monophasic synovial sarcoma: a case report. Spine, 2001, 26:310-313.

37. Zahir ST, Sharahjin NS, Dadgarnia MH. Primary parapharyngeal and skull base synovial sarcoma in a 13-year-old boy with neurofibromatosis radiologically misdiagnosed as a benign lesion. BMJ Case Rep, 2013, bcr2013009649.

38. Alberty J, Dockhorn-Dworniczak B. Monophasic synovial sarcoma of the neck in an 8-year-old girl resembling a thyroglossal duct cyst. Int J Pediatr Otorhinolaryngol, 2002, 63:61-65.

39. Vincent RG. Malignant synovioma. Ann Surg, 1960, 152:777.

40. Lamovec J, Zidar A, Cucek-Plenicar M. Synovial sarcoma associated with total hip replacement. A case report. J Bone Joint Surg Am, 1988, 70:1558-1560.

41. van de Rijin M, Barr FG, Xiong QB, et al. Radiation-associated synovial sarcoma. Hum Pathol, 1997, 28:1325-1328.

42. Sanchez Reyes JM, Alcaraz Mexia M, QuInones Tapia D, et al. Extensively calcified synovial sarcoma. Skeletal Radiol, 1997, 26:671-673.

43. Morton MJ, Berquist TH, McLeod RA, et al. MR imaging of synovial sarcoma. Am J Roentgenol, 1991, 156:337-340.

44. Murphey MD, Gibson MS, Jennings BT, et al. From the archives of the AFIP: Imaging of synovial sarcoma with radiologic-pathologic correlation. Radiographics, 2006, 26:1543-1565.

45. Michal M, Fanburg-Smith JC, Lasota J, et al. Minute synovial sarcomas of the hands and feet: a clinicopathologic study of 21 tumors less than 1cm. Am J Surg Pathol, 2006, 30:721-726.

46. Mirra JM, Wang S, Bhuta S. Synovial sarcoma with squamous differentiation of its mesenchymal glandular elements. A case report with light-microscopic, ultramicroscopic and immunologic correlation. Am J Surg Pathol, 1984, 8:791-796.

47. Varela-Duran J, Enzinger FM. Calcifying synovial sarcoma. Cancer, 1982, 50:345-352.

48. Milcgrub S, Ghandur-Mnaymneh L, Dorfman HD, et al. Synovial sarcoma with extensive osteoid and bone formation. Am J Surg Pathol, 1993, 17:357-363.

49. Krane JF, Bertoni E, Fletcher CDM. Myxoid synovial sarcoma: an underappreciated morphologic subset. Mod Pathol, 1999, 12:456-462.

50. Nakanishi H, Araki N, Sawai Y, et al. Cystic synovial sarcomas: imaging features with clinical and histopathologic correlation. Skeletal Radiol, 2003, 32:701-707.

51. Farris KB, Reed RJ. Monophasic, glandular, synovial sarcomas and carcinomas of the soft tissues. Arch Pathol Lab Med, 1982, 106:129-132.

52. Majeste RM, Beckman EN. Synovial sarcoma with an overwhelming epithelial component. Cancer, 1988, 61:2527-2531.

53. Tajima K, Fuyama S, Yamaguchi H, et al. Pure monophasic, epithelial synovial sarcoma without a spindle cell component. Histopathology, 1999, 34:78-81.

54. van de Rijin M, Barr FG, Xiong Q-B, et al. Poorly differentiated synovial sarcoma. An analysis of clinical, pathologic, and molecular genetic features. Am J Surg Pathol, 1999, 23:106-112.

55. 魏永昆, 孙孟红, 王坚, 等. 低分化滑膜肉瘤临床病理及分子遗传学研究. 临床与实验病理学杂志, 2002, 18:117-121.

56. Jun SY, Choi J, Kang GH, et al. Synovial sarcoma of the kidney with rhabdoid features: report of three cases. Am J Surg Pathol, 2004, 28:634-637.

57. Folpe AL, Schmidt RA, Chapman D, et al. Poorly differentiated synovial sarcoma. Immunohistochemical distinction from primitive neuroectodermal tumors and high-grade malignant peripheral nerve sheath tumors. Am J Surg Pathol, 1998, 22:673-682.

58. Fisher C. Synovial sarcoma: ultrastructural and immunohistochemical features of epithelial differentiation in monophasic and biphasic tumors. Hum Pathol, 1986, 17:996-1008.

59. Saito T, Oda Y, Sakamoto A, et al. Matrix metalloproteinase-2 expression correlates with morphological and immunohisto-chemical epithelial characteristics in synovial sarcoma. Histopathology, 2002, 40:279-285.

60. Doyle LA, Wang WL, Dal Cin P, et al. MUC4 is a sensitive and extremely useful marker for sclerosing epithelioid fibro-sarcoma: association with FUS gene rearrangement. Am J Surg Pathol, 2012, 36:1444-1451.

61. Guillou L, Wadden C, Kraus MD, et al. S-100 protein reactivity in synovial sarcomas: a potentially frequent diagnostic pitfall. Immunohistochemical analysis of 100 cases. Appl Immunohistochem, 1996, 4:167-175.

62. Dei Tos AP, Wadden C, Calonje E, et al. Immunohistochemical demonstration of glycoprotein p30/32mic2 (CD99) in synovial sarcoma. A potential cause of diagnostic confusion. Appl Immunohistochem, 1995, 3:168-173.

63. Fisher C, Montgomery E, Healy V. Calponin and h-caldesmon expression in synovial sarcoma, the use of calponin in diagnosis. Histopathology, 2003, 42:588-593.

64. Miettinen M, Limon J, Niezabitowski A, et al. Calretinin and other mesothelioma markers in synovial sarcoma: analysis of antigenic similarities and differences with malignant mesothelioma. Am J Surg Pathol, 2001, 25:610-617.

65. Terry J, Saito T, Subramanian S, et al. TLE1 as a diagnostic immunohistochemical marker for synovial sarcoma emerging from gene expression profiling studies. Am J Surg Pathol, 2007, 31:240-246.

66. Arnold MA, Arnold CA, Li G, et al. A unique pattern of INI1 immunohistochemistry distinguishes synovial sarcoma from its histologic mimics. Hum Pathol, 2013, 44:881-887.

67. Endo M, de Graaff MA, Ingram DR, et al. NY-ESO-1 (CTAG1B) expression in mesenchymal tumors. Mod Pathol, 2015, 28:587-595.

68. Fisher C. Synovial sarcoma: ultrastructural and immunohisto-chemical features of epithelial differentiation in monophasic and biphasic tumors. Hum Pathol, 1986, 17:996-1008.

69. Sandberg AA, Bridge JA. Updates on the cytogenetics and molecular genetics of bone and soft tissue tumors. Synovial sarcoma. Cancer Genet Cytogenet, 2002, 133:1-23.

70. Xie Y, Skytting B, Nilsson G, et al. SYT-SSX is critical for cyclin D1 expression in synovial sarcoma cells: a gain of function of the t(X;18)(p11.2;q11.2) translocation. Cancer Res, 2002, 62:3861-3867.

71. Agus V, Tamborini E, Mezzelani A, et al. Re: A novel fusion gene, SYT-SSX4, in synovial sarcoma. J Natl Cancer Inst, 2001, 93:1347-1349.

72. Argani P, Zakowski MF, Klimstra DS, et al. Detection of the SYT-SSX chimeric RNA of synovial sarcoma in paraffin-embedded tissue and its application in problematic cases. Mod Pathol, 1998, 11:65-71.

73. 魏永昆, 孙孟红, 朱虹光, 等. 滑膜肉瘤石蜡包埋组织 SYT-SSX 融合性基因检测的临床病理学意义. 中华病理学杂志, 2001, 30:426-430.

74. Nishio J, Iwasaki H, Ishiguro M, et al. Identification of syt-ssx fusion transcripts in both epithelial and spindle cell components of biphasic synovial sarcoma in small tissue samples isolated by membrane-based laser microdissection. Virchows Arch, 2001, 439:152-157.

75. O'Sullivan MJ, Kyriakos M, Zhu X, et al. Malignant peripheral nerve sheath tumors with t(X;18): a pathologic and molecular genetic study. Mod Pathol, 2000, 13:1253-1263.

76. Ladanyi M, Woodruff JM, Scheithauer BW, et al. Re: O'Sullivan MJ, Kyriakos M, Zhu X, et al: malignant peripheral nerve sheath tumors with t(X;18). A pathologic and molecular genetic study. Mod pathol 2000, 13: 1336-1346. Mod Pathol, 2001, 14:733-737.

77. Wei Y, Wang J, Zhu X, et al. Detection of SYT-SSX fusion transcripts in paraffin-embedded tissues of synovial sarcoma by reverse transcription-polymerase chain reaction. Chin Med J(Engl), 2002, 115:1043-1047.

78. Tamborini E, Agus V, Perrone F, et al. Lack of SYT-SSX fusion transcripts in malignant peripheral nerve sheath tumors on RT-PCR analysis of 34 archival cases. Lab Invest, 2002, 82:609-618.

79. Mertens F, Dal Cin P, De Weber I, et al. Cytogenetic characterization of peripheral nerve sheath tumors: a report of the CHAMP study group. J Pathol, 2000, 190:31-38.

80. Antonescu CR, Kawai A, Leung DH, et al. Strong association of SYT-SSX fusion type and morphologic epithelial differentiation in synovial sarcoma. Diagn Mol Pathol, 2000, 9:1-8.

81. 魏永昆, 孙孟红, 王坚, 等. 滑膜肉瘤 t(X;18) 易位断裂点基因组 DNA 序列特征分析. 中华病理学杂志, 2002, 31:411-415.

82. Smith TA, Machen SK, Fisher C, et al. Utility of cytokeratin subsets in distinguishing monophasic synovial sarcoma from malignanat peripheral nerve sheath tumor. Am J Clin Pathol, 1999, 112:641-648.

83. Kang Y, Pekmezci M, Folpe AL, et al. Diagnostic utility of SOX10 to distinguish malignant peripheral nerve sheath tumor from synovial sarcoma, including intraneural synovial sarcoma. Mod Pathol, 2014, 27:55-61.

84. Schaefer IM, Fletcher CD, Hornick JL. Loss of H3K27 trimethylation distinguishes malignant peripheral nerve sheath tumors from histologic mimics. Mod Pathol, 2016, 29(1):4-13.

85. Lai JP, Robbins PF, Raffeld M, et al. NY-ESO-1 expression in synovial sarcoma and other mesenchymal tumors: significance for NY-ESO-1-based targeted therapy and differential diagnosis. Mod Pathol, 2012, 25:854-858.

86. Li WS, Liao IC, Wen MC, et al. BCOR-CCNB3-positive soft tissue sarcoma with round-cell and spindle-cell histology: a series of four cases highlighting the pitfall of mimicking poorly

differentiated synovial sarcoma. Histopathology,2016,69(5): 792-801.

87. Mullen JR,Zagars GK. Synovial sarcoma outcome following conservation surgery and radiotherapy. Radiother Oncol, 1994,33:23-30.

88. Rosen G,Forscher C,Lownebraun S,et al. Synovial sarcoma: uniform response of metastases to high dose of ifosfamide. Cancer,1994,73:2506-2511.

89. Hosaka S,Horiuchi K,Yoda M,et al. A novel multi-kinase inhibitor pazopanib suppresses growth of synovial sarcoma cells through inhibition of the PI3K-AKT pathway. J Orthop Res, 2012,30(9):1493-1498.

90. Bergh P,Meis-kindblom JM,Gherlinzoni F,et al. Synovial sarcoma. Identification of low and high risk groups. Cancer, 1995,85:2596-2607.

91. Stanelle EJ,Christison-Lagay ER,Healey JH,et al. Pediatric and adolescent synovial sarcoma:multivariate analysis of prognostic factors and survival outcomes. Ann Surg Oncol,2013, 20:73-79.

92. Kawai A,Woodruff J,Healey JH,et al. SYT-SSX gene fusion as a determinant of morphology and prognosis in synovial sarcoma. N Engl J Med,1998,338:153-160.

93. Izumi T,Oda Y,Hasegawa T,et al. Dysadherin Expression as a significant prognostic factor and as a determinant of histologic features in synovial sarcoma:special REFERENCE to its inverse relationship with E-cadherin expression. Am J Surg Pathol,2007,31:85-94.

94. Smetana HF,Scott MWF Jr. Malignant tumor of nonchromaffin paraganglioma. Milit Med,1951,109:330-349.

95. Christopherson WM,Foote FW,Stewart FW. Alveolar soft part sarcomas. Structurally characteristic tumors of uncertain histogenesis. Cancer,1952,5:100-111.

96. 张仁元,郑天荣,刘尚廉,等.135 例腺泡状软组织肉瘤的临床病理观察及其组织起源的探讨.中华病理学杂志, 1990,19:165-168.

97. Lieberman PH,Jones CR,Steinman RM,et al. Aleolar soft-part sarcoma. A clinico-pathologic study of half a century. Cancer,1989,63:1-13.

98. Ordonez N. Alveolar soft part sarcoma:A review and update. Advances in Anat Pathol,1999,3:125-139.

99. Chatterji R,Purohit GW,Ramdev IN,et al. Alveolar soft part sarcoma of the nasal cavity and paranasal sinuses. J Laryngol Otol,1977,91:1003-1008.

100. Casanova M,Ferrai A,Bisogno G,et al. Alveolar soft part sarcoma in children and adolescents:A report from the Soft-Tissue Sarcoma Italian Cooperative Group. Ann Oncol, 2000,11:1445-1449.

101. Hunter BC,Devaney KO,Ferlito A,et al. Alveolar soft part sarcoma ofthe head and neck region. Ann Otol Rhinol Laryngol,1998,107:810-814.

102. Nielsen GP,Oliva E,Young RH,et al. Alveolar soft part sar-

coma of the female genital tract:a report of nine cases and review of the literature. Int J Gynecol Pathol,1995,14:283-292.

103. Liu TT,Chou YH,Lai CR,et al. Breast mass due to alveolar soft part sarcoma of the pectoris major muscle. Eur J Radiol, 1997,24:57-59.

104. Sonobe H,Ro JY,Mackay B,et al. Primary pulmonary alveolar soft part sarcoma:report of a case. Int J Surg Pathol, 1994,2:57-62.

105. Yagihashi S,Yagihashi N,Hase Y,et al. Primary alveolar soft-part sarcoma of stomach. Am J Surg Pathol,1991,15: 399-406.

106. Flieder DB,Moran CA,Suster S. Primary alveolar soft-part sarcoma of the mediastinum:a clinicopathological and immunohistochemical study of two cases. Histopathology,1997, 31:469-473.

107. Carstens PH. Retroperitoneal sarcoma with features suggestive of alveolar soft part sarcoma. Ultrastruct Pathol,1991, 15:509-513.

108. Park YK,Unni KK,Kim YW,et al. Primary alveolar soft part sarcoma of bone. Histopathology,1999,35:411-417.

109. Perry JR,Bilbao JM. Metastatic alveolar soft part sarcoma presenting as a dural-based cerebral mass. Neurosurgery, 1994,34:168-170.

110. Lorigan JG,O'Keeffe FN,Evans HL,et al. The radiologic manifestations of alveolar soft-part sarcoma. AJR Am J Roentgenol,1989,153:335-339.

111. Iwamoto Y,Morimoto N,Chuman H,et al. The role of MR imaging in the diagnosis of alveolar soft part sarcoma:a report of 10 cases. Skeletal Radiol,1995,24:267-270.

112. Suh JS,Cho J,Lee SH,et al. Alveolar soft part sarcoma:MR and angiographic findings. Skeletal Radiol,2000,29:680-689.

113. Evans HL. Alveolar soft part sarcoma. A study of 13 typical examples and one with a histologically atypical component. Cancer,1985,55:912-917.

114. Ladanyi M,Argani P,Hutchinson B,et al. Prominent nuclear immunoreactivity for TFE3 as a specific marker for alveolar soft part sarcoma and pediatric renal tumors containing TFE3 geen fusions. Mod Pathol,2002,15:312A.

115. Rosai J,Dias P,Parham DM,et al. MyoD1 protein expression in alveolar soft part sarcoma as confirmatory evidence of its skeletal muscle nature. Am J Surg Pathol,1991,15:974-981.

116. Ladanyi M,Antonescu CR,Drobnjak M,et al. The precrystalline cytoplasmic granules of alveolar soft part sarcoma contain monocarboxylate transporter 1 and CD147. Am J Pathol,2002,160:1215-1221.

117. Mukai M,Torikata C,Shimoda T,et al. Alveolar soft part sarcoma:Assessment of immunohistochemical demonstration of desmin using paraffin sections and frozen sections. Virchows

Arch,1989,414:503-509.

118. Miettinen M,Ekfors T. Alveolar soft part sarcoma. Immuno-histochemical evidence for muscle cell differentiation. Am J Clin Pathol,1990,93:32-38.

119. Martignoni G,Gobbo S,Camparo P,et al. Differential expression of cathepsin-K in neoplasms harboring TFE3 gene fusions. Mod Pathol,2011;24:1313-1319.

120. Ordonez NG,Ro JY,Mackay B. Alveolar soft part sarcoma. An ultrastructural and immunocytochemical investigation of its histogenesis. Cancer,1989,63:1721-1736.

121. Sandberg A,Bridge J. Updates on the cytogenetics and molecular genetics of bone and soft tissue tumors:alveolar soft part sarcoma. Cancer Genet Cytogenet,2002,136:1-9.

122. Ladanyi M,Lui MY,Antonescu CR,et al. The der(17)t(X;17)(p11;q25)of human alveolar soft part sarcoma fuses the TFE3 transcription factor gene to ASPL,a novel gene to AS-PL,a novel gene at 17q25. Oncogene,2001,20:48-57.

123. Heimann P,Devalck C,Debusscher C,et al. Alveolar soft-part sarcoma:Further evidence by FISH for the involvement of chromosome 17q25. Genes Chromosomes Cancer,1998,23:194-197.

124. 庞丽娟,李峰,常彬,等. 应用逆转录-聚合酶链反应检测石蜡包埋腺泡状软组织肉瘤中 ASPL-TFE3 融合基因的表达. 中华病理学杂志,2004,33:508-512.

125. Argani P,Antonescu CR,IIIei PB,et al. Primary renal neoplasms with the ASPL-TFE3 gene fusion of alveolar soft part sarcoma:a distinctive tumor entity previously included among renal cell carcinomas of children and adolescents. Am J Pathol,2001,159:179-192.

126. Saito T,Oda Y,Kawaguchi K,et al. Possible association between tumor-suppressor gene mutations and hMSH2/hMLH1 inactivation in alveolar soft part sarcoma. Hum Pathol,2003,34:841-849.

127. Kiuru-Kuhlefelt S,El-Rifai W,Sarlomo-Rikala M,et al. DNA copy number changes in alveolar soft part sarcoma:a comparative genomic hybridization study. Mod Pathol,1998,11:227-231.

128. Tsuda M,Davis IJ,Argani P,et al. TFE3 fusions activate MET signaling by transcriptional upregulation,defining another class of tumors as candidates for therapeutic MET inhibition. Cancer Res,2007,67:919-929.

129. Stacchiotti S,Tamborini E,Marrari A,et al. Response to sunitinib malate in advanced alveolar soft part sarcoma. Clin Cancer Res,2009,15:1096-1104.

130. Wang H,Jacobson A,Harmon DC,et al. Prognostic factors in alveolar soft part sarcoma:A SEER analysis. J Surg Oncol,2016,113:581-586.

131. Lillehei KO,Kleinschmidt-DeMasters B,Mitchell DH,et al. Alveolar soft part sarcoma:an unusually long interval between presentation and brain metastasis. Hum Pathol,1993,24:1030-1034.

132. Portera CA Jr,Ho V,Patel SR,et al. Alveolar soft part sarcoma:clinical course and patterns of metastasis in 70 patients treated at a single institution. Cancer,2001,91:585-591.

133. Liberman PH,Brennan MF,Kimmel M,et al. Alveolar soft part sarcoma:a clinico-pathologic study of half a century. Cancer,1989,63:1-13.

134. Kayton ML,Meyers P,Wexler LH,et al. Clinical presentation,treatment,and outcome of alveolar soft part sarcoma in children,adolescents,and young adults. J Pediatr Surg,2006,41:187-193.

135. Berger L. Synovial sarcoma in serous burase and tendon sheaths. Am J Cancer,1938,34:501-539.

136. Laskowski J. Sarcoma aponeuroticum. Noworotwy,1961,11:61-67.

137. Enzinger FM. Epithelioid sarcoma. A sarcoma simulating a granuloma or a carcinoma. Cancer,1970,26:1029-1041.

138. Weiss SW,Franz M. Enzinger:his life and work. Adv Anat Pathol,2006,13:109-113.

139. Chase DR,Enzinger FM. Epithelioid sarcoma. Diagnosis,prognostic indicators and treatment. Am J Surg Pathol,1985,9:241-263.

140. Fisher C. Epithelioid sarcoma of Enzinger. Adv Anat Pathol,2006,13:114-121.

141. Casanova M,Ferrari A,Collini P,et al. Italian Soft Tissue Sarcoma Committee. Epithelioid sarcoma in children and adolescents:a report from the Italian Soft Tissue Sarcoma Committee. Cancer,2006,106:708-717.

142. Iwasaki H,Ohjimi Y,Ishiguro M,et al. Epithelioid sarcoma with an 18q aberration. Cancer Genet Cytogenet,1996,91:46-52.

143. Evans HL,Baer SC. Epithelioid sarcoma:a clincopathologic and prognostic study of 26 cases. Semin Diang Pathol,1993,10:286-291.

144. Halling AC,Wollan PC,Prithchard DJ,et al. Epithelioid sarcoma:a clinicopathologic review of 55 cases. Mayo Clin Proc,1996,71:636-642.

145. Kuhel WI,Monhian N,Shanahan EM,et al. Epithelioid sarcoma of the neck:a rare tumor mimicking metastatic carcinoma from an unknown primary. Otolaryngol Head Neck Surg,1997,117:S210-213.

146. Leroy X,Delobelle A,Lefebvre JL,et al. Epithelioid sarcoma of the tongue. J Clin Pathol,1997,50:869-870.

147. Guillou L,Wadden C,Coindre JM,et al. "Proximal-type" epithelioid sarcoma,a distinctive aggressive neoplams showing rhabdoid features. Clinicopathologic,immunohistochemical,and ultrastructural study of a series. Am J Surg Pathol,1997,21:130-146.

148. Fukunaga M,Ushigome S. Proximal-type epithelioid sarcoma in the pelvic soft tissues. APMIS,1999,107:283-288.

149. Hasegawa T,Matsuno Y,Shimoda T,et al. Proximal-type epithelioid sarcoma:a clinicopathologic study of 20 cases. Mod

Pathol,2001,14:655-663.

150. Ulbright TM,Brokaw SA,Stehman FB,et al. Epithelioid sarcoma of the vulva. Evidence suggesting a more aggressive behaviour than extra-genial epithelioid sarcoma. Cancer, 1983,52:1462-1469.

151. Zevallos-Giampietri EA,Barrionuevo C. Proximal-type epithelioid sarcoma:report of two cases in the perineum:differential diagnosis and review of soft tissue tumors with epithelioid and/or rhabdoid features. Appl Immunohistochem Mol Morphol,2005,13:221-230.

152. Tateishi U,Hasegawa T,Kusumoto M,et al. Radiologic manifestations of proximal-type epithelioid sarcoma of the soft tissues. Am J Roentgenol,2002,179:973-977.

153. Mirra JM,Kessler S,Bhuta S,et al. The fibroma-like variant of epithelioid sarcoma:a fibroblastiocytic/myoid cell lesion often confused with benign and malignant spindle cell tumors. Cancer,1992,69:1382-1395.

154. Hornick JL,Fletcher CD. Pseudomyogenic("fibroma-like") variant of epithelioid sarcoma:a distinctive tumor type with a propensity for multifocality in a single limb but surprisingly indolent behavior. Mod Pathol,2008;21(suppl 1):13A.

155. Hornick JL,Fletcher CD. Pseudomyogenic hemangioendothelioma:a distinctive, often multicentric tumor with indolent behavior. Am J Surg Pathol,2011,35:190-201.

156. Tan SH,Ong BH. Spindle cell variant of epithelioid sarcoma:an easily misdiagnosed tumour. Australas J Dermatol, 2001,42:139-141.

157. Fadare O. Myxoid epithelioid sarcoma:clinicopathologic analysis of 2 cases. Int J Surg Pathol,2009,17:147-152.

158. von Hochstetter AR,Meyer VE,Grant JW,et al. Epithelioid sarcoma mimicking angiosarcoma:the value of immunohistochemistry in the differential diagnosis. Virchows Arch A Pathol Anat Histopathol,1991,418:271-278.

159. Molenaar WM,De Jong B,Dam-Meiring A,et al. Epithelioid sarcoma or malignant rhabdoid tumor of soft tissue? Epithelioid immunophenotype and rhabdoid karyotype. Hum Pathol, 1989,20:347-351.

160. Perrone T,Swanson PE,Twiggs L,et al. Malignant rhabdoid tumor of the vulva. Is distinction from epithelioid sarcoma possible? A pathologic and immunohistochemical study. Am J Surg Pathol,1989,13:848-858.

161. Armah HB,Parwani AV. Epithelioid sarcoma. Arch Pathol Lab Med,2009,133:814-819.

162. Miettinen M,Fanburg-Smith JC,Virolainen M,et al. Epithelioid sarcoma:an immunohistochemical analysis of 112 classical and variant cases and a discussion of the differential diagnosis. Hum Pathol,1999,30:934-942.

163. Laskin WB,Miettinen M. Epithelioid sarcoma:new insights based on an extended immunohistochemical analysis. Arch Pathol Lab Med,2003,127:1161-1168.

164. Smith MEF,Brown JI,Fisher C. Epithelioid sarcoma:presence of vascular-endothelial cadherin and lack of epithelial cadherin. Histopathology,1998,33:425-431.

165. Hornick JL,Dal Cin P,Fletcher CD. Loss of INI 1 expression is characteristic of both conventional and proximal-type epithelioid sarcoma. Am J Surg Pathol,2009,33:542-550.

166. Stockman DL,Hornick JL,Deavers MT,et al. ERG and FLI1 protein expression in epithelioid sarcoma. Mod Pathol,2014, 27:496-501.

167. Fisher C. Epithelioid sarcoma:the spectrum of ultrastructural differentiation in seven immunohistochemically defined cases. Hum Pathol,1988,19:265-275.

168. Feely MG,Fidler ME,Nelson M,et al. Cytogenetic findings in a case of epithelioid sarcoma and a review of the literature. Cancer Genet Cytogenet,2000,119:155-157.

169. Cordoba JC,Parham DM,Meyer WH,et al. A new cytogenetic finding in an epithelioid sarcoma,t(8;22)(q22;q11). Cancer Genet Cytogenet,1994,72:151-154.

170. Iwasaki H,Ohjimi Y,Ishiguro M,et al. Epithelioid sarcoma with an 18q aberration. Cancer Genet Cytogenet,1996,91: 46-52.

171. Dal Cin P,Van den Berghe H,Pauwels P. Epithelioid sarcoma of the proximal type with complex karyotype including i(8q). Cancer Genet Cytogenet,1999,114:80-82.

172. Debiec-Rychter M,Sciot R,Hagemeijer A. Common chromosome aberrations in the proximal type of epithelioid sarcoma. Cancer Genet Cytogenet,2000,123:133-136.

173. Lee MW,Jee KJ,Ro JY,et al. Proximal-type epithelioid sarcoma:case report and result of comparative genomic hybridization. J Cutan Pathol,2004,31:67-71.

174. Folpe AL,Schoolmeester JK,McCluggage WG,et al. SMARCB1-deficient vulvar neoplasms:a clinicopathologic, immunohistochemical,and molecular genetic study of 14 cases. Am J Surg Pathol,2015,39:836-849.

175. Kohashi K,Yamada Y,Hotokebuchi Y,et al. ERG and SALL4 expressions in SMARCB1/INI1-deficient tumors:a useful tool for distinguishing epithelioid sarcoma from malignant rhabdoid tumor. Hum Pathol,2015,46:225-230.

176. Shimm DS,Suit HD. Radiation of epithelioid sarcoma. Cancer,1983,52:1022-1025.

177. Ross HM,Lewis JJ,Woodruff JM,et al. Epithelioid sarcoma:clinical behaviour and prognostic factors of survival. Ann Surg Oncol,1997,4:491-495.

178. Prat J,Woodruff JM,Marcove RC. Epithelioid sarcoma:an analysis of 22 cases indicating the prognostic significance of vascular invasion and regional lymph node metastasis. Cancer,1978,41:1472-1487.

179. Beckwith JB,Palmer NF. Histopathology and prognosis of Wilms tumors. Results from the First National Wilm's Tumor Study. Cancer,1978,41:1937-1948.

180. Weeks DA,Beckwith JB,Mierau GW,et al. Rhabdoid tumor of kidney. A report of 111 cases from the National Wilms'

Tumor Study Pathology Center. Am J Surg Pathol,1989,13：439-458.

181. 刘予,李佩娟,刘淑荣,等. 肾恶性横纹肌样瘤 15 例临床病理及免疫组织化学分析. 中华病理学杂志,1995,24：72-74.

182. Sotelo-Avila C, Gonzalez-Crussi F, deMello D, et al. Renal and extrarenal rhabdoid tumors in children：a clinicopathologic study of 14 patients. Semin Diagn Pathol,1986,3：151-163.

183. Kent AL, Mahoney DH Jr, Gresik MV, et al. Malignant rhabdoid tumor of the extremity. Cancer,1987,60：1056-1059.

184. 钟国平. 肾外恶性横纹肌样瘤临床病理分析. 临床与实验病理学杂志,1999,15：423-424.

185. Fanburg-Smith JC, Hengge M, Hengge UR, et al. Extrarenal rhabdoid tumors of soft tissue：a clinicopathologic and immunohistochemical study of 18 cases. Ann Diagn Pathol,1998,2：351-362.

186. Kodet R, Newton WA Jr, Sachs N, et al. Rhabdoid tumors of soft tissues. A clinicopathologic study of 26 cases enrolled on the Intergroup Rhabdomyosarcoma Study. Hum Pathol,1991,22：674-684.

187. Leong FJ, Leong AS. Malignant rhabdoid tumor in adults-heterogenous tumors with a unique morphological phenotype. Pathol Res Pract,1996,192：796-807.

188. Wen P, Prasad ML. Synovial sarcoma with rhabdoid features. Arch Pathol Lab Med,2003,127：1391-1392.

189. Al-Nafussi A, O'Donnell M. Poorly differentiated adenocarcinoma with extensive rhabdoid differentiation：clinicopathological features of two cases arising in the gastrointestinal tract. Pathol Int,1999,49：160-163.

190. Laskin WB, Knittel DR, Frame JN. S100 protein and HMB-45 negative "rhabdoid" malignant melanoma：a totally dedifferentiated malignant melanoma? Am J Clin Pathol,1995,103：772-773.

191. Chan JK. Anaplastic large cell lymphoma：redefining its morphologic spectrum and importance of recognition of the ALK-positive subset. Adv Anat Pathol,1998,5：281-313.

192. Wick MR, Ritter JH, Dehner LP. Malignant rhabdoid tumors. A clinicopathologic review and conceptual discussion. Semin Diagn Pathol,1995,12：233-248.

193. Ogino S, Ro JY, Redlinek RW. Malignant rhabdoid tumors：a phenotype? an entity? a controversy revisited. Adv Anat Pathol,2000,7：181-190.

194. Agaimy A. The expanding family of SMARCB1 (INI1)-deficient neoplasia：implications of phenotypic, biological, and molecular heterogeneity. Adv Anat Pathol, 2014, 21：394-410.

195. Hsueh C, Kuo TT. Congenital malignant rhabdoid tumor presenting as a cutaneous nodule：report of 2 cases with review of the literature. Arch Pathol Lab Med, 1998, 122：1099-1102.

196. Ng WC, Leong HT, Ma KF, et al. Malignant rhabdoid tumour of the oesophagus：a case report. J Clin Pathol, 2003, 56：713-714.

197. Yang AH, Chen WY, Chiang H. Malignant rhabdoid tumour of colon. Histopathology,1994,24：89-91.

198. Hunt SJ, Anderson WD. Malignant rhabdoid tumor of the liver. A distinct clinicopathologic entity. Am J Clin Pathol, 1990,94：645-648.

199. Frierson HF Jr, Mills SE, Innes DJ Jr. Malignant rhabdoid tumor of the pelvis. Cancer,1985,55：1963-1967.

200. Cho KR, Rosenshein NB, Epstein JI. Malignant rhabdoid tumor of the uterus. Int J Gynecol Pathol,1989,8：381-387.

201. Biggs PJ, Garen PD, Powers JM, et al. Malignant rhabdoid tumor of the central nervous system. Hum Pathol,1987,18：332-337.

202. Gottlieb C, Nijhawan N, Chorneyko K, et al. Congenital orbital and disseminated extrarenal malignant rhabdoid tumor. Ophthal Plast Reconstr Surg,2005,21：76-79.

203. Parham DM, Weeks DA, Beckwith JB. The clinicopathologic spectrum of putative extrarenal rhabdoid tumors：an analysis of 42 cases studied with immmunohistochemistry and electron microscopy. Am J Surg Pathol,1994,18：1010-1029.

204. Garcés-Iñigo EF, Leung R, Sebire NJ, et al. Extrarenal rhabdoid tumours outside the central nervous system in infancy. Pediatr Radiol,2009,39：817-822.

205. Howman-Giles R, McCowage G, Kellie S, et al. Extrarenal malignant rhabdoid tumor in childhood application of 18F-FDG PET/CT. J Pediatr Hematol Oncol,2012,34：17-21.

206. Tsuneyoshi M, Daimaru Y, Hashimoto H, et al. Malignant soft tissue neoplasms with the histologic features of renal rhabdoid tumors：an ultrastructural and immunohistochemical study. Hum Pathol,1985,16：1235-1242.

207. Hoot AC, Russo P, Judkins AR, et al. Immunohistochemical analysis of hSNF5/INI1 distinguishes renal and extra-renal malignant rhaboid tumors from other pediatric soft tissue tumor. Am J Surg Pathol,2004,28：1485-1491.

208. Newsham I, Daub D, Besnard-Guerin C, et al. Molecular sublocalization and characterization of 11; 22 translocation breakpoint in a malignant rhabdoid tumor. Genomics,1994,19：433-440.

209. White FV, Dehner LP, Belchis DA, et al. Congenital disseminated malignant rhabdoid tumor. A distinct clinicopathologic entity demonstrating abnormalities of chromosome 22q11. Am J Surg Pathol,1999,23：249-256.

210. Biegel JA, Zhou JY, Rorke LB, et al. Germ-line and acquired mutations of INI1 in atypical teratoid and rhabdoid tumors. Cancer Res,1999,59：74-79.

211. Gokden N, Nappi O, Swanson PE, et al. Renal cell carcinoma with rhabdoid features. Am J Surg Pathol, 2000, 24：1329-1338.

212. Kumar S, Kumar D, Cowan DF. Transitional cell carcinoma

with rhabdoid features. Am J Surg Pathol, 1992, 16: 515-521.

213. Kim MJ, Yu E, Ro JY. Sarcomatoid carcinoma of the gallbladder with a rhabdoid tumor component. Arch Pathol Lab Med, 2003, 127: e406-408.

214. Chetty R, Govender D. Follicular thyroid carcinoma with rhabdoid phenotype. Virchows Arch, 1999, 435: 133-136.

215. Hiroshima K, Shibuya K, Shimamura F, et al. Pulmonary large cell carcinoma with rhabdoid phenotype. Ultrastruct Pathol, 2003, 27: 55-59.

216. Toprani TH, Tamboli P, Amin MB, et al. Thymic carcinoma with rhabdoid features. Ann Diagn Pathol, 2003, 7: 106-111.

217. Perez-Montiel MD, Frankel WL, Suster S. Neuroendocrine carcinomas of the pancreas with 'Rhabdoid' features. Am J Surg Pathol, 2003, 27: 642-649.

218. Urdiales-Viedma M, Fernandez-Rodriguez A, De Haro-Munoz T, et al. Squamous cell carcinoma of the penis with rhabdoid features. Ann Diagn Pathol, 2002, 6: 381-384.

219. Wyatt-Ashmead J, Kleinschmidt-DeMasters B, Mierau GW, et al. Choroid plexus carcinomas and rhabdoid tumors: phenotypic and genotypic overlap. Pediatr Dev Pathol, 2001, 4: 545-549.

220. Weeks DA, Beckwith JB, Mierau GW, et al. Renal neoplasms mimicking rhabdoid tumor of kidney. A report from the National Wilms' Tumor Study Pathology Center. Am J Surg Pathol, 1991, 15: 1042-1054.

221. Hinze P, Feyler S, Berndt J, et al. Malignant myoepithelioma of the vulva resembling a rhabdoid tumour. Histopathology, 1999, 35: 50-54.

222. Matsukuma S, Aida S, Hata Y, et al. Localized malignant peritoneal mesothelioma containing rhabdoid cells. Pathol Int, 1996, 46: 389-391.

223. Puttagunta L, Vriend RA, Nguyen GK. Deciduoid epithelial mesothelioma of the pleura with focal rhabdoid change. Am J Surg Pathol, 2000, 24: 1440-1443.

224. Levine PH, Mittal K. Rhabdoid epithelioid leiomyosarcoma of the uterine corpus: a case report and literature review. Int J Surg Pathol, 2002, 10: 231-236.

225. Morgan MB, Stevens L, Patterson J, et al. Cutaneous epithelioid malignant nerve sheath tumor with rhabdoid features: a histologic, immunohistochemical, and ultrastructural study of three cases. J Cutan Pathol, 2000, 27: 529-534.

226. Kodet R, Newton WA Jr, Hamoudi AB, et al. Rhabdomyosarcomas with intermediate-filament inclusions and features of rhabdoid tumors. Light microscopic and immunohistochemical study. Am J Surg Pathol, 1991, 15: 257-267.

227. Richmond JA, Mount SL, Schwarz JE. Gastrointestinal stromal tumor of the stomach with rhabdoid phenotype: immunohistochemical, ultrastructural, and immunoelectron microscopic evaluation. Ultrastruct Pathol, 2004, 28: 165-70.

228. Shaw PH, Dickman PS. Neuroblastoma mimicking rhabdoid tumor of the kidney. J Pediatr Hematol Oncol, 2003, 25: 572-574.

229. Perry A, Scheithauer BW, Stafford SL, et al. "Rhabdoid" meningioma: an aggressive variant. Am J Surg Pathol, 1998, 22: 1482-1490.

230. Gerald WL, Rosai J. Case 2. Desmoplastic small cell tumor with divergent differentiation. Pediatr Pathol, 1989, 9: 177-183.

231. Gerald WL, Miller HK, Battifora H, et al. Intra-abdominal desmoplastic small round-cell tumor. Report of 19 cases of a distinctive type of high-grade polyphenotypic malignancy affecting young individuals. Am J Surg Pathol, 1991, 15: 499-513.

232. Sawyer JR, Tryka AF, Lewis JM. A novel reciprocal chromosome translocation t(11;22)(p13;q12) in an intraabdominal desmoplastic small round-cell tumor. Am J Surg Pathol, 1992, 16: 411-416.

233. Ladanyi M, Gerald W. Fusion of the EWS and WT1 genes in the desmoplastic small round cell tumor. Cancer Res, 1994, 54: 2837-2840.

234. Brodie SG, Stocker SJ, Wardlaw JC, et al. EWS and WT-1 gene fusion in desmoplastic small round cell tumor of the abdomen. Hum Pathol, 1995, 26: 1370-1374.

235. Prat J, Matias-Guiu X, Algaba F. Desmoplastic small round-cell tumor. Am J Surg Pathol, 1992, 16: 306-307.

236. Leuschner I, Radig K, Harms D. Desmoplastic small round cell tumor. Semin Diagn Pathol, 1996, 13: 204-212.

237. Ordonez NG. Desmoplastic small round cell tumor: I: a histopathologic study of 39 cases with emphasis on unusual histological patterns. Am J Surg Pathol, 1998, 22: 1303-1313.

238. Lae ME, Roche PC, Jin L, et al. Desmoplastic small round cell tumor: a clinicopathologic, immunohistochemical, and molecular study of 32 tumors. Am J Surg Pathol, 2002, 26: 823-835.

239. 杨吉龙, 徐维萍, 王坚, 等. 促结缔组织增生性小圆细胞肿瘤的临床病理学研究. 中华病理学杂志, 2005, 34: 650-655.

240. de Alava E, Marcilla D. Birth and evolution of the desmoplastic small round-cell tumor. Semin Diagn Pathol, 2016, 33 (5): 254-61.

241. Parkash V, Gerald WL, Parma A, et al. Desmoplastic small round cell tumor of the pleura. Am J Surg Pathol, 1995, 19: 659-665.

242. Cummings OW, Ulbright TM, Young RH, et al. Desmoplastic small round cell tumors of the paratesticular region. A report of six cases. Am J Surg Pathol, 1997, 21: 222-225.

243. Syed S, Haque AK, Hawkins HK, et al. Desmoplastic small round cell tumor of the lung. Arch Pathol Lab Med, 2002, 126: 1226-1228.

244. Finke NM, Lae ME, Lloyd RV, et al. Sinonasal desmoplastic small round cell tumor: a case report. Am J Surg Pathol,

2002,26:799-803.

245. Bismar TA, Basturk O, Gerald WL, et al. Desmoplastic small cell tumor in the pancreas. Am J Surg Pathol,2004,28:808-812.

246. Pickhardt PJ, Fisher AJ, Balfe DM, et al. Desmoplastic small round cell tumor of the abdomen: radiologic-histopathologic correlation. Radiology,1999,210:633-638.

247. Ali A, Mohamed M, Chisholm J, et al. Solid-pattern desmoplastic small round cell tumor. Int J Surg Pathol,2017,25(2):158-161.

248. Dorsey BV, Benjamin LE, Rauscher F 3rd, et al. Intra-abdominal desmoplastic small round-cell tumor: expansion of the pathologic profile. Mod Pathol,1996,9:703-709.

249. Pasquinelli G, Montanaro L, Martinelli GN. Desmoplastic small round-cell tumor: a case report on the large cell variant with immunohistochemical, ultrastructural, and molecular genetic analysis. Ultrastruct Pathol,2000,24:333-337.

250. Ordonez NG. Desmoplastic small round cell tumor: II: an ultrastructural and immunohistochemical study with emphasis on new immunohistochemical markers. Am J Surg Pathol,1998,22:1314-1327.

251. Barnoud R, Sabourin JC, Pasquier D, et al. Immunohistochemical expression of WT1 by desmoplastic small round cell tumor: a comparative study with other small round cell tumors. Am J Surg Pathol,2000,24:830-836.

252. Rachfal AW, Luquette MH, Briqstock DR. Expression of connective tissue growth factor (CCN2) in desmoplastic small round cell tumour. J Clin Pathol,2004,57:422-425.

253. Trupiano JK, Machen SK, Barr FG, et al. Cytokeratin-negative desmoplastic small round cell tumor: a report of two cases emphasizing the utility of reverse transcriptase-polymerase chain reaction. Mod Pathol,1999,12:849-853.

254. Sandberg AA, Bridge JA. Updates on the cytogenetics and molecular genetics of bone and soft tissue tumors. desmoplastic small round-cell tumors. Cancer Genet Cytogenet,2002,138:1-10.

255. Gerald WL, Rosai J, Ladanyi M. Characterization of the genomic breakpoint and chimeric transcripts in the EWS-WT1 gene fusion of desmoplastic small round cell tumor. Proc Natl Acad Sci USA,1995,92:1028-1032.

256. Scharnhorst V, van der Eb AJ, Jochemsen AG. WT1 proteins: functions in growth and differentiation. Gene,2001,273:141-161.

257. Lee SB, Kolquist KA, Nichols K, et al. The EWS-WT1 translocation product induces PDGFA in desmoplastic small round-cell tumour. Nat Genet,1997,17:309-313.

258. Finkeltov I, Kuhn S, Glaser T, et al. Transcriptional regulation of IGF-I receptor gene expression by novel isoforms of the EWS-WT1 fusion protein. Oncogene,2002,21:1890-1898.

259. Argatoff LH, O'Connell JX, Mathers JA, et al. Detection of the EWS/WT1 gene fusion by reverse transcriptase-polymerase chain reaction in the diagnosis of intra-abdominal desmoplastic small round cell tumor. Am J Surg Pathol,1996,20:406-412.

260. Hill DA, Pfeifer JD, Marley EF, et al. WT1 staining reliably differentiates desmoplastic small round cell tumor from Ewing sarcoma/primitive neuroectodermal tumor. An immunohistochemical and molecular diagnostic study. Am J Clin Pathol,2000,114:345-353.

261. Magro G, Salvatorelli L, Alaggio R, et al. Diagnostic utility of cyclin d1 in the diagnosis of small round blue cell tumors in children and adolescents. Hum Pathol,2017,60:58-65.

262. Quaglia MP, Brennan MF. The clinical approach to desmoplastic small round cell tumor. Surg Oncol,2000,9:77-81.

263. Goodman KA, Wolden SL, La Quaglia MP, et al. Whole abdominopelvic radiotherapy for desmoplastic small round-cell tumor. Int J Radiat Oncol Biol Phys,2002,54:170-176.

264. Enzinger FM. Clear-cell sarcoma of tendons and aponeuroses. An analysis of 21 cases. Cancer,1965,18:1163-1174.

265. Zucman J, Delattre O, Desmaze C, et al. EWS and ATF-1 gene fusion induced by t(12;22) translocation in malignant melanoma of soft parts. Nature Genet,1993,4:341-345.

266. Chung EB, Enzinger FM. Malignant melanoma of soft parts: a reassessment of clear cell sarcoma. Am J Surg Pathol,1983,7:405-413.

267. Kindblom LG, Lodding P, Angervall L. Clear cell sarcoma of tendons and aponeuroses. Virchows Arch [A],1983,401:109-128.

268. d'Amore ES, Ninfo V. Clear cell tumors of the somatic soft tissues. Semin Diagn Pathol,1997,14:270-280.

269. Deenik W, Mooi WJ, Rutgers EJ, et al. Clear cell sarcoma (malignant melanoma) of soft parts: A clinicopathologic study of 30 cases. Cancer,1999,86:969-975.

270. Lucas DR, Nascimento AG, Sim FH. Clear cell sarcoma of soft tissue. Mayo Clinic experience with 35 cases. Am J Surg Pathol,1992,16:1197-1204.

271. Granter SR, Weilbaecher KN, Quigley C, et al. Clear cell sarcoma shows immunoreactivity for microphthalmia transcription factor: further evidence for melanocytic differentiation. Mod Pathol,2001,14:6-9.

272. Antonescu CR, Tschernyavsky SJ, Woodruff JM, et al. Molecular diagnosis of clear cell sarcoma: detection of EWS-ATF1 and MITF-M transcripts and histopathological and ultrastructural analysis of 12 cases. J Mol Diagn,2002,4:44-52.

273. Sandberg AA, Bridge JA. Updates on the cytogenetics and molecular genetics of bone and soft tissue tumors: clear cell sarcoma (malignant melanoma of soft parts). Cancer Genet Cytogenet,2001,130:1-7.

274. Fujimura Y, Ohno T, Siddique H, et al. The EWS-ATF-1 gene involved in malignant melanoma of soft parts with t(12;22) chromosome translocation, encodes a constitutive

transcriptional activator. Oncogene,1996,12:159-167.

275. Coindre JM,Hostein I,Terrier P,et al. Diagnosis of clear cell sarcoma by real-time reverse transcriptase-polymerase chain reaction analysis of paraffin embedded tissues:clinicopathologic and molecular analysis of 44 patients from the French sarcoma group. Cancer,2006,107:1055-1064.

276. Patel RM,Downs-Kelly E,Weiss SW,et al. Dual-color,break-apart fluorescence in situ hybridization for EWS gene rearrangement distinguishes clear cell sarcoma of soft tissue from malignant melanoma. Mod Pathol,2005,18:1585-1590.

277. Langezaal SM,Graadt van,Roggen JF,et al. Malignant melanoma is genetically distinct from clear cell sarcoma of tendons and aponeurosis(malignant melanoma of soft parts). Br J Cancer,2001,84:535-538.

278. Kawai A,Hosono A,Nakayama R,et al. Clear cell sarcoma of tendons and aponeuroses:a study of 75 patients. Cancer,2007,109:109-116.

279. Sara AS,Evans HL,Benjamin RS. Malignant melanoma of soft parts(clear cell sarcoma:a study of 17 cases,with emphasis on prognostic factors. Cancer,1990,65:367-374.

280. Alpers CE,Beckstead JH. Malignant neuroendocrine tumor of the jejunum with osteoclast-like giant cells:enzyme histochemistry distinguishes tumor cells from giant cells. Am J Surg Pathol,1985,9:57-64.

281. Ekfors TO,Kujari H,Isomaki M. Clear cell sarcoma of tendons and aponeuroses(malignant melanoma of soft parts)in the duodenum:the first visceral case. Histopathology,1993;22:255-259.

282. Zambrano E,Reyes-Mugica M,Franchi A,et al. An osteoclast-rich tumor of the gastrointestinal tract with features resembling clear cell sarcoma of soft parts:reports of 6 cases of a GIST simulator. Int J Surg Pathol,2003,11:75-81.

283. Friedrichs N,Testi MA,Moiraghi L,et al. Clear cell sarcoma-like tumor with osteoclast-like giant cells in the small bowel:further evidence for a new tumor entity. Int J Surg Pathol,2005,13:313-318.

284. Rosai J. Editorial:clear cell sarcoma and osteoclast-rich clear cell sarcoma-like tumor of the gastrointestinal tract:one tumor type or two? Melanoma or sarcoma? Int J Surg Pathol,2005,13:309-311.

285. Stockman DL,Miettinen M,Suster S,et al. Malignant gastrointestinal neuroectodermal tumor:clinicopathologic,immunohistochemical,ultrastructural,and molecular analysis of 16 cases with a reappraisal of clear cell sarcoma-like tumors of the gastrointestinal tract. Am J Surg Pathol,2012,36:857-868.

286. Wang J,Thway K. Clear cell sarcoma-like tumor of the gastrointestinal tract:an evolving entity. Arch Pathol Lab Med,2015,139:407-412.

287. 李冬洁,张新华,黄文斌,等. 含破骨巨细胞、有类似软组织透明细胞肉瘤特点的胃肿瘤一例. 中华病理学杂志,2006,34:757-758.

288. 黄会粉,刘倩,步宏,等. 胃肠道透明细胞肉瘤临床病理分析并文献复习. 临床与实验病理学杂志,2014,4:383-388.

289. Insabato L,Guadagno E,Natella V,et al. An unusual association of malignant gastrointestinal neuroectodermal tumor (clear cell sarcoma-like)and Ewing sarcoma. Pathol Res Pract,2015,211:688-692.

290. Boland JM,Folpe AL. Oncocytic variant of malignant gastrointestinalcneuroectodermal tumor:a potential diagnostic pitfall. Hum Pathol,2016,57:13-16.

291. Subbiah V,Holmes O,Gowen K,et al. Activity of c-Met/ALK inhibitor crizotinib and multi-kinase VEGF inhibitor pazopanib in metastatic gastrointestinal neuroectodermal tumor harboring EWSR1-CREB1 fusion. Oncology,2016,91(6):348-353.

第二十四章

未分化或未分类软组织肉瘤

导读

软组织未分化肉瘤　　　　　　　　肝脏未分化胚胎性肉瘤　　　　　　　　动脉内膜肉瘤

第一节　软组织未分化肉瘤

在实际工作中有一些梭形细胞肉瘤、多形性肉瘤、小圆细胞性肉瘤和具有上皮样形态的软组织肉瘤虽经详细取材和各种辅助性检查(包括免疫组化和分子遗传学)最终也难以确定具体类型。有鉴于此,2013年版WHO软组织分类新设立了未分化/未分类软组织肉瘤(undifferentiated/unclassified soft tissue sarcoma,USTS)。这一类软组织肉瘤相对比较少见,约占软组织肉瘤的20%。USTS属于一种排除性诊断,即在诊断USTS前必须排除其他各种类型的肿瘤,包括其他类型的软组织肉瘤(如去分化脂肪肉瘤、多形性横纹肌肉瘤、多形性平滑肌肉瘤、多形性恶性周围神经鞘膜瘤、多形性脂肪肉瘤和骨外骨肉瘤等)、梭形细胞癌/肉瘤样癌和恶性黑色素瘤等[1-5]。根据瘤细胞的组织学形态,USTS可分为梭形细胞未分化肉瘤、多形性未分化肉瘤、小圆细胞未分化肉瘤和上皮样未分化肉瘤[6],其中多形性未分化肉瘤(undifferentiated pleomorphic sarcoma,UPS)以往也称为恶性纤维组织细胞瘤(malignant fibrous histiocytoma,MFH),小圆细胞未分化肉瘤与尤因肉瘤相关,其中的部分为具有特异性染色体易位和融合基因的尤因样肉瘤,如CIC肉瘤和BCOR肉瘤等。

【ICD-O编码】

多形性未分化肉瘤　8801/3

小圆细胞性未分化肉瘤　8802/3

梭形细胞未分化肉瘤　8803/3

上皮样未分化肉瘤　8804/3

未分化肉瘤,非特指性　8805/3

【临床表现】

可发生于任何年龄,无性别差异。相对来说,小圆细胞性肉瘤多发生于儿童和青少年,其中大部分病例最终能得到确诊,而梭形细胞未分化肉瘤和多形性未分化肉瘤多发生于

50~70岁中老年人,并以男性多见[7-11],极少发生于儿童[12]。与其他类型的软组织肉瘤相似,具体的病因不明,但约25%的病例与放疗相关[13,14],极少数病例发生于手术后的瘢痕组织[15]。肿瘤可发生于任何部位,但绝大多数病例发生于四肢、躯干(包括盆腔和腹膜后)和头颈部软组织内(图24-1),其中位于腹膜后者需注意是否为去分化脂肪肉瘤中的去分化成分,常需加做FISH检测*MDM2*基因扩增。发生于实质脏器者则要排除梭形细胞癌或肉瘤样癌。未分化/未分类软组织肉瘤的临床表现无特异性,主要表现为深部软组织肿块,体积常较大,可生长迅速或在近期内明显增大,可伴有或不伴有疼痛感。发生于真皮并皮下者称为多形性皮肤肉瘤(pleomorphic dermal sarcoma,PDS)[16,17]。

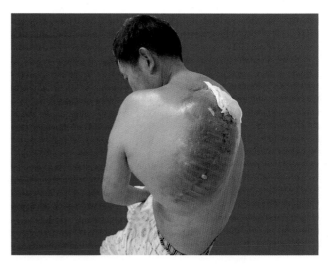

图24-1　背部多形性未分化肉瘤

2008~2016年间复旦大学附属肿瘤医院共诊断488例UPS/MFH,其中男性300例,女性188例,男:女为1.6:1,平均

年龄和中位年龄分别为 58 岁和 59 岁,年龄范围 15 ~ 86 岁,高峰年龄段为 50 ~ 59 岁和 60 ~ 69 岁(图 24-2)。肿瘤主要发生于四肢(特别是大腿,部分位于前臂和小腿胫前等部位)(57%),其次为躯干(尤其是肩背部和胸壁)(20%),其他部位包括臀部、腹腔、盆腔和腹膜后,以及头颈、腋下和实质脏器等处(图 24-3)。

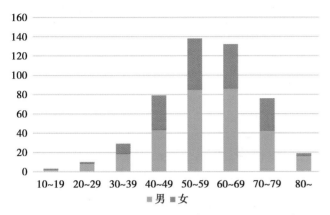

图 24-2　486 例多形性未分化肉瘤的年龄和性别分布

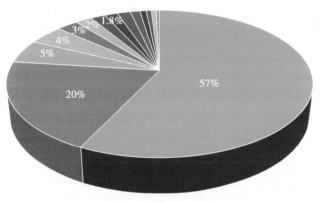

■ 四肢　■ 躯干　■ 臀部　　腹膜后 ■ 头颈　■ 盆腔　■ 腹腔
■ 内脏　■ 腹股沟 ■ 腋下　■ 椎体　　纵隔　■ 锁骨　■ 骶骨

图 24-3　488 例多形性未分化肉瘤的部位分布

【影像学】

X 线显示躯体深部非特异性的软组织肿块影,直径常超过 5cm,位于四肢者可累及骨膜。CT 显示分叶状软组织肿块,密度与肌肉相近,肿块的中央可因黏液变性、陈旧性出血或坏死而呈低密度。肿块内一般不含有脂肪成分,但如肿瘤为去分化脂肪肉瘤时则可含有多少不等的脂肪。MRI T_1 加权显示肿块呈低至中密度,与肌肉相近,注射钆(gadolinium)后,信号增强,T_2 加权显示肿块呈中至高密度(图 24-4)[18]。CT 和 MRI 有助于在术前确定肿瘤的范围,便于临床分期,并可术后监控早期复发。

【大体形态】

呈结节状或分叶状,直径 5 ~ 10cm,位于腹膜后者体积往往较大,可达 20cm 以上。切面呈灰白色、灰黄色或灰红色鱼肉状(图 24-5),常见出血、坏死、黏液变性或囊性变。

【组织形态】

根据大部分区域内瘤细胞的形态,大致包括梭形细胞型、

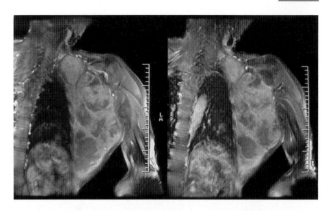

图 24-4　背部多形性未分化肉瘤影像学

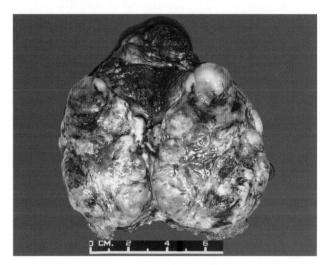

图 24-5　多形性未分化肉瘤

多形性、小圆细胞性和上皮样等几种类型。

1. 多形性未分化肉瘤(UPS)　以往此类肿瘤多被诊断为恶性纤维组织细胞瘤(MFH)。镜下由明显异型的梭形细胞和多形性细胞混合组成,无特异性的排列方式,但常可见条束状、交织状或席纹状排列(图 24-6A ~ D)。核分裂象易见,包括病理性核分裂(图 24-6E ~ I)。部分病例内可伴有多少不等的脂质性吞噬细胞、瘤巨细胞、多核性瘤细胞、破骨样多核巨细胞、炎症细胞和泡沫样组织细胞等成分(图 24-6J ~ P)。肿瘤的间质可伴有程度不等的胶原化,有时可类似骨样组织,也可伴有黏液样变性(图 24-6Q,R),但仅为局灶性、弧线状血管不明显,尚不足以诊断为高级别黏液纤维肉瘤。部分肿瘤内还可见到多少不等的出血、含铁血素沉着、坏死和囊性变等。

2. 小圆细胞型　主要由异型的小圆形细胞所组成,核形可不规则,可成角状,可有明显核仁,核分裂象易见(图 24-7),部分病例还可含有梭形细胞成分,间质可有黏液样变性。此类肿瘤形态上类似尤因肉瘤,但 CD99 标记常显示为灶性阳性,分子遗传学检测可涉及 *EWSR1* 以外的基因易位,这一组肿瘤的一些病例经免疫组化和分子检测最终仍可获得明确的诊断,现已较为明确的肿瘤类型包括 CIC 肉瘤(涉及 *CIC-DUX4* 基因融合)和 BCOR 肉瘤(涉及 *BCOR-CCNB3* 基因融合),参见第十九章。

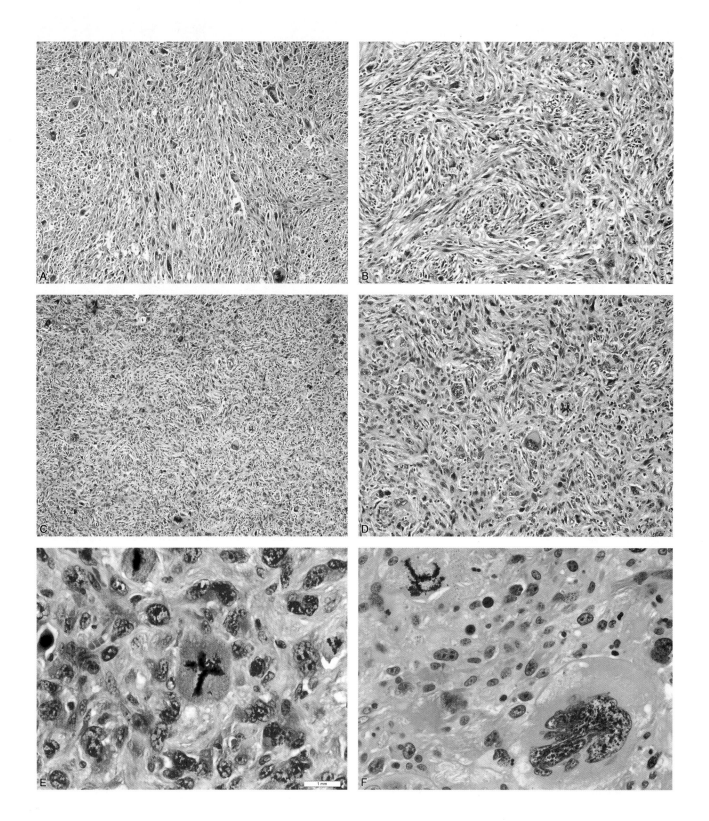

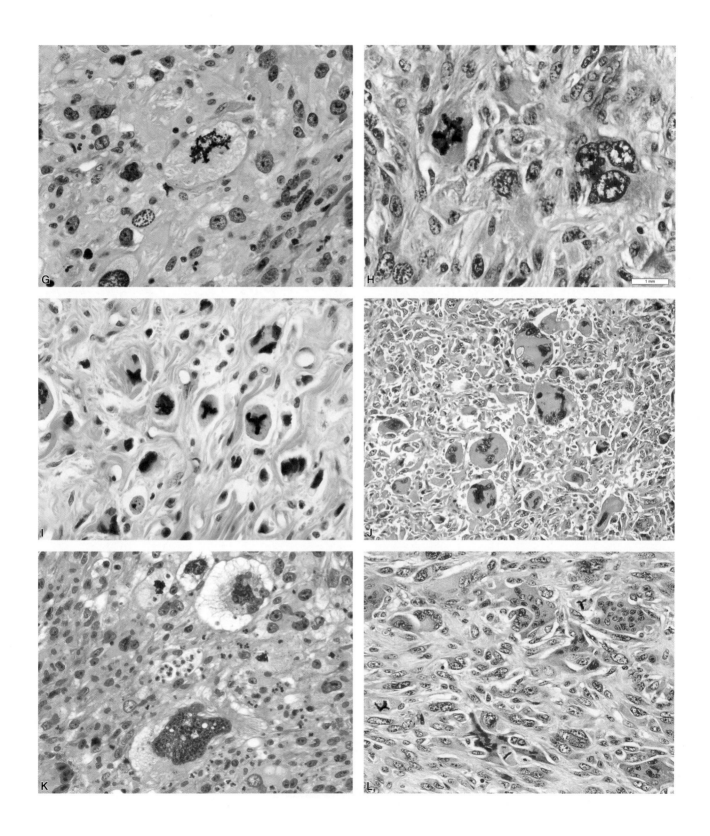

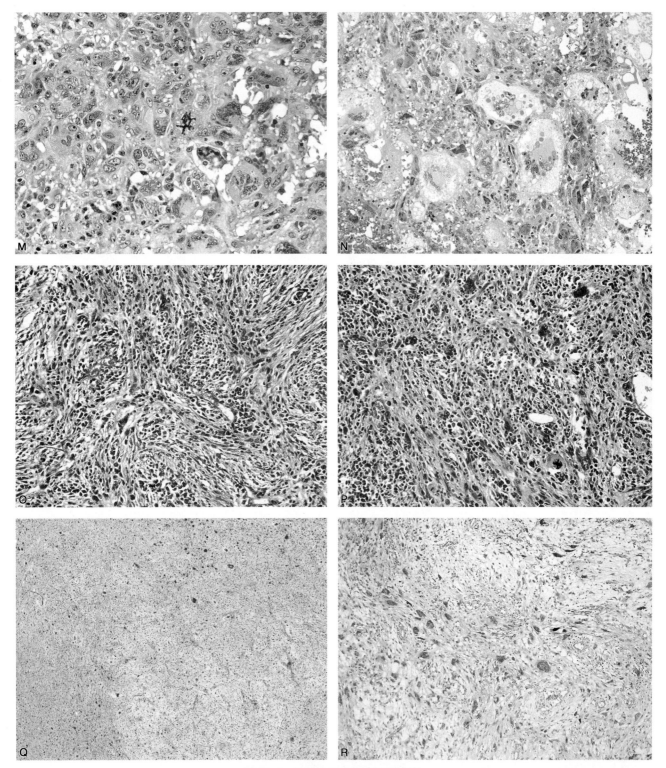

图24-6　多形性未分化肉瘤组织学

A～D. 异型梭形细胞和多形性细胞呈条束状、交织状或席纹状排列；E～I. 各种形态的核分裂象；J、K. 瘤巨细胞；
L、M. 多核巨细胞；N. 杜顿样巨细胞；O、P. 间质炎症细胞浸润；Q、R. 间质黏液样变性

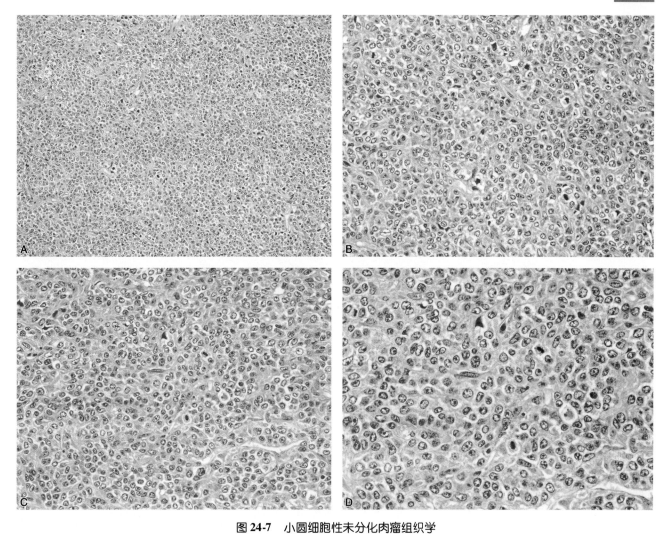

图 24-7　小圆细胞性未分化肉瘤组织学
A ~ C. 由成片的小圆细胞组成;D. 瘤细胞核形可不规则,可有明显的小核仁,核分裂象易见

3. 梭形细胞型　主要由异型的梭形细胞组成,常呈条束状或鱼骨样排列,胞质呈双染性或淡嗜伊红色,核分裂象易见(图 24-8)。与纤维肉瘤相比,瘤细胞显示有一定的多形性,但尚达不到诊断多形性未分化肉瘤的标准。

4. 上皮样型　主要由多边形或胖梭形细胞所组成(图 24-9),胞质丰富,核大,核仁明显,核分裂象易见,可伴有出血和坏死,形态上类似低分化癌、未分化癌或恶性黑色素瘤,间质内可伴有炎症细胞浸润(包括中性粒细胞)。

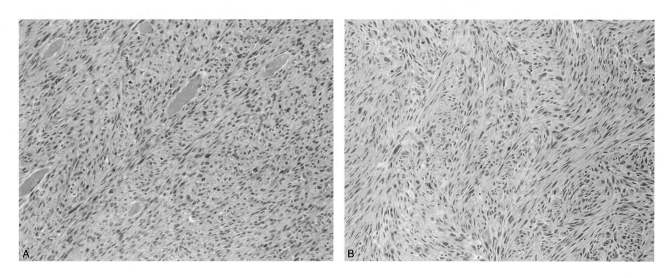

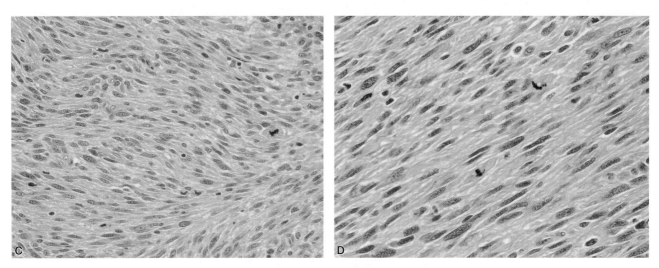

图 24-8　梭形细胞未分化肉瘤组织学
由条束状排列的梭形细胞组成,瘤细胞显示一定的多形性,核分裂象易见

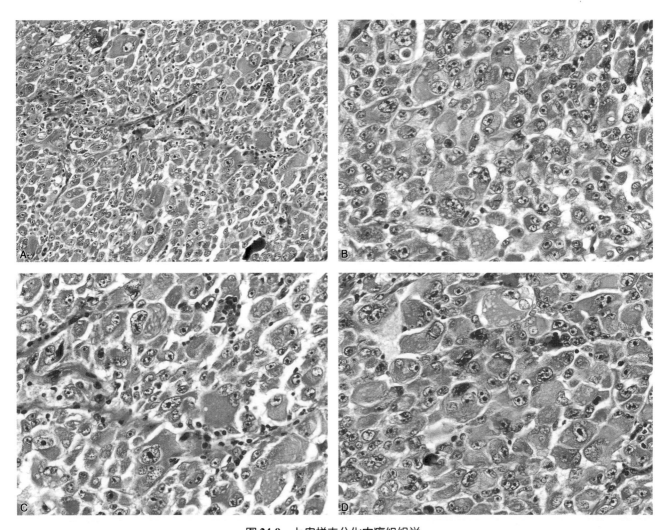

图 24-9　上皮样未分化肉瘤组织学
由成片的大圆形或多边形细胞组成,除灶性表达上皮性标记外,免疫组化标记不显示其他特殊分化

5. 非特指性　肿瘤的组成成分较为混杂,较难归入上述几种类型,各种辅助性检查也未能明确肿瘤的分化方向或具体类型。

【免疫组化】

无特异性标记,通常仅表达 vimentin,部分病例可局灶性表达 α-SMA、desmin 或 CD34,少数病例可灶性表达上皮性标记,特别是具有上皮样形态者(图 24-10)。KP-1 等常显示肿瘤内的组织细胞成分。

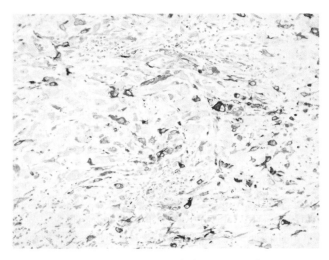

图 24-10　上皮样未分化肉瘤 AE1/AE3 标记

【超微结构】

瘤细胞无明确的分化方向(未分化原始间叶性细胞)。

【细胞遗传学】

多形性未分化肉瘤比较复杂,无特异性染色体异常,CGH 研究显示 80% 的病例 1p31、7p15-qter、7q32、9q31、5p14-pter 和 7q32 数目明显增加,2p、2q32-qter、8p、9p21[p16(INK4A)]、10q、11q、13q 和 16q 丢失等[19-21]。位于 12q13-15 上的 SAS、MDM2、CDK4、CHOP 和 HMGIC 等基因,8p21.3 上的 MASL1 基因,13q 上的 RB1 基因,17p 上的 TP53 基因,9p 上的 CDKN2A 和 CDKN2B 基因,以及 10q 上的 PETN 基因等,可能在肿瘤的发生中起一定的作用[22-25]。需注意的是,有 MDM2 和 CDK4 基因扩增者多数为去分化脂肪肉瘤。

一些小圆细胞性未分化肉瘤也可涉及 EWSR1 基因和其他基因,但似与骨外尤因肉瘤有所不同,也称为尤因样肉瘤(Ewing-like sarcoma)。目前已有的报道显示 EWSR1-POU5F1、EWSR1-SP3、EWSR1-PATZ1、EWSR1-SMARCA5 和 EWSR1-NFATC2 等[26,27],除 EWSR1 外,其他融合性基因还包括由 CIC-DUX4、CIC-FOXO4 和 BCOR-CCNB3 融合性基因等[28-34]。

【鉴别诊断】

1. 其他类型的多形性肉瘤　多种类型的软组织肉瘤可显示多形性,包括:①多形性平滑肌肉瘤,肿瘤内常含有经典平滑肌肉瘤区域,该区域免疫组化标记示 α-SMA 弥漫阳性;②多形性横纹肌肉瘤,部分病例内可见多数不等的嗜伊红色多边形细胞或圆形细胞(横纹肌母细胞),免疫组化标记显示 desmin 弥漫性阳性(>50%),少数病例可程度不等表达 myogenin;③多形性脂肪肉瘤,仔细寻找肿瘤内可见多少不等的异

形脂母细胞,常可灶性表达 S-100 蛋白;④多形性恶性周围神经鞘膜瘤,临床上肿瘤的发生与大神经干或神经丛关系密切,或发生在 NF1 的基础上。

2. 无脂肪成分的去分化脂肪肉瘤　发生于腹腔、腹膜后或纵隔等深部体腔的多形性肉瘤或梭形细胞肉瘤在诊断为 UPS 或其他非特指性梭形细胞肉瘤之前需考虑是否有去分化脂肪肉瘤的可能性。发生于肢体、躯干或头颈部等周围软组织的多形性肉瘤也有可能是无脂肪成分的去分化脂肪肉瘤,但在形态上与 UPS 等难以区分,如果 FISH 检测显示有明确的 MDM2 基因扩增,应考虑去分化脂肪肉瘤的可能性[35]。

3. 其他类型小圆细胞性肉瘤　在诊断小圆细胞性未分化肉瘤之前必须除外其他类型的小圆形细胞恶性肿瘤,包括骨外尤文肉瘤、分化原始的胚胎性横纹肌肉瘤、差分化滑膜肉瘤和促结缔组织增生性小圆细胞性肿瘤等在内的软组织肉瘤,以及发生于或累及躯体软组织的淋巴造血系统性恶性肿瘤、转移性小细胞癌和恶性黑色素瘤等。

4. 其他类型的梭形细胞肉瘤　梭形细胞肉瘤中较为常见的类型包括梭形细胞型滑膜肉瘤、平滑肌肉瘤、梭形细胞横纹肌肉瘤、恶性周围神经鞘膜瘤、纤维肉瘤和恶性孤立性纤维性肿瘤等。如免疫组化或分子遗传学检测不能确定具体类型,瘤细胞在形态上又有一定多形性,超过纤维肉瘤或经典型恶性周围神经鞘瘤,但又不足以诊断为多形性未分化肉瘤时,则可诊断为梭形细胞未分化肉瘤。

5. 具有上皮样形态的其他类型恶性肿瘤　包括转移性多形性或肉瘤样癌、恶性黑色素瘤等。

【治疗】

应采取包括手术、化疗或放疗等在内的综合性治疗。

【预后】

属高度恶性肉瘤。确切的局部复发率、远处转移率和死亡率,以及 5 年和 10 年的生存率有待于今后大样本的统计分析。

第二节　肝脏未分化胚胎性肉瘤

肝脏未分化胚胎性肉瘤(undifferentiated embryonal sarcoma of the liver, UESL),由 Stocker 和 Ishak 于 1978 年首先报道[36],是一种好发于肝脏、由原始未分化间叶细胞组成的恶性肿瘤,病因不明,一部分病例可发生于肝间叶性错构瘤的基础上[37-39]。好发于儿童,约占儿童肝脏肿瘤的 6%,发病率仅次于肝母细胞瘤和肝细胞肝癌。

【ICD-O 编码】

8991/3

【临床表现】

好发于 5~20 岁的儿童和青少年,特别是 6~10 岁儿童,两性均可发生,无明显差异。少数病例也可发生于中青年[40],最长者为 86 岁[41],以女性多见。

临床症状包括腹部膨隆和腹部肿块,可伴有或不伴有腹痛。其他症状包括发热、体重减轻、恶心和呕吐等。肿瘤可发生自发性破裂,并引起急腹症。有时肿瘤可经上腔静脉累及至心脏。实验室检查(包括肝脏指标和肿瘤指标)多在正常范

围。部分患者可有转氨酶略升高、血沉加快、白细胞增多或减少等。少数患者可有甲胎蛋白和 CA125 升高。

【影像学】

B 超常显示肿块含有实性和囊性混合性成分。影像学检查显示为肝脏占位性病变,其中 CT 通常为低密度(图 24-11),MRI 的 T_2 加权显示为高信号[42]。AFP 多在正常范围。部分病例可表现为囊性病变,易被误诊为囊性水瘤[43]或肝脏良性病变[44],可延误病情。

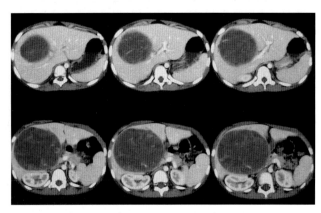

图 24-11　肝未分化胚胎性肉瘤影像学

【大体形态】

虽肝脏两叶均可发生或可同时发生于两叶,但多位于肝右叶。周界相对较清晰,但无包膜或为纤维性假包膜,直径为 10～25cm,常含有实性和囊性成分。切面呈灰白色,黏冻样,可见囊性变、出血或灰黄色坏死区域。

【组织形态】

低倍镜下,肿瘤周边可见纤维性间隔将肿瘤与邻近的肝组织分隔开,但在纤维性间隔内常可见残留的条索状、小簇状肝细胞(图 24-12A,B)或胆管(图 24-12C,D)。肿瘤由异型程度不等的梭形或星状间叶性细胞组成,间质疏松,黏液样(图 24-12E～G),瘤细胞的染色质常异染,并常可见到深染的瘤巨细胞和多核巨细胞(图 24-12H),核仁不明显,但核分裂象易见(图 24-12I)。本病的一个特征性形态表现为在很多瘤细胞的胞质内或胞质外可见大小不等的嗜伊红色小体(图 24-12J),PAS 染色呈阳性(图 24-12K),耐淀粉酶消化。部分区域可呈实性肉瘤样(图 24-12L)。肿瘤内的瘤细胞无特异型性排列方向,偶可见血管外皮瘤样结构(图 24-12M)。肿瘤内常可见出血和坏死(图 24-12N)。

【免疫组化】

瘤细胞可表达 α1-AT、α1-ACT、lysozyme、KP1、desmin(图 24-13A)、α-SMA、MSA 和 CD10[45,46],一部分病例也可表达 GPC3(glypican 3),偶可表达 CK(图 24-13B)。

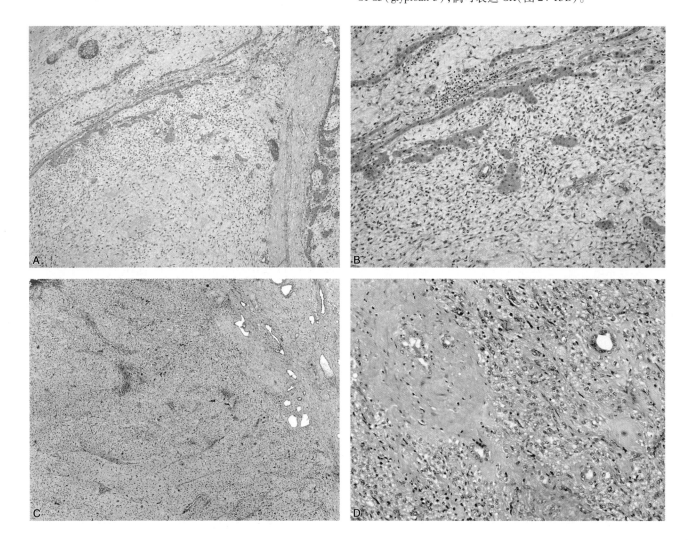

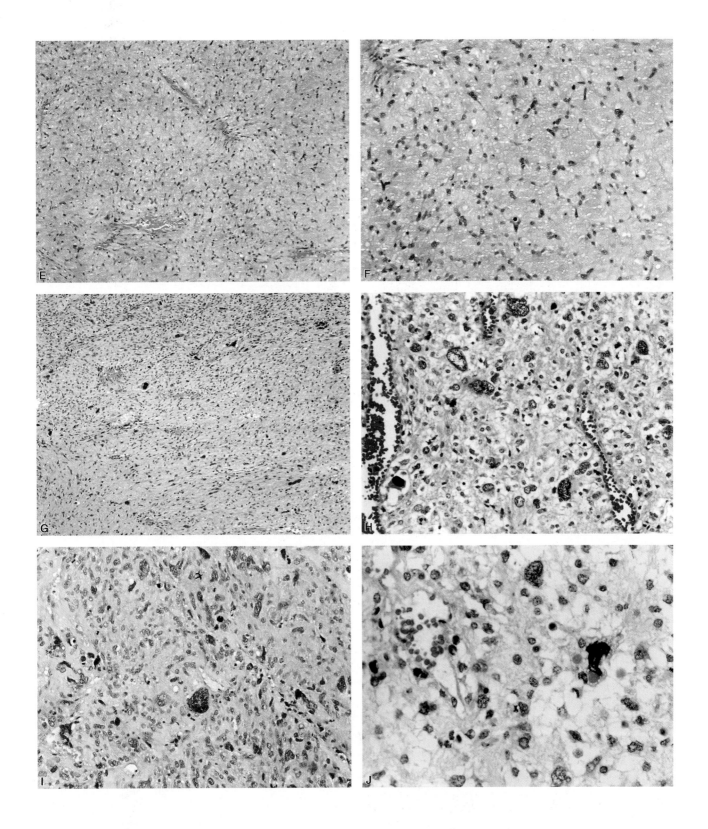

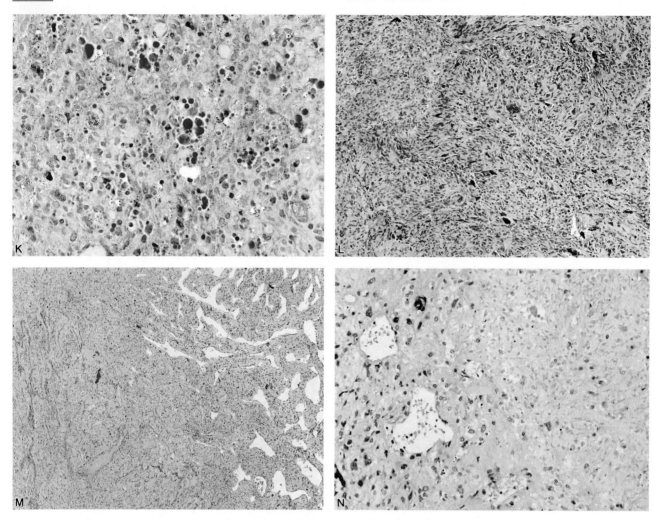

图 24-12 肝未分化胚胎性肉瘤组织学

A、B. 肿瘤周边和肿瘤内可见少量残留的肝细胞条索；C、D. 可见少量残留的胆管；E、F. 轻度异型的梭形或星状间叶性细胞，间质疏松黏液样；G. 另一些区域瘤细胞显示明显的异型性；H. 常可见深染的瘤巨细胞和多核巨细胞；I. 可见核分裂象（包括病理性）；J. 胞质内可见嗜伊红色小体；K. PAS 染色呈阳性；L. 实性肉瘤样区域；M. 血管外皮瘤样结构；N. 坏死

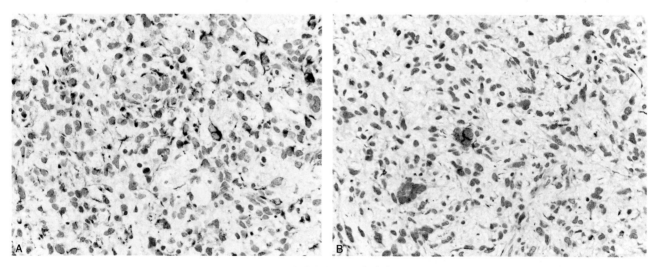

图 24-13 肝未分化胚胎性肉瘤免疫组化

A. desmin 标记；B. AE1/AE3 标记

【超微结构】

成分较为复杂，多数细胞具纤维母细胞/肌纤维母细胞分化，另一部分为原始的间叶细胞，少数病例中伴有平滑肌或横纹肌分化。胞质内或胞质外的玻璃样小体可能是凋亡小体。

【细胞遗传学】

1例显示近3倍体或近6倍体[47]。CGH检测显示1q、5p、6q、8p和12q获得，9p、11p和14丢失[48]。

【鉴别诊断】

应注意与胚胎性横纹肌肉瘤、肝母细胞瘤和肝间叶性错构瘤鉴别（表24-1）。

表24-1　肝脏未分化胚胎性肉瘤的鉴别诊断

	未分化胚胎性肉瘤	肝母细胞瘤	间叶性错构瘤	胚胎性横纹肌肉瘤
年龄	6-10岁	平均19个月	2岁以内	多在5岁以内
性别	男=女	男：女=3：2	男>女	女>男
临床	肝脏囊实性肿块	腹部肿块，AFP↑	腹部肿块	腹部肿块，黄疸
镜下	异型梭形/星状/瘤巨细胞黏液样间质胞质内嗜伊红色小体	多种亚型类似肝脏发育不同阶段	成簇肝细胞细长分支胆管	幼稚原始间叶样细胞瘤内细胞密度不等偶可见横纹肌母细胞
免疫组化	可表达AE1/AE3，α1-AT，desmin，CD10，GPC3等	β-catenin，Hep Par-1，GPC3	Hep Par-1，AFP，GPC3，CK7，CK19	desmin，myogenin，MyoD1

【治疗】

首选手术联合化疗（异环磷酰胺和阿霉素）[49-52]。

【预后】

预后比较差，中位生存期不到1年，多因就医时肿块已不能完整切除。近年来，经积极的外科手术联合新辅助化疗或放疗，生存率得到很大的提高（70%～100%），部分患儿可生存5年甚至更长。早期发现和诊断是提高生存率的关键。术后2年复发率较高，特别是切缘阳性以及肿瘤发生破裂者（自发性或医源性）。

第三节　动脉内膜肉瘤

动脉内膜肉瘤（intimal sarcoma, IS）是一种起自于主动脉和肺动脉的恶性间叶性肿瘤，肿瘤在血管腔内生长，堵塞血管腔，并可形成瘤栓而播散至周围的器官。也可发生于心脏，并且是心脏最常见的软组织肉瘤类型[53]。

【ICD-O编码】

8800/3

【临床表现】

本瘤极为罕见，主要发生于肺动脉和主动脉[54-61]，前者发病率是后者的两倍。发生于肺动脉者，以女性略多见。患者多为成年人，年龄范围较广，平均年龄为肺动脉型48岁，主动脉型62岁。

肺动脉型多发生于肺动脉干（80%）、肺左或肺右动脉（50%～70%）或双侧肺动脉同时累及（40%）。主动脉型多发生于腹主动脉和髂动脉分叉之间，30%可发生于胸主动脉。

临床症状不具特异性，多与动脉内形成的瘤栓相关，如肺动脉内出现瘤栓时，表现为复发性的肺栓塞病；腹主动脉内出现瘤栓时，可引起跛行、下肢脉搏消失；肠系膜动脉出现瘤栓时，可引起腹背部疼痛和绞痛，以及高血压和肿瘤形成的动脉瘤破裂等。累及静脉时，可引起上腔静脉综合征。发生于心脏者多发生于左侧心脏（83%）[53]。

【影像学】

CT、MRI和PET检查可清晰显示肿瘤的大小和范围（图24-14）。

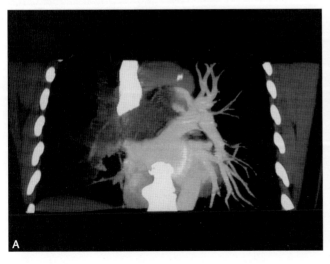

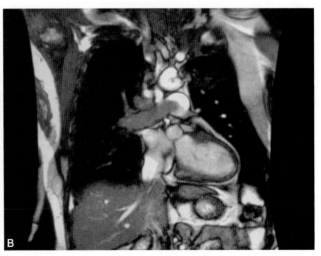

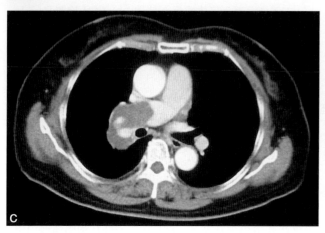
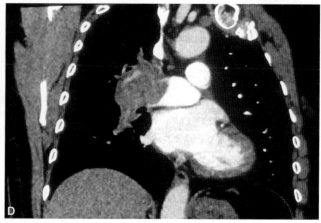

图 24-14　动脉内膜肉瘤影像学

【大体形态】

肿瘤位于血管腔内,附着于血管壁,呈息肉状,类似瘤栓(图 24-15)。

【组织形态】

低倍镜下可在腔内呈息肉状生长(图 24-16A)。高倍镜下,多为低分化的梭形细胞肉瘤,瘤细胞形态上类似纤维母细胞/肌纤维母细胞(图 24-16B ~ D)。瘤细胞的异型性、核分裂象及坏死在各病例之间有较大的差异。部分肿瘤内可伴有明显的黏液样变性(图 24-16E),或瘤细胞呈上皮样。有时肿瘤可类似平滑肌肉瘤,少数病例还可含有具有横纹肌肉瘤、血管肉瘤或骨肉瘤样分化的区域。血管周围可有瘤细胞聚集(图 24-16F)。

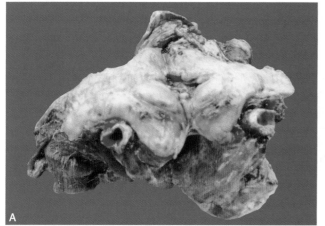
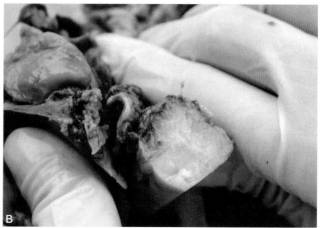

图 24-15　肺动脉内膜肉瘤

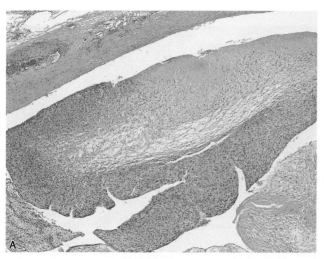
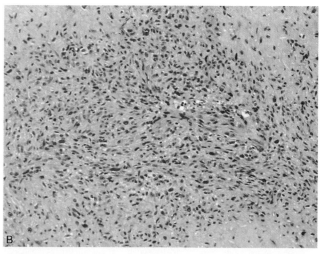

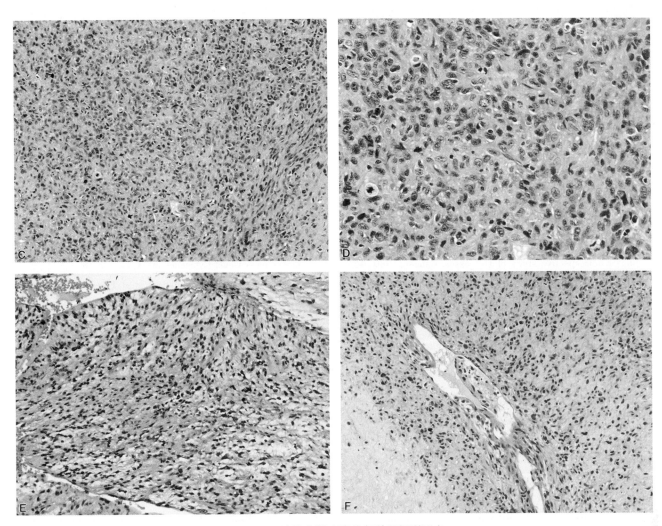

图 24-16　动脉内膜肉瘤的各种组织学形态

A. 肿瘤位于腔内；B ~ D. 多数病例形态上呈纤维母细胞/肌纤维母细胞样分化；E. 间质可有黏液样变性；F. 血管周围常可见瘤细胞聚集

【免疫组化】

瘤细胞表达 vimentin 和骨桥蛋白（osteopontin），部分病例还可表达 α-SMA，但 desmin 多为阴性，一般不表达 CD31、CD34 和 F8，除非肿瘤含有血管肉瘤分化的区域。

【超微结构】

可见到代表肌纤维母细胞分化的肌丝、致密体和不连续的基底板。具有横纹肌肉瘤分化的瘤细胞内可见原始的肌节。

【细胞遗传学】

CGH 研究显示，12q13-14 区域获得和扩增，其他少见的异常包括 3p、3q、4q、9p、11q、13q、Xp 和 Xq 的丢失，7p、17p 和 17q 的获得，以及 4q12、5p、6p 和 11q 的扩增。动脉内膜肉瘤可显示 MDM2 基因扩增[53,62]。

【治疗】

手术切除，辅以化疗。是否可采用针对 MDM2（12q13-14）或 PDGFRA（4q12）的靶向治疗尚有待于更多的研究或临床试验。

【预后】

预后差，平均生存时间主动脉型为 5 ~ 9 个月，肺动脉型为 13 ~ 18 个月。主动脉型中，瘤栓的播散较为常见，可引起骨、腹膜、肝和肠系膜淋巴结的转移；肺动脉型可直接浸润肺实质或形成肺内转移灶（40%），包括肾脏、淋巴结、大脑和皮肤的胸腔外播散占到 20%。

参 考 文 献

1. Coindre JM, Mariani O, Chibon F, et al. Most malignant fibrous histiocytomas developed in the retroperitoneum are dedifferentiated liposarcomas: a review of 25 cases initially diagnosed as malignant fibrous histiocytoma. Mod Pathol, 2003, 16:256-266.

2. Yoshida H, Yumoto T, Minamizaki T. Osteosarcoma with features mimicking malignant fibrous histiocytoma. Virchows Arch A Pathol Anat Histopathol, 1992, 421:229-238.

3. Helm KF. Malignant melanoma masquerading as malignant fi-

brous histiocytoma. Am J Dermatopathol,1997,19:473-476.

4. Fletcher CDM. Pleomorphic malignant fibrous histiocytoma:fact or fiction? A critical reappraisal based on 159 tumors diagnosed as pleomorphic sarcoma. Am J Surg Pathol,1992,16:213-228.

5. Hollowood K,Fletcher CDM. Malignant fibrous histiocytoma:morphologic pattern or pathologic entity? Semin Diang Pathol,1995,12:210-220.

6. Fletcher CDM,Chibon F,Mertens. In:Fletcher CDM,Bridge JA,Hogendoorn PCW,Mertens F ed. World Health Organization Classification of Soft Tissue and Bone Tumours,4th edtion,Lyon:IARCP Press,2013:236-238.

7. Kearny MM,Soule E,Ivins JC. Malignant fibrous histiocytoma:a. retrospective study of 167 cases. Cancer,1980,45:167-178.

8. Enjoji M,Hashimoto H,Tsuneyoshi M,et al. Malignant fibrous histiocytoma. A clinicopathologic study of 130 cases. Acta Pathol Jpn,1980,30:727-741.

9. Weiss SW. Malignant fibrous histiocytoma:a reaffirmation. Am J Surg Pathol,1982,6:773-784.

10. 朱雄增,顾绥岳,张仁元. 134 例恶性纤维组织细胞瘤——临床病理分析和超微结构观察. 肿瘤,1984,4:1-5.

11. Belal A,Kandil A,Allam A,et al. Malignant fibrous histiocytoma:a retrospective study of 109 cases. Am J Clin Oncol,2002,25:16-22.

12. Daw NC,Billups CA,Pappo AS,et al. Malignant fibrous histiocytoma and other fibrohistiocytic tumors in pediatric patients:the St. Jude Children's Research Hospital experience. Cancer,2003,97:2839-2847.

13. Pinkston JA,Sekine I. Postirradiation sarcoma(malignant fibrous histiocytoma)following cervix cancer. Cancer,1982,49:434-438.

14. Laskin WB,Silverman TA,Enzinger FM. Postradiation soft tissue sarcomas. An analysis of 53 cases. Cancer,1988,62:2330-2340.

15. Inoshita T,Youngberg GA. Malignant fibrous histiocytoma arising in previous surgical sites. Report of two cases. Cancer,1984,53:176-183.

16. Miller K,Goodlad JR,Brenn T. Pleomorphic dermal sarcoma:adverse histologic features predict aggressive behavior and allow distinction from atypical fibroxanthoma. Am J Surg Pathol,2012,36:1317-1326.

17. Brenn T. Pleomorphic dermal neoplasms:a review. Adv Anat Pathol,2014,21:108-130.

18. Murphey MD,Gross TM,Rosenthal HG. From the archives of the AFIP. Musculoskeletal malignant fibrous histiocytoma:radiologic-pathologic correlation. Radiographics,1994,14:807-826;quiz 827-828.

19. Derre J,Lagace R,Nicolas A,et al. Leiomyosarcomas and most malignant fibrous histiocytomas share very similar comparative genomic hybridization imbalances:an analysis of a series of 27 leiomyosarcomas. Lab Invest,2001,81:211-215.

20. Larramendy ML,Tarkanen M,Blomqvist C,et al. Comparative genomic hybridization of malignant fibrous histiocytoma reveals a novel prognostic marker. Am J Pathol,1997,151:1153-1161.

21. Chibon F,Mariani O,Mairal A,et al. The use of clustering software for the classification of comparative genomic hybridization data. an analysis of 109 malignant fibrous histiocytomas. Cancer Genet Cytogenet,2003,141:75-78.

22. Simons A,Schepens M,Jeuken J,et al. Frequent loss of 9p21 (p16(INK4A)) and other genomic imbalances in human malignant fibrous histiocytoma. Cancer Genet Cytogenet,2000,118:89-98.

23. Sakabe T,Shinomiya T,Mori T,et al. Identification of a novel gene,MASL1,within an amplicon at 8p23. 1 detected in malignant fibrous histiocytomas by comparative genomic hybridization. Cancer Res,1999,59:511-515.

24. Molina P,Pellin A,Navarro S,et al. Analysis of p53 and mdm2 proteins in malignant fibrous histiocytoma in absence of gene alteration:prognostic significance. Virchows Arch,1999,435:596-605.

25. Gibault L,Pérot G,Chibon F,et al. New insights in sarcoma oncogenesis:a comprehensive analysis of a large series of 160 soft tissue sarcomas with complex genomics. J Pathol,223:64-71.

26. Antonescu C. Round cell sarcomas beyond Ewing:emerging entities. Histopathology,2014,64:26-37.

27. Wei S,Siegal GP. Round cell tumors of bone:an update on recent molecular genetic advances. Adv Anat Pathol,2014,21:359-372.

28. Kawamura-Saito M,Yamazaki Y,Kaneko K,et al. Fusion between CIC and DUX4 up-regulates PEA3 family genes in Ewing-like sarcomas with t(4;19)(q35;q13) translocation. Hum Mol Genet,2006,15:2125-2137.

29. Sugita S,Arai Y,Tonooka A,et al. . A novel CIC-FOXO4 gene fusion in undifferentiated small round cell sarcoma:a genetically distinct variant of Ewing-like sarcoma. Am J Surg Pathol,2014,38:1571-1576.

30. Solomon DA,Brohl AS,Khan J,et al. Clinicopathologic features of a second patient with Ewing-like sarcoma harboring CIC-FOXO4 gene fusion. Am J Surg Pathol,2014,38:1724-1725.

31. Pierron G, Tirode F, Lucchesi C, et al. A new subtype of bone sarcoma defined by BCOR-CCNB3 gene fusion. Nat Genet, 2012, 44:461-466.

32. Puls F, Niblett A, Marland G, et al. BCOR-CCNB3 (Ewing-like) sarcoma: a clinicopathologic analysis of 10 cases, in comparison with conventional Ewing sarcoma. Am J Surg Pathol, 2014, 38:1307-1318.

33. Peters TL, Kumar V, Polikepahad S, et al. BCOR-CCNB3 fusions are frequent in undifferentiated sarcomas of male children. Mod Pathol, 2015, 28:575-586.

34. Machado I, Navarro L, Pellin A, et al. Defining Ewing and Ewing-like small round cell tumors(SRCT): The need for molecular techniques in their categorization and differential diagnosis. A study of 200 cases. Ann Diagn Pathol, 2016, 22:25-32.

35. Le Guellec S, Chibon F, Ouali M, et al. Are peripheral purely undifferentiated pleomorphic sarcomas with MDM2 amplification dedifferentiated liposarcomas? Am J Surg Pathol, 2014, 38(3):293-304.

36. Stocker JT, Ishak KG. Undifferentiated(embryonal) sarcoma of the liver: report of 31 cases. Cancer, 1978, 42:336-348.

37. de Chadarevian JP, Pawel BR, Faerber EN, et al. Undifferentiated(embryonal) sarcoma arising in conjunction with mesenchymal hamartoma of the liver. Mod Pathol, 1994, 7:490-493.

38. O' Sullivan MJ, Swanson PE, Knoll J, et al. Undifferentiated embryonal sarcoma with unusual features arising within mesenchymal hamartoma of the liver: report of a case and review of the literature. Pediatr Dev Pathol, 2001, 4:482-489.

39. Lauwers GY, Grant LD, Donnelly WH, et al. Hepatic undifferentiated(embryonal) sarcoma arising in a mesenchymal hamartoma. Am J Surg Pathol, 1997, 21:1248-1254.

40. Nishio J, Iwasaki H, Sakashita N, et al. Undifferentiated(embryonal) sarcoma of the liver in middle-aged adults: smooth muscle differentiation determined by immunohistochemistry and electron microscopy. Hum Pathol, 2003, 34:246-252.

41. Ellis IO, Cotton RE. Primary malignant mesenchymal tumor of the liver in an elderly female. Histopathology, 1983, 7:113-121.

42. Buetow PC, Buck JL, Pantongrag-Brown L, et al. Undifferentiated(embryonal) sarcoma of the liver: pathologic basis of imaging findings in 28 cases. Radiology, 1997, 203:779-783.

43. Joshi SW, Merchant NH, Jambhekar NA. Primary multilocular cystic undifferentiated (embryonal) sarcoma of the liver in childhood resembling hydatid cyst of the liver. Br J Radiol, 1997, 70:314-316.

44. Putra J, Ornvold K. Undifferentiated embryonal sarcoma of the liver: a concise review. Arch Pathol Lab Med, 2015, 139:269-273.

45. Aoyama C, Hachitanda Y, Sato JK, et al. Undifferentiated(embryonal) sarcoma of the liver. A tumor of uncertain histogenesis showing divergent differentiation. Am J Surg Pathol, 1991, 15:615-624.

46. Lack EE, Schloo BL, Azumi N, et al. Undifferentiated(embryonal) sarcoma of the liver. Clinical and pathologic study of 16 cases with emphasis on immunohistochemical features. Am J Surg Pathol, 1991, 15:1-16.

47. Iliszko M, Czauderna P, Babinska M, et al. Cytogenetic findings in an embryonal sarcoma of the liver. Cancer Genet Cytogenet, 1998, 102:142-144.

48. Sowery RD, Jensen C, Morrison KB, et al. Comparative genomic hybridization detects multiple chromosomal amplifications and deletions in undifferentiated embryonal sarcoma of the liver. Cancer Genet Cytogenet, 2001, 126:128-133.

49. Bisogno G, Pilz T, Perilongo G, et al. Undifferentiated sarcoma of the liver in childhood: a curable disease. Cancer, 2002, 94:252-257.

50. Walker NI, Horn MJ, Strong RW, et al. Undifferentiated(embryonal) sarcoma of the liver. Pathologic findings and long-term survival after complete surgical resection. Cancer, 1992, 69:52-59.

51. Steiner M, Bostrum B, Leonard AS, et al. Undifferentiated (embryonal) sarcoma of the liver. A clinicopathologic study of a survivor treated with combined technique therapy. Cancer, 1989, 64:1318-1322.

52. Kim DY, Kim KH, Jung SE, et al. Undifferentiated (embryonal) sarcoma of the liver: combination treatment by surgery and chemotherapy. J Pediatr Surg, 2002, 37:1419-1423.

53. Neuville A, Collin F, Bruneval P, et al. Intimal sarcoma is the most frequent primary cardiac sarcoma: clinicopathologic and molecular retrospective analysis of 100 primary cardiac sarcomas. Am J Surg Pathol, 2014, 38:461-469.

54. Hottenrott G, Mentzel T, Peters A, et al. Intravascular ("intimal") epithelioid angiosarcoma: clinicopathological and immunohistochemical analysis of three cases. Virchows Arch, 1999, 435:473-478.

55. Burke AP, Virmani R. Sarcomas of the great vessels. A clinicopathologic study. Cancer, 1993, 71:1761-1773.

56. Fitzmaurice RJ, McClure J. Aortic intimal sarcoma: an unusual case with pulmonary vasculature involvement. Histopathology, 1990, 17:457-462.

57. Miracco C, Laurini L, Santpietro R, et al. Intimal-type sarcoma of the aorta. Report of a case with evidence of rhabdomyosarcomatous differentiation. Virchows Arch, 1999, 435:62-66.

58. Murthy MS,Meckstroth CV,Merkle BH,et al. Primary intimal sarcoma of pulmonry valve and trunk with osteogenic sarcomatours elements. Report of a case considered to be pulmonary embolus. Arch Pathol Lab Med,1976,100:649-651.

59. Weickert U,Puschel W,Langenscheidt P,et al. Intimal sarcoma of the left iliac artery. Histopathology,1998,33:286-287.

60. Wright EP,Glick AD,Virmani R,et al. Aortic intimal sarcoma with embolic metastases. Am J Surg Pathol,1985,9:890-897.

61. Staats P,Tavora F,Burke AP. Intimal sarcomas of the aorta and iliofemoral arteries:a clinicopathological study of 26 cases. Pathology,2014,46:596-603.

62. Bode-Lesniewska B,Zhao J,Speel EJ,et al. Gains of 12q13-14 and overexpression of mdm2 are frequent findings in intimal sarcomas of the pulmonary artery. Virchows Arch,2001,438:57-65.

第二十五章

其他类型肿瘤和瘤样病变

导读

软组织淋巴造血组织肿瘤
　软组织恶性淋巴瘤
　粒细胞和肥大细胞肿瘤

组织细胞和树突细胞肿瘤
瘤样病变

异位脑膜瘤、异位室管膜瘤和异位胶质
其他肿瘤

人体的软组织可发生各种类型的肿瘤,包括淋巴造血系统肿瘤及其瘤样病变、异位脑膜瘤、异位室管膜瘤、异位胶质、转移性癌和恶性黑色素瘤等,这些肿瘤从瘤细胞分化上来讲并不属于软组织肿瘤范畴,但因发生在软组织内,可被误诊为软组织肿瘤。

第一节　软组织淋巴造血组织肿瘤

淋巴造血细胞包括淋巴细胞、髓细胞、单核细胞/组织细胞、树突细胞和红细胞等,人体软组织可发生淋巴造血组织的肿瘤[1],可被误诊为软组织肿瘤。表 25-1 列出 WHO 淋巴组织肿瘤分类第四版更新版。

除肿瘤性病变外,还有一些淋巴组织增生性病变,可被误诊为淋巴造血系统肿瘤,包括炎性假瘤、IgG4 相关纤维硬化性疾病、Kimura 病、Castleman 病、肥大细胞增生症、Rosai-Dorfman 病、杆菌性梭形细胞假瘤、组织样麻风和类似肿瘤的其他组织细胞反应性病变(如黄色肉芽肿性炎症、软斑、异物反应和各种类型的肉芽肿性病变等)。

表 25-1　WHO 淋巴组织肿瘤分类第四版更新版

前体淋巴细胞肿瘤	MALT 型结外边缘区 B 细胞淋巴瘤
B 细胞淋巴母细胞白血病/淋巴瘤,非特指性	结内边缘区 B 细胞淋巴瘤(NMZL)
B 细胞淋巴母细胞白血病/淋巴瘤,有重复性遗传学异常	儿童 NMZL
T 细胞淋巴母细胞淋巴瘤/白血病	滤泡性淋巴瘤
成熟 B 细胞肿瘤	皮肤原发滤泡中心淋巴瘤
慢性淋巴细胞白血病/单克隆性 B 细胞淋巴细胞增生症	胃肠道滤泡性淋巴瘤
B-前淋巴细胞白血病	儿童型滤泡性淋巴瘤
脾 B 细胞边缘区淋巴瘤	"原位"滤泡性淋巴瘤
脾淋巴瘤/白血病,不能分类	套细胞淋巴瘤
脾弥漫性红髓小 B 细胞淋巴瘤	弥漫性大 B 细胞淋巴瘤,非特指性
毛细胞白血病-变型	富于 T 细胞/组织细胞性 DLBCL
淋巴浆细胞性淋巴瘤	原发中枢神经系统 DLBCL
重链病	原发性皮肤 DLBCL,腿型
浆细胞肿瘤	EBV 阳性 DLBCL,非特指性
意义未明的单克隆 γ 球蛋白病	慢性炎症相关性
浆细胞骨髓瘤	脓胸相关性
浆细胞瘤	慢性骨髓炎相关性
单克隆免疫球蛋白沉积病	植入物相关性

淋巴瘤样肉芽肿	皮肤原发性 CD30 阳性 T 细胞增生性疾病
原发纵隔(胸腺)大 B 细胞淋巴瘤	原发皮肤外周 T 细胞淋巴瘤,少见亚型
血管内大 B 细胞淋巴瘤	外周 T 细胞淋巴瘤,非特指性
ALK⁺大 B 细胞淋巴瘤	血管免疫母细胞性 T 细胞淋巴瘤
浆母细胞性淋巴瘤	T$_{FH}$起源的其他结内淋巴瘤
HHV8 相关性淋巴增生性疾病	ALK⁺间变性大细胞淋巴瘤
原发性渗出性淋巴瘤	ALK⁻间变性大细胞淋巴瘤
Burkitt 淋巴瘤	乳腺移植相关性 ALCL
11q 异常 Burkitt 样淋巴瘤(新增)	霍奇金淋巴瘤
高级别 B 细胞淋巴瘤	结节性淋巴细胞为主型霍奇金淋巴瘤
成熟 T 和 NK 细胞肿瘤	经典霍奇金淋巴瘤
T 细胞前淋巴细胞白血病	结节硬化型
T 细胞颗粒淋巴细胞性白血病	富于淋巴细胞的经典霍奇金淋巴瘤
慢性 NK 细胞淋巴增殖性疾病	混合细胞型
侵袭性 NK 细胞白血病	淋巴细胞消减型
儿童系统性 EBV⁺T 细胞淋巴瘤	组织细胞和树突细胞肿瘤
种痘样水疱病样淋巴瘤	组织细胞肉瘤
成人 T 细胞淋巴瘤/白血病	朗格汉斯细胞肿瘤
结外 NK/T 细胞淋巴瘤,鼻型	朗格汉斯细胞组织细胞增生症
肠道 T 细胞淋巴瘤	朗格汉斯细胞组织细胞肉瘤
消化道惰性 T 细胞淋巴增生性疾病	交指树突细胞肉瘤
肝脾 T 细胞淋巴瘤	滤泡树突细胞肉瘤
皮下脂膜炎样 T 细胞淋巴瘤	其他少见的树突细胞肉瘤
蕈样霉菌病	播散性幼年性黄色肉芽肿
Sézary 综合征	

一、软组织恶性淋巴瘤

(一) 经典型恶性淋巴瘤

原发于软组织的淋巴瘤(primary lymphoma of somatic soft tissues)多为全身性淋巴瘤累及所致,而软组织原发性淋巴瘤非常罕见,文献上多为个例报道,迄今为止,仅有数篇系列报道[2-6]。据 Meister 统计,软组织原发性淋巴瘤的发生率在会诊病例中仅略多于 1%[3]。在 AFIP20 多年的资料中,仅有 75 例病例[2],且其中的多数病例尚未能排除全身性或系统性淋巴瘤。

软组织原发性淋巴瘤的诊断标准为:①肿瘤位于软组织内,无淋巴结结构,即需除外结内淋巴瘤弥漫累及至结外软组织;②患者无淋巴结肿大或在作分期时无其他部位淋巴瘤的存在,即需除外一些全身性或系统性淋巴瘤;③除外一些主要累及皮肤和骨的淋巴瘤;④除外实质脏器淋巴瘤。有些学者还提出,位于颈部、腋窝、腹股沟和腹膜后等富于淋巴结的区域如出现淋巴瘤也排除在外[1]。

【临床表现】

可发生于任何年龄组,但患者年龄多在 50 岁以上,两性均可发生。

大多数病例表现为软组织内肿块、肿胀或疼痛,多发生于四肢的肌肉组织内,特别是下肢,表现为肌内纺锤形或梭形肿块,与周围分界清楚。部分病例可发生于躯干和头颈部,偶可发生于神经干[7]。

【影像学】

CT 和 MRI 显示为肌肉内肿块或肌肉弥漫性增大(图 25-1),T₁加权等信号或略高信号(与肌肉相比),T₂加权为中等信号。FSE-T₂加权中等信号或低信号[8-10]。

【组织形态】

发生于软组织内的淋巴瘤其类型相对有限,其中绝大多数病例为弥漫大 B 细胞淋巴瘤,约占 56.8%,形态上可呈梭形细胞型[11],可被误诊为包括滑膜肉瘤在内的梭形细胞肉瘤或未分化肉瘤,其次为黏膜相关型(结外边缘区)B 细胞淋巴瘤(10.8%),以及不能具体分类的 B 细胞淋巴瘤和外周 T 细胞淋巴瘤(各占 8.1%),少数病例为间变性大细胞淋巴瘤、淋巴母细胞性淋巴瘤、Burkitt 淋巴瘤、小淋巴细胞性淋巴瘤、滤泡性淋巴瘤、套细胞淋巴瘤、结外 NK/T 细胞淋巴瘤和皮下脂膜炎症样 T 细胞淋巴瘤等(图 25-2)[12],其中以小圆细胞为主的淋巴瘤(如淋巴母细胞性淋巴瘤)可被误诊为骨外尤因肉瘤或胚胎性横纹肌肉瘤等小圆细胞性肉瘤。限于篇幅,各种类型淋巴瘤的形态特征和免疫表型在此不予详细介绍,相关内容可参考 WHO 淋巴造血系统肿瘤病理学和遗传学分类第四版更新版[1]。

迄今为止,文献上所报道的软组织恶性淋巴瘤大多为非霍奇金淋巴瘤,是否有软组织原发性霍奇金淋巴瘤的存在,还有待于今后更多资料的积累。

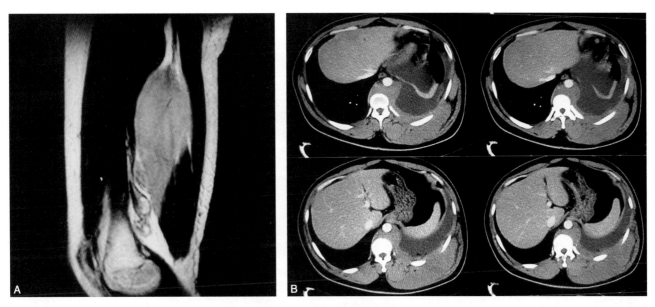

图 25-1 软组织淋巴瘤影像学
A. 小腿弥漫大 B 细胞性淋巴瘤；B. 背部 T 淋巴母细胞性淋巴瘤

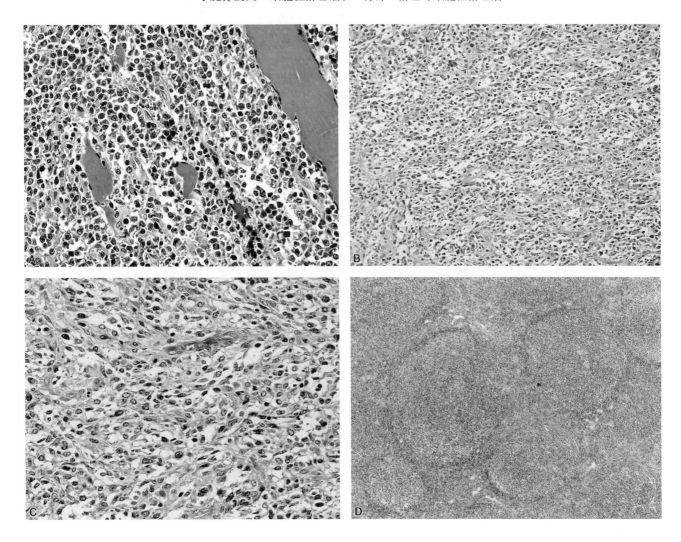

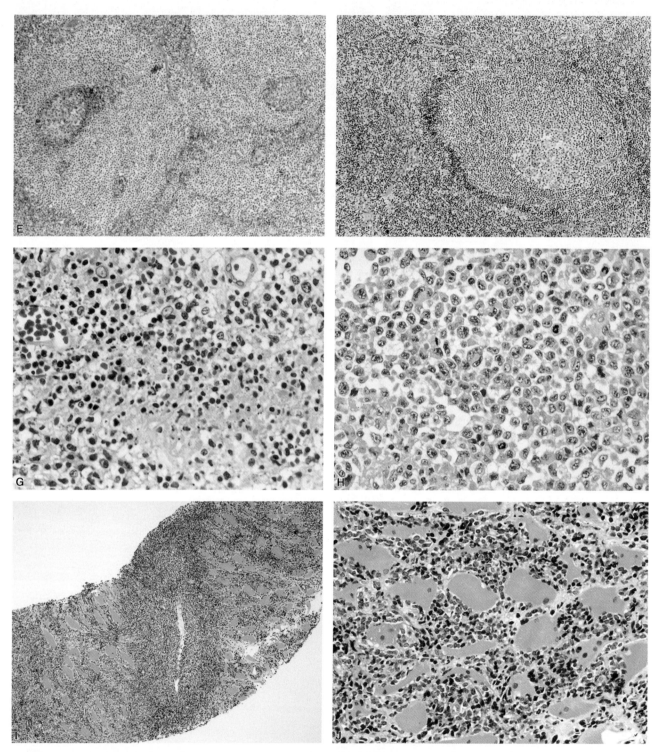

图25-2　软组织淋巴瘤组织学

A. 小腿肌间弥漫大 B 细胞性淋巴瘤；B、C. 腹股沟弥漫大 B 细胞性淋巴瘤；D. 套细胞淋巴瘤；E、F. 边缘区 B 细胞性淋巴瘤；G. NK/T 细胞淋巴瘤；H. 间变性大细胞淋巴瘤；I、J. T 淋巴母细胞性淋巴瘤

【鉴别诊断】

发生于软组织的淋巴瘤常浸润和破坏邻近的正常结构，侵犯肌肉可引起肌纤维萎缩和破坏，淋巴瘤细胞有时可侵入肌纤维内和血管壁，肿瘤中央可发生凝固性坏死。偶尔，瘤细胞可呈梭形或肉瘤样，可被误诊为滑膜肉瘤和未分化肉瘤等软组织肉瘤；或形成菊形团样结构，可被误诊为骨外尤因肉瘤；或在血管内生长，可被误诊为癌栓；也可引起间质黏液样变，这些少见的形态学改变可与各种类型的软组织肉瘤相混淆。

【治疗】

与发生于淋巴结的淋巴瘤相同，对局限于软组织内的孤立性淋巴瘤，其他部位无肿瘤性播散，手术切除肿瘤再辅以化疗和（或）放疗后，患者可获长期生存。

【预后】

取决于淋巴瘤的类型，根据 AFIP 的材料，临床分期为 I 期者且在三个月内不出现新病变者，预后较好。80% 的病例在手术切除加做放疗或化疗后的中位无瘤生存期为 6 年，反之，在三个月内出现新病变者（提示为全身性疾病），多数患者死于肿瘤，中位生存期仅为 4 个月。

（二）血管内淋巴瘤病

血管内淋巴瘤病（intravascular lymphomatosis）也称嗜血管性淋巴瘤（angiotrophic lymphoma）[13,14]，以往一直被认为是一种血管内皮细胞的增生，曾有恶性血管内皮瘤病（malignant angioendotheliomatosis）、肿瘤性血管内皮增生症（neoplastic angioendotheliosis）和全身性血管内皮瘤病（systemic angioendotheliomatosis）之称[15-17]。20 世纪 80 年代初开展的免疫组织化学标记证实了其本质为局限在血管内的淋巴瘤。1959—2011 年间报道了约 740 例[18]。

【临床表现】

多发生于中老年患者，病变可累及淋巴结外的多组器官组织，故临床表现多种多样，具体表现依病变所在的部位而定。

最常见的是皮肤病变，表现为皮肤斑块或结节，其余包括神经系统、肾、肾上腺、肺、胃肠道、泌尿生殖道和周围软组织等[19-20]，可分别出现进行性痴呆或局部神经症状、肾病综合征、肾功能衰竭、肾上腺功能不全、高血压、胸痛、气急、肺功能

不全、胃肠道和泌尿生殖道出血等。90% 的患者有全身性症状，部分患者表现为原因不明的发热。因本病无明显的实性肿块形成，故临床上多考虑非肿瘤性病变。本病凶险，临床进展快，患者常因多器官受累而出现多系统性功能衰竭而死亡。尸体解剖显示，中枢神经系统受累占 60%，骨髓和脾脏、皮肤、肺分别占 11%、8% 和 7%。

【组织形态】

受累组织内扩张的血管腔内充满圆形瘤细胞（图 25-3），体积较大，染色质呈空泡状，可见明显核仁，核分裂象易见。瘤细胞可浸润血管壁或浸润至血管外间质内，但外周血、骨髓或脑脊液内多找不见瘤细胞。

【免疫组化】

88% 的病例为 B 细胞淋巴瘤（图 25-4），6% 为 T 细胞淋巴瘤，2% 为 NK 细胞淋巴瘤[18,21-23]。

【细胞遗传学】

显示 1 号（1p）、6 号和 18 号染色体出现异常，特别是 18 号染色体表现为三倍体[24]。

【预后】

年龄<70 岁、LDH<700、非中枢神经系统累及、采用美罗华（利妥昔单抗）治疗者预后相对较好。联合采用美罗华和阿霉素（多柔比星）在患者>71 岁、LDH>577 中的疗效好于不采用美罗华和阿霉素者。

（三）髓外浆细胞瘤

发生于软组织的髓外浆细胞瘤（extramedullary plasmacytoma）大多为多发性骨髓瘤继发性累及软组织所致，偶可原发于软组织[25,26]，形态上由较为成熟或不成熟的单克隆性（肿瘤性）浆细胞组成。

【临床表现】

多见于老年人，并以男性多见。

髓外浆细胞瘤主要发生于上呼吸道、口咽和脊柱旁区域，消化道、乳腺、性腺和皮肤等处也可发生。可作为单个病灶存在，也可发生于多发性骨髓瘤的患者。

【组织形态】

分化较好的肿瘤其瘤细胞类似正常的浆细胞，但体积略大一些，核偏位，可见核周空晕，核染色质呈特征性的车轮状

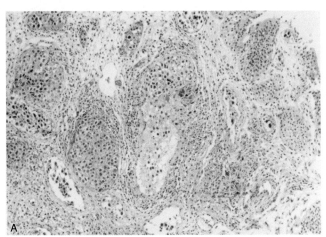

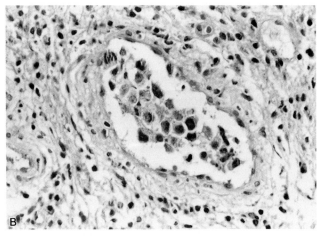

图 25-3 血管内大 B 细胞性淋巴瘤

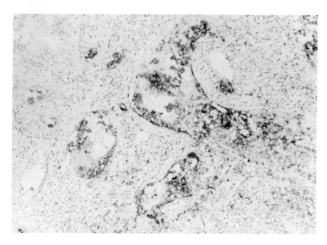

图25-4 血管内大B细胞性淋巴瘤CD20标记

分布,胞质呈嫌色或嗜碱性(图25-5A,B)。分化较差的浆母细胞型/间变型中的瘤细胞体积偏大,胞质常呈嗜碱性,核染色质呈空泡状,可见明显核仁,偶见双叶核或分叶状核,核分裂象易见(图25-5C,D)。

【免疫组化】

瘤细胞表达免疫蛋白IgG、IgA、CD38、CD138(syndecan-1)

和VS38c(图25-6),不同程度表达CD79a、CD43和EMA,一般不表达CD20和CD3。

【鉴别诊断】

应注意不要将以浆细胞为主的慢性炎症或浆细胞肉芽肿病变误诊为浆细胞瘤。

二、粒细胞和肥大细胞肿瘤

(一)髓外粒细胞肉瘤

髓外粒细胞肉瘤(extramedullary granulocytic sarcoma)也称绿色瘤(chloroma),是一种由原始粒细胞组成的肿瘤[27-29],可作为白血病的首发症状,或发生于白血病的基础上,或作为白血病的首次复发病灶。

【临床表现】

可发生于任何部位。当发生于髓外部位(包括周围软组织),而临床上尚未出现白血病的症状和体征时,易被误诊为各种类型的小圆细胞性恶性肿瘤。

【大体形态】

新鲜标本切面呈绿色,这也是绿色瘤一词的由来,但标本经长时间的福尔马林固定以后,绿色消失,经重新浸泡于过氧化氢以后,绿色可以恢复。

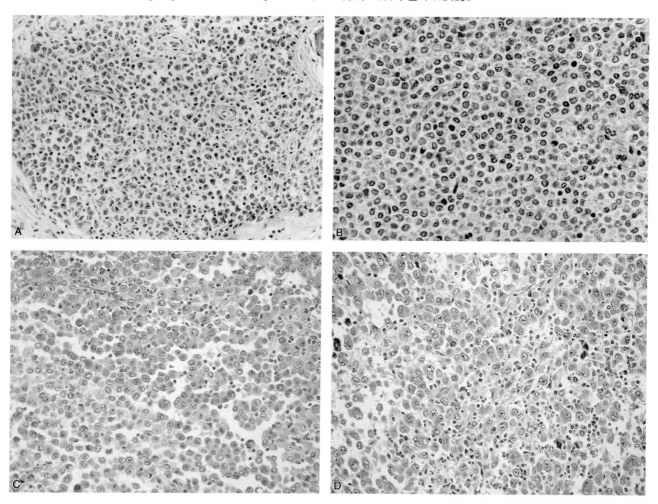

图25-5 浆细胞瘤组织学
A、B. 分化较好的浆细胞瘤;C、D. 分化较差的浆母细胞型

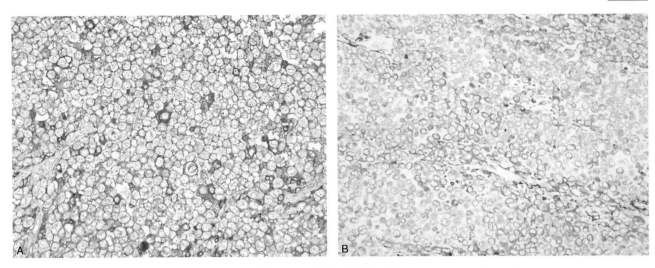

图 25-6 浆细胞瘤免疫组化
A. CD138；B. IgG

【组织形态】

由形态单一、弥漫成片的小至中等大的圆细胞组成（图 25-7A，B），病变边缘的瘤细胞常呈单行排列。瘤细胞的核呈卵圆形或有凹陷，核膜薄，染色质细致，粉尘状，可

见小核仁。胞质少，淡嗜伊红色，可含有细小的颗粒。部分病例内还可见到散在幼稚嗜酸性髓细胞（eosinophilic myelocytes）（图 25-7C），对本病的诊断有时可起到提示性作用。

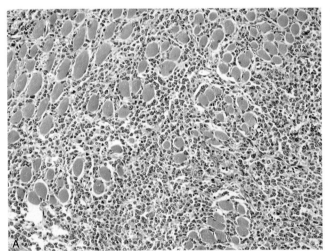

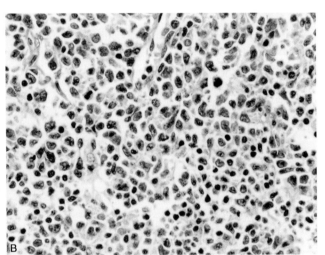

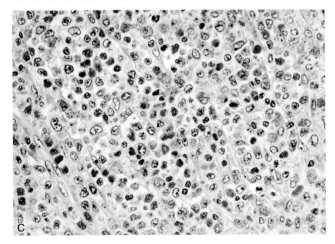

图 25-7 粒细胞肉瘤组织学
A. 在肌肉组织浸润性生长；B. 核呈卵圆形或有凹陷；C. 幼稚嗜酸性髓细胞

【免疫组化】

瘤细胞表达髓过氧化物酶(myeloperoxidase,MPO)(图25-8)[30]和CD15,其他阳性标记物包括CD117[31]、溶菌酶(lyso-zyme)和中性弹性蛋白酶(neutrophil elastase)。瘤细胞不表达CD20和CD3,但有时可表达CD43和CD45RO,而易被误诊为T细胞性淋巴瘤。

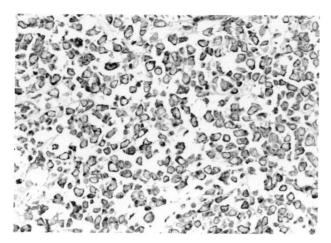

图25-8　粒细胞肉瘤 MPO 标记

【鉴别诊断】

本病最容易被误诊为恶性淋巴瘤,如淋巴母细胞性淋巴瘤、Burkitt淋巴瘤、弥漫大B细胞淋巴瘤和外周T细胞淋巴瘤,但作免疫组化标记时,针对淋巴瘤的一些标记物常为阴性,此时又可能与其他类型的小圆细胞肿瘤(包括肉瘤和未分化癌)混淆,在儿童易被误诊为神经母细胞瘤、横纹肌肉瘤和骨外尤因肉瘤,在成人易被误诊为小细胞癌等。

(二)肥大细胞增生症(mastocytosis)

肥大细胞增生症是一组由肥大细胞增生而聚集于一个或多个器官的疾病[32,33]。肥大细胞起自于造血前驱细胞,肥大细胞增生症包括了皮肤肥大细胞增生症(cutaneous mastocyto-sis)、惰性全身性肥大细胞增生症(indolent systemic mastocyto-sis)、伴有克隆性非肥大细胞系血液病的肥大细胞增生症(systemic mastocytosis with associated clonal hematological non-mast cell lineage disease)、侵袭性全身性肥大细胞增生症(aggressive systemic mastocytosis)、肥大细胞白血病(mast cell leukaemia)、肥大细胞肉瘤(mast cell sarcoma)和皮肤外肥大细胞瘤(extracutaneous mastocytoma)等一组病变[34-37]。

【临床表现】

表现为受刺激时有荨麻疹形成(Darier's症),并可有色素沉着,故有色素性荨麻疹之称(urticaria pigmetosa),可有水疱或大疱形成。皮肤肥大细胞增生症包括色素性荨麻疹、弥漫性皮肤肥大细胞增生症(diffuse cutaneous mastocytosis)和皮肤肥大细胞瘤(mastocytoma of skin)三种亚型。

全身性肥大细胞增生症因器官受肥大细胞浸润或因肥大细胞释放的化学中介物质如组胺、蛋白酶或肝素,而可引起器官功能障碍。临床症状有以下四种情形:①全身症状,如乏力、体重减轻、发热和出汗;②皮肤表现,如瘙痒、荨麻疹和皮肤划痕;③介质相关性症状,如腹部疼痛、胃肠不适、潮红、晕厥、高血压、头痛、低血压、心动过速和呼吸症状;④骨相关性症状,如骨疼痛、骨折和关节痛。体检时可发现脾肿大,而淋巴结肿大和肝肿大相对少见。相当一部分患者的血液学检查有异常,包括贫血、白细胞增多或白细胞减少、血小板减少或血小板增多。除肥大细胞性白血病外,一般周围血内看不到肥大细胞。血清学检查类胰蛋白酶>20ng/ml,提示为全身性肥大细胞增生症。皮肤肥大细胞增生症血清类胰蛋白酶多在正常范围内或轻度升高(<1~15ng/ml)。

【组织形态】

肥大细胞增生症的诊断必须在活检标本内见到多灶性成簇或聚集的肥大细胞(图25-9A)。HE染色下,肥大细胞的核呈圆形或卵圆形,染色质呈凝聚状,核质比小,核仁小或不明显。胞质中等量,含有细小、淡嗜伊红色的颗粒(图25-9B)。有些病例的肥大细胞可呈梭形,核呈肾形或有内褶。另一些病例中,肥大细胞含有丰富、淡染的胞质,颗粒稀疏,几乎呈透明样,形态上类似组织细胞、毛细胞白血病的瘤细胞、单核样B细胞或其他具有透明细胞的肿瘤。核分裂象罕见。病变中伴有数量不等的酸性粒细胞和间质纤维化对本病的诊断提供重要线索。

肥大细胞肉瘤极其罕见,肿瘤在局部呈破坏性生长,组织学上由高度异型的不成熟肥大细胞组成。可发生肥大细胞白血病。

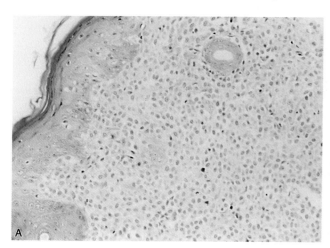

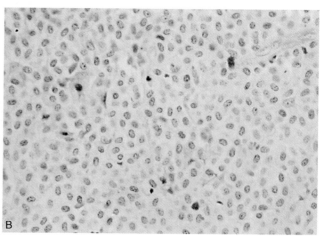

图25-9　肥大细胞增生症组织学

皮肤外肥大细胞瘤多发生于肺内。

【特殊染色】

Gimasa、甲苯胺蓝染色和肥大细胞类胰蛋白酶标记有助于识别肥大细胞。

【免疫组化】

CD117 也能识别肥大细胞,但不特异,其他的标记物还包括 CD2 和 CD25。

三、组织细胞和树突细胞肿瘤

根据细胞的形态、超微结构和细胞的功能,单核细胞及其相关的细胞可分为树突细胞(dendritic cell, DC)和巨噬细胞(macrophage)两大类,前者也称为抗原递呈细胞(antigen-presenting cells),后者也称为抗原处理细胞(antigen-processing cells)。这些细胞多起自于骨髓干细胞(造血干细胞),但有着不同的分化方向。

树突细胞数量很少,但分布很广,包括:①位于淋巴器官或淋巴组织生发中心内的滤泡树突细胞(follicular dendritic cell, FDC)。FDC 是淋巴结滤泡的重要组成部分,主要分布于原级和次级淋巴滤泡内(B 细胞区)。FDC 在滤泡内构成紧密的网状支架,起着抗原捕获、递呈及参与免疫应答的作用。除淋巴结外,人体散在分布的淋巴组织如腭、扁桃体、肝、脾、胃肠道等处,也含有树突细胞,故滤泡树突细胞发生的肿瘤也可位于淋巴结外。形态上,FDC 的细胞边界不清,胞质呈嗜伊红色,核呈圆形和卵圆形,有清晰的核膜,染色质呈透亮或空泡状,可见小核仁。电镜下,滤泡树突细胞具有桥粒结构。FDC 在常规染色下不易识别,但可通过一些相对特异性的标记物如 CD21、CD23 和 CD35 等清晰显示出来。②分布于表皮、宫颈、阴道、胃和食管的朗格汉斯细胞(Langerhans cell, LC),电镜下 LC 细胞的胞质内含有 Birbeck 颗粒,LC 细胞表达 CD1a、S-100,但不表达 CD19、CD35 和 CD68。③间质性树突细胞(interstitial DCs),与 LC 细胞相似,表达 CD1a、FⅧa、CD68 和 DCSIGN。④面纱细胞(veiled cells),前身为血液内的树突细胞,当表面具有抗原肽-MHC Ⅱ 型分子复合物的树突细胞迁移入淋巴后,细胞的突起变成菲薄的片状,故名面纱。面纱细胞的免疫表型与朗格汉斯细胞相似,表达 CD1a 和 S100,但电镜下无 Birbeck 颗粒也无复杂的指样交错的细胞间连接。⑤分布于淋巴结副皮质区(T 细胞区)的交指树突细胞(interdigitating dendritic cell, IDC),由面纱细胞(veiled cell)转化而来,电镜下,IDC 具有指样交错的细胞间连接结构,免疫标记表达显示 IDC 表达 S-100 和 CD68,不表达 CD1a 和 langerin。⑥纤维母细胞性网状细胞(fibroblastic reticular cell, FRC)是一种间叶性细胞,而非淋巴造血细胞性。包裹于毛细血管后静脉的表面,起着传导细胞因子和其他一些中介物的作用。FRC 表达 vimentin 和 α-SMA,可表达 CK。滤泡树突细胞的来源尚不明了,而其他类型的树突细胞来源于骨髓。

巨噬细胞是血液内的单核细胞穿出血管后分化形成的广泛分布于人体的细胞。单核巨噬细胞系统是指单核细胞及由其分化而来的具有吞噬功能的细胞的总称,后者包括结缔组织和淋巴组织内的巨噬细胞、骨破骨巨细胞、肝窦 Kupffer 细胞和肺泡的尘细胞及神经系统的小胶质细胞等。固定于结缔组织或淋巴组织内的巨噬细胞,也称组织细胞(histiocyte)。单核细胞由造血干细胞分化而来。电镜下,巨噬细胞的胞质内含有大量的空泡、溶酶体、线粒体和吞噬后残留的小体。免疫组化标记显示,巨噬细胞表达溶菌酶(lysozyme)、α1-抗胰蛋白酶(α1-AT),以及 CD68(KP-1 和 PGM1)、CD11c、CD14 和 CD163。

图 25-10 列出各型细胞的来源和分化。

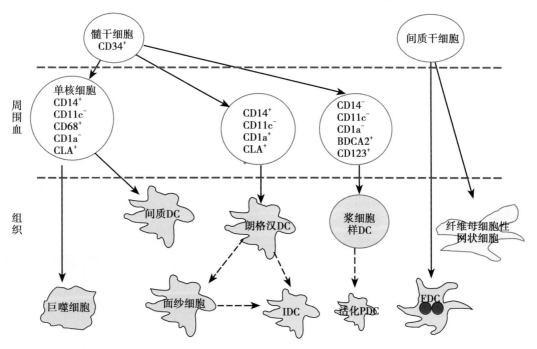

图 25-10 组织细胞和树突细胞来源和分化

组织细胞和树突细胞肿瘤(histiocytic and dendritic cell neoplasm)是一组具有组织细胞和树突细胞分化的肿瘤,主要分为以下几种类型[38,39]:①朗格汉斯细胞组织细胞增生症/肉瘤;②真皮和间质树突细胞肿瘤;③窦树突细胞增生;④组织细胞增生和组织细胞肉瘤;⑤滤泡树突细胞增生和滤泡树突细胞肉瘤;⑥交指树突细胞肉瘤;⑦其他树突细胞或网状细胞肿瘤。表25-2列出组织细胞和树突细胞的免疫表型及其肿瘤。

表25-2 巨噬细胞和树突细胞的免疫表型

细胞类型	免疫标记物	肿瘤
组织细胞	CD68,CD163,CD4	组织细胞肉瘤
皮肤树突细胞	Factor XIIIa,fascin,CD68,CD4	幼年性黄色肉芽肿
朗格汉斯细胞	CD1a,S-100,langerin,CD4	朗格汉斯细胞组织细胞增生症/肉瘤
未定型细胞	CD1a,S-100,fascin	树突细胞组织细胞瘤
窦树突细胞	S100,CD68	Rosai-Dorfman病
滤泡树突细胞	CD21,CD23,CD35,fascin	滤泡树突细胞肉瘤
交指树突细胞	S100,fascin	交指树突状细胞肉瘤
纤维母细胞性网状细胞	vimentin,α-SMA	纤维母细胞性网状细胞肿瘤/肉瘤
CK阳性间质网状细胞	CK8,CK18,α-SMA	CK阳性间质网状细胞肿瘤/肉瘤

(一) 朗格汉斯细胞增生症/肉瘤

1. 朗格汉斯细胞组织细胞增生症 朗格汉斯细胞组织细胞增生症(Langerhans cell histiocytosis, LCH)曾称为组织细胞增生症X(histiocytosis X)[40],或朗格汉斯细胞肉芽肿(Langerhans cell granulomatosis),是一种朗格汉斯细胞的局限性或系统性增生,应用X-连锁多态性DNA探针检测各型LCH显示为克隆性增生,提示为肿瘤性疾病[41]。LCH的病因不明,但并无病毒(如HHV6、EBV、腺病毒、巨细胞病毒和HIV等)感染的确切证据[42]。LCH比较少见,发病率为$0.5 \sim 5.4/10^6$。

【ICD-O编码】

9751/1

【临床表现】

可分为以下四种类型[43-45]:①急性型,也称为Letterer-Siwe病,多发生于3岁以下特别是1岁以下的婴幼儿,病变多累及多个系统,最常累及皮肤、骨和淋巴结,其他部位包括肝、脾、肺和黏膜等处。临床上表现为发热、体重减轻、淋巴结肿大、贫血、血小板减少、肝脾肿大、骨质破坏等。皮肤病变表现为播散性淤斑和紫癜,多见于手掌、足底和躯干。此外,还可出现肺大疱和耳乳突炎。本型病情进展迅速,患儿常死于继发性感染。②亚急性至慢性型,也称为Hand-Schüller-Christian病,多发生于3岁以上的儿童和青少年,表现为多骨性累及,包括颅骨、蝶鞍、蝶骨、颌骨和上肢骨等,常同时伴有皮肤和软组织病变,也可累及肝、脾、淋巴结和肺。皮肤病变表现为黄色斑丘疹,多见于躯干、腋窝和腹股沟等处,发生在皮肤黏膜交界处如口周、肛周和外阴等处可出现溃疡(图25-11),偶可发生于深部软组织。文献中报道的三联征即尿崩症、突眼症和颅骨溶骨性病变已很少见到,但出现尿崩症者并不少见。③慢性骨孤立性病变(chronic unifocal LCH),也称嗜酸性肉芽肿(eosinophilic granuloma),多表现为骨的孤立性溶骨性病变(图25-12),多发生于儿童和青少年,男性多见。20岁以前好发于颅骨、股骨、蝶鞍、椎骨和盆骨,20~30岁则好发于肋骨和下颌骨。临床上一般无症状,部分病例可有骨痛和软组织肿块。另发生于颅骨者如累及颅内时可有相应的神经症状,发生于长骨内的溶骨性病变可自发骨折,发生于椎骨者可因椎骨骨折而压迫脊索,发生于下颌骨者可引起牙齿松动,发生于眼眶内的肿块可引起突眼症状,发生于蝶鞍者可有垂体功能障碍等。④先天性自愈性网状组织细胞增生症(congenital self-healing reticulohistiocytosis, CSHRH),也称为Hashimoto-Pritzker病,是一种在出生时或出生后不久出现的皮肤病变,表现为多发性的紫蓝色或棕褐色小结节,直径1~10mm,绝大多数能自发性消退而自愈,个别患儿可因肺部累及而致死。LCH的发生机制尚不明了。

【组织形态】

各型LCH的镜下形态基本相同,均以大量增生的朗格汉斯细胞为特征(图25-13A),伴有数量不等的嗜酸性粒细胞、淋巴细胞、泡沫样组织细胞、纤维母细胞和多核巨细胞(图25-13B,C)。朗格汉斯细胞中等大小,可见核沟或核折叠,有时

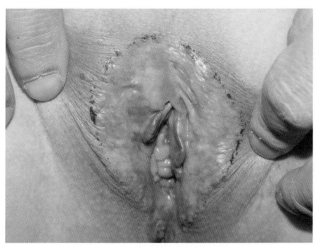

图25-11 外阴朗格汉斯细胞组织细胞增生症

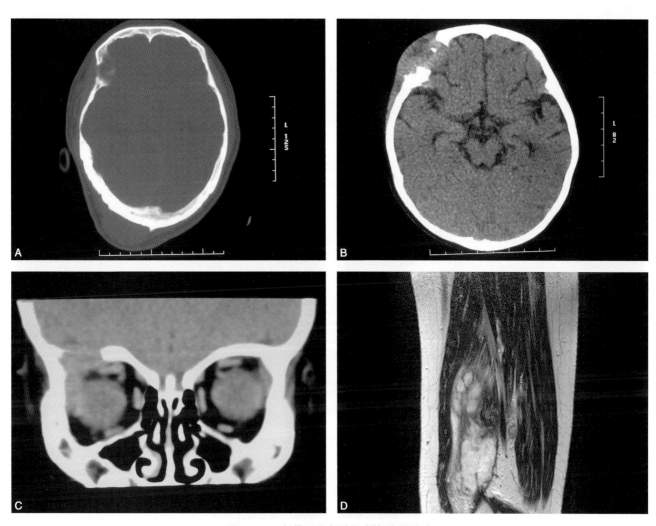

图 25-12　朗格汉斯细胞组织细胞增生症
A、B. 颅骨病变；C. 眼眶病变；D. 大腿软组织内病变

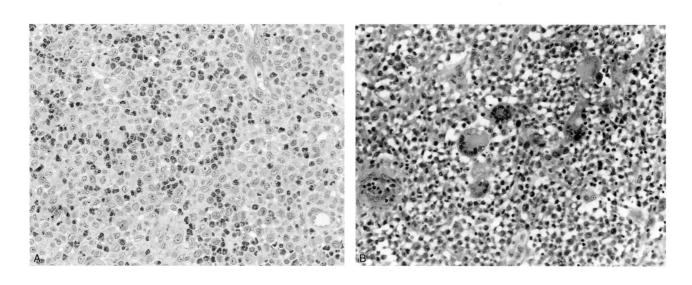

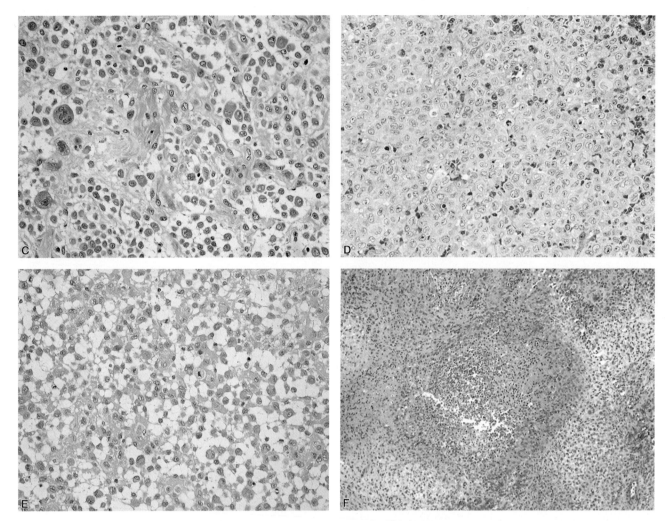

图 25-13 朗格汉斯细胞组织细胞增生症组织学
A. 增生的朗格汉斯细胞为特征,伴有数量不等的嗜酸性粒细胞;B、C. 散在的多核巨细胞;D,可见核沟,部分核呈咖啡豆样;E. 可见核分裂象;F. 嗜酸性微脓肿

可呈咖啡豆样(图 25-13D),核凹陷明显时可呈肾形或呈分叶状,核膜薄,染色质细致,核仁小或不明显。细胞常成簇分布,但互相不黏附,核分裂象多少不等(图 25-13E),平均为 2 个/10HPF。早期病变朗格汉斯细胞和嗜酸性粒细胞为主,有时可见中心有坏死的嗜酸性微脓肿形成(图 25-13F),陈旧性病变以泡沫样组织细胞增多,嗜酸性粒细胞减少,晚期病变则伴有明显的纤维化,可见较多的多核巨细胞。

【免疫组化】
朗格汉斯细胞表达 S-100、CD1a 和 langerin(图 25-14),此外 HLA-DR、PLAP、PAL 和 CD74 常可阳性,但对诊断一般帮助不大。一般不表达 CD68。

【超微结构】
胞质内含有特征性的 Birbeck 颗粒,约 200 ~ 400nm 长,33nm 宽。

【鉴别诊断】
发生于皮肤者,应注意与幼年性黄色肉芽肿相鉴别,后者表达 CD68。

【治疗】
对于单个病变,可采用局部切除术,对系统性疾病可采用化疗和激素治疗[43]。

【预后】
取决于受累组织或器官的数量。但也有例外情况,如骨未受累及但有多个内脏累及者预后较差,如多个骨受累及但无内脏累及者预后却较好。约 10% 的单个病变可进展为多系统性病变,偶有多系统性病变发生自然性消退。总的来说,单个病变生存率可达 95% 以上,有两个脏器累及者生存率为75%,有多个脏器累及者,生存率降低。

2. 朗格汉斯细胞肉瘤 朗格汉斯细胞肉瘤(Langerhans cell sarcoma,LCS)是一种由显示恶性形态的朗格汉斯细胞组成的肿瘤[38,46,47],极为罕见,可为原发,也可由 LCH 进展而来,曾被称为恶性组织细胞增生症 X(malignant histiocytosis X)或恶性朗格汉斯细胞组织增生症(malignant Langerhan's cell histiocytosis)。

【ICD-O 编码】
9756/3

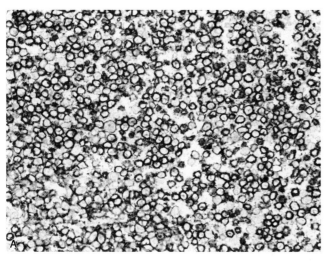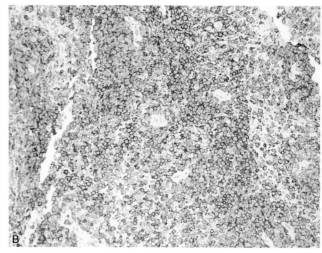

图 25-14 朗格汉斯细胞组织细胞增生症免疫组化
A. Langerin；B. CD1a

【临床表现】

患者的年龄范围较广，包括儿童和成年人，中位年龄为41岁。与朗格汉斯细胞组织细胞增生症不同的是，本病多见于女性。肿瘤常累及多个器官，包括淋巴结、肝、脾、肺和骨。

【组织形态】

由明显异型的大细胞组成，染色质异染，可见明显核仁，核分裂象易见（图25-15），常超过50个/10HPF。部分瘤细胞的核可见核沟，类似朗格汉斯细胞组织细胞增生症。偶可见少量的嗜酸性粒细胞。

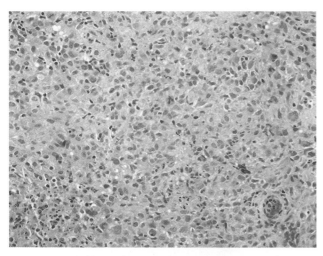

图 25-15 朗格汉斯细胞肉瘤组织学
瘤细胞显示明显性，并可见核分裂象

【免疫组化】

同LCH，瘤细胞表达 S-100、CD1a 和 langerin，其中 CD1a 多为局灶性。

【超微结构】

胞质内多可见 Birbeck 颗粒和数量不等的溶酶体。

【治疗】

手术完整切除，辅以化疗。

【预后】

临床上呈侵袭性生长，患者的生存率为50%。

（二）真皮和间质树突细胞肿瘤

1. 幼年性黄色肉芽肿 幼年性黄色肉芽肿（juvenile xanthogranuloma，JXG）是一种好发于婴幼儿和儿童皮肤的（非朗格汉斯细胞）组织细胞增生性病变，由 Adamson[48] 于 1905 年首先报道，最初被命名为先天性多发性黄色瘤（congenital xanthoma multiplex）。1912 年，McDonagh[49] 将其重新命名为痣黄色内皮细胞瘤（nevoxanthoendothelioma），尽管 JXG 与或内皮细胞并无关联。1954 年，Helwig 和 Hackney[50] 强调 JXG 为纤维组织细胞性。1997 年，WHO 命名委员会将 JXG 视为一种与树突状细胞相关的组织细胞性疾病[51]。Kraus 等[52] 的研究提示，JXG 中的主要成分为表达 CD4 的浆样单核细胞。

JXG 的发生率低于同样好发于儿童的朗格汉斯细胞组织细胞增生症（Langerhan's cell histiocytosis，LCH），Jaassen 和 Harms[53] 的统计显示，JXG 为 0.52%，LCH 为 3.25%。

【临床表现】

JXG 主要发生于婴儿期，35% 的病例发生于新生儿，67% 发生于生后 6 个月内，71% 发生于 1 岁以内，87.6% 发生于 5 岁以内，94.6% 发生于 10 岁以内，少数病例可发生于 20 岁以上的青年和成年人，平均年龄为 22.4 个月 ~ 3.3 岁[53,54]。婴幼儿和儿童患者以男性略多见，男：女为1.4：1，成年人中，男女发病率相近。

大多数（67% ~ 81%）的 JXG 病例表现为皮肤单个结节，好发于头颈部，其次为躯干和四肢，但可发生于躯体皮肤的任何部位，如阴茎、肛周、睾丸、阴唇、手指和足等。7% 表现为皮肤多灶性病变。黏膜部位则很少发生。16% 的 JXG 病例位于深部皮下和肌肉内[55,56]。皮肤以外的孤立性病灶比较少见，约占 3.9% ~ 5%，主要位于眼和眼眶周围，包括上颌窦、颞-岩骨、鼻腔、舌和颌下腺，其次位于肺和肝，偶可位于肾上腺、阑尾、骨、骨髓、中枢神经系统、性腺、肾、心肌、心包、腹膜后、小肠、大肠和脾等。5% 为皮肤多灶性和内脏系统疾病（同时伴有眼、肝、肺、心外膜、口腔、胃肠道和睾丸的相似病变)。

临床上 JXG 大致有两种类型:①丘疹型(papular form),多见,表现为 2~5mm 的丘疹样病变(数目可多达 100 个),隆起于皮肤,坚实光滑,起初为红色或红棕色,后转为黄色(图25-16A)。约20%的病例可伴发Ⅰ型神经纤维瘤病[57],多灶性者还可伴发幼年性髓单核细胞白血病(juvenile myelomonocytic leukemia,JMML)[58,59],特别是同时伴发Ⅰ型神经纤维瘤病者。②结节型(nodular form),比较少见,表现为 0.5~2cm 的结节状病变,病程较长的病变呈棕色或黄色。伴有血管扩张时呈红色至黄色,透亮,橡皮样,随着时间的推移,变为黄色和棕色。结节直径超过 2cm 者称为巨大 JXG(giant JXG),文献上最大者达 10cm×5cm。

多数 JXG 病例在经过一段时间的生长后自然消退,仅在皮肤留下略为凹陷的色素斑(图 25-16D)。多结节性病变,可出现不同生长时期的结节,新旧病变共存。发生于 20 岁以上者,病变的外形可长期保持不变。

【大体形态】

结节直径为 0.2~10cm,多为数毫米,无包膜,切面多呈黄色。

【组织形态】

皮肤 JXG 显示病变位于真皮内,由成片、致密的单核组织细胞组成,可延伸至表皮,但不侵犯表皮层,被覆的表皮可变扁平(图 25-17A)。增生的单核组织细胞也可向皮下脂肪组织内延伸(图 26-17B),或浸润至深部的横纹肌组织。瘤细胞常紧紧包绕皮肤的汗管等附件组织(图 25-17C)。

根据病程的早晚可分为早期 JXG、经典型 JXG、移行 JXG 和混合型 JXG 四种类型。

(1)早期 JXG:约占 27.1%,主要由片状增生的单核组织细胞组成,胞质少至中等量,呈均质双色或淡嗜伊红色,胞质内脂质空泡不明显。核小,圆形和卵圆形,部分瘤细胞可见核裂或核沟,多数核含有一个不清晰的核仁。核无明显多形性或异型性,可见核分裂象,但无病理性核分裂。杜顿巨细胞常缺如,或偶见。

(2)经典型 JXG:约占 47.2%,单核组织细胞的胞质丰富,可见脂质空泡,明显时可呈空泡状或呈黄色瘤细胞样。核呈不规则形或肾形,可见核沟。在单核组织细胞的背景内常可见多少不等的多核巨细胞,包括早期的杜顿巨细胞和胞质周边呈泡沫状的杜顿巨细胞(图 25-17D,E)。杜顿巨细胞其数量在不同区域或不同病例内可多少不等。

(3)移行 JXG:约占 16%,也称梭形细胞黄色肉芽肿(spindle cell xanthogranuloma)[60,61],主要由梭形细胞组成,伴有泡沫样组织细胞和多核巨细胞,间质可伴有纤维化。梭形

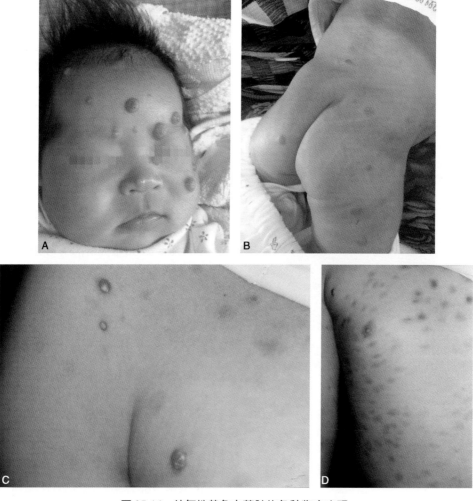

图 25-16 幼年性黄色肉芽肿的各种临床表现

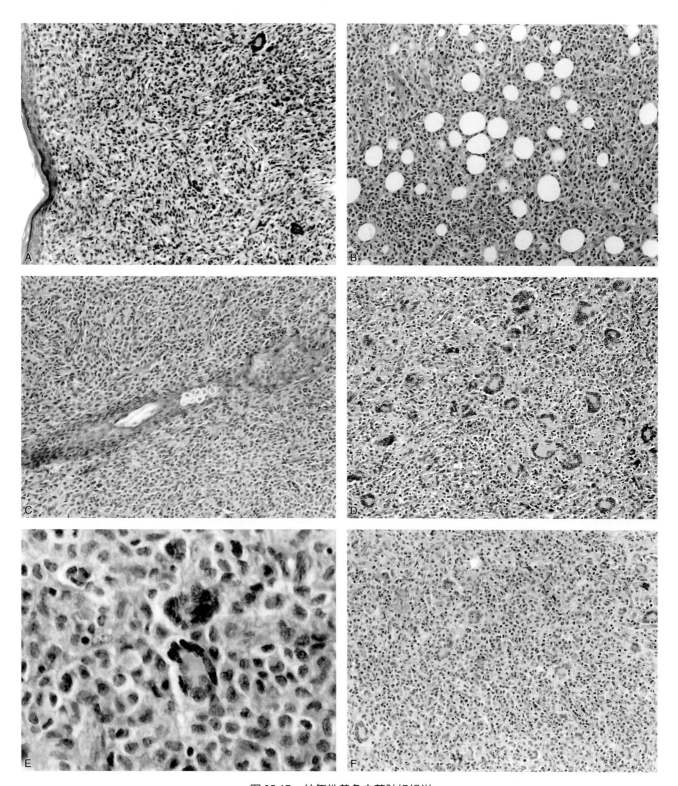

图 25-17　幼年性黄色肉芽肿组织学
A. 病变位于真皮内,可见散在的多核巨细胞;B. 病变累及皮下,可见嗜酸性粒细胞,可类似朗格汉斯细胞组织细胞增生症;C. 增生的细胞包绕汗管;D、E. 多核巨细胞;F. 除单核样细胞外,可见少量嗜酸性粒细胞

细胞常呈席纹状排列,类似纤维组织细胞瘤。此型 JXG 多出现在内脏性病变中。

(4) 混合型 JXG:约占 9.7%,上述两种或三种不同的形态亚型同时出现在同一病变中。

与发生于皮肤的相比,位于皮肤以外部位的病变中,杜顿巨细胞的数量明显减少或缺如。间质内可见一定数量的急、慢性炎症细胞浸润,特别是嗜酸性细胞(图 25-17F),易与朗格汉斯细胞组织细胞增生症相混淆。

【免疫组化】

瘤细胞表达 Ki-M1P/KP-1(CD68)、CD163(图 25-18)、HAM-56、FXⅢa、CD4 和 CD14,以及 MSA、α_1-AT、α_1-ACT、fascin 和 lysozyme,不表达 S-100、CD1a 和 CD15[62,63]。

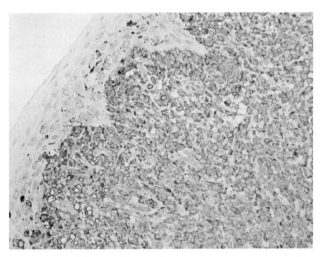

图 25-18　幼年性黄色肉芽肿 CD163 标记

【超微结构】

显示组织细胞分化特征,细胞有很多伪足,细胞内有丰富的脂滴和溶酶体[64]。

【鉴别诊断】

(1) 皮肤朗格汉斯细胞组织细胞增生症(LCH):早期 JXG 中的单核组织细胞脂化不明显,间质内可出现较多的粒细胞,杜顿巨细胞稀少和罕见,而早期的 LCH 也可无破骨样多核巨细胞,此时 JXG 和 LCH 的鉴别诊断主要依靠免疫组织化学:JXG 表达 Ki-M1P/KP-1(CD68)、FXⅢa、CD4 和 CD14,不表达 S100 和 CD1a;LCH 表达 S-100 蛋白、CD1a 和 langrin,不表达 FXⅢa。

(2) 纤维组织细胞瘤:好发于成年人,病变主要位于真皮内,以增生的梭形纤维母细胞为主,呈条束状或席纹状排列,病变内有时可见泡沫样组织细胞、含铁血黄素性吞噬细胞和杜顿巨细胞等成分。

(3) 黄色瘤:临床上多伴有高胆固醇血症。镜下以增生的泡沫状组织细胞为主,部分病变内也可见多核巨细胞,可见胆固醇性结晶沉积。

【治疗】

JXG 系良性病变,多数皮肤病变 3 ~ 6 年内可自然消退,或长时间内保持不变,提倡采取保守性治疗,必要时(如诊断需要和美容要求)可将病变切除。系统性(全身性)JXG 可予以化疗[65]。

【预后】

要注意是否有并发症,如位于眼眶者要注意眼眶出血或视网膜剥离,系统性 JXG 要注意肝衰竭等,位于中枢神经系统者也应予以重视。伴有 NF1 的 JXG 尤其要注意患儿是否会伴有幼年性髓单核细胞白血病。

2. 网状组织细胞瘤　网状组织细胞瘤(reticulohistiocytoma)是一种好发于成年人的皮肤肿瘤,由成片大圆形、具有毛玻璃样嗜伊红色胞质的组织细胞样细胞组成,部分细胞含有多个核。同义词包括孤立性上皮样组织细胞瘤(solitary epithelioid histiocytoma)。

【ICD-O 编码】

8831/0

【临床表现】

临床上分为网状组织细胞瘤(局限皮肤型)和多中心性网状组织细胞增生症(multicentric reticulohistiocytoma,MR)两种类型[66]。

局限皮肤型好发于青年男性,通常表现为孤立的皮肤小结节,常发生在躯体上部,特别是头颈部,约 1/5 的病例为多结节性,病变生长缓慢,有的可自行消退(自限性)。

多中心性型好发于老年女性的四肢,尤其是手指、手掌和手背,以及关节旁和面部,可类似风湿性关节炎(图 25-19)。往往伴有进行性对称性关节炎、阵发性发热、不适和体重减轻等症状。皮肤和黏膜的多发性结节可在关节炎发生后数月或数年内出现[67]。除此之外,患者还可伴有结核、糖尿病、Sjögren 综合征、Wegener 肉芽肿和甲状腺功能减退等疾病[68],30% 的病例可同时伴有各种恶性疾患,如肠癌、乳腺癌、白血病和恶性淋巴瘤等[69],称为副瘤综合征。

【大体形态】

两型的皮肤病灶相似,表现为质地坚实的半球形结节,直径为 0.3 ~ 2.0cm,呈肉色、红色、棕色或黄色,少数病例中,于结节的中央可见溃疡或结痂。

【组织形态】

病变多位于真皮层内(图 25-20A),也可蔓延至表皮或皮下。由聚集的组织细胞样细胞组成,体积较大,呈圆形,胞质呈毛玻璃状、嗜伊红色(图 25-20B,C),可含有多个核(图 25-20D),细胞大小和细胞核的多少可以有很大的变化,部分细胞可略呈梭形。细胞多分化较好,部分细胞可有一定的异型性,偶见核分裂象。病灶内偶有急性或慢性炎症细胞浸润。瘤细胞对苏丹黑、油红 O 和 PAS(经淀粉酶消化后)呈阳性反应,提示含有磷脂、黏蛋白、糖蛋白和中性脂肪成分。多中心性者瘤细胞体积多偏小,胞质嗜伊红染不明显,多核巨细胞的数量也较少。

【免疫组化】

瘤细胞表达 CD68(KP-1/PGM1)和 CD163(图 25-21),不同程度表达 α_1-AT、lysozyme、MSA、CD31 和 CD45[70],不表达 CD1a、S-100、CD15、AE1/AE3、CD34 和 HMB45。

【超微结构】

瘤细胞内含有大量脂滴和充满颗粒物质的扩张的粗面内质网。5% ~ 40% 的细胞内含有所谓的多形性胞质包涵体(pleomorphic cytoplasmic inclusions)[71],是一种非常复杂的结构,主要由单位膜组成。

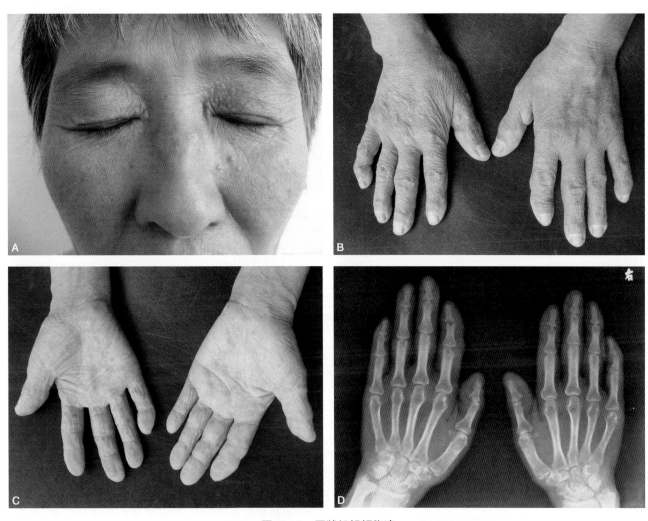

图 25-19　网状组织细胞瘤
A. 上眼睑和面部丘疹样小结节；B ~ D. 除皮肤小结节外，可类似风湿性关节炎

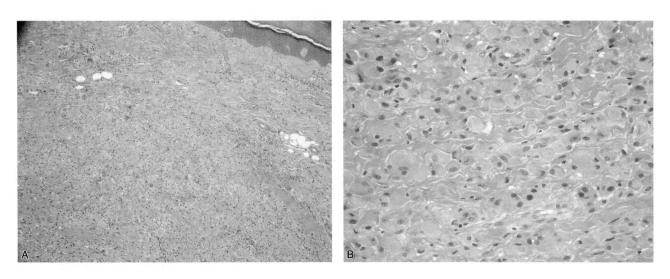

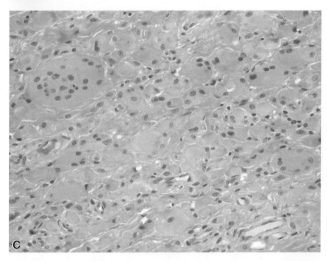

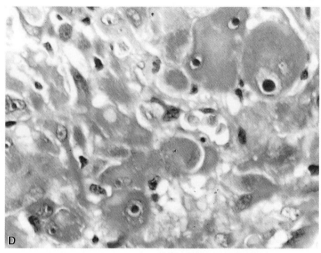

图 25-20   网状组织细胞瘤组织学
A. 病变位于真皮内，B ~ D. 成片大圆形组织细胞样细胞，胞质呈毛玻璃状、嗜伊红色，可含有多个核

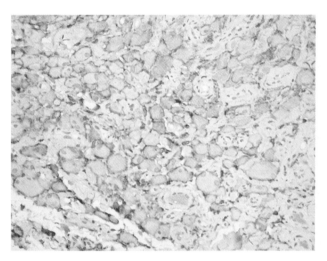

图 25-21   网状组织细胞瘤 CD163 标记

【鉴别诊断】

1. 多形性真皮肉瘤   肿瘤体积较大，瘤细胞异型性明显，核分裂象常见，可见较多的梭形瘤细胞，并常见肿瘤性坏死。

2. 恶性黑色素瘤   瘤细胞异型性明显，核分裂象易见。瘤细胞表达 S-100、HMB45 和 PNL2。

【治疗】

孤立性病变目前认为是一种良性、自限性病变，采取局部完整切除多可治愈，少数病例可自发性消退，多中心性病变可采用烷基类化疗药。

【预后】

少数病例可复发。少数多中心性网状组织细胞增生症病例，特别是累及肺、肝和脾等内脏者可引起脏器功能紊乱而导致患者死亡。

（三）组织细胞肉瘤

组织细胞肉瘤（histiocytic sarcoma）是一种形态学上和免疫表型上显示组织细胞分化的恶性肿瘤，比较少见[72-45]，原被称为真性组织细胞性淋巴瘤（true histiocytic lymphoma）。

【临床表现】

患者的年龄范围较广，但大多数发生于成年人，中位年龄为 46 岁，男性多见。部分患者可同时伴有前纵隔的生殖细胞肿瘤，特别是未成熟性畸胎瘤，可含有内胚窦瘤成分。

多数病例发生于淋巴结外，特别是肠道、皮肤和软组织，部分病例表现为系统性或全身性（systemic），曾被称为"恶性组织细胞增生症（malignant histiocytosis）"[76,77]。

临床上，多数患者表现为孤立性肿块，常伴有发热和体重减轻等全身性症状。发生于皮肤者表现为皮疹样病变或为孤立性的斑块或结节，多中心性者可表现为躯干和四肢皮肤表面无数的斑块或结节。发生于肠道者可有肠梗阻症状。伴有肝脾肿大者也不少见。患者的骨可呈溶骨性改变，骨髓象常显示各型血细胞减少。

【组织形态】

由成片的大多边形、圆形或卵圆形细胞组成（图 25-22），直径>20mm，核大、圆形、卵圆形、肾形或不规则折叠状，常偏位，染色质均匀或呈空泡状，含有 1 个或多个小而清晰的核仁。胞质丰富，HE 染色下呈嗜伊红色，Giemsa 染色下呈灰色。核的异型程度不一，多数病例显示中度异型性，一部分肿瘤则显示明显的异型性，可见多核性瘤细胞，甚至是梭形瘤细胞。有时瘤细胞可呈泡沫样。核分裂象为 10 ~ 30 个/10HPF。除瘤细胞外，肿瘤内还含有数量不等的反应性细胞，如小淋巴细胞、浆细胞、正常的组织细胞和嗜酸性粒细胞。肿瘤内不见吞噬红细胞现象（erythrophagocytosis），但偶可见到伸入运动（emperipolesis）。少数病例可伴有噬血细胞增生症。

【免疫组化】

瘤细胞表达 CD68、CD163 和 lysozyme（图 25-23），并常表达 CD4，部分病例（33%）可表达 S-100 和 CD45，后者多为弱阳性，或仅限于少数瘤细胞。

【超微结构】

瘤细胞胞质内含有大量的溶酶体，无 Birbeck 颗粒。

【分子病理】

无克隆性 IgH 或 TCR 重排。

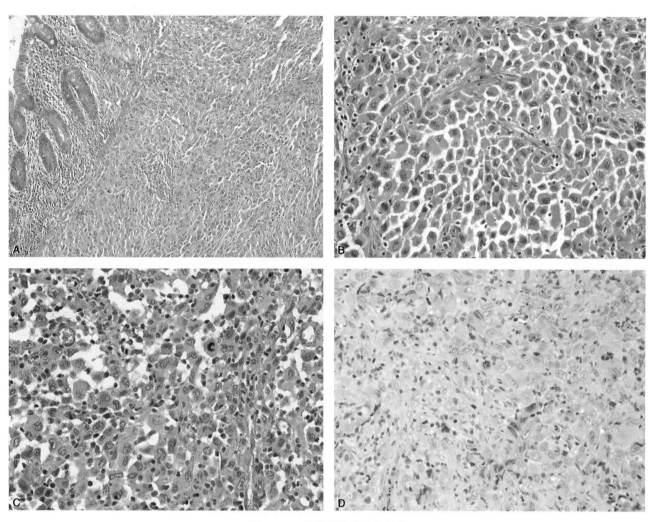

图 25-22 组织细胞肉瘤组织学
由成片的组织细胞组成,显示有异型性,并可见核分裂象

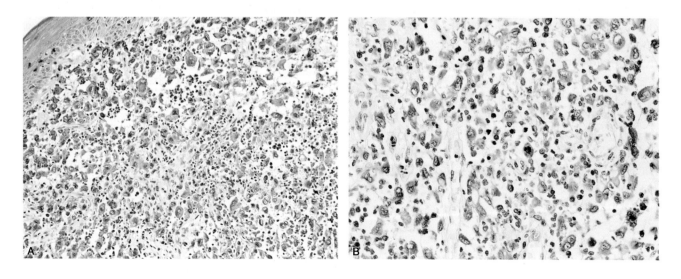

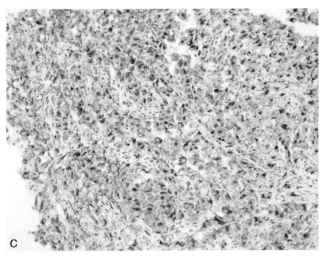
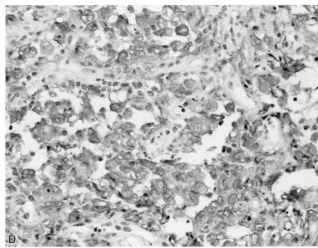

图 25-23　组织细胞肉瘤 KP1 标记

【鉴别诊断】

应注意与弥漫大 B 细胞性淋巴瘤和间变性大细胞性淋巴瘤,以及转移性恶性黑色素瘤和大细胞性未分化癌等鉴别。

【治疗】

手术完整切除,辅以化疗。

【预后】

本瘤对化疗反应差,70% 的患者就诊时已处于晚期(Ⅲ/Ⅳ期),导致 60% 的患者死于肿瘤。局灶性病变和原发性肿瘤较小者预后相对较好。

(四) 树突细胞肿瘤

1. 滤泡树突细胞肉瘤　滤泡树突细胞肉瘤(follicular dendritic cell sarcoma,FDCS)是一种显示 FDC 形态特征和免疫表型的梭形或卵圆形细胞肿瘤,由 Monda 等人[78]于 1986 年首先描述。FDCS 主要发生于淋巴结内,特别是颈部和腋下淋巴结,少数病例可发生于淋巴结外,后者易被误诊为各种类型的梭形细胞肉瘤。FDCS 的发病机制尚不明确。10% ~20% 的结内或结外 FDCS 可伴发 Castleman 病,特别是玻璃样-血管亚型(hyaline-vascular Castleman disease,HVCD)[79]。Chan 等[80]对 1 例发生于鼻咽的 HVCD 做连续性跟踪研究显示,在复发的 HVCD 中增生的 FDC 最终发展成肉瘤,提示 HVCD 是 FDCS 的前驱性病变。FDCS 可能通过 FDC 增生→不典型增生→肿瘤这样一个发展阶段[81]。发生于肝脏内的 FDCS 与 EBV 感染有一定的关系[82,83],在瘤细胞内可发现 EBER,Southern 杂交显示 EB 病毒呈单克隆游离状态[84]。FDCS 比较少见,特别是发生于结外者。笔者在 2003 年曾报道了 1 例发生于小肠系膜的 FDCS,并作了详细的文献复习[85],后又于 2007 年对腹腔内结外 FDCS 作了详细报道[86]。

【ICD-O 编码】

FDCS　9758/3

【临床表现】

患者年龄为 14~80 岁,平均为 46 岁,发病高峰期为 30~70 岁。女性略多见,男:女为 1:1.4[87]。

结外 FDCS 的发生部位依次为肝、脾、扁桃体、小肠及其系膜、纵隔、颈部软组织、腹膜后、咽、胰或胰旁、软腭或硬腭、鼻咽和甲状腺,以及右颌下、腮腺、肺、胸壁、乳腺、胃、结肠、直肠和周围软组织[88-97]。

临床症状视肿瘤所处部位而异。位于肝脾者肿瘤体积多较大,临床可触及肝脾肿大,患者多伴有腹痛、腹胀和体重下降等症状;位于胃肠道者,多表现为消化道症状,如腹部不适、腹胀、腹痛和腹部肿块,可伴有恶心、呕吐或体重下降;位于口腔者,多表现为扁桃体和软腭局部肿胀;位于颈部软组织、甲状腺和颌下者表现为局部缓慢性增大的肿块;位于咽和鼻咽者除表现为无痛性的息肉状肿块外,还可表现为反复鼻阻塞和鼻出血,可同时伴有听力下降。位于胃肠道或腹腔内者可被误诊为胃肠道间质瘤(图 25-24)。

【大体形态】

取决于肿瘤的大小和所处的部位,位于扁桃体、咽、喉和甲状腺等头颈部者相对较小,1~6cm,边界清楚,呈息肉状或膨胀性生长,一般无出血和坏死。位于腹腔内或纵隔等深部体腔者,体积较大,4~22cm,常伴有出血和坏死,肿瘤可浸润邻近实质脏器或软组织(图 25-25)。

【组织形态】

显示特征性的双相性细胞形态,由梭形至卵圆形的瘤细胞和混杂的大量小淋巴细胞组成。瘤细胞多呈片状或交织的条束状排列(图 25-26A),有时可见明显的席纹状结构(图 25-26B),在部分肿瘤内可见呈同心圆样的漩涡状排列结构,类似脑膜瘤(图 25-26C~E)。部分肿瘤内血管比较明显,少数病例内可见扩张的假血管性腔隙(图 25-26F),内含淡伊红色的蛋白样液体,加上倾向于聚集在血管周围的小淋巴细胞所形成的袖套样结构,类似胸腺瘤。高倍镜下,瘤细胞的边界不清,常呈合体细胞样,核卵圆形、圆形或梭形,核膜清晰,核仁不明显或可见小的嗜碱性核仁,染色质透亮、空泡状或点彩状(图 25-26G),核内有时可见假包涵体,局灶区域还可见分叶状或多核瘤细胞,后者类似 Warthin-Finkeldy 巨细胞(图 25-26H)。瘤细胞的异型性和核分裂象(1~35 个/10HPF)在病例之间差异较大。一般来说,肿块较小、位置浅表的肿瘤,异型性不明显,核分裂象也较少见;而肿块较大、位置较深及复发的病例,瘤细胞往往具有明显的异型性,核分裂象也易见,包括病理性核分裂(图 25-26I)。在一些肿瘤内可见凝固性坏

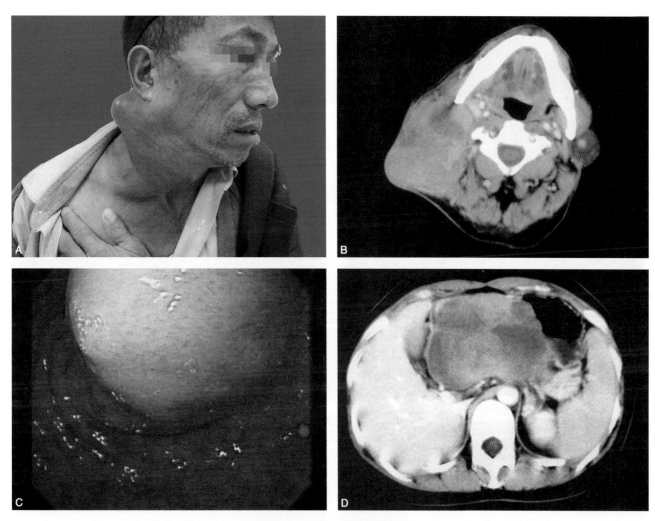

图 25-24　滤泡树突细胞肉瘤
A、B. 头颈部；C、D. 腹腔

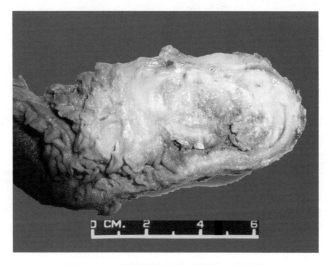

图 25-25　小肠树突细胞肉瘤的大体形态

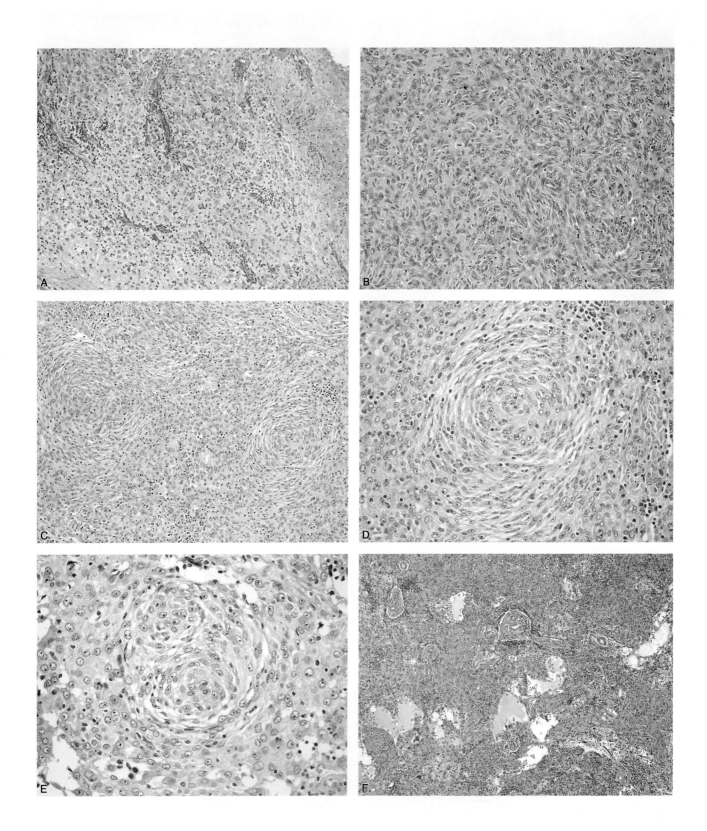

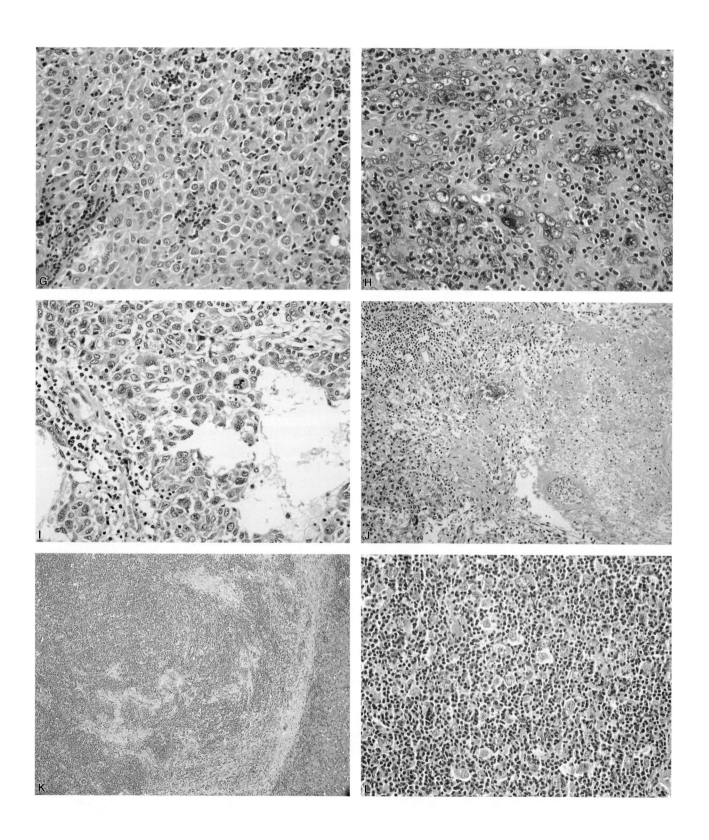

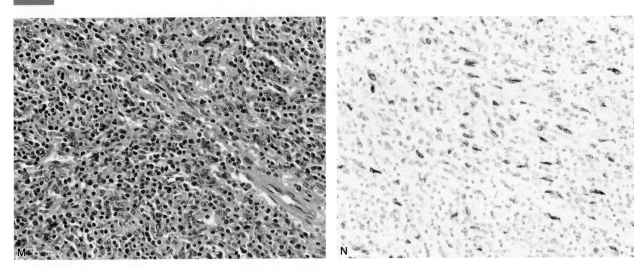

图25-26　滤泡树突细胞肉瘤组织学
A. 瘤细胞呈片状排列；B. 瘤细胞呈交织状排列；C～E. 瘤细胞同心圆样的漩涡状排列；F. 扩张的假血管性腔隙；
G. 高倍镜下瘤细胞形态；H. 多核瘤细胞类似 Warthin-Finkeldy 巨细胞；I. 病理性核分裂；J. 凝固性坏死；K、L. 肝
FDCS；M. 类似 IMT；N. EBV 原位杂交

死，可为灶性、片状或地图样（图25-26J），多发生于体积较大、位置较深的肿瘤内。极少数病例可呈黏液样。除上述的经典型形态外，发生于肝脾的 FDCS 在形态上可类似炎性假瘤，梭形瘤细胞呈散在性分布，有时瘤细胞可呈 R-S 细胞样，背景则为大量的淋巴细胞和浆细胞，与经典的 FDCS 有所不同，Cheuk 等[98]将其描述为炎性假瘤样 FDCS（inflammatory psedu-dotumor-like FDCS）（图25-26K，L），另一些病例显示在炎性假瘤样背景内可见少量增生的 FDC，异型性不明显，也可无明确的肿瘤性结节形成，但 EBV 原位杂交呈强阳性表达（图25-26M，N），或含有较多的组织细胞和嗜酸性粒细胞呈肉芽肿样[99,100]。

【免疫组化】
与正常的 FDC 相似，FDCS 中的瘤细胞表达 CD21、CD23、CD35 和 fascin（图25-27），以及新近报道的低亲和性神经生长因子受体（low-affinity nerve growth factor receptor，LNGFR）[101]

和 CNA. 42[102]。此外，一小部分病例还可灶性或弱阳性表达 S-100、EMA、MSA 和 KP-1。新近报道显示瘤细胞还可表达 clusterin，适用于 CD19 和 CD35 标记阴性者[103]。肿瘤内的淋巴细胞可为 B 细胞、T 细胞或两者混合。

【超微结构】
瘤细胞核呈卵圆形或梭形，染色质浓聚在核边缘，可见小核仁，较为特征的形态表现为细胞含有曲折细长的细胞突起，突起之间由桥粒相连接。

【鉴别诊断】
结外 FDCS 的鉴别诊断视肿瘤所处的部位而异。
（1）发生于腹腔内者，特别是位于肠系膜、胃和结肠的病例，最主要应与胃肠道间质瘤相鉴别。GIST 主要由梭形细胞组成，部分病例可为上皮样或为混合性，瘤细胞的排列方式多种多样，有时在局部区域内可见漩涡状或席纹状排列结构，但肿瘤间质内多无大量的小淋巴细胞，且免疫标记显

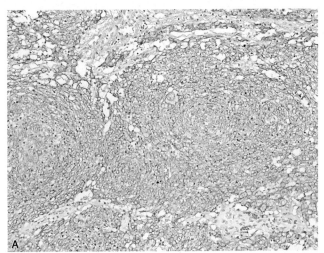
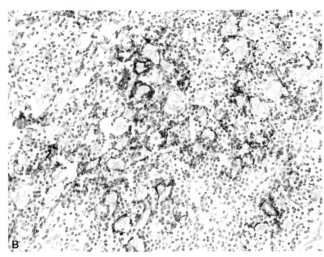

图25-27　滤泡树突细胞肉瘤 CD21 标记
A. 经典型 FDCS；B. 肝炎性假瘤样 FDCS

示 GIST 的瘤细胞表达 CD117 和 DOG1，而 CD19 和 CD35 均为阴性。

（2）位于肝脾者，需要与炎性肌纤维母细胞瘤（IMT）鉴别，有时 FDCS 与 IMT 在形态上难以区分，此时可借助于免疫组化标记，后者可表达 α-SMA、calponin、desmin 和 ALK，FISH 检测可显示 ALK 重排。

（3）位于头颈部、肺和纵隔者应注意与转移性鼻咽癌、异位胸腺瘤、伴有胸腺样成分的癌（carcinoma with thymus-like elements，CASTLE）和异位脑膜瘤鉴别。鼻咽癌的癌细胞有时可呈空泡状，并可呈巢状和片状分布，但癌细胞表达 AE1/AE3 和 CAM5.2，不表达 CD21 或 CD35。胸腺瘤中的瘤细胞表达 AE1/AE3，不表达 CD19 和 CD35，另一方面，其内的小淋巴细胞多为表达 TdT 和 CD99 的未成熟性 T 细胞。CASTLE 好发于甲状腺下极和甲状腺附近，瘤细胞呈分叶状或结节状分布，核呈空泡状，可见明显的小核仁，形态上更类似胸腺癌，表达 AE1/AE3 等上皮性标记。异位脑膜瘤中无大量的小淋巴细胞混杂，瘤细胞表达 EMA，不表达 CD19 和 CD35。

（4）位于软腭、扁桃体、咽、乳腺、胸壁和肺部位的 FDCS 还应注意与包括恶性黑色素瘤、恶性纤维组织细胞瘤、恶性周围神经鞘膜瘤、恶性淋巴瘤、肉瘤样癌和淋巴上皮瘤样癌等在内的一组恶性肿瘤鉴别，如熟悉 FDCS 的双相性细胞形态，再辅以免疫组化多能解决诊断问题。

【治疗】

FDCS 的最佳治疗方案尚在摸索和总结之中，但总的来说，对于肿瘤体积较大（>6cm），可见凝固性坏死，瘤细胞具有明显异型性，核分裂象>5 个/10HPF，临床上应予以高度警惕，除将肿瘤完整切除之外，必要时辅以化疗和（或）放疗，特别是因位置深而不能完全切除者。

【预后】

以往认为 FDCS 在临床上呈惰性经过，但 Chan 等[87]和 Perez-Ordonez 等[96]的两组系列报道显示，FDCS 具有较高的局部复发率和转移率，属于一种中度恶性肿瘤，生物学行为上更接近于肉瘤。笔者 2003 年对文献上 56 例的随访资料分析显示，22 例局部复发（39%），其中 3 例为多次复发，13 例发生肺、肝和淋巴结转移（23%），5 例因肿瘤死亡（9%）[85]。

2. **交指树突细胞肉瘤** 交指树突细胞肉瘤（interdigitating dendritic cell sarcoma，IDCS）是一种显示 IDC 形态特征和免疫表型的梭形或卵圆形细胞肿瘤，主要发生于淋巴结内，但部分病例可发生于结外组织，如皮肤、小肠、纵隔、睾丸和周围软组织等处[104-110]。IDCS 非常少见，文献上多为个例报道。

【ICD-O 编码】

IDCS 9757/3

【临床表现】

患者多为成年人，发病年龄为 13～74 岁，男性略多见。

临床上多表现为无痛性肿块，部分患者就诊时已是晚期，可出现系统性症状，如乏力、发热和盗汗等。

【组织形态】

肿瘤位于副皮质区，由卵圆形、梭形和多边形瘤细胞所组成，染色质细致，核膜清楚，核仁小或不太明显，核分裂象多少不等，多为 1～5 个/10HPF。胞质较丰富，淡嗜伊红色，细胞边界不清。瘤细胞排列成片状、束状或漩涡状（图 25-28）。

【免疫组化】

瘤细胞表达 S-100（图 25-29）、CD68、CD11a、CD18 和 vimentin，不表达 CD1a、CD19 和 CD35。

【超微结构】

瘤细胞表面有许多相互交错的指状突起。

【细胞遗传学】

3 例分别显示 3q 和 13q 获得，12 号染色体三倍体，以及 7p、12p、16p、18q、19q 和 22q 缺失[111]。

【预后】

本瘤的生物学行为在各病例之间差异较大，从良性至恶性。晚期患者或高度恶性者，临床进展快，肿瘤广泛播散，约 1/3 的患者于诊断后 1 年内死亡。

3. **纤维母细胞性网状细胞肿瘤/肉瘤** 纤维母细胞性网状细胞肿瘤/肉瘤（fibroblastic reticular cell tumor/sarcoma，FBRCT/S）是一种起自于淋巴造血组织间质支持细胞即纤维母细胞性网状细胞（FBRC）的肿瘤，纤维母细胞性网状细胞分布于淋巴结、脾和骨髓，构成网状支架，这些细胞显示纤维母细胞的免疫表型。

【临床表现】

本病非常罕见，主要发生于青少年和成人。

多位于淋巴结内[112-114]，少数病例可位于后纵隔和前臂。

【组织形态】

镜下由具有轻至中度多形性的梭形或胖梭形细胞组成，与滤泡树突状细胞肉瘤和交指树突状细胞肉瘤相似。

【免疫组化】

免疫组化标记不表达 CD19、CD23 和 CD35，而主要表达 vimentin，部分病例可表达 α-SMA、desmin、cytokeratin 和 CD68。

【超微结构】

电镜检测显示瘤细胞具有细长的胞质突起以及一些类似肌纤维母细胞的形态特征，后者如含有致密斑的细丝、发育完好的桥粒结构、粗面内质网和基底板样物质。

【细胞遗传学】

细胞遗传学研究显示多克隆的染色体异常，包括 del（X）（p11.4）和 add（19）（p11.2）。

Franke 和 Moll 等[115]于 1987 年报道淋巴结内有一种表达 CK8 和 CK18，并部分表达 α-SMA 的间质网状细胞，称 CK 阳性的间质网状细胞（cytokeratin-positive interstitial reticulum cell，CIRC），认为是 FBRC 的一种亚型。CIRC 主要位于淋巴结滤泡外，特别是沿着血管分布，也可见于脾脏和扁桃体。Gould 等[116]于 1990 年首先报道了 CIRC 的肿瘤/肉瘤（CIRCT/S），迄今为止，文献上仅有 10 例报道[117-121]。CIRCT/S 由轻至中度异型的梭形细胞组成，呈弥漫的条束状或界限不清的漩涡状排列。瘤细胞的核呈圆形或卵圆形，可见清晰的核仁，核分裂象为 2～30 个/10HPF，胞质丰富。瘤细胞表达 S-100 蛋白、vimentin、desmin、lysozyme，灶性表达 CD68、CK8 和 CK18。电镜观察显示，瘤细胞有长的指间微绒毛样胞质突起，细胞之间可见桥粒或原始的连接结构。CIRCT/S 应注意与转移性癌或转移性恶性黑色素瘤鉴别。

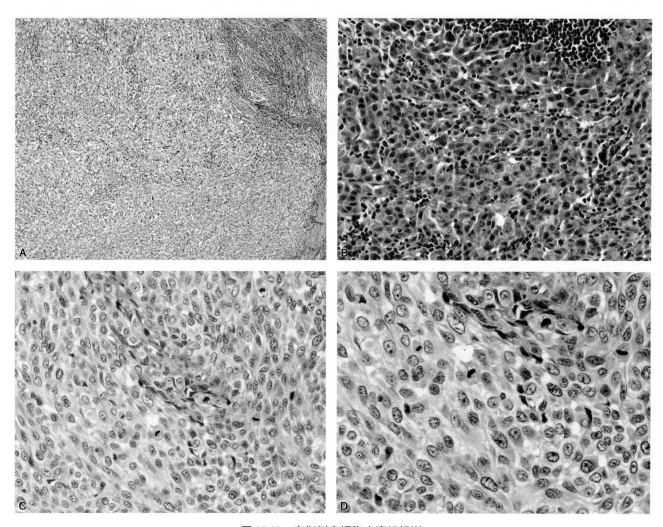

图 25-28　交指树突细胞肉瘤组织学
A、B. 由束状、片状排列的梭形和卵圆形细胞组成；C、D. 可见核分裂象

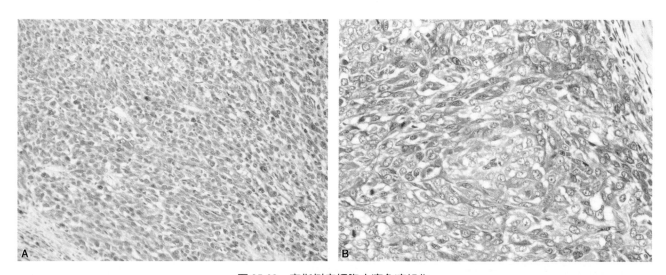

图 25-29　交指树突细胞肉瘤免疫组化
A. S-100；B. Fascin

四、瘤 样 病 变

（一）黄色瘤

黄色瘤（xanthoma）是一类由吞噬脂质的巨噬细胞（泡沫样组织细胞，黄色瘤细胞）局灶性聚集所组成的非肿瘤性病变，患者常伴有高脂血症，多发性病变者可有家族性。

【临床表现】

临床上有以下五种亚型：

1. 发疹性黄色瘤（eruptive xanthoma） 为好发于臀部的黄色小丘疹[123]，通常伴发 Ⅰ、Ⅲ、Ⅳ、Ⅴ型高脂血症，病程急性而短暂。

2. 结节性黄色瘤（tuberous xanthoma） 为好发于臀、肘、膝和手指的大斑块状病变[124]（图 25-30A～D），常伴发 Ⅱ、Ⅲ高脂血症。

3. 扁平黄色瘤（planar xanthoma） 好发于皮肤皱褶处[125]，如掌皱纹，伴有Ⅲ型高脂血症。

4. 黄斑瘤（xanthelasma） 好发于上眼睑[126]，血象可正常，或伴有Ⅱ、Ⅲ型高脂血症。

5. 腱黄色瘤（tendinous xanthoma） 位于手足肌腱和跟腱[127]，常发生于高胆固醇血症或伴Ⅰ型或Ⅱ性高脂血症患者，偶见伴发Ⅳ型高脂血症者[128]。多发生于青年人，可发生于儿童。

6. 播散性黄色瘤（disseminated xanthoma） 比较少见，可发生于面部、颈部、躯干、肢体伸侧面和黏膜等处[129]，可伴有尿崩症。少数病例可自发性消退[130]。

【大体形态】

取决于脂质的多少而呈黄色、橘黄色或灰白色（图 25-31）。

【组织形态】

各种临床亚型在镜下形态相同，均由成巢或成片的泡沫样组织细胞和少量多核巨细胞（杜顿巨细胞）组成（图 25-32），早期病变内以非泡沫样的组织细胞为主，偶见核分裂象。早期病变往往伴有炎症细胞浸润，陈旧性病变则多伴有纤

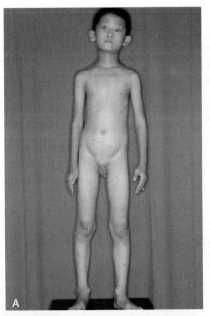
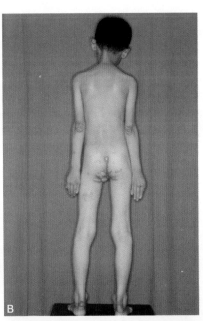
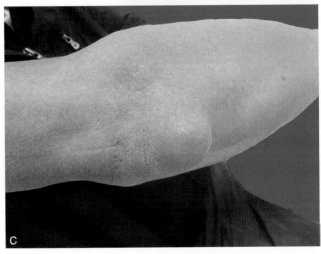
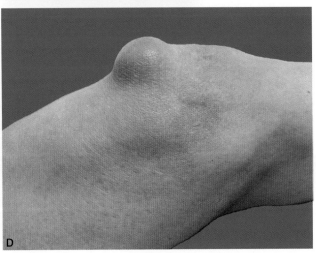

图 25-30 黄色瘤
A、B. 臀部、肘部、膝部和足跟等处可见结节状病变；C. 肘部结节；D. 膝部结节

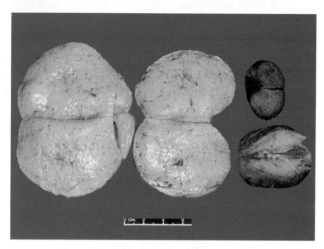

图 25-31　黄色瘤
切面呈黄色或橘黄色,富含脂质

【免疫组化】

组织细胞表达包括 KP-1(图 25-33)、lysozyme 和 Mac387 在内的标记。

【治疗】

本病系组织细胞的增生性病变,以保守治疗为主,包括药物治疗和减少脂肪摄入。部分病例可施行结节切除术。

(二) 软组织 Rosai-Dorfman 病

软组织 Rosai-Dorfman 病(Rosai-Dorfman disease of soft tissue,RDD)也称为伴有巨淋巴结病的增生症(sinus histiocytosis with massive lymphadenopathy),是一种伴有炎症和窦组织细胞增生的慢性病变[132],75% 的病例发生于颈部淋巴结,25% 的病例发生于皮肤、软组织和结外多种器官。病因不明,疑与病毒感染(如 HHV-6)有关。对 RDD 属于肿瘤性病变还是一种反应性增生尚存有争议。

【临床表现】

好发于成年人,年龄范围为 26 ~ 66 岁,中位年龄和平均年龄为 46 岁,女性多见。

软组织 RDD 好发于四肢和躯干皮下组织内,少数位于头颈部,偶可位于腹膜后,皮下、上呼吸道、上消化道、眼/眼眶、

维化,增生的纤维组织可呈席纹状排列。部分病例内可见胆固醇结晶裂隙。少数病例可呈丛状生长,也称丛状黄色瘤(plexiform xanthoma)[131]。

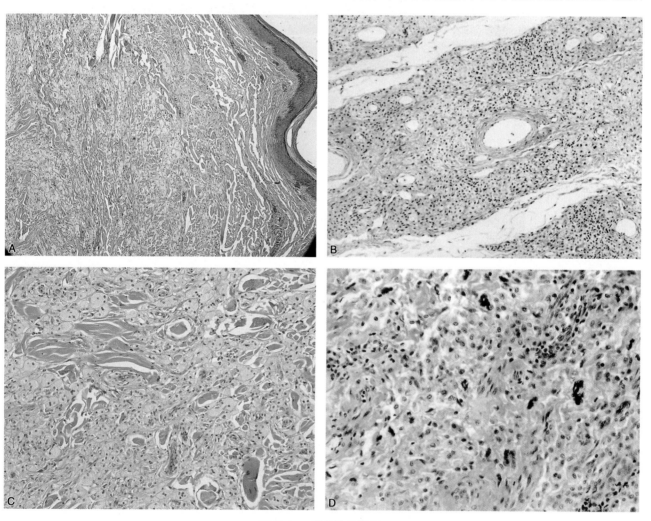

图 25-32　黄色瘤组织学
A. 位于真皮内;B、C. 由成巢或成片的泡沫样组织细胞组成;D. 可见少量多核巨细胞(杜顿巨细胞)

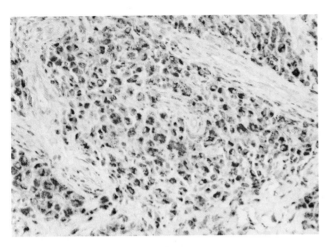

图 25-33　黄色瘤 KP1 标记

心包、胃肠道、乳腺、腮腺、肾脏、睾丸、骨和中枢神经系统等处也可发生[133-145]。

临床上多表现为局部缓慢性生长的无痛性肿块,部分患者可伴有淋巴结肿大。皮肤 RDD 多表现为斑片、斑块或结节(图 25-34),可为发生于不同区域的多灶性病变。

【大体形态】

周界不清,质硬,直径 1～10cm,切面呈灰白至灰黄色。

【组织形态】

软组织 RDD 在镜下显示为累及皮下脂肪组织的多个结节性病灶,由交替性分布的淡染带和深染带组成(图 25-35A)。淡染带为成片或呈合体样增生的梭形至多边形组织细胞,细胞体积大,直径为细胞核的 6 倍以上,胞质丰富,淡染或淡嗜伊红色,核大,圆形,染色质呈空泡状,可见清晰的核仁,核可有一定的异型性,但核分裂象罕见或无(图 25-35B,C)。胞质内可见数量不等、形态完整的淋巴细胞、浆细胞和中性粒细胞,也称伸入运动(emperipolesis)(图 25-35D),与吞噬细胞碎片有所不同(phagocytosis)。深染带为组织细胞之间聚集的浆细胞和少量淋巴细胞。间质内含有丰富的胶原纤维,如伴有明显的纤维化时,可形成席纹状结构而失去原有的片

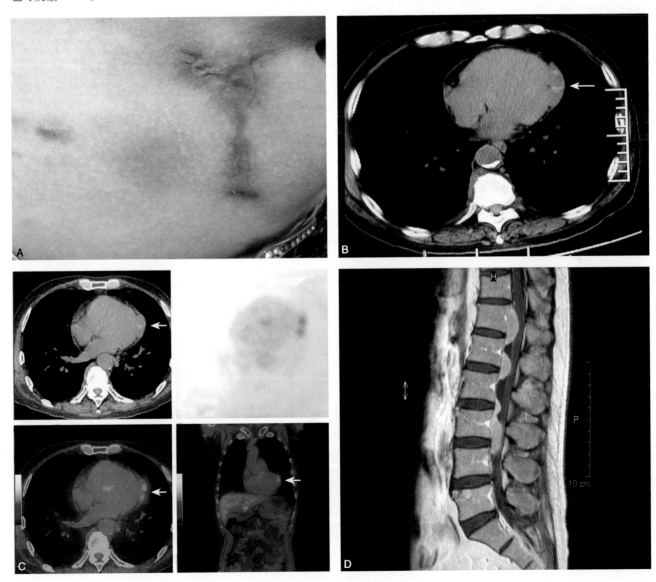

图 25-34　**Rosai-Dorfman 病**
A. 皮肤病变;B、C. 心包病变;D. 脊椎病变

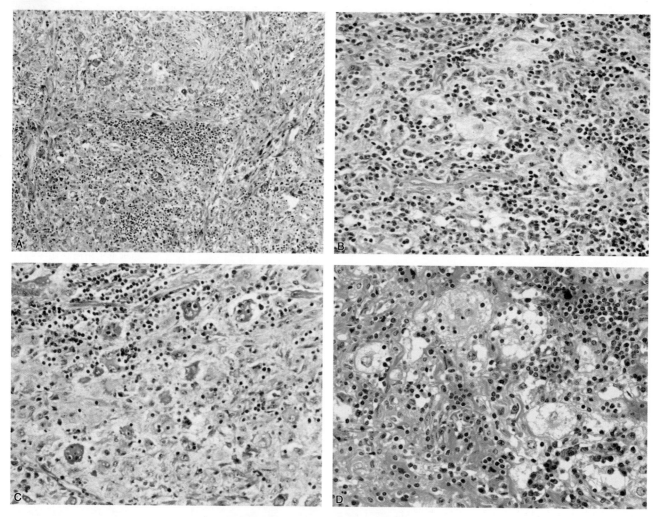

图 25-35 Rosai-Dorfman 病组织学
A. 由交替性分布的淡染带和深染带组成；B ~ D. 淡染的多边形组织细胞。胞质内可见量不等、形态完整的淋巴细胞、浆细胞和中性粒细胞

状生长方式。

【免疫组化】

组织细胞表达 S-100（核和胞质），可清晰显示位于胞质内的淋巴细胞、浆细胞和中心粒细胞（图 25-36），部分病例还可表达 CD68（KP-1 或 PGM1）和 lysozyme，不表达 CD1a、FⅩⅢa 和 CD34。

【超微结构】

组织细胞内可见吞噬溶酶体和完整的淋巴细胞，但无 Birbeck 颗粒。

【鉴别诊断】

1. 纤维组织细胞瘤 纤维组织细胞瘤内常含有黄色瘤细胞、杜顿巨细胞、含铁血黄素性吞噬细胞等成分。瘤细胞表达 FⅩⅢa，不表达 S-100。

2. 朗格汉斯细胞组织细胞增生 由单核的朗格汉斯细胞组成，可见核沟或核折叠。有时核可呈咖啡豆样，核凹陷明显时可呈肾形或呈分叶状。多数病例内可见较多的嗜酸性粒细胞，部分病例内可见破骨样多核巨细胞。瘤细胞表达 CD1a 和 langerin。

3. 多形性未分化肉瘤伴明显炎症反应 瘤细胞具有明显异型性，间质内可见大量的黄色瘤细胞。虽可见吞噬红细胞和淋巴细胞的瘤巨细胞，但免疫组化标记 S-100 为阴性。

【治疗】

孤立性病变经局部切除后多可治愈。

【预后】

本病可持续性存在，术后可复发。极少数病例可因病变广泛累及内脏器官，伴发霍奇金淋巴瘤、非霍奇金淋巴瘤、白血病或因免疫异常引起的并发症而死亡。

（三）局限性组织细胞增生

局限性组织细胞增生而炎症细胞成分较少时与纤维组织细胞瘤较难鉴别，常需结合临床，并行相关的特殊染色以寻找微生物，或在偏光镜下检查是否有异物存在。

1. 感染性疾病（infectious disease） 革兰氏阳性和阴性细菌均可引起类似黄色肉芽肿的炎症性反应。在混杂的炎症细胞背景中可见成片的泡沫样组织细胞，与黄色肉芽肿的不同之处在于，病变内可见微脓肿，在组织细胞中可见较多微生物。

2. 组织样麻风（histiod leprosy） 是结节性麻风（lepromatous leprosy）的一种少见亚型，由 Wade 于 1963 年描述，大体

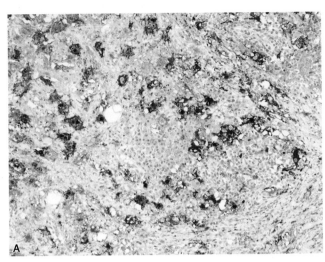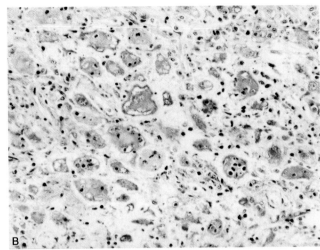

图 25-36　Rosai-Dorfman 病免疫组化

A. S-100 标记清晰显示多边形组织细胞;B. 胞质内淋巴细胞和中性粒细胞也清晰可见

上和组织学上均类似纤维组织细胞瘤。结节性麻风呈浸润性生长,而组织样麻风在皮下和真皮层内形成膨胀性结节。与组织细胞相比,组织样麻风内的细胞更类似纤维母细胞,并常呈席纹状排列。采用特殊染色(Fite-Feraco)于胞质内可见大量的抗酸细菌。组织样麻风多发生于长期服用砜类药物的患者,可能是耐砜类药物细菌的急性反应。

3. 分枝杆菌性假瘤(mycobacterial pseudotumors)　由 Wood 首先报道,好发于有免疫缺陷的患者,特别是 AIDS 病患者。可发生于不同的部位,但以淋巴结最多见,也可以发生于皮肤和皮下。组织学上与组织样麻风相似,由梭形细胞和上皮样的组织细胞组成,呈条束状排列,偶可伴有慢性炎症细胞反应。细胞内富含抗酸细菌,可通过特殊染色显示。病变内的细胞可表达 CD68 和 S-100,提示为组织细胞性。

4. 软化斑(malacoplakia)　比较少见,是机体针对各种微生物(包括大肠杆菌、克雷伯杆菌和抗酸杆菌)感染的宿主反应,受累脏器的黏膜表面形成黄色的斑块样病灶。主要发生于泌尿生殖道,特别是膀胱,也可发生于腹膜后软组织。镜下由成片淡染或略呈颗粒状的组织细胞或空泡状组织细胞(von Hansemann's 细胞)所组成,后者的胞质内含有 PAS 阳性并耐淀粉酶消化的包涵体。病变内常含有大量的淋巴细胞、浆细胞和中性粒细胞。在部分组织细胞内和细胞外可见特征性的米-古体(Michaelis-Gutmann bodies),呈小圆球状(图 25-37),由钙、磷和有机物质混合形成。电镜检测显示,组织细胞内含有大量的吞噬溶酶体,偶可见细菌,以及层状的结晶体,后者代表了米-古体的早期形态。

5. 硅反应(silica reaction)　一般情况下,机体对硅的反应仅仅是一种局灶性异物反应。少数情况下,如采用硅注射治疗疝气患者,机体因有大量的硅存在而产生强烈的反应,形成类似纤维组织细胞瘤样的病变。临床上多表现为腹股沟区或腹壁缓慢生长的肿瘤样团块。由于通常发生在注射硅数年之后,因而不易与注射联系在一起,或被忽视。大体上病变周界不清,呈灰黄色,切时有砂砾感。镜下由成片的组织细胞组成,胞质透亮或呈双染性,可有一定的多形性,但核分裂象

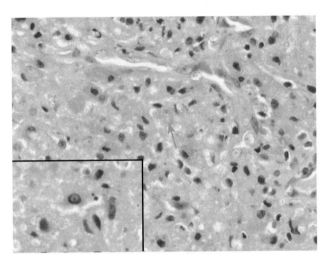

图 25-37　软化斑组织学

细胞内和细胞外可见特征性的米-古体

罕见。在组织细胞胞质内可见 PAS 阳性耐淀粉酶消化的小体,可能代表了吞噬硅的溶酶体,偏光镜下可见大量的硅结晶。另一特征性形态表现为病变内含有大量的纤维化,从早期病变中间质内纤细的胶原纤维和血管周纤维化,至晚期病变中形成粗大的胶原条束和大的胶原性结节。以上一些特征有助于与纤维组织细胞瘤或恶性纤维组织细胞瘤相鉴别。

6. 聚乙烯吡咯烷酮肉芽肿(polyvinylpyrrolidone granuloma)　聚乙烯吡咯烷酮(PVP)在战争年代曾被用作血浆扩充剂,近年来在亚洲被用作静脉注射。市场有不同的名称,包括代血浆(Plasgen)、血浆胶(Plasmagel)、Blutogen 和亚血浆等。PVP 还被用于不同注射药物(激素、抗高血压药物和局麻药)的迟缓剂、果汁的澄清剂和喷发树胶。PVP 的分子量因链的长短而有所不同,从 1 万道尔顿至 20 万道尔顿。低分子量的 PVP 能够被肾小球滤过而从肾脏清除,高分子量的 PVP(高于 5 万道尔顿)通过网状内皮系统储留在体内。最常见的 PVP 疾病发生于注射含有 PVP 的药物之后,在肝、脾和淋巴结的窦内衬覆吞噬 PVP 的组织细胞。其次见于吸入喷雾发胶后,在

肺泡腔内充满吞噬性组织细胞,肺泡壁增厚。一种少见的情形是在注射部位形成假瘤。组织学上,病变由大量吞噬 PVP 的组织细胞组成,HE 染色下呈灰蓝色。组织细胞呈片状分布,或聚集成小团状,间质内含有大量的 PVP 类似黏液。偶见异物巨细胞,有助于判断为异物反应。另一提示为反应性病变的形态,表现为组织细胞围绕皮肤附件、神经和血管分布。特殊染色显示,PVP 刚果红、天星红、黏液卡红和胶体铁染色呈阳性,PAS 和 AB 染色呈阴性,有助于与黏液性病变相鉴别。

7. 颗粒细胞反应(granular cell reaction)　外伤后,胞质呈颗粒状的组织细胞可在局部积聚,与颗粒细胞瘤相似。但与颗粒细胞瘤不同的是,反应性的颗粒样组织细胞常围绕在肉芽肿样无结构的物质周围,这些物质类似胞质内的颗粒。特殊染色(抗酸染色)和免疫组化(S-100 和 NSE)对鉴别颗粒细胞反应和颗粒细胞瘤有一定的帮助。

8. 结晶存储性组织细胞增生(crystal-storing histiocytosis)比较少见,常伴有淋巴浆细胞性肿瘤,产生单克隆性免疫球蛋白。免疫球蛋白在局部结晶化,并被组织细胞所吞噬,引起后者在形态上发生扭曲、变形,可呈大圆形或多角形,偶可呈多核状,容易被误诊为横纹肌瘤。免疫组化标记(CD68 和 desmin)有助于与横纹肌瘤相鉴别。电镜下,结晶物质呈晶格样,周期为 45 ~ 60 埃,与免疫球蛋白相一致。

(四) Kimura 病(Kimura disease)

Kimura 病最初由我国朝鲜族医生金显宅于 1937 年首先报道[146],以嗜伊红细胞性增生性淋巴肉芽肿(eosinophilic hyperplastic lymphogranuloma)命名。1948 年日本医生木村哲二将其描述成伴有异常肉芽肿形成的淋巴组织增生[147]。1959 年,Lizuka 在一篇文章中直接采用了木村哲二的英文姓 Kimura 来命名,后再由众多日本医生的相继引用,使 Kimura 病这一名称得以广泛流传。除嗜伊红细胞性增生性淋巴肉芽肿和 Kimura 病外,其他不常用的名称还包括软组织嗜伊红色肉芽肿(eosinophilic granuloma of soft tissue)、嗜伊红色淋巴滤泡增生(eosinophilic lymphofolliculosis)、嗜伊红色淋巴滤泡肉芽肿(eosinophilic lymphofollicular granuloma)和嗜伊红色淋巴样肉芽肿(eosinophilic lymphoid granuloma)等。

【临床表现】

Kimura 病多发生在亚洲,特别是中国、日本、印度尼西亚和韩国等东亚地区,而很少发生于西方国家。Kimura 病好发于青壮年男性,发病高峰为 40 ~ 60 岁,中位年龄 45 岁左右,男女之比为 3 ~ 4 : 1。

临床上多以头颈部皮下肿块就诊,尤其是耳前或耳后(图 25-38)。也可见于腹股沟、胸壁和四肢等处,近半数病例可伴有区域淋巴结肿大。30% ~ 40% 的病例可呈多灶性,但多发生在同一区域内。术前病史多较长,常达数年。不少患者因肿块复发或邻近部位再次出现肿块而就诊。体检显示,早期病变被覆表皮色泽多正常,随病变发展,部分患者可因患处皮肤瘙痒而反复抓挠,致使皮肤粗糙、增厚和色素沉着,但并无溃疡形成。位于皮下的肿块质地多为柔软至中等,一般无触痛或压痛,与皮肤可有粘连,与周围软组织分界不清。肿块的直径多超过 3cm。实验室检查常显示外周血中嗜酸性粒细胞增多(包括分类计数和绝对值),血清 IgE 检测也常超过正常

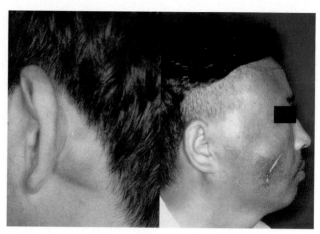

图 25-38　Kimura 病
耳前和耳后肿胀

范围。Kimura 病的病因不明,现认为属于一种慢性炎症性的疾患,可能与自身免疫有关[147-149]。

【组织形态】

Kimura 病是一种以淋巴组织增生为主的病变,多数病例中可见淋巴滤泡形成(图 25-39A),内含活跃增生的生发中心,其内常可见纤细、嗜伊红色的无定形沉积物(图 25-39B),少数病例内还可见到 Warthin-Finkeldey 型多核细胞及核碎片。滤泡之间可见增生的毛细血管至微静脉型血管(上皮样小静脉),内皮常呈扁平状,但也可呈立方状或肿胀状(图 25-39C),易被误解为上皮样。另一个重要的形态特点是在滤泡旁、滤泡间和血管周围可见大量的嗜酸性粒细胞聚集,部分病例中可形成嗜伊红色微脓肿(图 25-39D)。一部分晚期病例中,间质可伴有明显的胶原化。

Kimura 病完全符合增生性淋巴组织的表型,淋巴滤泡为 B 细胞表达区域,滤泡间为 T 细胞为主区域,相当于淋巴结内的副皮质区,生发中心内的嗜伊红色沉积物多为免疫球蛋白,应用 IgE 抗体显示,其主要成分主要为 IgE。

【治疗和预后】

对 Kimura 病宜首选手术治疗,完整切除后多可治愈,但也有复发者。其他的疗法包括激素治疗、化疗、冷冻治疗和放射治疗,特别是针对多发性或复发性病例。

(五) Castleman's 病(Castleman's disease)

也称为血管滤泡性淋巴结增生或巨淋巴结病,由 Castleman 等人于 1956 年首先报道,是一种以淋巴组织和小血管瘤样增生为特征的病变。病因不明,可能与免疫失调有关。

【临床表现】

可发生于任何年龄,病程多为数年,可长达 20 年。

多发生于胸内,以前纵隔、肺门、后纵隔及隆突区多见,偶可发生于软组织,如腹膜后、肠壁、四肢肌肉、皮下、眼眶、上颌和喉等部位[150-158]。

组织学上主要有玻璃样-血管型(hyaline-vascular type)、浆细胞型(plasma cell type)和多中心性(multicentric type)三种类型。临床表现因不同的组织学类型而异。以玻璃样-血管型最多见,约占 90%,临床上患者多无自觉症状,常在体检时偶然发现纵隔或肺门阴影。少数病例因肿块压迫邻近器官

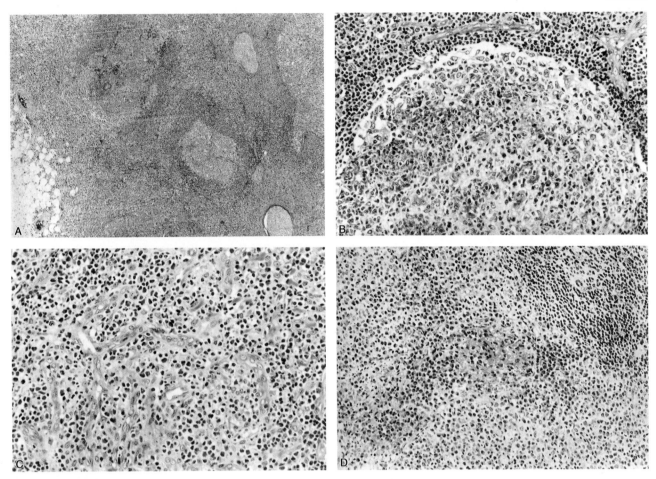

图 25-39　Kimura 病组织学
A. 淋巴组织增生；B. 生发中心内嗜伊红色的无定形沉积物；C. 增生的毛细血管后微静脉型血管内皮肿胀；D. 嗜酸性
微脓肿

而产生相应的症状，如压迫支气管时可引起咳嗽、气急，压迫
输尿管时引起肾绞痛和排尿受阻，压迫神经时引起肢体麻木
感。病变常为局限性，若能完整切除，多可治愈。少数病例可
复发。浆细胞型则不局限于纵隔或肺门，患者常伴有全身症
状，如低热、乏力、盗汗、体重减轻等。实验室检查多显示为贫

血、血沉加快、多克隆高球蛋白血症和血红蛋白减少等。多中
心性病变，可出现肝脾肿大或周围神经病变。

【大体形态】
　　多为单个或多个结节状肿块，直径 2 ~ 16cm，平均 6cm。

【组织形态】

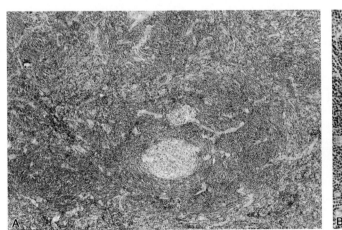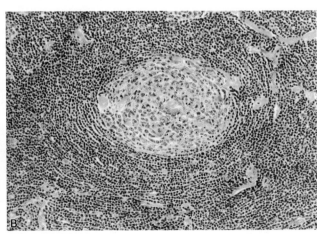

图 25-40　Castleman's 病组织学
多层小淋巴细胞呈洋葱皮样环绕生发中心

组织学上玻璃样-血管型由增生的滤泡组成,多数滤泡的生发中心较小,其间无明显的生发中心细胞,滤泡中心有一支或几支小血管进入,呈螺旋状盘旋。血管内皮肥胖,血管周皮细胞和生发中心内的少量滤泡树突细胞可排列成同心圆样结构,血管壁周围有玻璃样变物质沉着,形态类似退化的胸腺小体。生发中心周围有多层扩大的小淋巴细胞环绕,呈洋葱皮样(图25-40)。滤泡周围的血管也明显增生,并常围绕滤泡作平行状排列。

浆细胞型比较少见,约占10%,仍可见增生的淋巴滤泡,但生发中心较大,其内可见生发中心细胞和吞噬性组织细胞,在淋巴滤泡间可见成片成熟或不成熟的浆细胞及Russell小体。部分病例伴有滤泡树突细胞增生(图25-40),可通过CD21和CD35等标记显示。

第二节　异位脑膜瘤、异位室管膜瘤和异位胶质

异位脑膜瘤也称颅外脑膜瘤(extracranial meningioma),比较少见,多发生于头皮(图25-41)或头颅软组织内或沿着脊柱轴线的两侧分布[159-162]。肿瘤可能起自于异位的蛛网膜内衬细胞。Lopze等人将异位脑膜瘤分为两型:Ⅰ型是一种良性病变,发生于儿童和青少年,肿瘤分布于头皮、前额和脊柱旁,临床上易被误诊为表皮囊肿、皮赘和痣。肿瘤的发生机制与脑膜膨出(meningocele)相似,因神经管闭合异常,使脑膜组织分布于皮肤和皮下。组织学上,除实性的脑膜上皮巢外,部分病例中可见原始的蒂或囊腔。Ⅱ型可发生于任何年龄,但多见于成年人。肿瘤位于感觉器官如眼、耳和鼻的附近或沿着颅神经和脊神经的走向分布。临床症状取决于肿瘤的大小、所处的部位和生长速度。组织学上与颅内脑膜瘤相似,可见散在的砂砾体。局部切除后一般不复发。

异位室管膜瘤也称脊椎外室管膜瘤(extravertebral ependymoma)或软组织室管膜瘤(soft tissue ependymoma),也比较少见,多发生于骶尾部背侧皮下[163,164],可能起自于神经管的正常残留或胚胎发育畸形形成的神经管残留。临床上常合并脊椎裂。组织学上,与发生于马尾的室管膜瘤相似,常为黏液乳头状型(图25-42)。本瘤属低度恶性,具有转移潜能,常见的转移部位为腹股沟淋巴结和肺。

异位胶质也称鼻部胶质瘤(nasal glioma)、胶质错构瘤(glial hamartoma)或异位胶质组织(heterotopic glial tissue),好发于新生儿,多位于鼻腔顶部或鼻甲侧面[165-167],呈息肉状,偶

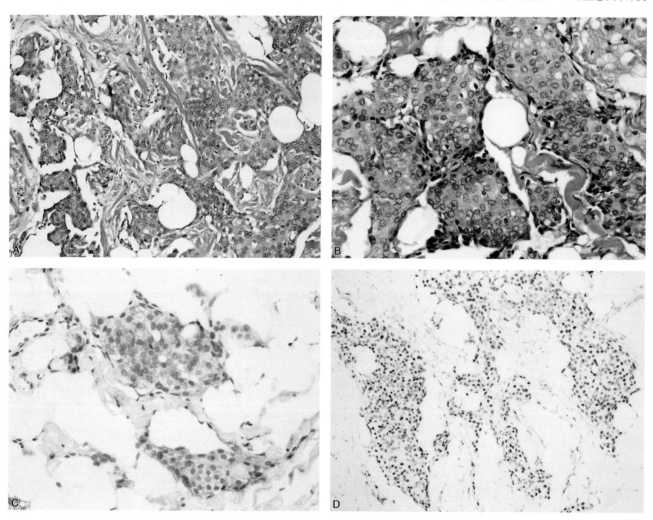

图25-41　异位脑膜瘤
A、B. 头皮下异位脑膜瘤;C. EMA标记;D. PR标记

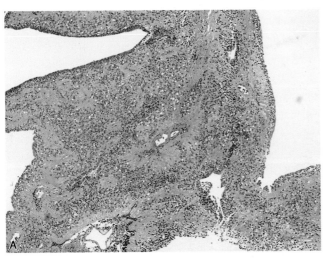
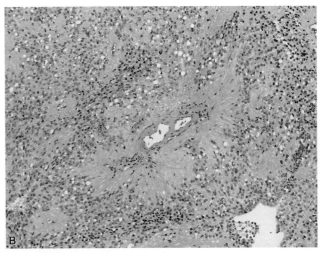

图 25-42 异位室管膜瘤组织学

可见于咽、腭、舌或皮下[168]。组织学上,由成片的成熟胶质组织组成,除星形细胞外,还含有神经元。

第三节 其 他 肿 瘤

这些肿瘤包括以下一些类型:①转移性癌;②无色素

性恶性黑色素瘤(图 25-43A,B);③原发于皮肤或皮下的神经内分泌癌(麦克尔细胞癌)(图 25-43C,D);④原发于一些实质脏器的巨细胞癌、多形性癌或梭形细胞癌(图 25-43E,F)或称肉瘤样癌,位于乳腺者又称化生性癌(包括纤维瘤病样癌);⑤好发于颅底蝶胺和骶尾的脊索瘤(图 25-43G～N)。

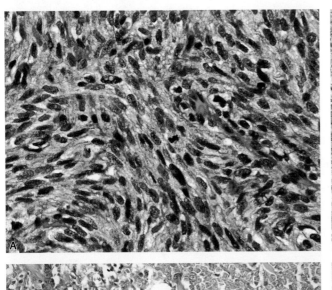
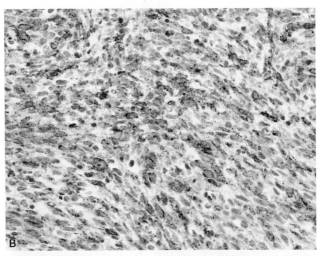
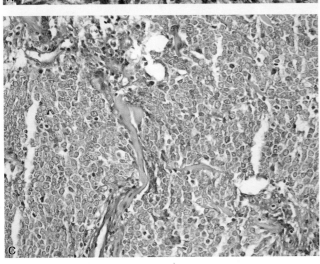
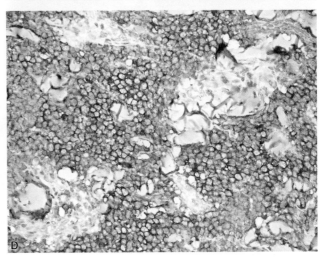

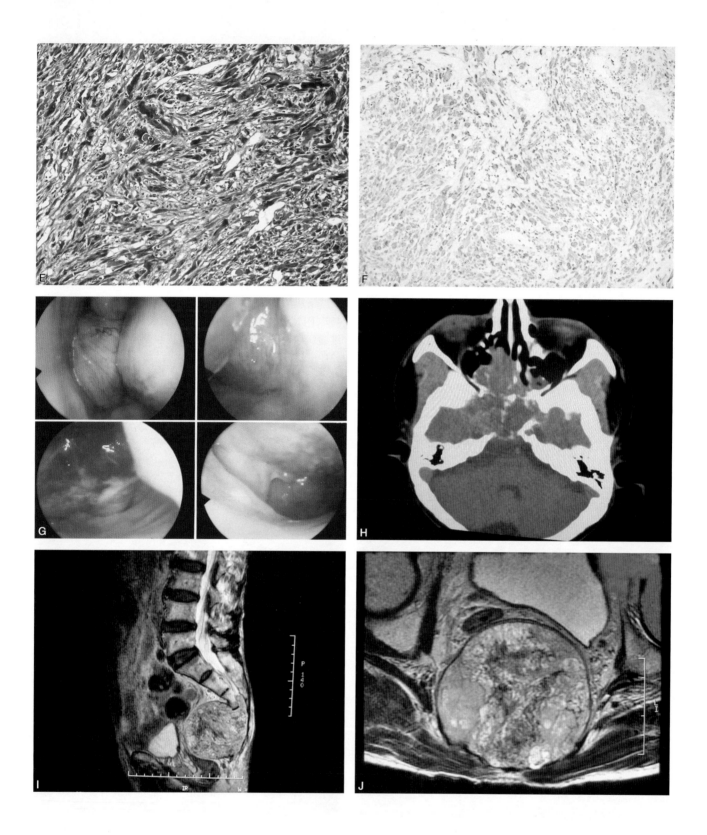

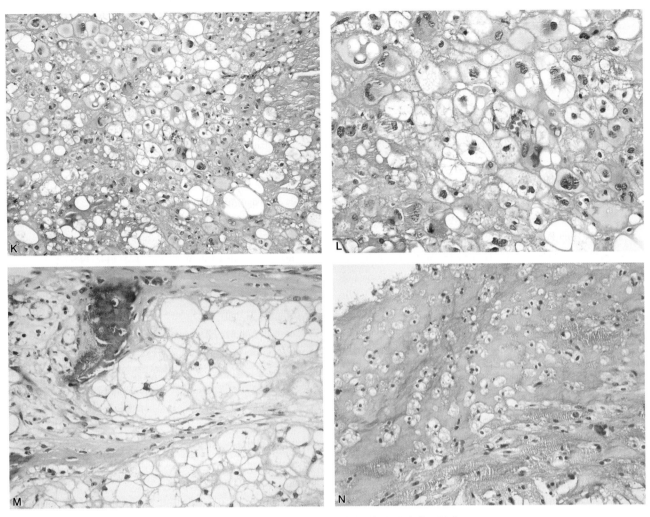

图 25-43 容易被误诊为软组织肉瘤的其他类型肿瘤

A. 梭形细胞恶性黑色素瘤;B. HMB45 标记;C. Merkel 细胞癌;D. NSE 标记;E. 肉瘤样癌;F. AE1/AE3 标记;
G. 鼻腔脊索瘤;H. 鼻腔脊索瘤影像学;I、J. 骶尾脊索瘤影像学;K～N. 脊索瘤组织学形态,可呈透明细胞样,
偶呈软骨样

参 考 文 献

1. Swerdlow SH, Campo E, Harris NL, et al(Eds). WHO classification of tumours of haematopoietic and lymphoid tissues. 4th edition, IARC Press: Lyon, 2008.

2. Lanham GR, Weiss SW, Enzinger FM. Malignant lymphoma: A study of 75 cases presenting in soft tissue. Am J Surg Pathol, 1989, 13: 1-10.

3. Meister HP. Malignant lymphomas of soft tissues. Verh Dtsch Ges Pathol, 1992, 76: 140-145.

4. Goodlad JR, Flethcher CDM, Chan JKC, et al. Primary soft tissue lymphoma: An analysis of 37 cases [abstract]. J Pathol, 1996, 179(suppl): 42A.

5. Salamao DR, Nascimento AG, Lloyd RV, et al. Lymphoma in soft tissue: A clinicopathologic study of 19 cases. Hum Pathol, 1996, 2&: 253-257.

6. Bertoni F, Sanna P, Zucca E, et al. Primary extranodal lymphoma of skeletal muscles: a report of four cases. Oncol Rep, 1998, 5: 605-607.

7. Eusebi V, Bondi A, Cancellieri A, et al. Primary malignant lymphoma of sciatic nerve. Report of a case. Am J Surg Pathol, 1990, 14: 881-885.

8. Cook MA, Manfredi OL, Kasaw S, et al. Primary skeletal lymphoma imaging and pathologic correlation. J Am Osteopath Assoc, 1996, 96: 610-612.

9. Lee VS, Martinez S, Coleman RE. Primary muscle lymphoma: clinical and imaging findings. Radiology, 1997, 203: 237-244.

10. Chun CW, Jee WH, Park HJ, et al. MRI features of skeletal muscle lymphoma. AJR Am J Roentgenol, 2010, 195: 1355-1360.

11. Wang J, Sun NC, Nozawa Y, et al. Histological and immunohistochemical characterization of extranodal diffuse large-cell lymphomas with prominent spindle cell features. Histopathology, 2001, 39: 476-481.

12. Kounami S, Shibuta K, Yoshiyama M, et al. Primary anaplastic large cell lymphoma of the psoas muscle: a case report and literature review. Acta Haematol, 2012, 127: 186-188.

13. 朱梅刚, 丁华野. 嗜血管性大 B 细胞淋巴瘤. 临床与实验病理学杂志, 1994, 10: 245-246.

14. Au WY, Shek WH, Nicholls J, et al. T-cell intravascular lymphomatosis (angiotropic large cell lymphoma): association with Epstein-Barr viral infection. Histopathology, 1997, 31: 563-567.

15. Otrakji CL, Voigt W, Amador A, et al. Malignant angioendotheliomatosis—a true lymphoma: a case of intravascular malignant lymphomatosis studied by southern blot hybridization analysis. Hum Pathol, 1988, 19: 475-478.

16. Carroll TJ Jr, Schelper RL, Goeken JA, et al. Neoplastic angioendotheliomatosis: immunopathologic and morphologic evidence for intravascular malignant lymphomatosis. Am J Clin Pathol, 1986, 85: 169-175.

17. Glass J, Hochberg FH, Miller DC. Intravascular lymphomatosis. A systemic disease with neurologic manifestations. Cancer, 1993, 71: 3156-3164.

18. Fonkem E, Lok E, Robison D, et al. The natural history of intravascular lymphomatosis. Cancer Med., 2014, 3: 1010-1024.

19. Ko YH, Han JH, Go JH, et al. Intravascular lymphomatosis: a clinicopathological study of two cases presenting as an interstitial lung disease. Histopathology, 1997, 31: 555-62.

20. Szots M, Szomor A, Kover F, et al. Intravascular lymphomatosis of the nervous system. J Neurol, 2008, 255 (10): 1590-1592.

21. Sepp N, Schuler G, Romani N, et al. "Intravascular lymphomatosis" (angioendotheliomatosis): evidence for a T-cell origin in two cases. Hum Pathol, 1990, 19: 1051-1058.

22. Setoyama M, Mizoguchi S, Orikawa T, et al. A case of intravascular malignant lymphomatosis (angiotropic large-cell lymphoma) presenting memory T cell phenotype and its expression of adhesion molecules. J Dermatol, 1992, 19: 263-269.

23. Lakhani SR, Hulman G, Hall JM, et al. Intravascular malignant lymphomatosis (angiotropic large-cell lymphoma). A case report with evidence for T-cell lineage with polymerase chain reaction analysis. Histopathology, 1994, 25: 283-286.

24. Tsukadaira A, Okubo Y, Ogasawara H, et al. Chromosomal aberrations in intravascular lymphomatosis. Am J Clin Oncol, 2002, 25: 178-181.

25. Ganesh M, Sankar NS, Jagannathan R. Extramedullary plasmacytoma presenting as upper back pain. J R Soc Health, 2000, 120: 262-265.

26. Sanyal B, Pant GC, Sahni K, et al. Extramedullary plasmacytoma: simulating a soft tissue sarcoma of the chesst wall. J Surg Oncol, 1980, 14: 47-51.

27. Neiman RS, Barcos M, Berard C, et al. Granulocytic sarcoma: A clinicopathologic study of 61 biopsied cases. Cancer, 1981, 48: 1426-1437.

28. Hutchison RE, Kurec AS, Davey FR. Granulocytic sarcoma. Clin Lab Med, 1990, 10: 889-901.

29. Audouin J, Comperat E, Le Tourneau A, et al. Myeloid sarcoma: clinical and morphologic criteria useful for diagnosis. Int J Surg Pathol, 2003, 11: 271-282.

30. Wong KF, Chan JKC. Antimyeloperoxidase: antibody of chocie for labeling of myeloid cells including diagnosis of granulocytic sarcoma. Adv Anat Pathol, 1995, 2: 65-68.

31. Chen J, Yanuck RR Ⅲ, Abbondanzo SL, et al. c-Kit (CD117) reactivity in extramedullary myeloid tumor/granuocytic sarcoma. Arch Pathol Lab Med, 2001, 125: 1448-1452.

32. Lennert K, Parwaresch MR. Mast cells and mast cell neoplasia: a review. Histopathology, 1979, 3: 349-365.

33. Longley J, Duffy TP, Kohn S. The mast cell and mast cell disease. J Am Acad Dermatol. 1995 Apr, 32 (4): 545-61, quiz 562-4. Review. Erratum in: J Am Acad Dermatol, 1995, 33: 52.

34. Webb TA, Li CY, Yam LT. Systemic mast cell disease: a clinical and hematopathologic study of 26 cases. Cancer, 1982, 49: 927-938.

35. Valent P, Horny HP, Escribano L, et al. Diagnostic criteria and classification of mastocytosis: a consensus proposal. Leuk Res, 2001, 25: 603-625.

36. Travis WD, Li CY, Hoagland HC, et al. Mast cell leukemia: report of a case and review of the literature. Mayo Clin Proc, 1986, 61: 957-966.

37. Horan RF, Austen KF. Systemic mastocytosis: retrospective review of a decade's clinical experience at the Brigham and Women's Hospital. J Invest Dermatol, 1991, 96: 5S-13S, discussion 13S-14S.

38. Pileri SA, Grogan TM, Harris NL, et al. Tumours of histiocytes and accessory dendritic cells: an immunohistochemical approach to classification from the International Lymphoma Study Group based on 61 cases. Histopathology, 2002, 41: 1-29.

39. 刘彤华. 组织细胞/树突状细胞肿瘤的分类和进展. 中华病理学杂志, 2005, 34: 373-374.

40. Osband ME, Lipton JM, Lavin P. Histiocytosis-X. N Engl J Med, 1981, 304: 146-153.

41. Williams CL, Busque L, Griffith BB, et al. Langerhan's-cell histiocytosis (histiocytosis X)-a clonal proliferative disease. N Engl J Med, 1994, 331: 154-160.

42. McClain K, Jin H, Gresik V, et al. Langerhans cell histiocytosis: lack of a viral etiology. Am J Hematol, 1994, 47: 16-20.

43. Howarth DM, Gilchrist GS, Mullan BP. Langerhans cell histiocytosis: diagnosis, natural history, management, and outcome.

Cancer,1999,85:2278-2290.

44. Satter EK,High WA. Langerhans cell histiocytosis:a review of the current recommendations of the Histiocyte Society. Pediatr Dermatol,2008;25:291-295.

45. Weitzman S,Egeler RM. Langerhans cell histiocytosis:update for the pediatrician. Curr Opin Pediatr,2008;20:23-29.

46. Sagransky MJ,Deng AC,Magro CM. Primary cutaneous langerhans cell sarcoma:a report of four cases and review of the literature. Am J Dermatopathol,2013,35:196-204.

47. Li Y,Li B,Tian XY,et al. Unusual cutaneous Langerhans cell sarcoma without extracutaneous involvement. Diagn Pathol, 2013,8:20.

48. Adamson HG. Society intelligence:the Dermatological Society of London. Br J Dermatol,1905,17:222.

49. McDonagh JER. A contribution to our knowledge of the naevoxantho-endotheliomata. Br J Dermatol,1912,24:85-99.

50. Helwig EB,Hackney VC. Juvenile xanthogranuloma(nevoxantho-endothelioma). Am J Pathol,1954,30:625-626.

51. Favara BE,Feller AC,Pauli M,et al. Contemporary classification of histiocytic disorders:the WHO Committee On Histiocytic/Reticulum Cell Proliferations. Reclassification Working Group of the Histiocyte Society. Med Pediatr Oncol,1997,29: 157-166.

52. Kraus MD,Haley JC,Ruiz R,et al. 'Juvenile' xanthogranuloma:an immunophenotypic study with a reappraisal of histogenesis. Am J Dermatopathol,2001,23:104-111.

53. Janssen D,Harms D. Juvenile xanthogranuloma in childhood and adolescence:a clinicopathologic study of 129 cases from the kiel pediatric tumor registry. Am J Surg Pathol,2005,29: 21-28.

54. Dehner LP. Juvenile xanthogranulomas in the first two decades of life:a clinicopathologic study of 174 cases with cutaneous and extracutaneous manifestations. Am J Surg Pathol, 2003, 27:579-593.

55. Janney CG,Hurt MA,Santa Cruz DJ,et al. Deep juvenile xanthogranuloma. Subcutaneous and intramuscular forms. Am J Surg Pathol,1991,15:150-159.

56. Margulis A,Melin-Aldana H,Bauer BS. Juvenile xanthogranuloma invading the muscles in the head and neck:clinicopathological case report. Ann Plast Surg,2003,50:425-428.

57. Cambiaghi S,Restano L,Caputo R. Juvenile xanthogranuloma associated with neurofibromatosis 1:14 patients without evidence of hematologic malignancies. Pediatr Dermatol, 2004, 21:97-101.

58. Burgdorf WH,Zelger B. JXG,NF1,and JMML:alphabet soup or a clinical issue? Pediatr Dermatol,2004,21:174-176.

59. Shin HT,Harris MB,Orlow SJ. Juvenile myelomonocytic leukemia presenting with features of hemophagocytic lymphohistiocytosis in association with neurofibromatosis and juvenile

xanthogranulomas. J Pediatr Hematol Oncol, 2004, 26:591-595.

60. DeStafeno JJ,Carlson JA,Meyer DR. Solitary spindle-cell xanthogranuloma of the eyelid. Ophthalmology, 2002, 109: 258-261.

61. Zelger BW,Staudacher C,Orchard G,et al. Solitary and generalized variants of spindle cell xanthogranuloma(progressive nodular histiocytosis). Histopathology,1995,27:11-19.

62. Zelger B,Cerio R,Orchard G,et al. Juvenile and adult xanthogranuloma. A histological and immunohistochemical comparison. Am J Surg Pathol,1994,18:126-135.

63. Nascimento AG. A clinicopathologic and immunohistochemical comparative study of cutaneous and intramuscular forms of juvenile xanthogranuloma. Am J Surg Pathol, 1997, 21: 645-652.

64. Seo IS,Min KW,Mirkin LD. Juvenile xanthogranuloma. Ultrastructural and immunocytochemical studies. Arch Pathol Lab Med,1986,110(10):911-915.

65. Nakatani T,Morimoto A,Kato R,et al. Successful treatment of congenital systemic juvenile xanthogranuloma with Langerhans cell histiocytosis-based chemotherapy. J Pediatr Hematol Oncol,2004,26:371-374.

66. Zelger B,Cerio R,Soyer HP,et al. Reticulohistiocytoma and multicentric reticulohistiocytosis. Histopathologic and immunophenotypic distinct entities. Am J Dermatopathol,1994,16: 577-584.

67. Perrin C,Lacour JP,Michiels JF,et al. Reticulohistiocytomas versus multicentric reticulohistiocytosis. Am J Dermatopathol, 1995,17:625-626.

68. Morris-Jones R,Walker M,Hardman C. Multicentric reticulohistiocytosis associated with Sjogren's syndrome. Br J Dermatol,2000,143:649-650.

69. Snow JL,Muller SA. Malignancy-associated multicentric reticulohistiocytosis:a clinical,histological and immunophenotypic study. Br J Dermatol,1995,133:71-76.

70. Salisbury JR,Hall PA,Williams H,et al. Muticentric reticulohistiocytosis. Detailed immunophenotyping confirms macrophage origin. Am J Surg Pathol,1990,14:687-693.

71. Caputo R,Grimalt R. Solitary reticulohistiocytosis(reticulohistiocytoma)of the skin in children:report of two cases. Arch Dermatol,1992,128:698-699.

72. Elghetany MT. True histiocytic lymphoma:is it an entity? Leukemia,1997,11:762-764.

73. Copie-Bergman C,Wotherspoon AC,Norton AJ,et al. True histiocytic lymphoma:a morphologic,immunohistochemical, and molecular genetic study of 13 cases. Am J Surg Pathol, 1998,22:1386-1392.

74. Audouin J,Vercelli-Retta J,Le Tourneau A,et al. Primary histiocytic sarcoma of the spleen associated with erythrophago-

cytic histiocytosis. Pathol Res Pract,2003,199:107-112.

75. Boisseau-Garsaud AM,Vergier B,Beylot-Barry M,et al. Histi-ocytic sarcoma that mimics benign histiocytosis. J Cutan Pathol,1996,23:275-282.

76. Wood C,Wood GS,Deneau DG,et al. Malignant histicytosis. Report of rapidly fatal case in an elderly man. Cancer,1984, 54:347-352.

77. Ben Ezra J,Bailey A,Azumi N,et al. Malignant histicytosis X. A distinct clinicopathologic entity. Cancer, 1991, 1050-1060.

78. Monda L,Warnke R,Rosai J. A primary lymph node malig-nancy with features suggestive of dendritic reticulum cell dif-ferentiation. A report of 4 cases. Am J Pathol,1986,122:562-572.

79. Chan JKC, Tsang WYW, Ng CS. Follicular dendritic cell tumor and vascular neoplasm complicating hyaline-vascular Castleman's disease. Am J Surg Pathol,1994,18:517-525.

80. Chan AC,Chan KW,Chan JK,et al. Development of follicular dendritic cell sarcoma in hyaline-vascular Castleman's dis-ease of the nasopharynx:tracing its evolution by sequential bi-opsies. Histopathology,2001,38:510-518.

81. Lin O,Frizzera G. Angiomyoid and follicular dendritic cell proliferative lesions in Castleman's disease of Hyaline-Vas-cular type:a study of 10 cases. Am J Surg Pathol,1997,19: 1295-1306.

82. Chen TC,Kuo TT,Ng KF. Follicular dendritic cell tumor of the liver:a clinicopathologic and Epstein-Barr virus study of two cases. Mod Pathol,2001,14:354-360.

83. Shek TW,Ho FC,Ng IO,et al. Follicular dendritic cell tumor of the liver. Evidence for an Epstein-Barr virus-related clonal proliferation of follicular dendritic cells. Am J Surg Pathol, 1996,20:313-324.

84. Selves J,Meggetto F,Brousset P,et al. Inflammatory pseudo-tumor of the liver. Evidence for follicular dendritic reticulum cell proliferation associated with clonal Epstein-Barr virus. Am J Surg Pathol,1996,20:747-753.

85. 陆洪芬,王坚.小肠系膜淋巴结外滤泡树突状细胞肉瘤.临床与实验病理学杂志,2003,19:22-27.

86. 涂小予,盛伟琪,陆洪芬,等.腹腔内淋巴结外滤泡树突细胞肉瘤的临床病理学分析.中华病理学杂志,2007,36:660-665.

87. Chan JK,Fletcher CD,Nayler SJ,et al. Follicular dendritic cell sarcoma. Clinicopathologic analysis of 17 cases suggesting a malignant potential higher than currently recognized. Canc-er,1997,79:294-313.

88. Araujo VC,Martins MT,Salmen FS,et al. Extranodal follicular dendritic cell sarcoma of the palate. Oral Surg Oral Med Oral Pathol Oral Radiol Endod,1999,87:209-214.

89. Beham-Schmid C,Beham A,Jakse R,et al. Extranodal follicu-lar dendritic cell tumour of the nasopharynx. Virchows Arch, 1998,432:293-298.

90. Biddle DA,Ro JY,Yoon GS,et al. Extranodal follicular den-dritic cell sarcoma of the head and neck region:three new ca-ses,with a review of the literature. Mod Pathol,2002,15:50-58.

91. Chan JKC,Tsang WYW,Ng CS,et al. Follicular dendritic cell tumors of the oral cavity. Am J Surg Pathol,1994,18:148-157.

92. Fonseca R,Yamakawa M,Nakamura S,et al. Follicular den-dritic cell sarcoma and interdigitating reticulum cell sarcoma: a review. Am J Hematol,1998,59:161-167.

93. Hollowood K,Stamp G,Zouvani I,et al. Extranodal follicular dendritic cell sarcoma of the gastrointestinal tract. Morpholog-ic,immunohistochemical and ultrastructural analysis of two cases. Am J Clin Pathol,1995,103:90-97.

94. Moriki T,Takahashi T,Wada M,et al. Follicular dendritic cell tumor of the mesentery. Pathol Res Pract, 1997, 193:629-639,discussion 640-642.

95. Nayler SJ,Verhaart MJ,Cooper K. Follicular dendritic cell tumour of the tonsil. Histopathology,1996,28:89-92.

96. Perez-Ordonez B,Erlandson RA,Rosai J. Follicular dendritic cell tumor. Report of 13 cases of a distinctive entity. Am J Surg Pathol,1996,20:944-955.

97. Shek TW,Liu CL,Peh WC,et al. Intra-abdominal follicular dendritic cell tumour:a rare tumour in need of recognition. Histopathology,1998,33:465-470.

98. Cheuk W,Chan JK,Shek TW,et al. Inflammatory pseudotu-mor-like follicular dendritic cell tumor:a distinctive low-grade malignant intra-abdominal neoplasm with consistent Epstein-Barr virus association. Am J Surg Pathol,2001,25: 719-731.

99. Kim HJ,Kim JE,Kang GH,et al. Inflammatory Pseudotumor-like Follicular Dendritic Cell Tumor of the Spleen with Exten-sive Histiocytic Granulomas and Necrosis:A Case Report and Literature Review. Korean J Pathol,2013,47:599-602.

100. Li XQ,Cheuk W,Lam PW,et al. Inflammatory pseudotumor-like follicular dendritic cell tumor of liver and spleen:granu-lomatous and eosinophil-rich variants mimicking inflammato-ry or infective lesions. Am J Surg Pathol,2014,38:646-653.

101. Dorfman DM,Shahsafaei A,Chan JKC,et al. Dendritic retic-ulum cell [DRC] sarcomas are immunoreactive for low-af-finity nerve growth factor receptor [LNGFR]. Further evi-dence for DRC differentiation. Appl Immunohistochem, 1996,4:249-258.

102. Raymond I,A1 Saati T,Tkaczuk J,et al. CNA. 42,a new monoclonal antibody directed against a fixative-resistant an-tigen of follicular dendritic reticulum cells. Am J Pathol, 1997,151:1577-1585.

103. Grogg KL, Macon WR, Kurtin PJ, et al. A survey of clusterin and fascin expression in sarcomas and spindle cell neoplasms: strong clusterin immunostaining is highly specific for follicular dendritic cell tumor. Mod Pathol, 2005, 18: 260-266.

104. Gaertner EM, Tsokos M, Derringer GA, et al. Interdigitating dendritic cell sarcoma. A report of four cases and review of the literature. Am J Clin Pathol, 2001, 115: 589-597.

105. Fonseca R, Yamakawa M, Nakamura S, et al. Follicular dendritic cell sarcoma and interdigitating reticulum cell sarcoma: a review. Am J Hematol, 1998, 59: 161-167.

106. Luk IS, Shek TW, Tang VW, et al. Interdigitating dendritic cell tumor of the testis: a novel testicular spindle cell neoplasm. Am J Surg Pathol, 1999, 23: 1141-1148.

107. Nakamura S, Hara K, Suchi T, et al. Interdigitating cell sarcoma. A morphologic, immunohistologic, and enzyme-histochemical study. Cancer, 1988, 61: 562-568.

108. Dalia S, Jaglal M, Chervenick P, et al. Clinicopathologic characteristics and outcomes of histiocytic and dendritic cell neoplasms: the moffitt cancer center experience over the last twenty five years. Cancers(Basel), 2014, 6: 2275-2295.

109. Shan SJ, Meng LH, Lu R, et al. Primary cutaneous interdigitating dendritic cell sarcoma: a case report and review of the literature. Am J Dermatopathol, 2015, 37(8): 639-42.

110. Pan M, 贡其星, 范钦和, 等. [Interdigitating dendritic cell sarcoma/tumor: a clinicopathologic study]. 中华病理学杂志, 2014, 43: 99-102.

111. O'Malley DP, Zuckerberg L, Smith LB, et al. The genetics of interdigitating dendritic cell sarcoma share some changes with Langerhans cell histiocytosis in select cases. Ann Diagn Pathol, 2014, 18: 18-20.

112. Pileri SA, Grogan TM, Harris NL, et al. Tumours of histiocytes and accessory dendritic cells: an immunohistochemical approach to classification from the International Lymphoma Study Group based on 61 cases. Histopathology, 2002, 41: 1-29.

113. Andriko JW, Kaldjian EP, Tsokos M, et al. Reticulum cell neoplasms of lymph nodes: a clinicopathologic study of 11 cases with recognition of a new subtype derived from fibroblastic reticular cells. Am J Surg Pathol, 1998, 22: 1048-1058.

114. Jones D, Amin M, Ordonez NG, et al. Reticulum cell sarcoma of lymph node with mixed dendritic and fibroblastic features. Mod Pathol, 2001, 14: 1059-1067.

115. Franke WW, Moll R. Cytoskeletal components of lymphoid organs. I, Synthesis of cytokeratin 8 and 18 and desmin in subpopulations of extrafollicular reticulum cells of human lymph nodes, tonsils and spleen. Differentiation, 1987, 36: 146-163.

116. Gould VE, Warren WH, Faber LP, et al. Malignant cells of epithelial phenotype limited to thoracic lymph nodes. Eur J Cancer, 1990, 26: 1121-1126.

117. Chan AC, Serrano-Olmo J, Erlandson RA, et al. Cytokeratin-positive maligant tumors with reticulum cell morphology: a subtype of fibroblastic reticulum cell neoplasm? Am J Surg Pathol, 2000, 24: 107-116.

118. Lucinoni M, Boveti E, Rosso R, et al. Lymph node reticulum cell neoplasm with progression into cytokeratin-positive intersititial cell(CIRC) sarcoma: a case study. Histopathology, 2003, 43: 583-591.

119. Schuerfeld K, Lazzi S, De Santi MM, et al. Cytokeratin-positive interstitial cell neoplasm: a case report and classification issues. Histopathology, 2003, 43: 491-494.

120. Dong YC, Wu B, Sheng Z, et al. Cytokeratin-positive interstitial reticulum cell tumors of lymph nodes: a case report and review of literature. Chin Med J(Engl), 2008, 121: 658-663.

121. Kwon JE, Yang WI, Kim HK, et al. Cytokeratin-positive interstitial reticulum cell sarcoma: a case report with cytological, immunohistochemical, and ultrastructural findings. Cytopathology, 2009, 20: 202-205.

122. Weiss SW, Goodblum JR. Enzinger and Weiss's Soft Tissue Tumors. 4th ed. St Lousi: Mosby CV, 2001, 471-474.

123. Cooper PH. Eruptive xanthoma: a microscopic simulant of granuloma annulare. J Cutan Pathol, 1986, 13: 207-215.

124. Fleischmajer R, Tint GS, Bennett HD. Normolipemic tendon and tuberous xanthomas. J Am Acad Dermatol, 1981, 5: 290-296.

125. Nigale V, Khopkar U, Trasi SS, et al. Flexural planar xanthomas: report of four cases. Cutis, 1995, 56: 291-292.

126. Deprez M, Uffer S. Clinicopathological features of eyelid skin tumors. A retrospective study of 5504 cases and review of literature. Am J Dermatopathol, 2009, 31: 256-262.

127. Mancuso G, La Regina G, Bagnoli M, et al. 'Normolipidemic' tendinous and tuberous xanthomatosis. Dermatology, 1996, 193: 27-32.

128. Parker F. Xanthomas and hyperlipidemias. J Am Acad Dermatol, 1985, 13: 1-30.

129. Celić D, Rados J, Lipozencić J, et al. Xanthoma disseminatum: case report. Acta Dermatovenerol Croat, 2004, 12: 282-288.

130. Park HY, Cho DH, Kang HC, et al. A case of xanthoma disseminatum with spontaneous resolution over 10 years: review of the literature on long-term follow-up. Dermatology, 2011, 222: 236-243.

131. Michal M, Fanburg-Smith JC. Plexiform xanthomatous tumor: a report of 20 cases in 12 patients. Am J Surg Pathol, 2002, 26: 1302-1311.

132. Foucar E, Rosai J, Dorfman R. Sinus histiocytosis with massive lymphadenopathy (Rosai-Dorfman disease): review of the entity. Semin Diagn Pathol, 1990, 7:19-73.

133. 孔蕴毅, 陆洪芬, 朱雄增, 等. 皮肤 Rosai-Dorfman 病. 中华病理学杂志, 2005, 34:133-136.

134. Montgomery EA, Meis JM, Frizzera G. Rosai-Dorfman disease of soft tissue. Am J Surg Pathol, 1992, 16:122-129.

135. Levine EA, Landry MM. Rosai Dorfman disease of soft tissue. Surgery, 1994, 115:650-652.

136. 甘梅富, 周涛, 余心如, 等. 淋巴结外 Rosai-Dorfman 病. 中华病理学杂志, 2005, 34:137-139.

137. Hagemann M, Zbaren P, Stauffer E, et al. Nasal and paranasal sinus manifestation of Rosai-Dorfman disease. Rhinology, 2005, 43:229-232.

138. Quintyn JC, Ranty ML, Courville P, et al. Orbital sinus histiocytosis (Rosai-Dorfman disease): a lacrimal gland involvement. Ophthalmologica, 2002, 216:277-280.

139. Yoon AJ, Parisien M, Feldman F, et al. Extranodal Rosai-Dorfman disease of bone, subcutaneous tissue and paranasal sinus mucosa with a review of its pathogenesis. Skeletal Radiol, 2005, 34:653-657.

140. Lauwers GY, Perez-Atayde A, Dorfman RF, et al. The digestive system manifestations of Rosai-Dorfman disease (sinus histiocytosis with massive lymphadenopathy): review of 11 cases. Hum Pathol, 2000, 31:380-385.

141. Govender D, Chetty R. Inflammatory pseudotumour and Rosai-orfman disease of soft tissue: a histological continuum? J Clin Pathol, 1997, 50:79-81.

142. Nayler SJ, Cooper K. Inflammatory pseudotumour and Rosai-Dorfman disease of soft tissue. J Clin Pathol, 1997, 50:620-621.

143. Veinot JP, Eidus L, Jabi M. Soft tissue Rosai Dorfman disease mimicking inflammatory pseudotumor: a diagnostic pitfall. Pathology, 1998, 30:14-16.

144. Lao IW, Dong Y, Wang J. Rosai-Dorfman disease of the pericardium: a case report and review of literature. Int J Clin Exp Pathol, 2014, 7:3408-3412.

145. Wang CC, Al-Hussain TO, Serrano-Olmo J, et al. Rosai-Dorfman disease of the genito-urinary tract: analysis of six cases from the testis and kidney. Histopathology, 2014, 65:908-916.

146. Kimura T, Yoshimura S, Ishikawa E. On the unusual granulation combined with hyperplastic changes of lymphatic tissues. Trans Soc Pathol Jpn, 1948, 37:179-180.

147. Chan JK, Hui PK, Ng CS, et al. Epithelioid haemangioma (angiolymphoid hyperplasia with eosinophilia) and Kimura's disease in Chinese. Histopathology, 1989, 15:557-574.

148. Chen H, Thompson LD, Aguilera NS, et al. Kimura disease: a clinicopathologic study of 19 cases. Am J Surg Pathol, 2004, 28:505-513.

149. 陆磊, 陈仁贵, 李小秋, 等. Kimura 病和上皮样血管瘤的临床病理观察. 中华病理学杂志, 2005, 34:353-357.

150. Chilosi M, Menestrina F, Lestani M, et al. Hyaline-vascular type of Castleman's disease (angiofollicular lymph node hyperplasia) with monotypic plasma cells. An immunohistochemical study with monoclonal antibodies. Histol Histopathol, 1987, 2:49-55.

151. Danon AD, Krishnan J, Frizzera G. Morpho-immunophenotypic diversity of Castleman's disease, hyaline-vascular type: with emphasis on a stroma-rich variant and a new pathogenetic hypothesis. Virchows Arch A Pathol Anat Histopathol, 1993, 423:369-382.

152. Harris NL, Bhan AK. "Plasmacytoid T cells" in Castleman's disease. Immunohistologic phenotype. Am J Surg Pathol, 1987, 11:109-113.

153. Kazakov DV, Fanburg-Smith JC, Suster S, et al. Castleman disease of the subcutis and underlying skeletal muscle: report of 6 cases. Am J Surg Pathol, 2004, 28:569-577.

154. Kiguchi H, Ishii T, Ishikawa Y, et al. Castleman's disease of the abdomen and pelvis: report of three cases and a review of the literature. J Gastroenterol, 1995, 30:661-666.

155. Peterson BA, Frizzera G. Multicentric Castleman's disease. Semin Oncol, 1993, 20:636-647.

156. Shahidi H, Myers JL, Kvale PA. Castleman's disease. Mayo Clin Proc, 1995, 70:969-977.

157. Sleater J, Mullins D. Subcutaneous Castleman's disease of the wrist. Am J Dermatopatholm, 1995, 17:174-178.

158. Vasef M, Katzin WE, Mendelsohn G, et al. Report of a case of localized Castleman's disease with progression to malignant lymphoma. Am J Clin Pathol, 1992, 98:633-636.

159. Kaleem Z, Fitzpatrick MM, Ritter JH. Primary pulmonary meningioma. Report of a case and review of the literature. Arch Pathol Lab Med, 1997, 119:631-636.

160. Falleni M, Roz E, Dessy E, et al. Primary intrathoracic meningioma: histopathological, immunohistochemical and ultrastructural study of two cases. Virchows Arch, 2001, 439:196-200.

161. Jones AC, Freedman PD. Primary extracranial meningioma of the mandible: A report of 2 cases and a review of the literature. Oral Surg Oral Med Oral Pathol Oral Radiol Endod, 2001, 91:338-341.

162. Kishore A, Roy D, Irvine BW. Primary extracranial meningioma of the soft palate. J Laryngol Otol, 2000, 114:149-150.

163. King P, Cooper PN, Malcolm AJ. Soft tissue ependymoma: a report of three cases. Histopathology, 1993, 22:394-396.

164. Johnson JM, Jessurun J, Leonard A. Sacrococcygeal ependymoma: case report and review of the literature. J Pediatr Surg, 1999, 34:1405-1407.

165. Azumi N,Matsuno T,Tateyama M,et al. So-called nasal glioma. Acta Pathol Jpn,1984,34:195-200.

166. Ide F,Shimoyama T,Horie N. Glial choristoma in the oral cavity:histopathologic and immunohistochemical features. J Oral Pathol Med,1997,26:147-150.

167. Landini G,Kitano M,Urago A,et al. Heterotopic central neu-ral tissue of the tongue. Int J Oral Maxillofac Surg,1990,19:334-336.

168. Shepherd NA,Coates PJ,Brown AA. Soft tissue gliomatosis-heterotopic glial tissue in the subcutis:a case report. Histopathology,1987,11:655-660.

中英文索引

Ⅰ型神经纤维瘤病	neurofibromatosis type 1, NF1	1056
Ⅱ型神经纤维瘤病	neurofibromatosis type 2, NF2	1059

A

AMF 样肿瘤	angiomyofibroblastoma-like tumor	274

B

BCOR-CCNB3 肉瘤	BCOR-CCNB3 sarcoma	1149
靶样含铁血黄素沉着性血管瘤	targeted hemosiderotic hemangioma, THH	752
白垩性假痛风	tophaceous pseudogout	1227
斑块样 CD34⁺真皮纤维瘤	plaque-like CD34-positive dermal fibroma	447
斑块样真皮纤维瘤病	plaque-like dermal fibromatosis	444
瘢痕疙瘩	keloid	252
瘢痕疙瘩样真皮纤维瘤	keloidal dermatofibroma	443
伴有 EWSR1 易位的肺原发性黏液样肉瘤	primary pulmonary myxoid sarcoma with EWSR1-CREB1 fusion, PPMS	1289
伴有横纹肌肉瘤的 MPNST	MPNST with rhabdomyoblastic differentiation	1103
伴有假菊形团的树突状细胞神经纤维瘤	dendritic cell neurofibroma with pseudorosettes	1071
伴有神经束膜细胞分化的 MPNST	MPNST showing perineurial cell differentiation	1108
伴有腺样分化的 MPNST	MPNST with glandular differentiation	1103
包涵体性纤维瘤病	inclusion body fibromatosis, IBF	405
鼻腔鼻窦血管外皮瘤样肿瘤	sinonasal hemangiopericytoma-like tumor	885
鼻咽血管纤维瘤	nasopharyngeal angiofibroma, NPA	395
不消退型先天性血管瘤	non-involuting congenital hemangioma, NICH	740
部分性神经鞘瘤病	segmental schwannomatosis	1054

C

CIC-DUX4 肉瘤	CIC-DUX4 sarcoma	1149
陈旧性或退变性神经鞘瘤	ancient/degenerated schwannoma	1035
成年型横纹肌瘤	adult rhabdomyoma, A-RM	650
成年型纤维肉瘤	adult fibrosarcoma, AFS	347
成脂性 SFT	fat-forming SFT	325
创伤性神经瘤	traumatic neuroma	1020
丛状神经鞘瘤	plexiform schwannoma	1040
丛状神经束膜瘤	plexiform perineurioma	1079
丛状神经纤维瘤	plexiform neurofibroma	1065

丛状纤维组织细胞瘤	plexiform fibrohistiocytic tumor,PFHT	452
促结缔组织增生性纤维母细胞瘤	desmoplastic fibroblastoma,DFB	263
促结缔组织增生性小圆细胞肿瘤	desmoplastic small round cell tumor,DSRCT	1349
簇状血管瘤	tufted hemangioma	742

D

低度恶性肌纤维母细胞性肉瘤	low-grade myofibroblastic sarcoma,LGMFS	337
低度恶性纤维黏液样肉瘤	low-grade fibromyxoid sarcoma,LGFMS	357
淀粉样瘤	amyloid tumor	1229
冬眠瘤	hibernoma	495
动静脉畸形	arteriovenous malformation	761
动静脉性血管瘤	arteriovenous hemangioma,AVH	761
动脉瘤样纤维组织细胞瘤	aneurysmal fibrous histiocytoma	431
窦岸细胞血管瘤	littoral cell angioma,LCA	766
对称性脂肪瘤病	symmetric lipomatosis	481
多发性内分泌瘤 1	multiple endocrine neoplasia type 1,MEN1	564
多发性神经内分泌肿瘤 II B	multiple endocrine neoplasia II B,MEN II B	1024
多核细胞血管组织细胞瘤	multinucleate cell angiohistiocytoma	443
多囊性间皮瘤	multicystic mesothelioma	968
多潜能性前驱细胞	multipotential precursor cell	1
多态性血管内皮瘤	polymorphous hemangioendothelioma,PH	795
多形性横纹肌肉瘤	plemorphic rhabdomyosarcoma,PRMS	689
多形性平滑肌肉瘤	pleomorphic leiomyosarcoma	576
多形性未分化肉瘤	undifferentiated pleomorphic sarcoma,UPS	1380
多形性纤维瘤	pleomorphic fibroma	260
多形性脂肪瘤	plemorphic lipoma,PL	490
多形性脂肪肉瘤	pleomorphic liposarcoma,PLPS	533

E

EBV 相关平滑肌肉瘤	EBV-associated leiomyosarcoma	596
恶性副神经节瘤	malignant paraganglioma	1191
恶性颗粒细胞瘤	malignant granular cell tumor,MGCT	1108
恶性潜能未定的前列腺间质肿瘤	prostatic stromal tumor of uncertain malignant potential,PSTUMP	330
恶性蝾螈瘤	malignant triton tumor	716,1103
恶性神经束膜瘤	malignant perineurioma	1108
恶性外胚层间叶瘤	malignant ectomesenchymoma,MEM	715
恶性纤维组织细胞瘤	malignant fibrous histiocytoma,MFH	1380
恶性血管球瘤	malignant glomus tumor	878
恶性周围神经鞘膜瘤	malignant peripheral nerve sheath tumor,MPNST	1093

F

反应性结节状纤维性假瘤	reactive nodular fibrous pseudotumor,RNFP	252
反应性血管内皮增生	reactive angioendotheliomatosis,RAE	731
放疗后纤维肉瘤	postradiation fibrosarcoma	350
放疗相关性非典型性血管病变	radiation-associated atypical vascular lesion,AVL	779
非典型褥疮性纤维组织增生	atypical decubital fibroplasia,ADF	228
非典型性和恶性型 SFT	atypical and malignant SFT	327
非典型性或奇异性神经纤维瘤	atypical or bizarre neurofibroma	1068
非典型性梭形细胞脂肪瘤样肿瘤	atypical spindle cell lipomatous tumor	510

非典型性纤维黄色瘤	atypical fibroxanthoma, AFX	1276
非典型性纤维性息肉	atypical fibrous polyp, AFP	249
非典型性纤维组织细胞瘤	atypical fibrous histiocytoma, AtFH	439
肺透明细胞糖瘤	pulmonary clear cell sugar tumor, CCST	899
肺微囊性纤维黏液瘤	pulmonary microcystic fibromyxoma, PMF	1248
复合性嗜铬细胞瘤	composite pheochromocytoma	1164
复合性血管内皮瘤	composite hemangioendothelioma	791
副交感神经副神经节瘤	parasympathetic paraganglioma	1163
副神经节瘤	paraganglioma, PGL	1163
副神经节瘤样真皮色素细胞肿瘤	paraganglioma-like dermal melanocytic tumor, PDMT	1270
富于细胞性假肉瘤样间质性息肉	cellular pseudosarcomatous stromal polyp	258
富于细胞性黏液瘤	cellular myxoma	1236
富于细胞性神经鞘瘤	cellular schwannoma	1036
富于细胞性神经纤维瘤	cellular neurofibroma	1068
富于细胞性纤维组织细胞瘤	cellular fibrous histiocytoma, CFH	435
富于细胞性血管纤维瘤	cellular angiofibroma, CA	278
富于细胞性血管脂肪瘤	cellular angiolipoma	484
富于细胞性指趾纤维瘤	cellular digital fibroma	1230
腹壁外纤维瘤病	extraabdominal fibromatosis	290
腹壁纤维瘤病	abdominal fibromatosis	290
腹膜播散性平滑肌瘤病	leiomyomatosis peritonealis disseminata	561
腹腔内和肠系膜纤维瘤病	intra-abdominal and mesenteric fibromatosis	290

G

Gardner 纤维瘤	Gardner fibroma	267
Gardner 相关性纤维瘤	Gardner-associated fibroma, GAF	267
钙化性腱膜纤维瘤	calcifying aponeurotic fibroma, CAF	398
钙化性纤维性肿瘤	calcifying fibrous tumor, CFT	396
干细胞	stem cell	1
杆菌性血管瘤病	Bacillary angiomatosis, BA	734
肝镰状韧带/圆韧带透明细胞肌黑色素性细胞肿瘤	clear cell myomelanocytic tumor of the falciform ligament/ligamentum teres, CCMMT	900
高分化乳头状间皮瘤	well-differentiated papillary mesothelioma, WDPM	975
共质体性血管瘤	symplastic hemangioma	759
共质性或合体(细胞)性平滑肌瘤	symplastic leiomyoma	555
孤立性局限性神经瘤	solitary circumscribed neuroma, SCN	1021
孤立性纤维性肿瘤	solitary fibrous tumor, SFT	318
骨化性肌炎	myositis ossificans, MO	236
骨化性筋膜炎	ossifying fasciitis	226
骨化性脂膜炎	panniculitis ossificans	236
骨旁筋膜炎	parosteal fasciitis	226
骨软化症相关性间叶肿瘤	osteomalacia-associated mesenchymal tumor, OMT	1267
骨外高分化软骨肉瘤	extraskeletal well-differentiated chondrosarcoma	1214
骨外骨肉瘤	extraskeletal osteosarcoma	1215
骨外间叶性软骨肉瘤	extraskeletal mesenchymal chondrosarcoma	1210
骨外黏液样软骨肉瘤	extraskeletal myxoid chondrosarcoma, EMC	1206
骨外尤因肉瘤	extraskeletal Ewing's sarcoma, E-EWS	1139
固有球瘤	glomus proper	873
关节垫	knuckle pad	290

| 关节旁黏液瘤 | juxta-articular myxoma,JAM | 1238 |
| 国际肿瘤学疾病分类 | International Classification of Diseases for Oncology,ICD-O | 2 |

H

HIV 脂肪营养不良	HIV lipodystrophy	481
海绵状血管瘤	caverous hemangioma	754
含铁血黄素沉着性纤维脂肪瘤样肿瘤	hemosiderotic fibrolipomatous tumor,HFLT	340,1274
横纹肌肉瘤	rhabdomyosarcoma,RMS	658
喉部副神经节瘤	laryngeal paraganglioma,LP	1177
滑膜肉瘤	synovial sarcoma,SS	1302
化脓性肉芽肿	pyogenic granuloma,PG	740
"踝部型"纤维组织细胞瘤	ankle-type fibrous histiocytoma	445
坏死性筋膜炎	necrotizing fasciitis	227
环层神经瘤	pacinian neuroma	1021
混杂性神经鞘瘤/神经束膜瘤	hybrid schwannoma/perineurioma	1080
混杂性神经鞘瘤/神经纤维瘤	hybrid schwannoma/neurofibroma	1080
火焰痣	nevus flammeus	737
获得性弹性组织变性血管瘤	acquired elastotic hemangioma,AEH	745

I

| IgG4 相关性硬化性疾病 | IgG4-related sclerosing disease,IgG4-RSD | 249 |

J

肌内和肌间脂肪瘤	intramuscular and intermuscular lipoma	471
肌内黏液瘤	intramuscular myxoma	1234
肌内血管瘤	intramuscular hemangioma	755
肌纤维瘤/肌纤维瘤病	myofibroma/myofibromatosis	887
肌脂肪瘤	myolipoma	471
肌周皮细胞瘤	myopericytoma	891
脊膜外脂肪瘤病	spinal epidural lipomatosis	481
家族性肠息肉病	adenomatous polyposis coli,APC	268
假肌源性血管内皮瘤	pseudomyogenic hemangioendothelioma,PH	798
假肉瘤样肌纤维母细胞性增生	pseudosarcomatous myofibroblastic proliferations,PMP	241
假腺样神经鞘瘤	pseudoglandular schwanoma	1050
间变性横纹肌肉瘤	anaplastic rhabdomyosarcoma	662
间变性神经母细胞瘤	anaplastic neuroblastoma	1129
腱鞘纤维瘤	fibroma of tendon sheath,FTS	261
交感神经副神经节瘤	sympathetic paraganglioma	1163
胶原性纤维瘤	collagenous fibroma	263
节细胞神经瘤	ganglioneuroma,GN	1134
节细胞神经母细胞瘤	ganglioneuroblastoma,GNB	1131
节细胞性副神经节瘤	gangliocytic paraganglioma,PGP	1187
结缔组织痣	connective tissue nevi	393
结节性筋膜炎	nodular fasciitis,NF	213
颈动脉体副神经节瘤	carotid body paraganglioma,CBP	1168
颈静脉球鼓室副神经节瘤	jugulotympanic paraganglioma,JTP	1173
颈纤维瘤病	fibromatosis colli	401
静脉湖	venous lake	737
静脉畸形	venous malformation	754

静脉内非典型性血管增生	intravenous atypical vascular proliferation	746
静脉内平滑肌瘤病	intravenous leiomyomatosis, IVL	562
静脉型血管瘤	venous hemangioma, VH	758
局限性恶性间皮瘤	localized malignant mesothelioma, LMM	1010
局限性皮肤神经纤维瘤	localized cutaneous neurofibroma	1059
局限性指间神经炎	localized interdigital neuritis	1021
局灶性肌炎	focal myositis	235
巨细胞胶原瘤	giant cell collagenoma	442
巨细胞纤维母细胞瘤	giant cell fibroblastoma, GCF	411
巨细胞血管母细胞瘤	giant cell angioblastoma, GCA	795
巨细胞血管纤维瘤	giant cell angiofibroma, GCA	325

K

Kasabach-Merritt 现象	Kasabach-Merritt phenomenon, KMP	781
Kasabach-Merritt 综合征	Kasabach-Merritt syndrome	781
卡波西肉瘤	Kaposi's sarcoma	804
卡波西型血管内皮瘤	Kaposiform hemangioendothelioma, KH	781
卡-梅综合征	Kasabach-Merritt syndrome	754
颗粒细胞瘤	granular cell tumor, GCT	1085
口腔纤维瘤和巨细胞纤维瘤	fibroma/giant cell fibroma of oral cavity	261
快速消退型先天性血管瘤	rapid involuting congenital hemangioma, RICH	740
眶内脂肪疝	herniated orbital fat	510

L

老年性血管瘤	senile angioma	742
类固醇性脂肪瘤病	steroid lipomatosis	481
良性蝾螈瘤	benign triton tumor	713, 1024
良性纤维组织细胞瘤	benign fibrous histiocytoma, BFH	425
良性转移性平滑肌瘤	benign metastasizing leiomyoma, BML	566
淋巴管肌瘤和淋巴管肌瘤病	lymphangioleiomyoma and lymphangioleiomyomatosis, LAM and LAMs	914
淋巴管瘤	lymphangioma	773
淋巴管瘤病	lymphangiomatosis	777
淋巴结窦血管转化	vascular transformation of lymph node sinuses	736
淋巴结内血管肌瘤样错构瘤	angiomatous hamartoma of lymph node	564
淋巴结内栅栏状肌纤维母细胞瘤	intranodal palisaded myofibroblastoma, IPM	269
磷酸盐尿性间叶性肿瘤	phosphaturic mesenchymal tumor, PMT	1267
瘤样淀粉样物质沉积	tumoral amyloidosis	1229
瘤样钙盐沉着症	tumoral calcinosis, TC	1224
瘤样焦磷酸钙结晶沉积病	tumoral calcium pyrophosphate crystal deposition disease, TCPPD	1227
隆凸性皮肤纤维肉瘤	dermatofibrosarcoma protuberans, DFSP	299
颅骨筋膜炎	cranial fasciitis, CF	387
颅脑皮肤脂肪瘤病	encephalocranio cutaneous lipomatosis	481

M

Mafucci's 综合征	Mafucci's syndrome	754
MEN ⅡB 肠道节细胞神经瘤病	intestinal ganglioneuromatosis of MEN ⅡB	1024
Morton 神经瘤	Morton neuroma	1021
马尾副神经节瘤	paraganglioma of Cauda Equina	1190

毛细血管瘤	capillary hemangioma	738
弥漫性皮肤神经纤维瘤	diffuse cutaneous neurofibroma	1061
弥漫性脂肪瘤病	diffuse lipomatosis	481
迷走神经副神经节瘤	vagal paraganglioma, VP	1175

N

NMC 型纤维瘤病	NMC-type fibromatosis	1024
脑回样纤维性增生	cerebriform fibrous proliferation	393
黏膜肌平滑肌瘤	muscularis mucosae leiomyoma	564
黏膜神经瘤	mucosal neuroma	1024
黏膜神经瘤病	mucosal neuromatosis	1024
黏膜施万细胞错构瘤	mucosal Schwann cell "hamartoma"	1085
黏液纤维肉瘤	myxofibrosarcoma, MFS	350
黏液炎性纤维母细胞性肉瘤	myxoinflammatory fibroblastic sarcoma, MIFS	340
黏液样平滑肌肉瘤	myxoid leiomyosarcoma	592
黏液样脂肪肉瘤	myxoid liposarcoma, MLPS	521

P

PEComa 非特指性	PEComa-not otherwise specified, PEComa-NOS	900
膀胱低级别肌纤维母细胞性增生	low-grade myofibroblastic proliferations of the urinary bladder, LGMP	241
胚胎性横纹肌肉瘤	embryonal rhabdomyosarcoma, ERMS	662
盆腔脂肪瘤病	pelvic lipomatosis	481
皮肤横纹肌瘤样间叶性错构瘤	rhabdomyomatous mesenchymal hamartoma of skin, RMHS	713
皮肤平滑肌瘤	cutaneous leiomyoma	555
皮肤浅表性脂肪瘤样痣	nevus lipomatousus cutaneous superficialis	483
皮肤上皮样血管瘤样结节	cutaneous epithelioid angiomatous nodule, CEAN	750
平滑肌错构瘤	smooth muscle hamartoma, SMH	550
匍行性血管瘤	angioma serpiginosum	737
葡萄簇样横纹肌肉瘤	botryoid rhabdomyosarcoma	674

Q

奇异性皮质旁骨软骨增生	bizarre parosteal osteochondromatous proliferation, BPOP	241
奇异性平滑肌瘤	bizarre leiomyoma	555
起自血管的平滑肌肉瘤	leimyosarcoma of vascular origin	596
浅表宫颈阴道肌纤维母细胞瘤	superficial cervicovaginal myofibroblastoma, SCVM	283
浅表性 CD34 阳性纤维母细胞性肿瘤	supperfical CD34-positive fibroblastic tumor	345
浅表性平滑肌肉瘤	superficial leiomyosarcoma	590
浅表性血管黏液瘤	superficial angiomyxoma, SA	1238
浅表性肢端纤维黏液瘤	superficial acral fibromyxoma, SAF	1230
侵袭性纤维瘤病	aggressive fibromatosis	290
青春期前外阴纤维瘤	prepubertal vulvar fibroma, PVF	391
球血管肌瘤	glomangiomyoma	874
球血管瘤	glomangioma	874
球周皮细胞瘤	glomangiopericytoma	885
去分化 SFT	dedifferentiated SFT	327
去分化平滑肌肉瘤	dedifferentiated leiomyosarcoma	576
去分化脂肪肉瘤	dedifferentiated liposarcoma, DDLPS	516
缺血性筋膜炎	ischemic fasciitis, IF	228

R

韧带样瘤	desmoid tumor	290
韧带样型纤维瘤病	desmoid-type fibromatosis	290
妊娠性肉芽肿	granuloma gravidarum	740
妊娠性龈瘤	epulis gravidarum	740
乳头状淋巴管内血管内皮瘤	papillary intralymphatic angioendothelioma,PILA	791
乳腺肌样错构瘤	myoid hamartoma of the breast,MH	553
乳腺型肌纤维母细胞瘤	mammary-type myofibroblastoma,MTMF	271
软骨样脂肪瘤	chondroid lipoma	474
软纤维瘤	fibroma molle	256
软组织多形性玻璃样变血管扩张性肿瘤	pleomorphic hyalinizing angiectatic tumor of soft parts,PHAT	1271
软组织多形性血管扩张性玻璃样变肿瘤	pleomorphic hyalinizing angiectatic tumor,PHAT	340
软组织骨化性纤维黏液样肿瘤	ossifying fibromyxoid tumor of soft tissue,OFMT	1252
软组织混合瘤/肌上皮瘤	soft tissue mixed tumor/myoepithelioma	1257
软组织巨细胞瘤	giant cell tumor of soft tissue,GCT-ST	455
软组织软骨瘤	soft tissue chondroma	1205
软组织神经束膜瘤	soft tissue perineurioma	1075
软组织透明细胞肉瘤	clear cell sarcoma of soft tissue,CCS-ST	1356
软组织血管纤维瘤	angiofibroma of soft tissue	280

S

鳃原基混合瘤	branchial anlage mixed tumor,BAMT	1248
色素性虹膜错构瘤	pigmented iris hamartoma	1058
色素性神经鞘瘤	melanotic schwannoma,MS	1041
色素性神经纤维瘤	pigmented neurofibroma	1065
色素性嗜铬细胞瘤	pigmented pheochromocytoma	1164
色素血管性斑痣性错构瘤病	phakomatosis pigmentovascularis,PPV	729
砂砾体色素性神经鞘瘤	psammomatous melanotic schwannoma	1043
上皮鞘神经瘤	epithelial sheath neuroma,ESN	1023
上皮样恶性周围神经鞘膜瘤	epithelioid MPNST,EMPNST	1101
上皮样横纹肌肉瘤	epithelioid rhabdomyosarcoma,EpRMS	707
上皮样黏液纤维肉瘤	epithelioid myxofibrosarcoma	352
上皮样平滑肌瘤	epithelioid leiomyoma	559
上皮样平滑肌肉瘤	epithelioid leimyosarcoma	576
上皮样肉瘤	epithelioid sarcoma,ES	1332
上皮样肉瘤样血管内皮瘤	epithelioid sarcoma-like hemangioendothelioma,ES-HE	798
上皮样神经鞘瘤	epithelioid schwannoma	1043
上皮样纤维组织细胞瘤	epithelioid fibrous histiocytoma	441
上皮样血管瘤	epithelioid hemangioma,EH	745
上皮样血管内皮瘤	epithelioid hemangioendothelioma,EH	809
上皮样血管肉瘤	epithelioid angiosarcoma	834,855
上皮样炎性肌纤维母细胞性肉瘤	epithelioid inflammatory myofibroblastic sarcoma,EIMS	332
深部"良性"纤维组织细胞瘤	deep 'benign' fibrous histiocytoma	438
深部"侵袭性"血管黏液瘤	deep 'aggressive' angiomyxoma,AA	1241
深部软组织平滑肌瘤	leiomyoma of deep soft tissue	558
深部软组织平滑肌肉瘤	leiomyosarcoma of deep soft tissue	574
神经肌肉错构瘤	neuromuscular hamartoma	1024
神经肌肉错构瘤	neuromuscular hamartoma	713

神经肌肉迷芽瘤	neuromuscular choristoma, NMC	1024
神经瘤性象皮病	elephantiasis neuromatosa	1065
神经母细胞瘤	neuroblastoma, NB	1125
神经母细胞瘤样神经鞘瘤	neuroblastoma-like schwannoma	1032
神经囊肿	nerve cyst	1027
神经内神经束膜瘤	intraneural perineurioma	1074
神经鞘瘤	conventional schwannoma	1027
神经鞘瘤病	schwannomatosis	1054
神经束膜瘤	perineurioma	1074
神经纤维瘤	neurofibroma	1056
神经纤维脂肪瘤样错构瘤	fibrolipomatous hamartoma of nerve	486
神经脂肪瘤病	lipomatosis of nerve	486
肾上腺外副神经节瘤	extra-adrenal paraganglioma	1163
肾上腺外交感神经副神经节瘤	extra-adrenal sympathetic paraganglioma	1180
肾外恶性横纹肌样瘤	extrarenal malignant rhabdoid tumor, E-MRT	1345
肾小球样血管瘤	glomeruloid hemangioma, GH	732
生殖道型横纹肌瘤	genital rhabdomyoma, G-RM	657
嗜铬细胞瘤	pheochromocytoma	1163
嗜酸性筋膜炎	eosinophilic fasciitis	228
手足短状骨旺盛性反应性骨膜炎	florid reactive periostitis of the tubular bones of hands and feet	226
术后梭形细胞结节	postoperative spindle cell nodule, PSCN	245
树突状纤维黏液脂肪瘤	dendritic fibromyxolipoma	492
竖毛肌平滑肌瘤	pilar leiomyoma piloleiomyoma	555
双表型鼻窦鼻腔肉瘤	biphenotypic sinonasal sarcoma, BSNS	1289
髓脂肪瘤	myelolipoma	495
梭形细胞横纹肌肉瘤	spindle cell rhabdomyosarcoma, SCRMS	694
梭形细胞血管瘤	spindle cell hemangioma, SCH	762
梭形细胞脂肪瘤	spindle cell lipoma, SCL	486
梭形细胞脂肪肉瘤	spindle cell liposarcoma	510

T

胎儿型横纹肌瘤	fetal rhabdomyoma, F-RM	653
弹力纤维瘤	elastofibroma	254
弹力纤维脂肪瘤	elastofibrolipoma	256
特发性腹膜后纤维化	idiopathic retroperitoneal fibrosis, IRF	249
特发性瘤样纤维炎性病变	idiopathic tumefactive fibroinflammatory disease, ITFID	249
透明细胞真皮纤维瘤	clear cell dermatofibroma	442

W

外胚层间叶性软骨黏液样肿瘤	ectomesenchymal chondromyxoid tumor, ECMT	1263
外生殖区平滑肌瘤	external genital leiomyoma	555
外生殖区平滑肌肉瘤	leiomyosarcoma of the external genitalia	592
外周原始神经外胚层瘤	peripheral primitive neuroectodermal tumor, pPNET	1139
网状神经束膜瘤	reticular perineurioma	1079
网状血管内皮瘤	retiform hemangioendothelioma, RH	788
旺炽性血管增生	florid vascular proliferation	737
微静脉型血管瘤	microvenular hemangioma, MVH	759
微囊性/网状神经鞘瘤	microcystic/reticular schwannoma	1050
未分化/未分类软组织肉瘤	undifferentiated/unclassified soft tissue sarcoma, USTS	1380

未分化圆细胞肉瘤	undifferentiated round cell sarcomas, URCS	1148
胃肠道恶性神经外胚层肿瘤	malignant gastrointestinal neuroecderal tumor, MGINET	1366
胃肠道神经鞘瘤	gastrointestinal schwannoma	1045
胃肠道透明细胞肉瘤样肿瘤	clear cell sarcoma-like tumor of the gastrointestinal tract, CCSLGT	1366
胃丛状纤维黏液瘤	gastric plexiform fibromyxoma	1245
胃丛状血管黏液样肌纤维母细胞性肿瘤	plexiform angiomyxoid myofibroblastic tumor of the stomach, PAMT	1245
胃母细胞瘤	gastroblastoma	1288
吻合状血管瘤	anastomosing hemangioma of the genitourinary tract	765

X

先天性斜颈	congenital torticollis, wry neck	401
先天性血管瘤	congenital hemangioma	740
先天性/牙龈颗粒细胞瘤	congenital/gingival graunular cell tumor, C/GGCT	1091
纤维母细胞	fibroblast	211
纤维肉瘤样脂肪瘤样肿瘤	fibrosarcoma-like lipomatous neoplasm	510
纤维性脐息肉	fibrous umbilical polyp, FUP	391
纤维硬化性脂肪瘤	fibrosclerotic lipoma	494
限局性席纹状胶原瘤	circumscribed storiform collagenoma	258,442
腺瘤样瘤	adenomatoid tumor	971
腺泡状横纹肌肉瘤	alveolar rhabdomyosarcoma, ARMS	677
腺泡状软组织肉瘤	alveolar soft part sarcoma, ASPS	1323
腺样神经鞘瘤	glandular schwannoma	1047
项部纤维软骨性假瘤	nuchal fibrocartilaginous pseudotumor	267
项型纤维瘤	nuchal-type fibroma, NTF	265
消化道壁内平滑肌瘤	mural leiomyoma	564
小汗腺血管瘤样错构瘤	eccrine angiomatous hamartoma	729
小蓝圆细胞肿瘤	small blue round cell tumours, SBRCT	1148
鞋钉样血管瘤	hobnail hemangioma, HH	752
心脏副神经节瘤	cardiac paraganglioma, CP	1178
心脏横纹肌瘤	cardiac rhabdomyoma	649
心脏黏液瘤	cardiac myxoma	1234
心脏外副神经节瘤	extracardiac paraganglioma, ECP	1178
胸肺部恶性小圆细胞肿瘤	malignant small-cell tumor of the thoracopulmonary region, Askin tumor	1139
嗅神经母细胞瘤	olfactory neuroblastoma	1150
血管肌纤维母细胞瘤	angiomyofibroblastoma, AMF	274
血管角皮瘤	angiokeratoma	738
血管淋巴组织增生伴嗜酸性粒细胞增多症	angiolymphoid hyperplasia with eosinophilia, ALHE	745
血管瘤病	angiomatosis	761
血管瘤样纤维组织细胞瘤	angiomatoid fibrous histiocytoma, AnFH	1279
血管内筋膜炎	intravascular fasciitis	226
血管内乳头状血管内皮增生	intravascular papillary endothelial hyperplasia, IPEH	729
血管平滑肌瘤	angioleiomyoma	882
血管平滑肌脂肪瘤	angiomyolipoma, AML	899
血管球瘤	glomus tumor, GT	873
血管球瘤病	glomangiomatosis	878
血管肉瘤	angiosarcoma	819
血管外皮瘤	hemangiopericytoma, HPC	318
血管母细胞瘤	hemangioblastoma	771
血管脂肪瘤	angiolipoma	483

| 血管周上皮样细胞 | perivascular epithelioid cell, PEC | 899 |

Y

牙龈纤维瘤病	gingival fibromatosis	404
炎性肌纤维母细胞瘤	inflammatory myofibroblastic tumor, IMT	242
炎性纤维性息肉	inflammatory fibroid polyp, IFP	246
眼眶副神经节瘤	orbital paragangloma, OP	1177
遗传性出血性血管扩张症	hereditary hemorrhagic telangiectasia, HHT	737
遗传性牙龈纤维瘤病	hereditary gingival fibromatosis, HGF	404
异位肠系膜骨化	heterotopic mesenteric ossification, HMO	236
异位错构瘤样胸腺瘤	ectopic hamartomatous thymoma, EHT	1248
异位骨形成	heterotopic bone formation	236
阴茎肌内膜瘤	penile myointimoma	230
阴茎纤维瘤病	penile fibromatosis	289
婴儿鼻软骨间叶样错构瘤	nasal chondromesenchymal hamartoma of infancy, NCMH	1202
婴儿富于细胞性血管瘤	cellular hemangioma of infancy	739
婴儿横纹肌纤维肉瘤	infantile rhabdomyofibrosarcoma	711
婴儿色素性神经外胚层瘤	melanotic neuroectodermal tumor of infancy, MNET	1153
婴儿纤维瘤病	infantile fibromatosis	407
婴儿纤维性错构瘤	fibrous hamartoma of infancy, FHI	389
婴儿型/先天性纤维肉瘤	infantile/congenital fibrosarcoma, IFS/CFS	414
婴儿原始黏液样间叶性肿瘤	primitive myxoid mesenchymal tumor of infancy, PMMTI	1286
婴儿指趾纤维瘤病	infantile digital fibromatosis, IDF	405
樱桃血管瘤	cherry hemangioma	742
荧光原位杂交	fluorescence in situ hybridization, FISH	116
硬化性横纹肌肉瘤	sclerosing rhabdomyosarcoma, SRMS	699
硬化性上皮样纤维肉瘤	sclerosing epithelioid fibrosarcoma, SEF	363
硬化性神经束膜瘤	sclerosing perineurioma	1077
硬化性纤维瘤	sclerotic fibroma	258
硬化性血管瘤样结节性转化	sclerosing angiomatoid nodular transformation, SANT	768
尤因样肉瘤	Ewing-like sarcoma	1148
尤因肉瘤家族	Ewing sarcoma family of tumours, EFT	1139
疣状血管瘤	verrucous hemangioma	745
幼年性鼻咽血管纤维瘤	juvenile nasopharyngeal angiofibroma, JNPA	395
幼年性玻璃样变纤维瘤病	juvenile hyaline fibromatosis, JHF	401
幼年性腱膜纤维瘤	juvenile aponeurotic fibroma, JAF	398

Z

增生性肌炎	proliferative myositis, PM	231
增生性筋膜炎	proliferative fasciitis, PF	231
掌纤维瘤病	palmar fibromatosis	286
真皮肌纤维瘤	dermatomyofibroma	444
真皮神经鞘黏液瘤	dermal nerve sheath myxoma, DNSM	1071
真皮透明细胞间叶性肿瘤	dermal clear cell mesenchymal neoplasm, DCCMN	1270
真皮纤维瘤	dermatofibroma	425
脂肪瘤	lipoma	468
脂肪瘤病	lipomatosis	481
脂肪瘤样血管外皮瘤	lipomatous hemangiopericytoma	325
脂肪母细胞瘤	lipoblastoma, LPB	477

脂肪母细胞性神经鞘膜瘤	lipoblastic nerve sheath tumors	1083
脂肪平滑肌瘤	lipoleiomyoma	561
脂肪平滑肌肉瘤	lipoleiomyosarcoma	513
脂肪纤维瘤病	lipofibromatosis, LPF	408
脂肪纤维瘤病样神经肿瘤	lipofibromatosis-like neural tumor, LPF-NT	1091
脂质化纤维组织细胞瘤	lipidized fibrous histiocytoma	445
蜘蛛痣	nevus anaeous or spider nevus	737
跖纤维瘤病	plantar fibromatosis	286
指趾纤维骨性假瘤	fibroosseous pseudotumor of the digits, FOPD	236
指趾纤维黏液瘤	digital fibromyxoma	1230
主动脉肺动脉副神经节瘤	aorticpulmonary paraganglioma, APP	1177
转移性"良性"皮肤纤维组织细胞瘤	metastasizing"benign"cutaneous fibrous histiocytoma, MetFH	447
子宫平滑肌肉瘤	uterine leiomyosarcoma	585
组织发生	histogenesis	2